中华医学百科全书

临床医学

骨科学（一）

国家出版基金项目
NATIONAL PUBLICATION FOUNDATION

中国协和医科大学出版社
北　京

图书在版编目 (CIP) 数据

中华医学百科全书·骨科学.一、二 / 邱贵兴主编.—北京：中国协和医科大学出版社，2021.6
ISBN 978-7-5679-1750-7

Ⅰ.①骨…　Ⅱ.①邱…　Ⅲ.①骨科学　Ⅳ.①R68

中国版本图书馆 CIP 数据核字（2021）第 106095 号

中华医学百科全书·骨科学（一、二）

主　　编: 邱贵兴

编　　审: 陈　懿

责任编辑: 于　岚

出版发行: **中国协和医科大学出版社**
　　　　　（北京市东城区东单三条 9 号　邮编 100730　电话 010-6526 0431）

网　　址: www.pumcp.com

经　　销: 新华书店总店北京发行所

印　　刷: 北京雅昌艺术印刷有限公司

开　　本: 889×1230　1/16

印　　张: 54.75

字　　数: 1618 千字

版　　次: 2021 年 6 月第 1 版

印　　次: 2021 年 6 月第 1 次印刷

定　　价: 798.00 元

ISBN 978-7-5679-1750-7

《中华医学百科全书》编纂委员会

总顾问　吴阶平　韩启德　桑国卫

总指导　陈　竺

总主编　刘德培　王　辰

副总主编　曹雪涛　李立明　曾益新　吴沛新

编纂委员（以姓氏笔画为序）

丁　洁	丁　樱	丁安伟	于中麟	于布为	于学忠	万经海
马　军	马　进	马　骁	马　静	马　融	马安宁	马建辉
马烈光	马绪臣	王　伟	王　辰	王　政	王　恒	王　铁
王　硕	王　舒	王　键	王一飞	王一镗	王士贞	王卫平
王长振	王文全	王心如	王生田	王立祥	王兰兰	王汉明
王永安	王永炎	王成锋	王延光	王华兰	王旭东	王军志
王声湧	王坚成	王良录	王拥军	王茂斌	王松灵	王明荣
王明贵	王金锐	王宝玺	王诗忠	王建中	王建业	王建军
王建祥	王临虹	王贵强	王美青	王晓民	王晓良	王高华
王鸿利	王维林	王琳芳	王喜军	王晴宇	王道全	王德文
王德群	木塔力甫·艾力阿吉		尤启冬	戈　烽	牛　侨	毛秉智
毛常学	乌　兰	卞兆祥	文卫平	文历阳	文爱东	方　浩
方以群	尹　佳	孔北华	孔令义	孔维佳	邓文龙	邓家刚
书　亭	毋福海	艾措千	艾儒棣	石　岩	石远凯	石学敏
石建功	布仁达来	占　堆	卢志平	卢祖洵	叶　桦	叶冬青
叶常青	叶章群	申昆玲	申春悌	田家玮	田景振	田嘉禾
史录文	冉茂盛	代　涛	代华平	白春学	白慧良	丛　斌
丛亚丽	包怀恩	包金山	冯卫生	冯希平	冯泽永	冯学山
边旭明	边振甲	匡海学	邢小平	达万明	达庆东	成　军
成翼娟	师英强	吐尔洪·艾买尔		吕时铭	吕爱平	朱　珠
朱万孚	朱立国	朱华栋	朱宗涵	朱建平	朱晓东	朱祥成
乔延江	伍瑞昌	任　华	仟钧国	华　伟	伊河山·伊明	
向　阳	多　杰	邬堂春	庄　辉	庄志雄	刘　平	刘　进
刘　玮	刘　强	刘　蓬	刘大为	刘小林	刘中民	刘玉清
刘尔翔	刘训红	刘永锋	刘吉开	刘芝华	刘伏友	刘华平

刘华生	刘志刚	刘克良	刘更生	刘迎龙	刘建勋	刘胡波
刘树民	刘昭纯	刘俊涛	刘洪涛	刘献祥	刘嘉瀛	刘德培
闫永平	米玛	米光明	安锐	祁建城	许媛	许腊英
那彦群	阮长耿	阮时宝	孙宁	孙光	孙皎	孙锟
孙少宣	孙长颢	孙立忠	孙则禹	孙秀梅	孙建中	孙建方
孙建宁	孙贵范	孙洪强	孙晓波	孙海晨	孙景工	孙颖浩
孙慕义	严世芸	苏川	苏旭	苏荣扎布	杜元灏	杜文东
杜治政	杜惠兰	李飞	李方	李龙	李东	李宁
李刚	李丽	李波	李勇	李桦	李鲁	李磊
李燕	李冀	李大魁	李云庆	李太生	李曰庆	李玉珍
李世荣	李立明	李永哲	李志平	李连达	李灿东	李君文
李劲松	李其忠	李若瑜	李泽坚	李宝馨	李建初	李建勇
李映兰	李思进	李莹辉	李晓明	李凌江	李继承	李森恺
李曙光	杨凯	杨恬	杨勇	杨健	杨硕	杨化新
杨文英	杨世民	杨世林	杨伟文	杨克敌	杨甫德	杨国山
杨宝峰	杨炳友	杨晓明	杨跃进	杨腊虎	杨瑞馥	杨慧霞
励建安	连建伟	肖波	肖南	肖永庆	肖培根	肖鲁伟
吴东	吴江	吴明	吴信	吴令英	吴立玲	吴欣娟
吴勉华	吴爱勤	吴群红	吴德沛	邱建华	邱贵兴	邱海波
邱蔚六	何维	何勤	何方方	何绍衡	何春涤	何裕民
余争平	余新忠	狄文	冷希圣	汪海	汪静	汪受传
沈岩	沈岳	沈敏	沈铿	沈卫峰	沈心亮	沈华浩
沈俊良	宋国维	张泓	张学	张亮	张强	张霆
张澍	张大庆	张为远	张世民	张永学	张华敏	张宇鹏
张志愿	张丽霞	张伯礼	张宏誉	张劲松	张奉春	张宝仁
张建中	张建宁	张承芬	张琴明	张富强	张新庆	张潍平
张德芹	张燕生	陆华	陆林	陆小左	陆付耳	陆伟跃
陆静波	阿不都热依木·卡地尔		陈文	陈杰	陈实	陈洪
陈琪	陈楠	陈薇	陈士林	陈大为	陈文祥	陈代杰
陈尧忠	陈红风	陈志南	陈志强	陈规化	陈国良	陈佩仪
陈家旭	陈智轩	陈锦秀	陈誉华	邵蓉	邵荣光	武志昂
其仁旺其格	范明	范炳华	林三仁	林久祥	林子强	林江涛
林曙光	杭太俊	郁琦	欧阳靖宇	尚红	果德安	
明根巴雅尔	易定华	易著文	罗力	罗毅	罗小平	罗长坤
罗颂平	帕尔哈提·克力木		帕塔尔·买合木提·吐尔根			

图门巴雅尔	岳伟华	岳建民	金 玉	金 奇	金少鸿	金伯泉
金季玲	金征宇	金银龙	金惠铭	周 兵	周永学	周光炎
周灿全	周良辅	周纯武	周学东	周宗灿	周定标	周宜开
周建平	周建新	周春燕	周荣斌	周福成	郑一宁	郑志忠
郑金福	郑法雷	郑建全	郑洪新	郑家伟	郎景和	房 敏
孟 群	孟庆跃	孟静岩	赵 平	赵 群	赵子琴	赵中振
赵文海	赵玉沛	赵正言	赵永强	赵志河	赵彤言	赵明杰
赵明辉	赵耐青	赵临襄	赵继宗	赵铱民	赵靖平	郝 模
郝小江	郝传明	郝晓柯	胡 志	胡大一	胡文东	胡向军
胡国华	胡昌勤	胡晓峰	胡盛寿	胡德瑜	柯 杨	查 干
柏树令	柳长华	钟翠平	钟赣生	香多·李先加		段 涛
段金廒	段俊国	侯一平	侯金林	侯春林	俞光岩	俞梦孙
俞景茂	饶克勤	施慎逊	姜小鹰	姜玉新	姜廷良	姜国华
姜柏生	姜德友	洪 两	洪 震	洪秀华	洪建国	祝庆余
祝㻈晨	姚永杰	姚克纯	姚祝军	秦 川	袁文俊	袁永贵
都晓伟	晋红中	粟占国	贾 波	贾建平	贾继东	夏照帆
夏慧敏	柴光军	柴家科	钱传云	钱忠直	钱家鸣	钱焕文
倪 健	倪 鑫	徐 军	徐 晨	徐云根	徐永健	徐志云
徐志凯	徐克前	徐金华	徐建国	徐勇勇	徐桂华	凌文华
高 妍	高 晞	高志贤	高志强	高金明	高学敏	高树中
高健生	高思华	高润霖	郭 岩	郭小朝	郭长江	郭巧生
郭宝林	郭海英	唐 强	唐向东	唐朝枢	唐德才	诸欣平
谈 勇	谈献和	陶广正	陶永华	陶芳标	陶·苏和	陶建生
黄 钢	黄 峻	黄 烽	黄人健	黄叶莉	黄宇光	黄国宁
黄国英	黄跃生	黄璐琦	萧树东	梅 亮	梅长林	曹 佳
曹广文	曹务春	曹建平	曹洪欣	曹济民	曹雪涛	曹德英
龚千锋	龚守良	龚非力	袭著革	常耀明	崔 蒙	崔丽英
庾石山	康 健	康廷国	康宏向	章友康	章锦才	章静波
梁 萍	梁显泉	梁铭会	梁繁荣	谌贻璞	屠鹏飞	隆 云
绳 宇	巢永烈	彭 成	彭 勇	彭明婷	彭晓忠	彭瑞云
彭毅志	斯拉甫·艾白		葛 坚	葛立宏	董方田	蒋力生
蒋建东	蒋建利	蒋澄宇	韩晶岩	韩德民	惠延年	粟晓黎
程 伟	程天民	程仕萍	程训佳	童培建	曾 苏	曾小峰
曾正陪	曾学思	曾益新	谢 宁	谢立信	蒲传强	赖西南
赖新生	詹启敏	詹思延	鲍春德	窦科峰	窦德强	赫 捷

蔡　威　　裴国献　　裴晓方　　裴晓华　　廖品正　　谭仁祥　　谭先杰
翟所迪　　熊大经　　熊鸿燕　　樊飞跃　　樊巧玲　　樊代明　　樊立华
樊明文　　樊瑜波　　黎源倩　　颜　虹　　潘国宗　　潘柏申　　潘桂娟
薛社普　　薛博瑜　　魏光辉　　魏丽惠　　藤光生　　B·吉格木德

《中华医学百科全书》学术委员会

主任委员　巴德年

副主任委员（以姓氏笔画为序）

汤钊猷　　　吴孟超　　　陈可冀　　　贺福初

学术委员（以姓氏笔画为序）

盛志勇　康广盛　章魁华　梁文权　梁德荣　彭名炜　董　怡
程天民　程元荣　程书钧　程伯基　傅民魁　曾长青　曾宪英
温　海　裘雪友　甄永苏　褚新奇　蔡年生　廖万清　樊明文
黎介寿　薛　淼　戴行锷　戴宝珍　戴尅戎

《中华医学百科全书》工作委员会

外科学

总主编

　　赵玉沛　　　北京协和医院

本卷编委会

主　编

　　邱贵兴　　　北京协和医院

副主编（以姓氏笔画为序）

　　仉建国　　　北京协和医院

　　田　文　　　北京积水潭医院

　　孙天胜　　　中国人民解放军总医院第七医学中心

　　杨　波　　　北京协和医院

　　张英泽　　　河北医科大学第三医院

　　姜保国　　　北京大学人民医院

　　敖英芳　　　北京大学第三医院运动医学研究所

　　郭　卫　　　北京大学人民医院

　　唐佩福　　　中国人民解放军总医院

　　裴福兴　　　四川大学华西医院

编　委（以姓氏笔画为序）

　　卫小春　　　山西医科大学第二医院

　　马远征　　　中国人民解放军总医院第八医学中心

　　马信龙　　　天津医科大学总医院

　　马瑞雪　　　复旦大学附属儿科医院

　　王　臻　　　空军军医大学附属西京医院

　　王健全　　　北京大学第三医院

　　仉建国　　　北京协和医院

　　田　文　　　北京积水潭医院

冯世庆　　天津医科大学总医院

孙　宇　　北京大学第三医院

孙天胜　　中国人民解放军总医院第七医学中心

严世贵　　浙江大学医学院附属第二医院

李子荣　　中日友好医院

杨　波　　北京协和医院

杨述华　　华中科技大学同济医学院附属协和医院

杨惠林　　苏州大学附属第一医院

吴新宝　　北京积水潭医院

邱贵兴　　北京协和医院

何耀华　　上海交通大学附属第六人民医院

沈建雄　　北京协和医院

张西峰　　中国人民解放军总医院

张英泽　　河北医科大学第三医院

张保中　　北京协和医院

陈山林　　北京积水潭医院

陈百成　　河北医科大学三医院

罗卓荆　　空军军医大学附属西京医院

金大地　　南方医科大学第三附属医院

郑诚功　　台湾阳明大学

赵　宇　　北京协和医院

赵德伟　　大连大学附属中山医院

胡　勇　　香港大学

俞光荣　　同济大学附属同济医院

姜保国　　北京大学人民医院

洪　毅　　中国康复研究中心（北京博爱医院）

秦泗河　　中华人民共和国民政部国家康复辅具研究中心附属康复医院

敖英芳　　北京大学第三医院运动医学研究所

袁　文　　海军军医大学附属长征医院

夏　虹　　中国人民解放军南部战区总医院

翁习生　　北京协和医院

郭　卫　　北京大学人民医院

郭　征　　空军军医大学附属西京医院

郭　源　　北京积水潭医院

唐佩福　　中国人民解放军总医院

蒋协远　　北京积水潭医院

曾炳芳　　上海交通大学附属第六人民医院

裴福兴　　四川大学华西医院

廖威明　　中山大学附属第一医院

阚世廉　　天津医院

主编秘书

翟吉良　　北京协和医院

前　言

《中华医学百科全书》终于和读者朋友们见面了！

古往今来，凡政通人和、国泰民安之时代，国之重器皆为科技、文化领域的鸿篇巨制。唐代《艺文类聚》、宋代《太平御览》、明代《永乐大典》、清代《古今图书集成》等，无不彰显盛世之辉煌。新中国成立后，国家先后组织编纂了《中国大百科全书》第一版、第二版，成为我国科学文化事业繁荣发达的重要标志。医学的发展，从大医学、大卫生、大健康角度，集自然科学、人文社会科学和艺术之大成，是人类社会文明与进步的集中体现。随着经济社会快速发展，医药卫生领域科技日新月异，知识大幅更新。广大读者对医药卫生领域的知识文化需求日益增长，因此，编纂一部医药卫生领域的专业性百科全书，进一步规范医学基本概念，整理医学核心体系，传播精准医学知识，促进医学发展和人类健康的任务迫在眉睫。在党中央、国务院的亲切关怀以及国家各有关部门的大力支持下，《中华医学百科全书》应运而生。

作为当代中华民族"盛世修典"的重要工程之一，《中华医学百科全书》肩负着全面总结国内外医药卫生领域经典理论、先进知识，回顾展现我国卫生事业取得的辉煌成就，弘扬中华文明传统医药璀璨历史文化的使命。《中华医学百科全书》将成为我国科技文化发展水平的重要标志、医药卫生领域知识技术的最高"检阅"、服务千家万户的国家健康数据库和医药卫生各学科领域走向整合的平台。

肩此重任，《中华医学百科全书》的编纂力求做到两个符合。一是符合社会发展趋势：全面贯彻以人为本的科学发展观指导思想，通过普及医学知识，增强人民群众健康意识，提高人民群众健康水平，促进社会主义和谐社会构建。二是符合医学发展趋势：遵循先进的国际医学理念，以"战略前移、重心下移、模式转变、系统整合"的人口与健康科技发展战略为指导。同时，《中华医学百科全书》的编纂力求做到两个体现：一是体现科学思维模式的深刻变革，即学科交叉渗透/知识系统整合；二是体现继承发展与时俱进的精神，准确把握学科现有基础理论、基本知识、基本技能以及经典理论知识与科学思维精髓，深刻领悟学科当前面临的交叉渗透与整合转化，敏锐洞察学科未来的发展趋势与突破方向。

作为未来权威著作的"基准点"和"金标准"，《中华医学百科全书》编纂过程中，制定了严格的主编、编者遴选原则，聘请了一批在学界有相当威望、具有较高学术造诣和较强组织协调能力的专家教授（包括多位两院院士）担任大类主编和学科卷主编，确保全书的科学性与权威性。另外，还借鉴了已有百科全书的编写经验。鉴于《中华医学百科全书》的编纂过程本身带有科学研究性质，还聘请了若干科研院所的科研管理专家作为特约编审，站在科研管理的高度为全书的顺利编纂保驾护航。除了编者、编审队伍外，还制订了详尽的质量保证计划。编纂委员会和工作委员会秉持质量源于设计的理念，共同制订了一系列配套的质量控制规范性文件，建立了一套切实可行、行之有效、效率最优的编纂质量管理方案和各种情况下的处理原则及预案。

《中华医学百科全书》的编纂实行主编负责制，在统一思想下进行系统规划，保证良好的全程质量策划、质量控制、质量保证。在编写过程中，统筹协调学科内各编委、卷内条目以及学科间编委、卷间条目，努力做到科学布局、合理分工、层次分明、逻辑严谨、详略有方。在内容编排上，务求做到"全准精新"。形式"全"：学科"全"，册内条目"全"，全面展现学科面貌；内涵"全"：知识结构"全"，多方位进行条目阐释；联系整合"全"：多角度编制知识网。数据"准"：基于权威文献，引用准确数据，表述权威观点；把握"准"：审慎洞察知识内涵，准确把握取舍详略。内容"精"："一语天然万古新，豪华落尽见真淳。"内容丰富而精练，文字简洁而规范；逻辑"精"："片言可以明百意，坐驰可以役万里。"严密说理，科学分析。知识"新"：以最新的知识积累体现时代气息；见解"新"：体现出学术水平，具有科学性、启发性和先进性。

《中华医学百科全书》之"中华"二字，意在中华之文明、中华之血脉、中华之视角，而不仅限于中华之地域。在文明交织的国际化浪潮下，中华医学汲取人类文明成果，正不断开拓视野，敞开胸怀，海纳百川般融入，润物无声状拓展。《中华医学百科全书》秉承了这样的胸襟怀抱，广泛吸收国内外华裔专家加入，力求以中华文明为纽带，牵系起所有华人专家的力量，展现出现今时代下中华医学文明之全貌。《中华医学百科全书》作为由中国政府主导，参与编纂学者多、分卷学科设置全、未来受益人口广的国家重点出版工程，得到了联合国教科文等组织的高度关注，对于中华医学的全球共享和人类的健康保健，都具有深远意义。

《中华医学百科全书》分基础医学、临床医学、中医药学、公共卫生学、军事与特种医学和药学六大类，共计144卷。由中国医学科学院/北京协和医学院牵头，联合军事医学科学院、中国中医科学院和中国疾病预防控制中心，带动全国知名院校、科研单位和医院，有多位院士和海内外数千位优秀专家参加。国内知名的医学和百科编审汇集中国协和医科大学出版社，并培养了一批热爱百科事业的中青年编辑。

回览编纂历程，犹然历历在目。几年来，《中华医学百科全书》编纂团队呕心沥血，孜孜矻矻。组织协调坚定有力，条目撰写字斟句酌，学术审查一丝不苟，手书长卷撼人心魂……在此，谨向全国医学各学科、各领域、各部门的专家、学者的积极参与以及国家各有关部门、医药卫生领域相关单位的大力支持致以崇高的敬意和衷心的感谢！

《中华医学百科全书》的编纂是一项泽被后世的创举，其牵涉医学科学众多学科及学科间交叉，有着一定的复杂性；需要体现在当前医学整合转型的新形式，有着相当的创新性；作为一项国家出版工程，有着毋庸置疑的严肃性。《中华医学百科全书》开创性和挑战性都非常强。由于编纂工作浩繁，难免存在差错与疏漏，敬请广大读者给予批评指正，以便在今后的编纂工作中不断改进和完善。

刘德培

凡　例

一、《中华医学百科全书》（以下简称《全书》）按基础医学类、临床医学类、中医药学类、公共卫生类、军事与特种医学类、药学类的不同学科分卷出版。一学科辑成一卷或数卷。

二、《全书》基本结构单元为条目，主要供读者查检，亦可系统阅读。条目标题有些是一个词，例如"应力"；有些是词组，例如"应力集中"。

三、由于学科内容有交叉，会在不同卷设有少量同名条目。例如《骨科学（一、二)》《内分泌与代谢病学》都设有"骨质疏松症"条目。其释文会根据不同学科的视角不同各有侧重。

四、条目标题上方加注汉语拼音，条目标题后附相应的外文。例如：

yingbiàn
应变（strain）

五、本卷条目按学科知识体系顺序排列。为便于读者了解学科概貌，卷首条目分类目录中条目标题按阶梯式排列，例如：

石膏固定技术 ……………………………………………………………………
　石膏绷带 ………………………………………………………………………
　石膏衬垫 ………………………………………………………………………
　石膏固定位置 …………………………………………………………………
　　石膏托 ………………………………………………………………………
　　石膏夹板 ……………………………………………………………………
　　石膏管型 ……………………………………………………………………
　　U 形石膏 ……………………………………………………………………
　　架桥式管型石膏 ……………………………………………………………

六、各学科都有一篇介绍本学科的概观性条目，一般作为本学科卷的首条。介绍学科大类的概观性条目，列在本大类中基础性学科卷的学科概观性条目之前。

七、条目之中设立参见系统，体现相关条目内容的联系。一个条目的内容涉及其他条目，需要其他条目的释文作为补充的，设为"参见"。所参见的本卷条目的标题在本条目释文中出现的，用蓝色楷体字印刷；所参见的本卷条目的标题未在本条目释文中出现的，在括号内用蓝色楷体字印刷该标题，另加"见"字；参见其他卷条目的，注明参见条所属学科卷名，如"参见□□□卷"或"参见□□□卷□□□□"。

八、《全书》医学名词以全国科学技术名词审定委员会审定公布的为标准。同一概念或疾病在不同学科有不同命名的，以主科所定名词为准。字数较多，释文中拟用简称的名词，每个条目中第一次出现时使用全称，并括注简称，例如：甲型病毒性肝炎（简称甲肝）。个别众所周知的名词直接使用简称、缩写，例如：B 超。药物名称参照《中华人民共和国药典》2020 年版和《国家基本药物目录》2018 年版。

九、《全书》量和单位的使用以国家标准 GB 3100—1993《国际单位制及其应用》、GB/T 3101—1993《有关量、单位和符号的一般原则》及 GB/T 3102 系列国家标准为准。援引古籍或外文时维持原有单位不变。必要时括注与法定计量单位的换算。

十、《全书》数字用法以国家标准 GB/T 15835—2011《出版物上数字用法》为准。

十一、正文之后设有内容索引和条目标题索引。内容索引供读者按照汉语拼音字母顺序查检条目和条目之中隐含的知识主题。条目标题索引分为条目标题汉字笔画索引和条目外文标题索引，条目标题汉字笔画索引供读者按照汉字笔画顺序查检条目，条目外文标题索引供读者按照外文字母顺序查检条目。

十二、部分学科卷根据需要设有附录，列载本学科有关的重要文献资料。

目　录

gǔkēxué
骨科学（orthopedic） 专门研究骨骼肌肉系统的发育、解剖、生理功能及病理改变，并运用药物、手术及物理方法治疗骨骼肌肉系统相关的创伤、运动损伤、退行性疾病、感染、肿瘤及先天性疾病等，以恢复并维持该系统的正常形态与功能的学科。是外科学的一个分支学科。

简史 骨科学的发展历程大致可分为古代骨科学、近代骨科学及现代骨科学。

古代骨科学 人类在骨科方面最早的行为可追溯至原始社会，考古学家在化石中发现原始人对外伤的肢体进行截肢操作；在新石器时代，人们就可以用较为复杂的技术对外伤进行有效的治疗。古印第安人、古埃及人可以熟练使用皮革或陶土制作夹板以实现对骨折的复位和固定。如公元前700~前2000年的古印第安人，将新鲜的皮革泡在水中制作成固定骨折的夹板；澳洲南部的部落人可以用陶土制作固定骨折的夹板，其效果可以和巴黎石膏相媲美。此外，古代部落人对骨折的闭合复位也有着较为全面的认识。古埃及人可以熟练使用夹板技术对前臂或大腿骨折进行固定。他们使用竹子或芦苇作为固定物，内衬以亚麻织品防止皮肤压伤。此外，他们已经学会对于下肢骨折的患者，使用腋杖辅助行走。古希腊的希波克拉底学派对骨折和关节脱位的牵引、管型石膏及绷带固定已经有了较为深刻的认识。他们甚至对骨折患者提出了早期活动的理念。他们已经学会使用较为坚强的绷带固定对马蹄内翻足进行矫枉过正式的复位并维持一段时间，以帮助马蹄内翻足的矫正。古希腊人还对脊柱侧凸有一定的认识，并对此提出长期治疗方案。

近代骨科学 巴黎大学的尼古拉·安德里（Nicolas Andry）教授在1741年撰写的一部教科书中，第一次使用了"orthopedics"，意思为"矫正儿童骨骼畸形"。1780年，让-安德烈·韦内尔（Jean-André Venel）创立了第一个骨科诊所，主要治疗儿童骨骼肌肉系统的畸形，如使用矫正鞋纠正马蹄内翻足畸形，并提出各种治疗方案纠正脊柱畸形。18世纪在骨科领域出现了一些重要的发现和发明，如约翰·亨特（John Hunter）发现了肌腱的愈合机制，珀西瓦尔·波特（Percival Pott）在脊柱畸形的发现，以及安东尼乌斯·马泰森（Antonius Mathijsen）发明了巴黎石膏管型支具，拓展了骨科学的治疗范围。然而，这个阶段的骨科学仍然主要治疗儿童骨骼肌肉畸形。尽管这个时期已经出现了最早的经皮肌腱切断术，然而关于骨科的手术治疗还处于争议之中。

现代骨科学 进入20世纪后，随着X线等现代技术的发明、抗生素的广泛使用及两次世界大战等多次爆发的大规模战争，创伤骨科学得到快速发展。19世纪的威尔士医师休·欧文·托马斯（Hugh Owen Thomas）在现代骨科学的发展中起着至关重要的作用。他提倡骨折和骨结核的最重要的治疗措施是绝对休息，他还发明了所谓的"托马斯夹板"用于股骨骨折的治疗。此外，他还发明了许多骨科治疗措施，如"托马斯颈托"用于治疗颈椎结核，"托马斯手法"用于检查髋关节骨折，"托马斯试验"用于检查髋关节畸形。然而托马斯的许多技术在当时并未得到足够的重视，直到第一次世界大战中才得到广泛运用和发展。此前，托马斯的侄子罗伯特·琼斯（Robert Jones）创立了世界上第一个完善的大规模事故伤转运救治体系，并在自己的医院里救治3 000多名患者，开展了300多台手术，改进了骨折的治疗标准。在第一次世界大战中，罗伯特·琼斯致力于建立骨科军医院，并负责30 000多张病床，成为英国和美国战伤医院的典范。他大力提倡使用"托马斯夹板"初步治疗股骨骨折，并在1916~1918年成功地将大腿复合伤的病死率从87%下降到8%。

研究范围 在长期的发展过程中，骨科学的研究范围逐渐扩展，涉及发生于骨骼肌肉系统的创伤、运动损伤、退行性疾病、感染、肿瘤及先天性疾病，以及与这些疾病相关的药学、生物力学、材料学、电生理学及分子遗传学等领域的研究。

研究内容 骨科的研究内容包括创伤骨科、手外科、脊柱外科、关节外科、小儿骨科、运动医学、小儿骨科、骨肿瘤及足踝外科等。

创伤骨科 研究一系列由外伤引起的骨骼与肌肉损伤，以及损伤引起的局部及全身反应和对应的治疗。该学科的研究内容较广，涵盖骨科损伤修复的生物学研究、骨折的生物力学研究、软组织修复、内固定物及外固定物的生物力学及临床运用、多发伤的评估及治疗、创伤相关的骨髓炎及软组织感染等。其研究内容按解剖部位，包括脊柱、骨盆及四肢在内的所有骨骼、关节及软组织损伤。

手外科 研究内容主要包括通过外科技术治疗手部外伤、退变性疾病、先天性或发育性手部畸形、手部感染及免疫炎症性疾病导致手部骨关节及软组织的病变，以达到重建手部结构及功能的目的。手外科涉及的手术技术主要包括植皮术、皮瓣移植术、骨折的复位及固定术、肌腱软组织的修复术、神经损伤的修复及神经移植术、手部关节置换术、断肢断指再植术等。

脊柱外科　研究内容包括脊柱的发育生长及解剖功能、脊柱脊髓损伤、脊柱相关的疼痛、脊柱退行性畸形、脊柱畸形、脊柱感染、脊柱肿瘤及免疫炎性疾病导致的其他类型脊柱疾病。脊柱外科涉及的治疗手段包括支具、牵引等非手术治疗方法及包括脊柱减压、固定、融合等的手术治疗方法。

关节外科　指通过各种手术方法重建受外伤、感染、退行性变及畸形等损害的关节功能。传统的关节外科设计膝关节和髋关节的治疗。肩关节、肘关节、腕关节、踝关节及指间关节外科都得到了大力发展。关节外科的手术治疗包括关节置换手术和非置换的关节重建手术，两者的共同治疗原则是恢复骨骼的结构与力线及软组织的平衡。其中关节置换手术又涉及材料学与关节假体的设计等研究。

小儿骨科　研究内容包括发生于骨骼成熟之前的各类骨骼肌肉系统疾病，包括外伤、感染、先天及发育性畸形等。常见的疾病包括骨折、关节脱位、骺损伤、发育性髋关节发育不良、马蹄内翻足、脑瘫相关并发症、各类脊柱畸形等。与其他亚专科不同，小儿骨科需关注病患骨骼系统的生长潜力。因此，产生不同于其他亚专业的治疗原则。

运动医学　主要研究如何预防和治疗运动及锻炼相关的骨骼肌肉系统损伤。其研究内容包括相关部位的解剖及力学及各类疾病。按解剖部位，分为髋膝关节疾病，包括半月板损伤、急性创伤性韧带损伤、创伤性脱位、复发性脱位、滑膜炎症及损伤、剥脱性骨软骨炎、肌腱损伤及滑脱、关节强直等；肩肘关节疾病，包括撞击综合征、肩袖损伤、创伤性脱位、复发性脱位、肘关节挛缩及异位骨化等。此外，关节镜技术在运动医学中发挥重要作用。

骨肿瘤　研究内容包括发生于骨骼与肌肉系统的原发性及继发性肿瘤，具体包括骨骼肌肉肿瘤的体格检查、影像学分析、肿瘤的分期、活检及病理诊断技术、放疗及化疗等辅助治疗技术及各类手术治疗。

足踝外科　主要研究累及足与踝关节的疾病，包括踇外翻、踇僵硬、畸形及踇趾籽骨相关的踇趾疾病，肌腱损伤及病变、跟痛症、扁平足及跗骨融合症、足部关节炎、糖尿病足及神经源性足踝疾病，以及足踝部位的骨折脱位和运动损伤。

已有成就　在世界范围内，近现代骨科学取得了巨大成就。

第二次世界大战期间，德国的格哈德·金切尔（Gerhard Küntscher）开创了股骨和胫骨骨折的髓内针固定治疗，极大地提高了德军伤病员的康复速度。然而，直到20世纪70年代，美国西雅图的哈伯菲韦（Harborview）医学中心才将股骨闭合髓内针固定技术推广至全世界。

奥斯汀·穆尔（Austin Moore）在1942年开展了第1例金属假体髋关节成形术，开启了关节外科，英国的约翰·查恩利

（John Charnley）在20世纪60年代的努力，对现代髋关节置换技术的发展贡献了重要力量。他发现可以通过骨水泥将关节假体固定在关节面上，并发明了股骨侧的不锈钢假体及髋臼侧的聚乙烯假体，两者都通过丙烯酸水泥固定于骨面。查恩利的低摩擦系数髋关节假体设计曾经是全世界范围内最广为使用的假体，也是所有现代髋关节假体设计的基础。麦金托什（McIntosh）使用类似的技术，在类风湿关节炎患者中发展了膝关节置换术。随后在20世纪70年代纽约的约翰·英索尔（John Insall）在骨关节炎患者中运用了固定膝关节假体，而弗雷德里克·比歇尔（Frederick Buechel）和迈克尔·帕帕（Michael Pappa）则发展了活动膝关节假体。

在越南战争中，美国骨科医师改进了外固定支架技术用于治疗骨折，而真正让外固定支架技术得到巨大发展的是苏联的伊里扎洛夫（Gavril Abramovich Ilizarov）。他在20世纪50年代被派往西伯利亚照看苏联军队的伤残病员。他在当地自行车商店的帮助下，利用车轮轮辐拉紧后可以增加车轮稳定性的原理，设计出环形外固定支架，成功地救治骨折不愈合、感染和畸形愈合患者。他所发明的"伊里扎洛夫支架"如今仍然广泛应用于骨折、肢体畸形、骨延长等的治疗。

在20世纪之前，对于脊柱外伤、感染和肿瘤的疾病，主要运用的技术是椎板切除术，然而手术并发症和病死率都很高。纽约骨科医院的罗素·希布斯（Russell Hibbs）在1911年首次将脊柱融合术用于防治脊柱结核的畸形进展并获得成功。随后，他将脊

柱融合术运用于其他脊柱结核患者及脊柱侧凸患者。脊柱融合术的运用加快了脊柱外科的发展。米克斯特（Mixter）和巴尔（Bar）在1932年首次进行了椎间盘切除术，如今这一技术在脊柱外科领域被广泛运用，以解除对脊髓或神经根的压迫。坎宾（Kambin）和萨维茨（Savitz）在1973年第一次使用内镜技术进行了腰椎间盘切除手术，通过微创的方法解决了腰椎疾病，脊柱微创手术从此得到大力推广。1977年MRI的发明和应用，极大地提高了脊柱外科诊断和手术的精准度。

日本医师渡边正义（Masaki Watanabe）在20世纪50年代开创性使用关节镜技术治疗关节软骨损伤及韧带损伤。关节镜技术能通过微创的手段，对关节损伤进行手术治疗，从而减少了手术合并损伤并加快了术后康复。如今，关节镜技术已广泛运用于肩、肘、腕、髋、膝、踝等各个关节的损伤及退行性疾病的治疗。

近代中国的骨科学也得到了快速发展。中国第一个骨科科室是1921年由美国波士顿麻省总医院乔治（George W Van Gorder）医师在北京协和医院组建的。该院第一任华人骨科主任是孟继懋（1897~1980年），他在美国完成医学教育及骨科培训后，回到北京协和医院骨科工作。1957年参与创建北京积水潭医院并担任第一任院长。随后，牛惠生、方先之、陆裕朴等分别在上海、天津及西安参与骨科的建设，为中国骨科的发展做出了杰出贡献。

在手外科方面，1959年王澍寰在北京积水潭医院创建了手外科专业；1963年陈中伟、钱允庆报道了世界首例断手再植手术。

随后的顾玉东、韦加宁等在中国的手外科发展中做出杰出贡献。在关节外科方面，卢世璧和戴克戎等对研制国产人工关节假体及骨胶做出很多贡献，并制订了人工关节置换的指导方针。在脊柱外科方面，北京协和医院吴之康结合使用哈林顿（Harrington）及卢克（Luque）技术，辅助以前方椎体松解或颅环-骨盆牵引，成功救治了重度脊柱侧凸患者；随后北京协和医院的邱贵兴在分析了该院427手术病例的影像学检查的基础上，制订了PUMC脊柱侧凸分型，以帮助手术医师确定手术入路、融合平面。党耕町等在寰枢椎手术方面开展了大量工作，并将脊柱外科进一步按解剖部位细分专业组，极大地促进了脊柱外科专业的发展。

在骨肿瘤方面，北京积水潭医院的宋献文参与创立了国内第一个骨肿瘤科，随后的徐万鹏等在骶骨瘤、骨肉瘤等难治的骨肿瘤方面做出了很多工作，极大地提高了治愈率和生存率。冯传汉、范清宇、郭卫、牛晓辉、肖建如等在骨巨细胞瘤、脊柱肿瘤等方面的临床及基础科研工作做出了突破性进展。

此外，港澳台地区的梁智仁、梁秉中、陈启明、邓述微、杨大中等在脊柱结核、脊柱畸形、运动医学、小儿骨科、关节外科及生物力学等方面均享有盛誉。

与邻近学科关系 骨科学的研究对象是全身骨骼肌肉系统。因此，骨科学和诸多学科有紧密的联系。

内分泌学 骨科与内分泌科的交叉点为代谢性骨病（metabolic osteology）。代谢性骨病，主要表现为骨重建紊乱所致的骨生长发育、结构形态、代谢转换和生

化指标的异常，严重病例可出现骨痛、活动能力下降、骨畸形或脆性骨折。如佝偻病是由于维生素D缺乏、维生素D作用障碍或磷吸收障碍引起的疾病，需要内分泌科医师参与疾病的诊断和内科治疗，同时需要骨科医师参与畸形的矫正与康复。又如，骨质疏松性骨折在老龄化社会中日益流行，需要内分泌科医师的抗骨质疏松治疗，也需要骨科医师对骨质疏松性骨折的手术治疗。

影像学 骨科与影像科的结合最早可以追溯到100余年前。早在1895年，伦琴为他的妻子的手拍摄了人类历史上第一张X线片。而到如今，几乎所有骨骼肌肉疾病的诊断和治疗都需要影像学的支持。而骨科疾病涉及的影像技术，也从X线发展到CT、放射性核素成像、超声和MRI。过去，X线由胶片成像，而现在X线成像可被电子化记录，因此，大大节约了成本。工程师也开发出了PACS系统（picture archiving and communication system），用于储存海量的电子化影像。这些影像可储存多年，随时可被调取用于医疗、教学或科研。对骨骼肌肉疾病做出准确的影像学诊断，除了需要影像科医师的细致读片，还需要骨科医师在实践中的验证。

遗传学 分子遗传学的技术在骨科领域的运用，主要体现于罕见遗传性骨骼肌肉系统疾病的诊断与治疗。利用基因检测、编辑技术，可以实现对遗传性骨骼肌肉系统疾病的精准诊断、精准治疗。基因靶向治疗已初步运用成骨不全等骨骼疾病。在高危家庭中，产前基因筛查可以有效地对骨骼肌肉系统畸形胎儿进行早期干预。

材料学 材料技术的发展在

骨科领域的运用主要体现在 3D 打印技术的使用。在术前设计阶段，利用影像学技术将手术部位的骨组织数字化，并利用 3D 打印技术复制出等比例的骨组织，从而使复杂的骨骼结构或复杂的骨折更直观地呈现在术者面前，能够在术前模拟手术操作，从而提高手术效率。此外，3D 打印技术定制的骨与关节假体，可以完美地实现病变部位骨组织的重建手术。

信息工程学　进入 21 世纪以来，随着信息科技、材料技术及分子遗传技术的迅猛发展，骨科学诊疗技术也呈现出数字化、精准化等新的特点。骨科学诊疗技术数字化的主要体现是骨科导航手术、机器人手术及远程手术的发展和运用。骨科导航技术的主要原理是利用影像学技术将手术部位的骨组织数字化，进而在术中利用定位系统实现对手术部位的精准定位，能极大地提高复杂骨科手术的操作精度，从而提高手术效果并降低手术并发症。机器人技术则在导航技术的基础上结合人工智能技术，部分实现人工智能代替人工进行手术操作。随着 5G 通信技术的运用，骨科远程手术已经逐步开展。

应用和有待解决的重要课题

随着骨科与现代科学技术的不断融合发展，有待解决的重要课题主要包括骨再生材料的研究与运用、骨骼畸形的分子遗传学机制、仿真肢体及人工智能及远程医疗在骨科诊疗中的运用等。

骨科学是一个经历了数千年发展的古老而又新兴的医学学科。随着时代的发展和科技的进步，骨科学必将会在研究的广度和深度方面不断延伸，衍生出越来越多的新技术及学科分支。

(邱贵兴)

gǔ yǔ ruǎngǔ

骨与软骨 （bone and cartilage）

正常成年人骨骼分颅骨、躯干骨和四肢骨三部分，具备长骨、短骨、扁平骨和不规则骨等不同解剖形态。骨作为一种特殊的坚硬结缔组织，是由骨细胞、Ⅰ型胶原纤维和含有大量固体无机盐的细胞外基质成分构成，主要发挥对人体的支持和保护作用，并与关节软骨、韧带连接起来与肌肉组织一起构成复杂的运动系统；作为人体内主要的无机盐来源，骨在维持人体钙平衡方面也发挥重要作用；此外骨还具备一定的内分泌和免疫调节功能。骨组织的形成主要有两种方式：膜内成骨和软骨内成骨。在骨的发育和生长完成后，成年人的骨骼并不是静止不变的，而是通过骨重建的过程，不断实现新骨对旧骨的更新替代。生理范围内力的循环载荷可导致疲劳损伤的发生，骨可以通过自身的重建来修复这种损伤，维持骨成分和结构的完整性。

软骨是特化的有弹性的致密结缔组织，由散在的有包囊的软骨细胞和丰富的细胞外基质组成。软骨细胞仅约占软骨总组织体积的 5%，而细胞外基质约占剩下的 95%。软骨是具有一定程度硬度和弹性的支持器官。软骨在脊椎动物中非常发达，一般见于成体骨骼的一部分和呼吸道等的管状器官壁、关节的摩擦面等。胚胎发育初期骨骼的大部分一度由软骨构成，后来通过软骨内成骨过程被骨组织取代。软骨的周围一般被覆以纤维结缔组织的软骨膜，它在软骨被骨取代时转化为骨膜。软骨细胞的形状大致呈球形，它们负责合成、组装、维持细胞外基质独特的成分，缺乏血管和神经是软骨区别于致密的纤维组织和骨的表现之一。最新研究表明细胞外基质并不是一个静态的结构，而是一个动态的网络。软骨细胞和基质之间是双向互动的。软骨细胞决定细胞外基质的特性，细胞外基质反过来能够调控软骨细胞的生长和分化，最终可影响软骨的结构和功能。软骨在人体中起到承重负荷、减少关节间骨骼摩擦等重要的作用。在日常生活中，应尽量增加运动，以便促进关节的血液循环。但是运动却不能过量，现在很多关节类疾病，都是由于软骨损伤所造成的。根据软骨组织内所含有纤维成分的不同，软骨分为三种类型：①透明软骨。②弹性软骨。③纤维软骨。

(罗卓荆)

gǔgé fāyù

骨骼发育 （skeleton development）

骨由中胚层发育形成，其生长发育在胚胎第 8 周以后开始出现，发生方式主要分为膜内成骨和软骨内成骨两种（图 1）。膜内成骨是不经过软骨雏形，由间充质细胞、骨前体细胞直接发育形成骨骼组织的过程，即在原始的结缔组织内直接成骨，这些骨包括颅顶、面部骨骼和锁骨的侧面等。这个过程中间充质细胞首先形成凝聚体，接受侵入的脉管系统网络诱导而顺序分化为骨祖细胞和成骨细胞，合成并分泌胶原纤维与其他骨基质蛋白，不断向外周扩展形成骨组织。长骨和扁平骨的表面骨膜区域也存在膜内成骨过程，决定这些骨骼的厚度。

与膜内成骨过程类似，软骨内成骨过程也开始于中胚层未分化间充质细胞的聚集，但在体内特定信号的调控下，处于间充质

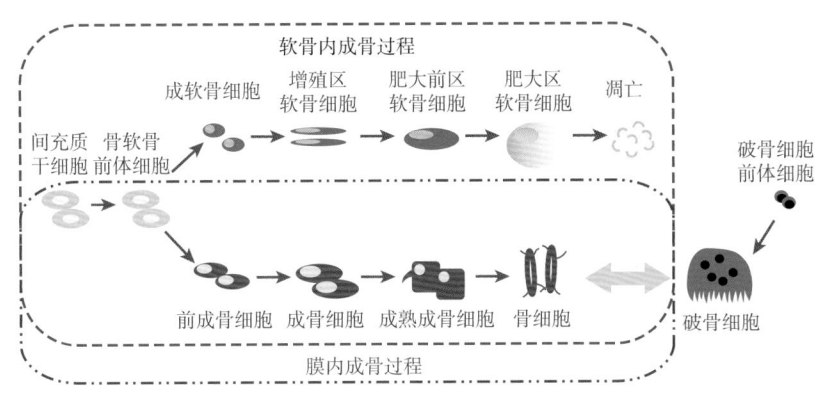

图 1 骨骼发育

细胞团中心的细胞逐渐向软骨细胞分化，软骨细胞经过增殖、分化、成熟及肥大，通过分泌Ⅱ型胶原和Ⅹ型胶原等细胞外基质，形成一个具有骨骼发育雏形的软骨组织。伴随软骨细胞的成熟和肥大，软骨细胞周围基质逐渐矿化，伴随血管的逐渐侵入，血管内皮细胞、成骨前体细胞及破骨细胞均进入软骨基质，参与软骨内成骨过程。处于矿化基质中的肥大细胞发生细胞凋亡，也有报道指出部分肥大区软骨细胞在软骨内成骨过程中也可以转分化为成骨细胞，参与长骨的生长。骨骼长度的增加主要取决于软骨内成骨过程，主要是四肢脊柱骺软骨生长板处软骨细胞增殖和分化的结果。

虽然膜内成骨和软骨内成骨两种骨发生方式不同，但形成骨组织后的骨塑建过程类似，都包括了骨组织细胞外基质的矿化和吸收两个方面的变化，机体通过成骨细胞与破骨细胞相互调控机制，共同完成骨组织的矿化和吸收。骨组织矿化经过两个步骤，首先是形成类骨质，即骨祖细胞增殖分化为成骨细胞，成骨细胞产生类骨质。成骨细胞被类骨质包埋后继续分化为骨细胞，然后类骨质矿化为骨质，从而形骨组织。在形成的骨组织表面又有新的成骨细胞继续形成类骨质，然后矿化，如此不断进行。骨组织形成的同时，原有骨组织的某些部位可被吸收，即骨组织被侵袭溶解，在此过程中破骨细胞起主要作用。破骨细胞介导的骨吸收过程包括三个阶段：①破骨细胞识别并黏附于骨基质表面。②细胞产生极性，形成吸收装置并分泌有机酸和溶酶体酶。③使骨矿物质溶解和有机物降解。

（罗卓荆）

mónèi chénggǔ

膜内成骨（intramembranous ossification）

在某些特定骨骼形成的部位，没有软骨形成作为过渡，由未分化间充质细胞直接形成骨组织的过程。胚胎第 8 周开始，头面部一些扁骨发生部位，中胚层来源的间充质细胞直接分化为成骨细胞，产生骨胶原纤维和骨特有的细胞外基质，基质逐渐沉积钙磷，发生矿化，形成骨质。新生骨质周围的间充质膜即为骨膜，骨膜内的间充质细胞不断分化为成骨细胞，新骨形成，使骨不断加宽。膜内成骨主要是颅骨、面颅、部分锁骨和下颌骨主要形成方式，也参与中轴骨和四肢骨的形成及其改建过程。

（罗卓荆）

ruǎngǔnèi chénggǔ

软骨内成骨（endochondral ossification）

在由未分化间充质细胞预先形成的软骨雏形的基础上，软骨逐渐被替换为骨组织的骨化形式，长骨、短骨和部分不规则骨均通过此种形式生成。软骨内成骨过程开始于中胚层未分化间充质细胞的聚集，处于间充质细胞团中心的细胞逐渐向软骨细胞分化，软骨细胞经过增殖、分化、成熟及肥大，通过分泌Ⅱ型胶原和Ⅹ型胶原等细胞外基质，形成一个具有骨骼发育雏形的软骨组织。伴随软骨细胞的成熟和肥大，软骨细胞周围基质逐渐矿化，伴随血管的逐渐侵入，血管内皮细胞、成骨前体细胞及破骨细胞均进入软骨基质，参与软骨内成骨过程。处于矿化基质中的肥大细胞发生细胞凋亡。也有报道指出部分肥大区软骨细胞在软骨内成骨过程中也可以转分化为成骨细胞，参与长骨的生长。骨骼长度的增加主要取决于软骨内成骨过程，主要是四肢、脊柱骺软骨生长板处软骨细胞增殖和分化的结果。

（罗卓荆）

gǔzǔzhī de jīběnzǔchéng

骨组织的基本组成（basic composition of bone）

骨组织由细胞外基质和细胞组成。骨的基质包括有机基质和沉积其中的无机矿物质，其最大特点是有大量的钙盐沉积。

有机成分 骨的有机基质中 95% 是Ⅰ型胶原，另有 5% 为蛋白多糖、脂质（特别是磷脂类）和其他非胶原蛋白。胶原是一种结晶纤维蛋白原，被包埋在含有钙盐的基质中。若用弱酸溶去骨基质中的无机成分，骨组织因为只剩下胶原成分，失去坚硬性而变得柔韧可屈。胶原的分子结构为三条多肽链，每一肽链含有一千多个氨基酸，相对分子质量为95 000道尔顿。三条肽链互相交织，形成三联螺旋结构。胶原的功能是使各种组织和器官具有强度和结构的完整性，1mm直径的胶原可承受10～40kg的力。蛋白多糖类占骨组织有机物的4%～5%，由一条复杂的多肽链组成，软骨基质中主要成分为硫酸软骨素。脂质占骨组织有机物不到0.1%，主要为游离脂肪酸、磷脂类和胆固醇，在骨生长代谢过程中发挥一定的作用。

无机成分 骨基质中的无机物占骨骼干重的65%～75%，其中95%是固体钙和磷，其他矿物质包括镁、钠、钾和一些微量元素。无机物的主要成分是磷酸钙盐和碳酸钙盐，含少量的钠、镁和氟化物，多数以羟磷灰石晶体的形式存在，长20～40nm，宽2～3nm，这结晶大都沉积在胶原纤维中，结晶沿纤维长轴呈平行排列，呈现出很强的抗压性能，使骨骼具有坚硬的机械性能。

编织骨和板层骨 根据胶原纤维排列的方向性，可将骨组织分为编织骨和板层骨两种。编织骨是不成熟的骨组织，出现在胚胎发育期、骨痂等新骨形成的最初阶段；或在某些异常病理状态下（如佩吉特病、成骨不全、骨肿瘤患者），常出现编织骨，其特征是胶原纤维和骨矿物质的排列无方向性，细胞成分较多，在力学性能测试时表现为各向同性。人类刚出生时，所有的骨都是编织骨；但到1个月时，板层骨开

始发育，到1岁时，大部分编织骨已被板层骨取代。在板层骨中，胶原纤维有规律地沿着应力的方向成层排列，与骨的无机或其他有机成分紧密结合，共同构成骨板。板层骨的材料力学性能是各向异性的，即在不同方向上的力学性能存在较大差异。

骨表面有骨膜组织，依据其与髓腔的关系，分为骨外膜和骨内膜，在生长过程中长骨的增粗是依靠骨内膜面的吸收和骨外膜面新骨的形成完成的，其中骨外膜内层有生长层细胞，在骨折愈合过程中也发挥重要作用。

（罗卓荆）

gǔ dānwèi

骨单位（osteon） 皮质骨的基本组成单位。又称哈弗斯（Haversian）系统。骨单位是厚壁的圆筒状结构，与骨干的长轴平行，中央有一条细管称为中央管，中央管与其周围的骨板层组成骨单位。每一个骨单位的表面有一层黏合质，呈强嗜碱性，在横断面的骨磨片上呈折光较强的骨单位轮廓线，称为黏合线，是相邻骨单位的边界。中央管的直径平均为300μm，长3～5mm，内壁衬附结缔组织，在新生的骨质内多为成骨细胞。

（罗卓荆）

chénggǔ xìbāo

成骨细胞（osteoblast） 骨细胞的前体细胞。由间充质未分化细胞沿着成骨细胞谱系发育而成，聚集在骨质表面负责骨基质的合成、分泌和矿化，是骨形成的主要功能细胞。活跃的成骨细胞为梭形、锥形或立方形，胞质嗜碱性，具有丰富的粗面内质网及核糖体，高尔基体比较发达。成骨细胞在骨形成过程中要经历增殖、基质成熟、基质矿化和凋亡四个

阶段。其分化过程受系列转录因子的调控，并在分化的不同阶段表达不同的标志物蛋白，其中Runx2（Runt-related transcription factor 2）是决定其成骨分化方向的关键转录因子，Ⅰ型胶原和骨钙蛋白（osteocalcin）等非胶原蛋白是成骨细胞分化的标志物，能反映成骨细胞分化表型特征。

（罗卓荆）

gǔ xìbāo

骨细胞（osteocyte） 由成骨细胞分化而来，是构成成熟骨组织结构的主要功能细胞。当新骨基质钙化后，成骨细胞被包埋在其中，此时细胞的合成活动停止，胞质减少，逐渐分化为骨细胞。骨细胞为含有多突起的扁椭圆形细胞，细胞核亦扁圆，胞质呈弱嗜碱性。骨细胞能产生新的细胞外基质，使骨组织钙、磷沉积和释放处于稳定状态，以维持血钙平衡。骨细胞通过旁分泌作用对骨吸收和骨形成都起作用，是维持成熟骨新陈代谢的主要细胞。

（罗卓荆）

pògǔ xìbāo

破骨细胞（osteoclast） 起源于造血系单核吞噬细胞系统，由单核前体细胞分化融合形成巨大的多核细胞。是骨吸收的主要功能细胞，在骨发育、生长、修复及重建中都具有重要作用。光镜下，破骨细胞形态不规则，抗酒石酸酸性磷酸酶染色阳性。破骨细胞寿命约为4周，当破骨细胞附着于骨表面时，细胞发生极化，贴近骨面的细胞膜形成刷毛样突起，分泌大量盐酸、半胱氨酸蛋白酶、胶原酶、酸性磷酸酶等物质，降解骨的无机和有机成分，在骨吸收中发挥重要作用。

（罗卓荆）

gǔzǔzhī de shēnglǐ huódòng

骨组织的生理活动（bone physiology）

骨骼经历胚胎期和出生早期的发生及发育完成后，骨组织的生理活动主要体现在生长、塑建和重建三个方面。伴随成年后的衰老，骨骼组织的生理功能下降，骨微结构发生破坏，骨量逐渐丢失，严重的可导致骨质疏松的发生。

骨的生长　儿童和青少年骨骼的生长主要发生在长骨两端干骺端生长板区域，伴随生长板软骨细胞发生软骨内成骨过程，骨组织逐渐延长。生长板软骨依据软骨细胞的状态分为四个区域：静止区、增殖区、肥大前区和肥大矿化区，静止区软骨细胞在多种信号通路的精确调控下，先后增殖、成熟分化，最后发生细胞凋亡或转分化为骨系细胞，促进长骨生长。

骨的塑建　骨骼在生长过程中，不同部位为了适应不同承载而进行的骨骼形态的塑造，一般是由于骨内膜面的骨吸收和骨外膜面新骨的沉积所致。典型的骨塑建过程包括：①管状骨骨干的增粗。②干骺端的塑形，指在生长过程中原本较宽的干骺端演变成较窄骨干的过程。③头顶骨的变厚、表面积增加和曲度减少。骨塑建和以下要介绍的骨重建都涉及成骨细胞和破骨细胞的活动，但是表现形式有所不同。塑形往往是在不同表面上发生的骨吸收和骨形成过程，而重建是在同一个表面上发生的具有循环周期的骨吸收和骨形成。

骨重建　骨组织的形态和密度随着骨稳态和生物力学环境的改变而变化的生理行为。骨重建发生单位（bone remodeling unit，BRU）由破骨细胞、成骨细胞、骨细胞和骨衬细胞组成，主要表现为成骨细胞活动和破骨细胞活动的偶联过程。而基本骨结构单位（basic structural unit，BSU）是骨重建过程结束后静止的骨单位，在皮质骨，就是哈弗斯系统；在松质骨，表现为骨壁或称骨板。典型的骨重建周期可分为静止期、激活期、吸收期、反转期和形成期五个阶段。对骨重建现象的认识对改进临床诊断和治疗有重要的意义，如宇航员在失重环境下常会产生骨质疏松症状，研究提出了多种运动加载的方式来减少骨质流失的程度，但仍然存在许多问题，如何结合骨重建原理和相关生物学理论来设计对抗骨质疏松的有效方法仍然是亟待解决的问题。当骨骼组织承受力学承载过大，可以造成骨骼组织的显微损伤，这种损伤可发生于皮质骨和松质骨，是在光镜下可以观察到的基质破坏，在碱性品红染色的切片上表现为不同形态的裂纹。正常情况下，骨组织可以依靠自身的重建过程修复骨的显微损伤，但年龄的增长、骨质疏松状态、药物对骨重建的抑制、疲劳等因素均可导致显微裂纹的积累，引起骨硬度下降和脆性增加，骨折的风险增大。这些显微损伤可以激活骨的重建过程，包埋在骨基质中的骨细胞可通过细胞突起感知损伤信号，启动骨重建过程。

（罗卓荆）

gài-lín dàixiè

钙磷代谢（calcium-phosphorus metabolism）

钙和磷在食物中被机体所摄取，然后在体内进行合成和分解，以及最后被排出的全部过程。骨基质中含有大量无机盐成分，占体重的 4%～5%，其中钙、磷与骨的关系最为密切。

钙　是生命所不可缺少的重要元素。按照体重 60kg 计算，人体内有 1.2kg 钙，约 1.2g 在细胞外液中，其中血浆钙 300～500mg，组织间液含有钙 650～700mg，细胞内钙含量极少，其余的钙均以羟基磷灰石及部分无定形磷酸钙沉积在骨基质中。体内钙离子具有非常重要的生理活性，参与血液凝固，维持神经肌肉的兴奋性，也是黏蛋白、黏多糖的组成成分，并参与许多酶的构成。人体对钙的需要量，依年龄、性别、生理状态等而异。儿童生长发育期、妊娠期妇女、老年人等因为快速骨形成或者骨吸收增多，对钙的需求增加。钙的来源主要是乳制品，多数食物中的钙是以结合或化合物形式存在，并不能在肠道吸收，只有经过消化过程，变为离子形式的钙才能被吸收。钙的吸收主要在小肠上段，低 pH、乳酸、氨基酸及 $1,25(OH_2)D_3$ 等均可以促进钙的肠道吸收；而草酸、肠道蠕动过快、脂肪均会防止钙的吸收。肠钙吸收是一种继发性主动转运，即逆浓度和逆电化学梯度的主动吸收为主，此过程需消耗能量，也依赖维生素 D 及其代谢产物 $1,25(OH_2)D_3$，这个过程主要依赖小肠黏膜中的杯状细胞和刷状缘区吸收细胞上的钙结合蛋白完成。当肠腔内钙浓度较高时，肠钙吸收可以通过被动弥散吸收过程。正常情况下每天从体内排出的钙主要随大便排出，其余 20% 从尿液排出，仅有微量钙会从汗液中排出。肾脏是钙转运的重要器官，其中肾小球滤过和肾小管的重吸收是钙调控两个非常关键的过程。肾小管滤过的钙中有超过 50% 的钙在近曲小管被动重吸收，而在远曲小管和集合管，钙的重吸收为主动转运过程。调节肾钙重吸收的主要有甲状旁腺素、降钙素、维生素 D 及其代谢产物，以及肾上腺类固醇激素及其他有关的激素。

磷 体内的磷主要以羟基磷灰石的形式存在于骨和牙齿中，骨组织的中磷大部分比较牢固，少部分不稳定，与血中的磷酸离子平衡动态平衡。另外，极少的磷还存在于体液及细胞内。磷参与非常重要的细胞内活动，磷是辅酶和核酸的主要成分，不仅参与神经传导、肌肉收缩、能量转运过程，还与遗传、发育密切相关。磷存在所有天然食品中，一般情况下不存在缺少磷的问题，无论是有机磷和无机磷，均能在小肠被吸收，以十二指肠的吸收能力最强，其次是空场和回肠。食物中的磷以磷脂、磷蛋白的形式存在，在肠黏膜细胞表面磷酸酶作用下，水解成无机磷酸阴离子才能吸收。小肠中磷的吸收转运是逆电化学梯度的主动转运过程，需要消耗能量，是依赖 Na^+ 梯度的饱和转运过程。磷的主要排泄途径是肾脏排泄，包括肾小球滤过和肾小管重吸收两个密切相关的过程，影响磷代谢的因素与钙大致相同，即甲状旁腺素、维生素 D 及其代谢产物，以及降钙素等。

(罗卓荆)

骨的血液供应（blood supply of bone）

gǔ de xuèyè gōngyìng

长骨的血供来自三个方面：骨端、骨骺和干骺端的血管，进入骨干的营养动脉和骨膜的血管，其中进入骨干的营养动脉和干骺端动脉的分支组成了骨的营养动脉系统。进入髓内营养动脉的皮质小动脉，呈放射状直接进入皮质骨，或以 2~6 支小动脉为一束的形式进入皮质骨。在

皮质骨内的小动脉，又形成许多分支，某些顺着骨的长轴纵向延伸，而另一些呈放射状走行。这些血管分支，最终在哈弗斯系统形成毛细血管。有一些小动脉进入皮质骨后又穿出皮质骨与骨膜的小动脉相吻合，形成动脉网。在髓内，某些小动脉较短，形成骨髓的毛细血管，供给骨髓血供。中央管（哈弗斯管）内常含有管壁很薄的两条血管，一条较细的动脉和另一条稍粗的静脉，形成进出两个方向的血流。这些小血管壁由单层内皮细胞组成，在少数情况下，其中一条血管可显示小动脉的组织学特性。骨干血流方向先从骨髓营养系统进入骨内膜表面，然后流出骨外膜，倘若骨髓营养系统中断，骨外膜系统仍保留，可提供血液供给，此时血流方向变为向心性流动。骨膜系统的血供主要来自周围肌肉，供给皮质骨的外 1/3 血供。长骨两端的血供，由周围小孔进入骨骺与干骺端的血管供给。这些小动脉分支进入骨后，形成动脉弓，产生一密集的交锁网状结构。这些小血管进入软骨下区时，血管口径进行性变小，形成终末小血管网。骨骺与干骺端小动脉和骨髓营养动脉的终末支形成吻合，供血占整个骨血供的 20%~40%。

(罗卓荆)

髓内营养系统（intramedullary nutrition system）

suǐnèi yíngyǎng xìtǒng

所有长骨，均有 1~2 条营养动脉经滋养孔进入骨内，同时伴随有几条血管壁较薄的小静脉和有髓神经。作为髓内重要的血供来源，髓内的营养动脉还能够供给皮质骨内 2/3 或更远的一些部位。髓内营养血管以放射状分布，形成髓内和皮质内毛细血管，约 30% 的血液流至

骨髓的毛细血管床，70% 至皮质毛细血管床。骨髓和皮质骨的毛细血管床互不联系，血液回流也是分开的。进入骨髓血管窦的小动脉，起源于营养动脉的外侧支，同时还有另外一些小动脉供给皮质骨的骨内膜。

(罗卓荆)

静脉回流（venous return）

jìngmài huíliú

长骨的静脉回流系统并不与滋养动脉分布完全一致。长骨骨髓中有一个较大的中央静脉窦，接受横向分布的静脉管道的血液，这些血液来自骨髓的毛细血管床，这些静脉管道可将血液直接引流入中央静脉窦，也可先引流至大静脉分支内，然后再汇入中央静脉窦。中央静脉窦进入骨干滋养孔，作为营养静脉将静脉血引流出骨。皮质骨的静脉血，主要经骨膜静脉丛回流，仅有 5%~10% 的静脉血经营养静脉回流。从骨膜表面的骨干皮质骨出现的内皮管，称为小静脉，许多小静脉血经骨端的干骺端血管回流，骨端血管是骨膜静脉系统的一部分。

(罗卓荆)

关节软骨（articular cartilage）

guānjié ruǎngǔ

附着在四肢长骨末端的透明软骨组织，与周围关节囊，韧带等软组织工程形成关节，负责四肢活动。关节软骨厚 1~5mm，表面光滑，能减少相邻两骨的摩擦，缓冲运动时产生的震动。关节软骨呈淡蓝色，有光泽，是由一种特殊的称为致密结缔组织的胶原纤维构成的基本框架，其底端紧紧附着在下面的骨质上，上端朝向关节面，这种结构使关节软骨紧紧与骨结合起来而不会掉下来，同时当受到压力时候，还可以有少许的变形，起到缓冲压力的作

用。在这些胶原纤维之间，散在分布着软骨细胞，软骨细胞由浅层向深层逐渐由扁平样至椭圆形或圆形的细胞组成，这些软骨细胞维持关节软骨的正常代谢。关节软骨没有神经支配，也没有血管，其营养成分必须从关节液中取得，而其代谢废物也必须排至关节液中。关节腔是有关节软骨和关节滑膜层共同构成的密闭的腔，正常情况下含有少量关节液，具有润滑和为关节软骨提供营养的作用。关节运动通过力学加压，加速关节软骨营养的摄取及废物的排出，所以关节运动对于维持关节软骨的正常结构起重要的作用。关节软骨，特别是下肢负重关节软骨具有独特的机械性能，分配负载，最大限度地减少作用软骨下骨的应力。

关节软骨表面与骨膜相连，外层由致密结缔组织构成纤维层，富含血管及神经等组织；关节囊内层为滑膜，由平滑、薄而柔润的疏松结缔组织构成，包括成纤维样、巨噬细胞样及中间型细胞样滑膜细胞；关节软骨由透明软骨组成，由浅至深分为表层切线层（浅层区）、中间过渡层（中间区）、深层放射状排列层（深层区）、钙化软骨层（钙化区）。其中关节表面浅层区是一层无细胞的纤维层，富含胶原纤维，走行与关节面大致平行；中间层关节软骨细胞为球形，细胞质中含有更多的内质网，高尔基体等，与骺部静止区软骨细胞类似；深层区细胞呈柱状排列，细胞外基质中含有大量的胶原纤维，蛋白多糖含量比较高；钙化区关节软骨将透明软骨和软骨细胞骨组织分开，保护软骨组织免受物理外力的直接作用。此区软骨细胞虽然也呈现肥大表现，但与骺肥大区

软骨细胞相比，在体积和数量上均有比较明显的不同，关节钙化层软骨细胞体积小，数量很少，一生中缓慢地、不间断地被成骨细胞取代。最新的研究表明软骨下骨结构通过旁分泌作用对关节面具有非常重要的影响和调控作用；关节软骨的外伤和退行性改变是影响关节活动的重要原因，由于关节软骨不易再生，所以关节软骨的再生是关节外科重要临床难点之一。

关节软骨由软骨细胞和细胞外基质构成。①软骨细胞：位于软骨基质的软骨陷窝内，细胞在软骨内的分布有一定规律。近软骨膜的细胞较幼稚，体积较小，呈扁圆形，单个分布；越靠近深层软骨细胞越成熟，逐渐形成2～4个细胞聚集在一起的细胞群。软骨细胞仅约占机体细胞总量的2%，其主要功能是分泌胶原纤维，蛋白多糖等软骨基质成分。软骨细胞生存在一个相对缺氧的环境中，细胞内沉积有大量的糖原作为能量储备。软骨细胞既可进行无氧代谢又可进行有氧代谢，但是主要是以无氧糖酵解的形式产生高能磷酸键来提供能量。②软骨细胞外基质：主要成分是水、胶原和蛋白多糖。其中含量最高的水占软骨体积的65%～80%，不同年龄、不同部位的关节软骨水的含量不同。胶原是关节软骨内主要的纤维蛋白成分，排列成网状结构，维持软骨的结构和形状，是软骨张力强度的决定因素。关节软骨以Ⅱ型胶原为主，约占胶原总量的90%。关节软骨从关节表层到深层，胶原的含量逐渐减少，正常情况下胶原的降解速度很慢，但在骨关节炎时胶原网状结构分解加快，可能是酶类催化的结果。蛋白多糖是

一类由核心蛋白和氨基葡聚糖构成的蛋白多肽分子，其在软骨内不同区域的密度与该区域内胶原的密度成反比，如在软骨表层胶原密度最高，而蛋白多糖的密度很低，蛋白多糖的这种结构反映出它的功能，即为软骨提供一定的抗压和分散负荷的能力。蛋白多糖可结合大量的水，使蛋白多糖膨胀而产生膨胀压，因为蛋白多糖受到胶原纤维网的限制，所以膨胀压不是无限增加，而是最终达到与胶原纤维的张力平衡为止，这可使软骨具有良好的抗震性能。除此之外，软骨细胞外基质中还有一些非胶原非蛋白多糖类的糖蛋白，主要包括纤维粘连蛋白和层粘连蛋白，其中纤维粘连蛋白属于黏附蛋白，聚集在软骨细胞附近的基质中，调节软骨细胞的黏附、迁移、增生和分化。层粘连蛋白主要分布在基底膜，是细胞表面结合受体的组成部分。在退化的软骨中，纤维粘连蛋白含量增高与蛋白多糖退化部位相一致。

（罗卓荆）

ruǎngǔ xìbāo

软骨细胞（chondrocyte） 位于软骨基质陷窝内，负责维持软骨代谢的功能细胞。幼稚的软骨细胞定位于软骨组织的表层，单个分布，体积较小，呈椭圆形，长轴与软骨表面平行，越向深层的软骨细胞体积逐渐增大呈现为圆形，细胞核圆形，染色浅，细胞质弱嗜碱性。多个成熟的软骨细胞常成群分布于软骨陷窝内，这些软骨细胞由同一个母细胞分裂增殖而成。电镜下软骨细胞有突起和皱褶，细胞质内有大量的粗面内质网和发达的高尔基复合体及少量的线粒体。在组织切片中，软骨细胞收缩为不规则形，在软骨囊和细胞之间出现较大的

腔隙。软骨细胞具有合成和分泌基质与胶原纤维的功能。

(罗卓荆)

ruǎngǔ xiànwō

软骨陷窝 (chondrocyte lacuna) 在软骨间质内埋藏软骨细胞的小腔。在苏木精-伊红染色切片上，陷窝周围的软骨基质呈强嗜碱性，染色很深，称为软骨囊，软骨囊与软骨陷窝共同维护软骨细胞正常 3D 环境及生物学功能。

(罗卓荆)

gǔkē shēngwù lìxué

骨科生物力学 (orthopaedic biomechanic) 应用生物力学的方法来解决骨科所遇到的问题，即将工程原理、特别是机械力学原理应用于临床医学的方法。骨骼肌肉系统为生物体组织，在胚胎时期，不同物种由不同的遗传物质，发生成为不同形态的骨骼肌肉系统。了解骨骼肌肉系统在个体一生中如何受周围力学环境的影响将有助于发现治疗骨骼肌肉系统疾病的方法。自 1960 年起，骨科生物力学开始为临床骨科与相关基础研究做贡献。如人工关节置换术的发明与临床应用减轻了退行性关节炎患者的痛苦。随着临床病例的长期随访及配合骨科生物力学方面的深入研究得以发现存在于旧式人工关节的诸多问题，从而促使新型人工关节产品的研究与发展。

(郑诚功 张 敏)

Wòfū dìnglǜ

沃夫定律 (Wolff law) 在承载力增加的情况下，骨骼会通过自身的骨重建变得坚硬，以抵抗增加的承载。反之亦然。当骨骼受力减小时，由于骨缺少刺激，骨骼的密度会减小而变得脆弱。19 世纪，德国朱利叶斯·沃夫 (Jul-ius Wolff) 发现骨骼具有功能适应性，并将此现象命名为沃夫定律。

(郑诚功 张 敏)

yìnglì

应力 (stress) 单位面积上的内力 (图 1)。内力是指物体由于外因 (受力、湿度、温度场变化等) 而变形时，为抵抗这种外因物体内部任一截面的两方产生的相互作用力。应力的单位为 Pa。应力为矢量。同截面垂直的称为正应力或法向应力，同截面相切的称为剪应力或切应力。应力的大小会随着外力的增加而增长。对于某一种材料来说，当应力的增长超过了其能承受的限度时，该材料就会破坏。这个应力的限度称为该种材料的极限应力。极限应力的大小通常是通过材料的力学试验来测定的。为了保护材料，通常将测定的极限应力乘以小于 1 的安全系数，从而规定出材料能安全工作的最大应力值，即许用应力。当材料在工作状态下，其承受的外力不随时间的变化而变化时，其内部的应力大小不变，称为静应力；当材料所受的外力随时间呈周期性变化时，材料内部的应力也会随时间呈周期性变化，称为交变应力。材料在交变应力作用下发生的破坏称为疲劳破坏。通常材料能够承受的交变应力远小于其静载下的强度极限。材料的应力与材料的截面尺寸有关，当材料的截面尺寸改变时会引起应力的局部增大，这种现象称为应力集中。

张应力 物体受到拉伸的外载荷时，材料内部产生的抵抗拉伸的反作用力 (图 2)。张应力为正应力，应力方向垂直于截面。应力的单位为 Pa。$1 \text{ Pa} = 1 \text{ N/m}^2$。在工程实际中应力数值较大，常用 MPa 或 GPa 作为单位。$1 \text{ MPa} = 10^6 \text{ Pa}$；$1 \text{ GPa} = 10^9 \text{ Pa}$。

压应力 物体受到压缩的外载荷时，材料内部产生的抵抗压缩的反作用力 (图 3)。和张应力一样，压应力也为正应力，应力方向垂直于截面。压应力的单位为 Pa。$1 \text{ Pa} = 1 \text{ N/m}^2$。工程实际中应力数值较大，常用 MPa 或 GPa 作单位。$1 \text{ MPa} = 10^6 \text{ Pa}$；$1 \text{ GPa} = 10^9 \text{ Pa}$。

剪应力 单位面积上所承受的剪切力 (公式)。能够使材料产

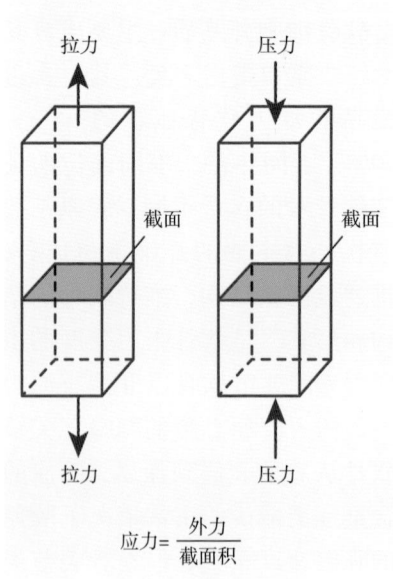

$$应力 = \frac{外力}{截面积}$$

图 1 应力

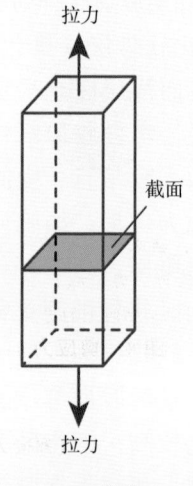

$$张应力 = \frac{拉力}{截面积}$$

图 2 张应力

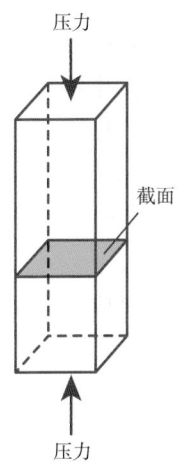

$$压应力 = \frac{压力}{截面积}$$

图3 压应力

生剪切变形的力称为剪切力。发生剪切变形的截面称为剪切面。与张应力和压应力不同，剪应力的方向与受力面的法线方向正交（图4）。剪应力的单位为 Pa。$1\ Pa = 1\ N/m^2$。

$$\tau = \frac{V}{A} \qquad 公式$$

式中，τ：剪应力；V：剪切力；A：剪切面积。

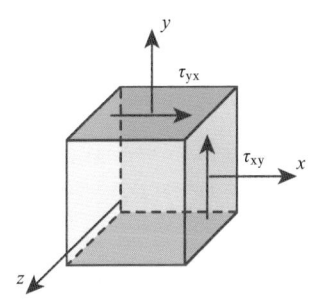

τ_{yx}：垂直法线 y 的平面上，x 轴线上的剪应力；τ_{xy}：垂直法线 x 的平面上，y 轴线上的剪应力。

图4 剪应力

（郑诚功 张 敏）

yìngbiàn

应变（strain） 物体在受到外力和非均匀温度场等因素作用下局部的相对变形。应变包括正应变，

切应变及体应变。正应变，又称线应变，是某一方向上微小线段因变形产生的长度增量与原长度的比值（公式1）；剪应变，又称切应变或角应变，是两个相互垂直方向上的微小线段在变形后夹角的改变量；体应变，又称体积应变，是指物体在单位体积上的改变量（公式2）。

$$\varepsilon = \lim_{L \to 0}\left(\frac{\Delta L}{L}\right) \qquad 公式1$$

式中，ΔL：变形后的伸长量；L：变形前的长度。

$$\theta = \frac{\Delta V}{V} \qquad 公式2$$

式中，ΔV：体积的变形量；V：变形的体积。

应力-应变曲线 在拉伸试验中，对试样所受的拉伸应力与相应应变所做的坐标曲线图（图1）。能形象地表示出应力与应变的对应关系。①弹性阶段：卸载后，试件发生的变形可以完全沿应力-应变曲线原路径恢复的阶段。OA 为一直线，在这个阶段，应力与应变的关系为 $\sigma = E\varepsilon$。其中，E 是弹性模量，为一比例常数。点 A 对应的应力 σ_p 被称为比例极

限。AB 段为非线性关系。超过 B 点后，材料发生塑性变形。卸载后，试件不能完全恢复。B 点对应的应力 σ_e 为弹性极限。②屈服阶段：从 B 点到 C 点应力抖动的阶段。这个阶段，应力值第一次返回的最低点应力为屈服应力 σ_c。③强化阶段：屈服点后，材料在拉力的作用下继续变形阶段。D 点为应力的最高点，即强度极限 σ_b。④颈缩阶段：超过强度极限后，应力下降，直到试件断裂阶段。

张应变 物体受到拉伸的外载荷时，材料内部产生的抵抗拉伸的变形量。具体为物体伸长量与原长度之比（图2）。

压应变 物体受到压缩的外载荷时，材料内部产生的抵抗压缩的变形量。具体为物体压缩量与原长度之比（图3）。

剪应变 两个相互垂直的面在受力变形后以弧度表示的夹角的改变量。又称为角应变、切应变或相对剪切变形。用 γ 表示。一点在 x-y 方向、y-z 方向、z-x 方向的角应变，分别为 γ_{xy}、γ_{yz}、γ_{zx}。角应变以直角减少为正，反之为负。

（郑诚功 张 敏）

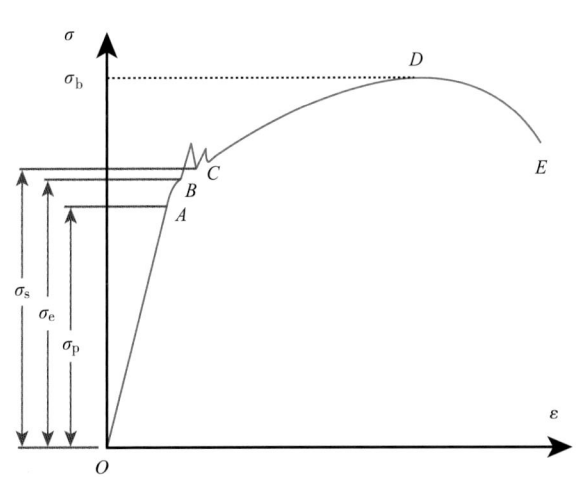

图1 应力-应变曲线

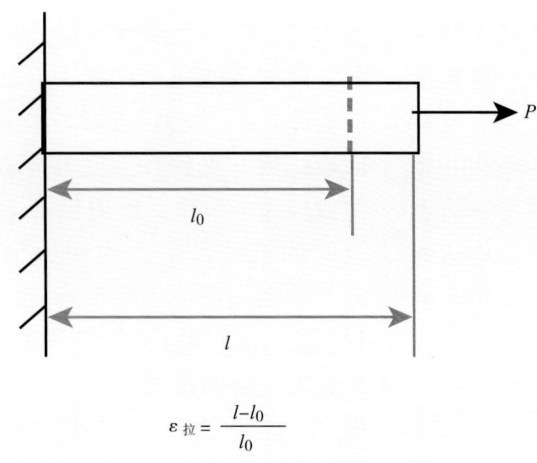

$$\varepsilon_{拉} = \frac{l-l_0}{l_0}$$

$\varepsilon_{拉}$：张应变；l：变形后的长度；l_0：变形前的长度；P：拉力。

图2 张应变

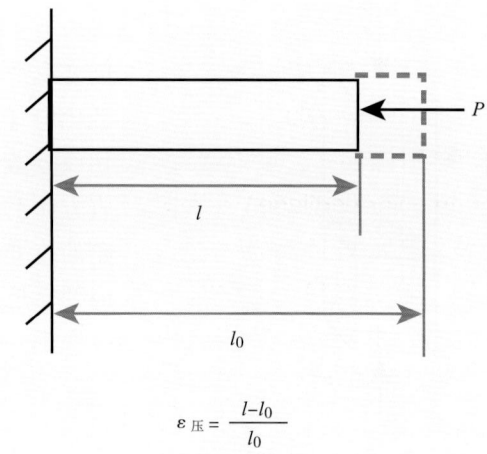

$$\varepsilon_{压} = \frac{l-l_0}{l_0}$$

$\varepsilon_{压}$：压应变；l：变形后的长度；l_0：变形前的长度；P：压力。

图3 压应变

gǔ shēngwùlìxué

骨生物力学（biomechanic of bone） 以工程力学的理论为基础，研究骨组织在外界作用下的力学特性和骨在受力后的生物学效应。是对骨质量进行评定的一种可靠方法。是生物力学的分支。骨的力学特性包括骨的材料力学特性和骨的结构力学特性。前者反映了骨组织固有的力学性能，与骨的几何形状无关。后者反映了骨组织整体结构对力载荷的响应，不仅受骨本身的材料力学特性影响，还与骨的结构、尺寸等因素密切相关。

（郑诚功 刘博伦）

gǔ kuàngwùzhì mìdù

骨矿物质密度（bone mineral density） 用于形容每单位体积骨矿物含量。简称骨密度。以克/立方厘米表示，是一个绝对值。但在临床使用骨密度值时由于不同的骨密度检测仪的绝对值不同，通常使用相对值 T 值判断骨密度是否正常。骨密度是临床医学中诊断骨质疏松症和骨折风险的间接指标，该指标对骨质疏松症诊断的正确率约为 65%。骨

矿物含量与年龄、性别、体重、身高、运动和饮食等相关。一般同龄女性骨矿物含量低于男性。20 岁以前骨矿物含量随年龄逐渐增加，且变化幅度无明显性别差异；30~40 岁达到峰值，且男性增加幅度大于女性；40~50 岁逐渐下降，且女性下降幅度大于男性。骨矿物含量在一定范围内与体重、身高成正比。高钙饮食、适度运动等可以减少骨矿物含量丢失。

（郑诚功 刘博伦）

gǔ qiángdù

骨强度（bone strength） 骨组织抵抗外力破坏的能力。骨强度的单位为 MPa。当外力超过骨强度时发生骨折。正常成年人骨强度约为 120 MPa。骨强度由骨密度和骨质量共同决定，其中骨密度的因素约占 70%，骨质量的因素约占 30%。骨质量受骨微细构造、骨转换率、骨的微小骨折、骨矿化率、骨胶原的特性等要素影响。骨强度是诊断骨质疏松症的重要指标，对骨质疏松症的正确诊断率约为 94%。相对于骨密度，骨强度能够更客观全面地评

价骨的生物力学特征，对于预测骨折风险更具优势。

（郑诚功 刘博伦）

guānjiéruǎngǔ shēngwùlìxué

关节软骨生物力学（biomechanic of articular cartilage） 关节软骨在动关节活动过程中分散关节压力、减少关节摩擦的生物及力学机制。

关节软骨生物特点 人体关节分为纤维状关节、软骨质关节和动关节。其中仅动关节允许较大幅度的活动。动关节表面覆盖的一层透明白色结缔组织成为关节软骨。与骨组织相比，关节软骨具有其生理特殊性，无单独血液及淋巴供应，其血供主要依赖软骨下骨组织及滑膜周围毛细血管渗入。关节液可以在一定程度内不断渗入渗出关节软骨，此生物特点也是其重要的力学缓冲机制之一。

关节软骨力学特点 关节软骨为关节提供较大的接触面，从而降低关节压力；关节软骨的黏弹性及关节液在软骨表面的渗入渗出对关节压力起到一定的缓冲作用；关节软骨的润滑使关节面

间做大幅度运动时承受较低的摩擦力。

（郑诚功　王慧枝）

guānjiéruǎngǔ niántánxìng
关节软骨黏弹性 （viscoelasticity of articular cartilage）

关节软骨是位于构成关节面的骨表面较薄的一层光滑组织，由致密结缔组织构成，主要成分是胶原纤维，蛋白聚糖基质及水分。与大部分生物组织一样，关节软骨属于黏弹性体，表现为其内部应力随应变率不同而不同，其力学响应表现为固体与液体结合的性质。在单轴拉伸/压缩试验中，关节软骨表现出非线性黏弹性，其中黏弹性主要通过蠕变和应力松弛特性来描述。

关节软骨蠕变　在对关节软骨施加恒定应力的情况下，其应变随时间的延长而增加的现象（图1）。关节软骨的这一特性由其组织结构决定。由于关节软骨中含胶原、蛋白多糖和水，而胶原和蛋白多糖具有较强的嗜水性，可以维持和调节关节软骨内水的流动，使得关节软骨的变形与其吸水量和承受外力的速度有关。受压越快，水分越难流出，反之越容易流出，使得关节软骨的力学反应具有时间相关性。

关节软骨应力松弛　在关节软骨应变恒定的情况下，内部应力随时间的增长逐渐减小的现象（图2）。关节软骨的这一特性由其组织结构决定。由于关节软骨中含胶原、蛋白多糖和水，而胶原和蛋白多糖具有较强的嗜水性，可以维持和调节关节软骨内水的流动，使得关节软骨的变形与其吸水量和承受外力的速度有关。受压越快，水分越难流出，反之越容易流出，使得关节软骨的力学反应具有时间相关性。

（郑诚功　王慧枝）

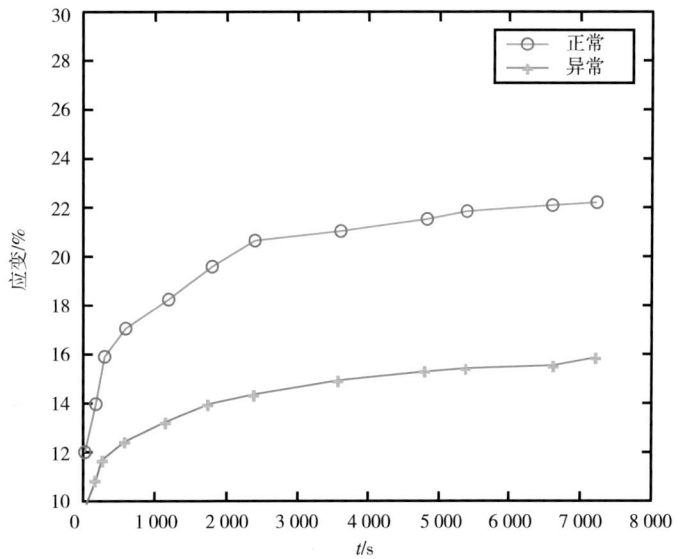

图1　人关节软骨的蠕变曲线

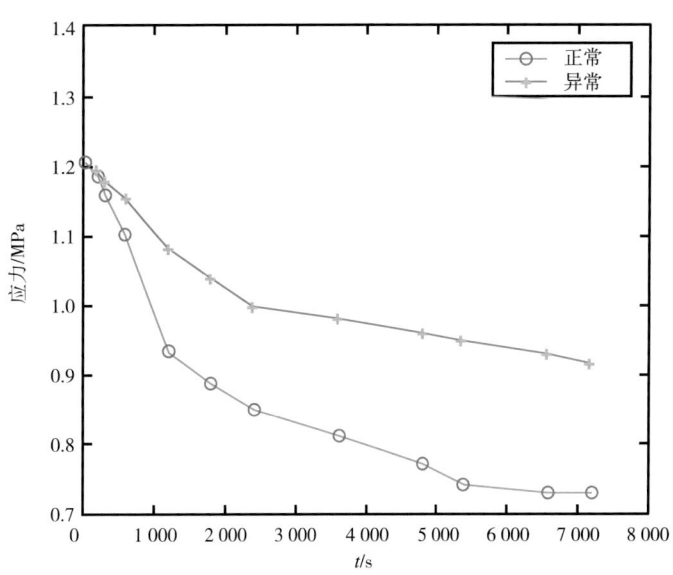

图2　人关节软骨的应力松弛曲线

guānjiéruǎngǔ rùnhuá
关节软骨润滑 （lubrication of articular cartilage）

生理情况下，关节软骨可以承受较大范围的载荷而不发生或者仅发生小程度磨损的现象。关节软骨表面主要存在边界润滑和液膜润滑两种润滑机制。①边界润滑：由液体摩擦过渡到干摩擦（两表面直接接触）的临界状态。边界摩擦由关节内的一种被称为"润滑素"的特殊蛋白为主要负责成分。润滑素作为大分子单分子层吸附在软骨表面而有效减少软骨间摩擦。②液膜润滑：通过一薄层的液膜将两软骨表面分开，当两软骨靠近时，液膜内压力抵抗关节力，并使软骨在液膜的作用下产生相对滑动，而表现为软骨间接触摩擦力减小的现象。

（郑诚功　王慧枝）

jījiàn shēngwùlìxué

肌腱生物力学 （biomechanic of tendon）

肌腱属于致密结缔组织，连接骨骼肌肌腹和骨骼，传递肌肉收缩产生的拉力，牵引骨骼运动。肌腱弹性小、血管少、代谢低，具有很强的抗张力和抗摩擦能力。肌腱含有大量平行排列的胶原纤维（图1），也有部分胶原纤维呈扭转或交错排列，防止纤维分离，同时缓冲不同方向的力。肌腱的生物力学特性与胶原纤维的排列密切相关。生理状况下肌腱主要承受轴向拉力，有两个主要因素影响运动时肌腱上的应力大小，一是肌肉的收缩量，二是肌肉和肌腱的体积比。可以通过匀速拉伸试验研究肌腱生物力学特性，用负荷-伸长曲线图来表示肌腱拉伸过程。肌腱的生物力学特性变化划分为几个区域（图2）：①组织承受的应力较小，原本弯曲的胶原纤维被拉直，以至出现较大应变。②直线区，纤维受力后出现线性应变。③直线变形区终止，胶原纤维在拉力超过一定值后逐步断裂，变形曲线呈现下降趋势。④达到最大应力，整条肌腱断裂。肌腱也具有黏弹性特质，主要表现为应力松弛、蠕变、迟滞和对加载速率的敏感性。这种特性保证了在正常生理状态下关节运动的缓冲性，可在高载荷下限制关节的过度位移。影响肌腱生物力学特性的主要因素包括活动与制动、年龄。在制动条件下，肌腱的应力低于生理范围，抗张强度显著下降；在运动时，应力大于生理范围，抗张强度增大，组织学表现为胶原纤维增粗增多。应力影响胶原蛋白合成与聚合，使胶原纤维的数量和直径发生变化。因此，适当的牵拉和运动有利于肌腱的伤后修复，但重复加载也会造成劳损。随年龄增长，胶原纤维的硬度和脆性增加，胶原蛋白含量减少，机械性能发生改变。

（郑诚功　杨晴晴）

rèndài shēngwùlìxué

韧带生物力学 （biomechanic of ligament）

韧带属于致密结缔组织，韧带使骨与骨相连接，加强关节的机械性能，引导关节运动以及防止关节过度运动。与肌腱不同，韧带中的胶原纤维近似平行排列，交织紧密，除了能够承受主方向上的张力外，还可以承受其他方向较小的张力（图1）。由于韧带的生物组织构成与肌腱相似。因此，韧带的生物力学特性也与肌腱类似，影响生物力学特性的因素也相同，见肌腱生物力学。

（郑诚功　杨晴晴）

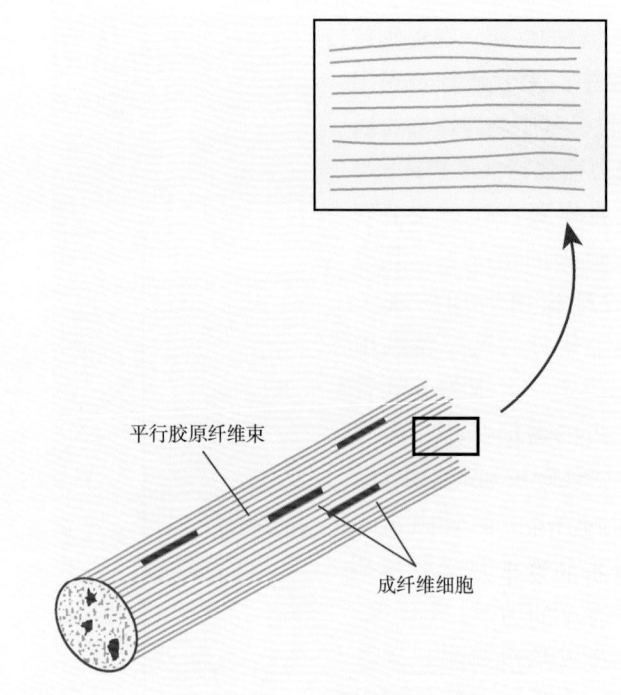

平行胶原纤维束

成纤维细胞

图1　肌腱生物结构排列

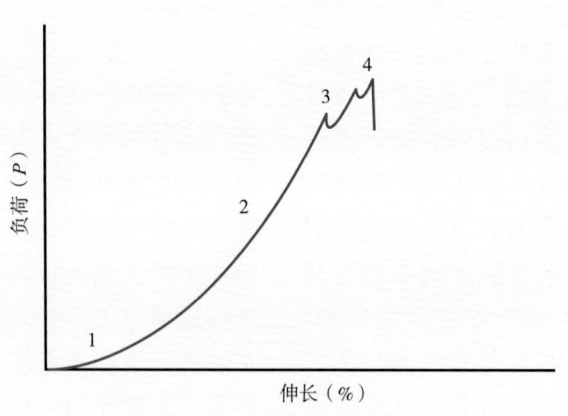

图2　负荷-伸长曲线

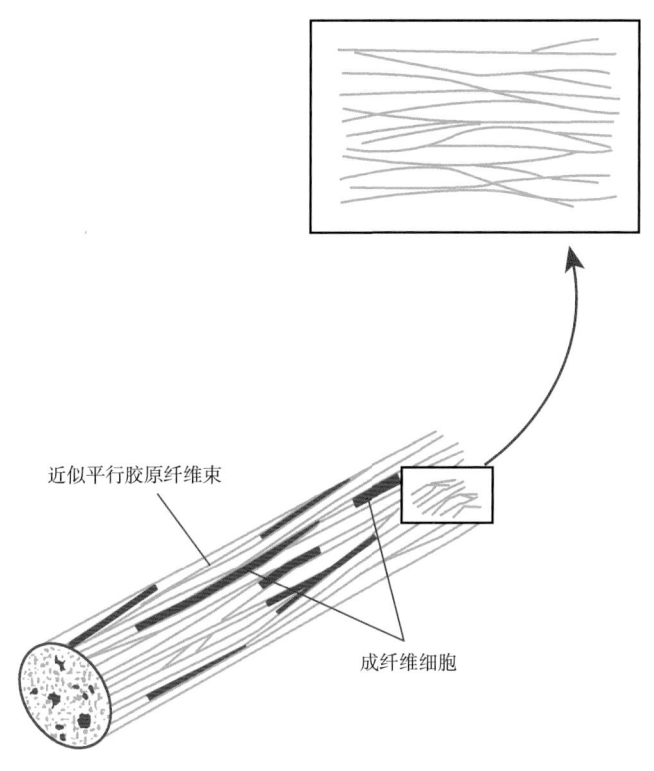

近似平行胶原纤维束

成纤维细胞

图1　韧带生物组成排列

guzhé yǔ gùdìng shēngwùlìxué

骨折与固定生物力学 （biomechanic of bone fracture and fixation）　在骨折的发生及固定过程中存在或应遵循的力学原理及生物学原理。骨折是指人体骨骼因为直接或者间接的外力造成碎裂或变形。因受力形态不同可以产生各式各样的骨折形态，包括横行骨折、线性骨折、斜行骨折、螺旋骨折、压缩性骨折、破裂骨折、粉碎性骨折、剥离性骨折、龟裂骨折以及脱臼骨折等。另外，还有其他原因造成的疲劳性骨折和病理性骨折。从骨折到骨折愈合是一个漫长的病理过程，每一个阶段均遵循着一定的生物力学原则。骨折的治疗通常包括复位、固定和愈合三个方面。固定是复位与愈合的承上启下环节，良好的固定不仅可以巩固复位效果，还可以促进愈合速度和质量。主要固定方法，包括石膏绷带固定、手术复位与内固定、手术复位与外固定等。

（郑诚功　祁昕征）

guzhé lìxué yuánlǐ

骨折力学原理 （mechanical mechanism of fracture）　导致骨折发生的力学环境，或诱发骨折产生的力学因素。骨折是指人体骨骼因为直接或者间接的外力造成碎裂或变形。当骨所处力学环境不同时，可以发生不同类型的骨折，包括截断、碎断或斜断等。因受力形态不同也可以产生各式各样骨折形态，包括横行骨折、线性骨折、斜行骨折、螺旋骨折、压缩性骨折、破裂骨折、粉碎性骨折、剥离性骨折、龟裂骨折以及脱臼骨折等。另外，还有其他原因造成的疲劳性骨折和病理性骨折。

（郑诚功　祁昕征）

yāsuōxìng guzhé

压缩性骨折 （compressive fracture）　以椎体纵向高度被"压扁"为主要表现的一种脊柱骨折，也是脊柱骨折中最多见的一种类型。其中又常见于椎体节段，大多是本身就有骨质疏松，加上强外力作用发生的骨折。椎体是椎骨负重的主要部分，呈短圆柱状，内部充满松质骨，表面的皮质骨较薄，椎体间借椎间纤维软骨相接。椎体后面微凹陷，与椎弓共同围成椎孔。如体操运动失误或跳伞落地姿势不正确时所导致的胸腰椎骨折，大多是臀部着地时承受的瞬间冲力引起。瞬间冲力使椎体沿纵向被挤压，产生压缩性骨折，椎体在高压缩载荷下缩短且变宽。其机制主要是骨单位斜行破裂。高压缩载荷指施加在椎体上使其产生内力和变形的较大压缩外力。除高压缩载荷外，邻近椎节椎间盘退化以及疲劳损伤累积效果也是压缩性骨折的致病因素。此外，还有癌症引起的压缩性骨折，常见于多发性骨髓瘤和淋巴瘤的患者。

（郑诚功　祁昕征）

zhānglì guzhé

张力骨折 （tensile fracture）　骨骼受到的拉伸载荷超过其抗拉强度所导致的骨折。拉伸载荷常见于身体悬垂姿势中，指骨的两端受到反向拉力时所受应力。抗拉强度是指材料在拉断前承受最大应力值。张应力和压应力均被称为轴向应力，因其作用于结构的纵轴。骨骼抗压力大于抗张力，且纵向抗拉强度大于横向抗拉强度。张力产生的重要来源为肌腱，肌肉初始负载即张力负载，表现为当肌肉收缩时，拉动两端的肌腱，但其形变很少，即肌腱端承受张力。其断裂的机制主要为骨

组织结合线的分离和骨单位的脱离。临床上，拉伸载荷所致的骨折常见于骨松质，表现形式多为撕裂性骨折，如跟腱附着点附近的跟骨骨折。

（郑诚功 祁昕征）

niǔlì gǔzhé

扭力骨折（torsional fracture）

扭力作用于骨长轴造成的骨折。又称螺旋骨折。属于完全性骨折。扭力是指使材料产生扭转变形时所施加的力矩。扭转应力导致螺旋骨折，其受力机制为剪应力，当一对相距很近、方向相反的力作用于骨时常会产生剪切骨折，旋转轴与骨长轴成45°时应力最大。骨折方向为斜行或螺旋形，骨折处易产生锯齿状边缘。通常发生在身体一端固定但躯干仍在运动状态时，常见有幼儿学步骨折及成年人胫骨下 1/3 处骨折。此外，临床中发现胫骨下 1/3 螺旋骨折常合并后踝骨折，即张-候骨折。其受伤机制可能是运动中足踝部固定，患肢惯性继续向前运动并向外侧旋转，旋转外力持续作用于胫骨骨干，造成胫骨远端1/3 薄弱部位（胫骨骨干由三边形移行为四边形部位）发生螺旋骨折。后踝骨折可能是运动过程中足部突然固定，胫骨随身体惯性继续向前运动，与距骨发生剪切造成；或后踝受到下胫腓后韧带牵拉造成撕脱骨折。

（郑诚功 祁昕征）

píláoxìng gǔzhé

疲劳性骨折（fatigue fracture）

骨长期承受反复负荷（如长时间的行军、锻炼）后发生微损伤而逐渐形成的骨折。又称应力性骨折。特点是骨折和修复同时进行。当肌肉过度使用疲劳后，不能及时吸收反复碰撞所产生的震动，将应力传导至骨骼，这样长期、反复、轻微的直接或间接损伤可引起特定部位微骨裂或骨折。应力性骨折多发生于身体承重部位，如小腿胫腓骨和足部（跟骨、足舟骨、跖骨）。骨密度越大的骨，抗疲劳性能越好。

（郑诚功 祁昕征）

gǔzhé zhìliáo shēngwùlìxué

骨折治疗生物力学（biomechanic of fracture treatment）

骨折治疗是恢复骨完整性和连续性的过程，一般分为复位、固定和恢复三个阶段。在每个阶段中，骨的生物特性以及骨和固定器械所处的力学环境对骨折端的治疗都有影响。经治疗后的骨折端应该满足解剖要求、功能要求，同时还能承受人体的各种生理载荷。

（郑诚功 栾义超）

gǔzhé gùdìng shēngwùlìxué yuánzé

骨折固定生物力学原则（biomechanical principle of fracture fixation）

骨折固定是指复位后的骨折断端保持其几何位置不变，同时还要满足骨折段与固定器械构成稳定体系。在对骨折处进行固定时，应使骨折段与固定器遵循生物学原则和力学原则：①恢复并维持骨原有的几何形态，即达到复位要求或解剖要求。②骨折段与固定器械构成的体系可以稳定地传递载荷。

国际内固定研究学会原则

1958 年在瑞士成立的国际内固定研究学会（association for the study of internal fixation，AO）所提倡的骨折治疗原则，其提倡的骨折治疗理念是为骨折相关损伤的患者提供可使其早日恢复活动及功能的治疗方案。简称 AO 原则。包括：①通过骨折复位重建解剖关系。②骨折两端间的加压固定。③保护患部软组织及骨的血供。④患者早期的安全锻炼。

生物学固定原则

20 世纪 90 年代后，骨折内固定逐渐从强调固定本身的机械力学特性转向更加重视骨的生物学特性，即不影响骨生长发育的正常生理环境并保护患部血供，生物学固定原则应运而生。简称 BO 原则。包括：①远离骨折部位进行复位。②不强求骨折的解剖复位。③使用低弹性模量的内固定物。④减少内固定物与骨皮质之间的接触面积。

张力带原则

在进行骨折内固定时，内固定装置的放置位置应优先考虑在骨折端张力侧。人体骨在受到轴向加载时将产生张力侧和压力侧。张力侧为骨在传导力时受拉伸的一侧。压力侧为骨在传导力时受压迫的一侧。当接骨板、克氏针和线等内固定装置放置于骨骼的张力侧时，可减少相应的张力，有增加植入物固定效果和促进骨折愈合的功能（图 1）。

（郑诚功 栾义超）

yìnglì jízhōng

应力集中（stress concentration）

接骨板在体内承受载荷时，孔洞、沟槽等几何形状急剧变化处会出现局部应力增高的情况。应力集中会给人体植入物带来很多危害，长期的应力集中会引起植入物的疲劳断裂。疲劳断裂是指接骨板在特定部位长期处于应力集中环境下会产生裂纹，进而发生的断裂。在接骨板的设计上进行改进是常用的预防应力集中的方法，如改变骨板的几何形状并适当增加骨板上分布的孔洞和沟槽来分散应力等。

（郑诚功 危紫翼）

yìnglì zhēdǎng

应力遮挡（stress shielding）

在骨骼断裂处植入接骨板时，骨骼原本所承担的载荷会集中作用在弹性模量较大的接骨板处，断

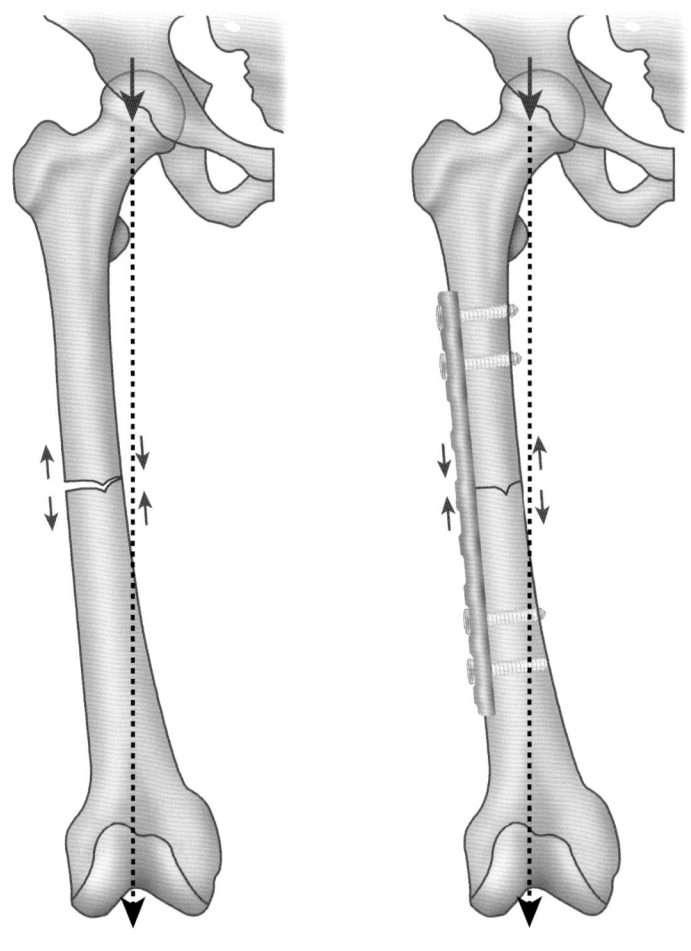

图 1　张力带原则

质。在临床上主要应用于骨折内固定板、螺钉、人工关节以及牙根种植体等，是最广泛的承力植入材料。金属材料在组成上一般与人体组织成分相差较大，较难与生物组织产生亲和作用，一般不具有生物活性。对金属材料的一般要求为生物相容性要求、耐腐蚀性要求以及力学性能要求。常用的金属材料主要有不锈钢、钴基合金、钛和钛基合金、镁基合金、形状记忆合金、贵金属以及纯金属钽、铌、锆等（图1）。

非金属材料　具有非金属性质（导电性导热性差）的材料。可分为无机非金属材料、高分子材料以及生物医用复合材料。无机非金属材料主要指陶瓷，也包括生物玻璃及医用碳素材料等。陶瓷的抗磨损性和抗压性能强，硬度好，表面可被打磨的非常光滑，适用于做承重表面，离子键的原因，陶瓷通常质脆易碎。因此，假体外形的设计不能有锐角。常用陶瓷材料包括氧化铝、氧化锆、羟基磷灰石、磷酸三钙等。高分子材料是通过有方向的共价键结合而成的具有长链结构的有机材料。高分子材料的化学成分、结构和制作工艺不同，特性各异，作为内植物的应用范围很广。常见的高分子材料包括聚乙烯、聚乳酸、聚甲基丙烯酸甲酯、聚羟基乙酸共聚物等。生物医用复合材料是不同材料的混合或结合，可克服单一材料的缺点，性能更

骨处则承担较小载荷的情况。弹性模量用于衡量物体抵抗弹性变形能力的大小。不同材料具有不同的弹性模量。由于断骨处适当的应力刺激和应力传导会促进骨折愈合和骨痂生长，应力遮挡会引起断骨处骨质疏松、假体松动及骨折愈合延迟等不良后果，此外应力遮挡也会造成接骨板自身应力过大等不良影响。选择弹性模量较低的接骨板材料和进行适当的术后负重功能锻炼是降低应力遮挡效应的常用方法。

（郑诚功　危紫翼）

gǔkē zhírù cáiliào
骨科植入材料（orthopedic implant material）　骨科植入物是指通过侵入的方法，全部或部分导入人体，替代组织，并保留在操作位置至少 30 天的，与骨接触的器物。①骨接合植入物：提供骨骼、软骨、肌腱或韧带支持的无源外科植入物，如金属接骨板、金属接骨螺钉、金属髓内针、金属矫形用钉、金属矫形用棒等。②骨与关节替代物：替代或部分替代受损的骨与关节组织的植入物，如髋关节假体、膝关节假体、人工骨等。骨科植入材料主要分为以下几类。

金属材料　由金属构成，具有高的强度、良好的韧性、抗弯曲疲劳强度以及优异的加工性能的材料。金属是一种具有光泽（对可见光强烈反射）、富有延展性、容易导电、导热等性质的物

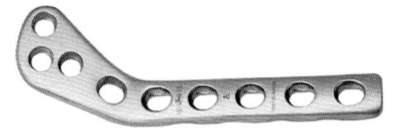

图 1　钛合金骨板

优越（图2）。

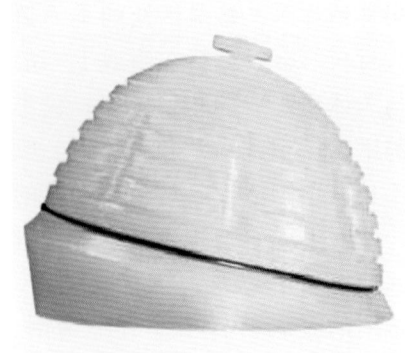

图2 髋臼聚乙烯衬垫

可吸收材料 在体内经过一定时间后能够逐渐降解成低分子量化合物或单体，降解产物能排出体外或能参与体内正常新陈代谢而消失的材料。又称可降解吸收材料。可吸收材料为组织提供临时的机械支撑，直到天然组织痊愈重新获得强度为止，随着天然组织的逐渐痊愈，植入物强度逐渐减小。因此，需调节可吸收材料的降解速率来和周围组织的愈合速率匹配。由于可降解材料不需要二次手术取出，可用作短期存在的植入物，不需要考虑长期安全性的问题。应用较为广泛的可吸收材料包括生物降解陶瓷和生物降解聚合物，如用作骨填充材料的羟基磷灰石或磷酸三钙、用作缝合线的聚乙交酯等（图3）。

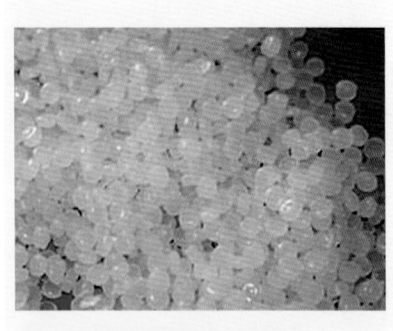

图3 生物降解聚酯

（郑诚功 马新硕）

gǔkē wùlǐxué jiǎnchá

骨科物理学检查（physical examination of the orthopaedic） 临床医师通过视、触、叩、听等感觉器官，并借助一些工具（如皮尺、角度测量器等），为得出初步诊断或提供进一步检查线索而对骨科患者进行的检查。又称骨科理学检查。是使骨科疾病获得精准诊断基本且易行的手段，是骨科医师必须掌握的基本技能。在影像技术高度发达的今天，中青年骨科医师有轻视理学检查的倾向。实际上理学检查、影像学检查及实验室检测是实现骨科疾病精准诊断不可或缺且可相互补充、相互印证的三方面。要使理学检查提供获得精准诊断和鉴别诊断的有用信息，掌握规范的检查手法与技术，明确每种改变及每项检查所代表的临床意义及病变部位的精细解剖至关重要。因此在学习理学检查时，应对照规范动作，反复实践。对骨科患者行理学检查，应在充足光线下充分显露。对需显露隐私部位时，应有效屏蔽，男医师检查女性患者涉及隐私部位，应有女性医务人员陪同。

视诊 又称望诊。是临床医师用眼观察患者疾病改变的一种方法。根据患者的主诉，重点观察患者病变部位的各种变化，对主诉下肢病变的患者，如有步态异常或下肢疼痛，仔细观察脊柱与骨盆是必要的。视诊的内容包括有无特殊体形与畸形；皮肤有无异常毛发及发红、发绀、发亮、色素沉着等颜色改变；有无溃烂、窦道、瘢痕及肿物、软组织有无肿胀或萎缩等。

触诊 临床医师用手指触压，依疼痛或肿块等异常去寻找病变部位，评估病变范围或评估肿块

大小、软硬度、可否移动、有否波动或搏动感等，从而对病变做出初步定位和定性诊断，并为进一步的影像和实验室检查提出切实方案。骨科患者的叩诊用得不多，如鉴别脊椎病变是深部还是浅部，可用拳头叩诊，如有叩击痛则表示病变深在，如仅有压痛则表明病变浅在。对髋部可疑骨折者，可用拳叩击足跟，如有纵向叩击痛，则可疑髋部骨折。长管状骨骨折者可感觉出骨擦音。

动诊 与检查其他系统疾病不同的是动诊用于诊断骨科疾病时，检查关节活动度，有否伴随疼痛，并测量其活动度大小是重要内容。全身多数关节活动可分为屈曲、伸直、旋转（内、外）及内收、外展等。每个关节都有正常的活动度，当然年龄、性别、体重及特殊因素等有一定影响，但基本活动度是相近的。如果活动度明显减少，则表示关节有病变。特殊职业者，如体操、柔道运动员、杂技演员等关节活动度可超出正常值，应予特别注意。

量诊 是诊断骨科疾病之特需。测量内容包括脊柱与肢体力线，肢体长度及肢体周径等。测量工具为皮尺。各种部位测量均有固定的骨性标记，如第7颈椎棘突、髂前上棘、股骨大转子顶点、股骨髁、内外踝尖端、肩峰、尺骨鹰嘴、桡骨茎突等。测量时，用手触摸，确定后用笔画出标志，然后用皮尺测量，左右对比。特别肥胖者，可能会影响测量结果。下肢不等长者除用皮尺测量外，也可站立时用短肢足底垫木块法，垫高后使骨盆变平，垫的木块高度即为肢体短缩的长度（图1）。测量肢体周径时应选择肌肉最饱满处，左右侧采用同一部位。下肢通常在髌骨上极上10~15cm

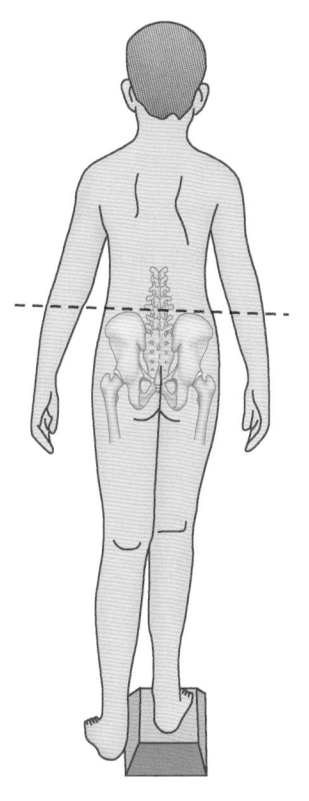

图 1　短肢足底垫木块法

（大腿）或髌骨下极下 10cm（小腿），标记后用皮尺测量。采用量角装置定量测量关节活动时，各关节放置角度尺都有特殊骨突部位，测量时应用色笔标记。需要培训才能得到较准确的测量值。在测量关节活动时，各关节均以中立位为零度，以运动始点到最大角度的范围表示，注意左、右对比，并分别记录主动运动与被动活动范围。

肌张力测定　肌张力指在清醒和安静状态下肌肉保持其固有的紧张度，肌张力是维持人体姿势和协调运动所必需。肌张力的检查方法是嘱患者放松肢体，触摸肌肉的硬度；或作被动运动，测量抵抗力的强弱；注意有无关节过屈、过伸现象。下肢可做钟摆试验：患者坐于床边，双下肢放松下垂，检查者将其抬起后迅速放下，正常者双下肢如钟摆前

后摆动。若肌张力过高，则摆动较慢，且停止较早。①肌张力过高：肌肉坚硬，被动运动阻力大。如为均匀一致的张力增高，称为铅管样强直；如为齿轮样改变，称为齿轮样强直。两者改变均系锥体外系病变所至。如张力在开始时明显增大，而终末时减弱似折刀样，称为折刀样肌张力增高，此为锥体束损害的特点。②肌张力低下：表现为关节过伸或过屈，多系小脑疾病、先天性肌病等，也可见脑干及周围神经病变或脊髓后束病变。

神经系统检查　骨骼肌都有主动收缩功能。肌肉收缩产生力量，即肌力。肌肉收缩带动躯干和关节，产生多方向运动，最基本的为伸、屈、旋转、内收、外展、内、外翻等。当支配骨骼肌的神经（中枢、周围）发生病变或损伤，则其支配肌肉的肌力发生改变。因此，检查肌力改变对确定其对应神经系统病变部位有决定性价值。按照科德（Code）6级评定法定量，每级均有客观评定指标。如不同医师评定差在1级以上，则肯定系其中的某医师评定有误。同一级肌力可用"+"或"-"表示稍强或稍弱。0级：受试肌肉无收缩。系肌肉完全瘫痪；1级：可触及受试肌肉纤维收缩，电刺激时亦可见肌肉收缩，但不能带动关节活动。系肌肉大部瘫痪；2级：受试肌肉在消除地心引力状态下可带动关节活动。系肌肉部分瘫痪；3级：受试肌肉可对抗地心引力而带动关节活动，但不能对抗阻力，系肌肉轻度瘫痪；4级：受试肌肉能带动关节活动，且能对抗阻力，但较正常稍弱（75%）；5级：受试肌肉能对抗阻力并使关节正常活动。要使肌力检查结果可靠，实施检

查者应知晓支配该肌肉的神经名称及代表的脊髓节段，还要知晓肌肉起止点及此肌肉可带动关节的运动类型，如屈、伸、旋转等，从而可施行对抗该动作的检查而准确评估。同种关节运动并非一块肌肉完成，常有一组肌肉参与，但均有主要肌和协同肌，可一并评估。

对部分骨与关节疾病，神经系统检查对确定病变部位及性质是不可或缺的。骨科医师应系统掌握神经系统检查技术及各种改变所提示的临床价值。神经系统检查应结合病变部位选择性进行。如系脊柱病变或损伤，应重点检查病变及损伤部位神经节段以下的感觉、运动、肌力、反射（包括生理和病理）、括约肌功能的改变。肢体病变或损伤，主要造成相应周围神经支配区的感觉、运动的改变。详细检查，反复对比（与正常侧），常可获得准确诊断。对不能确诊者，也可提出进一步的检查方法，从而最终获得准确的诊断，并对治疗方案提供可靠依据。对涉及颈、胸腰椎的骨关节病变，应做详细规范的神经系统检查，非常必要的是要鉴别此系神经系统本身病变（如运动神经元疾病等），这是骨关节病变压迫神经系统所致，是避免不必要手术的要点。如此难以确诊或鉴别，应求得神经科专业医师的帮助。

步态分析　人类直立行走，依赖肌肉张力以及关节支撑等，形成步态。一侧足跟着地至该足跟再次着地称为一个步态周期（图2）。在一个步态周期中，经历踏地负重和离地摆动两个步相，分别称为站立相和摆动相。常速行走时，站立相占整个步态周期的 60%~65%，摆动相只占 35%~40%。因此，当一侧下肢进入站

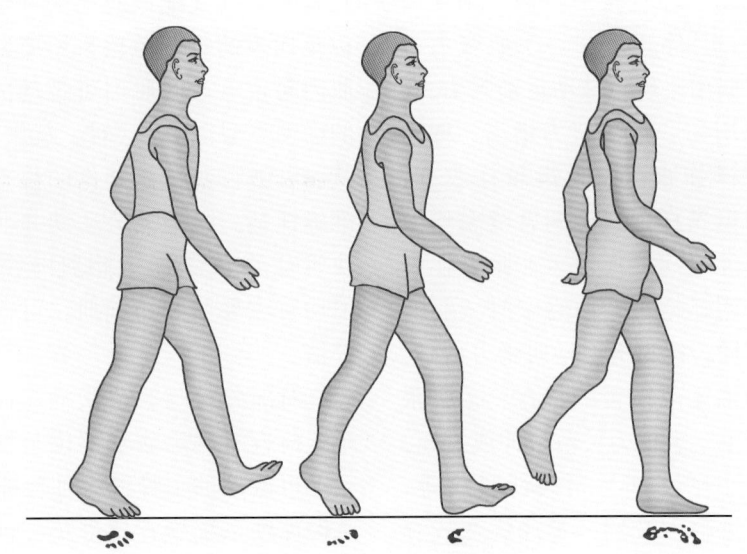

图2　一个步态周期

立相时，对侧肢体尚未离地，双足同时负重，称为双足负重期。当行走速度使站立相缩短到短于周期的1/2，即没有双足负重期，开始出现双足离地期，称为跑步。行走时，左右足跟（或趾尖）间的纵向距离称为步长。同侧足跟（或趾尖）两次着地点间的距离称为步周长或周期跨距。医师可观察患者的步态，也可初步鉴定不等长（病理）步态的病理意义，但如要精确地鉴定异常步态的病理意义，则要通过步态分析系统检测。步态异常折射出许多骨关节及神经系统疾病的病理改变。通过对患者步态的仔细观察，必要时用步态分析仪测定，对确定部分骨关节及神经系统疾病的准确诊断以及对评价手术和康复疗效有很大帮助。叙述几种常见的病理步态。

抗痛性步态　因炎症或其他原因引起下肢神经功能障碍、骨与关节或肌肉疼痛的患者会出现抗痛性跛行。此种跛行的特点是患侧下肢着地期明显缩短，摆荡期正常但步距变短，双足着地期延长。

肢体不等长步态　双下肢长短差异在2~2.5cm，出现骨盆向患侧倾斜，健肢屈膝及足部马蹄代偿。如差异超过2.5cm，躯干不能代偿时，则出现躯干摆动，患侧骨盆上升。此种步态显示短肢侧跨步距较健侧短，但触地相保持正常（图3）。

肌肉瘫痪性步态　下肢主要肌肉失神经支配，发生肌肉瘫痪侧会出现跛行，主要发生在脊髓灰质炎后遗症，以及下肢主要周围神经损伤等后遗。单块肌肉瘫

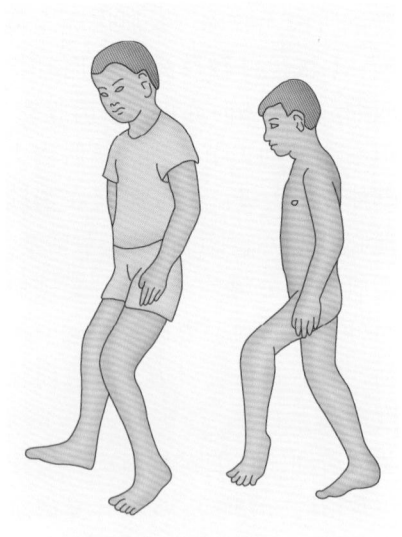

图3　肢体不等长步态

痪，跛行较轻，一组肌肉（协同肌）瘫痪则可引起重度跛行。临床上常见有：①臀大肌瘫痪。由于伸髋力丧失，出现所谓傲慢步态。行走时躯干后伸，挺胸鼓肚，以使身体重心后移。有时患者甚至需用手扶持患侧臀部，使髋部保持后伸（图4）。②臀中肌瘫痪。此肌肉系髋关节的主要外展肌，它可稳定同侧骨盆，提升对侧骨盆。此肌肉瘫痪后，单腿站立时，对侧骨盆下降，身体倒向健侧。而跨步时，提升对侧骨盆，使身体向患侧倾斜。行走时健侧骨盆上下起伏，躯干左右摆动（图5）。如双侧臀中肌瘫痪，则形成"鸭步"，即骨盆起落，左右交替，躯干向两侧摇摆。③股四头肌瘫痪。此肌为强力伸膝肌，如其他肌肉正常或有3~4级肌力，跛行不明显。如伴有臀中肌或腓肠肌瘫痪，则出现手压膝步

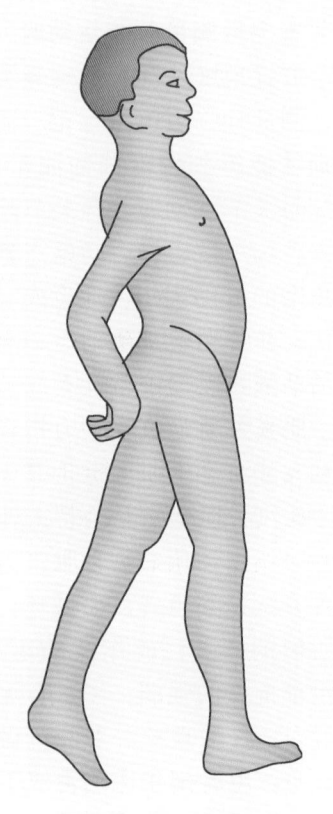

图4　臀大肌瘫痪

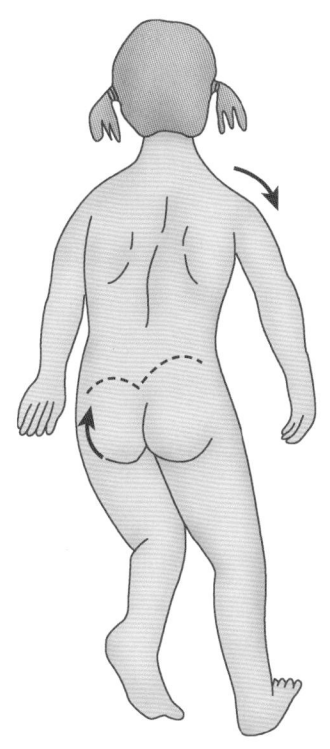

图 5　臀中肌瘫痪

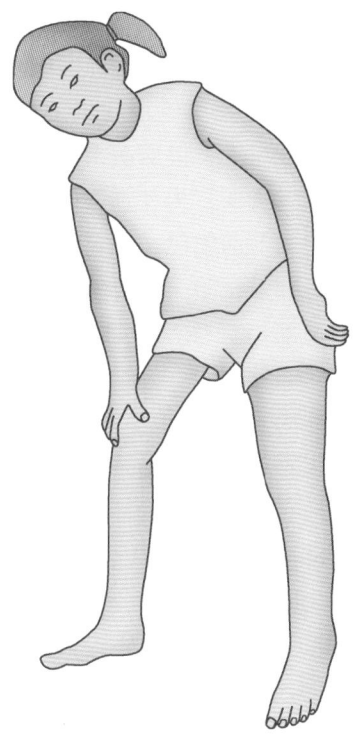

图 6　股四头肌瘫痪

态，行走时，患者用手压住膝部，使膝关节过伸以稳定膝关节而缓行（图 6）。④腓肠肌瘫痪。此肌对稳定膝踝关节都很重要。此肌瘫痪后，跟腱松弛，踝关节不稳，足前部仰起，足跟负重，形成所谓足跟跛行。⑤踝部伸肌瘫痪。以胫骨前肌瘫痪最常见，出现足下垂，行走时屈髋、屈膝并抬高下垂足，产生跨阈步态（图 7）。

　　关节强直或僵硬步态　下肢大关节强直或僵硬常伴有屈曲挛缩。当髋关节强直在中、轻度屈曲（≤30°）位时，行走时腰向前凸，健侧屈膝，患肢马蹄以代偿，行走时躯干前俯后仰明显。当重度屈髋时（>45°），还可显示短肢性跛行。若膝关节强直且屈曲，可出现马蹄足代偿，有时可呈现短肢性跛行。若踝关节马蹄位挛缩，可出现跨阈步态。由于患肢增长，可引起健肢短肢性跛行，行走时骨盆向健侧沉降。

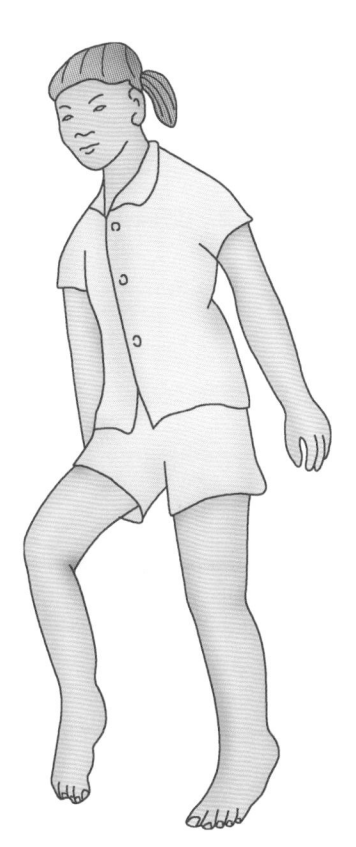

图 7　踝部伸肌瘫痪

　　下肢痉挛性步态　上运动神经元受损，以大脑性瘫痪后遗症为主，可出现挛缩性步态，以双侧受累多见。常见的病理步态有：①剪式步态。主要由于髋部内收肌挛缩，行走时呈剪式（图 8）。②蹲走式步态。主要由于膝后侧腘绳肌痉挛，膝关节屈曲所致。患者行走时不能伸膝，出现髋部代偿性屈曲而蹲走式行走。③跨阈步态。由于跟腱挛缩继发马蹄足所致。上运动神经元受损患者常伴有上肢痉挛畸形。

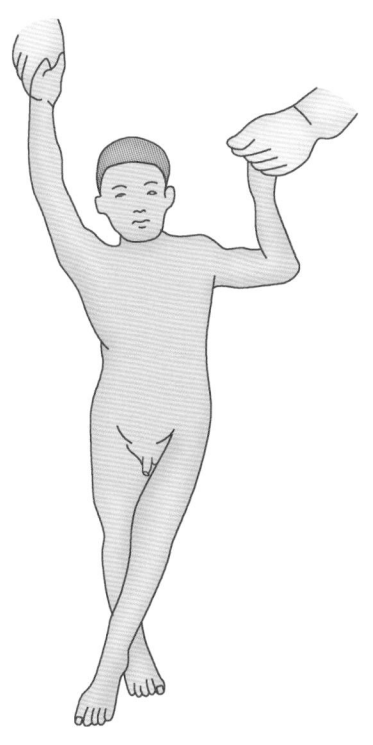

图 8　剪式步态

（李子荣）

jiānguānjié yǔ shàngbì jiǎnchá
肩关节与上臂检查（examination of the shoulder joint and arm）　上肢通过肩关节与躯干相连。广义肩关节包括盂肱、肩锁、胸锁关节及肩胛骨与胸壁假关节四部分。肩胛带附着肌肉数量多，肱骨头大而对应的肩胛骨的关节盂小，以适应此关节大弧度多方向的运动，但也带来相对不稳定的特点。

关节活动度测量 检查结果应分别注明主动活动与被动活动两项。①肩关节中立位 0°：指患者坐位或站立时，上肢下垂与躯干平行，拇指中立指向躯干前侧。②外展-内收：上肢远离躯干，抬高为外展，正常为达 90°上举可达 180°，上肢向躯干靠拢并越过躯干中轴位为内收，正常达 75°。③前屈-后伸：前屈为矢状面上臂部向前、向上，运动范围 0°~180°。后伸为矢状面上向后运动，范围 0°~60°。水平位后伸为在后方的冠状面上臂部水平移动。④内旋-外旋：肩部旋转可在两种位置测量。上肢伸直紧贴躯干，转动肩部，拇指向外为外旋，拇指向内为内旋。或在肩外展 90°时，前臂向上后方旋转为外旋；向下后方旋转为内旋。非精确的定量方法是以拇指可触摸至同侧股骨大转子、骶部、腰部或对侧肩胛下角。显示肩关节内旋功能呈重、中、轻度受限或正常。以拇指能否触摸到颈枕部显示肩关节外旋功能受限或正常（图1）。

杜加斯征（Dugas sign） 又称搭肩试验。正常时手可放在对侧肩上，肘关节能贴近胸壁。如手不能放到对侧肩上，或勉强放在对侧肩上，但肘关节需抬高，不能贴近胸壁，为杜加斯征阳性，提示肩关节前脱位（图2）。

疼痛弧试验 上肢外展至 60°时，肩部出现疼痛，继续外展至 120°时，疼痛消失。因此 60°~120°称为疼痛弧，疼痛弧试验阳性，提示肩袖的冈上肌腱损伤或病变。

肱二头肌抗阻力试验 又称耶尔加森试验（Yergason test）。前臂旋后，肩前屈 90°，伸肘位，检查者用力下压患者前臂，嘱患

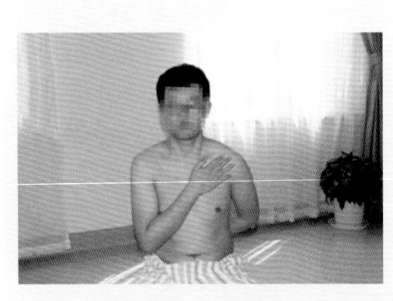

图2 杜加斯征

者抗阻力屈肘，若出现肩前痛为试验阳性；或患者屈肘 90°，检查者拉动前臂抗屈肘运动，发生肩前痛为阳性；此两种检查均提示肱二头肌长头肌腱炎（图3）。

肩前屈上举试验 检查者以手扶患者患侧前臂，嘱患者在中立位时前屈、上举，肩袖的大结节附着点撞击肩峰的前缘，肩部出现疼痛为阳性，提示有肩袖病变或损伤。

肩峰撞击诱发试验 又称内尔试验（Neer test）。检查者立于患者背后，一手固定肩胛骨，另一手保持肩关节内旋位，嘱患者将患肢拇指向下，然后使患肩前屈过顶，如诱发肩部疼痛，即为阳性，提示肩袖损伤（图4）。

肩前屈内旋试验 检查者立于患者后方，使患者肩关节呈内收位前屈 90°，肘关节屈曲 90°。检查者用力使患者患侧前臂向下

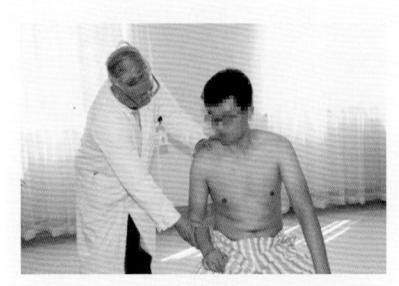

图3 肱二头肌抗阻力试验

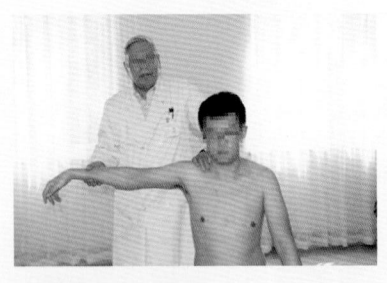
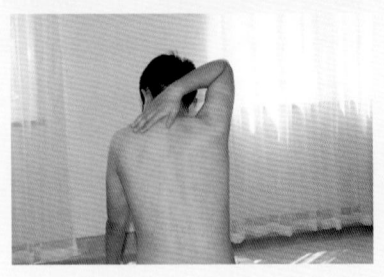
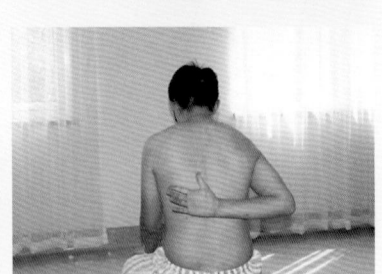

图1 关节活动度检查

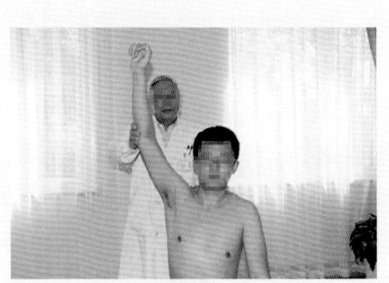

图4 肩峰撞击诱发试验

至肩关节内旋，此时肩袖病变撞击喙突肩峰韧带，出现疼痛者为阳性，提示肩袖病变。

臂坠落试验 检查者将患者肩关节放置在外展超过 90°，嘱患者自行保持肩关节外展 90°～100°，如上肢不能维持而自行下落为阳性，提示肩袖有较大撕裂。

前方恐惧试验 患者仰卧位或站立位。上肢外展 90°，检查者一手握住患者前臂，另一手拇指顶住肱骨头向前，其余四指在前方保护肱骨头，使肩关节外旋，达到一定的外旋度后，患者感觉肩关节将要脱位的危险而出现肌肉保护性收缩，并出现恐惧表情为阳性，表示肩关节前方不稳（图 5）。

前后负荷移位试验 患者坐位。检查者立于身后，一手紧握患者肩关节，稳定锁骨和肩胛骨，另一手分别向前和向后推移肱骨头，仔细感觉肱骨头在关节盂内的位移感。随推力增加，患者可感到肱骨头骑跨在关节盂的边缘上为阳性，此为肩关节前向不稳定。

凹陷征 患者站立位或坐位。检查者立于后方，一手稳定患者的肩部，另一手握紧患侧肘部，同时施以向下牵拉力，注意观察肩峰外侧缘，如肩峰外侧缘与肱骨头之间出现沟槽状凹陷为阳性，表示肩关节前下方不稳定（图 6）。

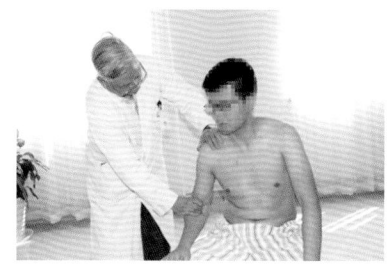

图 6 沟槽征

后方恐惧试验 患者仰卧位。屈肘 90°，轻度前屈与内旋，检查者一手固定肩胛骨，另一手紧握患者肘关节，同时施以后伸力，诱发肱骨头向后半脱位。如患者出现恐惧表情，表示肩关节后向不稳定。

（李子荣）

zhǒuguānjié yǔ qiánbì jiǎnchá

肘关节与前臂检查（examination of the elbow joint and forearm）

肘关节上连上臂，下接前臂，肱骨与尺、桡骨形成肱尺关节和肱桡关节，尺桡骨之间形成上尺桡关节。前者主要完成肘关节屈伸功能，后者主要完成前臂及手、腕的旋转功能。正常肘关节伸直时不是 0°，而是前臂及手腕偏向外，称为提携角。正常达 10°～20°，女性较男性更大。

关节活动度测量 测量肘关节屈伸活动，用角度尺。标记肱骨外上髁，以此点为轴，角度尺一翼朝向肩峰，另一翼朝向桡骨茎突，伸直为 0°，屈曲可达 145°，部分患者（女性、青少年）可有过伸，最多可达 15°。测量前臂旋转时，屈肘 90°，肘关节紧贴躯干，拇指朝天，此为中立位。患者手握一支铅笔，拇指及掌心逆时针方向旋转，称为旋前，测量铅笔与臂部之间角度，正常可达 70°～80°；拇指及掌心顺时针方向旋转，称为旋后，正常可达 90°（图 1）。

肘后三角测量 屈肘 90°，触摸肱骨内、外上髁及尺骨鹰嘴顶点，此三点构成等腰三角形；伸直时，此三点在一条直线上。如有肱骨髁上骨折、肘关节脱位等，此三角形关系发生改变。

前臂伸肌牵拉试验 患者握

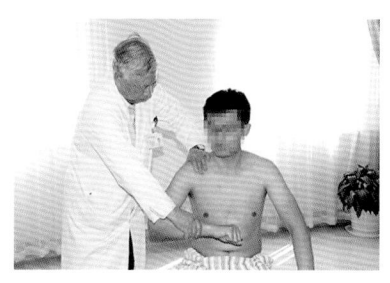

图 5 前方恐惧试验

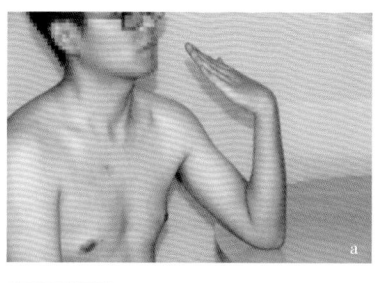
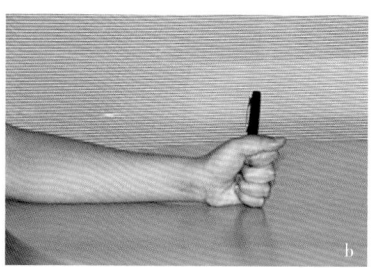
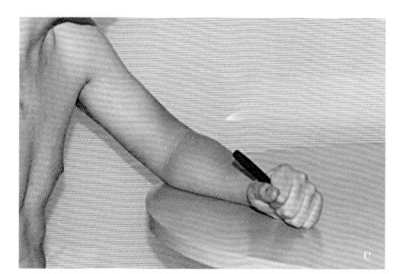
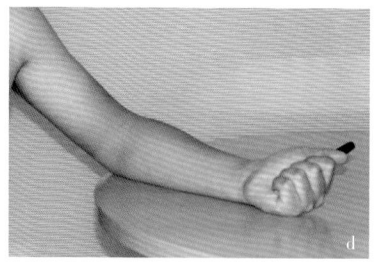

a. 屈曲；b. 中立位；c. 旋前；d. 旋后。

图 1 关节活动度测量

拳掌屈，肘关节屈曲90°。检查者一手扶住患者肘部，另一手把握前臂远端，使前臂旋前。如患者感觉肱骨外上髁或前臂伸肌止点疼痛为阳性，此提示有肱骨外上髁炎，又称网球肘（图2）。

前臂伸肌张力试验 检查者一手固定患者肘部，另一手放在手腕背部，嘱患者腕关节用力背伸，检查者施以对抗力，如肱骨外上髁出现疼痛为阳性，提示有网球肘。

前臂屈肌张力试验 患者肘关节屈曲，前臂旋后，检查者一手触摸患者肱骨内上髁，另一手放置在腕部，对抗屈腕动作。患者如内上髁出现疼痛提示肱骨内上髁炎，又称高尔夫球肘（图3）。

肘部尺神经叩击试验 触摸尺神经沟，触及尺神经。检查者用手指叩击尺神经，如出现前臂放射性疼痛为阳性，提示尺神经在肘部受压或受牵拉，或有尺神经瘤（图4）。

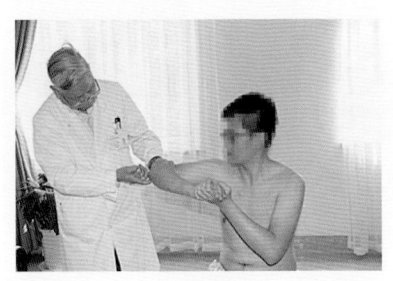

图4 肘部尺神经叩击试验

（李子荣）

wànguānjié yǔ shǒu jiǎnchá

腕关节与手检查（examination of the wrist joint and hand） 腕关节由桡腕、下尺桡、腕掌、桡尺远端及腕骨间多关节组成。腕关节除伸、屈活动外，尚有旋前、旋后活动及尺偏与桡偏活动。腕关节帮助手指完成各种复杂动作。拇指及指间关节，仅有屈曲与伸展运动。掌指关节，除有屈曲与伸展活动外，尚有内收与外展活动。以中指为轴线，手指离开此轴线为外展，靠拢此轴线为内收。拇指外展和伸展为两种不同概念。外展是拇指离开手掌桡侧缘朝与手掌相垂直方向运动，而伸展是在手掌同一平面上与手掌分开的活动（图1）。

腕关节活动度测量 腕关节屈伸，可用角度尺测量，背伸50°~60°，掌屈40°~50°。也可嘱患者双手背和双手掌紧贴，双前臂尽量下压，使腕关节呈最大掌屈、背伸角度，并对比腕关节背伸及掌屈有无受限（图2）。

手部关节活动度测量 第1掌指关节活动范围差别较大，屈伸范围大者可达90°，一般为30°~40°，指间关节的活动度为80°~90°。手指关节包括掌指关节及指间关节。各关节活动范围不一，以近指间关节屈曲度最大。

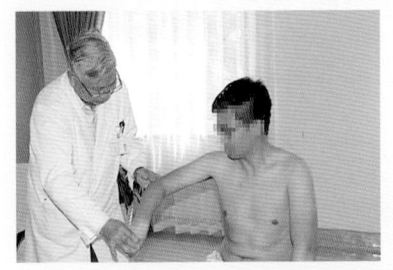

图2 前臂伸肌牵拉试验

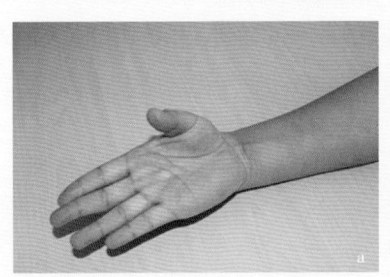

a. 外展；b. 伸展。

图1 拇指外展和伸展

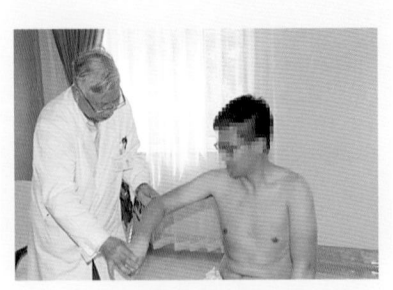

图3 前臂屈肌张力试验

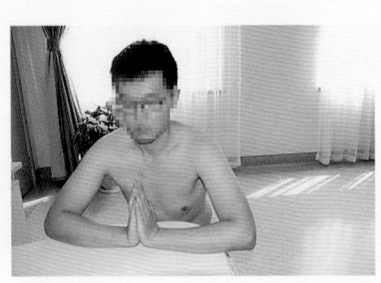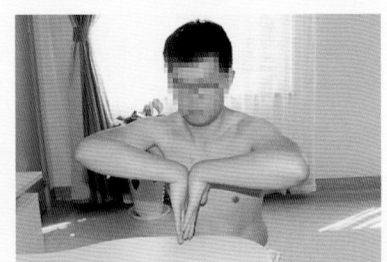

图2 腕关节活动度测量

掌指关节屈曲度，各指也不相同。以小指最大，示指最小。掌指关节屈曲正常为 90°，伸直 180°，多有过伸 15°～25°；近指间关节屈曲 100°～110°，远指间关节屈曲 80°～90°，伸直 180°。

腕骨脱位 临床上常见月骨周围脱位，月骨脱位，经月骨-月骨周围脱位。临床检查常可显示腕关节不稳，X 线平片显示位置改变即可诊断。

尺腕应力试验 将患者腕关节最大尺偏，轴向应力下被动旋后及旋前时引起腕尺侧痛，弹响或交锁为阳性，提示下三角纤维软骨复合体病损。

握拳尺偏试验 又称芬克尔斯坦试验（Finkelstein test）。患者握拳，拇指放在拳内，检查者使患者腕关节尺偏，若桡骨茎突处出现疼痛为阳性，提示拇长展肌腱、拇短伸肌腱腱鞘炎（图 3）。

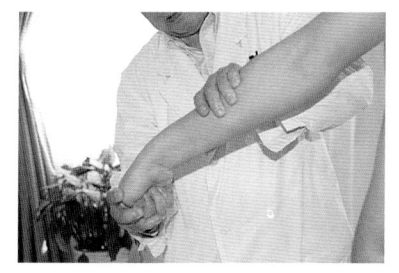

图 3 握拳尺偏试验

屈腕试验 嘱患者屈腕至最大，维持 60 秒，如拇指和示指出现麻木、疼痛等提示正中神经在腕管处受压。提示有腕管综合征。

拇指对掌试验 嘱患者拇指与小指尖相接并用力捏，如能组成菱形则为正常，如组成 O 形或不能满意对接成形则为阳性，提示正中神经损伤（图 4）。

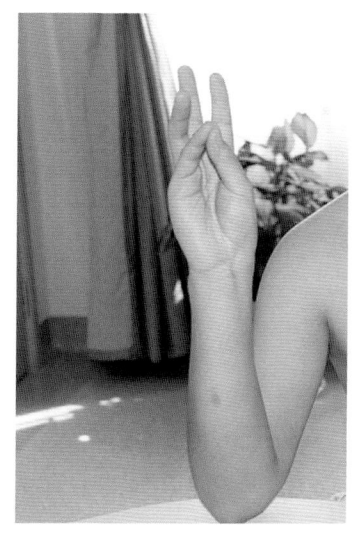

图 4 拇指对掌试验

（李子荣）

jǐzhù yǔ gǔpén jiǎnchá

脊柱与骨盆检查（examination of the spine and pelvic）

脊柱上连头颅，通过肩胛带与上肢相连，骨盆通过髋关节与下肢相连。脊柱和骨盆疾病常伴有上肢（颈段）和下肢（颈、胸、腰段）的症状和体征。因此，在检查脊柱和骨盆疾病时，必须检查四肢，以免漏诊。

视诊 患者应裸露背部（女性可穿胸罩）。检查者从后方、侧面观察。必要时用色笔标记 C_1～S_1 的棘突，观察是否在同一垂线上，即自 C_7 棘突点挂一悬垂，悬垂下端应平分 S_1。观察两侧背肌，肩胛冈是否对称。从侧面观，颈椎前凸、胸椎后凸、腰椎前凸、骶椎后凸、呈 S 形，任何节段正常生理屈度改变均系病理状态。观察受检者背部及臀部有无包块及窦道，有无异常毛发和皮肤咖啡斑等，这些异常改变常为诊断脊柱疾病提供线索。

触诊 检查者仔细触压及叩击每节棘突，压痛常指示病变浅表，而叩击痛常为脊柱特有的深

度病变。对肿物应评估大小、硬度、有无波动等。

动诊 颈椎可屈曲、后伸、侧屈、旋转。颈椎正常屈曲时下颌尖可抵住胸骨，后伸时头面部与地面呈近似平行；侧屈时耳可抵肩部；旋转时，下颌可抵肩。胸椎只有轻微活动；腰椎屈曲时弧度平缓，双手可着地，可达 90°，后伸及侧屈、旋转分别为约 30°。

椎间孔挤压试验 患者坐位。头转向患侧并略屈曲，检查者将一只手放置在患者头顶部，另一只手轻叩击放置在患者头顶部手的手背，若患者出现上肢放射性疼痛，则提示颈神经根性损害或受压（图 1）。

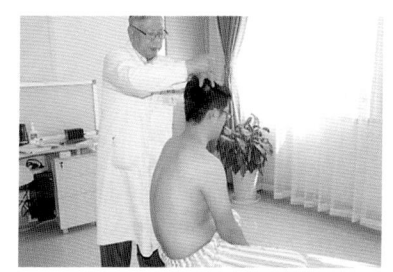

图 1 椎间孔挤压试验

椎间孔分离试验 患者坐位。检查者腹部顶住患者枕部，一只手提升枕部，另一只手提升下颌，向上牵引如根性疼痛症状减轻，则提示颈神经根受压或病损（图 2）。

斜角肌压迫试验 又称爱德生试验（Adson test）。患者坐位。抬头转向患侧，深吸气后屏住呼吸。检查者一只手抵住患者下颌，给予阻力，另一只手摸触腕部桡动脉，若桡动脉搏动减弱即阳性，则提示有胸出口综合征。

过度外展试验 又称赖特试验（Wright test）。患者坐位。检查者一只手抵住患者肩部，另一

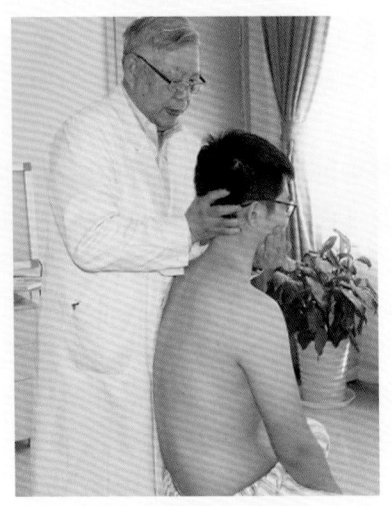

图 2　椎间孔分离试验

只手触摸患者桡动脉，同时将患者上臂被动地过度外展，如桡动脉搏动减弱或消失即为阳性，提示锁骨下动脉被前、中斜角肌压迫，胸出口综合征（图 3）。

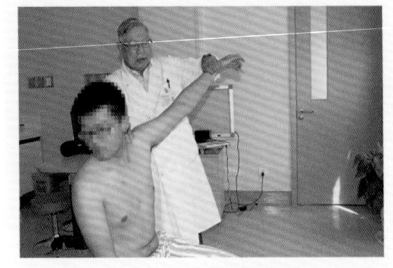

图 3　过度外展试验

脊柱前屈试验　患者站立位。裸露背部，双手自然下垂，低头，双膝伸直，躯干向前弯曲。检查者立于患者身后，观察两侧背部是否等高，双侧腰凹是否对称。如一侧背部高，腰凹一侧大一侧小，则脊柱前屈试验为阳性，此表现为脊柱侧凸最敏感的体征（图 4）。

拾物试验　物品放于地上，嘱患者去捡拾，若患者只能屈曲双膝、双髋蹲位，而不能在伸膝位时弯腰拾物即为阳性，多见于下胸椎及腰椎病变患者。

直腿抬高试验　患者平卧位。

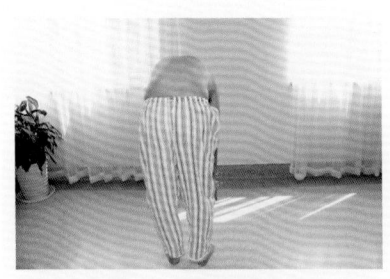

图 4　脊柱前屈试验

检查者一只手置于受检者的膝部，施加一定的压力使膝关节完全伸直，髋关节稍内收内旋，另一只手握住足跟下方，将肢体缓缓抬起，直至患者出现腿痛为止，记录下引起腿痛的起始抬高角度。正常人可达 80° 左右。若抬高不足70°，且伴有下肢后侧的放射痛，则直腿抬高试验为阳性。在此基础上可以进行直腿抬高加强试验，即检查者将患者下肢抬高到引起疼痛的最大限度后，放低约 10°，此时检查者将患者足部极度背屈，若能诱发出下肢放射痛即为阳性，此提示患者有腰椎间盘突出症（图 5）。

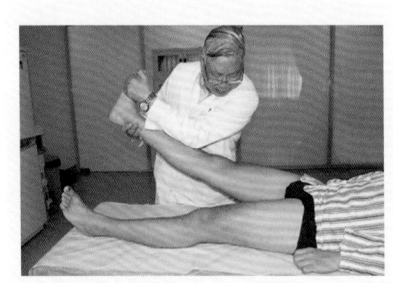

图 5　直腿抬高加强试验

健侧直腿抬高试验　患者仰卧位。屈髋抬高无症状侧的下肢，随后伸膝，如可诱发对侧下肢的放射痛，则为阳性，此病症多见于中央性或较大的腰椎间盘突出症患者。

儿童脊柱超伸展试验　又称孩童试验。患儿俯卧位。检查者双手握住其双踝徐徐向上提起，正常脊柱可后伸且不痛，若不能

后伸而呈强直状态，则为阳性，提示患儿可能患有儿童结核。

屈颈试验　患者仰卧位。双膝伸直，检查者一只手置于患者胸前，另一只手托枕后，使患者头部逐渐离床并让颈部前屈，若下肢出现放射痛，则为阳性。提示有硬膜囊受牵拉，常见于椎管内肿瘤或神经根在肩袖下方的椎间盘突出患者。

骨盆回旋摇摆试验　患者仰卧位。双手抱膝，极度屈髋屈膝。检查者一只手扶膝，另一只手托臀，使臀部离开床面，腰部极度屈曲，摇摆膝部，腰痛者则为阳性，多见于腰部软组织劳损或腰椎结核患者。

骶髂关节扭转试验　又称床边试验。患者仰卧位。患侧靠床边使臀部稍悬空，大腿垂下。健侧下肢屈髋、屈膝，嘱患者双手抱于膝前。检查者一只手压住对侧髂嵴固定骨盆，另一只手将垂下床旁的大腿向下施压，如能诱发骶髂关节处疼痛则为阳性。提示骶髂关节病变（图 6）。

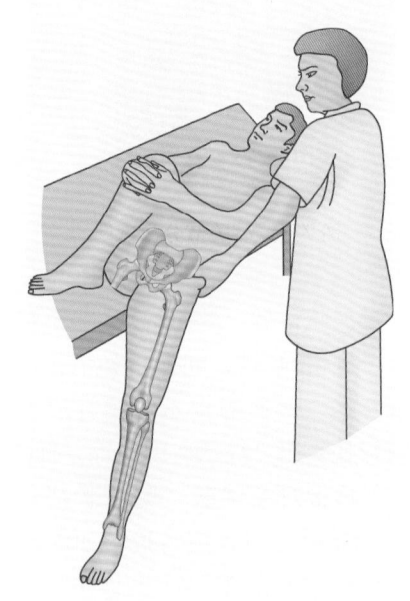

图 6　骶髂关节扭转试验

骶髂关节分离试验 又称 4 字试验。患者仰卧位。健肢伸直，患肢屈曲髋、膝，大腿外展、外旋将小腿置于健侧大腿上，形成一个 4 字形，检查者一只手固定骨盆，另一只手下压患侧膝及大腿下段，出现疼痛即为阳性。提示骶髂关节或髋部病变（图 7）。

伸髋试验 患者俯卧位。检查者一只手压住患者骶髂关节，另一只手将患侧膝关节屈至 90°握住踝部，向上提起，使膝过伸，有疼痛即为阳性，提示髋关节或骶髂关节病变，意义同 4 字试验。

骨盆挤压分离试验 患者仰卧位。双下肢伸直，检查者双手分别向外下压两侧髂嵴，若骶髂关节部位出现疼痛，即为阳性。或患者仰卧，两下肢伸直，检查者用手按压其耻骨联合，若骶髂关节部位发生疼痛，亦为试验阳性。提示可能为骶髂关节病变以及骨盆骨折（图 8）。

股神经牵拉试验 患者俯卧位。患膝稍屈曲，检查者上提其小腿，使髋关节处于过伸位，若出现大腿前方痛即为阳性。提示患者 $L_2 \sim L_3$ 或 $L_3 \sim L_4$ 椎间盘突出，股神经受累（图 9）。

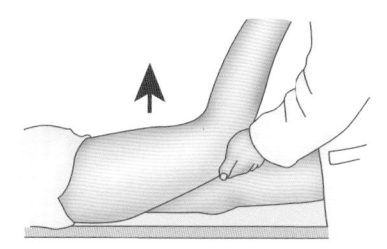

图 9 股神经牵拉试验

（李子荣 邹海波）

kuānguānjié yǔ dàtuǐ jiǎnchá

髋关节与大腿检查（examination of the hip joint and thigh）

髋关节上连骨盆，下接下肢，骨性结构稳定，周围韧带及肌肉坚强，主要有屈、伸、内外旋、内收、外展等活动。正常髋关节可过伸 10°左右。国际上推行马洪（Mahorn）专家组程序化髋关节理学检查。按站立位、坐位、侧卧位、俯卧位及仰卧位顺序进行。因此，不易遗漏。

关节活动测量 患者仰卧位，伸直双下肢，记为 0°；患者俯卧时，正常可过伸 10°~15°；屈髋最大可达 120°以上，检查屈髋时，应固定骨盆，以排除腰椎前凸造成的假象；内外旋可达 35°~45°；内收、外展可达 35°~45°。

下肢长度测量 ①骨性长度测量：从髂前上棘至内踝下尖。②表面长度测量：从脐至内踝下尖。双侧对比（图 1）。

单腿站立试验 又称特伦德伦堡试验（Trendelenburg test）。患者先用健侧下肢单腿独立，患侧下肢抬起屈膝抬高，患侧骨盆向上提起，该侧臀皱襞上升即为阴性。再使患侧下肢站立，健侧下肢抬起，健侧骨盆及臀皱襞下降则为阳性，提示臀中肌瘫痪或肌力减弱（图 2）。

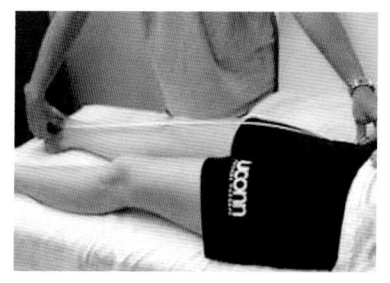

图 1 下肢长度测量

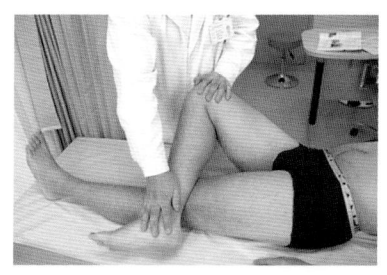

图 7 骶髂关节分离试验

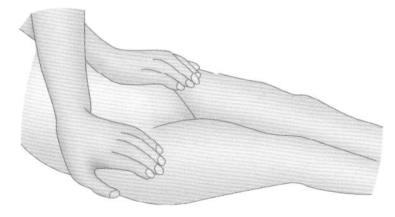

图 8 骨盆挤压分离试验

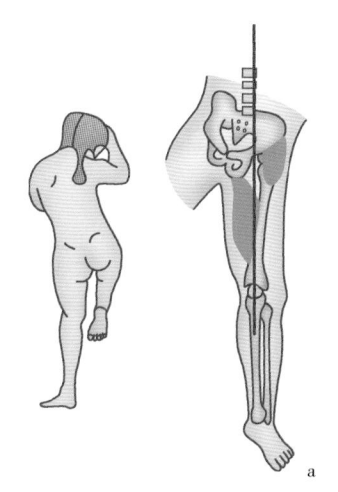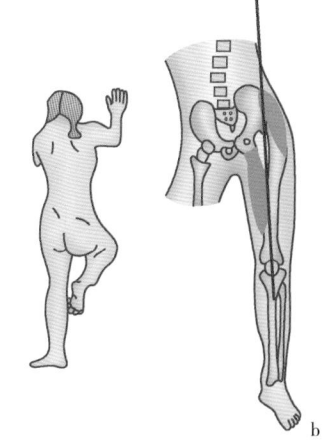

a. 正常；b. 阳性。

图 2 单腿站立试验

被动内收试验　患者侧卧位。患肢在上伸直，尽量外展大腿，在髋关节保持中立位的状态下，膝关节伸直，检查者握住患者踝部，向后牵拉，然后放松，若大腿向前且内收即为阴性；若放松时大腿仍保持外展位不下降则为阳性，提示髂胫束挛缩。屈膝90°，髋关节中立位，检查者内收大腿，如不能内收，则提示臀中、小肌挛缩。同侧肩关节朝向检查台旋转，将患肢膝伸直，髋屈曲内收，如不能屈曲内收，则提示臀大肌痉挛（图3）。

髋关节屈曲挛缩试验　又称托马斯征（Thomas sign）。患者仰卧位。将健侧髋、膝关节尽量屈曲，大腿紧贴腹壁，使腰部接触床面，以消除腰前凸增加的代偿作用。然后嘱患者伸直患侧下肢，若伸髋位的患肢的髋关节随之屈曲即为阳性，提示患侧髋关节有屈曲挛缩或痉挛，并记录屈曲畸形角度（图4）。

动力性屈曲内收、内旋撞击试验　患者仰卧位。健侧髋膝关节屈曲并嘱其抱住膝部，以固定骨盆。检查者将患肢的髋关节从屈曲90°、内收、内旋位逐渐伸直，如发生剧烈疼痛或有弹响即为阳性，提示髋臼盂唇前方撞击，软骨或关节盂唇损伤。如怀疑双侧病变，则同手法检查对侧（图5）。

动力性屈曲外展、外旋撞击试验　患者仰卧位。嘱其自行抱住一侧屈曲的髋关节，检查者将患侧髋关节屈曲、大幅度外展、外旋，如果引起患者疼痛或弹响或有卡住感，则提示髋部有后侧盂唇损伤或撞击（图6）。

后缘撞击试验　患者仰卧位。使患肢从床缘自由垂下，尽量后伸并外旋髋关节，发生疼痛即为阳性，提示髋臼后下缘盂唇损伤。

髋关节恐惧试验　患者仰卧位。使患髋过伸，外展外旋，如患者感觉髋关节不稳定或有恐惧脱位的表情则为阳性，提示髋臼前方不稳。

艾利斯征（Allis sign）　又称下肢缩短试验。患者仰卧位。嘱其双髋、双膝屈曲，两足跟齐平放于床面上，正常者两膝顶点应该处在同一水平。如一侧膝低于对侧膝，即为阳性。提示一侧小腿短缩，如膝前缘不在同一水平，短者一侧提示大腿短缩（图7）。

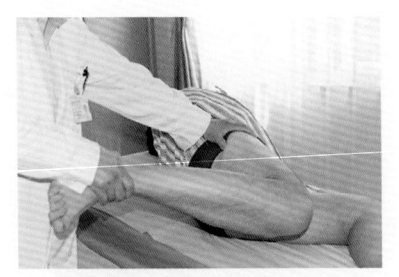

图3　被动内收试验

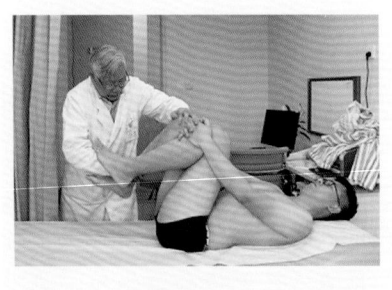

图5　动力屈曲内收、内旋撞击试验

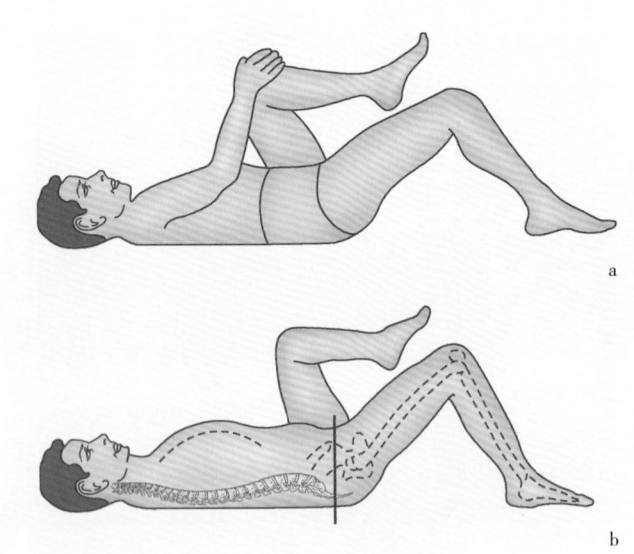

a. 正常腰部；b 正常腰椎像。

图4　髋关节屈曲挛缩试验

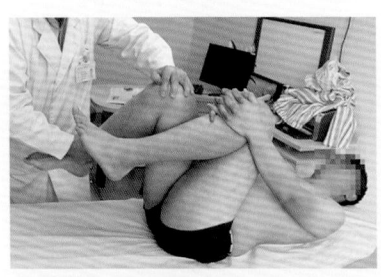

图6　动力性屈曲外展、外旋撞击试验

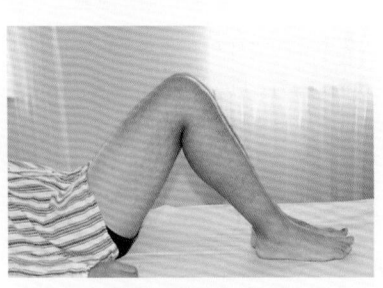

图7　艾利斯征

婴儿髋关节复位试验 患儿完全放松、屈髋。检查者握住膝关节，拇指顶住大腿内侧，其余四指置于大转子部。将髋关节屈曲至90°，然后轻轻外展双髋，可感觉有股骨头滑入髋臼则为阳性，提示患儿有发育性髋关节脱位（图8）。

婴儿髋关节脱位诱发试验 检查者一只手置于耻骨联合及骶骨尖固定骨盆，另一只手轻轻向后施压，试图使髋关节脱位，如感觉股骨头向后脱出，然后用手推股骨头，有复位感，则为阳性，提示病儿有发育性髋关节脱位（图9）。

大腿滚动试验 患者仰卧位。双下肢伸直，检查者以手掌轻滚动大腿，使大腿向内向、外滚动。若运动受限、疼痛，并见该侧腹肌收缩，即为阳性，提示患者有髋关节炎症、结核、股骨颈骨折、转子间骨折等疾病。

股薄肌挛缩试验 患者俯卧位。膝关节屈曲，大腿尽量外展，检查者握住患者踝部逐渐将膝关节伸直。若股薄肌有挛缩，且在伸膝过程中大腿发生内收，即为阳性。

望远镜试验 患者仰卧位。检查者一只手固定骨盆，另一只手沿下肢纵轴牵拉下肢，肢体出现类似望远镜筒的移动即为阳性，提示患者患有发育性髋关节脱位。

安尔耳征（Anvil sign） 患者仰卧位。下肢伸直，检查者左手将患者下肢抬高40°～50°，用右手拳击足跟，髋部出现疼痛即为阳性，提示髋关节有炎症或创伤。

内拉东线（Nélaton line） 自坐骨结节最突出点至髂前上棘画线，此线通过大转子顶点，为内拉通线。若大转子顶点高于此线1cm，则提示为大转子发生了向上移位，常用于诊断髋关节后脱位或移位的股骨颈骨折（图10）。

布莱恩特三角（Bryant triangle） 患者仰卧位。自髂前上棘画一垂线，再从大转子尖画一水平线，并将髂前上棘与大转子连线，组成三角形。测量三角形的底边，正常为5cm，如短缩，则

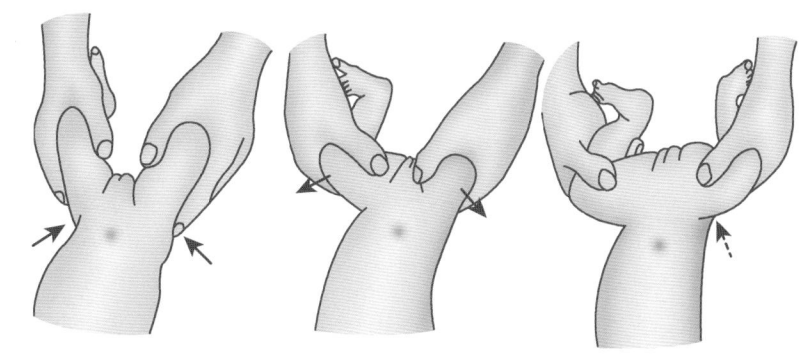

图8 婴儿髋关节复位试验

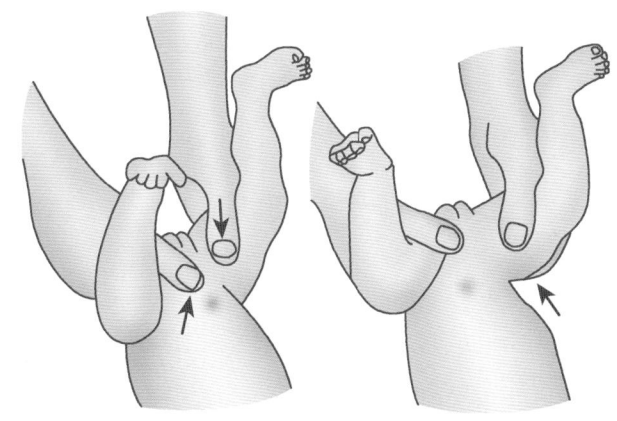

图9 婴儿髋关节脱位诱发试验

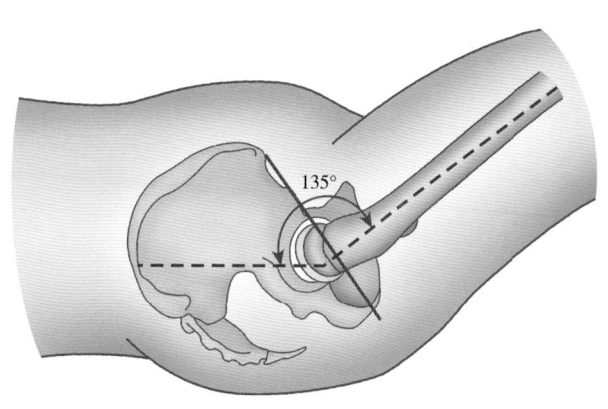

图10 内拉通线

提示大转子发生了上移（图11）。

休梅克线（Shoemaker line）
左、右大转子的顶点与同侧的髂前上棘连线，其延长线交与腹正中线上。若该延长线的交点在脐下并偏离中线即为阳性，提示大转子发生了上移。

卡普兰交点（Kaplan point of intersection）　患者仰卧位。两腿并拢伸直，检查者分别从左、右大转子尖经同侧髂前上棘各画一条延长线，正常情况下，两线在脐上相交，交点称卡普兰交点。

如一侧大转子因股骨颈骨折或髋关节脱位而向上移位，则此交点移至脐下，并偏向健侧（图12）。

（李子荣　王卫国）

xīguānjié yǔ xiǎotuǐ jiǎnchá

膝关节与小腿检查（examination of the knee joint and lower leg）　膝关节上连大腿，下接小腿，股骨与胫骨形成胫股关节，腓骨头与胫骨髁形成上胫腓关节。

活动度测量　膝关节的主要运动方式为屈、伸，在屈膝过程中可做旋转运动。膝关节伸直为

中立位0°，正常活动范围：伸0°，屈120°~150°，过伸5°~10°。在测量时，主、被动活动范围需要分别进行，并与对侧膝关节对比。伸直受限多见于伸展滞缺、关节交锁或屈曲挛缩，而屈曲受限多见于关节肿痛、关节积液及伸直挛缩等。膝关节活动度记录以中立位0°为参考，如5°过伸，屈135°，则记录为5°—0°—135°；如10°伸直受限，则记录为0°—10°—120°（图1）。

浮髌试验　患者仰卧位，膝关节平放，放松股四头肌。检查者一只手压住患者膝上部，向下挤压，将髌上囊内液体挤向关节腔，另一只手示指向下按压髌骨，如感到髌骨与股骨滑车间撞击感，或有漂浮感为阳性，提示关节内有中等量（50ml）及以上的关节积液或血肿。

膝关节力线测量　正常下肢力线，即机械力线。股骨头中心、膝和踝关节中心呈一直线。临床观察时，双下肢伸直、脱鞋平地站立，当双膝并拢双踝分开时为膝外翻畸形（X形腿），而双踝并拢双膝分开时为膝内翻畸形（O形腿）；或以髂前上棘至踝关节中心线为参考，该线正常应经过髌骨中点，当位于髌骨内侧时为膝内翻畸形。站立位双下肢全长X线平片可精确测量内、外翻程度（图2）。

拉赫曼试验（Lachman test）
又称胫骨前移试验。患者仰卧位，屈膝30°，小腿中立位。检查者一只手把握患者大腿下端前外侧，另一只手把握小腿近端后内侧；或将小腿夹于腋下，双手固定小腿近端，向前提拉胫骨，胫骨前移>5mm为阳性，提示前交叉韧带损伤（图3）。

前抽屉试验　患者仰卧位，屈

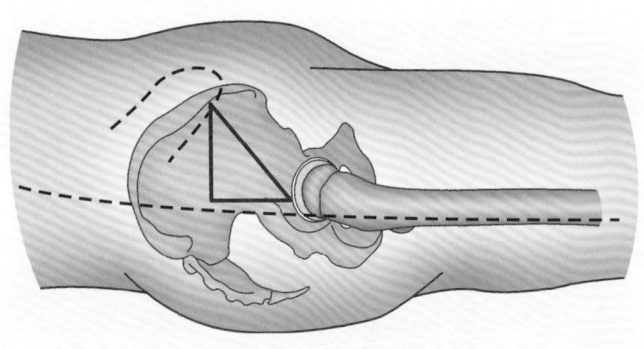

图11　布莱恩特三角

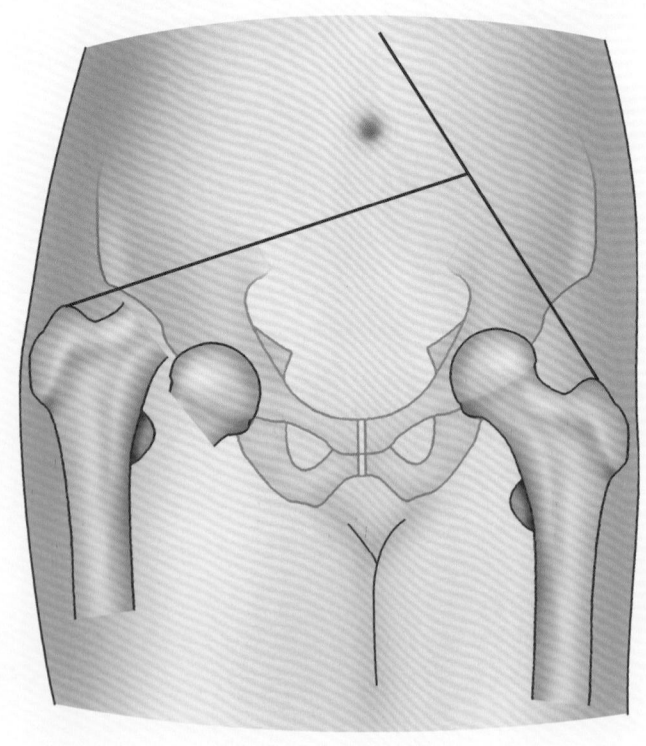

图12　卡普兰交点

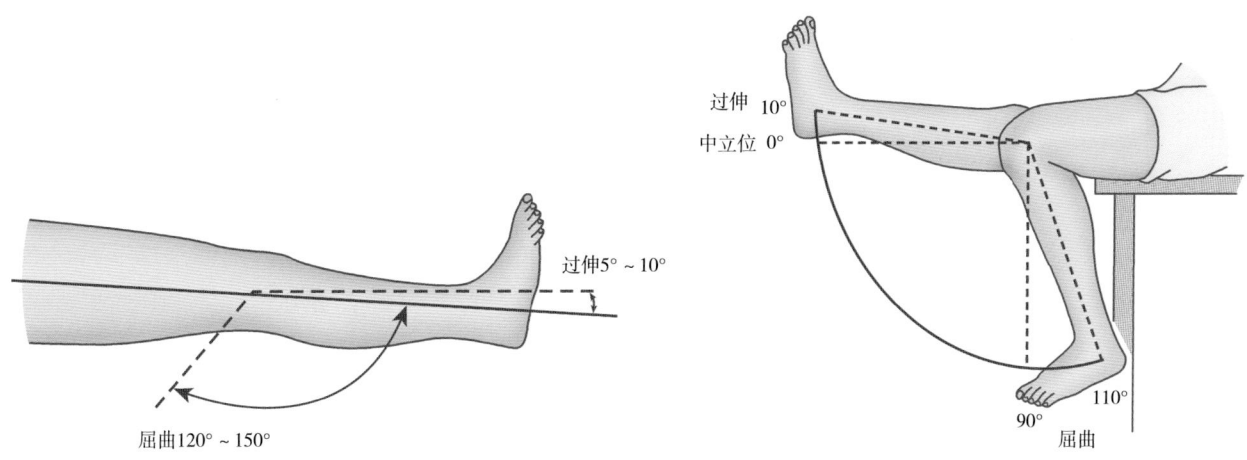

过伸5°~10°

屈曲120°~150°

过伸 10°
中立位 0°

90°
屈曲 110°

图1 膝关节活动度

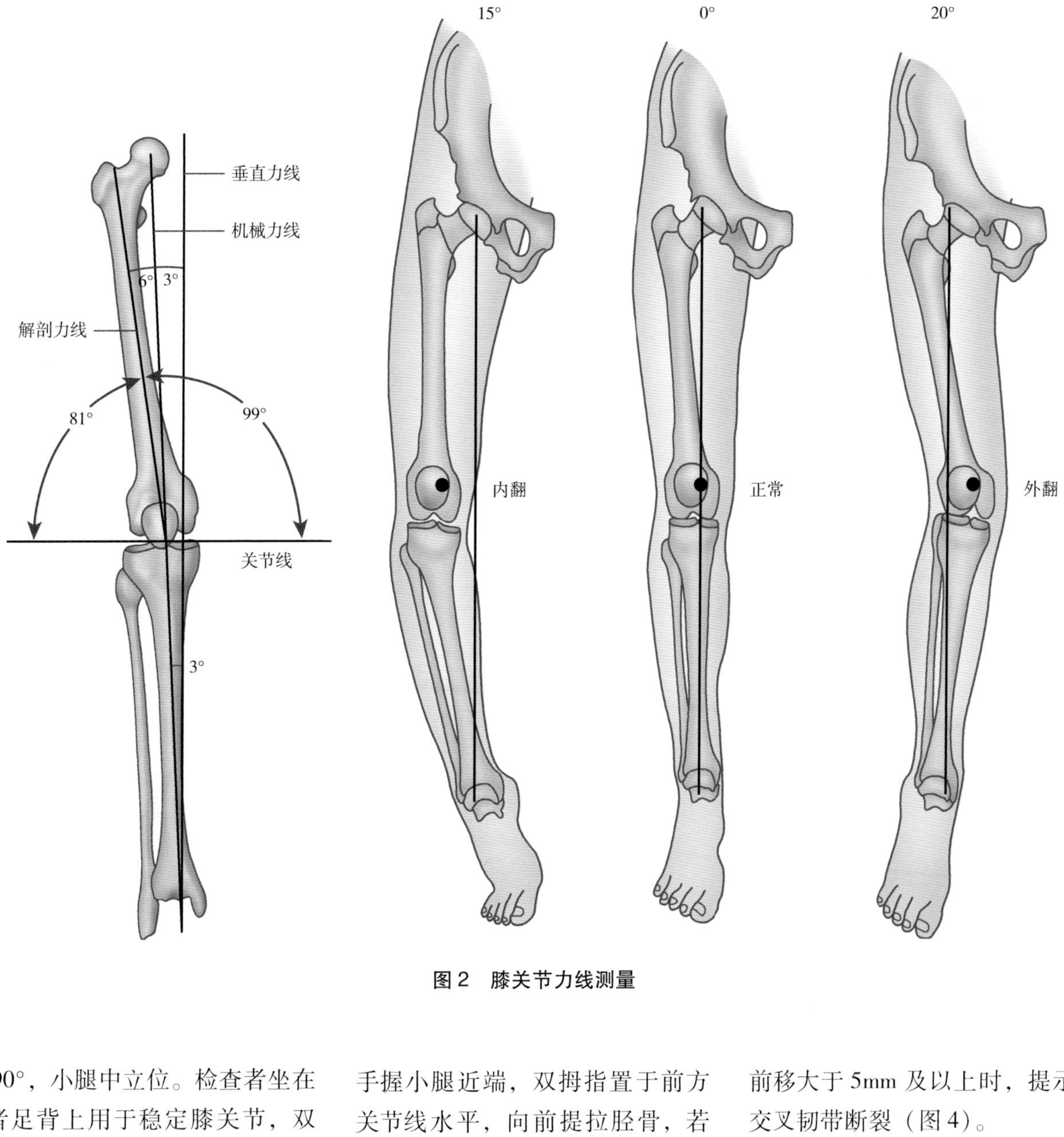

垂直力线

机械力线

解剖力线

6° 3°

81° 99°

关节线

3°

15° 内翻

0° 正常

20° 外翻

图2 膝关节力线测量

膝90°，小腿中立位。检查者坐在患者足背上用于稳定膝关节，双

手握小腿近端，双拇指置于前方关节线水平，向前提拉胫骨，若

前移大于5mm及以上时，提示前交叉韧带断裂（图4）。

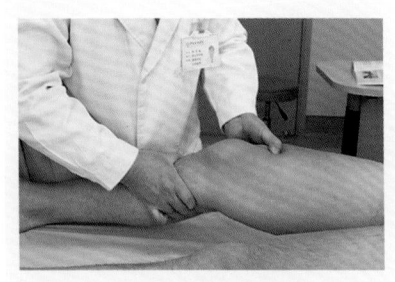

图 3　胫骨前移试验

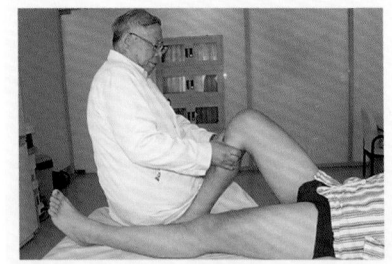

图 4　前抽屉试验

轴移试验　患者仰卧位，膝关节伸直位。检查者一只手握住稍呈内旋位的胫骨，另一只手在膝关节逐渐屈曲时施加外翻应力，内旋扭力和外翻应力使伸直位时胫骨向前半脱位，但在缓慢屈膝至 20°～40°时，胫骨会突然复位，此即为轴移试验阳性。此系检测前交叉韧带的旋转功能丢失（图 5）。

屈曲旋转抽屉试验　患者仰卧位，膝关节维持 0°，小腿抬高，允许股骨后旋和外旋。检查者将患者小腿夹于腋下，双手固定胫骨近端，向前提拉胫骨，屈曲 15°时，胫骨向前半脱位，在缓慢屈膝至 30°时，胫骨会突然复位，并伴随股骨内旋，即为屈曲旋转抽屉试验阳性。此为前交叉韧带损伤更灵敏的检查（图 6）。

改良旋转位移试验　又称洛西试验（Losee test）。膝关节维持屈曲 45°，足外旋，外旋允许胫骨开始于复位状态。然后小腿漫漫

伸直，并使足呈内旋位。施加外翻应力，当膝关节屈曲至 20°时，前外侧胫骨将向前半脱位，患者开始有胫骨向前半脱位感为阳性。进一步伸直膝关节将使胫骨复位（图 7）。

侧卧位轴移试验　患者侧卧位，患侧朝上。腿伸直，足的内侧缘放在检查台上，使患者骨盆呈 30°向后旋转。膝屈曲在 25°时，施以屈曲和外翻应力，当屈曲 25°～40°发生复位为阳性，提示前交叉韧带断裂。此试验的优

点是对急性损伤的患者疼痛较小。

后抽屉试验　患者仰卧位，屈膝 90°，小腿中立位。检查者坐于患者足背，以稳定膝关节，双手握小腿上段，双拇指置于前方关节线水平，向后推挤胫骨，后移>5mm 为阳性，提示后交叉韧带断裂。

侧方分离试验　患者仰卧位，膝关节完全伸直位。检查者一只手扶患者膝，另一只手握踝，分别做膝关节被动内外翻检查，出现侧方异常活动为阳性，提示内

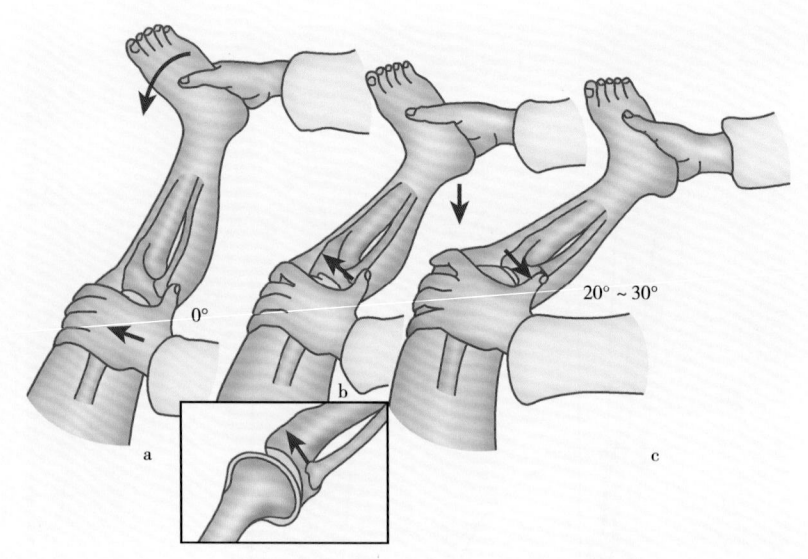

图 5　轴移试验

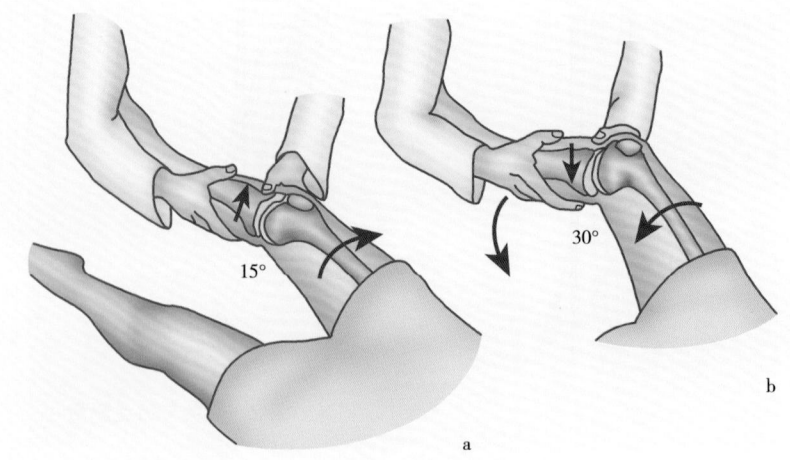

a. 屈曲 15°时，胫骨前半脱位；b. 屈曲 30°时，胫骨突然复位。

图 6　屈曲旋转抽屉试验

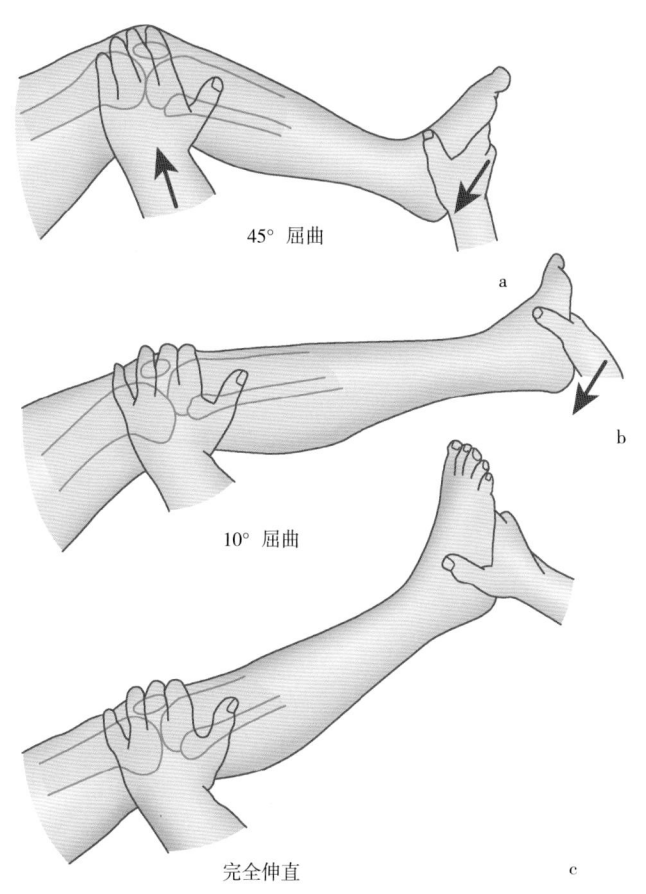

a. 屈曲45°外翻应力；b. 屈曲15°外翻内旋；c 完全伸直。

图7　改良旋转位移试验

或外侧副韧带损伤，或合并交叉韧带和关节囊损伤。屈膝30°位检查应力试验，可使关节囊松弛，如有异常侧方分离，提示单纯侧副韧带损伤，可分为Ⅰ度、Ⅱ度、Ⅲ度损伤（图8）。

股四头肌主动试验　患者屈膝60°，膝下垫枕。患者将足平放在检查床上，当屈膝60°时，胫骨向后方半脱位，当患者试图逐渐伸直膝关节，可见胫骨向前移动，试图恢复半脱位，此为动力试验阳性，提示后交叉韧带完全断裂（图9）。

外旋反屈试验　患者仰卧位或俯卧位。患肢伸直，屈膝90°，外旋增加，提示后交叉韧带损伤，继续屈膝至30°，若外旋亦增加，提示后交叉韧带合并后外侧关节囊损伤。

反转位移试验　患者仰卧位。膝关节屈曲60°以上，检查者一手固定患者膝外侧，另一手握住踝部，尽可能外旋胫骨，同时双手施加外翻应力，在缓慢伸直膝关节至屈膝20°~30°时，可观察到胫骨外旋及外侧胫骨后向半脱位表现，当膝关节完全伸直，胫骨自行复位伴弹响，提示膝关节后外侧结构损伤（图10）。

麦克默里试验（McMurry test）　患者仰卧位。检查者一只手置患者膝关节线处，另一只手握住足跟，将膝关节完全屈曲，足跟抵住臀部，外旋小腿并施加膝内翻应力，缓慢伸直膝关节，如果开始时出现内（外）侧间隙的弹响或疼痛，提示内（外）侧半月板后角损伤，在屈膝90°位时出现弹响及疼痛，提示半月板体

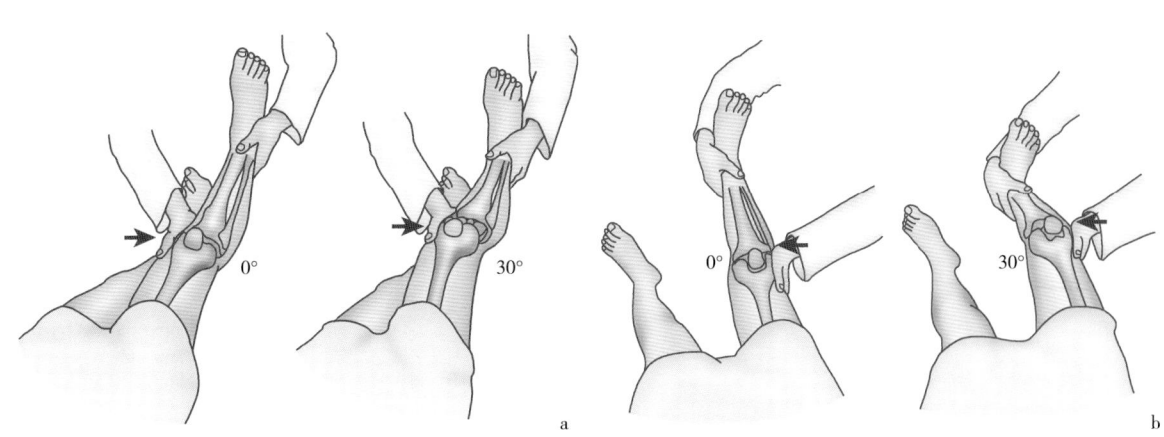

a. 内翻应力试验；b. 外翻应力试验。

图8　侧方分离试验

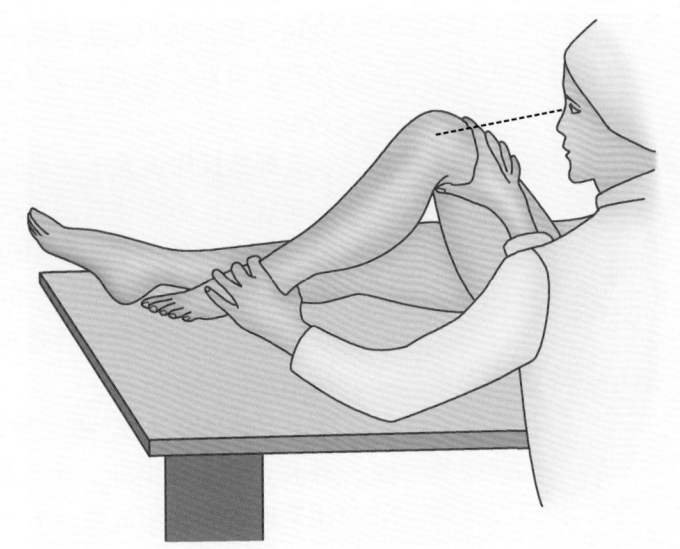

图 9 股四头肌主动试验

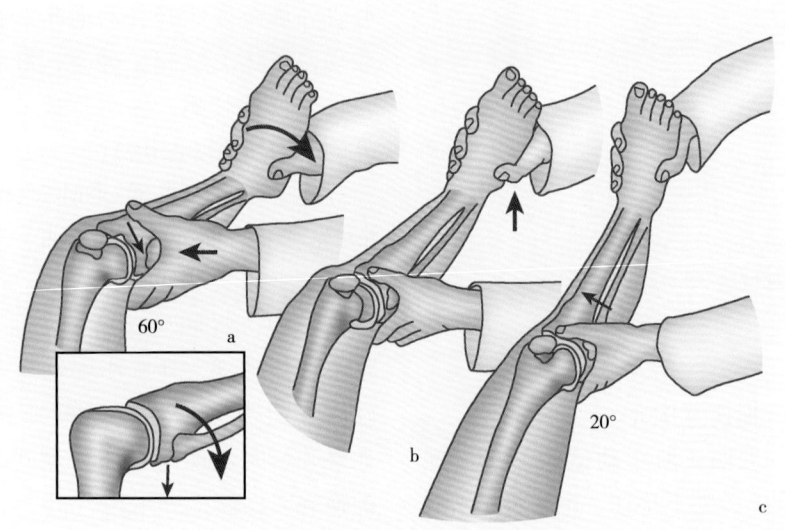

图 10 反转位移试验

部损伤。内旋位伸直出现弹响和疼痛，提示外侧半月板损伤。先天性盘状软骨或半月板增厚，可伴有弹响，但一般无疼痛（图 11）。

阿普利试验（Appley test） 患者俯卧位，屈膝 90°。检查者一只手固定患者大腿，另一只手握住足跟部，沿小腿纵轴向下挤压并旋转小腿，使股骨与胫骨关节面之间发生摩擦，半月板撕裂者可引起疼痛，此为阿普利研磨试验；如另一手在提拉足部旋转小腿状态下诱发疼痛，多提示韧带损伤，称阿普利牵拉试验；两者试验均阳性多提示骨关节炎等关节软骨损伤（图 12）。

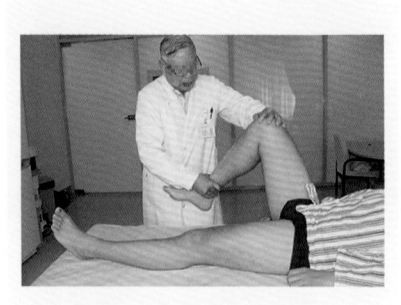

图 11 麦克默里试验

髌骨恐惧试验 患者仰卧完全伸膝位。检查者向外持续推患侧髌骨，逐渐屈曲膝关节，在屈膝接近 20°~30° 时，患者产生脱位恐惧感，并出现股四头肌收缩，试图推开检查者的手拒绝继续进行检查，此为恐惧试验阳性，提示髌骨不稳，常见于复发性髌骨半脱位、创伤性髌骨向外脱位及韧带过度松弛。

髌骨移动度测量 一般将髌骨横径等分为 4 份，每 1/4 定为 1°。检查时，患者仰卧完全伸膝位，屈膝 20°~30°，评估髌骨向内或外侧移动范围，正常情况下髌骨的内或外移程度在 1°~2°，超过 2° 说明髌骨活动度过大，小于 1° 说明髌骨支持带紧张。

Q 角测量 仰卧伸髋伸膝位，自患者髂前上棘向髌骨中心点做连线（股四头肌轴线），自髌骨中心点向胫骨结节做连线（髌韧带轴线），这两条线相交形成的锐性夹角即为股四头肌角（Q 角），正常 Q 角：男性 14°±3°、女性 17°±3°，一般 Q 角大于 20° 属于异常，易发生髌骨软化、髌骨脱位。

髌股抗阻力试验 患者仰卧伸膝放松位。检查者左手拇指、示指将患者髌骨向远侧推挤，同时嘱患者行收缩股四头肌，诱发出疼痛，即为髌股抗阻力试验阳性，多见于髌骨软骨软化症、股骨滑车或髌骨软骨损伤等。

(李子荣 孙 伟)

huáiguānjié yǔ zú jiǎnchá

踝关节与足检查（examination of the ankle joint and foot） 踝关节由胫骨与距骨形成胫距关节，主司伸屈活动；腓骨远端与胫骨形成下胫腓关节，提供小范围的内、外旋。距骨与跟骨组成距下关节，提供足内、外翻活动。跗

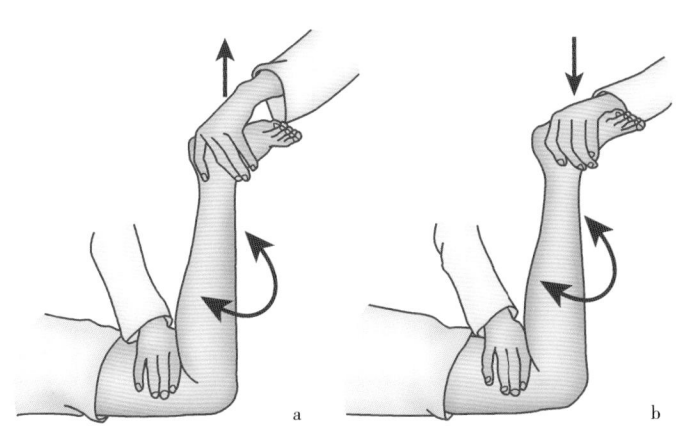

a. 阿普利牵拉试验；b. 阿普利研磨试验。

图 12　阿普利试验

横关节及前足提供足的内收与外展活动。检查踝关节与足时，应裸露，注意跟部力线，足弓改变及外形，也应注意所穿鞋损坏磨损部位，此对诊断踝关节与足部疾病有帮助。

视诊　踝关节与足疾病视诊非常重要。主要观察踝关节与足有否畸形，如马蹄内翻足、跟骨内翻、跟骨外翻、扁平足、跟腱挛缩、踇外翻等。通过畸形可以判断支配踝、足部肌肉的神经、肌腱及骨骼的病变，从而采取恰当的进一步检查，如印记足迹、X线平片、CT，甚至 MRI 检查。

足迹检查法　获得足印有多种方法，如足在乙烯地板上留下的汗迹；或先将橄榄油涂于足底，在足迹上撒上滑石粉；或在纸上涂上墨水。测量足在承重时足掌中心扩大的面积，可以鉴别正常足、平足或弓形足等。

趾间神经瘤　又称莫顿（Morton）神经瘤。跖骨头之间，特别是第 3、4 跖骨头之间有压痛，压之向足趾放射，考虑为趾间神经瘤，必要时行 MRI 检查证实。

外旋应力试验　患者坐于检查床边，患足自然下垂。检查者一只手固定小腿中段，另一只手把握足跟，将踝关节置于中立位，背屈及跖屈位时向患足施加外旋应力，如下胫腓关节处发生疼痛则为阳性，提示下胫腓韧带损伤。

马尔德（Mulder）跖骨挤压试验　患者仰卧位或坐位。检查者一只手握紧患者前足并挤压，使相邻跖骨相互靠近，如足趾骨放射状刺痛或异常感觉为阳性，提示有可能存在趾间神经瘤。

霍法征（Hoffa sign）　患者俯卧位。检查者将患者双足背屈，若跟腱张力降低，提示跟腱有损伤。

汤普森试验（Thompson test）　又称捏小腿三头肌试验。患者俯卧位。患足伸出床缘，检查者一只手握住患者腓肠肌，用力挤压，如足的被动跖屈减弱或消失为阳性，提示跟腱断裂。

（李子荣）

gǔkē yǐngxiàngxué jiǎnchá

骨科影像学检查（imaging examination of orthopaedic）　借助影像学方法对人体骨骼与关节的疾患进行进一步的了解，包括外伤与疾病的确切解剖部位、性质、程度、类型等的检查方法。是临床上骨科一种重要的检查方法。骨、关节及周围邻近软组织的疾病种类繁多，包括外伤、炎症、肿瘤、全身代谢性疾病、内分泌疾病等均可引起骨骼及周围组织的相关病变。影像学的各种成像技术可通过不同角度反映骨科疾病的发展及变化，分析不同组织的病变特点，揭示疾病本质，为临床诊断及治疗提供重要的影像学依据。

分类　根据检查原理，骨科影像学检查主要包括以下五种。①基于 X 线成像技术的检查。②基于 MRI 技术的检查。③基于超声成像技术的检查。④基于放射性核素显像技术的检查。⑤其他影像学检查。

基本内容　①基于 X 线成像技术的检查：X 线具有穿透性、感光性及荧光作用等特点，骨骼与邻近软组织间有明显的密度差异。因此，在 X 线相关检查中可形成良好的图像对比，有助于对骨科疾病的定位诊断及区分疾病的受累程度和范围。普通 X 线摄影是骨科最基本的影像学检查，可拍摄不同部位、体位、角度的骨、关节及周围软组织图像，但存在无法观察运动功能的缺点；特殊 X 线检查中的动力位 X 线可观察活动状态下的骨与关节的变化，对椎体或关节不稳定的评估具有重要意义；弯曲像、牵引像、应力像等可获取患者主动或被动配合体位下的图像，以辅助相关疾病的诊断。基于 X 线成像原理的计算机体层成像（CT）具备密度分辨率高、无影像重叠、软组织显示清晰等特点，可有助于提高骨骼及邻近软组织疾病诊断的准确率，是骨科重要的影像学检查手段。CT 平扫可现实结构复杂或相互重叠部位的解剖特征，易于显示骨松质、骨皮质、骨髓腔、邻近血管及神经等结构（图 1）。

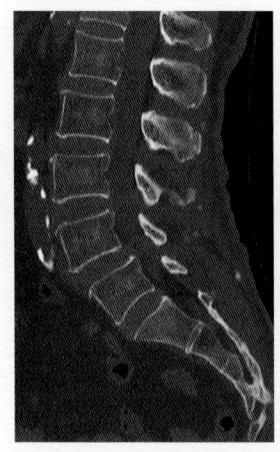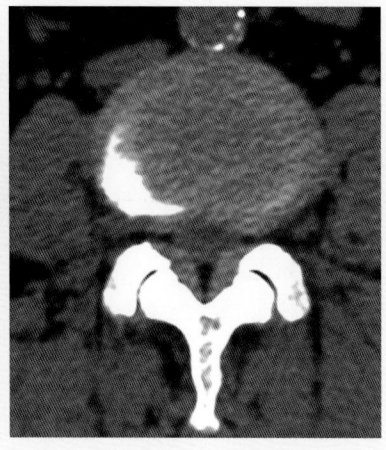

图 1　腰椎 CT（失状面/横断面）

CT 增强扫描等检查可更清楚地显示骨科病变部位的解剖结构、病变范围及血供情况，以利于临床诊断。同时，对 CT 值的测量也可用于识别病变内脂肪组织、钙化或骨化，辅助临床诊断。但 CT 也具有对韧带、滑膜及关节软骨等结构显示不理想，易受体内金属植入物干扰形成伪影等劣势。造影检查通过将可吸收 X 线的造影剂导入体内，以提高不同组织间显像的对比度，再通过 X 线平扫或 CT 显像，获取更为清晰的影像数据，同样是骨科常用的特殊 X 线检查。常见造影检查包括关节造影、脊髓造影、椎间盘造影、髓核造影、腰骶神经根造影、椎动脉造影等。造影剂常选用含碘造影剂或气体造影剂，造影剂的肾毒性及副作用是限制造影检查的主要因素。②基于 MRI 技术的检查：MRI 是骨关节及肌肉系统常用的一种检查手段，具有软组织密度分辨率高、可任意方位成像等特点。对早期的骨质破坏、微骨折以及软骨、肌腱、滑膜等软组织病变的显示效果较好。如脊柱 MRI 检查可清晰显示椎间盘、髓核、脊髓等病变，反映病变与椎管内结构的关系（图 2）；骨肿瘤 MRI 平扫及增强扫描则可显示肿瘤的性质、侵袭范围、边界等，对骨肿瘤的评估分级具有重要意义；MR 血管造影可获取躯体及四肢的血管成像；MR 关节造影则通过关节内注射 1∶250 Gd-DTPA 造影剂进行成像，以观察关节内软组织的解剖结构。③基于超声成像技术的检查：超声检查通过处理回声信号获取的声像图对疾病做出评估与诊断，具有价格便宜、无辐射等特点，常用于骨科软组织疾病、骨肿瘤及四肢大血管病变的初查（图 3）。除普通超声

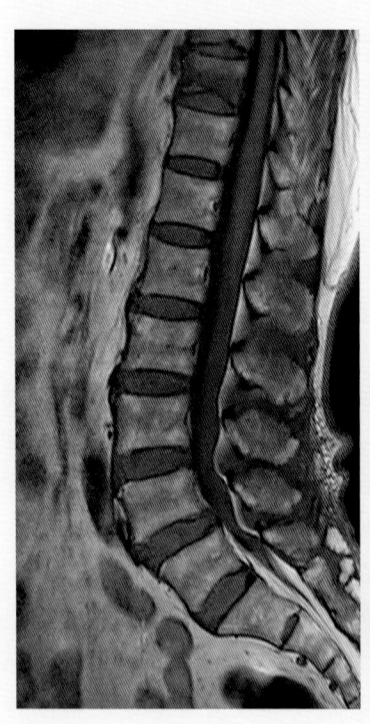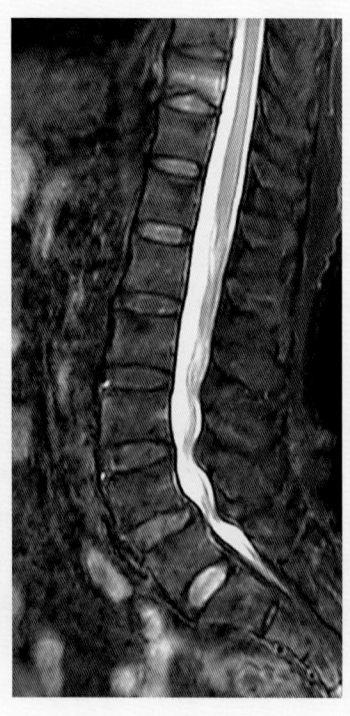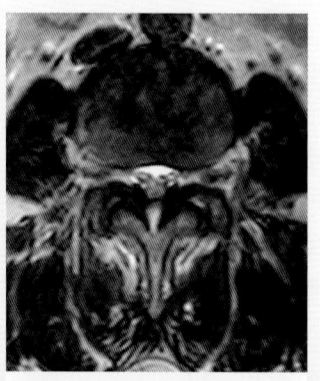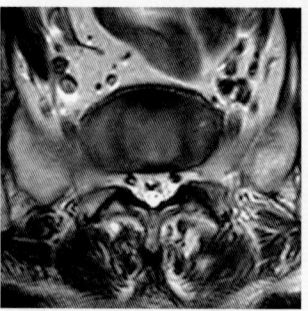

图 2　腰椎 MRI

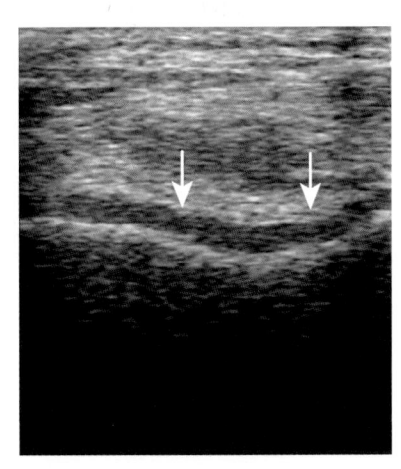

图3 膝关节超声

外，超声引导下进行的穿刺活检是获取骨科软组织疾病病变组织，进行病理活检的关键方法，对骨肿瘤等疾病的诊断具有重要意义。超声检查也存在显示野小、密度分辨率低，对骨组织显示差等缺点。④基于放射性核素显像技术的检查：放射性核素显像利用放射性药物于人体内的代谢、吸收、分布、浓聚、排泄等特点，对其衰变产生的射线进行定量检测并形成图像。全身骨扫描利用^{99m}Tc-MDP显像剂的代谢分布特点，辅助诊断原发性骨肿瘤、骨转移瘤、无菌性骨坏死、骨髓病变等，虽敏感性高但特异性较差（图4）。PET-CT则利用^{18}FDG等核素标志物质从体外无创、定量、动态地观察其代谢变化，常用于良恶性肿瘤鉴别、肿瘤复发及转移的评估等，对于骨肿瘤，尤其是骨转移瘤的诊断及鉴别诊断具有十分重要的意义（图5）。对于肿瘤相关性低磷抗维生素D骨软化症，奥曲肽显像对其原发肿瘤的定位具有重要价值。⑤其他影像学检查：除以上检查手段外，一些新兴的影像技术正逐步研发、应用于骨科的临床诊疗中，如分子影像技术、光学纳米成像

技术等。同时随着多学科交叉融合的发展，以人体仿真建模系统为代表的工学研究手段也正逐渐与现有临床影像检查相结合，以辅助实现更精准的诊断。

意义 应用于骨关节及软组织疾病的影像学检查手段诸多，在临床上可根据拟诊断疾病的性质、不同成像技术的特点及诊治要求适当选用，以实现疾病的定位、定性和定量诊断，为骨科临床治疗的决策提供客观依据。但

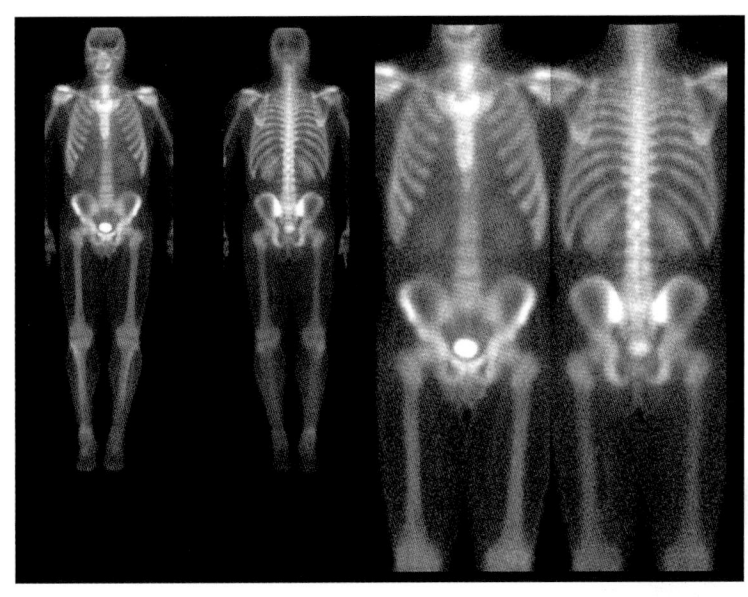

图4 骨扫描

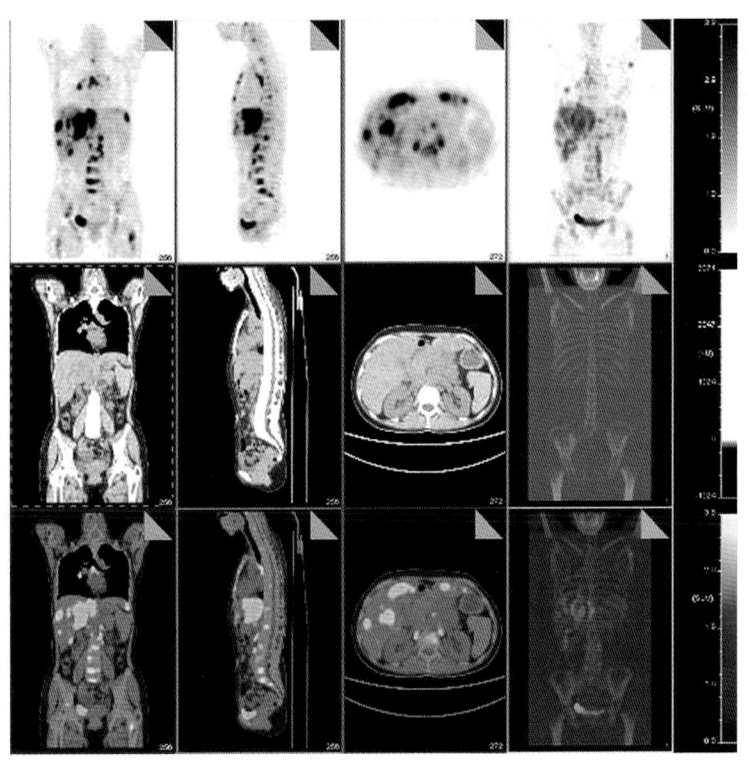

图5 ^{18}FDG-PET-CT

同时，现有骨科影像学检查多为卧位、静态的检查，缺乏对骨和关节的动态评估。随着科技的发展，未来会出现更多实时化、动态化的影像评估手段，以更真实地反映人体骨、关节系统的解剖结构与生理特征，从而实现对相关疾病更精准、更敏感的诊断与鉴别。

(赵宇 屈昊)

gǔkē Xxiàn jiǎnchá

骨科 X 线检查 （X-ray examination of orthopaedic）

通过摄片观察骨的密度、皮质形态，对骨关节疾病做出定性、定量和定位初步诊断的检查方法。是骨科最常用的影像学检查手段，X 线原理主要为依靠人体自身组织的天然对比形成影像。骨组织密度高，可与周围软组织形成良好的图像对比。因此，X 线对骨、关节疾病的范围、程度，特别是病变钙化和骨皮质破坏均有良好显示。应用于骨科的 X 线检查可分为以下两种。①普通 X 线检查：包括不同体位下的骨及关节的透视、摄片、CR、DR 等检查。②特殊 X 检查：包括动力位 X 线检查、造影检查及一些特殊要求体位下的检查，如弯曲像、牵引像、应力像等。

临床应用 主要包括：①了解骨折、脱位的部位、性质、范围、发展及愈合情况。②了解骨病变，如骨质疏松、骨质增生、骨质软化等的性质、程度。③评估骨生长发育状况，辅助相关遗传疾病或内分泌疾病的诊断。④可用于异物定位或部分感染灶定位。⑤了解 X 线下脊柱及关节的动态变化。

检查方法 拍摄体位：最常拍摄为正位和侧位，必要时可拍摄斜位、切线位、轴位或其他特殊要求体位。基本影像表现主要包括以下几种。①长骨：分为骨干和骨端两部分，X 线下可见有密度均匀致密、外缘光滑锐利的骨皮质，以及呈网格状纹理结构的骨松质，骨髓腔呈长骨中间边界欠清、较为透亮的带状区域。儿童长骨可见有干骺端，是由松质骨构成的骨骼生长最活跃部位，X 线下可见有连续而交叉成海绵状的条状阴影，还可见有骨骺、骨骺板等结构。长骨的常见变异包括骨松质内呈椭圆形致密影的骨岛或软骨岛以及位于干骺端呈横行致密线的发育障碍线等（图 1）。②关节：X 线平片内可见有边缘光滑整齐、呈线样致密影的骨性关节面，两个骨性关节面间呈透亮区域的关节间隙，有时也可见关节囊、韧带等结构（图 2）。③脊柱：主要包括椎体、椎板、椎弓根、椎间盘、上下关节突、棘突及邻近软组织等结构。在正位片内椎体呈边缘密度较高且均匀的长方形，椎体上下缘可见呈线样致密影的终板，两椎体间透明间隙为椎间隙。椎弓与椎体连接处的环状致密影为椎弓根，其上、下方分别为上、下关节突，棘突表现为椎体中央偏下方呈尖端向上类三角形的致密影。侧位片可更好的观察椎间隙、椎间孔以及上、下关节突等结构。脊柱 X 线平片可见的常见变异包括椎体永存骨骺、椎体数目变异、椎弓根不愈合、游离棘突等（图 3）。

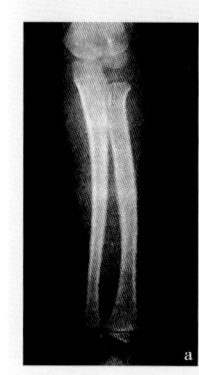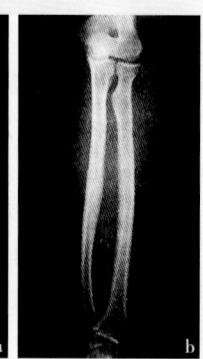

图 1 正常长骨 （平片）

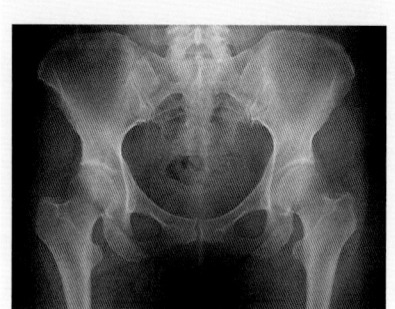

图 2 正常髋关节 （平片）

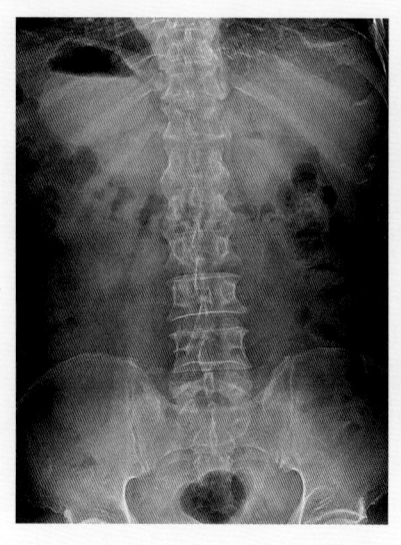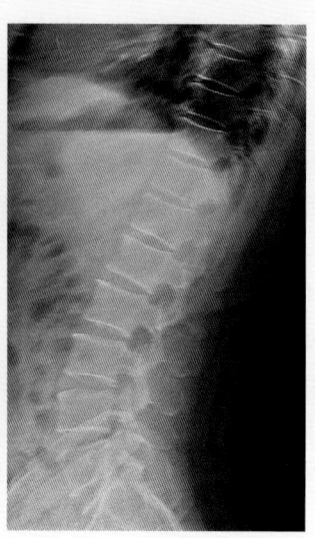

图 3 正常腰椎 （平片）

④软组织：软组织间缺乏显著的密度差异。因此，X 线平片无法显示清楚，仅可以观察到部分肌肉、肌腱和韧带的轮廓影。

注意事项 ①多方位摄片：对于四肢长骨、关节和脊柱应摄取正、侧位像。②特殊体位摄片：如有需求可拍摄特殊体位片，如肋骨骨折可加摄切线位像、跟骨骨折可加摄轴位像。③骨骼 X 线检查摄片时需包括邻近软组织。④四肢长骨骨折摄片应至少包括邻近的一个关节。⑤脊柱摄片时应包括相邻的脊柱节段。⑥双侧对称的骨关节摄片时可投照双侧，以便观察对比。

（赵 宇 屈 昊）

jǐzhù dònglìwèi Xxiàn jiǎnchá

脊柱动力位 X 线检查（spine dynamic X-ray examination）

用于观察活动状态下椎体的相对位置以及椎体间解剖结构的 X 线检查。主要包括颈椎动力位 X 线检查以及腰椎动力位 X 线检查，可以分为过伸位和过屈位两种体位摄片。

临床应用 用于判断不同状态下，相邻椎体间的移位或椎间隙夹角是否有异常改变。相较于常规正侧位 X 线平片、CT 及 MRI，脊柱动力位 X 线平片对椎体间不稳的显示有较大优势，对脊柱不稳的诊断有重要的价值，同时也可用来评价椎间融合效果。

适应证 怀疑存在颈椎、腰椎等椎体不稳定者。

禁忌证 存在脊柱不稳定骨折等。

检查方法 ①颈椎：嘱患者侧位坐于摄片架前，两肩尽量下垂。a. 过伸位：暗盒直放，颈部长轴与暗盒长轴平行，头部尽量向后仰，达到不能再往后仰为止。b. 过屈位：暗盒横放，头尽量下垂，下颌贴近前胸部，使颈部长轴与暗盒长轴接近平行。c. 曝光：曝光时患者深呼气，屏住呼吸，中心线对准第 4 颈椎并与暗盒垂直。②腰椎：嘱患者站立位，紧贴成像板，双手抱头，双脚稍分开站稳，身体冠状面与成像板垂直，矢状面与成像板平行。嘱患者身体尽量向前弯曲和向后弯曲，中心线对准腋后线第三腰椎水平垂直射入，拍摄过屈和过伸位。

注意事项 脊柱动力位 X 线检查需患者主动配合，应依据患者个人情况，尽量以最大度数做过伸或过屈活动，以充分暴露旋转和失稳的椎体。如条件允许，可利用辅助用具拍摄被动配合体位下的脊柱动力位 X 线平片。

（赵 宇 屈 昊）

jǐngzhuī dònglìwèi Xxiàn jiǎnchá

颈椎动力位 X 线检查（cervical dynamic X-ray examination）

用于观察活动状态下颈椎椎体间的相对位置以及椎体间解剖结构改变的 X 线检查（图 1）。

临床应用 可观察颈椎屈伸活动的范围，椎体前移或后移的改变等，多用于颈椎不稳的早期诊断。

适应证 怀疑颈椎出现不稳定者。

禁忌证 存在颈椎不稳定骨折，颈椎病合并严重不全瘫痪，以及存在上颈椎脱位等患者慎用。

检查方法 患者取侧位，头部尽量后仰或前屈，嘱患者深呼气后屏住呼吸后拍摄，显示全部颈椎的过伸、过屈侧位像。

注意事项 在患者个人可耐

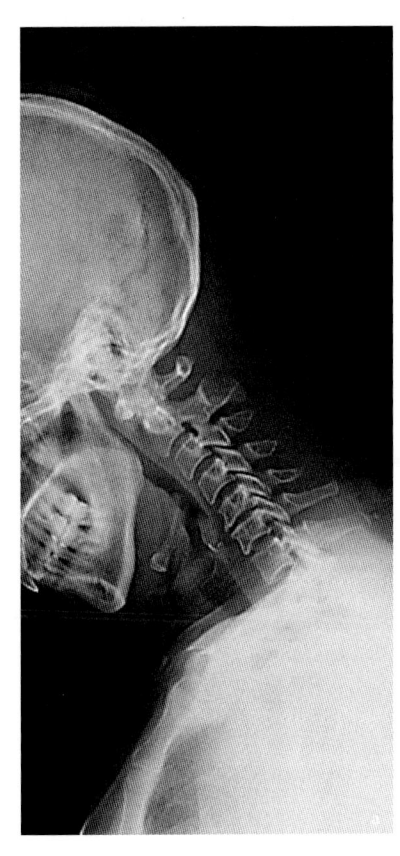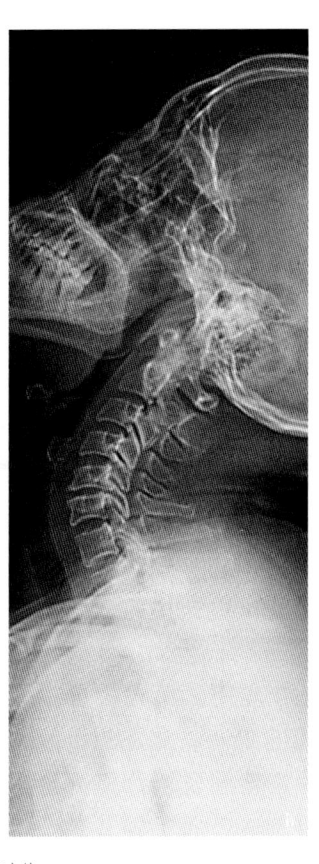

a. 过屈；b. 过伸。

图 1 颈椎动力位 X 线

受的情况下，让患者主动配合做颈椎最大角度的过伸或过屈活动，以充分显示颈椎体间位置及角度的变化。

（赵宇 屈昊）

yāozhuī dònglìwèi Xxiàn jiǎnchá

腰椎动力位 X 线检查 （lumbar dynamic X-ray examination）

用于观察活动状态下腰椎椎体间的相对位置及椎体间解剖结构改变的 X 线检查（图1）。

临床应用 可观察腰椎屈伸活动的范围，椎体前移或后移的改变，常用于腰椎节段性不稳的诊断及治疗。

适应证 怀疑腰椎出现不稳定者。

禁忌证 存在腰椎不稳定骨折等。

检查方法 患者立位紧贴成像板，双手抱头，两脚分开站稳，嘱患者做腰部向前或向后弯曲动作并拍摄，显示腰椎的过屈、过伸侧位像。

注意事项 在患者个人可耐受的情况下，让患者主动配合做腰椎最大角度的过伸或过屈活动，以充分显示腰椎椎体间位置及角度的变化，避免出现检查损伤。如条件允许，可利用辅助用具拍摄被动配合体位下的过屈及过伸位像。

（赵宇 屈昊）

jǐzhù zuǒ-yòu wānqūxiàng

脊柱左右弯曲像 （left/right bending film of spine） 用于评估脊柱侧凸冠状位柔韧性的影像学检查方法（图1）。

临床应用 可评价脊柱侧凸患者的椎间活动度及侧凸的柔韧度，确定下固定椎，预测术后矫形效果等。

适应证 可用于各种类型的脊柱侧凸及冠状位脊柱不稳定等。

禁忌证 存在精神疾病或难

以配合检查者。

检查方法 左右弯曲像包括站立位弯曲像、卧位弯曲像、支点弯曲像以及推压弯曲像等，以仰卧位弯曲像的应用最多。

注意事项 主动弯曲像需要患者的主动配合。因此，患者的年龄、文化程度等都可能影响检查效果，可重复性差，难以标准化。如条件允许，可选择拍摄借助人为力量的推压弯曲像或利用辅助用具获取被动配合体位下的支点弯曲像。

（赵宇 屈昊）

jǐzhù zhīdiǎn wānqūxiàng

脊柱支点弯曲像 （fulcrum bending film of spine） 用于评估脊柱侧凸柔韧性的一种影像学检查方法，具有易于操作、重复性好等优点。

临床应用 用于明确脊柱侧凸的结构性改变及特征，能真实反映脊柱侧凸的僵硬程度并可预测矫正度数，为术式和融合节段的选择提供客观依据。

适应证 各型脊柱侧凸，尤其对侧凸僵硬的患者更为有效。

禁忌证 存在精神疾病或难

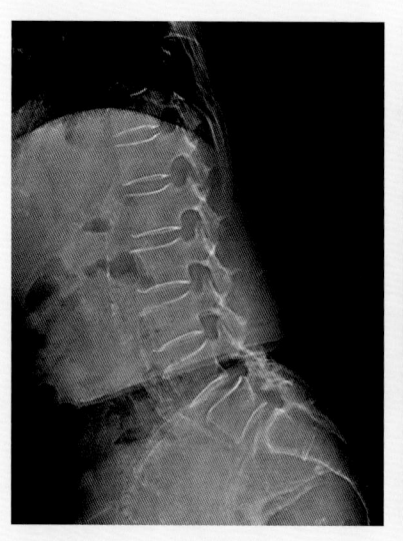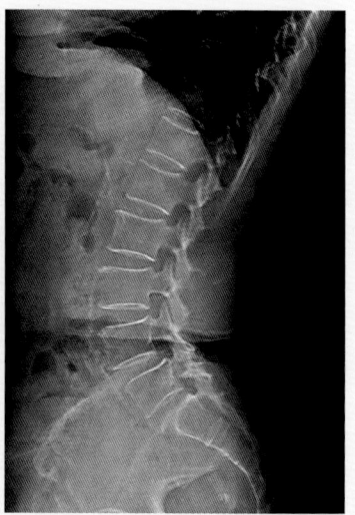

图1 腰椎动力位 X 线（前屈、后伸）

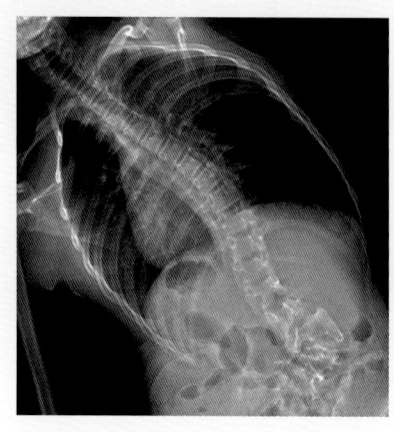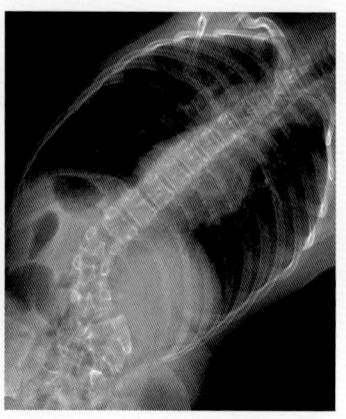

图1 左右弯曲像

以配合检查者。

检查方法 嘱患者凸侧卧位，于侧凸顶点部位（胸椎侧凸顶椎所对应的肋骨）的底部放置一圆筒并固定，使脊柱以圆筒为支点自然弯曲。双臂举向头侧，嘱患者身体放松，肩和髋不接触检查床面并拍摄（图1）。

注意事项 支点弯曲像拍摄时需嘱患者完全侧位，并选择合适尺寸的圆筒，使肩部及髋部离开床面。同时该检查需要患者主动配合，减少人为的影响因素。

（赵宇 屈昊）

jǐzhù qiānyǐnxiàng

脊柱牵引像（traction film of spine）

牵引脊柱并拍摄的脊柱全长正位像（图1）。

临床应用 用于评价脊柱侧凸患者的脊柱柔韧性及恢复能力，可以提供脊柱侧凸牵引复位的全貌，评价躯干偏移，预估上、下固定椎水平等。

适应证 适用于各种类型的脊柱侧凸。

禁忌证 对老年人、骨质疏松及颈椎存在畸形（如寰椎脱位、枢椎脱位等）的患者慎用。

检查方法 牵引像主要分为垂直悬吊牵引像和卧位牵引像等。①垂直悬吊牵引像：患者站立于悬吊牵引架下，脚尖着地，双手抓住两侧扶手，检查者安置枕颌吊带。固定牢靠后嘱患者踝关节背屈使足跟离地，松开双手使双上肢自然垂于身体两侧，拍摄脊柱全长正位像。②卧位牵引像：患者仰卧于检查床上，依据检查需要将床调整至不同角度并保持患者头高脚低。检查者牵拉患者双侧腋部以对抗患者重力，维持平衡后拍摄脊柱全长正位像。

注意事项 在检查前，应仔细询问患者是否合并有骨质疏松

及颈椎畸形。由于垂直悬吊牵引像的牵引力约等于患者的体重，在正式拍摄前应充分与患者及家属沟通检查方法，评估患者的可耐受性及依从性。

（赵宇 屈昊）

Sītǎníyàlā wèixiàng

斯塔尼亚拉位像（Stagnara film）

对于严重脊柱侧凸畸形的患者，去除脊柱旋转因素影响而拍摄的脊柱正位像。由法国医师皮埃尔·斯塔尼亚拉（Pierre Stagnara）发明。

临床应用 多用于严重脊柱侧凸的诊断与治疗。

适应证 严重脊柱侧凸患者，尤其是伴有脊柱后凸、椎体旋转

者。由于普通X线检查难以看清肋骨、横突及椎体的畸形情况，需要摄取旋转像以得到真正的脊柱正位像。

禁忌证 存在精神疾病或难以配合检查者。

检查方法 嘱患者站立位，将X线底片置于患者背后，患者面向球管，球管距底片的距离为1.5m，中心线对准主弯顶点。先照正侧位X线平片，然后根据脊柱侧凸的角度大小调整患者躯干部的旋转度（侧凸凸侧或凹侧与片盒间的距离），拍摄顶椎部位的前后位像（图1）。

注意事项 由于严重脊柱侧凸的主弯多位于胸段或下胸段，

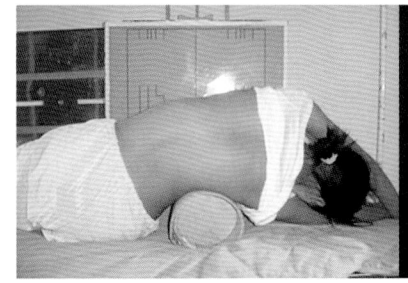
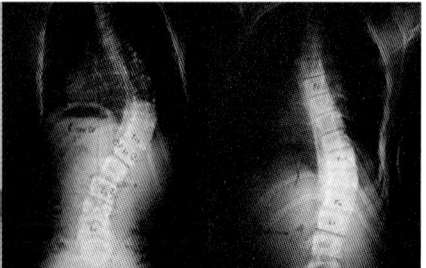

图1 支点弯曲像

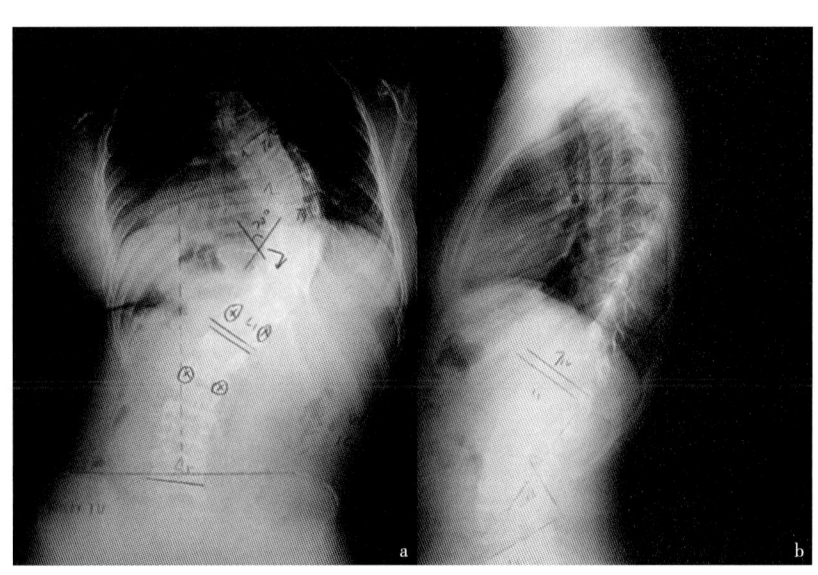

a. 站立位（Cobb角70°）；b. 侧位（Cobb角为37°，$T_5 \sim T_{12}$）。

图1 正、侧位垂直悬吊牵引像

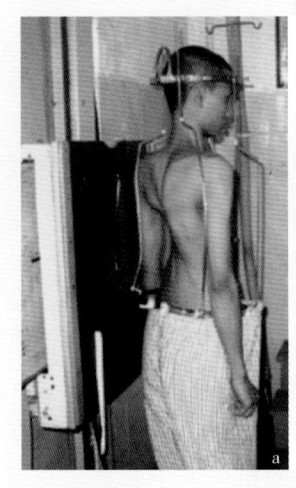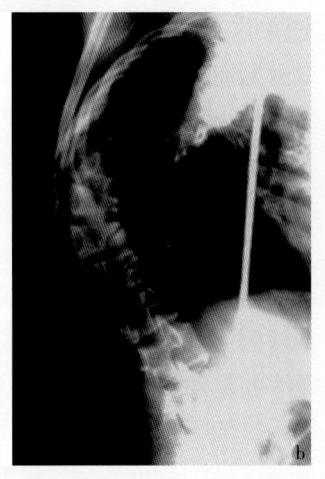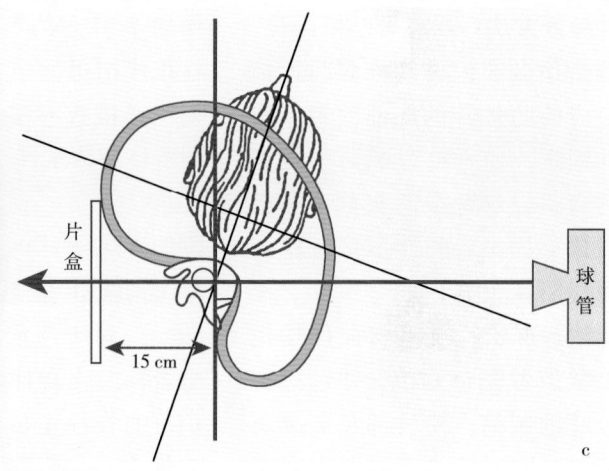

图 1　斯塔尼亚拉位像及其成像原理

故给予的摄片条件应相当或略低于拍摄胸椎前后位的条件，同时还需考虑患者的年龄、身高、体重、胸围等影像因素。

（赵宇 屈昊）

Fúgésēn wèixiàng

弗格森位像 （Ferguson film）

拍摄腰骶关节连接处的 X 线检查方法。由美国医师弗格森 （Ferguson） 提出。

临床应用　用于评价腰骶关节的解剖结构改变，具有费用低、操作简便、成像清晰等显著优点。

适应证　对骶骨骨折的早期诊断具有明显价值，也常用于特发性脊柱侧凸的辅助诊断和极外侧综合征的诊断。

禁忌证　存在精神疾病或难以配合检查者。

检查方法　拍摄时将 X 线球管向患者头或尾的方向倾斜一定角度，其他与拍摄前后位 X 线平片相同。

注意事项　为消除腰椎前凸的影响，检查时球管多向男性患者的头侧倾斜30°，女性患者倾斜35°，以得出真实的正位腰骶关节像。

（赵宇 屈昊）

yìnglìxiàng

应力像 （stress radiography）

关节处于应力位时所拍摄的 X 线图像。临床主要应用于评估四肢关节的稳定与损伤程度，是一种相对量化的评估方法，在关节损伤、关节脱位、韧带损伤、骨折等骨科疾病的临床诊断及疗效随访中具有重要价值。

临床应用　用于评估应力状态下关节骨性结构及周围软组织的位置关系，判断关节损伤的性质及稳定性，尤其对关节韧带损伤的评估极具意义。虽然 X 线应力像与 CT、MRI 相比对软组织的显影不够清晰，但仍具有检查方便、性价比高、重复性高、准确性好等特点。

适应证　常用于膝关节、踝关节、肩关节等部位发生的韧带损伤或关节脱位等疾病的诊断与评估。

检查方法　①膝关节：应力位包括外翻、内翻、前抽屉、后抽屉等，主要用于评估膝关节内外侧副韧带、前后交叉韧带等的损伤，在明确量化施加的应力下，所得应力像准确性高。检查内、外侧稳定性的方法为患者仰卧位于摄影床上，双腿自然伸直并拢，

膝关节上方 5～10cm 处用绳子捆紧，检查者可用双手或借助工具于膝关节施加应力（图1）。检查前、后向稳定性可直接于麻醉状态下采用标准的前抽屉（后抽屉）试验检查方法，测量健侧与患侧胫骨近端前后向位移差异，判断不稳定的程度。也可借助泰勒斯（Telos） 辅助装置于麻醉下拍摄膝关节应力像，测量屈膝90°位胫骨近端前（后）向位移，评价前（后）交叉韧带损伤患者的胫骨近端后向不稳定性。也有利用患者腘绳肌主动收缩来拍摄膝关节应力像，但该方法对于膝关节旋转的控制存在一定难度，产生误差的概率较大。②踝关节：应力位包括外翻、内翻、背屈、跖屈和距下关节反转等。其中内翻应力位最常用来评估踝关节的横向稳定性，检查踝关节外侧韧带有无损伤（图2）。其绝对测量值并不可靠，一般需与健侧对比。常测量的指标包括踝关节的侧方张开距离（距骨顶边缘到相邻胫骨关节面的距离，双侧相差 3mm 以上为阳性） 和距骨倾斜角（距骨关节面和胫骨远端关节面之间的夹角，双侧相差 10° 以上为阳性）。

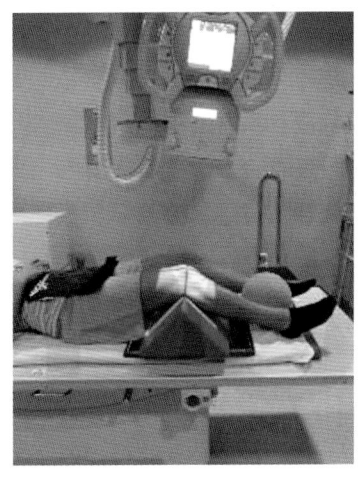 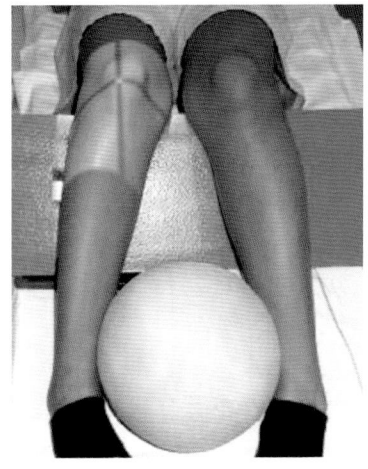

图 1　膝关节应力像

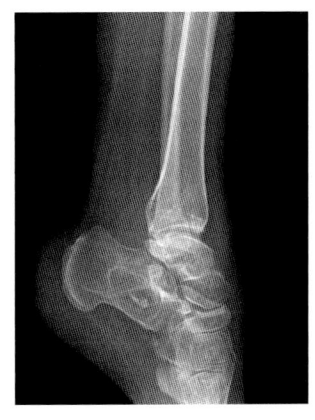 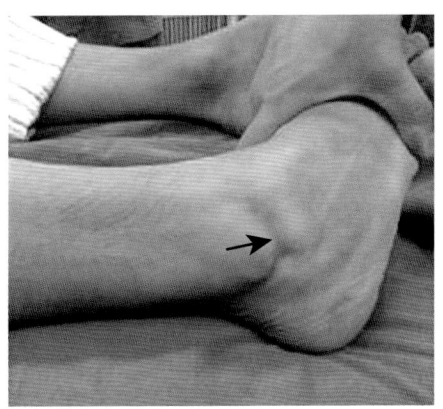

图 2　踝关节应力像

③肩关节：可拍摄轴位应力像，用于评估肩锁关节的稳定性（图 3）。拍摄方法为患者取立位或者坐位，双臂下垂，双侧见多关节对暗盒横中线，脊柱对暗盒纵中线。在局麻状态下，于腕部悬挂一定重量以施加应力，屏气后拍摄。该方法在诊断 Ⅱ 型肩锁关节损伤、Ⅲ 型肩锁关节损伤中，具有重要价值。

注意事项　X 线应力像检查无须患者主动配合，由检查人员直接施予应力。在应力像的检查过程中，患者较为痛苦且具有加重关节损伤的风险。因此，拍摄前应与患者及家属充分沟通检查过程，并交代检查风险，检查要尽量在局部麻醉或全身麻醉的无痛状态下进行，必要时可以与健侧对比。

（赵　宇　屈　昊）

Xīn'gé zhǐshù

辛格指数（Singh index）　股骨近端骨小梁指数。由辛格（Singh）

于 1970 年提出，通过 X 线平片判断股骨近端骨丢失的半定量形态学指标，辛格按骨小梁消失的顺序和程度将股骨近端骨小梁变化分为六级，测定方法为摄标准骨盆 X 平片，健肢内旋 15°，按健肢股骨上端骨小梁程度分级。辛格提出股骨近端骨小梁分主要压力带、主要张力带、次要压力带、次要张力带和大转子骨小梁五组（图 1）。随着年龄的增长，股骨近端骨小梁按一定顺序发生骨吸收，按骨小梁被吸收的程度分为六级。1 级：主要压力带骨小梁显著减少，显示不清。2 级：只可见主要压力带骨小梁，其余骨小梁均吸收。3 级：大转子对侧的主要张力带骨小梁的连续性中断，骨质疏松症明确。4 级：主要张力带骨小梁显著减少，但在股骨颈上部的外侧皮质仍然可见。5 级：主要张力带骨小梁和主要压力带骨小梁明显，沃德三角区清楚。6 级：所有正常骨小梁可见，股骨近端完全由松质骨充填。意义：用于评估股骨骨量高低，评估骨质疏松程度。

（赵　宇　喻译锋）

Wòdé sānjiǎoqū

沃德三角区（Ward triangular area）　在大转子、小转子和转子间嵴，也就是在压力曲线的支持束和转子束之间，存在的骨小梁薄弱区。为股骨颈骨折好发区（图 1），该三角区在 X 线髋部正位片上可被识别。为股骨近端骨密度减少最先发生区域。

（赵　宇　喻译锋）

Bǎowéi'ěrsī jiǎo

保韦尔斯角（Pauwels angle）　股骨颈骨折时远端骨折线与两髂嵴连线所形成的角度。为保韦尔斯（Pauwels）于 1935 年提出。常用保韦尔斯角确定股骨颈骨折

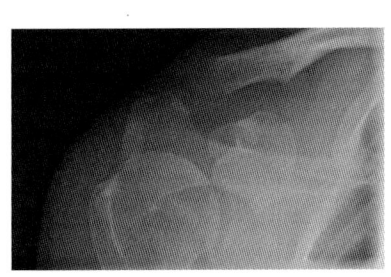

图 3　肩关节应力像

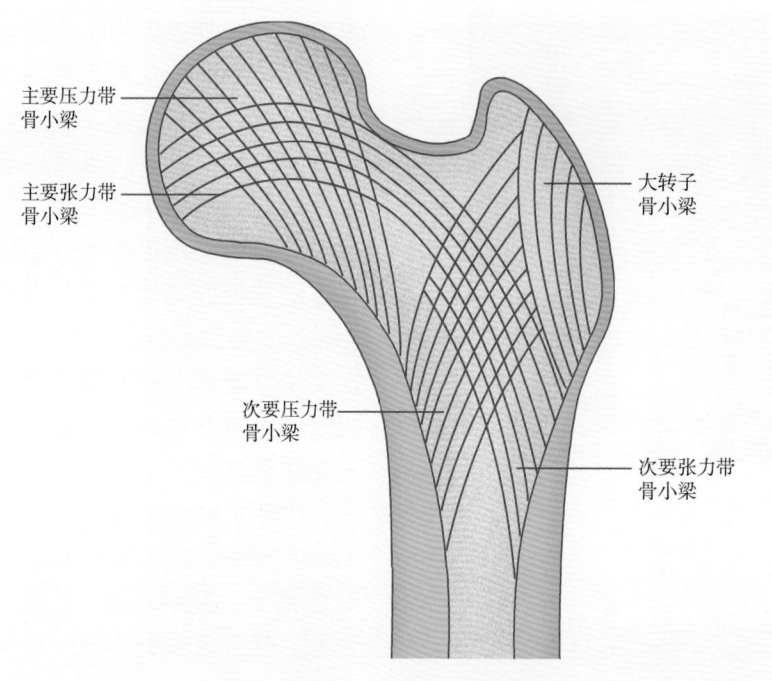

主要压力带骨小梁

主要张力带骨小梁

次要压力带骨小梁

大转子骨小梁

次要张力带骨小梁

图 1 股骨近端五组骨小梁分布

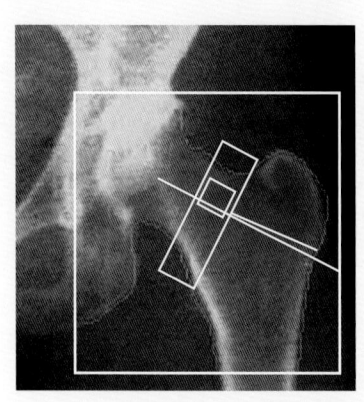

图 1 股骨近端 X 线正位

者，为外展型骨折，最稳定，骨折易愈合；林氏角在 30°～50°者，为中间型骨折，稳定性一般；林氏角>50°者，为内收型骨折，稳定性最差。林氏角越小，剪切力越小，骨折越稳定。

（赵 宇 喻译锋）

Nàishì xiàn

奈氏线（Nelaton line） 将髋关节屈曲 90°，此时坐骨结节至髂前上棘的连线。其临床意义在于：正常情况下，此线经过大转子尖端，当股骨颈骨折或髋关节脱位时，大转子尖端可向上移位超过此线。

（赵 宇 喻译锋）

kuānjiù zhǐshù

髋臼指数（acetabular index） 在双髋关节正位 X 线平片上，通过双侧髋臼 Y 形软骨顶点画一直线（骨盆水平线）并加以延长，再从 Y 形软骨顶点向骨性髋臼顶部外侧上缘最突出点连一直线此线与骨盆水平线的夹角。又称髋臼角（图 1）。若髋臼指数大于 30°，提示可能有先天性髋关节脱位或髋臼发育不良。

（赵 宇 喻译锋）

Shēndùn xiàn

申顿线（Shenton line） 通过耻骨上支下缘（闭孔上缘）与股

是内收型还是外展型。Ⅰ型：保韦尔斯角小于 30°，Ⅱ型：保韦尔斯角在 30°～50°，Ⅲ型：保韦尔斯角大于 70°。意义：保韦尔斯角越小，剪切力越小，骨折越稳定（图 1）。

（赵 宇 喻译锋）

Línshì jiǎo

林氏角（Linton angle） 在髋关节正位片上，先画股骨纵轴垂线，再画股骨颈骨折线的延长线，两线相交所成的夹角。林氏角<30°

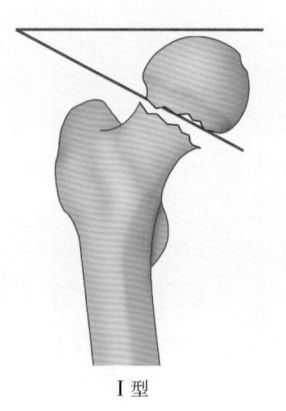
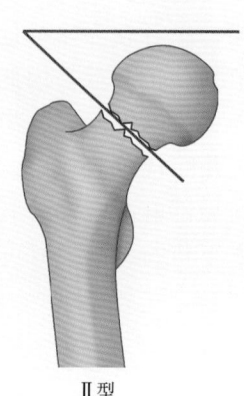
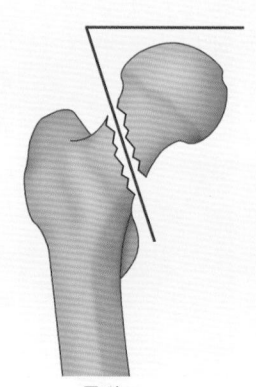

Ⅰ型　　　　　　Ⅱ型　　　　　　Ⅲ型

图 1 保韦尔斯角

骨颈内侧的一条连续、光滑的弧线。意义：与先天性髋关节脱位相关的 X 线表现，若此弧线连续，说明髋关节位置良好，当发生骨折或髋关节脱位等病变时，此弧线连续性中断（图1）。

（赵 宇 喻译锋）

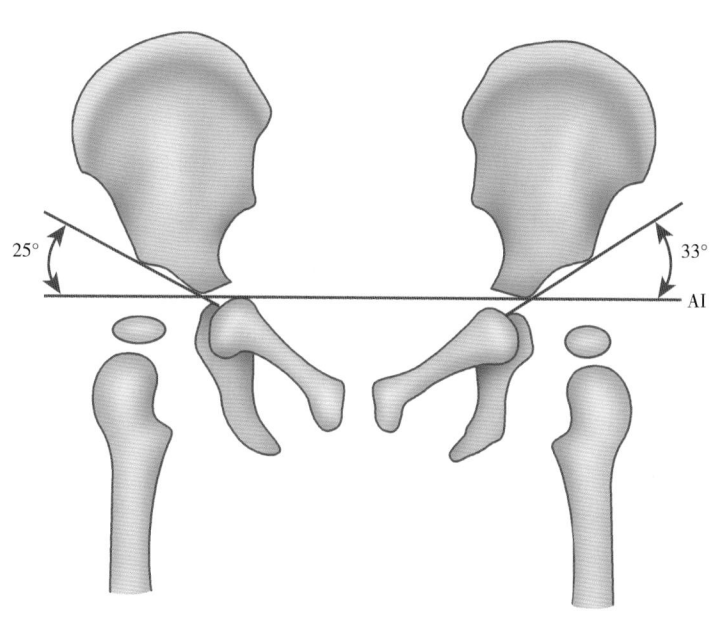

图1 髋臼指数

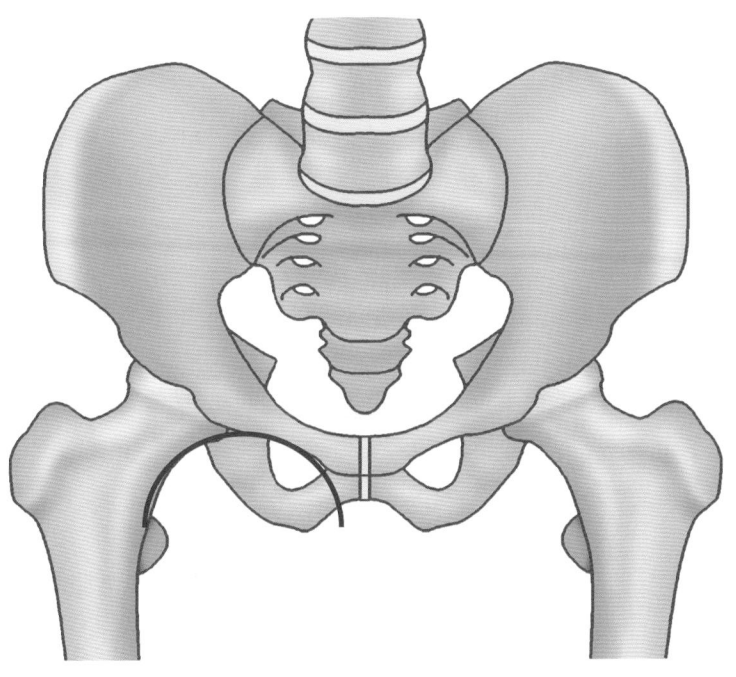

图1 申顿线

Kēdémàn sānjiǎo

科德曼三角（Codman triangle） 骨皮质破坏，骨膜掀起，掀起的骨膜下可见肿瘤及骨膜新生骨，由骨膜，骨膜下肿瘤以及新生骨构成的三角区域。为骨肿瘤的一种特征性 X 线征象（图1），多见于长骨区域，科德曼三角多见骨质破坏、肿瘤生长及新生骨形成，一般提示恶性骨肿瘤，最常见于骨肉瘤。

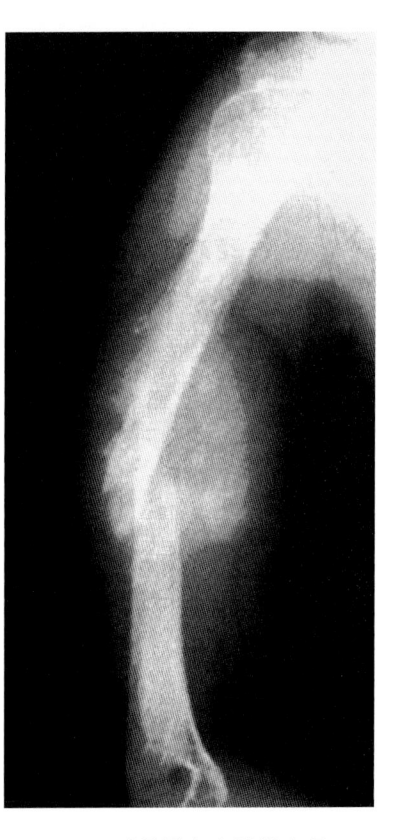

图1 肱骨骨肉瘤 X 线表现

（赵 宇 喻译锋）

Xǔmò jiéjié

许莫结节（Schmorl nodule） 椎体的软骨板破裂，髓核可经裂隙突入椎体内，造成椎体内出现的半圆形缺损阴影。常可见于终板或椎板软骨下骨异常，椎间盘退行性病变、代谢、肿瘤至终板软骨下骨破坏，或自发负重过大（图1）。

（赵 宇 喻译锋）

Kēbù jiǎo

科布角（Cobb angle） 在前后位 X 线平片上，为全脊柱 X 线正位像上，上端椎的椎体上缘与下端椎的椎体下缘之间的夹角（图1）。用于测量脊柱侧凸的冠状面畸形。具体测量方法：先在侧凸段中找出上端椎和下端椎，

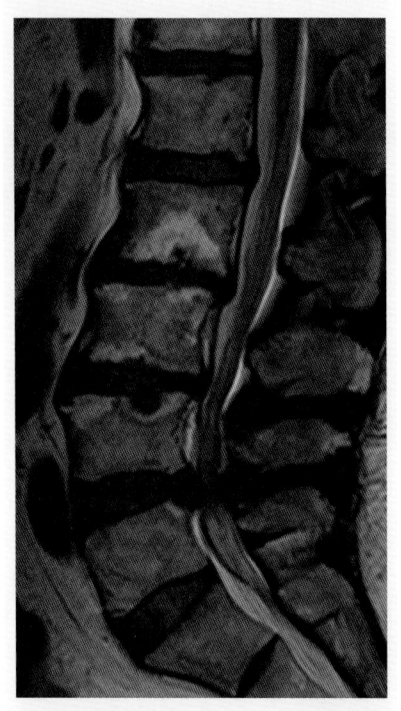

图1 许莫结节腰椎 MRI 表现

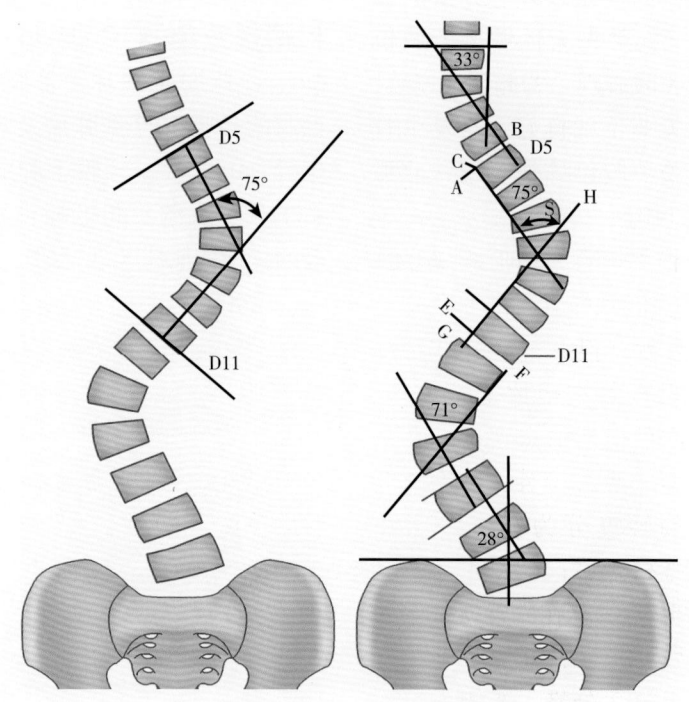

图1 脊柱侧凸科布角测量

在上端椎的椎体上缘画一横线，在下端椎的椎体下缘画另一横线，以此两横线作为标准各做一垂直线，这两条垂直线的交叉角即科布角。上、下端椎是指侧凸中向脊柱侧凸凹侧倾斜度最大的椎体。国际脊柱侧凸研究协会（scoliosis research society，SRS）定义正常脊柱科布角应小于10°。

（赵　宇　喻译锋）

dǐngzhuī piānjù

顶椎偏距（apical vertebrae translation，AVT）　全脊柱 X 线正位像上侧凸顶点距离 C_7 铅垂线或骶骨中心垂线的垂直距离。是评估脊柱侧凸冠状面平衡的指标之一。对于胸弯为主的侧凸，是侧凸顶点至 C_7 铅垂线的垂直距离；对于腰弯或胸腰弯为主的侧凸，是侧凸顶点至骶骨中心垂线（CSVL）的垂直距离（图1）。C_7 铅垂线是指过 C_7 竖直向下的垂线。顶点是指侧凸偏离中线最远的椎体或椎间隙。

（赵　宇　喻译锋）

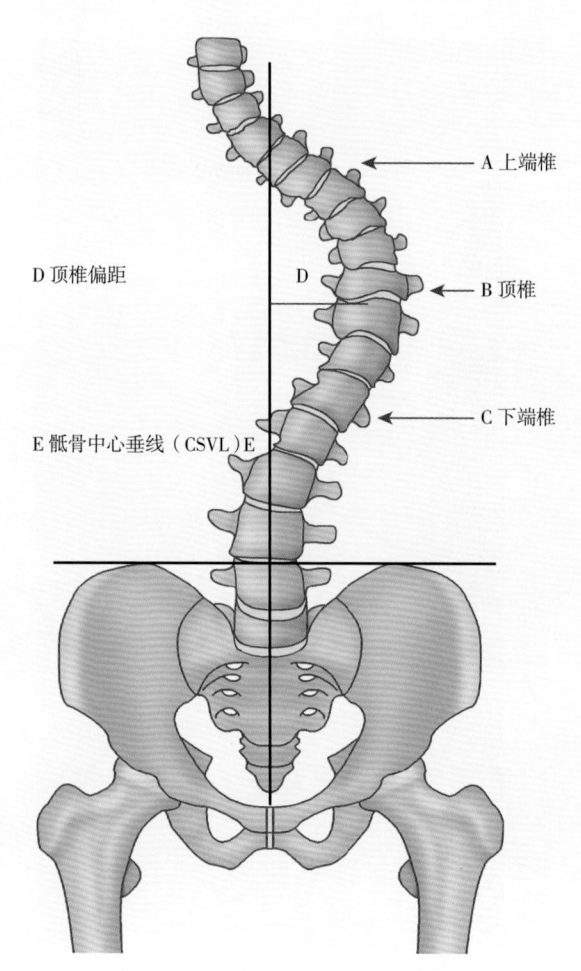

图1 顶椎偏距

dǐngzhuī xuánzhuǎndù

顶椎旋转度（apical vertebrae rotation，AVR）

脊柱侧凸顶椎在水平方向上的旋转程度。又称纳什－莫（Nash-Moe）旋转度。纳什（Nash）和莫（Moe）于1969年根据椎弓根投照在脊柱上的位置和椎体的关系来评估顶椎旋转的程度。根据正位 X 线平片上椎弓根投射在椎体上的位置，将两侧椎弓根透射点之间距离的一半平均分成三等分，依据该分法，将旋转度分为五度。0 度：双侧椎弓根对称；Ⅰ度：凸侧椎弓根移向中线，在第 1 分格内，凹侧椎弓根减小；Ⅱ度：凸侧椎弓根位于第 2 分格，凹侧椎弓根减小或消失；Ⅲ度：凸侧椎弓根位于第 3 分格，凹侧椎弓根消失；Ⅳ度凸侧椎弓根超越中线，靠近凹侧（图 1）。意义：该分级可粗略评估顶椎旋转。

（赵　宇　喻译锋）

lǐzé zhēng

里泽征（Risser sign）

髂骨嵴骨骺由前向后开始延伸并发生骨化，在冠状位上，根据髂骨骨骺骨化范围的分级。分级方法如下。0 级：无骨化；1 级：25% 骨化；2 级：50% 骨化；3 级：75% 骨化；4 级：100% 骨骺骨化，骨骺未与髂骨融合；5 级：髂骨骨骺与髂骨融合（图 1）。意义：临床上根据里泽征判断患者骨龄大小，评估患者骨骼发育情况，可指导脊柱侧凸手术。

（赵　宇　喻译锋）

guānjié zàoyǐng

关节造影（arthrography）

通过将造影剂注入关节腔内，使其腔内结构显影，从而清晰观察关节的解剖结构，借以诊断关节疾病的检查方法。

临床应用　关节周围结构如关节囊、肌腱、韧带以及关节内半月板等对于 X 线的吸收和邻近软组织相近，缺乏天然的对比。因此，需要注入造影剂增加对比度使其显影。X 线检查是关节造影的常用检查手段。随着医学技术进展，关节造影还可借助 CT 或 MRI 完成，前者称为 CT 关节造影，后者称为磁共振关节造影。

适应证　关节造影术有助于识别关节内游离体、某些韧带或肌腱损伤、滑膜或软骨异常、窦道、窦腔及人工关节松动。在关节造影检查透视期间，动态追踪造影剂进入和填充关节腔，能突出显示关节异常，如滑膜炎或异常渗漏。

禁忌证　①穿刺部位皮肤有破溃或感染。②新鲜关节内骨折。③凝血功能障碍。

检查方法　借助无菌技术及局部麻醉，可行关节腔穿刺，关节穿刺可在透视引导下进行。待穿刺完成后，注入造影剂（如含碘造影剂或气体造影剂），然后通过 X 线完成影像学检查。

注意事项　①应用含碘造影剂行造影检查时，应进行碘过敏试验，必要时行造影剂过敏试验。应用造影剂前应详细查阅药物说明书，除外应用禁忌。②注意严

图 1　顶椎旋转

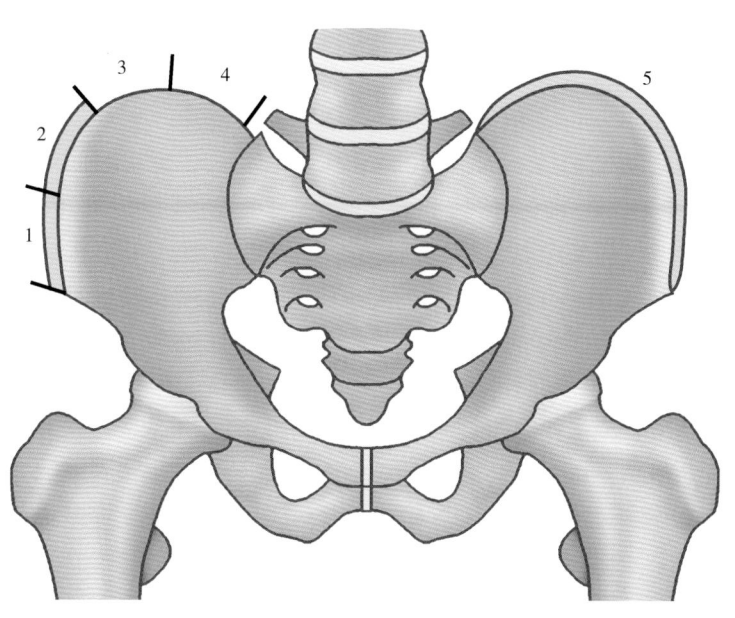

图 1　里泽征

格无菌操作。③造影完毕后需压迫穿刺部位 5~10 分钟止血。

(赵 宇 牛 潼)

肩关节造影

jiānguānjié zàoyǐng

肩关节造影（arthrography of the shoulder joint） 通过将造影剂注入肩关节腔内，借以诊断肩关节疾病的检查方法。

临床应用 肩关节损伤较为常见，肩关节造影通过在关节腔内注入造影剂，观察造影剂在关节内充盈流动情况，能够客观地反映肩关节及周围软组织的病变状态。

适应证 各种原因导致的关节疼痛或活动障碍，疑似存在关节炎、关节损伤或软组织损伤。

禁忌证 ①穿刺部位皮肤有破溃或感染。②新鲜关节内骨折。③凝血功能障碍。

检查方法 ①前方穿刺：患者取俯卧位，进针点位于喙突尖端内下 1~2cm；穿刺点用 1% 利多卡因行局部麻醉；向背内侧进针约 3cm 进入关节间隙；注入少量造影剂，透视下如造影剂流向腋隐窝或肩胛下肌滑囊，则表示穿刺成功，如果造影剂聚集在穿刺针针尖周围，则需重新穿刺，当确定穿刺针进入关节腔后，注入造影剂 15~20ml；拍摄肩关节前后位、肩关节内旋 90°前后位、肩关节外旋 90°前后位、上举 150°前后位、肩关节轴位 X 线平片或行 CT、MRI 检查。②后方穿刺：取坐位，进针点为肩峰后外侧角下方 1~2cm，进针方向朝向喙突顶端，其他操作同前。

注意事项 ①冻结肩患者关节腔容量较小，注入造影剂 6~8ml 即可。②应用含碘造影剂行造影检查时，应进行碘过敏试验，必要时行造影剂过敏试验。应用造影剂前应详细查阅药物说明书，

除外应用禁忌。③注意严格无菌操作。④造影完毕后需压迫穿刺部位 5~10 分钟止血。

(赵 宇 牛 潼)

肘关节造影

zhǒuguānjié zàoyǐng

肘关节造影（arthrography of the elbow joint） 通过将造影剂注入肘关节腔内，借以诊断肘关节疾病的诊断方法。

临床应用 肘关节造影能够清晰地反映肘关节内软骨及韧带的疾病状态，可用于肘关节疾病的诊断。但随着 MRI 的发展，肘关节造影作为一种有创检查，其应用已逐渐减少。

适应证 当患者存在肘关节疼痛或强直，X 线平片未见明显异常或提示存在骨性游离体时可行肘关节造影明确诊断。

禁忌证 ①穿刺部位皮肤有破溃或感染。②新鲜关节内骨折。③凝血功能障碍。

检查方法 穿刺方法包括后侧穿刺及外侧穿刺。①后侧穿刺：患者取仰卧位或侧卧位，屈肘 90°；以尺骨鹰嘴上方约 2cm 为进针点，常规消毒、铺巾、麻醉；沿穿刺点垂直进针，待有落空感后表明针尖已穿破关节囊进入关节腔，注入造影剂 10ml；摄肘关节正、侧位片。②外侧穿刺：以桡骨小头与肱骨头的间隙为进针点，其他操作同前。

注意事项 ①穿刺时应注意避免损伤尺神经及桡神经。②注药剂量不宜过多，以免引起肘关节周围神经卡压。③应用含碘造影剂行造影检查时，应进行碘过敏试验，必要时行造影剂过敏试验。应用造影剂前应详细查阅药物说明书，除外应用禁忌。④注意严格无菌操作。⑤造影完毕后需压迫穿刺部位 5~10 分钟止血。

(赵 宇 牛 潼)

腕关节造影

wànguānjié zàoyǐng

腕关节造影（arthrography of the wrist joint） 通过将造影剂注入腕关节腔内，借以诊断腕关节疾病的诊断方法。

临床应用 腕关节结构复杂，损伤后常伴有关节囊及韧带撕裂，普通 X 线检查难以确诊，通过在关节腔内注入造影剂观察造影剂在关节内充盈流动情况，可以显示 X 线平片不能显示的关节内软组织损伤。

适应证 腕关节造影作为 X 线平片的补充检查，主要用于存在腕关节慢性疼痛病史，而 X 线平片未见明显异常的患者。

禁忌证 ①穿刺部位皮肤有破溃或感染。②新鲜关节内骨折。③凝血功能障碍。

检查方法 可分为单腔造影术、双腔造影术及三腔造影术。

单腔造影术 ①患者取坐位，手及前臂旋前置于操作台上，常规消毒麻醉。②在透视引导下将穿刺针由桡腕关节背侧传入，注入少许造影剂确定穿刺针位于关节腔内，然后继续注药，直至腕关节腔充分膨胀，患者腕部出现酸胀感。③拔除穿刺针，嘱患者充分活动腕关节，摄腕关节正位、侧位、斜位 X 线平片。

双腔造影术 待单腔造影结束，造影剂充分吸收后以月钩头三角关节背侧作为进针点，行腕中关节穿刺。步骤同单腔造影。

三腔造影术 在双腔造影基础上，再做桡尺远侧关节造影。

注意事项 ①腕关节造影剂注射量通常为 3~4ml。②应用含碘造影剂行造影检查时，应进行碘过敏试验，必要时行造影剂过敏试验。应用造影剂前应详细查阅药物说明书，除外应用禁忌。③注意严格无菌操作。④造影完

毕后需压迫穿刺部位 5～10 分钟止血。

（赵 宇 牛 潼）

kuānguānjié zàoyǐng

髋关节造影（arthrography of the hip joint） 通过将造影剂注入髋关节腔内，借以诊断或治疗髋关节疾病的检查方法。

临床应用 髋关节造影能够清晰地反映髋关节内软骨及韧带的疾病状态，可用于髋关节疾病的诊断。但随着 MRI 的发展，髋关节造影作为一种有创检查，其应用已逐渐减少。

适应证 髋关节造影通常用于髋关节脱位的诊断及辅助先天性髋关节脱位的手法复位。

禁忌证 ①穿刺部位皮肤有破溃或感染。②新鲜关节内骨折。③凝血功能障碍。

检查方法 ①患者取仰卧位，双膝垫高使髋膝关节保持轻度屈曲，双足并拢，髋关节稍内旋。②透视定位，进针点位于股骨颈外上方，股骨颈中点附近。③垂直进针，待有落空感后说明穿刺针已穿过关节囊，回抽无血后可注入造影剂 8～20ml。④摄髋关节正位片和外展位 X 线平片。如为满足治疗需要，可于透视下行髋关节复位。

注意事项 ①穿刺前需触诊股动脉，注意避免损伤血管。②应用含碘造影剂行造影检查时，应进行碘过敏试验，必要时行造影剂过敏试验。应用造影剂前应详细查阅药物说明书，除外应用禁忌。③注意严格无菌操作。④造影完毕后需压迫穿刺部位 5～10 分钟止血。

（赵 宇 牛 潼）

xīguānjié zàoyǐng

膝关节造影（arthrography of the knee joint） 通过将造影剂注入膝关节腔内，借以诊断膝关节

疾病的检查方法。

临床应用 膝关节损伤和疾病较为常见，膝关节造影能够清晰地反映膝关节内软骨及韧带的疾病状态，用于膝关节疾病的诊断。随着 MRI 的发展，膝关节造影作为一种有创检查，其应用已逐渐减少。

适应证 ①普通 X 线平片未能发现的关节内病损，如半月板和交叉韧带损伤。②对已经确定的关节内病变，其性质或病损部位尚不明确者，可通过膝关节造影明确诊断。

禁忌证 ①穿刺部位皮肤有破溃或感染。②新鲜关节内骨折。③凝血功能障碍。

检查方法 ①患者取仰卧位，膝关节伸展、放松。②以髌骨上缘的水平线与髌骨内外缘的垂直线的交点为穿刺点，常规消毒、铺巾、麻醉。③经穿刺点向下及向膝关节中心 45°进针，待有落空感后，注入造影剂 12～20ml。④注入造影剂后嘱患者下床，做不负重屈伸动作，使造影剂分布均匀。⑤摄膝关节正侧位、内/外旋 45°斜位 X 线平片。

注意事项 ①应用含碘造影剂行造影检查时，应进行碘过敏试验，必要时行造影剂过敏试验。应用造影剂前应详细查阅药物说明书，除外应用禁忌。②注意严格无菌操作。③造影完毕后需压迫穿刺部位 5～10 分钟止血。

（赵 宇 牛 潼）

huáiguānjié zàoyǐng

踝关节造影（arthrography of the ankle joint） 通过将造影剂注入踝关节腔内，借以诊断踝关节疾病的检查方法。

临床应用 踝关节造影能够清晰地反映踝关节内软骨及韧带的疾病状态，可用于踝关节疾病

的诊断。但随着 MRI 的发展，踝关节造影作为一种有创检查，其应用已逐渐减少。

适应证 踝关节造影可用于诊断普通平片难以诊断的韧带、软骨损伤以及踝关节游离体、踝关节撞击综合征等疾病。

禁忌证 ①穿刺部位皮肤有破溃或感染。②新鲜关节内骨折。③凝血功能障碍。

检查方法 穿刺方式包括前外侧穿刺及前内侧穿刺。①前外侧穿刺：踝关节轻度跖屈、内收，进针点位于外踝前上方约 2cm，指伸肌腱外缘与外踝之间的凹陷处；穿刺点用 1%利多卡因行局部麻醉；向内后方进针进入关节腔，注入造影剂 6～10ml；嘱患者适度活动关节，使造影剂分布均匀；摄踝关节前后位、斜位、侧位 X 线平片。②前内侧穿刺：踝关节轻度跖屈、外翻，进针点位于内踝前方、胫前肌腱与内踝之间，进针方向为后外方，其他操作同前。

注意事项 ①应用含碘造影剂行造影检查时，应进行碘过敏试验，必要时行造影剂过敏试验。应用造影剂前应详细查阅药物说明书，除外应用禁忌。②注意严格无菌操作。③造影完毕后需压迫穿刺部位 5～10 分钟止血。

（赵 宇 牛 潼）

jǐsuǐ zàoyǐng

脊髓造影（myelography） 将造影剂注入蛛网膜下腔内通过 X 线照射，通过改变受检者体位，在透视下观察其在椎管内流动情况和形态，从而了解脊髓形态及椎管内病变的 X 线影像学检查。又称椎管造影。与其相比，MRI 是一种无损伤性多平面成像检查，对椎管内病变分辨力强，不仅能确定病变部位和范围，并能对病

变性质如压迫、血肿和脊髓水肿变性等方面有较好的分辨力，但尚不能代替脊髓造影。

优点　①可以确定椎管有无梗阻和梗阻部位。②对椎管内肿瘤和脊蛛网膜粘连有诊断价值。③能清晰显示硬膜囊与神经根袖的关系。④可以作为 CT 脊髓造影（CTM）的准备工作，CTM 既可以清晰地显示脊柱退行性变的情况，又可以很好地显示脊髓、神经根受压的程度以及脊髓受压后变形的情况等，还可以更清楚地观察椎管与脊髓、神经根的局部关系。

缺点　①对肥厚的黄韧带、硬膜囊的形态不能做三维观察。②脊髓造影显像是根据间接征象对狭窄的观察，灵敏度不如 MRI 对狭窄的观察。③脊髓造影显像效果可能受到局部蛛网膜炎、神经根炎、瘢痕粘连的影响。④对椎小关节的骨性增生导致的骨性椎管狭窄，尤其是侧隐窝狭窄，难以反映。

造影剂选择　使用的造影剂可分为气体（空气）、碘苯酯和水溶有机碘剂。气体脊髓造影可分颈段造影和胸腰段造影，都是经腰穿分次和脑脊液交换注气 60~80ml。两者所显示部位不同，而方法亦稍有差异。由于气体比脑脊液轻，上浮流向高处，所以在颈段造影时取坐位，颈前屈使颈段处于最高位，摄水平侧位观察颈段背侧气柱，后仰卧头稍过伸摄水平侧位观察颈段腹侧气柱，必要时加用体层摄影；胸腰段造影时取侧卧位，头低，台面向下倾斜 15°~20°，摄胸腰段正侧位和作体层摄影。碘苯酯脊髓造影推荐造影剂用 30% 碘苯酯 3~6ml，亦有主张用低浓度（15%~20%）大剂量（12~20ml）碘苯酯造影。

气体造影难以控制、碘苯酯造影毒性较碘油大，现已少用。使用的造影剂主要为水溶性非离子型碘造影剂。水溶性非离子型碘造影剂其对脊髓刺激小、易吸收、毒性作用小，注入蛛网膜下腔后很快与脑脊液混匀。硬膜囊和神经根袖都可获得良好充盈，获得的影像非常清晰。推荐用量为 7~10ml（300mg/ml）。

适应证　①脑脊液动力学检查证明蛛网膜下腔有梗阻，但病变部位及范围都不明确。②存在多节段神经损害，如椎管内肿瘤、椎间盘突出。③椎板切除术后患者症状复发，常是由于蛛网膜炎、神经根粘连、硬膜囊瘢痕压迫或椎间盘突出复发。④合并脊柱侧凸的患者，了解与骨性畸形是否同时存在神经系统畸形。

禁忌证　①一般情况差，不能承受脊髓造影检查的操作搬动和刺激的患者。②穿刺局部皮肤有炎症。③碘造影剂过敏者，有严重的甲状腺毒症表现的患者。④急性蛛网膜下腔出血。

检查方法　采取腰椎穿刺椎管造影（上行性）/小脑延髓池穿刺椎管造影（下行性），胸椎椎管造影常选用腰椎逆行造影。①行碘过敏试验。②腰椎穿刺胸椎造影，患者侧卧位，穿刺点为棘突间隙，可由 L₃~L₄、L₄~L₅ 椎间隙进针（以双侧髂后上棘与后正中线交汇处，为穿刺点，此处相当于 L_3、L_4 椎间隙）穿刺针完全进入蛛网膜下腔（以垂直背部的方向缓慢刺入，针尖稍斜向头部，进针约 5cm，当针尖抵抗感突然消失时停止进针，并固定拔出针芯，可见无色透明脑脊液流出，抽出针芯后脑脊液流出流畅），测压（80~180mmH₂O）取标本（常规、生化各 3~4ml）放出约 10ml

脑脊液，将约 10ml 造影剂注入蛛网膜下腔，穿刺针头面斜向尾侧，在 10 分钟内注射完毕，改变患者体位，头低脚高 15°~20°，使造影剂向头侧移动。③摄片，观察造影剂随脑脊液流向胸椎平面时，立即摄片，仰卧、俯卧的正位片，仰卧、俯卧的侧位片，斜向左 45°、斜向右 45° 侧位片。④摄片完成后适量补液，增加造影剂排除，减少对脊髓刺激。

不良反应　①最严重的不良反应为造影剂过敏，最严重可因过敏性休克致死。可能发生腹部不适或疼痛和胃肠道反应如恶心、呕吐和腹泻。过敏反应较少见，通常表现为轻度的呼吸道和皮肤反应，如呼吸困难、皮疹、红斑、荨麻疹、瘙痒和血管性水肿，它们可在注射后立即出现也可在几天后出现。②严重的反应如喉头水肿、支气管痉挛或肺水肿非常少见。严重甚至毒性的皮肤反应已有报道。过敏样反应可能与剂量和用药途径无关。③其他不良反应与腰椎穿刺术后脑脊液压力改变相关，中枢神经系统感染相关。或神经根刺激症状相关。④可能出现一过性兴奋、失眠、神经根刺激症状，感觉过敏、呕吐、体温升高，刺激马尾神经可能发生大小便异常。最严重的神经症状可发生下肢肌力下降甚至瘫痪。

（赵宇　喻译锋）

suǐhé zàoyǐng

髓核造影（discography）　将造影剂注射到椎间盘内，观察髓核的形态，反映椎间盘病理特点的影像学检查方法。又称椎间盘造影。

临床应用　髓核造影作为一项诊断技术其与传统 MRI 及 CT 检查的主要区别是可评估患者的

腰痛是否为椎间盘源性，行椎间盘造影不仅能够显示髓核及纤维环的影像学特征，而且能够复制出患者的疼痛症状，帮助医师确定病变责任节段，指导诊断以及治疗。

适应证 ①退行性腰椎间盘疾病。②腰椎间盘突出症术后症状持续存在，鉴别椎间盘再突出与假关节疼痛等。③椎间融合术前筛选正确的融合节段。

禁忌证 ①脊柱或穿刺部位周围存在感染。②怀疑存在脊柱及椎旁肿瘤。③凝血功能障碍。④椎间盘造成严重脊髓压迫，出现马尾综合征或足下垂。⑤怀疑存在高颅压、脑疝、颅内占位性病变。⑥急性蛛网膜下腔出血。

检查方法 包括以下几个方面。

穿刺入路选择 ①俯卧位硬膜旁途径穿刺，适用于 $L_4 \sim L_5$ 椎间盘，操作时于棘突旁椎板下缘穿刺，沿硬膜外方向进针，其优点为不穿过硬膜即可到达椎间盘后侧。②侧卧位经硬膜穿刺，适用于 $L_5 \sim S_1$ 椎间盘，选定造影椎间盘相邻两棘突间穿刺，穿刺时贯通硬膜。③侧卧位椎旁穿刺，适用于 $L_1 \sim L_3$ 椎间盘。在棘突旁 $4 \sim 5cm$ 处向中线方向斜行进针，经椎间孔前外侧直进入椎间盘。

操作过程 ①选定穿刺点，常规消毒、铺巾、麻醉。②在透视引导下按照"穿刺入路选择"进行穿刺操作。穿刺针刺入纤维环时有弹性感，再进针 $1.5cm$ 即可到达髓核，透视确定针尖位置（通常位于椎间盘后 $1/4 \sim 1/3$）。③注射造影剂，注射过程中询问患者是否出现类似疾病发作时的疼痛。正常椎间盘能接受 $0.3 \sim 1.0ml$ 的液体容量，当注射超过 $3ml$ 时考虑存在纤维环完全撕裂，

造影剂漏入硬膜外腔。④摄脊柱正侧位片。⑤如有需要可按上述步骤行下一间隙髓核造影。

髓核造影阳性 ①有确切的椎间盘形态学异常的证据。②注射造影剂时出现明显的疼痛症状。③疼痛的性质必须与患者平时的疼痛一致或相似。④必须有疼痛阴性的椎间盘作对照。⑤注射压力/容量是判断腰椎间盘造影结果的独立指标。

注意事项 ①穿刺应从非可疑病变节段开始，在责任节段出现阳性诱发后，相邻节段应作为对照组进行造影检查。②进行穿刺时，应从非症状侧进针以避免针刺疼痛对诱发疼痛产生干扰。③注射造影剂应保持匀速，速度小于每秒 $0.08ml$，防止造成医源性纤维环破裂。④应用含碘造影剂行造影检查时，应进行碘过敏试验，必要时行造影剂过敏试验。应用造影剂前应详细查阅药物说明书，除外应用禁忌。⑤注意严格无菌操作。⑥造影完毕后需压迫穿刺部位 $5 \sim 10$ 分钟止血。

（赵 宇 牛 潼）

yāo-dǐ shénjīnggēn zàoyǐng

腰骶神经根造影（lumbosacral radiculography）将造影剂注射到神经根鞘内，观察神经根病变状态的影像学检查方法。

临床应用 腰骶神经丛结构复杂、变异较多，腰骶椎病变时常有神经根受累产生根性症状，腰骶神经根造影可显示神经根的影像学特征，帮助医师确定病变责任节段，指导疾病的诊断以及治疗。

适应证 ①存在椎间盘突出症状，但脊髓造影阴性者。②极外侧型椎间盘突出者。③腰椎间盘突出症术后症状持续存在。

禁忌证 ①脊柱或穿刺部位

周围存在感染。②怀疑存在脊柱及椎旁肿瘤。③凝血功能障碍。④怀疑存在颅内压增高、脑疝、颅内占位性病变。⑤急性蛛网膜下腔出血。

检查方法 ①患者取头高脚低位，成 $30°$ 俯卧于检查台上。②按常规腰穿操作消毒、铺巾、麻醉。③选择 $L_2 \sim L_3$ 或 $L_3 \sim L_4$ 椎间隙作为穿刺点，由棘突间进针，待有落空感后继续进针，直至有脑脊液流出。④留取 $5ml$ 脑脊液与等量造影剂混合，而后缓慢注入椎管内。⑤摄腰椎正侧位、双斜位片。

检查结果解读 通常造影剂分布在 $L_3 \sim S_2$ 平面，造影剂与脑脊液均匀混合，使硬膜囊成为不透 X 线的柱状阴影，其中可见透光细条状的马尾神经。走行在硬膜囊侧壁的马尾神经，沿相应的椎弓根内缘自硬膜囊分出，向外下斜行，此段为神经根。在造影片上，神经根鞘袖是硬膜囊向外下延伸的呈轨道状的不透光部分，通常神经根鞘袖在同一平面两侧几乎对称，其与硬膜囊侧壁相互连续，在根下连续部分一般成锐角，以正位及斜位片显示较清楚。

神经根压迫征象 ①硬膜囊压迹：常见为弧形缺损，密度减低或中断，表明硬膜外有压迫物存在。②神经根鞘袖截断，根下连续线中断以及锐角消失，常见于肩上型椎间盘突出。③神经根鞘袖抬高，压尖和根下连续性中断，弧度增大，常见于腋下型椎间盘突出。④神经根增粗，为神经根受压、变扁、水肿所致。⑤数个马尾神经根弧形内移，多见于较大突出的患者。

注意事项 ①造影前半小时可口服苯妥英钠，以降低脊髓兴奋性，可减少或避免抽搐反应。

②检查完毕后，保持半坐卧位8~10小时。③部分患者在造影术后腰腿痛症状可能有所加重，可能与造影剂刺激有关，需密切观察患者病情变化。④应用含碘造影剂行造影检查时，应进行碘过敏试验，必要时行造影剂过敏试验。应用造影剂前应详细查阅药物说明书，除外应用禁忌。⑤注意严格无菌操作。⑥造影完毕后需压迫穿刺部位5~10分钟止血。

（赵宇牛潼）

zhuīdòngmài zàoyǐng

椎动脉造影（angiography of vertebral artery）

经外周动脉穿刺，将导管置入椎动脉近端，注射造影剂到椎动脉内，观察头颈部及颅内血管内腔的影像学改变及血流情况的检查方法。

临床应用　椎动脉造影可用于多种脑血管病变（如动脉瘤、脑动脉畸形、颅后窝血管病变等）的检查及诊断。在骨科领域，椎动脉造影主要用于椎动脉型颈椎病的诊断。可观察椎动脉是否有扭曲、痉挛、变细、梗阻或者椎动脉有无畸形及动脉硬化等，同时判断椎动脉的异常改变与颈椎骨质增生和颈椎活动的关系。

适应证　①怀疑存在椎动脉型颈椎病者。②临床表现有椎基底动脉供血不足症状者。

禁忌证　①穿刺部位周围存在感染。②凝血功能障碍。③既往有脑血管意外者慎用。

检查方法　椎动脉常用的穿刺方法包括肱动脉穿刺法、锁骨下动脉穿刺法、腋动脉穿刺法、股动脉穿刺法等。

检查步骤　①穿刺部位常规消毒、铺巾、麻醉。②在透视引导下将造影导管送至主动脉弓处。③左侧椎动脉造影：将导管继续送至主动脉弓远端，导管尖端向外，继续向上送入导管，进入左锁骨下动脉，然后将导管尖端转向内上，即进入左侧椎动脉。④右侧椎动脉造影：将导管送入无名动脉，导管尖端朝向外侧进入右锁骨下动脉，将导管尖端旋转向上，即进入右侧椎动脉。⑤注射造影剂，摄颈椎正侧位、双斜位X线平片。⑥检查结束后卧床24小时。

造影结果解读　①椎动脉受压：由于钩椎关节增生导致椎动脉压迫。在钩椎关节水平处可见椎动脉局限性受压，呈弧形向后外移位，邻近的钩椎关节有明显的骨质增生。②椎动脉屈曲狭窄：造影可见椎动脉管壁不规则增厚，多见于动脉硬化性疾病。③椎动脉细小：造影表现为椎动脉管腔呈均匀一致的缩窄，其横径较对侧小1mm以上，多为先天性改变。④椎动脉缺如：一侧椎动脉完全消失，多见于脑血管闭塞性疾病。

注意事项　①股动脉穿刺者应注意检查足背动脉搏动及腹股沟区有无血肿形成。②如导管无法送入椎动脉，可于锁骨下动脉处注射造影剂。③为避免栓塞，将导管送入椎动脉后、注射造影剂前应抽出导管内存血。④应用含碘造影剂行造影检查时，应进行碘过敏试验，必要时行造影剂过敏试验。应用造影剂前应详细查阅药物说明书，除外应用禁忌。⑤注意严格无菌操作。⑥造影完毕后需压迫穿刺部位5~10分钟止血。

（赵宇牛潼）

jīdiàntú jiǎnchá

肌电图检查（electromyography test）

在体记录肌肉电活动信息的检查方法。肌纤维与神经组织相似，具有可兴奋细胞。肌纤维（细胞）在兴奋时会发出沿细胞膜两侧的可传导性电位，即动作电位。肌肉的收缩活动就是细胞兴奋的动作电位沿着细胞膜传导向细胞深部传递所引起的。肌电图是通过电极收集，以电子仪器放大记录，可定性定量地检测肌肉静息、主动收缩及周围神经受刺激时所产生的生物电图形，是临床功能性辅助诊断的一种电生理检测方法。

临床应用　肌电图可以了解肌肉运动单位的状态，评定和诊断神经肌肉功能，是其他生化组化和影像学检查不能取代的临床功能性辅助诊断。能准确客观、灵敏地反映病变的性质及部位，从而为医师的诊断、治疗、评估预后以及疗效评价提供第一手资料，实现神经性疾病的精确诊断。肌电图检查已经普遍应用于脊柱外科临床诊断，特别是对于下运动神经元、神经根、神经丛、神经干、神经肌肉接头及肌肉的各种异常，了解神经损伤或病变的程度和部位，进行神经功能评定，帮助确定临床诊断。①适应证：肌电图检查特别针对脊髓前角细胞和脑干运动核神经功能的定位诊断和鉴别，包括脊髓前角细胞、神经根、神经丛、周围神经、神经肌肉接头和肌肉病变等临床检查。肌电图检查在临床有广泛的应用，适用病症包括颈或腰骶神经根病变、运动神经元病（肌萎缩侧索硬化）、脊髓灰质炎、脊髓空洞症、脊髓肿瘤、脊髓血管畸形、脊髓炎及脱髓鞘病等脊髓神经性病变，也包括周围神经损伤、根型颈椎病、前斜角肌综合征、椎间盘突出症、腕管综合征、肘管综合征、急性感染性多发性神经根炎等周围神经病；还包括进行性肌营养不良、多发性肌炎、皮肌炎、肌强直综合征等各种肌病，以及重症肌无力、肌无力综合征等神经肌肉接头疾病。②禁忌证：晕针患者，血友病或血小板明显低下或出凝血时间不正常者，安装心脏起搏器者慎用电/磁刺激肌电检测。传染病患者、有严重高血压、心脏病、脑血管病、血液病、糖尿病、精神障碍的患者检查时要谨慎。

检查方法 临床肌电图检查可分为：①记录肌肉静止或收缩时电活动的常规肌电图。②应用电刺激检查神经、肌肉兴奋及传导功能的神经传导检测。③重复神经电刺激及神经反射电活动。临床常规肌电图通常采用同芯圆针电极（或表面参考电极配合经皮单电极）插入肌腹用于检测运动单位电位，记录肌肉静息和随意收缩的各种电特性。进行针极肌电图检查需要根据诊断需要选择受检肌肉，受检者采取坐位或卧位，保持放松。受检肌肉部皮肤常规消毒，快速插入针极。插针位置选择肌腹中央或运动点上。检查者将针电极插入受检肌的时候就已经开始了检查。针极肌电图检查检测针电极插入被检肌肉时的插入电位，之后的静息电位，可以观察终板噪声和终板电位。然后可以让被测者控制肌肉轻度收缩，检测运动单位动作电位，以及肌肉大力收缩状态时的募集运动单位电位。测定运动单位电位各项参数时，可取肌肉上、中、下不同部位插针。正常人群肌肉放松状态下的自发电位是静息的，异常会出现正锐波、纤颤电位、束颤电位、复合性重复放电、肌颤搐放电、肌强直放电等。一些病理性肌电图会见到肌颤搐电位、复合重复放电。神经传导检测是对神经冲动沿神经肌肉的传导过程进行定量评估，用来检查神经系统传递信息的功能状态。神经传导检测是由神经电刺激和响应信号记录构成，信号的记录电极放置于待测神经所控制肌肉的肌腹远端，参照电极置于此肌肉支配的关节远端。在对所测神经施加电刺激后，在记录电极上得到相应的动作电位，以刺激点至记录电极间的距离除以动作电位潜伏期可以得到此神经的传导速度，还可以测量到动作电位的幅值。潜伏期延长、神经传导速度降低是失髓鞘性神经病理的特征；振幅减低是轴突神经病的表现。神经反射的检查方法与神经传导类似，也是由刺激和响应信号记录来完成检测。常用的神经反射检查包括 H 反射（由感觉神经纤维传入，进入脊髓后逆向激发运动神经的兴奋产生的反射性肌肉收缩）。检测时，记录电极置于肌肉肌腹，阴极在近端，阳极在远端。刺激电极在支配肌肉的神经干。刺激强度为低强度开始逐渐加量，通常在出现 M 波后降低刺激强度后可出现稳定的 H 波，随着刺激强度的增强又逐渐消失。与之相似的还包括 F 波检查，F 波周围神经接受电刺激后而出现的晚期肌肉反应。F 波的实质是电刺激运动神经纤维，在冲动顺行到达支配肌的同时也逆行传导至脊髓，兴奋脊髓前角细胞，再返回到远端支配肌所产生。F 波传入和传出通路均为运动纤维，未经过突触，虽不构成真正的神经反射，但可以反映被测神经环路的功能。F 波检测时，刺激电极采用表面电极置于近端神经干走行的部位，记录电极放置在被测肌肉，刺激后，首先记录到直接刺激运动神经纤维的反应（被称为 M 波），在 M 波后出现 F 波。

注意事项 ①注意电生理仪器的电气安全，定期检查设备，以防漏电。②检查前应详细与患者沟通，解释检查过程并取得配合。③室内保持恒温，并保证患者肢体末端温度维持在 32℃，必要时应进行局部加温。④意识障碍患者或有精神症状患者进行检测时应咨询相关专科医师，避免意外损伤。⑤严格规范操作，尽量使用一次性电极。

（胡　勇）

yòufā diànwèi jiǎnchá

诱发电位检查（evoked potential examination）　通过记录神经系统对外界刺激的响应信号，实施神经系统功能完整性临床评估的检查方法。在临床电生理领域，诱发电位特指中枢神经系统（脑或脊髓）对外界刺激的响应电位。一般是以脑诱发电位为主，刺激方式可以是神经电刺激、磁刺激，或者是视觉、听觉刺激。不同的刺激可以构成不同的检查项目，如体感诱发电位（somatosensory evoked potentials）、运动诱发电位（motor evoked potentials）、视觉诱发电位（visual evoked potentials）和听觉诱发电位（Auditory evoked potentials）等。视觉和听觉诱发电位可以应用于神经科、耳鼻喉科和康复科对视听神经功能相关的临床检查，骨科相关的临床电生理检查主要应用体感和运动诱发电位。

基本内容 当人体受到外界确定性刺激时（电、磁、声、光等刺激），神经系统会在特定部位产生具有锁时特征的神经电位变化，这种电位变化被称为诱发电位。诱发电位的波形大多具有固定的特征，可以在特定响应时间内得到特定的响应波形成分，从而可以检测到相应成分的潜伏期、幅值、极性和持续时间等特征指标，而对潜伏期和幅值的评估为临床诊断提供了定量指标。诱发电位的刺激方式、刺激位置与记录位置有很大的特异性，应该根据标准的范式进行检测。诱发电位常含有多种成分，可以记录到短潜伏期和中长潜伏期电位。一般来说，短潜伏期诱发电位是神经系统原发性反应电位，主要和生理状态直接相关，而中长潜伏期诱发电位多与神经中枢对输入信息处理相关。在临床神经生理检查中，一般观察和检测短潜伏期诱发电位。

意义　诱发电位技术是一种重要的临床定量神经功能辅助诊断手段，可以无创检查神经系统的功能状态，能准确客观、灵敏地反映神经功能变化和部位，对临床的诊断、治疗方案以及预后评估具有重要应用价值。

（胡　勇）

tǐgǎn yòufā diànwèi

体感诱发电位　（somatosensory evoked potential）

对皮肤或外周神经施加刺激后，刺激所引起的兴奋从周围神经上行到脊髓、脑干，经丘脑交叉传到大脑皮质感觉区，在神经干及中枢神经系统就可以记录到相应的电位的电生理检测方法。这是一种无创检测神经系统感觉通路神经功能的辅助诊断方法。

临床应用　体感诱发电位主要用于检测周围神经、神经根、脊髓、脑干、丘脑及大脑的感觉神经信道的神经功能状态。适应证：在外周神经病变、神经根、脊髓和中枢神经疾病的诊断中起到重要的功能检测作用，还可用于后侧索硬化综合征、多发性硬化、吉林-巴雷综合征、神经源性膀胱、性功能障碍等临床检查。

无明确禁忌证。

检查方法　针对不同神经的检查，临床使用的体感诱发电位检测有许多种方法，大体上分为上肢、下肢和躯干体感诱发电位。上肢体感诱发电位的一个典型模式是正中神经体感诱发电位，采用经皮刺激电极放置在手腕处沿正中神经走行的皮肤上，记录电极参考国际脑电图学会制订的10~20系统，放置于头皮脑电C3和C4位置（分别位于标准电极点C3和C4后2cm），参考电极放于Fz点。检测时还可以在其传导通路如Erb's、颈髓放置记录电极。下肢常用胫后神经体感诱发电位，电极被放置在内踝后侧，跟腱后缘与内踝之间的中线位置，阴极置于跟腱中点位置，阳极放置在阴极上端3cm处，记录电极则放在头皮Cz点，参考电极放于Fz点，也可以在腘窝和颈髓放置记录电极。体感诱发电位检查还可以根据需要诊断的病症在不同外周神经上进行刺激，在相应的感觉皮质区记录信号，由于体感诱发电位临床检查操作简单、图形清晰、结果可重复性好、定量检测数据可靠，可以分析在不同位置记录到的不同波形成分，测量潜伏期与幅值，为临床诊断和评估提供有价值的参数。

注意事项　①体感诱发电位检查过程中要尽量避免被测试者受外界干扰，应该让被测者在安静和暗光环境下，全身心放松。②对外周神经电刺激应该尽量在被测者耐受度下，选择最大的刺激电流。③由于体感诱发电位需要进行叠加平均处理，一般需要做500~1000次有效诱发电位记录才能获得可靠的信号。在此过程中，应要求被测者配合，保持安静，身体不要活动。④为保证检

查的可靠性，务必对双侧肢体进行体感诱发电位检测。⑤用电安全是电生理检测中需要特别关注的问题，操作人员必须确保刺激和记录参数都在安全范围内。

（胡　勇）

yùndòng yòufā diànwèi

运动诱发电位　（motor evoked potential）

通过刺激运动神经元（通常刺激运动皮质），运动诱发电位是中枢神经运动区受到刺激时，产生神经冲动经延髓锥体，通过脊髓的皮质脊髓侧束和前束向下传递，在相应的周围神经或靶肌产生相应的诱发电位，反映了运动神经系统从中枢到外周神经、肌肉传导通路和功能完整性的电生理检测方法。是一种检测神经运动功能状态的电生理检测方法。

临床应用　运动诱发电位已广泛应用于运动神经系统疾病的诊断、术中监护和预后估计。运动诱发电位作为一项无创伤性诊断技术，已广泛应用于临床。其对于了解运动传导通路的功能状态，揭示中枢神经系统亚临床病变，帮助诊断和评定疗效方面均有重要意义。①适应证：运动诱发电位可以广泛应用于脊柱脊髓疾病如脊髓型颈椎病和腰椎狭窄等的临床诊断、评估和预后；还可应用于脊髓损伤、肌萎缩侧索硬化、多发性硬化、脑血管病（脑梗死）、运动神经元病、帕金森、偏头痛和小脑损伤等。②禁忌证：由于运动诱发电位检测需要对皮质进行强刺激，对于伴有脑出血、颅脑手术后留有金属内植入的患者和植入心脏起搏器的患者应避免使用，有癫痫家族史的患者慎用。

检查方法　运动诱发电位的刺激源可以采用电刺激或磁刺激

方式。经颅磁刺激运动诱发电位是一种无痛的检测方式，适合在清醒状态下进行临床检查。经颅磁刺激器可以对磁刺激线圈发出高强度脉冲电流，从而产生一个与线圈平面垂直的脉冲磁场，这个快速变化的磁场可以穿透颅骨，到达皮质产生感生电流，构成对运动神经元的刺激。经颅磁刺激运动诱发电位可以根据临床需要，采用不同的刺激与记录组合。如对于脊髓神经通路检查，可将磁刺激线圈置于头部国际脑电图学会制订的 10~20 系统的 C3 或 C4 位置对应的运动皮质，可以在手部鱼际肌记录到肌肉运动复合电位；当置于顶叶对应的运动皮质，可在胫骨前肌记录到肌肉运动复合电位。

注意事项 ①实施经颅磁刺激运动诱发电位检查时应让被测者充分了解磁刺激原理、过程和可能的反应，清楚讲解注意事项，消除被测者的紧张，避免受到惊吓。②被测者尽量放松，配合检测。③被测者应摘除所佩戴的金属类头饰或其他饰品。

（胡 勇）

shùzhōng shénjīngdiànshēnglǐ jiānhù
术中神经电生理监护（intra-operative neurophysiology monitoring）
手术过程中实施的，包括不同诱发电位和肌电图，防止神经功能的损伤，保障手术安全的术中神经电生理监测技术。

分类 术中神经电生理监护大多采用多模态、多通道的监护技术，主要包括以下三种：①术中体感诱发电位监护。②术中运动诱发电位监护。③术中肌电监护。

基本内容 术中神经电生理监护技术成为一种必要的手段被广泛应用于脊柱外科、神经外科

及心脑外科手术过程中。术中神经电生理监护是一门非常专业的技术，不仅需要神经电生理技术、神经生理与解剖，以及生物电信号检测技术相关知识，还要掌握麻醉对神经电生理的影响，更要深入了解手术原理、相关生物力学与神经损伤的相互关系。通常术中神经电生理监护需要根据手术计划制订相应的方案，一般会采用体感、运动诱发电位联合监护，有时会附加肌电及脑电监护。

意义 采用术中电生理监护，能持续观察神经功能，可以在安全范围内提高手术疗效，一旦发现问题，能尽早补救，减少或减轻并发症；术前、术中及术后的神经监测能对患者神经功能预后提供参考。随着脊柱外科、神经外科等手术器械与技术的成熟与推广，各类涉及神经系统结构的外科手术均会由于手术操作带来神经功能损伤的风险，如果损伤程度严重，可能会造成患者永久性的残疾。因此，有必要在手术过程中实时进行术中神经电生理监护，及早了解神经系统的功能状态，防止发生神经损伤，从而避免神经损伤所可能产生的严重后果。

（胡 勇）

shùzhōng tǐgǎnyòufādiànwèi jiānhù
术中体感诱发电位监护（intra-operative somatosensory evoked potential monitoring）
在外科手术中进行的体感诱发电位实时监测，主要监测感觉神经通路的上行性神经传导功能，防止术中神经损伤，是一种非侵入性可连续检测脊髓神经功能完整性的术中神经电生理监测技术。

临床应用 术中体感诱发电位在脊髓中反映了脊髓侧后索和

后索的上行传导束。该方法简便易行，可单独或与其他电生理监护技术联合使用，是最早被广泛应用于外科手术中的神经电生理监测技术。主要应用与脊柱外科手术，也可应用于神经外科和心胸外科中防止中枢神经损伤。①适应证：该项技术最早应用于脊柱畸形矫形手术，其后在各种退行性或先天性脊柱病患的手术中提供重要的安全保障。在脊柱或脊髓肿瘤、神经外科手术以及可影响血供的各种心胸外科手术中都有应用价值。②禁忌证：体感诱发电位监护技术适用人群较广，尚无明确禁忌证。

检查方法 术中体感诱发电位监护的刺激源一般采用恒流脉冲电刺激，刺激位置根据不同手术要求和所要监护节段而确定。①颈椎手术采用上肢体感诱发电位，经皮刺激电极放置在手腕处沿正中神经或尺神经走行的皮肤上，刺激电极的阴极放置在距腕横纹 2cm 处，阳极放置在腕横纹处；记录电极参考国际脑电图学会制订的 10~20 系统，放置于头皮脑电 C3' 和 C4' 位置（分别位于标准电极点 C3 和 C4 后 2cm），参考电极放于 Fz 点。②对胸腰段脊柱手术，恒流电刺激施加在胫后神经上，电极被放置在内踝后侧，跟腱后缘与内踝之间的中线位置，阴极置于跟腱中点位置，阳极放置在阴极上端 3cm 处，也可以选择腓神经或坐骨神经。记录电极则放在头皮 Cz 点，参考电极放于 Fz 点。③术中监护还推荐一种下皮质体感诱发电位，可以同时从第 2 颈椎棘突记录诱发电位（参考电极也放于 Fz）。另外，建议在监护过程中增加一对外周神经记录导联，上肢体感诱发电位监护在 Erb 点，下肢体感诱发电位

监护在腘窝，其目的是确保刺激已经成为神经冲动信号，并且沿着外周神经以动作电位的方式向上传导，用于排除技术原因造成的记录数据的丢失。④为保证术中监护的稳定性，建议使用0.2~0.3ms脉宽的脉冲刺激，频率在5Hz左右，刺激强度应选择在恒流10~40mA。体感诱发电位监护要求分侧刺激，也就是要左右侧分时单独刺激。滤波器应设为20~3 000Hz，检测过程中不要使用50Hz滤波器，叠加次数选择100~300次。手术过程中，刺激与记录参数保持不变。⑤在术前记录监护基准，术中监测诱发电位信号的潜伏期和幅值，当测量到的潜伏期和幅值与基准信号的相比较，潜伏期延迟或幅值降低超出预设阈值，术中监护将提出预警。

注意事项　①术中体感诱发电位监护受麻醉和生理参数变化影响较大，监测期间必须保持一个相对恒定的药麻醉深度和生理状态。术中必须同时监测血压、体温和麻醉参数。②操作人员必须确保刺激和记录参数都在安全范围内。③术中体感诱发电位应该被连续采集。采集时间应该开始于神经系统组织手术的所有相关操作前，结束于手术彻底完成后。

（胡　勇）

shùzhōng yùndòngyòufādiànwèi jiānhù

术中运动诱发电位监护　（intraoperative motor evoked potential monitoring）　在外科手术中进行的运动诱发电位实时监测，可以最直接地检测运动神经功能的完整性，防止术中神经损伤造成的肌力下降、运动功能障碍甚至瘫痪的术中神经电生理监护技术。

临床应用　运动诱发电位通过对大脑皮质运动区进行刺激，产生神经冲动经延髓锥体交叉到对侧，然后大部分通过脊髓侧索的皮质脊髓侧束向下传递，再传导到相应脊髓前角运动细胞，沿脊神经分布外周神经至肌肉，还有一部分延髓传出的电信号，沿脊髓前索下降，在脊髓前束中交叉到对侧前角运动细胞。因此，运动诱发电位主要反映脊髓前索和侧索的运动功能状态，更加直接地反映了临床上所关心的手术所致偏瘫或全瘫等神经性并发症。运动诱发电位经常单独或与其他电生理方法联合使用，作为一种重要的术中神经电生理监护技术而广泛应用于临床。①适应证：可应用于各种脊柱外科手术，以及脊柱或脊髓肿瘤、神经外科和可影响血供的各种心胸外科手术。②禁忌证：癫痫病史或癫痫家族史患者慎用；有颅脑手术后留有金属内植入患者；植入心脏起搏器、人工耳蜗或其他植入式电子设备的患者。

检查方法　实施经颅电刺激MEP监测，刺激电极一般放置在颅骨电刺激应跨越运动区的位置，通常将阳极放在Cz'（脑电图10~20系统中Cz电位点向前2cm），阴极分别放在C3和C4刺激对侧运动诱发电位。也可以以C3和C4互为阴阳极。刺激方式可采用多脉冲方波序列。正确选择经颅电刺激参数成功实施运动诱发电位监护的重要环节，串刺激激发运动诱发电位监护信号的成功率较高，一个串刺激由多个刺激方波组成，其刺激强度、刺激脉宽、刺激串个数以及刺激脉冲间时间间隔。相对于刺激部位，运动诱发电位记录电极可以放在脊髓、周围神经或肌肉上。通过直接从肌肉记录可以得到肌源性的运动诱发电位，记录电极放置在上肢的拇短展肌/小指展肌和下肢的胫前肌，可得到肌源性运动诱发电位。由周围神经记录神经源性的反应，记录电极可置于外周神经走向，如坐骨结节接近坐骨神经处，可得到神经源性运动诱发电位。

注意事项　①运动诱发电位监测脊髓功能时，要注意麻醉剂的使用与变化，特别是肌松剂的使用在很大程度上影响到诱发电位的检测。②实施运动诱发电位监护，应注意患者血压和生理参数变化。③高强度的刺激电流可使面部肌肉收缩，造成上下颌之间剧烈的闭合，导致舌或唇割破，麻醉后应为患者戴牙套或其他防护措施。

（胡　勇）

shùzhōng jīdiàn jiānhù

术中肌电监护　（intraoperative electromyography monitoring）　在外科手术过程中进行的肌电图实时监测，所测信号可以是自发或诱发肌电，主要用于防止神经根损伤的术中神经电生理监测技术。

临床应用　术中肌电监护与临床肌电诊断不同，术中肌电图监护也是记录骨骼肌的肌电图，主要用于脊柱外科手术中的神经根监护。其目的在于判断神经根减压是否充分，神经根是否受到损伤，在手术操作中保护神经根。①适应证：主要用于胸腰椎脊柱外科手术，也可用于颈椎手术中神经根保护。②禁忌证：术中肌电监护技术适用人群较广，尚无明确禁忌证。

检查方法　术中肌电监护分为自发肌电和诱发肌电监护。术中肌电检测是通过监测神经根在受到手术操作刺激或神经电刺激时，在其对应支配的肌肉上记录到的肌电信号。自发肌电监护是在术中长时间连续监测靶肌的肌电活动，手术操作如果惹扰了神经根，如牵拉、压迫神经根，椎弓根放置椎弓根钉时，导致神经根激惹，在神经根支配的肌肉可以记录到自发肌电活动，也可使用高音喇叭放大声音，肌肉收缩时在喇叭中产生声音，引起术者的注意。术者通过改变牵拉或压迫神经根力量大小，来避免过多的自发肌电。此种方法引出的肌电活动在手术操作过程中最敏感。需要注意的是，神经刺激可以防止过度操作和继发的神经根损伤，有时可能发生神经锐性横断、缺血性或慢性拉伸造成的神经损伤，这时自发肌电监护会处于阴性反应，不能准确对神经功能损伤进行报警。电刺激诱发肌电监护技术对监测椎弓根钉位置有很好的效果。当钻好椎弓根孔之后，术者将阴极刺激电极置于钉孔内，或待安装螺钉之后放置于螺钉之上，阳极电极置于术野内脊旁软组织上，通过电刺激椎弓根孔引出神经根相应节段所支配肌群的诱发肌电图。这一测试基于以下原理，如果椎弓根壁完整，则骨皮质可以阻止刺激电流到达神经根，刺激电流经骨皮质阻挡后不致引起神经根兴奋，不能诱发相应肌肉的肌电。如果椎弓根壁太薄或已经穿透，刺激电流通过阴极刺激电极泄漏到神经根。当一定强度的电流通过椎弓根壁，刺激神经根时会诱发肌电，引出肌肉收缩。这一检测的重要问题是判定错误椎弓根钉位置的刺激阈值，如果刺激阈值以下不能引出肌电，则可以认为椎弓根位置正常，不会引起神经根损伤。超

出这一阈值，则椎弓根螺钉位置有误。电刺激诱发肌电图为手术医师在术中检查螺钉的位置及钉孔壁是否完整提供一个有力的工具。

注意事项　术中监测肌电时，肌肉松弛水平需保持恒定。肌肉松弛水平应低于 4 级标准，如果肌肉松弛水平过高，则肌电敏感性会降低。

（胡　勇）

bùtài fēnxī

步态分析（gait analysis）　利用计算机图像追踪与分析技术结合生物力学和肌电测量技术，对人类运动过程（如行走、奔跑和跳跃等）中身体运动系统的活动规律的定量研究方法。不同文献对步态分析的定义多有不同，广义的步态分析还包括对动物运动过程的形态分析或足迹分析。临床医学中使用的步态分析，是指人体行走过程中的姿态的周期性运动规律，是研究人类在行走过程中的行为方式，不同的行走行为的差异可以反映被测者的运动功能状态。在临床步态分析中通常将检测结果分为正常步态和病理步态。

基本内容　人类对步态分析的研究早于 1680 年就已经开始。最初的步态观察靠目测。19 世纪 90 年代，解剖学家对负载和空载条件下的人体步态进行研究，得出一系列的生物力学特征。随着摄影技术的发展，人们可以记录到裸眼难以捕捉到的运动细节图像，从而开始了更为科学严谨的步态分析。现代电子计算技术、红外摄像技术、生物力学测试技术和肌肉动力学检测技术的发展，构成了以三维步态分析系统结合动态体表肌电图和压力测量板的现代步态分析系统。临床医学中

步态分析的过程包括数据测量、分析和结合模型的临床解析。步态分析中的数据包括三维步态分析系统捕捉到的运动图像，可以描绘出人体各个关节的运动角度、速度、加速度和运动轨迹；以动态体表肌电图记录相关骨骼肌或肌群的活动规律，三维测力台和足底压力检测足底与支撑面之间的三维作用力，通过人体模型分析与三维重建可以估计人体在步行过程中各个关节点的动力学特征。综合各种测量参数，可以全面分析人体运动时的步态运动学参数和动力学参数。

意义　步行是人类最基本的运动，步行的姿态（步态）反映了人体运动系统和神经系统的整体功能，步态分析是临床医学中一种重要的定量检查与辅助诊断手段，可以检查人体结构异常或神经功能异常所产生的功能障碍，可以客观定量地进行疗效评估。如步态分析可以对脑瘫患者进行精确诊断，辅助制订手术矫形方案，对术后的结果可以进行客观定量评估。同样，步态分析也可以用于其他手术，如下肢畸形和关节疾患的患者，还可以对矫形器和假肢设计和定制提供所需依据，在骨科、神经科和康复科等科室具有重要的临床应用价值。除了临床医学应用以外，步态分析技术还可以为人体生理病理学、运动医学、运动训练、体育锻炼和健康行为研究提供有力的科学工具，具有重要的科学意义及应用价值。

（胡　勇）

zhèngcháng bùtài

正常步态（normal gait）　在健康人群正常行走过程中，呈现出来的人体各骨骼关节运动曲线，以及相关的肌肉活动和生物力学

变化曲线。其反映了正常状态下，人体在中枢神经系统控制下，通过骨盆、髋、膝、踝以及足趾的一系列关节活动而完成的行走功能。尽管有一定的个性差异，但所获得的数据具有一定的稳定性、协调性、周期性、方向性。与在疾病状态下的病理步态有很大的区别。

基本原理 正常步态是人类两足行走时的与地面接触所构成特有的规律。正常步态应是平稳、协调、有节律的，两腿交替进行，必须完成的功能包括支持体重、单腿支撑和下肢摆动。通常将一个完整的步态定义为步态周期；每个步态周期中分为两个时相，分别是支撑时相和摆动时相。进一步细分每个步态周期的两个步态时相，可以分为七个子相，分别为支撑早期、支撑中期、支撑末期、摆动前期、摆动早期、摆动中期和摆动末期。正常步态的特征反映在运动学和动力学参数的变化曲线，以及肌电图的正常反应时间。运动学包括速度、节奏、步长、周期时间、时间百分比等多个参量，还包括骨骼关节的运动参数（髋、膝、踝，指的是髋/膝/踝关节角度和大腿/躯干关节旋转/躯干弯曲角度）等。另外，行走时不仅是下肢的运动，人体全身各部位都有相关的运动，从而保证躯干和整个人体的协调与稳定。如正常步态中的肩部、上肢、脊柱以及骨盆均相对下肢产生固定模式的协调运动。相对于运动学参数，正常步态还可以测量到一系列正常反应的三维作用力以及相应的表面肌电时序波形。

临床意义 正常步态是对人体骨骼肌肉系统正常结构和神经系统正常控制功能的综合反映，为临床鉴别骨骼结构畸形、关节退化以及神经肌肉性疾患提供对照。

（胡 勇）

bìnglǐ bùtài

病理步态 (pathological gait)

由人体运动系统和神经系统障碍引起的异常步态。病理步态可以表现为支撑时相或摆动时相障碍。支撑时相障碍可能是足内翻或足外翻等畸形引起的支撑面异常，也可能是由于肌力障碍或关节畸形导致支撑时相肢体不稳，还有可能是髋、膝、踝关节异常导致的代偿性躯干不稳。摆动时相障碍常引起对侧支撑时相下肢姿态发生代偿性改变，表现为垂足或者膝、髋关节僵硬、关节屈曲受限等肢体运动障碍。

发生机制 常见的病理步态可以单因素影响，也可能是多因素组合，从而构成复杂的临床症状。按照病理步态的发生机制可能是由骨或关节运动障碍，最常见的如足内翻、足外翻、足下垂、足趾卷曲、踇趾背屈、膝塌陷、膝僵直、膝过伸/屈曲、髋过屈/内收过分及髋屈曲不足等。另外一种发生机制是神经肌肉功能障碍引起的步态异常，如外周神经损伤导致的各种肌无力步态，如臀大肌、屈髋肌、股四头肌、踝背屈肌、腓肠肌/比目鱼肌无力步态。有一些神经疾病引起特出的病理步态，如脑卒中后遗症常见的偏瘫步态、脑瘫常见的剪刀步态、小脑功能障碍产生的醉汉步态、帕金森患者的慌张步态、脊髓病变，如炎症、截瘫等患者的公鸡步态和见于佝偻病的鸭行步态等。

临床意义 对于病理步态的观察和测量，有助于对不同临床疾病的诊断，可以帮助临床医师优化治疗方案，可以客观评估治疗效果。

（胡 勇）

jiānguānjié sānjiǎojī xiōngdàjī rùlù

肩关节三角肌胸大肌入路

(deltoid-pectoralis major approach of the shoulder joint) 又称肩关节三角肌胸大肌间沟入路。是肩关节前方的主要入路，具有损伤小，显露范围广泛的优点。

适应证 该入路适用于肱骨近端骨折、肩胛骨关节盂前方骨折、喙突骨折、肩袖撕裂的切开修复、长头肌腱切除或者固定、前方肩关节不稳定切开固定、半肩置换、全肩置换、反肩置换。

手术方法 手术多在气管插管全麻下进行，为控制术后疼痛，可以在全麻前进行锁骨上神经阻滞。患者取沙滩椅体位，患肩游离于手术床边缘，可以进行不受限制的后方活动。切口起自喙突向外下指向三角肌肱骨止点，长度 10~12cm。切开皮下脂肪组织可看到三角肌和胸大肌。在三角肌与胸大肌间如果存在脂肪间隙，即可在脂肪间隙内找到头静脉。小心分离保护头静脉，将头静脉与三角肌一起拉向外侧。如果没有明显的脂肪间隙，可以在喙突部位发现脂肪三角间隙，依此间隙向远端可以分开三角肌与胸大肌筋膜连接，显露头静脉并拉向外侧。向外侧拉开三角肌，向内侧拉开胸大肌显露下方胸锁筋膜。切开胸锁筋膜即进入三角肌下间隙，用手指进行肩峰下和三角肌下钝性分离松解三角肌下粘连以改善肱骨近端活动度。在三角肌下放置宽大拉钩显露深部组织。沿喙突尖、联合腱外侧缘切开筋膜组织并用拉钩将联合腱拉向内侧。联合腱深部有肌皮神经、内侧有腋动静脉和臂丛神经。因此，内侧的拉钩不能选择带有锐利边缘的拉钩，用力也不要大，以免损伤重要神经血管结构。为了扩大显露手术视野，可以对上方的喙肩韧带进行部分松解，在喙突上放置翘板以扩大上方显露。有时需要松解胸大肌止点上缘 1cm 以扩大下方显露。显露至此时，切口下部常有静脉渗血，可以进行彻底止血或者临时放置纱布压迫。肩袖表面有滑囊组织覆盖，这些滑囊组织在肩袖损伤时常有增生、增厚，有时不好和肩袖肌腱区别。可以通过旋转肩关节来判断是滑囊还是肩袖肌腱：不随着肩关节旋转的表面组织是滑囊，随关节旋转的组织是肩袖。切除滑囊组织即可清晰显露肩袖结构。此时，肩袖结构已经暴露于术野内，可以进行肩袖修复的操作。如果是肱骨近端骨折病例，可以通过寻找长头肌腱来判断大小结节。轻度外旋肩关节，在胸大肌止点上缘可以轻松找到长头肌腱，沿此肌腱向近端即可到达结节间沟，大小结节就可以准确判断。在结节间沟部位切开覆盖长头肌腱的纤维组织即可区分冈上肌腱与肩胛下肌腱的边界。在结节间沟上缘向喙突切开肩袖间隙可以进一步区分冈上肌腱和肩胛下肌腱。如需要继续进行关节腔显露，需要切开肩胛下肌腱在小结节的附着。可以保留 1cm 腱性止点纵行切开肩胛下肌腱，并用缝线进行牵引标记；也可以进行小结节截骨掀起肩胛下肌腱。将肩胛下肌腱连同前方关节囊拉向内侧即可显露盂肱关节腔。

注意事项　①头静脉的处理：头静脉负责三角肌的部分静脉回流，与三角肌有较多的静脉联系，因此理论上应该将头静脉与三角肌一同拉向外侧。术中要关注三角肌和头静脉的保护，尽量避免头静脉挫伤栓塞。如果没有好的保护三角肌和头静脉的宽大拉钩，也可将头静脉与三角肌分离后拉向内侧。②长头肌腱的处理：在切开结节间沟后，长头肌腱存在不稳定；在关节置换后长头肌腱需要切除。因此，术中常需要进行长头肌腱固定。可以在显露好大小结节或者关节腔后即进行胸大肌上缘的长头肌腱软组织固定，以免主要操作完成后忘记进行长头肌腱固定，术后出现肱二头肌的大力水手征。③腋神经的保护：在进行肩胛下肌腱切开时务必提前找到腋神经，以免误伤，可以用手指沿肩胛下肌肉从上向下滑动，均可以触及位于其表面的腋神经。

优点　该入路的优点在于手术显露位于组织间隙，没有肌肉、神经、血管损伤的风险；解剖变异少；可向远近端延长切口。

缺点　主要缺点是无法处理肩关节后方的病损。因此，术前判断病变位置最为重要。

（姜保国）

jiānguānjié yèqián rùlù

肩关节腋前入路（anterior axillary approach of the shoulder joint）

肩关节前方从喙突至腋窝顶点的手术入路。是对三角肌胸大肌入路的改良，具有切口小、隐蔽、美观的优点，尤其适用于肩关节前方不稳的喙突移位手术。

适应证　该入路主要显露范围是盂肱关节前方和喙突，主要适用于喙突骨折、肩关节前方不稳定的班卡特（Bankart）修复、喙突移位、肩胛骨关节盂前方骨折的切开固定等。

手术方法　患者采用气管插管全麻，可以辅助术前锁骨上神经阻滞。手术体位采用沙滩椅体位，在肩胛骨后方垫软垫。常规消毒铺单后要确保上肢可以顺畅活动。切口起自喙突，指向腋窝顶点，长度约为 5cm。切开皮肤及皮下脂肪组织后显露三角肌和胸大肌在喙突处找到脂肪三角，由此向远端分离显露头静脉，并将头静脉与三角肌拉向外侧，胸大肌拉向内侧。喙突上翘板以扩大上方显露。沿联合腱外侧缘切开胸锁筋膜，显露下方的小结节和肩胛下肌腱。将联合腱拉向内侧可以更好地显露小结节及肩胛下肌前面。沿肩胛下肌肉表面向下可以触及腋神经。如进行喙突骨折的复位和固定，显露至此即可。如果需进行肩关节不稳定的喙突移位手术，需要显露喙突。喙突上表面显露至喙锁韧带止点处，长度一般约为 2.5cm，外侧切断喙肩韧带，内侧松解胸小肌。进行喙突截骨后松解联合腱内侧筋膜连接后即可进行喙突移位，喙突尖下约 5cm 联合腱深方可见肌皮神经，联合腱内侧即为腋动静脉和臂丛神经。将喙突骨块和联合腱拉向下方即可见覆盖盂肱关节前方的肩胛下肌。外旋肩关节，在肩胛下肌中下 1/3 水平沿肌纤维方向钝性分离可显露前方关节囊。充分将肩胛下肌上下两部分分别拉开即可显露前方关节囊、肩胛骨关节盂前方及肩胛颈前方。此时上方肩胛下肌可通过克氏针打入肩胛骨关节盂前方进行牵拉，下方肌肉可在肩胛骨关节盂下缘通过翘板扩大显露，内侧可放入纱布，由此可以充分显露导致肩关节不稳的肩胛骨关节盂前方关节囊韧带损伤、肩胛骨关节盂骨性损伤。T 形切开关节囊即可显露盂肱关节腔。

注意事项　①手术切口：肩关节前方皮肤活动性良好，可以更多地考虑美观因素，小一些的切口也能满足手术操作的要求。②喙突截骨：如需进行肩盂前方骨性重建，喙突截骨长度 1～2cm 即可，务必确保喙锁韧带完整性。③肌皮神经的保护：联合腱外侧切开是安全的，内侧松解时要注意保护位于联合腱深方的肌皮神经。④腋神经的保护：掀起喙突联合腱之后，腋神经位于肩胛下肌中下 1/3 肌腹水平，术中务必探查清楚，盲目在此水平进行肩胛下肌分离容易损伤腋神经。

优点 该入路切开小，且比三角肌胸大肌入路更沿皮纹方向，术后瘢痕小，比较美观。对于肩胛骨关节盂前方的显露直接清晰。

缺点 进行喙突截骨后，腋动静脉和臂丛神经的解剖位置缺少软组织保护。肌皮神经和腋神经暴露于术野内，有损伤的风险。肩胛骨关节盂前方显露时容易受到肩胛下肌肉的干扰。主要预防措施包括良好的局部解剖知识储备、彻底止血保持术野清晰、按部就班的逐层解剖显露、选择合适的拉钩、翘板以保持术野的显露。

（姜保国）

jiānguānjié pīkāi sānjiǎojī rùlù

肩关节劈开三角肌入路（deltoid-splitting approach of the shoulder joint） 经由三角肌前中束之间的手术入路。劈开三角肌入路也可以进入肩峰下间隙、盂肱关节，进行肩峰下处理、肩袖修复和关节置换。通常劈开三角肌的位置在三角肌前束和中束之间。也有学者称此入路为上外侧入路、前外侧入路、微创入路。

适应证 常见的适应证包括切开肩峰成形、肩袖修复，长头腱切开固定，肱骨近端骨折切开复位内固定，人工肱骨头置换，全肩关节置换和反肩关节置换。

手术方法 患者体位可以是沙滩椅体位、侧卧位或者平卧位。多数采用气管插管全麻，可以结合术前锁骨上神经阻滞或者置管用于术后镇痛。单纯神经阻滞麻醉需要配合静脉镇静，如果患者术中清醒，由于手术铺单常覆盖面部，容易诱发幽闭感不利于手术进行。劈开三角肌入路的皮肤切口有三种。①自肩峰前外侧角向三角肌止点方向纵行切开。此切口与皮纹方向垂直，容易引起瘢痕反应。②平行于肩峰外侧缘沿皮纹走行的从前向后的切口，为显露深部结构需要掀起皮瓣，对患者有皮瓣坏死的风险。③在肩峰外侧缘沿皮纹做水平小切口，对于骨折病例可以从近端切口放入接骨板，远端锁定通过经皮切口完成。沿肩峰前外侧角向远端切开皮肤及皮下组织，显露三角肌前中束，通畅会发现纤维结构存在于前中束交界处，如果标志不明显，可以向远端牵拉上臂增加三角肌张力，此时在前中束之间会出现凹陷，即交界。纵行劈开交界处纤维组织即可进入肩峰下和三角肌下间隙。劈开三角肌入路需要保护腋神经前束。腋神经常位于距肩峰外侧缘 5～7cm 处，但也有 20% 病例小于 5cm。因此，保险的方法是显露出肩峰下间隙后用手指去探查远端三角肌下方的腋神经，常可以触及三角肌下横向走行的条索状腋神经。确定腋神经位置后最好在三角肌上标记一下位置，以免术中误伤腋神经。对于骨折病例，可以在腋神经水平以远继续劈开三角肌用于远端螺钉的植入。彻底清除肩峰下滑膜组织就可以显露肩袖和大小结节。肩峰下成形，冈上、冈下肌腱的修复都可以直视下完成。外旋肩关节可以显露小结节

和肩胛下肌腱，如果肩胛下肌腱严重回缩，此入路治疗困难。如进行反肩置换，可以切开肩袖间隙、切除残余的冈上肌腱进入盂肱关节腔。劈开三角肌入路向近端延长切口的空间有限。以往有人报道进行肩峰截骨或者将三角肌从肩峰处剥离以扩大近端显露。这种方法有出现三角肌止点不愈合的风险，现在一般是通过肩峰前下缘成形和松解喙肩韧带改善近端显露。远端延长切口与三角肌胸大肌入路相同。

注意事项 ①三角肌对于肩关节的功能至关重要，剥离三角肌可能会导致愈合不良，且术后需要长时间制动，因此尽量避免从肩峰上剥离三角肌。可以通过肩峰成形和喙肩韧带松解改善近端术野。②在劈开三角肌时一定找到并保护腋神经。

优点 ①三角肌胸大肌入路中手术操作对三角肌前束的干扰和损伤明显，而该入路则基本避免了对于前束的不利影响。②对于大小结节、冈上肌腱、盂肱关节的显露更为直接，利于操作。

缺点 ①该入路没有在解剖间隙进行，损伤的三角肌容易与肱骨形成粘连。②对于腋神经存在损伤风险，尤其是再次进行翻修手术时，很难寻找腋神经。③如果术中剥离了三角肌起点，术后存在愈合不良的风险。

（姜保国）

jiānguānjié hòufāng rùlù

肩关节后方入路（posterior approach of the shoulder joint） 肩峰后外侧角到腋窝后侧顶点之间的手术入路。该入路临床应用较少，适用于主要病损在关节后部的病例。

适应证 常见的适应证包括肩胛骨关节盂后方骨缺损切开植

骨、肩胛骨关节盂后缘骨折切开复位内固定、肩胛骨骨折切开复位内固定、肩胛骨关节盂上切迹囊肿的切开减压。

手术方法 患者体位可以是俯卧位，但健侧卧位更为常用。患侧手和前臂可以放在体侧，也可以放在患者胸前的托板上。术中保证患侧上肢可以自如活动是非常必要的。患者采用气管插管全麻。切口自肩胛冈后缘向外至肩峰后外侧角成直角转向腋窝后顶点。如果手术局限于肩胛骨关节盂后方植骨，切口可以自肩峰后外侧角至腋窝后顶点。切开皮肤皮下组织后显露三角肌后束。松解三角肌后束与冈下肌小圆肌表面的强韧筋膜，将三角肌后束拉向外上。在冈下肌与小圆肌之间存在神经界面，在内侧两个肌肉之间可能存在脂肪间隙，沿间隙从内向外分开冈下肌和小圆肌。两者的间隙恰在肩胛骨关节盂后侧的下 1/2。将冈下肌从肩胛骨表面钝性剥离并拉向上方，可在肩胛骨关节盂上切迹处找到肩胛上神经和伴行血管。通过被动活动肩关节可以判断出盂肱关节后方的间隙，从而确定后方关节囊的位置。T 形切开后方关节囊即可显露肩胛骨关节盂后方骨面和盂肱关节腔。腋神经和旋肱后血管位于小圆肌下缘、肱骨头向下突出的位置附近，如果向下方延长切口要注意保护神经血管结构。

注意事项 ①没有必要将后束三角肌从肩胛冈上剥离，通过向上、外牵拉后束即可显露肩胛骨关节盂后方及盂上切迹。②在下方关节囊处或者小圆肌下方操作时要注意保护腋神经和旋肱后血管。

优点 可以有效显露肩胛骨关节盂后部，肩胛颈、部分肩胛骨体部、肩胛骨外侧缘。

缺点 ①该入路较少使用，因此对于多数医师都存在解剖不熟悉的问题。②肩胛上神经损伤的风险。③腋神经损伤的风险。④旋肱后血管损伤风险。

（姜保国）

jiānguānjié Zhūdài rùlù

肩关节朱代入路（Judet approach of the shoulder joint） 该入路是治疗复杂肩胛骨骨折的最常用入路，具有显露充分、操作简便的优点。包括传统的朱代入路和改良的朱代入路两种。

适应证 累及肩胛骨体部、内外侧柱、肩胛冈、肩胛颈、肩胛骨关节盂后缘的骨折。

手术方法 患者体位取健侧卧位，患侧上肢放置于患者前方托板上，确保上肢可以自如活动。气管插管全麻。①标准的朱代入路：适用于有较多骨痂形成需要广泛松解，或者严重粉碎的肩胛骨骨折。切口自肩峰后外侧角下缘开始沿肩胛冈向内然后沿肩胛骨内侧缘向下至肩胛骨下角。保持皮肤与浅筋膜完整性向外侧掀起皮瓣。辨别三角肌后束形态，将三角肌从肩胛冈上锐性剥离并拉向外侧，显露下方的冈下肌小圆肌。从肩胛骨内侧缘钝性剥离掀起冈下肌，在接近肩胛上切迹处可以看到冈下肌深部的肩胛上神经血管束，不要用力牵扯该神经血管束肌肉瓣的活动度受到神经血管束的限制，过度牵拉会导致冈下肌功能失常。肩胛骨外侧缘可以通过翘板改善术野显露。旋肩胛血管位于关节面以远 4cm 位置，如遇该血管应该主动予以结扎。至此肩胛骨体部、肩胛颈和大部分后方关节面可以显露。②改良的朱代入路：适用于 10 天以内的新鲜肩胛骨骨折，且骨折粉碎程度低、不伴有肩胛骨体部广泛受累的骨折类型。主要特点是不再广泛剥离后部肌肉组织，利用冈下肌小圆肌间隙进行骨折复位和固定。切开类似于朱代入路。将皮肤皮下组织瓣完整掀起拉向外侧。将三角肌后束从肩胛冈剥离后拉向外侧。寻找冈下肌小圆肌间隙，通过间隙进行肌肉的部分分离显露骨折区。

注意事项 ①是否将冈下肌从肩胛骨体部游离是区分标准朱代入路和改良朱代入路的主要区别。对于骨折累及肩胛体部范围广泛，多处内外侧缘骨折，骨折时间久已经形成骨痂的复杂病例，选择标准朱代入路较为合适。如果骨折累及肩胛体比较局限，骨折时间短于 10 天的相对简单病例，选择改良的朱代入路较为合适。②掀起冈下肌瓣要注意保护肩胛上神经血管束，过度牵扯会导致术后冈下肌脂肪浸润，外旋乏力。

优点 可以有效地广泛显露肩胛骨后表面。

缺点 ①冈下肌的广泛剥离和牵拉容易导致术后肩关节外旋力弱，所以术中保护肩胛上神经血管束是非常必要的。②旋肩胛血管位于关节面下 4cm 附近，如果术中误伤会导致血管回缩难以发现，术中出血增多。因此，如有需要显露至此，应该主动寻找该血管束，予以结扎。

（姜保国）

gōnggǔ qiánwàicè rùlù

肱骨前外侧入路（anterolateral approach of the humerus） 进入肱骨干前外侧病变损伤区域的手术入路。该入路是肱骨干骨折时切开复位接骨板内固定的经典手术入路，可显露上起肱骨外科颈，下至肱骨外髁上 5cm 处的肱骨干前面，临床上做肱骨全长手术切口较少，通常仅需利用该入路的一部分，与所有肱骨入路相同，桡神经是术中经受风险最大的结构。随着微创技术的发展，经典前外侧入路可改良为微创前外侧入路，即利用肱骨近侧和远侧两个软组织窗，适用于接骨板内固定的微创入路。

经典前外侧入路　如下所述。

适应证　①肱骨干中、上 1/3 骨折切开复位内固定术。②上臂远段桡神经探查。③肱骨慢性骨髓炎病灶清除术。④肱骨干肿瘤切除术。

手术方法　包括以下几方面。

患者体位　患者仰卧于手术台，患肢置于上肢托板，外展约 60°。可于肩胛骨下置一手术垫以抬高肢体；将患者稍向健侧倾斜有利于减少患肢出血。

体表标志　①喙突：在锁骨中外 1/3 处稍下方，斜向外后方按压可触及肩胛骨的喙突。②三角肌胸大肌间沟：其内有头静脉穿过。③肱二头肌：肱二头肌长头下行于上臂内侧，其外缘位于上臂前面。

皮肤切口　切口起自肩胛骨喙突顶端，纵行沿三角肌胸大肌间沟行向外下方，至肱骨外侧面的三角肌止点，此处约为肱骨干中点，自该点起，切口沿肱二头肌外缘向下，延伸至所需位置，最低应止于肘屈纹上方约 5cm 水平。

分离显露　①浅层：a. 肱骨干近段：以头静脉为标志找到三角肌胸大肌间沟，将三角肌与胸大肌分开，将头静脉连同三角肌牵向外侧，沿肌间隙向远端分离，至三角肌位于三角肌粗隆的止点和胸大肌位于肱骨结节间沟外侧的止点。b. 肱骨干远段：沿皮肤切口线切开上臂深筋膜，找到肱二头肌和肱肌的间隙，通过向内牵开肱二头肌分离出此间隙，其深面为肱肌的前面，肱肌遮盖着肱骨干。②深层：a. 肱骨干近段：在胸大肌肌腱止点外侧纵行切开骨膜，显露肱骨干上段，将切口向近侧延伸，始终行于肱二头肌长头腱的外侧。此处旋肱前动脉自内向外横向穿过术区，可将其结扎或电凝。如需显露肱骨全长，可部分或全部剥离胸大肌位于肱骨结节间沟外侧的止点，这些剥离应在骨膜下进行，尽可能多地保留软组织附着，同时防止损伤位于肱骨螺旋沟内并自内向外跨过肱骨中 1/3 段背面的桡神经。b. 肱骨干远段：向内牵开肱二头肌可显露肱肌和肱桡肌，在肘上方找到两者的间隙，沿肌间隙切开肌肉表面的深筋膜并分离，可通过手指在肌间隙内探查找到桡神经，在这一区域内复位骨折时应注意避免牵拉桡神经。向外牵开肱桡肌，可向上追踪桡神经直至其穿过外侧肌间隔。纵行切开肱肌外缘，深达骨表面，仔细避开桡神经并保持在神经内侧分离，纵行切开肱骨前外侧骨膜，并向内牵开肱肌，通过骨膜下分离将肱肌自肱骨前面掀起。至此，肱骨干远段前面已显露。

注意事项　①桡神经在上臂位于肱骨后面、肱三头肌外侧头和内侧头之间的螺旋沟内，绕过肱骨背面并发出分支至肱三头肌外侧头和内侧头的外侧半，之后穿过外侧肌间隔进入前方间室，在下述两处易受损伤：a. 肱骨中 1/3 段背面螺旋沟内。术中分离时应注意避免偏离至肱骨后面；如在肱骨中 1/3 段前方放置接骨板，自前向后使用钻头、攻丝或拧入螺钉时均应注意避免损伤桡神经。b. 上臂远 1/3 的前方间室内。桡神经穿过外侧肌间隔，行于肱桡肌和肱肌之间，为避免损伤神经，于肱肌肌腹上做切口前，应找到并保护桡神经。此外，桡神经在上臂近侧走行于三角肌深面，向三角肌放置牵开器时注意保护桡神经，同时避免过度牵开三角肌致桡神经卡压损伤；桡神经在上臂远侧包绕肱骨远端外侧面，应注意避免内固定置入的接骨板远端卡压桡神经。②前外侧入路涉及切口近端与远端两个不同的神经界面，切口近端神经界面位于三角肌（腋神经支配）与胸大肌（胸内、外侧神经支配）之间；切口远端神经界面位于肱肌的内侧半与外侧半之间，肱肌外侧半由桡神经支配，内侧半由肌皮神经支配。因此，纵行劈开肌肉并不会使任一侧失神经。其中肌皮神经是肱肌的主要支配神经，故手术中常利用肱肌及其外侧邻近肌肉之间的界面。③手术中注意保护三角肌和胸大肌间沟内的头静脉。④如需向近侧延伸，可经三角肌胸大肌间隙，截断喙突并切开肩胛下肌，延续为肩关节前方入路。⑤如需向远侧延伸，可通过延长皮肤切口并分离肱桡肌（桡神经支配）和旋前圆肌（正中神经支配）的间隙，延续为肘关节前方入路，注意避免损伤位于肱二头肌肌腱外侧的前臂外侧皮神经（肌皮神经的延续）。

优点　①良好的体位便于术者操作。②充分显露肱骨干，并可向近端延长切口以处理肩部病变。③可清楚地显露上臂远段桡神经。

缺点　①无法对远端内侧病变进行充分处理。②软组织剥离较多，对骨折区血供影响较大。③恢复后存在明显的手术瘢痕。

微创前外侧入路 如下所述。

适应证 肱骨干骨折复位内固定。

手术方法 包括以下几方面。

患者体位 患者体位同上，消毒铺巾前应确保病变部位可获得充分方位的 X 线透视影像。

皮肤切口 ①近端切口：起自喙突稍下方，沿三角肌胸大肌间沟向下，做长 5~7cm 的纵切口。②远端切口：根据骨折位置，在上臂远侧 1/3 段沿肱二头肌外缘做 5~7cm 的纵切口。

分离显露 ①近侧窗：以头静脉为标志，找到三角肌和胸大肌间沟并沿此间隙钝性分离两者，直至肱骨表面，保持在肱二头肌长头腱外侧，为便于插入接骨板，需部分或全部切断胸大肌止点和三角肌止点。②远侧窗：沿皮肤切口线切开上臂深筋膜，找到肱二头肌和肱肌之间的间隙，通过向内牵开肱二头肌沿此间隙分离，显露覆盖肱骨前方的肱肌，纵行劈开肱肌纤维，使用钝头起子沿肱骨前面在骨膜下向上分离，直至将两窗连通，分离时注意严格贴近肱骨前表面进行，可配合以经近侧窗向远侧分离，通常以手指沿肱骨插至肱二头肌下方，剥离器由远向近自肱肌上缘穿出与手指汇合，过程中使患肢屈肘可减小肱肌张力，便于操作。

注意事项 ①在远侧窗，桡神经位于手术入路的外侧、肱肌外缘和肱桡肌之间，应注意保护。②肌皮神经及其远端延续，即前臂外侧皮神经，位于肱肌和远侧窗的内侧，为避免损伤神经，应沿中线或稍外侧劈开肱肌。③在上臂近 1/3 段，旋肱前血管于胸大肌和三角肌的间隙内横向穿过术区，分离此间隙时应找到并尽可能保护。④若骨折复位难以满

意，需在直视下复位时，可以通过连接近、远窗，将入路转变为前外侧入路，劈开肱肌即可完成显露。

优点 软组织剥离少，利于保留骨折区血供。

缺点 对骨折显露不充分，难以在直视下完成并评估复位。

（姜保国）

gōnggǔ hòufāng rùlù

肱骨后方入路 （posterior approach of the humerus） 进入肱骨干后方病变损伤区域的手术入路。肱骨干后方的解剖结构较前方复杂，常见的包括用于显露上段的肱骨近端三角肌后方入路和用于显露中下段的肱骨远端后方入路，后者是经典的可延伸入路，可以为肱骨远端后面提供良好通路，并可以延伸为肘关节后方入路。

肱骨远端后方入路 如下所述。

适应证 ①肱骨中、下 1/3 骨折。②上臂远段桡神经探查。③肱骨远端后方骨肿瘤的切除。④肱骨远端后方骨髓炎病灶的手术。

手术方法 包括以下几方面。

患者体位 两种可选体位：①侧卧位，患肢在上，上臂下方可垫手术垫。②俯卧位，患肢外展 90°，并使前臂垂于手术台外，肘关节可屈曲，术侧肩部下方垫手术垫。

体表标志 ①肩峰：肩部最高点的矩形骨性突起。②鹰嘴窝：在上臂后面远端触摸鹰嘴窝，此处充满脂肪并由部分肱三头肌及腱膜覆盖，肘关节伸直时鹰嘴进入此窝内。

皮肤切口 沿上臂后面中线做一纵切口，自肩峰下 8cm 处至鹰嘴窝。

分离显露 ①沿皮肤切口线切开上臂深筋膜。浅层分离的关键是掌握肱三头肌的解剖，此肌分为两层，浅层由起自螺旋沟外侧的外侧头和起自肩胛骨盂下结节的长头构成，深层由内侧头构成，该头起自肱骨后面螺旋沟以下，远 1/4 的整个骨面。②在近端找到外侧头和长头之间的间隙，在近侧钝性分离两头之间的间隙，向外牵开外侧头并向内牵开长头；在远侧沿皮肤切口线锐性分离，劈开两头共同肌腱，找出桡神经及伴行的肱深动脉。在此平面有许多小血管穿过肱三头肌，需将其分别电凝。③沿中线切开内侧头，继续向下分离肱骨骨膜，通过骨膜下分离将内侧头自肱骨上剥离，此时手术操作应注意保持在骨膜下以避免损伤尺神经，尺神经在上臂下 1/3 段自前向后穿过内侧肌间隔。尽量少的剥离软组织以保留损伤区的血供。至此，肱骨后面已充分显露。

注意事项 ①桡神经在此入路部分于肱骨后方走行于螺旋沟内，其位置大致位于肩峰外缘与尺骨鹰嘴中点处，可在肱三头肌内侧头附着点的外缘找到。在未明确找到该神经前，应避免在上臂上 2/3 段内继续向深层分离。②在上臂下 1/3 段，尺神经位于肱三头肌内侧头深面，如不能自骨膜下平面将此肌自肱骨表面掀起，则可能损伤尺神经，同时尺神经在肱骨内上髁后面向下走行，在显露肱骨远端内、外侧髁时，应注意保护尺神经，通常需辨别肱骨内上髁并将尺神经牵向前方。③肱深动脉伴随桡神经行于螺旋沟内，同样易受损伤。④后方入路需劈开肱三头肌，肱三头肌长头接受桡神经支配的位置高至腋窝，接近此头的起点，外侧头接

受神经支配的位置较低，在螺旋沟上部水平，将两者劈开至螺旋沟水平，不会损伤任一头的神经支配。内侧头具有双重神经支配，内侧半接受来自桡神经的纤维支配，这些纤维在尺神经旁走行，与其十分靠近，外侧半的神经支配来自桡神经主干，这种双重神经支配是纵行劈开内侧头从而显露肱骨的结构基础。

优点 ①可充分显露肱骨远端内外侧，通过远端延伸便于对肱骨干骨折固定。②清楚地显露上臂远段桡神经。③该入路可向远侧延伸，将皮肤切口跨过鹰嘴，经鹰嘴截骨向深层分离，可提供至肘关节的后方入路。

缺点 ①桡神经损伤风险高，在肱骨干中段接骨板固定时，接骨板应位于桡神经下方，导致桡神经直接贴附在接骨板上。②该入路近端延伸受限，难以有效显露螺旋沟以上的肱骨。③侧卧位或俯卧位等体位需要患者具备一定的耐受性。④该入路无法显露肱骨的前面。

肱骨近端三角肌后方入路 如下所述。

适应证 肱骨干后上部骨肿瘤切除，肱骨干后上部骨髓炎病灶的手术。

手术方法 包括以下几方面。

患者体位 俯卧位，患肢外展90°，并使前臂垂于手术台外，肘关节可屈曲，术侧肩部下方垫手术垫。

体表标志 肩胛冈是自肩胛骨背面突起的一个后的骨嵴，肩胛冈的基底几乎是水平的走向的，而其有利的外侧缘弯向前方形成肩峰，部分三角肌起自肩胛冈下缘。

皮肤切口 在肩后自肩胛冈向外下沿三角肌后缘并稍外做弧形皮肤切口至三角肌粗隆。

分离显露 ①沿切口线方向切开浅深筋膜，找到三角肌和肱三头肌外侧头之间的间隙，将三角肌后缘向外牵开，纵行切开并剥离肱骨骨膜，将掀起的骨膜连同肱三头肌外侧头一并向内侧牵开。②找出肱三头肌长头和外侧头之间的间隙，确认其间通过的桡神经及伴行的肱深动脉，其前内为肱动脉及正中神经，妥善保护沿桡神经沟走行的桡神经及其分支，直至其穿出外侧肌间隔处。③自肱三头肌长头与外侧头之间向下切开其融合处，分向两侧剥离。如拟经此切口向上延伸，应仔细行骨膜下剥离，直至肱三头肌外侧头起始处，即可显露大圆肌及背阔肌止点以下的肱骨干后上部分。

注意事项 ①腋神经是臂丛后束的分支，在小圆肌下方穿出四边孔至肩部背面，旋肱后血管与其伴行，腋神经是三角肌唯一的支配神经，任何损伤都将导致三角肌功能障碍，因此在显露深层时应避免过度分离损伤腋神经。②桡神经是臂丛后束的另一重要分支，向后穿过由大圆肌下缘、外侧肱骨干和内侧的肱三头肌长头围成的三边孔，显露深层时应注意找到并保护桡神经，预防损伤。③当桡神经断裂时，为寻找桡神经远侧断端，可向下延长切口，辨认肱肌与肱桡肌之间的间隙，将肱桡肌牵向后侧，在深面找出桡神经，注意与前臂外侧皮神经相区别，后者位于皮下，且较细。

优缺点 该入路可以充分显露肱骨干上段的后面，但是局部神经、血管较多，手术过程中应该注意保护，尤其是预防桡神经损伤。

（姜保国）

gōnggǔ wàicè rùlù

肱骨外侧入路（lateral approach of the humerus） 进入肱骨干外侧病变损伤区域的手术入路。经典的外侧入路包含肱骨中段外侧入路和肱骨远端外侧入路，分别用于显露肱骨干中段和下段，后者切口表浅，是肱骨下段较常用的入路。随着微创技术的发展，肱骨外侧入路还包括了适用于髓内钉固定的外侧微创入路。

肱骨远端外侧入路 如下所述。

适应证 ①肱骨外髁骨折的切开复位内固定。②肱骨髁上骨折切开复位内固定。③肱骨外上髁炎（网球肘）的手术治疗。④肱骨远端骨肿瘤切除术。⑤肱骨远端慢性骨髓炎病灶清除术。

手术方法 包括以下几方面。

患者体位 仰卧位，患肢放于胸前，驱血后应用止血带。

体表标志 ①肱骨外上髁：在上臂远端外侧触摸外上髁，此为两个上髁中较小者。②肱骨外上髁嵴：与内上髁嵴相比，外上髁嵴轮廓更清晰且更长，几乎延伸到三角肌粗隆。

皮肤切口 在肘外侧沿外上髁嵴做长为4~6cm的弧形切口或直切口。

分离显露 ①沿皮肤切口线切开深筋膜，找到起自外上髁嵴的肱桡肌和肱三头肌之间的界面，切开两肌的间隙，深至骨表面。②向前翻开肱桡肌并向后翻开肱三头肌（肱三头肌和肱桡肌都由桡神经支配，但支配神经在术区以上即已进入肌肉，因此可向远侧分离此界面，不会损伤两者的神经支配）。③翻开肱桡肌和肱三头肌后可找到起自肱骨外上髁的伸肌总起点，沿肱骨外上髁向上切开骨膜，并做骨膜下剥离，显露出肱骨下端。④如需进一步显露肱骨，则要将肱三头肌自肱骨背面翻起；如需获得外上髁的更佳视野，可松解伸肌起点。

注意事项 ①此入路不宜向近侧延伸，因桡神经在上臂远1/3段穿过外侧肌间隔，跨过拟分离操作路线。②此入路可向远侧延伸，利用肘肌（桡神经支配）和尺侧伸腕肌（骨间后神经支配）之间的间隙，将外侧入路延长至桡骨头，但骨间后神经绕过桡骨颈。因此，不宜进一步向远侧延长。③在做肱骨下端内侧骨膜剥离时，必须严格执行骨膜下剥离，避免损伤内侧的尺神经。

优缺点 此入路切口较表浅，显露方便，是肱骨远端的常用切口，并可向远端延伸显露桡骨头，但病灶在内侧者难以通过此入路直接显露，且不宜向近端延伸。

肱骨中段外侧入路 如下所述。

适应证 ①肱骨干中段骨折的切开复位内固定。②肱骨中段肿瘤的手术治疗。

手术方法 包括以下几方面。

患者体位 患者仰卧位，前臂置于侧台或胸前。

皮肤切口 起自三角肌前缘的中点，沿肱二头肌肌腹外侧向远端延伸，止于肘屈横纹近侧2cm处。

分离显露 ①沿皮肤切口线切开深筋膜，可见肱二头肌位于切口前方，肱二头肌后方由近至远为三角肌止点和肱肌，桡神经在肱肌后方，穿过外侧肌间隔在肱肌和肱桡肌之间进入前方间室，将肱肌外缘与肱桡肌间隙内的桡神经游离并以橡皮条牵引。②沿肱肌外缘做纵行肌膜切口，切开后将肱肌游离并向内侧牵开，显露肱骨干。③切开外侧骨膜，在

切开远侧时注意勿损伤走行于肱肌外缘的桡神经。④如需显露肱骨干整个周径，应严格执行骨膜下剥离，以免损伤紧贴肱骨干后方的桡神经。

注意事项 ①桡神经在肱骨中远1/3段交界处由后上向前下走行，可根据肱桡肌肌纤维方向确认桡神经位置，肱桡肌起点处桡神经走行于肱骨外侧，肱二头肌和肱三头肌肌纤维方向均与肱骨干平行，而肱桡肌肌纤维方向与之成角明显，术中应注意辨别，术中剥离肱骨干骨膜时，必须严格执行骨膜下剥离，避免损伤桡神经。②如肌肉之间分界线不明显，可寻找三角肌在肱骨的止点作为解剖标志，辨别肱二头肌和肱三头肌之间的间隙。

优缺点 此入路可有效显露肱骨中段外面，但病灶位于内侧者难以通过此入路显露，并且此入路不宜向近端或远端延伸，因此适应证较为有限。

肱骨髓内钉微创入路 如下所述。

适应证 肱骨干骨折（包括急性骨折、骨折延迟愈合及不愈合）。

手术方法 ①患者体位：患者沙滩椅体位，确保可获得肩关节前后位和侧位的X线透视影像。②体表标志：肩峰呈矩形，其背面和外侧缘在肩关节外面易触及。③皮肤切口：在肩峰外侧面沿上臂外侧做2cm纵行向下切口。④分离显露：透视引导下，经皮肤切口插入导针，向下穿过三角肌和肩袖至肱骨表面，透视确定导针位于进钉位置（常采用肱骨头关节面与大结节之间），退出导针，使用手术刀沿该路径切开一部分三角肌和部分冈上肌腱，再次以导针确认进针位置后根据所

使用的髓内钉选用合适器械开窗进入肱骨近端。

注意事项 ①腋神经位于肩峰顶点下方约7cm处，横向穿过三角肌深面，肱动脉和正中神经位于肱骨近端内侧，插入近端锁定螺钉时应注意避免损伤上述结构。②此入路需切开部分冈上肌腱及覆盖其上的肩峰下滑囊，使用钻头等器械时会对肩袖有一定损伤，注意使用保护套筒以将损伤降至最低。

优点 对骨折区血供保护好，手术创伤小，操作简便。

缺点 部分病例术后出现肩部疼痛、肩关节僵硬。

（姜保国）

zhǒuguānjié hòuwàicè rùlù
肘关节后外侧入路 （postero-lateral approach of the elbow joint） 该入路是临床上施行肘关节手术最常用的手术入路，可以充分显露肘关节的内部结构。需要其中采用肱三头肌舌状瓣切口和经肱三头肌腱劈开切口来充分显露肘关节内部结构，而不需要做尺骨鹰嘴切骨，在临床上应用更为广泛。

适应证 肘关节骨折内固定术、肘关节松解术、肘关节成形术、肘关节人工关节置换术、肘关节内游离体摘除术、桡骨头骨折内固定术、桡骨头切除术、人工桡骨头置换术等。

手术方法 选择在臂丛阻滞下侧卧位，前倾45°~60°，背部及髋部垫沙袋，前臂及手消毒后用无菌巾包裹，便于术中作肘关节各种活动及改换位置。切口起自上臂后外侧肘关节近端约10cm处，向远端延长13cm。向深层切开筋膜，显露肱三头肌腱膜，即肱三头肌向下延伸肌腱样组织，其止点在尺骨鹰嘴，所以一直切

到尺骨鹰嘴止点处，当肘关节因长期固定于伸直位导致肱三头肌挛缩时，应从近端向远端游离肱三头肌腱膜成一舌形筋膜瓣，牵向远端止点处（图1），然后沿中线切开留在肱骨上的肌纤维部分，如果肱三头肌没有挛缩，则在中线上纵行分离该肌及其筋膜，并继续剥离，切开肱骨骨膜、切开关节囊，然后沿尺骨鹰嘴外侧缘分离，分离肱骨远端后方骨膜及肱三头肌约5cm，若更广泛显露，继续在骨膜下向两侧分离，松解肌肉和关节囊在肱骨髁的附着部，显露肘关节前方，注意不要损伤前方的神经血管。

注意事项 尽可能有节制地分离骨膜，以免严重影响血供，导致缺血性骨坏死。桡骨小头位于切口的远侧端，当肘关节在完全伸直位僵直，并伴有肱三头肌挛缩时，应将肘关节屈曲90°关闭切口。将肱三头肌腱的远端缺损部分做倒V形缝合，近端两个边拉拢缝合，以延长肱三头肌腱。

优点 该入路对肱骨远端骨折有优势，显露充分，接骨板放置好，该入路术后关节功能它恢复良好，切口愈合不良及感染风险小，对桡神经损伤保护好，不易损伤。

缺点及预防 该入路由于肘关节后侧为肱三头肌腱覆盖，显露时若将此腱止点自鹰嘴附着处剥离，但缝合困难。若只是将肱三头肌腱纵行劈开而显露不够充分，可以将肱三头肌腱舌形切开，则显露广泛、易于修复、关节功能恢复好。另外，容易损伤肱骨内上髁后侧尺神经沟内走行的尺神经，应首先找出予以保护。

（姜保国）

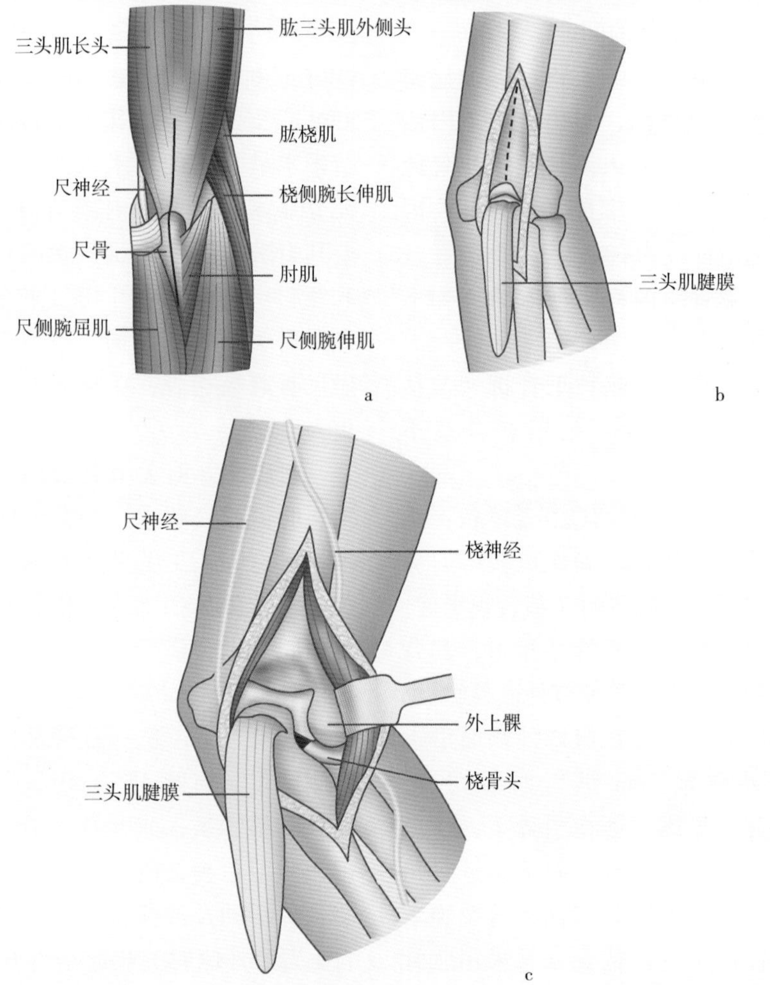

a. 皮肤切口；b. 游离肱三头肌腱膜舌形瓣，并翻向远侧；c. 骨膜下剥离，显露肘关节，找到尺神经并加以保护。

图1 肱三头肌挛缩患者的肘关节后外侧入路

zhǒuguānjié Wòzīwòsī kuòdà hòuwàicè rùlù

肘关节沃兹沃思扩大后外侧入路（Wadsworth extensile posterolateral approach of the elbow joint）

该入路可以充分显露肘关节的内部结构，在临床上运用广泛，为使肘关节和上尺桡关节得到最大而安全的显露，沃兹沃思（Wadsworth）改良了上述后外侧入路，称为沃兹沃思肘关节扩大后外侧入路。

适应证 对有肘关节移位的肱骨下段骨折行切开复位内固定术、肘关节滑膜切除术、桡尺近端关节切除术、肘关节切除成形术、肘部肿瘤切除和严重关节炎肘关节假体置换术。

手术方法 选择在臂丛阻滞下患者俯卧屈肘90°，置于支架上，前臂下垂。在上臂后侧中央做弧形切口，起自肱三头肌腱上极，向远端延至肱骨外上髁的后侧，向内、向下转至尺骨后缘的内侧，止于鹰嘴远端4cm处。将内侧皮瓣向内侧解剖，充分显露内上髁。小心地分离小段外侧皮瓣，两侧皮瓣各缝合一针，做牵引固定。然后在近端找出尺神经，沿尺侧屈腕肌两个头间的弓状韧带切开，将尺神经由尺神经管中游离，用橡皮片轻轻牵开。设计一个基底部位于鹰嘴的舌形肱三头肌腱膜瓣，即将肱三头肌肌腱游离起来形成的腱膜瓣，在肱三头肌上留一些腱性边缘，以利缝合。在尺骨鹰嘴近端的内侧面做锐性分离，向近端沿肱三头肌肌腱分离，然后横向外侧，再向远端顺着肌腱到达外上髁的后部。在该处切口斜向内侧，向下切开肱三头肌腱膜，并分开尺侧伸腕肌和肘肌间隙，在同一部分分开后关节囊，向远端翻转肱三头肌腱，小心地对肌肉组织做斜行分离，这样对深部肌肉损伤最小，操作中确保避开桡神经。以后向内侧翻开肘肌及其下方的关节囊，在外上髁后方切口位于肘肌和前臂伸肌总腱起点之间，为增加显露可将肱骨上的伸肌总腱起点和外侧副韧带及邻近的关节囊向前做部分翻转（图1）。

注意事项　如将肘关节内翻，会使显露更好，缝合时要用牢固的间断缝合来修复肱三头肌腱、后关节囊和肱三头肌腱膜。在比较解剖研究中，鹰嘴截骨的手术入路比翻转肱三头肌的手术入路能够有效显露肱骨远端的关节面，却没有比劈开肱三头肌的手术入路更有效显露的关节面。该入路不会遇到大血管，但是需要注意肱三头肌腱远端两侧以及肱三头肌内的几条小动脉，伴行尺神经的尺侧副动脉和尺后返动脉应保留。

优点　该入路适用于肘关节和桡尺近端关节的广泛显露，手术中尺神经方便分离进行保护，肘关节的前后部和近端的桡尺关节很容易被看到，对重要结构的损害的风险被降到最低。

缺点　该入路不可避免地损伤到支配肘关节周围肌肉的一些神经终末支，桡神经的肱三头肌肌支就主要终止于肱三头肌的内侧头，不过这些损伤并不会导致肘部伸肘力量的重大损失，通过锻炼代偿可恢复正常功能。三头肌腱以远端为根部的舌行瓣成形后向远端回缩，后期锻炼也能恢复正常。

（姜保国）

zhǒuguānjié kuòdà hòufāng rùlù

肘关节扩大后方入路（extensile posterior approach of the elbow joint）　临床上施行肘关节手术较常用的手术入路，可以充分显露肘关节的内部结构，但对于复杂的手术显露还不够好，布赖恩（Bryan）和莫里（Morrey）改进了肘关节后方入路，能提供更好的显露，并保留肱三头肌的连续性，且修复容易，恢复快。该入路可进一步显露桡骨和尺骨近端、肱骨远端解剖结构，并可使其向近端和远端延伸。

适应证　肘关节多发粉碎性骨折行切开复位内固定术、肱骨远端骨折切开复位内固定术；冠状突骨折切开复位内固定术、桡骨头切开复位内固定术、肘关节成形术、肘关节融合术、肘关节置换术等，尤其是全肘置换是其最佳适应证。

手术方法　选择在臂丛阻滞下侧卧位，或背部及臀部垫沙袋使其位于倾斜45°~60°，患肢置胸前。做上臂后方正中线直切口，从距尺骨鹰嘴近端9cm处开始到距其远端7cm处。在肱三头肌内侧头的内侧缘找到尺神经，将其从尺神经管游离，并向远端分离到发出第一运动支，在全关节成形术中，尺神经要前移到皮下组

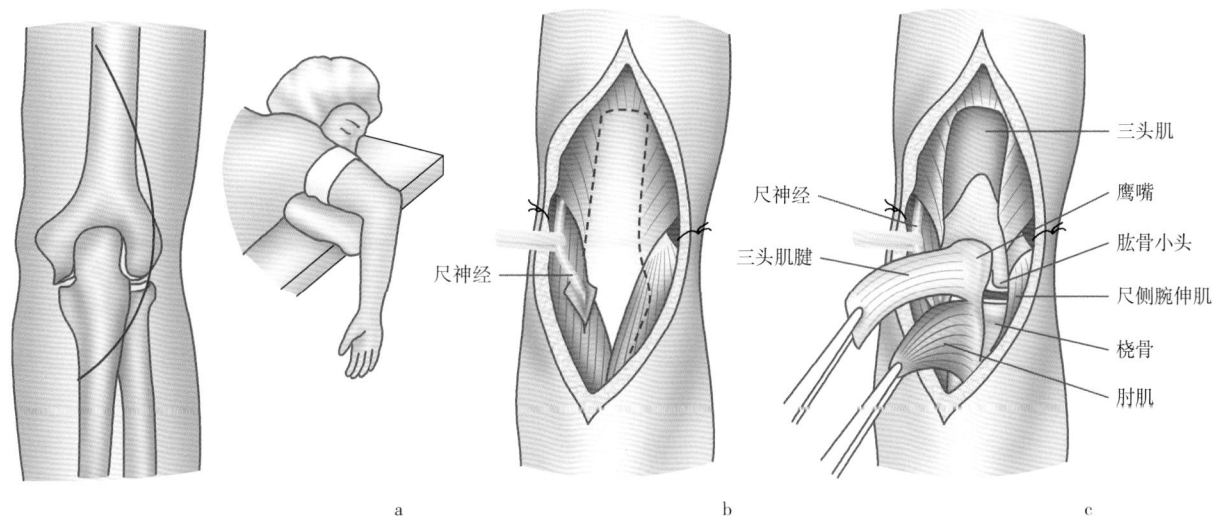

a. 皮肤切口，患者俯卧位，肘关节屈曲90°，上臂用体位垫支撑；b. 设计以远端为基底部的肱三头肌腱舌形瓣，保留一定的腱性边缘，保护尺神经；c. 显露完全。

图1　肘关节沃兹沃思（Wadsworth）扩大后外侧入路

织，然后从肱骨上剥离肱三头肌的内侧部分，沿肌间隔分离，到后关节囊水平，向远端切开前臂浅筋膜约 6cm，到尺骨鹰嘴内侧面的骨膜，从内侧到外侧小心地将骨膜和筋膜作为一个整体翻转，肱三头肌止点、浅筋膜和尺骨骨膜连接部的内侧是翻转组织的最薄弱点，此处要注意保持三头肌结构的连续性，将肘关节伸直到 20°～30°，以减少组织张力，再从鹰嘴上小心地剥离肱三头肌腱，然后翻转肱三头肌结构的其余部分，从尺骨近端骨膜下翻转肘肌来显露桡骨头，这样整个肘关节就可广泛地显露，后关节囊一般和肱三头肌结构一起翻转，为彻底显露滑车可切除尺骨鹰嘴尖，在全肘关节成形术中为了获得关节的最大显露必要时从肱骨处松解内侧副韧带，它在肘关节囊内侧，起自肱骨内上髁，纤维呈扇形分布，止于尺骨滑车切迹前后缘。如内侧副韧带已做松解，在关闭切口时要仔细修补好。将肱三头肌恢复到解剖位置，在尺骨近端钻孔，把它直接缝合在骨上，把骨膜缝合到前臂浅筋膜上，直至尺侧屈腕肌边缘，分层缝合切口，置引流（图1）。

注意事项 在全肘关节成形术中，将肘关节在屈曲60°位包扎固定，以避免尺骨鹰嘴尖端直接压迫伤口。

优点 该入路能提供良好的显露，并保留肱三头肌的连续性，且修复容易，恢复快。该入路术后的稳定性相比其他入路好，手术操作简单，患者耐受性好。

缺点及预防 该入路可能会影响到肱三头肌的功能，不过这并不会导致肘部伸展力量的重大损失，通过锻炼代偿可恢复正常功能。有文献报道术后会出现肘

关节外侧不稳，关闭伤口前需要缝合好外侧副韧带。

（姜保国）

zhǒuguānjié hòucè yīngzuǐjiégǔ rùlù
肘关节后侧鹰嘴截骨入路
（posterior approach by olecranon osteotomy of the elbow joint） 通过在肘关节后正中切口中进行尺骨鹰嘴截骨以增加对肱骨远端关节面进行显露的手术入

路。肘关节后正中切口优点最多，应用广，与等长的内侧切口或外侧切口相比，后正中切口破坏的皮神经最少，而且经后正中切口牵引组织显露内外髁更方便，将来也可经此切口行全肘关节置换术，后侧鹰嘴截骨入路对髁间骨折显露最好。该入路主要用于肱骨髁间骨折的内固定，具有使肱骨关节表面很好显露的优点，但

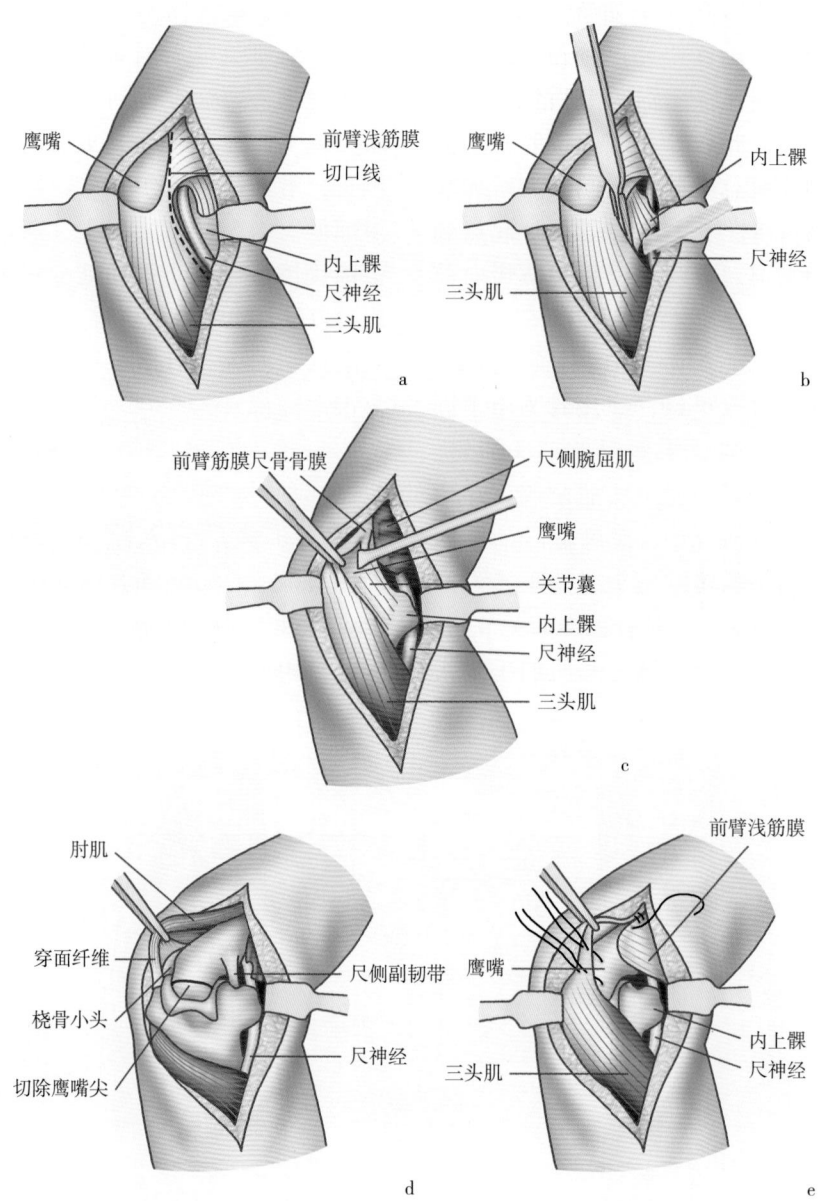

a. 游离尺神经管，并向远端分离到发出第一运动支；b. 必要时将尺神经前移到皮下组织；c. 从内侧到外侧将骨膜和筋膜作为一个整体翻转；d. 广泛地显露整个肘关节，为彻底显露滑车，可切除尺骨鹰嘴尖；e. 把骨膜缝合到前臂浅筋膜上，直至尺侧屈腕肌边缘。

图1 肘关节扩大后方入路

截骨被认为是另加的骨折，所以在手术结束时，必须要精确、稳固的固定。

适应证　肱骨髁间骨折切开复位内固定术、肱骨髁上骨折切开复位内固定术、肘关节成形术、肘关节融合术、冠状突骨折切开复位内固定术、肘关节置换术等。粉碎的肱骨髁间骨折切开复位内固定术是该入路的最佳也是最广泛适应证。

手术方法　选择臂丛神经麻醉成功后，取健侧卧位，患肢置于手架上。取肘关节后侧鹰嘴旁轻度弧形正中切口，适当游离两侧皮瓣，于肱骨远端内侧尺神经沟内解剖出尺神经，近、远端充分游离，由内上髁区域移开，用橡皮片拉开小心加以保护。尺骨鹰嘴一般V形截骨。显露鹰嘴两侧肱尺关节间隙，用骨刀于距鹰

嘴顶端2cm处打两道V形骨痕，尖端向下并使相交线的顶点位于尺骨嵴，用精细摆锯沿骨痕向关节面处小心截骨，在锯断之前用骨刀截断软骨面，截骨后将尺骨鹰嘴连同肱三头肌一同向近端翻转。探查肱桡关节，清除关节内积血，取出关节内嵌顿的桡骨头或滑车碎骨片，保存待用（图1）。

注意事项　向近端翻起肱三头肌附着的鹰嘴部分可使肱骨远端的后部获得良好的显露。关闭切口时，使用2根克氏针和张力带钢丝8字固定尺骨截骨端，克氏针针尾折弯后必须置于肱三头肌肌腱表面下方。

优点　尺骨鹰嘴连同肱三头肌一起向近端掀起增加手术视野，由于对肱三头肌基本无干扰，骨折稳定内固定后可避免因肌腱粘

连，肌肉挛缩、纤维化造成的对肘关节功能的影响，V形截骨较横断形截骨增大了断端的接触面积，保证截骨面能够严密接触，截骨近端为尺骨鹰嘴的松质骨部，远端尺骨有丰富肌肉附着，结合张力带固定，对截骨面具有动力性加压作用，更有利于截骨端的愈合。

缺点　该入路人为造成关节内骨折，易导致创伤性关节炎、尺骨鹰嘴截骨不愈合及内固定脱出等。随着手术技术的发展，V形截骨、解剖复位、有效固定大大降低了截骨不愈合的发生率。林氏（Ring）等报道应用这种技术获得了98%的鹰嘴截骨愈合率。对于可能出现的关节僵硬可通过早期功能锻炼减少发生率。

（姜保国）

zhǒuguānjié wàicè rùlù

肘关节外侧入路（lateral approach of the elbow joint）　随着对肘关节的认识逐步深入，肘关节外科技术迅速发展，也更需术者熟悉较多的肘关节手术入路。选择肘关节手术入路的一般原则为便于术中切口延伸、充分暴露术野、尽可能保护神经等解剖结构、利用肌间隙或神经界面、充分止血及保护软组织等。手术入路的选择主要由创伤部位和手术类型决定，一个良好的肘关节手术入路既能获得充分的手术显露，又不产生血管、神经损伤并发症，不影响肘关节的稳定性，并尽可能小的造成组织损伤。外侧入路是肘关节手术最常用的手术入路之一。

适应证　适用于肱骨髁上骨折内固定术、肱骨外髁骨折内固定术、桡骨头切除术、桡骨头骺分离切开复位术、肘关节游离体摘除术、肘关节滑膜组织采取术、

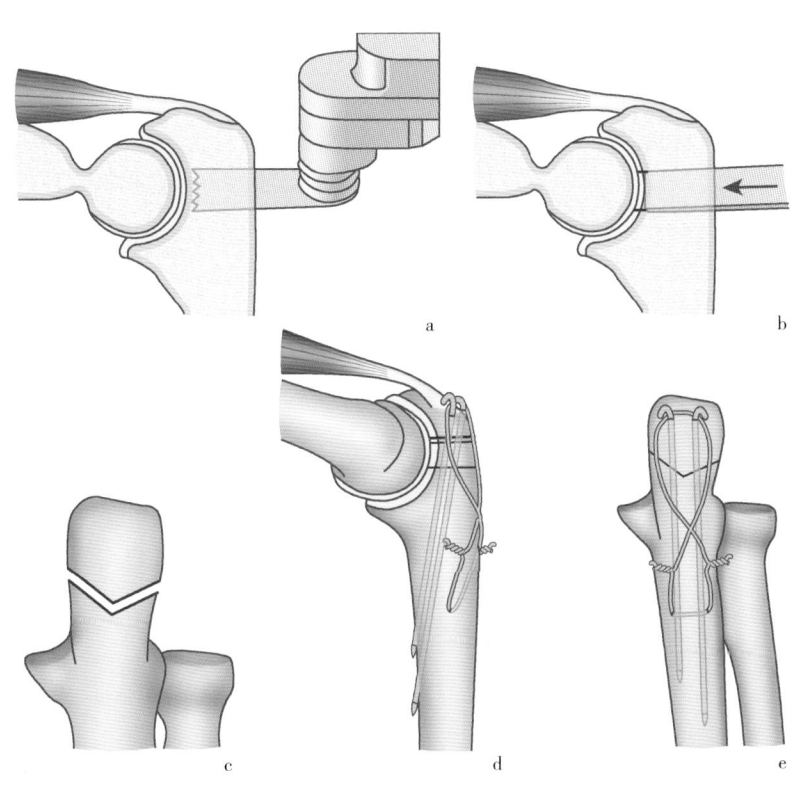

a. 首先使用摆锯进行截骨；b、c. 在最后几毫米时采用骨刀截断；d、e. 使用2根克氏针和张力带钢丝8字固定尺骨截骨端。克氏针必须置于肱三头肌下。

图1　尺骨鹰嘴V形截骨

桡骨头骨折内固定术或置换术、外侧副韧带或环状韧带的修复或重建、网球肘的止点清理、骨间背侧神经松解等。

手术方法 采用臂丛神经阻滞麻醉。患者仰卧位，患肢外展于手术床旁桌上或置于胸前。根据肌间隙和从近侧尺骨剥离肌肉方式的不同，外侧入路可分为科赫尔（Kocher）入路、卡普兰（Kaplan）入路和博伊德（Boyd）入路。但无论何种入路，最重要的是保护桡神经深支及骨间后神经。切口起自肱骨外上髁近端5cm，向远端经肱骨外上髁，并延向前臂前外侧约5cm。为显露肱骨外侧缘，由远端向近端在后侧的肱三头肌和前方的桡侧腕长伸肌起点及肱桡肌之间分离出肌间隙。在切口的近端要注意防止损伤桡神经，此神经在该处进入肱肌和肱桡肌间隙。用一小骨凿，带一小块骨片从肱骨外上髁剥下伸肌总腱的起点，或在肱骨外上髁的下方分离。向远端翻转伸肌总腱，显露肱桡关节。保护好进入旋后肌的桡神经深支。骨膜下剥离肱桡肌和桡侧伸腕长肌的起点，切开关节囊，显露肘关节的外侧部分。卡普兰入路主要适用于桡骨头骨折，特别是累及前半部分骨折，入路的解剖间隙位于桡侧腕短伸肌与指总伸肌之间，使用该入路时，要特别注意避免损伤桡神经深支，预防措施是前臂旋前使桡神经深支远离术区。博伊德入路切口位于肘关节后外侧，其解剖间隙在近端沿肱三头肌外缘，向下沿肘肌、尺侧腕伸肌与尺骨之间的间隙进入，显露并切断旋后肌，显露桡骨和尺骨近端。博伊德入路优点是可以同时显露桡骨和尺骨近端，可以用于复杂的肘关节骨折脱位如尺骨

近侧1/3骨折伴有桡骨头脱位，与科赫尔入路和卡普兰入路相比，博伊德入路更不易损伤桡神经深支。科赫尔入路则是沿肘肌和尺侧腕伸肌间隙进入（图1）。

优点 该入路是肱骨外髁骨折的优良入路，因为伸肌总腱附着在外髁骨折段上，故不会形成障碍。外侧入路手术适应证多，包括单纯桡骨头骨折，显露方便，切口可以进行延伸，能减少对血管神经的损伤，对周围肌肉软组织损伤相对也少。

缺点及预防 该入路前方肌肉软组织厚，向前内侧牵开时暴露冠状突困难可能牵拉损伤桡神经深支，如要充分显露则切口需加长，肌肉剥离广泛术后易形成异位骨化，对肘关节内侧损伤很难修补，操作注意保护肌肉软组织，必要时延长切口或者增加内侧切口。

（姜保国）

zhǒuguānjié Kēhè'ěr wàicè rùlù

肘关节科赫尔外侧入路

（Kocher lateral approach of the elbow joint） 随着对肘关节的认识逐步深入，肘关节外科技术迅速发展，也更需术者熟悉较多的肘关节手术入路。选择肘关节手术入路的一般原则为便于术中切口延伸、充分暴露术野、尽可能保护神经等解剖结构、利用肌间隙或神经界面、充分止血及保护软组织等。手术入路的选择主要由创伤部位和手术类型决定，一个良好的肘关节手术入路既能获得充分的手术显露，又不产生血管、神经损伤并发症，不影响肘关节的稳定性，并尽可能小的造成组织损伤。肘关节科赫尔外侧入路是肘关节外侧入路的一种扩大，也是手术最常用的手术入路之一。

适应证 和肘关节外侧入路类似，适用于肱骨外髁骨折内固

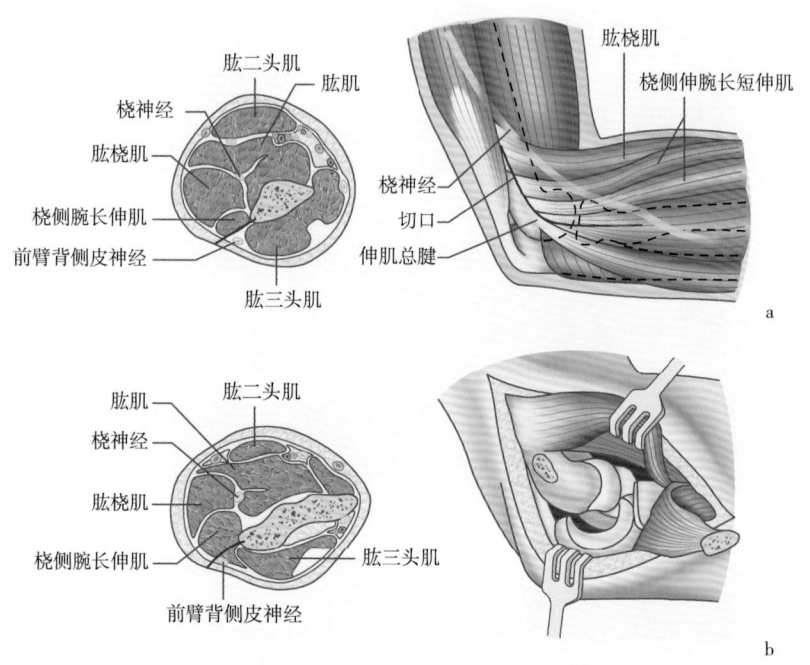

a. 左图为入路近端的横断面，右图为皮肤切口及与深部组织的关系；b. 左图为手术入路在肱骨髁近端的横断面，右图为完成入路。

图1 肘关节外侧入路

定术、肱桡关节陈旧性脱位、肘关节融合术或人工置换术、肱骨髁上骨折内固定术、桡骨头切除术、桡骨头骺分离切开复位术、肘关节游离体摘除术、肘关节滑膜组织切除术、桡骨头骨折内固定术、外侧副韧带或环状韧带的修复或重建、网球肘的止点清理、骨间背侧神经松解等。

手术方法　采用臂丛神经阻滞麻醉。患者仰卧位，患肢外展于手术床旁桌上或置于胸前。肘关节外侧 J 形入路切口从肘关节上方 5cm 开始，经过肱骨外侧髁上嵴，沿嵴向远端延伸，到桡骨小头远端 5cm 处，然后转向后内侧，止于尺骨后缘。切口近端，在后方的肱三头肌和前方的肱桡肌及桡侧伸腕长肌之间的间隙分离，显露肱骨外髁和桡骨小头外侧面的关节囊。在桡骨小头下方，从肘肌处向前分离尺侧伸腕肌，沿远端皮肤切口的弧形和横行部分离断肘肌远端肌纤维。将肱骨远端前面和后面的骨膜翻转。从外上髁向前翻转前臂伸肌腱的共同起点，或沿骨膜下分离，或从外上髁处分离。纵行切开关节囊。在尺骨近端骨膜下翻开肘肌，将肘关节脱位，直视下检查关节（图 1）。

注意事项　在深筋膜层下有一条薄束脂肪带，为肘肌和尺侧腕伸肌之间的解剖标志，称为科赫尔间隙。桡神经深支穿出旋后肌后即为骨间后神经，其距离桡骨头关节面平均 5.9cm，前臂旋前可使桡神经深支和骨间后神经前移，距离切口较远，斯特罗恩（Strachan）和埃利斯（Ellis）研究评定前臂旋前可以使骨间后神经前移 1cm。外侧副韧带复合体尺侧束位于肘肌前方，为预防后外侧旋转不稳定，需要在外侧副韧带尺侧束前方切开环状韧带。如果需要完全切开前后关节囊，有时需要松解肱三头肌约 25% 的尺骨附着部，以利于肱三头肌向尺侧翻转。翻转肱三头肌后确保其后内侧的尺神经不受压迫和激惹。

优点　该入路手术适应证多，显露方便，能减少对血管神经的损伤，对周围肌肉软组织损伤相对也少，是修补尺外侧副韧带损伤的最佳入路。

缺点及预防　该入路有可能在将肱三头肌腱向尺侧翻转后的显露过程中损伤到对侧的尺神经，仔细操作以保护对侧尺神经可明显减少尺神经相关并发症。该入路的前方显露可能损伤骨间后神经，注意操作能减少发生，操作注意保护肌肉软组织，必要时增加内侧切口。

（姜保国）

nèishàngkē jiégǔ nèicè rùlù
内上髁截骨内侧入路（medial approach with osteotomy of the medial epicondyle）
内上髁截骨的内侧入路是由莫尔斯沃思（Molesworth）和坎贝尔（Campbell）各自发展而成。坎贝尔治疗的肱骨内上髁骨折的患者中，术中可见骨折片连带着前臂屈肌附着点和部分内侧关节囊，已向远端向外侧移位到关节腔内，卡在尺骨半月切迹和肱骨滑车之间。坎贝尔在手术中探查发现，此时桡骨和尺骨均可以同时在肱骨上脱位，这样关节的所有部分，包括所有的关节面都可以看到。因此，开始应用这种方法进入关节内进行各种手术。

适应证　肱骨内上髁骨折切开复位内固定术、肘关节内游离体取出、肘关节成形术、肘关节融合术、冠状突骨折切开复位内固定术等。

手术方法　选择臂丛神经麻醉成功后，取健侧卧位，肘关节屈曲 90°，从内上髁的顶点做关节上下方各 5cm 的内侧切口。注意尺神经沟，即位于肱骨内上髁的后方，位置较靠近体表，沿内上髁的方向有一狭长形的凹陷，从中游离尺神经，并向后方牵开。除屈肌群共同起点外剥离内上髁处的所有软组织，用小骨凿凿下内上髁，将其与屈肌总腱一起翻向远端。继续向远端钝性分离，牵开起于内上髁的肌肉，保护好支配这些肌肉的正中神经分支，这些神经支是沿肌肉的外侧缘进入的。游离尺骨冠突的内侧面，

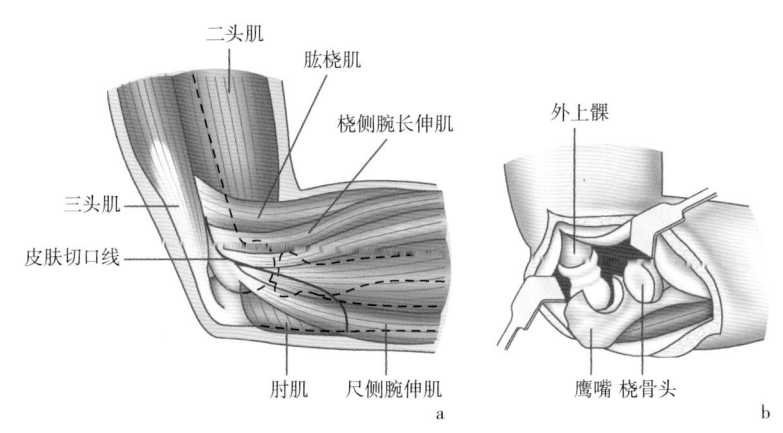

a. 皮肤切口；b. 完成入路，并将肘关节脱位。
图 1　肘关节科赫尔（Kocher）外侧 J 形入路

切开关节囊，尽可能从肱骨近端向前、后方剥离骨膜和关节囊，注意避免损伤正中神经，该神经经过关节的前方，以外侧关节囊为支点，将关节脱位（图1）。

注意事项 截骨块必须有足够的高度供以后重新附着。在做关节囊切口时，一定要特别小心，以免正中神经穿过关节囊时受到损伤。首先关闭关节囊。切开的内上髁放在原来的位置。可以用克氏针或者螺钉固定截骨骨块，但一定要固定牢固，保证稳定性。关闭前臂筋膜，注意不要损伤尺神经。

优点 该入路可以让关节完全脱位，轻松暴露出内上髁和冠突的两个部位，增加手术视野，对肱三头肌基本无干扰，骨折稳定内固定后可避免因肌腱粘连、肌肉挛缩、纤维化造成的对肘关节功能的影响。截骨处坚强固定后对内侧副韧带影响小，术后早期可以活动。

缺点及预防 该入路人为截骨，存在截骨后愈合不良，会严重影响屈腕功能，可能需要再次手术，所以截骨切口的深度应为3~5mm，以提供足够的骨块供以后重新附着。操作中还可能损伤尺神经和正中神经，在手术开始后先分离尺神经保护起来，切开关节囊和分离屈肌时候注意保护正中神经。该入路的应用已经比较少。

（姜保国）

zhǒuguānjié nèicè hé wàicè liánhé rùlù

肘关节内侧和外侧联合入路

（medial and lateral approach of the elbow joint） 该入路可以更方便显露一些复杂手术，让手术变得简单。单侧入路同时解决内外侧问题难度大，暴露不充分，联合入路能较好解决这些问题更好达到手术目的。

适应证 肘关节复杂粉碎性骨折内固定术、肘关节僵硬松解

术、冠状突骨折切开复位内固定术等。

手术方法 选择臂丛神经麻醉成功后，取健侧卧位，患肢肘托支撑。可以紧沿肱骨内侧髁或外侧髁前方与肱骨髁上嵴平行做关节内外侧5~7cm长的皮肤切口。外侧入路：习惯使用科赫尔（Kocher）切口，沿皮肤切口投影切开皮肤、皮下组织至筋膜层，沿尺侧腕伸肌与肘肌之间切开，向两侧拉开尺侧腕伸肌和肘肌，暴露关节囊、外侧副韧带复合体和旋后肌，将前臂旋前，使骨间后神经远离切口，且在外侧副韧带尺侧束前方切开关节囊，如果需要进一步暴露，可切开环状韧带，但向下切开的距离不应超过桡骨头关节面2指，避免损伤骨间后神经。内侧入路：切开皮肤和浅筋膜，于皮下组织中游离并保护前臂内侧皮神经（该皮神经位于臂内侧肌间隔前方深筋膜表面），暴露尺神经和尺侧上副动脉，向下经内上髁后方潜入尺侧腕屈肌两头之间，将尺神经游离并予以保护，关闭切口时最好将尺神经前移，切口近侧切除5cm长的臂内侧肌间隔，用骨膜起子于肱骨前侧剥离肱肌并拉钩牵开，无论尺神经是否前置，均建议切除臂内侧肌间隔，从内上髁切开旋前肌和部分屈肌腱，牵开旋前屈肌肌群暴露前方关节囊，从肱骨后方牵开肱三头肌暴露后方关节囊。

注意事项 内侧注意牵开尺神经，内侧或外侧都应从近端向远端切开关节囊，内侧入路中应该保留1.5cm宽的尺侧腕屈肌腱附着，并保留一定长度的腱袖以备手术结束时缝合切开的旋前圆肌和部分屈肌总腱。

优点 该入路可充分暴露肘

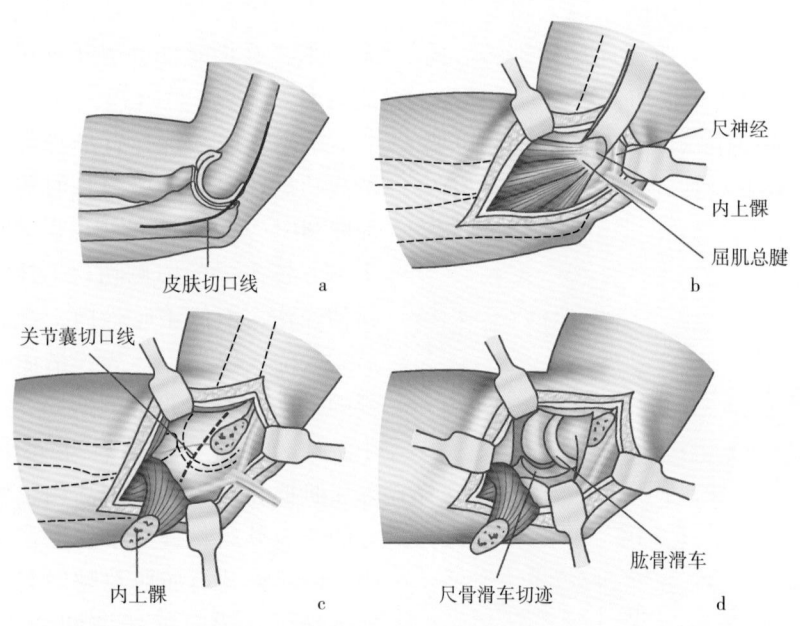

a. 皮肤切口；b. 尺神经已向后侧牵开，正在游离内上髁；c. 翻向远端的内上髁以及附着完好的屈肌腱共同起点，准备纵行切开关节囊；d. 入路完成，肘关节已脱位。

图1 内上髁截骨内侧入路

关节，扩大手术视野，最大程度地松解软组织，而且保留肱二头肌、肱三头肌及内、外侧副韧带的完整性，保留了肘关节的动力装置及稳定结构，术后能及时有效地进行功能训练，采取内侧切口，可以有利尺神经保护，还方便行尺神经前移手术。

缺点及预防 该入路增加了手术切口，可能增加伤口感染率，操作过程注意无菌操作，内侧入路可能损伤尺神经，在手术开始后先分离尺神经保护起来。对于累及肱尺关节表面的骨畸形、异位骨化的巨大骨桥，以及需要修复陈旧性骨折并从肱骨远端和尺骨鹰嘴取出接骨板时内侧外侧联合入路操作困难，周围软组织损伤大，应该选择其他手术入路。

（姜保国）

ráogǔjìnduān jí zhǒuguānjié qiánwàicè rùlù

桡骨近端及肘关节前外侧入路（anterolateral approach of the proximal shaft and elbow joint）

从前外侧显露和处理桡骨近端及肘关节病变的手术入路。此入路临床应用较少，需同时处理肱桡关节及桡骨头时，可优先考虑肘关节外侧入路。

适应证 ①桡骨小头、干骨折累及肱桡关节或肱骨小头，需从前外侧处理。②桡骨近端肿瘤累及肱桡关节前外侧等。

手术方法 患者取仰卧位，患肢外展，前臂旋后，上臂根部上气囊止血带，切口自肘关节前横纹近端三横指，沿关节外侧直至肱桡肌内侧缘中点，近端沿肱桡肌与肱肌间隙，远端沿肱桡肌与旋前圆肌间隙分离肌间隔，显露桡神经，桡动脉和桡动脉返支，将返支结扎切断，注意在肱骨外上髁水平桡神经分成深、浅

两支，浅支走行于肱桡肌深面，深支骨间背神经穿行于旋后肌，行于旋后肌腱弓（Frohse 弓）的深面，还有走行于肱二头肌腱和肱肌间的前臂外侧皮神经。显露并保护好神经，将其牵开。将肱肌和肱二头肌腱拉向内侧，显露肘关节囊前面，可见止于肱骨干的旋后肌内缘，纵行切开肘关节囊显露肱骨小头和桡骨小头。前臂旋后位，在旋后肌桡骨干附着处剥离骨膜即可显露桡骨近端。

注意事项 ①术中仔细操作，逐层分离，特别是显露桡神经深、浅支时，注意保护神经。②向两侧牵拉时不要过于用力，以免损伤外侧神经及内侧血管组织。

优缺点及预防 优点是同时显露桡骨及肘关节前外侧。缺点是需显露神经，损伤可能性较大，另外解剖位置较深，不易显露，视野相对较小，操作空间不大。尽量少采用，使用时要注意保护神经组织及其他软组织。

（姜保国）

ráogǔxiǎotóu jí ráogǔjǐng hòuwàicè rùlù

桡骨小头及桡骨颈后外侧入路（posterolateral approach of the radial head and neck）

从肘关节后外侧显露桡骨近端特别是桡骨小头和桡骨颈后外侧病变的手术入路。此入路为治疗桡骨头和桡骨颈骨折的经典入路。

适应证 主要用于桡骨小头以及桡骨颈骨折的切开复位内固定等。

手术方法 患者仰卧位，肘关节屈曲，上止血带，切口从肱骨外上髁向远端延伸。触摸到桡骨头，逐层切开皮肤，皮下组织及深筋膜，辨识肌间隔位于尺侧伸腕肌与肘肌之间，将尺侧腕伸肌向前方牵拉而显露桡侧副韧带

复合体，这样可以在桡骨头中轴线上切开桡侧副韧带及环状韧带，从而显露桡骨头。

注意事项 ①肘肌不宜过度向后方牵拉从而影响肘关节稳定性和韧带的完整性。②需向远端显露桡骨干过多时，不宜采取此入路。

优缺点及预防 优点是便于显露且较安全，不易损伤骨间背神经，根据临床需要向近远端延长切口可进一步显露肱骨小头，肘关节及桡骨颈，为处理桡骨头后外骨折的经典入路，但该入路显露桡骨头过于靠后，固定前外侧部骨折较为困难，如需要显露前外侧要选择劈开指总伸肌入路。此外，术中可能会损伤侧副韧带导致关节不稳。

（姜保国）

ráogǔ quáncháng qiáncè rùlù

桡骨全长前侧入路（anterior approach of the radial shaft）

从前臂前方显露及处理桡骨全长的手术入路。又称亨利（Henry）入路。

适应证 此入路适用于从前方处理大多数桡骨病变。①桡骨骨折的切开复位内固定。②桡骨不连处理，植骨及内固定。③桡骨肿瘤的活检和手术治疗。④桡骨骨髓炎的引流以及死骨清除等。

手术方法 显露时患者平卧位，患肢外展旋后置于手术台上，上臂上充气止血带，先定位肱二头肌肌腱，该肌腱长且紧张，位于肘前肱桡肌内侧。再定位肱骨外上髁，它是肱桡肌和桡侧腕长、短伸肌的起点，当前臂旋后时，它们向下行走于前臂外侧。桡骨茎突是旋后位时桡骨外侧的最远端。自肘前侧皮肤横纹的肱二头肌腱外侧向下至桡骨茎突画一直

切口，临床中可视情况决定切口长短和显露范围。常规消毒铺单后，沿画好的切口切开皮肤，适当游离皮肤，逐层切开皮下组织及深筋膜，找到肱桡肌内侧缘，在切口近、远侧分别找到它与旋前圆肌及桡侧腕屈肌的界线，仔细分离分离找出桡神经浅支。在切口近端可适当结扎、切断供应肱桡肌的桡动脉分支（桡侧返动脉），从而将肱桡肌向外侧牵开。在切口中段，桡动脉位于肱桡肌下方并有两条伴行静脉，游离保护并向内侧牵开，桡神经浅支支配前臂及手背桡侧的感觉，走行于肱桡肌深面，将其与肱桡肌一起向外侧拉开。桡骨近段1/3肱二头肌肌腱附着于桡骨粗隆，在肌腱外侧有一小滑膜囊，将它切开就易于到达桡骨干近端。旋后肌覆盖桡骨近1/3，骨间背神经穿过其间达前臂背侧，这是这一入路最易受损伤的重要结构。可使前臂充分旋后，显露桡骨前侧的旋后肌附着点，骨间背神经此时自动移向外后方，沿旋后肌附着缘切开，向外侧做骨膜下剥离，将肌肉向外侧拨开。桡骨中1/3前面为旋前圆肌和指浅屈肌所覆盖，前臂旋前剥离桡骨外侧的旋前圆肌止点和桡骨前侧的指浅屈肌起点，即可显露桡骨干。拇长屈肌和旋前方肌分别起、止于桡骨中下1/3前侧及后外侧面，可在前臂旋后位下切开两肌在桡骨外侧的起、止处骨膜并做骨膜下剥离，向内侧牵开以显露桡骨。

注意事项 ①显露近段桡骨时要在肱二头肌腱外侧进入，以避免损伤位于其内侧的桡动脉。②剥离旋后肌时注意勿损伤骨间背神经。

优缺点及预防 优点主要是显露范围广，安全以及对病变及

内固定物有较好的软组织覆盖。但容易损伤桡神经浅支和骨间背神经，特别是在近端剥离旋后肌的时候要注意骨膜下剥离，同时在分离过程中要小心由于上止血带后变细的桡动脉。在手术中不要过度牵拉骨间背神经，否则可能会发生不可逆的神经症状，术后出现神经症状，若考虑牵拉引起，要观察3~6个月。一少部分患者的骨间背神经紧贴桡骨颈后方。因此，术中要注意拉钩位置的放置，以免由于挤压而损伤神经。

（姜保国）

ráogǔgàn yuǎnduān qiáncè rùlù

桡骨干远端前侧入路 （anterior approach of the distal radial shaft）

从前方显露及处理桡骨干远端的手术入路。此入路基本同桡骨干全长前方入路。

适应证 此入路适用于桡骨干中、远端的骨折，感染及肿瘤等的手术治疗。

手术方法 患者仰卧位，患肢外展，前臂旋前，上止血带，常规消毒铺单。切口沿肱桡肌尺侧缘向远端至桡骨茎突。切开皮肤、皮下组织及深筋膜，找到桡侧返动脉并结扎切断，向桡侧拉开肱桡肌，显露并保护神经浅支，找到跨越旋前圆肌、指浅屈肌和拇长屈肌的桡动脉。将这些肌肉在桡骨干上的附着点剥离，如果需要向近端显露，可能还要剥离部分旋后肌的中部的附着点。继续向远端显露可将前臂放置至中立位，将肱桡肌牵向背侧，桡动脉拉向内侧，切断旋前方肌起点或从中间切断肌腹，分离骨膜显露桡骨，旋后肌、旋前圆肌、指浅屈肌、拇长屈肌和旋前方肌在桡骨干上的附着点剥离，从而从前方显露桡骨干。

优缺点及预防 此入路安全

实用，比较适合桡骨远端骨折的处理，但在向远端显露时要小心桡动脉以及正中神经等重要结构的损伤。

（姜保国）

chǐ-ráogǔ jìnduān hòufāng rùlù

尺桡骨近端后方入路 （approach of the proximal ulna and radius）

从肘关节后方显露和处理尺桡骨近端病变的手术入路。此入路临床应用不多，可同时处理尺骨及桡骨近端病变。

适应证 此入路主要适用于同时处理尺骨近端和桡骨近端病变，主要用于治疗蒙泰贾骨折（Monteggia fracture）中的尺骨近段骨折和肱桡关节脱位。

手术方法 患者仰卧位，患肢外展或放于胸前，肘关节屈曲，前臂旋前，上止血带。从肱骨外上髁嵴上方，斜行向后外侧越过肱桡关节直至尺骨干，再沿尺骨干向远端延伸。沿切口切开深筋膜，游离并显露肘肌，剥离肘肌在鹰嘴的起点，显露肱桡关节后关节囊，在尺侧腕伸、屈肌之间剥离，显露尺骨近端。纵行切开肱桡关节囊显露桡骨头、颈部分，分离显露过程中注意保护骨间背神经。

优缺点及预防 优点主要是可同时显露尺桡骨近端。但适用范围较小，而且如果蒙泰贾骨折中尺骨骨折较靠远端，处理肱桡关节脱位时要分别做切口，而且在显露桡骨头时容易损伤骨间背神经。术前要仔细评估，术中要仔细分离。

（姜保国）

wànguānjié zhǎngcè rùlù

腕关节掌侧入路 （palmar approach of the wrist joint）

腕关节面积虽小却由15块骨组成，包括下尺桡关节、腕尺关节、腕桡关节、腕中关节、腕骨间关节及

腕掌关节等多个关节。支配手的重要神经血管均经过腕关节，选择手术入路的一般原则应充分体现充分暴露、可适当延长、保护神经血管及肌腱韧带等重要组织、减少附属结构损伤、尽可能使伤口一期愈合、切口美观。腕关节结构复杂，直接影响手部精细运动，手术入路选择是一种平衡。

适应证 腕关节掌侧入路在创伤方面常用于复杂的腕骨脱位损伤（如月骨周围损伤）、腕掌侧关节囊或韧带损伤及梅菲尔德（Mayfield）型腕关节损伤，同时还可用于桡骨远端骨折掌侧骨折块固定。此外还适用于月骨切除术、腕管切开减压术、腕关节病灶清除术，以及人工腕关节置换术等。

手术方法 在腕远侧掌横纹处做横切口（过去也曾用纵弧形切口，但并不理想，该切口穿过远侧掌横纹，其产生的瘢痕会引起屈曲性挛缩）。切开并牵开浅、深筋膜，确认掌长肌腱。找到并游离正中神经，该神经常位于掌长肌深面的桡侧。在先天性掌长肌腱缺如的患者，正中神经是腕掌侧最浅的纵行结构。轻轻向桡侧牵开掌长肌腱（如果存在）和拇长屈肌腱，向尺侧牵开屈指浅、深肌腱。然后，切开关节囊，显露桡骨远端和月骨。改良的亨利（Henry）入路又称经桡侧腕屈肌腱入路，较上述的经典入路略偏桡侧，常用于桡骨远端骨折固定。适当切开关节囊可暴露桡腕关节、舟骨近端和月骨。

注意事项 ①为避免损伤正中神经掌侧皮支及尺侧支，切口应位于中指与环指之间，或鱼际间隙尺侧约5mm处，即大小鱼际隆起之间最深处。②为避免损伤尺神经掌侧皮支，延长掌侧切口时不应越过环指长轴的尺侧。

③到达腕横纹最远端后切口应为Z字形，进入前臂时应向尺侧偏，避免损伤桡侧正中神经掌侧皮支和尺侧神经血管束，在掌筋膜浅层和前臂浅筋膜处则应取纵行直切口。④辨认出正中神经后，用拉钩向桡侧轻拉开正中神经及屈肌腱，可暴露腕掌侧关节囊和旋前方肌。⑤为避免腕关节尺偏等术后并发症，应尽可能地减少韧带破坏，如长桡月韧带可通过掌侧的月三角韧带将三角骨固定于桡骨，应尽可能将其保留。⑥关节囊切开应从波里尔（Poirier）间隙开始，再行桡舟头韧带或桡月韧带骨膜下剥离，但应尽量避免同时剥离。

优点 软组织相对较厚，对肌腱影响较小，减低粘连概率。随着创伤手术的日益微创化，许多腕关节的改良入路可用于腕部微创治疗，如经皮腕舟骨骨折内固定。对于腕部神经结构的显露清晰。是桡骨远端骨折最常用的手术入路。

缺点及预防 该入路需要探查和显露的结构种类多数量大，从血管、神经、肌腱直到骨及韧带，应根据手术的目的和需要处置的结构来觉得分离显露的间隙。神经损伤会造成无法挽回的严重后果，如向正中神经返支。如使用微创技术，应充分了解解剖结构，准确定位。如有无法躲避的重要截骨必须显露，则不应单纯追求小切口，应当更加充分地显露，方可保证安全。

（姜保国）

wànguānjié bèicè rùlù

腕关节背侧入路 （dorsal approach of the wrist joint）

该入路可良好地暴露经过腕背的伸肌腱、腕背关节面和中部掌骨的近侧端。腕关节的主要神经血管均分部于掌侧，背侧相对浅表，主要是伸指肌腱经过。该入路因术野良好且适应证范围广泛而成为腕关节最重要的入路之一。

适应证 类风湿关节炎时的滑膜切除、其他类型腕关节滑膜炎的滑膜切除、特异或非特异性腕关节感染的清理；创伤方面，可用于开放火闭合性的伸肌腱修复、腕关节稳定性手术，如韧带修复或重建；腕关节融合术。

手术方法 以利斯特（Lister）结节为中心做10cm长的腕背S形切口。显露腕背韧带，确认在尺桡骨背侧分隔腱鞘的纤维分隔。切开该韧带及其下方的利斯特结节上的骨膜，注意不要损伤拇长伸肌腱。在拇长伸肌腱和指伸肌腱之间分离，掀起桡骨远端的骨膜，尽可能保护好伸肌腱的腱鞘。向内侧（尺侧）牵开伸指肌腱，显露腕关节背侧，横行切开关节囊。从尺骨头的内侧作横弧形皮肤切口，经腕背至桡骨茎突后方近侧1.5cm。牵开皮肤和浅深筋膜，如上述牵开肌腱，显露腕背桡侧缘。如要显露尺侧缘，在小指固有伸肌和指总伸肌腱之间的腕背韧带做纵切口，然后，将指总伸肌腱牵向桡侧，将小指固有伸肌腱和尺侧伸腕肌腱牵向尺侧，横行切开关节囊。若将上述这些深部切口连起来或把指总伸肌腱向尺侧或桡侧牵开，即可显露关节的整个背侧部分。

注意事项 桡神经（桡神经浅支）位于腕关节上方，经肱桡肌腱深面到达手背。皮肤切口位于尺神经皮支和桡神经皮支分布区的皮肤之间。在脂肪内分离容易造成皮神经的损伤，因此在分别向桡侧和尺侧游离皮肤前，将切口向下延长至伸肌支持带，神经分支可受到厚脂肪层的保护。

切断皮神经会引起痛性神经瘤，但其导致的感觉缺失常不明显。桡动脉在腕关节外侧经过。因此，在腕关节水平保持骨膜下剥离，桡动脉就不易受到损伤。

优点 皮肤较薄，无重要血管神经结构，解剖标志易触及，便于显露。

缺点及预防 有肌腱损伤的可能性，皮肤切口瘢痕易与下方肌腱粘连造成手部功能障碍，浅表皮神经损伤可形成神经瘤造成慢性疼痛。注意切口方向尽量避免与肌腱完全品行，尽量保留较厚的皮下组织，紧贴深筋膜进行剥离。

(姜保国)

kuānguānjié zhíjiēqiánfāng rùlù

髋关节直接前方入路

（direct anterior approach of the hip joint） 早期髋关节前侧入路又称史密斯-彼得森（Smith-Petersen）手术入路，由史密斯-彼得森（Smith-Petersen）于1917年提出，并在此基础上结合巴登霍伊尔（Bardenheuer）等学者的工作，于1949年提出了改良后的髋关节前侧手术入路。是一种利用臀上神经和股神经支配界面，经由缝匠肌/阔筋膜张肌间隙和臀中肌/股直肌间隙，充分暴露股骨颈前方关节囊的一种入路。该手术入路巧妙地利用了深浅两群肌间隙神经界面，能够简单、安全、充分地显露髋关节。因此，该入路一经面世，就广受外科医师欢迎，曾是应用最广泛的手术入路。随着微创全髋关节置换术在美国、欧洲等国家和地区的发展，在史密斯-彼得森（Smith-Petersen）入路的基础上，直接前方入路（direct anterior approach，DAA）逐渐兴起。直接利用肌肉间隙进入暴露手术视野，创伤小。DAA

已在西方国家广泛开展，被称为真正的微创关节置换入路。

适应证 史密斯-彼得森入路曾被应用于全髋关节置换、股骨头置换、髋关节成形、髋关节融合、髋关节滑膜切除、髋关节肿瘤切除等各类手术。但是该手术入路也存在不少缺陷。研究发现，采用史密斯-彼得森入路的患者，其术后步态稍差于采用其他入路的患者。此外，史密斯-彼得森入路的术中出血较多。尤其是对于全髋关节置换的病例，该手术入路对股骨侧的显露欠佳。随着其他手术入路如前外侧入路、后外侧入路的发展，髋关节史密斯-彼得森入路的应用已逐渐减少，主要应用于股骨颈骨折、髋关节滑膜切除、肿瘤切除以及髋关节前脱位的手术治疗等。

DAA入路主要应用于微创全髋关节置换术，开展广泛。其他一些小视野范围容易操作的手术也可以由此入路开展。

重要解剖标志 ①髂前上棘：位于髂嵴的前段，较易触及，是临床上确定麦氏点的标志。在骨科手术中，髂前上棘可以用来测定下肢长度、判断髋关节脱位或骨折以及辅助血管神经走行的定位。髂前上棘下方约1cm肌间隙处，为股外侧皮神经的穿出点。②股直肌：为股四头肌的一部分。有两个头，一个是附着于髂前下棘的直头，另一个是附着于髋臼上缘和关节囊的反折头。史密斯-彼得森入路需将这两个头均剪断并翻转股直肌，才可以充分显露关节囊。改良后的DAA无须离断股直肌，将股直肌返折头与前方关节囊分离后，用拉钩牵开暴露下方关节囊。③臀上神经：由骶丛发出，伴臀上血管经梨状肌上孔出骨盆，分布于臀中、小肌

以及阔筋膜张肌，在前侧入路中容易损伤，需要注意保护。④旋股外侧动脉：分支广泛分布于阔筋膜张肌与缝匠肌，容易引起术中大量失血。行前侧手术入路时，如有必要可将旋股外侧动脉升支结扎。

手术方法 ①患者麻醉后，取仰卧位（也可以取侧卧位），术肢用无菌塑料U单包裹。术肢全部消毒准备至髂嵴近端而对侧消毒准备至腹股沟。用防水消毒腿套包裹双下肢，常规消毒铺巾。②用标记笔画一条从髂前上棘到髌骨中心的线。然后皮肤切口起于髂前上棘远端以及外侧各两指，平行于之前的皮肤画线并向远端延长8~10cm。透视下沿股骨颈上缘画一条线，该线平分皮肤切口画线（图1）。③切开皮下组织至阔筋膜张肌表面。肉眼下阔筋膜张肌呈紫色，而内侧缝匠肌偏白色。顺切口方向切开筋膜，手指钝性分离肌肉和筋膜。④分别向内和向外侧牵开阔筋膜张肌和股直肌，暴露下方深筋膜处的旋股血管，电凝或者结扎后，分离深筋膜。⑤分开深筋膜后，用一枚拉钩置于关节囊外股骨颈上缘，另一拉钩将股直肌返折头从前侧关节囊上分离后，将拉钩滑向其深面的股骨颈下缘。同时用第三个拉钩放置于髋臼前缘股直肌腱深面，完全显露关节囊。切开关节囊后，开展具体手术操作。

注意事项 臀上神经损伤是前侧入路最常见的并发症，表现为关节外展无力。这主要是由臀上神经分布于臀中肌、臀小肌以及阔筋膜张肌所致。微创全髋关节手术技术的快速发展使得特殊拉钩使用增多，由于该拉钩过度牵拉造成的臀上神经损伤概率也相应地升高。

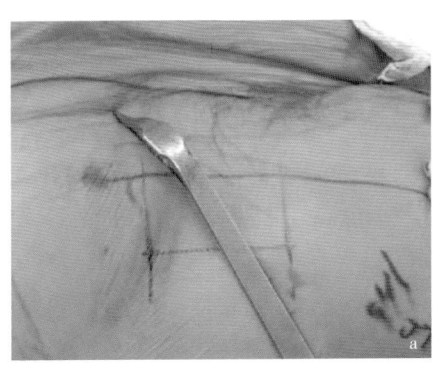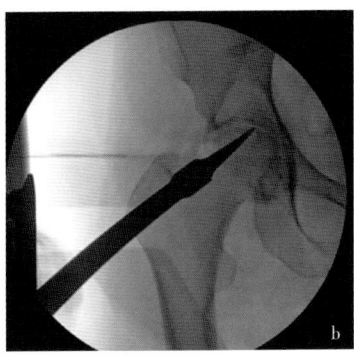

a. 从髂前上棘至髌骨中心画一条线，然后在髂前上棘靠外侧和远端各两指的位置起始，平行于上一条线向远端延伸 8~10cm；b. 透视下沿股骨颈上缘画线，该线平分前面的皮肤切口画线。

图 1　手术切口

优点　相对于其他髋关节手术入路，传统史密斯-彼得森入路有其鲜明的优势和特点。其第一层神经界面位于缝匠肌（股神经）和阔筋膜张肌（臀上神经）之间，第二层神经界面位于臀中肌（臀上神经）和股直肌（股神经支配）之间。各块肌肉位置相对固定，走行其间的血管神经也比较容易辨别。除此之外，该手术入路的其他优点主要有：①该手术入路可以充分显露髋臼，拥有360°髋臼手术视野。②该入路不损伤关节囊后壁以及一些短外旋肌，易于维持术后关节稳定。③该入路切口长度可以根据术中需要，随时向近端或远端延伸以扩展术野。④该手术入路既保留了髂股入路的优点，同时可经外侧显露股骨大转子以及髋臼缘到转子基底部的髋关节前方结构。⑤必要时，该入路可以显露外侧的股骨大转子。

在史密斯-彼得森入路的基础上，DAA 的优势则更为明显：①DAA 为真正的神经、肌肉间隙入路，软组织感染最小。②易于显露和操作，关节置换假体安放精准，增加稳定性。③创伤小、出血少，疼痛轻或者无痛，康复

快。④术后恢复时间短，早期下地活动。⑤术中便于双侧对比，有利于调整肢体长度。⑥既可以采用仰卧位，也可以采用侧卧位手术。

仰卧体位相比于其他体位具有很多优势：该体位可以防止术中骨盆歪斜、易于术中评估肢体长度以及便于麻醉医师控制调整患者麻醉状态。对于双侧髋关节同时手术的病例，仰卧位不需要术中改变体位，方便双侧对比。

（严世贵　赵　翔）

kuānguānjié Wòsēn-Qióngsī qiánwàicè rùlù

髋关节沃森-琼斯前外侧入路

（Watson-Jones anterolateral approach of the hip joint）　髋关节前外侧入路的经典入路方式，利用阔筋膜张肌与臀中肌之间的肌间隙，可以直接显露股骨颈与股骨大转子，并获得很好的股骨头与髋臼视野，被普遍应用于股骨颈骨折、转子间骨折以及髋关节假体置换等各类手术。该入路操作简单便捷、安全可行。大部分情况下均可以不截断臀中肌。术者可以根据手术目的以及手术范围，保留或截断股骨大转子。对于局部有瘢痕不适用前侧或后侧入路

的患者，或者髋关节后脱位风险较高的患者，可以采用该入路。

适应证　该入路广泛应用于股骨颈骨折的切开复位内固定术、股骨转子间骨折的切开复位内固定术、股骨转子间截骨术、股骨颈肿瘤活检或刮除术，以及人工髋关节置换术或翻修术。

重要解剖标志　①股三角神经血管束：股三角是一个底边朝上、尖向下的倒置三角形凹陷结构，位于股前区内侧上 1/3 处。其上方为腹股沟韧带，外下方为缝匠肌内侧缘，内下方为长收肌内侧缘，前壁为阔筋膜，后壁则由髂腰肌、耻骨肌和长收肌组成。股神经、股动脉和股静脉均通过此结构。其中，股神经居于最外侧，股动脉居中，股静脉居于最内侧，共同组成股三角神经血管束。相比于股动静脉，股神经距离该入路最近，因此在手术中容易损伤。如果手术方法不当，特别是拉钩位置不正确，也存在损伤股动脉、股静脉的可能。②臀上神经：来源于骶丛，通过梨状肌上孔走行出骨盆，其神经呈单支型、双支型或三支型，分布于臀中肌、臀小肌以及阔筋膜张肌。既往的研究主要关注于臀中肌与阔筋膜张肌间隙，认为其支配阔筋膜张肌的分支在臀中肌与阔筋膜张肌的起始部进入阔筋膜张肌。因此，只要术中对阔筋膜张肌牵拉、分离适度，则不易损伤臀上神经支配阔筋膜张肌的分支。但是，有观点认为，在撑开臀中肌、臀小肌时，仍有可能损伤臀上神经最下支配臀中肌的神经纤维，导致髋关节外展功能受限，呈摇摆步态，严重时影响髋关节的运动功能，引起下肢疼痛。因此，有学者根据尸体解剖研究，对该入路的手术安全区做了一个定位，

认为在术中以大转子尖为圆心，该点与髂嵴垂直连线上的 5cm 处为半径作一条弧线，该弧线与大转子尖的扇形区域即为手术安全区。臀上神经进入臀中肌的解剖点一般不在此安全区内。但是，鉴于已有研究的尸体案例数较少，此结果仍待进一步的研究证实。③股骨大转子：位于股骨颈与股骨干连接处，向外侧突出的骨性结节。是该入路的一个重要体表定位标记。对于一般小型手术如股骨颈骨折，在该入路中，股骨大转子无须截骨。但是，对于全髋关节置换这类的手术，可以根据具体情况适当截骨。

手术方法 患者麻醉后，取仰卧位，坐骨结节和骶骨下垫一沙袋，挤压臀部脂肪至后方以利于手术显露。消毒铺巾完成后，自髂前上棘后外侧 2、3cm 处起始做手术切口，经股骨大转子后侧 1/3 处至股骨外侧。用手指触摸定位阔筋膜张肌后缘，分离并适度牵开阔筋膜张肌，适当止血，避免损伤神经，接着显露深层组织。臀中肌完全显露后，探及臀中肌前缘并自臀中肌前缘将其向后牵拉，显露下方的关节囊组织。如果是全髋关节置换手术，此时还可以作股骨大转子截骨，或者切断臀小肌以及臀中肌前缘在大转子的附着处，以便进一步扩大术野。外旋髋关节，适度清理关节囊表面组织后，切断股外侧肌在股骨大转子基底部的附着点，然后沿股骨颈方向显露髋关节囊，并剥离其上附着的韧带肌肉组织。牵开股直肌与髂腰肌，避免损伤股三角神经血管束，充分显露手术视野，以"工"字形切开关节囊，以便进一步行手术治疗。

注意事项 ①手术准备及体位摆放：该入路虽然看似简单，

但要真正地掌握仍然需要长期的练习与体会。其中，手术体位对于该入路手术视野的显露非常重要，需要在股骨以及骶骨下方垫沙袋，将臀部脂肪挤至臀后部，可以方便术中手术操作。此外，髋关节处于过伸位时，容易引起髋关节前方关节囊以及肌肉韧带组织的过度紧张，不利于股骨头以及髋臼的显露，增加手术操作的难度。因此，在术中一般将髋关节置于适度的屈曲位。②扩大手术视野：如果手术需要进一步显露股骨干，只需延长股外侧的皮肤切口，分离牵拉阔筋膜张肌，并分开股外侧肌和股中间肌的肌纤维即可。③阔筋膜张肌：此肌后方部分可能会影响术中股骨头完全脱出，此时可以适当切开后侧的阔筋膜张肌。

优点 ①相比其他髋关节手术入路，该入路的优点在于术野良好，而且操作简单。利用阔筋膜张肌和臀中肌之间的肌间隙进行显露，而唯一较易损伤的臀上神经最下支多位于臀中肌、臀小肌起始处，只需注意即可避免损伤。对于一般的股骨颈骨折病例，术者只需沿肌间隙分离并适度牵开即可获得良好的手术视野，不需要切断臀中肌、臀小肌，也不需要行股骨大转子截骨。对于范围较大的全髋关节置换手术，术者也可根据个体差异以及手术需要，适当切断肌肉或截断大转子，以获得满意的显露效果。②该入路也采用仰卧体位，除了可以防止术中骨盆歪斜、易于术中评估肢体长度以及便于麻醉医师控制调整患者麻醉状态外，仰卧体位下，该入路不仅便于置入骨水泥以及假体，还便于调整假体位置以及矫正肢体畸形。③有研究报道，采用该入路的全髋关节置换

术后关节脱位率为 0~2%（平均 0.55%），下肢不等长发生率与后侧入路手术相比也没有明显差异。对于髋关节翻修病例，经股骨大转子截骨的沃森-琼斯（Watson-Jones）前外侧入路在移除假体方面也存在一定的优势。

缺点 ①有报道称该入路仍存在因过度牵拉肌肉损伤臀上神经最下支的风险。若拉钩位置不正确，也可能损伤内侧的股三角血管神经束，引起术中大出血或者股神经麻痹。②患者的手术体位对于手术过程影响极大。若髋关节过度伸直，则容易引起髋关节前部韧带肌肉组织过度紧张，从而影响股骨头以及髋臼的显露。因此，建议在术中适度屈曲髋关节。

（严世贵 赵翔）

kuānguānjié Hālǐsī wàicè rùlù

髋关节哈里斯外侧入路

（Harris lateral approach of the hip joint） 通过截断带旋后肌群的股骨大转子来充分暴露髋关节关节囊的手术入路。是诸多髋关节外侧入路中的一种。相比于其他外侧入路，该入路的术中视野更好，操作空间也充足，而且可以允许股骨头向前或向后脱位。但是对于一般患者而言，如此大范围的操作空间没有必要，临床应用较少。对于存在髋关节屈曲挛缩的患者，该手术入路就具有一定的应用价值。

手术方法 患者麻醉后，取仰卧位或者侧卧位。消毒铺巾等程序完成后，以股骨大转子为中心取皮肤弧形切口。其中切口向远端沿股骨干前缘体表投影走行，而向近端则弧形向后，近端止点最终大致与髂前上棘水平。充分暴露深筋膜后，取与皮肤切口一致的方向切开髂胫束和阔筋膜，

并向前后牵开肌肉组织。然后探查臀小肌和梨状肌，闭孔内、外肌等外旋肌肉群于大转子的止点，并在这些止点以远处切断股骨大转子，并将其向近端翻开，暴露下方的关节囊。切开关节囊并将髋关节脱位，此时可以将上翻的外展肌、大转子截骨骨块以及旋后肌群塞入髋臼窝，然后进行股骨侧手术操作。在关闭切口时，将肢体置于完全外展、10°外旋位。将大转子向远端移位，用两根钢丝固定在股骨干的外侧面。

注意事项 该入路完成后，将股骨头脱位并将股骨侧大转子截骨截骨块上翻置于髋臼窝内，即可充分暴露股骨头。如果需要显露髋臼，则只需将股骨头向切口表面牵拉，然后外展、屈曲同时内旋髋关节。该切口需要行大转子截骨，术后有可能造成骨不连或大转子滑囊炎。有报道称该入路容易出现明显异位骨化，可能引起术后功能障碍。

优点 ①其他的髋关节外侧入路只能让股骨头向一个方向脱位，但是该入路不仅能让股骨头向后方脱位，还能让其向前方脱位。②该入路术中视野显露非常广泛，但这意味着局部的组织创伤也很严重。

缺点 股骨大转子的大范围截骨可能引发术后局部骨不愈合，软组织的损伤则导致术后异位骨化的风险大大增加。

（严世贵 赵 翔）

kuānguānjié Màikèfǎlán-Àosīběn wàicè rùlù

髋关节麦克法兰-奥斯本外侧入路（McFarland-Osborne lateral approach of the hip joint）

通过臀中肌大转子止点处骨膜下剥离，从而维持臀中肌-股外侧肌结构完整并充分暴露下方关节囊

的手术入路。该入路基本与髋关节沃森-琼斯前外侧入路类似，是髋关节沃森-琼斯前外侧入路的改良。相比于其他外侧入路，髋关节麦克法兰-奥斯本外侧或者后外侧入路的差别就在于其维持了臀中肌、股外侧肌以及附着于股骨大转子上的深筋膜和骨膜的完整性。

重要解剖标志 与髋关节沃森-琼斯前外侧入路一致。

手术方法 患者麻醉后，取侧卧位，消毒铺巾。自髂前上棘后外侧2～3cm处起始做一手术切口，经股骨大转子后侧1/3处至股骨外侧。用手触摸定位股骨大转子，切开皮下深筋膜，向后牵开臀大肌，向前牵开阔筋膜张肌，显露臀中肌。在臀中肌后缘与梨状肌间隙处钝性分离臀中肌并向前方牵拉。然后将臀中肌于股骨大转子附着处连同下方厚实的骨膜一起从大转子处剥离，必要时可以行大转子截骨，然后沿股外侧肌向远端进一步切开直至皮肤切口的远端。此时，臀中肌、附着处的骨膜以及股外侧肌作为一个整体，没有受到破坏。将它们整体前推并显露下方的臀小肌以及关节囊。切断臀小肌股骨止点，并在关节囊后方切开关节囊，显露关节腔，使股骨头脱位。在闭合切口时，将关节囊与臀小肌一起缝合，外展髋关节，把臀中肌与股外侧肌复位到起始位置，与股外侧肌的保留部分、臀大肌的深部止点及股方肌的近端部分进行缝合。

优点 ①临床观察发现，臀中肌、股外侧肌以及附着于股骨大转子上的深筋膜和骨膜是一个功能整体，它们相互协同起作用。维持这个整体结构的完整性，对于术后髋关节功能恢复非常重要。

在该入路中，术者可以通过钝性分离臀中肌后缘，并在臀中肌股骨大转子附着处连同骨膜一起剥离，将臀中肌、股外侧肌以及相关骨膜和筋膜一起前推，以显露下方组织。这种设计对髋关节外展功能影响较小，有利于术后功能恢复。②麦克法兰-奥斯本外侧或后外侧入路一般采用侧卧位，在手术结束时，臀小肌与关节囊作为一个整体缝合回去，而臀中肌和股外侧肌也复位并重新缝合固定于股骨大转子，局部结构恢复较好。

（严世贵 赵 翔）

kuānguānjié Hādīng zhíjiēwàicè rùlù

髋关节哈丁直接外侧入路（Hardinge direct lateral approach of the hip joint）

通过劈开臀中肌来暴露下方组织的髋关节入路。该入路手术路径也基本类似于髋关节沃森-琼斯前外侧入路，是髋关节沃森-琼斯前外侧入路的一种微创化改良。既往髋关节沃森-琼斯前外侧入路进行全髋关节置换时偶尔需要大部分截断臀中肌、臀小肌或者对股骨大转子进行截骨。在这个基础上，该入路被提出来，以减少不必要的软组织损伤。

重要解剖标志 与髋关节沃森-琼斯前外侧入路一致。

手术方法 患者麻醉后，取仰卧位，坐骨结节和骶骨下垫一沙袋，挤压臀部脂肪至后方以利于手术显露。消毒铺巾完成后，自股骨大转子顶点起始，向近端延伸并止于髂前上棘向后的垂直线上（图1）。用手触及股骨大转子，钝性分离皮下组织至大转子。在大转子中点切开深筋膜，并向两端延伸，暴露臀中肌（图2）。钝性剥离大转子前方部分臀中肌附着点，在臀中肌附着于股骨大

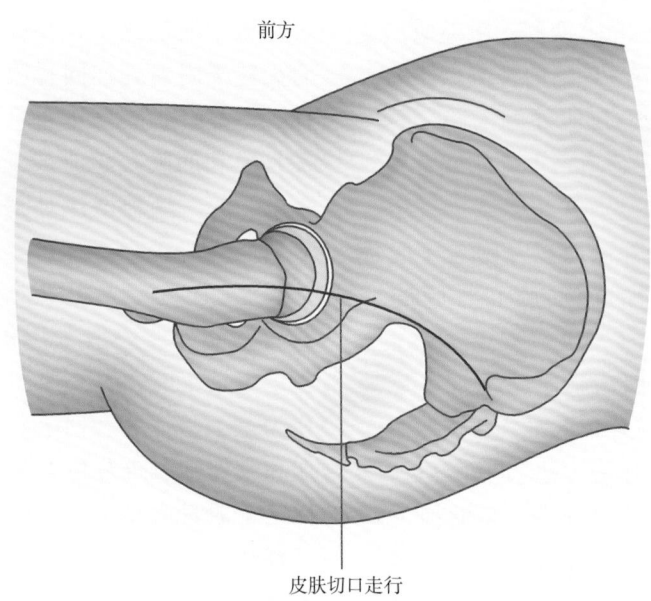

前方

皮肤切口走行

图1 哈丁（Hardinge）直接外侧入路皮肤切口

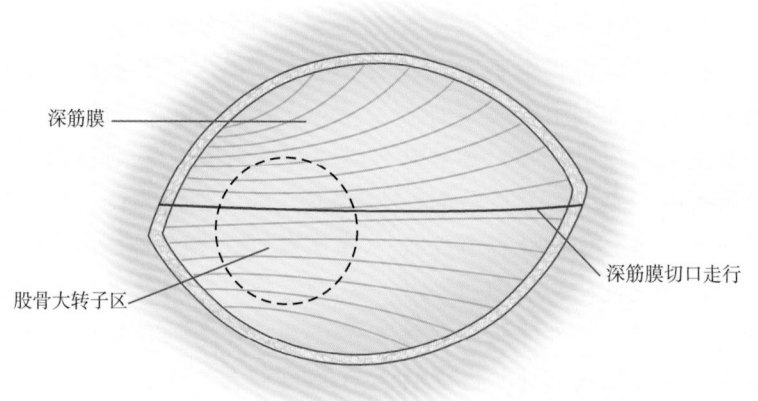

深筋膜

股骨大转子区

深筋膜切口走行

图2 哈丁（Hardinge）直接外侧入路深筋膜切口

转子尖处起始，沿着后外侧（约后外侧1/3位置）臀中肌纤维走行向近端延伸切开臀中肌，注意保持臀中肌与股骨大转子连接不切断，维持臀中肌整体完整性，不进行大转子截骨。同样，从股骨大转子尖起始做切口向远端延伸至股骨前方，沿大转子前缘走行，可以切断部分股外侧肌。沿着所形成的切口，掀开两侧肌肉组织显露下方的臀小肌（图3）。然后切断下方的臀小肌股骨止点，显露关节囊。自股骨颈处将关节囊剥开并切断外下方关节囊，显露关节腔。脱位髋关节，并进一步行髋关节置换手术。

注意事项 ①该入路为髋关节微创外侧入路。因此，手术视野显露要小于传统手术入路。在手术过程中，精确定位皮肤切口的位置非常重要。一旦皮肤切口位置存在偏倚，就会引起后续的视野显露以及假体安放困难。对于部分初始皮肤切口不佳的病例，需要及时扩大切口，保证手术视野。②由于该入路中相关软组织损伤小于传统手术入路。因此，视野显露也更困难，需要借助特殊的手术器械来保证手术视野。拉钩对软组织的牵拉一旦过度牵拉，则可能引起相关软组织以及血管神经的损伤，不利于手术恢复。③该入路中，患者手术体位非常重要。一般认为，在髋关节脱位后，可将手术侧肢体内收并跨过对侧肢体，置于对侧大腿上并让小腿垂直下落。此时，可以获得较好的手术操作空间，便于假体植入。④该入路属于髋关节微创手术入路，具有微创手术的优点。患者术中血管破坏少，出血少，术后功能恢复更快。但是，一旦出现术中过度牵拉，则可能引起相关并发症增多。患者的手术切口较小，因此术后瘢痕要小于传统手术。术后并发症发生率也小于传统手术。但是，微创手术的术野欠佳，因此有可能影响术中假体的准确安放。计算机导航辅助的髋关节哈丁直接外侧入路在假体位置安放方面将更加准确。⑤前1/3分离向后牵开臀中肌时，容易损伤臀上神经。因此，拉钩不宜距离大转子止点离断处太远。术后需要积极外展肌锻炼，促进臀中肌功能恢复。

优缺点 该入路秉承了真正的微创手术有利于术后康复的理念，尽量减少术中肌肉、韧带的切割，以保持各种组织结构的完整性，同时追求在较小的手术视野下达到跟传统手术相当的手术效果。该入路保留了关节囊与肌腱的止点并减少了臀肌损伤。通过借助特殊的手术设备，基本可以获得能够满足手术需要的手术视野与操作空间。该入路采用仰卧位或者侧卧位，适用于不能采

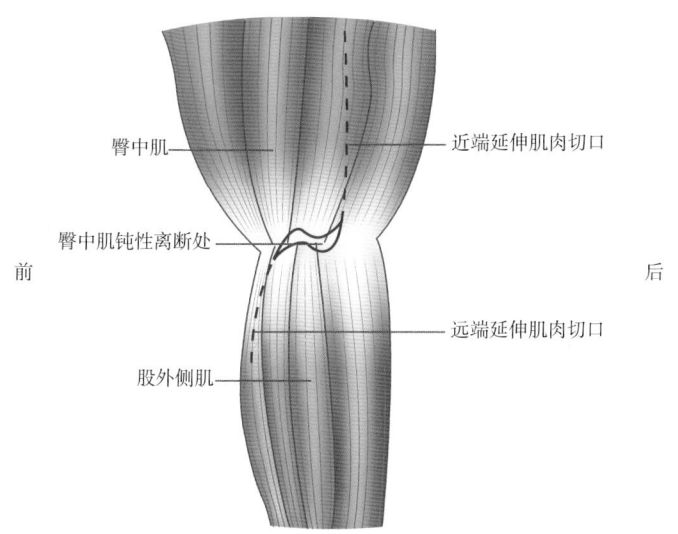

图3　哈丁（Hardinge）直接外侧入路深部肌肉切口

用髋关节前侧或后侧入路的患者，也适合于双侧同时进行全髋关节置换的患者。另外，髋关节沃森-琼斯前外侧入路所具有的优点或缺点，哈丁直接外侧入路同样具备。

（严世贵　赵　翔）

kuānguānjié Mǎluòlǐ zhíjiēwàicè rùlù

髋关节马洛里直接外侧入路
（Mallory direct lateral approach of the hip joint）　通过劈开臀中肌暴露下方组织结构的髋关节入路。是在髋关节哈丁直接外侧入路基础上的一种改良。髋关节哈丁直接外侧入路是在臀中肌后侧约1/3处纵行切开臀中肌，而该入路则是在更偏向前方，在股骨大转子前缘水平纵行切开臀中肌。在此处切开臀中肌，更有利于下方股骨头以及股骨颈的显露。手术入路中的相关重要解剖结构以及注意事项与髋关节哈丁直接外侧手术入路基本一致。

手术方法　患者麻醉后，取仰卧位，坐骨结节和骶骨下垫一沙袋，挤压臀部脂肪至后方以利于手术显露。消毒铺巾完成后，切口自股骨大转子顶点起始，向

近端延伸并止于髂前上棘向后的垂直线上（图1）。用手触及股骨大转子，钝性分离皮下组织至大转子。在大转子中点切开深筋膜（图2），并向两端延伸，暴露臀中肌。在臀中肌附着股骨大转子前缘起始，沿着前内侧（约前内侧1/3位置）肌肉纤维走行向近端延伸切开臀中肌，注意保持臀

中肌与股骨大转子的连接不切断，维持臀中肌整体完整性，也不进行大转子截骨。然后，从股骨大转子尖起始做切口向远端延伸至股骨前方，可以切断部分股外侧肌。沿着所形成的切口，掀开两侧肌肉组织暴露下方的臀小肌（图3）。然后切断下方的臀小肌止点并且掀开，显露关节囊（图4）。自股骨颈处将关节囊剥开并切断外下方关节囊，显露关节腔。脱位髋关节，并进一步进行髋关节置换手术。

注意事项　臀中肌劈开不能超过髋臼外侧缘上方2cm，以免损伤血管神经束。外展肌劈开越靠前，显露股骨头与股骨颈时需要牵开的组织越少。

（严世贵　赵　翔）

kuānguānjié Hǎi-Màikèláokèlán wàicè rùlù

髋关节海-麦克劳克兰外侧入路
（Hay-McLauchlan lateral approach of the hip joint）　通过劈开臀中肌、股外侧肌并在其大转

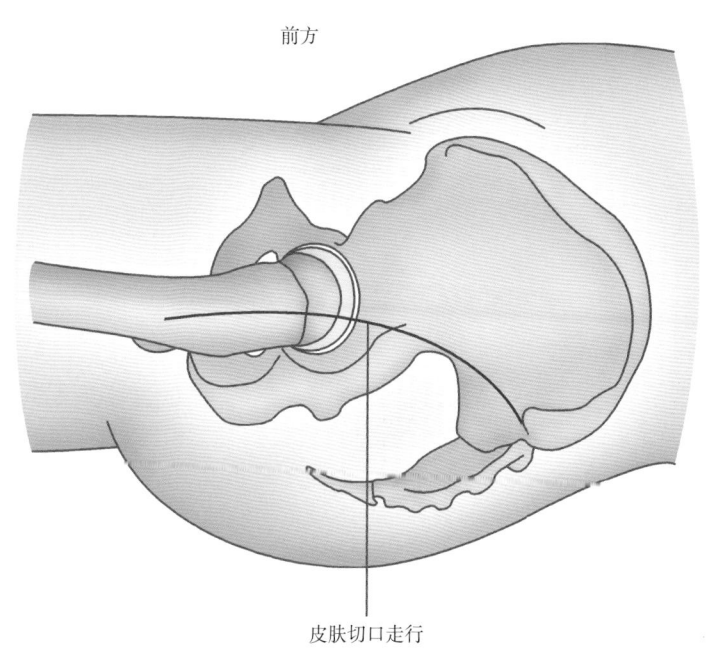

图1　马洛里（Mallory）直接外侧入路皮肤切口

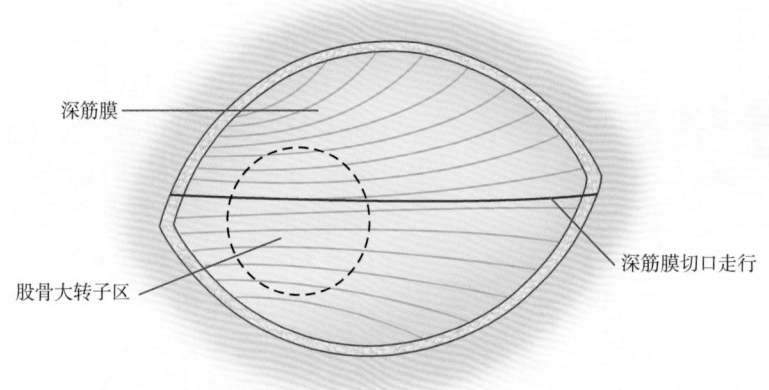

图 2　马洛里（Mallory）直接外侧入路深部筋膜切口

深筋膜

深筋膜切口走行

股骨大转子区

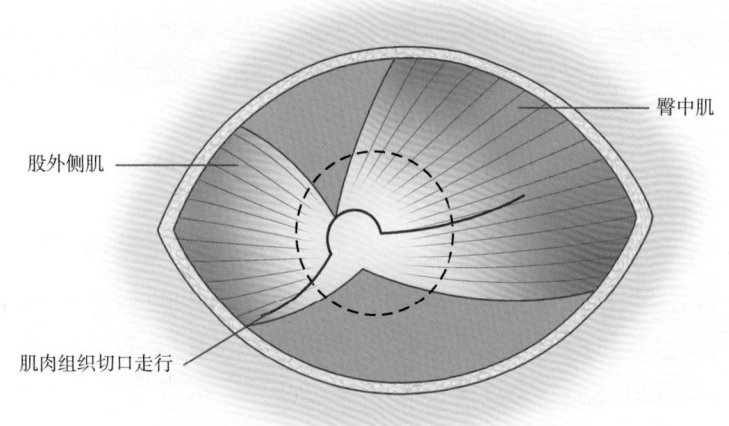

臀中肌

股外侧肌

肌肉组织切口走行

图 3　马洛里（Mallory）直接外侧入路深部肌肉切口

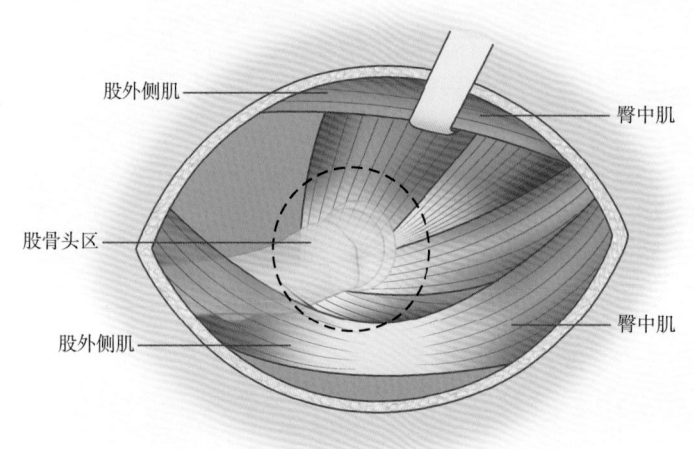

股外侧肌

臀中肌

股骨头区

臀中肌

股外侧肌

图 4　马洛里（Mallory）直接外侧入路掀开臀中肌以及股外侧肌后深部组织

子止点处骨膜下剥离来暴露下方组织的髋关节外侧入路。该入路是在髋关节麦克法兰-奥斯本外侧入路或后外侧入路基础上的一种改良。同样秉承了臀中肌、股外侧肌以及附着于股骨大转子上的深筋膜和骨膜是一个功能整体的理念。它们的区别是，髋关节麦克法兰-奥斯本外侧入路是在臀中肌后缘钝性分离臀中肌，并在大转子附着处将厚实的骨膜一起从大转子上分离下来；而髋关节海-麦克劳克兰外侧入路则是做臀中肌、股外侧以及股骨大转子的纵向正中切线，然后将大转子肌肉附着处的骨膜从大转子上分离下来。同样可以维持臀中肌、股外侧的整体功能。

手术方法　患者麻醉后，取侧卧位，消毒铺巾。自髂前上棘后外侧 2~3cm 处起始做一手术切口，经股骨大转子后侧 1/3 处至股骨外侧（图 1）。用手触摸定位股骨大转子，切开皮下深筋膜，显露臀中肌。沿臀中肌、股骨大转子以及股外侧肌中线纵行切开（图 2），然后将臀中肌与股骨大转子附着处连同下方厚实的骨膜一起从大转子处剥离，必要时可以行大转子截骨（图 3）。沿切口向两侧牵拉肌肉组织后，显露下方的臀小肌以及关节囊。切断臀小肌止点并掀开，在关节囊后方切开，显露关节腔，接着脱位髋关节（图 4）。术后缝合臀中肌、股外侧肌以及大转子骨膜和骨块后，髋关节外展肌功能仍然能保持完整。

优点　①该入路不仅避免了损伤前面股血管的可能性，而且也避开了后侧的坐骨神经。②术野显露充分，不论扩髓或者磨锉髋臼，均能保证良好的术野，便于观察髋臼角与前倾角，达到直

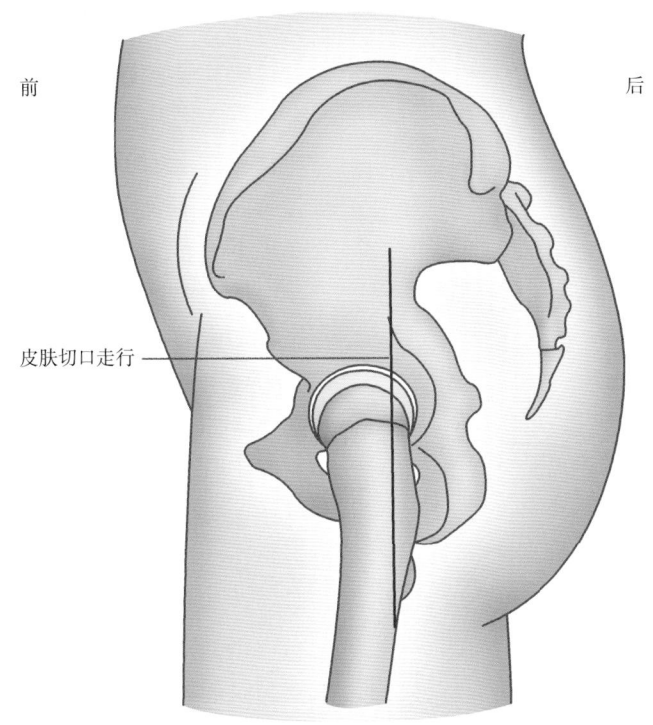

前　　　　　后

皮肤切口走行

图1　海-麦克劳克兰（Hay-McLauchlan）外侧入路皮肤切口

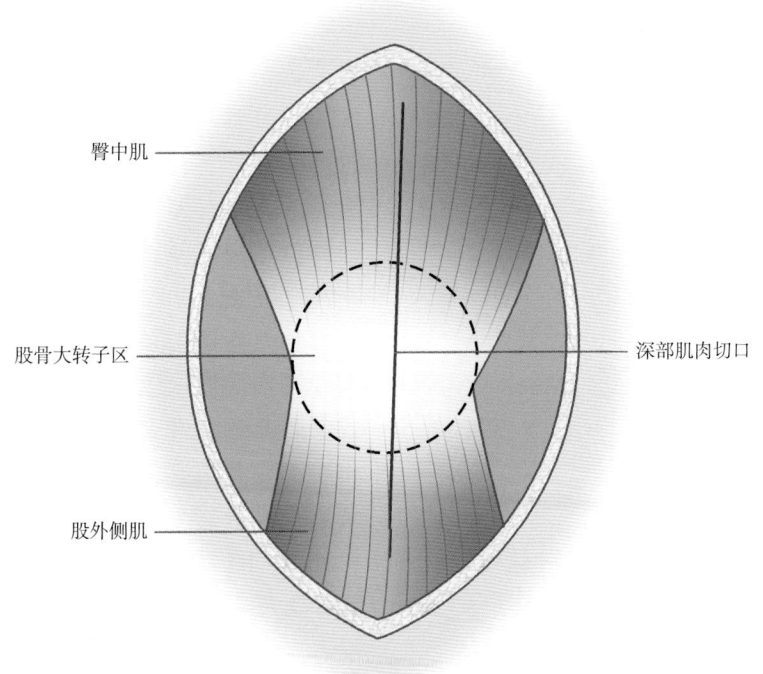

臀中肌

股骨大转子区

深部肌肉切口

股外侧肌

图2　海-麦克劳克兰（Hay-McLauchlan）外侧入路深部肌肉切口

视下定位。③术后脱位率明显低于后方入路。④切口范围不涉及臀上神经区域，即使在剥离臀中

肌时因牵拉而对臀上神经有损伤，这种损伤也通常在术后3个月内痊愈。⑤采取侧卧体位可使所有

参与手术人员均能观察到手术情况，而且侧卧位时腹腔内容物对腔静脉压迫减少，可明显减少术中出血。⑥在劈开大转子骨皮质以及剥离骨膜时保持了股外侧肌及臀中肌的连续性，有利于骨质的充分愈合。

（严世贵　赵　翔）

kuānguānjié Jíbùsēn hòuwài cèrùlù
髋关节吉布森后外侧入路
（Gibson posterior-lateral approach of the hip joint）　经臀大肌、阔筋膜张肌界面进入，切断臀中肌或者旋后肌止点并掀开暴露关节囊的手术入路。最早由科赫尔·朗根贝克（Kocher-Langenbeck）描述，后来由吉布森（Gibson）进行了推广，广为人知。该入路无须将臀中肌从股骨大转子上剥离，保留了髂胫束的功能，术后功能恢复较快。在髋关节吉布森后外侧入路的基础上进一步改良后，该入路进一步被称为髋关节改良吉布森后外侧手术入路。髋关节改良吉布森后外侧入路应用较为广泛。

重要解剖标志　坐骨神经出梨状肌下孔或者上孔后，紧贴旋后肌以及股方肌表面向肢体远端延伸。在髋关节吉布森后外侧入路中可以用手指探查触及，容易损伤。在向后牵开臀大肌时，不宜用力过猛。切断旋后肌群以及股方肌时，宜紧贴股骨止点切开并剥离掀开，以避免损伤坐骨神经。其他重要解剖结构同髋关节沃森-琼斯前外侧入路。

手术方法　患者麻醉后，取侧卧位。患侧在上，骨盆前后均用支架固定。消毒铺巾后，切口自髂后上棘前下方4cm起始（图1），沿臀大肌走行到大转子顶点做一弧形切口，并沿股骨轴线进一步延长约15cm。切开皮肤

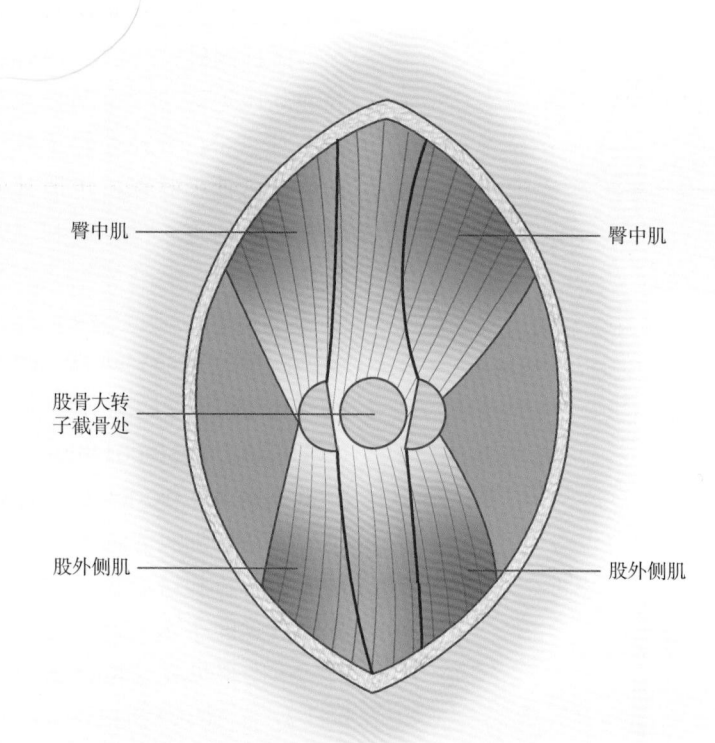

图 3　海－麦克劳克兰（Hay-McLauchlan）外侧入路股骨大转子截骨

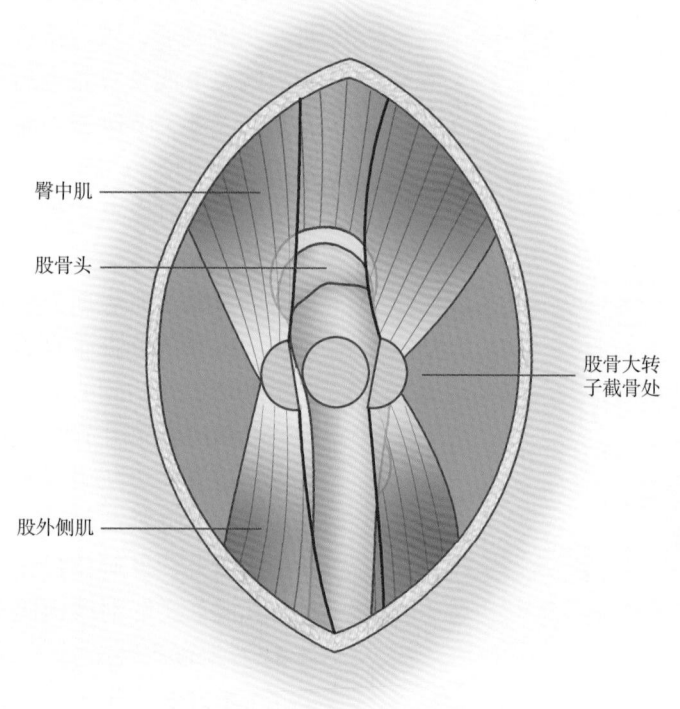

图 4　海－麦克劳克兰（Hay-McLauchlan）外侧入路股骨头脱出

下方的深筋膜，显露臀大肌和阔筋膜张肌。沿臀大肌与阔筋膜张肌的交界处切开，适当止血后将肌肉组织向两侧掀开，显露下方的臀中肌、短外旋肌以及部分关节囊。在臀中肌、臀小肌的股骨大转子止点处切断臀中肌并将其翻转（注意保留部分肌腱组织与大转子相连，以便手术结束时缝合），显露下方的髋关节囊（图2）。切开关节囊后外展外旋股骨使股骨头向前脱位，然后继续进行下一步手术操作。

优点　该入路于臀大肌与阔筋膜的交接处切开浅层组织，并利用臀大肌与臀中肌的肌间隙显露臀大肌下方的股外侧肌。初始的髋关节吉布森后外侧入路在股骨的前外侧取皮肤切口，切开并牵拉臀大肌后，切断其下方臀中肌的股骨大转子止点并向上掀开，不需要切断短外旋肌（上孖肌、下孖肌、闭孔内肌）。然后通过外旋外展股骨使其向前脱位。髋关节改良后吉布森后外侧入路在股骨外侧取皮肤切口，切开并牵拉臀大肌后，不必切断臀中肌，而只需切断部分短外旋肌，必要时切断股方肌。然后通过内收内旋远端股骨让股骨头向后方脱位。

（严世贵　赵翔）

kuānguānjié Mù'ěr hòucè rùlù

髋关节穆尔后侧入路（Moore posterior approach of the hip joint）　通过劈开臀大肌并切断旋后肌群大转子止点来保护髋关节后方关节囊的手术入路（图1）。

适应证　该入路被广泛应用于人工股骨头置换术、人工全髋关节置换术、髋关节后脱位的手术处理、髋关节成形术、髋关节脓肿引流术、髋关节各类肿瘤切除术、髋关节假体翻修、部分髋臼后缘的骨折复位以及股方肌骨瓣移植术等。

重要解剖标志　①臀上动脉和臀下动脉：其分支呈扇形分布于臀大肌深面。在切开臀大肌时，需将看到的这些分支仔细结扎或电灼止血。否则容易引起术中大

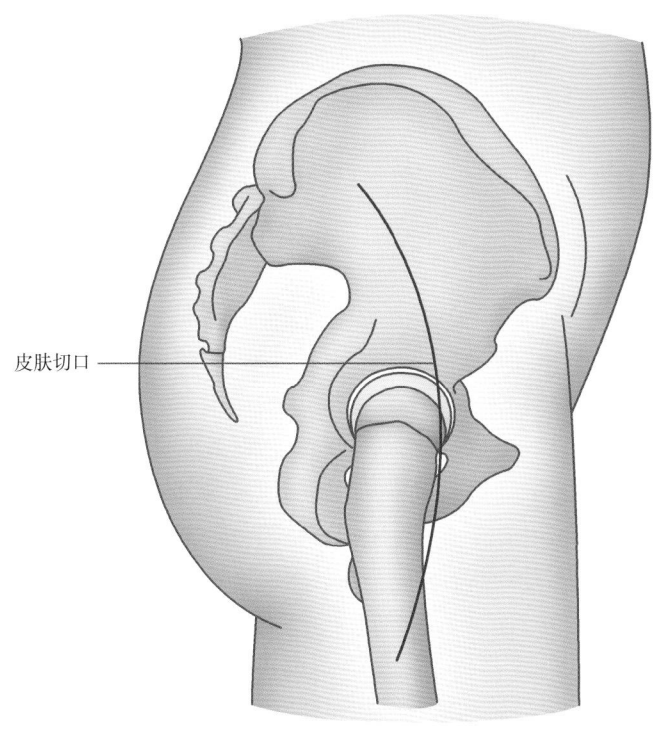

图 1　髋关节吉布森（Gibson）后外侧手术入路皮肤切口

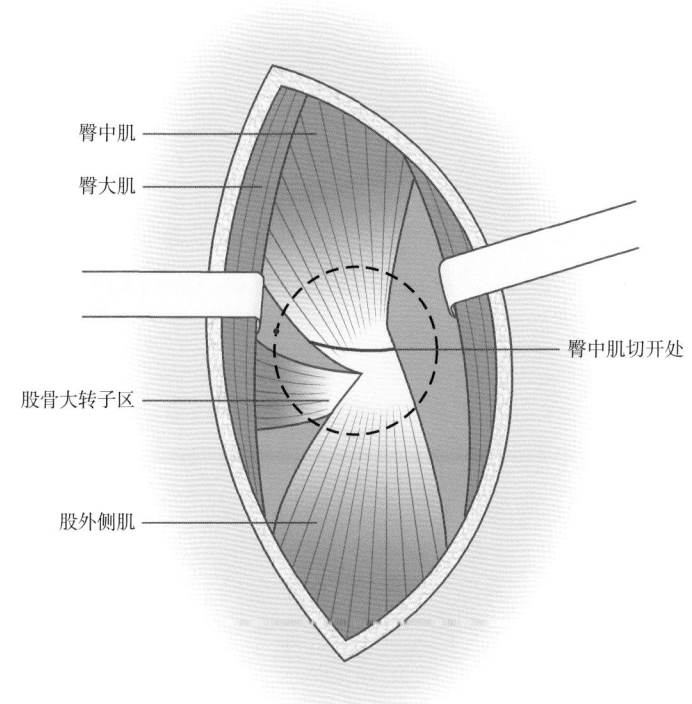

图 2　髋关节吉布森（Gibson）后外侧手术入路深部肌肉切口

量出血。②坐骨神经：是全身最长、最粗大的神经。起源于骶丛神经，经坐骨大孔出盆腔，在梨状肌和上孖肌之间穿出后，在臀大肌深面靠近坐骨结节处紧贴着短外旋肌继续向下走行。在该入路中，切开臀大肌显露下方的短外旋肌时，容易触及坐骨神经。此时，需要适当内旋髋关节将短外旋肌牵拉紧张，使坐骨神经远离短外旋肌在股骨大转子窝处的止点，然后再切断短外旋肌止点，可以避免损伤坐骨神经。另外需要注意，术中牵引器的不当使用，也有可能损伤坐骨神经。③股方肌：股方肌起自坐骨结节，止于股骨大转子间嵴。它可以使髋关节外旋，属于短外旋肌。股方肌的血供比较丰富，损伤后出血较多。因此，采用该入路时，如果在切断了上孖肌、下孖肌、闭孔内肌和梨状肌后股骨头可以顺利脱出，一般不建议切断股方肌。如果一定要切断股方肌，则应在距止点 1cm 处切断该肌，以便于止血。④臀大肌：关于髋关节后侧入路臀大肌的切口位置一直存在争议。有学者提出，可以在臀大肌与臀中肌的肌间隙进入，不必要切开臀大肌。但是，该入路的臀大肌切面同样不存在神经界面，而且切开臀大肌后显露下方外展肌结构更直接方便，因此临床上多采用该入路直接切开臀大肌。对于部分全髋关节置换的患者，如果切开臀大肌不足以提供充分的手术视野与操作空间，则可以选择在臀大肌附着股骨大转子处切断该肌肉止点，进一步扩大手术视野。

手术方法　患者麻醉后，取侧卧位。患侧在上，骨盆前后均用支架固定。手术侧髋关节适当屈曲。皮肤切口自髂后上棘前下方 5cm 处起始，沿臀大肌纤维走行至大转子后缘，然后再沿股骨干方向向下延长 5cm（图 2）。切开皮肤下方的深筋膜，显露臀大肌和股外侧肌。沿臀大肌纤维走行方向切开臀大肌至大转子，适

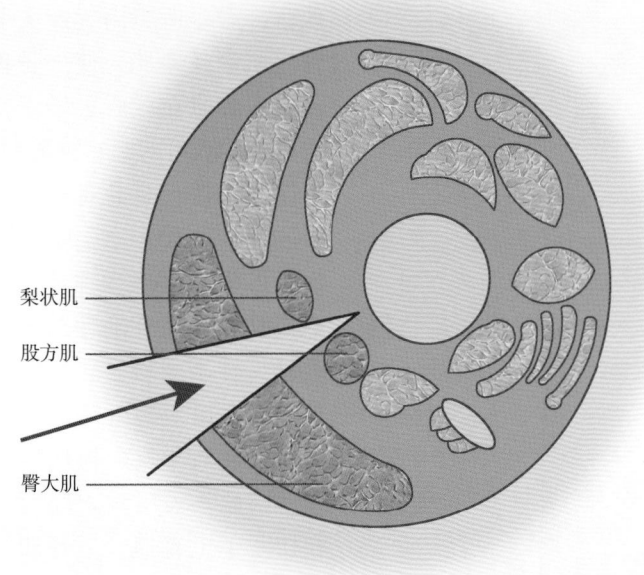

图1　髋关节穆尔（Moore）后侧入路横断面

梨状肌

股方肌

臀大肌

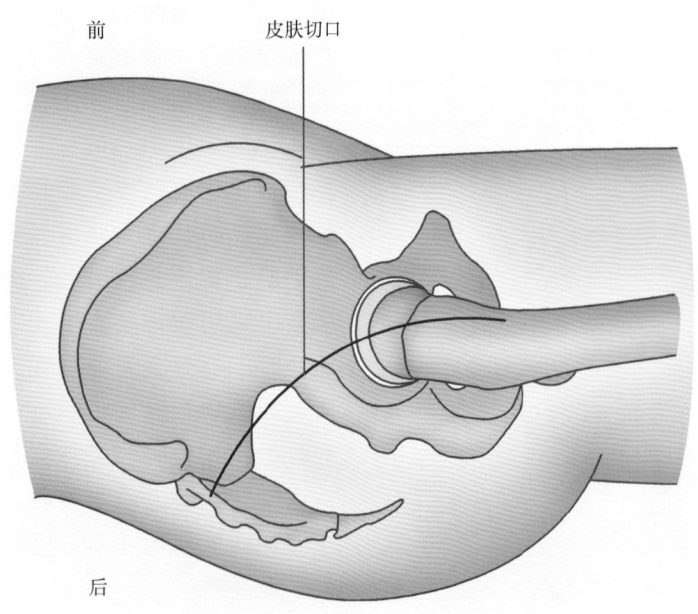

前　　　　皮肤切口

后

图2　髋关节穆尔（Moore）后侧入路皮肤切口

当止血后将臀大肌向两侧掀开，显露下方的髋关节外旋肌。辨别髋关节短外旋肌（股方肌、上孖肌、下孖肌和闭孔内肌）（图3），适度内旋髋关节使短外旋短肌紧张，在股骨大转子窝短外旋短肌附着处切断梨状肌、闭孔内肌、上孖肌、下孖肌，并将其翻转覆盖坐骨神经。至此，髋关节囊后部已经被显露。切开关节囊后，剪断股骨头韧带再屈曲、内旋髋关节，股骨头即向后方脱出（图4），可以接受进一步手术处理。手术结束后，需缝合短外旋

肌以及臀大肌。

注意事项　手术时需要适度屈髋以便充分显露手术视野。术后需要完全缝合髋关节囊以及周围肌肉组织，以降低术后髋关节后脱位发生率。术中尽量不要损伤臀中肌，以免影响髋关节外展功能。术后早期可多取侧卧位，健侧朝下，以减少手术切口压迫。

优点　①该入路的手术时间明显要短于其他髋关节入路。这是因为该入路周围无重要的血管神经，在使用电刀的情况下，熟练的术者只需10分钟即可充分显露手术视野。而且该入路通过切断短外旋肌（股方肌、上孖肌、下孖肌和闭孔内肌）在大转子的附着点进入髋关节，切口显露简单，髋关节向后脱位容易，其所需的皮肤切口也相对短于其他手术入路。②该入路设计不损伤外展肌（如臀中肌），很好地保留了髋关节外展功能，因此术后恢复快，其术后早期关节功能要明显好于其他手术入路。③该入路无明显的神经界面，因此不会引起明显的失神经支配现象。

缺点　①后侧髋关节后下壁相对更薄弱。因此，正常人髋关节后脱位的概率本身要高于髋关节其他方向的脱位。采用该入路的患者，关节囊后方结构被破坏，因此其术后发生髋关节后脱位的概率也较高。②正确的手术体位摆放对手术过程影响很大。患者一定要处于髋关节适度屈曲并保持内旋外展的状态下，才能达到在较小切口下手术视野的良好显露。③该入路手术切口位于髋关节后外侧，术后患者切口容易被压迫，影响切口恢复以及导致引流出血较多。

（严世贵　赵　翔）

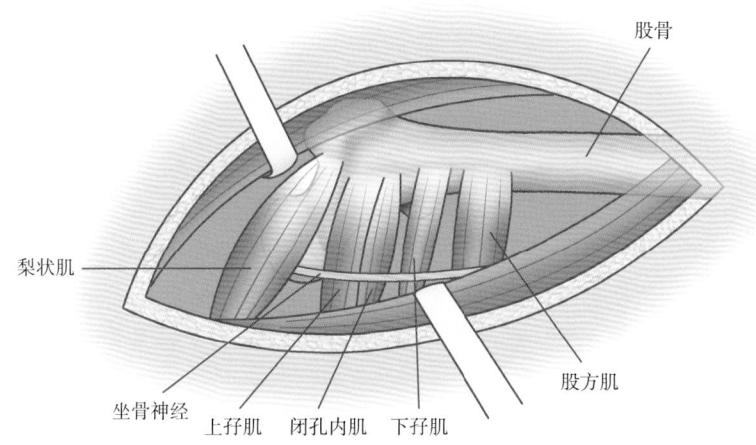

图3　髋关节穆尔（Moore）后侧入路深部肌肉

梨状肌
坐骨神经
上孖肌　闭孔内肌　下孖肌
股骨
股方肌

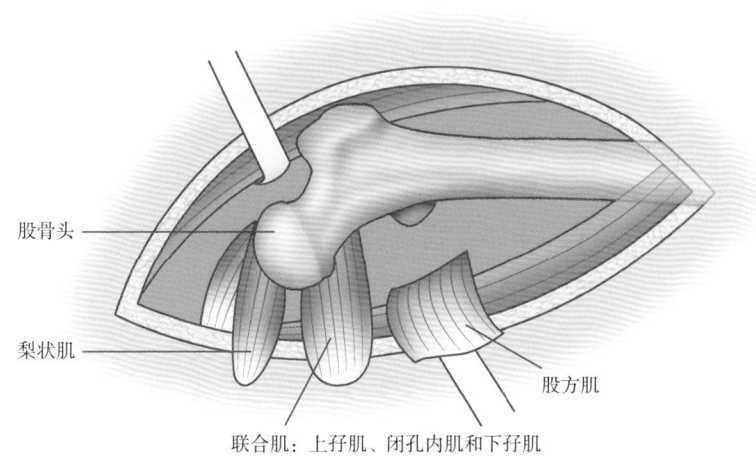

图4　髋关节穆尔（Moore）后侧入路股骨头脱出后

股骨头
梨状肌
联合肌：上孖肌、闭孔内肌和下孖肌
股方肌

kuānguānjié nèicè rùlù

髋关节内侧入路（medial approach of the hip joint）　经由内收肌肌间隙暴露髋关节内侧结构的手术入路。由路德洛夫（Ludloff）于1908年提出，主要用来治疗髋关节发育不良患儿的髋关节脱位伴髋关节屈曲外展、外旋畸形病例。马伦（Mallon）在1993年对该入路进行了详细的描述，被广泛认识。

适应证　该入路邻近闭孔神经以及股三角神经血管束，在处理股骨小转子水平以上病变时容

易损伤相关的血管神经组织，临床上已经较少应用。其主要适应证包括股内收肌切断术、股骨颈内下方和股骨上段肿瘤活检以及切除术、髂腰肌松解术以及闭孔神经切断术等。

重要解剖标志　①长收肌：长收肌起于耻骨结节下方，止于股骨转子间线内侧唇，主要作用为内收、外旋、微屈髋关节。在髋关节内侧入路中，长收肌是重要的解剖标志。它在体表就易触及，手术沿长收肌做纵行皮肤切口。一般情况下，髋关节内侧入

路的浅层结构就沿着长收肌内侧进行分离。没有特殊需要的话，不予分离长收肌外侧浅筋膜间隙。如果手术需要通过长收肌外侧间隙入路，则从长收肌内侧开始分离延至外侧缘。②闭孔神经：从腰丛发出，分前后两支，分布于内收肌群。闭孔神经前支穿过闭孔外肌上缘后，沿大腿内侧下行于长收肌与短收肌之间，支配长收肌、短收肌以及股薄肌；而闭孔神经根后支则下行于大收肌与短收肌之间，支配大收肌前层肌肉。因此，在髋关节内侧入路中，容易损伤闭孔神经前后分支。③股三角神经血管束：见髋关节沃森-琼斯前外侧入路。髋关节内侧入路中，股三角神经血管束位于该入路的外侧，容易损伤位于内侧的股静脉。④旋股内侧动脉：起源与股深动脉，经髂腰肌腱的内侧缘行向后方。髋关节内侧入路中，在切断髂腰肌腱前需充分游离，否则容易损伤旋股内侧动脉。⑤长收肌与股薄肌间隙：在髋关节内侧入路中具有重要意义。该间隙在同侧耻骨结节下10cm之内不存在神经跨越，因此在这个范围内不会损伤经长收肌到达股薄肌的闭孔神经分支。⑥缝匠肌与长收肌间隙：缝匠肌与长收肌间隙分离涉及股三角神经血管束，最易损伤股静脉。股静脉紧贴入路外侧面，且管壁薄。一旦受到拉钩按压或者强力牵拉，就容易引起管壁损伤或局部血栓。因此在术中使用拉钩时需要注意。⑦髂腰肌与耻骨肌间隙：股神经主干位于髂腰肌与耻骨肌间隙的外侧，而耻骨肌则位于该间隙的内侧，股神经耻骨支则跨越该间隙存在。此外，髂腰肌与耻骨肌间隙周围还存在旋股内侧动脉。因此当分离这个间隙时，非常容

易损伤相应的血管神经，需要重点注意保护。

手术方法　患者麻醉后，取仰卧位，屈曲手术侧髋关节以及膝关节，外展外旋髋关节，患肢的足底抵对侧膝关节内侧缘。用手扪及长收肌并定位。自耻骨结节下方3cm处开始，沿长收肌做一纵切口（图1）。手术入路分为深浅两层。如果病变位于股骨小转子水平以下，在浅层钝性分离长收肌与股薄肌之间的肌间隙，在深层继续分离短收肌与长收肌之间的肌间隙，直达股骨小转子，期间注意保护周围的神经血管组织。清理局部组织并调整视野后，显露髂腰肌腱，分离并切断，显露股骨干上段。如果病变位于股骨小转子水平以上，则可以分离浅层长收肌与缝匠肌间隙，并进一步分离深层短收肌、大收肌以及耻骨肌间隙（图2），最后显露股骨、股骨颈甚至髋臼（图3）。

注意事项　根据不同手术需要，髋关节内侧入路可以选择相应的路径，并且选择合适的手术深度，以避免不必要的局部组织损伤。在手术之前应该先确定手术目的并选好手术入路。由于该手术入路涉及股三角神经血管束，因此其风险也远高于髋部其他手术入路。对于重要的血管神经组织，应予以重点保护。

优缺点　随着其他髋关节手术入路的发展，髋关节内侧入路仅用于局部组织的松解或切除手术，特别是挛缩肌肉的分离以及闭孔神经的切断。①闭孔神经分支位于长收肌和股薄肌下方，因此只需分离牵开长收肌、股薄肌间隙，即可较好地显露闭孔神经及其分支，操作简单方便。②髋关节内侧入路治疗髋关节发育不良性脱位的研究表明，使用内侧

入路的手术后脱位复发率几乎为零，效果显著。但是，该入路同样可能会导致中心性复位不全，引起术后高发生率的股骨头缺血性坏死。③对于股骨颈良性病变甚至髋臼的良性病变，该入路可以充分地显露并取得很好的效果。根据不同的手术目的，髋关节内侧入路在具体操作时可做适当调整。可以通过长收肌与股薄肌的肌间隙进入，也可以通过长收肌与缝匠肌的肌间隙进入。一般而言，如果病变在股骨小转子水平以上部位，手术入路可以通过长收肌与缝匠肌间隙经髂腰肌与耻骨肌间隙到达病变部位；而如果病变在股骨小转子水平以下部位，则可以通过长收肌与股薄肌间隙

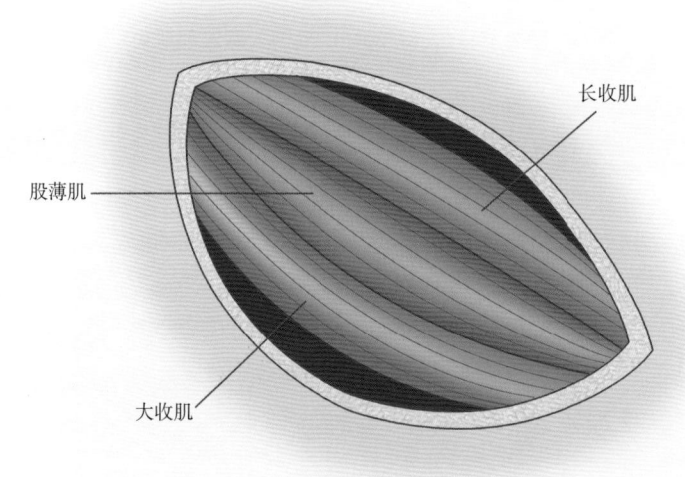

图1　髋关节内侧入路浅表肌肉组织

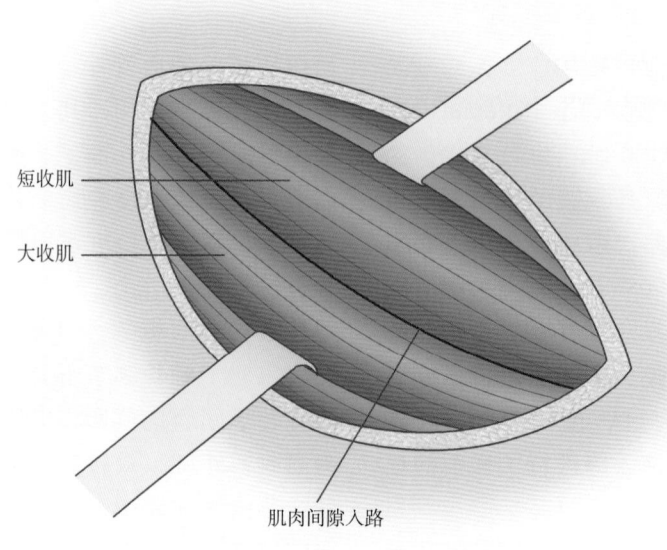

图2　髋关节内侧入路深部肌肉

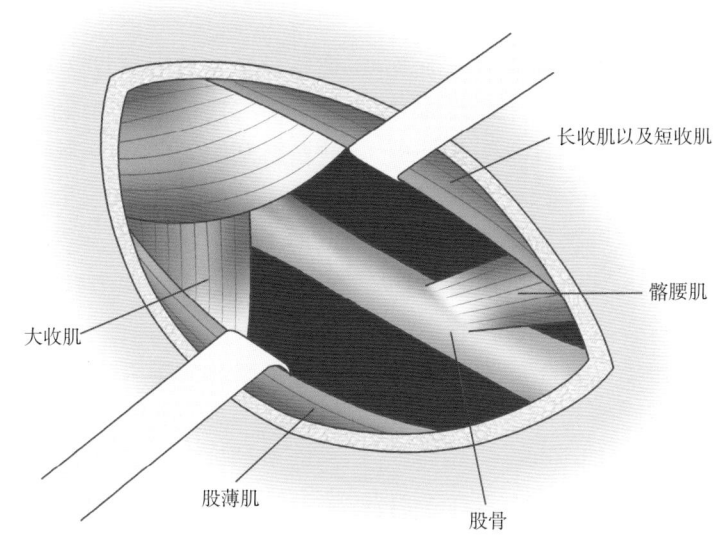

大收肌
股薄肌
长收肌以及短收肌
髂腰肌
股骨

图3 髋关节内侧入路手术视野暴露

经短收肌、大收肌与耻骨肌间隙到达手术部位。

（严世贵 赵 翔）

qià-fùgǔgōu rùlù
髂腹股沟入路（ilio-inguinal approach）
通过髂嵴和腹股沟进入，经三个窗口，显露骶髂关节前方到耻骨联合的整个髋骨的内侧面，包括髂窝、四方区、弓状线和上下耻骨支的手术入路。最早由莱图内尔（Letournel）于1960年提出，并于1993年报道。主要用于治疗髋部前柱以及前壁骨折，也可用于治疗双柱骨折、横行骨折、T形骨折以及前后联合入路的前路部分。

重要解剖标志 腹股沟韧带下间隙：通过髂腹股沟入路暴露耻骨后间隙时，可以看到腹股沟韧带下方有两组筋膜间隙或腔隙。其中外侧间隙包含髂腰肌肌腱、股神经以及股外侧皮神经；内侧间隙包含有髂外动、静脉及其淋巴管。两个间隙由髂耻筋膜分隔。术中需要仔细游离这些结构并适当牵拉，避免损伤相关的脉管和神经。

手术方法 麻醉完成后，患者取仰卧位，常规消毒铺巾。皮肤切口自髂嵴前1/3处起始，沿髂嵴向前，通过髂前上棘和腹股沟，弧线走行直达耻骨结节中点上方2cm处，显露皮下腹外斜肌腱膜。在切口外侧部分将髂肌推至骶髂关节前方和弓状线水平。然后在腹股沟管上方1cm处打开腹外斜肌腱膜和腹直肌前鞘，显露腹股沟韧带。屈髋后适当清理局部组织，辨别股外侧皮神经、精索或子宫圆韧带并予以保护。切开腹股沟韧带，并在腹直肌止点上1cm处横断腹直肌前、后鞘，显露耻骨联合。钝性剥离耻骨联合周围软组织，找到耻骨后间隙。将髂腰肌、股神经和股外侧皮神经用一条皮片牵引，将髂外血管和淋巴管用第二条皮片牵引，然后将游离后的精索或子宫圆韧带用第三条皮片牵引。髂腹股沟入路有三个窗。第一条皮片向内侧牵引形成的通路为外窗，显露髂窝和髂嵴上方；第一条皮片向外牵引合并第二条皮片向内牵引形成的通路为中窗，可以显露方形区、坐骨棘、坐骨大小切迹和闭孔；第二条皮片向外牵引合并第三条皮片向内牵引形成的通路为内窗，显露耻骨上支和耻骨后间隙。

注意事项 ①该入路解剖复杂，手术层次分明，操作者需要耐心、细致地解剖才能较好的显露髋臼前壁且不损伤周围血管神经。②该入路术中视野有限，不能很好地直视髋关节。③该入路容易发生术后腹股沟疝、下肢淋巴水肿以及耻骨后间隙感染等并发症。

优点 ①该入路采用骨盆内入路，损伤小，愈合快，异位骨化发生率低。其皮肤切口走行与皮肤纹理平行，手术瘢痕小，隐蔽美观，术后恢复快。此外，还可以根据不同骨折类型，在一个或多个间隙内操作，能较好地显露髋臼内侧和前侧结构。②该入路不涉及关节囊，也不剥离臀肌，术后股骨头坏死以及异位骨化的发生率均较低。

缺点 ①该入路解剖层次复杂，周围重要结构较多，手术时间长且风险较大，对操作者要求很高。②在手术中，术者视野较小，牵拉髂腰肌时也容易损伤股神经，还有可能损伤闭孔动脉、髂血管以及外周淋巴管。

（严世贵 赵 翔）

gǔpén Sītuōpà qiánfāng rùlù
骨盆斯托帕前方入路（Stoppa pelvic anterior approach）
希尔文萨洛（Hirvensalo）于1993年提出将用于普外科疝修补术的下腹正中切口引入治疗骨盆骨折，取得了满意效果。之后科尔（Cole）和博霍夫纳（Bolhofner）将此技术用于髋臼骨折，称为斯托帕（Stoppa）入路。与髂腹股沟入路相比，斯托帕入路自腹中线进入，腹膜外操作，视野清楚，而且不需要显露股动静脉、髂腰肌、股神经等重要组织，手术操作相对简单。骨折复位后，接骨板固定于呈圆弧形的真骨盆缘，因此接骨板塑形容易，易于放置，显著节约了手术时间。因此，斯托帕入路在治疗骨盆、髋臼骨折方面具有独特的应用价值。

适应证 该入路可广泛用于前柱、后柱、前壁、双柱骨折，累及前柱伴后半横行骨折，部分横行和 T 形骨折，以及髋臼后柱上骨折线较高者；对于坐骨切迹和邻近骶髂关节部位的骨折，该入路也更具优势；其对髋臼四边体的显露亦较为充分，可直视髋臼内壁，便于整复向内侧移位的骨折。

禁忌证 ①下腹部有剖宫产手术、子宫切除术、膀胱损伤或膀胱手术等病史。②前列腺切除病史、耻骨后间隙过度粘连。③腹胀、肠梗阻等腹内压增高的疾病。④该入路不能直视后方结构，采用的是间接复位方式。因此，不能用于坐骨支撑部粉碎的髋臼骨折、单纯的髋臼后方骨折和病史超过 3 周的陈旧性骨折。

重要解剖标志 ①腹直肌：位于腹前壁正中线的两旁，居腹直肌鞘内，为上宽下窄的带形多腹肌，起自耻骨联合和耻骨嵴，肌纤维向上止于胸骨剑突和第 5~7 肋软骨前面。②髂外动脉：沿腰大肌内侧缘下行，穿血管腔隙至股部。髂外动脉近腹股沟韧带处发出腹壁下动脉和旋髂深动脉，后者向外上方贴髂窝走行，分布于髂肌和髂骨等。③死亡冠：腹壁下动脉与闭孔动脉吻合支，骨盆骨折的患者经常手术时发现死亡冠栓塞。但术中一旦出血，

较难止住。必要时可在初次探查时即予结扎处理。④耻骨联合：由两侧的耻骨联合面通过纤维软骨连接而成的结构。上、下面及前面都有韧带加强，上方的称为耻骨上韧带，下方的称为耻骨弓状韧带。

手术方法 患者取仰卧位，于下腹部正中做横切口或者纵切口（根据术者熟悉程度选择，保留腹直肌止点，可降低术中损伤精索或者子宫圆韧带的风险，且术后腹壁疝的发生率低）。切开皮肤及皮下组织后，纵行切开腹白线并向两侧牵开腹直肌，暴露耻骨后间隙，并进入腹膜外间隙。找到腹壁下动静脉，将其结扎。把腹膜向上推开，将下腹壁肌和髂外血管、股神经及髂腰肌牵向外侧，即可显露耻骨联合至骶髂关节前方的真骨盆缘。探查寻找死亡冠（腹壁下动脉与闭孔动脉吻合支）并将其结扎，充分显露耻骨联合至骶髂关节的真骨盆部分。如果是双侧耻骨上支骨折，则可进行双侧范围的显露。显露过程中，沿骨折断端用骨膜剥离器推开真骨盆缘骨膜即可显露骨折。在显露耻骨联合时，只需将膀胱推向后方，稍游离腹直肌附着点即可。

注意事项 与其他入路相比，该入路术后并发症的发生率大大降低。但是仍有肺栓塞、切口感染、腹膜穿孔、髂外血管损伤、腰疝、深静脉血栓、腹股沟疝、神经损伤以及创伤性关节炎等并发症出现。

优点 该入路由下腹正中进入，显露真骨盆缘，手术视野显露充分而且清晰。用于单侧或双侧骨盆前环骨折，操作简便，易于骨折复位，手术时间短且组织损伤小。而采用髂腹股沟入路显

露前环时，需要分别进入三个操作窗口进行操作，手术视野和操作均受到较大影响。尤其是对于前环两处以上骨折或合并耻骨联合损伤的病例，髂腹股沟入路的缺点更为明显。

缺点 该入路在治疗骨盆骨折时也有其缺点，主要包括：①由于切口小，对于骨折严重移位的患者，术中复位困难，尤其是对于肥胖的患者进行骨折复位将更为困难。②对于合并骨盆其他部位骨折（如髂骨翼骨折）的患者，斯托帕入路不能暴露髂骨部分。因此，需要联合应用其他入路。

（严世贵 赵 翔）

gǔpén Kēhè'ěr-Lǎnggēnbèikè hòufāng rùlù

骨盆科赫尔-朗根贝克后方入路（pelvic Kocher-Langenbeck posterior approach） 通过劈开臀大肌，并将臀中肌、臀小肌自髂骨剥离显露髋臼后壁和后柱的手术入路。又称 K-L 入路。是科赫尔（Kocher）入路和朗根贝克（Langenbeck）入路的结合，临床上用于显露髋臼后壁以及后柱。该入路可以通过骨折间隙或者关节囊切开术显露髋臼头的背侧部分，但是对于前壁、前柱显露差。是所有髋臼入路中最容易的，出血也较少。

适应证 主要适用于：①髋臼后唇骨折。②后柱骨折。③后唇和后柱骨折。④单纯横行骨折。⑤横行骨折联合后唇骨折。

重要解剖标志 ①臀上动脉和臀下动脉：髂后上棘和大转子尖连线的中上 1/3 交点为臀上动脉出骨盆的投影点，髂后上棘和坐骨结节连线中点为臀下动脉出骨盆的体表投影点。臀上动脉支配臀大肌的上 1/3，臀下动脉支配

臀大肌的下 2/3。在两个不同血管支配区连接处存在增厚的臀大肌纤维棘。术中切断臀大肌时，需要先确定该分界线，才可以分开其表面筋膜，然后将臀大肌近端距离其附着点约 1.5cm 处切断。②坐骨神经：一般位于梨状肌肌腹附近。大部分病例坐骨神经位于梨状肌之后、闭孔内肌之前。该入路通常建议确认并保护坐骨神经。③联合腱：包括闭孔内肌和上、下孖肌，止于股骨大转子后方。术中需要探查并将其与下方关节囊分离，然后在其股骨止点约 1.5cm 处横断。联合腱前方存在旋股内侧动脉深支，术中需要避免损伤引起出血。④坐骨小切迹和坐骨大切迹：坐骨后缘由坐骨棘分成坐骨大切迹和坐骨小切迹。坐骨小切迹在下方，闭孔内肌经此出骨盆。术中可根据闭孔内肌走行探查触及小切迹。坐骨大切迹在上方，梨状肌经此处出骨盆。术中可循梨状肌走行探查触及大切迹。

手术方法 麻醉完成后，患者取侧卧位（或者俯卧位），患髋在上，适当屈曲膝关节，避免过度牵拉坐骨神经。常规消毒铺巾。在股骨大转子表面切开皮肤，自大转子顶端向近端向髂后上棘方向延伸约 5cm 处，向远端沿股骨中线延长到股骨全长近一半。沿皮肤切开阔筋膜，并沿臀大肌肌纤维方向钝性劈开臀大肌，注意保护臀下神经以及坐骨神经。此时如果适当剥离臀大肌止点将有助于下方肌肉组织显露。在大转子止点处离断外旋肌群（保留股方肌完整），并将其向内反折。然后以外旋肌群为衬垫，向坐骨大切迹小心插入牵开器（避免用力过大损伤坐骨神经）。然后将臀中肌与臀小肌从髂骨后面外侧行骨膜下剥离并牵开，显露下方髋臼后壁和后柱，注意保护臀上神经和血管。如果需要扩大显露，还可以行大转子截骨以及翻转腘绳肌坐骨止点，获得更好的手术视野。另外，如果需要显露髋关节前关节囊，可以屈曲并外旋髋关节，同时游离臀小肌，范围自沿着关节囊上缘的髋臼背面直至其转子前面的股骨止点。如果需要进一步显露前关节囊，可自股骨游离股中间肌近端部分，显露髋前关节囊。

注意事项 ①坐骨神经：髋臼后壁骨折常在受伤时就导致坐骨神经挫伤，在手术过程中必须小心避免用力牵拉坐骨神经。如果手术使用骨折牵引床，术中神经损伤风险很高。因此，术中建议适当屈曲膝关节避免对神经造成过度牵拉。②臀下动脉：该动脉在梨状肌下穿出骨盆。此血管容易在初始骨折或者术中分离时损伤。如果动脉断裂，将回缩进盆腔，出血极难控制。一旦出现这种情况，首先直接加压并翻转体位至仰卧位。如果无法止血，则需要由腹膜后路结扎髂外动脉。③臀上动脉：该动脉自梨状肌上穿出骨盆进入臀中肌，因此术中牵拉臀中肌不能过度。

优点 该入路创伤小、出血少、学习曲线短、手术时间短，可以完全直视坐骨大切迹、髋臼上部、后柱、髋臼下沟等区域，有利于触诊骨折部位及复位四边体。体位的摆放对该术式非常重要，主要有俯卧位和侧卧位。俯卧位的优点：①有助于四边体触诊以感知坐耻骨部的复位。②有利于术者沿坐骨大切迹到前柱/骨盆边缘放置复位钳。③伸髋屈膝便于坐骨神经放松。④可以安全可控的牵引暴露髋关节以便手术操作。而侧卧位的优点则在于必要时可以大转子反转截骨以使髋关节术中脱位。

（严世贵 赵 翔）

qià-gǔ rùlù

髂股入路 （iliofemoral approach） 手术时进入髋臼前部病变损伤区域的途径，适用于髋臼前壁的非典型骨折，如向髋关节头侧移位的高前柱骨折。此入路较简单且风险低，但显露前柱有限，股骨皮神经损伤常见，现在应用较少，已逐步被显露更加充分的髋关节直接前方入路［史密斯－彼得森（Smith-Peterson）入路］取代。

（姜保国）

gǔgǔ qiánwàicè rùlù

股骨前外侧入路 （anterolateral approach of the femur） 经股直肌、骨外侧肌间隙进入并劈开骨中间肌来暴露股骨前外侧的手术入路。是治疗股骨病变常用的手术入路。可以显露股骨全长，同时与髋关节史密斯－彼得森（Smith-Peterson）前外侧入路相连接，并且根据手术需要调节切口的长度。

适应证 该入路被广泛应用于股骨干骨折治疗手术、股骨延长术、股骨慢性骨髓炎病灶清除术、股骨肿瘤活检或清除术以及股四头肌成形术等。

重要解剖标志 ①股神经股外侧肌支：股神经是腰丛神经最大的分支。自腰大肌外缘穿出，继而在腰大肌与髂肌之间下行，在腹股沟韧带中点稍外侧经韧带深面、股动脉外侧进入股三角区，然后分为数支。其中，外侧肌支穿过股直肌与股外侧肌的肌间隙，到达股外侧肌的内侧或前侧进入肌肉内。中国人尸体解剖研究发现，该神经穿过此肌间隙时距离髂前上棘5~25cm，距离耻骨结节2.5~25cm。该手术入路切开股外侧肌与股直肌的肌间隙时，容易损伤该神经。在术中需要仔细鉴别，并予以保护。②旋股外侧动脉：股动脉于腹股沟韧带下方2~5cm处分出股深动脉，然后股深动脉经股骨后方向后内下方走行，分出旋股外侧动脉至大腿前群肌。旋股外侧动脉多与股神经外侧肌支伴行，在切开股外侧肌与骨直肌的肌间隙上部时，容易遇见旋股外侧动脉。需要小心分离牵开或者予以结扎切断。③股四头肌伸膝装置：股四头肌伸膝功能的实现，一方面依靠本身结构的完整与功能完好；另一方面则依靠肌肉周围的滑动装置良好。这些滑动装置包括肌肉表面腱膜、周围的疏松结缔组织、髌上囊结构等。在切开股中间肌上部时，需注意减少股中间肌及其腱膜的损伤，一般建议钝性分离股中间肌；而在切开股中间肌下部时，需注意保护周围结缔组织以及髌上囊，一般建议采用骨膜下剥离的方法尽量减少软组织损伤。另外，在关闭切口时，还应该彻底止血并且反复冲洗，以防止局部血肿机化粘连。

手术方法 患者麻醉完成后，取仰卧位，常规消毒铺巾。自髂前上棘下方5cm处至髌骨外缘连线作一直切口，显露下方深筋膜（图1）。切开深筋膜后，辨别股外侧肌与股直肌肌间隙，将其切开显露下方的股中间肌（图2）。在切开该肌间隙时，需要仔细辨别行走其间的旋股外侧动脉与股神经外侧肌支。对于旋股外侧动脉，需要分离牵开或者结扎切断，而对于股神经外侧肌支，则需要仔细保护。显露好股中间肌后，沿股中间肌的肌肉纤维纵行切开，

直达骨膜（图3）。并做两侧骨膜下剥离以减少周围软组织损伤。至此，股骨被充分显露，可以进行下一步手术。

注意事项 股四头肌周围粘连对于伸膝功能影响很大。因此，

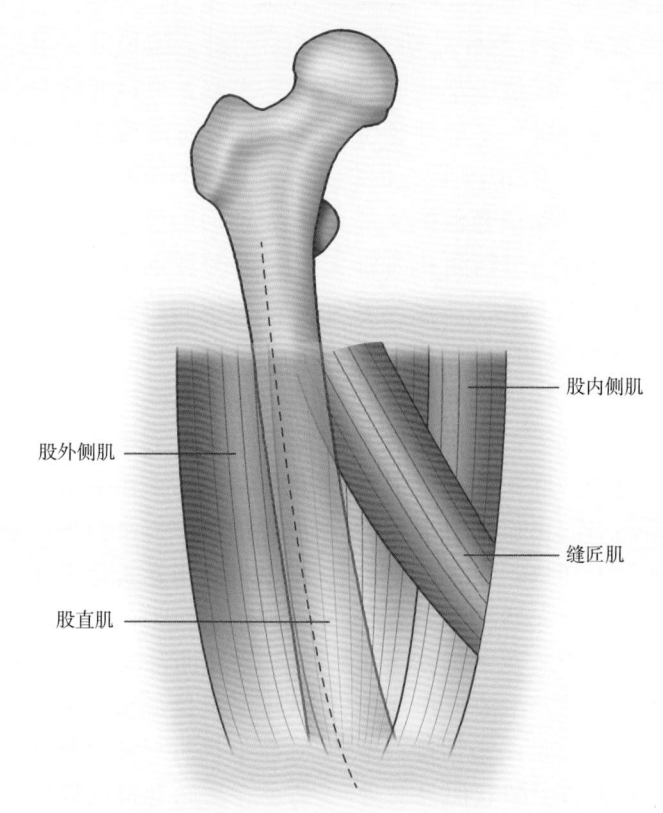

图1 股骨前外侧入路纵向

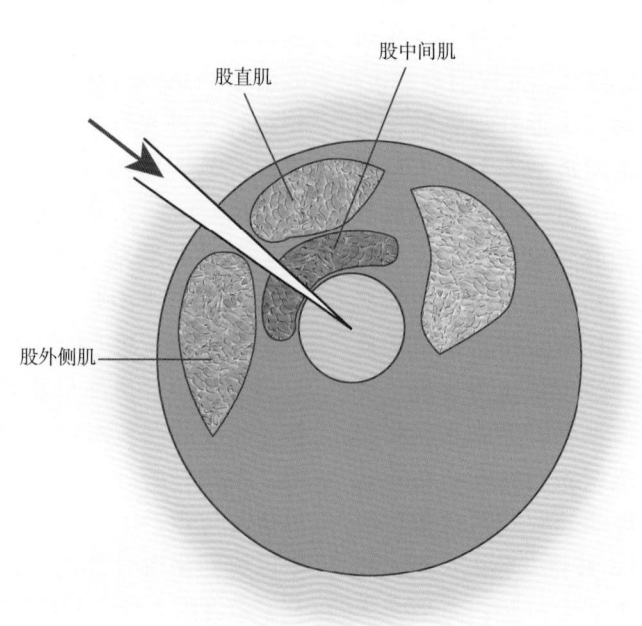

图2 股骨前外侧入路横截面

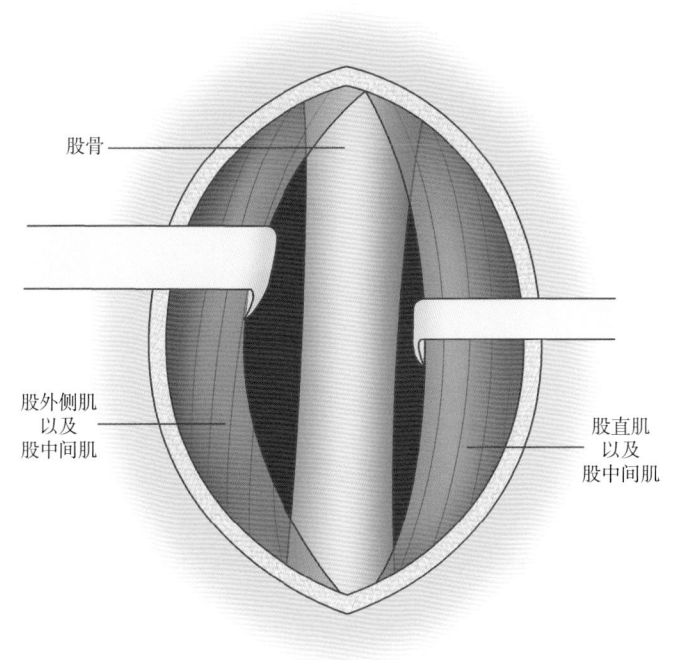

图3 股骨前外侧入路术中视野

除了在手术过程中注意保护相关组织外，在最后闭合切口时，需要仔细修复髌上囊、骨膜以及相关肌肉腱膜，应尽量恢复股中间肌与骨面之间的光滑面，防止与毗邻肌肉的粘连，以利于股四头肌功能恢复。

优点 该入路显露广泛而充分，可以保证充足的手术视野与操作空间。

缺点 该入路经股直肌与股外侧肌的肌间隙进入，可能损伤走行其间的股神经外侧肌支以及旋股外侧动脉。在切开股中间肌时，会损伤伸膝结构并且可能伤及其下的髌上囊，造成局部的血肿粘连，影响伸膝功能。

（严世贵 赵 翔）

gǔgǔ wàicè rùlù

股骨外侧入路 （ lateral approach of the femur） 通过直接劈开股外侧肌来显露股骨的手术入路。常用来显露股骨近端1/3股骨，可以用于转子间或转子下骨折复位内固定手术、转子间或转子下截骨术、转子区或转子下慢性骨髓炎病灶清理术、转子区或转子下骨肿瘤活检与切除术等。根据手术需要，股骨外侧入路还可以进一步将切口向远端延伸，显露股骨全长直至膝关节。该延长扩大切口可以用于治疗几乎所有的股骨骨折治疗手术，应用非常广泛。该入路只是切开股外侧肌，不涉及任何神经界面。因此，操作简单、使用方便。

重要解剖标志 ①股外侧肌：股四头肌的外侧部分，起始于股骨大转子下缘以及股骨粗线外侧唇，止于髌韧带，参与伸膝运动。在手术中，切开浅层结构后，根据股骨大转子位置即可确定其下的股外侧肌。股外侧肌是股骨外侧入路的关键解剖结构。②股外侧肌穿动脉：源自股深动脉，遍布于股外侧肌。在切开股外侧肌时，容易损伤这些穿动脉，引起大出血。因此，在手术时，需要注意辨别这些动脉，并予以结扎切除或者电凝止血。一般而言，钝性分离股外侧肌，易于分辨穿动脉。

手术方法 患者麻醉完成后，取适当体位。转子下或转子间骨折患者可取仰卧位，而股骨干骨折患者可取侧卧位，手术侧在上，以便于术中打钉。皮肤切口起自大转子顶点上方2~4cm，经股骨大转子中心，向远端延伸做一纵切口（图1）。切口长度可根据手

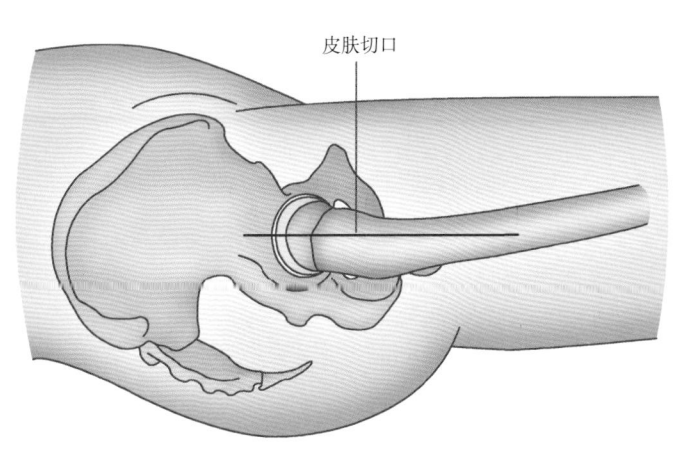

图1 股骨外侧入路皮肤切口

术需要调整。切开阔筋膜并向两侧牵拉，显露下方股外侧肌（图2）。沿股外侧肌肌肉纤维纵行切开股外侧肌表面筋膜后，将其钝性分离并且向两侧牵开（图3）。分离过程中，注意辨别穿动脉并止血处理（股骨近端1/4可见旋股外侧动脉分支，远端1/4可见膝上外侧动脉）。牵拉股外侧肌时，进行骨膜下剥离以减少肌肉软组织损伤（图4）。至此，手术视野已经充分显露，可进行下一步手术处理。

注意事项 该入路手术时需要注意保护伸膝装置。不仅要保护肌肉本身，还应该注意减少周围软组织的损伤粘连。注意事项基本与股骨前外侧入路相同。

优点 该入路常用于股骨近端病变治疗，其延长切口可以用于任何股骨骨折手术。

缺点 骨外侧肌血供非常丰富，切开时容易引起大出血，但多不危及患者生命。

（严世贵　赵　翔）

gǔgǔ hòuwàicè rùlù

股骨后外侧入路 （posterolateral approach of the femur） 经股外侧肌后缘间隙暴露股骨的手术入路。与股骨外侧入路类似，它们的关键区别点在于：股骨外侧入路的深层解剖为纵行切开股外侧肌，而股骨后外侧手术入路的深层解剖为切开股外侧肌后缘与外侧肌间隔之间的间隙。

重要解剖标志 肌间隔：阔筋膜向深部组织发出三个肌间隔，最后附着于股骨转子间线，分别称为外侧肌间隔、内侧肌间隔和后侧肌间隔。它们深入肌群之间，把股部肌肉分为前群、内侧群和后群。其中，外侧肌间隔分隔股外侧肌与股二头肌。在股骨后外侧入路中，深层解剖即从股外侧

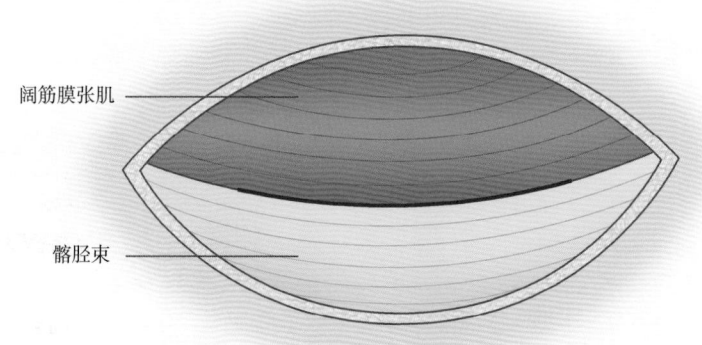

阔筋膜张肌

髂胫束

图2　股骨外侧入路深部筋膜切口

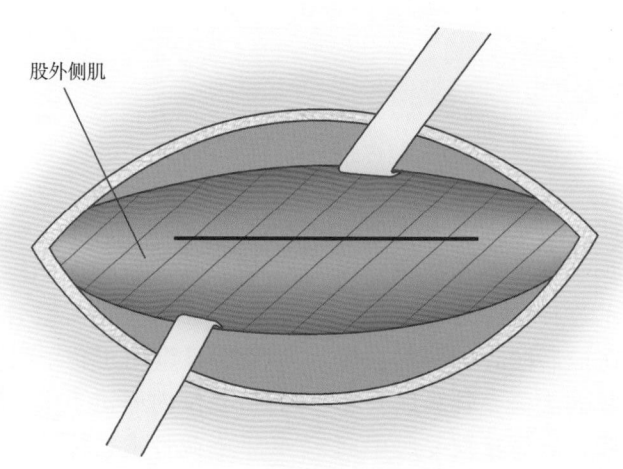

股外侧肌

图3　股骨外侧入路股外侧肌切口

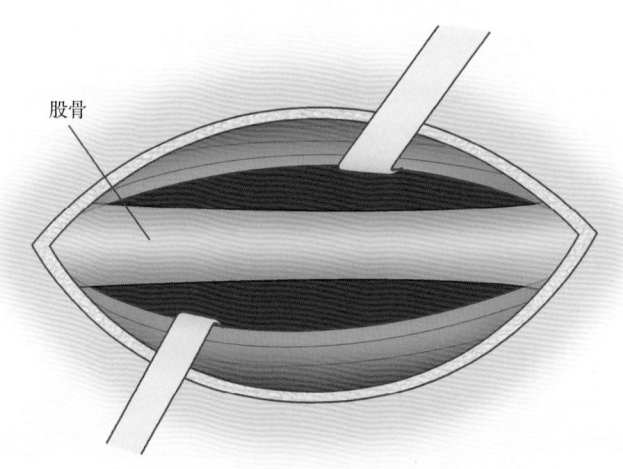

股骨

图4　股骨外侧入路术中视野

肌与外侧肌间隔间隙进入，显露股骨。

手术方法 患者麻醉完成后，取仰卧位，患侧臀下垫沙袋以使手术侧肢体稍高于对侧肢体。常规消毒铺巾后，在大腿后外侧近端做一皮肤切口，向远端纵向延伸至股骨外上髁（图1）。辨别髂胫束，在髂胫束的前缘切开阔筋膜后牵拉开，显露下方的股外侧肌（图2）。在股外侧肌的后缘邻接外侧肌间隔处分离股外侧肌，直至股骨粗线（图3）。分离股骨粗线上附着的肌肉，骨膜下剥离股中间肌并牵开，显露股骨干（图4），并进行下一步手术操作。

注意事项 骨外侧肌与外侧肌间隔之间的间隙中，存在许多穿动脉分支，容易引起大出血。在术中需要仔细分离，及时结扎或电凝止血。穿动脉若断裂，断端会回缩进肌肉，很难止血。与股骨外侧入路不同，股骨后外侧入路主要用于股骨中下2/3部分的手术。如果术中需要处理股骨大转子区以及转子下区的病变，可以适当切开部分臀大肌，将切口向上延伸。

优点 该入路也可以显露整个股骨干，而且没有切开股外侧肌。理论上，能更好地保护伸膝装置。但是，临床上并没有发现股骨外侧手术入路与股骨后外侧手术入路有明显的术后功能上的差别。

（严世贵 赵 翔）

gǔgǔ hòucè rùlù

股骨后侧入路（posterior approach of the femur） 利用股二头肌长头周围肌肉间隙暴露股骨后方结构的手术入路。

适应证 主要应用于需要从后侧显露股骨或患者存在局部病变不适宜使用其他股骨入路的情

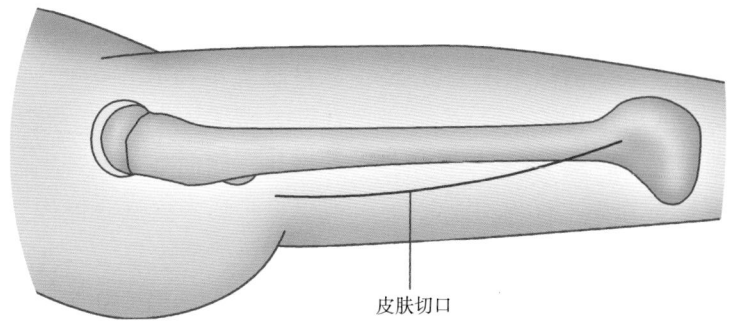

图1 股骨后外侧入路皮肤切口

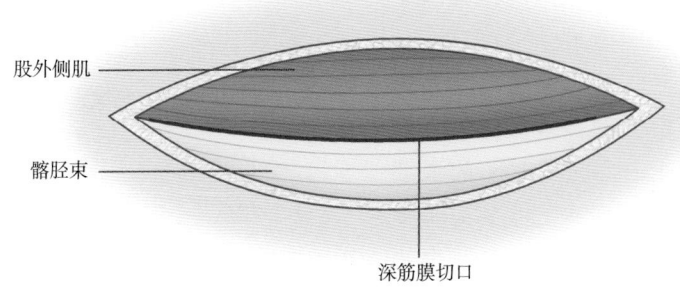

图2 股骨后外侧入路深部筋膜切口

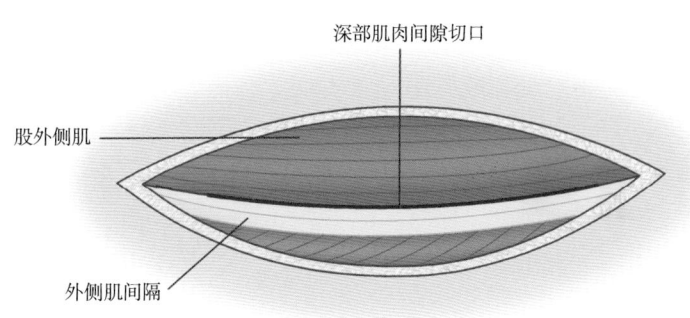

图3 股骨后外侧入路深部肌肉间隙切口

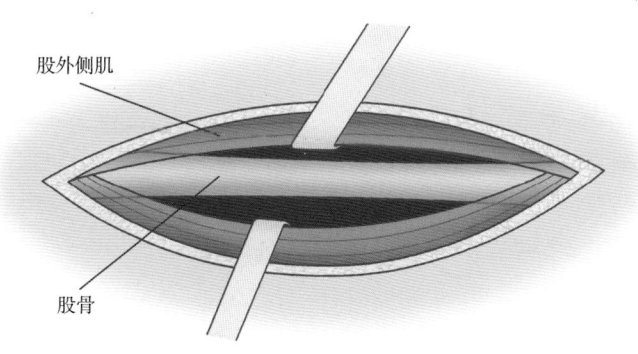

图4 股骨后外侧入路术中视野

况。该入路涉及坐骨神经，主要适应证有坐骨神经探查术、股骨慢性骨髓炎病灶清除术以及股骨肿瘤活检或切除术等。

重要解剖标志　①股二头肌：位于股骨后外侧，有长、短两个头。其中长头起自坐骨结节，而短头起自股骨粗线。两侧在远端会合，止于腓骨头。其主要作用为伸髋、屈膝并适度外旋膝关节。股二头肌是股骨后侧手术入路的重要解剖标记，通过股二头肌的内侧缘和外侧缘肌间隙，可以显露股骨中段 3/5 的近端和远端。②坐骨神经：源自骶丛，是人体最长、最粗大的神经。在股骨部分，走行于股二头肌长头的深部内侧缘，并在腘窝上方分为胫神经和腓总神经。在股二头肌内侧缘走行时，还会分出横支支配股二头肌内侧头。在股骨后侧手术入路中，需要分离股二头肌长头内侧缘以显露股骨中 3/5 的远端部分，此时容易损伤坐骨神经以及其横向发出的股二头肌短头支，需要注意保护坐骨神经。但是，由于坐骨神经发出的二头肌短头支并不是支配该肌肉的唯一神经，根据手术需要，可予保留或者切除该神经。

手术方法　患者麻醉完成后，取俯卧位，常规消毒铺巾。皮肤切口取自大腿后侧正中线臀皱襞的下缘，沿肢体远端做一纵切口，具体长度根据手术需要可以适当调整（图1）。充分暴露皮下深筋膜后，辨别股二头肌长头（图2）。钝性分离股二头肌长头外侧缘与股外侧肌的肌间隙，并将股二头肌长头向内侧牵拉，可以显露股骨中段 3/5 的近端部分（图3）。此时可以自股骨转子间线剥离股二头肌短头的肌起点，然后再钝性分离股二头肌长头内

侧缘与半腱肌之间的肌间隙并将股二头肌长头向外侧牵拉，则可显露股骨中段 3/5 的远端部分。此时需要注意辨别保护坐骨神经，并将其一同向外侧牵开。如果沿股二头肌长头内侧缘钝性分离该

肌肉，在远端横向切断股二头肌长头，然后向内侧牵拉该肌肉以及坐骨神经，则可以显露整个股骨中段 3/5。至此，手术视野暴露完全，可以进行下一步手术操作。

注意事项　该入路临床应用

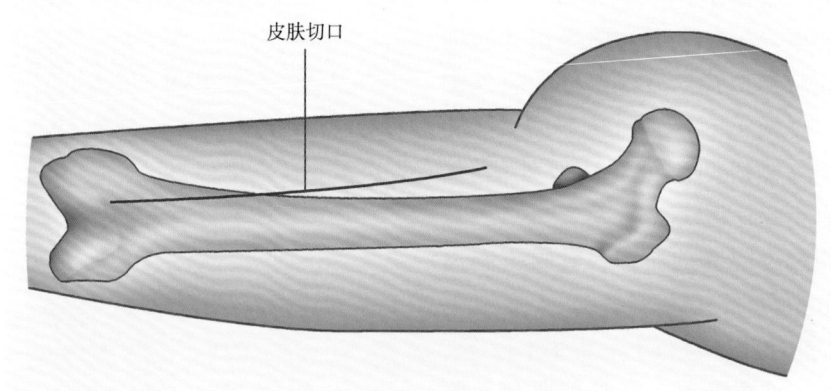

图1　股骨后侧入路皮肤切口

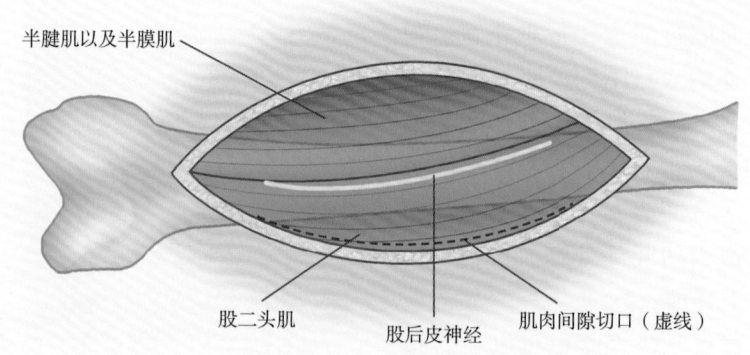

图2　股骨后侧入路浅部肌肉间隙切口（注意保护股后皮神经）

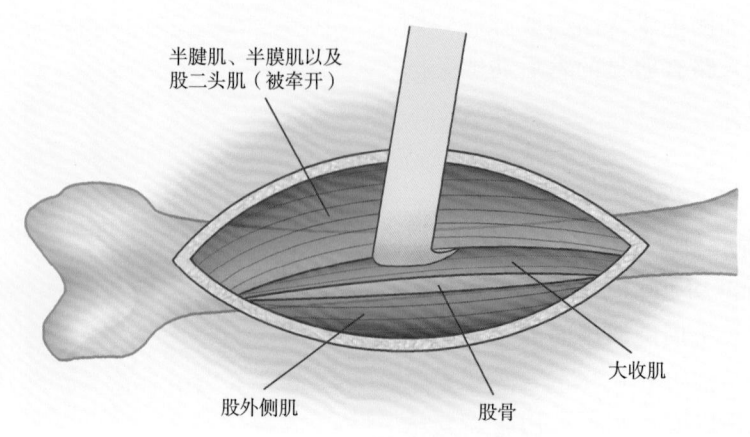

图3　股骨后侧入路深部肌肉间隙

较少，只适合部分特殊手术。如果术中损伤坐骨神经，可能导致术后出现不适症状或者永久性的小腿功能障碍。

优缺点　相比于股骨其他手术入路，该入路需要通过两个手术界面来暴露股骨。一个是股二头肌长头与股外侧肌的肌间隙界面，可以显露股骨中段 3/5 的近端部分；另一个是股二头肌长头与半腱肌界面，可以显露股骨中段 3/5 的远端部分。由于局部解剖限制，该入路只能显露股骨中段 3/5 的部分，而不能向其他切口一样向近端或远端延伸进一步扩大显露。坐骨神经走行于股二头肌内侧缘，因此手术中容易损伤坐骨神经。

（严世贵　赵　翔）

gǔgǔ guówōbù gǔgǔ hòumiàn nèicè rùlù

股骨腘窝部股骨后面内侧入路（medial approach of the femoral posterior surface in the popliteal fossa）

通过缝匠肌和大收肌的肌间隙显露的股骨远端内侧结构的手术入路。该入路不需要切开股中间肌，不会严重影响膝关节功能。因此，此入路要优于该部位的前内侧入路。

适应证　可以应用于股骨下端骨折切开复位内固定术、股骨干骨折切开复位内固定术、股骨髁上截骨矫形术、股骨下段慢性骨髓炎病灶清除术、股骨下段骨肿瘤活检或切除术以及股四头肌成形术等。

重要解剖标志　①隐神经：是腰丛股神经的最长皮支，在股三角内位于股动脉外侧，下行入收肌管，在收肌管下端穿大收肌腱板，行于缝匠肌下段后方并逐渐浅出至皮下。在膝关节内侧穿深筋膜，伴大隐静脉下行，分支分布髌骨下方、小腿内侧和足内侧缘的皮肤。在股骨腘窝部股骨后面内侧入路中，隐神经位于缝匠肌深面，在术中需要注意保护，避免损伤。②大隐静脉：为全身最长的静脉。起自足内侧缘足背静脉弓，经内踝前方，沿小腿内面、膝关节内后方以及大腿内侧面上行，穿静脉裂孔进入股静脉。在股骨腘窝部股骨后面内侧入路中，需避免损伤该静脉。③胫神经：为坐骨神经主干的直接延续，它在股后区下部下行入腘窝，并与其深面的腘血管伴行，至小腿后区。在该入路中，胫神经位于切口后外方，一般情况下不易损伤。但是，术中仍需注意保护，避免因过度粗暴的操作或不正确的切口选择而影响该神经。④腓总神经：与胫神经类似，是坐骨神经的分支。自分出后，沿腘窝上外侧的股二头肌的肌腱内侧下行，继而绕过腓骨颈向前，穿过腓骨长肌，分为腓浅神经与腓深神经。在该入路中，腓总神经位于手术切口外侧，一般情况下也不会损伤，但也需要注意保护。⑤滑膜：膝部肌肉软组织的粘连会极大影响膝关节的伸膝功能。股中间肌的远端深面存在的滑囊有利于关节活动。在该入路中，在分离深部软组织时，膝部滑囊会因膝关节适度屈曲而部分移至缝匠肌深面。在分离缝匠肌内侧缘的肌间隙时，需要注意避免损伤其深部滑囊，以免引起术后局部组织粘连。⑥股内侧肌：其纤维止于髌骨内侧，是维持髌骨内侧结构稳定的重要因素。在该入路中，如果切断股内侧肌在该处的止点，会引起髌骨内侧支持结构减弱而出现髌骨向外脱位。因此，在术中分离股四头肌与股内侧肌，需在末端连接处保留连接的止点，手术结束时仔细缝合该处肌肉韧带，以避免髌骨内侧支持结构紊乱。⑦膝上内侧动脉：该动脉源自腘动脉，恰在膝关节上方通过手术区。在术中，需要予以结扎切断。

手术方法　患者麻醉完成后，取仰卧位，常规消毒铺巾。将膝关节略屈曲，皮肤切口自收肌结节近端 15cm 处起始，沿大收肌腱向远端延伸至收肌结节近端 5cm 处（图1）。切开浅筋膜后，辨别缝匠肌以及大收肌肌腱。此时注意保护缝匠肌深面的隐神经。钝性分离大收肌肌腱内侧的薄层筋膜，并向后至股骨后方腘窝内。向后牵拉腘窝内血管，同时向前牵拉大收肌以及部分股内侧肌，显露股骨远端（图2）。此时需要保护腘窝内血管并适当结扎部分血管分支，避免局部大出血。股骨远端手术视野显露完全，可进行下一步操作。

注意事项　有学者认为，该入路可进一步向近端延长切口，经股内侧肌与内收肌的肌间隙显露股骨。但该入路效果仍待进一步研究明确。之前涉及膝关节伸膝装置保护的注意事项同样适用于该入路。

优点　①该入路无神经界面，分离肌肉安全，不会出现肌肉的失神经支配。②该入路不切开股中间肌，对伸膝功能影响较小。手术部位的肌肉较发达，术中不仅容易识别定位，而且操作简单方便。

缺点　①该入路附近存在一些重要组织结构，如隐神经、大隐静脉、胫神经和腓总神经等，如果操作不正确或操作粗暴，大范围损伤周围软组织，则容易损伤这些重要解剖结构。②缝匠肌下方存在滑囊，损伤后可能引起

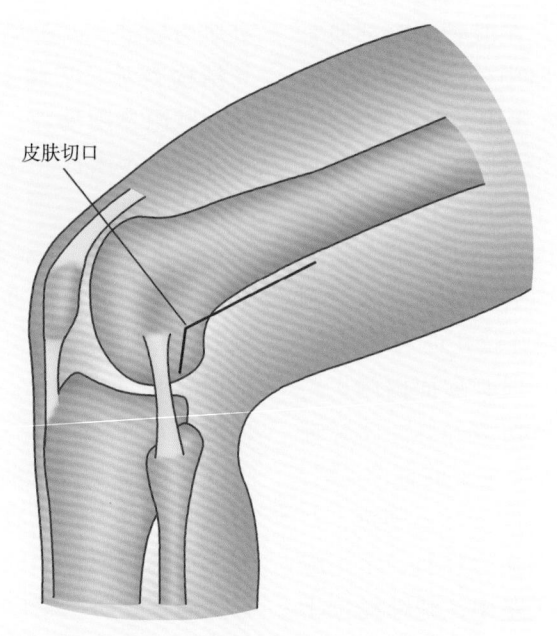

图 1　股骨腘窝部股骨后面内侧入路皮肤切口

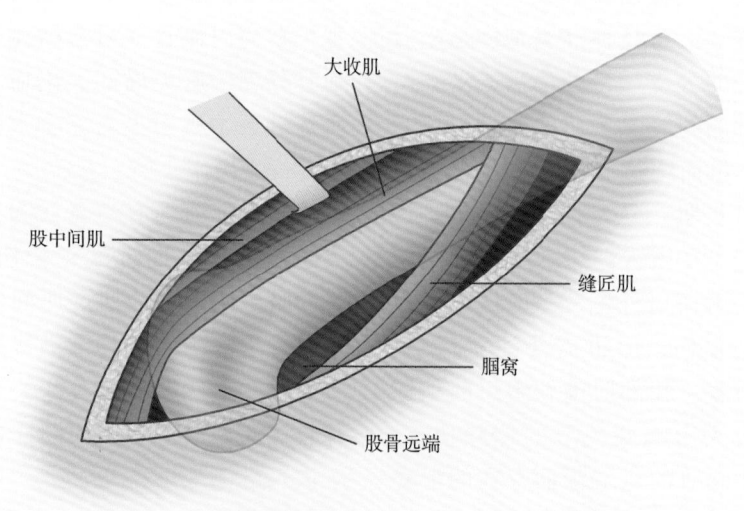

图 2　股骨腘窝部股骨后面内侧入路术中视野

术后伸膝装置的局部粘连，影响膝关节功能。

（严世贵　赵翔）

gǔgǔgàn jìnduān hé zhuànzǐbù wàicè rùlù

股骨干近端和转子部外侧入路（lateral approach of the proximal femoral shaft and the trochanteric region）　通过切断股外侧肌大转子止点并掀开而显露股骨大转子及转子下股骨干的手术入路。该入路操作方便，可在直视下进行股骨转子间骨折复位内固定或股骨转子下截骨等。

重要解剖标志　①股外侧肌：是股四头肌的外侧部分。它起始于股骨大转子下缘以及股骨粗线外侧唇，止于髌韧带，参与伸膝运动。在手术中，切开浅层结构后，根据股骨大转子位置即可确定其下的股外侧肌。在股骨干近端和转子部外侧入路中，需要在股骨大转子下缘横断股外侧肌，并沿其肌肉纤维方向切开并翻转，才能显露大转子以及股骨干。②股外侧肌穿动脉：源自股深动脉，遍布于股外侧肌。在切开股外侧肌时，容易损伤这些穿动脉，引起大出血。因此，在手术时，需要注意辨别这些动脉，并予以结扎切断或者电凝止血。一般而言，钝性分离股外侧肌，易于分辨穿动脉。

手术方法　患者麻醉完成后，取侧卧位，手术侧肢体朝上，常规消毒铺巾。皮肤切口取自股骨大转子近端 5cm 稍靠前位置，做一弧形切口至股骨大转子后部，然后再沿股骨干纵轴向远端延伸（图 1）。具体切口长度可以根据手术需要适当调整。自阔筋膜张肌与阔筋膜交界处切开，并向远端延伸。将其向两侧牵拉后暴露下方的股骨大转子以及股外侧肌。在股骨大转子下缘股外侧肌起始处，横行截断股外侧肌（图 2），并在股外侧肌后部距离股骨转子间线 0.5cm 处纵行切开股外侧肌，骨膜下剥离股外侧肌。然后将股外侧肌翻转，显露下方的股骨转子下区以及股骨干（图 3）。此时再掀起股中间肌近端并分离转子间区的髋关节囊，可以显露整个股骨颈基底部。至此，手术视野显露完毕，可以进行下一步手术操作。在手术结束时，将股外侧肌固定于股骨表面并缝合阔筋膜。

注意事项　在切开阔筋膜时，应在阔筋膜张肌的后缘切断阔筋膜，避免损伤阔筋膜张肌。

优缺点　该入路所经路径内无明显的血管神经走行。但是，需要切开股外侧肌，对于膝关节的伸膝功能有一定的影响。骨外

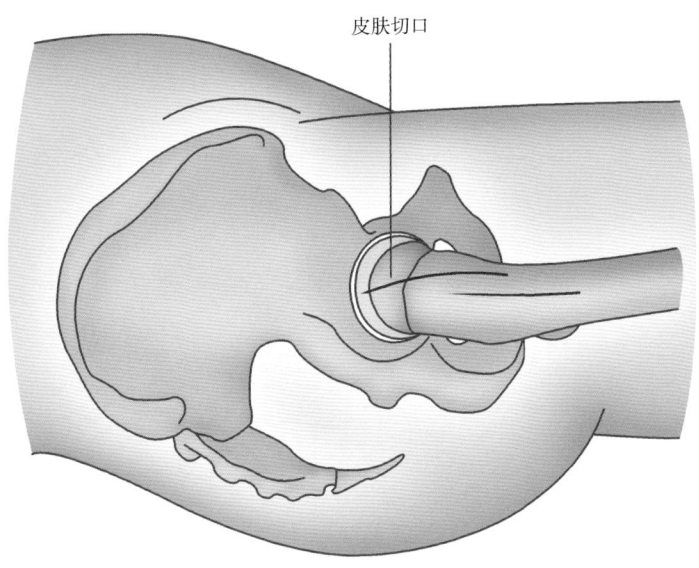

图 1 股骨干近端和转子部外侧入路皮肤切口

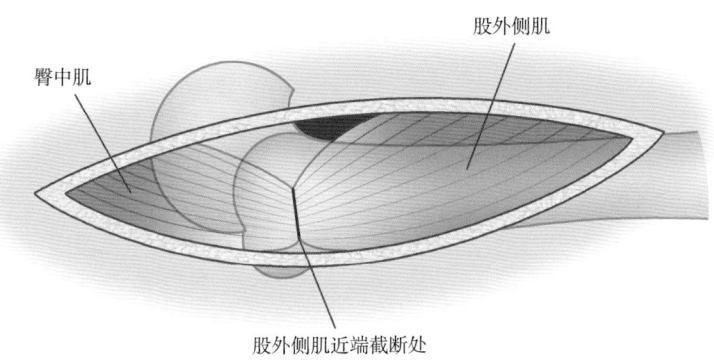

图 2 股骨干近端和转子部外侧入路股外侧肌近端截断处

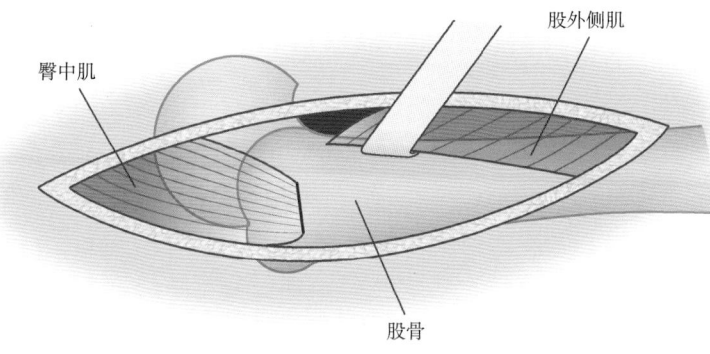

图 3 股骨干近端和转子部外侧入路股外侧肌切断并掀开后

侧肌内富含穿动脉。因此，容易引起术中出血较多，但多无生命危险。

（严世贵　赵　翔）

qiánnèicè bìnpáng rùlù

前内侧髌旁入路（anteromedial parapatellar approach）通过膝关节前方切口，经髌骨内侧切

开显露关节的手术入路。是膝关节手术最常选用的入路。

适应证　①半月板切除术。②游离体摘除术。③关节成形术。④关节重建术。⑤关节置换术。⑥滑膜切除术。⑦关节融合术。⑧前交叉韧带修复术。⑨髌骨切除术。⑩化脓性膝关节炎引流术。⑪结核病灶清除术。⑫股骨远端切开复位内固定术。

禁忌证　膝关节可疑感染者。

手术方法　①患者取仰卧位，膝关节屈曲，标记出髌骨内、外、上、下缘及胫骨结节，参照标记画出切口。随后抬高下肢3分钟、驱血、上止血带（200~300mmHg），取膝前正中切口，起自髌骨上极近端5~7cm，止于胫骨结节远端，切开整层皮下组织（图1）。②找到由股四头肌、髌骨和髌韧带组成的伸膝装置（图2），自股四头肌肌腱内侧纵行切开关节囊，向近端分离股四头肌肌腱，保留3~5mm软组织"袖带"（与股内侧肌相连的股四头肌肌腱），便于后期缝合修复。③将切口弯向内侧远端，经内侧支持带绕过髌骨内缘，并保留数毫米支持带组织与髌骨相连，便于后期缝合修复，至髌骨下缘处稍向外弯曲，然后平行于髌腱下行。④在胫骨近端水平，直接切至胫骨结节内侧5mm处，保留部分覆盖的软组织，利于修复关节囊（图3）。⑤根据手术需要，决定是否将髌骨向外侧半脱位，松解髌股关节韧带，切除髌下脂肪垫，翻转或外推髌骨，慢慢弯曲膝关节，可以完整暴露整个膝关节关节面（图4）。

其他手术要点　①如需切开关节囊，可用记号笔或电刀在髌骨内侧的软组织切口边缘上做标记以利于术后的缝合。②外侧髌股韧带的松解与脂肪垫的适当切

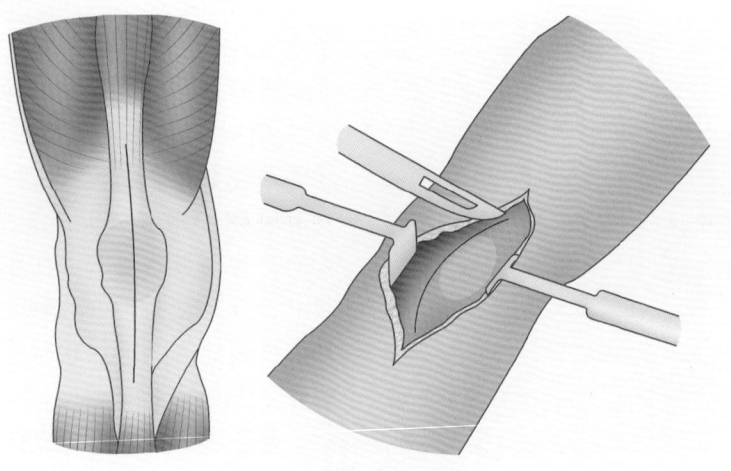

图 1　前内侧髌旁入路

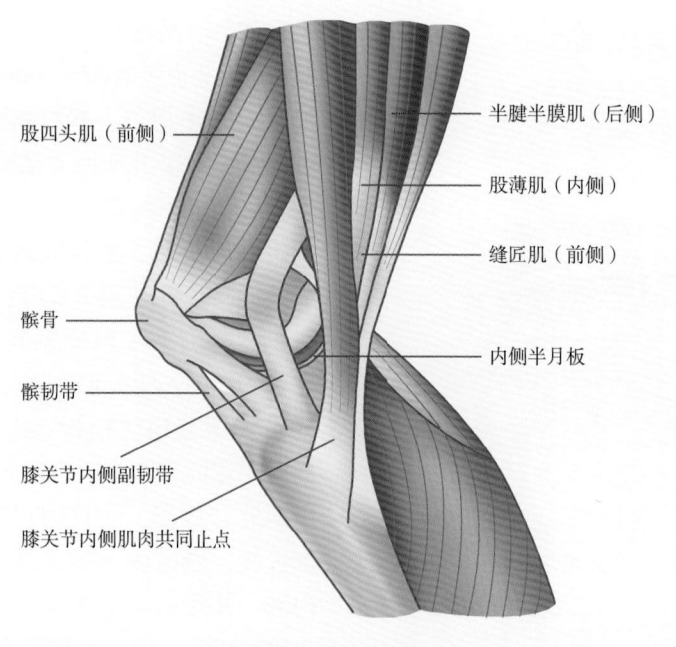

股四头肌（前侧）　　　　　　　　　　半腱半膜肌（后侧）

　　　　　　　　　　　　　　　　　　股薄肌（内侧）

　　　　　　　　　　　　　　　　　　缝匠肌（前侧）

髌骨

　　　　　　　　　　　　　　　　　　内侧半月板

髌韧带

膝关节内侧副韧带

膝关节内侧肌肉共同止点

图 2　伸膝装置

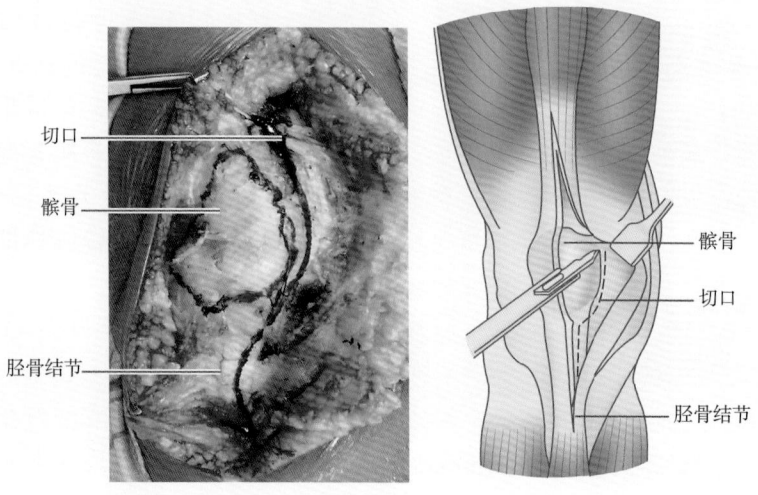

切口

髌骨

胫骨结节

　　　　　　　　　　　　　　　　　　髌骨

　　　　　　　　　　　　　　　　　　切口

　　　　　　　　　　　　　　　　　　胫骨结节

图 3　自股四头肌肌腱内侧绕过髌骨内缘至胫骨结节内侧 5mm 切开关节囊

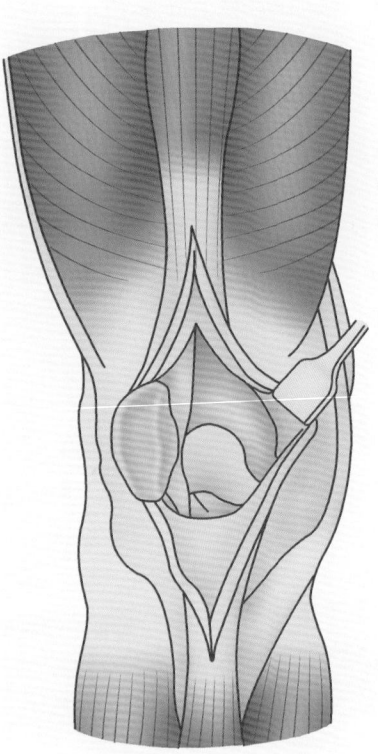

图 4　将髌骨向外侧半脱位，松解髌股关节韧带，完整暴露整个膝关节关节面

除有助于胫骨外侧平台的暴露。③如操作不慎导致髌腱撕裂，可在肌腱止点用固定钉作固定。④保留内侧半月板以保护软组织的内层，尤其是内侧副韧带。⑤如果手术需要更好地暴露外侧结构，需早期切除外侧半月板。⑥在关闭切口前，应松开止血带，充分止血。

（杨述华　莫峰波）

gǔjī xiàfāng qiánnèicè rùlù

股肌下方前内侧入路（ anteromedial subvastus approach）

　　通过前正中切口，经股内侧内缘将股内侧肌肌腹牵开，沿股内肌肌纤维方向切开关节囊，远端经髌骨内侧缘切开显露膝关节的手术入路。是一种膝关节手术的微创入路。

　　适应证　同前内侧髌旁入路。

　　禁忌证　①病态肥胖症患者。②曾行膝关节切开术患者。③曾行高位胫骨截骨术患者。④全膝关节置换翻修术患者。⑤单髁膝关节置换术后患者。

手术方法 ①采用正中切口，逐渐向下分离至伸肌装置。②在股内侧肌下缘，用手指钝性分离股内侧肌下方的骨膜和肌间隔，向前外侧牵开股内侧肌，显露深部关节囊。③在髌骨中部水平，自内侧向髌骨内缘横行切开关节囊，随后绕过髌骨向远侧延伸至胫骨结节内侧（图1）。④松解关节囊和髌股关节韧带，屈曲膝关节，进一步在肌间隔上分离股内侧肌。⑤按需要向外半脱位髌骨，施行后续手术操作，术后逐层缝合切口。

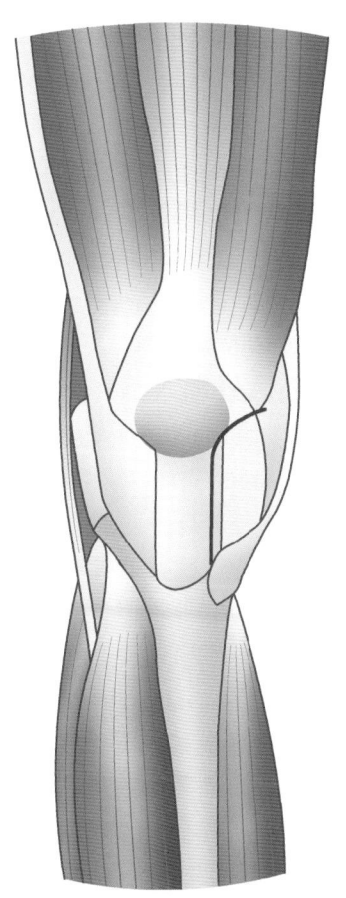

图1 沿股内侧肌下方切开股内侧肌，显露深部关节囊

（杨述华 莫峰波）

xīguānjié qiánfāng rùlù

膝关节前方入路（anterior approach of the knee joint） 膝关节前方为伸膝结构，包括髌骨、股四头肌肌腱及髌腱，从前方显露，并通过调整膝关节的屈曲角度，可以显露几乎整个关节面。对伸膝结构的适当破坏可以增加显露的范围，适应证范围广泛，是膝关节尤其是膝关节置换手术最重要的入路之一。

适应证 膝关节置换术；各种原因的滑膜炎，符合手术切除指征又无法经关节镜进行的膝关节滑膜切除；切开的膝关节内侧半月板切除手术；切开的膝关节游离体取出手术；切开的膝关节韧带重建手术；切开的髌骨切除手术；髌骨骨折的切开复位内固定手术；股骨远端骨折的切开复位接骨板内固定手术；膝关节融合术。

手术方法 可在全麻、椎管内麻醉或股神经阻滞麻醉下进行，患者取仰卧体位，可将沙袋垫于同侧臀部以使下肢内旋，还可将沙袋垫于足跟使患者屈膝90°置于手术台上。可在大腿近端上止血带。以髌骨中线及胫骨结节为标志定位皮肤切口，于膝关节前方纵行或绕髌骨，切开长度应根据手术操作需要。如需要切开股四头肌，应在股直肌于股内侧肌间隙分离。一般起自髌骨上5cm，向下延续至胫骨结节水平。切开皮肤及皮下组织，显露深方的股四头肌、髌骨内侧缘和髌腱内侧缘，并沿此结构小心地切开关节。以膝关节置换为例，切除髌下脂肪垫，将髌骨脱位翻转到外侧，屈膝后即可显露整个膝关节。如髌骨难以翻转，则延长股四头肌切口至股直肌与股内侧肌间隙的近端。要获得充分的显露，也可

在胫骨结节行截骨，游离髌腱，后再以螺钉固定修复。切口可向近端延长直至股骨远端2/3处，此时需将深层的肌肉劈开方能显露股骨。必要时可适当松解内侧或外侧稳定结构。

注意事项 ①注意保护髌腱的止点，防止损伤。②注意保护髌骨的血供。③尽量保证股四头肌腱的完整或易于修复，保护伸膝装着，减少对髌骨稳定性的影响。④一旦进行骨性截骨，应尽量对其进行牢固内固定修复。⑤松解不宜过度。⑥注意软组织皮瓣的保护。⑦膝上外侧动脉在筋膜松解的过程中可能被损伤。⑧隐神经的分支在穿过缝匠肌和股薄肌之间的筋膜后在膝关节内侧成为皮下神经，后发出髌下支，如术中切断有形成术后神经瘤的可能性引起疼痛。

优点 能够充分显露膝关节伸膝机构和借助体位充分显露全部膝关节，是膝关节置换手术最常用的手术入路。除伸膝结构外，无重要血管、神经及膝关节稳定结构经由此入路，相对安全。切口便于延长，适用于多种手术类型。

缺点及预防 膝关节前方入路对后方及深部结构的显露有限，必要时需要破坏伸膝装置或其他稳定结构方可充分显露。要根据手术需要及术中的体位要求，确定切口必要的大小，以及结构破坏的范围。保护膝上外侧动脉及隐神经，应充分了解解剖结构，准确定位。皮肤切口尽量一步到位，有因皮瓣血供不佳导致皮肤坏死的可能，应尽量在深筋膜分离，保护皮肤血供。如有先前的纵切口，应尽量增加与原切口之间皮肤桥的宽度。不能因体位原因而增加手术操作的风险，尽量

减少稳定结构的松解和破坏，才能充分合理地显露，保证安全。

（姜保国 党 育）

xīguānjié Kēhè'ěr rùlù

膝关节科赫尔入路 （Kocher approach of the knee joint） 包括膝关节前外侧科赫尔入路和膝前 U 形科赫尔入路。

膝关节前外侧科赫尔入路 经过髌骨外侧进行切开显露膝关节的入路，可用于外侧入路膝关节置换、外侧半月板切除、膝关节外翻矫形手术。

适应证 ①髂胫束延长术。②腓骨小头切除术。③腓总神经减压术。④外侧半月板切除术。⑤膝关节表面置换术。⑥膝关节外翻矫形术。⑦股骨外侧髁或胫骨外侧髁的切开复位内固定术。

手术步骤 ①患者仰卧位，患侧臀部下垫一扁枕。该体位向内旋转下肢，可更好暴露膝关节的外侧方。②可触及髌骨外侧缘及外侧关节线，胫骨结节。皮肤切口起于髌骨近端 7.5cm 处，位于股外侧肌汇入股四头肌肌腱处，沿股四头肌肌腱、髌骨和髌韧带外缘向远端延伸，止于胫骨结节远端 2.5cm 处。③游离皮瓣，距髌骨外缘约 1cm 切开深筋膜和关节囊。④将髌骨连同其上的肌腱一起牵向内侧，即可显露关节囊（图 1）。

手术切口缺陷 ①髌骨向内侧脱位困难，暴露效果欠满意。②需要更长的皮肤切口。③髌韧带通常需要做骨膜下或皮质下部分游离。

膝前 U 形科赫尔入路 为经过髌骨内下切开显露膝关节的入路。

适应证 ①游离体摘除术。②关节置换术。③滑膜切除术。④关节融合术。⑤前交叉韧带修复术。⑥髌骨骨折复位术。⑦化脓性膝关节炎引流术。⑧结核病灶清除术。

操作步骤 切口起于髌骨内侧缘，向内弧形绕过髌骨继续沿髌骨下缘弧形绕过髌骨外缘至髌骨上缘（图 2）。切开皮肤、皮下组织后，找到由股四头肌、髌骨

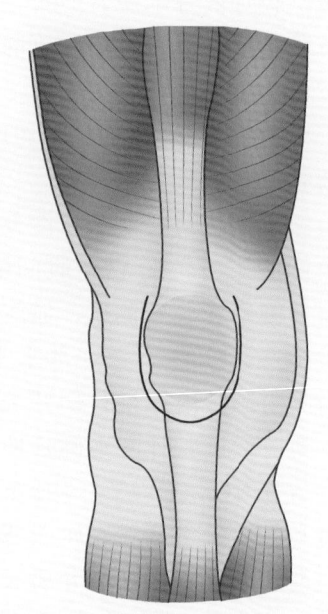

图 2 膝前 U 形科赫尔 （Kocher） 入路

和髌韧带组成的伸膝装置，自股四头肌肌腱内侧纵行切开关节囊。然后向外翻开髌骨，暴露全部膝关节。

手术要点 因暴露有一定局限性，临床应用较少。如仅限于髌骨手术，此切口有较大的优势。

（杨述华 莫峰波）

xīguānjié hòuwàicè rùlù

膝关节后外侧入路 （posterior-lateral approach of the knee joint） 沿膝关节后外侧切开，显露腓总神经，自腓肠肌和比目鱼肌之间，显露后关节囊和胫骨平台外后髁的手术入路。常用于胫骨平台后方骨折的手术。

适应证 ①胫骨平台骨折。②内侧半月板残留后角切除术。③膝关节后外侧游离体摘除术。④膝关节后外侧软骨瘤摘除术。⑤股骨后髁后方良性肿瘤刮除术。

操作步骤 ①在关节线上 10 cm 沿股二头肌向下切开，至关节线水平，弧形向内绕过腓骨小头，沿腓骨外缘向下切开至关节线下 10 cm（图 1）。②切开皮肤、

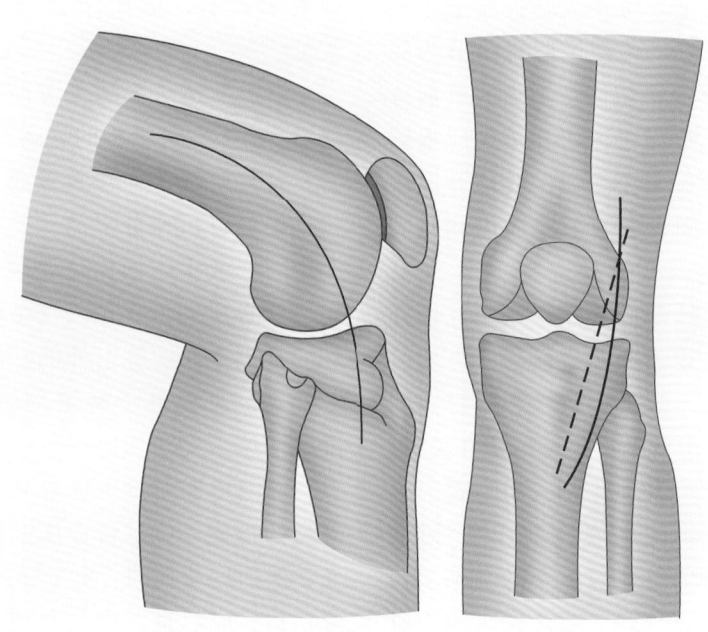

图 1 膝关节前外侧科赫尔 （Kocher） 入路

皮下组织后，沿股二头肌内缘和腓骨小头后方显露腓总神经，自腓肠肌外侧头外缘向内侧牵开，结扎切断膝上外侧血管束，自腓肠肌和比目鱼肌之间，显露后关节囊和胫骨平台外后髁。③沿关节线切开后关节囊，向上牵开外侧半月板后角，即可暴露胫骨后髁的关节面。

手术要点 ①如切口需要向远端延伸，可部分切开比目鱼肌的起点，骨膜下剥离，可获得足够的显露。②腓肠肌外侧头和股二头肌深面有膝上外侧血管束横过，位于外侧半月板后角上方。③胫后血管、神经在胫骨外后髁的内侧向下走行于腓肠肌外侧头和比目鱼肌之间，距关节线 5cm

处发出腓动静脉，斜行走向外下方，操作时应注意损伤。

（杨述华　莫峰波）

xīguānjié hòunèicè rùlù
膝关节后内侧入路（posterior-medial approach of the knee joint）
沿膝关节后内侧切开，沿半膜肌和腓肠肌内侧切开筋膜，钝性分离，显露股骨内髁及关节囊，显露膝关节的手术入路。常用于膝关节后方病变的手术。

适应证 ①内侧半月板残留后角切除术。②膝关节后内侧游离体摘除术。③膝关节后内侧软骨瘤摘除术。④股骨后髁后方良性肿瘤刮除术。

操作步骤 ①膝关节后方内侧做纵切口，以膝关节间隙与腘

窝外下缘交点为中心，纵行向上下各延伸约 3cm。②依次切开皮肤、皮下组织和深筋膜，显露半腱肌、半膜肌以及腓肠肌内侧头（图1）。③沿半膜肌和腓肠肌内侧切开筋膜，进行钝性分离，显露股骨内髁后侧关节囊。④纵行切开关节囊与滑膜，显露后内的股骨内髁半月板以及胫骨内髁后缘。⑤完成手术后，逐步缝合切口。

（杨述华　刘先哲）

xīguānjié nèicè rùlù
膝关节内侧入路（medial approach of the knee joint）
沿膝关节股内侧肌的内侧切开膝关节关节囊，显露膝关节的手术入路。是常用的膝关节微创入路，常用

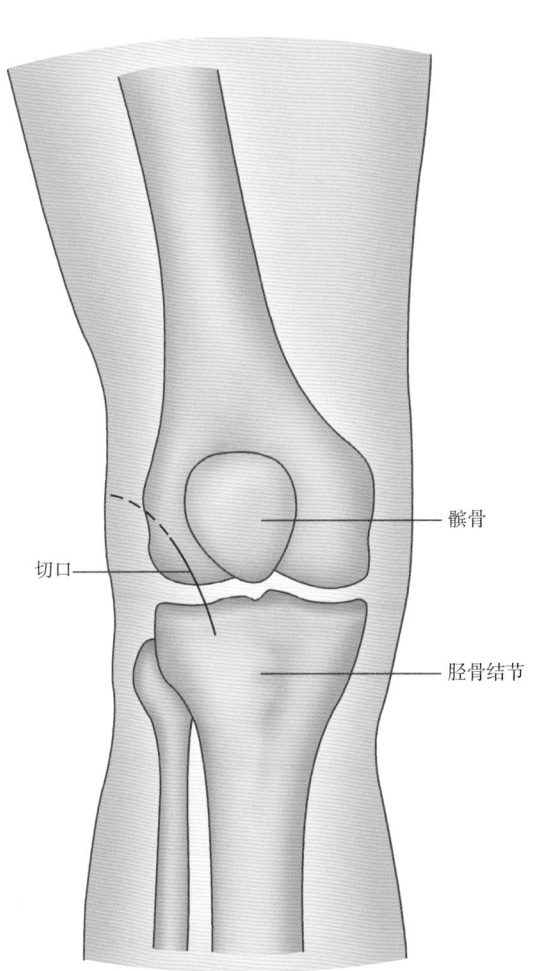

图1　膝关节后外侧入路

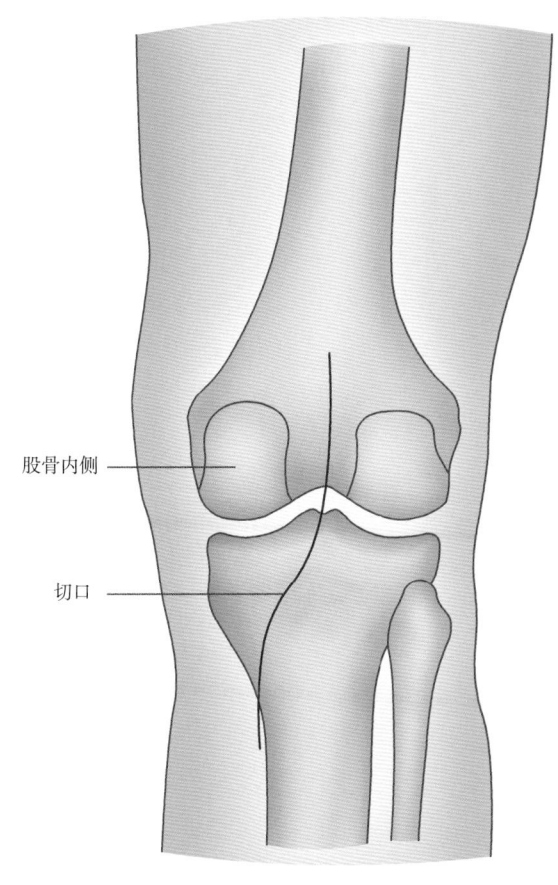

图1　膝关节后内侧入路

于膝关节置换手术。

适应证 ①内侧副韧带修补术。②内侧重建术。③内侧半月板切除术。④前交叉韧带修复术。

操作步骤 ①患者仰卧位，足置于对侧胫骨上，外旋外展髋关节，膝关节屈曲60°，常规使用止血带，切口起自股骨内髁收肌结节近端前部，弧向前下，跨过股骨髁沿胫骨近端向下，切口中1/3平行于髌骨，远端平行于胫骨（图1）。②切开筋膜，前方将软组织向髌骨方向，后方向膝关节后内侧牵拉，沿缝匠肌前缘切开深筋膜（图2）。③屈曲膝关节，向后牵拉缝匠肌，显露半膜肌和股薄肌肌腱，随后可见内侧副韧带附着点。④切开内侧髌旁支持带可显露膝关节的前部和位于内侧副韧带后侧关节囊，进一步显露可达后方中线部位。⑤膝关节后方可通过后侧平行于内侧副韧带后缘性关节切开而显露，

操作时需远离关节线以避免损伤内侧半月板后角，注意保护隐神经髌下支和大隐静脉。

（杨述华　刘先哲）

xīguānjié nèicè bànyuèbǎn héngxiàng rùlù

膝关节内侧半月板横向入路

（medial meniscus transverse approach of the knee joint） 沿膝关节线内侧横行切开关节显露内侧半月板的手术入路。常用于内侧半月板切除手术。

适应证 ①内侧半月板全切除术。②内侧半月板次全切除术。③膝关节腔内侧游离体摘除术。④膝关节腔内侧异物取出术。⑤股骨内侧髁剥脱性骨软骨炎手术。

操作步骤 ①切口起自髌骨内缘下部，沿膝关节内侧间隙切开（图1）。②切开髌内侧支持带，向深层切开关节囊，显露滑膜外脂肪，在切口上部将滑膜及

滑膜外脂肪一并切开，显露股骨内侧髁关节面（图2）。③继续向下扩大滑膜切口至关节间隙稍上处，以免损伤髌下脂肪垫、内侧半月板及冠状韧带，屈曲膝关节，显露内侧半月板。④继续施行后续手术操作。

手术要点 手术操作容易损伤隐神经髌下支，不可将切口继续往下延伸，该神经位于膝关节线下方一横指处由内上向外下斜行于膝前内侧。

（杨述华　刘先哲）

xīguānjié wàicè rùlù

膝关节外侧入路 （lateral approach of the knee joint） 沿膝关节前外侧、腓侧副韧带前方切开显露膝关节的手术入路。常用于外侧半月板切除手术。

适应证 ①外侧半月板完全切除术。②外侧半月板次全切除术。③膝关节腔外侧游离体摘除术。④膝关节腔外侧异物取出术。

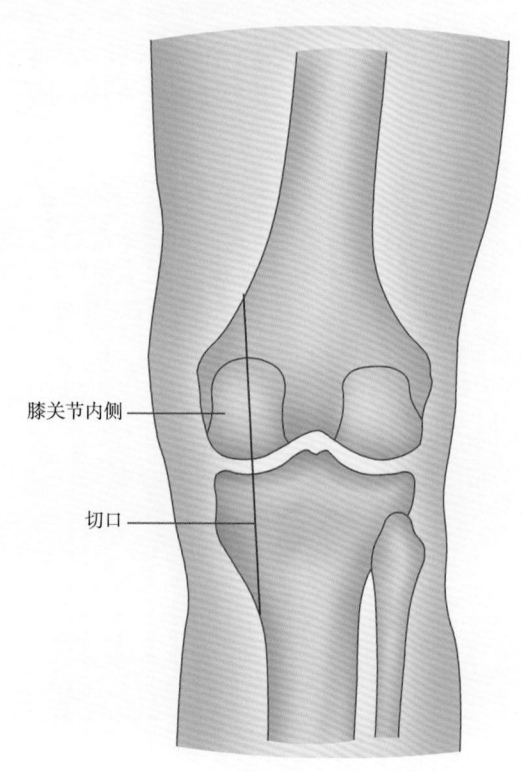

膝关节内侧

切口

图1　膝关节内侧入路

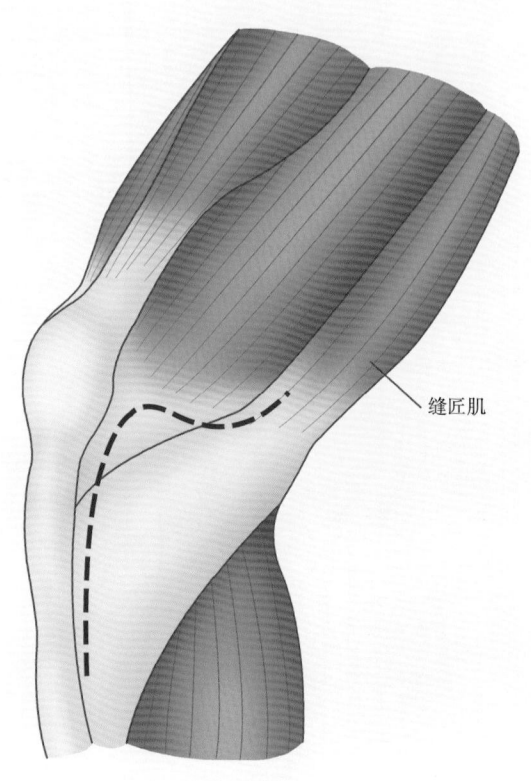

缝匠肌

图2　沿缝匠肌前缘切开深筋膜

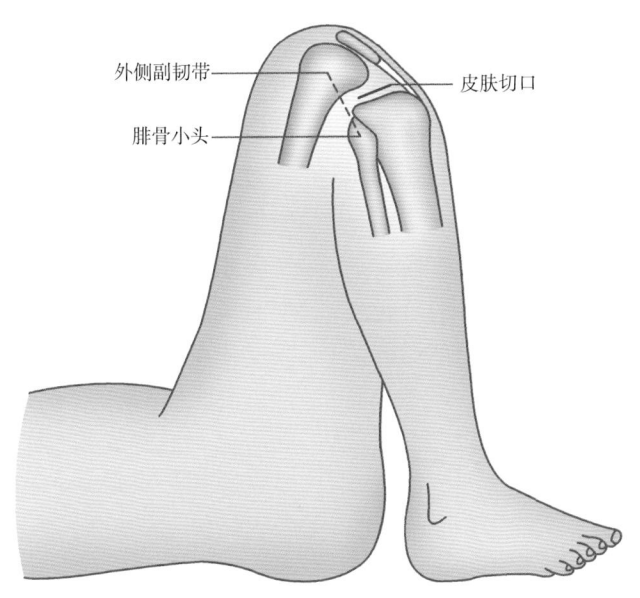

图 1 膝关节内侧横向入路

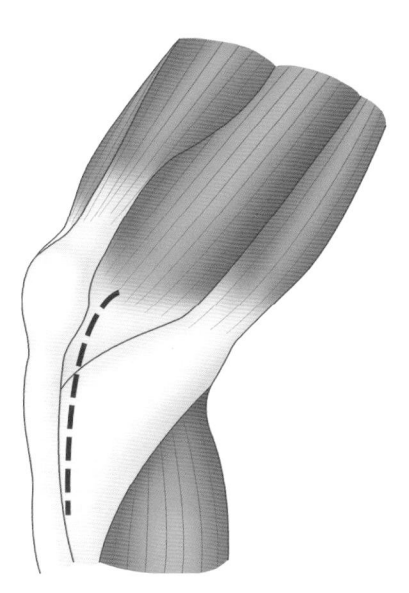

图 2 显露膝关节内侧关节间隙

⑤股骨外侧髁剥脱性骨软骨炎相关手术。⑥股骨髁、髌骨、胫骨平台骨折切开复位内固定术。⑦前交叉韧带重建术。⑧膝关节融合术。⑨全膝关节置换术。

操作步骤 ①多采用斜行切口，在膝关节腓侧副韧带的前方进入关节腔，切口起自髌骨外缘下部，斜向后下方，越过关节间隙至关节下约1cm，全长约5cm，切口向后不可超过腓骨头与股骨

外侧髁的连线（图1）。②切开髌外侧支持带，然后切开深层关节囊，显露滑膜外脂肪，进入关节腔。③根据手术需要，决定是否将髌骨脱位，实施后续手术。

手术要点 ①股四头肌近端、股外侧肌中段和脂肪垫下部的解剖需要根据手术目的单独考虑。②在胫骨结节处使用固定钉可以避免髌腱的断裂。③如髌骨内翻或脱位较困难，可以行胫骨结节截骨或者从外侧向内侧切断股四头肌。

（杨述华　王　晶）

xīguānjié kuòdàxiǎnlù rùlù
膝关节扩大显露入路（enlarge exposure approach of the knee joint）用于困难膝关节手术显露的手术入路，包括股四头肌翻转切口、胫骨结节截骨和股四头肌离断术。常用于膝关节翻修手术。

股四头肌翻转切口　通过V形切断股四头肌，向远端翻转进行辅助膝关节显露的手术技术。

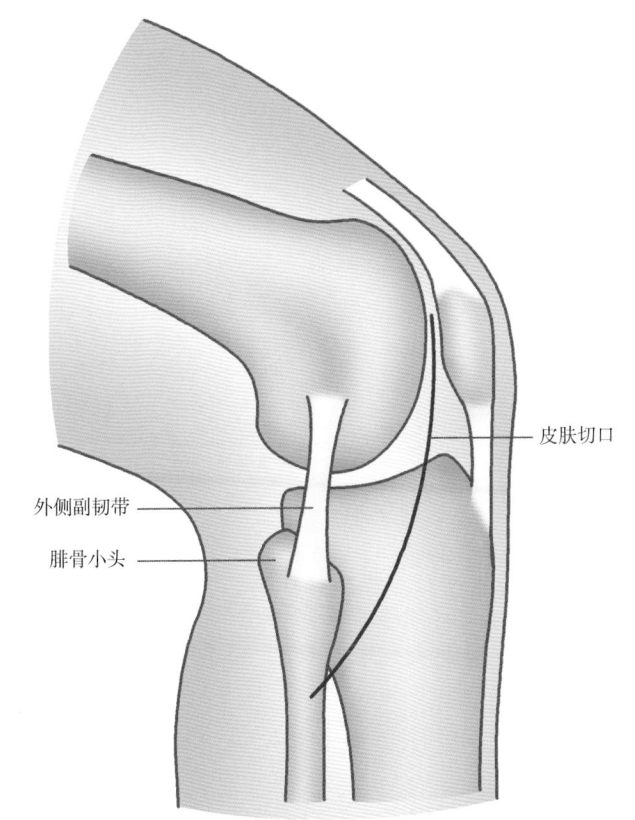

图 1 膝关节外侧入路

适应证 ①复杂膝关节置换（僵硬、强直、重度内翻）。②膝关节翻修术。

具体操作步骤 ①采用前正中入路，清理髌旁内侧和外侧的粘连，切除股骨和胫骨的骨赘。②再向外侧倾斜45°，V形切断股四头肌，并向近端延伸至肌腱交界处（图1a）。③术毕，闭合髌旁内侧和股四头肌切口。

手术要点 ①术前需充分了解髌腱后方情况。②保持股内侧肌和股外侧肌连接处良好，以便进一步缝合。③必要时可在髌腱止点处使用固定钉，避免髌腱撕脱。④如术中不能外翻髌骨，可行外侧松解。如暴露仍受限，可通过连接外侧的松解切口和切断股四头肌的切口行股四头肌改良V-Y翻转术（图1b）。

胫骨结节截骨 通过胫骨节截骨，翻转连带近端的组织，进行辅助膝关节显露的技术。

操作步骤 ①行前正中切口，向远端延伸至胫骨结节6~8cm处，使用摆锯做胫骨结节截骨，截骨高度应低于胫骨结节近侧缘

6~8cm（图2）。②外翻截骨块，充分暴露手术视野。③修复截骨时，可使用3枚克氏针，其中至少1枚应通过胫骨内侧骨皮质（图3）。

手术要点 ①皮肤切口应远离胫骨结节，靠内侧。②在安装胫骨平台假体时，要使用延长杆以通过截骨部位，保护薄弱的皮

质。③截骨长度应大于3cm，使用螺钉固定截骨。④也可以用弧形骨刀来完成侧方截骨（图4），但要注意保持胫骨结节外侧骨膜连接处和外侧肌肉附着处的完整性。

股四头肌斜切术 通过斜行切断股四头肌辅助进行膝关节显露的技术。

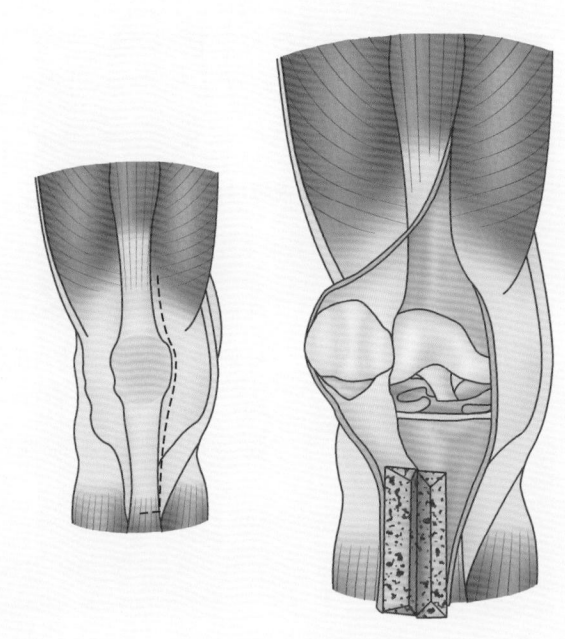

图2 胫骨结节截骨

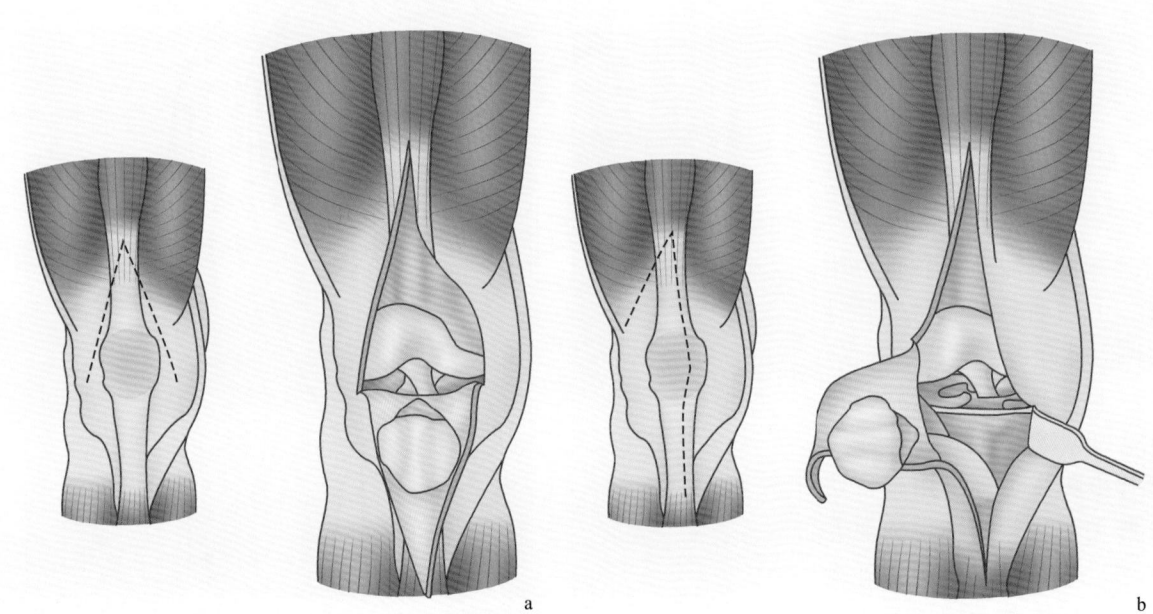

图1 股四头肌翻转切口

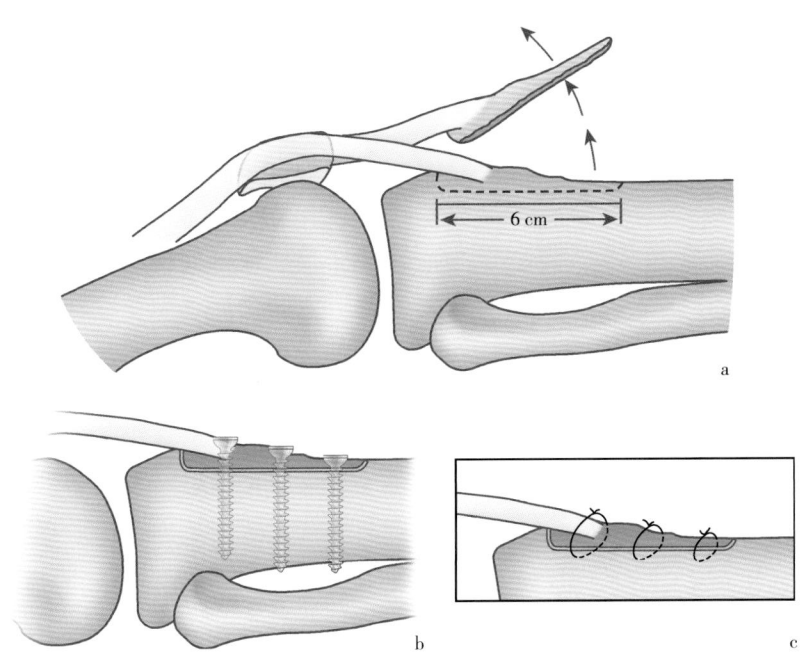

图3 修复截骨

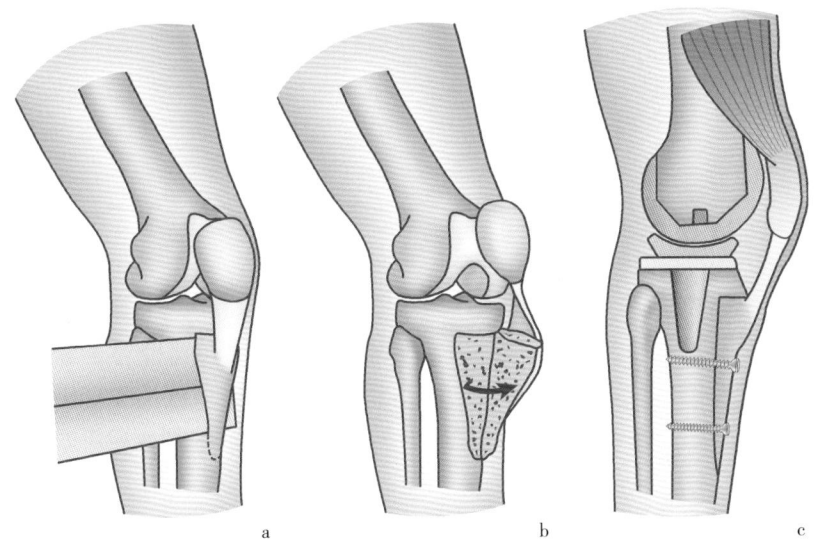

图4 骨刀完成侧方胫骨结节截骨入路

操作步骤 ①采用髌骨内侧入路，切除外侧和内侧沟的所有瘢痕组织和骨赘，不损伤髌腱而髌骨外翻困难时，可以切断外侧支持带，剪断股四头肌。之后，可以向远端和侧方滑动髌骨（图5）。②如果暴露不充分，可松解外侧支持带，如仍不充分，可行股四头肌翻转。

手术要点 ①保护膝上外侧动脉，防止髌骨血供障碍。②为扩大暴露范围，可切断股直肌。

（杨述华 王 晶）

xīguānjié hòucè rùlù

膝关节后侧入路 （posterior approach of the knee joint） 经膝关节后侧切开显露膝关节后方组织的手术入路。常用于膝关节

后方病变的手术，包括膝关节后方骨折、腘窝囊肿手术。

适应证 ①腘窝及神经血管损伤探查术。②后交叉韧带撕脱骨折修复术。后交叉韧带断裂修补术。③膝关节屈曲挛缩后关节囊切开术。④腘窝囊肿切除术。⑤腘绳肌腱延长术。

操作步骤 ①患者取俯卧位，切口自股二头肌外侧，斜向下经过腘窝，弧形向后下方跨过腓肠肌内侧头，然后转向小腿远侧（图1a）；切口自内侧沿半腱肌，斜下行经过腘窝，横行向后外止于腓骨小头（图1b）。②切开深筋膜，向远近两侧分离软组织，牵开腘窝边缘的肌肉，显露膝关节囊的后部。③游离腓肠肌内侧头，在股骨近端进一步显露后内侧关节囊，将腓肠肌外侧头自其股骨附着处游离显露后外侧关节囊。

手术要点 操作过程中要注意保护小隐神经、内侧腓肠皮神经、胫神经、腓总神经，小隐静脉、腘动脉及其分支。

（杨述华 王 晶）

jìnggǔ qiánwàicè rùlù

胫骨前外侧入路 （tibial anterolateral approach） 在胫骨的前外侧切开皮肤经腓骨短肌前面顺骨间膜前方到达胫骨的手术入路。当覆盖胫骨皮下面的皮肤不适宜直接采用前内侧入路时，可选用前外侧入路来显露胫骨中2/3，该入路最常用于治疗感染性胫骨不愈合。

适应证 ①胫骨的前外侧植骨。②胫骨腓骨前植骨（交叉胫腓植骨）。

手术方法 麻醉成功后患者侧卧于手术台上，患肢在上，消毒铺单，驱血后使用止血带。以胫骨的病变处为中心，沿腓骨干

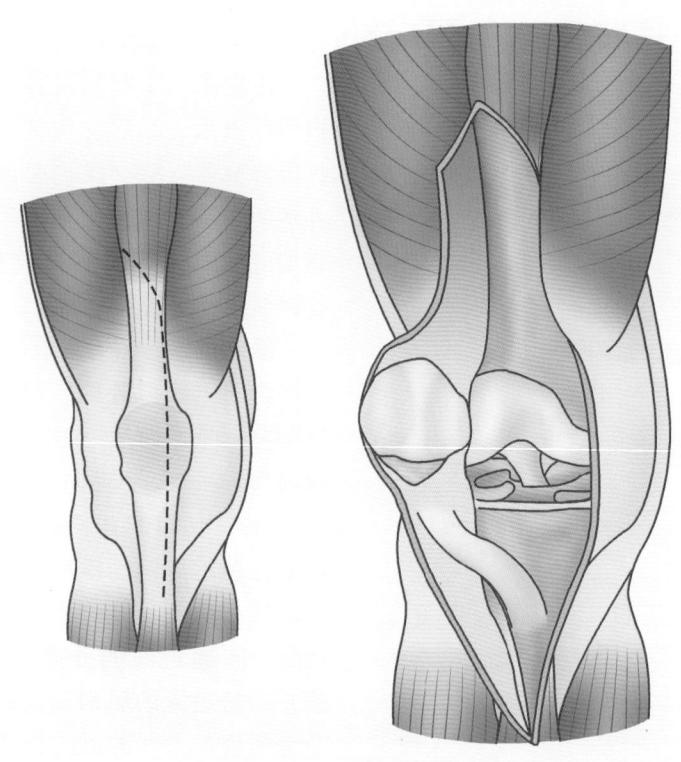

图 5　股四头肌离切断术

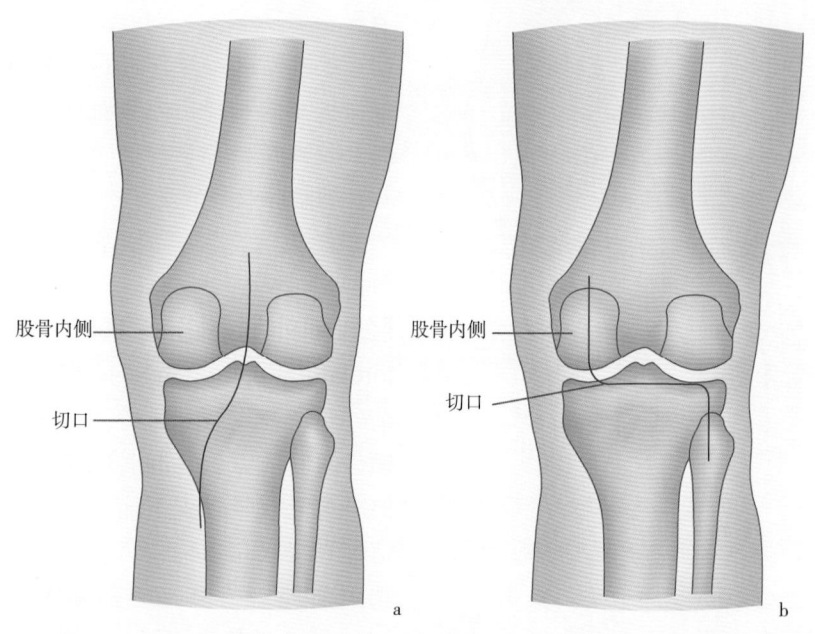

股骨内侧 ——
切口 ——

股骨内侧 ——
切口 ——

a　　　　　　b

图 1　膝关节后侧入路

做一纵切口。切口长度取决于所要显露的胫骨长度。切开筋膜，找到腓骨肌，扩展腓骨短肌前面和趾长伸肌之间的平面进入腓骨的前外侧面。用钝性器械将伸肌群轻轻从骨间膜前分离，顺着骨间膜前到达胫骨的外侧缘，将必要的肌肉成分从胫骨外侧面上轻轻剥离开，分离开部分胫骨前肌的止点。

注意事项　该入路技术上简单，但仅能有限的显露胫骨，对

于骨折的内固定来说这一入路通常不够。所显露的胫骨长度会明显短于腓骨切口的长度。浅层剥离时注意不要损伤可能出现在伤口后面的小隐静脉。深层显露时要确保在骨间膜表面充分分离，避免损伤前侧的神经血管束。同所有入路一样，要尽量减少软组织和骨膜的剥离。

优点　体表标志明显，手术切口线性，易于寻找。在胫骨皮下面皮肤不可用时为手术提供了可能性。皮下组织厚，皮肤血供好，易于愈合。

缺点及预防　有损伤小隐静脉、胫前动脉、腓深神经的风险。切口较深，暴露胫骨的范围有限。预防措施为，仅在必要的情况下选择该切口，手术中小心操作，浅层注意保护小隐静脉，进入深层后手术平面在骨间膜表面进行，不向前侧移动，避开神经血管；尽量减少剥离软组织，保护血供。

（姜保国）

jìnggǔ qiánnèicè rùlù

胫骨前内侧入路（tibial anteromedial approach）　在胫骨的前内侧切开皮肤直接到达胫骨的手术入路。该入路可以安全容易的到达胫骨内侧（皮下）面和外侧（伸肌）面，是最常使用的入路，除非皮肤有瘢痕或引流窦道存在。

适应证　①骨折的切开复位内固定治疗。②骨折延迟愈合或不愈合的治疗，包括植骨。③电刺激仪的植入。④骨髓炎患者切除死骨或碟形手术。⑤肿瘤的切除和活检。⑥截骨。

手术方法　麻醉成功后患者仰卧于手术台上，消毒铺单，驱血后使用止血带，于髌韧带内侧开始，沿胫骨前缘内侧向下延伸，皮瓣下可见胫骨内侧（皮下）面，

切口长度按手术需要而定。

注意事项 胫骨骨折后的断端血供主要源自骨膜血管，不宜过多切开和剥离骨膜，仅限于需要显露的区域。该处皮肤血供较差，长度取决于所采用的技术要求，相对于强力牵开皮缘来说，采用长的切口反而更安全。在掀起内侧皮瓣时，要注意保护大隐静脉。

优点 体表标志明显，手术切口线性，易于寻找。胫骨骨面就在皮下，易于暴露。

缺点及预防 局部皮肤的血供相对较差，过多的暴露和剥离易导致胫骨骨折延迟愈合或者不愈合，且易损伤大隐静脉。预防措施为手术中小心操作，注意保护大隐静脉；尽量减少剥离软组织，保护血供，视情况可以采用经皮微创接骨板技术；避免强力牵拉皮缘。

（姜保国）

jìnggǔ hòuwàicè rùlù

胫骨后外侧入路 （tibial posterolateral approach）

在胫骨的后外侧切开皮肤经外侧及后侧间隔室肌肉、胫骨后肌、骨间膜到达胫骨的手术入路。当覆盖胫骨皮下面的皮肤严重瘢痕化或存在感染时，可以选用胫骨的后外侧入路显露胫骨中 2/3 处。

适应证 ①骨折的内固定治疗。②骨折延迟愈合或不愈合的处理，包括植骨。③也可显露腓骨中段的后面。

手术方法 麻醉成功后患者侧卧于手术台上，患肢在上，消毒铺单，驱血后使用止血带，沿腓肠肌的外侧边界做纵切口，长度取决于所要暴露的骨的长度。从外侧间隔室肌肉及腓骨的后方、后侧间隔室肌肉的前方进入，找到腓骨外侧缘，其深面有起于腓骨的踇长屈肌，将其切开后通过骨间膜的前侧继续向内侧解剖。分离胫骨后肌，顺骨间膜可达到胫骨外侧缘，切开骨膜行骨膜下剥离可显露胫骨。

注意事项 该入路对医师技术要求较高，小隐静脉行走于小腿后外侧，注意勿损伤。胫后血管神经束有胫骨后肌、踇长屈肌将其隔开保护，没有必要不要刻意解剖。胫骨位于腓骨的前内侧，部位较深，切口长度应该足够，否则在 V 形的深洞里操作十分困难。在胫骨近端，由于与胫后血管神经距离较近，很难安全显露，不能应用后外侧入路。

优点 体表标志明显，手术切口线性，易于寻找。皮下组织较厚、血供丰富，易于愈合。其他入路不可用时，该入路提供了手术的可能性。

缺点及预防 切口较深，操作较困难，手术技术要求高。不适用于胫骨近段。有损伤小隐静脉、胫后神经血管的风险。预防措施为手术中小心操作，做好保护；胫后血管神经束有胫骨后肌、踇长屈肌将其隔开保护，没有必要不要刻意解剖；暴露胫骨时切口长度应足够。

（姜保国）

jìnggǔ nèishàngqū hòucè rùlù

胫骨内上区后侧入路 （posterior approach to the superomedial region of the tibia）

在胫骨的近端后内侧切开皮肤暴露腘窝神经、血管、关节囊、肌腱等并到达胫骨平台后内侧的手术入路。该手术入路能对胫骨平台后关节面进行直视下的解剖复位，也可以充分暴露后关节囊、后交叉韧带、半月板后部以及腘窝神经血管束。

适应证 ①胫骨平台骨折的复位内固定术。②后交叉韧带胫骨止点处撕脱骨折的修复。③腓肠肌头挛缩的退缩术。④腘绳肌腱的延长。⑤贝克（Baker）囊肿和其他腘窝囊肿的切除术。⑥进入膝关节后方的关节囊。⑦膝后神经血管结构损伤时修复。⑧后筋膜室的减压术。

手术方法 麻醉成功后患者俯卧于手术台上或采取漂浮体位。消毒铺单，驱血后使用止血带（血管修复手术除外）。切口起自腘窝中间，在朗格（Langers）线的上侧和内侧平行走向，至腘窝内侧边缘时转向下切开深筋膜（倒 L 形切口），充分牵开皮肤筋膜后，保护腓肠神经和小隐静脉，分离腓肠肌内侧头并拉向外侧，即可充分暴露胫骨平台后柱。

注意事项 在腘肌近端，从内侧向外侧进行分离以避免损伤神经血管。通过提起全层浅筋膜可以保护腓肠神经。

优点 对胫骨平台骨折后方的骨折块有良好的暴露，可以暴露腘部的神经血管，方便修复。

缺点及预防 俯卧位麻醉不利，如需联合前外侧入路术中需变换体位；解剖较复杂，易损伤神经血管；对腓肠肌的操作易导致马蹄内翻足畸形风险。预防可采取漂浮体位，避免术中反复翻身；手术中小心操作，充分解剖，注意保护神经血管。

（姜保国）

féigǔ hòuwàicè rùlù

腓骨后外侧入路 （fibula posterolateral approach）

在腓骨的后外侧表面切开分离肌肉到达腓骨的手术入路。腓骨入路采用经典的可延长后外侧入路显露，可达到腓骨的所有部分。

适应证 ①胫骨截骨时切除部分腓骨或胫骨不愈合治疗的一

部分。②切除腓骨对小腿所有 4 个筋膜室进行减压。③肿瘤切除。④腓骨骨折的切开复位和内固定治疗。⑤骨髓炎治疗。⑥切取供移植的骨块。⑦腓骨截骨治疗膝关节骨性关节炎。虽然整个腓骨都可以充分显露，但对于任何一种操作来说，通常仅需要该入路的一部分。

手术方法 麻醉成功后患者侧卧于手术台上，患肢在上，消毒铺单，驱血后使用止血带，取线性皮肤切口，起点位于外踝，向近端延伸至腓骨头水平。继续顺股二头肌腱向上向后延长切口，达腓骨头上一手掌宽水平。切开皮肤、浅筋膜、深筋膜，分离肌肉，切开骨膜，骨膜下剥离显示腓骨。

注意事项 腓总神经在绕经腓骨颈时，位置表浅，切口过深容易损伤之。当切口经过该处时，在股二头肌后找到腓总神经并沿其走行方向游离好，顺其在腓骨颈水平的缠绕处追踪，切开包绕神经的腓骨长肌，在腓骨颈后的沟内游离神经，然后用一条橡皮引流条轻柔地将神经牵拉跨过腓骨头，辨认并保护该神经的所有分支。

优点 外踝、腓骨头体表标志突出，手术切口线性，且可以暴露全段腓骨，方便、简单。

缺点及预防 有损伤腓总神经风险，预防措施为手术中小心操作，充分游离，钝性分离，做好保护。

（姜保国）

huáiguānjié qiánwàicè rùlù

踝关节前外侧入路（anterolateral approach of the ankle joint）

从前外侧显露踝关节的手术入路。该入路可以充分显露下胫腓联合、胫腓骨远端、距骨及大部

分跗骨和跗骨间关节，同时可以避免损伤重要的血管和神经。但是该入路不常用于踝关节骨折的治疗。

适应证 ①下胫腓联合损伤：特别是下胫腓前韧带损伤的切开探查，但是随着关节镜微创技术的不断发展，通过该入路切开的手术在临床上已经不常用。②皮隆骨折（Pilon fracture）：对于一些类型皮隆骨折可以采用该入路进行骨折的复位和内固定。

手术方法 患者仰卧位。外踝是可以清晰触摸的体表标记。切口位于踝关节的前外侧，起自腓骨前内侧、踝关节近端 5cm，向远端延长跨过踝关节。切开浅筋膜和深筋膜，注意保护腓浅神经及其分支。切开伸肌支持带。注意辨认第 3 腓骨肌和趾长伸肌。将伸肌腱、胫前动脉和腓深神经向内侧牵开。向内侧和外侧进行骨膜下剥离，并切开踝关节囊。这样就显露了胫骨远端和干骺端的前外侧面，腓骨远端的前方和外侧以及下胫腓关节。必要时可以将切口向远端延伸，跨过距骨体前外侧以及跟骰关节，显露距舟关节和跟骰关节，切除距骨颈外侧的脂肪组织团后亦可以显露距下关节。当然切口还可以继续向远端延长至第 4、第 5 跖骨之间，从而显露第 3 楔舟关节和第 4、第 5 跗跖关节。

注意事项 在浅层分离的时候需要注意勿损伤腓浅神经。如切口向远端延伸，需要结扎并离断踝前外侧动脉和跗外侧动脉的分支。如切口向后足和中足延伸，需要主要保护足背动脉和腓深神经的分支。

优点 该入路可以充分显露踝关节的前外侧，临床上主要用于治疗皮隆骨折，通过一个切口，

可以同时复位和固定胫骨远端的前外侧骨块和外踝骨折。

缺点及预防 该入路不能处理胫骨后方的骨折块，必要时需要辅助后方入路。

（姜保国）

huáiguānjié qiáncè rùlù

踝关节前侧入路（anterior approach of the ankle joint）

从前侧显露踝关节的手术入路。该入路可以为踝关节置换术和踝关节融合术提供良好的显露。

适应证 ①踝关节关节炎：踝关节前方入路是踝关节置换术和踝关节融合术的标准手术入路。②皮隆骨折（Pilon fracture）：对于一些类型皮隆骨折可以采用该入路进行骨折的复位和内固定。③踝关节感染：可采用踝关节前侧入路进行踝关节感染的清创和引流，但是随着关节镜技术的发展，对于关节内感染的治疗多采用镜下技术进行，已很少使用开放手术。

手术方法 患者取仰卧位。内踝和外踝均位于皮下，是比较明显的体表标记。于踝关节前方正中做 15cm 长的纵切口。切口起于踝关节线近端约 10cm，跨过踝关节向远端延伸止于足背。切开时应注意只能切开皮肤，因为前方的神经血管束和腓浅神经的分支在该入路距离皮肤切口很近。沿着皮肤切口切开深筋膜，切开伸肌支持带，显露伸肌腱。确认胫前肌腱和拇长伸肌腱，然后将胫前肌腱牵向内侧，将拇长伸肌腱、趾长伸肌腱及胫前动脉和腓深神经构成的神经血管束牵向外侧。纵行切开深层的软组织显露胫骨远端前方骨面，切开前方的踝关节囊。向内侧和外侧进行骨膜下剥离后即可以显露胫骨远端前方和内侧的骨面，腓骨远端前

方的骨面以及胫距关节。如果需要同时处理距舟关节病变，也可以将切口继续向远端延伸，应注意保护足背动脉。对于皮隆骨折的病例。也可以在胫前肌腱内侧切开深筋膜和支持带至胫骨骨膜，使用骨膜剥离器剥离骨膜，将骨膜连同浅层的软组织一起牵开显露胫骨远端骨面和胫距关节的前内侧。

注意事项　腓浅神经的皮支于皮下走行，与切口线接近，在切开皮肤的时候应注意不要损伤。在浅层显露的时候必须确认并保护好腓深神经和胫前动脉，在踝关节上方，神经血管束位于姆长伸肌腱外侧，将姆长伸肌腱连同深层的组织向外侧牵开后即可安全地进行深面的显露。在关闭伤口时应尽量缝合修复切开的伸肌支持带，因为伸肌支持带可以约束胫前肌腱，防止其弓弦样变造成伤口裂开。但是由于内固定材料的存在，在修复伸肌支持带时常存在比较大的张力，可以采用减张的方式进行缝合。

优点　无论是踝关节置换还是踝关节融合，该入路均可提供良好的显露。

缺点及预防　该入路关闭伤口时由于内固定的存在皮肤张力可能会比较大，应放置伤口引流，并采用奥尔高尔-多纳蒂（Allgower-Donati）法缝合皮肤伤口。

（姜保国）

huáiguānjié Kēhè'ěr wàicè rùlù
踝关节科赫尔外侧入路（Kocher lateral approach of the ankle joint）

通过外侧显露踝关节的手术入路。该入路可以充分显露跗中关节、距下关节和踝关节。

适应证　①踝关节融合术。②距骨切除。

手术方法　切口起自距骨头

的前外侧缘，弧形延伸至外踝尖下方2.5cm处，再转向后面近端，止于腓骨后端2.5cm、外踝尖近端5cm处。如果手术需要，可在腓骨后方平行于腓骨再向近端延长5~7cm。切开筋膜，显露腓骨肌腱并将其牵向后方，这样可保护位于切口后方的小隐静脉及腓肠神经。如果术野需要扩大，可将腓骨肌腱Z形切断，并牵开。继续向远端深层分离，切断跟腓韧带，显露距下关节。在切口远端与距舟关节相同水平处可以显露跟骰关节。如果需要显露全部踝关节面，可以切断距腓韧带后向内侧牵引使踝关节脱位。

注意事项　在浅层分离的时候需要注意勿损伤腓肠神经。

优点　该入路可充分显露踝关节的前外侧，距下关节，距舟关节和跟骰关节。

缺点及预防　该入路容易出现伤口并发症，即皮缘坏死，特别是术中需要使踝关节脱位时更容易出现，如在距骨切除的病例中。另外，该入路显露时常需要切断腓骨肌腱。因此，该入路在临床上并不常用。

（姜保国）

huáiguānjié Àolì'ěr rùlù
踝关节奥利尔入路（Ollier approach of the ankle joint）

显露距舟关节、距下关节和跟骰关节的手术入路。该入路主要用于距舟关节、距下关节和跟骰关节的三关节融合术。

适应证　适用于后足的三关节融合术。

手术方法　切口起自距舟关节背外侧，向后下方斜行延长，止于外踝下方2.5cm处。沿皮肤切口方向切开伸肌支持带。在切口上部，分离显露至伸趾长肌腱，并将趾长伸肌腱牵向内侧，尽量

不要打开腱鞘。在切口下方显露腓骨肌腱，并向下方牵开。将趾短伸肌从起点处切断，并向远端牵开，显露跗骨窦。继续剥离可显露距下关节、跟骰关节和距舟关节。

注意事项　该入路横跨中足，在分离的时候需要注意勿损伤后足外侧的腓肠神经以及足背的腓浅神经分支和足背动脉。

优点　该入路可通过一个切口显露距舟关节、距下关节和跟骰关节，同时由于近端皮瓣行全层剥离，在术中牵拉时皮缘受到保护，因此切口愈合良好。

缺点及预防　临床上进行三关节融合术多采用双切口技术，双切口技术的显露优于奥利尔入路。

（姜保国）

huáiguānjié hòuwàicè rùlù
踝关节后外侧入路（posterolateral approach of the ankle joint）

通过后外侧显露踝关节的手术入路。该入路主要应用于治疗踝关节骨折，可通过该入路同时显露外踝骨折和后踝骨折的福尔克曼（Volkman）骨块，从而进行骨折的复位与固定。

适应证　①切除死骨。②踝关节骨肿瘤切除。③距下关节融合。④踝关节后方关节囊和韧带切开。⑤肌腱延长。但是这些适应证在临床上并不常采用该入路治疗。

手术方法　踝关节后外侧入路需要患者采用侧卧位或者俯卧位，仰卧位进行该入路比较困难。外踝和跟腱均位于皮下，是比较明显的体表标志物。在外踝后缘做纵切口，切口的近端根据外踝骨折线的高度决定，切口的远端跨过外踝尖后可以弧向前方。沿皮肤切口切开小腿深筋膜。在外踝的后方可见腓骨肌和腓骨肌腱，

在踝关节水平，腓骨短肌腱位于腓骨长肌腱的前方，紧贴外踝后缘，腓骨短肌在接近外踝水平可能仍是肌性成分，而腓骨长肌在小腿下 1/3 处已经移行为腱性结构。切开腓骨肌支持带，将腓骨肌和腓骨肌腱牵向后方即可显露前方的腓骨远端。将腓骨肌和腓骨肌腱牵向外侧，显露深层和内侧的踇长屈肌。踇长屈肌位于小腿深层屈肌的最外侧，是唯一在此水平仍保持肌性成分的小腿深层屈肌。将踇长屈肌牵向内侧即可显露胫骨后方骨膜，如果需要显露胫骨远端，可以纵行切开骨膜并向两侧分离，以便显露胫骨后方。如果需要显露踝关节，可以沿着胫骨的后下方找到踝关节囊，切开关节囊，即可显露踝关节。

注意事项　小隐静脉和腓肠神经在一起走行。应将它们作为一个整体保护起来，避免损伤。

优点　该入路可以通过一个切口同时显露外踝和后踝，操作简单，切口并发症较低。

缺点及预防　该入路患者需要采用侧卧位或俯卧位，如果患者同时合并内踝骨折，需要同时加做踝关节内侧入路，在侧卧位或俯卧位下进行内侧入路初学者可能会有一定的不适应，需要一定时间的学习曲线。该入路显露后踝有一定的限制，只能显露后踝后外侧骨块，即福尔克曼骨块，不能显露后踝的后内侧骨块。因此，如果后踝骨折存在后内侧骨块，则不能采用该入路，需要使用后内侧入路。

（姜保国）

huáiguānjié hòunèicè rùlù

踝关节后内侧入路（postero-medial approach of the ankle joint）　通过后内侧显露踝关节的手术入路。

适应证　皮隆骨折（Pilon fracture）和后皮隆骨折的治疗：可以采用后内侧入路显露整个胫骨远端，处理胫骨远端后方的骨折块。

手术方法　踝关节后内侧入路需要患者采用俯卧位。内踝和跟腱均位于皮下，是比较明显的体表标志物。在跟腱内侧缘 1cm 的位置做纵切口，切口长度 10~12cm。沿皮肤切口切开浅筋膜后显露跟腱以及比目鱼肌的远端。将跟腱牵向外侧，注意应保留跟腱腱膜的完整性。比目鱼肌的远端肌纤维和跟腱的深层相移行，将比目鱼肌同跟腱一起也牵向外侧。纵行切开小腿后方肌间隔。小腿后方肌间隔将小腿后方分隔为浅层筋膜室和深层筋膜室。肌间隔切开后即可显露踇长屈肌，而胫神经和胫后动脉构成的神经血管束即位于踇长屈肌内侧缘。在踇长屈肌和神经血管束之间进行分离，将踇长屈肌牵向外侧，将神经血管束牵向内侧。即可显露整个胫骨远端后方、后踝关节囊以及下胫腓关节的后面。将后踝关节囊切开后，即可以显露踝关节。

注意事项　该入路显露的要点是从踇长屈肌和神经血管束的间隙进入。术中在踇长屈肌内侧可清晰辨别胫神经和胫后动脉构成的神经血管束，可以使用手指向近端和远端分离开这个间隙。如果需要显露外踝骨折，亦可以将踇长屈肌牵向内侧，将腓骨肌腱牵向外侧，从而显露外踝的后方。

优点　相对于后外侧入路，该入路对于胫骨远端后方的显露更加广泛。

缺点及预防　该入路一般可以显露胫骨中下 1/3 交界处以远的后方骨面，不适宜再向近端延伸。

（姜保国）

huáiguānjié nèicè rùlù

踝关节内侧入路（medial approach of the ankle joint）　通过内侧显露踝关节的手术入路。该入路可以显露踝关节的内侧面。

适应证　①内踝骨折。②踝关节融合术。③距骨软骨损伤的治疗。④踝关节内游离体去除。但临床上踝关节融合术多采用踝关节前方入路，而且随着关节镜微创技术的不断发展，距骨软骨损伤的清理和踝关节游离体的清除均采用镜下技术，很少再使用切开手术。但是当内侧的距骨软骨损伤需要进行自体骨软骨移植时，特别是为了显露距骨滑车内侧关节面而需要内踝截骨时，可采用踝关节内侧入路显露。

手术方法　患者取仰卧位。小腿自然外旋以显露内踝。内踝位于皮下，是清晰的体表标志物。切口以内踝尖为中心，在踝关节内侧做弧形切口。切口起自胫骨内侧面，在内踝下方切口向前方弯曲至中足内侧。切开深筋膜。在距骨内侧角的部位切开踝关节前方关节囊，显露胫距关节的内侧。向后方探查，找到胫后肌腱，切开屈肌支持带，将胫后肌腱向后方牵开，即可显露整个内踝。如果需要进行内踝截骨，为了保证内踝再固定时的复位，可以对内踝进行预钻孔，然后内踝进行斜行截骨或者谢弗龙（Chevron）截骨。将内踝的截骨块同附着于其上的三角韧带一起牵向远端，外翻距骨即可显露距骨滑车和胫骨远端关节面，由于外踝完整，外翻有一定的限度。

注意事项　在浅层分离时应注意保护内踝前方的大隐静脉和

隐神经。在进行内踝截骨术时应使用霍夫曼（Hoffmann）拉钩，保护后方的踝管内的肌腱、血管和神经。

优点 该入路可充分显露内踝。内踝截骨后可充分显露距骨滑车和胫骨远端关节面的内侧面。

（姜保国）

zhǐjiānguānjié rùlù

趾间关节入路（interphalangeal joint approach joint）

通过趾间关节进行显露的手术入路。是前足足趾手术的常见入路。

适应证 ①趾骨骨折：如果趾骨骨折累及近端或远端关节面，可以采用趾间关节入路。②趾间关节炎：趾间关节炎需要行趾间关节骨性融合，可以采用趾间关节入路显露。③锤状趾及槌状趾：僵硬性锤状趾和槌状趾，可以采用趾间关节入路。④趾骨肿瘤：近趾间关节部位的趾骨肿瘤。

手术方法 患者一般取仰卧位。①拇趾的趾间关节入路：拇趾只有1个趾间关节。以趾间关节为中心，于趾间背侧横纹做横切口，可以梭形切除趾间背侧的胼胝体或溃疡。向近端和远端牵开切口皮肤后可见拇长伸肌腱。将拇长伸肌腱向外侧牵开后可见趾间关节囊。横行切开关节囊后可见趾间关节。如果需要向近端或远端显露趾骨干，可以在切口的内侧和外侧分别向近端和远端延长切口，将切口扩大为S形，将近端和远端的皮瓣牵开后可以显露近节和远节趾骨。行趾间关节融合时需要切除侧副韧带。在治疗由胫前肌腱无力导致的第1跖趾关节过伸畸形时，可以在远节趾骨基底近止点的部位切断拇长伸肌腱以进行肌腱转位，即改良琼斯（Jones）手术。②2~5足趾的趾间关节入路：2~5足趾有

两个趾间关节，分别是近端趾间关节和远端趾间关节，2~5足趾病变多位于近端趾间关节，其显露同拇趾的趾间关节入路相似。对于2~5足趾僵硬性锤状趾需要行杜弗里斯（DuVries）手术的病例，在近趾间关节背侧做横切口，切断趾长伸肌腱、趾间关节囊和侧副韧带，切除近节趾骨髁，如果需要行关节融合可以同时清除中节趾骨基底的软骨。对于2~5足趾槌状趾，可以于2~5足趾远趾间关节跖侧横纹做横切口，切断趾长屈肌腱。

注意事项 该入路的内侧和外侧为足趾神经血管束，在横行切开关节囊、切断肌腱和松解侧副韧带时需要注意保护，避免损伤神经血管。

优点 该入路定位准确，层次分明，可以充分显露趾间关节，可以向近端和远端扩大延长，重要神经血管结构不容易损伤。

（姜保国）

muzhǐ zhízhǐguānjié nèicè rùlù

拇趾跖趾关节内侧入路（medial approach to the metatarsophalangeal joint of the great toe）

通过拇趾跖趾关节内侧进行显露的手术入路。该入路为治疗第1跖趾关节病变的常用入路。

适应证 ①拇外翻：拇外翻拇囊炎切除术，软组织矫形术、第1跖骨头切除术以及骨性矫形术均可采用该入路。软组织矫形术包括关节囊紧缩术、肌腱切断术、肌腱转位术等。骨性矫形术包括第1跖骨远端截骨术［（如谢弗龙（Chevron）截骨术、勒韦丹（Reverdin）截骨术、米歇尔（Mitchell）截骨术等］，斯卡夫（Scarf）截骨术以及拇趾近节趾骨截骨术［埃金（Akin）截骨术］等。②拇僵硬：对于拇僵硬患者

可采用该入路进行第1跖骨背侧楔形截骨术。③第1跖趾关节炎：可采用该入路进行第1跖趾关节融合术及第1跖趾关节置换术。④第1跖趾关节周围骨折：可采用该入路进行骨折的复位和固定。⑤外侧籽骨切除术。

手术方法 患者一般取仰卧位。于第1跖趾关节内侧做纵切口，起于拇趾趾间关节向近端延伸跨过第1跖趾关节，切口可以根据手术需要向近端和远端继续延长。切开皮肤后向背侧和跖侧剥离皮肤，显露第1跖趾关节内侧滑囊和关节囊。术中应注意保护背内侧和跖内侧的感觉神经。于内侧关节囊做L形切开，L形切开的水平部分走行于跖内侧，垂直部分位于跖趾关节近端。将切开的关节囊向背侧剥离后可以显露第1跖骨头内的矢状沟以及第1跖趾关节。而后进行矢状沟截骨。亦可将内侧关节囊纵行切开，将背侧的关节囊进行剥离，这样同样可以清晰地显露第1跖趾关节的内侧和背侧。进行拇外翻手术时需要进行外侧软组织松解，即切断拇内收肌、外侧关节囊和跖骨间韧带，传统的手术方法是在第1、2跖骨间再加做一纵切口，亦可以通过跖趾关节内侧入路进行外侧软组织松解，方法是通过该入路从内侧向外侧皮下浅行剥离至第1、2跖骨间隙，注意勿损伤拇长伸肌腱。将拇长伸肌腱向内侧牵开后即可显露第1跖趾关节内侧组织，从而切断拇内收肌、外侧关节囊和跖骨间韧带。

注意事项 该入路应注意保护背内侧和跖内侧的皮神经，如果术中损伤会导致拇趾内侧感觉减退，穿鞋时可以出现感觉过敏。在剥离关节囊时应注意不要剥离第1跖骨颈跖侧的关节囊组织，

剥离该部位的组织会破坏跖骨头血供，导致术后出现跖骨头坏死。对于踇外翻患者，截骨后需要进行内侧的软组织重建，在截骨术后内侧关节囊常会变得过于冗余，需要将过多的关节囊组织切除，切除部分关节囊后将残余的内侧关节囊紧缩缝合以进行软组织平衡。软组织平衡有利于籽骨的复位和踇趾旋前的矫正。应避免过度紧缩内侧关节囊，否则术后会出现踇内翻。

优点 该入路位于第1跖趾关节内侧，切口隐蔽，较背内侧切口美观。虽然切口位于内侧，但仍可以充分显露第1跖趾关节背侧结构，甚至可以同时进行第1跖趾关节外侧的软组织松解。手术切口可以充分向近端和远端延伸，同时处理趾间关节，跖骨干和第1跗跖关节病变。

(姜保国)

mǔzhǐ zhízhǐguānjié bèinèicè rùlù

踇趾跖趾关节背内侧入路

（dorsomedial approach to the metatarsophalangeal joint of the great toe） 踇趾跖趾关节背内侧入路为通过踇趾跖趾关节背内侧进行显露的手术入路。该入路常应用于踇僵硬，第1跖趾关节炎的治疗。

适应证 ①踇僵硬：对于踇僵硬患者可以采用该入路进行第1跖骨背侧楔形截骨术。②第1跖骨头切除术。③踇趾近节趾骨近端切除术。④第1跖趾关节炎：可以采用该入路进行第1跖趾关节融合术或第1跖趾关节置换术。⑤第1跖趾关节周围骨折：可以采用该入路进行骨折的复位和固定。

手术方法 患者一般取仰卧位。第1跖骨头和跖趾关节在足底和足内侧缘均可触及，在足背内侧可以触摸到踇长伸肌腱。切口位于踇长伸肌腱内侧，从踇趾趾间关节向近端延伸，跨过第1跖趾关节，近端止于跖趾关节近端2~3cm的位置。沿皮肤切口切开深筋膜，将踇长伸肌腱牵向外侧，切开背内侧关节囊，并将关节囊向跖内侧和外侧剥离，显露第1跖趾关节的内侧和背侧。必要时可以使用骨膜剥离器剥离第1跖骨、近节趾骨背侧和内侧的骨膜。

注意事项 传统观点认为可以采用该入路进行踇外翻矫形术，但是作者自己更倾向于采用踇趾跖趾关节内侧入路来进行踇外翻的矫形手术，而采用该入路进行第1跖趾关节融合术或者第1跖趾关节置换术。该入路应注意保护背内侧皮神经，如果术中损伤会导致踇趾内侧感觉减退，穿鞋时可以出现感觉过敏。在背侧应注意保护踇长伸肌腱，一些初学者采用该入路时切口位置常紧贴踇长伸肌腱，但是对于一些踇外翻严重的病例，踇长伸肌腱会出现弓弦样改变，脱位至第1、2跖骨头间隙内，在做切口时应意识到这个问题，避免切口过于偏外侧。此入路可以向近端延伸显露第1跖骨干和第1跗跖关节。

优点 该入路踇长伸肌腱和骨面均位于皮下，显露简单，且可以清晰地显露第1跖趾关节内侧和背侧。

(姜保国)

zhízhǐguānjié rùlù

跖趾关节入路（metatarsophalangeal joint approach） 跖趾关节入路为显露跖趾关节的手术入路，该入路为前足常见的手术入路，第1跖趾关节的背侧入路和背内侧入路在前文已经描述，下文主要讨论第2~5跖趾关节背侧入路。

适应证 ①第2~5跖骨头切除术：如严重的类风湿足患者第2~5跖趾关节脱位，导致顽固性跖痛症。②第2~5跖骨远端截骨术：如跖痛症患者，跖趾关节张力过高，需要韦尔（Weil）截骨术进行跖趾关节减压并短缩抬高跖骨头。③第2~5近节趾骨基底部切除术。④第2~5跖趾关节融合术（罕见）。⑤第2~5跖趾关节置换术：对于第2~5跖趾关节炎的患者，可以行跖趾关节置换术。⑥第2~5伸趾肌腱松解术或延长术：对于锤状趾的患者，常存在伸趾肌腱的挛缩，可以通过该入路切断趾短伸肌腱并延长趾长伸肌腱。⑦第2~5跖趾关节周围骨折：可采用该入路进行骨折的复位和固定。

手术方法 患者一般取仰卧位。在足背可以触及趾长伸肌腱。在相应的跖趾关节背侧行一长2~3cm切口。切口平行于趾长伸肌腱并位于其内侧。向深层分离，注意不要损伤趾背神经的分支。切开深筋膜后即可显露趾长伸肌腱。将趾长伸肌腱向外侧牵开。纵行或者横行切开跖趾关节背侧关节囊后即可显露相应的跖趾关节。根据不同的手术需要必要时可以切断侧副韧带。如果需要同时处理两个邻近的跖趾关节，可以在两个跖趾关节的间隙做纵切口，也可以在跖趾关节的背侧做一长的横切口。

注意事项 该入路应注意保护趾背神经及其分支，同时在操作时应注意不要损伤趾长伸肌腱。对于需要同时显露第2~5跖趾关节的病例，倾向于在第2~3跖趾关节之间和第4~5跖趾关节之间做两个纵切口，当然也可以在第2~5跖趾关节水平做一个长的横切口。尽量不要在第2~5跖趾关节的跖侧做切口，因为该部位为前足跖骨头的负重区，该部位的手术瘢痕可能会引起负重后的疼痛。

优点　该入路定位准确，层次分明，可以充分显露跖趾关节，可以向近端和远端扩大延长，无重要的神经和血管结构。

（姜保国）

gēngǔ nèicè rùlù
跟骨内侧入路（medial approach of the calcaneus）　通过内侧显露跟骨的手术入路，该入路并不是跟骨显露的常见手术入路。跟骨常用的手术入路为跟骨外侧科赫尔（Kocher）入路，相比于跟骨外侧入路，跟骨内侧入路显露有限，而且会触及踝管内的胫神经和胫后动静脉。因此，该入路不作为跟骨显露的首选。

适应证　①跟骨骨折，特别是载距突骨折，只能通过内侧入路进行显露。②跟骨内侧的骨肿瘤。

手术方法　从内踝前 2.5cm、下方 4cm 处做手术切口，沿足内侧面向后切开至跟腱。切开皮下脂肪及筋膜，找到拇外展肌下缘。将拇外展肌肌腹游离并牵向背侧，显露跟骨的内侧及内下侧面。继续向远端显露，切断跖筋膜及附着于跟骨底部的肌肉，或者使用骨刀将这些组织从跟骨上剥离，至此跟骨体的下面得以在骨膜下显露。

注意事项　在进行深层分离时应注意保护胫神经和胫后动静脉，特别是胫神经及其分支（跖内侧皮神经和跖外侧皮神经），这些神经分支损伤会导致足部感觉异常。

优点　该入路对于跟骨内侧结构显露清晰。

缺点及预防　该入路并不是跟骨病变的首选入路，对于跟骨

内侧结构的病变不能通过外侧入路获得良好的显露时可以考虑使用该入路，但该入路内涉及重要神经血管结构，特别是胫神经的细小分支容易损伤，在显露时应予注意。

（姜保国）

gēngǔ wàicè rùlù
跟骨外侧入路（lateral approach of the calcaneus）　通过外侧显露跟骨的手术入路。该入路是显露跟骨结节的常用入路。

适应证　①跟骨结节截骨术。如平足患者需要行跟骨内移截骨术，高弓足患者需要行跟骨外翻截骨术等。②跟骨结节外侧的骨肿瘤。

手术方法　切口位于后足的外侧面，起于跟腱止点的前方，腓骨肌腱的后方，约为腓骨后方约 1cm、跟骨近端上方约 2cm，向足跖面 45° 延长切口，止于足底和足跟外侧的交界处。或者通过术中透视来评估截骨线及跟骨结节的位置，从而确定切口的位置。切开浅筋膜和深筋膜。在腓骨肌腱的后方使用手术刀直接切至跟骨。剥离跟骨外侧壁的骨膜后，仔细操作避免损伤跟腓韧带。

注意事项　在皮下组织分离时，应注意保护腓肠神经，腓肠神经走行于外踝后方，恰好位于该切口的部位，术中需要将腓肠神经分离后牵拉至手术操作区域外，损伤该神经会导致足外侧感觉异常。腓骨肌腱位于腓肠神经前方和深面，被支持带所包裹，如果需要扩大显露跟骨结节的外侧壁，可以切开支持带后牵开腓骨肌腱。

优点　该入路操作简单，对跟骨结节外侧壁显露清晰。

缺点及预防　该入路只能显露部分跟骨结节外侧壁，不能显

露距下关节和跟骨前突，所以不适用于跟骨骨折的病例，应仔细选择适应证。

（姜保国）

gēngǔ Kēhè'ěr rùlù
跟骨科赫尔入路（Kocher approach of the calcaneus）　该入路呈 L 形，是跟骨骨折切开复位内固定术最为常用的手术入路，可以显露整个跟骨的外侧以及距下关节。

适应证　①跟骨骨折：特别是有移位跟骨骨折的切开复位内固定。②跟骨骨肿瘤：需要切除跟骨。

手术方法　患者侧卧位，患肢位于上方。触摸腓骨远端后缘，跟腱外侧缘以及第 5 跖骨基底等体表标志物。皮肤切口呈 L 形。切口起自外踝尖端上方约 2cm 处，沿跟腱外侧缘下行，至足背的光滑面皮肤与足底粗糙面皮肤交界处 90° 转向前方，最终止于跟骰关节。沿皮肤切口向深部切开皮下组织，注意这时不要翻起任何皮瓣。在切口转弯处垂直向下做锐性剥离至跟骨外侧面。切开跟骨外侧壁骨膜，这样骨膜和其上覆盖的软组织就构成了一个全厚的皮瓣。紧贴骨面自切口转弯处向前方继续分离皮瓣，在分离的过程中可让助手协助把持牵开皮瓣。在跟骨外侧壁切断跟腓韧带以显露距下关节。切断腓骨肌腱支持带，并将腓骨肌腱同皮瓣一起被牵向前方。同时继续向前方分离皮瓣显露跟骨前突和跟骰关节。在皮瓣分离完成后使用无接触技术牵开皮瓣。即向骰骨、距骨和外踝打入 3 枚 1.5mm 克氏针，第 1 枚克氏针置入外踝，第 2 枚克氏针置入距骨颈，第 3 枚克氏针置入骰骨，将 3 枚克氏针折弯，协同牵开全厚皮瓣和腓骨肌腱。

注意事项 术后软组织并发症是跟骨科赫尔入路主要的问题之一，后足外侧皮肤和皮下组织的血供来源于跟骨外侧动脉、外踝动脉网和跗外侧动脉三条动脉所组成的血管网。其中跟骨外侧动脉是外侧切口全厚皮瓣的主要血供来源。因此，术中仔细规划手术切口以及轻柔的软组织操作至关重要。由于跟骨骨折时常伴有严重的软组织肿胀，如术前软组织状况不佳应该延迟手术至伤后1~2周，直至肿胀消退且皮肤出现皱褶。在术中皮瓣剥离时应使用手术刀锐性剥离，尽量不要使用电刀。术中在剥离皮瓣时，应注意辨识腓骨肌结节，避免医源性损伤腓骨肌腱。术中必须时刻注意保护皮瓣血供，避免使用皮肤拉钩以防皮肤和皮下组织分离。在关闭伤口前伤口内必须放置引流管，术后充分引流能够防止皮瓣下积血，降低伤口并发症。深层组织使用3-0可吸收缝线间断缝合，使用3-0单丝尼龙线按改良奥尔高尔-多纳蒂（Allgower-Donati）缝合法由两端向中间缝合皮肤。

优点 该入路可充分显露跟骨外侧，距下关节和跟骰关节。

缺点及预防 该入路皮肤坏死风险较高，术前应仔细评估患者，糖尿病和长期吸烟史均会导致术后切口并发症风险增加，术中应仔细操作，骨膜下剥离完整的全厚皮瓣，采用非接触技术牵拉皮瓣，应放置伤口引流，并采用奥尔高尔-多纳蒂（Allgower-Donati）法缝合皮肤伤口。

（姜保国）

jīngkǒu qiánfāng rùlù

经口前方入路（transoral anterior approach） 经过口腔、上咽腔，从前方对颅颈交界区进行手术的手术入路。

适应证 适用于枕颈交界区腹侧疾病，可从前方对枕颈交界区腹侧结构进行松解或者切骨减压。

手术方法 安置开口器，向上牵开门齿、向下拉开舌；用两根软硅胶管缝合于软腭，将其由双侧鼻孔拉出并打结，将软腭向上牵开扩大术野（图1）。此入路应小心在中线操作。以寰椎前弓作为标志，竖直切开咽黏膜长度5cm，沿中线分开咽缩肌及颈长肌。全层游离咽黏膜瓣，注意保护黏膜、以利于术后愈合。充分向上、下游离黏膜瓣，注意沿骨膜下剥离、显露出寰椎前弓和枢椎椎体。向侧方分离直到显露寰枢椎侧块关节内缘、显露出侧块关节的间隙及软骨。在侧块关节间隙外侧操作可能危及椎动脉，通常其位于中线外约20mm。沿寰椎前弓下缘，向深部可触及枢椎齿状突的根部。若行齿状突切除，则需部分切除寰椎前弓下缘、以

充分显露出齿状突的全部。

单纯经口入路，暴露受限于撑开器所能够撑开的口腔范围内。而沿中线劈开下颌骨可增加显露。其方式是在下唇正中切开，向下直达舌骨，骨膜下暴露下颌骨。而后安放重建接骨板、并做好螺钉的钻孔。在中切牙之间切开下颌骨。若劈开舌，应在中线进行，并小心避免损伤会厌。

注意事项 ①注意保护椎动脉，椎动脉通常位于中线外约20mm；沿中线操作向外时若超出侧块关节外缘，需要加倍小心。②经口入路切口属Ⅱ类切口。应根据术前的鼻咽部细菌培养及药物敏感性，术前和术后预防性应用抗生素。

优点 直接显露腹侧结构，有利于充分减压及处理病灶。

缺点 ①咽部黏膜触碰易出血，伴有出血时显露不清晰；应使用双极电凝仔细止血。②术野深在需特殊照明，且器械的工作

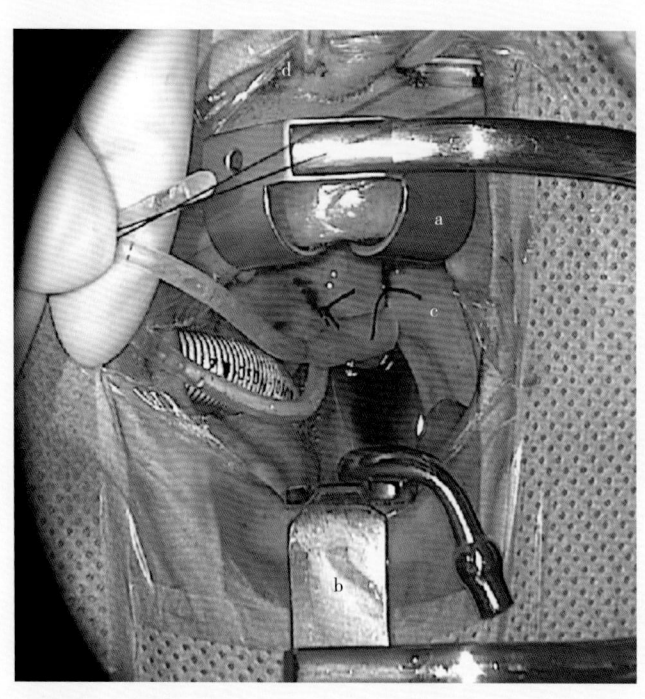

a. 开口器向上牵开门齿；b. 开口器向下牵开舌；c. 硅胶管缝合于软腭；d. 两根硅胶管打结后，从鼻孔拉紧牵开软腭。

图1 经口入路的扩大术野操作

距离较远、需特殊器械，手术操作相对复杂。③该切口为污染切口，一旦出现脑脊液漏造成颅内感染，处理棘手。

（孙 宇 王圣林）

jīng yānhòujiànxì qiánfāng rùlù

经咽后间隙前方入路（antero medial retropharyngeal approach）

经咽颊筋膜与其后方的颈深筋膜深层之间形成咽后间隙，从前方对颅颈交界区、上颈椎部位进行的手术入路。

适应证 适用于枕颈交界区腹侧疾病及 $C_1 \sim C_3$ 的前方病变，可从前方对枕颈交界区至 C_3 的腹侧结构进行手术。

手术方法 应熟悉此前方入路的筋膜层。其包括：①包含颈阔肌的皮下层。②深筋膜浅层，自胸锁乳突肌前缘向后覆盖斜方肌。③深筋膜中层，覆盖着喉肌、舌骨肌，包含甲状腺、喉、气管、咽以及食管的脏层筋膜。④颈椎深筋膜层，其包含侧方连接两颈动脉鞘、在中线处融合至内脏层的翼状筋膜，以及覆盖斜角肌和前纵韧带的椎前筋膜层。

此入路使用颌下横切口（或者选择胸锁乳突肌前缘延伸至乳突的斜行切口）。推荐使用右侧横切口入路。在颈阔肌和深筋膜浅层之间游离，显露出胸锁乳突肌前缘。由于面神经下颌支位于侧方走行的颈浅静脉的前部和浅层，若需要结扎颈浅静脉、应该在其进入颈内静脉丛之前结扎，并保持在静脉的后部和深层操作，这样可以避免损伤面神经浅支。

在深筋膜的深方探触颈动脉搏动，于颈动脉鞘与胸锁乳突肌前缘之间进入。暴露肩胛舌骨肌、淋巴结及颌下腺，小心分离避免损伤颌下腺造成唾液漏。辨明茎突舌骨肌、肩胛舌骨肌，结扎以游离舌骨、增加显露。过度向上牵拉茎突舌骨肌可能会损伤面神经。确认舌下神经、充分游离后，向上牵开。

钝性分离进入咽后间隙，注意一定在颈动脉鞘与内侧脏层筋膜之间进入。间断结扎颈动、静脉的分支以增加显露区域，这些分支包括甲状腺上动静脉、舌动脉静脉、喉上动静脉及面动静脉。确认并保护喉上神经。

此时可见椎前筋膜覆盖椎体、椎间盘、头长肌及颈长肌。触摸 C_1 前结节，此处可见颈长肌的止点。将咽后疏松的组织轻轻钝性剥离，显露出枕骨大孔前缘、$C_1 \sim C_3$ 椎体前方。

注意事项 ①两侧颈长肌起自寰椎前结节的中线上。由于舌下神经、舌咽神经、迷走神经、副神经、颈内动脉及颈静脉均在此区域附近进入颅内，暴力牵拉或中线外 2cm 以上的剥离均有可能造成损伤。②注意保护椎动脉，椎动脉通常位于中线外约 20mm；沿中线操作向外时若超出侧块关节外缘，需要加倍小心。③颈总动脉、颈静脉或其分支出血也可能发生，不易控制。术后注意观察患者的呼吸状态、出现颈前血肿应及时处理。④此入路头端剥离时应小心牵拉口底的软组织、避免口底处的锐性剥离，避免出现错误进入口腔。

优点 直接显露腹侧结构，有利于充分减压及处理病灶。

缺点 ①气道梗阻及吞咽困难继发于咽喉部出血及水肿，是术后即刻发生、有致死危险的并发症。可以进行经鼻气管插管降低发生率；但若存在肥胖、颈部短粗、鼾症等，可行术前气管切开。②术中轻柔牵拉软组织；避

免长时间牵拉造成的面神经、喉上神经及舌下神经损伤。术前应告知患者：术后可能会出现构音障碍及吞咽困难，特别是术后早期。若喉上神经外支受损或牵拉过度，上述症状可能长期存在。③由于此入路由远端斜着向头端到达术野，工作距离增加、工作角度难以垂直。处理头端的病灶时有一定困难、增加操作时间。

（孙 宇 王圣林）

dīwèi jǐngzhuī qiánfāng rùlù

低位颈椎前方入路（low anterior cervical approach）

通过颈部前方切口显露下颈椎解剖结构的手术入路。这是低位颈椎前路手术的标准入路，可以暴露 $C_3 \sim T_1$ 节段。

适应证 ①颈前路椎间盘切除植骨融合术。②颈前路椎体次全切除植骨融合术。③颈前路人工椎间盘置换术等。

手术方法 选择颈前沿着皮纹的横切口，由中线到胸锁乳突肌前缘。体表标志是切口重要的参照，通常 C_3 节段大致对应舌骨，$C_4 \sim C_5$ 大致对应甲状软骨，C_6 节段对应环状软骨水平，手术前进行透视也可以定位切口的位置。分离皮肤和皮下组织暴露颈阔肌，横行切开颈阔肌，牵开颈阔肌后暴露外侧的胸锁乳突肌和内侧的喉带肌。在胸锁乳突肌和喉带肌之间分开深筋膜，触诊颈动脉鞘搏动，颈动脉鞘内是颈动脉，颈内静脉和迷走神经。手指钝性分离，向对侧推开气管和食管，暴露椎前组织。细针头穿刺椎间隙或者椎体前方骨质上进行X线侧位拍片（透视）定位，细针头扎在椎体上进行定位可以避免穿刺对椎间盘的损伤。确认正确的节段后，由中线分离前纵韧带和气管前筋膜以减少出血，避

免损伤交感神经链，对称的颈长肌可以作为确认中线的标志。

注意事项 ①颈前部皮肤较薄，有横行的皮纹，所以颈部手术多做横切口，横切口有利于美容缝合，而斜切口术后会形成明显的手术瘢痕。②颈椎入路选择左侧进行显露，可以减少损伤喉返神经的概率，特别是在 $C_6 \sim T_1$ 节段。但是右利手的医师更愿意选择右侧入路以利于操作，熟悉解剖结构和精细的手术操作可以避免周围神经血管的损伤。③C_4 节段以上有甲状腺上动脉，C_6 节段以下有甲状腺下动脉，术中需注意上述血管，必要时可以结扎进行止血。④交感神经链位于颈长肌的前方，颈动脉鞘和椎前筋膜之间的间隙内，在 C_6 水平，交感神经链有粗大的颈中神经节。手术时应尽量不偏离中线，并减少对颈长肌的剥离，避免损伤交感神经链。

优点 低位颈椎前入路可以直接对神经组织进行减压，有效恢复颈椎曲度。

缺点 高椎管侵占率的连续性后纵韧带骨化症前入路进行减压，手术操作难度高、风险大，术后可出现神经症状加重、脑脊液漏等并发症。

(孙 宇 赵衍斌)

jīng-xiōng jiāojiè shǒushù rùlù

颈胸交界手术入路（the cervicothoracic junction approach）

颈胸交界通常指 C_7 椎体至 T_4 椎体或 $T_4 \sim T_5$ 椎间盘之间的区域。常用的手术入路包括以下几种。①前方入路：a. 经锁骨–胸骨柄入路。b. 经胸骨入路。②颈胸交界外侧入路。a. 后外侧肩胛骨旁入路。b. 前外侧经胸第三肋骨切除入路。③后方入路。

(孙 宇 韦 峰)

qiánfāng rùlù

前方入路（anterior approach）

从下颈部或上胸部前方做皮肤切口显露颈胸段的手术入路。颈胸交界处由于胸骨柄的遮挡，局部后凸，致使脊柱结构位置深在。同时，胸骨柄后方的大血管等结构，也导致颈胸段前路显露较为困难（图 1）。在颈胸段前路手术中需要格外注意避免损伤喉返神经、胸导管和椎动脉。左侧喉返神经在 $T_1 \sim T_3$ 水平从迷走神经分出，绕主动脉弓进入气管食管沟。而右侧喉返神则在下颈部从迷走神经发出，绕锁骨下动脉进入颈前三角，经甲状腺后方进入气管食管沟。因此，右侧颈前入路损伤喉返神经的概率较左侧高（图 2）。胸导管在主动脉弓后方进入上纵隔，在左锁骨下动脉和食管之间上升，然后引流到左锁骨下静脉和左颈内静脉的夹角处（图 3）。椎动脉从锁骨下动脉发出后沿前斜角肌内侧缘上升进入 C_6 横突孔之前的部分均走行于软

组织内。在该区域行肿瘤切除或结核病灶清除时，需要小心避免损伤这两个走行于软组织中的重要结构，即胸导管和椎动脉起始段。大多数患者可以通过标准的下颈椎入路显露到 T_1；颈部较长的患者，可以显露到 T_2。但如需显露 $T_2 \sim T_4$，可能需要经胸骨柄或经胸骨入路。可在颈胸段的 CT 矢状面重建片或者 MRI 矢状面片上观察胸骨上切迹和脊柱节段的对应关系，以帮助选择手术入路（图 4）。

(孙 宇 韦 峰)

jīng suǒgǔ-xiōnggǔbǐng rùlù

经锁骨–胸骨柄入路（transclavicular-manubrial sterni approach）

切除胸骨柄和锁骨显露颈胸交界脊柱前方结构的入路。一般情况下，$T_2 \sim T_3$ 对应的体表标志是胸骨上切迹，$T_4 \sim T_5$ 对应的是胸骨角。因此对于绝大多数患者，通过经锁骨–胸骨柄入路可以显露 T_3 椎体。术前应通过颈胸段 X 线侧位平片或 CT/MRI 矢状

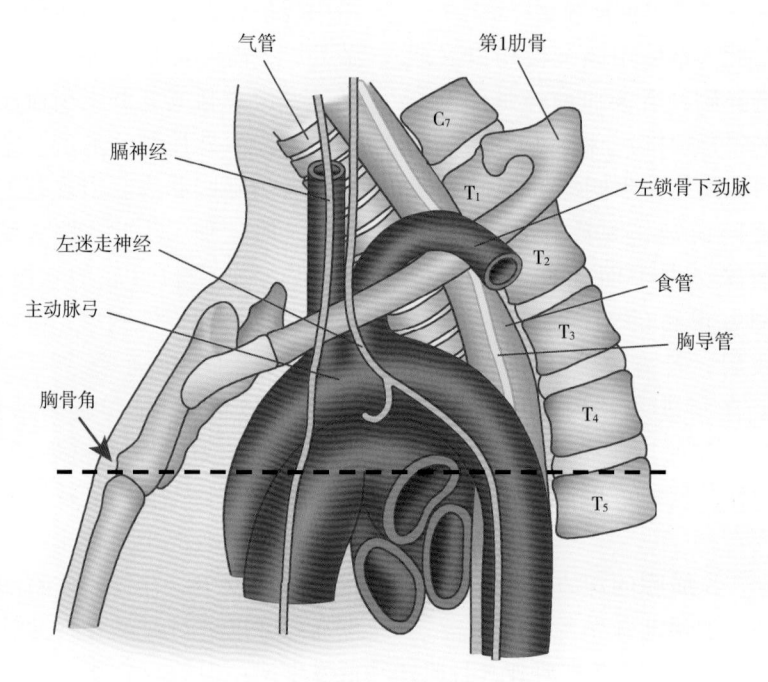

图 1　颈胸交界的骨性结构和大血管

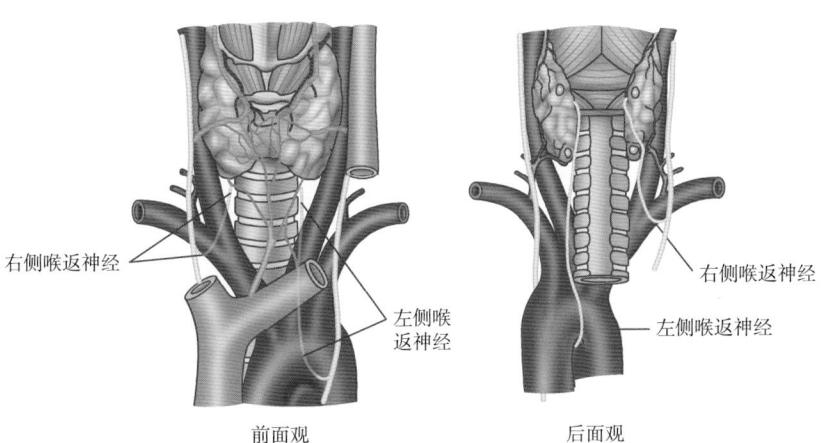

图2 喉返神经

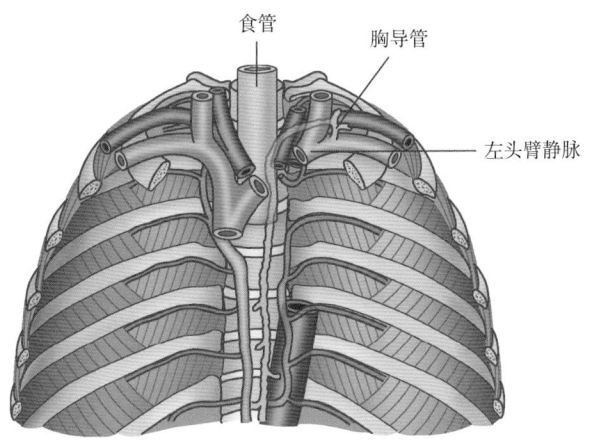

图3 胸导管

位片确认。沿胸锁乳突肌前缘斜行纵切口至中线后向胸骨角做垂直纵切口（图1）。沿皮肤切口方向，切开颈阔肌和颈深筋膜，分离胸锁乳突肌的胸骨端和锁骨端并向外拉开，钝性分离附着于胸骨柄深部的胸骨舌骨肌和胸骨甲状肌并拉向内侧（图2），在颈总动脉和气管食管间做钝性分离，骨膜下分离胸骨柄和锁骨的内侧1/3。主要有三种显露方式：①分块切除胸骨柄和锁骨的内侧1/3，该方式提供了较好的视野和操作空间，但骨缺损较大。②保留胸锁关节与胸锁乳突肌的附着点，切除部分锁骨和胸骨柄的上部，待手术结束后再将骨瓣固定回原位，这样可以避免胸锁关节切除造成的疼痛。③ U 形部分切除胸骨柄，这种方式不破坏胸锁关节，保留其功能，不造成骨缺损，但是对椎体侧方的显露不够充分（图3），深部分离时需要避免损伤重要血管，甲状腺下静脉常阻碍深部的显露，可予结扎。如果仅切除了胸骨柄的头端1/2，通常无须牵拉左侧的无名静脉，向两

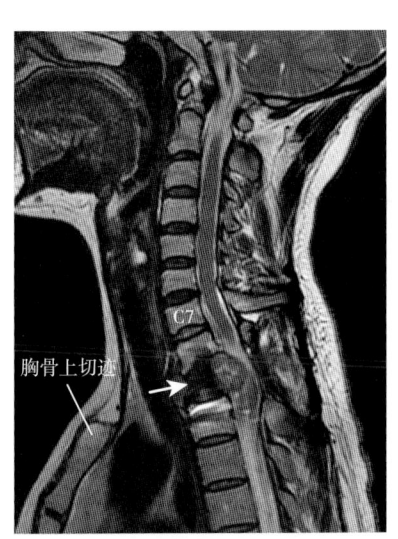

图4 MRI T2 加权像矢状面片
注：显示胸骨上切迹和 $T_1 \sim T_2$ 复发性肿瘤的解剖位置关系。

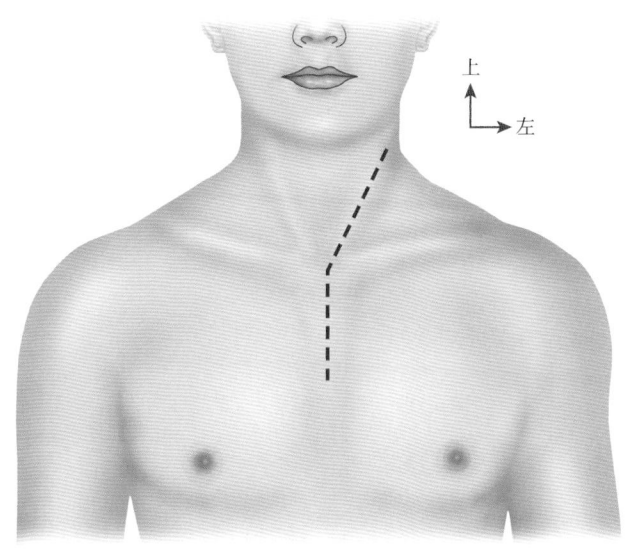

图1 经锁骨-胸骨柄入路的皮肤切口

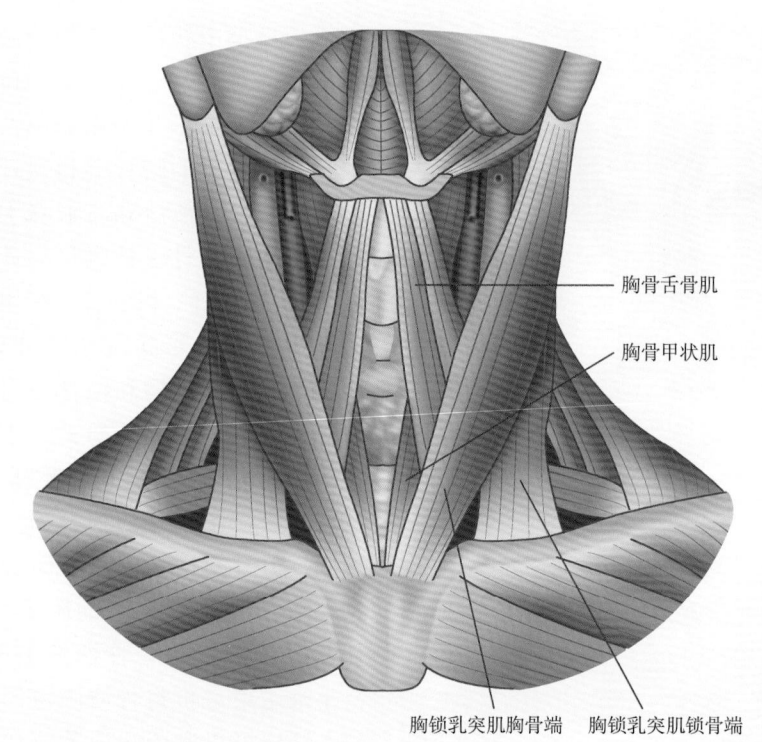

胸骨舌骨肌

胸骨甲状肌

胸锁乳突肌胸骨端　胸锁乳突肌锁骨端

图2　颈胸交界区浅表的肌肉

上切迹的筋膜组织，用手指钝性分离胸骨下方的软组织和胸腺遗迹，锐性分离附着在剑突的肌肉筋膜组织，钝性分离胸骨后的脂肪组织、纵隔、胸膜，沿胸骨正中用摆锯锯断胸骨，撑开器撑开胸骨后，可见内脏筋膜包围气管和食管，其一直延伸到支气管，再与壁胸膜和脏胸膜融合（图2）。上纵隔内的血管并没有一个独立的筋膜包绕，其位于周围不同的组织之间，后方为椎前筋膜，前方为心包，两侧是脏层胸膜。甲状腺下静脉常阻碍深部显露，可予以结扎（图3）。为了显露椎前筋膜，可将食管、气管和头臂干轻轻拉向右侧，胸导管、胸膜顶和左颈总动脉拉向左侧，而将左无名静脉拉向尾侧。辨认椎前筋膜后切开到达椎体。左喉返神经环绕动脉韧带，在食管和气管之间的内脏筋膜内上升走行。

（孙宇　韦峰）

侧拉开无名动脉即可达到 $T_1 \sim T_2$ 椎体前缘（图4），拉开气管、食管即到达椎前筋膜，辨认清楚椎前筋膜后将其切开，达到椎体。

（孙宇　韦峰）

jīng xiōnggǔ rùlù

经胸骨入路（trans sternal approach）　劈开胸骨显露上胸椎前方结构的手术入路。此入路能显露至 T_4 椎体。但并发症的发生率也较其他前方入路高。切口末端暴露 T_4 椎体时会受到主动脉弓及其分支的影响。患者取仰卧位，颈部过伸。皮肤切口沿胸锁乳突肌内侧缘至胸骨上切迹中点，之后沿胸骨正中线至剑突尖，切开颈阔肌和颈深筋膜（图1），按常规的颈椎显露方法至椎前筋膜，再将胸骨舌骨肌和胸骨甲状肌从胸骨深部剥离，分离附着在胸骨

jīng-xiōngjiāojiè wàicè rùlù

颈胸交界外侧入路（lateral approach of cervicothoracic junction）　从胸壁侧方绕肩胛骨做皮肤切口显露上胸椎椎体侧方结构的手术入路。通过第3肋骨床的小开胸入路可以显露颈胸交界的纵隔后间隙。此入路可分为后外

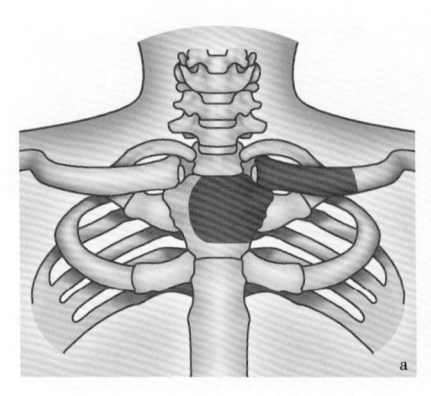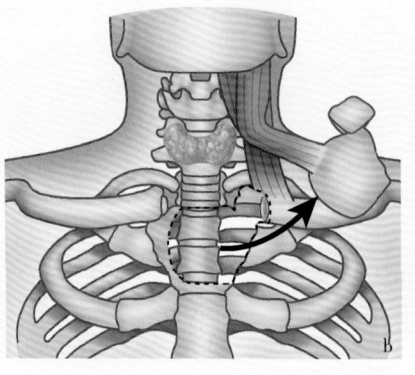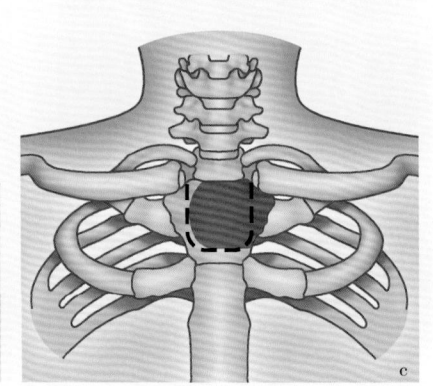

a. 分块切除胸骨柄和锁骨内侧1/3；b. 胸骨-锁骨瓣，保留胸锁关节；c. U形分块切除胸骨柄。

图3　经胸骨柄-锁骨入路的三种方式

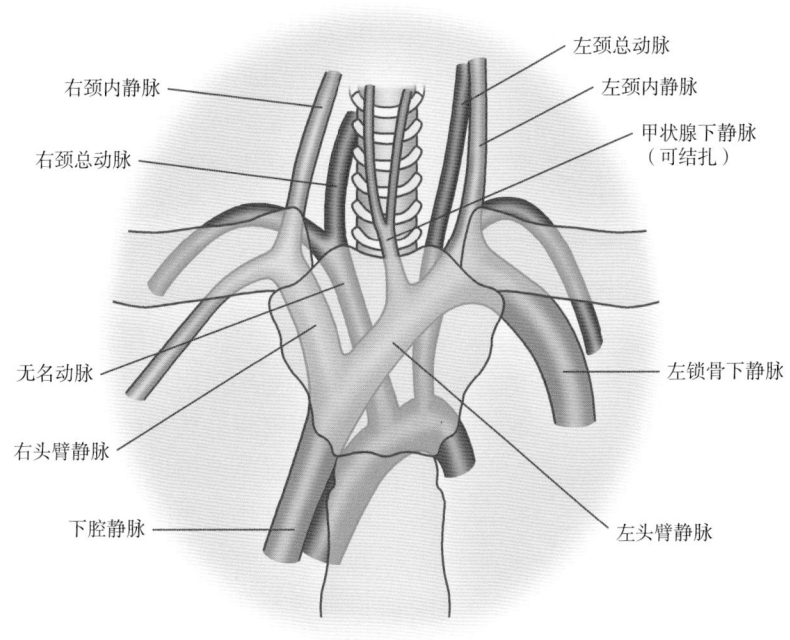

右颈内静脉
右颈总动脉
无名动脉
右头臂静脉
下腔静脉

左颈总动脉
左颈内静脉
甲状腺下静脉
（可结扎）
左锁骨下静脉
左头臂静脉

图4 颈胸交界区的大血管

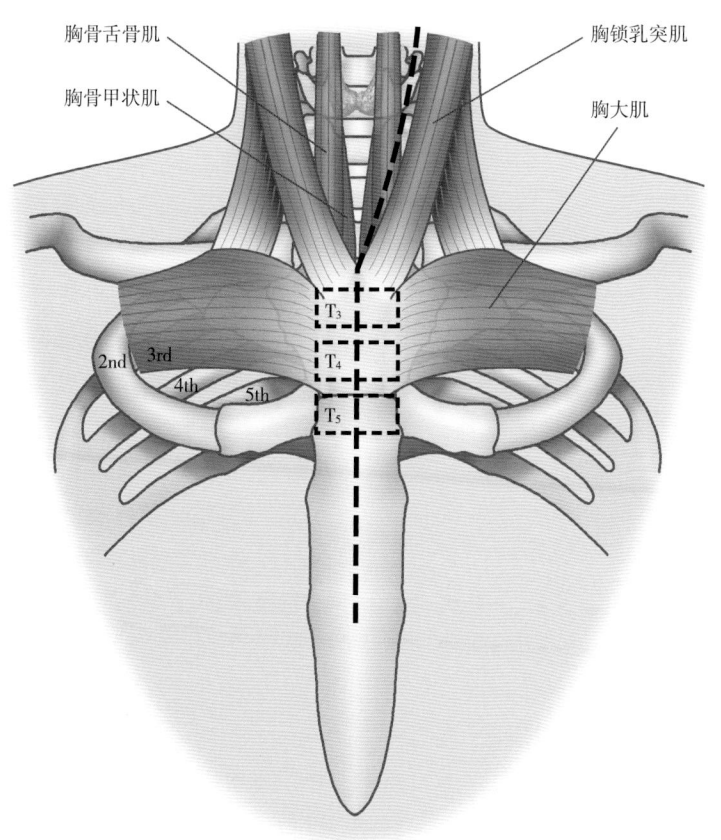

胸骨舌骨肌
胸骨甲状肌

胸锁乳突肌
胸大肌

T₃
T₄
T₅
2nd 3rd
4th 5th

图1 经胸骨入路的皮肤切口

侧入路和前外侧入路两种。后外侧入路较前外侧入路优点：后外侧入路可同时显露颈椎，并可行后方固定融合，且显露路径较短（图1）。

（孙宇 韦峰）

hòuwàicè jiānjiǎgǔpáng rùlù
后外侧肩胛骨旁入路（posterolateral parascapular approach） 从胸壁侧方绕肩胛骨做皮肤切口显露上胸椎经肋横突关节进行操作的手术入路。患者侧卧位，同侧上臂悬吊在胸部前方以便让肩胛骨最大限度地前移（图1）。因为主动脉弓等大血管的遮挡，T_4 水平以下推荐选择右侧入路。$T_1 \sim T_3$ 水平没有大血管的遮挡，故可以根据病变的位置选择相应的侧别。皮肤切口沿棘突尖绕肩胛骨下角向前 2~3cm 至第 5 肋骨水平。连接脊柱和肩胛骨的肌肉是斜方肌、菱形肌和肩胛提肌。需要剥离整个椎旁的竖脊肌。沿肩胛骨内侧缘切开斜方肌，切缘距离棘突不要超过两横指的宽度，以避免损伤副神经。斜方肌下部分的肌纤维需要横断以将肩胛骨掀起。将菱形肌从肩胛骨的内侧缘剥离。这时就可以将肩胛骨游离并提起了。在暴露下颈椎时需要切断肩胛提肌。还需要从棘突、椎板、横突表面剥离整组竖脊肌（图2）。从肋骨表面剥离肋间肌。在病变节段，切除肋横突关节外侧的 5~6cm 肋骨。先切除肋骨的远端，再切除肋骨近端，最后切除肋骨头。如果需要广泛显露，可切除第2、第3、第4、第5肋骨的弧形部分。如无须广泛地显露，单纯切除第3肋也能够充分地显露上胸椎。切开胸膜，拉开肺上叶，可显露 $T_1 \sim T_4$ 椎体的侧方（图3）。

（孙宇 韦峰）

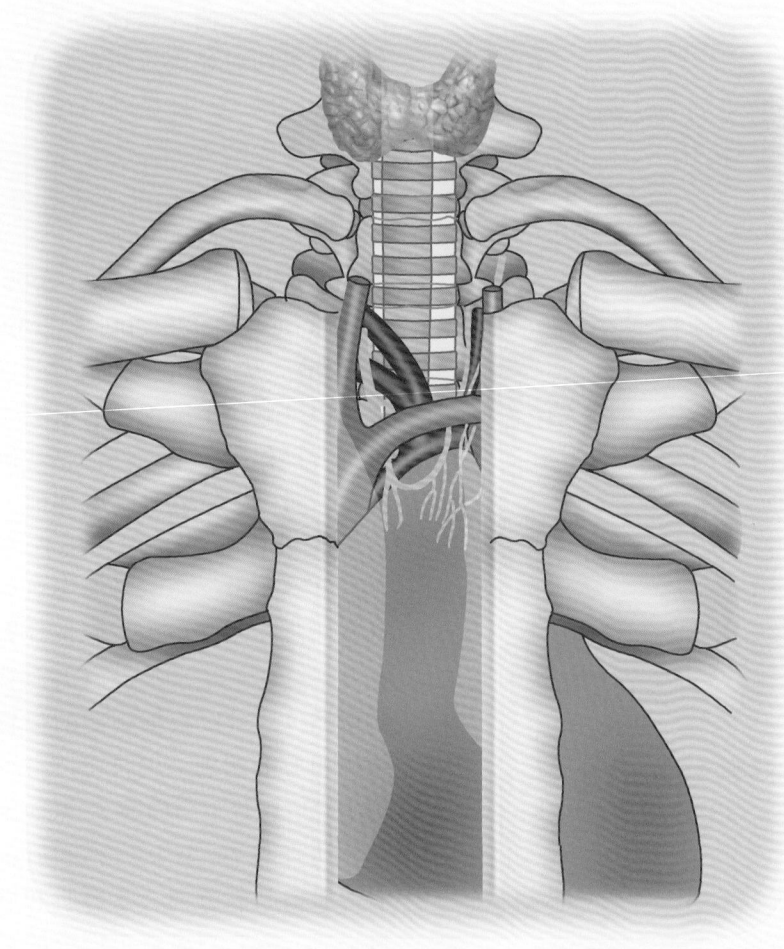

图2 劈开胸骨

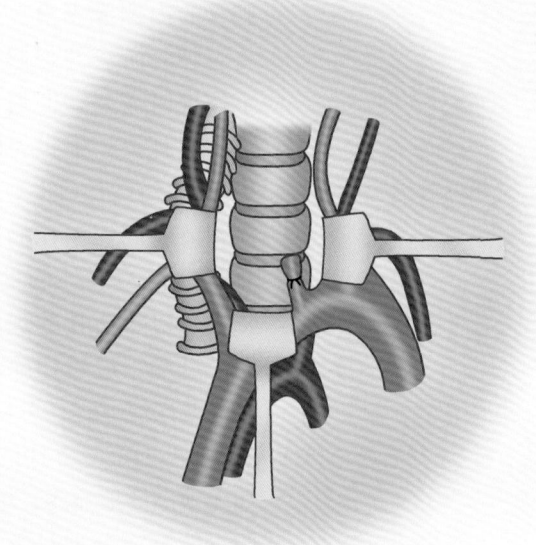

图3 大血管的分离，甲状腺下静脉可以结扎

qiánwàicè jīng xiōng dìsānlèigǔ qiēchú rùlù

前外侧经胸第三肋骨切除入路（anterolateral transthoracic of the third rib resection approach）

从胸壁侧方切除第三肋骨显露上胸椎侧方结构的手术入路。此入路从前外侧显露上胸椎（T_1~T_4），需要切断肩胛骨周围的肌肉将其游离。与后外侧入路相比，此入路不能同时显露颈椎，也无法同时做后方的固定。此入路能轻易地显露 T_3~T_4，但由于胸廓出口狭小的限制，无法显露 T_1~T_2。全身麻醉行双腔气管插管以实施单肺通气。患者侧卧位，病变侧在上。上肢的准备同后外侧入路。切口起自 T_1 水平棘突旁，沿肩胛骨向尾端到第7肋后转向前外，然后转向内至第3肋的肋软骨处（图1）。切开皮肤后，可见斜方肌，背阔肌。游离肩胛骨需要剥离肩胛骨的后下内侧缘。需要剥离的肌肉，包括前锯肌（前下侧）、背阔肌（肩胛骨的内下缘）、斜方肌、大小菱形肌（后内缘）。首先切开斜方肌、背阔肌，然后可以看见菱形肌、冈下肌和大圆肌。切开大圆肌和前锯肌后就可以掀开肩胛骨，可见肋骨。注意不要伤及胸长神经。向头端掀开肩胛骨以后就可以开始数肋骨。第1肋通常被第2肋所覆盖，因此能够触及的第1个肋骨通常是第2肋。借助透视可以确定肋骨的序号。切除第3肋较切除第2肋能获得更多的撑开空间。

（孙宇 韦峰）

hòufāng rùlù

后方入路（posterior approach）

从正后方皮肤切口显露颈胸交界的入路。后方入路是脊柱外科医师最为熟悉的手术入路。可同

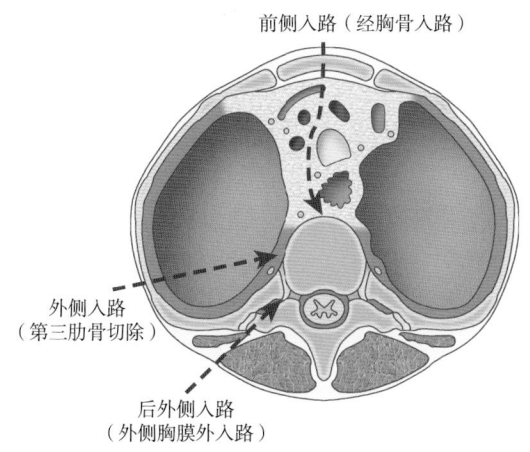

图1　几种显露上胸椎的入路（前方入路、前侧方入路和后侧方入路）

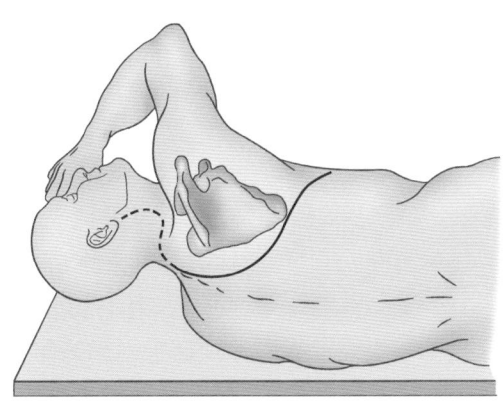

图1　体位和切口

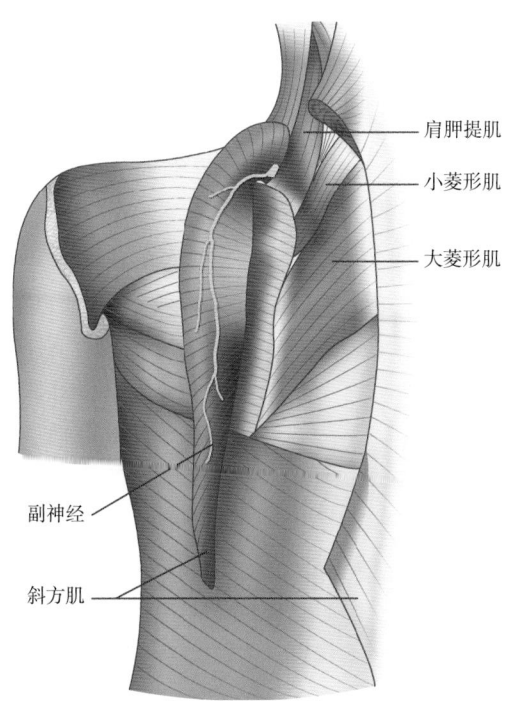

肩胛提肌

小菱形肌

大菱形肌

副神经

斜方肌

图2　附着于肩胛骨内侧缘的肌肉

时显露颈椎和胸椎，可行后方的固定融合。因为皮肤切口允许向头尾端延伸，病变部位的皮肤和肌肉组织向两侧剥离的范围可以较大，可以在横突外显露 5~6cm 长度的肋骨近端。切除肋骨后可以通过经胸或胸膜外入路显露椎体侧方。可以通过此入路行上胸椎的单纯后路全椎体切除手术。患者俯卧位。做颈椎到上胸椎后正中切口。切开皮肤、皮下组织，剥离椎旁肌。显露颈椎棘突、椎板和侧块。胸椎显露棘突、椎板关节突、横突，以及肋骨近端。切断肩胛提肌和大小菱形肌后可以掀起肩胛骨以显露肋骨。剥离肋间肌，在椎间孔处可见肋间神经。在 C_7~T_1 和 T_1~T_2 椎间孔可见较粗大的 C_8 和 T_1 神经根，因为这两支神经参与臂丛形成，所以尽可能予以保留。T_2 以下的神经根，在影响显露的情况下，可以结扎。在肋间还可分离出肋间动静脉。用丝线结扎切断。根据需要切除肋骨近端后可见壁层胸膜。在胸膜外进行钝性分离，到达椎体侧壁。

（孙　宇　韦　峰）

xiàjǐngzhuī hòufāng rùlù

下颈椎后方入路（ posterior approach of the cervical spine, C_3 to C_7） 通过颈后方完成下颈椎各类手术的入路。是颈椎外科基本手术入路之一。广泛应用于下颈椎退行性疾病、创伤、原发性和转移性肿瘤等疾病的手术治疗。手术方式包括颈后路椎管扩大、椎板成形术；颈后路椎板切除、颈椎侧块螺钉/椎弓根螺钉内固定、植骨融合术等。

适应证 ①下颈椎退行性疾病：多节段颈椎间盘退行性变、发育性椎管狭窄、黄韧带肥厚导致的脊髓型颈椎病，颈椎后纵韧

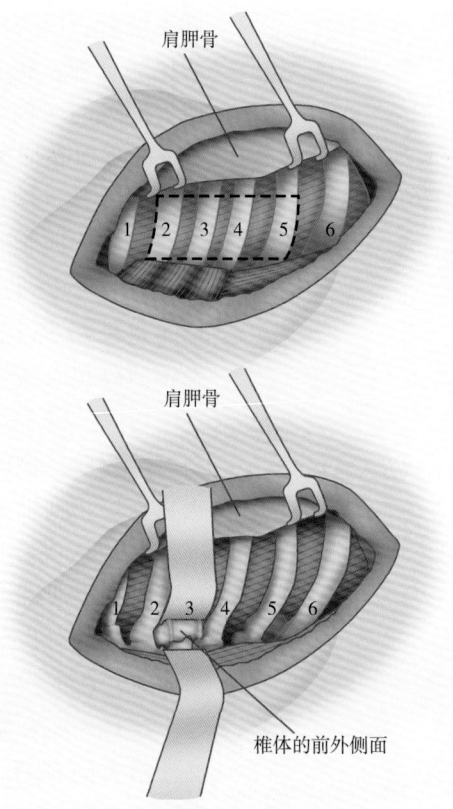

图3 切除肋骨后，颈胸膜显露椎体侧方

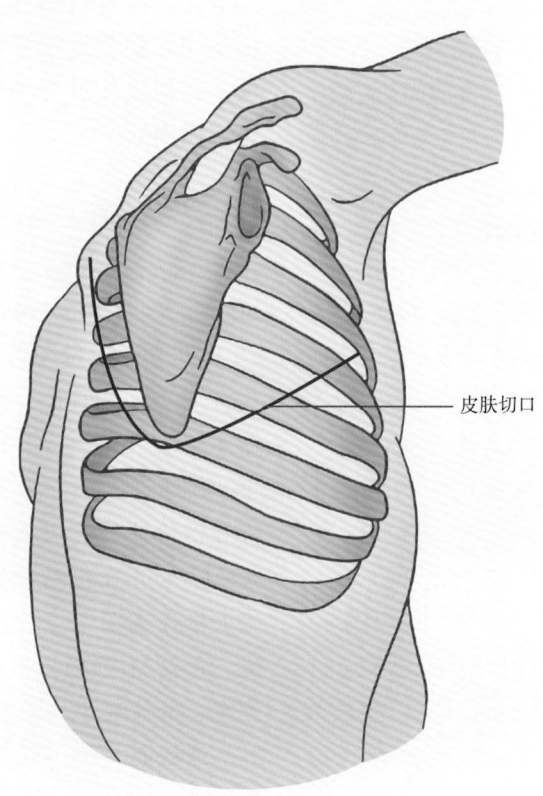

图1 前外侧经胸第三肋骨切除入路的皮肤切口

带骨化症等。②下颈椎创伤：包括直接或间接暴力导致的下颈椎外伤及颈脊髓损伤。③下颈椎感染、占位性疾病等。

手术方法 患者取俯卧位，通过梅菲尔德（Mayfield）头架或者石膏床将其头部固定，维持颈椎曲度处于中立位。如果需要减少椎板间的折叠便于手术中操作，也可以将颈椎固定于轻度屈曲位。上身抬高 $20° \sim 30°$，腹部悬空，臀部支撑，避免因体位造成的颈部侧凸和旋转；避免髂嵴、髌骨、足踝、肘部、面部等突起部位压迫。C_2 和 C_7 棘突较大，在体表易于触摸、可以用于确定手术节段。同时，应该通过术前颈椎 X 线平片确认并了解其他任何可能存在的颈椎后方结构异常，如脊柱裂等。采用后正中切口切开皮肤。使用电刀沿中央白色间隙（项韧带）切开深层组织，用电刀和骨膜剥离子游离棘突处的项韧带附丽，仔细地进行骨膜下剥离，自棘突和椎板上剥离椎旁肌，显露颈椎棘突、椎板以及关节突关节。

注意事项 ①摆放体位时需要避免患者颈椎过屈或过伸。②显露时为减少出血，应清晰辨认中线，在项韧带内切开。③剥离过程中，注意不应使用电刀对椎旁肌进行长时间灼烧，电刀应采用电切和电凝两种模式结合。同时，应使用骨膜剥离子不断向外侧剥开椎旁肌，充分显露椎旁肌在椎板的附着点，使用电刀切断。④应高度重视颈后肌肉韧带复合体的保护和重建，尽可能保留棘上韧带的完整性。重视对关节突关节囊的保护，除非手术操作要求完全显露颈椎侧块关节，避免剥离显露椎板时对关节突关节囊的破坏。

优点 下颈椎后方入路适用于多节段颈脊髓压迫造成的颈脊髓病和/或神经根病，也可应用于颈椎创伤、肿瘤等疾病的手术治疗。通过对颈后部肌肉韧带复合体结构的保护或重建，必要时辅以内固定，维持或重建颈椎生理曲度和稳定性的目的。颈椎后路椎板成形、椎管扩大术还是一种非融合手术，保持了颈椎的生理活动。

缺点 该入路手术切口大，骨结构、软组织破坏严重，对颈椎稳定性、生理曲度的影响较大，因此在去除致病因素的同时也会造成患者心理、生理一系列的应激反应。术后可能出现的轴性症状等并发症均可直接或间接影响患者术后康复锻炼的进程。术中注意保护颈后肌肉韧带复合体结构，如注意保留椎旁肌、项韧带在 C_2、C_7 的附着点；减少术中医源性操作，如对颈椎小关节囊的过度剥离或传统悬吊法对小关节囊的刺激。

（孙 宇 周非非）

zhěn-jǐngzhuī cèhòufāng rùlù

枕颈椎侧后方入路（posterior-lateral approach of the cervical spine, Occiput to C_2）
通过枕颈交界区侧-后方切口逐层显露枕颈交界区解剖结构的手术入路。该入路可以显露低位枕骨和上颈椎。

适应证 该入路适用于枕颈交界区疾病，可以对枕颈交界区腹侧结构进行减压或切除。

手术方法 患者为侧卧位，取耳后乳突至枕外隆凸连线中点向下做弧形切口，沿切口分离斜方肌、头夹肌、颈夹肌、头半棘肌等侧后方肌肉，显露枕骨大孔、寰枢椎侧后方结构。如行枕颈交界区腹侧结构切除术，可将寰椎

后弓部分切除，剥离 C_2 椎板，显露由 C_2 横突孔走行的椎动脉，轻柔的向内后方牵开硬脊膜，将椎动脉和 C_2 神经根向前牵开或切断 C_2 神经根，切断 C_2 神经根对颈椎整体功能一般无明显影响，可以显露出 C_2 椎体、齿突后侧方等结构。该入路同时可以对枕骨大孔进行减压，为了更好地暴露腹侧结构，也可以切除部分枕髁，切除枕髁后 1/3 可以提供足够的手术操作空间，一般不影响枕颈交界区的稳定性。

注意事项 ①注意保护椎动脉，椎动脉走行于寰枢椎横突孔之间，绕寰枕关节后方向内侧汇聚，术中需仔细分离避免椎动脉损伤。术中避免切除椎动脉下的寰椎后弓，切除后将导致椎动脉失去保护。②骨质切除过多可以导致关节不稳，术中应该根据显露需要进行操作，尽量避免切除大块骨结构。③C_1~C_2 神经根位于椎动脉后方，必要时可将其切断，对整体功能无明显影响。

优点 同前路经口入路相比，术野显露清晰，手术操作相对简单，脑脊液漏和颅内感染的发生率低。上颈椎椎管宽大，硬膜囊周围有疏松结缔组织，后外侧入路轻柔牵拉硬膜囊，术野显露清晰，对脊髓刺激较小。

缺点 ①该入路可能需显露椎动脉，增加了损伤椎动脉的风险。椎静脉丛包绕着椎动脉，处理椎静脉出血可能会损伤椎动脉或其分支，需熟悉椎动脉的走行和解剖关系，术中仔细操作避免椎动脉损伤。②术中骨质去除过多可能导致寰枕或寰枢关节的失稳，此时需行关节的内固定植骨融合手术。

（孙 宇 赵衍斌）

zhěn-jǐngzhuī hòufāng rùlù

枕颈椎后方入路（posterior approach of the cervical spine, Occiput to C_2）
从颈后方完成枕颈椎区域各类手术的入路。是颅颈交界区疾病手术治疗的最主要手术入路方式。

适应证 ①颅颈交界区先天发育异常，如扁平颅底、颅底凹陷等。②下颅颈交界区创伤，如齿突骨折等。③颅颈交界区骨关节病，如类风湿关节炎、退行性骨关节炎等。④上颈椎感染，如结核等。⑤占位性疾病，如肿瘤等。

手术方法 患者俯卧位，应注意在胸部、髂嵴、髋部近端、膝盖以及肘关节周围有足够衬垫。通过梅菲尔德（Mayfield）头架或石膏床将头部固定，必要时应维持相应重量的颅骨牵引。为改善静脉灌注，腹部悬空，臀部支撑，上身抬高 20°~30°，将患者置于轻度的反特伦德伦堡（Trendelenburg）体位。枕骨基底部至 C_3 棘突间行正中切口，用单极电刀分离皮下组织至筋膜层。用棘突作为解剖标志，在项韧带层面继续沿中线深入，以避免出血。在此时，头侧最明显的棘突为 C_2 棘突。应注意保护 C_2 棘突尾端的颈半棘肌的止点。若术中解剖标志不清晰，谨慎起见应在棘突上做标记以定位。沿中线切开项韧带可以在相对无血管的区域分离组织，放置自动牵开器以保证充分的手术视野。在正中平面继续深入，暴露寰椎后结节以及枕骨大孔基底部。随后在寰椎后弓处向外侧进行骨膜下剥离。由于椎动脉在寰椎后弓上方迂曲盘绕，在暴露后弓的时候应避免损伤。自中线向外侧剥离时，应随时使用神经剥离子探及寰椎侧块的内缘。

一般来说，寰椎后弓暴露的安全区域为寰椎后结节两侧 1.5cm 以内。随后向外侧对枢椎椎板行骨膜下剥离至侧块外缘。

注意事项 ①认真确认 C_2 棘突和 C_1 后弓，切开组织时必须十分小心，避免手术刀误入寰枕间隙和寰枢间隙。②寰椎沟桥是寰椎常见的骨性异常结构，是一个位于 C_1 椎板头侧部分的骨性弓形结构，其内有椎动脉走行。如果这个结构存在，那么很容易与 C_1 椎板相混淆，因此必须在后方显露时加以确认，避免损伤椎动脉。③对枢椎椎板行骨膜下剥离至侧块外缘，注意保护 $C_2 \sim C_3$ 侧块关节。④在枢椎峡部外侧、寰椎后弓显露时，操作应非常小心，通常使用骨膜剥离子或者神经剥离子进行骨膜下钝性分离，避免使用电刀，以避免椎动脉损伤。

优点 枕颈椎后方入路能够充分显露枕骨至上颈椎，可用于颅颈交界区各类手术。

缺点 ①该入路对软组织破坏严重，C_2 棘突是颈椎后方多个肌肉和韧带结构的附着点，显露破坏后对颈椎稳定性、生理曲度会产生较大影响。②椎动脉在枕颈区常存在多种形式的变异，给手术操作带来了很大的风险。因此，术前应完备各类影像学检查，重视对影像学资料的分析，对可能存在的骨性或血管畸形提前做好准备。术中操作需要非常仔细，在重要的部位避免锐性分离操作，重视肌肉韧带复合体的保护。

（孙 宇 周非非）

xiōngzhuī qiánfāng rùlù

胸椎前方入路 （anterior approach of the thoracic spine）

从胸椎前方或侧前方入路到达胸椎病灶的手术方式。

适应证 主要适用于治疗胸椎椎体感染；胸椎椎体间融合术；因肿瘤而行椎体切除植骨重建术；矫正脊柱侧凸；矫正胸椎后凸畸形；脊柱截骨术；胸段脊髓前方减压术；胸椎椎体活检术。

手术方法 通过高于手术水平 2 肋的肋间隙进入胸腔，切断背阔肌、前锯肌；上胸椎手术切除第 6 肋，下胸椎手术切除第 7 肋，扩大肋骨床及胸膜切口，结扎肋间血管，并抵达病变胸椎。优点是能够充分暴露胸椎前柱并进行操作；缺点破坏了肋间神经血管，易引起血胸、气胸。术中轻柔操作、术后放置胸腔闭式引流管予以预防。①麻醉：通常采用全身麻醉。②体位：患者侧卧于手术台上，用枕垫或肾托将其稳住于侧位，将显露侧的手臂置于患者前侧，在侧卧腋窝放一棉垫以免腋动脉、静脉及臂丛神经受压。在体位放好后，触摸桡动脉搏动，及确认手臂无静脉淤滞。③显露体侧：胸椎手术中可从左右两侧显露，但临床上常从右侧显露，因为右侧可避开主动脉。④手术切口：切口起自肩胛骨下角下两横指处，向前弧形切开向乳房下皱襞。切口后方向上延伸到胸椎，终止于肩胛骨内缘的中点及肩胛骨与脊柱之间的中点处。切口通常在第 7 肋骨或第 8 肋骨之上。可根据病变胸椎的节段选择切口的确切位置。⑤背阔肌显露方法：沿皮肤切口在后方垂直于背阔肌肌纤维切开背阔肌。⑥前锯肌显露方法：再沿上述切口垂直于肌纤维方向切断前锯肌，直到肋骨。此步骤使肩胛骨能被抬起并向近侧切开肌肉而显露其下方的肋骨。⑦胸膜腔的显露：可经由肋间隙或经由切除肋骨后的肋骨床进入胸膜腔，切除肋骨

后即可获得较佳的显露。⑧进入胸腔的平面选择：取决于所需处理的病变平面。除非受累的胸椎位置很低，临床上常采取第 5 肋间隙进入胸腔，因为此处有肩胛骨覆盖较易愈合，并且不致引起摩擦。对于在 $T_{10} \sim T_{12}$ 水平的病变，可经第 6 肋间隙进入胸腔，对下位胸椎可获得较好的显露。但在肩胛骨活动时，肩胛骨可能形成瘢痕，引起弹响，对患者的术后康复造成一定的影响。⑨肋骨撑开器：可放置在肋间隙，将肋骨撑开。撑开过程中速度宜缓慢，使肌肉适应。一般很少切开椎旁肌。⑩人工肺萎缩：请麻醉师通过调节呼吸机将肺萎缩，用湿纱布垫将肺部保护好，小心地将其推向前方，后纵隔位于肺的后内侧。⑪分离食管：可在椎体上触诊，辨明预先插有粗胃管的食管，在食管外侧切开胸膜，之后将食管牵开到椎体的前部。食管用手指钝性分离即易于推动，用两条橡皮管将其拉离椎体前侧。⑫处理肋间后血管：肋间后血管跨过手术野，可将一组或数组肋间后血管结扎。但注意避免不必要地过多结扎肋间血管，以免伤及脊髓的血液供应。⑬保护肋间血管：肋间血管沿着肋骨下缘走行。因此，在显露肋间隙的时候应紧贴肋间隙的下缘。⑭肋间血管结扎术：因为肋间血管横越椎体旁，必须将其切断才能显露椎体，但在切断肋间血管前必须先将其结扎，否则会引起大出血。⑮肺定期扩张：请麻醉医师每半小时将肺扩张一次，以防止术后并发轻度肺不张。在关闭胸腔之前，应确认肺已经完全扩张。在胸腔内使用锐利器械之前，应通知麻醉医师，以免使肺过度充气或突然充气，引起肺的损伤。

分类 主要包括以下几种。

经下颈椎低位前方入路 最先于 1955 年被报道用于行椎体间植骨融合术、颈椎椎间盘摘除。科米（Comey）等认为此手术途径最大范围只能暴露至 T_3 椎体上终板，建议对于 T_3、T_4 病变者不宜采用。而吉格（Gieger）等则认为此入路可显露至 $C_4 \sim T_2$ 及两侧小关节。其优点是对上胸椎的暴露清楚，但具有损伤颈部神经、血管的风险，在术中应熟悉各层次解剖结构以避免上述不良后果。

劈开胸骨入路 1957 年，科舒瓦（Cauchoix）等描述了一种通过正中劈开胸骨直接到达颈胸段的手术入路。其主要操作步骤是前方正中入路劈开胸骨、拉开胸腔组织以暴露胸椎前柱。虽然正中劈开胸骨能够在术中对 $C_4 \sim T_5$ 段病变椎体提供充分的手术视野，但由于手术创伤大，术后并发症多，且发生风险高，故劈开胸骨途径并不总是能作为标准入路而被使用。

经颈前胸骨柄联合入路 2002 年，卢克（Luk）等对劈开胸骨柄的手术方式进行了改良，提出双侧（倒 T 形）或单侧（L 形）切口，劈开胸骨柄，可同时暴露 $C_3 \sim T_5$ 椎体。患者处于仰卧位，从胸骨柄切迹切开前正中切口，并向头端沿胸锁乳突肌前缘走行；在第 2 肋间隙水平，可将胸骨水平双侧或单侧劈开，形成双侧（倒 T 形）或单侧（L 形）切口。其优点是可以充分显露颈胸交界处的严重畸形，并在组织间隙平面进行暴露，对主要血管神经没有影响，并且不需要切断锁骨。其缺点是该部位有心肺、大血管等重要脏器，损伤后出现严重并发症，必须要在对解剖结构极为熟悉的情况下仔细操作才

能预防。

经部分锁骨切除胸骨柄入路 1991 年，库尔茨（Kurz）等提出保留胸骨柄，仅行单侧的倒 L 形切口，切除内 1/3 锁骨的手术方法，但此方法手术创伤较大，且影响上肢功能。

经胸膜外入路 利用侧前方切口，从胸膜后方进行暴露胸椎前柱的手术入路。患者取侧卧位，沿肋线切口，将胸膜剥离胸壁，确保胸膜不破裂，如有小的撕裂口可使用缝合技术闭合，暴露椎体前面并达到对侧，累及上位胸椎者可经腹膜外入路，胸腰交界区者将膈肌脚剥离到第 11 肋骨、第 12 肋骨及横突。主要适用于胸腰段水平椎体的暴露。具有对呼吸系统创伤小，并且术后不用胸腔引流等优点，术后肺不张的发生率极低，这对老年患者和肺功能差的患者十分有利。其缺点是暴露范围有限，存在肺和膈肌损伤的风险，术中应保持动作轻柔进行预防。

电视胸腔镜辅助下胸椎前路手术 通过电视胸腔镜提供手术视野，进行胸椎前路手术的技术。具体方法是经过肋间隙插入套管针，并通过套管插入胸腔镜，利用胸腔镜的视野对胸椎前柱进行手术操作。适用于 $T_2 \sim L_1$ 所有水平椎体的暴露。与传统开胸手术相比，具有对组织创伤小、术中出血少、恢复快等优势，能安全、有效地应用于胸椎疾病的前路手术治疗。缺点是术后出现肋间神经痛、肺膨胀不全、硬膜外出血等，需要进行广泛内固定的患者不宜使用这一入路。需要通过正确选择具有适应证的患者、术中仔细操作等减少并发症的出现。

（邱贵兴 徐启明）

xiōngqiāngjìng fǔzhùxià xiōngzhuī shǒushù

胸腔镜辅助下胸椎手术（video-assisted thoracic surgery）胸腔镜技术是 1910 年由瑞典医师雅各贝乌斯（Jacobaeus）发明的，他当时将膀胱镜置入胸腔中，以治疗空洞型肺结核，随后，库兰（Couland）和德尚（Deschamp）将胸腔镜用于自发性气胸的治疗，这标志着以微创为代表的胸腔镜技术的诞生。这项技术可用于诊断正常的胸腔和病变的肺脏。最早的胸腔镜技术是通过一个单独的皮肤切口进行，其确切的长度仍然未知。个别情况会需要二次切开，扩大操作视野。在随后的几十年内，胸科医师主要将该技术用于诊断目的，产生了满意的效果，但是并未用于治疗。直到 20 世纪 70 年代，胸腔镜仍主要用于诊断和治疗胸膜疾病。1992 年，美国医师首先将胸腔镜技术应用于肺叶切除术，这意味着该技术进入较成熟的阶段，此时，国内很多大医院也逐渐开展胸腔镜技术。通过高精度光学显影技术、高清晰度摄像技术、快速发展的内镜手术器械以及麻醉和监护技术，电视胸腔镜技术的应用领域越来越宽，技术水平也不断提高，手术范围不断扩大，手术类型几乎涵盖了所有胸部外科的治疗，包括所有良恶性病变和肋骨、脊柱的手术。胸腔镜手术的定义是利用小型腔镜从微型切口进入患者胸腔施行的手术。手术医师可以通过腔镜查看使用中的器械以及相关解剖结构。镜头和仪器通过胸腔壁上的切开的孔道插入，这些孔道称为"端口"。孔道通常非常小，对患者有利，因为感染和伤口裂开的机会可以大大减少，能促进患者更快地恢复，伤口愈

合的机会也更大。

适应证及禁忌证 胸腔镜辅助下胸椎手术的适应证包括开胸有危险但需要胸椎手术的患者，如慢性阻塞性肺疾病或肺间质纤维化、椎体肿瘤、骨髓炎、椎旁脓肿活检、儿童神经肌肉型脊柱侧凸或伴有限制性肺通气障碍疾病的特发性脊柱侧凸、成年型脊柱畸形等。胸腔镜一般可以分为至少两个步骤进行，首先进行软组织松解，然后进行植骨。椎体肿瘤和骨折者可直接利用胸腔镜进行椎体切除。此外，椎间盘切除，椎体畸形矫正术前松解、胸椎椎间植骨融合和内固定置入都是该手术的适应证。而其绝对禁忌证主要包括心肺储备功能差、不能耐受单侧肺脏通气，严重呼吸功能不良，高压力性气胸，胸膜粘连广泛无法进入，凝血功能障碍有出血倾向者、多脏器联合损害者。对于一些疾病，胸腔镜胸椎手术则是相对禁忌，包括胸腔引流和开胸手术者。骨肿瘤破坏超过三个椎体，需要内固定者。此外，标准的开胸手术禁忌证也是胸腔镜辅助下胸椎手术的禁忌证，但对于年老体弱者，内镜损伤小，对肌肉和胸壁的破坏较弱，因此相对较适合。与传统开胸相比，胸腔镜辅助下胸椎手术的潜在适用人群可能更广，这是由于技术在不断更新，各种禁忌证也在不断调整，相关的概念也在不断演化。

手术方法 取病椎相应肋间隙的腋后线处做操作切口，光源切口在高于操作切口 2 个肋间隙的腋中线，吸引切口在低于操作切口的腋中线。先沿肋间隙做 1~2cm 切口，切开皮肤、浅筋膜和深筋膜后，止血钳分离前锯肌、肋间外肌、肋间内肌至胸膜，将胸膜捅开后用手指伸入探查，确认有无粘连。同时改用单肺通气，使肺塌陷，先置入套管，穿通胸壁，置入胸腔镜光源及镜头。在镜头监视下进入另外两个切口，并放入操作器械及吸引管。需注意最好选用直径 1.5cm 的套管，同时尽量增大肋间隙以免损伤肋间神经与肋间血管。进入胸腔后，将萎陷的肺叶向前方牵开，显露椎体及后胸壁，右侧入路容易损伤奇静脉、交感神经、肋间血管和胸导管；左侧入路容易损伤胸主动脉、半奇静脉、交感干和肋间血管。术中应充分注意以免损伤，同时应做好开胸手术准备。若是进行某一节段的椎间盘切除手术，则需切开胸膜，将肋间神经、血管、交感干、奇静脉等组织牵开，显露肋骨头颈部，并将附着的辐状韧带切断，游离肋骨头，再将肋颈近端切断，切除肋头，显露出相应的椎弓根上缘，用咬骨钳咬除椎弓根上部分，显露突出的椎间盘，向后探查硬膜及后纵韧带。当撑开肋间隙时，注意保护胸廓切口前方肋膈窦内膈肌附着点。从基底开始分离横膈时，应小心膈脚并距椎体 3~4cm 处垂直切断。一旦看到腹膜后脂肪，继续剥离，此时可暴露胸椎的前外侧半和上半部分。通过手术台拍 X 线平片或 C 臂透视，确定病变的节段。若为椎旁脓肿，则用吸引针穿刺，切开脓肿，吸取脓液，或者让脓液自然流入胸腔后，引流管吸引。若为活检，则利用咬骨钳取出标本并置入袋中取出。对于椎间盘突出的病例，切除肋骨头和其近端肋骨，电刀沿边缘切割后，取出椎间盘组织，同时明确椎弓根位置，通过切除椎弓根上半部分就可以获得通道。对于脊柱侧凸矫正者，需要处理多个椎间隙，在相邻新鲜骨面适当植骨。对于椎体肿瘤和骨折患者，容易破裂出血，找到血管和结扎是关键。辨识与病椎相连的肋骨头，电钻去除肋骨头，分辨椎弓根和肋间神经，咬除上下椎间盘，以咬骨钳沿着病变的椎弓根去除骨质，尽量避免椎体完全切除，以利于植骨。植骨可以选择髂骨，然后是伸展脊柱，扩大脊柱骨之间的间隙，以便填充移植骨。植骨块可为带三面皮质骨的髂骨并将其置入缺损，冲洗创面并放置引流。

优点 传统意义上的胸外科手术需要通过胸廓切开术或胸骨切开进入胸腔。胸骨切开术需要使用胸骨锯来割断胸骨，并且需要用胸骨牵开器将胸骨扩张以进一步扩大视野，创造更大操作空间，能让器械进入胸部并取出标本。在最常见的开胸手术中，需要切断胸壁的一块或多块肌肉，如背阔肌、胸大肌或前锯肌，以及使用肋骨扩张器扩张肋骨。由于肋骨与椎体的关节柔韧性非常有限，因此撑开肋骨过程中通常会导致肋骨骨折。为了防止这一现象发生，外科医师通常切除一段或多段肋骨。虽然胸骨切开术和开胸手术已被证明是能被忍受的高效手段，但是两种方式都有可能导致较长时间的疼痛。胸腔镜技术的巨大优势就是可以避免肌肉损伤和肋骨骨折，减少疼痛时间和疼痛程度，缩短恢复活动的时间。与传统手术相比，胸腔镜辅助下胸椎手术的优点主要体现在学习曲线较短、切口小、术后恢复快、疼痛强度低等。由于胸腔镜独有的小切口，手术过程可以快速分辨解剖结构，相应地，因为分离组织带来的出血也大大减少，此外，胸腔镜胸椎手术还可以避免常规开放手术的肋骨切除和切口过度撑开，也不需要离断背阔肌，这些都有效地减轻了术后切口相关的疼痛。在胸腔镜手术中，胸腔引流量也比开胸手术明显减少，有利于术后肺功能快速康复。因此，胸腔镜手术在切口创伤、出血量、快速康复时间、闭式引流量等方面都显著优于传统开胸手术。

缺点及预防 胸腔镜辅助下胸椎手术的缺点主要体现在其并发症上，胸腔镜辅助下胸椎手术的并发症包括气胸、血胸、乳糜胸、肺膨胀不全、肺炎、胸腔和纵隔血管损伤、内脏损伤、神经并发症和脊柱稳定性下降。有文献报道，最常见的术后并发症为肋间神经痛，其次为肺脏扩张不全和套管损伤，以及活动性出血和神经功能障碍。对于肋间神经痛，改善方法是改用 5mm 硬套管或者 10mm 软性套管，避免重复烧灼，防止过分牵拉。对于肺脏扩张不全，处理方法是减少单侧通气时间，适当鼓励肺脏锻炼，缩短手术时间，引流雾化和祛痰治疗。对于套管损伤，可以通过缓慢置入套管，镜头监视套管。对于活动性出血，多是因为结扎不牢靠或者滑脱所致。神经功能障碍可通过术中小心烧灼和镜头监视小心减压进行预防。

此外，为了减少胸腔镜的潜在并发症，必须熟悉相关的解剖结构。在胸腔镜下，涉及的解剖结构众多，包括皮肤、筋膜、骨、肌肉和胸膜等。按照入口途径，经过的组织结构依次为：皮肤、浅筋膜、背阔肌、前锯肌、肋间外肌、肋间内肌、壁层胸膜。神经和肋间血管伴行在肋间隙的上部，肋间神经和动脉的分支伴行在肋间隙下方。到肋间隙后部，肋沟消失，肋间血管和神经位于肋间隙中间，肋间神经和血管穿经肋间内肌两层之间到达肋角前方，并紧贴肋沟前行，自上而下，排列依次为静脉、动脉和神经。在胸腔内部，胸膜较薄，会触及胸膜下结构。在胸廓中部内面，从胸主动脉发出第 5~9 肋间动脉，左侧肋间静脉汇总进入半奇静脉，右侧汇总入奇静脉。肋间血管与椎体中上部相对应，在肋沟内走行，从上而下的结构依次为肋间静脉、动脉和神经。肋骨头呈隆起状，分别与相应的椎间盘相对应，其中有交感干与肋间神经血管交叉伴行。椎体的解剖层次至少包括肋椎关节、肋横突关节和胸椎椎间孔。肋椎关节为对应椎间盘的肋骨在关节面形成的关节，其与椎间盘有关节内韧带相连，关节囊的前侧有辐状韧带结构，第 10~12 肋骨头与相应的椎体形成关节，但不超越椎间盘。肋横突关节是横突和肋骨角参与形成的关节，该关节与肋头关节为联合关节。肋骨以肋骨颈为轴上下移动，在上位胸椎横突与下位肋骨颈之间有一斜行的肋横突前韧带。胸膜深面为肋骨头及肋骨颈。第 1 肋骨头在胸腔内见不到，胸腔镜下从第 2 肋开始可见。上胸椎的肋骨头隆起比较清晰，覆盖的壁层胸膜为白色，没有血管；下胸椎覆盖肋骨头的壁层胸膜较厚，胸膜下有血管与脂肪分布。胸椎的椎间孔由上下椎弓根及关节突关节构成，前壁为胸椎椎间盘和上侧椎体后缘，后壁为关节突关节及关节囊和黄韧带。在椎间孔出口处，有肋骨头遮挡，椎间孔的下侧被肋头关节覆盖。在椎间孔出口上方，有肋横突后韧带自上位横突根部至下位肋骨颈后面，肋横突后韧带组成了椎间孔出口的外缘。在椎间孔内有椎间孔韧带自胸椎椎体后面至肋，将椎间孔分隔成上下两部分。上部较大，有肋间神经和根动脉走行；下部较小，有静脉走行。椎间孔血管神经周围有疏松结缔组织覆盖。

（邱贵兴 朱乾坤）

xiōng-yāoduàn qiánfāng rùlù

胸腰段前方入路（anterior approach of the thoracolumbar junction） 经脊柱胸腰段前方直接去除椎管前方压迫物及病变椎体的手术方式。该手术入路可避免过多牵拉和干扰受压迫的脊髓和马尾神经。

适应证 主要包括以下几种。

急性胸腰椎爆裂骨折 ①合并脊髓圆锥或马尾损伤（一般椎管内占位大于 40%~60%）。②前中柱碎裂严重，骨量明显不足的爆裂骨折或后凸畸形大于 30°，椎体前缘高度小于正常的 50%。③爆裂骨折合并脊髓神经伤后大于 4~7 天，失去后路手术时机。④爆裂骨折椎管内存在翻转骨块。⑤L_2 以上创伤性椎间盘突出。

陈旧性胸腰椎骨折 ①前、中柱骨折不愈合、脊柱不稳定者，包括原后路手术失败者。前路植骨融合符合生物力学要求是脊柱稳定的关键。值得注意的是如合并创伤性或医源性后柱完全破坏，缺失或骨量不足，应同时后路固定，以预防植骨不融合及后凸畸形。②后凸畸形 >30°。后凸畸形可导致其远端腰椎强直性过度前凸，这是胸腰椎损伤后期持续性腰痛的主要原因，前路植骨融合或联合后路矫形有助于改善症状。③陈旧性胸腰椎损伤椎管内仍存在压迫的不完全性脊髓损伤者，后期减压仍有部分神经功能恢复，尤其是膀胱功能改善。

手术方法　将患者置于右侧卧位并按照与中下胸椎相同的方式固定。在第 10 肋骨上切开一个切口，电刀行肋骨的骨膜切开，并用弯头电刀剥离。然后，尽可能在后方用骨切割器切割肋骨，而不留下任何尖锐的点。肋骨床和胸膜的骨膜用梅岑鲍姆（Metzenbaum）剪刀打开。在打开胸膜后，可以看到下方的膈膜。沿着外围边缘横切横膈膜以避免后横膈膜的任何部分去神经支配。膈肌切开后，腹膜内容物从腰大肌轻轻移开。识别、凝固节段动脉。可以在摄片机检查下确认 T_{12}~L_1 椎体。

注意事项　体位为侧卧位；小心结扎肋间动静脉、腰动静脉；处理伤椎时，用髓核钳、刮匙逐步把突入椎管内的骨片去除；上下椎体需保留骨性终板并撑开椎体间隙；植骨块适度加压，避免侧凸；在髂骨块与前纵韧带之间植入碎骨块；选择合适内固定长度，注意螺钉植入方向；前路系统的稳定性取决于后柱结构的完整。

优点　胸腰段前方入路的优点是能够彻底减压，可直接切除突入椎管的致压物；融合率高；纠正后凸畸形容易：直接纠正后凸畸形，重建脊柱正常序列；对后柱结构无破坏，有利于脊柱的稳定，符合脊柱生物力学特性；前路支撑更为直接，可分担 80% 负荷；因疼痛需取出内固定发生率更低。

缺点及预防　如下情况者不可采用此入路：急性胸腰椎骨折脱位、钱斯（Chance）骨折，这类损伤后路手术能达到较理想的复位，前路手术很难复位，很容易出现畸形愈合；严重骨质疏松者，可出现早期内固定螺钉松动；

即使螺钉穿过双层骨皮质，螺钉抗拔出力量增加也是有限的。陈旧性脊柱骨折无严重畸形，后期完全性脊髓损伤椎管内存在压迫不主张前路减压，一般认为完全性脊髓损伤患者椎管减压后，除少数有局部神经根性症状恢复外绝大多数神经功能不能恢复。

（邱贵兴　陈佳）

qiánfāng fùmóhòu rùlù

前方腹膜后入路 (anterior retroperitoneal approach)

前方腹膜后入路来源于基本外科常用的前外侧入路，前外侧入路常用来行腰交感神经干切除术。前方腹膜后入路显露充分，主要应用于腰椎多节段的广泛切除，病灶清除和植骨。可根据显露椎体的不同在髂嵴到第 12 肋骨之间的不同平面进行选择。根据手术的需要可以选择不同的手术切口。①前正中切口：沿中线切开显露腹膜外间隙，类似于基本外科开腹的切口，已较少应用。②前正中旁切口：一般位于左侧，经腹直肌进入腹膜外间隙。③斜行切口：应用最多，经腹直肌旁进入到腹膜外间隙。

适应证　①腰段脊柱前方融合术。②腰椎结核前方病灶清除，前方腰大肌脓肿清除引流。③单个腰椎椎体切除或部分切除术，并行钛笼植骨融合。④腰椎椎体直视下活检。⑤腰交感神经干切除术。

手术方法　①患者采用右侧卧位或者斜侧卧位，身体与手术台面成 45° 角，术者站于患者背部，可在患者背后置一垫枕撑起腰部，斜卧位可使腹部内容物向对侧下坠，可远离手术显露范围，术中便于操作。另外，可将手术台两端折下，以增加第 12 肋与髂嵴的距离扩大手术显露范围，轻

度屈曲髋关节可减轻腰大肌的张力。②为了避开肝脏和下腔静脉，一般采用左侧切口进入，沿第 12 肋表面，从腰方肌外缘到腹直肌外缘做斜行切口，该切口可用于显露 L_1~L_2；按照同样的方法，将切口于肋骨下缘平移几横指宽，即可用于下腰段（L_3~L_5）的显露。③沿皮肤切口用电刀切开皮下组织、深筋膜直至显露腹外斜肌腱膜，沿腹外斜肌肌纤维走向将腹外斜肌分开，显露腹内斜肌，用电刀将腹内斜肌切断分离显露腹横肌；继续使用电刀将腹横肌切开即可显露腹膜外间隙。④小心保护腹膜，使用湿纱布结合剥离球将腹膜和盆内脏器自髂腰肌轻柔分离，并将腹膜及内容物向前翻转，一旦腹膜破裂必须及时将其修复，否则可能破口在分离过程中越来越大。⑤在腹膜后间隙内辨认出腰大肌、输尿管，将湿纱布覆盖于腹腔内容物上，再用深 S 形腹部牵开器将腹腔内容物连同输尿管一同牵向右上腹，在椎体和腰大肌之间找出交感神经链，生殖股神经位于腰大肌前面。⑥辨认出腰大肌筋膜，从腰大肌内侧到达椎体前外侧表面，切勿分离腰大肌筋膜，劈开腰大肌进入。下腔动静脉在腰椎前方分出数支腰节段动静脉支配腰椎及附近组织，并协助将下腔动静脉固定于腰椎前侧，这些小血管必须分别找到并进行确切的结扎。腰椎节段血管位于椎体的中部，而相对血供较少的椎间盘突起在每节段血管的上下两侧。⑦用手指探查并确认 T_{12}~L_5 椎体，可在病变椎体或者椎间盘插入一枚定位针并行 X 线透视辅助定位，用腹部拉钩保护椎体前大血管。钝性分离椎体前方前纵韧带及腰大肌至显露横突即可显露前方相应

的腰椎节段（图1）。

注意事项 前方腹膜后入路可能遇到的重要解剖结构：①髂腰肌：髂腰肌是脊柱侧前方最邻近的肌肉，由腰大肌和髂肌组成。腰大肌的起点位于 T_{12} ~ L_5 椎体，椎间盘的侧方及横突。因此，腰大肌在腰椎上有两个接触面，髂腰肌相当发达，并与椎体及椎间盘结合紧密，必须借用前方专用器械进行分离。②腰丛：腰神经的前支参与构成了腰丛，位于腰大肌前后方附着点之间最厚的侧方，其中 L_2 ~ L_4 脊神经前支构成了股神经和闭孔神经。在外科显露时存在对腰丛神经牵拉过度引起腰丛神经损伤的风险。因此，在需要扩大显露时可以将手术侧髋关节屈曲以降低腰丛的张力。③椎前节段血管：脊柱节段血管在腹膜后走行于椎体侧方凹陷与腰大肌之间，该血管可能为脊髓的滋养唯一动脉，尽管解剖学证实脊柱节段血管与节段性神经根血管存在吻合，但是结扎节段血管仍然会有脊髓缺血的可能，因此术前行节段血管造影检测是否存在血管吻合非常重要（图2）。

（邱贵兴 黄振飞）

yāo-dǐduàn qiánfāng jīng fùmó rùlù

腰骶段前方经腹膜入路（anterior transperitoneal approach to the lumbosacral junction）经腹膜腰骶入路是除了腹膜外入路之外的另一种腰骶段的显露方法。腹前壁的层状结构会因为手术入路在弓状缘的近端或远端而发生改变。弓状缘上方，腹壁的层次为皮肤、皮下脂肪（Camper 筋膜和 Scarpa 筋膜）、腹直肌前鞘、腹直肌、腹直肌后鞘、腹横筋膜和腹膜。而弓状缘下方没有腹直肌后鞘，所以腹直肌与腹横筋膜相邻。可以经过腹膜、腹横筋膜与

腹膜正中线处切开，直接向后直达骶骨岬水平。腰骶段前方重要的血管神经包括：腹主动脉及其分叉为左右髂总动脉，位于静脉前方，一般先分出左右髂总动脉（L_4 ~ L_5 水平）可以在术前进行 CT 或者 MRI 进行辨别确认腹主动脉的分叉水平。对于术前计划非常重要。下腔静脉位于辅助动脉的右后方，下腔静脉位于右侧深部。因此，不能将其牵拉至左侧。L_5 ~ S_1 椎间盘的位置在腹主动脉分叉和下腔静脉分叉之间。因此，不太需要牵拉这些大血管就可以

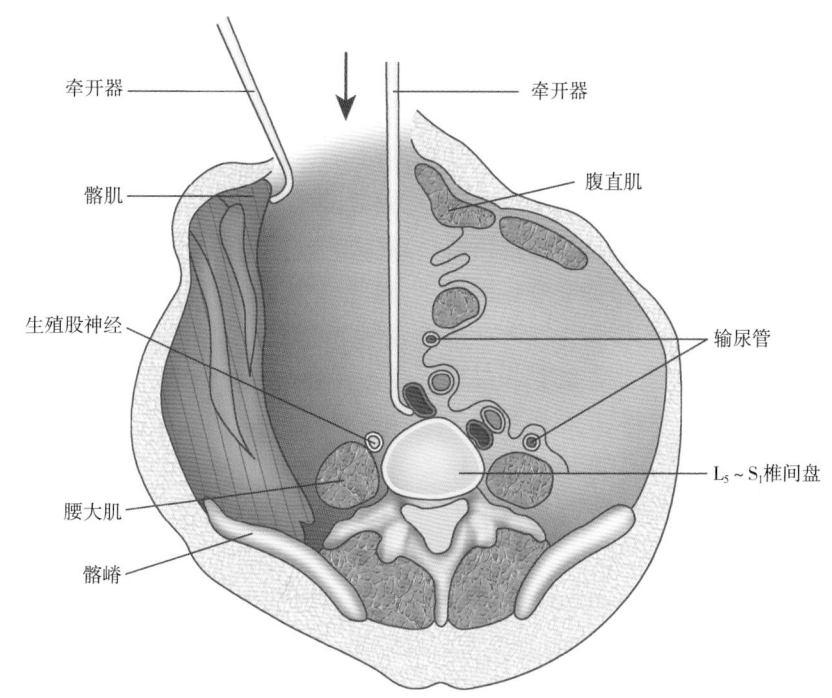

图1 前方腹膜后入路前正中旁入路

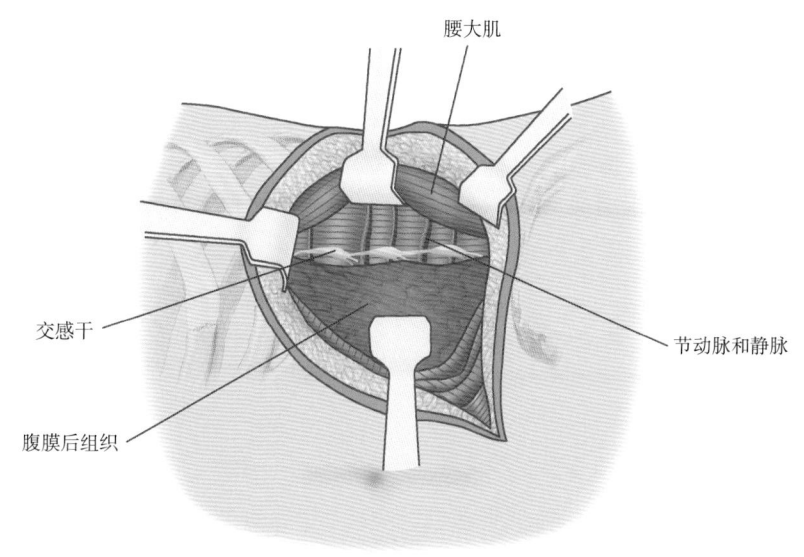

图2 椎前节段血管

显露。骶中动静脉由左侧髂总动静脉分出，术中显露需要可以给予结扎或者电凝。显露 $L_5 \sim S_1$ 以上节段时需要将大血管牵拉至右侧，识别并结扎汇入左髂总静脉的髂腰静脉。

适应证 前路椎间盘切除，椎间融合，全椎间盘置换，前路切除肿瘤的椎体切除术，畸形矫正术等。

注意事项 在手术前需要详细了解患者的病史，并对患者进行体格检查。其中包括既往是否有腹部手术史（全子宫切除术，疝修补术等）。腹部感染、结肠造口术等均是前路手术的相对禁忌证。是否有腰骶段手术前路暴露手术史，这种对于翻修手术造成极大的风险。术中损伤血管的可能性也极大。另外肥胖也是前路手术相对禁忌证，造成术中手术视野过深。术前还需要进行腰椎的 X 线评估，主动脉钙化，腰骶部畸形程度等。术后建议 24 小时内给予抗生素预防伤口感染，围术期使用胃管以降低术后肠梗阻的发生。术后 3 天内鼓励患者佩戴腰围下地活动。术后 10 ~ 14 天拆线。必要时给予防便秘药物治疗。术中潜在并发症：逆行性射精、输尿管损伤、腹疝或脐疝、伤口感染或者裂开、肠道损伤、膀胱损伤、腰骶神经丛损伤、深静脉血栓形成和肺栓塞、大血管损伤和大出血、反射性交感神经营养障碍。

手术方法 患者仰卧位于手术台上，取腹部正中纵切口或者腹部横切口，进行充分显露。横切口相对美观，且显露非常充分，但需要横行切断腹直肌鞘。首先辨认并切开腹直肌鞘，横断腹直肌、腹直肌后鞘、腹部深筋膜和腹膜在此处相连。切开腹直肌后鞘和腹筋膜，显露腹膜后，小心切开腹膜，注意不要损伤腹腔内的脏器。使用纱布将腹腔内容物推开，辨认骶骨胛上的后腹膜。通过后腹膜用手触及腹主动脉和髂总动脉。在腹主动脉分叉处做后腹膜正中纵切口，向远端延长后腹膜切口，并沿右侧髂总动脉延长至髂内外动脉分叉处。在右侧髂动脉表面找到横过右侧输尿管，切口向内侧弯曲以免将其损伤。在 $L_5 \sim S_1$ 椎间隙前方不要使用电刀，以免损伤下腹神经丛的上部。由于左侧髂总静脉呈扁平状结构横跨 $L_5 \sim S_1$ 椎间盘，位于腹主动脉分叉处下方找到左侧髂总动静脉，在动脉和下腹神经丛右侧钝性分离，并将软组织从左侧拉向右方。然后从左侧向右侧仔细分离髂正中动静脉。并做纵向钝性分离使血管进一步游离。在 $L_5 \sim S_1$ 椎间隙充分显露以后，在该间隙内插入一根 G22 脊柱穿刺针，使用术中 C 臂 X 线机进行定位，因为 $L_5 \sim S_1$ 椎间隙和骶骨常与水平线成夹角。L_5 椎体常被误认为是骶骨，因此需要仔细辨认。

优点 显露的更加广泛，特别是对 $L_5 \sim S_1$ 节段。

缺点及预防 必须将大血管和下腹部神经丛游离才能显露椎体。下腹部的神经丛包括调节泌尿生殖系统的交感神经。因此对于男性患者，此入路可能导致诸如逆向射精等问题。但是下腹神经丛上部的损伤一般不会引起勃起功能障碍。只要在显露和操作时小心切开后腹膜，从左向右钝性分离椎体前方的组织，且先在腹主动脉分叉上方切开后腹膜，再向下延长至骶骨岬就可以避免损伤下腹部的神经丛，从而避免逆向射精等问题。另外，在解剖

髂总动脉分叉范围内时，应尽量不用电刀，在清晰显露 $L_5 \sim S_1$ 椎间纤维环之前，不能在椎间盘前方进行横切。

（邱贵兴 于凌佳）

fùqiāngjìng fǔzhùxià yāozhuī shǒushù

腹腔镜辅助下腰椎手术（video-assisted lumbar surgery） 将腹腔镜技术运用到腰椎前路脊柱手术中，可经腹腔或腹膜外入路。属于脊柱微创手术的一种。1991 年奥本查恩（Obenchain）报道了首例腹腔镜下 $L_5 \sim S_1$ 髓核摘除术，开创了内镜技术运用于前路脊柱手术的先河。随着椎间 Cage 融合术的开展，胸腔镜入路被广泛应用于腰椎前路手术中。和胸腔镜技术一样，腰椎前方的腔镜技术发展非常迅速。通过腹腔内注入二氧化碳的内镜技术，可以有效防止腹腔粘连的发生。

适应证 应用于腰椎畸形、腰椎间盘退行性变、创伤、肿瘤、感染以及后路腰椎融合失败及后柱缺陷或不稳需要前路腰椎手术的患者。

注意事项 如有椎管骨性狭窄、腰椎椎体滑脱超过 Ⅱ 度、精神性腰痛、腹腔严重粘连的患者不推荐使用此入路。

手术方法 患者取仰卧位，调整手术床，使患者腰部轻度过伸位。在中线处，$L_4 \sim L_5$ 脐部平面或者 $L_5 \sim S_1$ 取脐与耻骨联合中线处（女性取 $L_5 \sim S_1$ 耻骨上横行美容切口），做长度为 4cm 的直切口。切开腹白线后，分离腹直肌后鞘和腹部肌肉；于腹直肌外侧缘分离后鞘至腹部筋膜，自弓状线开始用手指或者剥离器进行钝性分离，以显露其下的解剖标志即腰大肌和髂血管隆起处。牵开膀胱和腹膜，通过可膨胀的气球扩大侧方的腹膜间隙。如果需要

显露 L_5/S_1 时，可以通过脐和髂前上棘之间的侧方切口导入一个10mm 的内镜，显露 $L_4 \sim L_5$ 时，取脐部平面，导入的内镜可以很好地显露椎体前方区域，操作时，亦可以在内镜直视下进行。从正中切口处，通过钝性剥离显露椎间盘的前缘，将椎体前缘肌肉及筋膜仔细分离。如需显露 $L_5 \sim S_1$ 时，结扎并切断骶正中血管，通过牵开器由正中切口导入并向头侧牵开髂总血管，使用两枚克氏针分别固定在 $L_5 \sim S_1$ 上。如需显露 $L_4 \sim L_5$ 时，将髂血管向远端牵引，分离髂腰静脉中的左髂静脉，并向尾侧牵开。使用30°的腔镜可以更加准确地显示椎体的终板。将椎间盘和终板清理后，牵开椎间隙，植入自体或异体骨。关闭伤口，由腔镜侧孔放置一枚腹腔引流管。

优点 腔镜手术较传统的腹膜外开放手术或者经腹入路并发症少。手术切口小，光线良好，更容易显露骶骨前方的解剖。此外，可以更好地显露终板，更容易完成椎间盘的切除，提高植骨融合率，有效地保留腹部的神经，避免腹部的并发症。

缺点及预防 手术难度大，技术要求高，所以前期需要较长时间的学习曲线。对于部分无法腔镜下无法完成的手术需要改开放手术。该入路无法完成椎体后路的融合，具有一定的局限性，可以结合腰椎后路手术。

（邱贵兴 于凌佳）

xiōngzhuī hòufāng rùlù
胸椎后方入路（posterior approach of the thoracic spine）
通过后方正中切口或后外侧切口显露胸椎后方结构处理病变的手术方式。对于腰椎和颈椎而言，胸椎手术更加危险，胸髓损伤几乎不可恢复。因此，需要熟悉胸椎的解剖，分析病变部位及特点，在清晰的术野下不触碰脊髓完成手术是成功的关键。

适应证 椎板减压术，胸椎病灶清除术、胸椎侧方减压术、胸椎椎管探查术。

注意事项 此入路切口较长且肌肉丰富，出血量较大，应注意以撑开器压迫止血。在剥离和切除肋骨后段和横突时，要避免损伤前方的胸膜、血管和脏器，如需探查椎管，则沿神经根寻找椎间孔，避免损伤神经根袖和硬脊膜。另外，上胸椎可以通过 T_1 横突来确定节段，下胸椎可以通过第12肋来确定病灶，但是对于 $T_4 \sim T_{10}$ 病变，短节段手术很可能定位错误，需要术前拍片明确病变节段。胸椎棘突较长，垂直向下，相互呈叠瓦状，切除时注意保护脊髓。

手术方法 以病变为中心，上下方各有两个棘突标志做后方正中切口。切开皮肤、皮下组织及深筋膜。用有齿镊压住棘突两侧。切开棘上韧带，用电刀于骨膜下切断附着于棘突及椎板的竖脊肌直至关节突平面。填塞纱布压迫止血。按照此方法显露所需节段，抽出相邻节段的纱布条，用两个骨膜剥离器分别插入两个节段的关节突并向外侧撬起，于其间切开尚连的棘上韧带和棘间韧带，然后用自动拉钩将分离的肌肉分别牵向两侧。显露棘突、椎板及关节突。

经椎弓根入路胸椎间盘突出切除术 后正中切口，剥离椎旁肌，确定突出侧椎间盘下方的关节突和椎弓根后，以磨钻磨除大部分关节突，部分或全部去除椎弓根，从椎体侧后方显露突出的椎间盘、硬膜囊及神经根，摘除椎间盘髓核组织。

椎管后壁切除术 将棘突、椎板、双侧关节突关节内缘1/2及骨化的韧带一并切除进行椎管减压的手术。又称揭盖式椎管后壁切除术、层揭薄化法、整块半关节突全椎板切除减压术等。

后路椎弓根螺钉内固定 运用椎弓根螺钉进行椎体三维固定的一种有效脊柱内固定技术，可用于各种原因引起的胸腰椎不稳，特别是胸腰椎骨折的治疗。

后外侧椎旁入路 侧卧位，病灶在上方。身体与手术台成100°~120°。躯体前倾以病变为中心，上下方各延长两个节段，距离棘突中线旁5cm做直切口，切口长度为10~12cm，切开皮肤、皮下组织及深筋膜。切断肌肉层，显露胸椎，切断斜方肌、大菱形肌和小菱形肌。显露 $T_5 \sim T_8$，接着切断斜方肌和背阔肌。显露 $T_9 \sim T_{10}$，切断背阔肌和后下锯肌。切断上述肌层后为竖脊肌。用电刀将竖脊肌分离切断，将内侧部分竖脊肌牵向内侧显露病变椎体横突尖部。可以根据竖脊肌纤维止点确定横突尖部。将横突尖部腱性组织切断，用骨膜剥离器分离横突背部的软组织，切开横突腹侧的肋横韧带。然后于横突基底部将横突切断并取出。然后将与病椎相连的肋骨切除5~6cm，首先切开肋骨骨膜，用骨膜剥离器分离肋间外肌和肋间内肌。前者从肋骨上缘由后向前，后者从肋骨下缘，由前向后，于骨膜下剥离肋骨。用肋骨剪于距离肋骨头5~6cm处剪断肋骨，并取出近端肋骨。通常可以按照上述方法切除2~3根肋骨近端。切除肋骨后找到肋间神经和肋间动静脉，分别给予结扎、切断。处理肋间神经、血管后，切断肋间肌束，将胸膜推向前方，显露出胸椎椎体侧方和椎弓根。根据病变性质处理胸椎椎体。切除胸椎间盘以及椎弓根，进入椎管侧方探查脊髓。

优点　主要适用于胸椎管狭窄症，特别是多节段病变，此入路可以充分显露。手术入路简单，组织损伤小，对脊柱的稳定性影响较小。可以避免前方入路的并发症。

缺点及预防　有限的显露脊髓，无法涉及脊髓侧方、前方的病变，无法解除来自脊髓前方的压迫。

（邱贵兴　于凌佳）

lèigǔhéngtū qiēchú rùlù
肋骨横突切除入路
（costotransvectomy approach）通过切除肋骨横突显露胸椎手术区域并进行治疗的后方入路。1894年，梅纳德（Menard）最早报道使用肋骨横突切除入路进行寒性脓肿引流以治疗胸椎结核。尽管治疗效果较好，但较高的感染率及并发症发生率限制了该手术入路的广泛应用。诺曼·凯普纳（Norman Capener）于1933年对该手术入路进行了改良，使用椎旁肌侧方入路代替原有劈椎旁肌入路，通过这一方法可以更加充分暴露侧方胸椎椎体、侧方及部分腹侧硬脊膜，并且避免了前方入路对胸腔、腹腔的干扰。

适应证　肋骨横突切除入路最早用于治疗继发于结核的胸椎脊柱炎，随后艾伦·休姆（Allan Hulme）于1958年将该手术入路适应证扩大为胸椎间盘突出及胸腰椎骨折。该入路主要适用于全身状况较好的患者，病变椎体较稳定的胸椎椎体结核，合并死骨，较大脓肿或久治不愈的窦道，经非手术治疗无效者。

手术方法　包括以下几方面。

手术准备　①进行全面术前检查：首先需对患者进行详尽、细致的体格检查。常规术前检查应齐全（血常规、尿常规、便常规、胸部X线平片、心功能、肝功能、肾功能等），除此之外血沉、C-反应蛋白、结核感染T细胞斑点实验等检查也是必需的。应当准备高质量的近期病灶X线、CT检查结果，带至手术室，便于术中核对。②改善全身情况：应加强患者术前营养，对消瘦、虚弱的患者，应备血。患者应卧床休息，避免继发损伤。③药物治疗：正规使用抗结核药物治疗。④对合并/继发感染者或合并窦道者，应做细菌培养和抗生素敏感试验，选择有效的抗生素进行治疗。⑤骨科手术区要在术前仔细备皮。⑥按照实际需要准备手术器械及特殊器械。

麻醉方式　全身麻醉。

手术体位　侧卧前倾位。术侧向上，胸壁下垫以软枕，以防腋部神经、血管受压。

肋骨横突切除入路暴露步骤　①采用脊柱旁纵切口，以病灶为中心，距离棘突中心5~6cm做弧形切口，切口的上、下两端应各包括1~2个正常椎体。②切开皮肤、皮下组织及深筋膜，将皮瓣牵向两侧。③沿切口方向切开第一层肌肉（上方的斜方肌和下方的背阔肌），然后切开上方的第二层肌肉（大小菱形肌以下后锯肌），显露骶棘肌。④在距离棘突5cm，竖脊肌较薄弱处纵行切开。或者在棘肌、最长肌之间，或者最长肌与髂肋肌之间分开肌肉，剥离出附着的肋骨及横突。⑤根据术前辅助检查结果，找出破坏最明显的椎体，然后在患者身上行相应节段肋骨切除（图1），并切断该肋骨的肋骨横突韧带，用咬骨钳咬除其横突。再切开肋骨膜，并做骨膜下剥离。在距离肋骨外侧处以剪刀剪断肋骨，并修整骨端以免刺破胸膜。⑥使用持骨钳或巾钳夹住并提拉肋骨近侧断端，用骨膜剥离器先将内侧面骨膜完全推开，再锐性剥离肋骨与胸椎椎体间的联系，即切断肋椎关节。一边轻轻转动肋骨，一边使用峨眉凿或剥离器慢慢将肋骨头撬起，摘除整段肋骨及其头颈部。⑦以同法切除邻近需要切除的肋骨及横突。⑧一般切除肋骨头后，即有脓液随之流出，应立即吸引干净。通常切除2~3个

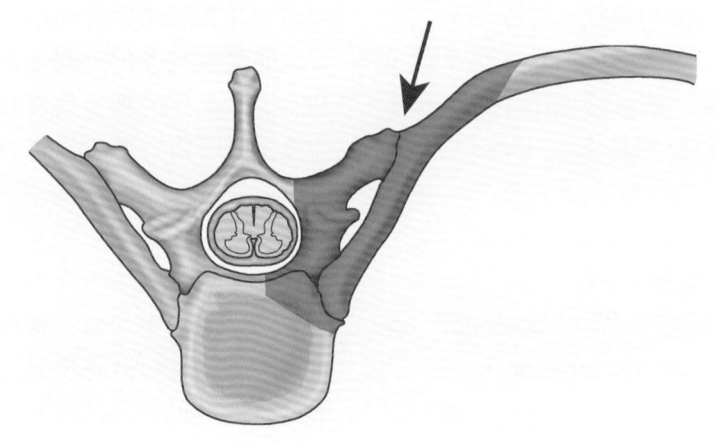

图1　肋骨横突切除入路

注：箭头及灰色区域为手术显露时需切除的范围。

肋骨头即可获得充分暴露以进入病椎。⑨仔细分离位于已经切除的两根肋骨间的肋间神经和血管，在靠近椎体处游离，结扎肋间动静脉，尽量保留肋间神经，特别是支配中下腹壁的神经，以免发生术后腹壁疝。⑩使用骨膜剥离器紧贴椎体侧前方，逐渐剥开脓肿壁与肥厚的胸膜，用弹性钩将其牵开，即可显露病灶。⑪充分显露椎体病灶后，在直视以大小不同的长弯刮匙彻底清除病灶内死骨、干酪样组织、结核性肉芽肿以及坏死椎间盘等。⑫然后凿开椎体骨瘘孔周围硬化骨，扩大骨腔，取出剩余死骨，同时应清除对侧病灶。⑬使用生理盐水反复加压冲洗病灶。⑭当病灶清除较彻底，椎间缺损较大，脊柱不稳定，病灶又无混合感染，患者情况允许时，应该进行椎间植骨，加强脊柱稳定性。⑮先以骨刀在病椎的侧方做一骨槽，再根据骨槽大小将取下的髂骨块或异体骨修剪成适当的长度和形状。⑯术者用手顶住后凸椎体，助手将躯干两端缓缓向后推，扩大椎间隙和骨腔，术者将所用植骨块嵌入骨槽中，去除外力后植骨块可以牢固固定。⑰或可取相应大小的髂骨块、异体骨，修剪后嵌入椎间。⑱或可将取切除后的肋骨块，修剪后嵌入椎间进行植骨。⑲手术完毕，彻底冲洗创口，彻底止血。⑳向病灶内放入链霉素、青霉素等抗生素。㉑逐层缝合切口。

注意事项　包括以下几方面。

保护胸膜　胸椎结核多伴有椎旁脓肿，其脓肿附近的胸膜多已经肥厚。在骨膜下切除肋骨时，只要仔细操作，一般很少发生胸膜破裂。如果发生胸膜损伤，应立即以手指和纱布轻轻堵住，使用丝线予以缝合，如丝线缝合有困难，应以附近的肌瓣覆盖修补。如为气管插管全身麻醉，当手术结束时，给予加压，使萎缩的肺脏逐渐膨胀起来，再缝合切口。手术完毕后，若胸腔仍有气体，可在前胸第二肋间穿刺抽出或用气胸针排气。

彻底清除病灶　在清除感染病灶时，应注意有无通向椎管内的瘘管，如有要以小弯刮匙轻轻探查，其背面应朝向硬脊膜，以免损伤硬脊膜和脊髓。小心清除椎管内病灶，或用椎管前外侧减压术。彻底清除病灶的九个因素：①无痛的麻醉。②仔细解剖避免分层剥离以免影响血供。③病灶定位要准确。④防止医源性损伤（如血管、神经损伤）。⑤耐心、细心、彻底清除病灶。⑥窦道切除要彻底，彻底切除硬化骨，直至创面新鲜渗血。⑦病灶清除完毕后，要用盐水反复加压冲洗。⑧消除无效腔，彻底止血，减少渗出，放置引流。⑨全身与局部应用敏感抗生素，预防感染。

椎间植骨方式　当病灶清除较彻底，椎间缺损较大，脊柱不稳定，病灶又无混合感染，患者情况允许时，应该进行椎间植骨，加强脊柱稳定性。传统的植骨方式是先以骨刀在病椎的侧方做一骨槽，再根据骨槽大小将修剪成适当长度和形状的植骨材料嵌入椎间，使植骨块可以牢固固定。植骨材料可以选用自体髂骨、切除后的肋骨块、异体骨等。亦有学者认为可应用带血管蒂的肋骨移植，进行椎间植骨，具有支撑力大、就地取材、血供好等特点。该方法通常取病变椎体的上一位肋骨，血管蒂长度充分且走行自然，形成抛物线状连同肋骨移植如椎体间，对血供影响较小。肋间血管走行于肋间沟内，切取肋骨时，应当沿着肋骨上缘切断上位肋间肌，要远离肋骨下缘切断下位肋骨的肋间肌，可基本保证不伤及肋间血管，根据需要于肋骨角与肋软骨处分别切除肋骨。该植骨方式可适用于肋骨横突切除入路与侧方胸膜外入路。

优点　肋骨横突切除入路与侧方胸膜外入路相似，但暴露范围较小，因此软组织损伤更小。在需要进行360°减压和脓肿清除的患者手术时，肋骨横突切除入路可以在保证较大的显露范围同时，将对软组织的剥离和创伤减小到最低。

缺点及预防　卢贝尔斯基（Lubelski）等对采用肋骨横突切除入路进行胸椎疾病治疗的文献进行分析，发现自1991~2011年有13项研究使用该入路，平均并发症发生率为1.5%，其中最常见的并发症是切口感染（$n=6$，3.7%）、肺栓塞（$n=6$，3.7%）。有2例患者死亡，7例患者需要进一步手术治疗。其中3项研究提供手术相关数据，平均手术时间405分钟，预计手术出血量2.0L，平均术后住院6.7天。

使用肋骨横突切除入路进行胸脊髓360°减压时，应临时于对侧放置内固定支撑，以防止医源性神经损伤的发生，当进行对节段手术时，更要注意维持脊柱的稳定和对胸髓的保护。

（邱贵兴　贺　宇）

yāozhuī hòucè rùlù

腰椎后侧入路（posterior approach of the lumbar spine）　经脊柱腰段后方直接或间接去除椎管压迫物及切除病变部位的手术入路。腰椎手术入路主要包括后方入路、前方入路及侧方入路等，其中以腰椎后侧入路最为常用，最为重要。腰椎后侧入路主要有两种手术入路：腰椎后侧正中入路和腰椎后侧椎旁肌间隙入路。大多数的脊柱手术采用后正中入路，该入路可以直接进入椎管。传统腰椎后正中手术入路中大范围椎旁肌的剥离和牵拉，容易造成术后慢性腰痛和引起并发症，并且对椎旁肌的损伤较大。国内外许多学者尝试使用不同手术入路减少对椎旁肌的干扰。1953年沃特金斯（Watkins）提出经骶棘肌与腰方肌之间的间隙作为入路行脊柱后路手术。威尔茨（Wiltse）于1968年提出经多裂肌和最长肌间隙入路，即从内侧的多裂肌与外侧的最长肌和髂肋肌之间的肌间隙钝性分开进入直达关节突的一种外科手术方法。

（邱贵兴　贺　宇）

yāozhuī hòucè zhèngzhōng rùlù

腰椎后侧正中入路 （posterior midline approach of the lumbar spine）

经腰椎后方正中行手术切口，显露椎体后方结构进行手术操作的手术入路。

适应证　腰椎后侧正中入路的手术适应证较为广泛，最常用于腰椎管狭窄症、腰椎间盘突出症、腰椎骨折脱位、椎管内肿瘤、腰椎滑脱症、腰椎不稳症等疾病的治疗。

手术方法　包括以下几方面。

体位　①患者俯卧于射线可透过的手术台上。②应小心确保患者颈部位于中立位不能过伸。③上肢置于外展90°以内的固定架上，以尽量减少肩袖撞击的可能性，上肢可以轻微的下垂前屈约10°。腋下不能放置任何纱布以防止臂丛神经麻痹。肘部的纱布垫位于内上髁以保护尺神经。④胸部及髂嵴下放置棉垫，妥善放置胸垫和髂垫可以通过重力恢复腰椎椎体矢状位序列。胸垫近端放置在剑突水平，远端应放置在腋下。对于女性应当特别小心摆放乳房，确保乳头没有受压。患者处于俯卧位时，腹部受压，使腹内压增高而使腰椎管内、外静脉丛压力增高，可造成术中出血增多。因此，髂垫应放在髂前上棘远端两指宽处，确保腹部悬空，以减少任何不必要的硬膜外出血。⑤对于单纯的腰椎减压手术，悬吊膝部让髋部屈曲来减少腰椎的前凸同时可以扩大椎板间隙，该体位便于手术进入腰椎椎管，但是在使用内固定时，应当避免使用该体位，因为该体位减少了腰椎前凸。

麻醉方式　全身麻醉，极少数病例可以选用局麻。

手术切口　手术切口应以病变腰椎棘突为中心，做一后侧正中纵切口，一般包括上、下各1~2个腰椎椎体。

解剖要点　①通过体表标志可大致了解椎体水平，头端以第12肋末端作为定位标志，尾端髂嵴连线在 $L_4 \sim L_5$ 水平。术前应拍摄胸部正侧位片，确定该患者肋骨数量，如出现第12肋缺如等情况，要及时调整定位方法。②脊柱后路有三层肌肉组织，即浅层的斜方肌、背阔肌、大小菱形肌肩胛提肌，中层的上下后锯肌、肋提肌，深层的竖脊肌、横突棘肌、棘间肌及横突间肌。浅层和中层肌肉接受周围神经的支配，腰椎后侧入路一般不会损伤这些神经。深层肌肉分节段的接受来自后背侧支的神经，并且深层肌肉存在大量的重复神经支配。腰椎后侧正中入路是一个真正的神经支配界面，神经损伤几乎只会发生在向外侧过度分离时。③深层的血供来自主动脉的节段分支，这些血管在横突间韧带水平进入

手术视野，可导致大量出血。④关节突关节囊有光亮的外观，可以见到个别纤维附着在椎板凹槽的外侧缘。除非在融合节段，其他非融合节段应当小心避免破坏关节囊纤维。⑤黄韧带的外观呈黄色，其纤维由头端向尾端走行，在头侧黄韧带在棘突基底部有一个较宽的附着部位，占椎板前表面的50%~70%，在尾侧黄韧带附着于椎板前表面上缘2~6mm处。⑥腰椎椎板间隙可能会较宽，尤其在 $L_5 \sim S_1$ 水平，或存在解剖变异，后部骨性解剖结构形成不完全，在暴露该节段时应当谨慎操作，可能会无意间进入椎管，损伤硬脊膜，造成脑脊液漏。⑦横突间筋膜附着于髂腰肌上，保护位于其下的神经组织。⑧在儿童患者，其棘突隆突未融合，在分离时将双侧隆突分开至骨骼处，然后与椎旁肌一起剥离分开。

手术步骤　①根据解剖标志或术中透视确定手术节段。②自棘突上做纵切口，切开皮肤及浅筋膜（图1）。③使用Cobb剥离器将约2mm厚，含有全层皮肤及皮下脂肪的皮瓣一起剥开，这样在关闭切口进行缝合时，更容易辨别筋膜层。④再次证实棘突的位置，使用电凝法切开棘上韧带及棘间韧带。腰背筋膜与棘上韧带融合成一体，并附于棘突，将棘上韧带纵行切开即可触到棘突末端。腰椎棘突末端膨大，棘突体部及根部较薄，要根据这种形态特点调整电刀尖端的方向，遵循骨膜下切开或剥离，使操作在骨与软组织之间的界面进行，这样可以确保不出血，也不会损伤腰肌内的神经支。⑤使用电凝法剥离椎旁肌至侧方的椎板凹槽处，常规显露术区（图2）。椎旁肌附

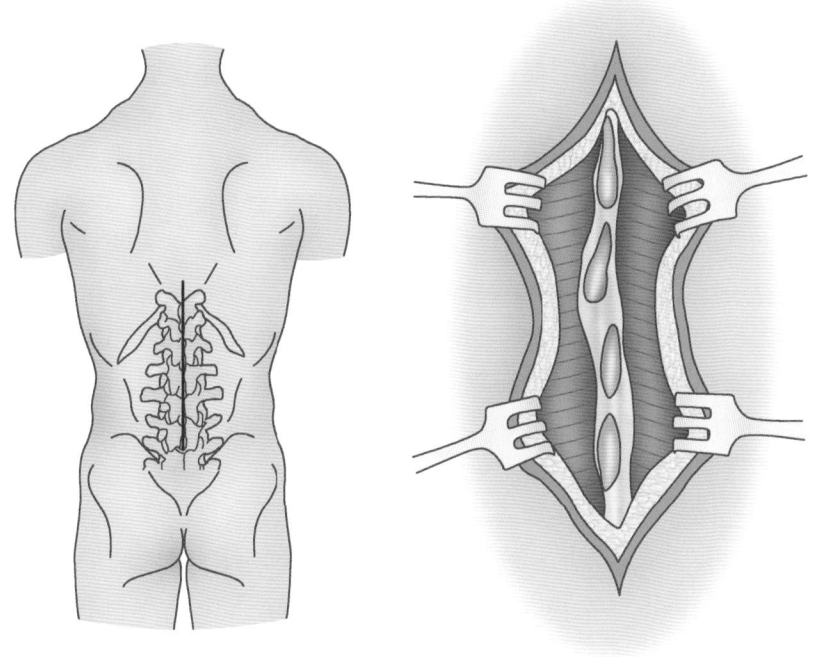

图1 腰椎后侧正中入路手术切口

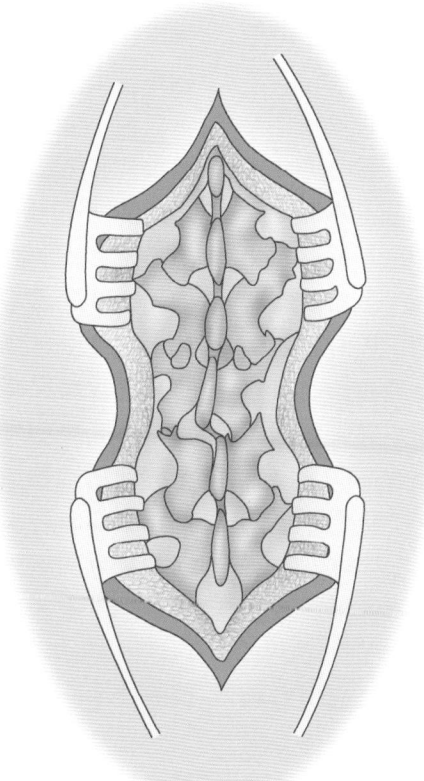

图2 腰椎后侧正中入路常规显露范围

着在椎板、棘突体及根部，多为肌性或腱性。在肌肉与棘间韧带之间有许多脂肪组织，内有腰血管后内侧支，自前向后走行。所以要保持骨膜处切断肌肉起点，肌肉切断范围由棘突至关节突关节外缘处即可满足手术要求。术者应避免超过侧方的椎板凹槽处以保护小关节囊的附着处。使用纱布和Cobb剥离器将椎旁肌从小关节囊处剥离。⑥再次确定病变椎体位置。把相应的棘间韧带切除直至黄韧带表面，在中线咬开黄韧带。两侧的黄韧带在正中有一个小的纵行裂隙，其内填充脂肪组织，该脂肪组织是硬膜外脂肪组织的一部分，有时有一血管穿过，当黄韧带被咬开后便可见到脂肪组织，这说明已经进入椎管了。此时用神经剥离子进行探查并分离黄韧带和硬膜之间的连接带。⑦轻柔切除黄韧带。将硬膜囊分离后，根据需要直视下用椎板咬骨钳将黄韧带逐步咬除，直到显露椎间盘及侧隐窝。

注意事项 ①在遇到两根出血难以止住的静脉时需要使用电凝止血，即椎弓峡部相邻处的静脉和小关节外侧方的静脉。②腰血管后外侧支自横突间自前向后走行在腰椎人字嵴凹内，其周围充满脂肪组织，此血管破裂是造成明显出血的主要原因之一。预防出血的方法是确定椎板外缘及人字嵴凹部位，在将肌肉向外侧牵拉过程中用纱布自中线向外侧剥离填塞，使该血管连同脂肪向外侧剥离，可以避免破裂出血。如果出血，可用尖镊钳住并电烧止血。如该血管断端回缩，在钳夹止血时注意不要将镊尖伸入至横突前面或肌肉深层电烧止血，这样有可能会灼伤腰丛神经。③硬膜外静脉丛破裂也是出血的重要原因，使用明胶海绵、可吸收止血纱布等压迫止血即可。④使用电凝将椎旁肌从横突上分离时，应小心保持在横突上操作，不要侵犯到横突间筋膜。⑤腰神经后支分为内侧支和外侧支。外侧支斜向外方走行，不在切口剥离的范围内，所以不会受到损伤。内侧支向后走行，分布于横突棘肌群和关节突关节，关节突关节支在乳突副突凹处走行，显露人字嵴时易受到损伤。但由于每个关节突关节要同时接受上下共3个节段的神经支配，所以损伤后影响不大，只要注意显露至关节突关节外缘即可，不会引起神经失用。⑥在横突间韧带处操作时要使用双极电凝，以避免损伤脊神经。⑦注意切断硬膜黄韧带之间的连接结构，该结构又称霍夫曼韧带，于腰骶部明显，在硬脊膜外的后部的正中、旁正中和侧方，该韧带将硬脊膜和椎板和黄韧带相连。膜椎韧带与硬膜附着处紧密结合，韧带的纤维束延入硬膜后壁并参与硬脊膜构成，用力牵扯则可使膜椎韧带连同部分附着部的硬膜后壁撕脱，使该部硬膜后壁变薄甚至撕裂。手术咬除黄韧带时，该韧带受到强力牵拉，可使韧带附着部的硬膜发生撕裂或部分撕脱，局部变薄而继发硬膜假性囊肿。所以手术中先分离黄韧带和硬膜，寻找该连接结构并锐性分离切断，这样可以防止硬膜撕裂。⑧椎旁肌切除。在体积较大和肌肉发达的患者，常需要切除要融合的横突上的部分椎旁肌。切除时，从椎旁肌筋膜下方开始切除，到横突外侧缘，这样可以在横突上方制成一个供骨移植的空腔。

优点 腰椎后侧正中入路的手术适应证较为广泛，操作相对简单，是脊柱外科手术最常用的入路。由于该入路可以充分显露腰椎后方结构，术野清晰，便于减压、植骨融合，仍是脊柱手术首选入路。

缺点及预防 ①腰椎后侧正中入路需广泛剥离椎旁筋膜、肌肉，出血较多。因此，手术时应按照上述注意事项精确止血。②术后早期伤口疼痛明显，延缓患者下地活动时间，有潜在增加压疮、肺部感染和下肢深静脉血栓等并发症的可能。在围术期应当加强疼痛管理、血栓预防等以避免相关并发症。③该入路对脊柱后柱的稳定结构破坏较大，并会引起椎旁肌缺血、肌萎缩以及瘢痕化等并发症，常导致患者术后出现慢性腰背痛、无力、失稳等腰椎手术失败综合征。随着显微镜技术、微创通道以及经皮内镜技术等多种微创和改良技术逐渐用于脊柱疾病的外科治疗，有望避免对脊柱后方稳定结构的破坏。

（邱贵兴　贺　宇）

yāozhuī hòucè zhuīpángjījiànxì rùlù
腰椎后侧椎旁肌间隙入路
（posterior paraspinal approach of the lumbar spine） 经多裂肌和最长肌间隙入路，从内侧的多裂肌与外侧的最长肌和髂肋肌之间的肌间隙钝性分开进入直达关节突的脊柱外科手术入路（图1）。又称威尔茨（Wiltse）入路。该入路最早是用来治疗腰椎滑脱症，但现在被用于极外侧的椎间盘切除术和保护肌肉的微创手术中。由于腰椎椎旁入路可以减少对椎旁肌的损伤，该入路越来越多地引起骨科医师的兴趣，尤其在联合经椎间孔入路的腰椎椎间融合术中。

适应证 腰椎椎旁入路的最佳手术适应证是腰椎骨折不伴有神经功能障碍者，或仅有轻度感觉异常而无运动障碍及鞍区感觉异常，无须行腰椎管减压者。多数腰椎疾病包括腰椎骨折、腰椎滑脱、腰椎间盘突出症、神经根管及侧隐窝型腰椎管狭窄症等，都可采用腰椎椎旁入路显露。需行椎管探查或椎管内操作的手术非腰椎椎旁入路的最佳适应证。

手术方法 包括以下几个方面。

体位 ①患者俯卧于射线可透过的手术台上。②应小心确保患者颈部位于中立位不能过伸。③上肢置于外展90°以内的固定架上，以尽量减少肩袖撞击的可能性，上肢可以轻微的下垂前屈约10°。腋下不能放置任何纱布以防止臂丛神经麻痹。肘部的纱布垫位于内上髁以保护尺神经。④胸部及髂嵴下放置棉垫，妥善放置胸垫和髂垫可以通过重力恢复腰椎椎体矢状位序列。胸垫近端放置在剑突水平，远端应放置在腋下。对于女性应当特别小心摆放乳房，确保乳头没有受压。患者处于俯卧位时，腹部受压，使腹内压增高而使腰椎管内、外静脉丛压力增高，可造成术中出血增多。因此，髂垫应放在髂前上棘远端两指宽处，确保腹部悬空，以减少任何不必要的硬膜外出血。⑤对于单纯的腰椎减压手术，悬吊膝部让髋部屈曲来减少腰椎的前凸同时可以扩大椎板间隙，该体位便于手术进入腰椎椎管，但在使用内固定时应当避免使用该体位，因为该体位减少了腰椎前凸。

麻醉方式 全身麻醉，极少数病例可以选用局麻。

解剖要点 ①脊柱后路有三层肌肉组织，即浅层的斜方肌、背阔肌、大小菱形、肌肩胛提肌，

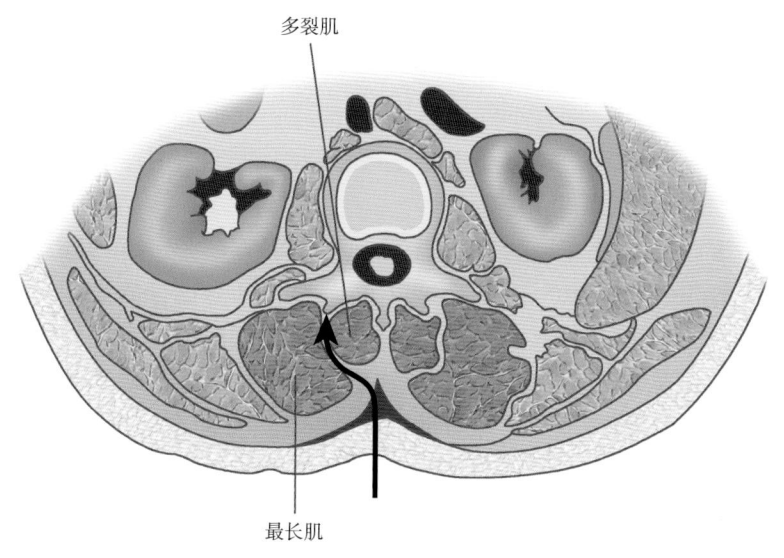

多裂肌

最长肌

图 1 腰椎后侧椎旁肌间隙入路
注：箭头所指为经多裂肌和最长肌间隙进入手术区域。

中层的上下后锯肌、肋提肌，深层的竖脊肌、横突棘肌、棘间肌及横突间肌。②斜方肌起点全部为胸椎的棘突，背阔肌起点自 $T_7 \sim T_{12}$、全部的腰椎棘突，菱形肌起点为 $T_1 \sim T_4$ 的棘突。最长肌在胸腰部止于胸椎的横突尖及其附近的肋骨部分、腰椎的副突和横突，多裂肌在胸椎起于横突，在腰椎起于乳突，止于上位 2～3 棘突的下缘。腰背部多裂肌和最长肌之间存在一固有的人体生理间隙，并且多裂肌和最长肌起止点交界处即胸腰椎椎弓根螺钉的入钉点。

手术切口 手术切口应以病变腰椎棘突为中心，做一后侧正中纵切口，一般包括上、下各1～2个腰椎椎体。

手术步骤 ①根据解剖标志或术中透视确定手术节段。②自棘突上做纵切口，切开皮肤及浅筋膜。③沿棘突两侧旁开一横指，纵行切开腰背筋膜，显露深层肌群。④于棘突旁触及横突或关节突，于其连线方向切开肌膜，并

沿其下钝性分离，此间隙即内侧多裂肌与外侧最长肌间的间隙。⑤使用电凝法显露横突上缘与椎板连接处，或人字嵴，即为椎弓根螺钉植入处。

注意事项 ①腰椎椎旁入路为内侧多裂肌与外侧最长肌间的间隙进入。因此，对内侧的多裂肌与外侧的最长肌之间的定位是十分重要。这不仅决定了手术是否成功，更影响着患者术后康复的程度。在实际的手术操作中，很多情况下，患者的肌间隙是很难被肉眼识辨的，尤其在老年患者中，肌肉萎缩致使肌间隙辨认困难。此时可选择在 $T_{11} \sim L_2$ 节段的正中间边缘，切开一长 2～3 cm 的切口，然后沿着肌纤维的方向顺势切开，显露出椎体横突，再进行下一步操作。②手术操作应当细致，如果粗暴分离、暴露，很容易造成肌肉失去活性，丧失腰椎椎旁入路优势的同时也不利于患者术后康复。③腰椎椎旁入路是利用多裂肌与最长肌之间的自然肌间隙进行手术操作，神经

血管分布较少。采用腰椎椎旁入路时，无须过多剥离椎旁肌，稍作钝性分离即可直达腰椎关节突外侧界与横突，显露病变位置极为简便，利于轻松完成全部操作。④通过腰椎椎旁入路，避免了对棘上韧带和棘间韧带等不必要的损伤和对解剖结构的破坏，并且大幅度地减少了对椎旁肌群的剥离和长时间、过度牵拉，减少了腰椎后路手术的术中问题及术后并发症。⑤腰椎椎旁入路特别适合在脊柱的翻修时应用，若脊柱再次手术时从原后正中入路，由于瘢痕的缘故，解剖层次不清，常感到无处下手，颇为棘手，但是从旁正中入路，则避开了瘢痕，直接由解剖层次较为清晰间隙进入小关节处，同时也方便由骨性结构入手，进行精确减压和微创内固定的翻修处理。⑥无须减压的胸腰椎骨折、腰椎滑脱症以及极外侧腰椎间盘突出症等，技术操作更为简单，更易于推广。该入路同样适用于某些需行椎管减压的病例，但需行减压的腰椎手术，对术者的技术要求更高。

优点 相对腰椎后侧正中入路而言，腰椎椎旁入路其具有以下优点：①自然间隙入路，血管分布少，不切断、剥离肌肉，术中出血量少。②显露容易，可直接显露神经根管、小关节及横突，便于确定椎弓根钉进钉点及外展角度，进行神经管减压及置钉。③避免剥离，不损伤腰神经后支，防止骶棘肌失神经支配，减少腰椎术后综合征。④无须强力牵拉椎旁肌，避免肌肉损伤、水肿。术后腰部肌肉力量无下降，有利于术后早期活动，恢复快。⑤缝合腰背筋膜后肌肉紧密贴附，肌间隙可完全封闭，不留死腔，术后切口渗血少，瘢痕形成、脂肪

沉积少。⑥保持脊柱稳定性，不破坏棘上韧带的连接，术后腰背筋膜可完全缝合，最大限度保留了脊柱解剖结构完整性，保持脊柱后部稳定结构，从而有效地避免医源性腰椎失稳。⑦缩短术中显露时间，手术切口小，更微创。

缺点及预防 ①部分腰椎疾病并不适宜使用腰椎椎旁入路，如中央型腰椎管狭窄症、椎管内脊髓神经组织病变等需要进行椎板切除者，若使用该手术入路则加大了手术操作距离与难度。因此，在选择手术入路时，应根据CT、MRI、X线平片等了解其病理结构，对病理解剖不复杂，椎间关节增生不十分严重者可选用腰椎椎旁入路，对内侧增生严重，须向内侧剥离者，仍以腰椎后侧正中入路较好。②在应用腰椎椎旁入路遇到困难或术中需要时，还可调整手术入路策略。多节段腰椎病变，需行半椎板切除时可适当延长切口，如需行全椎板切除时则可转为腰椎后侧正中入路。③尽管腰椎椎旁入路创伤较小，但脊柱后路手术的并发症不容忽视。在一系列研究报道中，脊柱后路主要和次要的手术并发症高达80%。并发症的危险因素包括患者的年龄、手术时间、暴露的节段、出血量等。糖尿病被证实为术后并发症的独立危险因素。脊柱后路手术主要并发症包括伤口感染、肺炎、肾衰竭、心肌梗死、呼吸窘迫、神经功能损伤、充血性心力衰竭、脑血管意外；次要并发症包括尿路感染、需要输血的贫血、谵妄、肠梗阻、心律失常、一过性缺氧、伤口血肿、下肢感觉异常。因此，术前准备务必充分，手术操作需要细致认真，围术期管理需要周全。

(邱贵兴 贺 宇)

dǐ-qiàguānjié hòufāng rùlù
骶髂关节后方入路（posterior approach of the sacroiliac joint）

经骶髂关节后方显露至骶髂关节，从而治疗骨折、脱位及去除病变组织的手术入路。

适应证 ①骨盆骨折合并骶髂关节脱位，有明显 $S_1 \sim S_2$ 粉碎性骨折，骶髂关节脱位位移不大，容易复位的病例。②骶髂关节化脓性感染、结核、肿瘤等需要手术者。③无后方软组织损伤或者损伤不重者。

手术方法 ①患者取俯卧位，沿髂嵴后 1/3 侧唇向髂后上棘做切口（图1a）。②剥离显露至嵴部，在此处切断腰背肌筋膜，连同骨膜向中间剥离牵拉骶棘肌腱膜，显露骶髂关节后部，此显露范围对于关节外融合是足够的。③为了行引流或者关节内融合，需要显露骶髂关节的关节面，从髂后上棘向外侧、远端延长切口5~8cm。沿臀大肌纤维方向将其切断，或者切断其在髂嵴、骶棘肌腱膜以及骶骨的起始点，然后将其向外侧以及远端牵拉，从而暴露髂骨的后部（图1b）。可以保留臀上神经及臀上动脉的分支。④为了进一步显露髂骨，将臀中肌向侧前方牵拉，由于臀上神经以及臀上动脉的位置关系，臀中肌不能过度向前方牵拉。⑤在髂后上棘及髂前上棘之间向前截除1.5~2cm宽的全层厚度的髂骨，向侧方及头侧扩大4~5cm，截骨区域的下边界与坐骨大切迹的上缘大致平行。⑥关节的显露程度取决于骨块截除的大小。

优点 可充分显露髂骨后部，供放置接骨板的骨面较大，损伤神经及血管的可能性小，暴露范围小，可减少出血以及感染的发生，可早期功能锻炼。

缺点 骶髂关节不能直视，复位难度大，无法进行满意的复位，且容易发生复位不全，术前骶髂关节复位失败，髂骨翼后部

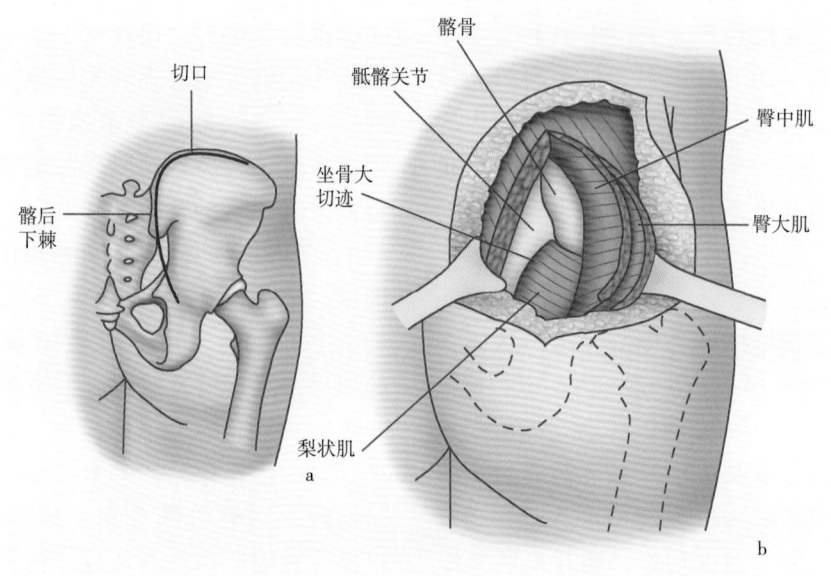

a. 切口垂直于髂后上棘上方向远端大约1cm；b. 深层显露包括切断臀大肌筋膜，然后向髂后上棘侧方行最大程度骨膜下剥离。

图1 骶髂关节后方入路

骨折不适用，后方软组织损伤重，皮肤条件差者亦不宜采用。

（邱贵兴 王连雷）

dǐ-qiàguānjié qiánfāng rùlù
骶髂关节前方入路（anterior approach of the sacroiliac joint）

经骶髂关节前方显露至骶髂关节，从而治疗骨折、脱位及去除病变组织的手术入路。

适应证 ①单侧或双侧损伤造成后弓完全损伤，骨折垂直不稳定，单纯应用前方外固定架不能控制后方骶髂关节复合体的运动者，包括单侧髂骨骨折、骶髂关节脱位、骶骨骨折，以及双侧骨折。②开放骨折，需同期处理盆腔脏器损伤者。③陈旧性骨折，需要处理关节间隙才能复位者。④化脓性感染、结核、肿瘤等病变侵及范围较广者。⑤后方软组织损伤严重者。

手术方法 ①患者取仰卧位，在髂嵴上方1.5cm处，以髂前上棘为起点，做长10~12cm切口。②向远端剥离显露至髂嵴，然后在保留臀肌起始点的基础上分离其他肌肉，切开骨膜，沿髂骨表面向中间和稍远端行髂肌骨膜下剥离。③将髂骨折返，用手套裹有纱布的手指徒手完成剥离，继续分离到骶髂前韧带的外侧附着部，触及骶髂关节。④进一步沿髂嵴在肌间平面向后方延伸切口，从而暴露骶髂关节的前部（图1）。

注意事项 髂内动脉分出的臀上动脉可能从坐骨切迹穿出，术中避免损伤，坐骨切迹处骨皮质较厚，对骨盆稳定性具有重要作用，除非必要，勿要切断。

优点 前侧入路可直接显示骶髂关节上方和前方，显露充分，剥离相对广泛，复位骶髂关节比较容易，为内固定物的放置提供了有利的空间，可同时处理耻骨等邻近部位骨折，可避免损伤后方软组织，避免后方挫伤伤口的并发症。

缺点 可能损伤L_5、S_1神经根，固定髂骨比较困难，对于S_1~S_2区骨折病例无法进行有效的内固定。此外，前侧入路暴露范围广，发生出血、血肿以及感染的风险相对较高。

（邱贵兴 王连雷）

dǐ-qiàguānjié gǎiliáng héngqiēkǒu rùlù
骶髂关节改良横切口入路（modified Mears-Rubash approach to the sacroiliac joint）

经骶髂关节后方，通过改良横切口显露至双侧骶髂关节及骶骨，从而治疗骨折、脱位及去除病变组织的手术入路。

适应证 同骶髂关节后方入路。

手术方法 ①患者取俯卧位，通过髂后上棘连线上方1cm做横切口（图1a），如果暴露一条或者两条坐骨神经的话，需要将切口弯向远端，从而将从骶骨到坐骨大切迹走行的坐骨神经显露出来。②切开深筋膜扩大切口，显露出双侧臀大肌在髂后上棘的起始点（图1b）。③自髂后上棘提起椎旁肌，从中间向两侧截除骶骨棘，保留臀大肌起始部完整（图1c，图1d），这将为接骨板的应用提供一个平坦的界面。④在骶骨和髂后上棘位置，在骨膜下提起椎旁肌，为接骨板应用提供通道。⑤根据术中需要去掉骶骨的部分棘突。⑥如果行骶髂关节引流或者关节融合，需要更进一步显露，从臀大肌的一端或者从髂后上棘起始处将其切断，然后将其拉向一侧从而显露出髂骨的后部。⑦按照传统标准后方入路手术方式进行较大的髂骨后部截骨。

优点及缺点 同骶髂关节后方入路。

（邱贵兴 王连雷）

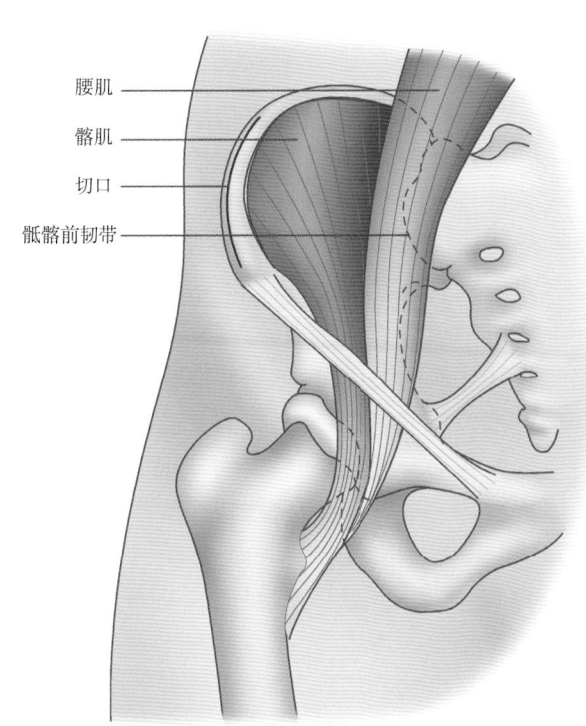

腰肌
髂肌
切口
骶髂前韧带

图1 骶髂关节前方入路

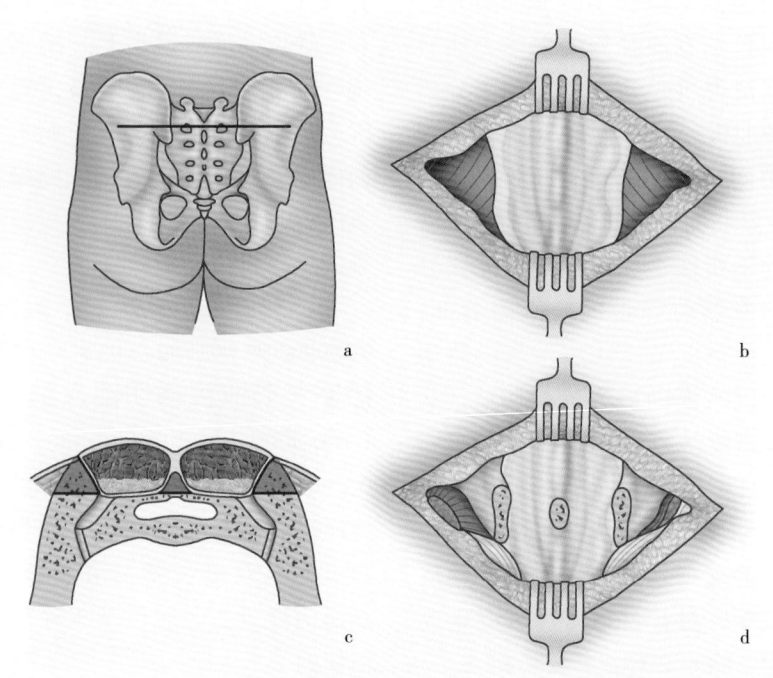

a. 皮肤切口；b. 显露髂嵴后部、臀大肌和椎旁肌；c. 虚线处为安放接骨板和螺钉而行的髂后上棘截骨；d. 截骨完成，臀大肌向外侧折返。

图1 骶髂关节改良横切口入路

shígāo gùdìng jìshù

石膏固定技术 （plaster technique）

利用熟石膏（CaSO$_4$)$_2$·H$_2$O 遇水重新结晶还原为变硬塑形的含水硫酸钙（CaSO$_4$·2H$_2$O）特性应用于临床外固定的常用技术。石膏固定技术的产生要追溯到古代对骨折的制动治疗。早期的固定方法使用鸡蛋淀粉、夹板和竹片。随着技术和材料的发展，石膏被制成制动材料。土耳其人于 18 世纪末开始使用熟石膏用于对肢体骨折的制动。他们的方法是把患肢放在盒子里，然后往里填充石膏——很显然此法体积庞大且使用操作不便。安索纽斯·马斯约森（Anthonius Mālhijsen，1805~1878 年）在 1852 年最早使用了石膏绷带，被誉为石膏绷带发明者。他将熟石膏置于棉布或麻布之上做成石膏敷料，这一过程通常由术者或助手来完成，然后再裹在患肢上。此种方法一直沿用至约 50 年前。直到 20 世纪中叶，即用型的石膏敷料才开始广泛使用。

石膏固定的基本原则 石膏在骨科领域种类很多（如石膏背心、髋人字石膏、肢体石膏等），应用范围也广泛。但一些基本原则是相通的。在打石膏之前，需要确认肢体位置满意并且需要一直维持。因为石膏硬化需要一定时间，在这个时间内，肢体需要良好维持在需要固定的位置，直到确认石膏硬化。过早的活动可能使得石膏在关键部位断裂，失去固定作用。普通硫酸钙石膏在发热时活动肢体特别容易出现断裂。对于配合差的患者（如儿童），尽管其父母可以协助，但在实际操作中最好让有经验的助手扶住患儿的患肢，尤其在制作髋人字等大型石膏时。特殊的足部支架可以帮助成年人维持足于中立位。

合理使用石膏衬垫和/或袜套 使用时根据需要决定厚薄和大小位置，原则上骨突出的位置或者容易造成挤压的位置需要相对较厚，大小要超出石膏绷带范围，然后在固定石膏绷带的时候将超出的石膏衬垫或袜套卷到石膏表面固定，以防止石膏粗糙边缘对皮肤的伤害，使石膏看上去更漂亮，并且使石膏去除时更简便和安全。袜套的使用可以减少石膏棉的缠裹，过厚的石膏衬垫常用于防止皮肤受压，但同时增加了对皮肤的刺激，并且由于过度堵塞使得石膏很松弛且塑形差，其结果使患肢有过度的活动，石膏固定失效，严重的甚至导致石膏滑落。特殊情况下，骨突处使用可黏附的防压疮贴。在手术室对术后患者进行管型石膏固定时，由于外科材料、伤口引流、经皮穿针等情况使得衬垫或者袜套在使用起来比较困难，需要对衬垫或者袜套进行裁剪，有时可以只用衬垫，从而快速、有效地实施石膏的塑形操作。必要时对切口处的石膏在未硬化前行开口，便于术后切口换药，特别是管型石膏。在估计术后肢体可能继续肿胀的病例，管型石膏可以预先切开，再用绷带包扎，可以减轻患者的不适并且可以在情况加重时轻易剖开石膏管型。

石膏缠绕 石膏或人工合成材料的有效缠绕需要操作者具备一定的临床经验。适当的石膏缠绕技巧，包括在对一个圆锥形结构进行缠绕时如何处理石膏的褶皱以使其表面平滑是一个需要反复学习和操作的过程。石膏绷带缠绕时，下一圈应压前一圈的 1/2，这一点在进行石膏管型固定时尤为重要，这样石膏容易完全展平。在缠绕直角时，石膏的缠绕应不对称，这样才能得到对称的厚度，跨关节缠绕时，应使用 8 字缠绕避免关节处血管神经受压。应特别注意不要让石膏管型过紧，对合成材料的石膏管型来说同样需要注意这个问题。缺乏经验的操作人员在缠绕时常只高度注意肢体的位置是否变化，而容易忽略如何处理褶皱及松紧，其结果是石膏管型过紧或者出现挤压，尤其是术后在手术室进行操作的患者。有些人工合成材料制作的石膏本身具有可伸展性或者通过加热可增加延展性，在制作完成后可进行适当的调整，但同样也可能造成这类管型石膏的约束性减弱。

石膏塑形 良好的塑形可以使石膏更贴附，起到更好的固定作用，从而也减少了石膏的副作用。石膏管型应适应肢体的形状，而且应含有雕塑的艺术。尤其在骨突处应小心塑形以获得良好的匹配度，需要注意的是石膏管型有可能增加筋膜室压力和皮肤压伤，在术后进行管型石膏后立即剖开，并且在消肿之后再紧固石膏。石膏边缘的修饰需要花费时间，但如果在缠绕石膏时仔细设计是可以避免。如将超出的石膏衬垫或者袜套卷到石膏表面固定。对下肢石膏管型远端来说，应保持 30°的缠绕方向，外侧短，这样在第 5 趾骨头处的石膏边缘就不需要再修饰。

石膏拆除 石膏固定完成后需要确定石膏拆除时间，对难拆除的管型石膏以及手术室完成的复杂石膏（制作困难），应尽量保证石膏拆除后不再安置，需要注意的是石膏在 X 线片上的显影可能会影响对骨折愈合的判断，临床需要根据具体情况决定石膏拆除时间。拆除石膏需要有足够的

耐心，传统的石膏剪刀可用于拆除小的石膏管型，但是对于大型石膏或者高分子材料的石膏，需要使用石膏锯等电动工具，由于噪声大、锯片锋利，电动工具有损伤肢体的风险，需要操作者耐心沟通和仔细操作，同时正确掌握电锯的结构和机械学，使石膏锯的锯片"上下"渐进性地切割，尽量避免锯片长距离"挖掘"式切割以减少皮肤损害的风险。要避免在骨突处进行切割，并且在开始切割时应使石膏离开皮肤。利用多种辅助工具可以帮助分开石膏、剪断衬垫以及去除石膏。

石膏并发症 石膏制作完成后，随访过程中需要注意局部挤压、过松或过紧、肢体血供感觉温度变化、石膏完整性、及时处理，避免出现并发症。

压疮 较常见。多为石膏包扎不均匀、骨突出处未用衬垫保护、在塑形过程中形成局部变形等原因所致。30mmHg 的压力持续 3 小时就会形成溃疡，患者常诉局部疼痛不适，容易被本来创伤所掩盖，临床上要及时辨别处理，如果等到局部出现渗液、异味才打开石膏查看已经迟了。

骨筋膜室综合征 是石膏固定最严重的并发症。处理不好可能出现肢体坏疽或缺血性肌挛缩。主要原因是石膏过紧压迫导致肢体血供障碍，特别要注意那些管型石膏固定后肿胀和疼痛加重的患者，石膏固定时露出肢体远端便于临床观察特别重要。患者临床表现为不能用原有损伤解释的疼痛和肢端肿胀。对肢体肿胀程度进行分级处理：一级：可能只出现轻度肿胀，处理是背侧剖开，石膏衬垫和敷料不剪开，但必须放置隔离器以使管型保持分开，在肿胀消失后，一般为 4~7 天再

去除这些隔离器，再用绷带（上肢）或石膏绷带（下肢）缠紧石膏管型。二级：可能出现明显肿胀，处理是在石膏管型上做一纵行剖开，包括石膏下面的衬垫，直到皮肤表面，以使石膏能较大程度地分开。在衬垫剖开之后，局部会出现肿胀，随后应在剖开处重新纵行垫上薄层的软品衬垫，再用纱面缠裹。在肿胀消退后，石膏可重新修整。三级：出现极度肿胀。处理是去除石膏，更换石膏管型为石膏托或者改用其他固定方法，以充分观察肢体的情况。

神经损伤 常见的神经损伤为小腿石膏造成的腓总神经损伤、上臂石膏造成的桡神经或尺神经损伤，在制作这些石膏时要注意神经经过处的保护，石膏制作后的认真随访。患者表现新出现的肢体麻木，要及时处理，调整石膏，应用营养神经药物，一般能自主恢复。

皮肤过敏和皮炎 石膏制作后皮肤清洁困难，皮肤出现瘙痒或过敏。部分患者用棍等尖锐物插入石膏下方，造成损伤，不及时处理可能会出现皮肤化脓。为减少皮肤问题，在石膏制作前对皮肤清洁，询问患者过敏史，告知患者在随访中保持石膏清洁干燥，不能用尖锐物品插入到石膏下减少瘙痒，必要时拆除或者更换石膏。

失用性骨质疏松和卧床并发症 特别是大型石膏制动后，患者负重活动减少，缺少锻炼，营养丢失等都可能加重骨质疏松。长期卧床还可能出现肺炎、压疮、深静脉血栓等危及患者生命的卧床并发症。临床上对于制动范围大、卧床风险高的患者要加强锻炼和营养，加强肺部功能锻炼和

护理，必要时应用防静脉血栓的物理方法和药物。

（裴福兴）

shígāo bēngdài

石膏绷带（plaster bandage）

狭义的石膏绷带指石膏粉末附着于布类条带上形成的绷带。可以制作成各种厚度和长宽直接使用的绷带，熟石膏接触水分后可较快地重新结晶而硬化，塑形固定。随着材料技术的进步，石膏绷带有了更广义的范畴，各种树脂绷带以及高分子绷带等人工合成材料同样能发挥以前石膏绷带的作用，并且摒弃了既往石膏绷带的缺点。已在临床上广泛应用。总之，从功能上理解石膏绷带是一种使用前兼具柔软和可塑性、使用过程中坚硬可支持的材料。

（裴福兴）

shígāo chèndiàn

石膏衬垫（plaster cushion）

放置于石膏与肢体之间的柔软衬物。可由多种材料制成，但是通常为棉织物。主要目的是保护骨隆突部的皮肤和其他软组织在长时间与坚硬的石膏接触中不被压伤导致压疮、骨筋膜室综合征等并发症，降低挤压疾病风险。

（裴福兴）

shígāo gùdìng wèizhì

石膏固定位置（plaster immobilization position）

大部分石膏固定位置为肢体或者关节的功能位。特殊固定位置根据具体要求决定。常见的肢体和关节功能位置如下。

肩关节固定位置 需要固定肩关节的常见疾病包括锁骨骨折、肩关节脱位和肱骨近端骨折、肩袖损伤术后等。锁骨骨折，肩关节固定在内旋 60°～80°、内收 0°位置，减少肩关节活动即可。肩关节前脱位，肩关节需要固定在内收 10°～20°、内旋 60°～80° 位置。肩关节后脱位，肩关节需要固定在外展外旋和后伸位，外展 45°～75°，外旋 60°～80°，后伸 30°～45°。肱骨近端骨折，固定要求根据骨折复位后的稳定性决定，肩关节外展位固定可以将肩关节外展固定于肩关节外展 60°～90°，前屈 30°～45°，外旋 15°～20°。

肘关节固定位置 肘关节固定功能位为屈肘 90°，肘关节周围外伤常需要固定于功能位，临床结合具体病例调整，并需要和前臂旋转位置结合固定。肱骨内上髁骨折常须固定于旋前位，肱骨外上髁骨折常固定于旋后位，以减弱附着于内外髁的前臂屈伸肌肉对骨折的牵拉。尺骨鹰嘴和肱三头肌等伸肘装置的损伤需要将肘关节固定于适当伸直位置；而肱二头肌和尺骨冠状突骨折等屈肘装置的损伤需要将肘关节固定于适当屈曲位置，但过度屈曲可能影响肢体远端动脉血供或者静脉回流。

腕关节和手掌固定位置 通常腕关节和手掌需要同时固定。腕和手的功能位：腕关节背伸 30°，尺偏 5°～10°（示指与前臂的纵轴在一直线上），拇指对掌位，掌指关节 140°，近指间关节 130°，远指间关节 150°。腕关节固定常见桡骨远端骨折以及前臂和手的肌腱损伤术后，固定的原则是维持复位骨折后的稳定性，如果骨折屈腕尺偏稳定，则需要固定于屈腕尺偏位置，如柯莱斯（Colles）骨折复位后。对于肌腱损伤，原则为放松肌腱：伸肌损伤修复术后固定腕关节于背伸位，屈肌损伤固定腕关节于掌屈位，但是避免过度背伸或掌屈，因为过度会牵拉需保护肌腱的拮抗肌，反射引起需要保护的肌腱的肌腹收缩，不利于肌腱放松保护。

脊柱固定位置 脊柱的生理弯曲，颈椎向前，胸椎向后，腰椎向前。随着技术进步，脊柱石膏固定减少，但支具矫形需要根据不同情况行相应调整，但基本遵循石膏固定的原理。

髋关节固定位置 髋关节石膏固定，最常见的是儿童的髋关节发育不良的治疗中，也用于治疗人工髋关节脱位复位后。儿童的髋关节发育不良常在髋关节复位后将髋关节屈曲 95°、外展 40°～45°的位置固定。而治疗人工髋关节脱位术后的髋关节位置和脱位类型有关，后脱位一般固定于外展 45°，旋转中立位。前脱位一般固定于外展 45°，适当外旋，屈髋 15°。

膝关节固定位置 膝关节功能位为屈膝 5°～10°。膝关节周围损伤，基本都可以将膝关节固定于该位置，临床上经常采用的是适当屈曲固定，以减轻固定不适。但是对于腘窝血管神经损伤术后，需要屈膝固定。侧副韧带损伤术后，可将膝关节屈曲 30°固定。

踝关节固定位置 踝关节功能位置为背屈 90°，多数踝关节周围损伤都可固定于该位置，但在临床操作中，经常不能维持于 90°，处理的办法就是在石膏完全硬化前必须维持踝关节于 90°。跟腱损伤踝关节是跖屈固定。而踝关节融合位置，需要固定于背屈 90°、外翻 5°。

（裴福兴）

shígāotuō

石膏托（plaster stab）

将石膏绷带平放在石膏台板上摊开，来回折叠 10～15 层，放置于伤肢的背侧或后侧，宽度控制在包围肢体周径 2/3，用普通绷带包扎固定肢体的外固定器具。

适应证　适用于四肢骨折，韧带、肌腱损伤的非手术治疗。

操作方法　测定所需要的石膏长度，维持肢体位置，把石膏绷带铺成板样，浸于水中，石膏完全浸湿后，挤压去除部分水，放于石膏衬垫上，然后将石膏绷带和石膏衬垫贴附于需要固定的肢体部位，并用绷带缠绕固定。

注意事项　上臂的石膏近端要注意对桡神经的挤压。前臂常用于固定桡骨远端的石膏远端容易过长，掌侧石膏不宜超过远侧掌横纹，背侧不超过掌骨头。下肢的长腿石膏易在近端松动，小腿的石膏近端要注意离开腓骨颈，避免腓总神经损伤。患儿的石膏托很容易出现松动，要注意观察和随访。

（裴福兴）

shígāo jiābǎn
石膏夹板（plaster splint）

按照石膏托的制备方法制作的分别置贴于被固定肢体伸侧及屈侧的两条石膏带，然后用绷带包扎固定肢体的外固定器具。形似两块夹板。石膏夹板的固定性优于石膏托，同时便于调整松紧。

适应证　适用于对稳定性比石膏托更高要求的损伤，或者管型石膏固定前的过渡。

操作方法　维持肢体位置，测定石膏长度，按石膏托的方法，先放上一侧石膏托，然后再做另外一石膏托放于相对位置，绷带缠绕固定。

注意事项　除石膏托同样的注意事项外，石膏夹板容易造成肢体肿胀加重，甚至危及肢体功能，需要定期观察，及时调整。

（裴福兴）

shígāo guǎnxíng
石膏管型（plaster cast）

将石膏条带置于伤肢屈伸两侧，再用石膏绷带包绕固定肢体的一种外固定器具。形似筒状或管状。

适应证　对固定要求较高的肢体损伤，如四肢管状骨骨折、关节融合、韧带损伤等。多用于儿童。

操作方法　确定需要固定的长度，维持肢体位置，用衬垫缠绕需要固定的位置，对骨突出处加用衬垫保护，然后将整卷的石膏浸湿，挤去部分水，从肢体远端向近端缠绕，缠绕石膏绷带时要重叠1/2，注意关节处的处理以确保石膏的厚薄均匀。在石膏硬化前认真塑形，检查松紧，石膏边缘需处理的整齐平滑。

注意事项　如果当时或者预计可能会过紧，可以在石膏硬化前预破开石膏，然后用薄层石膏绷带再次缠绕，以便在随访时容易处理，过松的石膏不要轻易在外加用石膏绷带，容易造成里层的石膏皱褶压迫皮肤。要密切观察肢体肿胀情况，必要时切开石膏或者去除。

（裴福兴）

Uxíng shígāo
U 形石膏（U shape plaster）

按照石膏托的制备方法制作放置于肢体背侧和内外侧的石膏带，宽度覆盖肢体周径3/4，然后用绷带包扎固定肢体的外固定器具。截面形似 U 形。U 形石膏的固定性优于石膏托，操作性优于石膏夹板和石膏管型，便于调整松紧。

适应证　适用于内外翻型踝关节损伤、肱骨骨折以及掌骨骨折等。

操作方法　以小腿 U 形石膏为例，维持位置屈膝屈踝90°，准备适当长度的石膏托，将石膏托中心放于足跟部，两端放于小腿两侧，用绷带从远端向近端缠绕固定。

注意事项　石膏不能过宽，不然在后跟处较难处理，石膏固定后注意随访石膏松紧和肢体肿胀程度。

（裴福兴）

jiàqiáoshì guǎnxíng shígāo
架桥式管型石膏（bridging plaster cast）

固定肢体的两段独立管型石膏通过支架连接构成整体的一种外固定器具。类似于两个桥墩与桥面构成的连接结构。

适应证　适用于关节损伤，需要固定的同时适当活动的病例，或者肢体环形创面更换敷料的固定。

操作方法　在需要固定的关节近远端先分别行石膏管型固定，然后取可活动的支架 2 个分别用石膏再固定于石膏管型上。活动支架的活动中心对着关节的运动轴，支架可以打开活动，或者锁定维持关节位置。

注意事项　除管型石膏固定的注意事项外，需要将支架的活动关节轴线和关节的活动轴线放置在一条线上。

（裴福兴）

qūgàn shígāo
躯干石膏（plaster of trunk）

采用石膏条带和石膏绷带相结合的方式包绕固定躯干，石膏条带和绷带之间紧密贴附形成的一个石膏整体。包括石膏围领、石膏背心和头胸石膏。

石膏围领　①适应证：适用于颈椎骨折、脱位等颈部疾病。②操作方法：维持需要固定的颈椎位置，使用纱套，骨突出处使用衬垫，在下颌两侧先用石膏托支撑，然后包扎石膏，上方托下颌和枕骨结节，下方前至胸骨柄，后至胸椎2~3，两侧到锁骨内1/2。维持位置直到石膏硬化。③注意事项：操作过程中需要维持颈椎位置，在颈前方需要石膏开窗。

石膏背心 ①适应证：适用于脊柱骨折，脊柱结核等需要稳定脊柱的病例。②操作方法：操作时最好在外力作用下维持患者直立，用衬垫包绕需要固定的范围，然后后方起自肩胛骨下角，前方起自胸骨上缘，下至耻骨联合和骶骨，两侧到髂嵴。先用适当长度的石膏条带做支持，然后缠绕石膏绷带，缠绕完备后，腹部开直径 15~20cm 孔窗。③注意事项：做好石膏后，保证胸骨、耻骨联合、腰椎形成三点支撑，完全显露腋窝使上肢活动自如，髋关节能屈曲90°，坐位时石膏边缘离板凳有 3 横指距离。

头胸石膏 ①适应证：适用于上颈椎骨折损伤。②操作方法：维持需要固定的颈椎位置，使用纱套，骨突出处使用衬垫，在下颌两侧先用石膏托支撑，后方 2 个石膏托左右支撑到头枕部，头顶用石膏环形包扎，然后缠绕石膏，上方托头部和下颌，下方前至胸骨柄，后至 $T_2 \sim T_3$，两侧到锁骨内 1/2。维持位置直到石膏硬化。③注意事项：操作过程中要维持颈椎位置，在颈前方和两侧耳部需要石膏开窗。

（裴福兴）

jiānrénzì shígāo

肩人字石膏（shoulder spica cast） 覆盖胸部的躯干石膏向单侧或双侧上肢延伸出将肩肘关节固定于特定体位的特殊石膏管型。

适应证 用于肩关节周围骨折或损伤。

操作方法 维持肩关节固定于外展45°~60°、前屈30°、外旋15°、屈肘90°、前臂旋前，拇指对准患者鼻尖。先做上臂石膏托和腰间石膏托，在肘关节和髂嵴之间要用支持物行支持，然后用

石膏绷带缠绕固定。

注意事项 注意保证支撑位置稳定，避免移位。

（裴福兴）

xuánchuí shígāo

悬垂石膏（hanging cast） 覆盖上臂近端至腕关节近端，腕部用绷带悬带于颈部，利用石膏和前壁自身重力防止肌肉挛缩和骨折断端移位的石膏管型。是治疗肱骨干骨折的一种上肢石膏管型。

适应证 适用于治疗肱骨干骨折。

操作方法 屈肘90°固定，衬垫保护，从肱骨骨折线近端到腕部用管型石膏固定，石膏在腕部安置绷带悬吊于颈部，依靠石膏和前臂重力来维持肱骨骨折位置。

注意事项 注意肢体肿胀情况，观察手指活动和感觉，出现异常需要拆除石膏。注意骨折位置，骨折移位，需要适当调整。

（裴福兴）

mǔrénzì shígāo

拇人字石膏（ thumb spica cast） 包绕前臂远段及掌骨的石膏管型主体在桡侧末端延续出一个分支，后者将拇指固定于外展位的特殊类型的石膏管型。

适应证 适用于第 1 掌骨和舟骨骨折的治疗。

操作方法 维持腕关节功能位，拇指外展，用薄层衬垫，从远端向近端缠绕石膏绷带，可以先用窄石膏绷带缠绕，远端背侧不超过掌骨头，掌侧不超过远侧掌横纹，拇指要接近指间关节但不固定指间关节，近端到肘横纹远端三横指。

注意事项 制作后拇指要能完成对掌功能，肘关节功能不能受影响，随访石膏绷带松紧，注意第 1 掌骨基底皮肤压疮。

（裴福兴）

kuānrénzì shígāo

髋人字石膏（hip spica cast） 覆盖腰部及骶尾部的躯干石膏向单侧或双侧下肢延伸出将髋关节固定于外展位的特殊石膏管型。

适应证 适用于儿童股骨骨折以及髋关节脱位复位后等。

操作方法 制作时需要专门的工具对骶尾部进行支撑，由助手扶着双下肢，确保髋膝能适当屈曲。衬垫或者石膏裤做底层，在腹部需要加用厚衬垫，便于呼吸和进食。远端患侧到踝关节上方、健侧到膝关节上方，近端到肋骨下缘用石膏条支撑，然后缠绕石膏绷带。修剪石膏边缘便于个人卫生。

注意事项 石膏容易断裂致骨折移位，需要注意石膏保护，腹部要留空间便于呼吸、饮食。

（裴福兴）

wāshì shígāo

蛙式石膏（frog spica cast） 包绕腰部及骶尾部的躯干石膏向双下肢延伸出将双侧髋关节固定于屈曲90°，外展40°并且将膝关节固定于屈曲90°的特殊石膏管型类型。因肢体固定后形似青蛙，故称为蛙式石膏。

适应证 适用于儿童髋关节发育不良的治疗。

操作方法 将麻醉后的患儿置于石膏床上，确定复位稳定后，将髋关节外展 40°~45°，屈髋约95°，屈膝90°，维持髋关节稳定所需要的髋关节屈曲和外展，在腹部前方放置较厚的折叠衬垫，用的衬垫棉卷从乳头平面缠至踝关节，骨突处用更厚的棉垫保护，没有毡垫可将衬垫棉卷加厚。先预备 4~5 个从乳头到骶骨长度的石膏托。从乳头连线到双侧膝关节先缠一层宽的石膏绷带，再用石膏条从后向前、从乳头到骶骨

缠绕以加强石膏的后侧，同时用短而厚的石膏条加强腹股沟的前外侧。另用一石膏条从一侧腹股沟区开始，向后绕过臀部、髂嵴至腹部前侧，再回到对侧大腿重复此操作。这些加强的石膏条将大腿和上部的躯干连接。用另一条长石膏条从膝关节平面开始，跨过腹股沟区的前外侧、再向上到上胸壁，这是大腿和躯体的主要连接和固定物之一，用宽石膏绷带从乳头缠至膝关节，完成近端区域的石膏固定。再应用窄石膏绷带，分别完成从膝部至踝关节的石膏缠绕，再用两条石膏带加强大腿、膝关节和小腿的内外侧，另用一卷窄石膏绷带缠在其表面。在石膏硬化前修整石膏，石膏硬化后取出腹部加厚的衬垫棉卷。

注意事项 注意操作中关节位置的维持，过大角度可致股骨头坏死，过小角度可能致脱位。定期随访，注意石膏完整。

（裴福兴）

jiǎoxíngqì

矫形器（orthosis） 用于治疗和改变神经肌肉和骨骼系统的功能特性或结构的人体体外使用器械等装置的总称。主要作用有支持与稳定、固定与保护、矫正与预防、免荷与牵引、代偿与助动。矫形器根据病理情况、使用目的及要求进行设计制作，故种类很多。根据安装部位不同可分为上肢矫形器、下肢矫形器及脊柱矫形器。

（裴福兴）

xiàzhī jiǎoxíngqì

下肢矫形器（lower limb orthosis） 作用于下肢的外用辅助器械。主要作用是辅助或替代部分肢体功能，减轻或完全免除患肢的承重负荷，代偿无力肌能力，维护下肢关节的正常对线和正常

活动范围，促进骨组织愈合，限制下肢关节不必要的活动，保持下肢稳定，改善站立和步行时姿态，预防和矫正肢体畸形，增补不等长的肢体等。

分类 ①足矫形器（foot orthosis，FO）：用于扁平足、高弓足、足底筋膜炎、跟骨骨刺、跟腱炎等足部炎症及畸形。②踝足矫形器（ankle foot orthosis，AFO）：用于足下垂、踝关节扭伤、不稳、踝内外翻畸形、足部轻度骨折等（图1，图2）。③膝矫形器（knee orthosis，KO）：用于膝关节畸形、膝关节不稳、膝关节骨折、炎症、韧带损伤等。④膝踝足矫形器（knee ankle foot orthosis，KAFO）：常用于踝足无力且在站立期无法维持膝关节稳定的患者，常见于脊髓损伤，脑性瘫痪等（图3）。⑤髋矫形器（hip orthosis，HO）：用于髋关节术后、髋关节轻度损伤患者，固定髋关节或控制髋关节活动。⑥髋膝矫形器（hip knee orthosis，HKO）：用于髋关节及膝关节，临床上较少见，多用于骨、关节损伤固定。⑦髋膝踝足矫形器（hip knee ankle orthosis，HKAFO）：用于髋部肌肉广泛瘫痪，髋关节松弛不稳或伴有内、外旋畸形的患

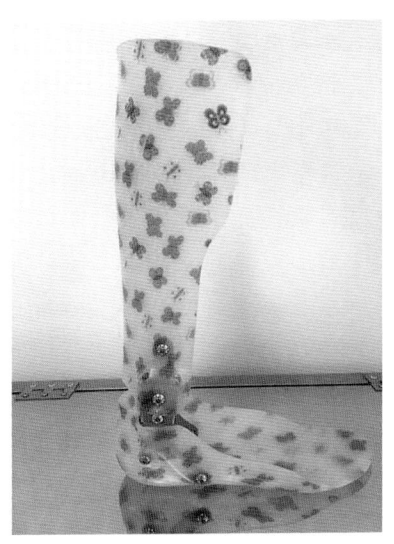

图2 动态踝足矫形器

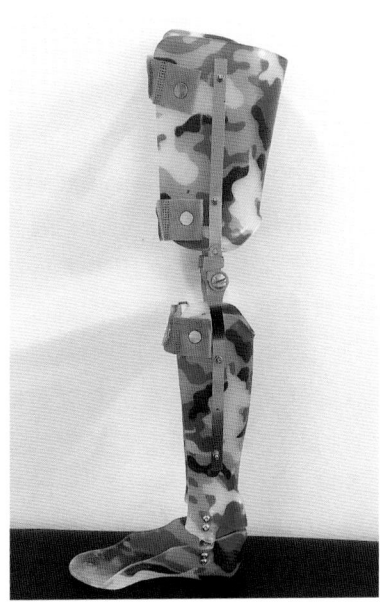

图3 膝踝足矫形器

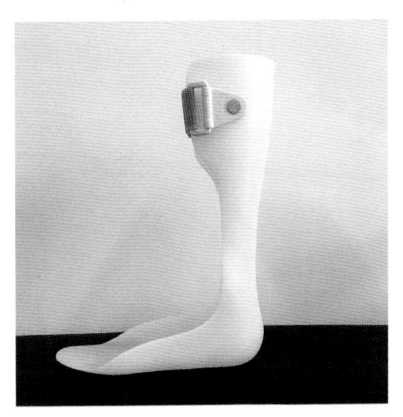

图1 静态踝足矫形器

者等。主要作用是提供支撑、免荷，辅助站立和行走。

适应证 下肢骨关节病，如骨折、关节脱位、关节炎、关节不稳；软组织损伤；神经麻痹，如截瘫，偏瘫，脊髓灰质炎等；膝关节畸形，如膝内翻、膝外翻、膝过伸、膝关节屈曲挛缩等；足踝部畸形，如马蹄内翻足、扁平足、高弓足、钩状足等；下肢不等长。

操作方法 仰卧位或坐位穿

戴，确保穿戴位置正确，检查长度大小是否合适，是否存在压痛点，站立位检查力线是否正确，穿戴半小时后脱下检查皮肤状况。

注意事项 要确保下肢力线正确，骨性突出部位及会阴处应避免矫形器挤压、挫伤。

（裴福兴）

shàngzhī jiǎoxíngqì

上肢矫形器（upper limb orthosis） 作用于上肢的外用辅助器械。主要用于将肢体固定于功能位，达到预防和矫正肢体畸形，限制关节异常活动等目的。

分类 ①手矫形器（hand orthosis, HO）：包括手指矫形器和手矫形器。常用于掌骨或指骨骨折、肌腱损伤、鹅颈指、纽扣指、爪状指，以及其他掌指关节、指间关节屈曲或伸展挛缩畸形等（图1）。②腕手矫形器（wrist hand orthosis, WHO）：用于腕扭伤，腕手部骨折、创伤和术后固定，神经麻痹等（图2，图3）。③肘矫形器（elbow orthosis, EO）：用于肘关节不稳或肘关节骨折脱位复位后固定，肘关节成形术后，肘关节挛缩，肱骨内外上髁炎等。④肘腕手矫形器（elbow wrist hand orthosis, EWHO）：用于肘关节、腕关节骨折脱位复位后固定，术后固定等。⑤肩矫形器（shoulder orthosis, SO）：用于肩关节骨折、脱位复位后固定，肩关节术后固定，肩部肌腱、肌肉损伤，肱骨骨折等。⑥肩肘矫形器（shoulder elbow orthosis, SEO）：用于肩关节及肘关节，使关节处于功能位，促进伤口愈合避免关节挛缩。⑦肩肘腕手矫形器（shoulder elbow wrist hand orthosis, SEWHO）：用于肩关节术后，臂丛神经麻痹，三角肌麻痹，冈上肌肌腱断裂，急性肩周炎等。

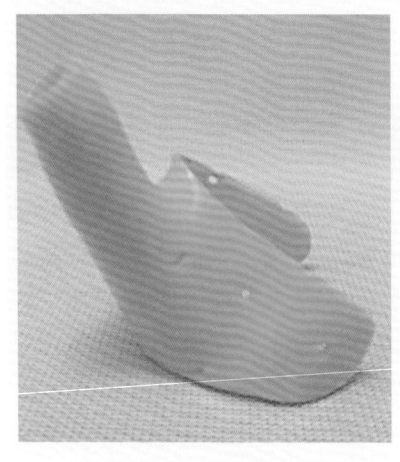

图1 手矫形器

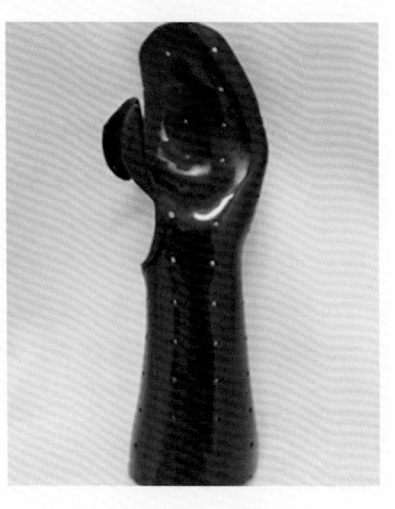

图2 腕手矫形器

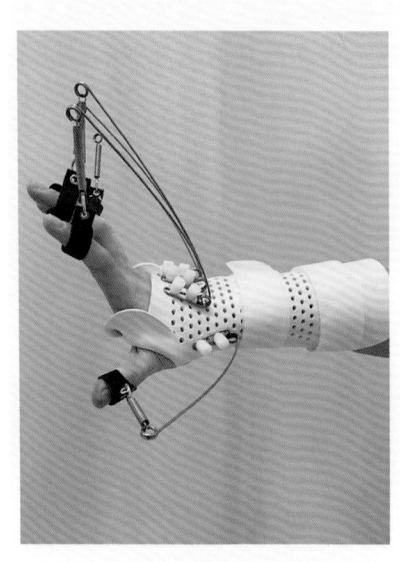

图3 动态腕手矫形器

适应证 上肢骨折、关节脱位或松弛不稳、关节或软组织挛缩畸形、腱鞘炎症、上肢神经损伤、肌肉麻痹或坏死等。

操作方法 矫形器穿戴时可寻找相应的骨性标志确保穿戴位置正确，穿戴后及时询问患者穿戴后感受，是否存在不适或压痛点，检查矫形器是否有效，脱下后还需观察患者佩戴部位皮肤状况确保矫形器是合适可靠的。

注意事项 上肢尤其手部功能复杂，在制作矫形器过程中应充分考虑包裹面及释放面，对残留的功能活动加以释放和引导，关节多置于功能位，并避免局部应力集中压迫软组织。

（裴福兴）

jǐzhù jiǎoxíngqì

脊柱矫形器（spinal orthosis） 维持脊柱正常生理曲度，固定和保护脊柱，减少或免除脊柱承重，支持躯干麻痹的肌肉，稳定脊柱病变部位，减轻躯干的局部疼痛，保护病变部位免受进一步的损伤，通过对躯干的支持、运动限制和对脊柱对线的再调整达到矫正躯干畸形，预防畸形发展目的的外用辅助器械。

分类 ①颈矫形器（cervical orthosis, CO）：又称围领或颈托，用于颈椎骨折、脱位、扭伤、颈椎病、颈椎间盘突出、斜颈、颈椎关节炎症等。②颈胸矫形器（cervical thoracic orthosis, CTO）：作用于颈部及胸背部，加强了颈矫形器的强度及稳定性，限制颈胸段椎体活动（图1）。③胸腰骶矫形器（thoracic lumbar sacrum orthosis, TLSO）：用于胸腰椎压缩性骨折，退行性病变，老年骨质疏松，脊柱结核，脊柱炎等。主要用于限制胸腰骶段活动，保护和稳定脊柱，还可通过矫形器改变承重点、增加负压，减少或免除脊柱承重，减少椎体间压力（图 2）。④腰骶矫形器（lumbar sacrum orthosis，LSO）：用于下腰痛、腰椎间盘突出、腰椎滑脱、腰椎骨折术后或稳定性骨折、腰椎前凸等，主要用于限制腰椎过度活动，减免腰椎承重，减轻腰椎前凸等。⑤骶髂矫形器（sacrum iliac orthosis，SIO）：用于骶髂关节、耻骨联合的分离或不稳、骶髂关节损伤等。⑥颈胸腰骶矫

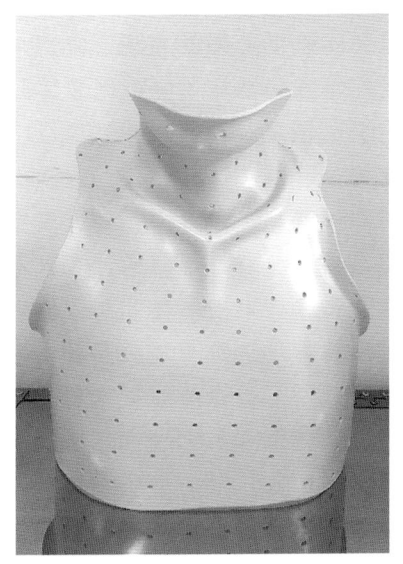

图 1　颈胸矫形器

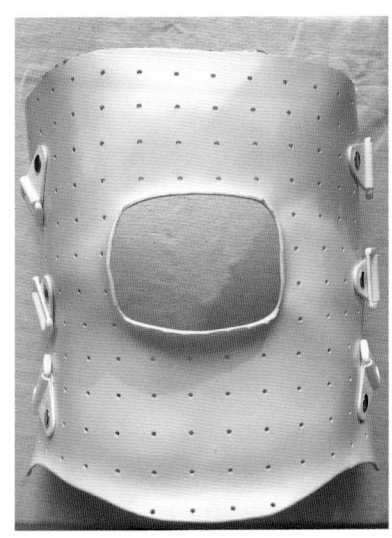

图 2　胸腰骶矫形器

形器（cervical thoracic lumbar sacrum orthosis，CTLSO）：用于整个脊柱，限制脊柱活动，维持脊柱正常生理曲度，减少或免除脊柱承重，预防及矫正脊柱畸形等。

适应证　脊柱畸形、退行性病变、慢性劳损、术后固定、神经麻痹等。

操作方法　确定矫形器佩戴位置，检查矫形器上下边缘高度，矫形器是否存在卡压，佩戴后需检查皮肤状况，避免局部应力集中。

注意事项　脊柱矫形器应避免影响上肢及下肢功能活动，含矫正功能的矫形器如脊柱侧凸矫形器还应注意施力位置及大小，确保施力面及释放空间足够大，避免应力过于集中造成皮肤压疮。

（裴福兴）

Mì'ěrwòjī jǐzhùcètū jiǎoxíngqì
密尔沃基脊柱侧凸矫形器

（Milwaukee scoliotone）　现代第一款用于治疗青少年特发性脊柱侧凸的矫正支具，属于颈胸腰骶矫形器（TLSO）。是 1945 年由美国密尔沃基市的布朗特（Blount）和莫（Moe）发明的。该支具可调节背心放置在髂嵴和髂前、后上棘和坐骨结节上，矫正力作用于肋骨、胸骨和棘突。其同时还具备前后两个纵行支架连接枕骨托和下颌托。该支具的这些结构特点使它达到牵引脊柱，从而具备矫正脊柱侧凸的功能（图 1）。

适应证　该支具通常用于高位（顶椎在 T_6 以上），科布（Cobb）角为 20°～50°，处于发育期的中度特发性脊柱侧凸，也常用于治疗舒尔曼病（Scheuermann disease）和神经肌肉型脊柱侧凸畸形。

适配要点　①佩戴支具坐下时，耻骨联合、大腿近端肌肉、髂

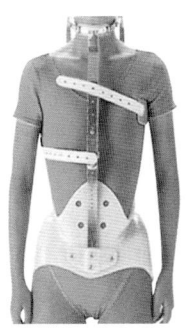
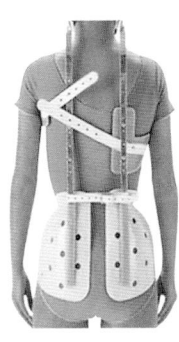

图 1　密尔沃基（Milwaukee）
脊柱侧凸矫形器

前上棘以及髂嵴部位无压痛，支具无下滑和旋转。②前后纵行支架应垂直于水平面并相互平行，后方支架应距离脊柱棘突约 5cm，并与患者身体距离适中，后方固定带系好后，支具边缘应有 3～5cm 的间隙。③枕骨托位置、角度适中，患者主动伸直脊柱时，枕骨托能够托住枕外隆凸；下颌托与下颌之间要有一横指的空隙。④X 线平片检查各施压位置是否合适、生物力学应用是否正确、矫正效果如何等，如有不适之处，需及时修改调整。⑤患者需穿戴支具每天 23 小时，由于舒适性和外观问题，使用该支具要特别注意患者的依从性。

（裴福兴）

Bōshìdùn jǐzhùcètū jiǎoxíngqì
波士顿脊柱侧凸矫形器

（Boston scoliotone）　用于脊柱侧凸畸形的非手术治疗，属于腋下型胸腰骶矫形器（TLSO）。在确保能够矫正脊柱侧凸的前提下，为了使患者穿戴支具更加舒适和方便，美国哈佛医学院和波士顿儿童医院于 1970 年在综合了之前脊柱侧凸矫正支具的设计原理和生物力学方法的基础上，研制出波士顿支具。该支具属于一种半成品结构形式的脊柱侧凸矫正器（图 1）。

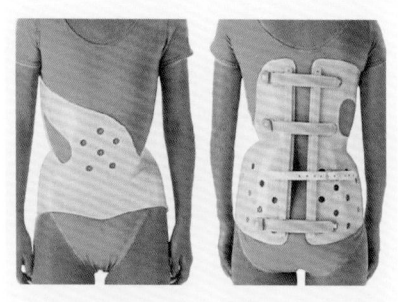

图1　波士顿（Boston）脊柱
　　　侧凸矫形器

适应证　该支具是全时段支具，可以用来矫正所有类型的脊柱侧凸畸形，包括神经肌肉型脊柱侧凸。但是，对于脊柱侧凸顶椎位于 T_{10} 以上的脊柱侧凸畸形，需要在波士顿脊柱侧凸矫形器上附加类似密尔沃基脊柱侧凸矫形器的上部支架结构以及下颌托和枕骨托。

适配要点　①在适配该支具时，要根据患者的躯干尺寸和侧凸部位来选择支具的型号并做适当修正。②在适配过程中，要时刻根据患者的实际情况观察"三点力"系统是否运用合理。③利用支具腹托矫正腰椎前凸畸形，以及提高腹内压从而产生纵向牵引力，检查腹部压力大小是否合适。④检查患者的压痛程度，支具是否会影响呼吸等。

（裴福兴）

xiǎojiābǎn gùdìng jìshù

小夹板固定技术（splintlet fixation technique）　由夹板、扎带和压垫组成的肢体外固定系统，允许患肢活动的一种固定方式。主要用于治疗肢体骨折。小夹板固定术从肢体生理功能出发，根据肢体动力学原理，将患肢通过扎带固定于有一定弹性、长宽合适的夹板上，并于患处通过压垫维持骨折断端对位，通过夹板的固定力、扎带的约束力，压垫对

骨折断端的效应力，以及肢体进行收缩活动时所产生的内在动力，防止肢体骨折后成角畸形和侧方移位，重建肢体因骨折而导致的动力不平衡。这种固定方式不固定关节，故可在保障安全的同时，不限制患者活动，利于患者早期功能锻炼，促进静脉及淋巴回流，消除肿胀，加速骨折及周围组织愈合。

适应证　①四肢管状骨闭合骨折、不全骨折和稳定性骨折。②创面较小或创面经处理已关闭的四肢开放性骨折。③牵引治疗的辅助固定，如股骨、胫骨不稳定骨折的辅助固定手段。④急救现场的应急临时固定。

禁忌证　①创面严重受损的开放性骨折。②伴有感染。③难以修复的关节内骨折。④躯干骨折。⑤固定后不易稳定的骨折。

操作方法　①准备工作：准备小夹板、压垫及扎带。小夹板的选择要保证尺寸适当，长度不超过骨折上、下关节，宽度总和应略小于患肢最大周径，每两块小夹板之间有一定的缝隙。选材应注意不刺激皮肤或引起皮肤过敏，以 X 射线透过率高者为佳。压垫的选择应在保证提供有效应力的前提下尽量舒适，避免局部应力过高。②小夹板固定：先进行骨折复位，伤口包扎，避免创面与夹板直接接触，而后将压垫放在肢体将要与夹板产生应力的位置并固定，将夹板沿骨正常的生理形态安放于压垫外侧，夹板走向与患肢轴向平行，随后通过捆绑 3~4 条扎带将小夹板固定于患肢，维持小夹板位置及形态。调节扎带松紧合适后，打外科结固定扎带。检查扎带松紧度，夹板在位情况，如有问题及时纠正，重新固定。

注意事项及并发症　①注意观察肢端血供情况，如有肢端皮温降低、颜色苍白或绛紫、搏动减退、感觉减退、麻木、肿胀加剧、指/趾的主动活动异常，应尽早予以减压，包括放松扎带，调整压垫压力。如血供情况没有改善，应拆开小夹板固定及绷带，重新包扎、固定。警惕缺血性肌痉挛、神经麻痹、骨筋膜室综合征等不良并发症的发生。②密切关注患者疼痛情况，避免因压垫放置不良导致压垫接触部位压力过大造成压迫性溃疡；剧烈疼痛亦可能是肢体血供障碍的表现，应与骨折疼痛相鉴别。③应根据肢体肿胀消退情况调整小夹板松紧度，谨防固定因松弛失效导致的骨折断端移位，始终保持小夹板提供稳定的固定力。④详尽告知患者及家属注意事项，教育和鼓励患者积极康复，并通知患者复位后定期复查，了解骨折对位和愈合的情况，及时处理发生的问题。

（裴福兴）

qiānyǐn jìshù

牵引技术（traction technique）　利用大小和方向恰当的持续外在牵引力来对抗患肢肌肉收缩力量的疗法。在矫形外科中应用非常广泛，主要用于骨折、脱位整复和维持复位等，炎症肢体的制动和抬高，挛缩畸形肢体的矫正治疗等。临床常用的牵引技术包括手法牵引、皮肤牵引、骨牵引等。

（裴福兴）

shǒufǎ qiānyǐn

手法牵引（manual traction）　操作者和助手利用肢体对患者身体某一部位或关节施加牵拉力对抗患肢肌肉收缩，通过调整外力方向，从而使周围骨或软组织在外力牵引状态下发生一定的分离

从而使脱位关节或移位骨折复位的治疗方法。

适应证 多适用于骨折移位及关节脱位的整复。以骨折或脱位受伤时间短为宜，时间太长会出现骨折纤维连接或关节周围肌肉软组织挛缩而难以复位。

操作方法 其方法先将伤肢置放于适合手法复位的位置，伤肢的近侧端用布带或助手用手作为对抗牵引，伤肢远侧端由助手用手或布带不间断地平稳牵引，以便术者进行手法整复骨折移位或关节脱位，至手法整复成功和外固定后，才能停止手法牵引。为了节省体力便于手法复位及X线透视，操作中将手法牵引改为利用器械牵引，如上肢或下肢螺旋牵引架、石膏床等。

注意事项及并发症 ①手法牵引时，需要固定好牵引部位。牵引需轻柔，使用持续稳力，切忌使用暴力牵引，加重骨折或脱位的移位。②手法牵引后，一般需要辅以石膏、夹板等固定，并定期行体格检查或者X线检查，观察患者病情，警惕复位丢失。③手法牵引力小，多用于上肢骨折、脱位，或者关节脱位。下肢及骨盆骨折、脱位较少运用手法牵引。

（裴福兴）

pífū qiānyǐn

皮肤牵引（skin traction） 将胶布、牵引套等贴于或包压伤肢皮肤上，利用肌肉在骨骼上的附着点，牵引力传递到骨骼上，从而达到治疗效果的治疗方法。

适应证 皮肤牵引的牵引力较小，适用于小儿股骨骨折的牵引治疗、肱骨不稳定性骨折的牵引或肱骨骨折在外展架上的牵引治疗以及成年人下肢骨折牵引的辅助牵引等。但皮肤有损伤或有炎症时，或对胶布过敏者，禁用皮肤牵引。

操作方法 皮肤牵引的设备较简单，仅用胶布、扩张板、重锤、绷带、棉纸、牵引绳、滑轮、牵引支架及床脚垫高用的木垫等（图1）。将胶布、牵引套等贴于或者包压伤肢皮肤上，胶布远侧端于扩张板中心钻孔穿绳打结，再通过牵引架的滑轮装置，加上悬吊适当的重量进行持续皮肤牵引。

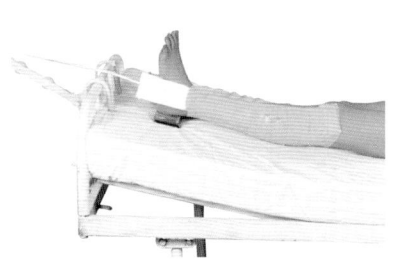

图1 下肢皮肤牵引

注意事项及并发症 ①适用于小儿、年老或肌肉不太发达的患者，皮肤必须完好。②牵引重量一般不得超过5kg，否则牵引力过大，易伤皮肤或起水疱，影响继续牵引。③一般牵引时间为2～3周，时间过长，因皮肤上皮脱落影响胶布粘着，如需继续牵引，应更换新胶布或更换部位维持牵引。④牵引期间应定时检查伤肢长度及牵引的胶布粘贴情况，及时调整重量和体位，防止过度牵引。一般于3～5天肢体肿胀消退时，即能纠正骨折重叠和畸形，牵引2～4周，骨折端有纤维性连接，不再发生移位时可换为石膏固定，以免卧床时间太久，不利于功能锻炼。⑤应注意粘贴胶布的部位以及长度要适当，胶布要平整无皱，不能贴于踝上。包缠绷带不能压迫腓骨头颈部，不能扭转，以免压迫引起腓总神经麻痹。

（裴福兴）

tóulúdài qiānyǐn

头颅带牵引（supine cervical traction） 将牵引套安置于患者下颌、头颅后枕部，身体纵轴方向的力量通过对头部、下颌的牵引，使牵引力传递到颈椎骨骼及肌肉等软组织，从而达到治疗目的的治疗方法。

适应证 适用于轻度颈椎骨折或脱位、颈椎间盘突出症及根性颈椎病等。

操作方法 ①仰卧位牵引：牵引时肩下垫一薄垫使胸背部加高，颈部处于略后伸位，床头略垫高。牵引初始重量通常为2.5～3kg。夜间头两侧放置沙袋，身体两侧放置枕头以保持轴向有效牵引。牵引持续1～2周，在该过程中每周拍床头X线平片观察，根据复位情况调整牵引重量。②坐位牵引：每天1次，每次20～30分钟，间断牵引，重量自6kg开始，逐渐增加，根据每个患者的具体情况，可以增加到15kg左右。

注意事项及并发症 ①脊髓型颈椎病禁忌头颅带牵引治疗。颈椎有不稳者，不宜进行重量较大的牵引，以免加重症状。②对颈椎骨折患者行牵引时，应根据具体情况将患者头部放置于中立位、过伸位或屈曲位。③头颅带牵引力小，若患者合并颈椎骨折脱位，手术前常需要行颅骨牵引。④牵引带可能压迫患者下颌部、耳部等部位而出现水疱或擦伤，需要在头颅骨突部位垫纱布或软毛巾保护。

（裴福兴）

gǔpéndài qiānyǐn

骨盆带牵引（pelvic belt traction） 将牵引带安置于骨盆，通过向患者头端、尾端对抗牵引，牵引力使腰椎椎体间小关节张开，后纵韧带张力增高，将部分膨出或突出的髓核还纳于间盘中，从而达到减轻神经根压迫、刺激，缓解患者症状目的的治疗方法。

适应证 适用于腰椎间盘突出症及腰神经根刺激症状者。

操作方法 有两种骨盆牵引方法。①用骨盆牵引带包托于骨盆，两侧各 1 条牵引带，所系重量相等，两侧总重量 9~10kg，床脚抬高 20~25cm，使人体重量作为对抗，进行持续牵引，并加强腰背肌功能锻炼，使腰腿痛的症状逐渐减轻。②利用机械大重量间断牵引，即用固定带将两侧腋部向上固定，作对抗牵引，另用骨盆牵引带包托进行牵引，每天牵引 1 次，每次牵引 20~30 分钟，牵引重量先从体重的 1/3 重量开始，逐渐加重牵引重量，可使腰腿痛症状逐渐消退。但腰椎如有明显不稳者，不宜用较大重量牵引，以免加重症状。

注意事项及并发症 ①牵引带尺寸要正确，过大则不稳，会改变骨盆正常的牵引力，过小会引起疼痛加剧，及时调整，以达到最佳治疗效果。②经常巡视病房，注意观察患者牵引时全身和局部的情况，如有不适，随时解除牵引。③突出的髓核突破后纵韧带者牵引无效。游离脱位型腰椎间盘突出牵引无效。④合并马尾神经综合征的患者牵引效果差，优先考虑手术治疗。

（裴福兴）

gǔpén xuándài qiānyǐn
骨盆悬带牵引（pelvic hanged belt traction） 将牵引带安置于骨盆，通过向患者尾端施加牵引，在持续牵引力作用下使有垂直移位或分离移位的骨盆骨折实现一定程度复位，从而达到治疗目的的治疗方法。

适应证 适用于骨盆骨折有明显分离移位，或骨盆环骨折有向上移位和分离移位，经下肢牵引复位，而仍有分离移位者。

操作方法 使用骨盆悬带通过滑轮及牵引支架进行牵引，同时进行双侧下肢的皮肤或骨牵引，可使骨盆骨折分离移位整复，待 4~6 周后解除牵引，进行石膏裤固定。

注意事项及并发症 ①骨盆骨折患者通常创伤较重，导致全身情况不佳，牵引过程中需要密切观察患者的一般情况，给予及时治疗。②合并其他肢体骨折等多处骨折的患者，因护理困难，非手术治疗期间并发肺部感染、压疮、深静脉血栓等并发症的可能性极高，应首选手术治疗。③骨盆悬带牵引力较小，对于严重移位的骨盆骨折，应首选手术治疗。

（裴福兴）

xiōng-yāobù xuándài qiānyǐn
胸腰部悬带牵引（thoracolumbar hanged belt traction） 将牵引带安置于患者胸腰部，通过配合手术床的升降、成角动态调整，使患者脊椎胸腰段呈过伸状态，从而利于胸腰椎椎体压缩骨折的复位，达到治疗目的的治疗方法。

适应证 适用于胸腰椎椎体压缩性骨折的整复。

操作方法 采用金属悬吊牵引弓，帆布带和两个铁环制成的胸腰部悬带，患者仰卧在能升降的手术床上，两小腿固定于手术床上，头下垫枕。悬起胸腰部悬带，降下手术床，患者呈超伸位，使胸腰椎椎体压缩骨折整复，并包缠石膏背心固定，即可解除胸腰部悬带牵引。另一种胸腰部悬带持续牵引技术，适用于老年或脏器患有严重病变患者。取 20cm 宽、50cm 长的帆布带，两端用 25cm 长、直径 3cm 的木棒套穿固定，于悬带两端加滑轮及绳子，即可进行患者仰卧位胸腰部悬吊牵引，逐渐适当增加重量，使伤员脊柱超伸展，达到胸腰部脊椎压缩性骨折逐渐复位。同时加强腰背肌功能练习，维持胸腰段脊椎压缩性骨折的复位。

注意事项及并发症 ①该牵引技术一般适用于胸腰椎椎体压缩性骨折的整复。对胸腰椎爆裂骨折及其他累及胸腰椎三柱的骨折应禁忌使用此法。②针对悬带持续牵引技术，在持续牵引过程中，应注意避免肺部感染、压疮、深静脉血栓、尿路感染以及营养不良等并发症。③老年人胸腰椎骨质疏松性压缩骨折牵引后有骨折不愈合可能[屈梅尔病（Kümmel disease）]，因充分告知家属及患者。

（裴福兴）

gǔ qiānyǐn
骨牵引（skeleton traction） 利用钢针或牵引钳穿过骨质，使牵引力直接通过骨骼而抵达损伤部位，并起到复位、固定和休息作用的治疗方法。又称直接牵引。其优点是可承受较大的牵引重量，阻力较小，可以有效地克服肌肉紧张，纠正骨折重叠或关节脱位所造成的畸形；牵引后便于检查患肢；牵引力可以适当增加，不致引起皮肤发生水疱、压迫性坏死或循环障碍；配合夹板固定，保持骨折端不移位的情况下，可以加强患肢功能锻炼，防止关节僵直、肌肉萎缩，以促进骨折愈合。缺点是钢针直接通过皮肤穿入骨质，若处理不当可引起针道感染；进针部位不准确，可损伤关节囊或神经血管；儿童采用骨牵引容易损伤骨骺。

适应证 ①成年人长骨不稳

定性骨折（如斜行、螺旋形及粉碎性骨折），因肌肉强大容易移位的骨折（如股骨、胫骨、骨盆、颈椎）。②骨折部的皮肤损伤、擦伤、烧伤，部分软组织缺损或有伤口时。③开放性骨折感染或战伤骨折。④伤员合并胸、腹或骨盆部损伤者，需密切观察而肢体不宜做其他固定者。⑤肢体合并血循环障碍（如小儿肱骨髁上骨折）暂不宜其他固定者。

注意事项及并发症 ①经常检查牵引针（或钉）处有无不适，如皮肤绷得过紧，可适当切开减轻皮肤张力防止坏死；针道处如有感染，应设法使之引流通畅，保持皮肤干燥；感染严重时应拔出钢针改换位置牵引。②牵引期间必须每天测量伤肢的长度及观察伤肢血循环情况，注意牵引重量切勿过重，防止牵引过度。肢体肿胀消退后，应酌情减轻牵引重量。③牵引开始数天，应透视矫正骨折端对位情况，及时调整体位或加小夹板或纸垫矫正。④牵引时间一般不得超过8周，如需继续牵引治疗，则应更换牵引针（或钉）的部位，或改用皮肤牵引。⑤牵引过程中应鼓励伤员进行功能锻炼，防止伤肢以及未牵引肢体肌肉萎缩，造成关节僵硬。

（裴福兴）

chǐgǔyīngzuǐ qiānyǐn

尺骨鹰嘴牵引（ulnar olecranon traction）

牵引针由内向外穿过尺骨鹰嘴远端，保持肩关节和肘关节屈曲90°，通过牵引弓、牵引绳及滑轮连接秤砣组成牵引装置，牵引力通过牵引针作用于尺骨鹰嘴，以对抗肢体肌肉痉挛或收缩力量，达到肱骨骨折复位、固定的治疗方法。

适应证 适用于肱骨颈、干及肱骨髁上、髁间粉碎性骨折移位和局部肿胀严重，不能立即复位固定者，以及陈旧性肩关节脱位。

操作方法 在肱骨干内缘的延长线（沿尺骨鹰嘴顶点下3cm），画一条与尺骨背侧缘的垂直线；在尺骨背侧缘的两侧各2cm处，画一条与尺骨背侧缘平行的直线，相交两点即为牵引针的进口与出口点。采用手牵引将患者上肢提起、消毒、局部浸润麻醉后，将固定在手摇钻上的克氏针从内侧标记点刺入尺骨，手摇钻将克氏针穿过尺骨鹰嘴向外标记点刺出（该过程可以使用电钻），使牵引针两端外露部分等长，安装牵引弓。把牵引针两端超出部分弯向牵引弓（也可在牵引针两端套上安瓿瓶），并用胶布固定，以免松动、滑脱或刺伤。然后拧紧牵引弓的螺旋，将牵引针拉紧，系上牵引绳，沿上臂纵轴线方向进行牵引，同时将伤肢前臂用帆布吊带吊起，保持肘关节屈曲90°，一般牵引重量为2~4kg。

注意事项 要注意切勿损伤尺神经，不能钻入关节腔，以免造成不良后果或影响牵引治疗。

（裴福兴）

ráochǐgǔ yuǎnduān qiānyǐn

桡尺骨远端牵引（distal radio-ulnar traction）

牵引针由桡骨茎突近端依次水平垂直横穿桡骨和尺骨，通过牵引弓、牵引绳及滑轮连接秤砣组成牵引装置，牵引力通过牵引针作用于桡尺骨远端，以对抗肢体肌肉痉挛或收缩力量，达到开放性桡尺骨骨折及陈旧性肘关节后脱位复位、固定的治疗方法。

适应证 开放性桡尺骨骨折及陈旧性肘关节后脱位。可联合鹰嘴牵引和尺桡骨远端牵引固定治疗开放性尺桡骨骨折。

操作方法 将伤肢前臂置于中立位，并由助手固定，消毒皮肤，局部麻醉，于桡骨茎突上1.5~2cm部位的桡侧无肌腱处，将克氏针经皮肤刺入至骨，安装手摇钻或电钻，使克氏针与桡骨纵轴垂直钻过桡尺骨的远端及尺侧皮肤，并使外露部分等长，装上牵引弓即可进行牵引。或与尺骨鹰嘴牵引针共装在骨外固定架上，进行开放性桡尺骨骨折固定治疗。

注意事项 肱桡肌肌腱、桡侧腕长伸肌肌腱、拇长展肌肌腱与桡骨进针点邻近，避免克氏针引起肌腱损伤。

（裴福兴）

gǔgǔkēshàng qiānyǐn

股骨髁上牵引（femoral supracondylar traction）

牵引针在膝关节上方由内向外水平垂直穿过股骨髁上区域，通过牵引弓、牵引绳及滑轮连接秤砣组成牵引装置，牵引力通过牵引针作用于股骨髁，以对抗肢体肌肉痉挛或收缩力量，达到股骨中段以上骨折、髋关节脱位以及骨盆髋臼骨折复位、固定等的治疗方法。

适应证 有移位的股骨中段以上的骨折、有移位的骨盆环骨折、髋关节中心脱位和陈旧性髋关节后脱位等；也可用于胫骨结节牵引过久，牵引钉松动或钉孔感染，必须换钉继续牵引时。

操作方法 将损伤的下肢放在布朗牵引支架上，自髌骨上缘近侧1cm内，画一条与股骨垂直的横线，再沿腓骨小头前缘与股骨内髁隆起最高点，各做一条与髌骨上缘横线相交的垂直线，相交的两点作为标志，即克氏针的进出点。消毒，局部麻醉后，从大腿内侧标记点刺入克氏针直至股骨皮质。稳定克氏针于水平位，并与股骨垂直。可紧贴股骨内侧皮质轻微前后滑动克氏针尖端，利用克氏针尖探查矢状面股骨前后缘范围，从而确定矢状面股骨正中点入针。利用电钻将克氏针匀速钻入股骨干，使克氏针穿出外侧皮肤标记点，使两侧牵引针外露部分等长，用巾钳或有齿锯将进针处凹陷的皮肤拉平，安装牵引弓，在牵引架上进行牵引。小腿和足部用胶布辅助牵引，以防肢体旋转和足下垂。将床脚抬高 20~25cm，以作对抗牵引。牵引所用的总重量应根据伤员体重和损伤情况决定，如骨盆骨折、股骨骨折和髋关节脱位的牵引总重量，成年人一般按体重的 1/7 或 1/8 计算，年老体弱者、肌肉损伤过多或有病理性骨折者，可用体重的 1/9 重量。小腿辅助牵引的重量为 1.5~2.5kg，足部皮肤牵引重量为 0.25~0.5kg。

注意事项 ①老年人骨质疏松，克氏针进针点要距髌骨上缘高一些；青壮年人骨质坚硬，克氏针进针点要距髌骨上缘近一些。②大腿内侧为克氏针进针点，大腿外侧为出针点，这样可尽量避免损伤收肌管内的股动脉。③利用电钻将克氏针钻入股骨时，克氏针针尖部分与股骨皮质摩擦会产生一定热量。故克氏针在穿出大腿外侧皮肤时要快，避免发烫的克氏针尖与大腿内侧皮肤接触时间过久，灼伤皮肤及皮下组织。④有报道，股骨转子间、转子下骨折计划行髓内钉固定，则尽量使用胫骨结节牵引，而非股骨髁上牵引。因股骨髁上牵引克氏针会穿过股骨远端髓腔，可能增加上述骨折行髓内钉时髓内感染的风险。

(裴福兴)

jìnggǔjiéjié qiānyǐn

胫骨结节牵引 （tibial tubercle traction） 牵引针由胫骨结节后下方由外向内水平垂直穿过胫骨，通过牵引弓、牵引绳及滑轮连接秤砣组成牵引装置，牵引力通过牵引针作用于胫骨近端，以对抗肢体肌肉痉挛或收缩力量，达到股骨骨折、髋关节脱位以及骨盆髋臼骨折的复位、固定治疗的方法。

适应证 适用有移位股骨及骨盆环骨折、髋关节中心脱位及陈旧性髋关节脱位等。胫骨结节牵引较股骨髁上牵引常用。

操作方法 将伤肢放在布朗牵引支架上，助手用手牵引踝部固定伤肢，以减少伤员痛苦和防止继发性损伤。自胫骨结节向下 1cm 内，画一条与胫骨结节纵轴垂直的横线，在纵轴两侧各约 3cm 处，画两条与纵轴平行的纵线与横线相交的两点，即克氏针进出点。此牵引技术的方法和牵引总重量，均与股骨髁上牵引技术相同。

注意事项 ①老年人骨质疏松，标记点要向下移一点，以免克氏针钻入及牵引时引起撕脱骨折；青壮年人骨质坚硬，标记点要向上移一点，以免克氏针钻入骨皮质时引起劈裂骨折。②进针应从外侧标记点向内侧，防止损伤腓总神经。③术后 2 周内每天要测量伤肢的长度，以便随时根据检查结果及时调整牵引重量，并检查伤肢远端的运动、感觉及血供情况。

(裴福兴)

jìng-féigǔ yuǎnduān qiānyǐn

胫腓骨远端牵引 （distal tibio-fibular traction） 牵引针由内踝尖近端由内向外依次垂直横穿胫骨和腓骨远端，通过牵引弓、牵引绳及滑轮连接秤砣组成牵引装置，牵引力通过牵引针作用于胫腓骨远端，以对抗肢体肌肉痉挛或收缩力量，达到胫腓骨中段以上骨折或膝关节周围骨折复位、固定的治疗方法。

适应证 适用于开放性胫腓骨骨折或膝关节周围骨折不宜用胫骨结节牵引者，或者用于骨外固定，进行开放性胫腓骨骨折的治疗。

操作方法 将伤肢置放于布朗架上，助手牵引脚及足跟部维持固定。消毒皮肤，局部麻醉，于内踝尖端向上约 3cm，内侧无肌腱处，将克氏针尖端经皮肤钻入到胫骨，与胫骨纵轴垂直穿过踝上经腓骨到皮外，并使外露部分等长，安装牵引弓进行牵引。一般成年人的牵引重量为 4~6kg。

(裴福兴)

gēngǔjiéjié qiānyǐn

跟骨结节牵引 （calcaneal traction） 牵引针以内踝尖与足跟后下缘连线的中点为进针点，由内向外水平垂直穿过跟骨，通过牵引弓、牵引绳及滑轮连接秤砣组成牵引装置，牵引力通过牵引针作用于跟骨，对抗肢体肌肉痉挛或收缩力量，达到胫腓骨骨折复位、固定或髋膝关节早期轻度挛缩矫正的治疗方法。

适应证 适用于胫腓骨不稳定性骨折、髋关节和膝关节轻度挛缩畸形的早期治疗。

操作方法 将踝关节保持伸屈中间位。自内踝下端到足跟后下缘连线的中点，即进针标记点。消毒皮肤，局部麻醉后，用克氏针从内侧标记点刺入皮肤至跟骨皮质表面，用电钻钻入克氏针时需将其保持水平位并且与跟骨垂直，将针穿过跟骨并从外侧皮肤穿出，使牵引针两端外露部分等长。安装牵引弓，在布朗架上进行牵引。一般成年人的牵引重量为 4~6kg。

注意事项 ①如胫腓骨骨折有严重移位，需在复位后加小腿石膏固定，再进行牵引。②跟骨结节牵引置入克氏针时由内侧向外侧进针，内侧进针点毗邻踝管。踝管是由内踝后下方和跟骨内侧面之间的深筋膜增厚形成屈肌支持带，位于内踝与跟骨结节之间，形成的管状结构。其内由前至后走行有胫骨后肌腱及腱鞘、趾长屈肌腱及腱鞘、胫后动静脉和胫神经、姆长屈肌腱及腱鞘。行跟骨结节牵引时，应注意避免损伤上述结构。③术后要经常观察脚趾活动、感觉及血供情况。

（裴福兴）

zhígǔ qiānyǐn

跖骨牵引 （metatarsus traction） 牵引针垂直横穿跖骨纵轴，与胫骨或者跟骨牵引针通过外支架连接达到牵引或固定楔骨、舟骨或踝关节周围骨折的治疗方法。

适应证 多与胫骨、跟骨牵引针共装骨外固定架，进行牵引或固定治疗楔骨及舟骨的压缩性骨折、皮隆（Pilon）骨折等。

操作方法 将伤肢的小腿放置于布朗架上，助手将足及小腿固定。消毒皮肤，局部麻醉，将克氏针的尖端从第 4 跖骨近端的外侧与跖骨纵轴垂直刺入跖骨，使用电钻将克氏针穿过第 1~4 跖骨的近端部至皮肤外（也有从第 1 跖骨近端的内侧置入克氏针从第 5 跖骨近端外侧穿出者），并使外露部分等长，安装牵引弓或与跟骨牵引针共装骨外固定架，以便调整楔骨或舟骨的移位，并行固定治疗。与胫骨、跟骨牵引针共装骨外固定架，通过撑开，固定皮隆（Pilon）骨折。

注意事项 在第 1~4 跖骨置入克氏针的过程中，因第 1~4 跖骨不在一个平面上，这时可以右手持电钻，左手把持第 1~4 跖骨体，将其尽量固定在一个平面上，利于克氏针穿过。

（裴福兴）

lúgǔ qiānyǐn

颅骨牵引 （skull traction） 颅骨牵引弓钩尖旋转固定于双侧颅骨外板，通过牵引绳及滑轮连接秤砣组成牵引装置，牵引力通过用于颅骨，以对抗颈肩部肌肉痉挛或收缩力量，达到颈椎骨折和脱位的整复或固定的治疗方法。

适应证 适用于颈椎骨折和脱位，特别是骨折脱位伴有脊髓损伤者。

操作方法 将患者剃去头发，仰卧位，颈部两侧用沙袋固定。用记号笔在两侧乳突之间画一条冠状线，再沿眉弓到枕外隆凸画一条矢状线。将颅骨牵引弓的交叉部支点对准两线的交点，两端钩尖放在横线上充分撑开牵引弓，钩尖所在横线上的落点做切口标记。用 1% 普鲁卡因在标记点处进行局部麻醉，旋转牵引弓顶部的旋钮，将牵引弓钩尖旋入颅骨外板（成年人约为 4mm，小儿约为 3mm）。牵引弓系结牵引绳，通过床头滑轮进行牵引。床头抬高约 20cm，作为对抗牵引。牵引重量要根据颈椎骨折和脱位情况决定，一般为 6~8kg。如伴小关节交锁者，重量可加到 12.5~15kg，同时将头稍呈屈曲位，以利复位。抬高床头，加强对抗牵引。如证明颈椎骨折、脱位已复位，应立即在颈部和两肩之下垫薄枕头，使头颈稍呈伸展位，同时立即减轻牵引重量，改为维持性牵引。

注意事项 准确定位颅骨牵引进针点，避免从翼点钻入。翼点位于颞窝内，颧弓中点上方两横指（或 3.5~4cm）处。此处骨质薄弱，内有脑膜中动脉前支通过，牵引针从此进入易损伤该血管形成硬膜外血肿。

（裴福兴）

tóuhuán qiānyǐn

头环牵引 （halo-vest traction） 环形牵引弓通过 4 枚头颅钢针固定于颅骨外板，与牵引绳及滑轮连接秤砣组成牵引装置，牵引力作用于颅骨，以对抗肌肉痉挛或收缩力量，达到脊柱骨折和脱位的整复或固定的治疗方法。

适应证 头环牵引是一种治疗急性脊柱损伤的理想牵引治疗方法，脊柱骨折、脱位的整复，或者随后的手术治疗及非手术治疗的固定，均可使用此种牵引技术。

操作方法 术前要检查全部所需要器材和物品，其中包括 4 枚定位固定钢针，2 个钻头，4 枚头颅钢针及 5 个直径不同的头环。①将患者的头颈固定，4 枚头颅针部位的头发要剪整齐，并进行消毒铺单。②头颅钢针的位置在眼眉外 1/3 的上方 1cm 处和耳上 1cm 的近乳突处。③选择一个灭菌头环，套于头颅，使其周围距头约为 1.5cm，用 4 枚固定钢针固定。④头环套于头颅的位置，恰好是选择钻孔为头颅钢针固定的位置，并用 4 枚头环钢针固定。⑤将全部头颅钢针钻孔部位均进行局部麻醉，等待 3~5 分钟即可行头颅钢针固定。⑥无须行皮肤切口，将螺丝颅骨钢针经过头环孔钻进头皮及颅骨外板。⑦在 4 枚颅骨钢针上用同样压力扭紧固定，用头环牵引弓系绳，经过滑轮进行牵引，同时将患者的床头抬高。

注意事项 颅骨钢针进入皮肤部涂上灭菌油膏或酒精纱条覆

盖，以防感染。颅骨X线平片检查，以保证颅骨钢针不进入颅骨内板。术后每天复查，适当扭紧颅骨钢针，但不必扭得过紧。若颅骨钢针发生松动或钻得过深，可改换颅骨钢针的位置。使用头环牵引，可以进行复位，但如患者在牵引过程中出现肌肉痉挛、不正常运动或不对称的眼球运动，则是发生过度牵引的危象。若颈椎骨折或脱位的复位是稳定的，可以进行头环固定治疗，即使用钢架背心或石膏背心联合头环进行固定治疗。

(裴福兴)

zhǐxuèdài jìshù
止血带技术 （tourniquet technique）

通过压迫血管阻断动、静脉血流实现止血的常规治疗方法。止血带是一种常用的止血器材，广泛应用于各类外科手术，尤其是四肢手术。2010年的一项研究结果显示，美国约有95%的髋膝关节医师协会的成员在全膝关节置换术中会应用止血带。但是随着研究的深入，止血带的应用也引起了一定的争议。大量高质量的随机对照研究结果指出，虽然止血带在全膝关节置换术中的应用能够显著减少术中出血量、降低手术时间，但会引起术后出血量的增加，同时会增加术后发生并发症的风险，如肢体缺血再灌注损伤、止血带疼痛、血栓形成等。

适应证 使用止血带应该个体化，即根据患者局部组织厚度、年龄、肢体周径及局部动脉收缩压而确定。止血带按适应范围主要有手术用和急救用。手术用止血带主要用于四肢手术、整形外科，甚至也可用于局部麻醉。四肢手术中应用止血带能够显著减少术中出血量、提供清晰的手术视野。骨折或轻度软组织、韧带损伤的患者，应用止血带间歇加压可明显减轻局部肿胀，有助于关节损伤的恢复。甲状腺手术时应用止血带，可使切面出血得到有效控制，切面完全处于无血状态，术野清晰，腺体切除量准确。而急救用止血带主要是在重大事故或战争中实现快速止血。止血带除用于外科手术和急救止血外，人们根据止血带止血的原理将其应用于肢体的恶性肿瘤手术，在肿瘤的活检和截肢手术时可防止瘤细胞沿血流扩散；静脉应用化疗药物的患者，将止血带从其枕后发迹线沿两颞侧发迹线至前额发迹线扎紧，可预防化疗药物引起的脱发。

禁忌证 有以下情况者禁忌使用止血带：①血栓性静脉炎。②下肢动静脉血栓、肺栓塞。③明显的血管周围疾病。④严重的高血压、糖尿病患者。⑤镰状细胞型贫血。⑥化脓性感染性坏死。⑦严重的挤压伤和肢体远端严重缺血者等。

操作方法 根据止血带应用目的、应用部位和患者实际情况选择合适的止血带。常见的止血带包括充气式压力止血带、卡式止血带、全自动止血带和血管内止血带。术前向患者说明使用止血带的目的、重要性以及注意事项，以取得患者的配合，提高术中患者的耐受性，使手术顺利进行。消毒前缚扎止血带或消毒后使用消毒止血带。消毒前先放出气囊内剩余气体，用柔软平整的棉纸缠2~3圈，再将止血带缚于手术肢体适当的部位。缚扎止血带时最好两人合作，一人双手握住患者肢体，并稍用力将皮肤及皮下脂肪组织移至远端，待另一人缚好止血带后再松开，松紧度以捆扎好止血带后稍用力推不易滑动为准，这样可避免止血带松弛。术前应将患肢抬高于心脏水平2~3cm，等待3~5分钟，并将肢体内血液驱至止血带的近端再上止血带。止血带的长度和宽度应根据患者的实际情况及特殊的手术过程进行选择。使用部位止血带使用部位一般选择在上臂或大腿上1/3处，或捆扎在手术部位上端远离手术野至少10~15cm处，以方便无菌操作，防止术后感染。一般认为，成年人上肢止血带的压力应维持在250~300mmHg，下肢应维持在500~600mmHg，儿童和瘦弱患者压力可适量减少。但有学者通过临床观察认为上肢止血带压力只需超过动脉收缩压70mmHg，下肢只需超过100mmHg即可止血。止血带的持续应用时间上肢一般不超过1小时，下肢不超过1.5小时，最大止血带持续应用时间为120分钟，放气与再次充气间隔时间一般为10~15分钟。

注意事项及并发症 使用止血带的患者应标明患者的伤情以及上止血带的部位和时间，务必将使用止血带的注意事项交代清楚，以免引起不良后果。随着人们对止血带的改进和应用的规范化，减少了止血带并发症的发生，但临床应用中仍不时有止血带并发症的报道。①止血带疼痛：在止血带使用过程中，患者常述止血带下及以远部位疼痛不适，这种疼痛常被描述为烧灼痛、痉挛痛、麻木感、沉重感。②止血带休克：肢体缺血一段时间后又恢复血流灌注，常出现血压进行性降低的全身反应，即发生止血带休克。轻者脉搏加快，血压稍下降，多无自觉症状，少数患者血压剧降，脉搏、呼吸加快，心悸，出冷汗，发绀和精神症状，甚至休克。③肺损害：缺血再灌注引起的肺损害已普遍受到关注，可能是因为长时间使用止血带造成局部缺血，炎症介质增多，其中研究较多的是 TXA_2 对肺的损害。④血压升高：应用止血带引起动脉血压升高的机制尚不清楚，可能与 N-甲基-d-天门冬氨酸受体阻断剂的活化有关。⑤水疱形成：术中、术后止血带水疱形成是由于贴近皮肤的衬垫或止血带出现皱褶所致。⑥神经损伤：止血带应用的压力和时间增加，神经损伤的风险就会逐渐增加。使用止血带时应放置在上臂或大腿根部，严禁放置在神经走行表浅的地方（如上臂中下 1/3 和小腿腓骨小头）。慎用胶管止血带，因为胶管管径越小，压迫范围越小，压力就越大，这样就越容易损伤深部血管神经。这种情况可以经口服神经营养药和加强肢体被动活动、理疗等治疗，症状可得到缓解。⑦骨骼肌损伤：主要原因是使用止血带时间过长。如手术时间较长，用纱布（最好用热盐水纱布）垫于伤口处加压止血，同时放气 10~15 分钟。⑧其他：除了上述常见并发症外，应用止血带不当引起的并发症还有肢体坏死、局部皮肤灼伤、血栓形成、筋膜室综合征、急性肾衰竭等。临床上熟悉和掌握使用止血带的方法可起到一定的预防作用。

（裴福兴）

gǔzhé shǒufǎ fùwèi

骨折手法复位 (manipulative reduction of fracture)

应用规范化的徒手操作使骨折复位的方法。又称骨折闭合复位。骨折复位方法有两类，即手法复位和开放复位。大多数骨折均可采用手法复位的方法矫正其移位，获得满意效果。进行手法复位时，其手法必须轻柔，并应争取一次复位成功。粗暴的手法和反复多次的复位，均可增加软组织损伤，影响骨折愈合，且可能引起并发症。因此，对于骨折的复位，应争取达到解剖复位或接近解剖复位。如不易达到时，也不能为了追求解剖复位而反复进行多次复位，达到功能复位即可。

步骤 ①缓解疼痛：通过使用麻醉药物解除肌肉痉挛和消除疼痛。可用局部麻醉、神经阻滞麻醉或全身麻醉。采用局部麻醉时，即将注射针于骨折皮肤浸润后、逐步刺入深处，当进入骨折部血肿后，可抽出暗红色血液，然后缓慢将 2% 普鲁卡因 10ml（需先做皮试）或 0.5% 利多卡因 10ml 注射入血肿内，即可达到麻醉目的。②肌松弛位：麻醉后，将患肢各关节置于肌肉松弛位，以减少肌肉对骨折段的牵拉力，有利于骨折复位。③对准方向：骨折后，近端骨折段的位置不易改变，而远端骨折段因失去连续性，可使之移动。因此，骨折复位时，是将远端骨折段对准近侧骨折段所指的方向。④拔伸牵引：在对抗牵引下，于患肢远端，沿其纵轴以各种方法施以牵引，矫正骨折移位。绝大多数骨折都可施行手力牵引，也可将骨牵引的牵引弓系于螺旋牵引架的螺旋杆上，转动螺旋进行牵引，称为螺旋牵引。术者用两手触摸骨折部位，根据 X 线平片所显示的骨折类型和移位情况，分别采用反折、回旋、端提、捺正和分骨、扳正等手法予以复位。

复位时机 患者全身情况好转，复位时间越早越好。在局部未产生肿胀与肌肉痉挛以前，骨折复位易获得一次成功。因为骨折后 1~4 小时，骨折局部呈现明显软弱、肌肉松弛，即所谓的局部休克现象，一般认为是手法复位最宝贵的时机，若超过 24 小时，复位较为困难。

整复手法 整复骨折移位时，要达到得心应手。手法运用必须熟练、灵活准确，做到患者不感到痛苦为宜。手法的轻度适宜，与骨折的愈合快慢，以及能否遗留残疾有着密切的关系。主要包括以下几种。

拔伸牵引 ①适应证：主要用于矫正骨折的重叠、旋转、成角移位，恢复肢体长度。②操作方法：加以适当的牵引力及对抗牵引力，克服肌肉抵抗力，矫正缩短移位，恢复肢体长度与轴线。按"欲合先离，离而复合"的原则，开始牵引时肢体仍然保持原来的位置，由远、近骨折段沿肢体纵轴缓慢对抗牵引，矫正缩短移位，然后用力牵引矫正旋转、成角移位。③注意事项：若在复位过程中感到牵引力已足够，但重叠移位矫正后又出现侧方移位，多为牵引过度所致，应放松牵引，重新整复。对肱骨干骨折（尤其是粉碎型）很容易过度牵引，要注意防止。

提拉牵抖 ①适应证：主要是矫正骨折远端下陷或上移与近折端几乎成直角的移位。一般多用于桡骨下端骨折。②操作方法：沿其原来的移位方向，加大畸形。利用拔伸力，顺纵轴方向骤然向上提拉猛抖，使之加大拔伸力而对位。

折顶回旋 ①适应证：横行骨折具有较长的尖齿时，单靠拔伸力量不能矫正缩短移位。如前臂中下 1/3 骨折。②操作方法：a. 折顶手法：术者两拇指压于突出的骨折端，其余两手四指重叠环抱下陷的另一骨折端，先加大其原有成角，两拇指再用力向下挤压突出的骨折端，待两拇指感到两断端已在同一平面时，即可反折伸直，使断端对正。b. 回旋手法：用于背向移位，即背靠背的斜型骨折。先判断发生背向移位的旋转途径，再施行回旋手法。循原路回旋回去，如操作中感到有软组织阻挡，即可能对移位途径判断不准，应改变回旋方向，使背对背的骨折端变成面对面后，再矫正其他移位。③注意事项：施行回旋手法不可用力过猛，以免伤及血管、神经，且应适当减小牵引力，否则不易成功。

旋转屈伸 ①适应证：主要是矫正难度较大的旋转、成角移位。拔伸可矫正缩短、旋转、成角移位，但不能矫正靠近关节部位的骨折断端的旋转、成角。②操作方法：短小骨折段受着单一方向肌肉牵拉过度所致。因此，对骨折端有牵拉重叠，不同方向成角的旋转移位同时存在，须按骨折部位、类型、结合骨折断端肌肉牵拉方向，利用其生理作用，将骨折远端连同与之形成的一个整体的关节远端肢体共同拔伸，向骨折近端所指的方向，在拔伸牵引下同时施行旋转屈伸手法，并置适宜位置，远、近端轴线相对，旋转成角移位可得到矫正。对单轴性关节（肘、膝）附近的骨折，只有将远端骨折连同与之形成一个整体的关节远端肢体共同牵向近侧骨折段所指的方向，成角才能矫正。如伸直型肱骨髁上骨折，需要在牵引下屈曲，而屈曲型则需要在牵引下伸直。对多轴性关节（如肩、髋关节）附近的骨折，一般有三个平面上的移位（水平面、矢状面、冠状面），复位时要改变几个方向，才

能将骨折整复。如内收型肱骨外科颈骨折，患者仰卧位，牵引方向是先内收后外展，再前屈上举过顶，最后内旋扣紧骨折断端，然后慢慢放下患肢，才能矫正其嵌插、重叠、旋转移位和向外、前的成角畸形。

端提挤捺 ①适应证：缩短、成角及旋转移位矫正之后，还要矫正侧方位移位。②操作方法：前后侧（掌背侧）移位用端提法，操作时在持续手力牵引下，术者两手拇指压住突出的远端，其余四指扭着骨折近端，向上端提。内外侧（左右侧、尺桡侧）移位用挤捺手法，操作时术者一手固定骨折近段，另一手握住骨折远段，用两拇指分别挤压移位的骨折端，使陷者复起，突者复平。③注意事项：操作时用力要适当，方向要明确，部位要确实，着力点要稳固。术者手指与患部皮肤要密切紧贴，通过皮下组织，直接作用于骨折断端，切忌在皮肤上来回磨蹭。

拿捏合拢 ①适应证：对斜型、螺旋形骨折，或有数个骨折块的粉碎性骨折，经过以上手法整复，但其骨折断端仍可能有不同程度的间隙。②操作方法：为使骨折面紧密接触，术者可用一手固定骨折远段（助手固定近段），另一手拿捏骨折端，先从四周反复拿捏，然后两手掌部贴于骨折处，收聚合拢使骨折断端骨面接触稳固。

夹挤分骨 ①适应证：凡是两骨并列发生骨折，如尺桡骨骨折、胫腓骨骨折、掌骨骨折、跖骨骨折、骨折段因骨间肌或骨间膜的收缩而互相靠拢。②操作方法：复位时应以两手拇指及示指、中指、环指，由骨折部的掌、背侧夹挤骨间隙，使靠拢的骨折断

端分开，远近骨折段相应稳定。

按摩舒筋 骨折时不仅有骨骼的损伤，而肌肉、肌腱、血管等软组织亦常遭受损伤。因此，在骨折整复后，以拇指的指腹，沿其肌肉、肌腱的走向，轻微按摩，使骨折周围扭转曲折的肌肉、肌腱，随着骨折复位而舒展通达、血流通畅，以达到消肿、镇痛的目的。

(裴福兴)

guānjié chuāncìshù

关节穿刺术 （arthrocentesis）

以抽取关节腔内积液行诊断或者治疗、注射造影剂行关节造影或注射药物进行治疗为目的的骨科常用技术。关节穿刺术对关节炎和关节损伤的早期诊断和治疗具有一定的临床意义，必要时关节腔内需注射药物治疗，常见的有肩关节穿刺术、肘关节穿刺术、腕关节穿刺术、髋关节穿刺术、膝关节穿刺术和踝关节穿刺术。另外，通过关节穿刺术行关节造影，可了解关节软骨或者骨端的变化，利于疾病的诊断。在化脓性关节炎的浆液渗出期，应尽快抽出关节腔的渗出液，及时抽出纤维蛋白和白细胞释放出的有害物质，并可适当置入抗生素，以减少对关节软骨的破坏和迅速控制炎症。关节穿刺术应严格无菌操作，选择合适的进针部位和方向，从关节最表浅的路径进针，避开重要的神经、血管和肌腱，抽出的关节液应进行肉眼观察和镜检，必要时做细菌培养和药敏试验，为及时应用抗生素提供参考。

(裴福兴)

jiānguānjié chuāncìshù

肩关节穿刺术 （arthrocentesis of the shoulder joint） 以诊断或治疗为目的将细针经皮穿刺进入

肩关节腔内抽吸关节液、取病理组织或注射药物的临床诊疗技术。

适应证 肩关节内积液的诊断或引流，以及关节腔内注射药物进行治疗和行关节造影术时，可行肩关节穿刺术。

操作方法 患者上肢呈外旋外展，肘关节屈曲位，穿刺点可选择肱骨小结节与喙突之间，垂直进针，或者喙突尖下外侧三角肌前缘，沿后外方向进针。常规消毒铺巾后，以稀释的盐酸利多卡因 10~20 ml 进行局部麻醉，在皮肤标记的穿刺点进针，进针过程中层次感明确，至喙肱韧带或者上盂肱韧带时感觉到阻力和韧性，让助手握住患者上臂做轻度拉伸和内旋动作，同时进针 0.5~1cm 至有落空感，即为到达关节腔。抽吸积液或者注射药物后，无菌敷料覆盖，适当固定。

注意事项 严格无菌操作，避免感染；穿刺时边抽吸边进针，当刺入血管时，应退出少许改变进针方向；穿刺不应过深，避免损伤关节内组织。

（裴福兴）

zhǒuguānjié chuāncìshù
肘关节穿刺术 （arthrocentesis of the elbow joint） 以诊断或治疗为目的将细针经皮穿刺进入肘关节腔内抽吸关节液、取病理组织或注射药物的临床诊疗技术。

适应证 适用于外伤后关节内出血、创伤性滑膜炎、关节结核化脓、风湿性关节炎等关节内病损的诊断和治疗。

操作方法 患者仰卧位或坐位。穿刺点可选择肘外侧点（屈肘 90° 时尺骨鹰嘴和肱骨外髁之间）、肘内侧点（屈肘 90° 时尺骨鹰嘴和肱骨内髁之间）和肘前点（伸肘 180° 时肱二头肌桡骨粗隆附着点上 2~3cm）。局部的消毒

铺巾，利多卡因或普鲁卡因局部麻醉，垂直皮肤刺入，当感觉到针刺韧性物的突破感时，即到达关节腔。缓慢抽吸关节内容物后送检，对于稠厚的关节液，应当用生理盐水冲洗后再抽吸。穿刺结束后用无菌敷料覆盖穿刺点，采用颈腕带、石膏或夹板固定 1~2 周即可。

注意事项 无菌操作，刺入皮肤后若遇到骨质，应稍改方向，若遇到神经刺激症状或者吸入血液，应退出针头顺肱骨远端或者依尺骨鹰嘴骨壁刺入。将抽出的关节液中放入抗凝剂，以防凝固。

（裴福兴）

wànguānjié chuāncìshù
腕关节穿刺术 （arthrocentesis of the wrist joint） 以诊断或治疗为目的将细针经皮穿刺进入腕关节腔内抽吸关节液、取病理组织或注射药物的临床诊疗技术。

适应证 适用于腕关节内有积血、积液或者关节腔内需要注射药物进行治疗和行关节造影术的患者。

操作方法 患者取坐位，平置腕部在桌面，将掌心向下，伸腕并握拳，穿刺点位于腕关节背面鼻烟窝的尺侧。常规消毒铺巾和局部浸润麻醉后，在桡骨远端垂直进针，有突破感即进入腕管内，无神经放射症状时方可抽吸积液或者推药。另一个穿刺点位于掌侧，屈腕并握拳，隆起掌长肌腱后，穿刺部位处于掌长肌腱远端与内侧腕横纹交接部位，穿刺针与前臂轴线平行，成 45° 刺入皮肤 1~2cm 即到达关节腔。穿刺结束后，无菌敷料包扎，夜间可采用腕关节中立位支具固定。

注意事项 严格的无菌操作。若注入药物时阻力过大，应注意

适当退针或调整角度，以免将药物直接注入正中神经内。

（裴福兴）

kuānguānjié chuāncìshù
髋关节穿刺术 （arthrocentesis of the hip joint） 以诊断或治疗为目的将细针经皮穿刺进入髋关节腔内抽吸关节液、取病理组织或注射药物的临床诊疗技术。

适应证 适用于髋关节积血、积液、积脓的诊治和关节腔内需要注射药物进行治疗和行关节造影术的患者。

操作方法 常见的穿刺点有三处。①前方：腹股沟韧带中点以下 2cm 再向外 2.5cm，在股动脉的外侧垂直进针。②外侧：自股骨大转子下缘前方，与下肢纵轴成 45° 角紧贴股骨颈前方向内上方进针，应使穿刺针紧贴股骨转子间线，行进 5~10cm 可进入关节腔。③后方：大转子中点与髂后下棘连线的中外 1/3 处，垂直进针。根据穿刺点的选择，患者呈仰卧或俯卧位，常规消毒铺巾，局部麻醉后，进针穿刺，边穿刺边抽吸，防止误入血管中，当感觉到落空感时，即到达关节腔。如果关节腔内积液较多，穿刺抽吸后应加压包扎，适当固定。

注意事项 严格的无菌操作；穿刺不宜过深，以免伤到关节内软骨；前方穿刺时注意防止股动、静脉及股神经损伤。

（裴福兴）

xīguānjié chuāncìshù
膝关节穿刺术 （arthrocentesis of the knee joint） 以诊断或治疗为目的将细针穿刺进入膝关节腔内抽吸关节液、取病理组织或注射药物的临床诊疗技术。

适应证 适用于膝关节积血、积液、积脓的诊治和关节腔内需要注射药物进行治疗和行关节造

影术的患者。

操作方法 膝关节的穿刺部位较多，常见的有内外侧间隙、髌旁间隙、前侧间隙等。内外侧膝眼（前内侧及前外侧）因解剖标记明显，容易定位，最常使用。嘱患者稍屈曲膝关节，常规消毒铺巾和局部麻醉，进针后防止伤到血管和将脓液带入深部组织。当观察到有关节液渗出或者注射时有落空感而无阻力时，即为到达关节腔。如果是诊断目的，可抽取关节液送检。如果为治疗目的，可将玻璃酸钠、医用几丁糖等药物注入关节腔内，缓解疼痛。如果关节腔内积液较多，穿刺抽吸后应加压包扎和固定。

注意事项 注意穿刺后的局部并发症，常见的有膝关节疼痛、肿胀及皮下瘀斑等，一般3~14天消失。严格的无菌操作。若遇到注射阻力增大及患者疼痛明显加重，应立即调整进针的位置。

（裴福兴）

huáiguānjié chuāncìshù

踝关节穿刺术 （arthrocentesis of the ankle joint）

以诊断或治疗为目的将细针经皮穿刺进入踝关节腔内抽吸关节液、取病理组织或注射药物的临床诊疗技术。

适应证 适用于踝关节积液、积血和积脓的鉴别和治疗。

操作方法 常见的穿刺部位有前外侧（伸趾肌腱外缘和外踝之间的凹陷处）、前内侧（内踝前侧向下外后方）、后外侧（外踝后方1.5~2.5cm处，向外踝方向刺入）和后内侧（内踝后方3~3.5cm处，向内踝方向刺入）。患者取仰卧或者俯卧位。以穿刺点为中心常规消毒铺巾，行局部浸润麻醉。分层穿刺，即先刺入皮下一层，再抽吸，再进针至关节外，再抽吸，切勿将污染脓液带入深部，将穿刺出的积液做细菌培养和常规化验，穿刺结束后无菌敷料包扎即可。

注意事项 严格的无菌操作。穿刺不宜过深，以免损伤关节软骨。

并发症 ①关节腔感染：多为没有遵循无菌原则引起。②血管损伤：穿刺时应边进针边抽吸，当看到新鲜血流时应退出少许并改变进针方向。③关节软骨损伤：穿刺时刺入过深或反复注射类固醇类药物可损伤关节软骨。④穿刺点液体渗出：对于关节腔内明显积液者，穿刺后仍需加压包扎并适当固定。

（裴福兴）

guānjié qiēkāi yǐnliúshù

关节切开引流术 （arthrostomy）

通过手术切开并安置冲洗引流管的方式将关节腔内的脓液及时引流排出治疗化脓性关节炎的技术。适用于四肢关节的化脓性关节炎。经抗生素治疗3~5天后，仍有高热、白细胞增多和血沉增快，关节腔穿刺液呈脓性时，均应立即实施关节切开引流术，以及时控制感染和防止关节软骨的破坏，防止肌肉挛缩及关节畸形。化脓性髋关节炎，更宜早期手术，防止病理性脱位和股骨头颈的破坏或并发脓性髂骨和股骨上端骨髓炎。切开引流术可控制感染和防止关节软骨面的进一步破坏，减轻脓液或者渗出液刺激滑膜组织引起的疼痛，同时可清除关节软骨面的纤维蛋白凝集块，防止关节周围软组织挛缩导致的活动受限和畸形。

适应证 适用于经多次穿刺引流术及抗感染治疗4~5天仍无明显效果的急性化脓性关节炎患者，以及亚急性或者慢性化脓性关节炎导致滑膜增生肥厚的患者。

操作方法 根据患者的年龄和全身状况可选择局麻、硬膜外麻醉和臂丛麻醉等。常规消毒铺巾后，在波动感最强处选择恰当的切开引流部位，关节囊和滑膜的切口应与皮肤切口在同一垂直线，吸尽脓液，切除关节内的肉芽组织或者坏死脱落的软骨，然后彻底冲洗关节腔。对于早期的化脓性关节炎，吸尽脓液后要用生理盐水冲洗并置入抗生素，缝合伤口，对于病情重、病程长且关节液黏稠的患者，吸尽脓液后，行闭合性持续冲洗，放置引流管引流。

注意事项及并发症 切口应避开重要的神经、血管和肌腱。术后关节保持功能位，并继续全身应用抗生素控制感染。炎症控制后应及时活动关节，防止关节粘连僵硬。①术后关节挛缩畸形：应对肢体行皮牵引防止挛缩。②术后关节强直：应指导患者逐步进行关节功能锻炼，以防止关节强直。③术后关节肿胀：多为术后引流不通畅或者炎症加重，应及时行关节穿刺以及局部注入抗生素治疗。

（裴福兴）

chuāngshāng nèigùdìng jìshù

创伤内固定技术 （technique of internal fixation in trauma treatment）

利用置于体内的材料或装置维持骨折的复位以重建骨支架稳定性的技术。复位、固定和功能锻炼是骨折治疗的三大原则，彼此联系，与尽快使骨折愈合、令肢体恢复功能、让患者回归社会的骨折治疗的目的息息相关。固定是其中重要的一环，有外固定和内固定之分，都是创伤骨科医师应当熟知、掌握和实施的关键技术。创伤内固定技术从机制上讲包括绝对稳定固定和相对稳定固定两大类，从具体技术上讲包括螺钉固定、接骨板螺钉固定和各种髓内钉固定。

骨折愈合方式不外乎直接愈合和间接愈合两种。从机械和生物力学上讲，它们取决于骨折固定的方式：如果骨折完全解剖复位，得到绝对稳定的固定，可望实现骨折的直接愈合，X线平片上表现为没有外骨痂形成，骨折线逐渐消失。如果骨折维持相对稳定的固定，骨折最终将间接愈合，即通过骨痂形成达到骨折愈合。

（曾炳芳）

juéduì wěndìng gùdìng

绝对稳定固定（fixation with absolute stability）　骨折固定之后，在生理负荷之下，骨折面上骨折块之间不发生任何移位的固定技术。骨折的绝对稳定固定是以骨折的解剖复位为前提的，如果骨折做不到解剖复位，绝对稳定固定就无从谈起。因此，常需要手术切开，在直视下复位，恢复解剖关系，固定的方法则力求坚强。临床上能实现绝对稳定固定的方法只有三种，即拉力螺钉固定、接骨板固定和张力带固定。绝对稳定固定要求骨折必须解剖复位，这就需要通过手术切开暴露骨折进行直接复位，很多情况下对骨折周围软组织的剥离就在所难免，其结果加重对骨折端血液供应的破坏，可能影响骨折的愈合，甚至招致感染或骨不连接。因此，临床上绝对稳定固定的手术适应证比较狭窄，只有在下述情况下才要求实施骨折的绝对稳定固定：①关节内骨折。②长骨骨干的简单骨折。③合并血管损伤者，其修复和重建要求对骨折实施直接复位、绝对稳定固定。

（曾炳芳）

lālì luódīng gùdìng

拉力螺钉固定（lag screw fixation）　利用特制的螺钉或应用特殊的手段使螺钉在拧入时形成拉力实现骨片间加压的技术。螺钉是临床上最常用的内固定器具，利用头、干和螺纹的设计，用力拧入时通过螺钉的旋转产生轴向的应力，发挥固定的功效；不过，只有应用拉力螺钉固定技术，螺钉固定才能实现骨折块之间的加压，从而达到绝对稳定固定。换言之，拉力螺钉固定不是螺钉的名称，而是应用螺钉固定骨折的一种技术。

用于拉力螺钉固定的螺钉有以下两种：①全螺纹的皮质骨（图1a）或松质骨（图1c）螺钉。②部分有螺纹的皮质骨（图1b）或松质骨（图1d）螺钉。螺钉头有螺纹的锁定螺钉不能用作拉力螺钉固定。拉力螺钉主要用于抓持对侧骨皮质，通过加压力固定两个骨折块。应用全螺纹螺钉进行拉力螺钉固定时，先在一侧骨皮质用钻头打一个直径比螺钉螺

纹的直径稍微大一点的导孔，插入导向器，用直径和螺钉干的直径相同的钻头在对侧皮质骨上钻孔，用丝锥攻丝，形成一个有螺纹的孔，再拧入全螺纹的螺钉。当螺钉的头抵着骨皮质时就产生预载荷；螺钉继续拧进时，其螺纹部分抓住对侧骨皮质，产生轴向的应力，螺钉的头就带动近侧的皮质移向对侧皮质，实现骨片间的加压（图2）。使用部分有螺纹的螺钉进行拉力螺钉固定的操作略为简单一些，因为螺钉近侧螺杆没有螺纹，可以在骨孔内滑动，不需要在近侧皮质专门钻个直径比较大的孔。唯一不同的是，术前需要选择使用的螺钉的长度，使其安置到位时，有螺纹的部分务必完全位于骨折线另一侧的骨块内。这样，螺钉旋转时螺纹就能够抓住远侧骨块，使之向螺钉头部移动，与近侧骨块紧密接触，产生加压作用（图3）。临床上实施拉力螺钉固定时需要注意以下各点。①钉的位置：螺钉应尽可能置于要固定的骨块的中央（图4），

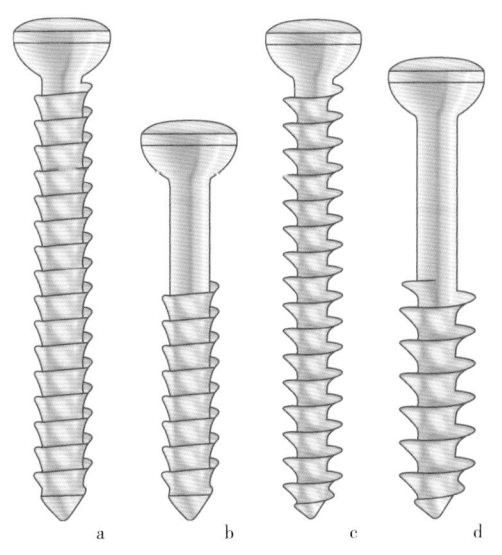

a. 全螺纹皮质骨螺钉；b. 部分有螺纹的皮质骨螺钉；c. 全螺纹的松质骨螺钉；
d. 部分有螺纹的松质骨螺钉。

图1　用于拉力螺钉固定的螺钉

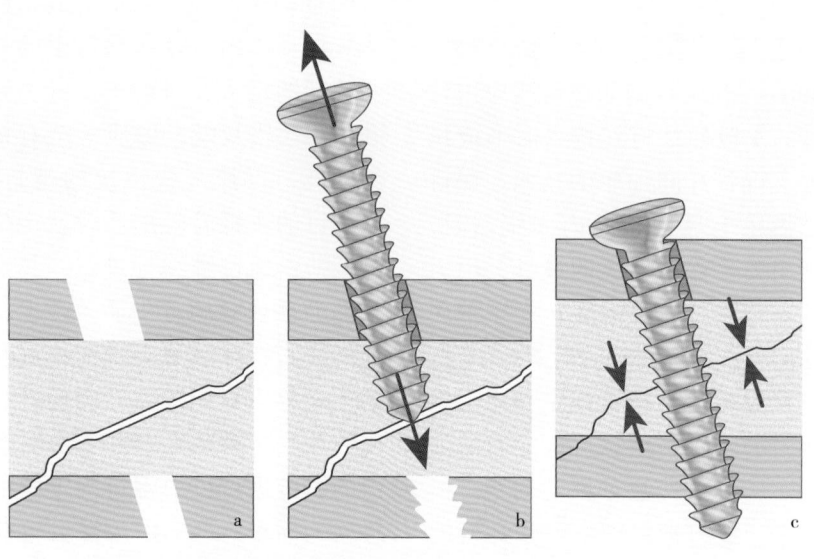

a. 分别在近侧和远侧皮质上钻不同直径的孔；b. 远侧皮质孔攻丝后拧入螺钉；c. 拧紧螺钉实现骨片间加压。

图2 用全螺纹螺钉行拉力螺钉固定

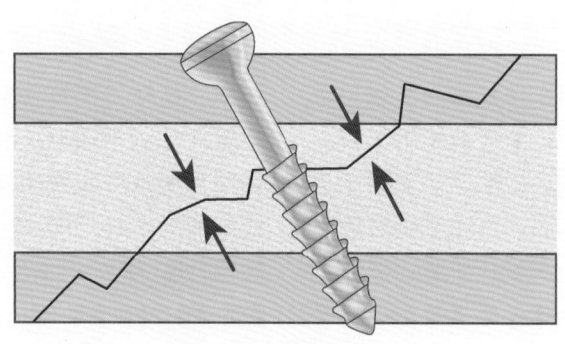

图3 拉力螺钉的长度

注：螺钉的螺纹部分必须完全位于远侧骨块内。

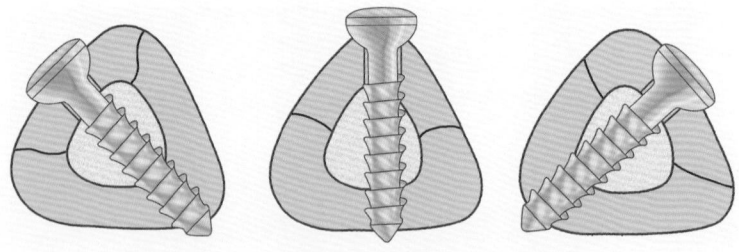

图4 拉力螺钉固定的位置

注：显示螺钉被置于骨块的中心。

以获得均匀加压的效果。②螺钉的方向：螺钉若与骨折线垂直（图5a），骨片间加压的效果最好，但是对抗轴性应力的能力不如垂直于骨干轴线拧入的螺钉。有鉴于此，考虑到固定后骨折部位将承受较多轴性负荷时，拉力螺钉植入的方向应当在骨折面的垂线和骨骼纵轴的垂线夹角的平分线上（图5b），这样既能在骨片间有效加压，又能对抗轴向负荷，保证拉力螺钉固定的效能。

③埋头处理：在拧入螺钉之前，应使用埋头器在近侧皮质导孔上略作扩大（图6a），以容纳螺钉头部，增加螺钉头与骨皮质的接触面（图6b），更具固定稳定性，又能减少其突出于骨皮质激惹软组织的可能性。④使用垫片：如在干骺端，或者遇骨质疏松者，则需要在螺钉头安置垫片，这样在加压时螺钉头不至于陷入松软的骨皮质，使加压作用打折扣（图7）。⑤螺钉的数目：单纯用拉力螺钉固定时，单个螺钉所产生的加压面积是有限的，不足以对抗旋转和扭转的应力。因此，用以固定长斜行或螺旋形简单骨折时，至少得用2枚彼此相隔的螺钉，而且最好在不同的方向上，这样形成的杠杆有更长的力臂，对抗扭转和旋转应力的能力更强（图8）。⑥与中和接骨板联合应用：拉力螺钉固定所提供的主要是骨片间加压，并不能对抗旋转和弯曲的应力，存在固定不牢靠导致复位丢失的风险。有研究显示，拉力螺钉固定术后松动的原因不是拉力螺钉施加的压力，而是应力负荷所造成的骨折面之间的微动。因此，拉力螺钉固定常需要与保护接骨板联合应用，以中和成角和旋转应力，确保拉力螺钉固定所产生的骨片间加压的效果。与接骨板固定联合应用时，拉力螺钉可以单独放置，也可以通过接骨板的孔放置；固定关节端骨折的拉力螺钉应当用支撑接骨板保护（图9）。

（曾炳芳）

jiēgǔbǎn gùdìng

接骨板固定（plate fixation）应用接骨板做内植物进行骨折内固定的技术，材质可以是金属或可吸收材料。接骨板螺钉固定是临床上常用的内固定技术，制作

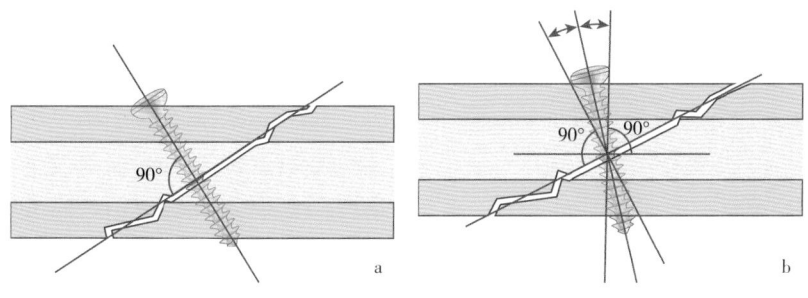

a. 与骨折面垂直；b. 在骨折面垂线和骨干纵轴垂线间夹角的平分线上。

图 5　拉力螺钉固定时螺钉的方向

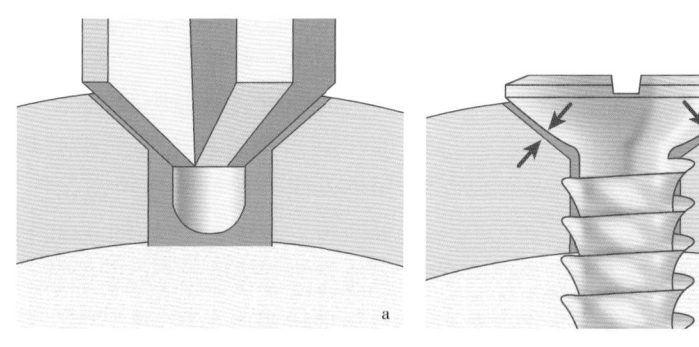

a. 用埋头器扩孔；b. 螺钉头与骨皮质的接触面。

图 6　拉力螺钉埋头处理

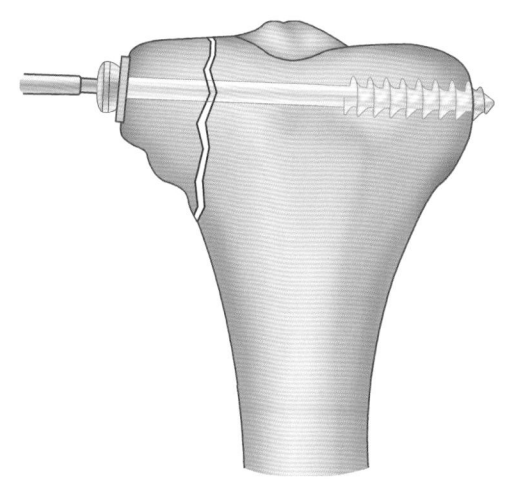

图 7　使用垫片的拉力螺钉固定

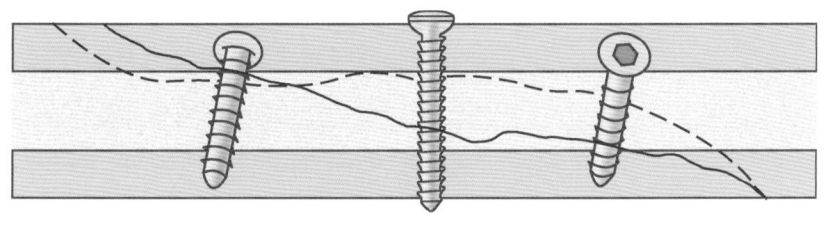

图 8　多枚拉力螺钉固定骨干螺旋形骨折

接骨板的材质可以是不锈钢，也可以是钛合金，甚至还有用可降解的高分子材料制作的。根据设计的不同，接骨板的形态也不一样，有 1/3 管型，有重建接骨板，有传统的接骨板和有限接触的接骨板；依据所配套的螺钉的直径，分别有 6.5mm，4.5mm，3.5mm 和 2.7mm；接骨板的功能有赖于其安放的位置和应用的方法：①如果接骨板是用于中和弯曲和旋转应力从而对拉力螺钉固定起保护作用的，称为保护接骨板。②如果接骨板放置在偏心负荷的长骨的凸侧，能中和轴性负荷所施加的张力，使之变成对凹侧骨折端加压的压应力，称为张力带接骨板。③如果是放在干骺端，固定的方向与骨折移位的方向相垂直的，称为支撑接骨板。④如果接骨板跨过骨折部位、分别固定在两端主要骨块上，不要求骨折的解剖复位而只是恢复骨折的长度、排列和旋转对位的，称为桥接接骨板。⑤如果接骨板固定只是维持骨折块的准确位置、又不扰乱骨折片的生物学环境，以便完成骨折的最终固定，称为复位接骨板。⑥如果接骨板固定到位能够实现骨折断端之间加压，从而提供骨折的绝对稳定固定者，称为加压接骨板。可见，只有加压接骨板固定才能实现骨折的绝对稳定固定。非锁定接骨板在应用中有一些共性，即应用前均需要预弯，以便固定到位时对远离接骨板一侧的骨皮质有加压作用。如果不做预弯，就将直的接骨板直接固定到骨骼上，螺钉全部拧紧之后，靠近接骨板的骨折端可能对合在一起，而接骨板对侧的骨折端可能产生分离。使用经过预弯的接骨板固定骨折时，安置螺钉的顺序有讲究，即先拧靠近骨折线两插入第 2 枚加压螺钉，拧紧后还可以再加压 1mm，最后再拧紧第 1 枚螺钉（图 3b）。

加压接骨板固定 如果需要加压的距离超过 2mm，单纯动力加压接骨板就不复应用，需要使用传统的加压接骨板，利用固定在一侧骨折端的加压器拉紧对侧骨折端，达到两个骨折端彼此加压固定的目的。先将预弯的接骨板安置在复位的骨干上，在骨折线的一侧用两枚螺钉固定，把加压器置于骨折线的另一侧，放松加压的螺钉，将加压器活动一侧的杆插入接骨板末端的螺孔内，用一枚螺钉将加压器固定在接骨板轴线的延长线上（图 4a），拧紧加压器的螺钉，拉动接骨板，直至骨折端紧密接触，看着骨折线逐渐消失（图 4b）。至于先固定哪一侧，在横行骨折可以随意，但在斜行骨折则有讲究。应先将接骨板固定在骨折线成钝角的一侧，把加压器安置在骨折线成锐角的那一侧，加压时接骨板在该侧骨干表面移动，带动对侧骨干向骨折线移动（图 5a），直至加压到位。如果相反，接骨板先固定骨折线成锐角的那一侧骨干，加压时这一侧骨干的复位将丢失（图 5b），值得注意。

（曾炳芳）

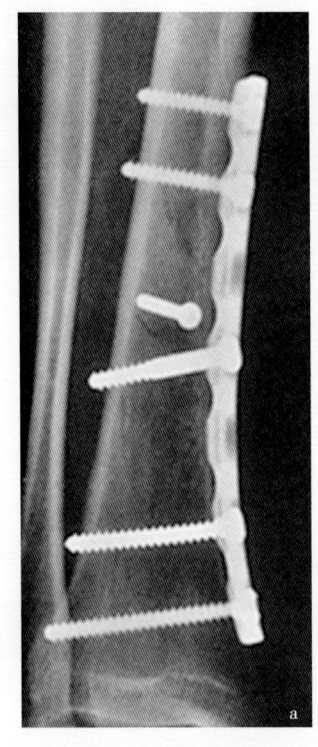 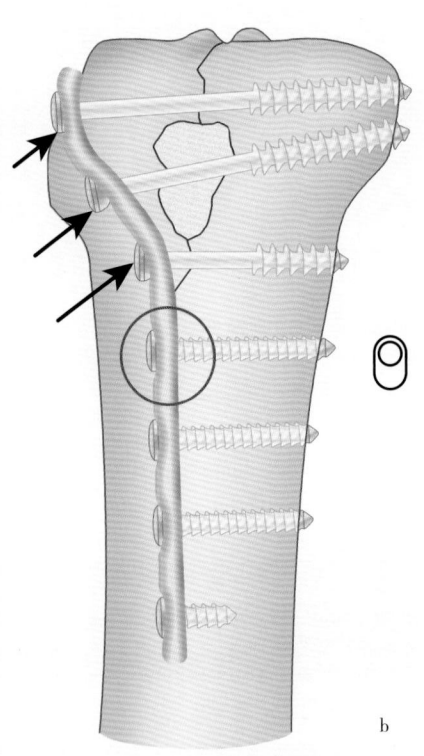

a. 拉力螺钉与接骨板联合固定术后 X 线平片，白箭头所指为拉力螺钉；b. 胫骨近端骨折拉力螺钉与支撑接骨板固定，黑箭头所指为经接骨板孔置入的拉力螺钉。

图 9　拉力螺钉与中和接骨板联合固定

侧的螺钉，后拧偏外侧的螺钉；如果顺序倒过来，先拧外侧的螺钉，由于接骨板的预弯使其外侧螺孔之间接骨板的长度大于相应螺钉之间骨骼的长度，拧紧内侧螺钉将使靠近接骨板这一侧的骨折端发生分离（图 1）。

动力加压接骨板固定 动力加压接骨板固定的核心表现在用于固定接骨板的螺钉孔设计上（图 2a）。螺钉孔的几何形状被设计成倾斜并成角的圆筒的一部分（图 2b），螺钉拧入时，其球形螺钉头在孔中滑动的轨迹就像是圆球在倾斜的圆筒中滚动（图 2c）；实际应用时，螺钉相对于骨骼的水平位置是不动的，随着螺钉的拧紧，接骨板相对于螺钉则是水平移动的（图 2d），其结果是接骨板带动事先被另外的螺钉固定在接骨板上的、位于骨折线另一

边的骨块向加压螺钉的方向移动，从而与对侧骨折块接触并彼此加压（图 2e）。动力加压接骨板螺孔的设计允许在最偏心的位置插入螺钉到拧紧的整个过程中，接骨板平行滑动的距离不会超过 1mm。因此，要是希望加压得更多一点，可以将第 1 枚加压螺钉拧松（图 3a），再用同样的方法

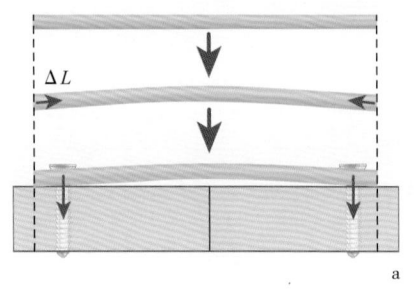 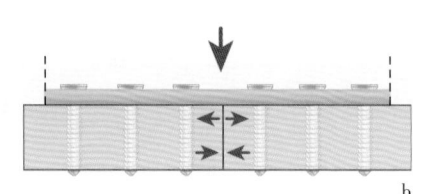

a. 接骨板预弯后置于骨干上并先固定接骨板两端；b. 接骨板完全贴附后骨折端远离接骨板处加压而靠近接骨板处却分离。

图 1　预弯接骨板固定骨折时先拧两侧螺钉对固定作用的影响

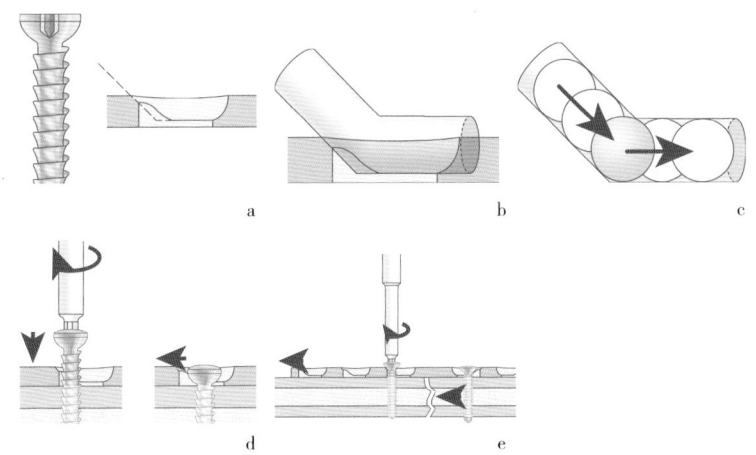

a. 螺钉和螺钉孔；b. 螺钉孔的几何形状是倾斜并成角的圆筒的一部分；c. 螺钉拧进时螺钉头的运动轨迹；d. 螺钉拧进时接骨板水平移动的方式；e. 接骨板的移动带着远侧骨块水平移动，靠拢另一骨折端。

图2　动力加压接骨板固定骨折的原理

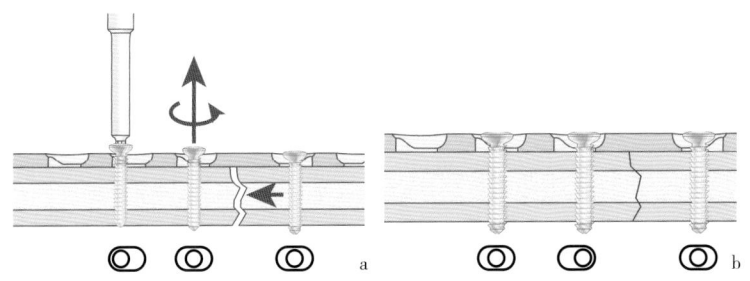

a. 放松第1枚螺钉，偏心拧入第2枚螺钉，带动远端骨块进一步水平移动；b. 两枚加压螺钉固定到位，骨折间隙消失。

图3　应用第2枚螺钉进一步加压的原理

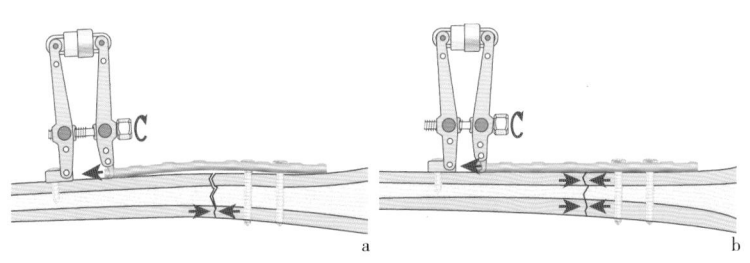

a. 固定预弯接骨板，安置加压器；b. 旋转加压器螺钉实施骨折端加压。

图4　加压接骨板固定

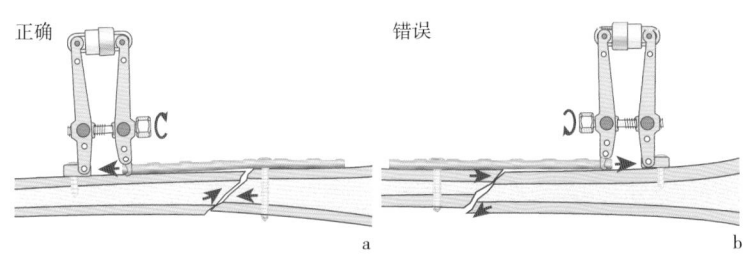

正确　　　　　　　　　　错误

a. 先固定骨折线成钝角的一侧是正确的；b. 先固定骨折线成锐角的一侧，加压时复位将丢失。

图5　加压接骨板固定斜行骨折时的对与错

zhānglìdài gùdìng

张力带固定（tension band fixation）

将内植物（接骨板或钢丝、钢缆、缝合线）置于在张力侧（凸侧）对抗生理负荷所产生的张力转变成对侧（凹侧）骨皮质的加压力的内固定技术。骨干骨折之后，如果遭受偏心的应力，施压的这一侧即压力侧，对侧则为张力侧，偏心的应力将使张力侧骨折端分离，骨折因此成角移位；就像在尺骨鹰嘴骨折，肘关节屈曲时，关节面一侧遭受压应力，鹰嘴皮质侧在张力的作用下产生分离（图1a）。如果张力侧实施固定，对抗张力，偏心的压应力将对骨折端产生加压作用；如在尺骨鹰嘴骨折，若鹰嘴皮质侧实施钢丝张力带加压固定，就能有效对抗肘关节屈曲所产生的张力，而在关节面一侧形成加压，实现鹰嘴骨折的绝对稳定固定（图1b）。

张力带钢丝固定　张力带钢丝固定，顾名思义是使用克氏针和钢丝进行固定的技术；临床上用于固定尺骨鹰嘴骨折、髌骨骨折，以及诸如内踝、肱骨大结节等撕脱骨折的固定。应用时，先行直接复位，恢复解剖结构，用复位钳等机械工具临时维持复位；然后，以髌骨骨折为例，垂直骨折线安置彼此平行的两枚克氏针，穿出对侧皮质，用一根钢丝绕过克氏针两端呈环形捆扎（图2a），再用另一根钢丝在髌骨表面呈8字绕过克氏针，弯曲并剪断多余的克氏针，以防止钢丝滑脱（图2b）。拧紧环扎的钢丝，使骨折端靠拢，拧紧8字钢丝，使得膝关节屈曲时髌骨皮质侧骨折端也不会分离，反而在髌骨骨折端产生加压，骨折端因而得到绝对稳定的固定（图2c），在临床上应用这个技术可以取得很好的复位和固定效果（图2d）。临床上应用克氏针张力带固定尺骨鹰嘴骨折时，和上述介绍的一样，靠近尺骨关节面打入两根平行的克氏针，穿出对侧骨皮质，但是不可能像固定髌骨时那样让8字钢丝绕过这一侧的克氏针，只能让它穿过事先在骨折线远侧的尺骨上垂直骨干钻孔所形成的骨隧道，再在尺骨表面呈8字绕过鹰嘴上的钢丝，拧紧钢丝形成张力带固定（图3a）；临床上有时额外使用拉力螺钉固定分离的骨片（图3b）。临床上经常应用张力带钢丝固定移位的肱骨大结节或内踝撕脱骨折，尤其是当骨片比较小，甚至不足以容纳螺钉时，这种固定技术常成为首选抑或唯一的内固定方法。为了构建张力带，可以在远离骨折线的骨干上安置一枚螺钉，钢丝可以绕过螺钉的头，用以固定内踝骨折时，钢丝呈8字在胫骨表面跨过骨折线，绕在事先安置的两根平行克氏针上，形成有很强加压和固定作用的张力带，实现骨折的绝对稳定固定（图4a）；用以固定肱骨大结节骨片时，钢丝可以在肩袖止点下方穿过，构成8字，同样完成张力带钢丝固定（图4b）。

张力带接骨板固定　将接骨板安置在张力侧的固定技术。如图4所示，尺骨鹰嘴骨折分离，肘关节前脱位（图5a），手术切开使尺骨鹰嘴解剖复位，将塑形的接骨板置于张力侧，利用通过接骨板螺孔的拉力螺钉实施骨折片之间的加压固定，接骨板随后固定到位（图5b），起保护接骨板的作用，同时能有效对抗肘关节屈曲时形成的张力，将它变成对骨折端的压力，从而实现骨折的直接愈合（图5c）。如果必要，如治疗尺骨鹰嘴骨折合并骨干简

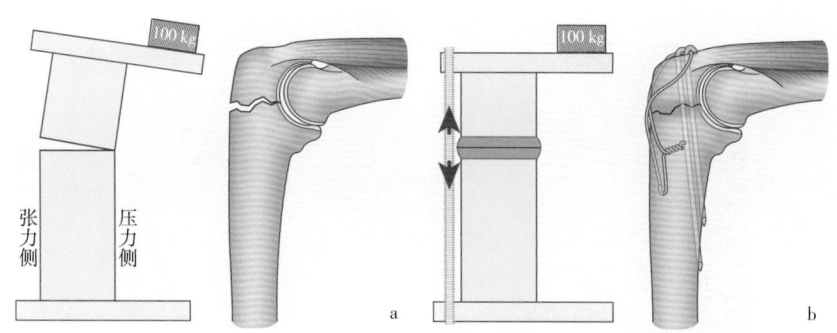

a. 压力侧的负荷使张力侧骨端分离；b. 张力侧固定之后，偏心的压应力使骨折端加压，实现骨折的绝对稳定固定。

图1　张力带固定的原理

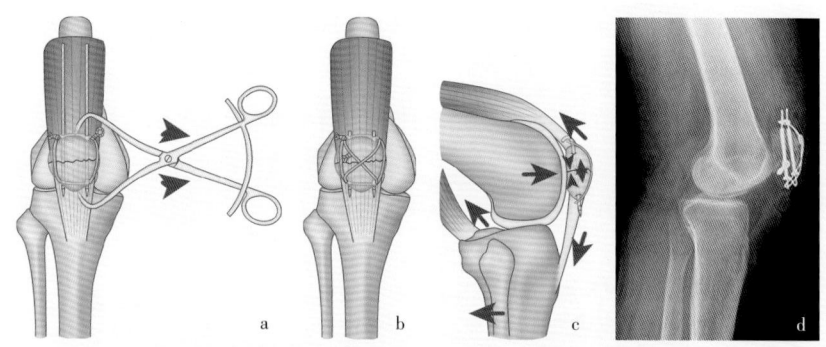

a. 直接复位骨折复位钳维持固定，穿入两根平行克氏针，钢丝环扎；b. 8字钢丝固定，弯曲并剪断克氏针；c. 侧位图显示张力带钢丝固定效果；d. 临床X线平片显示张力带钢丝固定的结果。

图2　张力带钢丝固定髌骨骨折

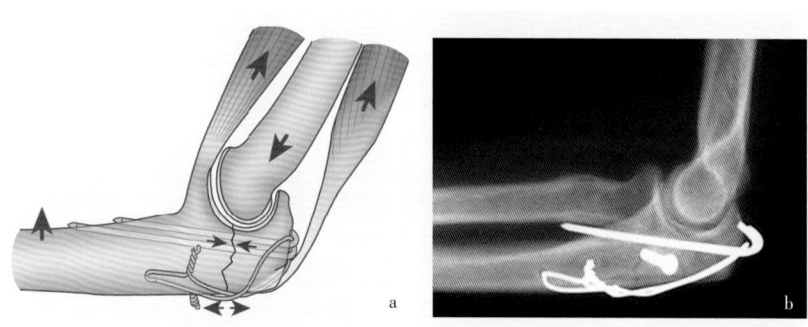

a. 固定技术示意图显示远侧钢丝穿过尺骨钻孔形成的骨隧道形成张力带；b. 术后X线平片显示在张力带钢丝固定的同时用螺钉辅助固定分离的骨片。

图3　克氏针张力带钢丝固定尺骨鹰嘴骨折

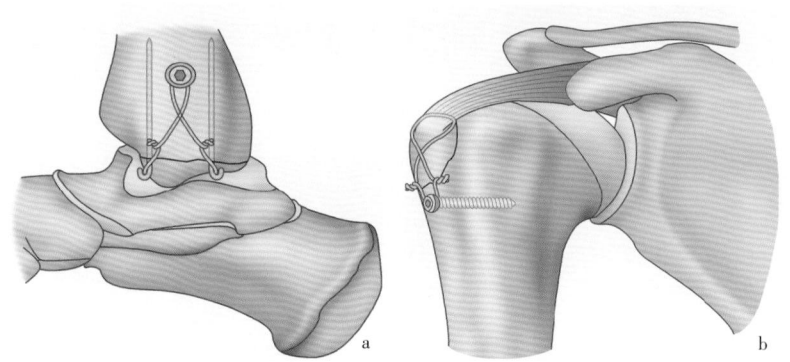

a. 固定内踝撕脱骨折；b. 固定肱骨大结节撕脱骨折。

图4　使用螺钉的张力带钢丝固定技术

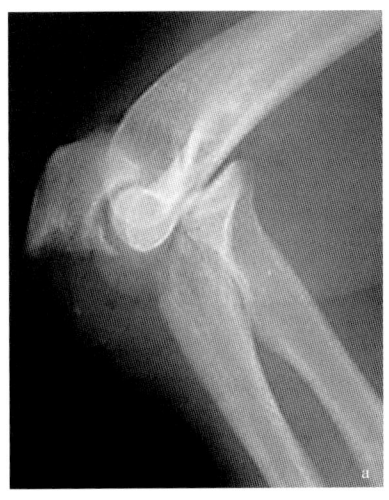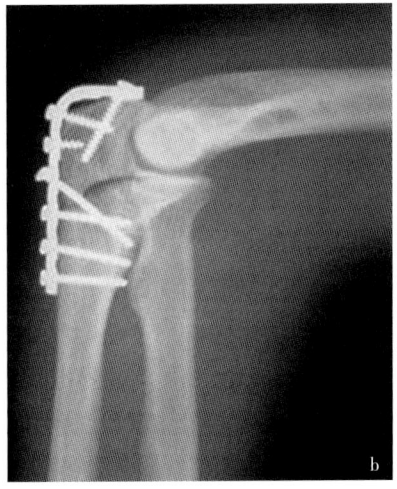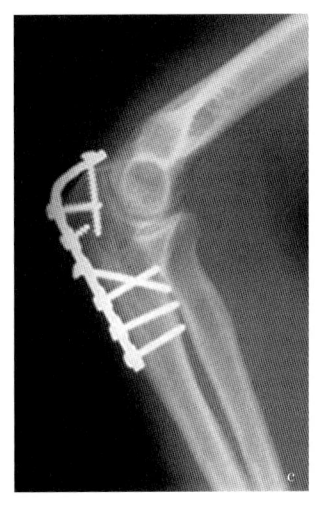

a. 术前 X 线平片显示尺骨骨折移位明显；b. 术后 X 线平片显示张力带接骨板固定，辅助拉力螺钉固定；c. 随访 X 线平片显示骨折直接愈合。

图 5　张力带接骨板固定尺骨鹰嘴骨折

单骨折时（图 6a），可以将克氏针张力带固定和张力带接骨板固定两项技术联合应用，实现骨折的绝对稳定固定，骨折就能一期愈合（图 6b）。张力带接骨板固定骨干骨折时，接骨板必须安置在张力侧；如在股骨干骨折，务必将接骨板安置于其外侧，由于股骨近端存在颈干角的解剖原因，下肢负重时负荷位于内侧，使股骨骨干的内侧成为压力侧，而外侧成为张力侧（图 7a）。只有安置在外侧的接骨板才能有效对抗

负重时产生的张力，将其转化为对骨折端的压力（图 7b）。若将接骨板置于内侧，结果将大相径庭，在应力负荷下外侧骨折端的分离实属必然，接骨板固定失效也将不可避免（图 7c）。出于同样的原因，如果压力侧存在骨缺损，失去支撑，不能承受压应力，安置在张力侧的接骨板就起不到固定的作用，甚至发生弯曲或断裂（图 7d）。此乃临床应用的禁忌，理当避免。

（曾炳芳）

xiāngduì wěndìng gùdìng

相对稳定固定（fixation with relative stability）　骨折固定之后，骨折面承载的生理负荷将导致骨折块之间发生相对位置的改变，控制这种改变使之有利于骨折愈合的固定技术。这种移位的趋势随着负荷的增加而加大，而随着固定的内植物的强度的增加而减少。从这个角度讲，除了骨片间加压的绝对稳定固定之外，其他形式的固定都可以是相对稳定固定。相对稳定固定后，骨片间的微动可以刺激骨痂生长，促进骨折间接愈合。但不是所有这样的固定都能使骨折愈合的，只有那些在生理负荷下骨片间有可控的微动的相对稳定固定才能促进骨折愈合；因为骨片间活动过大将阻碍骨折愈合，微动过小又不足以刺激骨痂形成，骨折可能也达不到间接愈合。临床上，相对稳定固定通常用于骨干复杂骨折的治疗，原则上进行间接复位，避免或不直接暴露骨折处，减少破坏或不扰乱骨折部位的生物学环境，减轻或不进一步破坏骨折端及周围软组织的血液供应，实

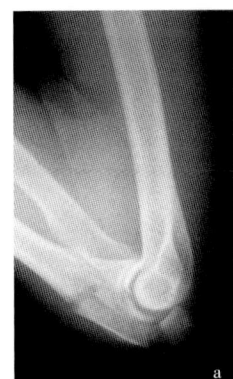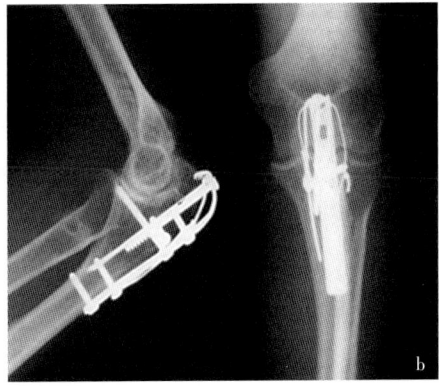

a. 术前 X 线平片显示尺骨鹰嘴骨折移位，合并尺骨干骨折；b. 随访 X 线平片显示克氏针张力带与张力带接骨板固定的联合应用，尺骨骨折直接愈合。

图 6　克氏针张力带固定与张力带接骨板固定的联合应用

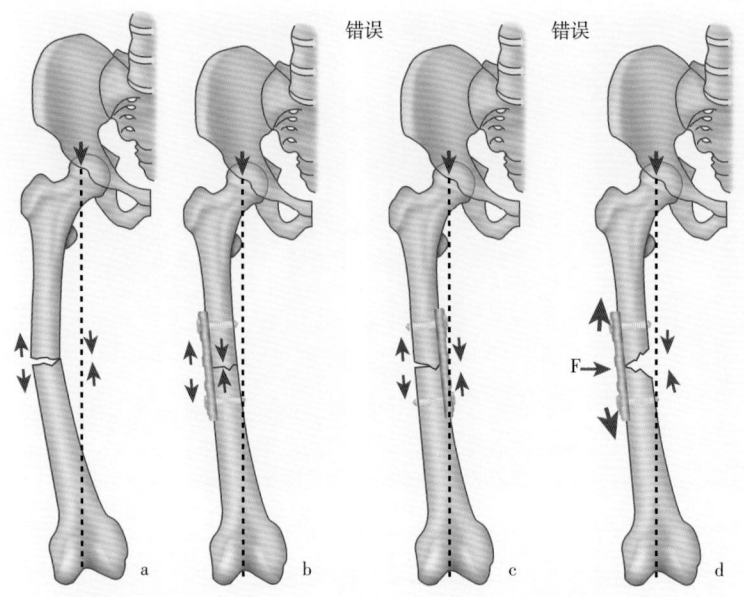

a. 股骨负重时的应力是偏心的，股骨内侧是应力侧，外侧是张力侧；b. 接骨板置于外侧能对抗张力，偏心的负荷使骨折端加压；c. 接骨板置于内侧时，负重的压应力在股骨外侧形成张力将骨折端产生分离；d. 如果骨折端内侧存在骨缺损，即便把接骨板置于外侧，由于内侧缺乏支撑，接骨板将形同虚设，固定的作用丧失殆尽。

图7 张力带接骨板固定的原理与原则

现恢复骨骼的长度、排列和旋转对位的功能复位，不求骨折的解剖复位；根据骨折的个体化环境选择合适的内植物、应用恰当的手术技术对骨折实施稳定的固定，以维持骨折的复位，允许肢体尽早活动进行功能锻炼，促进骨折间接愈合，改善骨折治疗效果。包括髓内钉固定、桥接接骨板固定等。

(曾炳芳)

suǐnèidìng gùdìng

髓内钉固定（intramedullary nailing） 应用髓内钉作为内植物对长骨骨折进行内固定的技术。

不带锁髓内钉固定 这是孔切尔（Kuntscher）教授在第二次世界大战期间最早设计、制作和使用的髓内钉。髓内钉是直的，有个纵行的槽，插入髓腔后通过钉和与之紧密贴合的骨骼之间的摩擦力发挥固定的作用，因此它只适用于髓腔狭窄部位的骨干骨折的治疗。尽管通过扩髓增加髓内钉与骨骼接触的面积可以提高固定的效能、并允许使用更粗的髓内钉来增强固定的稳定性；但由于没有锁定装置，日后容易发生复位丢失、骨骼短缩和旋转畸形。因此，临床上使用这种不带锁定装置的直钉治疗长骨骨干骨折的频率越来越低，虽然有学者设计出膨胀髓内钉来弥补其机械性能的不足，也没能改变其手术指证狭窄、临床应用机会减少的趋势。

带锁髓内钉固定 带锁髓内钉就是其在近端和远端分别有方向相同或不同的孔，锁定螺钉从一侧骨皮质穿入，经过髓内钉上相应的孔，再穿出对侧骨皮质，使骨骼和髓内钉连成一体，能有效维持骨骼复位后的长度而且不丢失，使髓内钉固定的适应证扩大到治疗发生在髓腔较宽部位的骨折，对旋转应力也有对抗作用。带锁髓内钉有扩髓和不扩髓之分，前者多为带槽或不带槽的空心或管状钉，后者多为直径比较小一

点的实心钉。

阻挡钉辅助髓内钉固定 阻挡钉是为解决髓内钉与长骨的髓腔不匹配问题应运而生的。在治疗发生在股骨远侧1/3和胫骨近侧1/3的骨折时，由于那里的髓腔都比较宽，髓内钉与髓腔根本谈不上匹配，其在髓腔内的走行方向都不容易控制，髓内钉固定时时常出现排列不良。解决的办法是，在髓内钉移位的方向上安置螺钉，减少髓腔的宽度、限定髓内钉只能在正确的方向上行进，确保骨折复位有正确的排列，这就是阻挡钉的作用。

经皮钢丝捆扎辅助髓内钉固定 骨干骨折有时有蝶形骨片，平行分离，临床上不主张切开并剥离骨片上的软组织，直视下复位，用钢丝捆扎维持。因为以牺牲骨折块的血液供应为代价换取骨折的解剖复位，结果得不偿失。一般情况下，只要骨干骨折得到有效固定，平行移位的蝶形骨片可望与骨干连接，除非中间嵌有软组织，使骨折血肿不连续，阻碍骨愈合。但是，如果蝶形骨片有轴向移位，就会形成骨缺损，可能影响愈合，需要后期植骨处理，使治疗期延长，存在改善的空间。遇骨干长斜行骨折，闭合复位常不完全，髓内钉固定时难免会出现骨折端分离，影响骨折愈合。在这种情况下，局部应用钢丝捆扎，无疑可以改善复位的完全性，有利骨折愈合；只是技术上必须满足保护骨折部位生物学环的前提。

弹性髓内钉固定 弹性髓内钉是指实心、直径比较小、不需要扩髓置入、远近两端都不能锁定的髓内钉，其比较细，固定后不容易维持长骨的纵向和旋转稳定性。因此，在临床上除了用于

治疗像锁骨骨折一类比较小的长骨的骨折外，主要用于治疗儿童的长骨骨折。

（曾炳芳）

qiáojiē jiēgǔbǎn gùdìng

桥接接骨板固定（bridge plate fixation）

将接骨板跨过骨折部位固定在其两端骨干上为长骨复杂骨折提供相对稳定固定以达到骨折间接愈合的技术。简单地讲，就是将接骨板跨过骨折的部位固定在骨折两端正常的骨骼上，使用长一点接骨板少一点螺钉（图1）。临床上用于处理长骨复杂骨折，不要求解剖复位和骨片间加压固定，而力求恢复骨骼的长度、排列和旋转对位，达到功能复位，建立相对稳定固定，骨折通过骨痂生长和骨化塑形而达

到间接愈合（图2）。桥接接骨板固定是一种技术，而不是接骨板的名称。只要能够为骨折的固定提供足够的稳定性，任何一种接骨板都可以用于桥接固定。如图3所示，是一个重建接骨板对胫骨远端粉碎性骨折进行桥接固定的成功病例。尽管重建接骨板的力学强度略显不足，但由于腓骨骨折做了牢固固定，在外侧建立稳固的支撑作为补充，重建接骨板

就能为胫腓骨骨折的愈合提供足够稳固的固定，直至骨折顺利愈合。桥接接骨板固定是治疗长骨复杂骨折的一种技术，目的是既能固定骨折为其愈合创造条件，又不扰乱骨折部位的生物学环境。因此，必须采取间接复位的技术，以不暴露骨折部位为好，更没有必要对骨折片进行软组织剥离。但是，如果使用非锁定接骨板，由于接骨板是通过螺钉紧紧地压

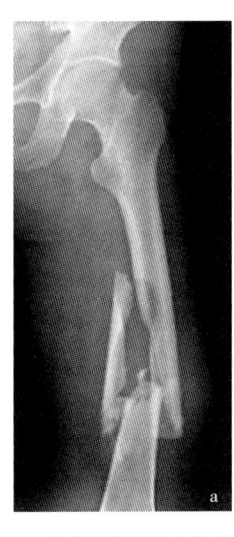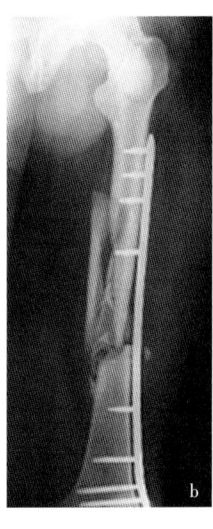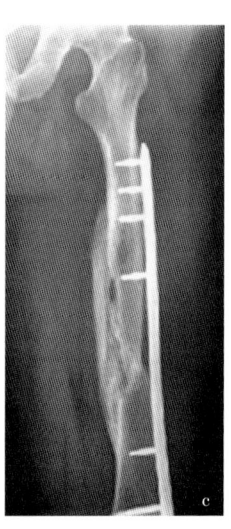

a. X线平片显示左股骨中段粉碎性骨折移位；b. 术后X线平片显示接骨板跨过骨折部位固定在远近两端骨干上；c. 术后6个月随访X线平片显示骨折间接愈合。

图2 桥接接骨板固定治疗股骨中段粉碎性骨折

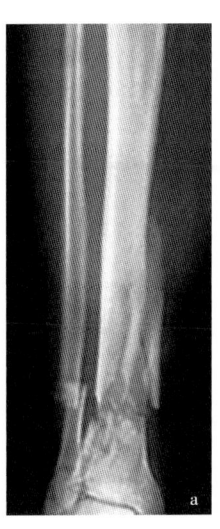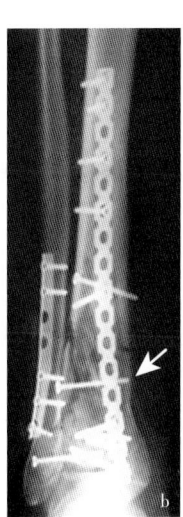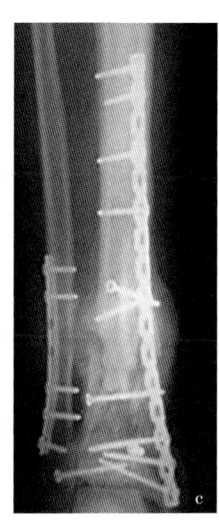

a. X线平片显示右胫腓骨下段粉碎性骨折并移位；b. 术后X线平片显示骨折复位，胫骨用重建接骨板桥接固定，骨折部位只有1枚复位螺钉（红箭头）；c. 术后3个月随访X线平片显示胫骨骨折处多量骨痂生长，复位没有丢失。

图3 重建接骨板桥接固定治疗胫腓骨下段复杂骨折

图1 桥接接骨板固定

注：接骨板跨过骨折部位固定在远近两侧正常骨骼上。

贴在骨干上产生摩擦力而发挥固定作用，就需要切开以显露两端接骨板固定的部位，骨膜剥离不可避免，不符合治疗理念（图4）。

而锁定接骨板有很强的角稳定性，接骨板不需要与骨骼直接接触，就能提供足够的固定稳定性（图5）。因此就不需要切开暴露

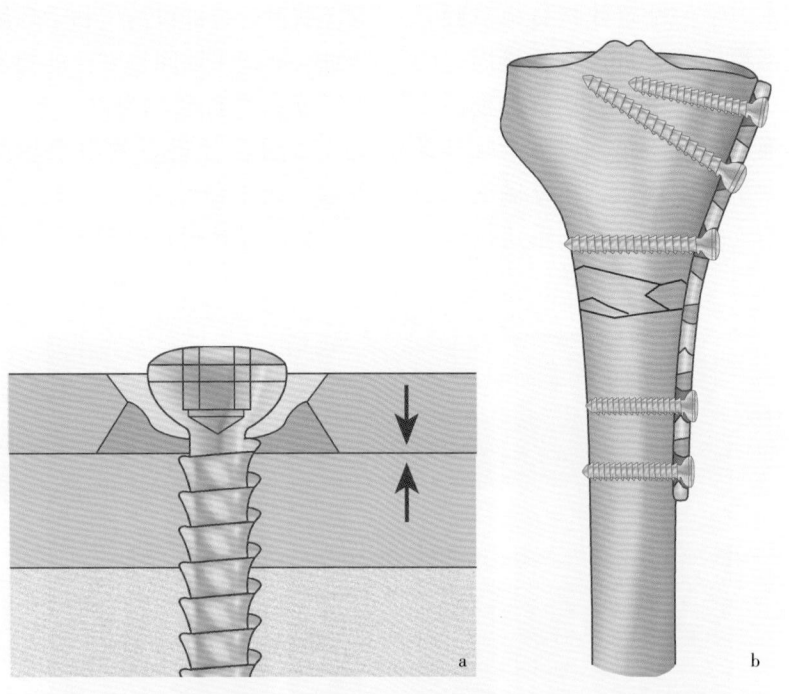

a. 接骨板与骨骼紧密接触产生固定所需要的摩擦力；b. 做桥接固定时，接骨板接触的两端骨骼需要剥离骨膜。

图4　非锁定接骨板固定原理

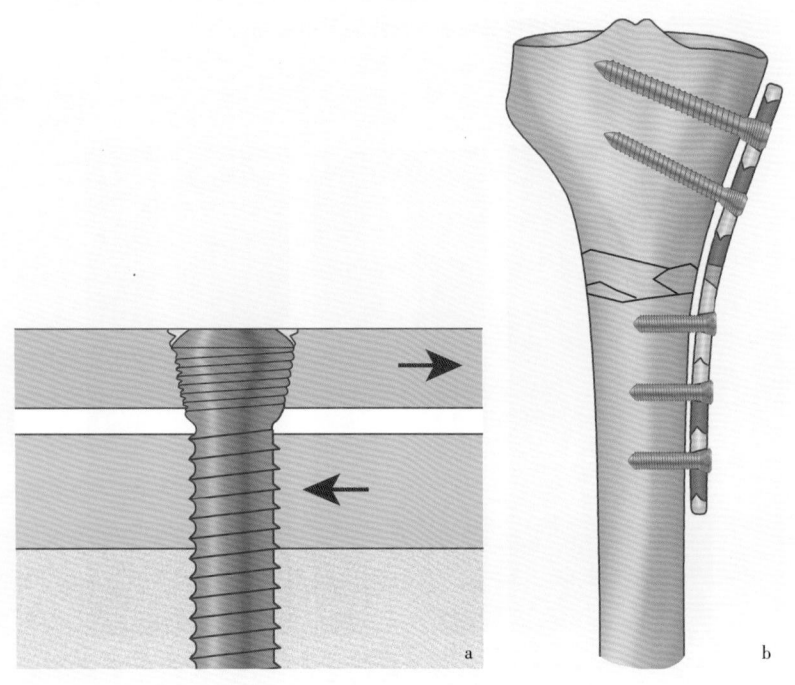

a. 锁定螺钉与接骨板融为一体产生坚强的角稳定性；b. 接骨板不与骨骼接触，无须剥离骨膜。

图5　锁定接骨板固定原理

接纳接骨板固定的骨干，只在皮肤上做个小切口经皮插入接骨板，更符合微创的理念（图6）。因此，只要条件适合，就应当选用锁定接骨板进行桥接固定。应用原则：①选择长度适当的接骨板：桥接接骨板固定和一般的接骨板固定的主要不同就是用长一点的接骨板少一点的螺钉，所以选择接骨板的长度、确定固定螺钉的数目和位置就显得尤为重要。一般地说，对复杂骨折，接骨板长度为骨折长度的 2~3 倍，而接骨板螺钉的密度（螺钉数目/接骨板孔数）应当小于 0.5-0.4。骨折长度占据接骨板 5 个孔的距离，用 14 孔接骨板固定，接骨板的长度是骨折长度的 14/6，超过 2 倍；共用 6 枚螺钉固定，接骨板螺钉密度为 6/14 = 0.43。螺钉分布为近端 3 枚，固定长度为 6 孔，螺钉密度 3/6 = 0.5；骨折部位没有螺钉，密度为零；远端 3 枚螺钉固定长度 4 孔，螺钉密度 3/4 = 0.75（图7）。②间接复位维持固定：桥接接骨板固定的一个主要目的就是尽可能保护骨折部位的生物学环境，为骨折的愈合创造条件，因此骨折治疗过程中，即便是切开了，也要避免直接暴露骨折部位，通过牵引，或者使用必要的器械，如骨折牵开器和复位钳，利用附着在骨折部位的软组织作为铰链进行间接复位。透视确认位置满意后，采取措施，包括克氏针或外固定器维持复位，再在肌层下插入接骨板，按常规完成接骨板的固定（图8）。

（曾炳芳）

wàigùdìng zhījià gùdìng

外固定支架固定（external fixator）　通过螺钉将外固定支架置于骨折部位两端骨骼上为骨折提供临时或永久稳定性的手术技术。

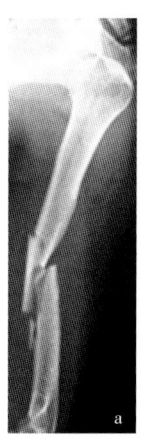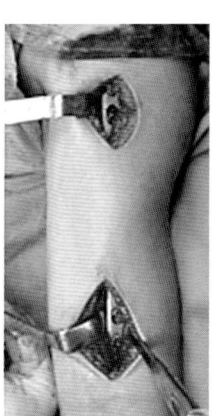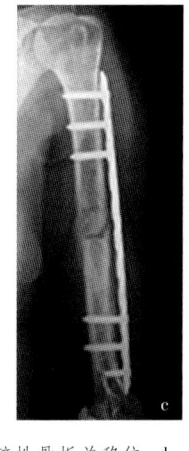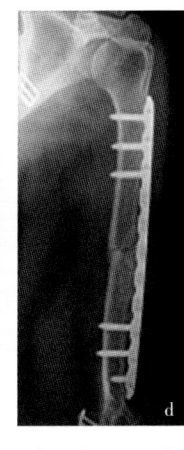

a. 术前 X 线平片显示左肱骨中段粉碎性骨折并移位；b. 术中照片显示经皮插入锁定接骨板；c. 术后 X 线平片显示骨折复位锁定接骨板桥接固定的位置，注意接骨板不与肱骨接触；d. 术后 4 个月随访 X 线平片显示骨折基本愈合，复位没有丢失。

图6　锁定接骨板桥接固定治疗肱骨复杂骨折

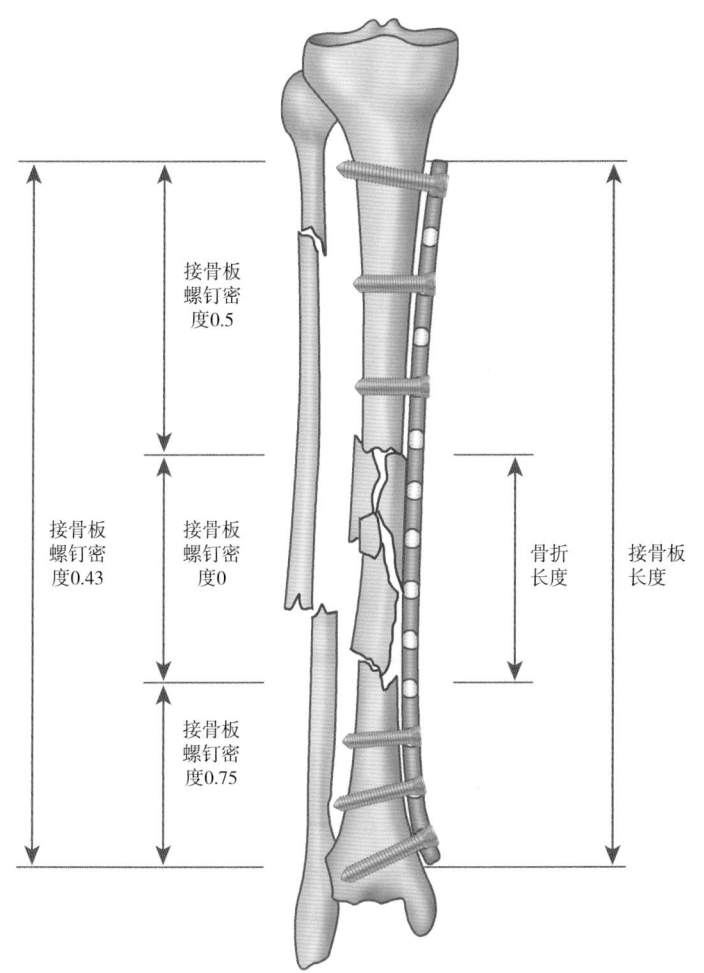

图7　确定接骨板选择的参数

外固定支架固定时支架部分虽然是置于体外的，但需要通过手术

技术安置固定螺钉，完成整个固定装置的安装，故将其归在创伤

内固定技术中介绍。手术治疗关节内骨折时用作跨关节固定的手段；治疗多发创伤时实施创伤控制，用于临时固定骨折，方便抢救和护理；用于开放性骨折的固定，给软组织的处理提供方便；遇软组织与骨骼缺损时，用于维持肢体长度和排列，便于二期处理；应用外固定支架进行骨搬运可以治疗骨缺损、矫正肢体创伤后畸形和肢体长度不对称；甚至在处理合并严重软组织损伤的闭合性骨折时用作间接复位及维持复位的工具。

（曾炳芳）

tèdìng nèigùdìng jìshù

特定内固定技术（special internal fixation technique）　处理临床上比较有特性的一些骨折实施有效内固定的技术。有些骨折的部位特殊，骨折线的形态富有特性，需要特殊的内置物和适宜技术进行固定，方可使骨折能够顺利愈合。原则是安全有效，简捷微创。目的是保护骨折部位的生物学环境、提供骨折愈合所需要的力学稳定性并维持到骨折愈合，技术上可以是特别设计的内置物，也可以是适合特定情况的特殊入路。

（曾炳芳）

jǐzhù nèigùdìng jìshù

脊柱内固定技术（spinal internal fixation technique）　通过体内的材料和装置对脊柱进行矫形、固定、重建脊柱稳定性的技术。脊柱内固定历经数代发展。20 世纪 60 年代哈林顿（Harrington）脊柱矫形内固定器械是第一代脊柱内固定技术。70 年代卢克（Luque）提出的"脊柱节段性固定"的概念，称为第二代脊柱内固定技术。80 年代中期，CD 器械为代表的第三代脊柱内固定技

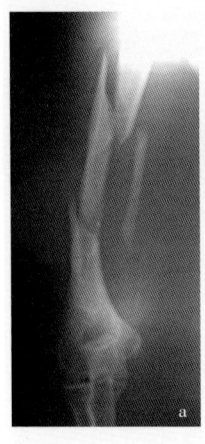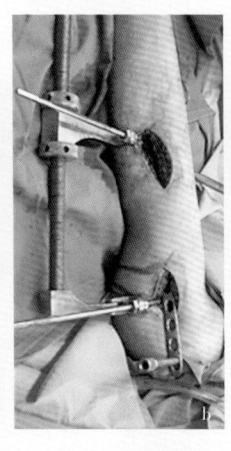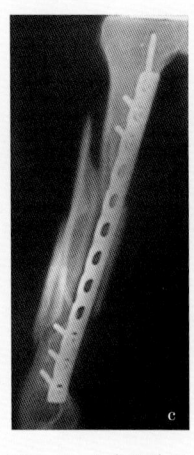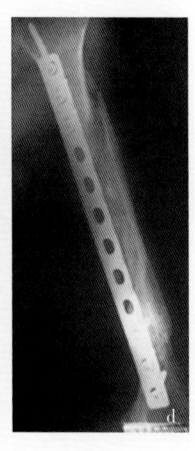

a. X线平片显示右肱骨中段粉碎性骨折移位；b. 术中照片显示骨折间接复位后用骨折牵开器维持，经皮插入固定接骨板；c. 术后X线平片显示桥接接骨板固定，骨骼长度及排列恢复；d. 术后4个月随访X线平片显示骨痂生长满意。

图8 桥接接骨板固定治疗肱骨中段复杂骨折

术大大促进了脊柱内固定技术的发展。20世纪后叶，椎弓根螺钉固定系统是脊柱外科发展史上的又一重要里程碑。脊柱内固定技术按手术入路可以分为前路内固定技术、后路内固定技术。按种类分为钉棒系统、接骨板螺钉系统。按手术方式可以分为开放手术内固定技术、微创手术内固定技术，非融合内固定技术、融合内固定技术等。

（沈建雄）

zhuīgōnggēn luódīng
椎弓根螺钉（pedicle screw）自1963年起被应用于脊柱内固定。与应用于创伤骨科的接骨板螺钉类似，早期的椎弓根螺钉为钉板系统，螺钉的尾部和螺纹部坚强连接，不可活动，且多用于胸腰椎骨折的治疗。而现代广泛应用于脊柱矫形的椎弓根螺钉为钉棒系统，其螺纹部和尾部之间有一关节相连，可向各个方向活动，称为万向螺钉（poly-axial screw）。根据矫形需要，还有单平面螺钉（sagittal adjusting screw）及单轴螺钉（mono-axial screw）。

结构 椎弓根螺钉是用于单节段或多节段脊柱内固定的内固定物，多为钛合金材质（图1）。该种螺钉由带有螺纹的螺杆部分，以及尾部带有凹槽U形接收部分两部分组成。通常，若干对螺钉经椎弓根植入椎体两侧，再由两根金属棒分别穿过两侧螺钉的钉尾，金属棒通过螺母与钉尾的螺纹相锁紧而固定于左右两列螺钉上。现代钉棒系统使用的万向螺钉由德国学者哈姆斯（Harms）和比德尔曼（Biedermann）于1986年发明。由于螺纹与钉尾经球窝关节相连，钉尾可活动，在植入螺钉时无须关注钉尾凹槽朝向，对于置钉及弯棒的容错性高，大大降低上棒难度，缩短手术时间。

性能 特点为后方入路，经椎弓根直达椎体起固定作用，由于固定三柱，稳定性高，三维矫形效果好。同时，起即刻稳定作用，术后患者可早期下地，安全性较高。

应用 各种脊柱融合手术中，起即刻稳定作用。同时由于良好的固定作用，对脊柱畸形的纠正及平衡的重建有很好的作用。

（沈建雄 梁锦前）

jǐngzhuī cèkuài jiēgǔbǎn luódīngnèi gùdìngshù
颈椎侧块接骨板螺钉内固定术（lateral mass plate-screw fixation of cervical spine） 在颈椎侧块进针，通过螺钉、接骨板等内固定达到稳定颈椎的固定方式。其中后路接骨板螺钉内固定可提供可靠的稳定性，且术后无须其他固定制动。可应用于同时需行后路减压的疾患。应用颈椎后路侧块接骨板螺钉内固定技术治疗颈椎骨折和脱位由罗伊·卡米尔（Roy-Camille）等在1970年首先报道，越来越多地被应用到颈椎外伤和退行性变患者中。与其相关的解剖学、生物力学研究及临床应用使该技术得到了较快的发展。该方法已经逐渐成为治疗颈椎疾病的一种常用内固定手段（图1）。与以往的后路内固定技术相比，其能够允许短节段固

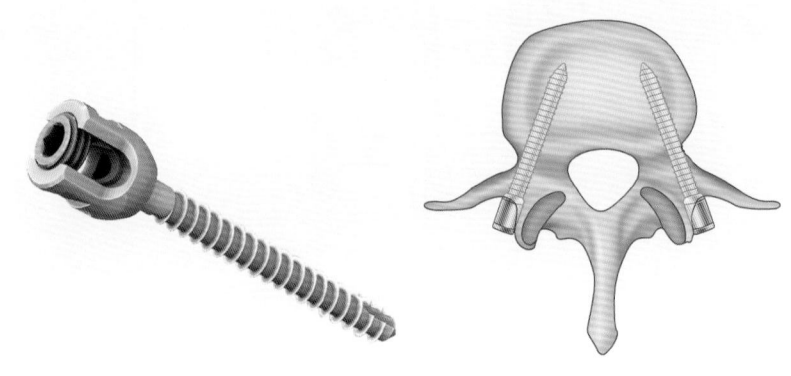

图1 椎弓根螺钉

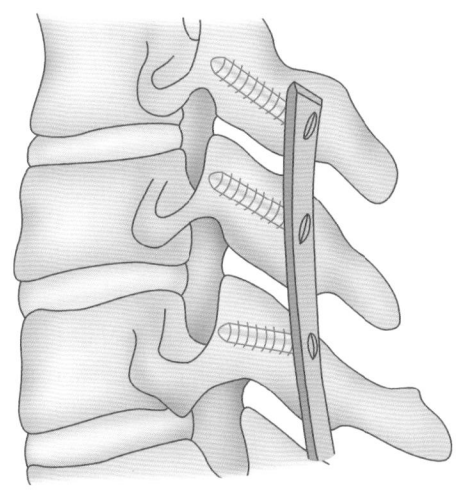

图 1　颈椎侧块接骨板螺钉内固定系统

定，最大限度地保留颈椎活动度，即使在有棘突、椎板损伤时，其较钢丝有更好的生物力学性能。

由于内固定材料和置钉技术的发展，从 20 世纪 80 年代起颈椎侧块接骨板螺钉内固定的临床应用有了大量报道，到 90 年代在欧洲得到重大发展。应用颈椎后路侧块接骨板螺钉为颈后路坚强内固定提供了一种新的方法。虽然固定力没有椎弓根螺钉强，但是它安全性较好、手术技术相对简单、适应证广泛。生物力学实验研究证明，侧块螺钉接骨板内固定使颈椎在屈曲负荷下节段稳定性增加了 92%，伸直负荷下增加了 60%；侧块螺钉接骨板固定还能提高旋转稳定性。大多数学者认为颈椎侧块接骨板螺钉内固定可以提供即刻稳定性，并能良好地维持颈椎序列，使患者早日康复并减少外固定的使用。

应用解剖　颈椎侧块位于颈椎椎体的后外侧，椎弓根和椎弓的结合部，由分别向头侧突出的上关节突和向尾侧突出的下关节突以及中间的峡部组成，左右各一。临床上所说的侧块为"狭义"侧块，由于颈椎的上关节突位于上位椎骨的下关节突的前方，在手术时只能看到侧块的中下部分，即峡部和下关节突，所谓可视侧块，习惯上就称其为侧块。相邻节段的上下关节突构成小关节，将侧块连接形成一个骨性柱状体。侧块的内侧是椎管，前内侧是椎弓根，后内侧是椎板。横突位于侧块的正前方。准确判断侧块的边界对于正确选择螺钉的置入点有重要意义。侧块的上缘定义为上关节突关节面的最低点、下缘为下关节突的最远点，内缘为椎板与关节突的结合部，外缘为骨性边缘。双侧的小关节、侧块同前方的椎体及椎间盘一起构成颈椎的椎间关节并形成三个相互平行的骨性圆柱，这种结构形成了颈椎稳定的基本框架。

颈椎相邻侧块关节面之间的距离（即相邻侧块中心之间的距离）从 $C_3 \sim C_7$，为 9~16mm，平均 13mm。各节段之间的距离大小无显著性差异。侧块的内外径为 12~13mm，$C_6 \sim C_7$ 侧块的前后径比其他节段要小。颈椎侧块毗邻椎动脉、脊髓和神经根，避免这些重要结构的损伤是侧块螺钉技术的关键。横突孔位于侧块的正前方、椎体的侧方、颈神经沟的前面，呈不规则圆形。椎动脉起自锁骨下动脉，经 C_7 椎体前部穿过 $C_6 \sim C_2$ 的横突孔向上直行。将可视侧块平均分成 4 等份，椎动脉投影位于内上和内下两个区域，因此由中点向外偏斜 15° 就可避开椎动脉。颈神经根从侧块前方通过，位于椎间孔的下部，并占据了横突间孔的下半部。颈脊神经在通过椎间孔后，分为前、后两支，前支粗大，在横突前外侧形成颈丛及臂丛；后支细小，绕过上关节突在其基底部转向后方，支配附近的颈后部解剖结构。按侧块 4 分法，颈神经根行于内上、内下及外下 3 个区域内，外上区为唯一的安全区，螺钉尖端在此区穿透腹侧皮质时最安全。而且，螺钉由侧块的外上区域穿出时应避开上关节突基底部，否则可能引起颈脊神经后支损伤，导致术后项背疼痛及感觉异常。根据解剖特点，由侧块后方中点或稍内侧进钉并向外上方倾斜是安全可行的。

手术适应证　随着侧块螺钉内固定技术的推广和内固定器械的改进，其临床应用范围日益扩大. 手术适应证不断增加。适用于引起颈椎椎间关节破坏的损伤和疾患、各种创伤导致的颈椎后方结构的稳定性破坏以及需要后路减压的颈椎不稳定的病例，尤其是需要后路减压的伴有脊髓不全损伤的病例。对合并有脊髓完全瘫痪的病例，也可以在彻底减压后内固定。只要其侧块结构保持完整，均可以采用该技术进行固定。

颈椎侧块螺钉常见进钉技术

正确选定进钉点和把握进钉方向是该内固定系统的技术关键，根据侧块的佩特（Pait）四分法可知安全的置钉方向应朝外上方，不同学者据此设计了有多种置钉方法，其主要区别在于螺钉进钉点位置的选择和螺钉在侧块中的轨迹及进钉的深度，主要包括：①罗伊·卡米尔（Roy-Camille）技术，进钉点为侧块中点，垂直于侧块进钉，进钉深度为 11～15mm，水平面针尖外偏 10°。②马格尔（Magerl）技术，进钉点为侧块背面中心内上 2～3 mm，外斜 20°～30°，上斜 40°～60°，进钉深度为 13～16 mm。③安德森（Anderson）术，进针点为侧块背面中点内侧 1mm，矢状面针尖向头侧偏 30°～40°，水平面针尖外偏 10°，进钉深度为 16～18 mm。④安（An）技术，侧块背面中心内侧 1 mm。外斜 30°～33°，上斜 15°～18°，进钉深度为 7～18 mm。

并发症 虽然颈椎侧块接骨板螺钉内固定技术比较成熟，且相对比较安全，但应用不当仍可能造成一系列并发症。主要并发症有：①脊髓损伤。由于螺钉的入点和方向均远离椎管，螺钉造成的脊髓损伤的可能性很小。②椎动脉损伤。钻孔方向越向内侧，椎动脉损伤的可能性越大。螺钉外倾可降低椎动脉损伤的危险性。③神经根损伤。黑勒（Heller）等报道临床上平均单枚螺钉造成神经根损伤的概率为 0.6%，双侧皮质骨螺钉引起放射痛的可能性为 0.6%～1.8%。④关节面和关节突损伤。临床应用中平均每枚螺钉的关节面损伤率为 0.2%。螺钉向上倾斜可避免造成关节面损伤。⑤与内固定物有关的并发症：如螺钉松动、脱出、接骨板断裂、异物反应等仍有可能发生，螺钉错位或过长的发生率约为 6%。⑥其他并发症。医源性椎管狭窄（2.6%）、再脱位（2.6%）、邻近节段椎体退行性变

（3.8%）、感染（1.3%）、假关节形成（1.4%）。

（沈建雄 梁锦前）

héngxiàng liánjiēqì
横向连接器（cross-link device） 为脊柱矫形内固定系统中的一种横向连接装置。简称横连。主要应用于胸腰椎后路内固定。通常在螺钉植入脊柱两侧椎弓根并安装纵棒以后连接该装置。旨在使两侧分离的钉棒系统成为一个整体，分散应力，从而提高内固定的稳定性。螺钉、纵棒及其横连同属于脊柱内固定系统，现多为钛合金材质。1971 年，莫尔舍（Morscher）提出横连的概念，目的是提高哈氏棒固定时的稳定性。自 1984 年以来，横连在科特雷尔－迪布塞（Cotrel-Dubousset，CD）系统中得到了广泛的应用。当时内固定锚点主要选择上下端椎、中间椎及顶锥进行固定，固定的方式以椎板钩、椎弓根钩及横突钩为主。这些钩不同于椎弓根螺钉，通常需要外力才能固定住。而无论是椎板还是横突，当矫形力量过大时都会引起相应部位的骨折，所以钩固定系统的稳定性有一定的局限。在上下两端椎附近用横连连接两侧内固定棒，

可以分散过度集中的应力，起到稳定内固定及减少内固定脱落、断裂的作用。随着椎弓根螺钉的广泛应用，尤其多节段或全节段的椎弓根螺钉的应用，内固定的稳定性得到增强，横连的作用有所下降。仅在某些情况，如术者担心矫形后内固定作用力太大，存在内固定拔出或骨折风险时，可应用横连来分散矫形力，保持内固定的稳定性。随着脊柱生物力学研究和材料科学的发展，具备方向调节能力的一字型、X 型、H 型横连逐渐问世，使得脊柱内固定系统更加符合脊柱的生物力学特点。

结构 横连由能与纵向构件（金属棒）连接的一对连接器构件和一根在两个连接器构件之间横向延伸的连接杆构成。上述连接器有 U 形的金属钩状装置，其中的凹槽与纵向金属棒相适配，可把持在金属棒上；此外连接器构件还具有供横连杆穿过的孔道。当两个连接器构件把持在合适位置，且由横向连接杆穿过后，通过锁紧螺母将横向连接杆固定，并将整个横连装置锁定于两侧纵向的金属棒上，从而达到内固定效果（图 1）。

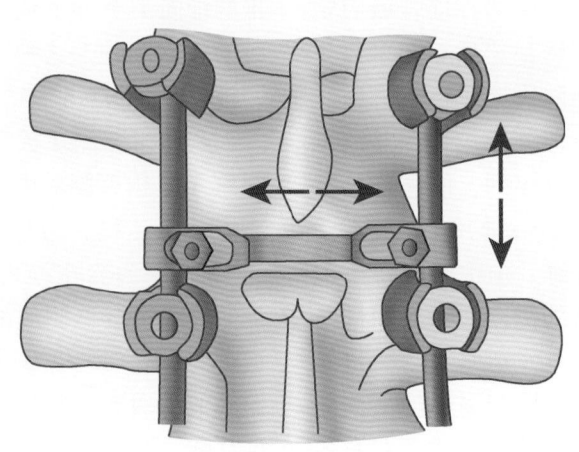

图 1 横向连接器结构

性能 ①抗脊柱轴向旋转的作用。正常情况下，脊柱椎间盘与椎体的结合及棘上、棘间韧带和附着肌肉等具有抗轴向旋转的作用。当椎体出现骨折、破坏，发生移位并伴随韧带肌肉撕脱时，轴向方向可严重失稳，此时术中如果附加横连则可明显增强轴向旋转的稳定性，单纯增加椎弓根螺钉也不能完全替代横连的抗旋转作用。对胸腰椎不稳定性骨折模型的研究也显示，使用横连可以明显防止椎体轴向旋转移位。②抗脊柱屈伸及侧凸的作用。一字型横连可明显增强脊柱轴向旋转方向的稳定性，但在对抗脊柱屈伸及侧凸贡献较少。正常情况下，纵棒与椎弓根螺钉承担了大部分脊柱屈伸侧凸的负荷。与传统的一字型横连相比，对角横连、X型横连及新型H型横连可对抗脊柱屈伸及侧凸，在更大程度上降低了内固定的应力集中，在非连续长节段固定则显示了不可比拟的优越性。③对抗内固定疲劳的作用。脊柱后路内固定术后不加横连脊柱的轴向旋转存在严重失稳风险，附加横连后则可明显提高其稳定性，如果横连的抗旋转性能增加，则可减少连杆结合处断裂。提示横连有一定的内固定抗疲劳性。横连有一定的抗旋转作用，在儿童若结合运用椎弓根螺钉，可能会减少曲轴现象。

应用 ①在矫正脊柱侧凸中的作用。在哈氏棒、鲁氏棒及CD系统的应用中，横连协助矫正侧凸都发挥了应有的功效。其中双侧棒附加横连固定，更不容易出现断棒断钉。②在颈、胸、腰椎内固定中的作用。附加横连可以明显增加脊柱轴向旋转稳定性，临床上对于胸腰椎切除或者打开椎板减压，远期可能出现脊柱轴向失稳的情况时，可以放置横连。③在骨盆固定中的作用，采用双横连在人尸体骨盆上进行骶骨节段联合髋臼固定结果显示，因骨盆较胸腰椎矢状位置变化大，没有明显的椎弓根定位标志，双纵棒距离偏大，使用横连固定是可行的。在体外进行骨盆四杆联合固定附加横连实验，结果发现不仅比传统双杆固定减少了腰骶关节的活动，而且大大降低了轴向旋转的活动度，由此推荐在骨盆后路内固定时使用横连。

横连已广泛应用于脊柱后路内固定，在脊柱侧凸、脊柱退行性疾病、脊柱创伤以至于脊柱感染等疾病的手术治疗中起到了重要作用。横连的生物力学原理得到了多数专家学者的共识，并根据临床需要研制了不同种类的横连。随着新材料以及新技术的不断涌现，横连将变得更加安全和有效。

（沈建雄　梁锦前）

zhuīgōnggēn gōu
椎弓根钩（pedicle hook）
脊柱后路内固定系统中的常用组件，在科特雷尔－迪布塞（Cotrel-Dubousset）系统中广泛应用，当时为不锈钢材质，现多为钛合金材质。常作为椎弓根螺钉技术的补充或替代，尤其适用于置钉困难但骨量较好的患者。

结构 椎弓根钩前方为一U形钩状装置，与其他钩状装置不同，椎弓根钩前端为二分叉形状，在推进器和锤击操作的帮助下，分叉的两个脚分别嵌入椎弓根的内外侧壁，起固定作用（图1）。其后方带有U形凹槽，用来和纵向金属棒相连接，通过螺母与凹槽中的螺纹相锁紧，将金属棒固定于椎弓根钩上。在临时固定的基础上通过撑开或加压操作使得椎弓根钩坚强固定于椎弓根上，发挥矫形作用。在1991年，瑞士学者约翰内斯（Johannes F. Schlapfer）和麦克斯·艾比（Max Aebi）对椎弓根钩进行了小幅创新。他们认为既往椎弓根钩前端两个脚为对称设计，有钩子滑脱、移位进入椎管的风险，故其将椎弓根钩前端外侧脚稍加长，变成不对称的设计。这样理论上固定更加牢靠，神经系统并发症风险相对更低。

性能 主要用于脊柱后路固定，作为椎弓根螺钉系统的补充。

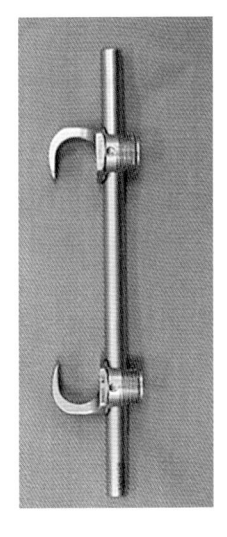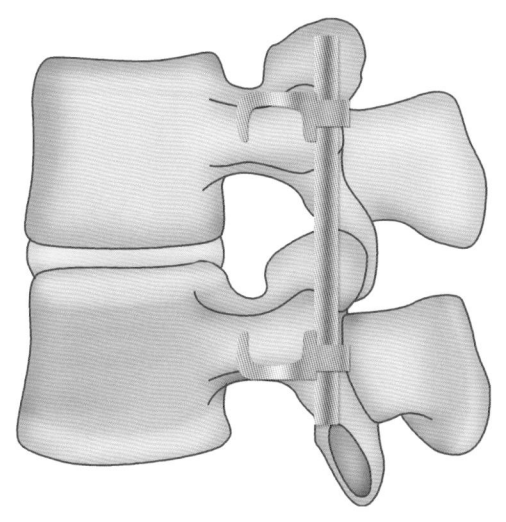

图1　椎弓根钩

对于应用椎弓根螺钉困难的上胸椎的固定，椎弓根钩的使用可以减少胸段脊髓损伤的风险。

应用 椎弓根钩有良好的固定作用。其缺点是即刻固定后稳定性较椎弓根螺钉差，三维矫形力相对较弱；而且由于钩与脊柱间为非固定的连接，手术中进行去旋转操作时，固定钩可能出现移动，导致脱钩和附件骨折，甚至滑至椎管内导致脊髓损伤；置钩过程中还可能伤及脊椎静脉丛，增加出血与感染风险；而随着时间延长，钩栓与钩之间可能发生微动或松动，导致术后脊柱矢状面的失平衡。

(沈建雄 梁锦前)

héngtū gōu

横突钩（transverse process hook）

脊柱内固定系统中的常用组件，以往多为不锈钢材料，现多为钛合金材质，常作为椎弓根螺钉技术的补充或替代，尤其在椎弓根发育不良、置钉困难时使用。在上胸椎的应用尤为常见。

结构 横突钩前方为一 U 形钩状装置，形态与椎板钩相似，不同的是横突钩前端更加宽而扁，且尖端相对较锐利，又称钩刃。横突钩用来和胸椎横突相锚定，钩的尖端伸入椎弓根、横突、肋骨复合体中；其后方为带有 U 形凹槽的连接器，用来和纵向金属棒相连接，通过螺母与后方连接器中的螺纹相锁紧，将横突钩固定于金属棒，并通过撑开或加压操作，使得横突钩坚强固定于横突上，发挥矫形作用（图1）。

性能 横突钩系统安装简便、安全，只需要暴露椎板和横突结构，不涉及椎管。横突钩置于横突前方，钩的方向朝向远端，通过横突对脊柱加压或撑开达到固定、矫形的目的。横突钩的钩通常是向下方，一般用加压力使其更牢固地固定于横突上，可改善脊柱后凸及凸侧加压的目的。先天性脊柱侧凸难于进行椎弓根钉、椎弓根钩或椎板钩固定时，也可用横突钩置于横突下方，向上撑开。胸椎横突的极限轴向扭矩及垂直载荷实验显示了它有足够的轴向扭矩和垂直载荷能力来承受术中的矫正力。尽管矫正过程中个别横突可能发生骨折，但是各个矫正单元通过矫形棒连接成一个整体，能分散应力，减少骨折的发生。

应用 随着椎弓根螺钉系统的技术发展，横突钩作为一种辅助性固定手段应用于脊柱内固定手术。

(沈建雄 梁锦前)

jīyú zhuīgōnggēn luódīng de tánxìng gùdìng zhuāngzhì

基于椎弓根螺钉的弹性固定装置（pedicle screw-based dynamic stabilization system）

既固定脊柱节段，又允许其在限制的范围内活动，从而达到增加载荷分享、减少应力遮挡和应力集中作用的内固定装置。这类装置通常有以下几种组合方式：螺钉和连接带，螺钉、连接带和棘突间装置，螺钉和可弯曲棒，可弯曲螺钉和可弯曲棒等。包括动态稳定系统和半刚性固定系统。动态稳定系统包括格拉夫（Graf）韧带系统、动力中和系统（dynamic neutralization system, DYNESYS）、FASS（fulcrum assisted soft stabilization system）等，半刚性固定系统包括 IsoBar TLL 系统、DSS（dynamic stabilization system）、Twinflex 系统等。

动态稳定系统 包括以下几种。

格拉夫韧带系统 是 1992 年格拉夫（Graf）报道的第一个柔性固定系统。是由椎弓根螺钉和连接于钉尾的高分子聚乙烯带构成，其环状韧带固定在椎弓根螺钉之间产生张力，锁定小关节，防止其在伸展时异常旋转活动，并能牵开前方椎间隙恢复腰椎生理前凸，消除腰椎的异常活动，治疗下腰部疼痛。格拉夫韧带能明显减少不稳腰椎节段的运动范围，同时对邻近节段的运动没有明显影响。因此，不会加速邻近

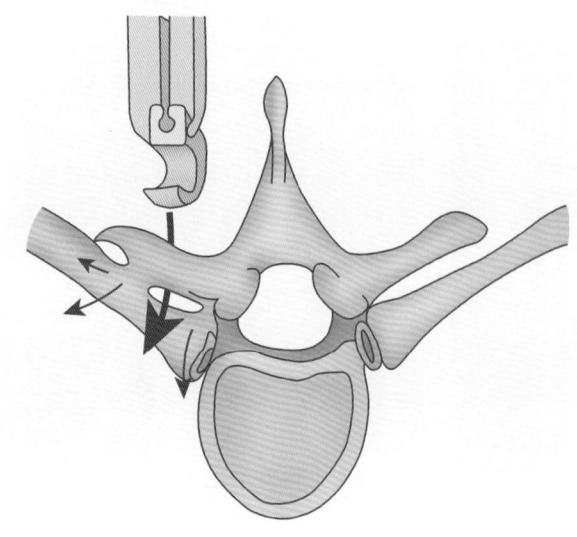

图1 横突钩结构

节段的退行性变。格拉夫韧带系统主要应用于以下情况：①患者腰背肌功能良好。②影像学提示轻、中度椎间盘退行性变。③已融合节段相邻退行性变椎间盘出现症状。④腰背神经小关节试验性阻滞麻醉或佩戴腰围可镇痛。⑤椎管狭窄或其他神经受压综合征，腰痛难以忍受。⑥峡部裂或伴有Ⅰ度滑脱及Ⅰ度退行性滑脱。⑦行椎间融合术同时应用格拉夫韧带手术稳定邻近有症状的节段。⑧患者腰痛症状明显，经正规非手术治疗无效。其禁忌证为：①椎体骨折脱位、肿瘤或感染。②Ⅱ度以上的峡部裂性或退行性滑脱。③椎弓根狭小。④严重退行性椎间盘疾病。⑤骶骨前移大于2mm。格拉夫韧带的治疗作用包括以下几点：①通过小关节的结合，固定节段稳定于脊柱前凸的位置。②改变纤维环和终板的载荷。③对纤维环后部加压，使纤维环裂口闭合。④为损伤组织提供利于愈合的稳定环境。⑤聚酯编织带在术后4~6个月松弛后，允许固定节段有适当的活动。格拉夫韧带的缺点主要有以下两点：①固定节段的显著前凸使侧隐窝变窄，可能造成神经根受压（尤其是小关节退行性变患者）。②格拉夫韧带加大了纤维环后部的载荷，而这正是引起退行性变椎间盘疼痛的原因。这些缺点可能是导致手术失败的原因。

DYNESYS 在格拉夫韧带系统基础上，弗勒迪热（Freudiger）将其改进的DYNESYS由椎弓根螺钉与合成中空高密度聚乙烯弹性支撑棒连接组成。1991年发明，1994年开始在欧洲应用于临床。通过增加聚氨酯制成的中空套管，以此套管为支点，以腰背肌肉主动收缩为动力来保持腰椎前凸，

对抗折弯力和剪切力，将后方压缩力转化为前方撑开力，达到减少椎间盘和小关节负荷；在各活动方面稳定脊柱节段。在一定程度上分担椎间盘负荷，也可克服硬性固定后邻近节段应力增加的弊端，与正常椎间盘相比，应用DYNESYS系统后伸活动度相同，但屈曲活动度减少30%。因此，比格拉夫韧带系统更优越。DYNESYS系统的手术适应证：①减压手术导致医源性腰椎不稳。②单或多节段椎间盘退行性变导致下腰痛。③腰椎管狭窄或退行性腰椎滑脱导致神经源性疼痛或下腰痛。④退行性脊柱侧凸导致腰椎管狭窄并处于进展期。其禁忌证为：①大于1°的滑脱。②之前已有融合的节段。③大于10°的退行性脊柱侧凸。④肥胖。⑤其他：椎间盘间隙狭窄、骨质疏松症。

FASS 在格拉夫韧带系统上进一步改进，旨在改进格拉夫韧带系统应用中遇到的一些问题：①尽管格拉夫韧带系统可恢复腰椎生理前凸、分开椎体空间，但是这需要以关节突关节及椎体后角做支撑，引起这两者负荷过度，导致关节退行性变及神经根受压。②格拉夫韧带系统使后方纤维环负荷增大，引起椎间盘源性腰痛。FASS由椎弓根螺钉、套管及后方的弹性韧带构成。柔软的套管安装在椎弓根螺钉之间，可转移纤维环后方的负荷，弹性韧带提供椎弓根螺钉之间的张力并维持脊柱前凸，可起到压缩作用，同时套管把后方的压缩应力转变为前方的撑开应力。理想的FASS是由可弯曲且可压缩的杠杆和有弹性但不蠕变的韧带构成。但该系统尚处于试验研究阶段，还没有被临床应用。

半刚性固定系统 包括以下

几种。

Isobar TTL系统 是由佩林（Perrin）等研制，其第一代产品为Isolock。是一种基于椎弓根螺钉的半坚强内固定金属装置，于1993年由艾伯特（Albert）首先报道。该系统由数枚万向椎弓根螺钉和两根动态棒组成，其关键部件为一独特的受控微动关节，内部由叠加的金属钛环构成，减震元件的弹性活动度与正常脊柱的生理状况很相似，从而起到震荡吸收器的作用。其应用适应证为：①医源性不稳。②Ⅰ度或者Ⅱ度退行性腰椎滑脱。③椎间盘源性不稳。④脊柱骨折、脊柱肿瘤、椎管狭窄以及脊柱融合失败后行脊柱融合术后预防邻近节段退行性变的辅助应用。其在临床上主要应用于：①单节段非融合动态固定，以维持椎间隙高度并保留一定的腰椎活动能力。②对坚强固定融合节段的相邻病理性椎间盘进行动态保护，以防止或延缓该病理性椎间盘退行性变进展。③单节段融合动态固定，微动刺激植骨生长，加速椎间融合。

DSS 是由全金属构成的动态稳定固定系统。有两种类型，已经完成了试验测试，但都没有投入临床应用。DSS-1是由椎弓根螺钉及其与之相连的3mm直径的C形弹性钛棒构成，DSS-2由椎弓根螺钉及后方的4mm弹性钛线圈型结构构成。它们都是通过椎弓根螺钉固定在腰椎椎体上。该装置的弹性钛环结构限制了腰椎屈曲，使运动节段保持合适的前凸，从而分散椎间盘的应力，缓解了椎间盘的负荷，从而使椎间盘在休息位时也能够减轻负荷。因此，DSS不仅能很好地分散椎间盘负荷，而且在屈曲、伸展位时也能限制腰椎的运动。但该产品尚处于

试验阶段，未见大量的临床报道。

Twinflex 系统　由 2 对可弯曲、长为 2.5mm 的不锈钢棒和平头连接器构成，由其上拧紧螺钉锁住该系统，通过不锈钢棒的弹性从而达到动态固定。Twinflex 系统不但可以达到与传统融合内固定术相同的临床疗效，而且该系统失败率较低，还可以保持术后腰椎的矢状位平衡，分散椎间盘压力，大大地减少了邻近节段椎间盘退行性变的发生等诸多并发症。但无单纯使用 Twinflex 系统的临床报道。

（杨惠林　王根林）

jítūjiān gùdìng xìtǒng

棘突间固定系统（interspinous stabilization device）

旨在通过使用非刚性固定的非融合技术，将运动节段的活动限制在正常或接近正常范围内，避免异常载荷的发生，推迟或避免腰椎退行性病变阶段最终融合手术的装置。是后路腰椎动态稳定系统中的一种，这类非融合手术无须植入异体骨或人工骨，无须骨的固定，能够保留脊柱的解剖结构，维持脊柱的运动性和恢复其稳定性。1987 年，法国学者塞内加斯（Senegas）发明了第一代棘突间固定系统，此后棘突间固定系统的应用越发广泛。其手术操作相对简单，创伤相对较小。棘突间固定系统主要分为两大类，不可压缩的静态系统（Wallis 系统等）及可压缩的动态系统（Coflex 系统等）。Wallis 系统是棘突间固定静态系统，包括棘间垫和两条聚酯编织带制成的人工韧带组成，棘间垫为聚醚醚酮材料的不能动态伸缩的棘突间间隔物，维持棘突间一定程度的撑开，限制手术节段的后伸运动；两条人工韧带用来环绕棘突，韧带在一定的张力下固定于棘突上，限制手术节段的屈曲运动；Coflex 系统是棘突间固定动态系统，在钛合金 U 形主结构的上、下尾部有两对侧翼（上位偏前、下位偏后）可以将其固定在上、下棘突上，系统本身具有伸缩性，在被轻度压缩的状态下植入棘突间，在腰椎屈曲时能够进一步撑开，起到弹性缓冲的作用。

适应证　①椎间盘源性下腰痛，尤其佩戴支具后可缓解的病例。②巨大腰椎间盘突出症。③轻度腰椎管狭窄症，尤其是椎管狭窄症状在腰椎后伸时加重，屈曲时减轻。④腰椎需融合节段的邻近节段轻度退行性变而又未达到需减压融合的程度。⑤腰椎跳跃节段的退行性变，有一处未达到需减压融合的程度，避免长节段减压固定。⑥接受过椎板部分切除术的腰椎管狭窄症（全椎板切除术除外）。⑦根据患者年龄及腰椎节段活动度选择相应的棘突间固定系统；年龄轻、腰椎活动度相对好，选择动态固定系统（Coflex 系统）；年龄大，腰椎活动度相对差，选择静态固定系统（Wallis 系统）。

操作方法　①Coflex 系统：全麻后取俯卧位，以病变椎体为中心做后正中切口。切开皮肤、皮下组织和筋膜，剥离双侧椎旁肌。显露棘上韧带。从手术节段棘突上剥离，将其牵向一侧，然后咬除棘间韧带，如有椎管狭窄或椎间盘突出可行椎管减压。减压完成后修整棘突间骨面，选择合适大小的 Coflex 装置，用锤子轻轻打入，使 Coflex 的 U 形片尖端离硬脊膜 2~5 mm 为宜。术前影像学测量预测棘突能完全包容 Coflex 两翼，C 臂 X 线机透视确定置入位置无误以后，锁紧两对固定翼。复位棘上韧带并原位缝合固定，留置引流管，然后逐层缝合伤口（图 1）。②Wallis 系统：全麻气管插管后，俯卧位，根据病变节段按照标准采用后正中入路，于棘突两侧向外剥离肌肉暴露手术节段椎板，切除椎管后方椎板，术中仔细探查开窗范围，避免损伤棘突根部及上下关节突。咬钳咬除手术节段棘突间软组织并使置入部位平整，操作时要仔细轻柔，避免棘上韧带离断或损伤，通过

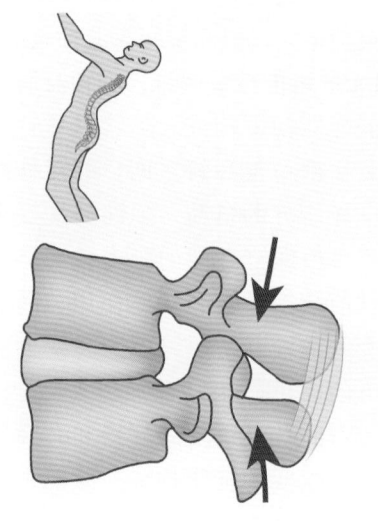
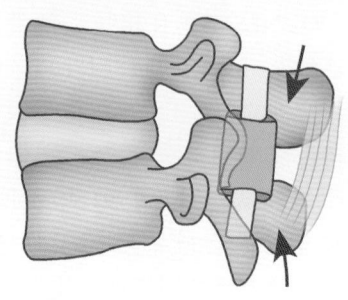

图 1　Coflex 系统

不同型号试模来选择置入相应型号的 Wallis 装置，C 臂 X 线机透视下确定 Wallis 置入位置良好，而后压紧金属扣环，常规手术冲洗手术部位，常规放置橡胶引流管，逐层缝合，术毕（图 2）。

注意事项 棘突间固定系统在病变节段的棘突间采用非刚性材料制成的装置固定，使部分载荷通过棘突-固定装置-棘突进行传递，使病变节段的载荷由这种非刚性装置承载，既减少了椎间盘和小关节的负载，又达到病变节段的动态稳定。棘突间固定系统相比较腰椎后路融合固定，对邻近节段的关节突关节影响较小，不会加速邻近节段的关节突退行性变和引起因关节突退行性变所致的腰痛。其次，棘突间固定系统其手术节段保留了一定的活动度，避免了邻近节段的应力集中和活动度过大，在预防邻近节段退行性变上存在理论上的优势。应用棘突间固定系统治疗腰椎退行性疾患疗效肯定，但临床适应证的选择非常重要。对于腰椎间盘突出症的使用需更加谨慎。注意把握棘突间固定系统的禁忌证，

包括：①腰椎滑脱。②骨质疏松症。③非特异性腰痛。④莫迪克（Modic）2 型和莫迪克 3 型腰椎退行性病变。

（沈建雄 梁锦前）

jǐngzhuī qiánlù jiēgǔbǎn nèigùdìng xìtǒng

颈椎前路接骨板内固定系统
（anterior cervical plate fixation）

由接骨板和椎体螺钉两部分组成，在椎体前缘应用接骨板螺钉内固定，可结合植骨、减压、复位等操作，以获得稳定颈椎、恢复椎间高度、生理曲度及椎管容量目的的装置。自从 1964 年博勒尔（Bohler）首先将颈前路接骨板用于颈椎前路手术以来，对颈椎前路接骨板的理论研究及临床应用日渐增多，迄今为止，已有至少 20 多种颈前路接骨板内固定系统问世。伴随着脊柱外科学和内固定技术的不断发展，颈椎前路接骨板已广泛应用于颈椎退行性病变、外伤骨折或脱位、畸形和肿瘤等的治疗，它不但能增强术后颈椎的稳定性，有效地减少植骨块移位脱出、终板骨折塌陷以及迟发的颈椎后凸畸形的产生，

促进病变部位植骨融合，达到早期活动的目的。不少生物力学实验及临床研究均证实颈前路接骨板内固定具有显著的优越性（图 1）。

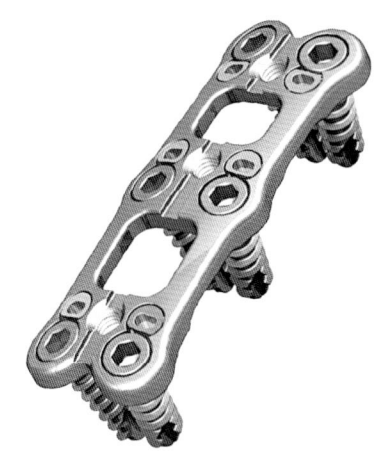

图 1 颈椎前路接骨板螺钉系统

应用解剖 $C_3 \sim C_7$ 均由椎体、椎弓、棘突和关节突构成。椎体由松质骨构成，表面包被薄层骨皮质，在椎体上下面形成终板。终板较为坚强，在减压时不应将其破坏，以防止植骨块塌陷。椎体的前后径在下终板较上终板大（C_7 除外）；而椎体外形在上部分为左右凹陷、前后突出，在下部分正好相反。椎体后缘多有滋养孔供血管通过，血供丰富。椎体的前侧方上缘形成特征化的钩突而下缘形成唇缘，相邻椎体通过钩突和唇缘构成钩椎关节，又称 Luschka 关节。C_6 横突结节明显增大，在前路手术中通常是最下方一个可被扪及的横突结节，可用于术中初步定位。颈椎体积从上至下依次增大，而横径大于矢状径，$C_2 \sim C_7$ 上下终板矢状径 15.6 ~ 18.1mm，冠状径 17.0 ~ 23.4mm，所以在椎体植入长度 15mm 以内的螺钉是安全的。椎体后缘中线高度在各椎体较为一致，

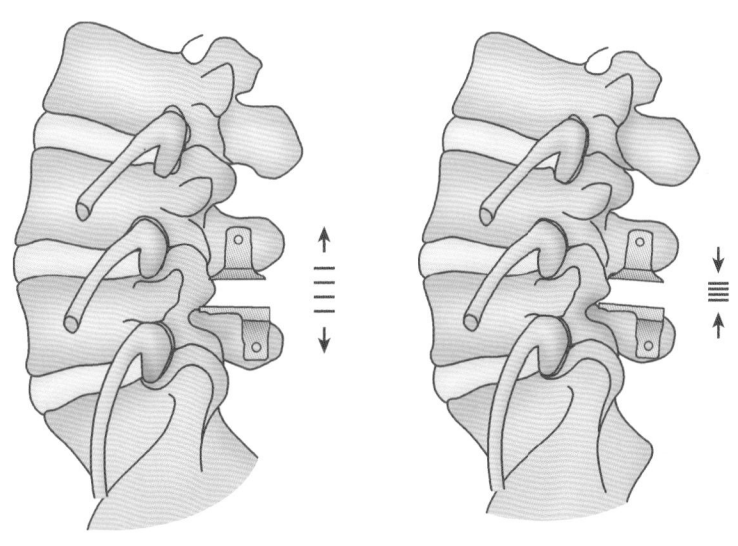

图 2 Wallis 系统

$C_3 \sim C_7$ 后缘高度 10.9～12.8mm。颈椎生理弧度变异较大，且无统一标准，通常男性颈椎生理曲度为 16°～22°，而女性为 15°～25°。通常在侧位 X 线平片上，做 C_2 与 C_7 椎体后下角之间的连线，$C_3 \sim C_6$ 椎体均应位于该线之前，否则即为颈椎生理弧度变直，严重时可呈反弓。在植入前路钉板系统螺钉时，螺钉应平行于终板，即 C_3、C_4 指向尾端，C_5、C_6 近于水平，C_7 指向头端。

手术方法 ①显露：多选用横切口，按前入路显露病变椎体和椎间盘。定位准确后，根据需要选择进行减压或植骨术。去除撑开器检查植骨稳定性。②选择接骨板：接骨板大小应保证螺钉能穿入椎体的上部。要防止螺钉穿入融合平面上下椎间盘，而且应避免接骨板跨越正常的椎间盘。③钻孔测量螺钉深度，有时可选择双皮质螺钉固定。选择接骨板放置最佳位置，接骨板上下端不要距离上下固定椎过近，以免影响椎体的活动、损伤相邻椎体间的组织。在钻头导向器的引导下，用钻头钻螺钉孔。螺钉长度有限，且螺钉无须穿透椎体后壁，故钻孔无须太深，钻孔深度不超过 15mm 为宜，然后探针探测钻孔深度及方向是否合适。④攻丝：在软组织保护套管的协助下，用相应尺寸丝锥攻丝，深度勿超过预先钻孔的深度。⑤拧入螺钉：将螺丝刀插入螺钉头端，然后把套管套在螺钉头部，以维持螺钉位置，可防止螺钉在旋入时被撑开。将螺钉旋至与接骨板平齐，将螺钉拧紧。⑥锁死接骨板：螺钉全部上好后，按上述类似操作方法，依次锁死，将接骨板与螺钉紧紧地锁死在原位。有的接骨板螺钉还配有铰锁螺钉，以防椎体螺钉

外拔，可以用 C 臂 X 线机检查接骨板的位置与螺钉的深度，最终锁紧螺母。⑦冲洗、放置引流管、缝合。

适应证 ①创伤：脱位或半脱位不伴有经椎弓根骨折者；椎体骨折，特别是伴随骨折端移位者；适用于广泛椎体切除引起的畸形矫正。②退行性疾病：单或多节段正中和旁正中的椎间盘突出及椎管狭窄；单或多节段正中和旁正中的椎间关节强直；后纵韧带骨化；颈椎滑脱。③肿瘤：椎体的良性肿瘤或者转移性肿瘤；适合椎体切除术者。④感染性疾病：颈椎骨髓炎、脊柱椎间盘炎、硬膜外脓肿。

禁忌证 ①颈椎背侧组织的创伤性破裂分离。②神经结构以背侧受压为主。③甲状腺肿大。

并发症 并发症主要有因螺钉过长伤及脊髓或螺钉偏斜伤及脊神经根；因螺钉的松动、折断而引起接骨板的松动及脱落，并可刺伤食管或气管而形成食管瘘、气管瘘、纵隔炎等，严重者可致死亡。此外，接骨板内固定术一般仍需配合植骨术，如使用自体髂骨取骨或同种异体骨。

颈前路接骨板内固定可出现螺钉松动、断裂、甚至接骨板断裂。文献报道发生率为 5%。与操作技术、融合节段和骨质疏松等有关。博斯（Bose）等的报道中 7 例出现螺钉断裂，10 例螺钉松动，2 例螺钉过深。值得注意的是，使用较长的接骨板时，由于固定接骨板两端的椎体张力增大，前路接骨板固定可能会失败。与颈前路接骨板相关的并发症有脊髓和神经根损伤，主要与双皮质螺钉有关。植骨失败或移位出现于假关节、螺钉穿入椎间盘、接骨板与椎体贴合不紧密等情况；

食管损伤是严重的并发症但较罕见，史密斯（Smith）等曾报道 1 例由颈前路接骨板引起的食管穿孔。与颈前路接骨板有关的远期并发症主要是融合椎体相邻上下节段的退行性改变，可高达 60%，主要病理变化是颈椎病样改变，如颈椎椎体前后方骨赘形成、椎间隙变窄、椎体滑移等。

（沈建雄　梁锦前）

yāozhuī qiánlù gùdìng xìtǒng

腰椎前路固定系统（anterior lumbar internal fixation system）

通过前方或侧前方入路，暴露脊柱前柱的一侧，并进行偏心性固定的内固定系统。随着技术的发展及微创手术的推广，对内固定设计要求也越来越高。胸腰椎前路内固定器械有很多，早期的内固定器械大多为不锈钢材料，构造较为粗糙、切迹高、安置复杂、生物相容性及力学稳定性差。随着材料学与生物力学的进一步认识与发展，出现了许多新型胸腰椎前路内固定系统。

结构 根据其形态及构造可分为以下两种主要类型。①钉-棒系统：以 Kaneda 和 Ventrofix 为代表。②钉-板系统：以 Z-plate、ATLP（anterior thoracolumbar locking plate）为代表。两种不同的前路系统在临床上均运用广泛。其中，Keneda 器械在胸腰椎骨折前路手术器械的发展中具有里程碑的意义。

性能 钉-棒系统的特点是便于撑开、加压及调整，置钉方便；而钉-板系统构造上相对简单，手术操作时容易安装，所需的手术时间也相对较短。

应用 前路内固定器械具有以下优点：①可通过撑开前柱减少后凸畸形。②可通过对植骨块的加压重建脊柱前柱。③血管神

经损伤并发症风险较低。④早期提供坚强的固定。临床上可以使用的内固定种类较多，设计原理大同小异，不同的系统主要在内置物的形态、生物力学强度及生物相容性等方面有所差异。临床上选择何种内固定常根据器械的设计、医师对器械的熟练程度、医疗资源的配备、病变部位、病变类型及患者年龄等。

（沈建雄　梁锦前）

chuíjiān rónghéqì
椎间融合器（interbody fusion cage）

一种用于脊柱融合手术的假体植入物。使用时将其植入到椎体间，起结构性的支撑作用，有助于椎体间的支撑和融合，常用于脊柱退行性疾病的脊柱前柱融合。

结构　自从库斯利希（Kuslich）等于1988年首次将椎间融合器用于腰椎椎间融合术以来，各种材质的椎间融合器相继问世，并逐步应用于临床。根据融合器的原料可以分为金属类和非金属类。金属类主要是钛网融合器。非金属类种类相对较多，主要包括生物型融合器、复合材料型融合器（如碳纤维、聚醚醚酮）、可吸收性融合器等。其中按照融合器的形状又可分为圆柱形螺纹融合器、箱型融合器、垂直网状融合器和解剖融合器等。临床上，融合器的外形常为一圆柱状、长圆形或肾形小笼，上下表面布满齿状螺纹，用来和终板相咬合。融合器上下面有开孔，笼内有中空结构用以填充自体或异体松质骨，可促进融合（图1）。

性能　该假体常用于腰椎融合手术，具有一定的即刻稳定作用，同时可提高融合率，维持椎间隙高度，对减少因椎间隙变窄而引起的再狭窄有帮助。

应用　腰椎椎体间融合术关键环节之一是融合器的选择。因为椎间融合器材质特殊，它并不会像椎间盘那样随着椎体活动进行相应的变化。固定牢靠的椎间融合器会对上下椎体产生双向的支撑力，限制椎体活动的同时还可以影响相应节段椎间孔孔径。同时，既往研究表明，合适的融合器表面曲度可以与终板表面完整匹配，减少点状受力，明显降低腰椎术后远期并发症的发病率，如融合器沉降、移位、假关节形成等；有些融合器甚至有降低感染发生率的可能。合适长度的融合器可以防止术后融合器前移、沉降等。椎间融合器的最新发展方向为可按需撑开的椎间融合器。融合器植入后，通过定量撑开，来实现与上下终板的最佳吻合以及腰前凸的重建。此外，可吸收融合器是另外一个前沿发展方向。此外，融合器中的植入材料有很多种，包括自体骨、异体骨、合成骨、骨形态发生蛋白等。

（沈建雄　梁锦前）

jǐngzhuī zhuībǎn gùdìngbǎn xìtǒng
颈椎椎板固定板系统（cervical laminar plate system）

由规格型号较小的钛合金接骨板及相应的螺钉所组成的内固定系统。既往常用于手足及颌面部等较为精细的骨结构创伤的内固定治疗。颈椎椎板固定板系统在颈后路单开门手术中的应用越发广泛。

结构　由规格型号较小的钛合金接骨板及相应的螺钉所组成（图1）。

性能　针对颈椎后路单开门手术，通过颈椎椎板固定板在掀起的椎板和同侧侧块之间形成稳固的桥接结构，可以在开门侧形成真正的刚性支撑，维持术后脊柱结构固定在手术时的位置，实现了即刻稳定，可以有效防止术后再关门或开门角度减小。颈椎椎板固定板还可以提高门轴侧的稳定性，有利于门轴侧的骨质愈合，防止术后颈椎生理曲度进一步丢失。

应用　颈椎椎板固定板主要应用于颈椎后路开门手术。

（沈建雄　梁锦前）

shēngzhǎngbàng jìshù
生长棒技术（growing rod technique）

主要是通过确定脊柱上下锚定点，植入生长棒，利用其作用力定期撑开脊椎，矫正控制畸形，同时给予固定后的脊柱纵向生长力和一定生长空间的非融合手术方法。儿童和成年人不同，尤其小于10岁的儿童，骨骼正在发育过程中，一旦脊柱行融合手术，融合节段的脊柱发育受到明显影响。生长棒之所以称为"生长棒"就是要求随着孩子的自然生长发育，将置入体内的生长棒，

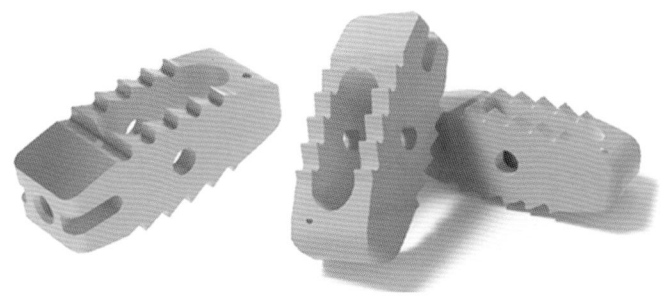

图1　椎间融合器

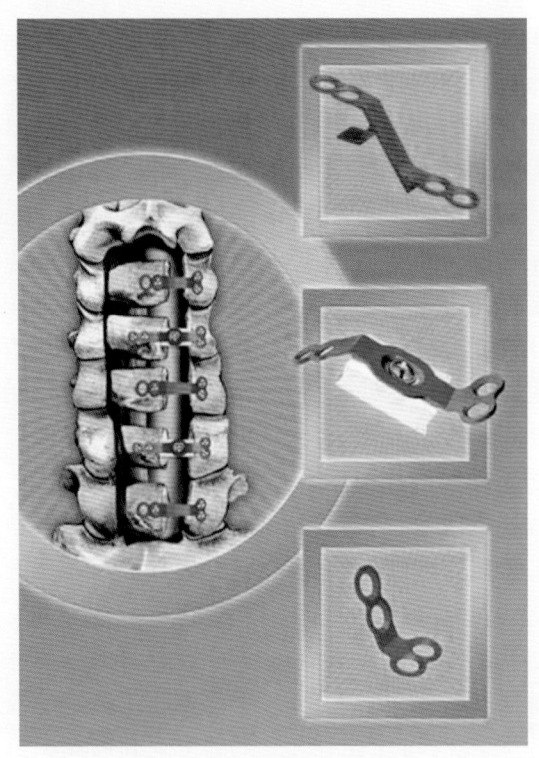

图1 颈椎后路颈椎椎板固定板

定期予以撑开，以便脊柱胸廓同时得到生长发育。美国的哈林顿（Harrington）于1962年最早介绍了生长棒技术，为日后生长棒技术的完善提供了基础和宝贵的经验。莫（Moe）随后对其进行了改进，用于治疗进行性加重的儿童脊柱侧凸，并将其称为皮下棒（subcutaneous rods）。

适应证 尽管关于生长棒技术的适应证尚没有统一标准。但多数学者认为主要用于早发性脊柱侧凸，一般是10岁以内的儿童，有明显的脊柱侧凸（侧凸度数大于50°），骨骼发育未成熟，三角软骨未闭或里泽（Risser）征0级，有一定的生长潜力，且非手术治疗无效的患者。10岁以上的患者若仍有发育潜力且脊柱仍需要生长以保证胸廓发育的需要者也可以使用生长棒技术以保证脊柱的生长和胸廓的发育。

操作方法 该系统包括上下

固定装置、中间的延长装置以及固定装置和延长装置之间的连接棒（图1）。上下方的固定装置可以选择椎板钩、椎弓根钩和椎弓根钉。但以椎弓根钉固定力量最强，常作为首选。生长棒系统应置入脊柱旁的皮下层或筋膜下，故又称皮下生长棒系统。生长棒系统置入的范围包括脊柱侧凸上下端椎的水平所包括的范围。生长棒系统有单侧生长棒和双侧生长棒两种。单侧生长棒置入脊柱侧凸的凹侧，双侧生长棒置入脊柱的两侧，生长棒的组成结构一样，置入的手术方式相同，但通常先于脊柱侧凸的凹侧置入，再于凸侧置入。单侧生长棒操作简单，手术时间短，费用低，但脊柱凹侧的单侧支撑力量不足。双侧生长棒系统内置入器械的稳定性较好，脊柱纵向支撑力强，但手术时间较长，费用较高。延长装置通常置入胸腰椎交界位置，原因是因为胸腰段矢状位较直，易于装置延长。延长装置大致有

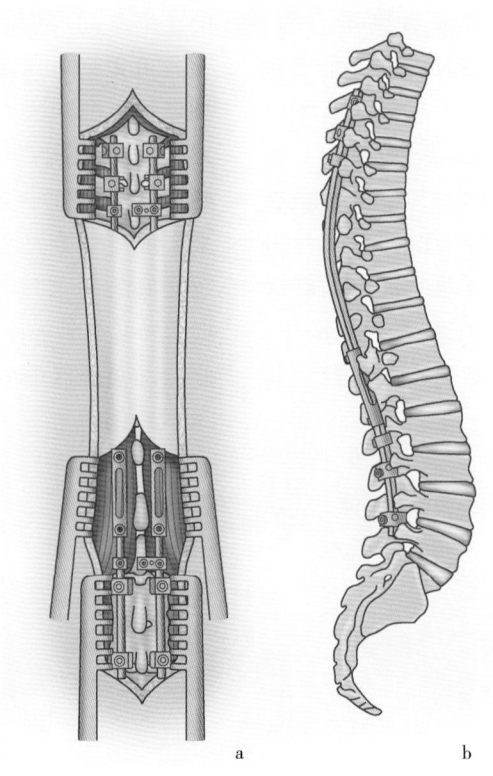

a   b

图1 生长棒的结构

两种：生长阀和平行排列的多米诺连接块。平行排列的多米诺连接块简单易行，容易操作，且上、下连接棒预留长度更随意，甚至更长。生长阀受阀本身长度的制约，预留的连接棒长度有限。

并发症 生长棒技术的主要并发症包括断棒、脱钩、断钉、椎弓根切割、皮肤磨损、迟发性伤口感染及自发性脊柱融合。

注意事项 ①对于固定节段的选择，一般认为应基于哈灵顿定义的稳定椎，固定范围一般为稳定椎头侧或尾侧两个邻近的椎体。尾侧稳定椎指尾侧端椎以下最靠近头侧被骶骨中垂线平分的椎体。此外，对于近端及远端固定点尽量远离胸椎后凸的顶点，以避免近端交界性后凸（PJK）的发生，一般来说对于特发性脊柱侧凸而言，在上胸椎选择 T_2~T_3 椎体、腰椎选择 L_2~L_3 椎体可以减少 PJK 的发生率。②治疗策略倾向于调棒周期为 6 个月，而对于侧凸范围比较短、弯度轻的患儿，推荐的调棒周期为 9 个月。当出现并发症时，如断棒、脱钩等，应及早进行二次手术。长期随访的研究也表明以上的调棒周期与患儿正常生长发育的步调基本是一致的。③由于多次手术后，部分患者固定节段内会发生自发融合，脊柱获得了相当的稳定性；对这类发生了自发融合的患者，若侧凸改善满意可以不做终末期融合手术，持续观察随访。否则需要行最终融合手术。

（沈建雄 梁锦前）

gǔ wàigùdìng jìshù
骨外固定技术（external fixation technique）
通过在骨折的近心与远心骨段经皮穿放钢针，再用连接杆与固定夹把裸露在皮肤外的针端彼此连接起来，构成一个新的空间力学稳定体系，用以固定骨折的技术。传统骨外固定是治疗骨折的一种方法，现代骨外固定技术根据骨再生控制理论，应用经皮骨穿针与体外装置和微创技术原则，进行骨折治疗、疑难骨病治疗、骨与关节畸形矫正、骨段延长和肢体延长的再生控制技术体系，为骨折愈合、骨形态改建和骨延长创造生物力学环境，达到治疗目的。这一过程的技术关键是如何使骨外固定器提供的结构力学条件满足治疗所需的生物力学环境。

适应证 ①开放性或严重损伤的骨折，闭合性和多发伤骨折，断肢再植术及伴有血管神经损伤需修复或重建的骨折，需皮瓣修复性的骨折，毁损性骨折。②骨缺损、骨不连。③骨及关节畸形、脊柱侧凸。④疾病性肢体短缩或不等长。⑤关节功能重建及慢性骨关节炎。⑥下肢血管功能障碍性疾病及脑血管后遗症。

操作方法 根据病情选择麻醉及体位，器械安置与穿针、骨折复位或截骨术等基本操作的交替进行。以骨折复位应用外固定架为例：①骨折复位，可根据具体情况采用闭合复位或直视下复位，也可凭体表标志复位后再根据 X 线平片进行调整，对骨折复位的要求，原则上是解剖复位，但严重粉碎性骨折，常不易恢复原来的解剖学形态，此时应使骨折块之间有较好的接触，并保持良好的力线。②穿针，避免刺伤主要血管与神经，严格无菌操作技术，穿针须在骨断端或感染病灶区外 2~3cm，穿半针和粗直径全针时，钢针的进、出口用尖刀做 0.5~1cm 的皮肤切口，正确选择穿针位置和角度，正确选择钢针的类型和直径，针孔用酒精纱布及无菌纱布平整包裹。③安装与固定，多数情况下骨折复位、穿针、固定是交替进行的，当穿完预定钢针后按要求完成固定。对稳定骨折实施加压固定，粉碎性骨折行中和位固定，骨缺损时用牵伸位固定。

注意事项 ①避免神经血管损伤，术中避免热损伤。②对多发伤患者，因伤情严重或者有危及生命伤的抢救时，以及野外现场急救或批量伤员等急诊情况下，可先行穿针固定，然后在适当时机重新整复、调整、固定。③术后使伤肢抬高，注意观察伤肢血供和肿胀情况，因体位或肢体肿胀造成骨外固定器部件压迫皮肤时应及时处理。④防治感染，骨外固定本身不必使用抗生素来预防针孔感染，但骨折和伤口本身仍须酌情选用抗生素，对开放性骨折即使清创彻底，仍须应用抗生素 3~7 天，感染性骨折更要适当延长抗生素的应用时间。⑤针孔护理，针孔护理不当，将发生针孔感染；一般术后第 3 天更换敷料 1 次，针孔有渗出时需每天更换敷料；10 天左右针孔皮肤即有纤维性包裹，在保持皮肤清洁、干燥的同时，每隔 1~2 天在针孔处皮肤滴少许 75% 乙醇（酒精）；针孔处皮肤有张力时应及时在张力侧切开减张；在调整骨外固定器或改变构型时均要注意无菌操作，对针孔周围皮肤和钢针进行常规消毒；针孔护理时要避免交叉感染；一旦发生针孔感染时应及时进行正确的外科治疗，并将伤肢架高休息和适当应用抗菌药物。⑥早期功能锻炼。⑦按时复查，及时调整或者更换外固定架。

（张保中）

dānpíngmiàn chuānzhēn gùdìngxíng

单平面穿针固定型（uniplanar external fixation）

所有穿针均只形成一个几何学平面的外固定器。是骨外固定技术中根据其几何学构型及其力学结构所划分的一种骨外固定类型，单平面穿针固定型外固定主要包括以下三种：①单边式半针外固定架。②双边式骨外固定架。③四边式骨外固定架（图1）。

（张保中）

dānbiānshì bànzhēnwài gùdìngjià

单边式半针外固定架（unilateral-uniplanar configuration）

螺钉仅穿出对侧骨皮质，在肢体一侧用连接杆将裸露的皮外钉端连接固定的外固定器。是单平面穿针固定型外固定中最简单的构型，如巴斯蒂亚尼固定架、瓦格纳固定架等，这类外固定器是依靠半针的钳夹式把持力保持骨断端的稳定程度，骨断端的受力为不对称性（偏心受力），抗旋转与前后向弯曲力最差，钢针可发生变形断裂。用于不稳定骨折时，骨折端易发生再移位。但这种单平面外固定器有结构简单、使用方便，尤其在固定小腿骨折时不穿越肌肉等优点。为加强固定的稳定性，骨折上下骨段至少需要各穿放5~6mm的螺纹针2根或3根，以增强骨的把持力（图1）。

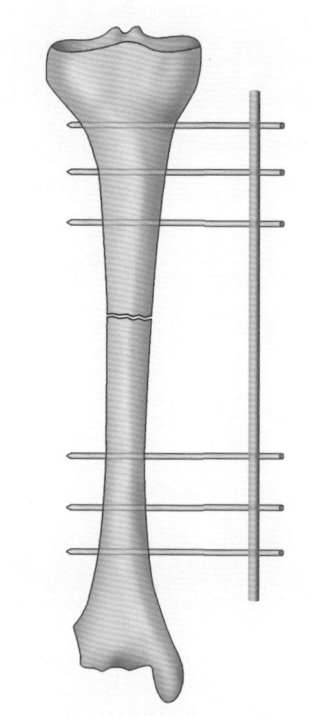

图1 单边式半针外固定架

（张保中）

Bāsīdìyàní gùdìngjià

巴斯蒂亚尼固定架（Bastiani fixator）

固定针从肢体的一侧穿入至对侧骨皮质，固定针另一端固定于连接杆，可进行一定程度的牵引和加压的外固定器。单臂外固定器的代表，由意大利巴斯蒂亚尼（De. Bastiani）设计发明，是一种单边、简便、具有伸缩作用的单侧动态轴向加压外固定器（Unilateral Axial Dynamic Fixation，UADF）。因其对组织损伤少、固定可靠、结构灵巧等优点，被广泛应用于治疗各种骨折，可行骨折复位、固定、延伸和加压。

结构 主要是由连接杆构成，持针夹在连接杆的两端，持针夹内有5条夹针的齿槽用于夹紧螺钉（自攻螺纹，直径为5~6mm）。连接杆中段为伸缩杆，通过转动连接杆上的六角螺钉，可进行有限的牵伸或压缩。固定针为半针固定，根据固定部位可选用相对应直径的固定针，连接杆中段与一端持针夹借助万向关节连接，可用于矫正部分成角移位和少许侧方移位（图1）。

性能 巴斯蒂亚尼固定架手术操作简单，创伤小，较少有血管、神经损伤等并发症。较石膏、夹板固定可靠，可以实现对骨折端的加压或延长牵开，可以允许

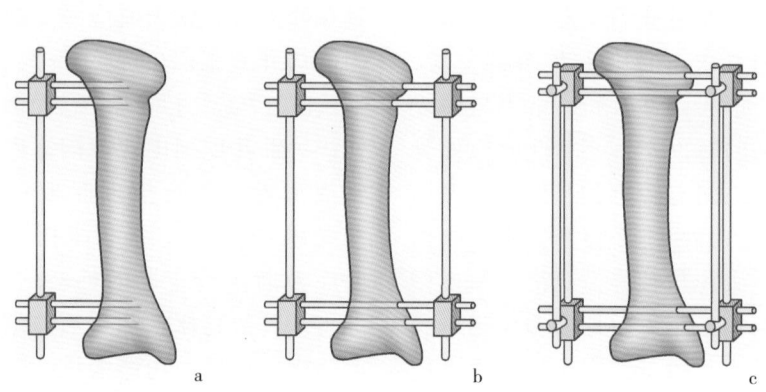

a. 单边式半针外固定架；b. 双边式骨外固定架；c. 四边式骨外固定架。

图1 单平面穿针固定型的几种构型

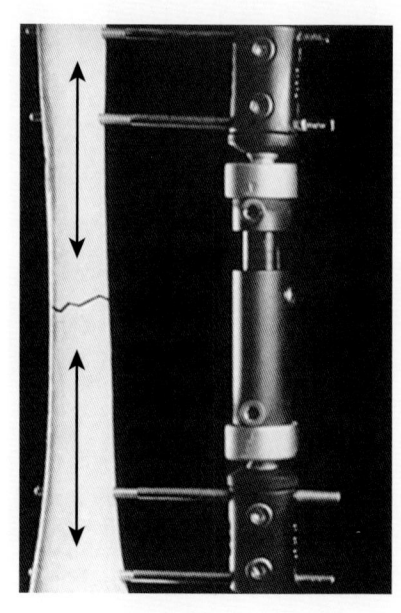

图1 巴斯蒂亚尼（Bastiani）固定架

骨折上下关节的早期活动锻炼，不影响骨折愈合，能减少关节强直的发生。巴斯蒂亚尼固定架虽然对骨折可以起到牢固的固定作用，但也会造成不同程度的应力遮挡，容易导致骨折的延迟愈合，而拆除巴斯蒂亚尼固定架后易造成再次骨折。此外，单边平行的固定方法为偏心固定，对骨断端的受力为偏心受力，其稳定性、抗扭转、抗弯曲力差。

应用 ①各种骨折的整复和制动，特别是复杂性骨折。②开放性骨折或骨折伴感染伤口。③骨不连。

（张保中）

shuāngbiānshì gǔwài gùdìngjià

双边式骨外固定架（bilateral-uniplanar configuration）

钉贯穿骨与对侧软组织及皮肤，在肢体两侧各用1根连接杆将钉端连接固定，形成封闭框架结构的外固定器。是单平面穿针固定型外固定的一种构型，如沙内利（Charnely）固定架和霍夫曼（Hoffmann）固定架均属这种类型。由于钢针贯穿骨骼，轴向加载时骨受力呈对称性承载较单边半针式固定的稳定性好。但钢针贯穿肌肉，有影响相邻关节活动的缺点，也有刺伤血管或神经的可能性（图1）。

（张保中）

wǎgénà gùdìngjià

瓦格纳固定架（Wagner fixator）

20世纪70年代由德国瓦格纳·海因茨（Wanger Heinz）设计并报道，应用于股骨延长的外固定治疗，后来被扩展应用于治疗骨科创伤、四肢骨延长等其他疾病，也是单边式半针外固定架的一种类型。

结构 主体为长方形的可伸缩延长器。延长器的中心具有一

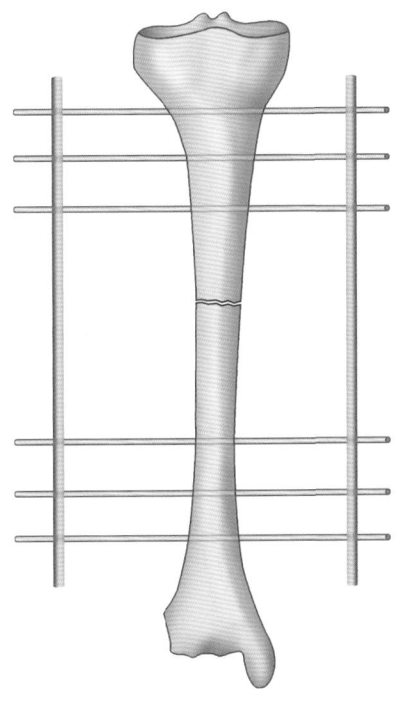

图1　双边式骨外固定架

个螺纹杆，通过延长器近端的旋钮可以连接并控制螺纹杆的伸缩，延长器通过4枚尚茨（Schanz）螺钉与骨骼固定。在截骨两端分别经皮插入2枚尚茨螺钉应用延长器并控制骨伸缩（图1）。

性能 经皮插入尚茨螺钉将方形望远镜延长器固定于骨骼，在两对尚茨螺钉中间将骨干横向截骨分开，通过延长器近端的旋

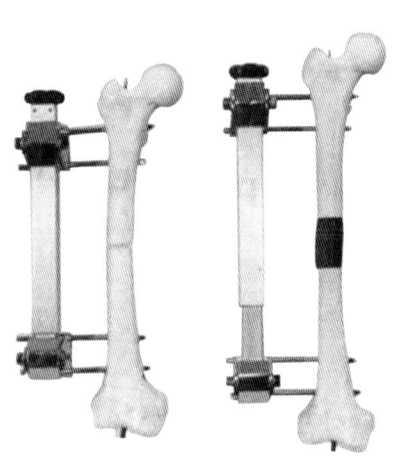

图1　瓦格纳（Wagner）固定架

转旋钮，控制旺格固定架延长，旋钮旋转一圈为延长1.5 mm，通常每天转一圈，每周约1cm，从而实现骨骼的延长。

应用 ①四肢长骨的延长。②骨折的固定、整复。③骨折的畸形愈合；关节融合；创伤、感染所致的假关节。

（张保中）

Shānèilì gùdìngjià

沙内利固定架（Charnley fixator）

1948年英国沙内利（Charnley）报道了应用沙内利固定架对膝关节融合后进行加压固定，这种方法使骨折愈合时间加快2~3倍，随即加压治疗骨折被全世界认同采用，沙内利固定架是双边式骨外固定架的代表之一。

结构 2根斯坦曼（Steinmann）钉，直径4mm，长22.5~25cm，分别穿过胫骨上端和股骨下端；特殊的螺丝钳，在肢体的两侧分别连接2根斯坦曼钉；拧紧翼螺母可以使肢体两侧的斯坦曼钉在压缩力作用下弯曲（图1）。

性能 沙内利固定架通过特殊的螺丝钳连接两根贯穿骨骼的

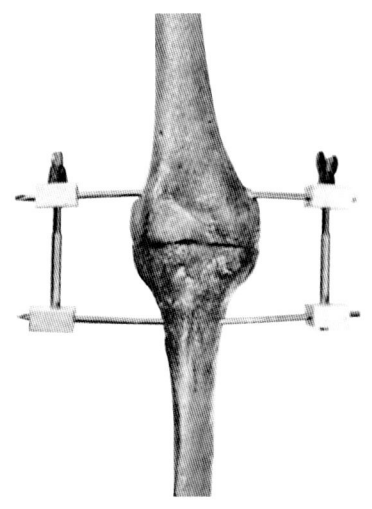

图1　沙内利（Charnley）固定架

斯坦曼钉，经过翼螺母拧紧，可以在两根斯坦曼钉之间产生加压作用，实现膝关节股骨与胫骨之间的加压融合。沙内利固定架的设计允许矫正旋转畸形，相对于股骨轴线的旋转可以通过调整翼螺母来校正。但沙内利固定架对于控制弯曲和伸长力并不稳定。

应用 ①关节加压融合。②骨折固定、整复。③骨折延迟愈合、骨不愈合。

（张保中）

Huòfūmàn gùdìngjià

霍夫曼固定架（Hoffmann fixator）

1938 年瑞士拉乌尔·霍夫曼（Raoul Hoffman）首次报道了自行设计的霍夫曼固定架，霍夫曼固定架分为单边半针和双边、四边框式全针外固定支架，其固定针需穿透肢体双侧，且肢体两侧需安装连接杆。霍夫曼固定架除了具备骨折固定的功能外，还可以实现骨骼的延长和短缩，以及对各种畸形的矫正，其外固定理念对后续的骨外固定技术产生了深远的影响，是外固定器发展的里程碑。

结构 原始的霍夫曼架的主要结构包括连接棒、固定针夹以及万向接头，此外还有用于加压、牵开的滑动杆和牵开器。但是原始的霍夫曼固定架相对复杂。1989 年，由德国阿舍（Asche）、英国考特·布朗（Court-Brown）以及美国波卡（Poka）和斯里格森（Srigson）出了霍夫曼固定架的改良型，即霍夫曼Ⅱ型。该系统继承了原代霍夫曼固定架的模块式系统、万向接头以及可以在平面上自由移动的顶点（Apex）螺钉，其特点为可以自由增加、减少元件的数目，使霍夫曼固定架得到简化。后来再次对霍夫曼固定架进行优化，提出了可互换的连接器，能够在不拆卸整体外固定框架的情况下添加或移除连接器，并且能够适配多种型号的连接棒和固定针（图1）。

性能 霍夫曼固定架多为单平面双边式骨外固定，固定性良好，但在抗旋转、前后弯曲性能较差，骨折端容易再移位。此外，体积庞大、结构复杂、应力遮挡效应较大。而改良后的霍夫曼固定架多为双边或多平面固定型，可提供多向性穿针固定，具有良好的稳定性，并且其元件的结合要优于原始的霍夫曼固定架，并且可以允许弹性固定，利于骨折的愈合。

应用 ①各种骨折的整复和制动。②关节融合。③肢体延长；截骨后固定。

（张保中）

sìbiānshì gǔwài gùdìngjià

四边式骨外固定架（quadrilateral configuration）

肢体两侧各有两根伸缩滑动的连接杆，每侧的两杆之间也有连接结构，必要时再用横杆连接两侧连接杆的外固定器。是单平面穿针固定型外固定的一种构型，维达尔·阿德雷（Vidal-Adrey）架为其代表。这种外固定器的稳定性最坚牢，缺点是结构复杂，体积庞大而沉重，调整的灵活性很差（图1）。

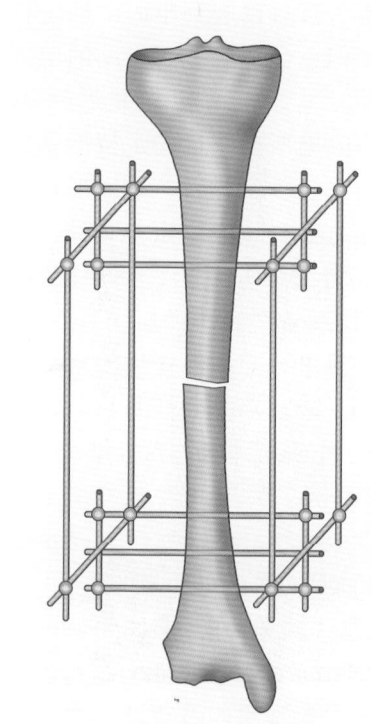

图 1 四边式骨外固定架

（张保中）

Wéidá'ěr-Ā'déléi gùdìngjià

维达尔-阿德雷固定架

（Vidal-Adrey fixator） 在肢体两侧各有两根伸缩滑动的连接杆，每侧的两杆之间也有连接结构，必要时再用横杆连接两侧连接杆

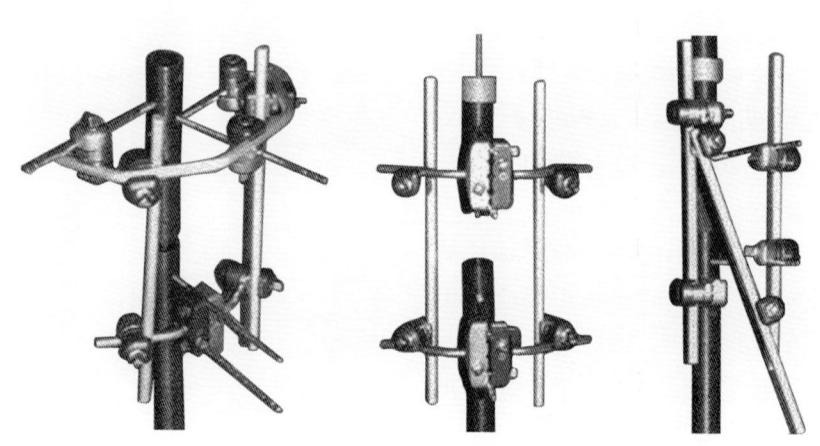

图 1 霍夫曼（Hoffmann）固定架

的外固定器。作为霍夫曼（Hoffman）固定架基础上进行改良的骨外固定架，是四边式骨外固定架代表类型之一（图1）。

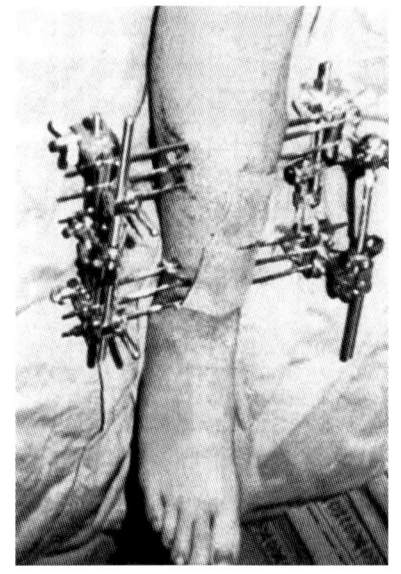

图1　维达尔·阿德雷（Vidal-Adrey）固定架

结构　维达尔·阿德雷固定架的基本部件包括：①用于插入特殊固定针赫德森（Hudson）支架。②能使固定针平行的导向器。③用于定位和刺穿皮肤的探针。④用于拧紧压缩、牵引轮的螺栓紧固器和手柄。⑤特殊的霍夫曼夹具。⑥压缩、牵引杆和中位杆。⑦用于在霍夫曼夹具上插入杆的夹具。⑧特殊设计的5mm固定针。

性能　维达尔·阿德雷固定架是单平面穿针固定型外固定器中稳定性最坚牢的一种构型。能够实现骨折的复位固定以及适当的牵张、压缩，缺点是结构复杂，体积庞大而沉重，调整的灵活性很差。

应用　①骨折的正复与固定。②开放性骨折。③骨折伴感染伤口。④感染性假关节。⑤骨不连。

（张保中）

shuāngpíngmiàn chuānzhēn gùdìngxíng

双平面穿针固定型（biplanar external fixation）　所有穿针可形成两个及以上的几何学平面的外固定器。是骨外固定技术中根据其几何学构型及其力学结构所划分的一种骨外固定类型。双平面穿针固定型外固定主要包括以下三种：①半三角式骨外固定架。②半环骨外固定架。③全环式骨外固定架。双平面穿针固定型骨外固定器，其抗前后向弯曲和抗旋转的力学性能均明显高于单平面穿针固定型（图1）。

（张保中）

bànhuán gǔwài gùdìngjià

半环骨外固定架（semicircular configuration fixator）　可供多向性穿针，半环上安放钢针固定夹的外固定器。是双平面穿针固定型外固定的一种构型。这类外固定器有牢稳可靠的稳定性，特别适用于严重开放性骨折和各种骨不连及肢体延长（图1）。

（张保中）

quánhuánshì gǔwài gùdìngjià

全环式骨外固定架（circular configuration）　用圆形环套放于肢体四周，通过环套实施多向性

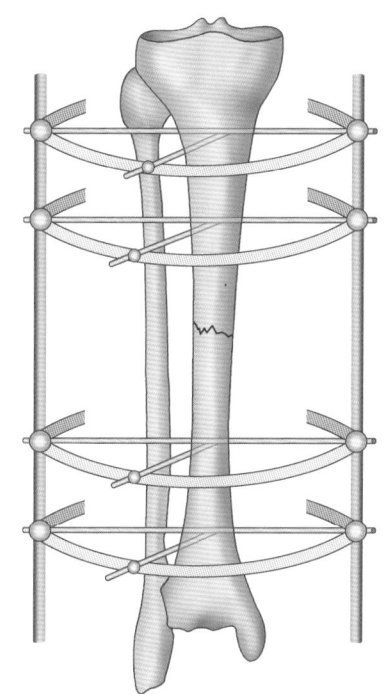

图1　半环骨外固定架

穿针，穿针完全通过软组织与骨，两端固定于环套固定架上的外固定器。是双平面穿针固定型外固定的一种构型。其不及半环式骨外固定架简便，固定的稳定性和使用的钉与连接杆数目有关。伊里扎洛夫（Ilizarov）固定架、泰勒（Taylor）空间外固定架和夏氏组合式外固定架为其代表（图1）。

（张保中）

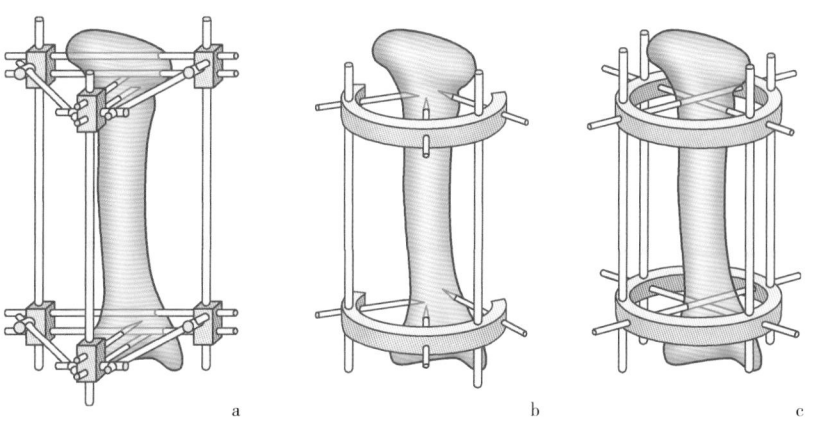

a. 半三角式骨外固定架；b. 半环骨外固定架；c. 全环式骨外固定架。

图1　双平面穿针固定型的几种构型

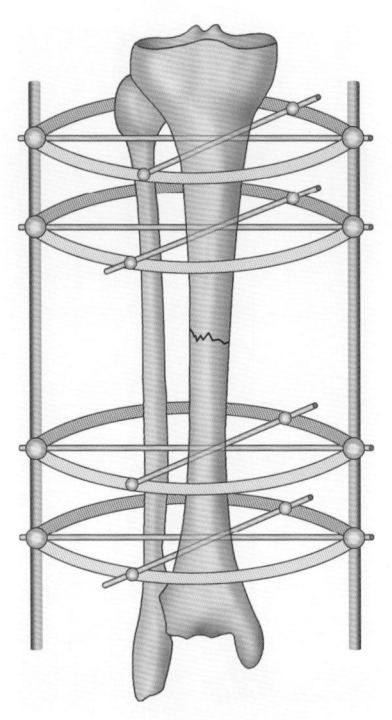

图 1　全环式骨外固定架

Yīlǐzhāluòfū gùdìngjià

伊里扎洛夫固定架　（Ilizarov fixator）

伊里扎洛夫（Ilizarov）教授于 20 世纪 50 年代起，设计发明了能自由组合、有 800 多种构型的伊里扎洛夫环形外固定器，并对骨牵拉再生的生物学理论及延长骨愈合机制进行了全面、系统的研究，发现了"张力-应力法则"，在此基础上形成了全新的微创骨科治疗技术体系，被广泛应用于治疗包括复杂性骨折、骨关节及软组织畸形、骨感染、骨缺损、骨关节炎、血液循环障碍性疾病等众多疑难问题。伊里扎洛夫技术被认为是 20 世纪医学上的一个重大进展，是骨科发展史上的里程碑之一。20 世纪 80 年代末 90 年代初，李起鸿、秦泗河、潘少川等将伊里扎洛夫技术引入中国，并得到了长足的发展。

结构　现代伊里扎洛夫固定架主要由支撑结构、钢针、钢针固定器、螺纹杆和各种组合结构构成。①主要支撑部件：为全环、半环、弓和各种连接板。②钢针：用于贯穿骨骼将骨骼与外固定器连接在一起，组成一个整体，多为直径 1.5~2.0mm 的细克氏针。③钢针固定夹：分为固定夹、开放夹和螺钉固定夹，用于钢针和支撑部件的固定。④连接杆：分为普通螺纹杆和伸缩杆，用于连接支撑环以及器械的其他部分互相连接，也做牵引装置使用，通常粗为 6mm，螺距为 1mm。⑤附加的连接结构，包括轴垫、螺纹栓锯齿垫圈、圆或半圆形平的垫圈、固定垫圈、螺钉和螺母等。伊里扎洛夫洞孔全环式骨延长器（简称全环式延长器）是现代骨延长外固定器的经典之作（图 1），主要由细钢针及环行架组成，具有加压、延长、去成角、去旋转及去侧方移位的功能，更加有利于骨的再生与塑形。

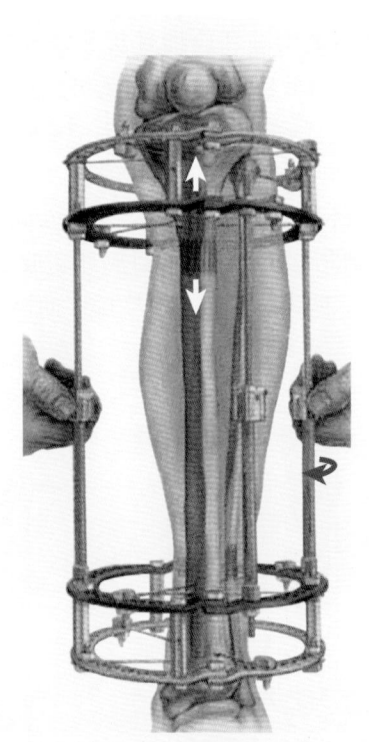

图 1　伊里扎洛夫（Ilizarov）经典延长器

性能　为四肢关节畸形的截骨、矫形、四肢严重创伤提供良好的固定，而无须广泛切开手术，在缓慢牵伸中逐步矫正肢体畸形，可以对截骨端、骨折断端加压，可行骨或/和软组织牵伸或中力，固定后可进行必要的调整，纠正力线。许可早期活动骨折端上下关节，最大程度保留关节活动度，改善肢体血供，加快创面、切口愈合。

应用　手术指征几乎涉及骨科所有领域，主要包括：①骨不连、骨缺损。②各种原因导致的四肢畸形、短缩、不等长；身材矮小。③四肢血液循环障碍性疾病。④四肢骨与关节的各种创伤骨折。

（张保中）

Tàilè kōngjiān wàigùdìngjià

泰勒空间外固定架　（Taylor spatial frame external ring fixator）

1994 年美国查理·泰勒（J Charles Taylor）改进了伊里扎洛夫（Ilizarov）外固定系统，在两个环之间连接 6 个斜行镜筒样支架，其连接点用万向接头，可以自由旋转，以便能任意完成空间变化，该环形外固定架被称为泰勒空间外固定架，简称泰勒架。该固定架的突出特点是具有虚拟的铰链，遵循伊里扎洛夫技术的经典原则。正确安装后，该固定架可以通过一处截骨而同时矫正多平面的畸形，在计算机软件辅助下，能精确控制、调节肢体畸形对位和对线及肢体长度。

结构　主要结构包括 6 个可调节的支撑杆和所连接的两个环。其专用环称作空间环，该环有多种规格，标准厚度为 8mm，全环的外围有 6 个耳状突起，用于连接撑杆。环上均匀布满孔洞，用于固定钢针或半针，其外围的孔专用于连接撑杆。为适应肢体不同部位的特殊形状，泰勒空间外固定架还具备有各种特异形环，包括如 2/3 开口环和 U 形环等。撑杆共有 6 根，代表 6 个自由度，是实施矫正的动力结构，通过改变 6 根杆中的任何一根长度，两个环之间的相对关系都会发生改变；撑杆的两端是万向铰链结构，这个结构与环之间的连接还需要特制的坎肩螺栓固定，这种特使的机构（万向铰链-坎肩螺栓）可以满足泰勒空间外固定架矫正时两个环的位置在 6 个自由度内任意移动，从而达到三维矫正的目的（图 1）。

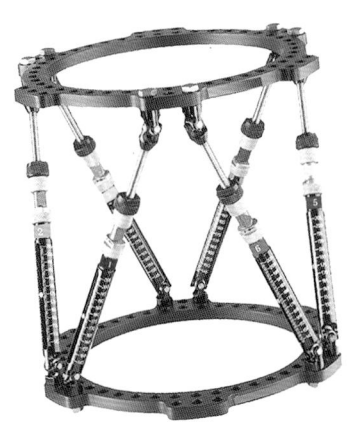

图 1　泰勒（Taylor）空间外固定架

性能　泰勒空间外固定架的特有结构能够提供理想的生物学环境。泰勒空间外固定架结构非常紧凑：6 个杆连接支撑两个环，形成一个整体。带角度连接的 6 杆结构使每根杆承受轴向载荷，对于倾斜的杆不产生弯曲力。整个系统结构异常坚固：包括侧方形成的三角形和上下 2 个三角面，与钻石的八面体晶体结构形态相同。与伊里扎洛夫外固定架相比，泰勒三维空间架的轴向强度为 1.1

倍，弯曲强度为 2.0 倍，扭曲强度为 2.3 倍。基于网络的泰勒空间外固定架运行软件，利用标准的前后位和侧位 X 线测量即可满足参数需要，极大简化了骨三维畸形矫正的术前计划，而计算机自动生成的调整处方和表示清晰的撑杆也非常方便患者及家属参与调节。

应用　泰勒空间外固定架是一种独特的外固定系统，通过结合电脑软件，能够精确调整治疗各种先天性畸形、神经源性疾病导致的肢体畸形、骨折畸形愈合、骨折、骨不愈合以及骨缺损等疾病。

（张保中）

Xiàshì zǔhéshì wàigùdìngjià

夏氏组合式外固定架 （Xia-hetao hybrid external fixator）

夏和桃等应用排列组合的工程学原理研制而成的外固定器。自 1991 年在伊里扎洛夫（Ilizarov）技术的影响下，夏和桃等在设计中融入了更多伊里扎洛夫架的元素，形成了新的系列构型和技术体系。根据其结构和功能特点，分为第一代、第二代和第三代三个型号（图 1~图 3）。第一代保留了灵活通用的特点，在骨折固定和截骨矫形中仍有应用；第二代在改良伊里扎洛夫架的同时，进行了多项创新，如研制了弹性牵伸、仿生关节、锁紧关节器和刚度控制等新的装置；第三代的特点是增加了仿生关节、锁紧关节器和刚度控制等新的装置，将外固定器的各种构件与功能件同归为一，使整体结构成为一个按照人的意愿实现控制的操作平台。方便地实施骨折复位与静态固定，畸形矫正与动态平衡，缓慢牵伸与过程控制，基本实现了机械能与生物能平衡的外固器改良与创

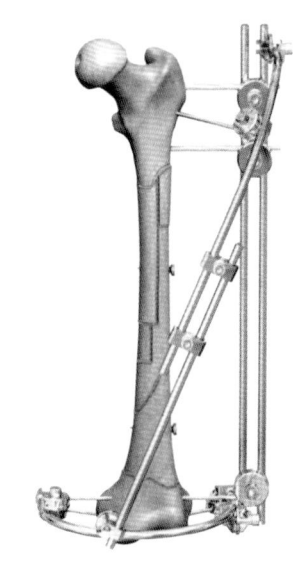

图 1　第一代夏氏组合式外固定架

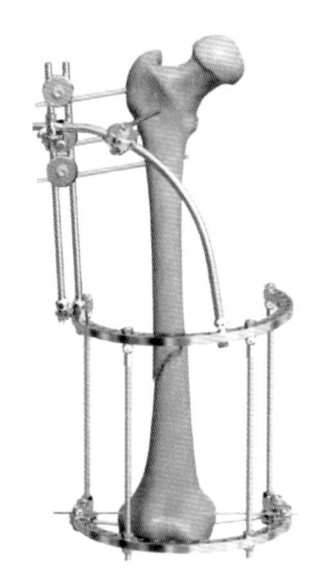

图 2　第二代夏氏组合式外固定架

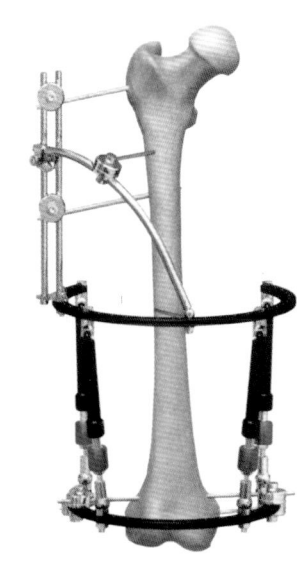

图 3　第三代夏氏组合式外固定架

新理念，使外固定器的结构与性能更加科学、先进、实用。

结构 夏氏组合式外固定架构件繁多，功能各异。其整体结构是由钢针、钢针固定夹、连接杆、弓、环等相对独立的构件组成的，每个构件既有相对独立性，又有很强的互换性和组合能力，可随机组成各种临床所需的外固定器构型。具体构件包括钢针固定夹、连接杆、半环弓、弧形弓、万向接头、孔槽环、钢针调节器、微动装置、活动接头、转向接头、矫形垫、工具等（图4）。

性能 ①可以实施多平面、多角度穿针，合理的构型和穿针布局使引起骨折端移位的多方向不良应力得到很好控制，可以根据不同治疗目的和要求，确定、调整控制固定刚度。②可根据临床实际需要，按功能组成专用的创伤固定器、矫形器、延长器以及多部位、多功能的联合型等。③可以根据固定刚度、解剖位置、骨折局部情况选择合理的穿针位置。④外固定器的固定、牵伸、加压矫形功能可以根据临床实践的具体情况随机进行优化组合。⑤操作简便、灵活通用。⑥适应证广泛，可以满足创伤、矫形和

肢体延长等骨科领域、复杂情况的治疗需要。⑦针孔感染率低。

应用 夏氏组合式外固定架能够为骨折治疗提供骨折复位和适应性刚度，为骨缺损、皮肤缺损和肢体短缩畸形的治疗提供缓慢延长功能，为骨与关节畸形的治疗提供逐步牵伸矫形功能，以及在复杂情况下提供综合力学作用等。其应用包括：①静态固定功能，为骨折或截骨术实施坚强、牢稳的高刚度固定，以防止骨折或截骨在功能活动时的位移、成角和扭转畸形。②骨及肢体延长，如截骨缓慢延长、骨段延长术和肢体同步延长术。③在截骨矫形术、关节牵伸矫形术中或术后，利用外固定器的牵伸调节装置，逐步牵伸矫正畸形，如矫正成角畸形、旋转畸形、关节内外翻屈曲畸形、足下垂畸形和马蹄内翻畸形等。④骨横向牵伸，在沿胫骨的纵轴截取一块长骨，应用外固定器将其逐步牵开，使骨径增加。⑤对皮肤实施各种方向的牵伸，修复皮肤缺损和创面。⑥骨折整复，在治疗骨折时利用骨穿针后的牵引力和维持功能，为手法复位带来方便。

（张保中）

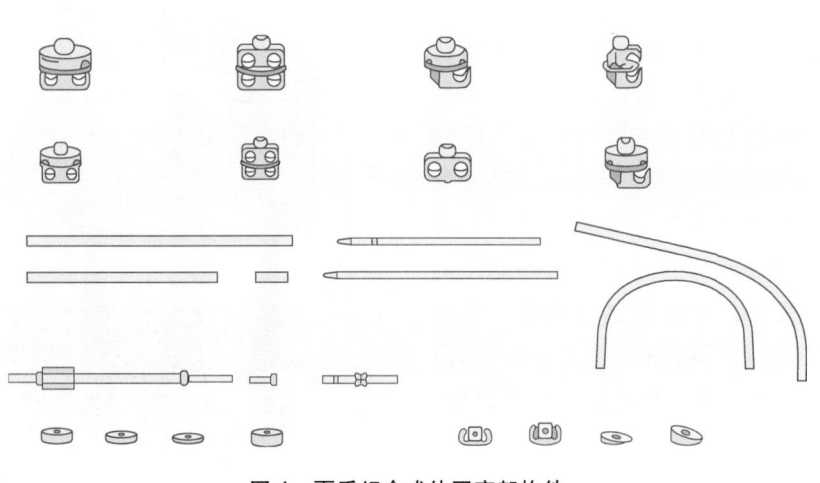

图4 夏氏组合式外固定架构件

bànsānjiǎoshì gǔwài gùdìngjià

半三角式骨外固定架（triangular configuration external fixator） 双平面穿针固定型外固定的一种构型。又称三边式骨外固定架。可供2~3个方向穿针，多采用全针与半针相结合的形式实现多向性固定。AO三角式管道系统为其代表（图1）。

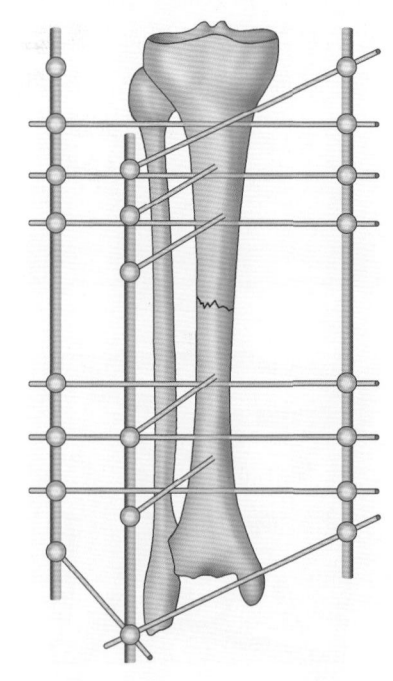

图1 半三角式骨外固定架

（张保中）

Yīlǐzhāluòfū jìshù

伊里扎洛夫技术（Ilizarov technique） 20世纪50年代起，伊里扎洛夫（Ilizarov）教授设计发明的能自由组合并安装成800多种构型的伊里扎洛夫环形外固定器，同时对骨牵拉再生的生物学理论及延长骨愈合机制进行了全面、系统的研究，创建了治疗骨创伤和骨科疾病的技术体系，并发现了张力-应力法则。在此基础上，形成的全新的微创骨科治疗技术体系。此技术被广泛应用于治疗包括复杂性骨折、骨关节

及软组织畸形、骨感染、骨缺损、骨关节炎、血液循环障碍性疾病等众多疑难问题，被认为是 20 世纪医学上的一个重大进展，是骨科发展史上的里程碑之一。1968 年因治愈苏联奥运跳高冠军瓦莱里布鲁梅尔使该技术声名鹊起。于 1980 年因治愈著名探险家卡洛·莫里（Carlo Mauri）而传入意大利，继而传入欧美，并于 1986 年在美国纽约市关节病医院开展治疗，短期内受到了欧美骨科医师的普遍认可。20 世纪 80 年代末至 90 年代初，李起鸿、秦泗河、潘少川等将伊里扎洛夫技术引入中国，并得到了长足的发展。

基本内容 伊里扎洛夫技术的核心为组织再生的张力-应力法则。生物组织缓慢牵伸产生一定的张力，可刺激组织再生和活跃生长，其生长方式与胎儿组织一致，均为相同的细胞分裂，从而可以修复肢体的各种缺损、纠正各种畸形。

意义 伊里扎洛夫技术的核心组织再生的张力-应力法则，使人们对肢体延长的生物学过程有了新的了解，为伊里扎洛夫固定架实现肢体延长提供了理论基础，使得伊里扎洛夫固定架能够广泛应用于复杂骨折、肢体延长、骨缺损、骨关节畸形等众多疾病的治疗。

适应证 ①先天性下肢畸形。②后天性下肢畸形。③麻痹性下肢畸形。④炎症与疾病致下肢畸形。⑤各种原因导致的四肢短缩、下肢不等长。⑥下肢发育不良，步态不雅，身材矮小。⑦传统骨科技术难以处理的骨科疑难杂症。⑧濒临截肢的肢体残缺。⑨四肢血液循环障碍性疾病。⑩上肢与手的各种残缺畸形。⑪四肢骨与关节各种创伤骨折。

伊里扎洛夫技术肢体矫形能达到的治疗目标 ①有限手术结合伊里扎洛夫技术，治疗新鲜与陈旧骨折、骨畸形愈合、延迟愈合、骨不连、骨缺损，使之解剖复位，骨愈合率接近 100%。②恢复肢体长度，使之发挥生理功能。③矫正先天、后天各种原因的肢体残缺畸形，恢复负重力线，重建肢体功能。④建立新的伊里扎洛夫骨盆补充支撑点，增强关节稳定性，重建肢体功能。⑤减轻或消除因肢体畸形所致的顽固性疼痛及代偿性劳损性疼痛。⑥增长人体高度，满足生理和心理要求。⑦松解挛缩关节，改善关节功能。⑧治疗膝关节、踝关节骨性关节炎，避免或延缓人工关节置换。⑨改善肢体的血液循环，治疗某些缺血性疾病。

伊里扎洛夫技术矫正肢体畸形重建功能的优缺点 如下所述。

优点 ①操作简单，容易掌握，手术时间短。②截骨矫形手术一般采用 2cm 小切口，可防止感染。③手术不剥离骨周围软组织与骨膜，血供干扰小，骨愈合快，很少延迟愈合或骨不连。④外固定稳定牢固，可早期扶双拐逐步负重活动。⑤截骨矫形所需要的角度、方位，外固定能准确不变的维持，无须任何内固定或其他外固定辅助，治疗过程与医疗治疗，医师与患者可以在体外操控，定期检测。⑥术前无须复杂的几何图形设计，只需要通过各种形式截骨，遵照伊里扎洛夫技术原则，穿针安装相应的外固定治疗器，术后根据医疗目标调节螺纹固定杆即能达到满意的矫形要求。⑦医患易和谐相处，很少发生医疗纠纷。

缺点 ①医疗个体化，难以标准化。②手术指征几乎涉及骨科所有领域，医师学习、临床实践曲线比内固定、人工关节周期长，医师知识面必须博大，兴趣必须浓厚。③医疗过程医师需要较大的时间付出，一定程度上医师需围着患者转，预期疗效与医师的经验、智慧、责任心有关。④针道感染，关节僵硬，患者生活不便。对复杂肢体残缺畸形治疗周期长，患者会承受较大的心理压力。

（张保中）

gǔ bānyùn jìshù

骨搬运技术（bone transport technique） 利用伊里扎洛夫（Ilizarov）的张力-应力法则，截断骨缺损或骨不连上下端的一段活骨，利用可调节的外固定装置将有活性的一段骨块，按既定的方向、合适的速度与频率移动，搬移到预期的部位，移动的骨块逐渐与对应骨的残端靠拢，在骨块移动的轨迹上生成新骨，在外固定器维持下最终使骨缺损修复、骨不连愈合的方法（图 1）。苏联骨科专家伊里扎洛夫教授最早于 1969 年报道该技术。伊里扎洛夫最初将该技术称为加压-牵伸接骨术，是修复大段骨缺损（>4cm）、肿瘤切除后骨缺损以及感染性骨缺损的常用技术方法。

适应证 骨与软组织缺损；感染性或非感染性骨不连，可合并或不合并肢体短缩、成角畸形；神经血管性疾病。

操作方法 以使用伊里扎洛夫环形外固定架治疗胫骨中下段骨感染、骨缺损为例，操作方法如下：①在胫骨结节下 2cm 的前内侧骨面中央切 2cm 皮肤纵切口，钝性剥离骨膜外软组织，垂直骨面插入连孔截骨器的套筒，用直径 3.0mm 的钻头借助套筒钻一排垂直胫骨长轴的骨孔（如无肢体

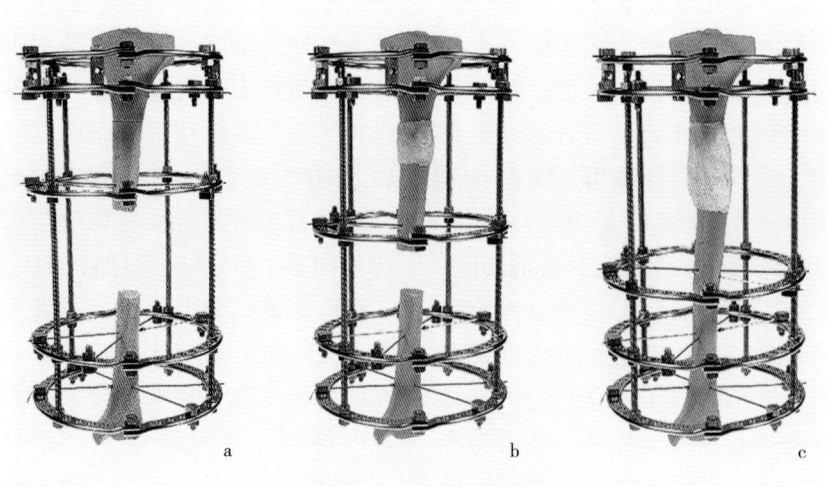

a. 潜伏期；b. 牵张期；c. 固化期。

图 1　牵拉成骨的分期

短缩和小腿僵硬畸形等情况，则腓骨无须截骨）。②在胫骨平台下 1~2cm，平行关节面，自外向内贯穿胫骨 1 枚直径 2.5mm 的克氏针（术中透视确定），将预先组装好的环形外固定架套于小腿，近端环贴于克氏针，将小腿置于环架的中央，通过固定夹将克氏针固定于近端环。调整环架的长度，使远端环位于踝上并平行踝关节，自外向内贴远端环，在踝关节面上 1~2cm 贯穿胫骨 1 枚直径 2.5mm 克氏针（术中透视确定），固定于远端环上。然后分别贴近端环和远端环，自外向内，与第 1 枚针成 40°~60°，贯穿胫骨 1 枚直径 2.5mm 克氏针固定于环上。在中间环（此环即搬移环，位于搬移骨段的中部），自外向内贴环贯穿胫骨 1 枚直径 2.5mm 的克氏针固定于环上。然后在近端环与截骨线之间，胫骨结节内外侧穿入 2 枚直径 4.0~4.5mm 的螺纹针，通过附件与近端环固定。在中间环与截骨线之间靠近截骨线垂直胫骨内侧骨面穿入 1 枚 4.0~4.5mm 螺纹针通过附件固定于中间环。在远端环与骨缺损之间成角度垂直胫骨穿入 2 枚 4.0~4.5mm 螺纹针通过附件固定于远端环。用窄而锋利的骨刀在胫骨近端钻孔截骨处截断尚连接的骨皮质，调节外固定架螺母向远端滑动中间环（搬移骨段随之向远端移动），术中透视截骨完全，骨段搬移顺利后，再将中间环调回至原来位置，关闭切口。③病变处的处理：对于有窦道或骨外露的感染病例，消毒后先用贴膜及无菌敷料将病变周围包裹严密，完成截骨外固定安装后再处理，处理原则是尽量彻底切除感染的和无血供的骨段和周围软组织，尽量关闭创面，残腔可用聚维酮碘（碘伏）纱布填塞（或安装负压引流装置）；对于皮肤完整的情况，也应该切开清理骨残端的硬化骨和间隔的软组织，如有感染征象需开放引流。④术后管理：术后 6 天，拆除术区敷料，拍摄 X 线平片，开始调节外固定架进行骨搬运，按照 1 天 1mm，分 6 次调完的速度和频率，10 天后拍摄 X 线平片观察截骨处牵开情况和骨痂生成的情况，然后每间隔 10 天~2 周拍摄 X 线平片观察新生骨痂情况和搬移骨段对线情况，对搬移速度、频率及外固定架做出相应调整，开放创面定期换药，直至对合端靠拢。

（张保中）

jǐzhù fēi rónghé jìshù

脊柱非融合技术（spinal non-fusion technique）

为保持脊柱的活动度和稳定性，重建椎间盘的生物学特性，防止和减轻相邻节段椎间盘退行性变加速的手术。脊柱退行性疾病包括颈椎、胸椎以及腰椎的退行性病变。病变位置的变化会导致不同的症状，如神经功能受损、颈项部疼痛、腰痛等。对于症状严重、非手术治疗效果不佳者，需要手术干预。传统的手术，包括颈椎融合术、胸椎融合术、腰椎融合术等。这些术式虽然能解除神经压迫、稳定脊柱，但是损失了脊柱的活动度，无法恢复脊柱的生理功能，这在活动度较大的颈椎以及腰椎尤为重要。国内外就这一问题提出保留脊柱活动度的手术，主要包括人工颈椎间盘置换术、人工腰椎间盘置换术以及人工髓核置换术等。

（金大地）

réngōng jǐngzhuījiānpán zhìhuànshù

人工颈椎间盘置换术（artificial cervical disc replacement）

为能够保留颈椎活动度的颈椎非融合手术方法。传统的颈椎前路椎间盘切除减压植骨融合术（anterior cervical decompression and fusion，ACDF）经过约半个世纪的临床应用和研究，已发展成为一种非常成熟的颈椎前路手术方式，成为治疗颈椎退行性病变的金标准。然而，长期的临床随访研究发现，颈椎前路减压融合术虽然能够有效减轻颈脊髓的压迫症状，但同时也因病变节段融合而导致颈椎活动范围下降、手术相邻节段应力增加、加速相邻节段退行性变等。因此，人工颈椎间盘置换术的设计应运而生。与传统的颈椎前路减压融合术相比，人工颈椎间盘置换术能够实现患者术后尽早下床活动，缩短颈围佩戴时间，保留置换节段活动度，减缓了相邻节段退行性变，其手术效果、手术并发症、手术时间、出血量与传统的颈椎前路减压融合术相当。

适应证 颈椎间盘突出所致的神经根型和脊髓型颈椎病。适用于：颈椎椎间隙高度及椎体活动度良好、年龄<55岁的中青年患者，且不存在明显椎间隙狭窄、节段性不稳、后纵韧带骨化、骨质疏松等。

手术方法 患者气管插管全麻后，采取仰卧位，肩下垫薄枕，常规消毒铺巾后，取右侧颈部横切口，游离颈阔肌瓣，沿胸锁乳突肌内缘到达椎前，经术中X线机定位手术节段，切除病变椎间盘组织，刮除终板软骨，用球形磨钻去除上下终板前缘骨赘以及两侧增生的钩椎关节骨赘。确定椎体前缘横向中点，将试模放入椎间隙，术中X线透视观察椎体序列是否良好、试模高度和前后径是否合适。彻底冲洗椎间隙内的残留骨屑，置入相应规格的假体，X线透视确认假体的位置良好，放置引流管，闭合切口。

注意事项 术后服用非甾体类抗炎药2周。术后1天拔除切口引流管，在颈围保护下离床活动，在医师指导下每天做颈椎屈伸、左右侧偏及旋转运动，户外活动时常规佩戴颈围保护2周。

并发症 ①颈椎手术操作相关：术后血肿、吞咽困难、声音嘶哑、食管瘘等。②假体相关：

假体移位、假体下沉、终板后凸、异位骨化等。

（金大地）

rénggōng yāozhuījiānpán zhìhuànshù

人工腰椎间盘置换术 （artificial lumbar disc replacement）

为能够保留腰椎活动度的腰椎非融合手术方法。腰椎间盘退行性疾病是引起慢性腰腿痛的主要病因之一，对于非手术治疗无效的患者，最常用的治疗方法是腰椎融合术，包括腰椎后路融合术、前路融合术、前后路融合术。该方法被认为是腰椎退行性疾病治疗的金标准。虽然腰椎融合术取得了良好的临床疗效，但融合后的腰椎无论在生物力学还是在动力学方面均不能达到正常腰椎的功能，而且融合后所致的邻近节段应力增加和相邻节段退性行变加速是其重要的并发症。为了解决上述问题，国外学者在20世纪60年代正式提出了人工椎间盘置换的概念，其目的是仿照人工髋膝关节置换的理念，探索一种更好的腰椎关节成形术，使其既能缓解疼痛又能保留脊柱的生理运动，重建椎间隙高度，并且避免相邻节段退行性变。因此，人工腰椎间盘置换术的设计应运而生，其优点是在去除引起腰痛的致病原因的同时，还能恢复脊柱功能单位的运动学能力和载荷特性，理论上能够预防相邻节段退行性变的发生，是治疗腰椎间盘退行性疾病的方法之一。

适应证 ①椎间盘源性腰痛，可合并或不合并腿痛，非手术治疗半年以上无效者。②脊柱融合术后邻近节段退行性变不稳。③间盘髓核摘除术后所致的节段性腰椎不稳或失败综合征。

禁忌证 ①手术节段的脊柱畸形。②60岁以上并有中度以上

骨质疏松症者或代谢性骨病者。③脊椎感染性病变。④Ⅱ度以上腰椎滑脱。⑤骨性腰椎椎管狭窄。⑥手术瘢痕粘连引起的腰痛。

手术方法 患者气管插管麻醉后，采取平卧位。左侧腹直肌旁切口，腹膜后入路，显露$L_4 \sim L_5$椎间隙时，将左侧髂总动脉牵向右侧；显露$L_5 \sim S_1$椎间隙时，可在髂血管分叉下进行，切断、结扎骶正中动静脉。经C臂X线机定位手术节段，用4把霍曼（Hohmann）拉钩插入邻近的椎体，牵开髂血管，充分显露手术椎间隙。在该椎间隙的前纤维环上做横H形切口，向两侧掀开舌形瓣并牵向两侧。切除病变的椎间盘组织直至软骨下骨，保留后纵韧带。用椎体撑开钳撑开椎间隙，以盖板试模度量后，选择合适大小的盖板，用盖板假体置入钳将盖板置入椎间隙的中心位置，术中X线机透视确认。用滑动核持夹棒将合适高度的滑动核置入盖板假体之间，取出撑开钳，确认滑动核可正常旋转，术中X线透视确认假体位置理想后，冲洗术野，缝合前纤维环舌形瓣，放置引流管，闭合切口。

注意事项 术后48小时内拔除引流管，拔除引流管后在腰围保护下离床活动。术后佩戴腰围4周，禁止搬重物或负重，避免腰椎过伸活动，去除腰围后恢复正常工作和生活。

并发症 ①腰椎手术操作相关：腹膜损伤、髂动静脉血管损伤、硬膜撕裂、术后血肿、交感神经干及盆腔神经丛损伤等。②假体相关：假体脱位、假体下沉、假体周围异位骨化、关节突关节自发性骨化融合、相邻节段退行性变、再手术等。

（金大地）

réngōng suǐhé zhìhuànshù

人工髓核置换术（artificial nucleus pulposus replacement）
在手术切除椎间盘髓核组织后植入人工髓核假体的治疗方法。既往腰椎间盘突出症的手术治疗通常选择腰椎间盘髓核摘除术或腰椎融合术，髓核摘除术虽然去除了神经根的压迫物，但牺牲了椎间盘的生理功能，将导致椎间隙高度丢失，有可能出现腰椎不稳、退行性变加速，从而影响患者的生活质量及预后；腰椎融合术虽有效维持了椎间隙的高度，但牺牲了病变节段运动功能，加速了邻近节段椎间盘退行性变，同时由于假关节形成、融合失败的存在严重影响腰椎融合术的临床效果。因此，重建椎间盘功能是治疗椎间盘退行性疾病的良好解决方法。人工髓核置换术的目的是置换无功能的髓核，同时维持正常椎间高度，以恢复椎间盘的生理负荷和椎间运动能力，从而恢复髓核的生理功能。人工髓核置换术作为一种非融合技术，可以避免腰椎节段融合后引起的邻近节段退行性变等并发症。人工髓核置换术与人工椎间盘置换术均能维持椎间盘高度、保留脊柱节段的稳定性和活动度，防止或减缓小关节的退行性变。人工椎间盘置换术是置换全部椎间盘，包括软骨板、纤维环以及髓核；而人工髓核置换术仅置换髓核，保留原有的纤维环、软骨板以及韧带。与单纯的腰椎间盘髓核摘除手术相比，人工髓核置换术尽管手术时间稍有延长，但其并不扩大切口，不增加患者的创伤和痛苦，更不影响传统手术的疗效，因此易为术者以及患者接受。

适应证 ①年满 18 周岁。②$L_2 \sim S_1$ 单节段椎间盘病变，有

临床症状，经影像学证实，且非手术治疗半年以上无效者。③体重指数<30 kg/m^2。

禁忌证 ①手术节段的脊柱畸形。②严重的骨质疏松。③脊柱不稳，椎弓峡部裂和Ⅱ度以上腰椎滑脱。④骨性椎管狭窄。⑤严重椎间隙狭窄（<5 mm）和椎间隙过宽（>9 mm）。⑥纤维环和软骨终板不完整。⑦手术瘢痕粘连引起的腰痛。⑧体重指数>30 kg/m^2。

手术方法 患者气管插管麻醉后，采取俯卧位，后正中纵切口，暴露病变侧椎板并且开窗，探查硬膜囊以及神经根，显露突出的椎间盘，保护好神经根，于椎间盘突出部位做横切口，大小为略小于人工髓核宽度（以钝性扩大后能置入人工髓核为宜），充分摘除髓核组织，特别注意仔细去除前侧和对侧的髓核组织以便人工髓核植入。撑开上下椎板，恢复并且维持椎间隙高度，保持纤维环的张力，从而避免人工髓核植入过程中纤维环的卷曲。试模后选用相应型号的人工髓核植入，先纵向插入后，然后再转为横位，C 臂 X 线机证实人工髓核位置满意以后注入生理盐水约 10 mL，使人工髓核水化，常规关闭切口。

注意事项 术后 48 小时内拔除引流管，避免腰部出现过度前屈和扭转，术后卧床 5 天，便于人工髓核充分水化，术后第 6 天在腰围保护下离床活动。术后 4 周内佩戴腰围活动，禁止搬重物或负重，避免腰椎过度伸屈及扭转活动，去除腰围后恢复正常工作和生活。

并发症 ①腰椎手术操作相关：神经根损伤、硬膜撕裂、术后血肿等。②假体相关：软骨终

板损伤、假体下沉、假体脱位、再手术等。

（金大地）

jǐzhù jiégǔshù

脊柱截骨术（spinal osteotomy） 切除脊椎的部分结构或全部结构，以便完成矫正严重脊柱侧、脊柱后凸、重建躯干力线等操作的手术技术。是后路脊柱畸形矫正手术中的重要部分。按照脊柱解剖结构，根据截骨范围由小到大，可将脊柱截骨术分为一至六级截骨术。脊柱截骨术主要用于松解僵硬畸形、获得更大脊柱活动度，以便于进行脊柱畸形的矫正。对于部分脊髓、神经受到压迫的患者，还可进行椎管减压，解除压迫。不同级别截骨术的适应证各不相同。一般来说，截骨术级别越高，其相应的难度及风险越高，出现脊髓、神经系统等并发症等风险越高，对医师的手术技术要求也越高。

（仉建国　杨　阳）

yījí jiégǔshù

一级截骨术（grade Ⅰ osteotomy） 切除上位椎体的下关节突以及其关节囊的手术。又称关节突部分切除术。有时也会切除部分椎板、棘突，以及下位椎体的部分上关节突。该截骨术是所有截骨术中是最简单的，以史密斯-彼得森（Smith-Petersen）截骨为代表。

适应证 ①畸形松解：常应用在柔韧度较好的脊柱畸形中。②植骨融合：在脊柱矫形术中，除了起到松解作用外，一级截骨还可用来增加融合表面积，进行小关节突的融合。③内固定植入：为椎弓根钉的植入显露解剖位置，方便内固定物植入。

手术方法 主要分为两部分操作：一部分是 V 形切除部分后

柱结构，包括椎板、棘突及关节突关节；另一部分是相邻椎体后结构的牢固融合，通过闭合后方楔形截骨端，拉伸前纵韧带，使前柱相应节段椎间楔形张开，延长前柱，从而达到矫正后凸畸形的目的。胸椎小关节突呈叠瓦状，只能显露上位椎体的下关节突，而下位椎体的上关节突未暴露，截骨时切除下关节突及其周围的软组织、关节囊，同时将下位椎体的上关节突的软骨刮除。腰椎小关节突关节面呈矢状位，暴露上下关节突后，用骨刀在软骨下骨面，将上位椎体的下关节突和下位椎体的上关节突部分切除，相当于把软骨及软骨下骨一起切除。截骨完成后，通过压棒技术、加压钳加压等操作来实现后柱的短缩。这种操作会破坏前纵韧带，有时在前路相应节段椎间隙形成一个楔形张口。

注意事项 此类截骨术是脊柱畸形矫形中的基本手术技巧，步骤简单，应用广泛。史密斯-彼得森（Smith-Petersen）截骨方式的矫形能力受制于前方柔韧程度。一般来说，对于一个具有良好活动度及高度的椎间盘，平均每个节段切除 10mm 可以获得 10°～15°的矫形能力。史密斯-彼得森截骨最初是用于治疗强直性脊柱炎引起的后凸畸形，该类患者具有相对良好的骨性融合能力，所以大多数情况下，史密斯-彼得森截骨形成的前方楔形张开在无须前方支撑植骨的情况下，通常能获得比较满意的融合。需要注意的是，由于缺乏前方结构性支撑，史密斯-彼得森截骨存在矫形丢失的潜在风险。该术式其他并发症包括神经损伤和腹腔血管损伤出血等，需引起术者的重视。

（仉建国 杨 阳）

二级截骨术（grade Ⅱ osteotomy）

切除上位椎体的下关节突、下位椎体的上关节突、椎板、棘突、棘间韧带和黄韧带的手术。又称关节突切除术。典型代表为蓬特（Ponte）截骨术。

适应证 最常应用于僵硬型脊柱畸形的节段松解、弧状后凸畸形的矫形以及高级别截骨矫形的补充截骨术式。节段较长、后凸角度较大的后凸畸形，如老年后凸畸形或者舒尔曼病后凸畸形，其椎间盘活动功能尚存，是多节段蓬特截骨术的最佳适应证。

手术方法 采取后正中入路，充分骨膜下暴露畸形累及节段，从基底部切除棘突，切除全部关节突关节及上下方的椎板，形成 5～8mm 的间隙。间隙大小取决于畸形的僵硬程度和患者体型的大小。对于严重的畸形，可将关节突关节切除范围扩大至椎板至椎弓根水平。所有手术节段内的黄韧带应完全切除。在对活动度较差的严重畸形患者的顶椎进行截骨时，截骨范围可从椎弓根扩大到椎弓根。

注意事项 与关节突部分切除术类似，关节突切除术在脊柱畸形矫形手术中应用广泛，尤其是在腰椎进行多节段的蓬特截骨术时，可以获得更好的矢状面及冠状面矫形，同时也可以增加去旋转的效果。截骨后产生的间隙应在整个脊柱后结构均匀分布。术中用 4～5mm 宽的神经根拉钩从垂直及水平方向分别评估截骨宽度和深度是否彻底。截骨后需保持骨面平整，尤其要注意去除残留的锐性骨结构，从而确保截骨后产生间隙得以充分闭合。

（仉建国 杨 阳）

三级截骨术（grade Ⅲ osteotomy）

切除脊椎的后方结构（棘突、椎板、横突）、椎弓根及部分椎体的手术。典型代表为经椎弓根截骨术（Pedicle subtraction osteotomy，PSO）。

适应证 PSO 主要适应证为局部矫正度数在 30°以上的僵硬后凸畸形，尤其适合于截骨部位位于胸腰段或腰段的畸形；对于侧后凸畸形，不对称 PSO 可以在矫正后凸畸形的同时部分矫正侧凸畸形。

手术方法 典型的 PSO 需截除上位脊椎的部分椎板，向外至两侧椎弓峡部，截骨水平脊椎需切除全椎板及双侧上下关节突，同时咬除截骨间隙的黄韧带。为了减少闭合间隙时，后方椎板挤压硬膜囊，可以在上下剩余椎板进行潜行减压。减压完成后，与椎弓根相连的骨组织只剩前方椎体，此时椎弓根上下的神经根也已清楚显露。上位神经根距离椎弓根较远，一般很少伤及，故用神经根拉钩保护椎弓根下位出口神经根及内侧硬膜后，使用刮匙或磨钻对椎弓根进行去松质骨。去松质骨之后，剩余较薄的椎弓根皮质骨用克里森（Kerrison）咬钳或垂体咬钳完全咬除，直至椎体；注意不要残留任何的椎弓根结构，否则在加压过程中容易损伤神经根。咬除椎弓根内壁时容易引起椎管内静脉丛出血，双击电凝止血，或采用止血凝胶、海绵进行止血。之后对椎体前侧方的软组织进行剥离，可以使用骨膜剥离器进行骨膜下剥离，注意避免损伤出口位神经根、节段血管及交感链。椎体切除一般使用垂体咬钳、刮匙、磨钻或超声骨刀 V 形切除部分松质骨。在对椎体进行去松质骨过程中，注意按照术前设计的截骨方向进行，接近椎体前方皮质时应聚拢成 V 形截骨的顶点，截骨方向或范围掌握不清楚时可以借助术中 C 形臂透视。单纯的后凸矫形，需要注意双侧截骨间隙的对称性；对于侧后凸的患者则可以按照术前计划，行不对称截骨矫形，即截骨间隙为双 V 形，凸侧截除更骨质多，凹侧截除骨质少，这样在闭合截骨间隙后，冠状面的畸形也可以得到矫正。此外，注意保护好截除的所有骨质，以备后方植骨融合使用。闭合截骨间隙后，如果神经电生理监测没有异常，则可以锁紧钉帽，进行术中透视，判断矫形情况。如果截骨间隙仍较大，或者透视证实矫形角度欠缺，则可以进一步采用加压或者体内弯棒，进一步矫形。

注意事项 PSO 手术技术要求高，手术时间长，出血量大，因此术前必须评估患者的整体健康状况，能否耐受手术。对于严重僵硬的侧后凸畸形，矢状面和冠状面同时需要较大截骨角度，应考虑全脊椎切除术。如果所需节段截骨角度较小，则应考虑低级别截骨术。

(仉建国 杨 阳)

sìjí jiégǔshù

四级截骨术（grade Ⅳ osteotomy）

切除脊椎后方结构（棘突、椎板、横突）、椎弓根、椎体上半部分、上终板以及上位椎间盘的手术（当截骨位于胸椎时需同时切除肋骨头）。

适应证 四级截骨术主要适用于介于圆弧形与严重角状后凸之间的后凸畸形，截骨部位多选择后凸的顶椎。对于局部后凸角的矫正为 35°~60°。

手术方法 切除椎体的棘突及椎板等后方结构，暴露硬膜及双侧椎弓根。切除两侧横突，如截骨椎为胸椎，则同时切除双侧肋骨头。采用单侧临时棒固定，用磨钻或超声骨刀经椎弓根进入椎体，逐步切除椎体上半段内的松质骨及椎体上终板，刮除椎体上缘椎间盘，暴露上一邻近椎体下终板。同样方法进行对侧上半椎体及椎间盘的切除。若患者同时合并脊柱侧凸，则术中结合术前站立位全脊柱 X 线平片，在侧凸凸侧去除的松质骨多于凹侧，使截骨面在冠状面呈楔形，楔形截骨面朝向凸侧。两侧截骨完成后咬除椎体后壁。截骨面闭合前，潜行修整上下位椎板切缘，防止矫形复位时对神经根造成机械性压迫。将截骨区小心闭合后，取下临时棒，用长棒将整个内固定区固定。

注意事项 术中并发症主要包括术中截骨面及静脉丛的大出血、硬脊膜撕裂、神经根损伤、闭合矫形中的神经卡压等；术后长期随访并发症主要包括内固定失败、假关节形成、交界性后凸、迟发性感染等。截骨过程中使用超声骨刀，可显著减少术中截骨面的出血。截骨面闭合前，潜行修整上下位椎板切缘，防止矫形复位时对神经根造成机械性压迫。术中切除截骨椎体上位椎间盘，可形成骨与骨相连的闭合，提高截骨区融合率。

(仉建国 杨 阳)

wǔjí jiégǔshù

五级截骨术（grade Ⅴ osteotomy）

切除前方一个完整的椎体、椎弓根、后方的椎体附件结构（棘突、椎板及横突）及上下相邻的椎间盘的手术，在胸椎还应切除双侧相对应肋骨的肋骨头。又称全脊椎切除术（vertebral column resection，VCR）。

适应证 全脊椎切除术主要用于治疗严重、僵硬的伴有矢状面/冠状面畸形的患者。主要适应证包括：①严重、僵硬的躯干失平衡。②冠状面畸形>80°。③矢状面角状畸形>70°。④通过其他截骨技术不能达到满意矫形的畸形。

手术方法 ①首先使用骨刀、咬骨钳、克里森（Kerrison）咬钳等工具切除目标椎体的后方结构，包括棘突、椎板、上下关节突以及横突，以充分显露椎弓根、上下节段的神经根。在胸椎，需切除双侧相应肋骨的肋骨小头及3cm 左右的内侧肋骨，以充分暴露椎体外侧壁。必要时可结扎、切断显露出的胸段神经根。因部分神经根的伴行血管参与脊髓血供，因此在结扎、切断神经根之前，可先用血管钳或镊子夹闭神经根，注意观察脊髓检测信号的改变。若无明显脊髓监测信号改变，才能结扎、切断神经根。切除肋骨小头及内侧肋骨时注意保护胸膜的完整性。若发现胸膜破裂，可及时予以修补，术后需警惕胸腔积液。沿骨膜下钝性分离、显露椎体侧壁直至椎体前方。可使用双极对硬膜外静脉丛进行预处理，以减少截骨过程中的出血，同时有助于保持清晰的术野。②在开始前方椎体切除之前，首先将预弯后的一根临时棒与对侧的椎弓根螺钉相连接，一般选择目标椎体远近端各三颗螺钉，以确保足够的稳定强度。可首先选择从侧凸的凹侧进行前方椎体的切除。使用骨刀、克里森咬钳沿软骨终板切除一侧椎体，直至显露上下相邻椎体的骨性终板。完成一侧截骨后，安放另一根已经预弯好的临时棒，以增强脊柱的稳定性。可使用明胶海绵、可吸收止血纱（速即纱）、棉片填充截骨间隙，减少出血量。同法完成另一侧椎体切除。从侧方切除椎体时，可暂时保留椎体后壁及后纵韧带。同时应注意避免损伤椎体前方的软组织及脊髓的节段血管。最后使用克里森咬钳去除残余的椎体后壁及后纵韧带。整个截骨过程中，可及时使用双极处理硬膜四周的硬膜外静脉丛，以确保清晰的手术视野，同时减少手术出血量。③完成前方椎体切除后，脊柱的稳定性仅靠双侧的临时固定棒来维持，应尽快完成前方椎体的重建。可选用合适长度的钛笼+自体松质骨或合适型号的椎间融合器+自体松质骨进行前方重建。之后进行矫形，首先移除凸侧的临时棒，逐渐进行加压，同时逐渐放松对侧的临时固定棒，矫形过程中需密切注意观察脊髓监测信号的改变。缓慢、渐进地进行矫形，注意观察有无出行神经根、硬膜囊的皱褶、卡压，必要时可扩大上下椎板的切除范围。矫形完成后需再次进行透视，确保各螺钉及钛笼/椎间融合器位置良好。最后进行融合节段椎体的后外侧植骨融合。将引流管放置于深筋膜下，逐层缝合、关闭切口。

注意事项 VCR 矫形能力强大，但其并发症发生率高，其中以神经系统并发症最为常见，其造成的后果也最为严重。文献报道的神经系统并发症发生率在 7%～18%，其中又以完全性脊髓瘫痪最为严重。其他并发症包括内固定相关并发症、硬膜撕裂、血胸、感染、肺炎、伤口愈合不良等。文献报道的与并发生症发生相关的危险因素包括术前存在神经系统功能障碍、后凸角度大于 90°、年龄、切除椎体数目、翻

修手术等。术中需进行密切的脊髓信号监测，特别是关键的截骨矫形过程，有助于判断脊髓的功能状态，以便及时采取相应的补救措施。

（仉建国　杨　阳）

liùjí jiégǔshù

六级截骨术（grade Ⅵ osteotomy）

切除前方多个椎体、椎弓根、后方椎体附件结构及上下相邻椎间盘的手术。又称多节段全脊椎切除术。

适应证 主要适用于先天性、神经纤维瘤性及脊柱结核等感染性疾病所致的僵硬型角状侧后凸畸形，或肿瘤等病变累及连续多个椎体者。

手术方法 此类患者常存在椎体、椎弓根发育异常，骨性破坏及旋转畸形，致使术中置钉风险极高。术中应在神经电生理监测下完成置钉过程，同时结合术中钉道探查和术中透视来提高置钉的准确性和安全性。如有条件，可在计算机导航指引下完成置钉。

由神经纤维瘤或结核等感染性疾病所致的脊柱畸形，椎体后壁常与脊髓神经根粘连的比较严重，截骨时不要过分地追求对脊髓神经根进行完全剥离，可以采用漂浮法，以免过分剥离、牵拉引起神经损伤或硬膜破裂脑脊液漏。术前有脊髓损伤的患者，应先进行脊髓受压部分的减压，缓解脊髓压迫，截骨操作应轻柔，避免震动等因素造成脊髓损伤加重（可尽量避免骨刀凿骨，可使用超声刀、磨钻及椎板咬骨钳）。在截骨过程中尽早使用临时固定棒，预防截骨过程中截骨端的不稳、错位。截骨过程由于患者的出血较多，术前应提前与麻醉医师做好沟通，尽量术中不降压，以维持脊髓的血液灌注，预防缺

血性脊髓损伤。

截骨完成后，在合拢过程中应注意避免脊髓的过度短缩，引起脊髓皱褶，进而导致脊髓损伤。对于合拢后截骨间隙距离超过 5mm 者，应行前柱人工椎体或钛笼支撑。对于无术前脊髓功能损伤的患者，特别是胸腰交界区截骨，如条件允许，在有效的术中神经电生理监测下，进行"骨对骨"合拢，可能有助于预防远期截骨区融合不佳、内固定断裂的发生风险。

截骨端两侧尽量各置入 2～3 对椎弓根螺钉，可交替合拢，避免矫形应力集中，引起椎弓根螺钉的切割及拔出。合拢过程应逐步进行，并实时探查截骨区脊髓的受压情况，确保脊髓实时处于游离状态。截骨区适当扩大椎板切除，有助于减少脊髓皱褶导致脊髓损伤的风险。

注意事项 多节段全脊椎切除术手术时间长，并发症较多，常见并发症包括脊髓神经损伤、内植物失败、大出血、切口感染、肠系膜上动脉综合征、硬脊膜撕裂、血气胸、胸腔积液等。该术式技术要求高，难度大，需严格掌握其手术适应证。

（仉建国　杨　阳）

réngōng quán kuānguānjié zhìhuànshù

人工全髋关节置换术（total hip arthroplasty）

将人工髋关节假体，包含股骨部分和髋臼部分，利用骨水泥或生物压配到正常的骨质上，以取代病变的髋关节，重建患者髋关节的功能。

发展史 THA 的首次尝试源于 1891 年，德国的塞米斯托克利斯（Themistocles Glück）教授用象牙股骨头与髋臼，为 1 例髋关节结核的患者进行了首次全髋关

节置换术的尝试，他使用镀镍螺钉和骨胶黏合剂来固定假体。1923 年，美国史密斯·彼得森（Smith-Petersen）首次使用玻璃制成一个与股骨头外形相匹配的杯状物，重新创造了一个光滑的摩擦界面，这一创举被认为是今天成熟人工髋关节的开端，但由于玻璃易碎的特点，彼得森此后又尝试了塑料、树脂等材料。最后，他于 1938 年在牙科医师的启发下，尝试了钴铬钼合金材料。THA 手术的前方入路被命名为史密斯-彼得森入路。首次尝试金属对金属假体的先行者是英国乔治·麦基（George McKee）。1953 年，他在原有汤普森（Thompson）柄的基础上，增加了一个整体的钴铬合金髋臼，两者配合使这种假体具有良好的成活率，在最近的一份研究显示 28 年生存率 74%。英国约翰·查恩利（John Charnley）爵士被认为是现代人工髋关节置换之父。他在 20 世纪 60 年代初设计了低摩擦人工关节，这一设计原则与今天使用的先进假体基本相同。其由金属股骨柄、聚乙烯髋臼和从牙医朋友那里借来的丙烯酸骨水泥组成。

适应证 ①髋关节骨性关节炎、关节疼痛及活动受限严重影响生活及工作者。②类风湿性关节炎、髋关节强直、病变稳定者。③股骨头无菌性坏死、股骨头严重变形、塌陷并继发髋关节骨性关节炎者。④先天性髋关节脱位或髋臼发育不良，并有明显骨性关节炎，活动受限，疼痛加剧，行走需用双拐者。⑤陈旧性股骨颈骨折，股骨头坏死并发髋关节骨性关节炎者。⑥非创伤性股骨头缺血性坏死，包括特发性、长期服用可的松、酒精中毒、骨髓滑移、减压病、红斑狼疮、镰状

细胞贫血等原因引起的股骨头缺血性坏死。⑦关节成形术失败病例，包括截骨术后、头颈切除术、人工股骨头或双杯关节置换术后病例。⑧肿瘤位于股骨头颈部或髋臼的低度恶性肿瘤。过去认为，60~75 岁是全髋及全膝关节置换术的最合适的年龄范围。近十年来，其适应证已扩大到高龄和部分年轻的患者。但年轻患者活动量大，术后生活时间较长，而人工关节的寿命限制，年轻患者手术以后可能不得不面临进行第二次甚至第三次关节翻修手术的可能。因此，对于年轻患者的人工髋关节手术更应慎重。

禁忌证 ①有严重心、肝、肺、肾病和糖尿病不能承受手术者。②髋关节化脓性感染，有活动性感染存在及合并窦道者。③青少年、儿童不做此术，或 80 岁以上者要慎重考虑。④因其他疾病估计置换术后患者也不可以下地行走者。

操作方法 ①体位与入路：依据术者的习惯及患者自身条件，可采取后外侧入路、前外侧入路（Watson-Jones）、直接前入路（DAA）；依据入路的不同，采取平卧位，侧卧位完成 THA 手术。下面以后外侧入路侧卧位手术为例：全身麻醉或硬膜外麻醉成功后患者取健侧卧位。常规消毒（注意消毒背部、下腹部、会阴部、远端到膝下）铺无菌巾单，包扎小腿。做长 10~15cm 后外侧切口，切口从大转子近端 5cm 至大转子远端 10cm。切开皮下组织，显露深筋膜。纵行切开深筋膜，钝性分离臀大肌（近似四方形，该肌以广泛的短腱起于前上棘至尾骨尖之间的深部结构，肌纤维向外下止于髂胫束和股骨臀肌粗隆）。用电刀部分松解臀大肌

股骨止点，便于股骨前移，尽量避开股深动脉的小交通支。轻度内旋髋关节，显露梨状肌（梨状肌起自于骨盆，肌纤维发自第 2、第 3、第 4 骶椎椎体前面，向外集中穿坐骨大孔进入臀部，而是止于股骨大转子上缘的后部）及联合肌腱在股骨附着处切断并用非吸收线标记。在股骨颈下后方后髋关节囊与股方肌（起自骶骨前面，坐骨结节 止于股骨大转子间嵴。使髋关节外展和旋外）之间放入 S 形拉钩，向下拉开股方肌纤维暴露后关节囊。T 形切开后关节囊并用非吸收线标记。屈膝内收内旋髋关节使之脱位。将腿保持在内旋位（足部指向天花板），从股骨后方（现在指向上方）剥离关节囊和软组织直至暴露小转子。摆锯在小转子上 1.5cm 处截断股骨颈，取头器取出股骨头。在髋臼周围放置拉钩，在前方放置一个髋臼拉钩来向前平移股骨，在上方钉入一枚骨圆针固定外展块，在后方插入宽的霍曼（Hohman）拉钩进入坐骨结节。髋臼显露困难时松解臀大肌、股直肌翻折头（必要时可先切断股骨颈取出股骨头）。②髋臼准备：从髋臼边缘去除髋臼上唇的残余，当去除靠近髋臼横韧带（在髋臼切迹上横架有髋臼横韧带，并与切迹围成一孔，有神经、血管等通过）的下方的纤维脂肪时，注意避开闭孔动脉的升支。髋臼挫准备髋臼，通常从 40mm 或者比股骨头直径小两号的髋臼挫开始，逐渐增大，挫到髋臼顶和壁周围的松质骨出血。术中注意保持外展 40°前倾 15°~20°。根据髋臼试模确定髋臼外杯，用螺钉在髋臼后上象限固定外杯。放入聚乙烯髋臼内杯。③股骨准备：将髋部维持在屈曲内旋，逐渐扩

大髓腔，打入股骨假体试模，有阻力时两进一退，圆凿去除股骨颈骨残余。放入股骨假体，安放不同规格股骨头试模评估髋关节稳定性（髋关节屈曲90°位、屈曲内收内旋位、伸直位、外展外旋位）。取出假体试模安放股骨头假体，再次评估髋关节稳定性。用大量生理盐水冲洗切口。放入引流管。将后关节囊和外旋肌群固定在股骨大转子远侧的预钻洞内。可吸收缝线修复臀大肌止点、深筋膜、皮下组织。缝合皮肤，敷料包扎。术后拍片，注意下肢外展外旋位。

注意事项及并发症 ①感染：是人工关节置换术后最严重的并发症之一。可导致手术的彻底失败，并造成患者的残疾，多数感染病例最终需要再次手术去除假体和骨水泥，严重患者甚至死亡，常被称为"灾难性的并发症"。②深静脉血栓及肺栓塞。③肢体不等长：术后患侧肢体延长较为常见，通常与术前设计不充分和术中操作不当相关系。THA操作应该缩小双下肢长度差异，但不应以造成术后髋关节不稳定为代价。通常1cm内肢体长度差异能够被患者所接受。④人工髋关节术后脱位：脱位与半脱位是人工髋关节置换术后常见并发症之一。术后5周内发生的脱位称为早期脱位；6周以后的脱位，称为晚期脱位。术后2~3年发生的脱位多因外伤所致。在初次髋关节置换术后发生率0.3%~10%，翻修关节置换术则高达28%。⑤异位骨化：人工髋关节置换术后异位骨化是指髋关节周围软组织中出现骨化，其发生率为3%~53%。临床上有症状的，如疼痛及功能明显受限的为2%~7%。⑥假体周围骨折：术中骨折多与患者严

重骨质疏松及操作不当相关；术后远期骨折与外伤相关，应力遮挡造成失用性骨质疏松相关。骨折最易发生的部位依次是股骨、髋臼和耻骨支。术中一旦发生骨折，应扩大手术野，暴露骨折部位，确认骨折类型和程度，并采用相应的措施处理。⑦血管神经损伤：全髋关节置换术引起的神经损伤较少见，神经损伤多由手术操作不当所致。具体机制包括以下几种。a. 直接损伤，如电凝灼伤、骨水泥的热烧伤。b. 压迫损伤，如局部血肿挤压。c. 牵拉损伤。⑧假体松动。⑨其他并发症：如肺部、泌尿系统感染、脂肪栓塞、胃肠道出血等。可依据具体情况采取必要的预防及处理措施。

（翁习生）

rén gōng quán xīguānjié zhìhuànshù

人工全膝关节置换术（total knee arthroplasty）

将人工全膝关节假体，包含股骨部分、胫骨部分，有时也包括髌骨部分，利用骨水泥或生物压配到正常的骨质上，以取代病变的膝关节，重建患者膝关节功能的手术。

发展史 1860年法国韦纳伊（Verneui）首次应用筋膜组织施行"隔离型"的膝关节切除成形术。由于此法仅替代了被破坏的软骨面，并没有纠正关节的畸形和重建关节稳定性，效果不佳。1938~1940年有学者应用金属股骨髁假体在膝关节成形术，但疗效差。1973年考费尔（Kaufer）设计应用了"球心型"膝关节假体，大大降低了完全限制型假体（铰链型）的应力集中程度，减少了失败率。1969年英国冈斯顿（Gunston）成功地研制出多中心膝假体，首次将膝关节功能解剖和生物力学原理应用于假体设计，

也是第一个采用金属——高分子聚乙烯材料组合的人工膝关节，用骨水泥固定具有划时代的意义。197年，英索尔（Insall）等设计了全髁型膝关节假体，通过临床应用，效果十分明。10年以上优良率在90%以上。其原型设计至今仍在应用，并成为衡量其他类型膝关节假体临床效果的金标准。现代的人工膝关节置换技术及假体设计相比以往有巨大的进步，但基本原则未变。

适应证 人工全膝关节置换术主要适用于因严重膝关节炎而引起疼痛的患者，此类患者可能伴有膝关节的畸形、不稳以及日常生活的严重障碍等，经非手术治疗无效或者效果不显著。临床适应证主要包括：①膝关节各种终末期炎性关节炎，如骨关节炎、类风湿性关节炎、强直性脊柱炎膝关节病变以及血友病性节炎等。②膝关节创伤性关节炎。③静息状态的感染性关节炎。④部分老年患者的髌股关节炎。⑤原发性或者继发性骨软骨坏死性疾病等。

禁忌证 人工全膝关节置换术的绝对禁忌证包括：①全身或局部存在任何活动性感染。②伸膝装置不连续或严重功能丧失等。此外，对于年轻、手术耐受力差、精神异常、无痛的膝关节融合、沙尔科（Charcot）关节炎等，以及术前存在其他可能对手术预后有不良影响因素的患者，被视为相对禁忌证，应慎行人工全膝关节置换术。

手术方法 人工全膝关节置换术的手术入路要充分考虑原有的手术切口并尽量加以利用，同时要遵循尽量减少组织损伤的原则。其有多种，如髌旁内侧入路、经股内侧肌下入路（Southern入

路）等。膝关节正中切口髌旁内侧入路被认为是人工全膝关节置换术的标准入路，复杂的初次置换术或翻修术可能需要更为广泛的手术入路以利于显露。膝关节假体种类繁多，每种假体均有配套的手术器械，应参阅不同厂家的有关器械使用和假体植入方法的具体说明。软组织平衡应遵循膝关节屈伸间隙对称的原则。可同时采用调整骨质切除量和软组织平衡两种方法来纠正屈伸间隙的不对称。髌骨置换时，髌骨切骨的目的是平整切除一定厚度的骨质，并留下足够的骨量以固定髌骨假体。置换髌骨后的髌骨厚度应等于或稍小于原髌骨的厚度。植入最终的膝关节假体之前，宜使用试模进行调试。判断各部位切骨面的精确度，调试衬垫的厚度，关节前后及内外翻稳定性、关节活动范围、胫骨平台旋转定位以及髌骨轨迹等，并仔细核对下肢力线。必要时行软组织平衡和调整切骨量直到获得满意的膝关节稳定性和下肢力线为止。对于某些复杂病例，如膝关节不稳定、挛缩畸形、僵直膝、膝关节翻修术等，手术时可能会应用到如复杂的软组织平衡技术、骨移植、金属楔形垫块，限制型假体等手术方法或特殊假体。

手术过程如下：①手术常采用膝前正中纵切口，自髌骨上方6~10cm开始，向下至胫骨结节下1~2cm。②切开皮肤、皮下组织及深筋膜，在筋膜下方向两侧游离皮瓣并牵开，显露股四头肌腱、髌骨及髌韧带止点。③在股内侧肌边缘切开股四头肌腱，沿髌骨内侧向下，剥离髌韧带止点的内1/3，将髌骨向外翻转。④切除部分髌下脂肪垫、半月板并切断前交叉韧带，切除膝关节增生的滑膜及前方骨赘。⑤再将胫骨向前方拉出脱位，切除剩余半月板，在关节面以下1cm处行软组织松解，内侧至胫骨内后角（2点处）外侧至中部（9点处）。对于内翻大于15°畸形者，可在骨膜下剥离内侧副韧带深层及鹅足，并切除胫骨平台增生骨赘。对于严重内翻畸形，可行半腱肌延长松解。对于外翻畸形者可在格蒂（Gerdy）结节处松解髂胫束，如进一步松解，可屈膝90°位在股骨止点处骨膜下掀起外侧副韧带及腘肌腱。如膝关节屈曲畸形大于25°者，行后关节囊股骨、胫骨端剥离，切断后交叉韧带后选用后稳定型假体及切开部分后关节囊来完成。⑥股骨髁截骨采用髓内或髓外定位，首先在股骨髁间窝的后交叉韧带前方0.5~1.0cm处钻孔，扩孔后插入足够长度的T形导向杆，应通过股骨干峡部，避免杆的偏斜，再装上远端截骨导向器，安装的立位对线杆应对准股骨头中心（髂前上棘内两指）。⑦安装截骨导向板截骨，通常截骨厚度为10mm。用摆锯截除股骨远端多余骨质，将抱髁板两后爪紧贴两股骨后髁放置固定，将合适股骨髁双孔定向板插在抱髁板上，该定位板分左右，有中立位和外旋3°位两种。抱髁板上测量钩应放在股骨前外侧皮质处，旋紧旋钮，测出合适股骨假体大小型号，通过股骨髁定向孔钻孔，安装相应大小的股骨髁多向截骨板，行前后髁及斜面截骨。⑧将相应型号滑车托架装上，用滑车磨钻磨出切迹。如行后稳定型假体置换，可将合适型号髁间窝截骨架按上固定，以骨刀及摆锯行髁间截骨。⑨胫骨向前拉至半脱位，在前交叉韧带止点处钻孔，并扩大，插入胫骨髓内定向杆，安装胫骨截骨导向器，以获得向后倾斜角度，其中心位于胫骨结节内1/3处（以亚甲蓝标记），实现旋转对线，在导向器上安装截骨取深器，位于病变较轻一侧腔室的胫骨平台最低点，骨钉固定平台截骨板，取出定向杆，安装切割架及把手，摆锯截骨。⑩整平台增生骨赘，将胫骨测量板放于截骨后的胫骨平台上。测量胫骨平台大小。根据测量板测得大小型号，安装股骨及胫骨垫试模，复位后测量下肢力线和旋转对线情况。根据松紧程度选择胫骨垫厚度。打入胫骨假体柄锉。胫骨假体与股骨假体号码应一致或小一号码。⑪外翻髌骨，修整去除骨赘，测量髌骨厚度，安装截骨导向固定器，根据髌骨假体厚度，截骨厚度应小于假体厚度2mm左右，确定髌骨中心时应稍偏向内侧，髌骨固定钻孔，以髌骨测量器测出髌骨假体大小。安装髌骨假体试模，巾钳复位固定关节囊，观察髌骨滑动轨迹，注意切骨不可过多，以不低于髌腱为限。⑫取出试模，冲洗创面，拭干。将截下骨块做成骨塞塞入股骨及胫骨钻孔处，调骨水泥后植入假体。髌骨以髌骨加压器固定，待骨水泥固化后取出多余骨水泥，冲洗创面，去除多余骨水泥及碎骨屑。置引流管，可吸收线缝合关节囊，包扎固定。

注意事项及并发症 ①伤口相关并发症：包括皮肤坏死、伤口裂开、血肿形成等。主要存在两方面的原因：a. 患者本身存在高危因素，如糖尿病、类风湿性关节炎、长期服用激素、吸烟等。b. 手术操作因素，如原有切口的不合理使用、软组织损伤较多等。可供选择的治疗方法有清创换药、植皮、重新闭合伤口、清理血肿等。②假体周围感染：感染是人工全膝关节置换术后最严重的并发症之一。发生率一般为 1% ~ 2%。术前对患者存在的各部位隐匿感染积极治疗，术中严格遵循无菌原则，细致操作。预防性用抗生素等均为必要的预防措施。正确使用抗生素和彻底清创。治疗方式选择可考虑保留假体的清创术、膝关节融合术、一期或二期假体置换或截肢术等方法。③深静脉血栓及肺栓塞：深静脉血栓的发生通常与高凝状态、静脉血流缓慢和血管壁内膜受损有关。人工全膝关节置换术前术后可按常规行下肢深静脉超声检查。术后应预防性应用抗凝药物，并同时采取机械性辅助措施，包括肢体抬高、穿弹力袜，下肢主（被）动活动以及使用间歇性充气脉冲泵等。术后应严密观察，一旦发生深静脉血栓或由此而引起的肺栓塞等严重并发症，必须请相关科室协助采取积极治疗。④血管神经并发症：包括腘血管的损伤，腓总神经损伤等。术中细致操作并注意对软组织的保护是最为重要的预防措施。血管损伤一旦确诊并可能影响肢体血供时，应根据情况及时采取血管修复或血管移植等方法。术后发现有腓总神经损伤时，首先应解除压迫，并适当屈曲膝关节，观察病情变化。神经功能持续未见恢复者，可考虑腓总神经减压术。⑤髌股关节并发症：常见的有髌骨骨折、髌骨假体撞击综合征、髌股关节不稳、髌骨假体松动、伸膝装置断裂等。适应证选择不当，假体不合适，手术操作不准确，术后意外等是导致此类并发症的主要原因。注意到上述病因可采取相应的预防措施。正确判断病因对指导治疗并发症非常重要。非手术治疗效果不佳的情况下应采取手术治疗，必要时行膝关节翻修术。⑥假体周围骨折：股骨髁上骨折、股骨干骨折、胫骨干骨折、涉及关节面的骨折等。骨质疏松、手术操作不当、术后意外等为主要的危险因素。注意到上述病因可采取相应的预防措施。多采用手术治疗，如接骨板螺钉内固定、髓内钉固定或翻修术等。⑦关节不稳：主要由于膝关节周围软组织不平衡造成。可分为伸直位不稳定、屈曲位不稳定以及膝反屈等类型。术中严格准确地操作，获得术后膝关节稳定性极为重要。一旦确诊此类并发症，若采取挽救性措施效果不佳，通常需要行翻修术，必要时可采用限制型假体。⑧异位骨化：轻度异位骨化可无任何临床表现，较严重者主要表现为关节周围的隐痛，以及不同程度的关节活动障碍等。预防措施只适用于高危人群，不建议常规应用。包括非甾体类抗炎药如吲哚美辛的应用，小剂量放射治疗等。出现较为严重的异位骨化，在该骨化生成稳定后可考虑手术切除。⑨假体松动：根据患者的临床表现、实验室检查以及对连续 X 线平片进行诊断。确定假体松动后应首先区分感染性或无菌性松动。人工膝关节术后应建立严格的随访制度，早期发现问题争取早期处理。确诊假体松动后行膝关节翻修术。⑩其他并发症：压疮、肺部感染、泌尿系统感染、心脏疾病、胃肠道出血、脂肪栓塞综合征、假体断裂等。根据不同情况采取必要的预防和处理措施。

（翁习生）

réngōng quán jiānguānjié zhìhuànshù

人工全肩关节置换术 （total shoulder arthroplasty） 使用人工的肩关节部件（假体）来替换疼痛的关节面或损伤严重的部分，减少关节的摩擦力（疾病或骨折造成关节面不平整，关节软骨缺损而增加摩擦，活动时造成疼痛），改善肩关节活动度，消除疼痛的手术。又称肩关节成形术。肩关节严重的关节炎、骨折、骨坏死等情况需要采用人工肩关节置换术。替换肱骨头的部件由一个柄和一个圆球形的金属头组成，替换关节盂的部件由光滑的塑料凹壳组成，与球形的金属头匹配良好。如果肩关节的两部分均用人工部件替换，称为人工全肩关节置换术；如果只替换肱骨头的部分，则称为人工半肩关节置换术或人工肱骨头置换术。尽管人工肩关节置换术与人工髋、膝关节置换术在临床上几乎同时开始应用，但无论在实施数量及长期效果方面均不能与人工髋、膝关节置换术相媲美，其主要原因是肩关节活动范围大、患者对生活质量的要求高，而关节重建后的功能康复水平很大程度取决于周围软组织的条件。为了避免并发症以及改善预后，仔细选择适应证、熟悉肩关节的解剖和力学机制、精确的重建技术都是非常重要的。

适应证 人工肱骨头置换术适用于难以复位的粉碎性骨折[内尔（Neer）分类法中四部分骨折合并盂肱关节脱位者，肱骨头解剖颈骨折或压缩骨折范围超过 40% 者，以及高龄或重度骨质疏松患者肱骨近端三块以上粉碎性骨折]、肱骨头缺血性坏死、肱骨头肿瘤；非制约式人工全肩关节置换术适用于肱骨头有严重病损，同时合并肩胛骨关节盂软骨病损但肩袖功能正常者；只有在肩袖失去功能或缺乏骨性止点无法重建时才考虑应用制约式人工全肩关节置换术。

对盂肱关节炎的患者行人工肱骨头还是全肩关节置换术仍存在争议。一般来说，除肩胛骨关节盂骨量严重缺损，肩关节重度挛缩或肩袖缺损无法修补，原发性或继发性骨关节炎、类风湿性关节炎、感染性关节炎（病情静止12个月以上）者外，应尽量选择行全肩关节置换术。而沙尔科（Charcot）关节病患者因缺乏保护性神经反射而易使患肩过度使用，肩袖无法修补的肩袖关节病患者的肩胛骨关节盂要承受三角肌—肩袖力偶失衡所产生的偏心负荷，产生"摇摆木马效应"，两者均易导致肩胛骨关节盂假体松动。因此，应行人工肱骨头置换术。

手术方法 术前病史采集及查体要注意以下几点：患肩活动范围（确定患肩属于挛缩型还是不稳定型，以决定软组织平衡重建的方式及预后）、肩袖功能检查（决定行肩袖修补及全肩关节置换术还是因肩袖无法修补行肱骨头置换术）、三角肌功能检查（三角肌失神经支配是置换术的禁忌证）、腋神经、肌皮神经和臂丛功能检查（作为对照，以确定手术中神经是否受损）。

影像学检查的着重点：应在外旋位X线平片上行模板测量，选择肱骨假体型号；同时摄内旋、外旋及出口位X线平片了解肱骨头各方向上的骨赘，有无撞击征和肩锁关节炎；摄腋位X线平片了解肩胛骨关节盂的前后倾方向、有无骨量缺损及骨赘。必要时行CT或MRI检查。手术时取30°半坐卧式"海滩椅位"，患肩略外展以松弛三角肌。取三角肌胸大肌间入路，向外侧牵开三角肌，向内侧牵开联合肌腱（自喙突根部截骨，向下翻转联合肌腱），切断

部分喙肩韧带（肩袖完整时可全部切断），必要时切开胸大肌肌腱的上1/2以便显露。结扎穿行于肩胛下肌下1/3的旋肱后动脉，在肱二头肌肌腱内侧约2cm处切断肩胛下肌肌腱和关节囊，外旋后伸展肩关节，清理肱骨头骨赘，上臂紧贴侧胸壁屈肘90°并外旋上臂25°~30°（矫正肱骨头后倾角），自冈上肌止点近侧按模板方向由前向后沿肱骨解剖颈截骨（做出颈干角）。在截骨面的中心偏外侧，沿肱骨干轴线方向开槽，内收患肢，扩髓。插入试模，假体应完全覆盖截骨面，其侧翼恰位于肱二头肌肌腱沟后方约12mm，边缘紧贴关节囊附着点并略悬垂出肱骨距。取出试模，显露肩胛骨关节盂，切除盂唇（注意保护紧贴盂唇上方的肱二头肌长头腱）和肩盂软骨，松解关节囊，在肩胛骨关节盂的解剖中心钻孔，将肩胛骨关节盂锉的中芯插入孔内磨削至皮质下骨，根据假体固定方式不同行开槽（龙骨固定）或钻孔（栓钉固定），安装调试假体，充填骨水泥，置入假体。

注意事项及并发症 ①感染：是人工全肩关节置换术后的严重并发症之一。一旦出现，常需要取出原有的肩关节假体，再次甚至多次手术。因此，预防人工关节感染的意义十分重大，具体举措包括手术中减少创伤，严格无菌操作，最大限度缩短手术时间，合理使用预防性抗生素等。②关节功能不良：肩关节术后康复锻炼存在一定难度，且肩关节自身稳定性不如下肢关节，故此肩关节置换术后容易出现人工关节粘连等情况，从而造成术后功能不满意。因此，需要在手术中尽量保护和重建肩袖结构，并积极进行术后康复

锻炼。③静脉血栓及肺栓塞：即使是上肢，发生静脉血栓的发生也并非罕见。因此，应当采取类似于膝髋关节置换围术期的血栓预防策略。④血管神经并发症：包括腋窝血管的损伤、腋神经损伤等。术中细致操作并注意对软组织的保护是最为重要的预防措施。血管损伤一旦确诊并可能影响肢体血供时，应根据情况及时采取血管修复或血管移植等方法。术后发现有神经神经损伤时，首先应解除压迫，必要时进行手术探查。⑤肩关节脱位：肩关节与下肢膝髋关节相比，灵活性更高而稳定性降低。因此，人工全肩关节置换术后脱位风险是一个值得关注的问题。其中起到核心稳定作用的是肩袖结构。因此，手术时应注意肩袖结构的重建。

（翁习生）

réngōng zhǒuguānjié zhìhuànshù

人工肘关节置换术（total elbow arthroplasty，TEA） 将人工肘关节假体，包含肱骨侧部分和尺骨侧部分，有时还需使用桡骨侧部分，利用骨水泥或生物压配到正常的骨质上，以取代病变的肘关节，重建患者肘关节功能的手术。

适应证 ①类风湿性关节炎（RA）：RA分为四期，可出现骨性破坏和严重不稳定，采取全肘关节置换术（TEA）疗效最好。②创伤后关节炎（PTA）：PTA渐成常见适应证。但必须考虑其年龄和活动水平、损伤严重性、关节破坏程度。假体有一定使用寿命，且有失效倾向，对年轻、活动量较大者，不应考虑TEA。肱尺关节严重破坏不能挽救时可行TEA，适宜于活动少、年龄超过60岁者。③肱骨远端骨折：老年肱骨远端骨折严重粉碎移位时，

可行 TEA。对肘部功能要求较低者，可更快恢复其功能。也适合既往有关节破坏和 RA 者。④原发性骨性关节炎（OA）：肘关节 OA 常见于中老年，主要是 50 岁以上的男性，女性少见。大多为主力侧，通常为终身体力劳动者。最常见主诉是活动终末时出现疼痛，最大屈肘和伸肘有一定受限，前臂旋转受限较少见。间断出现交锁现象和疼痛主要由关节内游离体所致。约 20% 有尺神经病变。功能要求高且年轻者，首选关节清理和松解；功能要求较低、关节破坏严重、年龄超过 60 岁者，可行 TEA。⑤血友病性关节病：可出现严重的关节破坏，常累及多关节，如肩、髋、膝和踝，导致严重功能障碍。手术需要多学科协调进行，必须在围术期补充 Ⅷ 因子。

禁忌证 ①存在感染：怀疑皮肤、软组织或骨骼感染。②关节完全强直：完全无痛肘僵直者，假体置换不能完全恢复功能。神经病性关节破坏者本身不稳定，禁忌行 TEA。③软组织条件差。

TEA 的手术技术和假体设计已有很大进步，但其正常负荷（>5kg）下的假体使用寿命仍不确定。TEA 可减轻疼痛，恢复功能性活动范围，从而使患者更好地进行低负荷的日常活动，但超过 70 岁的患者假体的使用寿命更短，翻修很困难，因此 TEA 只适用于活动量较低的老年患者或因疼痛和不稳定致功能严重受限的患者。假体的种类很多，但缺乏大宗病例的长期随访结果，且假体机械失效和松动的风险很高。或许有一天，假体材料、假体设计和手术技术的进步可扩大为全肘关节置换术的手术适应证。

手术方法 TEA 的主要目的是提供肘关节的稳定性，使肘关节在日常生活中保持无痛。手术应在层流手术间进行，半侧卧位，患肢过胸位置于支撑架上，用止血带。后正中皮肤切口至筋膜层，向内、外侧游离全厚浅筋膜瓣，仔细分离尺神经，前移至皮下。三头肌的处理有多种方法。传统的是布赖恩-莫里（Bryan-Morrey）入路，自内向外游离三头肌止点，保留其与肘肌连续性，但可因修复失效而致术后三头肌无力。也可沿中线纵行劈开三头肌，自尺骨近端锐性游离其止点，可在手术结束时更好地修复三头肌腱，理论上可减少和避免三头肌腱自鹰嘴尖向外侧滑脱的趋势，但能否降低三头肌无力的发生率仍需进一步证实。有学者采用保留三头肌入路。保留三头肌止点，经三头肌内、外侧窗处理骨性结构、安装试模和最终植入假体，允许术后早期主动三头肌收缩训练。但尺骨髓腔的处理、假体原位组装更加困难，肱骨侧的显露则需要完全游离内外侧副韧带。用手术刀自鹰嘴尖骨膜下剥离穿通［沙比（Sharpey）］纤维时，特别是 RA，避免用单极电刀，否则可致组织坏死，还可影响肌腱修复后的愈合。仔细标记三头肌在鹰嘴尖止点，以利于假体植入后解剖修复，降低三头肌失效的可能。肱骨远端内外侧柱有缺损时，如骨折和不愈合，可用真正的三头肌保留入路，切除肱骨远端，自三头肌内侧或外侧进入，保留其在鹰嘴的附着。术后三头肌无力并不少见，但用半限制假体时切除肱骨髁并不会影响最终的力量和功能，有学者对某些患者（如老年 RA）在滑车近端水平切除肱骨远端。该入路需彻底松解侧副韧带、旋前屈肌群和伸肌群的肱骨侧止点，理论上有肌肉止点损伤和骨量丢失的缺点，但可在保留三头肌鹰嘴止点的同时置入假体，有助于术后康复，增加术后伸肘力量。极度屈肘和半脱位，肩外旋，有助于显露关节面和处理骨性结构。切除鹰嘴尖和冠状突尖，并在插入试模和最终插入假体后都要检查有无鹰嘴尖或冠状突尖的骨性撞击。除非关节炎只局限于肱尺关节，否则同时切除桡骨头。切除滑车中间，以磨钻开髓，其正确入点通常更靠后，用截骨模板处理肱骨远端，插入试模检查。前方皮质可能会影响假体的完全插入，应处理以容纳假体前方凸翼。尺骨侧处理比肱骨侧更困难。以磨钻开髓，磨钻和骨锉扩大入口，避免穿透尺骨近端，特别是 RA。若不能确定髓腔力线，可用 X 线透视帮助。髓腔锉插入困难通常是入点处骨性限制。通常需在鹰嘴做一凹槽，以便植入尺骨侧假体。插入试模，检查活动范围，术前关节僵硬应行关节囊松解，可能还需切除更大范围的肱骨远端，以改善伸肘，但通常最终仍有 20° 以内的屈曲挛缩。在肱骨和尺骨髓腔内植入限制骨水泥的聚乙烯髓腔塞。肱骨髓腔近端宽大，标准髓腔塞很难封闭，伞形设计更适宜。尺骨侧髓腔塞需修整才能插入髓腔，还可用小片松质骨。冲洗髓腔，擦干，用细管骨水泥枪逆行注入抗生素骨水泥。去除多余骨水泥，连接假体。松止血带止血，修复三头肌，在鹰嘴尖钻孔，对三头肌坚强解剖修复，使其张力能满足完全屈肘。若用克施文德（Gschwend）三头肌劈开入路，则自肌腱边缘几毫米开始连续锁边缝合，中间再加以边对边的间断缝合。不管何种修复方法，都要用 1 个以上的经骨钻孔缝线。常规缝合软组织，尺神经皮下前移，留置引流管 24～48 小时，直至 8 小时内引流量小于 30ml。

并发症 全肘关节置换术总的发生率为 20%～45%。肱骨髁骨折可术中单纯切除，若骨折块较大则需切开复位内固定。严重 RA 由于骨量丢失，术中易出现并发症。晚期也可发生肱骨髁骨折，内侧柱骨折最常见，通过短期关节保护，通常可获得愈合。①尺神经病变：术中游离和前置尺神经，术后仍常见感觉障碍，运动障碍相对少见。据报道术后尺神经病变高达 25%。②伸肘力弱：较为常见，特别是用传统的布赖恩 - 莫里（Bryan-Morrey）入路，并彻底游离三头肌腱止点后。③假体不稳定：主要见于非铰链假体，发生率约 7%。假体植入后应仔细重建软组织张力。韧带缺损是此类假体的相对禁忌证。桡骨头切除可降低外侧支撑作用，增加侧副韧带的应力负荷。另外，任何一侧假体轴线异常也可影响关节稳定性。术后早期限制伸肘可降低脱位发生率。若发生关节脱位，建议屈肘 90° 位制动 3～6 周。有症状的复发性肘关节不稳定可采取软组织重建或翻修成铰链假体。

术后处理和治疗效果评价 类风湿关节炎皮肤薄、弹性差，需制动 10～14 天，以使软组织愈合。若显露时自鹰嘴游离三头肌止点，术后 6～8 周内必须限制主动伸肘。建议早期白天吊带制动，夜间支具制动于最大伸直位，避免屈曲挛缩。术侧上肢持重不超过 2.5kg，每年必须进行临床和影像学检查。手术目标是获得无痛功能活动范围。术后数月通常很

难恢复完全伸肘，但大多能恢复完全屈肘。

（翁习生）

rén gōng huáiguānjié zhìhuànshù

人工踝关节置换术（total ankle arthroplasty）

将人工踝关节假体，包含胫骨部分和距骨部分，利用骨水泥或生物压配到正常的骨质上，以取代病变的踝关节，重建患者踝关节功能的手术。

发展史 1976 年，第一代以仿生型设计的人工踝关节诞生；随着研究者对踝关节的运动轴和运动规律的认识加深，单轴踝关节假体相继放弃，多轴假体骨水泥固定开始在临床中试用。德国 Link 公司的第三代 STAR 假体是经典的踝关节假体，为半限制型，借助以下设计方案：①假体上关节是胫骨基板的平板形式与滑动核平面相接构成，能进行各向平移活动。②半球形距骨假体与滑动核之间约 1/3 弧槽相嵌合成为主要活动的下关节，能进行横轴向伸屈运动和有限水平位前、后旋和少许纵轴向内外翻。③足伸屈度主要受限于距骨假体球面关节和与形成关节的 40° 滑动核关节面之间。④活动核矢位弧度长度对伸屈活动的限制。人工踝关节的固定方式包括骨水泥固定和生物固定，早期研究显示生物学固定的成功率低于骨水泥固定。随着假体骨接面从一层喷涂改为双层喷涂，将微孔化达到 39%～62%，微孔孔径 50～200 μm，同时采用羟基磷灰石喷涂以及手术技术改进。20 世纪 90 年代中后期开始，学界致力于第 3 代踝关节的改进。改进后的假体援用踝关节运动载荷概念设计，对假体的骨内部分、切骨、固定方式、消除有害应力等，都有很大的改进：①非限制或半限制性、多轴运动

概念设计。②生物学微孔化固定。③双关节件套制式。④利用踝部软组织与假体平面关节间运动获得应力性平衡。由于新假体的应力平衡改善、活动半限制型和多轴活动等特点，使多种假体的生存率和优良率都有明显提高。近年来人工踝关节置换已发展成为治疗终末期踝关节疾病的有效治疗手段。踝关节置换术的目的是在原有疾病的基础上，重建下肢的机械轴线，恢复踝关节良好的稳定性与活动度。

适应证 终末期踝关节病变，踝关节疼痛，严重活动受限，非手术治疗无效，但距骨骨质尚好，踝关节周围韧带功能完好，踝关节内、外翻畸形小于 10°，后足畸形可以矫正，无骨或软组织血液循环障碍。对术后运动程度要求较低者，可骑自行车、游泳、散步、高尔夫等运动；关节间隙显著狭窄。距骨无塌陷或无广泛坏死灶。

禁忌证 ①手术相对禁忌证：严重骨质疏松，对术后运动程度要求较高者（参加慢跑、网球等运动）。②手术绝对禁忌证：神经源性关节病［如沙尔科（Charcot）关节］，活动性感染，缺血性距骨坏死（尤其是坏死范围超过距骨体 50% 以上者），无法重建的踝关节复合体力线异常，踝关节周围软组织严重病变，对术后运动程度要求极高者（进行跑跳等剧烈运动）。

手术方法 以 STAR 假体为例，所有手术均在止血带下进行。采用踝关节前内侧弧形切口，以踝关节为中心向远近端各延长 5～6cm，自胫前肌腱与姆长伸肌腱间显露踝关节，术中注意保护神经、血管。显露踝关节后利用截骨导向器截除胫骨与距骨关节面，

置入胫骨与距骨假体、滑动核试模，并确认软组织平衡后再置入聚乙烯滑动核（图1）。术毕细致修复伸肌支持带，留置引流管。

注意事项及并发症 ①术中骨折。②术后骨折。③创伤愈合问题。④深部感染。⑤无菌性松动。⑥不愈合。⑦假体安置失败。⑧假体下沉和囊变。⑨技术失误。并发症在稳步下降，多数文献报道在5.1%～16.3%。有学者报道采用设计合理的假体行踝关节置换术后，假体10年留存率可超过90%，但这些长时间随访结果均出自假体设计者之手，其可重复性常遭到质疑。无论是采用科弗德（Kofoed）还是美国足踝矫形学会（American orthopaedic foot and ankle society，AOFAS）评分系统，踝关节置换的疗效仍低于髋、膝关节置换。踝关节置换存在较高的并发症发生率；仍需注意严格选择手术适应证。慎重选择踝关节假体，不断提高置入技术，防止并发症发生。

（翁习生）

rén gōng zhǐ zhǐ guān jié zhì huàn shù

人工跖趾关节置换术（interphalangeal joint arthroplasty）

人工跖趾关节置换术作为跖趾关节炎晚期的一种治疗手段，能够缓解患者疼痛、改善跖趾关节僵硬、恢复足底骨排列及矫正关节畸形等，在改善患者症状的前提下，最大限度地维护关节功能。金属是最早用于跖趾关节置换的假体材料，然而却以假体周围骨质的吸收而失败。1967年出现了单柄硅胶假体，用于第1跖趾关节置换，但此假体只能用于置换近节趾骨基底。为了置换双侧的关节面，1974年双柄铰链硅胶假体设计成功，这种假体能够完整重建第1跖趾关节，恢复关节功能，但是术后容易出现各种并发症。这些并发症包括由于磨损导致的假体失败、骨溶解反应、性滑膜炎、异物反应、骨折、假体移位等。尖锐的骨缘及集中在假体上过多的剪切力导致磨损碎屑的产生，这些碎屑又引起反应性滑膜炎及骨溶解。为了减少假体与骨缘之间的摩擦，金属垫圈被引入到假体系统中。钛合金的抗腐蚀性，与骨组织的相容性及生物整合性比较好，被用作金属垫圈的材料。带钛金属垫圈的假体于20世纪80年代开始使用，尽管有了钛金属垫圈，但硅胶假体的并发症依旧出现。1974年高分子聚乙烯趾骨元件和不锈钢跖骨元件组成的假体用于跖趾关节置换但是这种假体由于趾骨元件和跖骨元件之间具有铰链，置换术后假体关节活动受限并且容易出现假体松动等并发症。为了解决这个问题，在1981年尝试了利用骨水泥来固定全关节假体置换，这种假体的趾骨元件和跖骨元件是独立分开的，中间无铰链，虽然术后仍旧有很高的假体松动率，但是患者满意率大于80%。1990年发明了非铰链、需压实的金属-聚乙烯假体。近年来还出现了陶瓷假体。综合整体疗效以及中国基本国情，在国内应用最为广泛的还是硅胶假体，特别是第三代斯旺森（Swanson）可屈曲铰链式跖趾关节假体，该假体特点：①高弹性硅胶制作。②铰链部开口有助于增加活动。③假体活动度45°，属半限制性假体。④垫圈是纯钛制作的，具有保护假体的作用。

适应证 ①类风湿前足畸形。②跖趾僵硬症。③老年性跖外翻伴严重骨关节炎。④跖骨头坏死。⑤跖外翻矫形手术失效者。⑥适用于跖趾关节融合或关节切除成形术的患者。

禁忌证 ①先天性跖趾关节脱位。②穿较高的高跟鞋（大于5cm）的患者。③严重骨质疏松症。④严重糖尿病伴神经关节病。⑤感染及周围神经血管病变

手术方法 取第1跖趾关节背内侧切口，Y形切开关节囊，滑囊及第1跖骨头内侧增生的骨赘，显露第1跖趾关节。松解并切断跖收肌及关节囊外侧部分，切除约6mm厚的跖骨头远侧骨组织，截骨面应有10°外翻以恢复正常的外翻角度（其他跖骨截骨面垂直于跖骨纵轴）。切除近节趾骨基底及其周围的骨赘，截骨面垂直于趾骨纵轴。两截骨面的间隙

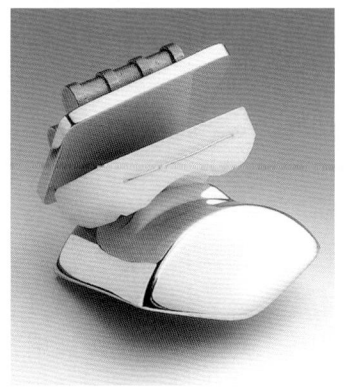
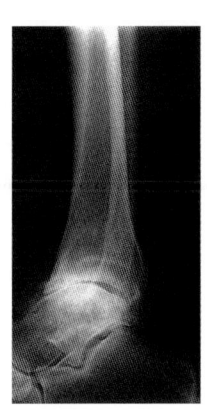
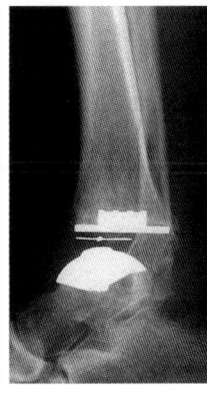

图1 人工踝关节假体及术前术后X线影像

宽度相当于假体的铰链部分大小（8~10 mm）。根据假体的型号，用相应的髓腔扩大器和电钻，逐级扩大跖骨，近节趾骨髓腔，并使髓腔成方锥形，与假体柄一致。选择合适尺寸的假体，分别插入跖骨和趾骨髓腔，假体铰链部远近两端与截骨面紧密相贴。紧缩内侧关节囊，使得两侧软组织张力平衡。跖趾关节稳定。外侧各跖趾关节的假体植入可在第 1 跖趾关节成形术同时进行。若伸肌腱挛缩，则行 Z 形延长术。缝合各层，关闭伤口，加压包扎。

注意事项及并发症 人工跖趾关节置换经过多次改良，自 20 世纪 70 年代后期，尤其是增加了金属垫圈后，并发症明显地减少。常见的术后并发症有：①感染，手术切口和假体周围的感染是最严重的并发症之一，可造成手术失败。手术操作应严格无菌操作，手术前 30 分钟和术后应用抗生素进行预防。②跖骨边缘骨折，多为操作不当所致。使用髓腔锉用力过猛，容易造成截骨边缘骨折，手术当中尽量不使用骨刀，而使用小型的电锯，磨锉等器械细致操作。③人工假体松动，硅胶假体的老化和磨损，硅胶颗粒在骨-假体之间游走，引起假体周围的骨溶解，可引起异物反应，如反应性滑膜炎等。

（翁习生）

guānjié wēichuàng shǒushù

关节微创手术（minimally invasive joint surgery） 将关节镜或小切口应用于关节伤病和非创伤性滑膜病变的检查诊断与治疗的技术。关节微创技术广泛应用于关节外科。其中，关节镜技术成为代表，其余微创技术已逐渐被取代。随着技术和设备日益发展，关节镜技术可用于绝大多数关节病变，包括创伤和其他关节疾病，手术创伤小，操作时间短，患者术后康复快，治疗效果好。适用范围包括：①关节镜手术。②术后再观察。③切开手术前的检查。④诊断性关节镜检查。

关节镜手术 较之于其他应用，关节镜手术治疗关节疾患占绝对优势。关节镜手术需要镜头探查入路、器械操作入路和注水入路。因可镜头入水，一般有两个入路就可以满足基本操作。而观察入路和操作入路可因不同关节部位的视角和操作需要来回切换。根据关节大小和关节内手术治疗的需要，可以酌情增加入路。如膝关节的髌股关节、内外侧胫股关节操作一般有两个膝前入路就可完成，但如果需要进后内、后外间室操作，就要增加后内、后外入路。半月板层裂下层切除的时候也需要增加半月板下方入路。肩关节肩峰下减压一般后入路和外侧入路就可以完成，但是如果要缝合肩袖，就要增加肩峰前方入路。手术的准备除了常规消毒铺巾外，需要有术区防水单以及术者防水服或者围裙。另需入水管，连接灌洗系统。最好有专人准备关节镜系统和操作系统以及吸引管。术者定关节镜入口、切口、穿刺、置入关节镜套管。然后就是插入关节镜进行检查（常用关节镜为直径 4mm 的 30°斜面视镜），检查后根据所发现病损情况进行镜下手术治疗。对于初学者，三角操作原则可有助于缩短学习曲线。关节镜进入关节后，因初学者不熟练，不易在镜下找到操作器械。在探钩等操作器械置入关节后，可将其头端向着关节镜镜头的方向缓慢前进，此时比较容易在镜下找到器械头端。关节镜、操作器械和两个入路之

间的连线形成一个三角，故称为三角操作原则。除了三角操作原则外，镜下探查的时候宜掌握远近原则。即镜头与被探查的组织先保持一定的距离，有一个整体的观察，然后再贴近仔细观察。如果总是贴近观察，会遗漏。此外，镜下操作初期应遵循轻、缓、柔三原则。关节镜下所见一般为放大效果。因此，关节镜的移动，操作器械的穿刺和移动均不宜过大过快。只有在熟练了以后才会逐渐知道动作的大小轻重。

术后再观察 现代关节镜技术已经可以通过关节镜监视下对各个关节的重要结构进行修复和重建，如膝关节交叉韧带重建，半月板修复，肩关节盂唇损伤修复，踝关节距骨骨软骨损伤修复等。对于重建和修复手术的效果评价，一方面通过临床主观和客观评分以及影像学检查；另一方面术后的关节镜二次观察，也是重要手段，这对于指导术后康复，改进手术技术有重要意义。关节镜手术操作原则基本相同，但根据关节与手术在手术体位选择、关节镜入路、使用器械、是否在止血带条件下手术等方面会有其特殊性。

切开手术前的检查 有些地方具有关节镜设备，但镜下手术技术尚未成熟到能够完成关节镜下手术时，则采取切开手术前利用关节镜检查，明确伤病的性质、病变的部位、损伤的程度等，有利于指导切开手术，同时可避免不必要的切开探查。减少手术的盲目性。尤其在急性损伤的切开手术中对进一步手术处理具有指导作用，同时可以在探查中不断积累关节镜术的操作经验，提高操作技术水平，为进一步完成镜下手术打下基础。此外，在类风

湿与骨关节病中有些病例可根据关节镜检查所发现的关节内骨软骨损伤的程度，决定是否需要进行置换手术等。

诊断性关节镜检查 适应用于用非侵入性检查手术仍不能明确诊断的关节内伤病，如关节内不明原因的肿痛、滑膜炎症（不典型类风湿、痛风、色素绒毛结节性滑膜炎、结核病、滑膜炎等）的检查与活检等。

（敖英芳 马勇）

jiānguānjié wēichuàng shǒushù

肩关节微创手术 （minimally invasive shoulder joint surgery）

应用关节镜对肩关节及周围软组织疾病进行诊断和治疗的技术。肩关节镜操作开始于 20 世纪 70 年代。用于诊断和治疗，术后的恢复较快和容易。肩关节镜操作随着新的技术和器械的出现，逐年提高。

应用解剖 同其他关节相比，肩关节相对复杂。由肱骨、肩胛骨、锁骨构成。肩关节是球窝关节。肱骨头和肩胛骨关节盂相互适配，光滑关节软骨覆盖在球和窝表面，形成光滑和无摩擦的接触面。肩胛骨关节盂由坚强的纤维软骨即所谓的盂唇包绕，增加稳定性，减震和缓冲关节。肩关节囊由数条索带包绕即韧带结构。韧带和关节囊将关节形成整体。关节囊表面的膜状结构即滑膜，产生关节囊液润滑关节。四根肌腱包绕肩关节囊，有助于将肱骨头固定在肩关节窝中心。这四根肌腱即肩袖。肩袖覆盖在肱骨头上，起源于肩胛骨。肩袖和肩峰之间形成润滑的囊状结构即尖峰下滑囊。肩关节活动时有助于肩袖肌腱顺利滑动。

适应证 肩袖修复、骨刺移除、修复盂唇、修复韧带、取出游离体、滑膜切除、治疗肩关节不稳、神经松解以及骨折复位固定等。

手术方法 ①体位：肩关节镜操作中两种最常见的手术体位。a. 沙滩椅位：半坐位，类似于坐在倾斜的椅子上。b. 斜侧卧位：患者侧卧手术台上，斜向牵引。每种体位均有各自优缺点，根据术者经验和所受训练有关。②手术步骤：首先，需要将肩关节用灌洗液撑起，有助于观察肩关节内结构和控制关节内的出血。确定病变后，可以通过其他关节镜器械进行显露和修复病变。特殊器械包括刨刀、射频、分离器以及过线器等。有时需要带线锚钉固定。

并发症 肩关节镜手术并发症很少发生。即使发生，大部分不严重，而且可治疗。潜在的关节镜并发症包括感染、血肿、神经和血管损伤。

（敖英芳 何震明）

zhǒuguānjié wēichuàng shǒushù

肘关节微创手术 （minimally invasive elbow joint surgery）

应用关节镜进行肘关节及周围软组织的疾病进行诊断和治疗的技术。肘关节镜的检查和治疗越来越成熟，仍需要进一步普及。近年来，出现了新的入路和更为先进的手术技术，对肘关节疾病的病理的认识也更加深入。

适应证 ①游离体评估和取出。②肱骨小头剥脱性骨软骨炎的评估与治疗。③桡骨小头软骨或骨软骨损伤的评估与治疗。④肱骨和鹰嘴骨赘的清除。⑤滑膜部分切除，尤其是类风湿关节炎。⑥创伤后或退行性疾病肘关节周围的清理和粘连松解。⑦网球肘的治疗。⑧其他检查不能确诊，病因不明的肘关节疼痛的评估。⑨尺骨鹰嘴滑囊炎的切除。⑩一些关节内骨折的治疗和稳定性手术。

禁忌证 包括妨碍关节镜安全进入的骨性强直或严重的纤维性强直。改变肘关节正常解剖的既往手术，如尺神经前移，作为相对禁忌证。肘关节周围感染，这一点与其他关节相同。

手术方法 包括以下几方面。

患者体位和麻醉 肘关节镜可以使用仰卧位、俯卧位或侧卧位。使用止血带控制出血，止血带引进可能的高以避免影响手术视野。可以使用全麻或臂丛神经阻滞。全麻可以使肌肉放松，而且避免患者术中的不适感。斜角肌间隙或腋窝阻滞麻醉的缺点是手术后不能立刻进行精确的神经血管检查。

关节镜入口的定位 ①直接外侧入路：位于外侧软点，该软点在肘关节积液时可以看到，通常在该点进行关节穿刺抽吸积液。该点位于肱骨外上髁，桡骨头和尺骨鹰嘴顶端所构成的三角形的中央。在肱桡关节的后面可以准确地触及这个位置。器械由该入路穿过皮肤、少量皮下组织、肘肌和关节囊。肘关节的初始灌注扩张也经这一入路。②前外入路：传统上是标准的诊断性入路，通常在肘关节充盈后首先建立前外入路。传统的远端前外入路为肱骨外上髁远端 2~3cm，前方 1cm 处。菲尔德（Field）等介绍的肱骨外上髁近端 2cm，前方 1cm 处的近端前外入路。这一近端入路在技术上更为容易而且关节暴露更好。近端内侧入路位于肱骨内上髁近端 2cm 和前方 2cm。玻灵（Poehling）等推荐使用此入路。为避免损伤诸多皮神经，只需用 11 号尖刀片的近端纵行刺破皮肤即可。套管从肌间隔前方进入以避免损伤尺神经，而且应保持与肱骨前方皮质的接触，保护正中神经和肱动脉。在穿刺过程中套管指向桡骨头。③后外入路：位于尺骨鹰嘴顶近端2~3cm，恰好在沿外侧髁上嵴三头肌外缘的外侧。切口过深易伤及后方和外侧的前臂皮神经。

肘关节的评估 肘关节的关节镜检查主要步骤：①画出肘部骨性标志，如肱骨内上髁、肱骨外上髁、桡骨头、鹰嘴，并标记尺神经。画出前外、前内和后外入路的入路点。②近端内侧入路位于肱骨内上髁近端2cm和前方2cm。近端前外入路位于肱骨外上髁近端2cm，前方1cm处。后外侧入路位于肱骨外髁及尺骨鹰嘴外缘隆起处，当肘关节囊充水膨起时，由此进入。③在直外侧入路注入关节囊等渗盐水。所有切口，需要仅切开皮肤，然后钝性套管穿刺关节囊。由桡骨头外上方进入关节，换用钝针芯探入关节。用30°关节镜进行观察，使关节囊膨大，屈曲肘关节后使前关节囊膨起。可看到尺骨冠突及肱骨滑囊，游离体可在其前关节囊处。④前内侧入路：在前外侧入路关节镜的观察下，由前内侧入路进针，使针尖触及手术点，然后按针管方向刺入钝性套筒，通过套筒进入器械或关节镜，可看见肱骨小头及桡骨头。⑤后外侧入路：在后关节囊隆起处，切开皮肤，套管针穿刺，用关节镜探入，可看到鹰嘴窝等组织。

术后处理 术后立即开始康复训练。鼓励患者一旦疼痛和肿胀可以忍受，尽早活动肘关节。疼痛和肿胀明显减轻后开始灵活性和肌肉力量的练习。

并发症 肘关节镜的并发症与其他的关节镜手术相同，包括感染、器械折断、关节面的医源性擦伤、止血带的问题以及神经血管损伤。神经上的并发症是最常见的报道。萨瓦（Savoie）和菲尔德（Field）报道，回顾465例关节镜手术中，神经并发症的发生率约为3%，其中大部分为一过性损伤。为了防止严重的肘关节镜并发症，医师应该熟悉解剖，做与其能力相符的手术。

（敖英芳 林霖）

wànguānjié wēichuàng shǒushù

腕关节微创手术 （minimally invasive wrist joint surgery） 应用关节镜对腕关节及周围软组织疾病进行诊断和治疗的技术。腕关节是四肢关节中较复杂的一组关节，关节结构紧密，关节腔小，周围软组织复杂。1979年，美国陈永成（Yung-Cheng Chen）首先报道了腕关节镜的解剖概念和诊断性腕关节镜的手术经验。随着小关节镜器械的发展和更新，腕关节镜技术得到了广泛的传播和应用，腕关节镜已经从单纯的检查技术发展到兼有诊断和治疗的新技术，成为腕关节外科常用的一种微创技术。

适应证 ①诊断和评估：用以明确腕部的不明原因且病程超过3个月的慢性腕痛，帮助诊断。另外，对腕部病变的范围和程度进行评估，如软骨损伤的范围和程度、三角纤维软骨复合体的损伤与病变，下尺桡不稳的评估。②治疗：常见的手术包括腕关节软骨损伤、游离体、不同性质的滑膜炎，需要清理或者滑膜切除术；三角纤维软骨复合体损伤的清理或者修复；腕部不同部位腱鞘囊肿的切除；腕部骨折的辅助治疗，如舟骨骨折；月骨无菌性坏死的刮除或植骨术等。

应用解剖 ①桡腕关节：关节窝由桡骨远端关节面及三角纤维软骨盘构成。三角纤维软骨似三角形，周边与同关节囊相贴的尺月韧带、尺三角韧带及尺侧韧带复合结构相连，并统称为三角纤维软骨复合体。桡腕关节掌面有三条韧带，即桡舟头韧带、桡舟月韧带及桡月三角韧带。②腕中关节：关节面分别为近排腕骨远端及远排腕骨近端。月头状骨关节呈明显的球窝状，凹面为月骨远端，凸面为头状骨近端。从头状骨弧形凸起向桡侧检查舟骨及大小多角骨关节，关节的近侧为舟骨远端，远侧之掌侧为大多角骨，背侧为小多角骨。紧邻头状骨凸面尺侧平整无韧带相连的关节为月三角骨间关节。在尺侧为钩三角骨关节。③远侧尺桡关节：正常情况下该关节间隙极小，关节镜难以进入。

手术入路 因为腕部重要神经、血管均位于掌侧，腕背侧相对较安全，所以腕关节镜入路大多位于腕背侧。腕背区主要的解剖结构为六个伸肌间隔，间隔内有相应的伸肌腱经过，入路在间隔之间进入腕关节腔，入路命名按照经过的间隔进行命名（如1~2入路为经过第1、第2伸肌间隔，6R为第6间隔桡侧入路）。常用的入路：3~4入路最主要的解剖标志为利斯特（Lister）结节。3~4入路位于利斯特结节远端1cm的腕关节凹陷处，其两侧分别为桡侧腕长伸肌腱（第三间室）的尺侧缘和指总伸肌腱（第四间室）的桡侧缘。6R入路位于尺骨头和三角纤维软骨远侧缘，三角骨的近端，小指伸肌腱和尺侧腕伸肌腱（ECU）之间。

手术方法 腕关节镜技术一般在臂丛麻醉或者局部麻醉下进

行。采用仰卧位，患肢放在侧台上，肩外展 90°、屈肘 90°、腕 0°、指尖朝上。选第 2～4 指套上手指牵引套进行牵引。①桡腕关节镜手术：根据病变的部位选择相应的入路，一般选择 3～4 入路和 6R 入路作为主要工作入路。为观察方便，桡侧病变可选择 3～4 入路为关节镜入路，尺侧病变可选择 6R 入路作为关节镜入路。首先建立 3～4 入路，置入关节镜。将镜头偏向尺侧，直视下建立 6R 入路。探针从 6R 入路进入关节，按照一定顺序依次进行关节探查。将镜头从桡侧向尺侧移动。首先探查桡腕关节的桡侧：从桡骨茎突开始，探查桡腕关节面，可见桡骨远端关节面的舟骨窝和月骨窝，中间为矢状位突起的嵴，再向掌侧探查关节囊，包括桡舟头韧带、桡月三角韧带和桡舟月韧带；然后探查桡腕关节尺侧：远端关节面是三角骨，月三角韧带和月骨。近端关节面是三角纤维软骨复合体，以及掌侧的尺腕掌侧韧带。正常的三角纤维软骨复合体表面光滑，有一定的张力，称为蹦床效应，撕裂后正常张力丧失。最后检查豌豆骨关节。由于尺三角韧带覆盖在豌豆骨关节上，不易看清其位置。推挤豌豆骨使豌豆骨关节移动可观察到其位置。所有的韧带、关节表面都应用探针探查，避免漏诊。②腕中关节镜检查：首先建立腕中桡侧入路（MCR）。此入路位于舟头关节，进镜后关节镜位于舟骨和头状骨之间，可看见舟骨和头状骨的关节面。然后直视下建立腕中尺侧入路（MCU），位于第 4 掌骨中轴线上远近两排腕骨的凹陷处。通过这两个入路，可以探查舟骨、月骨、头状骨等腕中关节面，如舟骨骨折等。另外，腕中尺侧入路还可以探查观察大多角小多角关节（STT 关节）及三角钩鞍状关节。

并发症 腕关节镜手术存在一定的并发症，发生率较低。常见并发症包括关节软骨损伤、伸肌腱断裂、神经血管损伤、关节感染、反射性交感神经性营养不良、关节僵硬等。选择正确的手术入路，避免暴力操作，恰当地使用手术器械可减少这些并发症发生。

（敖英芳 闫辉）

kuānguānjié wēichuàng shǒushù
髋关节微创手术 （ minimally invasive hip joint surgery） 应用关节镜进行髋关节及周围软组织的疾病进行诊断和治疗的技术。随着微创技术的发展，髋关节很多相关疾患也可以在髋关节镜下微创处理，相比切开手术来说创伤小，恢复快，在临床取得了很好的效果。髋关节镜首先在 1931 年由伯曼（Burman）描述，但比起其他关节如膝关节、肩关节等，髋关节镜的发展比较缓慢，主要是由于髋关节解剖深在，周围有较厚的软组织，并且髋关节周围组织紧密，使得关节不太容易扩张，同时周围很多重要的神经如坐骨神经、股神经、股外侧皮神经等的存在，使得入路的选择有一定的风险。随着对髋关节疾患诊断水平的提高，髋关节镜技术也得到了极大的发展。

适应证 髋关节镜最主要的手术适应证是髋臼股骨撞击综合征，这一疾患也被认为是原发性骨关节炎的病理基础。其他常见的手术适应证包括髋臼盂唇撕裂、关节软骨损伤、滑膜软骨瘤病、各类滑膜炎、关节游离体、股骨头韧带损伤、轻到中度的关节炎及一些髋关节内的良性肿瘤如骨样骨瘤等；而一些髋关节周围的关节外疾患也可以通过髋关节镜微创处理，如弹响髋、髂腰肌弹响、臀中肌损伤、臀小肌损伤、大转子滑囊炎、臀中肌钙化性肌腱炎及髋关节撞击综合征等。

禁忌证 髋关节镜手术的禁忌证较少，首先要评估患者对手术的耐受性，内科疾病会增加患者耐受手术的风险，局部感染灶也是手术的禁忌证。关节强直是髋关节镜手术最明确的禁忌证。关节纤维粘连或关节囊挛缩相对关节强直的严重程度要轻些，但关节囊的弹性下降，会影响牵引效果，使得关节间隙牵开困难，手术器械难以进入。如果存在明显的关节活动度障碍，关节的牵开和手术的入路也有受限的可能，同样髋臼缘突出也提示有影响器械进入的可能。髋关节周围软组织的异位骨化也会阻碍器械进入关节。既往的创伤、手术等有可能改变了关节骨性结构和神经血管的正常解剖位置和关系，如果影响到入路的选择，也是关节镜手术的禁忌。患者骨性疾患，如既往的创伤、手术都可能使骨骼在牵引的过程中出现骨折。因此手术前应考虑患者的骨质情况是否适宜进行牵引。髋关节本身损毁性的疾病也是关节镜手术的禁忌证。严重肥胖是髋关节镜手术的相对禁忌证，而这点对其他关节手术的影响并不明显。肥胖患者的软组织过厚会使器械无法到达病变部位。

手术方法 ①体位与麻醉：髋关节镜手术在全麻或腰麻下均可完成。但术中尽量控制血压不要过高，否则会影响视野，增加操作难度。由于髋关节中心间室在生理情况下为一负压间室，为保证手术操作，通常需要下肢牵引，将股骨头上关节面软骨牵引距髋臼下缘至少 7~10mm。牵引的力量在 12~90kg，通常认为 2 小时以内的牵引比较安全，不会造成神经的损伤。②手术步骤及术中注意事项：a. 关节镜入路：关节入路的选择多样，原则是首先易于进入关节腔，其次是尽量避开周围主要的血管神经结构，常用的入路基本均位于坐骨神经和股神经体表投影之间。髋关节镜使用的标准入路包括前外入路、前或前内入路和后外入路。前外入路几乎位于关节镜安全区的最中心，故通常是最先放置的入路，以用来引导其他入路。取大转子前上角上 1~2cm 和前 1~2cm，在透视下引导放入。入路建立好后，通常 30° 和 70° 的关节镜即可观察到几乎全部的髋关节范围。髋关节镜手术过程中要注意避免过度屈髋。屈髋能松弛关节囊，利于牵引，但过度屈髋会牵拉坐骨神经靠近关节囊，增加损伤的风险。入路过程中要保持髋关节的旋转中立位，过度的外旋会使得大转子相对于股骨头和髋关节的位置偏后，易损伤坐骨神经。b. 关节外周的入路：中间间室处理完成后，如果需要处理周围间室的病变，则需放开牵引，屈髋 30°~45°，使前侧关节囊放松，将套管穿入股骨颈前侧的关节囊，入镜操作。

术后处理　一般的髋关节手术早期即可进行非负重的关节活动度练习，盂唇缝合的患者术后 1 个月内需要限制负重，经系统的肌力和关节活动度练习，运动员术后 4~6 个月可以开始专项运动。

并发症　髋关节镜的并发症较少。最常见的并发症是牵引引起的神经血管牵拉伤，但牵拉性神经损伤大多是一过性的，并且能完全恢复，也有报道仅部分恢复的。除牵引引起的损伤外，神经血管结构直接损伤的可能也同样存在，解剖研究表明在入路位置正确的前提下神经血管结构都在安全的距离外，但是还是有神经损伤的可能，由于靠近股外侧皮神经，前方入路经常容易损伤该神经。髋关节镜手术时需要在会阴部放置会阴柱以对抗关节牵引的力量。这一装置有可能会造成会阴部压伤，尤其是会阴神经失用。通常来说会阴柱的位置和是否有足够的衬垫是避免这类损伤的关键。大量的灌洗液外渗会引起严重的并发症，甚至可引起心脏骤停，局麻的患者可因为灌洗液外渗刺激腹膜，引起严重的下腹疼痛。关节镜器械断裂总的发生率约为 0.1%，但在髋关节的发生率要高于其他关节，为 0.3%~0.4%，这是因为髋关节周围致密的软组织和髋关节特殊的结构限制了器械的活动造成的。异位骨化是髋关节切开手术（如全髋关节置换术）较常见的并发症，关节镜手术也有这种并发症的出现。对于关节镜手术而言，感染是十分罕见的并发症，其总的发生率为 0.07%，一旦发生，后果较严重。

（敖英芳　徐　雁）

xīguānjié wēichuàng shǒushù

膝关节微创手术（minimally invasive knee joint surgery）

应用关节镜对膝关节及周围软组织疾病进行诊断和治疗的技术。

适应证　①诊断性关节镜术。②切开手术前的检查。③术前评价。④术后再观察。⑤关节镜下手术，关节镜下能够进行的手术种类很多，就国内外关节镜技术水平看，除膝关节置换、关节骨肿瘤的手术不能在关节镜下进行外，其他关节内手术均可在关节镜下或关节镜辅助下完成。

禁忌证　相对较少。膝关节周围的感染可以视为关节镜手术的绝对禁忌证；关节骨内的瘤样病变是关节镜手术的禁忌证。急性膝关节损伤由于关节腔的封闭性被打破，灌注液可由关节囊破溃处流到小腿间隔可引起肌间隔综合征，被列为相对禁忌证。

手术方法　①麻醉：膝关节镜手术时的麻醉选择是确保手术顺利完成的重要环节。膝关节镜手术时的麻醉选择要遵循简便、安全、有效的原则，使下肢肌肉完全放松，从而为使用止血带和完成各种手术创造良好条件。②体位：a. 仰卧位。b. 仰卧屈双膝 90° 体位。c. 仰卧患膝自然垂放于床边体位。d. 侧卧位。e. 仰卧双膝垂放于床边体位。③手术入路：a. 标准入路：前外、前内、外上、后内入口。b. 辅助入路：内上、前正中、后外侧入口。c. 辅助性入路：髌中入口、辅助性内外侧入口等，可根据手术需要选用。在众多膝关节镜入口的选择使用中，前内、外侧入口，前正中入口髌上内、外侧入口最为常用。

并发症　包括术中并发症和术后并发症。

术中并发症　①关节内结构损伤：关节软骨损伤、半月板损伤、脂肪垫损伤、腘肌腱损伤、前后交叉韧带损伤、术中出血。②关节外结构损伤：韧带损伤、骨折、血管损伤、神经损伤。③灌注液外渗：灌注液外渗至关节腔以外的组织间隙内引起肿胀，甚至可能引起肌间综合征。④其他术中并发症：器械断裂、半月板碎片残留、肢体错误、松止血带出现的心血管意外、麻醉意外、术中药物过敏。

术后并发症 ①感染。②关节内血肿。③血栓性静脉炎与肺栓塞。④止血带麻痹。⑤膝关节粘连。⑥脂肪栓塞。⑦关节镜入口处脂肪液化坏死、伤口不愈合、切口疼痛、滑膜瘘等；正中入路可引起脂肪垫损伤或髌腱炎；有些患者术手可诱发代谢性疾病，如糖尿病、痛风等。

膝关节外科领域内，随着关节镜微创外科技术的发展与应用，关节内许多伤病的诊断治疗均可在关节镜下一次完成，使膝关节手术日趋微创化、封闭条件下完成，检查彻底，同时手术创伤小、康复快、效果好。有条件、技术成熟者应尽量采用封闭式的关节镜下手术，更能提高临床效果，更加符合微创外科发展的要求，但膝关节镜技术不是万能的，绝对的；正确选择适应证切开手术也是必要的选择。

（敖英芳 龚熹）

huáiguānjié wēichuàng shǒushù

踝关节微创手术（minimally invasive ankle joint surgery）

应用关节镜对踝关节及周围软组织疾病进行诊断和治疗的技术。在关节镜下进行踝关节的探查、游离体取出、骨赘切除、软骨修整与移植、韧带修复与重建等手术。与传统切开手术相比，踝关节微创手术具有微创、临床效果好等优势。

应用解剖 包括以下几方面。

骨性标志及表面解剖 内、外踝均在皮下，易触摸到。外踝较内踝窄，其尖在内踝尖下1cm，偏后1~2cm。内踝较大，且较突出。足在中立位时，紧在内踝之前所摸到的骨性部分相当于距骨颈及距骨头的内侧面；足跖屈时，距骨体前部滑出踝关节之外，而显于外踝之前。踝关节线可在内踝尖上方1cm或外踝尖端上方2cm处横行划定。踝关节周围的肌腱均极易触及。足背屈并内翻时，可以触到胫骨前肌腱；伸踇、伸趾时，可以清楚触到踇长伸肌腱和趾长伸肌腱；跖屈时可以触到跟腱，而在旋后时可以触到胫骨后肌腱，即在内踝的后方。在外踝后面，可以触到腓骨长、短肌腱，在距外踝前下方2.5cm处，彼此间隔很小的跟骨滑车突，腓骨短肌腱位于其前方，腓骨长肌腱则位于它的后方，这些肌腱不但可以触得，而且肉眼可见其外形。在外踝之前与第3腓骨肌之外侧及内踝与胫骨前肌腱间，均有一凹陷，相相当于踝关节的平面。此即踝关节镜前内、前外两入路。在跟腱与内踝之间的中点可以触得胫后动脉的搏动，踝关节镜后方内侧入路应较此偏外。在足背踝关节平面稍下，在踇长伸肌腱与趾长伸肌腱之间可触得足背动脉的跳动。

踝关节镜的入路解剖 主要入路有前方和后方入路。前方入路包括：①前外侧入路，位于胫距关节水平，外踝前方，第3腓骨肌和趾总伸肌之间。因腓浅神经的背侧皮支正好从外踝前方通过，选择前外侧入路时应尽量避免损伤。②前中央入路：位于胫距关节线水平，踇长伸肌腱外侧，趾长伸肌腱内侧。此入路容易损伤足背动脉和腓深神经及腓浅神经的背内侧支而较少采用。③前内侧入路：位于胫距关节水平，内踝前方，胫前肌腱内侧。后方入路包括：①后内侧入路：位于后关节线水平，紧靠跟腱内侧缘，胫后动脉和胫后神经恰好位于此入路内侧。②后外侧入路：位于后关节线水平，在跟腱外侧，相对较安全。切口时应紧贴跟腱外侧，注意切口不要偏外，以避免损伤小隐静脉及腓肠神经。③后正中入路：在后关节线水平，位于跟腱正中。因要穿过跟腱，术后常出现跟腱疼痛等并发症，所以很少采用。

适应证 ①踝关节滑膜病变：类风湿性滑膜炎、色素沉着绒毛结节性滑膜炎以及一些非特异性慢性滑膜炎。②踝关节骨软骨损伤：包括距骨骨软骨损伤、胫骨骨软骨损伤。③滑膜软骨瘤病及游离体。④踝关节骨关节病：早期和中期的骨性关节病手术，包括切除骨赘，清理剥脱的软骨；晚期的骨性关节病可在关节镜辅助下行关节融合术。⑤距后三角骨损伤和第2距骨损伤等后撞击综合征。⑥踝关节外侧副韧带损伤：关节镜下进行韧带止点修复或韧带重建术。⑦急慢性踝关节骨折、关节镜监视下复位内固定术。⑧诊断性关节镜术：对于采用其他检查难以明确诊断而患者症状又非常明显的，可进行诊断性关节镜术，在明确诊断同时进行相应的手术治疗。

手术方法 ①踝关节镜下滑膜切除术：患者取仰卧位，进行前踝关节滑膜切除。取常规踝关节前内和前外入路，观察病变范围。局限型仅需切除病变区域滑膜即可，弥漫型则需用刨削器将前踝关节滑膜完全切除，直至显露清晰的纤维层结构，切勿遗漏病变滑膜。术中注意旋转关节镜，防止遗漏上方的滑膜组织。对于踝内侧和外侧间隙，应附加内侧及外侧入路，清楚显露内外踝，将两间隙内及内外踝周围增生滑膜切除。如果关节间隙较宽，可以在牵引带牵引下，将关节镜及刨削器伸入后踝关节间隙，将视野范围内的滑膜组织予以切除。

前方入路处理完毕，缝合切口，然后将患者转为俯卧位，取踝关节后方跟腱内外侧入路，入镜及刨削器，将后踝关节滑膜层完全切除。术中注意内外踝后方滑膜因入路较深不易观察，易被遗漏，需通过交换关节镜及刨削器的入路，仔细观察，应该尽量切除所有滑膜。术中注意保护内侧的血管神经及踇长屈肌腱。手术操作完成后，应在关节内放置1根负压引流管，预防关节积血。②踝关节镜下骨髓刺激术：适用于治疗小面积的骨软骨损伤。通常采用踝关节标准的前内侧及前外侧入路进行探查，先用刨刀切除炎性增生的滑膜，之后用探钩探查整个踝关节软骨损伤情况。如果骨软骨块剥脱形成游离体，首先取出游离体，找到骨软骨损伤病灶后，从对侧入路进镜观察，从同侧入路用软骨刮匙去除不稳定的软骨，然后将软骨下骨表面变性的钙化软骨层刮除，采用专用的微骨折器械代替克氏针在骨床上打孔。对于软骨下骨板已经破坏的病变，还应该彻底清理囊变的、不健康的软骨下骨组织。最后用刨刀吸除软骨碎屑，彻底冲洗关节腔。

并发症 ①踝关节周围血管神经损伤：主要是入口附近小血管和皮神经损伤。②皮肤切口或关节内感染。③关节粘连。④关节内结构损伤及入口周围肌腱损伤。⑤关节血肿。⑥器械断裂于关节内。⑦深静脉血栓和脂肪栓塞。⑧止血带损伤和骨筋膜室综合征。

(敖英芳 郭秦炜)

jǐzhù wēichuàng jìshù

脊柱微创技术 (spinal minimal invasive technique)

在一定的医疗风险下避免大切口，采用微小切口或穿刺通道，运用特殊的器械和装置，在影像仪器监视下或导航技术引导下，从正常的解剖结构到达病变处，使用各种微型的手动或电动器械和器材，在可视条件下完成整个手术过程，以达到比传统或标准的脊柱手术切口小、组织创伤小、出血少、操作精确度高、效果肯定、术后功能恢复快为目的脊柱外科手术技术。脊柱微创技术要比腔镜外科、内镜外科、小切口外科和显微外科更为广泛。

主要包括以下几种技术。①脊柱显微外科技术：运用小切口微创组织牵开系统和相应的特殊手术器械，通过手术显微镜或高倍放大镜，放大手术视野进行手术操作，通过尽可能小的皮肤切口施行"钥匙孔手术"，使脊柱外科手术以最小的医源性损伤实施最有效的治疗。包括颈前路手术显微镜下椎间盘摘除术、微创通道下显微椎间盘髓核摘除术、小切口微创腰椎半椎板切除术、小切口椎间融合术（经椎间孔、前方、侧方等）、小切口微创后路固定技术等。②内镜辅助下脊柱外科技术：通过一个或若干个皮肤通道或微小切口到达脊柱，利用光导纤维成像技术直视下进行手术操作。内镜辅助脊柱外科技术可分为胸、腹腔镜辅助下和颈、胸、腰脊柱内镜辅助下脊柱外科手术。③经皮椎体成形术（percutaneous vertebroplasty, PVP）和经皮椎体后凸成形术（percutaneous kyphoplasty, PKP）：经皮通过椎弓根或椎弓根外向椎体内注入骨水泥以达到增加椎体强度和稳定性，防止塌陷、缓解疼痛，甚至部分恢复椎体高度为目的一种微创脊椎外科技术。PKP是在PVP基础上用经皮穿刺椎体内气囊扩张的方法使椎体复位，在椎体内部形成空间，这样可减小注入骨水泥时所需的推力，而且骨水泥置于其内不易流动。④导航系统和人工智能技术辅助下脊柱外科技术：是20世纪90年代末开展的新技术，在导航系统和人工智能技术辅助下，明显提高了手术准确率和安全性，减少了并发症的发生。

(张西峰 闫宇邸)

jǐzhù wēichuàng wàikē yuánzé

脊柱微创外科原则 (the principle of spinal minimal invasive surgery)

脊柱疾病外科治疗的重要原则，也是一种新的趋势，具有创伤小、风险低、围术期短、康复快的特点。脊柱显微外科手术的临床实践中的基本原则和理念，作为临床工作的准则。

手术熟练原则 医师是外科疾病治疗的决策参与者和治疗实施者，外科医师治疗技术水平的高低直接决定着手术的治疗效果。外科医师的技术水平包括理论知识和操作技能。从整体上说，新技术代表了更好的疗效、更短的疗程及更快的康复。外科手术是医师复杂的体力与脑力劳动结合的过程。每种新技术都需要学习和掌握的过程，中国医院级别差异较大，医师个人的能力、接受新技术的过程也不尽相同。医师要不断学习和掌握微创外科的新理论、新技术，用更熟练的、创伤更小的技术为患者服务。不能以不会、不好学为由，不学习新技术、不掌握新理论。现阶段中国的医疗服务是相对过剩的，有的医师门庭若市，有的医师门可罗雀。

阶梯（分期）治疗原则 不同的手术方法有不同的优势和最佳手术适应证，而一种疾病在发生与发展的不同时期有不同的相对最佳的治疗方法，应该优先选择创伤最小、最有效的治疗手段。如果在腰椎间盘退行性变的过程中，早期的病变仅是影像学信号改变，合并腰痛，主要是非手术治疗。发生了腰椎间盘膨出，非手术治疗无效时可以试行介入治疗。发生了突出、游离，介入治疗无效后可以行内镜治疗。在患者年龄较大，合并腰椎管狭窄、腰椎不稳以及腰椎退行性侧凸等病理情况下，就需要实施减压融合固定手术。跨阶段治疗疗效差，风险比较大。如果在已经发生了严重的退行性病理改变的情况下，使用介入的方法，疗效差是可以预见的。

仅是腰椎间盘源性腰痛就使用椎间盘关节置换、融合的方法，不仅手术过程长，而且创伤过大，有时也可能导致早期发生相邻节段的退行性病变。不同阶段病变的程度不同，尽可能使用适合相应阶段的治疗方法是阶梯治疗原则的根本。

分期治疗是托尼·杨（Anthony T. Yeung）最新推崇的治疗原则。如退行性和峡部裂性腰椎滑脱，常规的治疗方法是减压融合固定的方法。托尼·杨2年回顾性研究发现，32例滑脱的患者实施单纯的内镜微创脊柱外科减压术后，只有4例进行了二期融合手术。中国人民解放军总医院为36例滑脱患者进行单纯内镜下减压，3例接受了二期融合手术，也证实了这个观点。

对于多间隙椎间隙病变，常规的手术方法可能要考虑多间隙减压融合固定手术或者杂交手术。应用脊柱内镜分期的治疗方法，降低了治疗的间隙数量，融合固定的病例比例。

以人为本的原则 理念、技术都是为了提高医疗水平，目的是让患者获得更好的治疗效果。医学的服务对象是人，人不是简单的生物个体，人的价值观不同，对社会的认知程度就不同，对同一事物的看法也不同。同样的疾病，因为社会背景、心理素质不同，采取不同的治疗方法是常见的。而同样的疾病、同样的治疗过程，因为个体差异，获得不同的疗效也不足为奇。医患双方要互相理解、互相尊重，医师用自己所学的专业知识与技能倾心为患者解除病痛；患者要尊重医师，及时告知医师自己身体所发生的任何状况，积极配合医师所做的治疗，在现有的医疗条件下获得最满意的治疗效果。

早日恢复原则 由美国NIH公司资助的一项大型多中心退行性腰腿痛非手术治疗与手术治疗临床效果及成本效益比的对照研究（SPORT试验）显示：腰椎间盘突出症在开始治疗前，症状持续的时间越长，最终的治疗效果就越差，无论手术治疗还是非手术治疗都是如此，但这样的结果无法否定外科手术可以短期缓解临床症状，患者可以早日康复的临床治疗结果。与此同时，该研究还表明腰椎间盘突出症手术治疗远期疗效更佳。可以忍受的非手术治疗的最低标准是：不要因为疾病而无法体验正常的生活。如腰椎间盘突出症，许多情况下通过非手术治疗可以治愈，但是要遵循时间和效果最佳比例的原则。在现代影像学大量应用于临床以前，治疗的标准是：非手术治疗无效6个月的患者实施手术治疗。在现代影像学大量应用于临床后，这个标准明显滞后于患者和时代的要求，临床医师应该

尽量缩短治疗和康复的时间。对于腰椎间盘突出症患者现在应采用"阶梯化分期治疗"的理念。显微外科的发展，多种微创手术的广泛应用，降低了医师和患者的手术风险，缩短了患者康复的时间，是未来发展的方向。

不做预防性手术原则 疾病治疗贵在预防，正所谓上医治未病。应用非手术方法预防腰椎间盘突出症的发生是可取的。但是把这个原则扩展到应用外科手术预防可能发生的症状和体征，值得商榷。预防性手术可能产生过度治疗和不必要的失败病例，造成一定的经济浪费。主要体现在两个方面：①没有严重症状的责任间隙是否需要外科治疗。②腰椎疾病经常遇到多间隙多节段的问题，在治疗责任间隙时是否顺带治疗有影像学变化但临床没有症状的邻近间隙。基本原则主要包括：①对于没有超出患者身体、心理承受能力的疼痛症状不做手术，即使微创手术也不做。原因是经过一定时间的非手术治疗，不是所有可以忍受的疼痛都能发展到需要手术治疗的程度。②不做没有临床症状的邻近间隙病变手术，原因是脊柱内镜手术属于精准手术，没有症状的间隙可能长期不会出现症状，只处理导致没有症状的间隙即可。因此，没有症状的间隙没有必要实施外科治疗。

单纯椎间盘摘除原则 融合手术曾经被认为是脊柱疾病治疗的金标准。随着临床病例的大量应用，发现了融合手术带来的相关性问题。能否通过类似关节置换的技术，缓解或者克服融合脊柱产生的症状，由此产生了脊柱非融合的理念。脊柱非融合的理念拓展了人们对脊柱疾病诊疗的

认识。但是脊柱关节和四肢关节不同，非融合技术的创伤、手术难度、手术失败率、翻修难度、手术翻修率等问题又引起了医师的反思，阻碍了该技术的推广。对于单纯腰椎间盘突出症的患者，单纯椎间盘摘除术保留了椎体间的小关节，保留了椎间活动度，降低了脊柱重建手术的难度，符合最小手术原则、阶梯治疗原则以及最低花费原则，是理想的非融合治疗方法之一。最关键的是符合社会生活常理，容易被患者接受，值得临床医师进行深入对照研究。

技术发展开放性思维的理念　腰椎间盘突出症治疗的金标准，即某个阶段，某种治疗的方法被认为是最好的、被医师广泛掌握应用的方法。腰椎间盘突出症治疗的目的在于消除或缓解疼痛，恢复和改善神经功能，从而解除患者的痛苦和恢复患者的工作。基于对突出物病理认识的不断深入，病理和病情不断细化，治疗方法也呈多样化的发展，包括非手术治疗、介入治疗、微创手术及传统方法等。

随着脊柱生物力学研究的日益深入，手术疗法也受到了前所未有的挑战。这些挑战促使了人们不断改良原有术式或调整手术适应证。医学的发展趋势清楚地表明，腰椎间盘突出症的治疗正在朝以尽量保持脊柱稳定为基本要素的无创与微创技术方向发展。深入研究、发掘、提高及客观评定各种非手术和手术疗法，接受各种新理念、新方法，具有重要的临床意义。方向比速度重要是最简单和实用的道理。手术原则错误，任何好的方法都无助于获得好的结果。

(张西峰)

jǐngzhuī nèijìng jìshù
颈椎内镜技术 （technique of endoscopic cervical surgery）

依据病变特点、部位的不同，颈椎内镜技术分为颈椎后路内镜技术和颈椎前路内镜技术。

颈椎后路脊柱内镜　采用的是脊柱内镜系统，患者俯卧位，在透视穿刺和脊柱内镜可视条件下从后侧进入颈椎板间隙，在内镜直视下打开椎板，暴露硬膜囊，进行脊髓及神经根的减压。手术创口小，仅 0.8cm 左右，是同类手术中对患者创伤最小、安全性最高且手术效果确切的微创技术。如颈神经根管狭窄造成神经根型颈椎病（图 1），可采用后路内镜

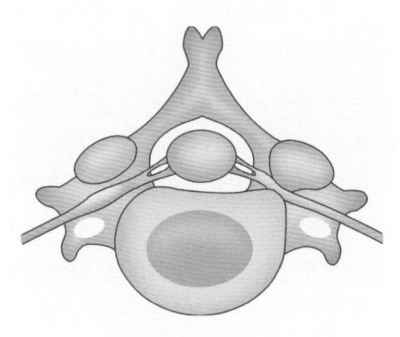

图 1　颈神经根管狭窄致颈神经根受压

减压技术，经过皮肤 7mm 的小切口扩张颈后部软组织，精准建立脊柱内镜操作通道，对增生的骨赘进行切除（图 2）。此外，颈椎后路内镜技术还包括再用光纤导管的内镜的钥匙孔椎间孔成形手术以及大通道全内镜颈椎减压术等。

颈椎前路内镜技术　用于颈椎间盘突出症、脊髓型颈椎病以及游离移位型椎间盘突出症、颈前区皮肤 7mm 小切口在颈椎椎体建立骨通道（图 3），利用全内镜技术通过骨通道摘除突出的椎间盘、骨赘或者游离的椎间盘，从而解除脊髓压迫，消除症状。

(张西峰　廖文波)

xiōngzhuī nèijìng jìshù
胸椎内镜技术 （technique of endoscopic thoracic surgery）

依据病变特点、部位的不同，胸椎内镜技术分为胸椎后路内镜技术和胸椎前路内镜技术。

胸椎前路经技术　前路经胸椎全内镜上胸段椎管病灶切除、脊髓减压技术。采用脊柱内镜操作系统经过皮肤 7mm 的小切口扩张颈、胸前部软组织，并在上胸椎椎体上以前上至后下方向精准建立内镜操作通道（图 1），利用

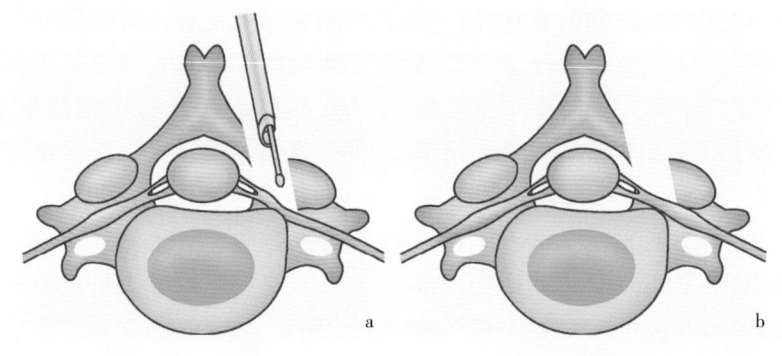

a. 在内镜视野下仔细切除增生的骨赘；b. 病变切除后神经根管通畅，神经根得到充分减压。

图 2　颈神经根管狭窄症后路全内镜减压技术

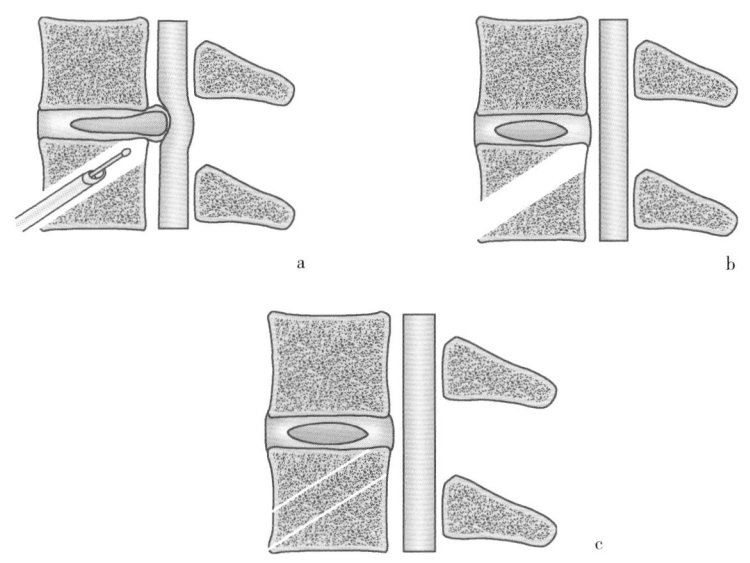

a. 经椎体通道全内镜下切除突出的椎间盘组织；b. 突出椎间盘摘除，脊髓压迫解除；c. 将修剪后的骨条原位回植椎体通道内。

图 3　颈椎前路经椎体全内镜技术

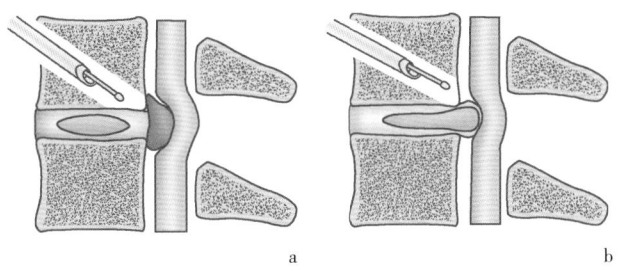

a. 在内镜视野下切除骨化的后纵韧带；b. 在内镜视野下摘除突出的椎间盘组织。

图 1　上胸椎前路全内镜减压技术

全内镜技术对上胸段病变进行切除，解除神经组织压迫（图 2）。

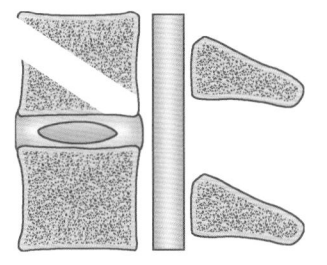

图 2　病变组织切除，脊髓压迫解除

适应证：①$C_7 \sim T_3$ 节段后纵韧带骨化型胸脊髓病。②$C_7 \sim T_3$ 节段胸椎间盘突出症。由于胸骨柄的阻挡及为了避免损伤胸腔脏器，该技术在 T_3 节段以下难以实施。

胸椎后路经皮脊柱内镜减压术　利用脊柱内镜技术从胸椎后路，经过皮肤 7mm 小切口扩张胸背部软组织并在胸椎椎板上（或椎板间）精准建立脊柱内镜操作通道，利用脊柱内镜技术对胸段病变切除，治疗胸脊髓病或其他胸段病变（图 3）。适应证：①胸

椎间盘突出症。②黄韧带骨化型胸脊髓病。③后纵韧带骨化型胸脊髓病。

（张西峰　廖文波）

yāozhuī nèijìng jìshù

腰椎内镜技术（technique of endoscopic lumbar surgery）　采用可直视术野的内镜，建立微创内镜通道，到达病变部位。主要用于腰椎间盘突出的治疗，也可用于椎管狭窄、椎间不稳的治疗以及椎间盘的重建。依据病变部位特点的不同，可选择不同的内镜微创通道，如经椎间孔入路、经椎板间孔入路。主流的腰椎内镜技术如下。

经椎间孔通道技术　①YESS（Yeung endoscopic spine system）：托尼·杨（Anthony T. Yeung）教授创建，用一种同轴脊柱内镜操作系统，使手术者经单通道即可完成直视下的广角椎间盘内操作，先进行腰椎间盘的组织摘除，然后再向后退出工作通道，进而摘除椎管内突出游离的间盘组织，最适合椎间盘源性腰痛的髓核减压术和撕裂纤维环成形术。②TESSYS（transforminal endoscopic spine system，TESSYS）：是德国霍格兰（Hoogland）设计的脊柱内镜手术系统，经椎间孔入路，先行椎间孔成形，进入椎管内行直接神经根松解和椎管内减压。③简式技术（easy technique，ET）：由中国张西峰在学习 YESS 的理念和技术的基础上，结合 TESSYS 的风格，"面对后纵韧带边缘"为核心理念，先进行椎间盘内减压，然后根据患者的病理改变，进行直视下的硬膜囊前方减压。简化了脊柱内镜的操作流程，不做透视下椎间孔成形避免了过多的危险操作动作，降低了过多的 X 线暴露。外科直视操作

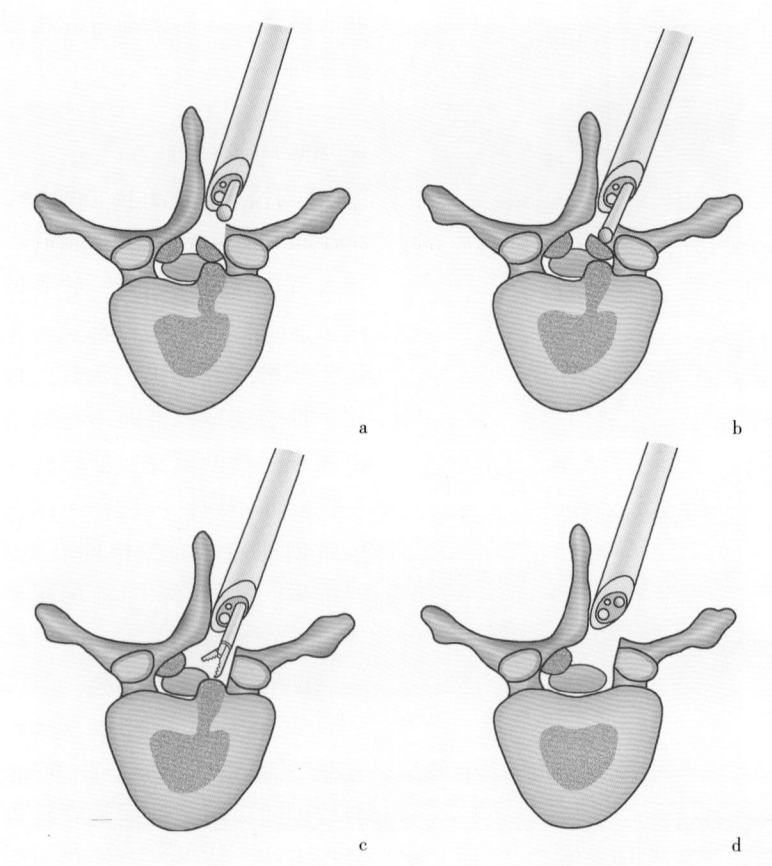

a. 内镜视野监测下应用高速磨钻打磨椎板；b. 脊柱内镜下切除骨化黄韧带（病灶）；c. 绕至脊髓前方切除病变（突出椎间盘）；d. 病灶切除后神经获得充分减压。

图3　胸椎后路脊柱内镜减压技术

精确有效，对于处理复杂的腰椎间盘突出症病例和复发病例有更多的优势。经过不断拓展，脊柱内镜技术已经在其理念指导下，逐渐应用于脊柱退行性变、脊柱感染、脊柱骨折、脊柱肿瘤、脊柱畸形以及脊柱各种手术后的返修。

经椎板间隙入路　最早用于椎间盘突出的治疗，尤其是 $T_5 \sim S_1$ 椎间盘突出的治疗。更多用于治疗椎管狭窄。经皮椎板间入路内镜下腰椎管减压术（percutaneous interlaminar endoscopic decompression，PIED）包括：①单侧入路双侧减压术（Unilateral laminectomy for bilateral decompression，ULBD）。单边（左或右侧）

切口，运用磨钻、骨刀或枪钳等工具去除上、下位部分椎板和棘突基底部扩大骨窗到达对侧，去除增生内聚的小关节、肥厚的黄韧带、突出的椎间盘等压迫神经的组织，从而达到双侧减压的目的，临床上用于腰椎管狭窄症的治疗，特别适用于腰椎管后外侧狭窄为主的患者。②单侧双通道内镜技术（unilateral biportal endoscopy，UBE）。采用两个通道，一个是内镜通道，另一个是操作通道。采用两个通道的优势在于操作器械不受尺寸的限制，因此 UBE 在各种脊柱微创技术中是效率最高的技术。除了常规的各种类型的间盘突出病例，尤其适用于复杂腰椎间盘突出、腰椎管狭

窄、腰椎滑脱、腰椎翻修病例等复杂病例的内镜微创治疗。

腰椎内镜技术作为一种较为成熟的脊柱微创技术，可望成为腰椎间盘突出症治疗的金标准。随着器械的发展、技术水平的提高，脊柱内镜治疗脊柱疾病正在获得逐渐拓展。

（张西峰　张嘉靖）

jǐzhù xiǎnwēi wàikē jìshù

脊柱显微外科技术（microsurgical technique for spinal disease）　运用脊柱外科显微镜或高倍放大镜以及相应手术器械，放大手术视野进行手术操作，通过尽可能小的皮肤切口施行精细且精准的手术，使脊柱外科手术以最小的医源性损伤实施最有效的治疗。在手术显微镜下能够清晰地观察和辨认细微组织，操作精细，在提高疗效的同时减少组织损伤，显微外科技术是治疗颈椎病、腰椎间盘突出等疾病的标准手术方式。在欧美一些国家，很多神经外科医师从事颈椎病、腰椎间盘等脊柱退行性疾病的治疗，使显微外科技术在脊柱外科得到广泛应用；而在中国，脊柱外科疾病的治疗基本由骨科医师承担，以常规开放手术为主，所以显微外科技术在脊柱外科领域的应用受到了限制。由于脊柱外科手术大多视野狭窄，术者难以看清细微的组织结构，而工作空间的局限、深在，术者稍有不慎即会损伤到脊髓、神经和营养血管。20世纪70年代初，国际上开始将显微外科技术应用于脊柱外科手术。运用手术显微镜或高倍放大镜，扩大手术视野，放大组织结构，在更清晰的条件下进行操作，明显提高了操作的精准性，使脊柱外科手术以最小的医源性损伤达到最佳的效果。

适应证　上颈椎前路松解、齿状突切除，上颈椎后路松解、固定、融合，下颈椎前路椎间盘切除减压植骨融合术（anterior cervical discectomy and fusion，ACDF）/前路椎体次全切除减压植骨融合术（anterior cervical corpectomy decompression and fusion，ACCF），下颈椎后路椎间孔切开减压术，脊柱椎管内占位病变切除术，腰椎减压术（腰椎间盘突出症、腰椎管狭窄症），显微镜通道辅助的微创腰椎融合术。

优点　常规的脊柱外科手术，术中灯光很难进入手术切口，需要反复调整光源，且效果不佳，造成手术视野中组织结构显露不清晰神经损伤的发生率高。但脊柱外科手术显微镜下，光线可以方便有效进入手术切口内的工作区，在放大及充足照明的条件下进行手术操作，神经损伤及其他并发症的发生率大为降低（图1，图2）。同时，由于椎管内存在丰富的静脉丛，在常规光照条件下，手术时很难看清出血点，常采用明胶海绵、脑棉填塞、冰盐水冲洗等方法止血，但这些方法止血效果并不理想、止血不彻底，造成视野不清晰而误伤组织，或者术后引起椎管内迟发性血肿而压迫神经等严重并发症。而应用脊柱外科显微镜时，在放大的视野中可以准确找到出血点，配合使用双极电凝，可以准确、快速地对椎管内静脉丛止血。同时，术中在直视、放大的前提下行牵拉神经根、硬膜囊等操作，减少神经损伤的发生。

（张西峰　张文志）

脊柱通道技术（channel technique for spinal disease）　通过一个可扩张的术野管道，利用配套器械来完成的脊柱微创技术。传统的腰椎手术，如椎管减压、椎间盘切除和节段固定融合等术式，已经证明了其有效性和安全性。但是，手术本身伴随的损伤，尤其是软组织的损伤，既影响到手术的安全，也间接关联治疗的效果。通道技术在完成手术野显露的同时，能尽量减少脊柱周围软组织的损伤。

脊柱不同部位的结构有区别，距离体表的距离有区别，通过通道进入的手术器械也不一样，以腰椎后路通道技术为例，通道的直径从14~25mm不等。从通道的种类来说，有固定直径的通道，也有直径可变的可扩张通道。通道放置的路径可以是经肌间，也可以是经肌内。一般无须损伤椎旁肌在椎板、小关节等附件上的

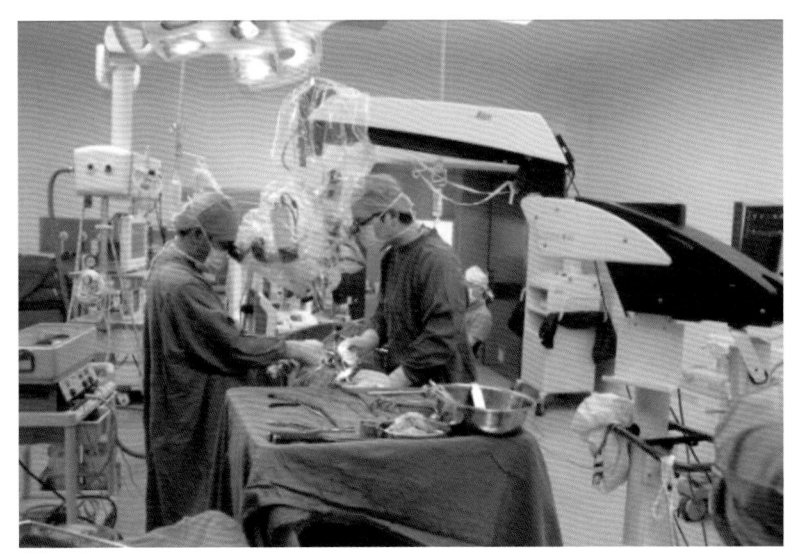

图1　显微镜通道辅助的微创腰椎融合术中大体照片

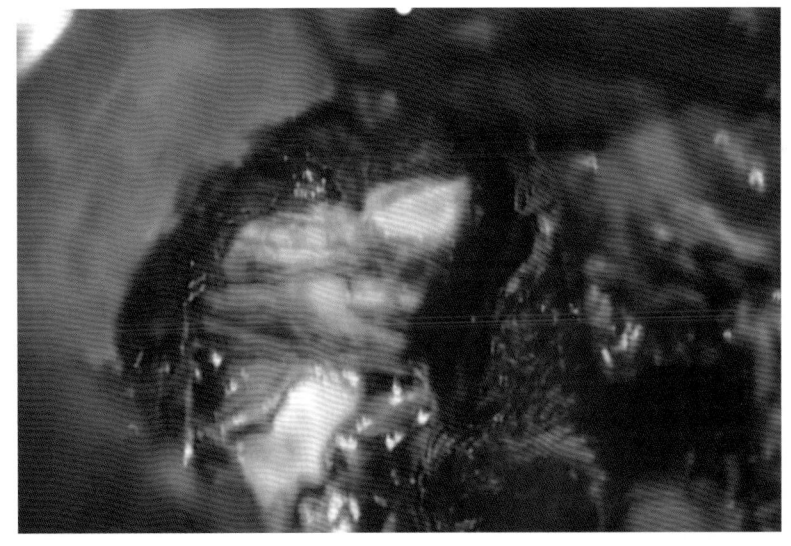

图2　在手术显微镜放大及充足照明的条件下神经结构得到高清晰显露

止点，减少椎旁肌的失神经改变。1997 年，史密斯（Smith）和福利（Foley）报道通道辅助的椎间盘切除术，为了改善术中的视野照明和放大，作者引入了显微内镜技术，较好地优化了通道手术的术者体验，极大地推动了腰椎手术的微创化。2004 年后，显微内镜退出，通道技术逐渐确定了以通道技术加显微镜技术的主流术式。

通道技术取得了长足的发展，从腰椎，胸椎到颈椎均有成功应用；具体操作，也从椎间盘切除，椎管减压直到节段固定融合；一些新兴的腰椎融合技术，如小切口经椎间孔入路腰椎椎间融合技术（MIS-TLIF），经侧方入路腰椎前路融合术（LLIF）/斜外侧腰椎椎间融合术（OLIF）等，都有通道技术结合显微镜技术的成功应用。

（张西峰 梁裕）

xiǎoqiēkǒu jīng zhuījiānkǒng rùlù yāozhuī zhuījiān rónghéshù

小切口经椎间孔入路腰椎椎间融合术（minimal invasive surgery-transforaminal lumbar interbody fusion，MIS-TLIF）

通过后路切除腰椎单侧小关节而达到处理椎间盘、探查松解神经并进行椎间处理、植骨融合的技术。术中对硬膜及神经根影响较小，降低了并发症风险；对脊柱稳定性的影响较小；可以提供前柱的支撑和稳定，重建相应节段的正常解剖曲度，结合后路椎弓根螺钉内固定，提高了融合率，优于传统的后路腰椎椎间融合术（PLIF），因此获得迅速推广。1982 年，哈姆斯（Harms）等提出经椎间孔入路腰椎椎间融合技术（TLIF）。2002 年，福利（Foley）首先报道了小切口经椎间孔

入路腰椎椎间融合术（MIS-TLIF）。其通过一侧多裂肌间隙入路置入固定或者可扩张通道，分离和显露椎间关节，切除患侧小关节后经椎间孔进行腰椎间盘切除减压、固定以及前后柱融合。MIS-TLIF 保留了棘上韧带、棘间韧带的完整，减少了切口周围多裂肌等肌肉软组织剥离、牵拉及挤压损伤，具有术中出血少、术后恢复快、住院时间短、腰背部疼痛发生率低的优点。经过 10 多年的发展，MIS-TLIF 在手术技术、手术适应证等方面得到不断充实和完善，为越来越多的脊柱外科医师所接受。利用直径比较大的工作套筒（3~4cm），以病变节段为中心扩张显露来完成减压、融合与固定的 MIS-TLIF 被称为小切口 TLIF。

适应证 ①不合并神经症状或合并单侧神经症状的腰椎滑脱［迈丁（Meyding）Ⅰ型/Ⅱ型］。②伴有腰椎失稳的椎间盘突出症（包括极外侧型椎间盘突出）。③非手术治疗无效的椎间盘源性腰痛。④单节段复发性椎间盘突出症伴腰痛。⑤椎间盘切除术后椎间隙塌陷导致椎间孔狭窄。⑥椎体间假关节形成。⑦椎板切除术后腰椎后凸。⑧腰椎畸形伴冠状面/矢状面失平衡。

禁忌证 ①多节段椎间盘累及（>3 节段）。②严重骨质疏松。③重度中央管发育狭窄。④椎间盘中央钙化。⑤严重脊柱滑脱［迈丁（Meyding）Ⅲ型/Ⅳ型］。

基本操作 患者全麻后俯卧于手术床上。透视腰椎正、侧位确定手术节段并做标记。以手术节段为中心、患侧棘突旁 2.5cm 处做纵切口长约 4cm，依次切开皮肤、皮下组织及腰背筋膜，沿多裂肌和背最长肌间隙潜行分离

后置入工作通道，显露外侧椎板及椎间关节。切除患侧椎间关节，显露椎间盘，逐步地切除髓核并刮除终板软骨。椎间隙植入自提髂骨颗粒或者骨粒填充的椎间融合器。在直视下置入远、近端椎弓根螺钉，安装连接棒并固定。透视辅助下经皮置入对侧椎弓根螺钉固定。透视腰椎正、侧位确认，关闭伤口。

注意事项 MIS-TLIF 采用较小的手术切口和工作通道，所以术中难以做到充分暴露，如果止血不彻底、解剖不清楚，较易发生神经根、硬膜损伤和螺钉植入位置不佳等并发症。双侧椎间盘突出、严重腰椎滑脱、椎管、侧隐窝及双侧神经根管重度狭窄者建议行双侧通道下减压。

术中及术后并发症 并发症的发生率很低，主要包括神经根炎、内固定物位置不良、硬膜损伤、脑脊液漏、导丝断裂、椎间融合器下沉、内固定断裂以及感染等。借助显微内镜或者显微镜显示手术视野，有助于减少术中神经根损伤和硬膜损伤等并发症的发生。

临床疗效 MIS-TLIF 的临床疗效与 TLIF 相近，在脊柱正常结构损伤、手术时间、出血量、住院时间、康复时间和并发症发生率等方面都具有明显优势。

（张西峰 范德刚）

xiéwàicè yāozhuī zhuījiān rónghéshù

斜外侧腰椎椎间融合术（oblique lateral interboy fusion，OLIF）

利用左侧腰大肌和腹主动脉之间自然间隙安放工作通道，去除退行性变的椎间盘组织，恢复椎间隙高度和生理弧度，有效缓解硬脊膜和神经根压迫的技术。迈尔（Mayer）于 1997 年首先提出改良小切口经前路腰椎椎间融

合术（mini-anterior lumbar interbody fusion，Mini-ALIF），2012年西尔韦斯特（Silvestre）等将其正式命名为斜外侧腰椎椎间融合术（OLIF）。OLIF广泛应用于治疗腰椎退行性疾病，更加完善的OLIF工作通道、侧路牵开系统也得以发展和改良。直视下在腰大肌前下方钝性显露椎间盘并建立工作通道，使手术操作更加安全、简便。OLIF相比传统椎间融合术，其具有创伤小、出血少、恢复快及融合率高等优点，已成为一种新的脊柱微创技术。

适应证 主要适应证包括腰椎间盘突出症、盘源性腰痛、腰椎节段不稳症、轻中度腰椎管狭窄症，退行性腰椎滑脱症以及腰椎侧后凸畸形等。在脊柱感染、腰椎术后邻椎病、融合术后假关节形成等情况的治疗中也能取得一定的成效。

手术方法 患者采用全身麻醉，取右侧卧位，左侧入路。术中予以神经电生理监护。借助C臂X线机确定目标节段处于标准侧卧位，并在体表标记目标椎间隙前后径的中点。单节段以目标椎间隙中点向腹侧2~3 cm处做长约4cm的纵或斜切口；多节段采用平行腹外斜肌纤维做斜行切口，起自近端手术椎间盘中点至远端手术椎间盘中点腹侧3cm。切开腹外斜肌筋膜后依次沿肌纤维方向钝性分离腹外斜肌、腹内斜肌和腹横肌的肌纤维，进入腹膜后间隙。直视下用科布（Cobb）剥离器沿腰方肌前方钝性分离腹膜后脂肪，用OLIF直角拉钩向腹侧牵开腹部脏器、血管鞘、输尿管和腹膜等组织暴露腰大肌和腹主动脉间隙。显露椎间隙中部1/2，插入导针。透视确定正确的手术节段并调整导针至椎间隙的中

部，逐级置入扩大管套件，并根据扩张器上的刻度标记选择合适深度的牵开挡板，最后安装和固定牵开挡板。在头端的牵开挡板上置入稳定钉并使其尽量靠近下终板，随后撑开通道并安装照明系统，暴露完整的手术视野。切除目标节段椎间盘，刮除软骨终板，序贯使用植入物试模撑开椎间隙，确定合适的填塞人工骨或自体髂骨的融合器型号大小并置入之。C臂影像增强器透视提示融合器位置佳后，小心拆除牵开器系统，再次检查邻近血管神经等软组织情况，用生理盐水冲洗术区，视手术区域渗血情况决定是否放置引流管，逐层缝合，关闭切口。

并发症 ①血管损伤：OLIF术中发生的主要为节段动脉、髂静脉的损伤。②腰椎交感神经损伤，表现为左下肢皮温升高、无汗、感觉异常、皮肤变色以及患侧下肢肿胀等，症状一般多在数周至数月内自行缓解。③腰丛神经损伤：一般为一过性损伤，表现为左下肢屈髋无力、大腿前外侧疼痛和麻木。④输尿管损伤：常较为隐匿，发生率为0.3%~1.6%，术后可因输尿管引流不畅出现肾积水引发肾包膜紧张或漏尿引发急腹症，可以通过泌尿系彩超或静脉肾盂造影明确。⑤融合器沉降：发生率约为10%，其发生主要与骨质疏松、术中终板损伤、节段不稳等因素有关。

（张西峰 范顺武）

dāncè shuāngtōngdào jǐzhù nèijìng jìshù

单侧双通道脊柱内镜技术

（unilateral biportal endoscopy/biportal endoscopic spinal surgery，UBE/BESS） 经皮单侧双通道脊柱内镜技术是新近出

现，融合了内镜技术和脊柱外科常规手术理念的混合手术方式。这一技术最早报道于2013年，由埃及索利曼（Soliman）在文献中描述了脊柱内镜灌注下间盘切除术（irrigation endoscopic discectomy，IED）。金真成（Jin Hwa Eum）率先在韩国开展这一技术并命名为经皮双通道内镜减压技术（percutaneous biportal endoscopic decompression，PBED）。随后韩国孙尚奎（Sang Kyu Son）将这一技术进一步开拓发展，使这一技术在韩国大规模开展，命名为单侧双通道内镜（unilateral biprotal endoscopy，UBE），并且成立UBE学术组织，使UBE技术在韩国蓬勃发展。同时孙尚奎也是UBE学会的主席和领军人物。

随后，韩国崔大正（DJ Choi）和崔瑢明（CM Choi）等也提出了使用单侧双通道脊柱内镜治疗腰椎管狭窄，将此技术命名为双通道内镜脊柱手术（biportal endoscopic spinal surgery，BESS）。UBE和BESS两者虽命名不同，但技术和理念核心基本一致。此后，经皮脊柱内镜单侧双通道技术迎来了快速发展的阶段。陆续报道了使用双通道技术处理椎间孔狭窄、极外侧间盘突出、再发性间盘突出、椎间融合等，并取得了满意的手术效果。

UBE/BESS是融合传统开放手术、关节镜与脊柱内镜的一种混合技术，降低了单通道脊柱内镜的学习曲线，拥有比传统单通道脊柱内镜更优的视野，可以使用常规手术器械，器械操作角度范围更大，因此切骨效率更高；适用于部分单通道脊柱内镜不易处理的情况，是单通道脊柱内镜的有效补充，在保证与开放手术

近似的手术效果的同时，减少医源性创伤，加速患者康复，进一步扩大脊柱内镜技术的手术适应证。

脊柱单侧双通道内镜技术内容主要包括同侧后入路（ipsilateral posterior approach，IPA），对侧入路（contralateral approach，CLA）和远外侧入路（far-lateral approach，FLA）三种手术入路。其中，前两种入路 IPA 和 CLA 联合起来就是 ULBD（单侧椎板间入路双侧减压技术），主要用于处理中央椎管狭窄和双侧侧隐窝狭窄，而 FLA，主要用于处理椎间孔狭窄以及极外侧间盘突出病例。

UBE/BESS 具有更广的手术视野，可以使用常规手术器械，且器械操作角度大，提高了手术效率，根据最近的一项荟萃（Meta）分析结果证实，与传统单通道对比，应用单侧双通道脊柱内镜治疗腰椎管狭窄，其有效性和安全性均与前者无显著差异，而手术效率明显提高。单侧双通道脊柱内镜（UBE/BESS）发展迅速，临床适应证也在逐渐扩大。UBE/BESS 除适用于处理腰椎间盘突出症外，更适用于腰椎管狭窄症（包括椎间孔狭窄）、腰椎融合手术，甚至适用于颈胸椎椎管狭窄手术。

(张西峰　许卫兵)

jǐzhù wēichuàng jièrù jìshù

脊柱微创介入技术（spine interventional technique）

在影像设备辅助下，通过微创针刺或导管通道将理化治疗因子作用于目标病变或者神经处，治疗局部无菌性炎症、神经痛以及癌性疼痛等症状的技术。与狭义的血管内介入治疗技术不同。理化治疗因子主要包括射频脉冲、电热能、药物、等离子以及臭氧等。具有微创、可以重复、定位准确、安全有效的特点。常用技术主要包括神经阻滞技术、胶原酶化学溶解术、经皮激光椎间盘减压术（PLDD）、臭氧消融术以及射频治疗技术等。

神经阻滞技术　在神经组织周围注射局麻药，阻滞其痛觉信号传导，使所支配的区域产生麻醉作用的技术。常用包括肋间神经阻滞、坐骨神经干阻滞、颈丛、臂神经丛阻滞，星状神经节和腰交感神经节阻滞等。该技术需要术者熟悉局部解剖结构，以避免出现误穿并发症，如神经血管损伤、脏器穿孔、感染及截瘫等并发症。

胶原酶化学溶解术　在 C 臂或者 CT 引导下，将胶原酶准确地注射到突出的椎间盘内，使突出的椎间盘溶解并吸收，解除其对神经根的压迫，改善神经受压的症状。由于该治疗方法创伤小、疗效可靠，已成为治疗椎间盘突出所致的颈椎病、腰椎间盘突出症有效的微创介入治疗方法之一。其并发症包括疼痛加重、大小便障碍、感染、神经损伤及继发椎管狭窄等。

经皮激光椎间盘减压术（PLDD）　通过一根纤细的光导纤维发出脉冲激光，将突出的椎间盘部分髓核汽化，减轻或去除对神经的压迫、刺激，从而达到改善症状的治疗目的。其优势为创伤小，不出血，效果确切。其并发症包括椎间隙感染，无菌性炎症至疼痛加重，出现神经牵涉痛等。

臭氧消融术　通过向椎间盘髓核内注射少量臭氧气体，使髓核组织脱水萎缩，不损伤髓核周围组织以及神经，从而达到使椎间盘减压的目的。其优势在于：①疼痛症状缓解迅速。②臭氧可以被机体吸收，无残留。③臭氧具有的调节免疫、激活氧控以及消炎杀菌的作用，降低手术感染率。

射频治疗技术　是物理性微创镇痛治疗手段，通过特定的穿刺针输出仪器发出的超高频电流，精确地使针尖周围组织内发生离子振荡，局部温度升高，引起组织微小热凝固，起到镇痛作用，又称射频热凝或者射频消融；非毁损作用的射频称为脉冲射频，抑制神经痛觉递质的传导，起到调理镇痛作用。具体诊疗手段包括关节突关节射频治疗，脊神经神经干、神经节射频治疗，椎间盘射频治疗，肌腱、筋膜炎性痛射频治疗等。

(张西峰　张嘉靖)

gǔzhé yùhé

骨折愈合（fracture healing）

断裂的骨或骨小梁连续性恢复，重新获得骨结构强度的过程。骨折愈合是一个复杂而连续的过程。从微观上看，骨折愈合是将骨折所产生的生理和生化信号传递到骨折区的细胞，并通过多细胞介导机制控制成骨和破骨的过程；从宏观上讲，骨折愈合是骨逐渐恢复其载荷能力，最终达到原有刚度和强度的阶段性过程。骨折愈合是骨折断端之间的组织修复反应，这种反应表现为骨折的愈合过程，最终的结局是恢复骨的正常结构和功能。这一过程与软组织愈合的不同点在于软组织主要通过纤维组织完成愈合过程，而骨折愈合还需要纤维组织继续转变成骨组织以完成骨折的愈合过程。

骨的愈合时间　不同条件的骨折，即使在同一部位，愈合时间也可能有很大差别。简单的闭合性骨折在 3 个月尚未愈合，有可能是延迟愈合。复杂性骨折即使在半年愈合，也不一定是延迟愈合（表 1，表 2）。

骨折的临床愈合标准 ①局部无压痛，无纵向叩击痛。②局部无异常活动。③X 线平片显示骨折线模糊，有连续性骨痂通过骨折线。④在解除外固定情况下，上肢能平举 1kg 达 1 分钟，下肢能不扶拐在平地连续徒手步行 3 分钟，并不少于 30 步。⑤连续观察 2 周骨折处不变形，则观察的第 1 天即为临床愈合日期。第 2、第 4 两项的测定必须慎重，以不发生变形或再骨折为原则。

骨痂骨性愈合标准 ①具备临床愈合标准的条件。②X 线平片显示骨小梁通过骨折线。

（唐佩福　李　佳）

yuánfāxìng gǔjiā fǎnyìng

原发性骨痂反应（primary callus reaction）

在骨折早期，骨折端不能直接愈合，而是先由坏死骨邻近活骨所增殖新的组织，把它们连接起来。管状骨骨折后，局部骨髓、骨膜和邻近软组织以及活骨本身均受到损伤，同时骨折区微循环改变，使这些组织中的某些细胞死亡。因此，在骨折端会发生一定范围的骨坏死，进而发生原发性骨痂反应。这种骨痂反应无论周围或外界环境如何变化以及局部有无制动都会发生，但其发展是有限制的，在有利的条件下反应会继续下去，使骨折端发生连接；在不利的环境和条件下，如骨折端的间隙过大、制动不良等，虽然原发性反应相同，但骨痂不会继续形成，发生骨折不愈合。此种原发性骨痂反应系来自骨内的细胞。

（唐佩福　李志江）

jìfāxìng gǔjiā fǎnyìng

继发性骨痂反应（secondary callus reaction）

骨折后，在原发性骨痂反应进行的同时，来自骨折端邻近的非特殊性结缔组织的成骨细胞，也开始活动促进骨痂形成的过程。这些细胞的活动几乎是均匀地分布于骨折区，而不只是发生于接近骨折端。因为特别是在骨折早期，骨痂的血液供给不是来自骨，而是来自软组织。此种骨痂的形成大致可分为四期：①肉芽组织修复期。②原始骨痂形成期。③成熟骨板期。④塑形期。这一过程称为继发性骨痂反应。此种骨痂反应在骨折的愈合过程中起主要作用，其骨痂的形成依赖于周围的软组织条件。而损伤严重的骨折其周围软组织损伤也较重，骨膜可伴有广泛的撕裂，对骨折端周围的血供影响很大，对于这种患者，其继发性骨痂反应受到明显的影响，出现骨折延迟愈合或不愈合的风险加大。而术中如果骨周围软组织剥离广泛、骨膜破坏则会进一步加重骨折不愈合的风险。

（唐佩福　李志江）

表 1　珀金斯（Perkins）骨愈合时间　　　　单位：周

骨折类型	上肢		下肢	
	临床愈合	牢固愈合	临床愈合	牢固愈合
螺旋形或长斜行	3	6	6	12
横行	6	12	12	24

注：小儿愈合时间减半。

表 2　常见骨折临床愈合时间　　　　单位：周

骨折部位	愈合时间（周）
指骨（掌骨）	4~8
趾骨（跖骨）	6~8
手舟骨	>10
尺桡骨干	8~12
桡骨远端	3~4
肱骨髁上	3~4
肱骨干	5~8
肱骨外科颈	4~6
锁骨	5~7
骨盆	6~10
股骨颈	12~24
股骨转子间	6~10
股骨干	8~14
股骨干（小儿）	3~5
胫骨上端	6~8
胫骨干	8~12
跟骨	6
脊柱	10~12

gǔzhé zhíjiē yùhé

骨折直接愈合（direct union）

骨单位重建的生物过程，通过骨折块之间加压将其维持在绝对稳定的位置上，X线平片上仅可以看到细小骨折线的过程。又称骨折一期愈合。早期骨折部位变化很小，血肿逐渐吸收并转化为修复组织，几周后骨折内部哈弗斯管开始重建，骨折间隙以板层骨形式填充。接下来骨单位从微小的骨间隙直接穿过骨折线，形成微桥接或者交错。一期愈合的进展要慢于骨痂形成的愈合，骨细胞改建单位的血供主要来自骨内膜，而骨外膜仅提供部分血供。局部骨膜由于缺乏应力的刺激，很少或者没有骨痂形成（图1，图2）。

（唐佩福 李 佳）

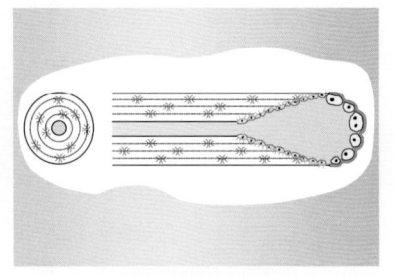

图2　骨单位重建

注：在骨单位顶部有破骨细胞，它在死骨中钻出一条隧道，顶部的后面，成骨细胞生成活性骨细胞形成新骨，并与毛细血管相接。

gǔzhé jiànjiē yùhé

骨折间接愈合（indirect union）

通过内、外骨痂的形成及改建使骨折愈合的方式。又称骨折二期愈合。骨块之间的相对活动可刺激骨痂的形成，加速骨的愈合。首先在骨折端周围形成肉芽组织，随后由于骨折端表面的吸收，骨折间隙增宽，之后间隙被新生骨充填，这些新生骨首先表现为修补，而后获得更为致密的结构，后者通过骨单位（哈弗斯系统）再塑型的过程达到并完成成骨的过程（图1）。有学者利用动物骨折愈合模型研究了骨膜性骨痂的生物力学变化。怀特（White）等应用家兔的外固定骨折模型，在骨折后的不同时期，将影像学和组织学资料同扭转刚度和极限强度进行了相关性分析，将骨折以后的愈合过程分为四个生物力学时期。①第一期：硬度增加，发生在21~24天。此期骨折扭转刚度增加，具有类似橡胶力学性能，扭矩低，角形变大，低负荷即可经过骨折处断裂。②第二期：硬度急剧增加，约在27天。此期相当于软组织在骨折裂口桥接，一直延续达到完整皮质骨的硬度，承受弯曲负荷时出现断裂，可能与骨块修复组织的去板层化有关，提示修复组织及骨段间的粘连带决定结构特性。③第三期：硬度与皮质骨接近，但强度较正常骨低，典型的生物力学表现为断裂仅有一部分发生在骨折部位。④第四期：刚度和强度与正常骨相似，断裂发生在原骨折以外的部位（图2）。

（唐佩福 李 佳）

gǔzhé yùhé yǐngxiǎng yīnsù

骨折愈合影响因素（factor affecting fracture healing）

骨折愈合的影响因素大致可分为局部因素和全身因素两大类别。

局部因素　包括局部血液供应情况、骨折类型、骨折稳定程度和治疗所采取的固定类型，以及部分神经因素。

局部的血液供应　是影响骨折最根本的因素。无论一期愈合还是二期愈合，良好的血液供应都是必要条件。成骨组织的活性主要取决于断端是否具有充足的血供，一切影响血液供应的因素，都会进一步影响骨折愈合的速度

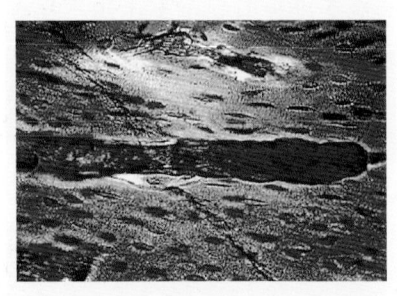

图1　骨皮质直接愈合的组织学表现

注：骨折内部哈弗斯管开始重建，骨折间隙以板层骨形式填充，此图骨折线为人为绘画以增强效果。

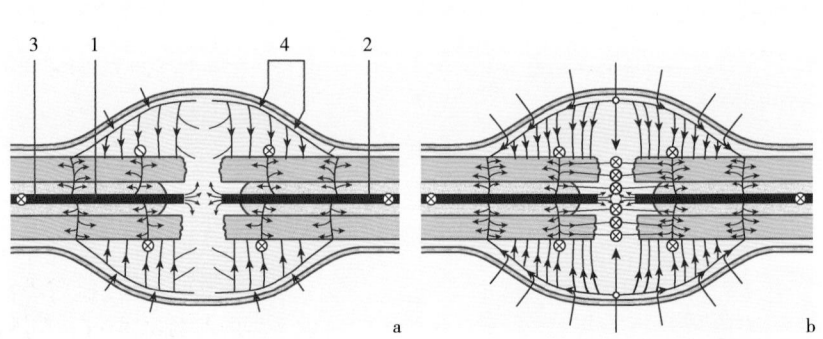

a. 骨桥接形成之前；b. 骨桥接形成之后；1. 营养动脉升支；2. 营养动脉降支；3. 干骺端动脉；4. 骨膜动脉。

图1　骨痂的血液供应

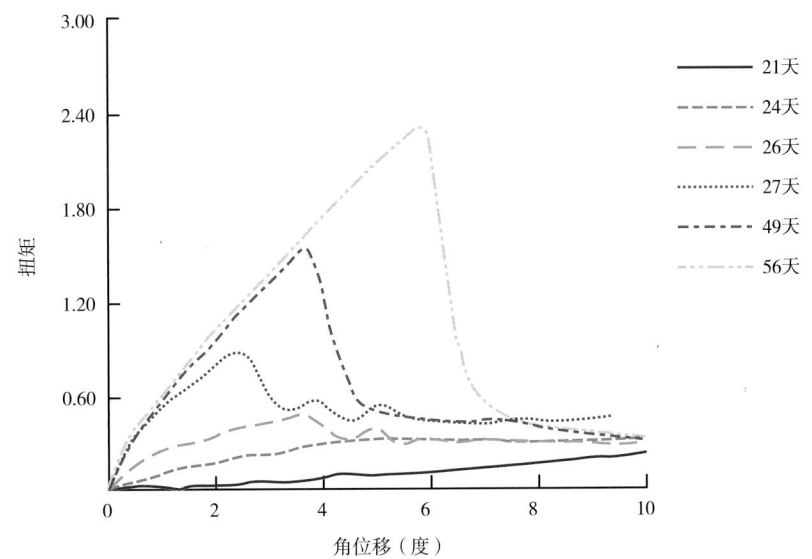

图2　处于骨折愈合过程中的家兔股骨的角位移是扭矩的函数
注：图中所示为骨折后不同时期测试的数据。

甚至能否愈合。某些特殊的骨折部位，即使在生理状态下的血供也很贫乏，如手舟骨、股骨颈和胫骨中下 1/3 处。这些部位在骨折后本身就有更高的发生骨折延迟愈合或不愈合风险。而骨折后骨皮质血供的主要来源是骨折断端周围的软组织，而修复组织也主要来自软组织而非骨组织本身。严重的软组织损伤、过度粗暴的复位过程、严重的骨折移位或手术中过度剥离、局部感染等因素均会影响软组织对骨折的血液供应。

骨折类型　对于愈合的影响也十分明显。通常来说，斜形和螺旋形骨折的断面接触面积更大，髓腔所占面积也更大，具有更好的断端和髓腔血供，而骨折本身的内在稳定性也更高，更利于骨痂的生长和骨折的愈合。而嵌插骨折由于骨折断端接触紧密，客观上形成了断端的加压，也较容易获得愈合。骨折断端分离移位、骨质缺损、软组织嵌顿、横行骨折、粉碎性骨折或多段骨折都会

造成骨折愈合过程延长，甚至可能发生不愈合。

骨折固定后的稳定程度　是骨折愈合的局部影响因素之一。稳定可靠的固定能够维持骨折复位，并允许早期功能锻炼。研究表明，骨折愈合早期的持续加压和中后期的周期性负荷有利于骨折愈合。因此，理想的内固定物应在早期具有坚强的固定，后期又与骨本身的弹性模量相近，避免应力遮挡和固定段发生骨质疏松。简单骨折使用接骨板或髓内钉进行内固定可以实现断端的有效加压，获得绝对或近似绝对的稳定性，并允许早期进行功能锻炼。对于复杂或粉碎性骨折，接骨板和髓内钉也可以达到相对稳定，通过骨折断端的良性微动产生骨痂从而获得二期愈合。外固定架和石膏/支具等外固定材料也可以获得相对的稳定。采用何种固定方式一方面取决于骨折类型，另一方面受制于医师的经验和技术。如果采用了错误的固定理念，不但无法为骨折提供足够有效的

稳定性，还可能由于对骨折断端的错误处理导致骨折不愈合的发生。

神经因素　是骨折愈合过程中不可忽视的因素之一。脑外伤患者的骨折愈合明显加快，且骨痂形成量大。颈脊髓和上位胸脊髓损伤患者常出现异位骨化。研究表明，神经生长因子（nerve growth factor，NGF）能刺激骨形成。在神经损伤后，该神经所支配的效应组织会产生更多神经生长因子，诱导损伤神经向效应器官生长。骨和周围骨骼肌所产生的神经生长因子则会促进骨痂形成。

全身因素　包括年龄、性别、患者营养状态以及全身药物应用等方面。

年龄　是骨折愈合的一个重要因素。随着年龄增长，骨膜细胞层会发生变化，骨外膜由富含血管和细胞性结构变为纤维结缔组织，骨损伤后细胞有丝分裂增加幅度较年轻患者减小，可用于骨组织修复的成骨性干细胞数减少，愈合时间延长。

性别　也会对骨折愈合时间产生影响。有报道发现，男性发生骨折不愈合的概率高达女性的 4 倍，而在肥胖和绝经后女性中，肱骨骨折不愈合的概率则高于男性。

患者营养状态　营养不良会骨折愈合造成严重影响。骨折后机体对营养的需求增加。缺乏钙和磷将延迟骨痂形成从而影响骨愈合。蛋白质缺乏会影响骨痂强度。贫血对骨愈合影响较大，主要影响软骨基质矿化过程。这一方面是由于体内氧张力下降；另一方面贫血时缺铁会直接影响能量代谢。糖尿病患者由于营养和神经血管功能缺陷，骨折愈合会

延迟。生长激素缺乏会导致骨连接延迟。

全身药物应用 糖皮质激素、抗凝血药物、非甾体类抗炎药及化疗药物均会对骨折愈合产生影响。香烟中的尼古丁会直接抑制骨细胞增殖及其功能，造成血管收缩，从而影响骨折愈合过程。

骨折的愈合过程是一个多因素、多阶段的过程，临床医师应当对各个因素有所理解并进行把控，以期获得良好的骨折愈合和伤后功能恢复。

(唐佩福 李佳)

骨折愈合时间 (healing time of fracture)

gǔzhé yùhé shíjiān

骨折愈合是一个连续的过程，其愈合时间大致可分为两期。前期是骨折愈合的准备阶段，包括局部出血、炎症反应、局部组织坏死、骨形成细胞的聚集增殖以及断端之间纤维组织、软骨和新骨的形成；后期是骨痂或者新生骨的成熟与重塑阶段，包括新生骨的矿化、板层骨的形成以及新生骨在力学刺激下重塑改建。骨骼的生长和重塑过程是受到其所属的力学环境影响的，这一结论由沃尔夫定律（Wolff law）得到总结。沃尔夫定律认为，骨的形状和功能的每一次改变，都会引起骨内部结构的某些特定性变化，同样也会引起其外部轮廓的继发性改变，这些改变的出现是符合数学定律的。骨折愈合与其他软组织愈合不同，不形成瘢痕。

血肿炎症机化期 骨折愈合的第一个过程是血肿的形成和炎症反应的发生，这一过程自损伤发生后骨折血肿形成开始，持续约2周。血肿来自受累骨皮质、骨髓、骨膜和周围肌肉血管的断裂。由于供血的缺乏和细胞活性的增加，骨折血肿的氧和张力在骨折后的第1个72小时显著下降。而炎症反应则是骨折早期愈合过程中主要的细胞反应。虽然炎症反应期可以持续很长时间，但在骨折愈合的早期，炎症反应占据主导地位。炎症反应可以早在骨折发生后3小时发生，其表现为中性粒细胞在骨折断端的聚集。在骨折愈合的早期即可检测到骨形成细胞分化的标志物，这也证实了骨折愈合是一个连续过程而并非分步骤进行的。通常，骨折的手术治疗选择在这一时期进行。

原始骨痂形成期 软骨痂形成通常开始于骨折后的第3周。取决于骨折断端不同的力学环境和血供情况，软骨或骨样组织会取代纤维组织和血肿成为骨痂的主要成分。Ⅰ型和Ⅱ型胶原的产生形成基质从而恢复骨折断端的稳定性。此时在影像学检查上无法发现骨折愈合征象，但此时可以发现骨痂早期矿化的征象。硬骨痂形成期是软骨基质向钙化的软骨基质进行转化的过程。这一过程开始于骨折发生后的数周内。临床上，这一期可在影像学检查中发现骨痂的钙化和固化。软骨痂和硬骨痂形成被称为骨折的修复期，可持续2~4周。

骨板形成塑形期 先前受损的组织向受伤前状态恢复的过程。这一过程开始于骨固化并可在达到骨性愈合后持续数月甚至数年。根据沃尔夫定律，这一过程包括骨内和皮质结构的加强。

骨折的愈合过程是一个连续的过程，受到多种因素的影响。应该将骨折的愈合视为一个整体而并非按照人为分期而分别对待处理。

(唐佩福 张卓)

骨折延迟愈合 (delayed union)

gǔzhé yánchí yùhé

不同部位骨折其延迟愈合的定义有所不同，通常指在预期的时间内，骨折没有发生愈合。

(唐佩福 张卓)

骨折不愈合 (nonunion)

gǔzhé bùyùhé

当骨折被认为在不进行任何治疗干预的情况下无法获得正常的生物学愈合，即认为该骨折发生了骨折不愈合。临床上，骨折不愈合通常被称为骨不连。骨折不愈合的定义是主观的，其标准具有很大的变异性。基于临床研究的目的，美国食品药品监督管理局（FDA）将骨折不愈合定义为骨折后3个月未愈合且连续观察3个月仍没有出现任何愈合迹象的骨折。米勒（Müller）基于胫骨骨折，将骨折不愈合定义为非手术治疗8个月未能愈合的骨折。上述两个定义是应用最为广泛的定义。然而，盲目应用这两种定义方法是具有瑕疵的。如存在大段骨缺损的长骨骨折并不需要进行长达数月的观察以判断是否会发生骨折不愈合。有学者对骨折不愈合提出了新的定义方法，即在治疗医师看来，在不给予任何进一步干预的情况下愈合可能性为零的骨折即可定义为骨折不愈合。骨折不愈合可以按照是否存在感染进行分类。非感染性骨不连又可以进一步根据其发生原因分为肥大性骨折不愈合、萎缩性骨折不愈合和营养不良性骨折不愈合。

(唐佩福 张卓)

肥大性骨不连 (hypertrophic nonunion)

féidàxìng gǔbùlián

肥大性骨不连的断端具有活性和足够的血供，表现为大量的骨痂形成，但骨折缺乏机械稳定性。在断端获得机械稳定性后，肥大性骨不连部位会发生软骨细胞介导的纤维软骨矿化，填充骨折间隙。纤维软骨的矿化可早在坚强固定后 6 周发生，同时伴有纤维软骨内的血管长入。固定后 8 周，钙化的纤维软骨逐渐吸收，非板层骨按照纤维软骨的方向进行沉积，最终由成熟的板层骨替代。肥大性骨不连的治疗通常不需要植骨，但是需要去除骨不连部位的组织。如果坚强固定并同时显露断端（如使用加压接骨板），进行去皮质化能够加速骨性愈合过程。如果不显露断端进行坚强固定（如采用髓内钉内固定或者外固定），则无须对骨不连的部位进行手术剥离和骨床准备。

（唐佩福　张　卓）

wěisuōxìng gǔbùlián

萎缩性骨不连（atrophic non-union）

骨折断端没有或者仅有很少的骨痂形成，且断端硬化或者吸收所形成的骨折不愈合。萎缩性骨不连的断端血供很差，不具有生物活性。由于其主要问题是生物学问题，萎缩性骨不连的治疗策略需要从生物学和力学两方面进行考量。在去皮质化的骨折断端区域放置大量的自体松质骨植骨是最常用的生物学刺激方法。清理小块的游离死骨并使用植骨桥接断端。大段骨缺损则可能需要进行牵张成骨等特殊技术的治疗。使用内固定或者外固定均可以获得力学稳定。需要注意的是，无论采用何种固定方式，都必须能够提供足够的把持力。在对萎缩性骨不连进行稳定和生物学刺激后，其再血管化将会在数月内缓慢进行，直至硬化的断端逐渐被有活性的骨组织所替代。对于大段的硬化骨是否应当切除仍然没有达成共识。采用接骨

板-螺钉固定的医师倾向于保留大块的硬化骨，在去皮质、坚强固定并植骨后的数月内，硬化骨会发生再血管化。而采用其他治疗方式的医师则倾向于切除大块的硬化骨并采用其他的方式进行重建。两者在治疗上都能够获得成功。

（唐佩福　张　卓）

gǎnrǎnxìng gǔbùlián

感染性骨不连（infectious non-union）

感染造成的骨折不愈合。感染性骨不连的诊断金标准是深部组织或骨组织的阳性培养结果。感染性骨不连给治疗带来了双重挑战：骨感染和骨未愈合。感染性骨不连是最难以治疗的骨不连类型。感染性骨不连的治疗目标包括清除感染、获得坚强的骨性愈合以及最大程度地恢复患者肢体功能。感染性骨不连的治疗策略取决于感染的特性，同时包含生物学和力学两方面。其治疗原则是通过多次反复的清创手术彻底清理感染，清除坏死和可疑坏死的组织，之后进行坚强固定和植骨。先前的内固定物是否保留仍然是临床医师难以抉择的问题之一。如果内固定物被证明不能提供稳定性，则保留内固定不会带来任何益处，应果断取出。大段骨感染的切除和清理会造成大段骨缺损，通常需要采用牵张成骨的方法进行重建。感染性骨缺损的治疗是一个艰难漫长的过程，应依据不同的患者情况、致病菌和骨折类型制订个性化的治疗方案。

（唐佩福　张　卓）

yíngyǎngbùliángxìng gǔbùlián

营养不良性骨不连（oligotro-phic nonunion）

该种类型的骨折不愈合其断端具有一定活性和血供，但几乎没有或较少形成骨

痂，通常是骨折端明显分离、移位或内固定时骨折端未能准确定位造成的。其治疗方法包括复位骨块以增加骨性接触面积、植骨以刺激局部生物学活性或两者同时进行。骨块的复位可通过内固定或外固定完成。对于断端表面质量较差且没有骨痂形成的营养不良性骨不连应当进行植骨。

（唐佩福　张　卓）

gǔzhé bìngfāzhèng

骨折并发症（complication of fracture）

骨折之后若不及时处理或处理不当，可能产生不同程度的并发症，影响骨折的愈合和患肢功能，甚至危及生命。

骨折早期并发症 ①重要血管损伤：骨折端直接刺伤、刺破重要动静脉，重者可造成失血性休克。或是压迫动静脉，致血管痉挛、破裂、血栓形成。②周围神经损伤：骨折时周围神经受到刺伤、压迫、牵拉所致。③感染：多发生于开放性骨折中，由于创口不洁，可发生感染。④脊髓损伤：脊椎骨折、脱位可造成脊髓压迫，在骨折平面以下产生截瘫或不全瘫。⑤缺血性肌挛缩：患肢受到严重的损伤，骨折处骨筋膜室内肿胀严重，造成骨筋膜室综合征，需急诊行筋膜切开减压术。⑥脂肪栓塞：当骨折时，骨折处髓腔内压力过大，脂肪细胞和静脉窦破裂，脂肪作为血肿内含物进入静脉循环，海绵状骨颗粒和较大的脂肪滴阻塞最小的肺血管分支，而小的脂肪滴可通过肺前毛细血管旁路进入肺静脉，造成肺栓塞。

骨折晚期并发症 ①坠积性肺炎：老年患者长期卧床，肺功能减弱，咳痰困难，痰涎积聚，容易导致呼吸系统感染。②压疮：骨折需长期卧床患者，在骨突起

处如骶部、后枕部和足跟部因长期压迫，致局部循环障碍，组织缺血坏死，形成溃疡，经久不愈。③尿路感染及结石：骨折后长期卧床，排尿不畅，或截瘫患者长期留置导尿管，可引起尿路感染或形成结石。④下肢静脉血栓：如下肢骨折后，石膏或其他固定方式使患肢制动，活动受限，小腿的肌肉不能正常发挥肌肉泵作用，血流缓慢和淤滞，因此容易形成下肢深静脉血栓。⑤损伤性骨化：关节脱位、关节邻近骨折及严重关节扭伤，因损伤较重、固定不良或是术中操作粗暴，致使骨膜下血肿形成，血肿机化，在关节附近的软组织内产生广泛的骨化块，影响关节活动。⑥关节僵硬：若关节被长期固定，易形成关节囊和周围软组织粘连、挛缩，引起关节活动障碍。⑦创伤性关节炎：骨折线累及关节或关节面软骨损伤，或关节内骨折复位不良，畸形愈合，可造成关节面不平或负重的关节面承受不均匀的压力，引起受累关节肿胀疼痛，功能障碍。⑧迟发性神经损伤：因骨折畸形愈合，致神经长期受牵拉或骨折处的神经受骨痂压迫和包埋而导致的神经损伤，多在骨折的中后期逐渐出现症状。⑨缺血性骨坏死：骨折后由于骨折段的血供障碍，可发生骨缺血性坏死。⑩骨折畸形愈合：骨折后因骨折对位不良或骨骼序列受影响，造成畸形愈合。⑪慢性骨髓炎：常见于开放骨折术后，创面持续性慢性感染，继发骨髓炎，需多次手术治疗。

(唐佩福 郭 徽)

zhīfáng shuānsè zōnghézhēng

脂肪栓塞综合征（fat embolism syndrome，FES） 常发生于伤后24～48小时，出现急性呼吸困难、意识障碍等临床表现的创伤后严重并发症。该病多见于骨盆或下肢长骨骨折，很少发生于上肢骨折。烧伤、代谢性疾病、严重感染、结缔组织病、骨髓炎、外科手术（关节置换手术和髓内钉手术）等也可导致该病发生。由于患者的临床表现差异明显，因此该病发病率很难准确统计。但是随着机动车的日益增多，高能量损伤势必会增加FES的发生。任何年龄阶段的人群都可能发生FES，但成年男性发病率最高，男女比例3∶1。儿童发生率仅为成年人的1%。相比白种人群，黄种人的发病率更低。据不完全统计，FES病死率为0.1%～5.5%，其中以中老年患者最高。随着多发伤救治复苏水平的提高，损伤控制理论在外科中广泛应用，以及对FES的病理生理机制认识加深，其发病率和病死率已有大幅度下降，但仍是威胁患者生命的严重并发症。

发病机制 该综合征是由于脂肪栓子进入血流阻塞小血管，尤其是阻塞肺内毛细血管，使其发生一系列的病理生理改变和临床表现。由于脂肪栓子归属不同，其临床表现各异。关于FES的发生有机械理论和生物化学理论两大理论。①机械理论：是最有说服力的肺栓塞理论。当骨折时，脂肪细胞和静脉窦破裂，脂肪作为血肿内含物进入静脉循环，海绵状骨颗粒和较大的脂肪滴阻塞最小的肺血管分支，而小的脂肪滴可通过肺前毛细血管旁路进入肺静脉。骨髓脂肪栓塞几乎发生在所有长骨骨折患者中，而仅有少数患者出现临床症状。FES的症状出现与栓塞脂肪的数量有关。因此，FES的发生率与骨折的数量和严重程度呈正相关。②生物

化学理论：创伤和骨折后，在肺内会有游离脂肪酸循环和生成，从而导致肺内皮细胞和肺细胞的直接损伤和毒害。在此基础上，毛细血管漏出、血管周围出血、血小板黏附以及血凝块形成，从而引起组织的损伤和器官功能障碍。

临床表现及诊断 脂肪栓塞综合征临床表现差异很大，塞维特（Sevitt）将其分为三种类型，即暴发型、完全型和不完全型（亚临床型）。不完全型按病变部位又可分纯肺型、纯脑型、兼有肺型和脑型两种症状者，其中以纯脑型最少见。

诊断 临床上对FES的确诊标准还在探索中，多采用格德（Gurd）推荐的方法，分为主要标准，次要标准和参考标准。

主要标准 ①皮下出血：可出现在伤后2～3天，双肩前部、锁骨上部、前胸部、腹部等皮肤松弛部位常见，也可见于结膜或眼底。皮下出血可成批出现，迅速消失，可反复发生。②呼吸系统症状：主要症状为呼吸困难、咳嗽、咳痰（经常有血性）。典型肺部X线可见全肺出现"暴风雪"状阴影，并常有右心负荷量增加的影像表现。但这种阴影不一定都能发现，而且如无继发感染，可以很快消失。因此，对可疑病例，可行多次床旁X线检查。③神经系统症状：主要表现为头痛、不安、失眠、兴奋、谵妄、错乱、昏睡、昏迷、痉挛、尿失禁等症状。虽很少出现局灶性症状，但偶然可有斜视、瞳孔不等大及尿崩症等。因此，当有些骨折病例出现难以解释的神经系统症状时，应怀疑脂肪栓塞。

次要标准 ①动脉血氧低于60mmHg。②血红蛋白进行性下

降，且低于 10g/L。

参考标准 ①心动过速，心率 > 120 次/分。②发热 > 38℃。③少尿且尿中出现脂肪滴。④血小板急剧下降。⑤红细胞沉降率（ESR）>70mm/h。⑥术后 3~7 天血清脂肪酶上升。⑦血中出现游离脂肪。

根据以上临床表现和实验室检查结果，当符合主要标准 2 项，或主要标准 1 项+次要标准和参考标准 4 项以上，可以确诊 FES。如无主要标准，但次要标准 1 项和参考标准 4 项以上，可诊断为隐性 FES。

鉴别诊断 该病需与呼吸窘迫综合征、休克及颅脑外伤进行鉴别诊断。①呼吸窘迫综合征：导致该病的发生原因很多，如外伤、休克、脓毒血症、吸入性肺炎等。脂肪栓塞也是其中的一个致病因素，临床症状也很相似。不同之处在于脂栓造成的局部栓塞，栓塞部位发生出血和渗出，形成间质性水肿和肺纤维化，主要影响换气功能。②休克：脂肪栓塞一般不伴血压下降和周围循环衰竭。实验室检查不存在休克时常出现的血液浓缩，反而表现为稀释，并伴血红蛋白下降、血小板减少，血细胞比容下降等。病情进展至晚期，休克和 FES 都会出现弥散性血管性凝血（DIC）。值得注意的是，脓毒血症继发的感染性休克，也会导致 FES 发生。③颅脑外伤：颅脑损伤患者意识障碍逐渐加重，伴发心率和呼吸频率下降，去大脑强直发生于临终时期。而 FES 患者意识障碍发生突然，昏迷程度深，伴发心率和呼吸频率加快，去大脑强直发生早（昏迷后很快出现）。若患者不伴颅脑外伤，突发神经系统症状，应警惕脂肪栓塞发生的可能。

治疗 目前尚没有一种能有效溶解脂肪栓子，解除脂栓的药物。对 FES 患者，应以对症处理和支持疗法为主，防止 FES 的进一步加重，应以纠正低氧血症和支持呼吸功能作为治疗重心，防止和减轻重要器官（肺和脑）的功能损害，促进受累器官的功能恢复。

呼吸支持 轻症者有自然痊愈倾向，而肺部病变明显的患者，经适当呼吸支持治疗，绝大多数也可自愈。因此，治疗呼吸困难和纠正低氧血症是最基本的治疗措施。一般轻症患者，可以通过鼻导管或面罩给氧，使动脉血氧分压维持在 70~80mmHg 即可。创伤后 3~5 天应定时进行血气分析和胸部 X 线检查。一旦治疗效果欠佳，并出现肺水肿时，轻症 FES 便进展为重症 FES。对于重症患者，主要指标为神志变化和动脉血氧<50mmHg，其病死率高，治疗效果和动脉血氧是否增高直接相关。应迅速建立通畅的气道和呼吸机辅助呼吸，短期呼吸支持者可先行气管内插管，长期者应做气管切开。

保护脑部，减轻脑损害 由于脑细胞对缺氧最敏感，脑功能的保护十分重要。对因脑缺氧而昏迷的患者，应行头部降温，最好用冰袋或冰帽，高热患者尤应如此。头部降温可以大大降低脑组织的新陈代谢，从而减轻脑缺氧状态和脑细胞损害。脱水有利于减轻脑水肿，改善颅内高压状态和脑部的血液循环。有条件的患者可用高压氧治疗。此外，还可以采用冬眠疗法减少颅脑新陈代谢。

纠正休克 休克可诱发和加重脂肪栓塞综合征的发生和发展，必须尽早纠正。在休克没有完全纠正之前，应妥善固定骨折，否则不但会加重休克，而且将诱发或加重 FES。在输液和输血的质和量上，需时刻注意避免引起肺水肿的发生。

药物治疗 ①低分子右旋糖酐：有助于疏通微循环，还可预防和减轻严重脂肪栓塞综合征所并发的弥散性血管内凝血。但对伴有心衰和肺水肿的患者，应慎用。②激素：有一定治疗价值。有减轻或消除游离脂肪酸对呼吸膜的毒性作用、降低毛细血管通透性、减少肺间质水肿、稳定肺泡表面活性物质的作用，并可减轻脑水肿。推荐尽早使用，并采用大剂量冲击疗法。③抑肽酶：用于预防和治疗 FES，其使用越早越好。主要作用可降低一过性高脂血症，防止脂肪栓子对毛细血管的毒性作用；抑制骨折血肿激肽释放和组织蛋白分解，减慢脂滴进入血流速度；可以对抗血管内高凝和纤溶活动。④白蛋白：由于其和游离脂肪酸结合，使后者毒性作用大大降低，故对肺部 FES 有治疗作用。⑤其他：加强抗感染治疗；使用强心类药物预防心衰；应用利尿药治疗肺水肿；使用气管扩张药治疗支气管痉挛；纠正电解质紊乱。

预后 症状较轻的 FES 经早期处理，一般预后较好，而暴发型预后不良。清醒间期短暂并快速再次进入昏迷的患者，提示其病情十分凶险。死亡原因多由脂肪栓子分解，释放游离的脂酸，导致出血性肺炎。因此，肺部 FES 是导致患者死亡的主要部位。FES 治疗成功后，还会存在一些并发症，如癫痫性精神症状、去大脑强直、性格改变、视力障碍、心肌损伤和肾功能障碍等，但是一般发生率不高。

预防 骨折复位时手法轻柔，并予以稳定的固定，对于预防 FES 非常重要。此外，预防感染和防治休克也是重要的预防措施。严重创伤后继发的休克，如果复苏延迟或者失效，则会增加脂肪栓塞的发生风险。在复苏过程中，还应该注意维持血正常的 pH，纠正酸中毒，必要时使用蛋白酶抑制剂。抑酞酶就是一种常用的蛋白酶分解抑制剂，能够抑制激肽系统的活性，稳定血压，并影响脂肪代谢，对 FES 有重要的预防作用。

(唐佩福 张伟)

gǔjīnmóshì zōnghézhēng

骨筋膜室综合征 （osteofascial compartment syndrome，OCS）

任何原因造成的组织间隙压力超过灌注压，导致由骨、骨间膜、肌间隔、深筋膜形成的骨筋膜室内组织（如肌肉、神经等）因急性缺血所致的一系列早期症状和体征。其特点是诱因多样、发展迅速，处理不及时或不当可造成肢体功能障碍、坏疽、横纹肌溶解、器官功能衰竭乃至危及生命等严重后果。菲利普斯（Phillips）认为其发病机制是局部密闭环境中正常组织损伤导致的组织压升高，毛细血管血流量减少，局部组织缺氧坏死。广义的骨筋膜室综合征是指机体一切相对密闭空间内的组织及器官急性或慢性缺血导致的症状和体征，包括腹腔骨筋膜室综合征、腰骶部骨筋膜室综合征及臀部骨筋膜室综合征，而狭义的骨筋膜室综合征是指发生于四肢的骨筋膜室综合征。

病因及发病机制 由于全身各筋膜室是各自独立且相对密闭的空间，其内多充填肌肉、神经、血管等组织，任何原因使得骨筋膜室内的内容物体积增加或容积骤减都可能导致室内组织的血液循环受阻，从而导致室内的神经、肌肉等组织进行性缺血、缺氧并出现相应临床改变。四肢的筋膜室由于其容积相对固定而最易受累。导致筋膜室容积及内容物体积改变的原因主要有以下五大类：①各种原因导致的血管损伤：包括血管破裂出血及通透性改变。肢体主要血管或弥漫性毛细血管损伤导致肢体缺血达 4 小时即可导致组织反应性肿胀，骨筋膜室内压力直接或间接升高可诱发该病。深静脉血栓形成造成的血液回流受阻也会导致患肢筋膜室内高压状态。此外，某些罕见情况，如蛇咬伤、蜂蜇伤甚至流感也可诱发筋膜室内血管通透性显著改变，进而导致该病。②各种原因如弥散性血管内凝血（DIC）、肝肾衰竭、白血病等所致的出血倾向：可能造成筋膜室内的出血使其内部压力骤增。③除直接血管损伤外的其他损伤：如创伤、骨折、挤压伤、烧伤、挫伤、过于激烈的体育锻炼及长距离徒步旅行等。④缺血-再灌注损伤：特别是血供重建术后，缺血导致细胞内储存能量的耗尽，造成细胞肿胀、水肿以及静脉回流受阻，进而导致小静脉内压升高、组织肿胀，最终使筋膜室内压等于毛细血管压，使组织血供及氧供减少导致缺血、坏死。⑤医源性损伤：体静脉输液不当，手术体位如泌尿系统以及盆腔手术所采取的截石位时间过长，各种血管侵入性操作，麻醉药物以及某些拟交感神经类药物的使用，绷带或夹板以及敷料包扎过紧，石膏外固定不当等，血栓栓塞以及心肌梗死的溶栓治疗同样可能因出血等并发症导致筋膜室内压力升高。以上各种诱因各有交叉，有些互为因果，可能导致恶性循环、病情恶化。

临床表现 ①疼痛：是该病最早最常见的症状，也被部分学者视为最重要的判断指标。疼痛的特点是创伤后患肢持续性剧烈疼痛，呈进行性加剧，疼痛超出骨折等创伤的范围，与损伤的程度不相称，镇痛药常无法缓解，且筋膜间隙压力越高，疼痛就越严重。被动牵拉痛是该综合征早期最敏感的指标，一旦出现这种表现即应断定已发生肌肉早期明显缺血。②肌力下降：是该病的重要观察指标。表现为肌力减弱，肌肉活动障碍，主要为手指伸屈障碍、足趾背屈及跖屈障碍及下肢伸屈活动障碍。③感觉障碍：常早于功能障碍，而出现麻痹则相对较晚。一般初期为感觉过敏，进而迟钝，后期感觉消失，早期容易被忽略。④皮肤张力和硬度：皮肤张力增大和触摸肌肉部位时硬度增加均是间隙内压力增高的外在表现，据此可判断间隙内压力的变化趋势，张力越大，表明肿胀越严重、间隙内压力越高，部分患者的伤肢皮肤可出现数量不等的散在性张力性水疱，局部肿胀明显，并有轻度苍白或发绀。⑤其他方面：患者可出现发热，体温高低不等，高时可达 40℃，可能为组织创伤或坏死组织吸收所引起。另外，当筋膜间隙综合征累及全身时，可出现血尿、少尿或无尿等肾衰竭及其他器官功能障碍的表现。临床上将骨筋膜室综合征典型的症状和体征归纳为 5P 征，即疼痛（pain）或由疼痛转为无痛（painless）、苍白（pallor）、无脉（pulselessness）、麻痹（paralysis）和感觉异常

（paresthesia）。然而，若患者出现5P征，常已失去最佳治疗机会，可能导致肢体残疾甚至截肢的严重后果。发生骨筋膜室综合征的过程中，感觉障碍常早于功能障碍，而出现麻痹则相对较晚。触痛，出现被动运动及牵拉痛时，无论是否伴随筋膜室内压力升高，均系明确紧急筋膜切开减压的指征。对于清醒患者，骨筋膜室综合征的早期表现为：患肢肿胀，触诊时软组织张力大乃至出现张力性水疱；过分疼痛，且定位不明确，常出现于肢体的远端，常重于损伤程度本身，有损伤与疼痛分离的现象，但是被动牵拉痛这一骨筋膜室综合征的高敏感指标主要表现在小腿，大腿少有症状；肌肉活动障碍方面，主要为手指伸屈障碍、足趾背屈和跖屈障碍、下肢伸屈活动障碍，并非所有患者均表现为苍白和无脉。

诊断 对于骨筋膜室综合征快速做出诊断非常重要。在很长一段时间内，认为延迟诊断是骨筋膜室综合征治疗失败的一个独立因素。因缺乏经验而忽视骨筋膜室综合征、临床表现不典型以及麻醉药镇痛技术掩盖临床症状都会导致诊断延迟。延误治疗骨筋膜室综合征易导致严重的并发症，如永久性感觉和运动丧失、挛缩、感染，有时必须采取截肢。严重病例在血流再灌注后会导致全身受损。为避免此类并发症，在治疗骨筋膜室综合征时，了解早期诊断方法非常重要。疼痛是骨筋膜室综合征最先出现的症状，是由缺血引起的。疼痛程度通常非常剧烈，常与临床表现不符。然而，用疼痛作为骨筋膜室综合征的症状表现有时并不可靠，因为疼痛的剧烈程度差异很大，

伴随神经损伤的骨筋膜室综合征，疼痛可能丧失或是不明显。除无意识患者无疼痛反应外，大多数患者都有疼痛症状。被动牵拉试验引起疼痛是骨筋膜室综合征的体征之一，如发生胫前骨筋膜室综合征时，跖屈足趾或足会使疼痛加剧。用这种体征判断并不比静息痛可靠，被动牵拉试验与静息痛的敏感性和差异性相差无几。

治疗 筋膜切开术是治疗骨筋膜室综合征唯一有效的方法，如果延迟治疗，会引起严重的并发症。由于骨筋膜室综合征发展迅速，而神经和肌肉难以耐受较长时间的缺血导致不可逆的改变。因此，以最短时间从损伤到确诊无疑是挽救神经和肌肉功能的关键，而延长诊断时间则不利于肢体感觉和保留运动功能。骨筋膜室综合征的治疗应基于个体化原则，其治疗目的是恢复正常的室内压力。虽然有各种非手术治疗，但是早期、彻底的筋膜室切开减压仍然是国际公认的治疗方法。及时地切开筋膜，缓解压力，使肢体功能障碍、结构性损伤减到最小，同时阻断了局部缺血和水肿的循环，防止更多的组织受损和降低感染风险。治疗时加强补液和碱化尿液有助于防止因肌红蛋白释放导致的肾衰竭。此外，治疗的初始阶段应去除各种可能导致室内压升高的诱因，如纠正出血倾向、解除绷带或石膏等外部致压因素可以达到一定辅助治疗的作用。有临床数据表明，在施行筋膜切开术过程中，76%的患者可以发现大的血肿形成。术中清除血肿可以防止血肿内继发的纤溶亢进导致的持续性出血，同时有助于减少诸如异位骨化及延迟发生的骨筋膜室综合征等并

发症。此外，术中需清除坏死及失活组织并延期关闭切口以防止再灌注性肿胀。

并发症 如果及时处理，骨筋膜室综合征并不常见。延迟诊断被认为是骨筋膜室综合征治疗失败的一个独立因素。6小时之后再行筋膜切开减压，可能会导致明显的后遗症，包括肌肉挛缩、肌无力、感觉丧失、感染和骨折不愈合。严重病例，因感染或者功能丧失而必须采取截肢。

预防 ①解压：肢体伤后应快速脱离压迫，进行伤口的包扎和伤肢的固定，必要时，要每隔一定时间放松一次，以减轻患肢的缺血时间。②冷敷：损伤早期（一般为48小时）可局部不同部位交替冷敷，以减少渗出和局部组织的出血或者充血，从而达到减轻骨筋膜室间的压力，阻止肢体肿胀的发生。冷敷时间一般以30分钟为宜。在冷敷的过程中，医务人员要密切观察挤压处皮肤的颜色、感觉以及温度变化。严密观察患者的全身情况和生命指征。③抬高患肢：有利于血液和淋巴液的回流，但要控制抬高时间，时间过长，可以引起体位性供血不足，从而加重缺血。大量的临床实践证实，抬高患肢同时做患肢的肌肉被动或者主动收缩运动，这将非常有利用肌肉舒展以及收缩功的能，从而促进血液回流，这样可防止肢体供血不足，并且有助减轻肢体肿胀。④药物治疗：早期可应用20%甘露醇以及5mg的地塞米松，甘露醇可减轻组织肿胀，消除水肿，缓解压力。有研究证实甘露醇能显著的减轻水肿和有效的保护肾脏功能，但对无尿患者禁用甘露醇。地塞米松和甘露醇联合应用可短时间阻断组织过氧化，从而可有效避

免组织损伤等的恶性循环；快速静注生理盐水可有效预防挤压伤可能引起的急性肾衰竭。增加补液量和补液速度可有效降低肾功能损害发病率。

预后 ①若筋膜室内压力不大，时间较短，切开及时，大多可恢复正常活动。②当肌肉完全缺血达4小时以上、神经干完全缺血达12小时以上将引起肌肉坏死及神经功能障碍，造成不可逆性损伤，最终需行截肢术。③长时间缺血、肌肉神经坏死，无氧酵解酸中毒、内环境紊乱，细胞碎片堵塞肾小管造成少尿肾衰竭和毒素随血液循环，将影响其他脏器功能，增加多器官功能衰竭的发生和死亡风险。

(唐佩福　郭　徽)

jīnmó jiànxìyā

筋膜间隙压 (compartment pressure, CP)

评价骨筋膜室综合征受累间室的组织压。怀特赛德 (Whiteside) 于1975年最早使用简单的测压方法测量室筋膜内压，取得较好效果。将18号针头直接插入所需测量的骨筋膜室内，针头末端连接水银血压计从而直接测量骨筋膜室内压力，此法简单方便，至今仍在临床广泛使用。其缺点主要是针头易被筋膜室内软组织堵塞从而影响测量的准确性。因此，随后出现了各种改良的测量方法。如罗拉贝克 (Rorabeck) 使用带侧孔的导管置入筋膜室内代替直接针头穿刺测量压力，奥布雷 (Awbrey) 使用带侧孔的针头穿刺进行室内压力测定，可以同时测量多个筋膜室内压力。莫德 (Mode) 等对三种方法比较发现，后两种测量有效地避免了室内软组织的堵塞，从而提高了测量的准确性，两者之间测量结果差异无统计学意义，

罗拉贝克法可避免测压部位的反复穿刺，并且可进行动态压力测定，患者无明显不适。威利 (Willy) 又将传感器连接于测压主机上从而可以直接显示筋膜室内压力。尽管测压方法多样，然而正确的测压方法同样对测量精确性影响较大。赫克曼 (Heckman) 研究发现，筋膜室内压力最高点常位于骨折或损伤平面的5cm范围内，超过此范围筋膜室内的压力可降低20mmHg左右。因此，宜在损伤平面的5cm范围内寻找压力的最高值，并且尽可能测量所有的筋膜室。无论使用何种方法测量，都需要至少暂时停止溶栓治疗，以防止发生出血并发症。此外，由于个体耐受性的不同，对筋膜室内压力阈值的确定，仍存在争议。过去常以穆巴拉克 (Mubarak) 等提出以筋膜室内压力超过30mmHg作为临界标准，确定手术减压的指征。然而，骨筋膜室综合征发展过程中的血压变化可能对测量结果产生影响。因此，临床常采用麦奎因 (McQueen) 的标准，即舒张压与筋膜室内的压力差<30mmHg为指征。国际上公认骨筋膜室综合征的诊断主要依靠主诉和临床表现，筋膜室内压的测定仅作为参考。因此，扬青 (Janzing) 等提出在临床表现不明显或难以诊断时应测定筋膜室内压力。对于怀疑有骨筋膜室综合征倾向的患者进行筋膜间隙压检测，如需发现筋膜间隙压增高，结合临床症状，若高度怀疑骨筋膜室综合征，则需急诊行切开减压手术治疗。

(唐佩福　郭　徽)

quēxiěxìng jīluánsuō

缺血性肌挛缩 (Volkmann contracture)

上、下肢的血液供应不足或包扎过紧超过一定时限，

肢体肌群缺血坏死导致机化，形成瘢痕组织，逐渐挛缩而形成的特有畸形。缺血性肌挛缩是骨筋膜室综合征的严重后果。提高对骨筋膜室综合征的认识并予以正确处理是防止缺血性肌挛缩发生的关键。缺血性肌挛缩一旦发生则难以治疗，效果极差，常致严重残疾。典型的畸形是爪形手和爪形足。

(唐佩福　郭　徽)

xiǎotuǐjīnmó jiǎnyāshù

小腿筋膜减压术 (calf fascia decompression)

开放小腿筋膜间室，从而阻止因小腿组织压力增高损害血液循环而引起肌肉和神经坏死的手术。骨筋膜室综合征一经确诊，应立即进行筋膜室切开减压术。早期、彻底切开筋膜减压认为是防治肌肉、神经发生缺血性坏死的唯一有效方法。

应用解剖 小腿被胫骨、腓骨及骨间膜、深筋膜、小腿前外侧肌间隔及小腿外侧肌间隔分为四个间隙，即四个骨筋膜室（前室、外室、后浅室、后深室）。①小腿前间室：前为深筋膜，内侧为胫骨，后为骨间膜、腓骨，外方为前侧肌间隔。容纳胫前肌、第1趾伸肌、趾长伸肌、第3腓骨肌、腓深神经及胫前动脉。发生骨筋膜室综合征后，出现伸足、伸𧿹、伸趾障碍，足背第1、2跖骨处之皮肤感觉发生障碍。被动屈足、屈𧿹、屈趾引起严重疼痛。小腿前外侧发红、紧张、压痛，临床较多见。②小腿外侧间室：前为外侧肌间隔，内侧为腓骨，后方为后侧肌间隔，外侧为深筋膜。容纳腓骨长、短肌，腓浅神经。发生骨筋膜室综合征后足不能外翻，足背皮肤感觉障碍，被动使足内翻时引起剧烈疼痛，皮肤及皮下组织紧张，在小腿外侧

有压痛，临床少见。③小腿后浅间室：前壁为小腿横隔与后侧肌间隔，后方为覆盖腓肠肌的深筋膜。容纳有比目鱼肌、腓肠肌与腓肠神经。此处发生骨筋膜室综合征者多见于股血管、胭血管损伤，表现为强直性尖足畸形，被动背屈足部时引起疼痛，小腿后方上半紧张并有压痛。④小腿后深间室：前为胫骨与骨间膜，外侧为腓骨及后侧肌间隔，内侧远段有小腿深筋膜。容纳第1趾屈肌、趾长屈肌、胫后肌、胫后动脉和胫神经。此处发生骨筋膜室综合征时，足趾呈痉挛性屈曲，足底麻木，被动伸趾时引起疼痛，小腿下段内侧、跟腱前部紧张有压痛，足底感觉障碍。

手术方法 患者平卧位，膝下垫枕，髌骨朝上，自腓骨小头远侧4~7 cm至外踝尖近侧约5 cm（腓骨长肌腱腹交界处），于小腿后外侧做一与腓骨平行的纵行直切口。切开皮肤、皮下组织，于切口两侧、在筋膜表面用纱布将皮下组织推开形成前、后皮瓣。其间要妥善保护位于肌间隔附近、呈放射状排列的皮肤穿支动脉；在切口远侧推开前侧皮瓣时，要注意保护穿出外侧肌间隔的腓浅神经。推移皮瓣清楚显示小腿筋膜间室前侧、外侧、后浅或后深四个间室。前、外侧肌间隔能够直接触及，后浅间室的筋膜首先被切开，随后是外侧间室，最后是前侧间室。通过踝关节背屈、跖屈、内外翻运动，检查间室内每一块肌肉。为了避免出血，只能手术切开间室表面的筋膜，不能切断间室内肌肉。用鼠齿钳（Allis钳）夹持外侧肌间隔的后面部分向外侧牵开，外侧间室内的肌肉组织自外侧肌间隔表面向前侧推开，直至显露外侧肌间隔

在腓骨附着部位，在腓骨表面、锐性切断外侧肌间隔，完成后深间室彻底减压。减压时必须沿腓骨附着部位的表面切开外侧肌间隔，以免损伤腓侧血管神经束。后深间室的充分减压的标志是抵达间室内的长屈肌，通过屈伸趾的跖趾关节可以确定长屈肌的肌腹和肌腱。一旦四个间室都充分减压，检查间室内各肌肉的颜色、韧性和收缩能力，以评估肌肉的活性。确认坏死的肌肉，应予彻底清除。筋膜间室减压之后，切口的处理可以选择多种方式：负压封闭引流术（VSD）、血管弹性细带拉拢缝合、无菌敷料加压包扎以及联合应用等。推荐使用VSD装置，因为它可以封闭伤口、使其与外界环境隔开、减少细菌污染机会，同时还能够促进肢体肿胀的消退。应用弹性细带拉拢缝合技术主要是为了有效避免减压切口皮肤的挛缩，不只是推进皮瓣缩小伤口。小腿应该采用石膏或支具制动，维持踝关节于中立位，防止术后跟腱挛缩，导致踝关节僵硬在跖屈位。

并发症 ①缺血-再灌注损伤：大量毒素进入血液循环，导致休克、心律失常、急性肾衰竭等严重并发症的发生，危及生命。②感染：伤口局部坏死组织残留等原因造成术后感染。③活动受限：术后功能康复锻炼不足或肌腱软组织损伤太重造成术后功能活动受限。④皮肤缺损或不愈合：术后伤口缝合困难，需植皮覆盖伤口。

（唐佩福　郭 徽）

qiánbìjīnmó jiǎnyāshù
前臂筋膜减压术（forearm fascia decompression） 开放前臂筋膜间室，从而阻止因前臂组织压力增高损害血液循环而引起

肌肉和神经坏死的手术。是治疗前臂骨筋膜室综合征唯一有效的方法，如果延迟治疗，会引起严重的并发症。骨筋膜室综合征发展迅速，而神经和肌肉难以耐受较长时间的缺血。因此，以最短时间确诊无疑是挽救神经和肌肉功能的关键，而延长诊断时间则不利于保留肢体感觉和运动功能。前臂骨筋膜室综合征治疗目的是恢复正常的室内压力，早期、彻底的筋膜室切开减压仍然是国际公认的治疗方法。

应用解剖 骨筋膜间室由强韧的纤维组织紧密相连构成，筋膜间隔与骨干间形成一相对封闭的骨筋膜间室，包裹其内容物如肌肉组织、血管、神经等，无足够的扩展余地，前臂筋膜间室区由前臂双骨、骨间膜、肌间隔和筋膜组成，分为掌侧、背侧和"流动束"骨筋膜间室。前臂掌侧骨筋膜间室的后壁是尺骨、桡骨和骨间膜，前壁是前臂筋膜，骨间掌侧动脉，正中神经、尺神经和桡神经浅支在此间室内通过，此筋膜间室在肘窝部得到肱二头肌腱膜的加强，覆盖在肱动脉和正中神经上，为缺血性肌挛缩的好发部位，有学者认为前臂掌侧间室包括掌浅部、掌深部和旋前方肌骨筋膜间室三个间室。但是，实际应用上没有必要把这些间室区分出来；前臂背侧骨筋膜间室位于尺骨、桡骨和骨间膜的背侧，内含指伸肌、拇指伸肌、拇长展肌和尺侧腕伸肌，此筋膜间室在后壁得到肱三头肌腱膜的加强，骨间背侧血管和神经在此间室内通过。

手术方法 前臂掌侧筋膜切开时，做整个前臂掌侧的S形全长切口，由肱二头肌肌腱内侧起越过肘窝，经前臂掌侧正中，达

肌腱肌腹连续部，必要时可跨过腕管（注意切口与腕横纹勿成直角），分开变性的肌纤维束，清除血肿，怀疑有肱动脉损伤时一并显露并探查，必要时行动脉吻合或动脉移植术，用组织剪推行全长打开筋膜，深筋膜及各屈肌群肌膜均应彻底切开减压，并探查血管及神经，及时探查修复血管损伤及松解神经，向远端分离，沿掌长肌腱和正中神经的尺侧缘切开腕横韧带，对正中神经麻痹或感觉异常的病例，要探查整个受伤区域内的正中神经全长，正确处理骨折及创口，不需要一期闭合切口，留待二期处理；前臂掌侧筋膜切开后，要对前臂背侧筋膜间室进行检查或测压，通常掌侧筋膜切开后即可使背侧肌肉进行充分减压，若怀疑背侧同样存在筋膜间室综合征，可行背侧切开减压，切口从外上髁远端开始，在指总伸肌和桡侧腕短伸肌之间切开，向远端延长约 10cm，轻柔剥离皮下组织，打开筋膜以减压。

并发症 同小腿筋膜减压术。

（唐佩福 郭 徽）

jǐyā zōnghézhēng

挤压综合征（crush syndrome）
人体的肌肉在受到长时间压迫（常在 1 小时以上）时，会坏死缺血从而出现局部明显肿胀，这就是挤压损伤，通常发生在大腿等肌肉丰富的部位。当损伤部位的血液和组织蛋白破坏分解后，会产生大量有毒物质，随着压力解除、血流恢复，毒素释放并到达全身各处，而后引起身体一系列的损害，主要是少尿甚至无尿这类肾衰竭的表现，这种情况就是挤压综合征。

病因 该综合征通常发生于以下情况：①地震等自然灾害导致的房屋倒塌。②塌方、车祸、火灾等事故中，重物砸压或挤压。③其他情况下（如服用过量安眠药、一氧化碳中毒、独居的老年人不慎摔倒等），患者因意识不清或不能控制身体，导致肢体被自己的身体压住。

临床表现 临床症状可分为局部症状和全身症状。①局部症状：肢体疼痛、肿胀，皮肤压痕、变硬，皮下瘀斑，皮肤紧绷，受压皮肤周围有水疱形成等。严重者可发生骨筋膜室综合征。②全身症状：根据毒素影响的脏器及病情严重程度因人而异，患者一般可出现疲倦、头昏、食欲减退、面色发白、胸闷腹胀、便秘等症状。部分患者可伴有发热、面红、尿黄、浓茶色尿、心率增快等。严重者心悸、气短、无尿，甚至发生面色苍白、手脚冰冷、大汗淋漓等休克症状。

主要特征：①休克：部分伤者早期可不出现休克，或休克期短而未发现，有些伤者因挤压伤导致强烈的神经刺激、广泛的组织破坏，大量失血后血压迅速降低，引起休克，而且不断加重，影响全身。②肌红蛋白尿：在受伤部位的压力解除后，通常 24 小时内会出现尿液改变，随症状由轻到重分别呈洗肉水色、茶色、棕色甚至棕黑色或酱油色。这是挤压综合征的一个重要特征，是坏死肌肉分解的产物随血流到达肾脏所致。③高钾血症：因为肌肉坏死，大量的细胞内钾进入循环，加之肾功能衰竭排钾困难，大量的钾在身体内堆积，甚至在 24 小时内会上升到引起心脏骤停的致命水平。高血钾同时会伴有高血磷、高血镁及低血钙，可以加重对心肌的抑制和毒性作用。④酸中毒及氮质血症：肌肉缺血

坏死以后，会有大量酸性物质释出，使机体呈代谢性酸中毒；严重创伤后组织分解代谢旺盛，大量代谢毒素积聚体内，患者可以出现神志不清、呼吸又深又重、烦躁、非常口渴以及恶心等一系列表现。

因为尿液的状态能反映挤压综合征患者的受伤程度，所以必须进行尿液相关检查。尿液能反映的问题主要包括：①挤压综合征患者多有尿液颜色变化，富含肌红蛋白的尿液常呈红棕色、深褐色或茶色、酱油色等。②挤压综合征患者常因急性肾衰竭而引起尿量减少，若每天少于 400 ml 为少尿，少于 100 ml 为无尿。③尿液检查也是判断疾病的重要依据，通过对尿量、尿比重、尿钠、尿肌酐、尿蛋白及管型等的综合分析有助于判断患者病情严重程度。健康人的尿中，肌红蛋白含量极少，当挤压综合征导致急性肌肉组织破坏时，会产生大量肌红蛋白。由于肌红蛋白分子量小，容易进入尿液中，就形成了肌红蛋白尿。肌酸磷酸激酶（CK 或 CPK）是肌肉缺血坏死所释放出的酶，可了解肌肉坏死程度，在不同时间抽血化验可以观察增长和降低的变化过程，这是诊断挤压综合征及判断其严重程度的重要指标。

诊断 诊断标准包括：①长时间受重物挤压。②持续少尿或无尿，并且经补液治疗尿量无明显增多。③有红棕色、深褐色（类似浓茶、酱油的颜色）尿。④尿中出现蛋白、红细胞、白细胞及管型。⑤血清肌红蛋白、肌酸激酶、乳酸脱氢酶水平升高。⑥伴有急性肾损伤（出现少尿或无尿，或进行相关检查发现血肌酐水平进行性升高）。常规检查包

括：①血常规、血型：了解有无感染，估计失血、血浆成分丢失或少尿期水分过多的程度，了解凝血情况；以备随时需要的输血治疗。②电解质及酸碱指标、血气分析：了解有无高血钾、高血镁、低血钙、酸中毒、缺氧等危及生命的情况。③肝肾功能：了解肝肾功能受损情况。④凝血功能及 D-Ⅱ聚体：了解有无严重凝血功能障碍，及时治疗以防出现全身严重致命性自发性出血。⑤血清肌红蛋白、肌钙蛋白、酶学系列：了解肌肉坏死以及心肌受损情况。⑥血乳酸、C 反应蛋白、血降钙素原：了解体内器官的血流情况，全身的炎症以及感染情况。

治疗 如下所述。

现场急救处理 ①抢救人员应迅速进入现场，力争及早解除重物压力，减少该病发生机会。②不要活动受伤的肢体，以减少组织分解毒素的吸收，减轻疼痛，尤其对尚能行动的伤者要说明活动的危险性。③受伤的肢体用凉水降温或暴露在凉爽的空气中。禁止按摩与热敷，以免加重组织缺氧。④不要抬高受伤的肢体，以免降低局部血压，影响血液循环。⑤受伤的肢体有开放伤口和活动出血者应止血，但避免应用加压包扎和止血压带。⑥凡受压伤者一律饮用碱性饮料（每 8g 碳酸氢钠溶于 1000～2000ml 水中，再加适量糖及食盐），既可利尿，又可碱化尿液，避免肌红蛋白在肾小管中沉积损害肾脏。如果没办法正常饮食，要用 5% 碳酸氢钠静脉注射。

早期切开减张的指征 如果存在以下三项则需要早期行切开减张：①有明显挤压伤史。②有 1 个以上筋膜间隔区受伤，局部张力高，明显肿胀，有水疱以及相应的运动感觉障碍。③尿液肌红蛋白试验阳性（包括无血尿时潜血阳性）。

治疗措施 ①抗休克、大量补液：在监护下予以充分的容量复苏，纠正休克状态。②碱化尿液：一般会给患者静脉注射碳酸氢钠，可以使尿中的酸性正铁血红素溶解度增加，有利于排出，预防肌红蛋白在肾小管沉积，从而保护肾功能，预防酸中毒。③利尿、脱水：在充分容量复苏的基础上，利尿脱水有助于增加肾血流量，防止肾功能衰竭，同时可以减轻筋膜间室内的压力，使部分患者避免行筋膜间室切开术。④抗感染：使用广谱抗生素，注射破伤风抗毒素。

若出现下列情况时，应该考虑截肢：①受伤的肢体没有血流或者血流严重不足，估计保留后无功能的。②全身中毒症状严重，经切开减张等处理，不见症状缓解并危及患者生命的。受伤的肢体并发特异性感染，如气性坏疽等。

若挤压综合征的患者出现急性肾衰竭，应该：①严格控制液体摄入量。②治疗代谢性酸中毒。③纠正水、电解质紊乱，尤其是高钾血症。④预防及控制感染。⑤促进肾功能恢复。⑥加强营养。⑦采取血液净化措施，包括血液透析疗法和持续血液滤过等以挽救患者的生命。

（唐佩福 梁永辉）

shēnjìngmài xuèshuān
深静脉血栓（deep vein thrombosis，DVT）
血液在深静脉内不正常凝结引起的静脉回流障碍性疾病。常发生于下肢。血栓脱落可引起肺动脉栓塞（PE）。小的血栓临床上无症状，并没有严重的后果，但是近心侧的深静脉血栓形成和肺栓塞密切相关。根据发病时间，DVT 分为急性期、亚急性期和慢性期。急性期是指发病 14 天以内；亚急性期是指发病 15～30 天；发病 30 天后进入慢性期。早期 DVT 包括急性期和亚急性期。

病因 DVT 是由正常血流中的凝血酶原与抗凝血因子失衡引起的，与血栓形成有关的三个因素是静脉淤滞、高凝状态和血管内皮损伤。深静脉血栓的形成通常发生于血流减慢的区域，如小腿深静脉。许多危险因素可诱使患者发生静脉血栓，如创伤、手术、制动、高龄等导致的静脉淤滞，血液呈高凝状态。全髋、全膝置换的患者，多发性创伤的患者以及脊髓损伤的患者是深静脉血栓形成的高危人群，如果不应用预防措施，将有 40%～80% 的深静脉血栓发生率，15%～50% 的近心侧深静脉发生率，以及 0.3%～0.5% 的致死性肺栓塞发生率。未采用血栓预防措施时，肺栓塞是关节置换术后最常见的致死原因。

临床表现 急性期下肢 DVT 主要表现为患肢的突然肿胀、疼痛，体检患肢呈凹陷性水肿，软组织张力增高，皮肤温度增高，在小腿后侧和/或大腿内侧、股三角区及患侧腘窝有压痛。发病 1～2 周后，患肢可出现浅静脉显露或扩张。血栓位于小腿肌肉静脉丛时，霍曼斯征（Homans sign）呈阳性。如果髂股静脉及其属支血栓阻塞，静脉回流严重受阻，组织张力极高，会导致下肢动脉受压和痉挛，肢体缺血。表现为下肢极度肿胀、剧痛、皮肤发亮呈青紫色、皮温低伴有水疱，足背动脉消失，全身反应强烈，体温升高。严重者发生休克和静脉性坏疽。静脉血栓一旦脱落，可随血流漂移、堵塞肺动脉主干或分支，根据肺循环障碍的不同程度引起相应肺动脉栓塞的临床表现。

诊断 患者近期有手术、严重外伤、骨折或肢体制动、长期卧床、肿瘤病史，出现下肢肿胀、疼痛、小腿后侧和/或大腿内侧有压痛时，提示下肢 DVT 可能性大。需要进一步的实验室检查和影像学检查以明确诊断。①血浆 D-二聚体测定：DVT 时血液中 D-二聚体浓度升高，但临床的其他一些情况如术后、孕妇、危重及恶性肿瘤时也会高，因此其敏感性较高，特异性差。②彩色多普勒超声：与静脉造影技术相比，彩色多普勒超声对检测术后无症状近心侧深静脉血栓的敏感性为 38% ~ 100%，对小腿深静脉血栓的敏感性为 10% ~ 88%。彩色多普勒超声是临床诊断 DVT 的首选方法。③CT 静脉成像、MRI 静脉成像。④静脉造影：静脉造影对发现术后高危患者中无症状及未完全阻塞静脉管腔的血栓是最可靠、敏感的方法，对发现近心侧及远侧血栓同样有效。

治疗及预防 可采用许多药物治疗及机械治疗措施来减少静脉血栓栓塞的危险性。药物治疗中所用的药物有华法林、肝素、低分子量肝素和肝素类药物、阿司匹林、利伐沙班等。早期 DVT 非肿瘤患者，建议直接使用新型口服抗凝药物（如利伐沙班），或使用低分子肝素联合维生素 K 拮抗剂，在国际标准化比值（INR）达标且稳定 24 小时后停低分子肝素。预防血栓形成的物理治疗措施包括早期运动、穿弹力袜、使用间歇性充气加压靴，以及间歇性距部加压装置，另外有研究发现低压硬膜外麻醉能减少全髋及全膝置换术后深静脉血栓形成的危险性，这是由于区域麻醉可阻断交感神经，使下肢血管扩张，血流增加，从而减少深静脉血栓的发生率。

（唐佩福 李佳）

fèishuānsè

肺栓塞（pulmonary embolism, PE） 各种栓子阻塞肺动脉系统引起肺循环和右心功能障碍的临床综合征。包括肺血栓栓塞、脂肪栓塞、羊水栓塞、空气栓塞、肿瘤栓塞等。肺血栓栓塞是最常见的急性肺栓塞类型。

病因及发病机制 肺血栓栓塞主要来源于深静脉血栓，其成因、高危人群在深静脉血栓章节已有表述，可导致肺动脉机械性阻塞，引起肺动脉高压、肺心病，进而通过神经体液因素导致支气管痉挛、通气异常、肺不张、胸腔积液等。

临床表现 缺乏特异性，主要表现为胸痛、呼吸困难、咯血、晕厥。其症状的程度与其急慢性及栓塞范围有一定关系。少量和小支的肺栓塞可不引起肺循环功能改变，大块血栓栓塞肺动脉或其主要分支可以引起急性右心室扩张、衰竭甚至死亡。急性肺栓塞临床体征常见低热、呼吸急促、心率较快、发绀、颈部静脉曲张，还可以有肺部干湿啰音以及肺血管杂音。

诊断 用于明确诊断的辅助检查有：①心电图：无特异性，多表现右心负荷过重，电轴右偏，肺性 P 波，V1 ~ V4、Ⅱ、Ⅲ、aVF 导联 T 波倒置或 ST 段压低，V1 呈 QR 型，S I Q Ⅲ T Ⅲ，不完全或完全右束支传导阻滞，窦性心动过速（占 40%），房性心律失常尤其房颤也较多见。②动脉血气分析：无特异性，可表现为低氧、低碳酸血症、呼吸性碱中毒。40% 患者血氧饱和度正常。③胸部 X 线平片：敏感性及特异性低，主要表现有栓塞近端动脉增粗，肺梗死性病变。④超声心动图：直接征象如直接看到血栓。间接征象如右室和或房扩大，右室壁运动减弱、室间隔运动异常，三尖瓣反流速度增快，肺动脉干增宽等。⑤血浆 D-二聚体：D-二聚体为纤维蛋白产物，浓度升高对诊断肺栓塞敏感度高，但特异性差。⑥肺通气/肺灌注扫描：敏感性高，特异性差。基本征象为一侧肺灌注不显影，而肺通气正常；大片放射性缺损区，或明显稀疏区；放射性分布稀疏区；新月形缺损区。如肺扫描基本正常，可排除肺栓塞。⑦CT 及 MRI：可显示肺动脉及其分支的血栓。螺旋 CT 及超高速 CT 诊断肺栓塞的敏感性及特异性均接近 100%。⑧肺动脉造影：诊断肺栓塞的金标准，具有较高敏感性及特异性。对存在肺栓塞易发因素的患者，尤其是有下肢深静脉血栓患者，需行增强 CT 或肺通气/灌注扫描，不能确诊或排除者，应进一步行肺动脉造影以确诊。

治疗 ①抗凝：低分子量肝素和华法林同时开始使用，INR 达到 2.0 ~ 3.0 停用低分子肝素，继续使用华法林。肺栓塞有明确的原因，如外伤和手术，华法林使用 4 ~ 5 周即可。如合并其他危险因素，如糖尿病、疾病未愈仍在卧床，需抗凝 6 个月。不明原因反复发生血栓或恶性肿瘤患者，需长期或终身抗凝。②溶栓治疗：仅限于血流动力学不稳定和巨大的髂股 DVT，有继发于静脉闭塞坏疽风险的患者。禁忌证有活动性出血，近期自发的颅内出血，近期外科大手术，10 天内出现的胃肠道出血，15 天内严重创伤，严重高血压，近期心肺复苏，血小板减少等。③下肢静脉滤网：适应证有以下几方面。a. 抗凝治疗禁忌而 PE 已证实。b. 尽管治疗充分但抗凝失败（如复发的 PE）。c. 高危患者中预防使用。使用滤网后应使用肝素抗凝，以防进一步形成血栓。④外科取栓及导管取栓。

预防 预防肺栓塞的关键是预防 DVT 的发生，包括抬高下肢，加强主动活动，经常变换体位，使用机械性措施及无须血液监测的抗凝药物。此外，手术麻醉时低压硬膜外麻醉能减少全髋及全膝置换术后深静脉血栓形成的危险性。

（唐佩福 付振书）

jiāogǎnshénjīng fǎnshèxìng yíngyǎng bùliáng

交感神经反射性营养不良

（reflex sympathetic dystrophy, RSD） 以超过原始损伤或手术后的疼痛为特征的自主神经系统对损伤（包括手术）发生的异常反应。过去有多种命名，如创伤后骨萎缩、灼性神经痛、肩手综合征等。

病因及发病机制 病因未明，多数发病前有外伤、手术、脑、脊髓和外周神经损伤病史。发病机制还不清楚。梅尔扎克（Melzak）和沃尔（Wall）认为脊髓后角角质层中某些细胞类似闸门控制系统，传导感觉冲动，分析传入冲动的类型、数量、频率，并输入中枢，理解为疼痛。他们提出大的传入纤维传入的冲动抑制此控制系统，使传入冲动减少；而小的传入纤维则能开放闸门，使通过闸门输向中枢的冲动增加，加重了疼痛感觉从而导致 RSD 的

发生。利文斯顿（Livingston）则提出继发于创伤和软组织损伤的周围感觉神经慢性刺激，传入冲动增加，产生中间神经元的异常活动，引起脊髓内联络神经元活动的增加，导致皮质的连续刺激，反过来又产生交感和运动传出纤维的连续刺激，从而导致 RSD。施瓦茨曼（Schwartzman）和麦克莱伦（Mclellan）认为 RSD 的发生是由于神经敏感性的增加，周围神经的异常激惹，改变了脊髓神经元对脑干及皮质影响的正常反应。杜佩（Doupe）等根据实验研究提出周围神经遭受创伤后，一种人工突触发生在感觉传入和交感传出神经纤维之间，周围感觉的刺激通过短路，使传入冲动增加引起疼痛，从而发生 RSD。RSD 的发生需依赖三个因素，即疼痛性损害、异常的自主反射及易感体质。对于 RSD 的发生最有说服力的理论是中枢介入的自主神经调节广泛失调理论。

分期 典型的 RSD 可分为急性期、营养不良期及萎缩期。①急性期在损伤后数天或数周有时甚至几个月后，表现为突发的自发性疼痛，持续时间约几周，感觉过敏或迟钝，病变部位皮肤温热干燥，潮红或皮肤湿冷发绀伴有肿胀以及毛发指甲的生长加快。②营养不良期：在伤后 3～6 个月，仍表现为烧灼样疼痛且扩大到周围，感觉、痛觉过敏加重，特别是触觉和温度觉，毛发生长缓慢，指甲卷曲失去光泽。随着运动范围的减小，肌肉失用性萎缩而致关节变得僵硬，水肿可能存在，X 线检查可发现骨质疏松。③萎缩期：常在病程 6 个月或更久后，仍有疼痛，皮肤温度降低，皮下组织萎缩，皮肤变薄光亮，受影响的皮肤出汗增加或减少，

由于挛缩关节僵硬固定、骨质疏松、肌肉萎缩。

临床表现 RSD 具有四个特征：①剧烈的或过度的延期疼痛。②血管舒缩功能失调（如肢体忽冷忽热，时红时白）。③延期的功能恢复。④不同程度的萎缩性改变。典型的 RSD 具有疼痛、营养障碍、皮温降低、触觉高度敏感、僵硬、肿胀及出汗异常。大部分因外伤所致，但严重的症状并不与手术或损伤的程度成正比。手和足为最常见疼痛部位，当上肢远端受累时，病侧肩关节可出现疼痛以及活动受限，导致肩手综合征。

诊断 主要依据于临床症状和体征。X 线平片可以出现斑点状以及广泛性骨质稀疏，但不特异。骨扫描对于其诊断具有较高特异性以及敏感性，静脉注射核素 5 秒、1～5 分钟和 3～4 小时后，分别观察血流显像、血池显像、延迟显影的改变，可见受累部位摄取核素显著高于正常组织，适用于早期局限型 RSD 或者 X 线检查阴性者。

治疗 包括神经阻滞，刺激镇痛，手术，药物（包括镇痛药、血管活性药物、神经营养代谢药物等），物理疗法，精神心理疗法等。早期诊断和治疗可达到较好疗效。

（唐佩福 李志江）

yúchún sǔnshāng

盂唇损伤（glenoid labrum tear）

肩关节是一个球窝关节，肱骨头为球大于关节盂形成的窝，盂被纤维软骨结构包围，增大了关节窝的面积作为盂的支撑系统，这一关节窝周围纤维软骨结构的损伤，就是盂唇损伤。随着肩关节的运动，头和盂之间的负荷和重复性应变，有时作用在盂唇上

导致撕裂。撕裂的盂唇可能导致疼痛，并部分或者完全性的肩关节脱位。最常见的原因是肩关节重复性的压力，如举重或者足球比赛中的肩关节直接撞击，当肩关节在摔倒时上肢突然外展，就有可能导致肩关节脱位和盂唇撕裂。

病因及发病机制　肩关节是人体活动度最大的关节，牺牲了稳定性来实现这种灵活性。由于骨性一致性差，关节囊松弛，盂肱关节非常不稳定，是人体最易发生脱位的关节。它依赖动态稳定截骨和神经肌肉系统而实现稳定。前方不稳定是最常见的外伤性不稳定，约占所有肩不稳定的95%。肩部外上或重复性劳损会导致盂唇撕裂。外伤多见于肩关节的直接暴力损伤，重复性举起重物的动作会造成劳损性损伤，频繁使用肩关节的运动员易发生上盂唇撕裂，如铅球、铁饼、网球、壁球、羽毛球等。

分类　上盂唇损伤称为SLAP病变（上盂唇前后损伤，也可能累及肱二头肌长头肌腱的止点）。关节盂中央以下边缘的盂唇撕裂称为班卡特（Bankart）损伤，也涉及盂肱下韧带。盂唇的撕裂可能经常发生在其他肩部损伤，如肩脱臼。

临床表现　盂唇撕裂的症状为肩关节过头顶活动疼痛，肩关节的交锁症状，活动肩膀时合并卡拉的弹响或研磨声，任何涉及肩膀活动引发的疼痛，肩关节不稳定感或脱位的恐惧感，肩关节的运动范围被动减小，肩关节无力。

诊断与鉴别诊断　首先要详细记录患者的病史，询问损伤发生的详情，是否有重复使用肩关节的病史，是否有反复举重物的职业史，是否有任何具体的事件使症状恶化。肩部将进行查体，触诊以寻找压痛点；测量肩部运动范围，评估肩关节是否稳定。如果合并一定运动范围内此弹响声或研磨感，就提示某个部位的损伤。CT或MRI可以证实盂唇撕裂的诊断，某些情况下MRI和CT也不能确诊，最终需要诊断性关节镜手术来证实盂唇撕裂。

治疗　非手术治疗包括非甾类体抗炎药的应用，还可应用理疗等其他的减轻炎症和缓解症状的手段，通过康复治疗以加强肩关节周围肌肉的锻炼，如果这些非手术治疗无法缓解症状，患者没有改善，可能进行关节镜手术，检查肩关节内的结构，确定患者症状的确切病因。如发现盂唇撕裂，在关节镜手术时，可以根据探查情况清创不影响稳定性的撕裂组织瓣，并修复任何其他相关的结构损伤，如果撕裂延伸到肱二头肌长头肌腱，或者引起肩部不稳定，则需要修复和重新连接肌腱，以治疗盂唇撕裂。盂唇撕裂手术后，患者将需要将手臂以吊带悬吊4周，并进行物理治疗，拉伸和加强肩关节周围肌肉，并进行一定范围的活动度锻炼。一旦患者能够进行无痛的肩关节活动，就应该逐渐恢复正常的活动。通常盂唇撕裂术后愈合约需要4个月。

并发症　包括肩关节粘连、功能受限、慢性疼痛等，手术治疗的并发症还包括神经损伤、感染等。

（姜保国　党育）

shàngyúchún zìqiánxiànghòu sǔnshāng

上盂唇自前向后损伤

（superior labrum anterior posterior lesion）　简称SLAP损伤。1985年安德鲁斯（Andrews）观察73例过顶运动的运动员，首次提出了肩关节上盂唇从前向后（SLAP）损伤，1990年斯奈德对上盂唇损伤进行进一步的描述，并且定义肩关节上盂唇前后部的损伤为SLAP损伤。肩关节十分灵活，盂唇外表类似膝关节中的半月板结构，环状的盂唇是肩关节的一个静态稳定结构。肱二头肌长头腱止点与上盂唇紧密连接，形成肱二头肌腱盂唇复合体，其在盂肱关节的稳定性尤其是前方稳定方面发挥着重要的作用。

病因及发病机制　患者的年龄影响较大，与30岁以下的人相比，35岁以上的人上唇对肩胛骨关节盂的附着不那么牢固。在30～50岁的人群中，上唇和前唇的缺损的概率更大，60岁或以上的年龄组中，年龄越大，越有可能发生SLAP损伤。有50%的SLAP损伤病例是40岁左右的患者，他们多有急性创伤、重复性损伤、摔倒在伸直的手臂或因重物搬运受伤史，后出现不稳定的体征和症状。两种最常见的损伤机制是摔倒时上臂伸展，肩关节遭受压力。在这种情况下，肩关节外展并在撞击时轻微前屈，即跌倒或肩膀直接受到撞击。在没有外伤的情况下，也会发现上盂损伤伴随撞击或肩袖疾病，可能是由于肱骨头上移肩袖不能有效地发挥作用，肱骨头在肩胛骨关节盂边缘慢性重复向上平移，逐渐将上唇和肱二头肌锚从肩胛骨关节盂上移出。投掷者会有重复性的微创伤。在撞击的瞬间，盂肱部接触点向后上方移动，并增加对后上唇的剪切力，导致脱皮效应，最终形成SLAP损伤。

分型　最广泛应用的是1990年斯奈德的分类法，Ⅰ型：肩胛上盂唇磨损、变性，但尚未撕脱，有完整的盂唇缘和肱二头肌腱锚；Ⅱ型：上盂唇及肱二头肌长头腱自肩胛骨关节盂撕脱，此型最常见，约占SLAP损伤的50%；Ⅲ型：上盂唇桶柄样撕脱，但部分上盂唇及肱二头肌长头腱仍紧密附着于肩胛骨关节盂上；Ⅳ型：上盂唇桶柄样撕脱，病变延伸至肱二头肌长头腱。部分上盂唇仍附着于肩胛骨关节盂上。撕脱部分可移行至盂肱关节，有时肱二头肌长头腱可完全撕脱。根据盂唇的分离涉及前侧面还是后侧面，Ⅱ型SLAP损伤进一步分为三种亚型，Ⅴ型：班卡特（Bankart）损伤扩展包括Ⅱ型SLAP lesion；Ⅵ型：伴有不稳定的瓣状撕裂上盂唇；Ⅶ型：上盂唇和肱二头肌长头肌腱分离，不累及盂肱中韧带。诺德（Nord）和赖（Ryu）在分类方案中增加了损伤是否沿后盂唇延伸至6点钟。Ⅸ型：病变是一种覆盖整个肩胛骨关节盂周围的瓣损伤；Ⅹ型：一种上唇撕裂并伴有后下唇撕裂（反向SLAP损伤）。

临床表现 最常见的症状是疼痛，通常是间歇性的，与过头运动有关。孤立性SLAP损伤少见。过头运动的运动员，尤其是投手，可能会出现手臂僵硬的症状，他们会因为投掷而肩膀疼痛，伴运动能力的下降。肩胛骨是肩关节运动的重要因素，肩袖肌肉对于固定肩胛骨和引导运动也很重要。

诊断与鉴别诊断 SLAP损伤很难诊断，它与不稳定性和肩袖功能障碍非常相似。临床可以发现肩袖间隙触痛，当存在SLAP损伤时，可进行前抽屉、外展和最大外旋恐惧、移位试验。此外，一些特殊的试验是有帮助的，包括喀拉试验（Clunk test），曲柄试验，动态挤压试验（O'Briens test），前滑试验，肱二头肌负荷Ⅰ和Ⅱ试验，以及主动压缩试验。清晰的放射学和关节镜盂唇图像可以帮助作出正确的诊断。MRI最常用，但可能不能表现出SLAP损伤。因此，肩部磁共振关节造影比普通MRI阳性率更高。磁共振关节造影是诊断SLAP损伤撕裂的有效技术。由于正常变异的存在也会有假阳性结果，使诊断更加困难。磁共振关节造影的灵敏度为82%～95.6%，特异性为69%～98%，准确度为74%～90.19%。功能评分主要包括罗韦（Rowe）评分（1988年版），牛津不稳定肩评分（OISS），西安大略肩不稳定指数（WOSI），欧洲生存质量学会（EuroQol）（EQ-5D和EQ-VAS）。临床检查极具挑战性，受伤的确切机制应该在病史中详细记录。体格检查也很重要，但是不应该单独使用，两种敏感试验和一种特异性试验相结合对诊断SLAP病变更有效。大多数专家认为关节镜是诊断SLAP损伤的最佳方法。鉴别诊断主要包括肩袖损伤、滑囊炎以及肩峰撞击综合征等。

治疗 无论如何，非手术治疗应该作为首选，包括物理治疗、力量训练、抗炎治疗和改变运动方式，撕裂不严重者可以有较好的疗效。手术取决于损伤的类型，但关节镜技术是最常用的，修复结果好，患者可恢复到损伤前的功能水平，了解SLAP损伤的类型对术后康复很重要。Ⅰ型清创，处理简单关节镜下清创而不损伤二头肌腱锚；Ⅱ型关节镜下上盂唇及肱二头肌长头肌腱止点固定，修复成功率极高；Ⅲ型关节镜清理无法修复的损伤并去除游离碎片后，减轻疼痛并进行缝合修复；Ⅳ型可以关节镜下修复或者清理。SLAP损伤关节镜手术可以采用后入口，前下入口和中盂入口，取决于损伤位置和外科医师的习惯。物理及康复治疗能够改善患者的肩关节功能，但50%以上患者最初的非手术治疗失败。非手术治疗似乎只在少数患者中有效，主要是Ⅰ型SLAP损伤或者不愿进行手术的患者。患者应避免加重活动，以缓解疼痛和炎症。必要时应用非甾体类抗炎药和关节内皮质类固醇注射。物理治疗应尽早开始。力量、稳定和运动是肩关节功能的组成部分，在康复过程中应重点关注以恢复肩袖、肩带、躯干、核心肌群及肩胛肌群的力量，恢复正常的肩部运动，并进行训练以改善动态关节的稳定性为重点。手术后的康复治疗，术后肩关节悬吊固定3～4周，康复计划取决于SLAP损伤的类型、所选择的手术方式以及其他伴随损伤的手术方式。一般来说，钟摆和肘部活动可以进行，避免外旋，外展限制在60°。术后4周采用辅助和被动技术增加肩部活动度。在4～8周，内、外旋转逐渐增加到90°。术后约8周开始阻力训练，加强肩胛力量。在第4～6个月，根据所进行的运动类型，开始专项运动训练，并逐渐恢复到伤前的活动水平。SLAP损伤修复可能失败，二头肌肌腱固定术或肌腱切断术是替代治疗手段，如果进行了肱二头肌肌腱固定术，建议至少10周不要进行肱二头肌活动，以使修复后的软组织完全融入骨隧道。

并发症 主要包括肩关节粘连、功能受限、慢性疼痛等，修复失败的二次手术，手术治疗的并发症还包括神经损伤以及感染等。

（姜保国 党 育）

Bānkǎtè sǔnshāng

班卡特损伤 (Bankart lesion)

盂肱关节前部盂唇的损伤。盂肱关节是一个球窝关节连接肩胛骨和肱骨，关节的一部分是盂唇软骨，是环绕关节盂、关节囊、韧带和支撑肌腱的纤维软骨结构，同时扩大了关节盂软骨的面积。班卡特损伤是由肩前反复脱位或半脱位引起的，肩关节前脱位会损伤关节盂周围的结缔组织环，同时也会破坏唇囊之间的连接。通常与内侧盂肱韧带的缺如或构造不良有关。这种伤损伤在排球、网球、手球等过头运动项目的运动员中常见。

病因及发病机制 肩关节是人体活动度最大的关节，牺牲了稳定性来实现这种灵活性。由于骨性一致性差，关节囊松弛，盂肱关节非常不稳定，是人体最常发生脱位的关节。依赖动态稳定截骨和神经肌肉系统而实现稳定。前方不稳定是最常见的外伤性不稳定，约占所有肩不稳的95%。肩关节脱位主要由过度的外展、上举和外旋运动引起。许多前脱位患者都有班卡特损伤。反班卡特损伤可发生在肩关节后脱位。

分类 ①纤维性班卡特损伤 (fibrous Bankart lesion)：关节囊破裂，盂肱韧带连同附着的关节盂唇从关节盂上撕脱。肩关节前脱位时最常见的是下盂肱韧带-唇复合体损伤，即经典的班卡特损伤，占创伤性肩关节前脱位的85%。②骨性班卡特损伤 (bony Bankart lesion)：下盂肱韧带盂唇复合体损伤同时伴有关节盂前下方的撕脱骨折。由于关节盂前下方的骨质缺损，可以导致梨形的肩胛骨关节盂变为倒梨形结构，出现关节不稳的主要因素。

临床表现 包括肩关节的疼痛、交锁以及易脱臼的倾向。患者常觉得不能控制自己的肩关节。多有肩关节脱位病史或者复发性脱位。

诊断与鉴别诊断 多数患者会有肩关节脱位病史，结合病史及肩关节疼痛和不稳定症状来进行初步诊断。虽然班卡特损伤常发生于肩关节脱位患者，但在体格检查中很难发现。需要进行MRI检查。通过MRI可以量化关节盂下盂肱韧带在关节盂下的相关内侧移位。如果有增强扫描造影剂进入关节盂和分离的唇韧带复合体之间，可以诊断班卡特损伤。软组织班卡特损伤在关节镜下可见唇状碎片附着在下盂肱韧带前带和肩胛骨骨膜破裂。骨性班卡特损伤也可通过X线平片发现。鉴别诊断应区分前上盂唇骨膜袖套样撕脱（ALPSA病变）、肩袖损伤、上盂唇自前向后损伤（SALP损伤）以及肩关节撞击综合征。肩关节不稳定评估可参考西安大略肩不稳定指数（WOSI）、瓦尔克-迪普莱（Walch-Duplay）评分法、ISIS评分等。

治疗 因患者首次脱位时的年龄而异，当患者首次脱位时年龄小于30岁，再次脱位的可能性>80%，建议手术治疗，修补撕裂的韧带及盂唇；但如果患者首次脱位时年龄大于30岁，再次脱位的可能性就大为减少，可以先行非手术治疗，包括：①休息，6个月内不能参加对抗性运动。②口服抗炎镇痛药可以减轻疼痛。③积极的肌肉锻炼。关节镜下锚钉缝合修复是一种有效的手术方法，与开放式修复对肩关节功能的改善没有显著差异。确定复发的危险因素，部分患者应考虑切开手术的必要性。危险因素有年龄25岁以下，韧带松弛，有较大的骨质缺损。在关节镜手术后仍然有1/3在手术后8~10年经历至少一次再脱位。关节镜下修复包括在关节盂内侧放置缝线锚，其缝线通过包括下盂肱韧带在内的软组织，必要时环绕骨碎片。缝合修复下盂肱韧带复合体，附加缝合锚钉可以固定骨片，并进一步修复唇状骨并移位关节囊。关节镜手术可成功恢复患者的肩部稳定性，满意度高。关节镜下班卡特（Bankart）修复失败后，应进行开放手术减低复发率并获得可靠的功能恢复。关节镜下班卡特修复术后肌力恢复较快，但开放性班卡特修复术后的复发率明显较低。术后康复治疗非常重要，在不稳定肩的康复过程中，应个性化康复计划。康复计划的重点是最大限度地提高动态稳定性、肩胛骨定位、本体感觉和改善神经肌肉控制。一般分为三个阶段，非手术治疗和术后康复方案非常相似。康复的第一阶段包括在0~4周以有限的活动范围进行吊索固定，允许20°的外展和40°的内旋，降低复发性肩关节脱位的风险。在无疼痛区被动运动14天后开始。强化运动开始时是等距收缩，进行闭链运动，目标是减少疼痛和保护愈合的软组织。在第二阶段，要进行渐进的被动运动，并同主动辅助范围的运动练习，对肩袖肌肉的强化始于平衡练习，当达到正常被动活动范围时，患者可以继续进行第三阶段。第三阶段的重点是恢复一个完整的活动范围的运动。在这个阶段，动态运动中逐渐增加阻力，以恢复活动的全部力量。这个阶段最重要的是回归到正常生活的全部积极活动。

并发症 包括肩关节粘连、功能受限、慢性疼痛等，手术治疗的并发症还包括神经损伤、感染等。

（姜保国 党育）

jiānxiù sǔnshāng

肩袖损伤（rotator cuff tear）

肩袖肌腱在止点区撕裂。肩袖是由冈上肌、冈下肌、肩胛下肌、小圆肌的肌腱在肱骨头前、上、后方形成的袖套样肌样结构。肩袖的基本功能是在任何运动或静止状态维持肱骨头在关节盂关节面上的旋转轴心的稳定。肩袖损伤是指肩袖在肱骨上的止点出现部分或者完全的断裂，引起疼痛、活动范围降低、力量减弱。肩袖撕裂的严重程度不同，临床表现也有很大不同，严重而持久的肩袖巨大撕裂常可以造成盂肱关节不可逆的关节损伤。

病因及发病机制 肩袖损伤的病因尚未明确。最著名的学说有两个，一个是外源性的机械性撞击，即肩峰下撞击导致肩袖损伤；另一个是内源性退行性变导致肩袖损伤，此外还有血供影响以及创伤所致肩袖损伤。①退行性变学说：山中（Yamanaka，音译）从尸检标本描述肌腱退行性变的组织病理表现，肩袖内细胞变形；坏死，钙盐沉积，纤维蛋白样增厚，玻璃样变性，部分性肌纤维断裂，原纤维形成和胶原波浪状形态消失，小动脉增殖，肌腱内软骨样细胞出现。肩袖止点退化表现为潮线的复制和不规则，正常的四层结构（固有肌腱、潮线、矿化的纤维软骨和骨）不规则或消失，或出现肉芽样变。这些变化在 40 岁以下的成年人中很少见，但随年龄增长呈加重的趋势。②血供学说：科德曼（Codman）最早描述了危险区位于冈上肌腱远端 1cm 内，这一无血管区域是肩袖撕裂最常发生部分。尸体标本的灌注研究都证实了危险区的存在，滑囊面血供比关节面侧好，与关节面撕裂高于滑囊面侧相一致。③撞击学说：肩峰下撞击综合征（subacromial impingement syndrome）的概念首先由内尔（Neer）于 1972 年提出，他认为肩袖损伤是由于肩峰下发生撞击所致。这种撞击大多发生在肩峰前 1/3 部位和肩锁关节下面或喙肩弓下方。内尔认为 95% 肩袖断裂由于撞击征引起。冈上肌腱在肩峰与大结节之间通过，肱二头肌长头腱位于冈上肌深面，越过肱骨头上方止于顶部或盂上结节。肩关节运动时，这两个肌腱在喙肩弓下往复移动。肩峰及肩峰下结构的退行性变或发育异常或者因动力原因引起的盂肱关节不稳定，均可导致冈上肌腱、肱二头肌长头腱及肩胛下肌腱的撞击性损伤。早期为滑囊病变，中晚期出现肌腱的退化和断裂。④创伤：创伤作为肩袖损伤的重要病因已被广泛接受。劳动作业损伤、运动损伤及交通事故都是肩袖创伤的常见原因。创伤就其暴力大小而言分为重度暴力创伤与反复的微小创伤，后者在肩袖损伤中比前者更重要。日常生活活动或运动中反复微小损伤造成肌腱内肌纤维的微断裂，这种微断裂为部分肌腱或全层撕裂。这种病理过程在从事投掷运动的运动员中常见。

肩袖损伤的内在因素是肩袖肌腱随增龄而出现的肌腱组织退化，以及其解剖结构上存在乏血管区的固有弱点。而创伤与撞击加速了肩袖退化和促成了断裂的发生。正如尼维阿瑟（Neviaser）强调指出四种因素在不同程度上造成了肩袖退行性变过程，没有一种因素能单独导致肩袖的损伤，其中的关键性因素应依据具体情况分析得出。

分型 包括以下几种。

按损伤程度分类 可分为部分断裂及全层断裂。①部分断裂：可发生于冈上肌腱的关节面侧（下面）或滑囊面侧（上面），以及肌腱层间撕裂。部分断裂处理不当或未能修复可以发展为全层断裂。②全层断裂：是肌腱全层断裂，使盂肱关节与肩峰下滑囊发生贯通性的损伤。此种损伤最多见于冈上肌腱，其次为肩胛下肌腱，冈下肌，小圆肌腱较少发生。冈上肌腱与冈下肌腱同时被累及者也不少见，肩胛下肌腱多为上缘撕裂。

按照肌腱断裂的大小分类 ①贝特曼（Bateman）根据术中测量肩袖撕裂的大小分型：小型<1cm；中型 1～3cm；大型 3～5cm；巨大撕裂 > 5cm。②伯克哈特（Burkhart）提出根据撕裂形态的分型：根据术前 MRI 测量 T2 加权像冠状面肩袖撕裂的长度和矢状面撕裂的宽度，进行分型。1 型，长度<宽度，长度<2cm；2 型，长度>宽度，宽度 < 2cm；3 型，长度>2cm，宽度>2cm；4 型，有明显的盂肱关节炎，肩肱间隙消失。

临床表现 ①疼痛：绝大多数患者有严重的肩关节疼痛，且历时很长，多数表现为肩前方疼痛和肩部弥漫性钝性疼痛，不能患侧卧位，夜间痛是肩袖损伤的典型表现。疼痛严重时，常用的镇痛药不能明显缓解疼痛。肩关节前举诱发疼痛加重。疼痛多数局限在肩周及三角肌区，合并长头腱炎时，疼痛会放射到肘部。②关节活动范围受限：由于长时间肩部疼痛，患肩关节会出现继发性凝肩，表现为肩关节内收、外旋、内旋主动和被动活动范围减小；但随着时间的延长，疼痛的缓解，肩关节被动活动范围会逐渐改善，多数肩袖完全性撕裂患者肩关节被动活动范围基本正常，但主动活动范围可能会持续性受限。③肌力降低：肩袖全层撕裂者会出现损伤肌肉支配方向活动的力量下降。对于部分撕裂者，由于疼痛导致肩袖功能失常，也会出现肌力下降。④肩关节摩擦感：肩袖损伤常伴有肩峰下及三角肌下滑囊炎性增生和粘连，被动活动肩关节可以感受到关节活动时的摩擦感。

诊断 对肩袖断裂做出正确诊断并非易事。凡有肩部外伤史、肩前方疼痛伴大结节近侧或肩峰下区域压痛的患者，或者年龄50岁以上慢性肩痛并乏力的患者，都应考虑肩袖撕裂的可能性。如同时伴有肌肉萎缩或关节挛缩，则表示病变已进入后期阶段，对肩袖断裂可疑病例应做进一步的辅助检查。X线平片检查对该病诊断无特异性。在1.5m距离水平投照时，肩峰与肱骨头顶部间距应不小于12mm，如小于6 mm一般提示存在大型肩袖撕裂。部分病例大结节部皮质骨硬化，表面不规则或骨疣形成，松质骨呈现骨质萎缩和疏松。此外存在肩峰位置过低，钩状肩峰，肩峰下关节面硬化、不规则等X线表现，则提供了存在撞击因素的依据。MRI对肩袖损伤的诊断是一种重要的方法，可以发现95%以上的肩袖全层撕裂。超声诊断也属于非侵入性诊断方法。简便、可靠，能重复检查是其优点。对肩袖完全性撕裂能做出清晰分辨。但检查结果的准确性依赖检查者的技术水平。

鉴别诊断 肩袖损伤是肩关节的慢性疼痛的一个主要原因。其他原因包括肩峰下撞击综合征，MRI检查排除肩袖撕裂即可鉴别。冻结肩主要表现为肩关节多个方向的主被动活动范围受限，而肩袖撕裂常表现为主动活动范围小于被动活动范围。钙化性肌腱炎也会引起肩痛，但这种肩痛是突然发作的剧烈疼痛，与肩袖撕裂的长期慢性疼痛不同。

治疗 主要包括非手术治疗和手术治疗。

非手术治疗 肩袖撕裂范围小但疼痛严重的患者适合非手术治疗。①避免做诱发疼痛的动作，以减轻肩关节内机械性磨损导致的炎性反应，从而减轻疼痛。②口服抗炎镇痛药治疗：可选用非甾体类抗炎药，起效较慢，需要长时间服用。③关节内注射：常用的是曲安奈德或者倍他米松。关节内注射常可以快速缓解炎性反应导致的剧烈疼痛。④康复练习：在疼痛已经基本控制好后，可以在康复师的指导下进行肩关节活动范围和力量的练习，逐步恢复肩关节功能。

手术治疗 肩袖损伤无论是部分撕裂还是全层撕裂，一旦发生，多数都难以自行愈合，且会随着时间的延长逐渐增大。非手术治疗的目的在于缓解症状，通过康复练习改善剩余肩袖的功能而恢复肩关节功能。已经存在的肩袖撕裂不能愈合。非手术治疗后症状不缓解的都需要进行肩袖修复手术，包括切开修复、关节镜下修复。对于巨大不可修复的肩袖撕裂，还可以通过肌肉移位手术，关节置换手术改善肩关节功能。

并发症 ①肩关节僵硬：是肩袖修复术后常出现的并发症，术后良好的疼痛控制，适度的康复练习可以缓解术后僵硬。②肩袖再撕裂或者不愈合：断裂的肩袖缝合后不一定都能与骨面愈合，撕裂越大，不愈合或者再撕裂的机会越大。因此，对于非手术治疗失败的肩袖撕裂尽早手术。③感染：关节镜手术感染率极低。但是对于复杂肩袖撕裂手术时间过长、操作过于烦琐、内植物过多会增加感染机会。④锚钉脱落：常见于老年骨质疏松患者。

预防 肩袖撕裂多数是退行性变所致。因此，中年以上人群稍做过顶运动和负重锻炼可以减少肩袖撕裂的风险。

预后 大部分中型及小型的肩袖撕裂手术修复后，预后良好。巨大撕裂由于再撕裂率比较高，手术效果不好判断。对于全层撕裂，早期手术的效果优于延迟手术。

（姜保国）

gōngèrtóujī chángtóujiàn duànliè

肱二头肌长头腱断裂（long head of biceps tendon rupture）

肱二头肌长头腱起自盂肱关节内的盂上结节和上方盂唇，经结节间沟出盂肱关节腔后与来自喙突的短头合并形成肱二头肌。在慢性肩痛患者中，长头肌腱病变常见，表现为肩关节前方疼痛并向肘关节前方放射，有时伴有肱二头肌肌痛。慢性肱二头肌长头腱炎性改变后会出现肌腱部分撕裂甚至完全性断裂。长头肌腱断裂后常出现肩痛减轻甚至消失，肱二头肌肌肉出现局部隆起，又称大力水手征。

病因及发病机制 ①退行性变：慢性肩痛患者常伴有长头肌腱退行性变、炎性反应以及部分撕裂。②急性外伤：肩关节脱位、肱二头肌外伤收缩等都可能导致急性肱二头肌长头腱断裂，但是非常少见。

临床表现 患者常主诉上臂前方出现包块，追问病史在出现包块前有肩关节疼痛病史。肌腱断裂后患者的疼痛常逐渐缓解。肘关节屈曲力量没有明显降低。极少数患者出现持续性的肱二头肌肌痛。MRI 检查发现长头肌腱在关节内消失，常在结节间沟发现肌腱断端。

诊断 根据慢性肩痛病史，查体发现上臂前方的大力水手征即可初步诊断长头肌腱断裂。可以通过 MRI 或超声检查确定长头肌腱断裂。

鉴别诊断 长头肌腱断裂前有肩痛病史，因此需要明确有无合并的肩袖损伤，MRI 或超声检查可以确定。

治疗 主要包括非手术治疗和手术治疗。①非手术治疗：多数慢性肩痛所致的长头肌腱可以选择非手术治疗。对症缓解局部不适即可。②手术治疗：对于持续不缓解的肱二头肌疼痛或者持续的肩部疼痛，可以采用手术治疗。在胸大肌上缘进行长头肌腱断端固定。合并肩袖撕裂者同时修复肩袖。

并发症 偶有持续性的肱二头肌肌痛。

预防 在慢性肩痛患者中要注意筛查有无长头肌腱病变。超声引导下长头肌腱周围封闭治疗可以有效缓解肌腱炎性改变。

预后 长头肌腱断裂后是否修复固定均预后良好，极少数患者有持续性肱二头肌肌痛。

（姜保国）

jiānguānjié tuōwèi

肩关节脱位（dislocation of the shoulder joint）

肱骨头从关节盂的脱位。占全身关节脱位 45%~50%，多发生于青壮年，男性多于女性。肩关节是全身活动范围最大的关节，而在日常活动中又能保持其相对的稳定性，这与肩关节的结构特点有关。肩关节的骨性结构是由肱骨头与肩胛骨关节盂组成，是肩关节稳定的因素之一。维持肩关节稳定的另一因素是关节囊及韧带结构以及盂唇，盂唇是一纤维性软骨的边缘，是肩胛骨关节盂缘骨、骨膜、关节软骨、关节囊及滑膜组织的相互连接的结构。可以加深肩胛骨关节盂，增加对肱骨头的稳定作用。肩部的肌肉对肩关节的活动和动力的稳定作用也非常重要。除了与解剖有关的静力与动力稳定因素之外，肩关节的稳定还与物理学中一些力学规律有关，肩关节囊是一个密闭的腔，关节内的负压使关节不易发生分离，有利于关节的稳定。

病因及发病机制 直接暴力或间接暴力都可以引起肩关节脱位，但是以间接暴力更为常见，如跌倒时手掌撑地，由手掌传导至肱骨头的暴力可以冲破肩关节囊发生肩关节脱位。暴力直接作用于肱骨头处也可发生脱位，但较少见。

分类 肩关节脱位可有很多不同的分类方法。根据造成脱位的原因可分为创伤性肩关节脱位和非创伤关节脱位两类。创伤性关节脱位是正常的肩关节遭受外力导致肩关节脱位，占关节脱位发生率的 95%~96%。非创伤性肩关节脱位约占 4%，一般没有外伤诱因，或由极轻微的外力引起。根据关节脱位的程度可分为肩关节脱位和半脱位。根据关节脱位的时间及发作的次数分类可分为新鲜脱位、陈旧脱位和复发脱位。根据肩关节脱位的方向可以分为前脱位、后脱位、上脱位以及下脱位等。其中前脱位是最常见的肩关节脱位类型，占肩关节脱位的 95% 以上。后脱位比较少见，当癫痫发作或电休克治疗时，由于肩部内旋肌群的肌力明显强于外旋肌群的肌力，易发生后脱位。下脱位和上脱位是罕见的脱位类型。

临床表现 肩关节前脱位后肩部疼痛、畸形、活动受限，患者常以健手扶持患肢前臂、头倾向患侧以缓解疼痛。上臂处于轻度外展、外旋、前屈位。肩部失去圆钝平滑的曲线轮廓，形成典型的方肩畸形。任何方向的活动都可引起疼痛加重。触诊肩峰下空虚，常可在喙突下、腋窝部位触到脱位的肱骨头。当患肢手掌放在对侧肩上，患肢肘关节不能贴近胸壁，或者患肘先贴近胸壁，患侧手掌则不能触及对侧肩部，即杜加斯征（Dugas sign）阳性。肩关节后脱位的体征一般不如前脱位明显、典型，很容易造成误诊。有报道称误诊率可高达 60%。因此，应该对患者进行详细的病史询问和体格检查，如果肩部症状发生于电休克治疗或癫痫发作之后，需要高度怀疑后脱位的可能性。

诊断 外伤后怀疑有肩关节脱位时，需拍摄肩关节创伤系列 X 线平片来确定诊断，以明确脱位的方向、移位的程度、有无合并骨折。肩关节创伤系列片包括肩胛骨正位、肩胛骨侧位和肩关节腋位片。CT 能清晰显示肱盂关节横断面的解剖关系，对于脱位方向、脱位程度及是否合并骨折提供重要的信息。MRI 对于诊断脱位同时合并的软组织损伤具有优势，关节囊、韧带、盂唇、肩袖以及新鲜骨折都能予以分辨。

治疗 肩关节脱位的治疗原则应当尽早行闭合复位。一般复位前应给予适当的麻醉。复位手法分为以牵引手法为主或以杠杆方法为主两种。一般以牵引手法较为安全。利用杠杆手法较易发生软组织损伤及骨折。临床上常用的有希波克拉底（Hippocrates）复位法和科赫尔（Kocher）复位法。①希波克拉底（Hippocrates）复位法：是最为古老的肩关节脱位复位方法，至今仍被广泛应用。该方法只需一人即可操作。患者仰卧位，术者站于床旁，术者以靠近患肩的足蹬于患肩腋下侧胸壁处，双手牵引患肢腕部，逐渐增加牵引力量，同时可轻微内、外旋上肢，解脱肱骨头与关节盂的交锁并逐渐内收上臂。复位成功常可感到肱骨头复位的滑动感和复位的响声。复位后肩部恢复饱满的外形。此时复查杜加斯征变为阴性，肩关节恢复一定的活动范围。②科赫尔（Kocher）复位法：是一种利用杠杆手法达到复位的操作。需有助手以布单绕过患者腋部及侧胸部行反牵引，然后术者沿患肢上臂方向行牵引，松脱肱骨头与关节盂的嵌压。然后使肱骨干顶于前侧胸壁形成支点，内收、内旋上臂，使肱骨头复位，复位成功可感到肱骨头复位的滑动感和复位的响声。操作时手法应轻柔，动作均匀缓慢，严禁采用粗暴、突然的发力，否则易于造成肱骨颈骨折或引起神经、血管损伤。

患肩复位后，将患肩制动于内收、内旋位。腋窝垫一薄棉垫。可以颈腕吊带或三角巾固定。制动时间可依患者年龄而异。患者年龄越小，形成复发脱位的概率越大。30 岁以下者可制动 3～5 周。年龄较大的患者，易发生关节功能受限。因此，应适当减少制动的时间。早期开始肩关节功能锻炼。复位后 6 周以内的早期锻炼遵循 90°—0°原则，即前举不超过 90°，外旋不超过 0°。超过 6 周后增加被动活动范围直至恢复肩关节正常活动范围，同时进行肩袖肌肉和三角肌、肩胛带肌的力量训练。

新鲜脱位闭合复位不成功时，有可能是移位的大结节骨块阻挡或者关节囊、肩袖、肱二头肌长头腱嵌入阻碍复位，此时需要行手术复位。此外，当肱骨头脱位合并肩关节盂骨折移位、肱骨颈骨折时，多需要行手术切开复位固定治疗。

（姜保国）

xíguànxìng jiānguānjié tuōwèi

习惯性肩关节脱位 （habitual dislocation of the shoulder joint）

初始创伤脱位复位后的一段时间内，肩部受轻微的外力或肩关节在一定位置活动中又发生脱位，而且在类似条件下反复发生的脱位。又称复发性肩关节脱位。习惯性肩关节脱位是急性创伤性肩关节脱位的常见合并症，尤其多见于年轻患者。有研究报道 20 岁以下患者复发脱位发生率超过 50%，40 岁以上复发率为 10%～15%。

病因及发病机制 创伤性肩关节脱位后，关节囊、盂唇软骨撕脱，甚至关节盂缘骨折以及肱骨头发生嵌压骨折，从而改变了关节的稳定性，形成了复发脱位的病理基础。年轻患者在初次肩关节前脱位时，常出现前方稳定结构损伤［前下方盂唇、盂肱下韧带前部连带关节囊从前下方肩胛骨关节盂撕脱，即班卡特损伤（Bankart lesion）］。在关节复位后，前方稳定结构并没有回复到正常解剖位置愈合，而是向内、下移位后与肩胛颈畸形愈合，导致前方稳定结构的肩关节稳定功能丧失。此后，当患者肩关节再次到达首次脱位时的体位时，前方稳定结构不能束缚肱骨头，从而导致肩关节前方不稳定。部分患者初次脱位同时出现肩胛骨关节盂前下缘骨折、肱骨头后上方压缩性骨折［希尔-萨克斯损伤（Hill-Sachs lesion）］，或者在多次的肩关节前方脱位时肱骨头反复磨损前下方肩胛骨关节盂导致肩胛骨关节盂骨性缺损，这些都是导致习惯性肩脱位的骨性因素。

中老年患者出现肩关节不稳习惯性脱位的机会小于年轻患者。中老年肩关节不稳定的机制不同于年轻患者。年轻患者是肩关节前方稳定结构损伤，中老年患者常是肩袖损伤，包括肩胛下肌腱损伤和冈上下肌腱损伤。

分类 习惯性肩关节脱位分为创伤性肩关节脱位和非创伤性肩关节脱位。①创伤性肩关节脱位：有明确的外伤致肩关节脱位的病史，多数都有明确的肩关节骨性损伤，或者盂唇关节囊韧带损伤，或者肩袖损伤等病理改变，且在首次脱位后没有获得解剖愈合。②非创伤性肩关节脱位：常好发于年轻女性患者，多数有全身多关节松弛，多数表现为肩关节多个方向不稳定，没有明确的病理损伤基础，经过系统的康复锻炼多数获得关节稳定，手术治疗不是主要治疗方法。

诊断 首次外伤性肩关节脱位史或反复脱位史。肩关节主动和被动活动范围一般正常，有时有外旋、外展超过健侧的可能，提示前方或者下方关节囊松弛。当被动外展、外旋及后伸患肩时，患者出现关节即将脱出的恐惧感受，即恐惧试验阳性。肩关节创伤系列 X 线平片可以明确显示肱骨头的脱位方向，对于肱骨头后上方大的缺损（希尔－萨克斯损伤）可以在 X 线平片显示。CT 平扫及三维重建能清晰显示肱骨头骨缺损或肩胛骨关节盂骨缺损。并能测量肩胛骨关节盂后倾角，及肩胛骨关节盂横位和肱骨头横位比值，以及肱骨头后倾角，有助于确定是否存在肩关节的发育不良因素。在鉴别前方脱位或后方脱位方面，CT 无疑是有确定性诊断意义的方法。三维重建可以准确测量患侧肩胛骨关节盂骨性缺损的大小，为临床决定是否需要进行骨性重建提供依据。MRI 检查可以了解盂唇损伤的范围，是否合并肩袖撕裂等其他损伤。

治疗 习惯性肩关节脱位肩关节不稳定的治疗主要分为两类。①康复锻炼：通过对肩袖肌肉、三角肌、肩胛带肌肉的力量和协调练习增强肩关节的稳定性，有效率低于 10%。②手术治疗：重建前方稳定结构或者进行骨重建。临床上绝大多数患者都需要手术治疗。

手术治疗的方法主要分为两类。①软组织手术。②针对肩胛骨关节盂或者肱骨头骨缺损的骨性重建手术。软组织手术适用于没有明显肩胛骨关节盂骨性缺损的病例。骨性重建手术适用于有严重肩胛骨关节盂骨性缺损的病例。在此种情况下，单纯进行软组织手术不能恢复关节的骨性稳定结构，手术失败率极高。常用的方法包括取髂骨植骨＋前方稳定结构重建或喙突＋联合腱移位于肩胛骨关节盂前下缘＋前方稳定结构重建。

（姜保国）

jiān-suǒguānjié tuōwèi

肩锁关节脱位（dislocation of the acromioclavicular joint）肩部受到外伤后，肩锁关节囊和周围韧带损伤，肩峰端和锁骨端关节面发生的移位。肩锁关节脱位是一常见损伤，多发生于青壮年，约占肩部创伤脱位的 12%。肩锁关节由肩峰端和锁骨端关节面、关节滑膜及纤维关节囊构成，部分关节内存在纤维软骨盘。关节面多呈垂直方向，关节囊薄弱，由周围的韧带维持其稳定性。

病因及发病机制 肩锁关节脱位一般均有明确的外伤史。最常见的是跌倒后的直接暴力作用于肩部，其次是患侧手臂撑地的间接暴力损伤。肩部受力后下沉，而锁骨内端受第一肋骨抵触不能继续下移，应力集中在肩锁关节和喙锁韧带，造成肩锁关节和周围韧带的不同程度损伤。

分型 最常用的分型是罗克伍德（Rockwood）分型（图 1）。Ⅰ型：肩锁韧带扭伤或部分撕裂，但仍保持完整，喙锁韧带完整，肩锁关节稳定。Ⅱ型：肩锁韧带断裂，喙锁韧带扭伤。锁骨远端在水平面上不稳定。X 线平片可见肩锁关节轻度增宽并有纵向分离，锁骨远端移位小于 25%。Ⅲ型：肩锁韧带和喙锁韧带均断裂。三角肌、斜方肌附着点撕裂。锁骨远端在水平面和垂直面上均不稳定。锁骨远端移位 25%～100%。Ⅳ型：肩锁韧带和喙锁韧带均断裂。三角肌斜方肌筋膜破裂。锁骨后移进入或穿透斜方肌。Ⅴ型：肩锁韧带和喙锁韧带均断裂。三角肌斜方肌筋膜破裂。锁骨远端在水平面和垂直面上均不稳定，锁骨远端移位大于 100%。Ⅵ型：肩锁韧带和喙锁韧带均断裂。锁骨远端移位到喙突或肩峰下。Ⅵ型：损伤很少见。

临床表现 肩锁关节脱位一般有明确的外伤史。依据损伤及脱位程度不同，可表现为肩部疼痛，患侧上肢上举或外展时疼痛加重。肩锁关节局部压痛或出现畸形，锁骨远端凸起，往下按压出现有弹性的琴键征，出现琴键征意味着肩锁关节完全脱位。部分患者出现斜方肌前缘的肿胀和压痛。

诊断 双侧对比的前后位 X 线平片检查有助于做出正确诊断。对于部分脱位患者，如在对照时双上肢采取下垂负重位，将有助于加强患侧肩锁关节分离，使诊断更加明确。MRI 对于明确肩锁关节囊和周围韧带损伤有意义，

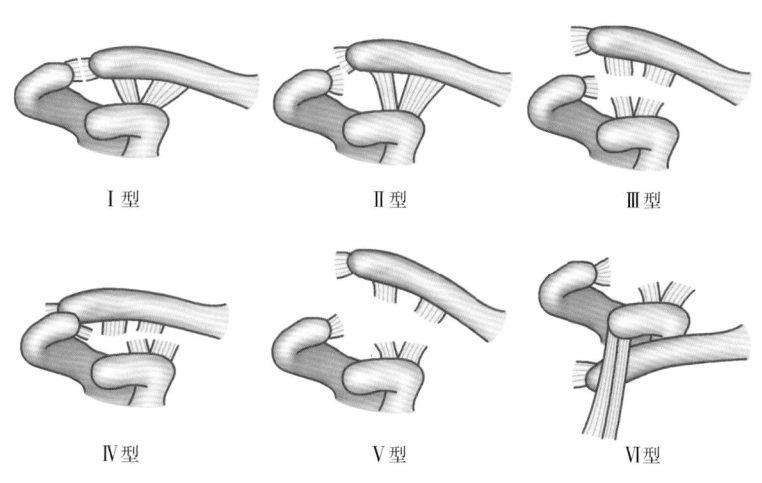

Ⅰ型　　　　Ⅱ型　　　　Ⅲ型

Ⅳ型　　　　Ⅴ型　　　　Ⅵ型

图 1　肩锁关节脱位罗克伍德（Rockwood）分型

而且可以帮助发现是否合并有肩袖损伤等其他损伤。

治疗 Ⅰ型和Ⅱ型脱位可以采用颈腕吊带固定1~2周非手术治疗。Ⅲ型脱位的治疗一直存在争议，以往多倾向非手术治疗，但后期可能出现畸形、疼痛及功能异常。因此，对于上肢活动要求高的患者应积极手术治疗。Ⅳ、Ⅴ、Ⅵ型脱位首选手术治疗。

肩锁关节脱位手术治疗的方法很多，但尚无金标准。手术治疗主要分为两大类：①在肩锁关节和/或喙突与锁骨之间进行坚强固定。②加强或重建肩锁韧带和/或喙锁韧带。临床上常用的治疗方法有锁骨钩接骨板内固定术。对于掌握肩关节镜技术的医师可以通过关节镜来微创治疗肩锁关节脱位。

众多的手术方式，恰恰说明没有一个公认的结果满意的方法。因此，在临床工作中，应该根据患者的年龄、职业、合并损伤情况、患者意愿、医师经验以及手术设备条件来决定具体的手术方式，只有这样，才能够获得满意的疗效。

(姜保国)

xiōng-suǒguānjié tuōwèi

胸锁关节脱位（dislocation of the sternoclavicular joint） 胸锁关节部位遭受直接暴力打击，或由于损伤时上肢撑地，力量传导导致胸骨和锁骨内侧端之间的位置变化、错位。胸锁关节脱位是比较少见的损伤。由于有强大的韧带保护，较大的暴力才能造成胸锁关节损伤。在肩部创伤中仅占0.5%，在各种脱位中其发生率小于3%。另外，因为毗邻上纵隔内大血管和其他重要的结构，胸锁关节损伤经常合并神经和软组织损伤。

病因及发病机制 胸锁关节脱位最常见于机动车事故，其次是运动损伤和跌伤。其损伤机制有直接暴力致伤和间接暴力致伤，后者更为多见。外力方向决定了脱位的类型：前外侧力作用于锁骨远端使肩部向后移位或外力作用于第一肋骨，因杠杆作用，将锁骨内端向胸骨前方撬起，导致胸锁关节前脱位；后外侧力作用于肩部使其向前移位或外力直接作用于锁骨，导致胸锁关节后脱位。

分型 根据锁骨胸骨端移位的方向分为前脱位和后脱位。前脱位是锁骨胸骨端移向胸骨前缘的前方或前上方，是最常见的类型，约占73%；后脱位较少见，是锁骨胸骨端移位至胸骨的后方或后上方。罗克伍德（Rockwood）分型根据损伤程度可分为三型。Ⅰ型：是胸锁关节轻度损伤，无脱位；Ⅱ型：是胸锁关节中度损伤，半脱位；Ⅲ型：是胸锁关节严重损伤，完全脱位。

临床表现 胸锁关节脱位后局部肿胀及疼痛明显，患者多以胸锁关节处疼痛及上肢活动受限为主诉就诊。查体时，前脱位患者胸锁关节处有前凸畸形，可触及向前脱位的锁骨头；后脱位患者可触及胸锁关节前侧有空虚感。如果锁骨压迫了气管、食管或纵隔血管则会引起呼吸困难、吞咽困难及血循环受阻等症状，甚至危及生命。

诊断 影像学检查主要包括X线平片、CT。正位X线平片由于结构重叠而难以清楚地显示胸锁关节，易导致漏诊。怀疑胸锁关节损伤时应行CT检查，可很好地显示同一层面上解剖结构的前后关系。CT检查不仅能明确锁骨有无脱位以及脱位方向，而且还

能观察该区域重要的神经血管有无受压。必要时行MRI检查以明确诊断。

治疗 胸锁关节脱位治疗的原则是：复位、固定及康复锻炼，改善疼痛症状，重新获得关节的稳定和最大限度地恢复关节的活动范围。治疗包括非手术治疗和手术治疗。

对于Ⅰ型无脱位的胸锁关节损伤可以采用非手术治疗，急性期使用冷敷，非甾体类抗炎药对症治疗，颈腕吊带保护1周后逐渐对患肢进行功能锻炼。Ⅱ型和Ⅲ型脱位可先试行闭合手法复位，以8字绷带固定双肩，保持复位。闭合复位不成功或复发脱位可以考虑行切开复位内固定术，手术目的在于修复破裂的关节囊及加强韧带，固定脱位的骨端。由于胸锁关节附近有血管等重要组织结构，手术风险较高，应谨慎操作避免副损伤。

(姜保国)

suǒgǔ gǔzhé

锁骨骨折（fracture of clavicle） 锁骨的完整性或连续性破坏。由于锁骨位于胸廓的顶部前方，全长位于皮下，是上肢带与躯干连接的骨性结构。很容易遭受创伤引起的直接外力或间接外力作用而发生骨折，在儿童和成年时期都常见。国内外报道锁骨骨折占所有骨折的2.6%~5%，占肩胛带损伤的44%。其中锁骨中1/3骨折占76%，锁骨外端骨折占21%，锁骨内端骨折仅占3%。

病因及发病机制 摔伤是锁骨骨折的主要原因。直接外力，如从前方打击、撞击锁骨，或摔倒时肩部直接着地均可造成锁骨骨折。摔倒时手掌着地，外力通过传导至肩，再传至锁骨，遭受间接外力和剪切应力也可造成骨

折。产伤是新生儿锁骨骨折的常见原因。产伤所致锁骨骨折与很多因素有关。如胎儿的重量、产式、产妇分娩的体位、医师的经验等。剖宫产很少引起锁骨骨折。婴幼儿锁骨骨折多是从床上、椅子上、平地摔伤所致。常为不全的青枝骨折。骨折部位弯曲成弓形。成年人锁骨骨折多由间接外力引起，但有相当多的病例是由接触性竞技运动和高能量交通外伤引起。部分患者发生多处损伤。一些报道和研究表明，锁骨骨折绝大多数是肩关节受到直接外力引起。而伸展位摔倒，经传导外力所致骨折只占少数。摔倒时，手掌虽首先着地，但是患者的体重和摔倒时的速度，肩部也会直接着地。因此，造成锁骨骨折的最后外伤机制仍为直接外力所致。除创伤因素外，非外伤原因也可造成锁骨骨折。锁骨本身发生病理改变时，在轻微的外力作用下即可发生骨折。

分类 奥尔曼（Allman）最早将锁骨骨折分为三类：锁骨外 1/3 骨折、锁骨中 1/3 骨折、锁骨内 1/3 骨折。内尔（Neer）将锁骨远端骨折定义为位于斜方韧带内侧缘以外的骨折，内尔和罗克伍德（Rockwood）将锁骨远端骨折又进一步分为多个亚型。克雷格（Craig）在奥尔曼与内尔等的基础上，将锁骨远端骨折进行了更为系统的分类（表 1），但对中段骨折仍未进一步进行次级分类，该分类已被广泛应用，尤其是其锁骨远端骨折分型。

锁骨中 1/3 锁骨骨折最为多见，占锁骨骨折总数的 75%~80%。锁骨外 1/3 骨折较为少见，占锁骨骨折总数的 12%~15%。内 1/3 锁骨骨折最为少见。占锁骨骨折总数的 5%~6%。鲁滨逊（Robinson）分析了 1000 多例锁骨骨折，提出了鲁滨逊（Robinson）分型。它根据骨折发生部位及严重程度，将锁骨骨折分为三类 12 种亚型，其中 I 型，锁骨近端骨折；II 型，锁骨中段；III 型，锁骨远端。锁骨中段骨折分为：A 型，无移位，B 型，有移位；其中 A1 型，为无移位，A2 型，为成角；B1 型，为简单骨折或单一蝶形骨块，B2 型，为粉碎或多段骨折。鲁滨逊的锁骨远端骨折分型部分较少应用。

临床表现 锁骨骨折处局部肿胀、畸形。骨折近段上翘，上臂连同肩下坠。儿童常因肩部疼痛将患侧上臂靠在胸壁上，或以健手托住患侧肘部。患儿头常倾斜向患侧，以缓解因胸锁乳突肌牵拉引起的疼痛。触诊时骨折部位压痛，可触及骨擦音及锁骨的异常活动。

诊断 成年人及较大年龄的儿童能以主诉病史及症状，结合影像学检查。因此，一般诊断困难不大。诊断锁骨骨折的同时，应除外其他的合并损伤。邻近的骨与关节损伤可合并肩锁、胸锁关节分离、肩胛骨骨折。当锁骨骨折合并肩胛颈移位骨折时，由于上肢带失去骨性的支撑连接作用，骨折端明显不稳，出现所谓"漂浮肩"，使肩胛带失去悬吊机制。高能量损伤时可发生多肋骨骨折。由于锁骨邻近胸膜的顶部和上肺叶，移位的锁骨骨折可造成气胸及血胸。锁骨骨折移位时可造成臂丛神经根的牵拉损伤。锁骨外端关节面骨折，常规 X 线平片有时难以做出诊断，常需断层 X 线平片或行 CT 检查。锁骨内 1/3 前后位 X 线平片与纵隔及椎体片重叠，不易显示出骨折，有时需行 CT 检查。

鉴别诊断 成年人锁骨骨折 X 线平片诊断较为明确，但有时需注意病理骨折的诊断。儿童的锁骨外端骨折在临床上及 X 线平片有时也难与肩锁关节分离相鉴别。必要时需用 CT 检查。

治疗 锁骨骨折的治疗方法很多，主要包括手术和非手术治疗。非手术治疗虽然难以达到解剖复位，但绝大部分骨折均可达到愈合。非手术治疗骨折不愈合

表 1 克雷格（Craig）锁骨骨折分型

I 组：锁骨中 1/3 骨折	II 组：锁骨外 1/3 骨折	III 组：锁骨内 1/3 骨折
	I 型：微小移位（韧带间）	I 型：微小移位
	II 型：喙锁韧带内侧骨折	II 型：移位伴韧带损伤
	II A 型：锥状韧带和斜方韧带完整	
	II B 型：锥状韧带断裂，斜方韧带完整	
	III 型：肩锁关节面骨折	III 型：胸锁关节面骨折
	IV 型：儿童移位骨折，韧带连着骨膜，完整	IV 型：骨骺分离（儿童和年轻人）
	V 型：粉碎，韧带连着碎骨块向下方移位	V 型：粉碎

率仅为0.1%~0.8%。而手术治疗骨折不愈合率可高达3.7%。新生儿及婴儿锁骨骨折，由于骨折愈合很快，皮肤细嫩，无须特殊固定，以免损伤皮肤。只需注意避免压迫，活动锁骨即可。对青枝骨折和无移位的骨折，只需要用颈腕吊带保护，限制患肢活动即可。

非手术治疗　对于多数锁骨骨折来说，非手术治疗的结果仍然是比较满意的。非手术治疗可使用多种外固定方法，在实践中，有时维持骨折的复位很难做到，患者经常感到极不舒适。传统的8字绷带简单易行，但仍有很多患者难以配合。需要强调一点，上述的制动方式仅适合于锁骨中段骨折以及部分稳定的锁骨远端骨折。对于克雷格（Craig）Ⅱ型、Ⅴ型锁骨远端骨折，各种非手术方式只能贻误治疗时机。非手术治疗的优点是费用低廉，操作简单，无手术并发症。有文献报道8字绷带固定和简单的三角巾悬吊两者的疗效无显著性差异，但采用三角巾悬吊患者的满意度明显高于采用8字绷带固定患者，故后者更为常用。

手术治疗　手术治疗的参考指征：①移位的骨折，伴有神经血管损伤。②合并其他临床病变，使非手术治疗无法实施，如帕金森或癫痫发作。③开放骨折需要手术清创。④患者对外形要求较高，特别是年轻女性，无法接受畸形愈合的局部包块。⑤锁骨远端骨折，骨折位于喙肩韧带内侧，伴有显著移位。⑥漂浮肩，即锁骨骨折伴不稳定的肩胛骨骨折。⑦多发伤，采用手术固定可以使创伤治疗更加容易。⑧骨折移位明显，严重压迫皮肤，采用闭合复位无法获得良好的骨折复位。

对于最常见的锁骨中段骨折手术方式主要包括接骨板固定和髓内固定两种。①髓内钉：髓内固定如克氏针、弹性钉等。它具有切口小、骨膜剥离少、操作简单等优点。缺点是稳定性稍差而固定强度不及接骨板、髓内装置漂移或断裂、固定物尾端顶破皮肤等。其中克氏针虽然在基层中广为应用，但很容易发生游移、断裂，不能很好地控制骨折端的旋转，需要牺牲患者早期肩关节功能康复。②接骨板固定：切开复位、接骨板螺钉内固定仍然是治疗锁骨干骨折的主要方法。接骨板固定优缺点：接骨板内固定是最常用的手术治疗锁骨中段骨折的方法（图1），不仅具有张力带力学功能，固定可靠，可防旋转，且无髓内固定迁移引起的重要组织结构损伤之缺点。但接骨板内固定存在骨膜剥离范围广，易感染，同时存在损伤锁骨下血管神经的风险，以及术后接骨板顶住皮肤而引起不适，接骨板取出后再骨折等问题。锁骨骨折采用手术治疗时，应注意尽量减少手术创伤和骨膜的剥离。

并发症　锁骨骨折不愈合多见于成年人，中1/3约占75%，外1/3不愈合者约占25%。儿童

锁骨骨折后很少发生骨折不愈合，如发现锁骨不连时，应注意与先天畸形相鉴别。虽然锁骨骨折不愈合多见于中1/3部位，但是锁骨外1/3骨折，骨折移位难以手法复位和维持固定，容易造成骨折不愈合。不适当的手术治疗、内固定不牢固是造成骨折不愈合的重要原因。因此，锁骨骨折的手术指征应严格，手术操作应规范，内固定应合理。锁骨骨折不愈合时，多数引起一定的临床症状。可有局部疼痛。X线平片可显示骨折不愈合的表现。X线平片表现骨端肥大者约占70%，少数病例骨端表现硬化，萎缩或有骨缺损。有明显症状时，可以采用手术治疗。肩锁关节炎、胸锁关节炎常因早期关节内骨折引起。造成相应的关节疼痛和关节活动受限。

（姜保国）

suǒgǔ yuǎnduān gǔzhé

锁骨远端骨折（distal fracture of clavicle）　锁骨远端的骨的完整性和连续性破坏。锁骨远端的大致区域为锁骨外1/3，锁骨外1/3骨折较为少见，占锁骨骨折总数的12%~15%。

病因及发病机制　摔伤是锁骨远端骨折的主要原因。锁骨远

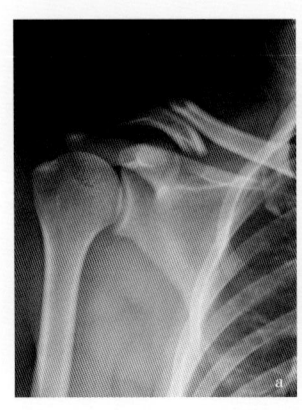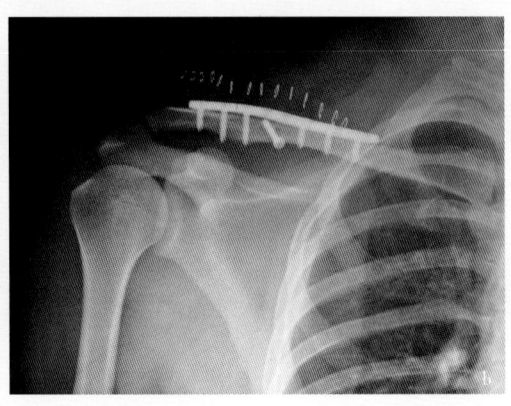

a. 术前正位片；b. 术后片。
图1　锁骨中段骨折

端骨折绝大多数是摔伤或其他创伤时撞击肩关节外侧，使锁骨远端受到以轴向压缩为主的直接外力引起。

分型 内尔（Neer）分型最早应用，主要根据喙锁韧带完整性与骨折部位相对关系，将锁骨远端骨折分为三种类型。罗克伍德（Rockwood）又将内尔Ⅱ型分为ⅡA和ⅡB两个亚型。克雷格（Craig）在内尔等的基础上增加了两种类型。Ⅳ型：儿童移位锁骨远端骨折，喙锁韧带连着骨膜袖甚或部分骨块相连。Ⅴ型：锁骨远端粉碎性骨折，喙锁韧带连着远近主骨折块之间的碎骨块向下方移位。

临床表现 锁骨远端骨折处疼痛、局部肿胀、畸形。骨折近段上翘。因疼痛导致肩关节活动受限。

诊断 成年人及较大年龄的儿童能以主诉病史及症状，结合影像学检查，因此一般诊断困难不大。锁骨外端关节面骨折，有时需CT检查。

鉴别诊断 成年人锁骨骨折X线平片诊断较为明确，有时需要注意病理骨折的诊断。儿童的锁骨外端骨折有时也难与肩锁关节分离相鉴别。必要时需行CT

检查。

治疗 主要包括非手术治疗和手术治疗。①非手术治疗：外1/3Ⅰ、Ⅲ型骨折因喙锁韧带完整，骨折移位不大，通常可以非手术治疗。可用吊带保护患肢4~6周，伤后定期拍片复查，骨折多数愈合。②手术治疗：适用于外1/3内尔Ⅱ型不稳定的锁骨远端骨折，手术治疗方法较多。带钩锁骨接骨板是主要固定方式（图1），也有学者尝试纽扣接骨板固定。

并发症 锁骨远端骨折不愈合、畸形愈合多见。钩接骨板内固定多有肩峰侵蚀，骨折愈合后需常规取出。纽扣接骨板内固定偶有失效，需要翻修。

（姜保国）

jiānjiǎgǔ gǔzhé

肩胛骨骨折（fracture of scapular） 肩胛骨的骨的完整性和连续性破坏。肩胛骨骨折占全身各部位骨折的1%，占肩部骨折的5%。肩胛骨体部骨折占50%，肩胛冈及肩峰部骨折占14%，喙突部骨折占1.5%，肩胛骨关节盂的骨折占30.5%，肩胛颈骨折约占4%。超过90%的肩胛骨骨折移位轻，可以非手术治疗。绝大多数肩胛骨骨折患者都是高能量损伤，

80%~95%合并全身其他部位骨折、软组织损伤或者脏器损伤，平均有3.9处损伤。最容易受累的包括同侧肩胛带、上肢、肺和胸壁。25%~45%的患者合并肋骨骨折，15%~40%患者有锁骨骨折，25%有颅骨骨折，10%~40%患者有颅脑损伤。肩胛骨骨折患者死亡率达到2%。

病因及发病机制 肩胛骨体部骨折主要是有高能量暴力导致，合并损伤发生率高。喙突骨折常由于肱二头肌短头及喙肱肌的强烈收缩造成了撕脱骨折。而肩胛骨关节盂部位骨折主要由于前臂传递暴力使肩胛骨关节盂受到冲撞所致。肩胛骨关节盂前、后缘骨折可在肩关节脱位中出现；肩胛骨关节盂下缘的骨折也可以因肱三头肌牵拉引起。

临床表现 患者常经受了高能量创伤，有时合并损伤症状严重还会掩盖肩胛骨骨折的疼痛症状。患侧肩胛骨区肿胀，压痛，患者保护性地将患侧上臂内收，肩关节活动因为疼痛受限。

诊断与鉴别诊断 根据外伤史，平片和CT检查可以获得准确的诊断。X线检查肩胛骨前后位及侧位像为常规检查方法，分辨率好、清晰度高的X线平片可显示肩胛骨体部的骨折线，侧位可显示骨折移位方向。CT及CT三维成像能清晰显示骨折与骨折块的移位。肩胛骨骨折90%会合并其他部位损伤。因此，主要应检查全面，避免漏诊。

治疗 主要包括非手术治疗和手术治疗。①非手术治疗：由于肩胛骨表面有丰富的肌肉覆盖，背侧有冈上肌、冈下肌，胸壁侧有肩胛下肌；肩胛冈上缘有斜方肌，下缘及肩峰部有三角肌的附丽，起到肌肉夹板的稳定与保护

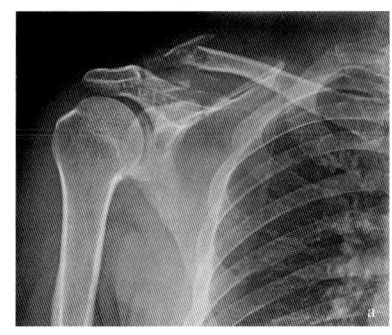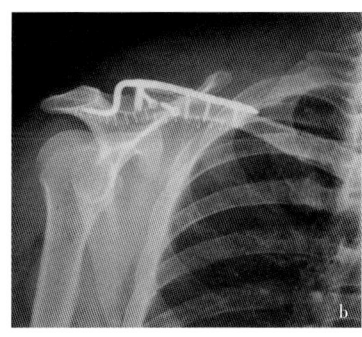

a. 术前；b. 术后骨折愈合。
图1 锁骨远端骨折钩板内固定

作用，如无明显移位，或仅属线形骨折，仅用三角巾悬吊固定即可达到骨折的愈合。三角巾悬吊保护 4~6 周，期间在可以耐受的范围内进行肩关节被动活动练习；待骨折初步愈合后即开始肩关节及肩胛带肌肉的力量训练和协调性训练，尽早恢复功能。②手术治疗：对于骨折合并肩胛上神经损伤者应该手术治疗，固定骨折的同时探查肩胛上神经。对于移位的肩峰骨折、喙突骨折可以手术治疗，通过螺钉或者接骨板螺钉固定。严重移位的肩胛骨体部骨折合并肩胛骨关节盂骨折应该手术治疗。手术入路产出选择改良朱代（Judet）入路，显露充分。应该注意的是，一旦确定肩胛骨骨折需要手术治疗就应该尽早实施，否则增生的骨痂会显著增加手术难度。

并发症　肩胛骨体部畸形愈合可能会出现肩胛胸部摩擦感和疼痛。

预防　对于明显移位的体部骨折进行切开复位内固定可以减少畸形愈合的发生。

预后　多数肩胛骨骨折预后良好。

（姜保国）

jiānjiǎgǔguānjiéyú gǔzhé

肩胛骨关节盂骨折 （fracture of glenoid）

肩胛骨关节盂的骨的完整性和连续性破坏。肩胛骨关节盂骨折是关节内骨折，占全部肩胛骨骨折的 30.5%。移位不稳定的骨折需要手术复位内固定治疗。无移位的稳定骨折可以非手术治疗肩胛骨关节盂边缘的撕脱骨折常与盂肱关节不稳定有关，常需要手术治疗。

病因及发病机制　肩胛骨关节盂部位骨折主要由于前臂传递暴力使肩胛骨关节盂受到冲撞所致。肩胛骨关节盂前、后缘骨折可在肩关节脱位中出现；肩胛骨关节盂下缘的骨折也可以因肱三头肌牵拉引起。

临床表现　患者在受伤初期感到疼痛，活动范围受限。肩胛骨关节盂前后缘骨折容易导致肩关节脱位的复发。

诊断与鉴别诊断　根据外伤史，X 线平片和 CT 检查可以获得准确的诊断。X 线检查肩胛骨关节盂前后位及侧位像为常规检查方法。CT 及 CT 三维成像能清晰显示骨折与骨折块的移位。肩胛盂前后缘骨折与肩关节脱位密切相关，应检查肩袖结构有无损伤，避免漏诊。

治疗　主要包括非手术治疗和手术治疗。①非手术治疗：无移位的肩胛骨关节盂骨折可以采用非手术治疗。三角巾悬吊保护 3~4 周，期间在可以耐受的范围内进行肩关节被动活动练习；待骨折初步愈合后即开始肩关节及肩胛带肌肉的力量训练和协调性训练，尽早恢复功能。②手术治疗：对于关节面移位超过 3mm 的肩胛骨关节盂骨折，或者累及前后缘的与肩关节脱位相关的骨折，首选手术治疗。手术治疗包括切开复位螺钉固定、关节镜下锚钉固定等方法。

并发症　肩关节不稳定、盂肱关节炎、肩关节僵硬、慢性疼痛等。

预防　对于移位的关节内骨折应解剖复位、稳定固定，尽早开始功能练习，以最大程度减少并发症的发生。

预后　解剖复位并愈合的肩胛骨关节盂骨折仍然存在关节炎的可能性，明显移位的并畸形愈合者可能出现盂肱关节不稳定。

（姜保国）

gōnggǔ jìnduān gǔzhé

肱骨近端骨折 （proximal fracture of humerus）

包括肱骨外科颈在内及其以上部位的骨折。占全身骨折的 4%~5%，是 65 岁以上人群第三大常见的骨质疏松性骨折，由于人口老龄化的发展和高能损伤的日渐增多，该病的发病率呈上升趋势。

病因及发病机制　青年人肱骨近端骨折多由高能损伤引起，如交通事故、坠落伤或运动损伤等，骨质疏松的中老年患者遭受中小暴力损伤时易引起肱骨近端骨折。最常见的是上肢在伸展位或上肢外展肌过度旋转位摔伤，手掌着地，肱骨上端与肩峰撞击而骨折，肩部侧方遭受直接暴力也可致外科颈及大结节骨折。在肩部受到冲击时，肱骨头在关节窝处的致密结构骨折，此过程中肩部所受的外力、肩部肌肉产生的内力以及肱骨近端骨质密度决定了骨折的形态及随之发生的脱位情况。轻微损失或无损伤引起的骨折多系肿瘤引起的病理性骨折，与此相对应的，有明确的损伤但 X 线检查无异常的持续肩部疼痛患者多系隐匿性骨折（多为大结节处）或肩袖损伤。

分型　①内尔（Neer）分型：肱骨近端包含大结节、小结节、肱骨头和肱骨干四个部分。1970 年内尔提出上述 4 个骨块中任何一个移位超过 1cm 或者成角超过 45°均可认定为独立骨块，据此将肱骨近端骨折分为四型：无移位或只有轻微移位的一部分骨折，移位骨折根据骨块数量分为二部分、三部分、四部分骨折。这种分类方法包含有骨折解剖部位、骨块移位的程度和不同组合等因素在内，可概括肱骨上端不同种类的骨折，并可提供肌肉附着对骨折移位的影响和对肱骨头血循环状况的估计，从而可更加准确地判断和评价肱骨近端骨折的预后，以便指导选择更合理的治疗方法。②AO 分型：AO 组织基于肱骨近端关节部分的血供提出了一种分类方法，以预测缺血性坏死的危险性。根据损伤的程度和缺血性坏死的危险性，将其分为三个主要类型。A 型：关节外 2 部分骨折；B 型：关节外 3 部分骨折；C 型：关节内四部分骨折。A 型骨折肱骨头血供破坏小，头缺血坏死的发生率低；B、C 型骨折肱骨头血供破坏大，头缺血坏死的发生率高。但这种分类法比较复杂，也不如内尔分型可靠。因此，临床上内尔分型更为常用。

临床表现 肱骨近端骨折除骨折共有的局部疼痛、肿胀、功能障碍及畸形、骨擦感、反常活动等临床表现外，根据不同骨折类型可有不同的临床特点。①一部分骨折：此类型大多发生于年轻患者，骨折线常位于解剖颈、外科颈或在结节处，继发性移位相对少见，大结节轻微骨折移位可能会并存肩袖撕裂，从而导致骨折后续的功能障碍。此类型通常采用非手术治疗，合并肩袖损伤的患者关节镜清创修复术疗效较好。②两部分大结节骨折及骨折伴脱位：此类型骨折常合并肩袖损伤，肩袖功能障碍风险高。此类骨折损失伤程度不同，除单纯大结节骨折外，常见盂肱关节脱位伴软组织损伤、神经损伤。肩胛骨关节盂边缘发生的结节骨折会增加原发性再脱位的风险，然而单纯大结节骨折很少引起盂肱关节不稳。③两部分小结节骨折及骨折伴脱位：移位性小结节骨折较少见，多由高能损伤导致。单纯的小结节骨折多伴随肩胛下

肌肌腱骨性撕脱，多由强直性外旋损伤引起。此类损伤也会发生于盂肱关节后脱位，在此类情况下，骨折是由肱骨头前部急性骨软骨骨折传导引起的。④两部分关节外（外科颈）骨折：此类骨折约占肱骨近端骨折的 1/4，相较其他类型而言，稍多发生于高龄患者，因为肱骨头与结节的软组织和血供未被破坏，所以骨坏死风险较低。肱骨头与骨干的分离可由骨干与肱骨头移位或者干骺端粉碎引起骨皮质连续性丢失引起，完全性分离移位是，肱骨头被附着的肩袖牵拉，可以保持中立或倾斜至内翻位。此类骨折自发性恢复少见，非手术治疗后骨不连风险高。⑤两部分解剖颈骨折：单纯的解剖颈移位骨折较少见，此类骨折最常见于肱骨头后脱位时，内尔指出此类骨折有很高的骨坏死风险。⑥三部分及四部分骨折无脱位：三部分或四部分骨折骨块粉碎和移位的范围变化显著，然而大部分骨折线和移位的变化是由原发性解剖颈骨折的变形力造成的。此类骨折肱骨头上附着的软组织破坏严重，常需通过一系列指标评估肱骨头缺血坏死风险，包括肱骨头成角及移位、中立位成角、压缩－外翻成角、内翻成角、结节骨折结构和移位等。⑦复杂骨折伴盂肱关节脱位：此类骨折较罕见，脱位增加了复杂的多片段肱骨近端骨折的治疗难度，骨坏死风险高。

诊断 患者受伤后肩部疼痛、肿胀、畸形，皮下瘀斑，上肢活动障碍，体格检查可发现局部明显压痛及轴向叩痛，主被动活动均使疼痛加重。X 线检查可证实骨折并判断移位情况，CT 检查及三维重建有助于明确骨折类型，MR 检查可鉴别隐匿骨折以及判断

肩袖等软组织损伤。根据上述病史、临床表现及影像学检查，可诊断肱骨近端骨折并判断骨折类型及合并损伤。

治疗 恢复一个无痛的、活动范围正常或接近正常的肩关节是肱骨近端骨折治疗主要目的，治疗方式主要包括发送治疗和手术治疗。康复训练对恢复肩关节功能具有重要作用，对于无移位非手术治疗和复位后内固定可靠的患者，早期活动是防止关节僵硬的重要方法，可配合理疗、按摩等，促进局部血液循环，加速肿胀消退及功能恢复。①非手术治疗：指征为无移位、轻微移位和稳定的骨折，严重骨质疏松患者以及不能耐受手术的患者。通过三角巾悬吊或夹板外固定，定期影像复查骨折愈合情况。尽管非手术治疗无手术治疗的风险，对骨折块、肱骨头血供破坏小，头缺血坏死发生率低。无伤口感染风险，但常有肩部活动范围受限、肩关节僵硬、肩关节功能恢复欠佳等问题。②手术治疗：对于移位明显，合并肩袖、血管神经损伤的骨折患者应采取手术治疗，手术方式主要包括闭合复位髓内钉固定、切开复位接骨板内固定和肩关节置换等方式。微创髓内钉固定由于对骨膜、软组织损伤小，可最大限度地保留骨折断端血供。因此，骨折愈合快，利于早期功能锻炼，多应用于一部分、二部分或三部分骨折；与髓内钉相比，切开复位接骨板内固定软组织创伤较大，术中剥离骨膜对断端血供影响较大，但对于复杂的骨折，尤其三部分或四部分骨折，切开复位接骨板内固定在实现解剖复位并提供持久坚强的固定等方面具有优点；老年三部分以上肱骨近端骨折难以采

用内固定时，建议行一期人工肱骨头置换术，但肩关节置换术还不像髋关节及膝关节置换术那样成熟，且存在很多并发症，一旦手术失败无很好补救措施。因此，肩关节置换术可作为内固定失败的一种补救措施。

并发症 ①骨坏死：a. 肱骨头坏死，肱骨头坏死主要是由于关节表面和软骨下骨缺乏血液灌注造成的，常伴随退行性变，导致关节塌陷和纤维变性。相比一部分和两部分骨折，三部分和四部分骨折以及骨折脱位发生骨坏死风险较高。通常术后经过一个功能较为满意的潜伏期，才会出现疼痛、僵硬和功能失用等表现，影像学上表现不一，可见斑点状或片状的肱骨头硬化，或完全的肱骨头吸收和塌陷。b. 结节坏死：无论肱骨头活性如何，结节发生骨折后均有可能出现骨坏死。在大结节骨折和小结节骨折中均可见骨吸收、硬化和塌陷，可见于两部分、三部分或四部分骨折，患者通常有肩部无力、疼痛和功能失用，伴发旋转无力和功能障碍。②骨不连：肱骨头干骨不连很少发生，但它是严重的并发症。通常肱骨近端骨折愈合时间为4~8周。因此，如16周后骨折处仍有活动，可认为有骨不连发生。疼痛、僵硬和上肢功能受限是常见症状，检查时，患者常表现为三角肌、肩袖和肩胛周围肌肉假性麻痹，呈连枷上肢，影像学检查可见吸收、增宽的骨折线。③畸形愈合：肱骨近端骨折非手术治疗常会出现不同程度的畸形愈合，术中复位欠佳或内固定不充分导致再次移位也可能造成骨折畸形愈合。主要包括头干嵌插、移位、旋转或成角畸形，结节畸形愈合也较为常见。有症状的畸形愈合通常会增加肩部疼痛，典型位置在前三角肌，活动上肢会加重疼痛，前屈、外展和内旋时尤为明显。体格检查室辨别症状来源十分重要，肩袖的撕裂、创伤后肩关节僵硬、肩锁关节功能障碍、二头肌肌腱疾病等均有可能导致上述症状。④创伤后肩部僵硬：关节囊挛缩是难治性僵硬的主要原因，骨折畸形愈合、内固定撞击、肩袖功能障碍也可导致肩部僵硬。关节囊性的肩部僵硬主要特征是僵直的肩部活动受限，外展和外旋的选择性丢失。非手术治疗联合肩部工鞥你康复可作为首选的治疗方案，通过选择性拉伸锻炼活动可使许多患者的症状得到改善。

(姜保国)

gōnggǔgàn gǔzhé

肱骨干骨折 (shaft fracture of humerus)

肱骨外科颈一下2cm至肱骨髁上2cm之间的骨折。约占全身骨折总数的1.31%。

病因及发病机制 ①直接暴力：致伤暴力直接作用于肱骨干导致的骨折是最常见的，如棍棒或者锐器的直接打击、汽车撞伤、机械挤压、高处坠落、火器伤等，这类骨折常为开放性骨折，并且骨折多为横行骨折或粉碎性骨折，肱骨上、中1/3更为常见。②间接暴力：致伤暴力通过力的传导作用于肱骨干而引发的骨折。如摔倒时肘部或手掌着地、两人之间强力掰手腕等，甚至猛烈的肌肉收缩也可以造成肱骨干骨折，如运动员投掷标枪、垒球时。多发生在中下1/3处，常为斜行或螺旋形骨折。骨折端的成角和移位取决于引发骨折的暴力方向、骨折的位置、两骨折段所受到的肌肉牵拉作用的复合影响。

分型 同其他部位的骨折的分类一样，肱骨干骨折可依据不同的分类因素构成多种分类方式。根据骨折是否与外环境相通可分为开放和闭合骨折，因骨折部位不同可分为三角肌止点以上及三角肌止点一下，由于骨折程度不同可分为完全骨折和不完全骨折，根据骨折线方向和特性又可分为纵行、横行、斜行、螺旋形、多段性和粉碎性骨折；根据骨的内在因素是否存在异常分为正常和病理骨折等。

AO骨折分型将所有骨折统一的标准化分类，肱骨干的编号为12，简单骨折为A型，楔形骨折为B型，粉碎性骨折为C型，其中又根据骨折块的形态细分为几个亚型（图1）。

临床表现 同其他骨折一样，肱骨干骨折后可出现疼痛、肿胀、畸形、反常活动及骨擦音等，骨科医师不应为证实骨折的存在而刻意检查骨擦音，以免增加伤者的痛苦和桡神经损伤。对于不完全或无移位的骨折，单凭临床体检很难判断。因此，对可疑骨折的患者必须拍X线片。拍片范围包括肱骨的全长、肩关节和肘关节。对于高度怀疑存在骨折的患者，即使在急诊拍片时未能发现骨折也不要轻易下无骨折的结论，可用石膏托或者支具暂时固定，2周后再拍片复查，若有隐匿的不完全骨折或者无移位骨折，此时因骨折线的吸收将会显现出来。若骨折合并桡神经损伤，可以出现垂腕、掌指关节不能伸直、拇指不能伸展和虎口区感觉减退或者消失。肱骨干骨折的患者应常规检查患肢远端血供的情况，包括对比双侧桡动脉搏动、甲床充盈、皮肤温度等，必要时可行血管造影损伤，以明确有无肱动脉损伤。

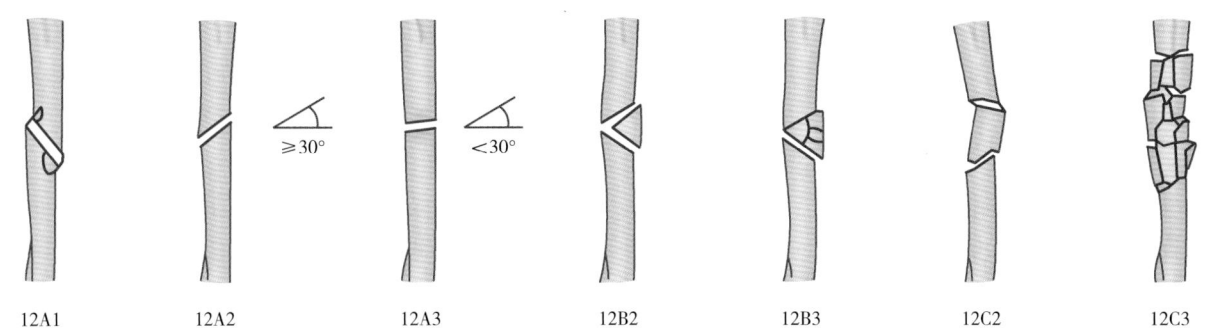

12A：简单；12A1：螺旋形；12A2：斜行（≥30°）；12A3：横行（<30°）；12B：楔形；12B2：完整楔形；12B3：粉碎楔形；12C：多骨折块；12C2：节段完整型；12C3：节段粉碎型。

图 1　肱骨干骨折 AO 分型

诊断与鉴别诊断　根据病史、查体和 X 线平片对肱骨干骨折的诊断并不困难，为明确骨折的分型可以完善 CT，为明确软组织损伤情况、明确有无隐匿的骨折可完善 MRI，为明确有无神经损伤可完善肌电图，为明确有无血管损伤可行血管造影检查。肱骨干骨折在部位上需要与肱骨近端、远端骨折相鉴别，在发病原因上需要在病理性骨折、创伤性骨折间进行鉴别，在并发症上需要鉴别是否合并有血管、神经以及软组织的损伤。

治疗　主要包括非手术治疗和手术治疗。具体的治疗方案选择须考虑如下诸多因素：骨折的类型和水平、骨折的移位程度、患者的年龄与全身状况、合并损伤情况、配合能力、患者的职业及对治疗的需求等。此外医师还应考虑本身具备的客观条件、各种操作技术的水平、经验等。根本原则为有利于骨折尽早愈合，有利于患肢的功能恢复，有利于减轻患者痛苦，尽可能减少并发症的发生。

非手术治疗　国外文献报道非手术治疗的成功比例可高达94%以上，但在临床实际工作中能否达到仍值得研究。此外随着

手术技术的成熟患者对骨科医师提出了更高的要求，既要获得良好的最终治疗结果，又希望治疗过程中减少痛苦，尽早恢复功能。因此，非手术治疗的适应证应结合患者的具体情况认真审视后决定。可参考的适应证：移位不明显的骨折（AO 分型 A 型），有移位的中下 1/3 骨折（AO 分型 A 型、B2 型）经手法复位可达功能复位标准的（2cm 以内的短缩、1/3 以内的侧方移位、20°以内的向前、30°以内的外翻成角以及

15°以内的旋转畸形）。常用的非手术治疗方法有以下几种。①悬垂石膏：悬垂石膏治疗肱骨干骨折已有半个多世纪的历史，目前国内外仍继续沿用。此法比较使用适用于有移位并伴有短缩的骨折或者斜行骨折、螺旋形骨折。悬垂石膏应具有适当的重量，避免过重或过轻，上缘至少应超过骨折断端 2.5cm 以上，下缘可达腕部，屈肘 90°，前臂中立位，在腕部有三个固定调整环（图 2）。在石膏固定期间，前臂需始终维

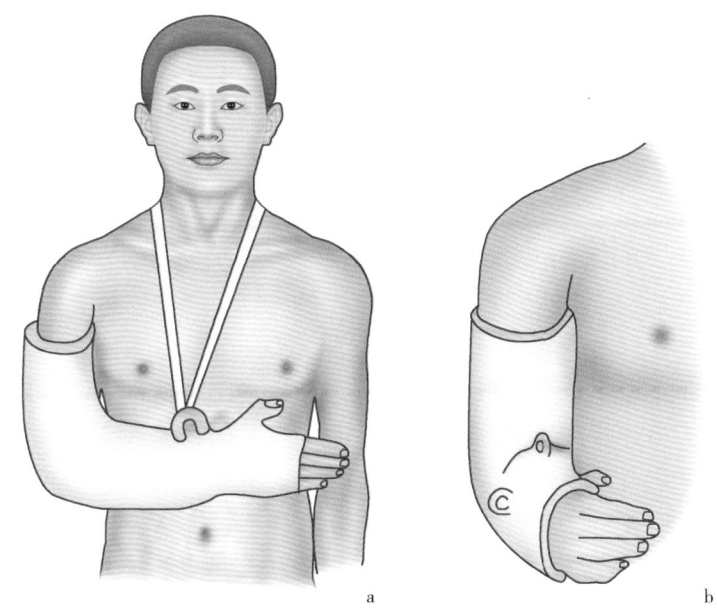

图 2　悬垂石膏

持下垂，以便提供向下的牵引力。患者夜间不宜平卧，应采取坐睡或半卧位。吊带需可靠地固定在腕部石膏固定环上，向内成角则通过将吊带移至掌侧调整，反之亦然。前后成角可利用吊带的长短来调整，后成角时加长吊带，前成角则缩短吊带。应经常复查X线平片，开始时1~2周1次，以后可改为2~3周或更长时间。石膏固定期间应注意握拳、肩关节活动等功能锻炼，减少石膏副作用。肥胖者可在内侧加一衬垫，以免过多的皮下组织压迫骨折端造成成角畸形。当骨折的短缩已经克服、骨折达到纤维性连接时，可换为U形石膏。如固定超过3个月仍无骨折愈合迹象（老年患者尤其需要注意），已出现骨质疏松趋向时，应考虑改用其他方法，如切开复位内固定加植骨。②U形或O形石膏：多用于稳定的中下1/3骨折复位后，或应用于其他方法治疗后的继续固定手段。U形即石膏由腋窝处开始，向下绕过肘部再向上至三头肌以上，若石膏再长些在肩部重叠则为O形石膏。U形更利于功能锻炼，而O形的固定稳定性更好（图3）。③夹板固定：对内外成角不大者，可采用二点直接加压方法，侧方移位较多、成角显著者常采用三点纸垫挤压原理，以使骨折达到复位。上1/3骨折用超肩关节小夹板，中1/3用单纯上臂小夹板，而下1/3骨折用超肘关节小夹板固定。其中以中1/3骨折的固定效果最为理想。近年来各种材料和类型的支具发展较快，很大程度上可以取代传统的石膏和夹板固定，各类支具的适用方法各异，但固定的原则相同。

手术治疗　包括以下几方面。

适应证　①绝对适应证：非

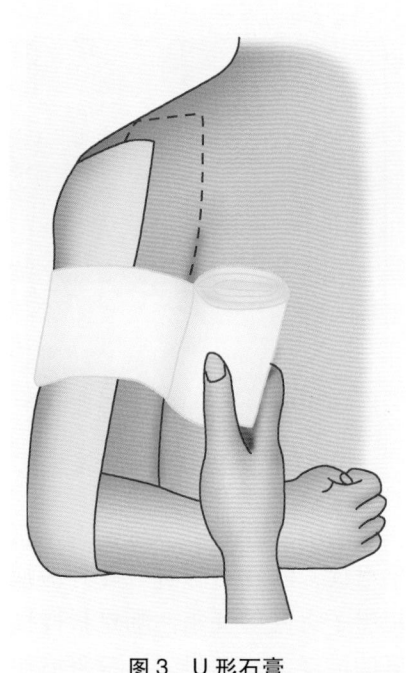

图3　U形石膏

手术治疗无法达到或维持功能复位的，合并其他部位损伤患肢需要早期活动的，多段骨折或粉碎性骨折（AO分型B3型、C型），骨折不愈合，合并动脉、神经损伤需要探查者，合并其他系统特殊疾病无法坚持非手术治疗的（如帕金森病），经过2~3个月非手术治疗出现延迟愈合、骨质疏松的，病理性骨折。②相对适应证：从事某些特殊职业对肢体外形有特殊要求，不接受功能复位而需要解剖复位的，因工作或学习需要不能坚持长时间的石膏、夹板或支具固定的。

治疗方法　①拉力螺钉固定：单纯的拉力螺钉固定只能够用于部分长螺旋形骨折（AO分型A1型），且术后需辅以外固定保护一段时间，优点是软组织剥离较少，断端血供影响小。②接骨板内固定：接骨板是最主要的内固定方式，优点是操作简单、易于掌握、术后少有肩部疼痛现象，常用的接骨板有动力加压接骨板、锁定接骨板及解剖锁定接骨板等。

对于粉碎性骨折可考虑植骨。肱骨干中上段可采用前外侧入路，下1/3骨折可采用前外侧或后侧入路。③髓内针固定：髓内针的优点是：软组织剥离少，血供保护好，尤其适合用于粉碎性骨折。缺点是术后短期可能影响肩关节功能，引起肩部疼痛，取出内固定后远期对肩关节功能影响不大。手术中应注意：近端锁钉一般不穿过对侧皮质以避免损伤腋神经，远端锁钉最好采用前后方向以避免损伤桡神经。逆行穿钉适用于肱骨中下段骨折，但操作不当易发生医源性骨折，因此应有改用接骨板固定的准备。严重分离的多段骨折、肥胖患者不宜采用髓内针固定。国人髓腔较细，需良好的扩髓，选择合适的直径（常不超过8mm）。④外固定架固定：在严重的开放性骨折、多发伤中，常应用外固定架以达到损伤控制的目的。外固定架本身也可以作为最终的固定方式，其优点是：创伤小、固定相对可靠、拆卸较内固定物方便、对邻近关节干扰小；缺点是：针道可能继发感染、针道松动导致固定失效、难以达到绝对稳定固定、不够美观以及舒适度差等。

并发症及预防　①桡神经损伤：是肱骨干骨折常见的并发症，桡神经紧贴肱骨干后方的桡神经沟走行，如骨折移位较多或搬运过程中缺乏有效的固定，可导致神经损伤；也可因致伤物体的直接作用，如火器伤、钝器伤、锐器伤；还可因手术导致医源性损伤。绝大多数是由于牵拉和挫伤导致的不完全损伤。因此，一般不必急于探查手术，可考虑非手术治疗观察数月以期恢复。神经探查手术指征：开放性骨折合并神经（血管）损伤，非手术治疗

3 个月肌电图仍无进展。外伤后应注意有效的固定，减少搬运，给予适当的镇痛药和肌松药避免断端移位，医师应避免刻意检查骨擦感，复位尽量轻柔，手术中注意根据骨折位置选择恰当的手术入路、钝性分离、分离显露桡神经等。②血管损伤：肱骨干骨折合并的血管损伤主要指肱动脉损伤，需积极处理。如查体发现肢体远端的缺血表现应考虑到损伤可能，与桡神经不同，一旦怀疑有血管损伤应做好血管造影、手术探查的准备。动脉修复前应先行骨折固定，吻合血管时避免血管张力过高，否则应行自体或人造血管移植。动脉损伤后呈现血管痉挛者，应保温，可行动脉周围普鲁卡因浸润以解除痉挛或使用血管扩张药物。持续痉挛者应行手术探查。预防同桡神经损伤。③骨折延迟愈合与不愈合：肱骨干骨折的延迟愈合、不愈合发生概率较高，仅次于胫骨，主要由于局部因素，同时也许考虑全身因素。中下 1/3 骨折不愈合率最高，因该处位于血供"分水岭"区域，且常合并滋养动脉损伤。粉碎性骨折、开放性骨折、固定不稳定、手术中过多的断端暴露及骨膜剥离、感染等也是骨折不愈合、延迟愈合的原因。首先应根据损伤情况选择合适的治疗方式，在条件不具备、经验技术不成熟的情况下不要滥用手术治疗。对于开放性骨折应先采取损伤控制的理念进行一期外固定架固定，对于粉碎性骨折可视情况采取髓内固定减少对血供的破坏，使用接骨板固定时注意尽量减少骨膜剥离，充分预防感染，保证固定的可靠稳定，必要时适当植骨。④感染。伤口感染、内固定物的感染是导致内固定失效、

骨折延迟愈合或不愈合的重要原因。应严格无菌操作，充分止血，伤口不留死腔，围术期合理应用抗生素，对于开放性损伤首先充分清创、损伤控制、观察伤口无感染风险后再行内固定治疗。⑤骨化性肌炎：确切病因尚不清楚，一旦发生很难处理。应充分止血避免术后血肿形成，减少骨膜剥离，避免反复多次粗暴的手法复位，功能锻炼时禁忌粗暴的被动活动。另外某些药物如吲哚美辛、美洛昔康等也有一定的预防效果。⑥关节僵硬：同其他部位骨折一样，长期制动可造成邻近关节的活动受限，主要是肘关节和肩关节。应尽可能缩短肩肘关节的制动时间，固定时间尽量不超过 3 周，同时还应强调功能锻炼的重要性，为患者安排积极、合理的主被动功能锻炼计划。

预后 该病预后较好，如能正确选择治疗方法、合理地进行非手术治疗或手术治疗，绝大多数肱骨干骨折可以正常愈合；经过康复训练，绝大多数患者能够恢复正常的肢体功能。

（姜保国）

gōnggǔ yuǎnduān gǔzhé

肱骨远端骨折（distal fracture of humerus） 肱骨远端骨的完整性和连续性破坏。肱骨远端是指肱骨髁上以远的部位。肱骨远端骨折包括肱骨髁上骨折、肱骨髁间骨折、肱骨内髁骨折、肱骨外髁骨折及肱骨小头骨折等。其中以儿童肱骨髁上骨折和中老年人的肱骨髁间骨折多见。前者最常见于 5~8 岁的儿童，占儿童全部肘部骨折的 50%~60%，属关节外骨折，及时治疗后功能恢复较好。后者为相对复杂的关节内骨折，常影响患者功能。

病因及发病机制 摔伤是肱

骨远端骨折的主要原因，根据暴力来源及方向可分为伸直、屈曲和粉碎型三型。①伸直型：最多见，占90%以上的儿童肱骨髁上骨折。跌倒时肘关节在半屈曲或伸直位，手心触地，暴力经前臂传达至肱骨下端，将肱骨髁推向后方。由于重力将肱骨干推向前方，造成肱骨髁上骨折。骨折线由前下斜向后上方。有时骨折近段常刺破肱前肌损伤正中神经和肱动脉。骨折时，肱骨下端除接受前后暴力外，还可伴有侧方暴力，按移位情况又分尺偏型和桡偏型。②屈曲型：较少见与部分儿童。肘关节在屈曲位跌倒，暴力由后下方向前上方撞击尺骨鹰嘴，髁上骨折后远端向前移位，骨折线常为后下斜向前上方，与伸直型相反。很少发生血管、神经损伤。③粉碎型：多见于成年人。该型骨折多属肱骨髁间骨折，按骨折线形状可分 T 形骨折和 Y 形骨折或粉碎性骨折。年轻人多为高处跌落的高暴力所致的强能量损伤引起，常为粉碎性；老年人多有骨质疏松，摔伤等低能量的损伤即可造成粉碎性骨折。

分型 传统的肱骨远端骨折是按照解剖部位主骨折线的解剖部分来分的。包括肱骨髁上骨折、肱骨髁间骨折、肱骨内髁骨折、肱骨外髁骨折及肱骨小头骨折等。儿童肱骨髁上骨折根据暴力来源及方向和受伤时肘关节的屈伸位置可分为伸直型和屈曲型。成年人肱骨远端骨折多累及关节面，最主要的分型是 AO/OTA 分型。①AO 分型：根据骨折线位置和骨折粉碎程度将肱骨远端骨折分为以下几型。A 型，关节外骨折。A1 型，为内上髁或外上髁的撕脱骨折；A2 型，为简单干骺部骨折；A3 型，为粉碎干骺部骨折。

B 型，为部分关节内骨折。B1 型，为外侧矢状位骨折；B2 型，为内侧矢状位骨折；B3 型，为冠状位骨折，此型即肱骨小头和滑车骨折。C 型，完全关节内骨折，即肱骨髁间骨折。C1 型，干骺端和关节面均简单性髁间骨折；C2 型，干骺端粉碎、关节面简单的髁间骨折；C3 型，干骺端和关节面均为粉碎性髁间骨折。这种分型便于记录、储存及医师间的交流，对治疗和估计预后也有帮助，但不能反映骨折块的大小、骨折线走行等因素，在评估手术方式的选择、手术难度及预后方面有一定的局限。②赖斯伯勒（Riseborough）分型：根据骨折分离错位情况，将肱骨髁间骨折分为四型。Ⅰ 型，骨折无分离及错位；Ⅱ 型，有骨折块的轻度分离，但无旋转；Ⅲ 型，内外髁均有旋转移位；Ⅳ 型，关节面有严重破坏，肱骨髁明显变宽分离。这种分型反映了骨折的严重程度，对判断手术难度和预后有指导意义，但在具体指导治疗方面存在不足。③梅恩（Mehen）分型：将肱骨远端的关节内骨折分为经髁横行骨折、外髁骨折、内髁骨折、T 型、H 型、Y 型和 λ 型。这种分型较为复杂，能很好地评价骨折线位置及骨折粉碎程度，在指导治疗方面很有帮助，临床上也常用。

临床表现 受伤肘关节局部肿胀、畸形，活动受限。触诊时骨折部位压痛，可触及骨擦音、骨擦感、异常活动。

诊断 成年人及较大年龄的儿童能以主诉病史及症状、体征，结合影像学检查，一般诊断困难不大。对于儿童髁上骨折，伤后马上就医者，肿胀轻，可触及骨性标志；多数病例肿胀严重，已不能触及骨性标志。多数儿童骨折远端向后移位，可与肘后脱位相混淆，但肘后三角关系正常，据此可鉴别。伤后或复位后应注意是否有肱动脉急性损伤和前臂掌侧骨筋膜室综合征，是否出现 5P 征。另外，正中神经、尺神经、桡神经都有可能被累及，但以正中神经和桡神经损伤多见。X 线检查可明确儿童骨折的类型和移位程度。对于成年人髁间骨折，常规行 X 线及 CT 检查，以明确骨折块的具体形态，粉碎程度，移位方向。

鉴别诊断 成年人肱骨远端骨折通过 X 线平片和 CT 诊断较为明确。儿童的移位不明显的肱骨远端骨折需要与肘关节脱位等其他损伤鉴别，有时患儿就诊时肘关节肿胀致骨性标志触诊不清楚，单纯体检难以鉴别，常规需要依靠 X 线平片或 CT 检查。

治疗 主要包括非手术治疗和手术治疗。

非手术治疗 适用于骨折移位不明显，软组织损伤不严重，不合并血管损伤的骨折应采用非手术治疗。儿童骨折无移位或轻度移位可用石膏后托制动 1～2 周，然后开始轻柔的功能活动。4～6 周后骨折基本愈合，再彻底去除石膏固定。移位明显但闭合复位获得成功的患儿可以尝试非手术治疗。在某些病例，行鹰嘴骨牵引进行闭合复位也是一种可选方法，但现已少用。

手术治疗 对于儿童有移位且闭合复位不满意的肱骨髁上骨折应手术治疗。如合并神经血管损伤应急诊手术，多采用麻醉下闭合复位，透视下由助手维持复位，术者进行经皮穿针固定。1 枚 2.0mm 克氏针自肱骨外上髁最高点穿入皮肤，触及骨质后在冠状面上与肱骨纵轴成 45°，在矢状面上与肱骨纵轴成 15°进针，直至穿透肱骨近折端的对侧骨皮质。再取 1 枚 2.0mm 克氏针在上进针点前 0.5cm 处穿入皮肤，向近折端尺侧穿针至透过对侧骨皮质。C 臂 X 线机透视复位、固定满意后，将针尾屈曲 90°剪断，残端留于皮外。无菌纱布包扎针尾，石膏托固定于屈肘 90°前臂旋前位。当天麻醉恢复后即可行腕关节的屈伸及握拳活动，4 周后拔除克氏针，解除外固定。

对于成年人移位明显，累及关节的肱骨远端骨折尤其是髁间骨折多采用手术治疗，以做到解剖复位，牢固固定和早期功能锻炼，以最大程度地恢复肘关节的功能，这是成年人肱骨远端髁间骨折的治疗原则。具体手术指征包括：①骨折不稳定，闭合复位后不能维持满意的复位。②骨折合并血管损伤。③合并同侧肱骨干或前臂骨折。④骨折累及关节面，有移位。另外，对老年患者应尽量选择 ORIF，以利于早期功能锻炼。具体手术方式和入路应根据是髁上骨折，单髁骨折，还是髁间骨折来决定。可以采取内、外侧联合切口或后正中切口。多数认为后正中切口显露清楚，能够直视下复位骨折，也方便进行内固定。尽管后正中的尺骨鹰嘴截骨入路、肱三头肌舌形皮瓣入路和纵劈肱三头肌入路的具体选用尚有一些争议，多数学者提示经尺骨鹰嘴截骨入路对髁间骨折显露最好。经尺骨鹰嘴截骨入路在 1982 年由托马斯（Thomas）提出，临床上广泛应用。该入路显露肱骨远端关节面效果理想，避免肱三头肌损伤，因其保持肱三头肌的完整性，减少损伤和术后粘连，同时髁间显露充分，复位精确，固定稳妥，通常无须外固定。固定后为骨与骨之间愈合，术后肘关节粘连少，僵硬程度轻，关节可早期功能锻炼。其缺点是人为造成关节内骨折，易导致创伤性关节炎、尺骨鹰嘴截骨不愈合及内固定脱出等。经肱三头肌舌型皮瓣入路和经纵劈肱三头肌入路对于显露和整复复杂C3型骨折的滑车关节面则比较困难。无论何种入路，术中处理原则都是首先复位髁间骨折并临时固定，将复杂髁间骨折变为髁上骨折，然后在复位并临时固定髁上骨折。透视满意后将克氏针临时固定改为内外侧柱双接骨板永久固定。骨折复位的标准是恢复肱骨远端三角形的完整性及关节软骨的平整；恢复鹰嘴窝、冠状窝、桡骨窝的解剖形状；恢复肱骨远端的前倾角。固定方式多选用内外侧双接骨板垂直或平行固定，接骨板早期多为重建板（图1），多为解剖锁定接骨板，远端螺钉可经过接骨板直接置入滑车形成稳定的拱形结构。对于肱骨远端严重粉碎性骨折或骨质疏松明显，或

者是原本有类风湿关节炎或骨性关节炎的老年患者，不论采取何种内固定方法，预后欠佳，并发症发生率很高。全肘关节置换术治疗这类患者效果较好，最常用的是孔罗德-莫里（Coonrad-Morrey）半限制性假体。

并发症　对于儿童肱骨髁上骨折的并发症较多，有福尔克曼（Volkmann）缺血挛缩、神经损伤、关节活动轻度障碍等。另外是肘内翻，为髁上骨折最常见的合并症，尺偏型骨折发生率高达50%。肘内翻>15°畸形明显者可行髁上截骨矫形。成年人肱骨远端髁间骨折即使手术治疗后也常残留功能障碍。其他常见的有术中尺神经损伤、术后骨折不愈合、异位骨化等。全肘关节置换术后也存在肱三头肌无力、假体松动、感染、神经损伤以及活动受限等问题。

（姜保国）

chǐgǔ yīngzuǐ gǔzhé

尺骨鹰嘴骨折（fracture of olecranon）尺骨鹰嘴区域骨的完整性或连续性破坏。由于肱三

头肌腱附着于尺骨鹰嘴背侧，骨折块常向近端移位，使伸肘结构完整性破坏，影响肘关节功能，绝大多数鹰嘴骨折属关节内骨折。

病因及发病机制　摔伤是尺骨骨折的主要原因。其损伤机制可分为直接暴力和间接暴力，前者多为横行或斜行骨折，摔倒后屈肘位肘关节背侧直接触地遭受直接暴力。间接暴力所致骨折大多为粉碎性骨折，多为高处跌落轴向压缩暴力间接传递至尺骨鹰嘴，使之与肱骨滑车撞击导致骨折。

分型　尺骨鹰嘴骨折的分型有沙茨克尔（Schatzker）分型、梅奥（Mayo）分型、科尔顿（Colton）分型等。

沙茨克尔分型　是根据骨折方式和选择内固定类型时需要考虑的力学因素，分为以下几型。A型：横行骨折；B型：横行压缩骨折；C型：斜行骨折；D型：粉碎性骨折；E型：远侧斜行骨折；F型：骨折脱位。其中横行骨折分为简单（两部分）或复杂

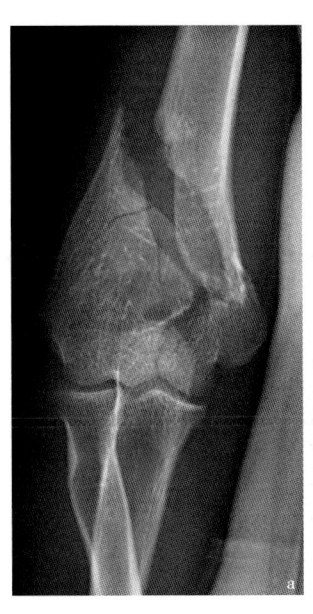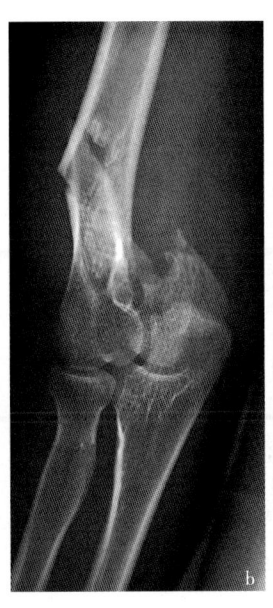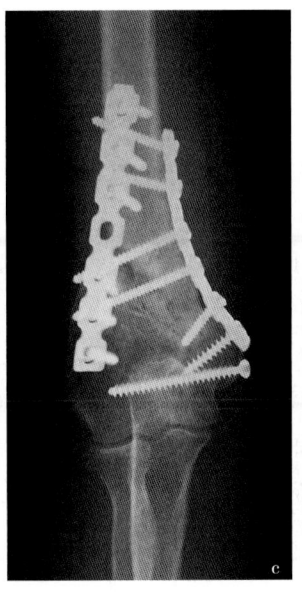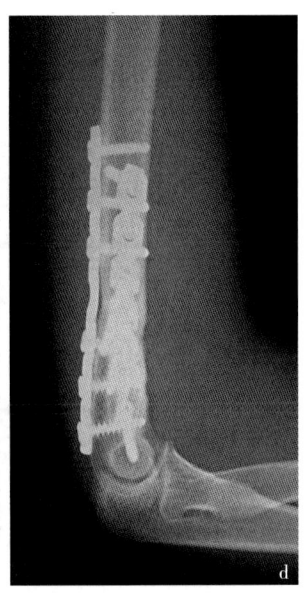

a，b. 术前正侧位片；c，d. 术后正侧位片。
图1　外λ型肱骨髁间骨折，采用AO双重建钛板螺钉内固定

（关节面粉碎或凹陷）两型；斜行骨折是有分离的骨折，其骨折线从滑车切迹中点向远侧延伸；粉碎性骨折包括：①冠突尖骨折。②骨折延伸超过滑车切迹中点。③桡骨头骨折或脱位。

梅奥分型　根据骨折脱位、粉碎性骨折以及尺肱关节不稳定三个因素，将尺骨鹰嘴骨折分为三型。Ⅰ型：是无移位或较少移位的骨折；Ⅱ型：是移位-稳定性的；Ⅲ型：是不稳定性的。三型都分别又分为 A 型（非粉碎性骨折）和 B 型（粉碎性骨折）。

科尔顿分型　将鹰嘴骨折分为两大类，无移位骨折和移位骨折，其中移位骨折又再细分为以下几型。A 型：撕脱型骨折；B 型：斜行和横行骨折；C 型：粉碎性骨折；D 型：骨折脱位型骨折。

临床表现　鹰嘴骨折属关节内骨折，常发生关节内出血和渗出，导致肿胀和疼痛。骨折端可触及凹陷，并伴有疼痛及活动受限。不能抗重力伸肘是可以引出的最重要体征，表明肱三头肌的伸肘功能丧失，伸肌装置的连续性中断，此体征的出现与否对确定治疗方案非常重要。有时合并尺神经损伤，特别是严重的粉碎性尺骨鹰嘴骨折。

诊断与鉴别诊断　根据主诉、病史及症状、体征，结合影像学检查，一般诊断困难不大。应在确定治疗方法前仔细评定尺神经功能。评估鹰嘴骨折时，应尽可能获得一个标准的侧位片，以充分判断骨折粉碎程度、半月切迹处关节面撕裂范围及桡骨头有无移位，正位 X 线平片也很重要，可呈现骨折线在矢状面上的走向，必要时 CT 检查。鹰嘴骨折 X 线平片诊断较为明确，对于粉碎性骨折或骨折脱位，需用 CT 检查，以便鉴别经尺骨鹰嘴骨折脱位和成年人蒙泰贾骨折，其主要依据是明确上尺桡关节有无分离。

治疗　主要包括非手术治疗和手术治疗。

非手术治疗　对无移位的骨折，用屈肘 90° 长臂石膏后托固定制动 2～3 周即可。避免固定于完全伸肘位，因其易导致关节僵硬。固定 5～7 天应行 X 线平片检查，以确定骨折没有发生移位。固定 3 周即可获得充分的稳定，此时可去除石膏外固定，在保护下进行功能锻炼。

手术治疗　对有移位的骨折，需要手术治疗，常有的手术治疗方法主要是两类：①张力带钢丝固定（图 1）。②接骨板、记忆合金钩板或 3.5mm 锁定加压接骨板固定。对于移位鹰嘴骨折的治疗目的是：①维持肘关节的伸肘力量。②避免关节面不平滑。③恢复肘关节的稳定。④防止肘关节僵硬和运动受限。要达到上述目的，需要进行解剖复位和牢固内固定，以允许患者在术后尽快获得理想的功能。张力带钢丝固定适用于冠突近端的非粉碎性鹰嘴骨折，尤其是撕脱骨折和横行骨折。这种方法的缺点是随着固定时间的延长克氏针易松动，露于骨折近端的针尾部易形成滑囊炎，甚至刺破皮肤造成局部感染。对于复杂的尺骨鹰嘴粉碎性骨折，或骨折脱位，或骨折累及冠突基底者，应选择尺骨鹰嘴解剖型锁定加压接骨板。

并发症　偶有骨折不愈合。活动受限是最常见并发症，有报道高达 50% 的患者存在活动受限，特别是伸肘受限。活动受限常不严重，对日常功能影响不大，常

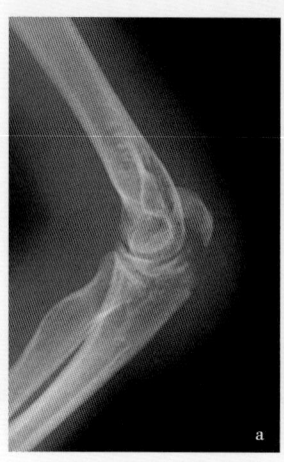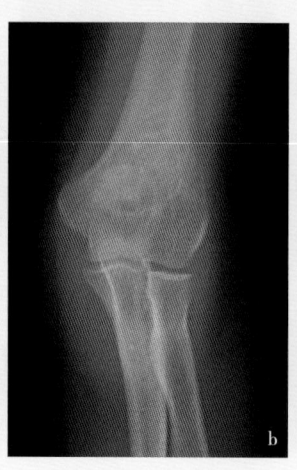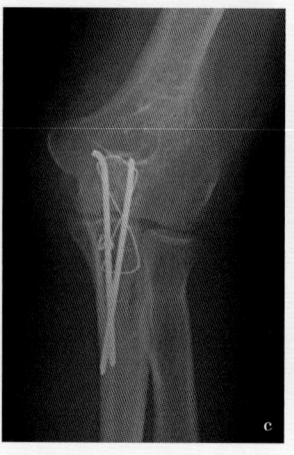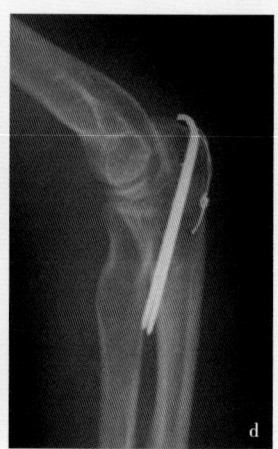

a，b. 术前正侧位片；c，d. 术后正侧位片。

图 1　尺骨鹰嘴骨折张力带钢丝内固定

未引起患者注意，一般无须特殊处理。粉碎性骨折或骨折脱位者其活动受限更明显。另外，也会有尺神经损伤、创伤性关节炎、异位骨化等并发症。

（姜保国）

ráogǔtóu gǔzhé

桡骨头骨折（radial head fracture） 桡骨头颈的完整性或连续性破坏。桡骨头骨折是成年人最常见的肘部骨折，约占肘部骨折的1/3。这些骨折85%见于20～60岁的青壮年，桡骨头骨折可以单独发生或仅为严重肘部损伤的一部分。当肘关节脱位时，桡骨头骨折通常合并有其他损伤如内侧副韧带断裂、尺骨鹰嘴骨折、尺骨冠状突骨折、肱骨远端关节面剪切骨折、孟氏骨折、恐怖三联征及埃塞克斯-雷斯蒂（Essex-Lopresti）损伤。因此，必须仔细检查肘部以排除合并的韧带和骨性损伤。

病因及发病机制 摔伤是桡骨头骨折的主要原因。桡骨头骨折最常见于摔倒时肘部伸直且前臂旋前位所致，也可见于直接创伤或者作为高能量复合创伤的一部分。轴向、外翻及后外侧旋转应力均为导致此类骨折的潜在原因。生物力学研究表明此时桡骨头承担着由腕关节传导过来的最主要的应力。除桡骨头骨折之外，前臂骨间膜的撕裂也可导致复杂损伤如埃塞克斯-雷斯蒂损伤。总的损伤机制与后外侧旋转不稳定有关，当外侧副韧带复合体受损时，肘关节半脱位可导致桡骨头、冠状突及肱骨远端关节面剪切骨折。

分型 早期梅森（Mason）将桡骨头骨折分为三型。Ⅰ型：无移位的裂缝或边缘骨折；Ⅱ型：有移位的边缘骨折；Ⅲ型：桡骨头粉碎性骨折。由于此分类只考虑了骨折X线表现，而忽略了其他损伤，约翰斯顿（Johnston）在此基础上增加了第Ⅳ型，即伴有肘关节脱位的桡骨头骨折。而布罗贝格（Broberg）和莫里（Morrey）则根据骨折块累及桡骨头或桡骨颈的程度进一步改良了梅森（Mason）分型。Ⅰ型：桡骨头或颈骨折，无或微小移位（骨折关节内移位<2mm）；Ⅱ型：桡骨头或颈骨折，移位≥2mm，累及关节面≥30%；Ⅲ型：桡骨头或颈粉碎性骨折；Ⅳ型：伴有肘关节脱位的桡骨头骨折。

临床表现 有肘关节外侧面触痛或肿胀，肘部或前臂主动或被动活动受限。除了认识到与急性桡骨头骨折相关的直接体征，还应该通过体格检查辨别肘关节或前臂不稳定的体征。视诊可发现前臂和肘关节内外侧的瘀斑和肿胀，提示可能存在相应的韧带损伤。少见病例触摸前臂显示沿骨间膜有触痛、腕关节压痛或腕部疼痛，提示合并下尺桡关节不稳定或埃塞克斯-雷斯蒂损伤。

诊断 根据主诉病史及症状、体征，再以肱桡关节为中心常规行标准前后位（AP）、侧位，必要时加斜位X线平片检查，基本可以为诊断和治疗桡骨头骨折提供充分依据。注意有无合并的韧带、神经损伤。X线发现因关节内积血而隆起的前后脂肪垫可能是无移位桡骨头骨折的唯一线索；CT检查对于骨折类型的判定非常有用，可以发现那些很难被X线平片显示的轻微骨折。有助于判定骨折移位程度并制订术前计划，判断行切开复位内固定术还是桡骨头置换术。MRI尽管不是必需的，但其为是否合并软组织损伤提供更多信息，如侧副韧带损伤和前臂骨间膜损伤。同时也可以发现其他损伤，如软骨挫伤、骨性肿胀及非骨性游离体。

鉴别诊断 主要的鉴别诊断是单纯桡骨头骨折，还是桡骨头骨折合并其他损伤，如肘关节内侧副韧带损伤，外侧副韧带损伤，后外侧旋转不稳定，前臂轴向不稳定（埃塞克斯-雷斯蒂损伤），下尺桡关节不稳定等，这需要仔细的查体和完善的影像学检查。

治疗 主要包括非手术治疗和手术治疗。应根据桡骨头骨折的梅森（Mason）分型，并骨折块移位程度、骨折累及部位、骨质情况以及韧带的稳定性制订治疗计划。

非手术治疗 主要适用于Ⅰ型骨折，即单纯桡骨头或颈无移位或轻微移位的骨折。治疗方案包括上肢颈腕吊带悬吊，肘关节活动度一般于损伤后前6周内逐渐改善。

手术治疗 适用于其他不稳定的或关节面受累明显的桡骨头骨折。单纯桡骨头切除在肘关节不稳定时属于禁忌，极少用；Ⅱ型骨折可以行切开复位内固定治疗；Ⅲ型骨折可以尝试切开内固定术，或直接行人工桡骨头置换术。Ⅳ型骨折的手术在同Ⅲ型基础上，必须注意同时处理伴发的韧带或其他骨性损伤。手术入路有多个。桡骨头手术经典入路为科赫尔（Kocher）入路，该入路常用于显露桡骨头的后外侧部分较方便；劈裂指总伸肌（EDC）入路或卡普兰（Kaplan）入路显露桡骨头的前侧及外侧部比较方便。上述入路可以根据具体情况选择后正中切口或直接外侧切口进入。当外侧副韧带已经断裂时，最好选择科赫尔入路，而当外侧副韧带完整时，则选择劈裂指总伸肌入路。手术必须注意保护骨间后神经和桡尺侧副韧带。内固定物可以是微型螺钉或接骨板（图1），前者要埋头，后者必须放置在"安全区"内，以避免影响前臂旋转。

并发症 骨间后神经损伤是手术中可能发生，术中应前臂应尽量旋前以避免损伤。术后出现的有关节僵直、骨不连、畸形愈合、创伤后关节炎、缺血性坏死和疼痛或内植入物凸出于关节腔导致的疼痛等并发症。关节僵直是肘关节最常见的并发症。主要是由于关节囊挛缩、环状韧带瘢痕形成、异位骨化或残留有软骨块或骨块而导致。桡骨头置换术的最常见并发症是过度填塞，即假体放置过高引起的疼痛。其他并发症有假体松动、聚乙烯材料磨损、肱骨小头磨损。

（姜保国）

Ai'sāikèsī-Léisīdì sǔnshāng

埃塞克斯-雷斯蒂损伤 （Essex-Lopresti injury） 桡骨头骨折合并前臂骨间膜断裂，进而发生桡骨向近端移位及下尺桡关节脱位的损伤。是一种非常少见的前臂及腕、肘部同时受累的损伤。莱文（Levin）报道这种损伤约占所有桡骨头骨折的1%。在临床诊疗过程中，医师常只注意到比较严重的桡骨头骨折，而忽略了骨间膜的损伤。

病因及发病机制 高处跌落或其他高能量损伤是其主要病因。埃塞克斯-雷斯蒂（Essex-Lopresti）损伤机制为手臂在伸展位时受到足够大的轴向应力致桡骨头骨折、移位，并损伤下尺桡关节，使前臂骨间膜破坏，导致整个桡骨向近端移位。

分型 1988年，爱德华兹（Edwards）和丘辟特（Jupiter）将埃塞克斯-雷斯蒂损伤分为三型。Ⅰ型：移位的桡骨头骨折块较大，没有或只有轻度粉碎，适于行切开复位内固定术；Ⅱ型：桡骨头严重粉碎性骨折，需行假体置换；Ⅲ型：陈旧性损伤，桡骨向近端移位已无法复位，需行尺骨短缩和桡骨头假体置换。

临床表现 除了肘部的肿胀疼痛外，尚有前臂和腕部疼痛，但疼痛程度远无肘部明显。因此，询问患者容易漏掉。仔细查体可以发现患者前臂显示沿骨间膜有触痛，下尺桡关节触诊有压痛。

诊断与鉴别诊断 对埃塞克斯-雷斯蒂损伤的漏诊经常有，进行及时明确诊断对早期治疗非常重要。初诊时患者的症状和医师的注意力常集中在肘部的桡骨头骨折，前臂和腕部的表现经常不明显。只有认真查体才能发现前臂沿骨间膜有触痛，分离挤压下尺桡关节有不稳定或压痛，这提示骨科医师应该注意联合损伤的可能。应拍摄包括肘、腕部的前臂全长X线平片，可疑者要拍摄健侧的X线平片对比。如条件允许MRI检查以明确骨间膜的损伤和下尺桡关节的分离。和单纯的下尺桡关节损伤或者单纯的桡骨头骨折进行鉴别，主要依据取决于仔细的查体和完善的辅助检查所见。

治疗 所有的埃塞克斯-雷斯蒂损伤都应手术治疗。治疗成功的关键在于恢复或重建桡骨的正常长度。对于Ⅰ型应早期对桡骨头骨折行切开复位内固定并下尺桡关节经皮穿针固定；对于Ⅱ型桡骨头骨折粉碎严重不能行内固定时，考虑桡骨头假体置换，并下尺桡关节经皮穿针固定；对于Ⅲ型陈旧性损伤，桡骨向近端移位已无法复位，需行尺骨短缩和桡骨头假体置换。对前臂骨间膜损伤的患者，禁忌单纯行桡骨头切除术，这会使桡骨进一步向近端移位，随后出现明显下尺桡关节脱位。对于下尺桡关节脱位的处理也是埃塞克斯-雷斯蒂损伤治疗的一个重要环节，应早期进行复位并检查其稳定性，对于稳定

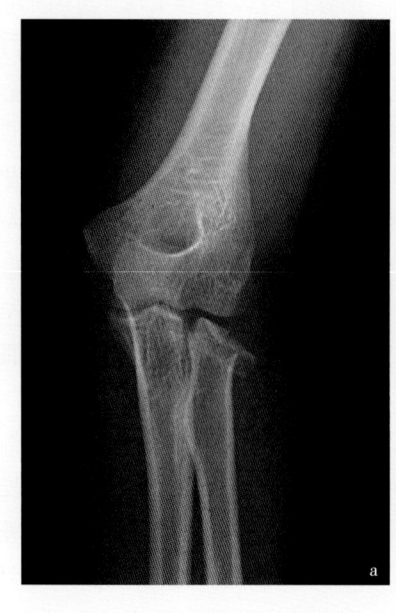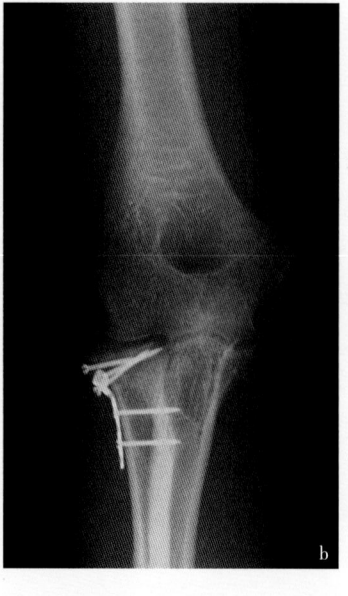

a. 术前正位片；b. 术后正位片。

图1 桡骨头骨折梅森（Mason）Ⅲ型，切开复位植骨接骨板螺钉内固定

患者可用石膏或支具将前臂固定于充分旋后位。如不稳定则用经皮克氏针固定，3~4周拔除克氏针后开始功能锻炼。

并发症 并发症的发生主要来源于早期漏诊和不适当的治疗，包括腕关节及肘关节的疼痛，力弱和活动受限，常需要翻修手术来进一步处理。

（姜保国）

ráogǔtóu bàn tuōwèi
桡骨头半脱位（pulled elbow）

儿童因肘部牵拉所致的肱桡关节半脱位。又称保姆肘、环状韧带移位。是儿童中最常见的肘部损伤。多见于1~4岁小儿，发病高峰为2~3岁。女孩比男孩更常发生，左臂比右臂更易受累。

病因及发病机制 多为他人对患儿前臂的牵拉所致。因为儿童肘关节的韧带、肌肉、骨骼发育不完全，关节囊较松弛，若肘部处于过伸位牵拉，肘关节内负压增加，将松弛的前关节囊及环状韧带吸入关节腔内，嵌于桡骨头与肱骨小头之间，桡骨头向桡侧移位，即形成半脱位。

临床表现 患儿有被照料者牵拉史，可能会将受伤的手臂贴近身体，肘部疼痛，并保持于半屈曲位，前臂呈旋前位，肘部无明显肿胀，患儿拒绝用患肢取物。查体可见桡骨头的前外侧面有压痛。如果患儿允许检查，肘关节的被动屈伸范围正常，即使轻度的被动旋后也会诱发疼痛。X线检查多无明显改变。

诊断与鉴别诊断 依据病史及症状和体征作出诊断不困难，一般无须X线检查。可与肘部其他损伤鉴别，依据是特征性的外伤史、症状和体征。

治疗 主要是非手术治疗，手法整复即可。一般无须麻醉，术者一手用拇指向后内方压迫桡骨头，另一手持患手，屈曲肘关节，将前臂稍加牵引，并前后旋转，可感到或听到复位时的轻微弹响声，疼痛立即消失，患肘功能恢复。操作过程简短但有疼痛，操作之前应向看护人解释。

并发症 一般无并发症。再次因典型机制受伤时偶有复发，复发率为27%~39%。

（姜保国）

Méngtàijiǎ gǔzhé
蒙泰贾骨折（Monteggia fracture）

尺骨近端1/3的骨折合并桡骨头脱位。简称蒙氏骨折。旧译孟氏骨折。蒙泰贾（Monteggia）于1814年首先对此种尺骨骨折合并上尺桡关节前脱位加以描述，后即以其名字命名此种骨折脱位。巴多（Bado）对其定义进行了拓展，即任何尺骨水平的骨折合并上尺桡关节脱位，并进一步作了经典分型。

病因及发病机制 多为高能量暴力直接或间接损伤。有关蒙氏骨折的受伤机制，文献中有大量讨论。巴多I型骨折为跌伤时的旋前暴力或尺骨背侧的直接打击伤所造成的。II型骨折的创伤机制被认为相似于肘关节后脱位，向后传导的暴力（跌倒、屈肘、手撑地）造成桡骨头后脱位，尺肱关节保持完好，而尺骨发生了骨折。III型的受伤机制是肘内侧面的直接打击伤所造成的。此种损伤仅见于儿童而成年人鲜见。IV型骨折的受伤机制比较复杂，多数人认为其发生与I型骨折相同，但又合并了桡骨骨折，可能在桡骨头脱位后，桡骨又受到第二次创伤所致。

分型 1967年巴多将其归纳为四型。I型：约占60%，为尺骨任何水平的骨折，向前侧成角，并合并桡骨头前脱位。II型：约占15%，为尺骨干骨折，向后侧（背侧）成角，并合并桡骨头后脱位。III型：约占20%，为尺骨近侧干骺端骨折，合并桡骨头的外侧脱位，仅见于儿童。IV型：约占5%，为桡骨头脱位，合并桡骨近1/3骨折，尺骨任何水平的骨折。其他学者的分类虽有不同，但第I型均居绝对多数。后来丘辟特（Jupiter）等进一步将巴多II型划分为四个亚型。IIa型：尺骨骨折涉及鹰嘴和冠突。IIb型：尺骨骨折位于冠突远端的骨干和冠突移行区域。IIc型：尺骨为骨干骨折。IId型：尺骨骨折累及整个尺骨近1/3段的粉碎性骨折，可能包括冠状突。成年人蒙氏骨折中，以IIa型最为常见。

临床表现 有明确的受伤史、肘关节和前臂疼痛、肿胀、活动受限比较明显。具体的症状和体征与类型有关，I型可于肘前窝触到桡骨头，前臂短缩，尺骨向前成角。II型可于肘后触及桡骨头，尺骨向后成角。III型可于肘外侧触及桡骨头和尺骨近端向外侧成角。第IV型桡骨头处于肘前，尺桡骨骨折处有畸形及异常活动。所有四型骨折，肘关节及前臂均有明显肿胀，疼痛，压痛。患者不能活动肘关节和旋转前臂。部分病例有伸指障碍，因为合并桡神经深支损伤。

诊断 根据外伤史、症状、体征及完善的X线和CT等辅助影像学检查作出诊断不困难。X线平片应包括前臂全长及上、下尺桡关节的正侧位片，桡骨头脱位和尺骨骨折在X线平片上极易判断，但蒙氏骨折的漏诊率却出乎意外的高。其原因：①X线平片未包括肘关节。②X线机球管未以肘关节为中心，以致桡骨头脱位变得不明显。③体检时忽略了桡骨头脱位的存在，以致读片时亦未注意此种情况。④患者伤后曾做过牵拉制动，使脱位的桡骨头复了位，以致来院检查时未发现脱位，但固定中可复发脱位。合并桡神经深支损伤为最常见的合并症，应检查相应的神经功能。

鉴别诊断 首先应与单纯尺骨骨折进行鉴别，故诊断时不能漏诊上尺桡关节脱位。其次应与尺骨鹰嘴骨折脱位鉴别。尺骨鹰嘴骨折脱位分为前向和后向脱位，无论何种脱位，其上尺桡关节完好。经鹰嘴骨折脱位主要是指前向尺骨鹰嘴脱位。上尺桡完好的后向鹰嘴骨折脱位极为少见，而成年人蒙氏骨折中，上尺桡关节多有分离。

治疗 主要包括非手术治疗和手术治疗。

非手术治疗 适用于儿童蒙氏骨折，闭合复位桡骨头脱位和尺骨干骨折，治疗效果大多满意。闭合复位需在臂丛阻滞下进行，牵引该患肢，并于脱位的桡骨头处加压（Ⅰ型向后，Ⅱ型向前）即可整复桡骨头脱位，此时尺骨骨折多已复位，如仍有成角及侧方移位应加以纠正。整复完成后以长臂前后石膏托固定。Ⅰ型固定于前臂旋后，屈肘110°位；Ⅱ型固定于前臂旋后，屈肘70°位（半伸直位）。直至尺骨愈合后，去除石膏，进行功能锻炼。

手术治疗 适用于大多数成年人蒙氏骨折，因其闭合复位治疗效果并不满意。主要原因是破裂的环状韧带有时妨碍桡骨头闭合复位，或者是桡骨头虽能复位，而尺骨骨折仍位置不良，使上尺桡关节仍不稳定。经过多年的争论，对尺骨复位要求更为严格。凡闭合复位不能达到要求时尺骨

即应切开复位内固定，桡骨头应尽可能闭合复位，不成功者尽早切开复位。Ⅳ型骨折，无疑更应早期切开复位内固定。累及尺骨鹰嘴和冠突的后蒙氏骨折应做到鹰嘴滑车切迹的解剖复位、尺骨长度的完全恢复、牢固的板钉固定，以最大限度地恢复肘关节功能。手术过程中，可先通过鹰嘴骨折间隙将冠状突骨折块与其远端尺骨骨干进行复位，并以克氏针临时固定或小螺钉固定，再将近端的鹰嘴骨折块与尺骨进行复位，最后在尺骨后侧安放解剖型锁定或加压接骨板进行固定，并通过接骨板螺钉或拉力螺钉牢固固定。内固定治疗者，术后应用长臂石膏托制动约3周，以让环状韧带获得愈合。Ⅰ、Ⅲ、Ⅳ型骨折固定于前臂旋转中立位，屈肘110°位；Ⅱ型骨折固定于屈肘70°位。石膏去除后，进行功能锻炼。

并发症 早期未治疗，或治疗不当而至畸形愈合或不愈合者，多残留关节僵硬和明显的旋转功能障碍，应根据具体情况加以处理。如果仅是轻度尺骨成角畸形愈合，桡骨头脱位，最好接受此种位置，而仅切除桡骨头。如为中度的尺骨成角畸形、桡骨头脱位，行桡骨头切除、尺骨骨突切除及骨间膜松解术，当可改善前臂的旋转功能。如为严重的尺骨成角畸形愈合、桡骨头脱位，应做尺骨的截骨复位内固定术及桡骨头切除术，术中同时松解骨间膜。当尺骨不愈合，桡骨头脱位或半脱位，应行尺骨内固定植骨术、桡骨头同时切除。如因冠突骨折并复位不良，或陈旧韧带损伤致肘关节不稳定者，应复位桡骨头并重建韧带。合并桡神经深支损伤为一常见合并症，桡骨头

复位后几乎都能自行恢复，无须手术探查，但服用神经营养药物是有益的。

预后 累及鹰嘴和冠突的后蒙氏骨折，是所有肘关节损伤中预后最差的。手术治疗获得解剖复位和坚固内固定者优良率相对较高。如为严重开放损伤，或合并感染，则预后较差。

（姜保国）

zhǒuguānjié tuōwèi

肘关节脱位（dislocation of the elbow joint） 肱尺关节和肱桡关节的不匹配。肘关节是人体内比较稳定的关节之一，但创伤性脱位仍不少见，其发生率约占全身四大关节（髋、膝、肩、肘）脱位总数的50%。10～20岁发生率最高。

病因及发病机制 运动伤或跌落伤及摔伤是主要病因。不同类型的肘关节脱位，其损伤机制也不完全一样。因肘关节后部关节囊及韧带较薄弱，易向后发生脱位，故肘关节后脱位最为常见。多由传达暴力和杠杆作用所造成。跌倒时用手撑地，关节在半伸直位，作用力沿尺、桡骨长轴向上传导，使尺、桡骨上端向近侧冲击，并向上后方移位。当传达暴力使肘关节过度后伸时，尺骨鹰嘴冲击肱骨下端的鹰嘴窝，产生一种有力的杠杆作用，使肘关节囊前壁撕裂。肱骨下端继续前移，尺骨鹰嘴向后移，形成肘关节后脱位。由于暴力方向不同，尺骨鹰嘴除向后移位外，有时还可向内侧或外侧移位，有些病例可合并冠突骨折。多数急性脱位是累及尺桡骨的后脱位。后脱位、后外侧脱位及后内侧脱位之间很难进行区分，对治疗影响不大。单纯肘关节前脱位在临床上非常少见。常因跌伤后处于屈肘位，暴

力直接作用于前臂后方所致，或跌到后手掌撑地，前臂固定，身体沿上肢纵轴旋转，首先产生肘侧方脱位，外力继续作用则可导致尺桡骨完全移位至肘前方。由于引起脱位的外力较剧烈，故软组织损伤较重，关节囊及侧副韧带多完全损伤，合并神经血管损伤的机会也增多；肘部后方受到打击，常合并鹰嘴骨折。侧方脱位少见，分为内侧和外侧脱位两种。外侧脱位是肘外翻应力所致，内侧脱位则为肘内翻应力致伤。肘关节爆裂性脱位临床上非常罕见。其特点是尺桡骨呈直向分开，肱骨下端位于尺桡骨之间，并有广泛的软组织损伤。除有关节囊及侧副韧带撕裂外，前臂骨间膜及环状韧带也完全撕裂。分为两种类型；前后型和内外型。前后型比内外型为多。尺骨及冠状突向后脱位并停留在鹰嘴窝中，桡骨头向前脱位进入冠状突窝内。尸体研究表明，此脱位是在内侧副韧带发生撕裂之后，前臂强力旋前所造成的，即前臂在外力作用下被动旋前和伸直，再加上施加于肱骨远端向下的应力，将尺桡骨分开，环状韧带、侧副韧带以及骨间膜都发生了撕裂。临床上此种脱位类似于肘后脱位，不同之处是可在肘前窝触及桡骨头。内外型非常少见，属罕见病例。肱骨远端像楔子一样插入外侧的桡骨和内侧的尺骨之间。多为沿前臂传导的外力致伤，环状韧带及骨间膜破裂后，尺桡骨分别移向内侧及外侧，而肱骨下端则处在两者之间。单纯桡骨头脱位极为少见，向后脱位时更像是外尺侧副韧带伤及肘关节后外侧旋转不稳定。推测前臂强力旋后和撞击极可能是创伤性单纯桡骨头后脱位的受伤机制。

分型 肘关节脱位的分型是以前臂骨的脱位方向来定义的，X线平片的表现可以协助判断脱位的类型（图1），尺桡骨双脱位是最常见的类型，相对于肱骨远端可以是向后、向内、向外或向前脱位。其中后脱位占绝大多数，而其他类型的脱位如内、外侧脱位、前脱位以及爆裂型脱位，在临床上很少见。除此分型外，还有罕见的单纯尺骨脱位、单纯桡骨头脱位。

临床表现 无论何种脱位，肘部都有明显疼痛、畸形和弹性固定。后脱位时肘窝部饱满，前臂外观变短，尺骨鹰嘴后突，肘后部空虚和凹陷。关节弹性固定于120°~140°，只有微小的被动活动度，肘后骨性标志关系改变。前脱位时可合并肱动脉损伤引起的"5P"征，复位前，肢体短缩，前臂固定在旋后位，肱二头肌腱将皮肤向前顶起绷紧。内外侧向脱位时，与脱位方向相对的

侧副韧带及关节囊损伤严重，而脱位侧的损伤反而较轻；可见肘关节增宽，上臂和前臂的长度相对正常。内外型爆裂脱位时，肘部也明显变宽，很容易在肘后方触及滑车关节面。

诊断 根据病史，症状，体征及X线检查作出诊断不困难。必须有标准的肘关节正侧位片，以判断脱位类型、合并骨折情况。在正位X线平片上，单纯肘外侧脱位可表现为尺骨的半月切迹与小头-滑车沟相"关节"，允许有一定范围的肘屈伸活动，非常容易造成误诊，特别是在肘部肿胀明显时。

鉴别诊断 单纯肘关节脱位需与肘关节骨折脱位、梅森（Mason）Ⅵ型桡骨头骨折、蒙泰贾骨折、恐怖三联征、外翻后外侧旋转不稳定、内翻后内侧旋转不稳定等鉴别，这些损伤除了肘关节脱位或半脱位外，常合并桡骨头或冠突以及鹰嘴的骨折。难以鉴

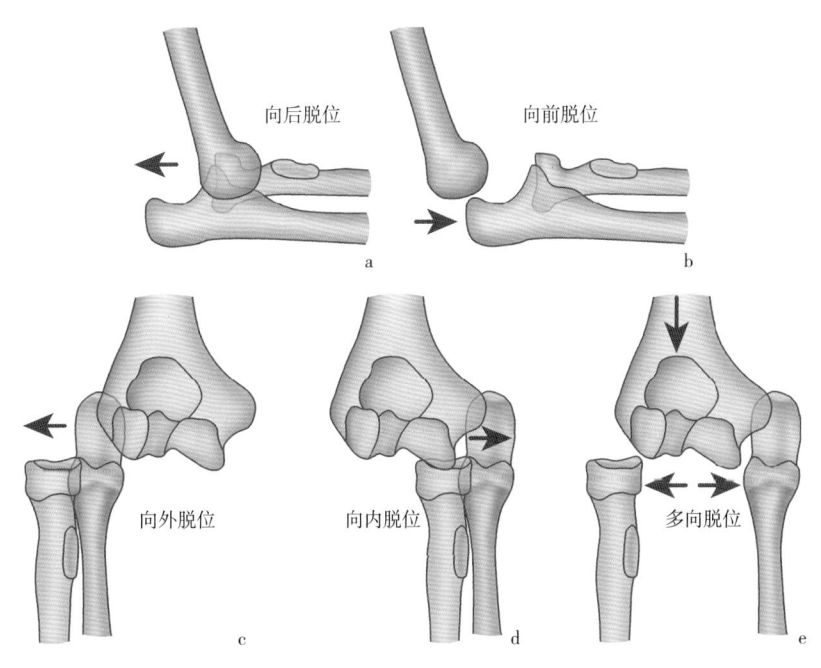

a. 向后脱位；b. 向前脱位；c. 向外脱位；d. 向内脱位；e. 多向脱位。

图1 肘关节脱位分型

别时应行 CT 检查除外骨折。

治疗 主要包括非手术治疗和手术治疗。

非手术治疗 适用于绝大多数的新鲜的肘关节脱位。诊断明确并对神经血管系统进行仔细评价之后，应及时行闭合复位。后脱位时，在局麻或臂丛麻醉下，两助手分别托住前臂和上臂进行对抗牵引，有侧方移位者应先矫正侧方移位，而后术者一手握上臂的下端，另一手握前臂，双手用力，在牵引下屈曲肘关节，一般屈曲 60°~70°，关节即能自动复位。复位后用长臂石膏托固定肘关节在屈肘 90° 的位置，1~2 周后去除石膏，改为吊带固定，并尽早开始练习肘关节自主活动。前脱位的基本的复位手法也是反受伤机制，对前臂轻柔牵引以放松肌肉挛缩，然后对前臂施加向后、向下的压力，并同时轻柔的向前挤压肱骨远端，即可完成复位。复位后亦应仔细检查神经血管功能。肱三头肌止点可发生撕脱或剥离，应注意检查主动伸肘功能。复位后应屈肘稍小于 90° 固定，根据局部肿胀和三头肌是否受损决定。若合并鹰嘴骨折，则需要切开复位内固定。内外侧脱位的复位方法是，在上臂采取对抗牵引，轻度伸肘位牵引前臂远端，然后对肘内侧或外侧直接施压，注意不要使侧方脱位转化为后脱位，否则会进一步加重软组织损伤。肘内侧脱位常是一个半脱位，而不是一个完全的脱位，合并的软组织损伤不如肘外侧脱位那样广泛和严重。1977 年埃克萨霍（Exarchou）认为在肘外侧脱位中，肘肌可嵌入脱位的关节间隙，并阻挡关节复位，故外侧脱位有时需要手术切开复位。前后型爆裂脱位的手法复位和肘后

脱位复位类似，应首先对尺骨进行复位，然后对桡骨头直接挤压以完成复位。内外型爆裂脱位的复位手法应以伸肘位牵引为主，同时对尺桡骨施加"合拢"之力即可获得复位。单纯尺骨脱位时，在前臂内收和旋前位，直接向后挤压尺骨近端可获得复位。

手术治疗 对于闭合复位后难以维持关节稳定性，或超过 3 周的陈旧性脱位，及并有鹰嘴骨折，或内上髁骨折块嵌入关节腔，或并有血管、神经损伤的新鲜脱位需行切开复位术，并修复 LUCL，MCL 一般无须修复，必要时可予肘关节铰链式外固定架保护并早期开始功能锻炼。陈旧性脱位切开复位的疗效取决于手术时间的早或迟，手术越早，疗效越好。陈旧后脱位的手术方法一般取肘关节后侧手术入路。先分离和保护尺神经，后在肱三头肌腱膜上做舌形切开下翻，以备缝合时延长肌腱，然后在肱骨下端的后正中线上纵行切开肱三头肌，直达骨膜，并于骨膜下剥离肱骨下端前、后面附着的肌肉、关节囊和韧带；对挛缩不严重的也可以经肱三头肌两侧进行松解。由于尺神经已经分离和拉开，后面和侧面的剥离比较安全，但剥离前面时，须注意勿损伤肱动脉、肱静脉和正中神经。分离肱骨下端后，肱骨与鹰嘴即已完全分开。如为新鲜脱位，只需清除血肿、肉芽及少量瘢痕，再将移位的骨折块复位即可。而陈旧性脱位在肱骨下端后面有大量骨痂形成，从外表看与肱骨干的皮质骨相似。如脱位时间较短，这些骨痂可用骨膜剥离器剥去；如时间过长，则须用骨刀切除。用同样方法清除尺骨半月状切迹，肱骨冠状窝的瘢痕组织，一般这些部位多为

瘢痕组织，清除较易。清除骨痂过程中，如软骨面损伤严重，应考虑行关节成形术或融合术。如骨痂及瘢痕组织清除彻底，复位较易。助手将前臂屈曲并牵引，术者将鹰嘴向前推，待冠状突滑过肱骨滑车，即可复位。复位前即应松开止血带，彻底止血。复位后，将肘关节作全程伸屈活动数次，测试复位后的稳定性。只要怀疑有任何残留不稳定，应即刻予肘关节铰链式外固定架固定。肱三头肌挛缩者，应将肱三头肌腱膜延长缝合。未采用铰链式外架固定的患者，术后用石膏托将肘关节固定于屈曲 90° 位，3~4 周后去除外固定，逐渐练习关节自动活动。

并发症 关节僵硬是最常见并发症，复位后石膏制动时间不应超过 3 周。异位骨化常见。新鲜肘关节脱位经早期正确诊断和及时处理后，一般不遗留明显功能障碍。但若早期未正确的处理，则可导致晚期出现严重功能障碍，此时无论何种类型的治疗都难以恢复正常功能，仅是获得不同程度的功能改善而已。

（姜保国）

kǒngbù sānliánzhēng

恐怖三联征（terrible triad）

肘关节后脱位合并桡骨头和尺骨冠状突骨折的临床症状。1996 年霍科特基斯（Hoctchkiss）首次在《成人骨折》一书中将肘关节后脱位合并桡骨头和尺骨冠状突骨折命名为肘部损伤"三联征"，因其治疗困难，常导致复发不稳定、关节僵硬、关节炎等并发症，故也有学者将其称为"可怕"或"恐怖三联征"。2005 年阿姆斯特朗（Armstrong）对这一概念加以补充，重新定义该损伤为肱尺关节后脱位合并尺骨冠状突骨折、

桡骨头骨折以及外侧副韧带损伤，此外可能伴有或不伴有内侧副韧带、屈肌旋前圆肌止点、伸肌总腱、肱骨小头以及尺骨滑车切迹等软骨损伤。尽管早期国内外很少有单独介绍此类损伤的报道，其治疗效果不甚理想。随着生物力学及内固定技术的发展，此类损伤的预后得到一定改善，皮尤（Pugh）等报道了 36 例，优良率达到 77.8%。

病因及发病机制 受伤原因主要为高处坠落和车祸，是严重的高能量损伤，多发于年轻人。其损伤机制为肘关节后脱位时，首先受到轴向应力作用，迫使其屈曲，随后旋后及外翻应力作用于肘部，从而引起外侧副韧带损伤；继而桡骨头向后脱位和骨折，尺骨冠突骨折肱尺关节后脱位；最终可能累及内侧副韧带，这是外翻肘关节后外侧旋转不稳定的一种典型模式。根据损伤时暴力的大小，可进一步造成周围骨性结构及韧带和软组织的损伤。

分型 三联征所出现的冠突骨折，其高度绝大多数在 50% 以下，即里甘-莫里（Regan & Morrey）Ⅰ型和Ⅱ型冠突骨折，基本为横断骨折，可能是 1~2 个小骨折块；按照奥德里斯科尔（O'Driscoll）冠突骨折分型为Ⅰ型冠突尖骨折。

临床表现 肘关节明显疼痛、肿胀、畸形和弹性固定。肘窝部饱满，前臂外观变短，尺骨鹰嘴后突，肘后部空虚和凹陷。关节弹性固定于 120°~140°，只有微小的被动活动度，肘后骨性标志关系改变。

诊断 依据病史、症状及体征，和完善的影像学检查，能够做出诊断。必须获得标准的 X 线平片，有时患者摄片时难以配合，

必要时 CT 检查。X 线仅能辨别所能看到的骨性损伤，包括肘关节后脱位、冠状突骨折及桡骨头骨折，但大多数情况损伤范围远不止于此。无论患者有没有出现肘关节不稳定的体征，均应考虑到周围韧带及软组织损伤的可能性。考虑到伴随的冠状突骨折及桡骨头对治疗方案及预后有明显影响，建议临时复位后常规行肘关节 CT 或三维重建，以确定诊断。不要忽视由于上肢轴向暴力引起的伴随损伤，如桡骨远端骨折、尺骨近端骨折、前臂骨间膜撕裂、下尺桡关节脱位等。

鉴别诊断 三联征属于肘关节骨折脱位范畴，是外翻后外侧旋转不稳定的模式之一，需要与梅森（Mason）Ⅳ型桡骨头骨折、后蒙泰贾骨折、后向尺骨鹰嘴骨折脱位、内翻后内侧旋转不稳定等鉴别，这些损伤都属于肘关节骨折脱位或半脱位，各具有自己的特征。内翻后内侧旋转不稳定常是奥德里斯科尔（O'Driscoll）Ⅱ型冠突前内侧面骨折合并 LUCL 损伤，以及肱尺关节半脱位。而后孟氏骨折和后向鹰嘴骨折脱位多为冠突基底骨折，即奥德里斯科尔（O'Driscoll）Ⅲ型，鹰嘴滑车切迹连续性破坏而并非真正意义上的肘关节后脱位。

治疗 主要包括非手术治疗和手术治疗。

非手术治疗 非手术治疗很难维持关节的稳定性并允许早期进行功能锻炼，只适用于极少数患者。皮尤（Pugh）等认为非手术治疗需满足的条件是：肱尺关节和肱桡关节达到同心圆中心复位；肘关节有足够稳定性，关节的锻炼可在 2~3 周进行；桡骨的骨折块相对较小且没有移位，对前臂的屈伸和旋转功能没有影响；

冠状突的骨折块很小。方法是患肢石膏或支具固定于肘关节屈曲 90°且前臂旋前位 10~14 天，2 周后开始进行肘关节的屈伸锻炼，但避免伸肘大于 150°，1 个月内每周复查 X 线平片，保证同中心复位，4~6 周后逐步增加肘关节活动范围。

手术治疗 适用于绝大多数患者。通过修复桡骨头或进行人工桡骨头置换，同时修复冠状突和前侧关节囊及外侧副韧带可取得良好的治疗效果。获得良好功能的前提是骨折块的稳定固定或重建，软组织修复以及早期的功能锻炼。此类损伤禁忌直接切除桡骨头，因为肘关节可能会发生再次脱位。对于这类损伤的处理方法是直接对每一部位的损伤进行顺序修复，先修复冠突骨折，再修复桡骨头，然后是外侧副韧带，由内而外进行。直接的外侧入路是首选入路，即经由肘肌和尺侧腕伸肌间显露肘外侧副韧带和关节囊。因为如果尺桡关节得到复位，内侧副韧带倾向于自然愈合。外侧软组织结构多已撕裂损伤，因此应尽可能地从损伤本身造成的软组织裂隙进入肘关节。肘后正中入路切口最适合伴有尺骨近端骨折的病例，不但可同时显露肘关节内、外侧结构，而且可避免对表浅皮神经的损伤。除非冠状突、尺外侧副韧带和桡骨头的修复完成后还有内侧不稳定，否则不需要特意探查修复内侧副韧带。如果外侧入路显露尺骨冠状突困难，或术前有尺神经损伤症状，或需修补内侧副韧带，则可选择肘前内侧入路。冠状突骨折的修复可以采板钉或单纯螺钉、细克氏针等固定方式。对于较大的碎骨块，可切开复位使用拉力螺钉，从前向后，或从尺骨的后

面到达冠状突固定碎骨片。对于粉碎的、较小的骨折片，可通过锁定环的捆绑带修复，然后把结放入锚内，锚插入冠状突基底部，通过牵拉非锁定的一端可将骨折碎片复位。

桡骨头是固定还是置换，根据骨折粉碎程度而定。肘关节的外翻应力主要依靠内侧副韧带，但在内侧副韧带或同时合并骨间膜损伤时，桡骨头则成为对抗外翻应力的首要稳定结构。因此，在这类复杂的肘关节骨折脱位中修复桡骨头显得至关重要，既往在对其他损伤类型病例（桡骨头切除）的随访研究中发现，桡骨头切除的患者术后 2~3 年出现肘关节外翻不稳定的比例很高。对三联征的任何类型的桡骨头骨折，只能采用内固定或桡骨头置换，绝不能将桡骨头切除。

肘关节外侧副韧带复合体，可应用不可吸收缝线将其缝合固定，或以锚钉固定。需特别强调的是，需将其缝合在肱骨远端外侧髁的肱骨小头圆周中心，即肘关节旋转中心。在术中测试重力伸展位时肘关节的稳定性，如出现严重的半脱位或脱位，要修复内侧副韧带。

对于某些患者采用可调式铰链外固定支架，可取得良好效果，可调整角度的铰链式外固定架的应用在很大程度上已达到稳定固定和早期功能锻炼的有效平衡。铰链式外固定架对肘关节周围骨折固定后的撑开作用十分明显，可调整角度，对于进一步辅助稳定内固定和预防肘关节囊的挛缩意义重大。

并发症　并发症的发生率和严重程度与受伤时骨骼和软组织吸收的能量大小有关。并发症包括肘部不稳定、创伤性关节炎、

异位骨化、关节僵硬及尺神经病变等，在严重的三联征损伤后都比单纯脱位和只合并桡骨头骨折的脱位更严重。

（姜保国）

chǐ-ráogǔgàn shuāng gǔzhé

尺桡骨干双骨折（shaft fracture of radius and ulna）　尺骨骨干及桡骨骨干同时发生的骨折。尺骨和桡骨为前臂的两根长骨，尺桡骨之间由坚韧的骨间膜相连，骨间膜的纤维方向由尺侧下方斜向桡侧上方，当一尺骨或桡骨骨折时，暴力可由骨间膜传达到另一骨干，引起不同平面的双骨折，或发生一侧骨干骨折，另一骨的上端或下端脱位。尺骨位于前臂内侧，是较长骨，可以分为一体两端。位于小手指的一侧，较易骨折。尺桡骨干双骨折多见于青少年。

病因及发病机制　手臂外伤引起，直接、间接暴力均可造成尺桡骨干双骨折，可发生侧方移位、重叠、旋转、成角畸形。不同的暴力因素可以引起不同类型的骨折。不同形式的暴力所致骨折的类型亦不同。①直接暴力：多见于打击或机器伤，骨折为横行或粉碎性，骨折线在同一平面。②间接暴力：跌倒时手掌着地，暴力向上传导致桡骨中或上 1/3 骨折，残余暴力通过骨间膜斜向下传导至尺骨，造成尺骨骨折，故尺骨骨折线较桡骨骨折线低。桡骨骨折多为横行或锯齿状，尺骨多为短斜行。③扭转暴力：跌倒时身体向一侧倾斜，前臂同时受到纵向传导和旋转扭力的作用，发生尺桡骨螺旋形双骨折。骨折线方向一致，多有尺骨内上斜向桡骨外下（图1）。

分型　按照 AO 分型，尺桡骨干骨折可分为 A、B、C 三型。A 型：简单骨折。A1 型为单纯尺骨骨折，桡骨完整；A2 型为单纯桡骨骨折，尺骨完整；A3 型为尺

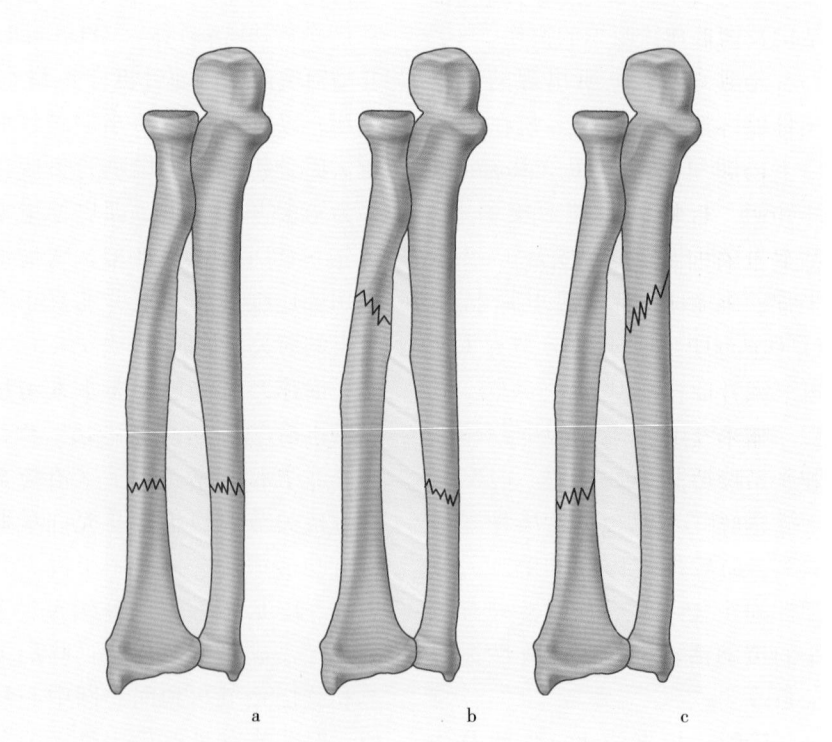

a. 直接暴力引起同一平面骨折；b. 间接暴力引起不同平面骨折；c. 扭转暴力引起不同平面斜行或螺旋形骨折。

图1　尺桡骨干双骨折的类型

桡骨干双骨折。每一亚型又根据不同情况各分为3组，其中A1型合并桡骨头脱位［即蒙泰贾（Monteggia）骨折］为A1③组；A2型合并下尺桡关节脱位［即加莱亚齐（Galeazzi）骨折］为A2③组。B型：楔形骨折。B1型为尺骨楔形骨折，桡骨完整；B2型为桡骨楔形骨折，尺骨完整；B3型为尺骨或桡骨中一骨为楔形骨折，另一骨为简单骨折或楔形骨折。与A型一样，每一亚型又各分为3组。C型：复杂骨折。C1型为尺骨复杂骨折，桡骨完整；C2型为桡骨复杂骨折，尺骨完整；C3型为尺、桡骨干复杂骨折。每一亚型又各分为3组。

临床表现 受伤后前臂出现疼痛、肿胀、成角畸形及功能障碍。局部肿胀、畸形及压痛，可有骨擦音及异常活动，前臂活动受限。儿童常为青枝骨折，有成角畸形，而无骨端移位。严重尺桡骨干骨折可合并神经血管损伤，或因严重肿胀发生骨筋膜室高压，应仔细观察临床症状及检查收的血液循环及神经功能。

诊断 前臂外伤后疼痛、活动障碍，骨折局部可有畸形，骨折局部有时可及骨摩擦感，局部压痛、轴向叩击痛一般为阳性。X线平片可明确骨折类型及移位情况。摄片应包括肘关节、腕关节，以了解有无旋转移位及上、下尺桡关节脱位。

治疗 主要包括非手术治疗和手术治疗。

非手术治疗 手法复位外固定：可在局部麻醉或臂丛神经阻滞麻醉下进行。在肩关节外展90°，屈肘90°位，沿前臂纵轴向远端做持续牵引，肘部向上做反牵引，待克服重叠旋转畸形后，用双收拇指与其余手指在尺桡骨间用力挤压，使骨间膜分开，紧张的骨间膜牵动骨折端复位。在操作中还应注意以下几点：①在双骨折中，如其中一个骨干骨折线为横行稳定骨折，另一骨干为不稳定的斜行或螺旋形骨折时，应先复位稳定的骨折，通过骨间膜的联系，再复位不稳定的骨折侧较容易。②若尺桡骨骨折均为不稳定型，发生在上1/3的骨折，先复位尺骨；发生在下1/3的骨折，先复位桡骨。发生在中段的骨折，一般先复位尺骨。这时因为尺骨位置表浅，肌肉附着少，移位多不严重，手法复位相对较为容易。只要其中的一根骨折复位且稳定，复位另一骨折较容易成功。③在X线平片上发现斜行骨折的斜面呈背向靠拢，应认为是远端又旋转，可先按导致旋转移位的方向使其纠正，再进行骨折端的复位。复位完成后，行X线检查证实复位成功后选择小夹板或石膏固定，一般8～12周可达到骨性愈合。

手术治疗 闭合复位外固定，可使部分尺桡骨干骨折患者获得良好功能，随着对前臂解剖认识的不断深入，人们对治疗效果的要求更高，更倾向于采用切开复位，内固定术治疗。

适应证 以下情况可考虑手术：①不稳定骨折。②手法复位失败者。③受伤时间较短、伤口污染不重的开放骨折。④合并神经、血管、肌腱损伤。⑤同侧肢体有多发性损伤。⑥陈旧骨折畸形愈合或交叉愈合，影响功能。

手术方法 在臂丛神经阻滞或硬膜外阻滞麻醉下手术，根据骨折的部位选择切口，一般均应在尺、桡骨上分别做切口，沿肌肉间隙暴露骨折端。在直视下准确对位，用动力加压接骨板螺钉固定，横行骨折采用8孔接骨板，有多个骨折块时采用9孔或10孔接骨板固定，骨折端植骨。有楔形骨折块时先用拉力螺钉与主骨固定。也可采用微创内固定系统锁定加压接骨板固定。

在以下情况时，首选外固定架。①尺骨干骨折合并桡骨远端粉碎性骨折。②Ⅱ度和Ⅲ度开放骨折及复杂骨折。外固定架一般在桡骨干和第二掌骨干上穿针，针尖以恰好穿过对侧骨皮质为度。然后安放固定架，尺骨干骨折用接骨板固定。

康复治疗 术后2周即开始练习手指屈伸活动和腕关节活动。4周后开始练习肘关节、肩关节活动。8～10周后X线平片证实骨折已愈合，才可进行前臂旋转活动。

并发症 该病主要预防骨筋膜室综合征的发生，前臂有掌侧及背侧两个骨筋膜室，当尺桡骨因暴力作用发生骨折时，易出现前臂骨筋膜室高压，引起肌肉缺血、坏死、手指感觉运动障碍。主要原因为：①严重创伤，前臂肌肉、软组织挫伤出血，组织创伤反应严重。②骨折端出血。③反复多次手法复位，加重软组织损伤。④切开复位内固定操作粗暴，组织挫伤重，止血不仔细。⑤外固定过紧等。应严密观察肿胀程度、手指血液循环及感觉功能。一旦高度怀疑骨筋膜室高压存在，即应紧急做两个骨筋膜室切开减压术、抬高患肢、应用脱水剂等。

预防 该病主要是由于外伤性因素引起。因此，重点是要预防并发症。预防要点包括复位要求准确，尽量达到解剖复位；外固定位置固定前臂旋后20°为佳，此时骨间膜紧张以防挛缩，固定也最稳定，关节旋后位功能恢复亦最佳；术中操作轻柔，骨膜剥离尽量少；术后适当抬高患肢及合理使用脱水剂消肿。

（姜保国）

chǐgǔ dāngǔzhé

尺骨单骨折（fracture of ulnar）

尺骨为前臂内侧长骨，其近端滑车切迹上下两端有两个突起，上方的为尺骨鹰嘴，下方的为冠状突。尺骨体呈三棱柱形，外侧缘锐利为骨间嵴与桡骨的骨间嵴相对。尺骨远侧端细小，呈圆盘状称尺骨头。尺骨下端后内侧一个向下的锥形突起，称尺骨茎突。根据尺骨解剖位置，尺骨骨折可分为尺骨鹰嘴骨折、尺骨冠状突骨折、尺骨干骨折、尺骨茎突骨折等。尺骨鹰嘴骨折为肘关节内骨折已于前述，下面主要介绍尺骨冠状突骨折及尺骨干骨折。

（姜保国）

chǐgǔ guànzhuàngtū gǔzhé

尺骨冠状突骨折（fracture of ulnar coronoid process） 尺骨冠状突是尺骨近段干骺部向前方延伸的结构，在解剖学上提供了前关节囊的中央部分及内侧副韧带的前面的支持点，有维持肘关节前方稳定性的重要功能，若治疗不当，可导致习惯性肘关节脱位等并发症的发生。冠状突骨折占肘部骨折的10%～15%，最常见于交通事故，运动员及参加高速运动者为高危人群。冠状突骨折为关节内骨折，临床上单纯冠状突骨折少见，常合并肘关节后脱位，桡骨小头、尺骨鹰嘴及肱骨内髁骨折及肘关节内外侧副韧带或关节囊撕裂。

病因及发病机制 尺骨冠状突骨折是肘关节遭受暴力时，尺骨冠状突与肱骨滑车撞击所致。常为肘关节脱位的结果，15%的肘关节脱位伴有冠状突骨折。

分型 里甘-莫里（Regan-Morrey）分型根据侧位X线冠状突骨折高度，将尺骨冠状突骨折分为三型：Ⅰ型，冠状突尖部骨折，累及冠状突高度＜10%；Ⅱ型，累及冠状突的高度为50%或以下；Ⅲ型，累及冠状突高度超过50%或复杂骨折。ⅢA型无肘关节脱位；ⅢB型伴有肘关节脱位（图1）。

临床表现 肘部肿胀、疼痛，多局限于关节前方，如为Ⅲ型骨折则局部肿胀更为明显，肘关节屈伸活动受限，压痛点为肘横线中点。

诊断 X线肘关节正位片因骨块重叠而显示不清晰，侧位片可以仔细观察半月切迹是否光滑、冠状突是否完整。CT及三维重建能显示骨折部位、骨块数目、移位情况。根据肘关节暴力外伤史，及关节疼痛肿胀、活动障碍及影像学表现可以诊断。

治疗 主要包括手术治疗和非手术治疗。①非手术治疗：对于Ⅰ型骨折及Ⅱ型稳定型骨折（即肘关节屈曲小于40～50°时无向后移位的Ⅱ型骨折）可以采取手法复位，屈肘90°前臂旋后位固定4~6周后功能锻炼。②手术治疗：移位明显及手法复位失败的Ⅰ～Ⅲ型骨折均应手术治疗。治疗方法包括拉力螺钉、空心钉、缝线固定、锚钉固定、微型接骨板固定等。肘关节前侧入路为最暴露冠状突最直接的手术入路，但在合并桡骨头骨折和内外侧副韧带损伤时通常需要联合其他手术入路进行治疗。

并发症 尺骨冠状突骨折的并发症有习惯性肘关节脱位、肘关节僵硬、屈伸功能受限、创伤性关节炎、肘关节不稳定、尺神经炎、异位骨化等。

预后 及时正确地治疗冠状突骨折可有良好的预后。未能诊断和适当治疗这些冠状突骨折，因为疼痛和不稳定性会严重限制肘关节的功能。功能预后与残余的不稳定和随后的创伤性骨关节炎有关。

（姜保国）

chǐgǔgàn gǔzhé

尺骨干骨折（shaft fracture of ulna） 多见于外力突然击打所致，手臂抬起过头以防止受到击打所致，西方国家称为警棍骨折

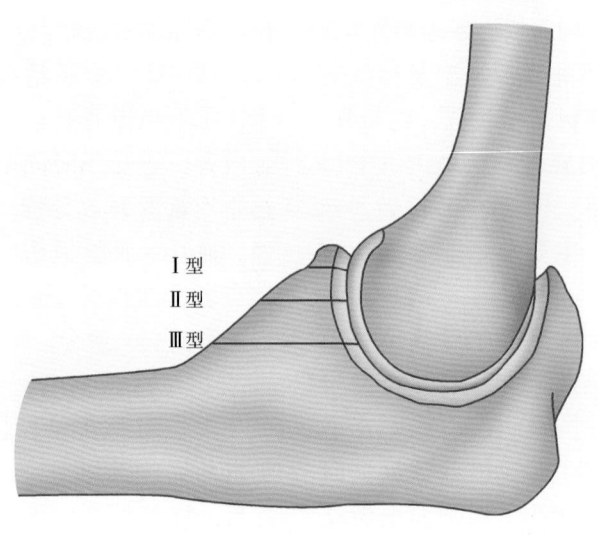

图1 冠状突骨折分型

（night stick fracture），尺骨骨干单骨折少见。

病因及发病机制 单独的尺骨干骨折见于直接暴力，常见于患者举手遮挡头面部时被棍棒直接打击所致，此骨折线多呈横行或带有三角形骨块因有桡骨支撑，加之附着肌群较少，所以移位程度较轻。

分型 尺骨干骨折可分为稳定型和不稳定型，不稳定型骨折指超过50%的移位及超过10°的成角畸形，包括尺骨近端1/3骨折或合并上尺桡关节或下尺桡关节的不稳定（表1）。

临床表现 尺骨全长处于皮下，位置浅在，因此伤后易于发现骨折处的皮下血肿，该处有明显触痛，并可触及断端间的骨摩擦音。临床检查中要注意桡骨头的位置及肘部的肿胀、压痛，以免遗漏桡骨头脱位。裂纹骨折时常发生漏诊，因此类骨折无畸形，无骨摩擦音，仅有局部的肿胀和压痛。

诊断 通常患者会有前臂受直接暴力打击的外伤史，如果可能有间接暴力的受损机制，那么询问病史应关注肘部或腕部的疼痛或不稳定。影像学检查包括前臂全长的正位和侧位X线摄片，怀疑上下尺桡关节不稳定时应该肘部和腕部的X线。根据外伤史、局部血肿、触痛、骨擦音及异常活动，X线检查清晰的显示骨折可确诊该病。

治疗 分为非手术治疗和手术治疗，尺骨全长处于皮下浅在位置，闭合复位多能成功，对于不稳定骨折，可以使用髓内钉或经皮穿入克氏针，但仍然需应用石膏外固定，使用加压接骨板可免去外固定，且有利于愈合和功能恢复。

并发症 包括骨折不愈合或延迟愈合/尺桡骨融合症/前臂活动范围受限等。尺骨骨折经早期的内固定处理后，骨愈合率接近100%，骨不连很罕见。尺桡骨融合也是罕见的并发症，发生率在0~3%，通常认为是由于软组织和骨间膜损伤、尺桡骨中间血肿形成的结果。骨折后旺盛的成骨活动至肥大骨痂形成、尺骨畸形或异位骨化会导致前臂旋转功能受限。腕关节和肘关节也易因长时间的固定而僵硬。

预后 尺骨干骨折的手术或非手术治疗都具有高的骨愈合率和良好的功能预后，对于稳定的尺骨干骨折，建议使用短臂石膏或功能性支架进行闭合治疗。对于被认为不稳定的骨折，建议进行切开复位和加压接骨板内固定。在这两种情况下，都会启动早期主动运动范围。一般认为结局良好，并发症少。

（姜保国）

ráogǔ dān gǔzhé

桡骨单骨折 （shaft fracture of radius）

发生在桡骨颈至桡腕关节面近侧2~3cm的长骨干骨折。约占前臂骨折总数的12%，常见于青壮年的暴力骨折。

病因及发病机制 引起桡骨干骨折的暴力可为直接暴力或间接/扭转暴力，直接暴力作用于桡骨干多引起受力部位的横行或粉碎性骨折，间接/扭转暴力通过手部着地进而暴力上传导致桡骨干发生短斜行或螺旋形骨折，在较大暴力下常合并尺骨骨折或腕肘关节脱位。在单独桡骨干骨折时，因有完整的尺骨支撑，桡骨骨折短的短缩移位较为少见，但在周围肌肉的牵拉下仍可有旋转移位。移位方向：由于桡骨远端附着有旋前方肌，桡骨中段有旋前圆肌，桡骨近端有旋后圆肌和肱二头肌。桡骨干上1/3骨折时，骨折端位于旋后圆肌止点以远，在附着于桡骨粗隆的肱二头肌和附着于桡骨上1/3的旋后肌作用下，骨折近端向后旋转移位，骨折远端在旋前圆肌和旋前方肌的作用下旋前移位。桡骨干中、下1/3骨折时，骨折端位于旋前圆肌止点以下，由于旋前及旋后肌力量相等，骨折近端处于中立位，而骨折远端受旋前方肌的牵拉，出现旋前移位。

临床表现 有明确外伤史后，前臂出现疼痛伴活动受限，患者常托住患侧前臂不敢活动，可触及骨折端及异常活动。怀疑桡神经浅支损伤后，可出现手背侧桡侧皮肤麻木；正中神经损伤时，可出现手掌部桡侧皮肤麻木伴拇指对掌功能障碍。伴有前臂血管损伤时，需警惕前臂骨筋膜室综合征的存在，临床表现为5P征，即疼痛（pain）、苍白（pallor）、感觉异常（paresthesias）、无脉（pulseless）和麻痹（paralysis），伴有压痛、主动收缩痛和被动牵拉痛。

诊断 根据受伤史、临床表现和体检以及X线检查一般可明

表1 尺骨干骨折的分类

稳定型	不稳定型
中部或远端1/3骨折	>50%移位
不满足其他不稳定的标准	>10°成角畸形
	近端1/3骨折
	上、下尺桡关节不稳定

确诊断，常规拍摄尺桡骨正侧位 X 线平片，有时需行双侧对比，评估下尺桡关节是否脱位。

鉴别诊断 单纯桡骨干骨折需与前臂双骨折、桡骨远端骨折、桡骨颈骨折等鉴别。通常根据患者临床表现和 X 线平片可明确诊断。在前臂疼痛肿胀明显时，需排除前臂骨筋膜室综合征的存在，可进行前臂骨筋膜室内测压，正常应低于 10mmHg，10～30mmHg 即压力增高。

治疗 单独桡骨干骨折时，因有尺骨的完整支撑，从而有利于桡骨干骨折的复位，并且复位后的稳定性较好。

非手术治疗 ①指征：大多数儿童桡骨干骨折适合非手术治疗；没有移位的桡骨干骨折，但需密切随访影像学检查；存在全身情况差等手术禁忌证。②方法：主要是手法复位和外固定。在局部麻醉下按照骨折的不同类型采取相应的手法复位，按照远端对近端的原则，将远骨折端置于相同的旋转位置下再行牵引下复位，通过 C 臂 X 线机透视确认复位情况。用石膏或小夹板等外固定进行固定，固定于中立位，骨折端稳定性较差时，固定位置以近骨折端的旋转位置为准。需要注意前臂肿胀及肢端血供的变化情况，防止骨筋膜室综合征的出现。肿胀消退时要及时调整外固定松紧度，避免骨折再移位。

手术治疗 ①指征：骨折手法复位失败；合并神经、肌腱、血管损伤；开放性骨折伤后时间不长、污染较轻；骨折不愈合或畸形愈合严重影响前臂功能者。②方法：内固定常用的方法有接骨板内固定和髓内钉内固定，其中接骨板最为常用，髓内钉一般用于多段骨折的固定。桡骨干近

1/3 骨折时，因局部肌肉丰满，手法复位较为困难，可采用背侧切口行短四孔接骨板或重建板内固定，接骨板置于背侧。桡骨干中、下 1/3 骨折时，因其掌面骨皮质平坦，宜用掌侧切口行切开复位内固定术，并将接骨板置于掌侧面。

桡骨旋前弓、旋后弓的存在可影响前臂旋转力量和旋转范围，因此在手法复位或切开复位时，应特别注意恢复桡骨旋转弓的形态。要警惕前臂骨筋膜室综合征的发生，术前准备对软组织情况做出正确评估，若肿胀明显，可用石膏托外固定，抬高患肢，待肿胀消退，再行手术。如果骨筋膜室测压大于 30mmHg，需要急诊行筋膜切开减压术。术后无特殊原因无须取出内固定。如果有需要，一般在术后 1 年行内固定取出术，去除内固定后继续外固定保护 4～8 周，以避免发生再骨折。

并发症 骨筋膜室综合征如果处理不及时，会引起前臂缺血性肌挛缩（Volkmann 挛缩），形成爪形手畸形。骨折延迟愈合为超过 4 个月仍未愈合，可继续等待；骨折不愈合为超过 8 个月仍未愈合，需再次手术治疗。有神经损伤时可出现患肢感觉及运动受限，可先行非手术治疗，无效则探查修复受损神经。

预后 稳定性好的话可以不用外固定，早期进行功能锻炼，可以获得很好的愈合效果。

（姜保国）

ráogǔ yuǎnduān gǔzhé

桡骨远端骨折（distal fracture of radius） 桡骨远端骨折指旋前方肌近侧远端的骨折，常累及下尺桡关节及桡腕关节。该骨折约占所有骨折的 1/6，其中前臂骨折

约有 74% 发生在桡骨远端。骨折好发于两个年龄组，即 6～10 岁和 60～69 岁，发生于青少年的多为青枝骨折，发生于老年人的大多数为低能量暴力所致的骨质疏松性骨折。

病因及发病机制 ①伸直型桡骨远端骨折：即柯莱斯骨折（Colles fracture）。最常见，多为间接暴力致伤。跌倒时腕关节处于背伸及前臂旋前位、手掌着地，暴力集中于桡骨远端松质骨处而引起骨折。骨折远端向背侧及桡侧移位。儿童可为骨骺分离；老年人由于骨质疏松，轻微外力即可造成骨折且常为粉碎性骨折，骨折端因嵌压而短缩。粉碎性骨折可累及关节面或合并尺骨茎突撕脱骨折及下尺桡关节脱位。②屈曲型桡骨远端骨折：即史密斯骨折（Smith fracture）。较少见，骨折发生原因与伸直型骨折相反，故又称反柯莱斯骨折。跌倒时手背着地，骨折远端向掌侧移位，骨折近端向背侧移位。③巴顿骨折（Barton fracture）：指桡骨远端关节面纵斜型骨折，伴有腕关节脱位者。由巴顿（Barton）1838 年首次描述。跌倒时手掌或手背着地，暴力向上传递，通过近排腕骨的撞击引起桡骨关节面骨折，在桡骨下端掌侧或背侧形成一带关节面软骨的骨折块，骨块常向近侧移位，并腕关节脱位或半脱位。

分型 常用的是 AO 分型和费尔南德斯（Fernandez）分型，AO 分型更能进一步指导临床治疗，柯莱斯骨折、史密斯骨折、巴顿骨折均可归入此分类中。特殊的桡骨中下 1/3 骨折合并下尺桡关节脱位的符合损伤称为加莱亚齐骨折（Galeazzi fracture）。AO 分类分为 ABC 三型：A 型，骨折

关节外骨折。A1 型，桡骨完整的尺骨骨折；A2 型简单或嵌插的桡骨骨折，伴背侧旋转即柯莱斯骨折，伴掌侧旋转即史密斯骨折；A3 型，粉碎性桡骨骨折。B 型，部分关节内骨折。B1 型，矢状面骨折；B2 型，背侧缘骨折，即巴顿骨折，伴腕关节背侧脱位；B3 型掌侧缘骨折，即反巴顿骨折，伴腕关节掌侧脱位。C 型，完全关节内骨折。C1 型，桡骨干骺端简单骨折及关节内简单骨折；C2 型，桡骨干骺端粉碎性骨折，关节内简单骨折；C3 型，粉碎性骨折（图 1）。

临床表现 患者有明确腕部外伤史，伤后出现腕关节疼痛、活动受限。骨折移位明显时，桡骨远端骨折可出现典型的餐叉样、枪刺样畸形。检查腕部肿胀，有明显压痛，腕关节活动明显受限，皮下可出现瘀斑，尺桡骨茎突关系异常，则提示桡骨远端骨折。如果腕部有骨擦音、异常活动，不要反复尝试诱发骨擦音，以免引起神经和血管损伤。腕部神经、血管肌腱损伤，发生率虽不高，但需充分重视。偶尔出现手指的血液循环障碍，尤其是高能量暴力损伤。骨折向掌侧移位可能导致正中神经、桡动脉等损伤。骨折向背侧移位可能导致伸肌腱卡压。

诊断 标准的正侧位 X 线检查可以准确评估多数骨折，拍摄由远端向近侧倾斜 20°~25° 的斜侧位片能够消除桡骨远端尺偏角的情况。CT 能更加准确地显示关节内骨块及移位程度。根据典型外伤史，腕部肿胀、畸形以及活动受限等典型表现和影像学能明确诊断桡骨远端骨折并进行评估和分型。

治疗 桡骨远端骨折治疗的目的主要是恢复桡骨远端的正常解剖结构，包括桡骨远端长度、掌倾角，尺偏角和关节面的平整。桡骨远端骨折的治疗主要分为非手术治疗和手术治疗。非手术治疗主要是指闭合复位石膏托固定或小夹板固定法等。手术治疗主要包括经皮穿针内固定术、外固定架固定术、切开复位内固定术、髓内钉内固定术、腕关节镜、人工腕关节置换术及骨移植物应用等。在治疗时要综合考虑患者的年龄、身体基础情况以及职业对功能的需求，选择最合适的治疗方案。

非手术治疗 一般为局部麻醉下，轴向牵引，再将腕关节屈曲、尺偏并旋前，可使骨折复位。闭合复位后，多采用小夹板或石膏等进行固定。复位 48 小时应该再次复查 X 线，判断骨折是否移位，以明确是否需要手术治疗。固定 5~6 周后拆除石膏进行功能锻炼。对于稳定性桡骨远端骨折，非手术治疗常能获得满意的临床疗效。

手术治疗 对于不稳定的桡

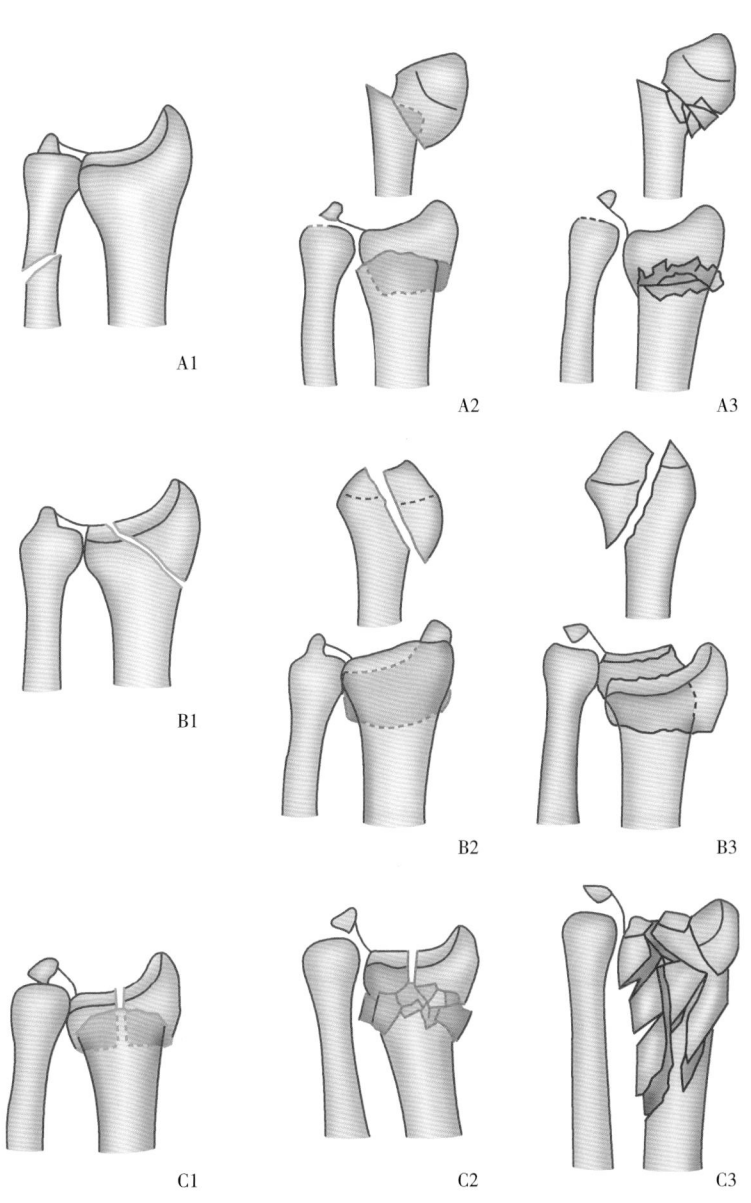

图 1 桡骨远端骨折 AO 分型

骨远端骨折,用石膏难以维持最初的复位,建议采取手术治疗,下列指征为手术指征:①桡骨缩短超过10mm,或尺偏角减少超过20°。②关节面掌倾角减少超过20°或关节面背倾。③桡骨移位超过4~6mm。④桡腕关节在正位或侧位上粉碎超过50%。⑤关节面台阶超过2mm。⑥伴有神经功能症状如腕管综合征。

手术方法:①经皮穿针内固定术,属微创手术,经皮穿针内固定的优点为创伤小、费用低、相对容易操作、易于取出、对骨折断端血供破坏影响较少,有良好的临床应用价值。缺点包括针道感染、骨折再移位、肌腱损伤、桡神经浅支损伤等并发症。对于不能耐受切开复位内固定手术的患者及患儿可使用此术式。②外固定架固定术,多用于桡骨远端干骺端粉碎性骨折、不稳定的关节骨折及开放性骨折的治疗。临床上常使用的外固定架为超关节外固定架,此外还有非跨关节外固定架。外固定架主要通过韧带、肌腱等软组织的牵拉进而达到复位骨折的目的,其优点在于操作简便、骨折断端血供破坏少,创伤较小、有利于骨折愈合,无须二次手术。缺点在于存在移位、神经损伤等风险、护理不当时易感染、给生活带来不便,另外单独使用外固定架时,掌倾角及关节面恢复可能不满意,必要时需联合小切口植骨,以恢复关节面的平整及稳定。③切开复位内固定术,多用于不稳定型桡骨远端骨折的治疗,如复杂的关节内骨折,采用非手术方法治疗后再次发生移位也应行切开复位内固定术,该术式并发症包括切口感染、肌腱、神经损伤,关节的慢性疼痛、腕管综合征、骨折畸形愈合

或不愈合等。桡骨远端骨折传统的手术入路有三种:背侧切口、桡骨茎突切口及掌侧切口,临床上多采用掌侧切口。常用的内固定装置为接骨板螺钉。

并发症 关节内或关节外的畸形是最常发生的并发症,桡骨远端骨折畸形愈合发生率近17%,非手术治疗高于手术治疗,其他并发症包括迟发性伸拇肌腱断裂,正中神经损伤(发生率为0~17%),桡神经和尺神经的损伤较少见(发生率0~10%),骨折不愈合不常见,发生率低于1%。

预后 一般病例预后较好,少数损伤较重且治疗不当而引起骨骺早期闭合者,数年后可出现尺骨长、桡骨短,手腕桡偏的曼德隆样畸形。此种畸形给患者带来不便和痛苦,可行尺骨茎突切除术矫正。

(姜保国)

zhōugǔ gǔzhé

舟骨骨折 (fracture of scaphoid)

舟骨的完整性和连续性中断。任何一块腕骨均可出现骨折,但舟骨骨折是最常见的,在腕部骨折的发病率中仅次于桡骨远端骨折,其多发生于青少年,但因其延迟及不愈合率和缺血坏死率都高于其他腕骨,恢复不佳常导致创伤性关节炎及腕关节功能障碍等原因,对于舟骨骨折的诊断及治疗存在很多问题及争议。

病因及发病机制 舟骨骨折的损伤多为腕关节背伸、桡偏及旋前暴力。如人体向前跌倒以鱼际部撑地,腕关节强力背伸桡偏,由于桡骨远端及桡舟头韧带限制,舟骨的近端相对固定,可移动幅度极小,而其远端随大多角骨、小多角骨、头状骨向背侧移位,从而导致舟骨掌侧发生分离和断裂,舟骨背侧无法相应压缩,随

着力量加大,造成舟骨的骨折断裂。损伤时桡偏越大,骨折位置越靠近舟骨的近端,舟骨结节部骨折则多与腕关节尺偏和直接暴力作用有关。舟骨骨折也常伴发有舟月骨间韧带损伤以及腕骨间脱位等,舟骨严重粉碎性骨折常由于直接暴力引起。对于舟骨骨折损伤机制的研究在不断深入进行。

分型 舟骨骨折分型方法很多,临床常采用的有按解剖部位分型和按骨折稳定程度分型。

按骨折部位分型 ①舟骨结节骨折:因有关节囊及韧带附着而多为撕脱骨折,有滋养血管进入,血供较为丰富多,极少有不愈合。②远端1/3骨折:血供较好,愈合多无问题,但时间稍长。③腰部骨折:最为常见,舟骨滋养血管由腰部或其远侧进入舟骨,供应近端2/3~3/4舟骨血供。血管进入点以远的骨折愈合多无问题,但以近的骨折,由于血管损伤,近端血供不佳,愈合所需时间较长,且有约30%的骨折不愈合率。④近端1/3骨折:由于逆行供应血管断裂损伤,舟骨近端缺乏血液供应,骨折不愈合及近端缺血坏死常见(图1)。

按骨折稳定程度分型 ①稳定骨折:无移位或仅有侧方移位但幅度<1mm。②不稳定骨折:侧方移位>1mm,背侧或桡侧成角移位,伴有中间体背伸不稳或其他腕关节不稳,合并其他腕骨骨折、脱位,舟骨近侧1/3骨折,斜行形骨折或粉碎性骨折,或伴有蝶形骨块的骨折等均视为不稳定骨折,不稳定型骨折多建议手术治疗。

临床表现 患者多有摔倒致腕过伸的外伤病史。桡腕背侧疼痛、肿胀、活动受限,鼻烟壶部

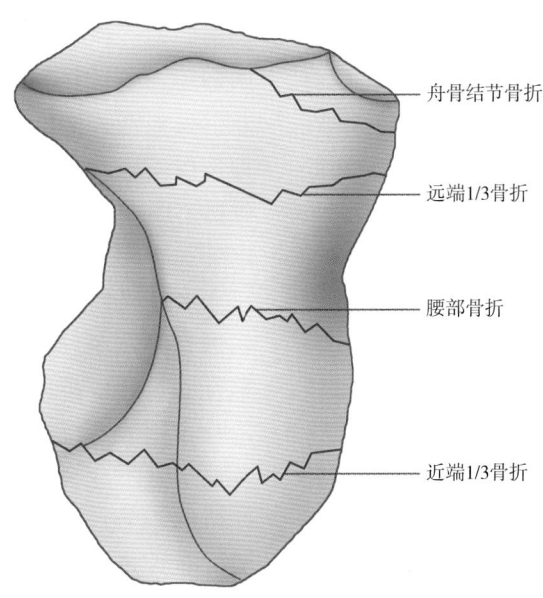

图 1　舟骨骨折按部位分型

（标注：舟骨结节骨折、远端1/3骨折、腰部骨折、近端1/3骨折）

肿胀和压痛。纵向挤压拇指有时可诱发骨折部位疼痛。

诊断及鉴别诊断　诊断需行放射影像检查，X 线平片检查包括腕关节标准正侧位、舟骨位和腕后前斜位，同时检查可以相互弥补，大幅提高确诊率。临床表现典型，症状、体征明显而 X 线平片未见明显骨折时，应行 CT 或 MRI 检查。临床高度可疑而无法及时完善检查者，先按骨折处理，行石膏外固定，伤后 2 周、4 周复查时再行 X 线平片及 CT 或 MRI 检查，此时由于骨折断端骨质吸收，骨折线加宽，结果会更加明显。若仔细随诊检查还未发现异常，可去除石膏行功能锻炼，但仍需密切观察随诊，及时复查影像学检查，以免漏诊。诊断时要注意断端无分离移位或有嵌插的舟骨骨折，要鉴别陈旧性骨折、腕关节韧带损伤、腕骨脱位、其他腕骨骨折、桡骨远端骨折等。

治疗　包括非手术治疗及手术治疗。新鲜性舟骨骨折多采取闭合复位外固定或加压埋头空心螺钉内固定手术治疗。舟骨结节骨折为关节外骨折，愈合率较高，移位不明显者行石膏管型或石膏前后托外固定 6 周，移位明显者行手术切开复位内固定治疗。对无明显移位的稳定骨折，非手术治疗可先用长臂管型石膏固定 6 周后换成前臂管型石膏。长臂管型石膏做固定可限制前臂旋转，其疗效更优，但由于固定范围较大，可能会导致关节僵硬等并发症。复查时，如患者无不适，石膏无松动和过紧，固定效果良好，

可带石膏行 CT 检查而不必拆除从而影响骨折愈合。石膏固定存在制动时间长、骨折愈合所需时间长、压疮、肌肉萎缩、关节僵硬以及缺血性肌挛缩等并发症，影响患者的生活工作质量，经与患者深入细致沟通，也可行骨折闭合复位经皮空心钉内固定手术治疗，从而促进骨折愈合，缩短疗程，早期功能康复。对于舟骨不稳定骨折，可先尝试闭合复位经皮空心螺钉内固定（图 2），如闭合复位失败则采用切开复位内固定。舟骨血液供应主要来自背侧滋养动脉，切开复位以掌侧入路为宜，以减少对舟骨血供的损伤。对于陈旧不稳定骨折可切开复位后植骨内固定，必要时可切除桡骨茎突减少局部创伤性关节炎的发生。存在骨缺损的骨折，切开复位后需要植骨。术后需要根据患者不同的骨折类型，骨质情况等制订个体化方案，闭合复位成功，骨折固定稳定，且骨折端血供较好者可以早期活动，相反则需要制动。

并发症及处理　舟骨骨折治疗的常见的并发症为不愈合、坏死、严重腕关节炎等。当各种原

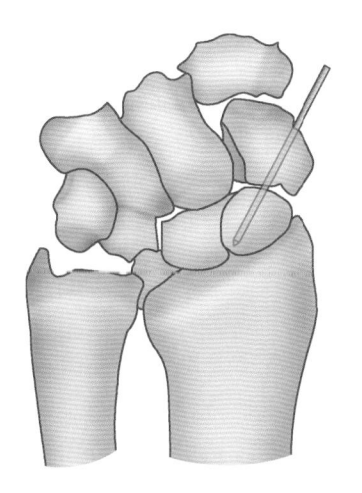
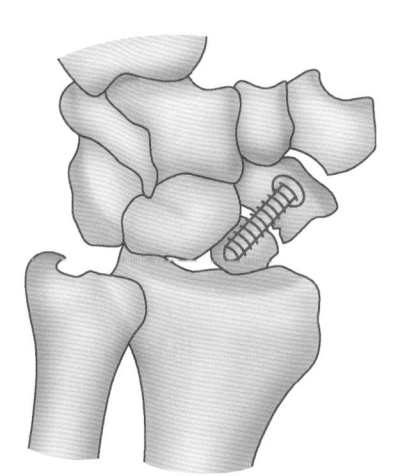

图 2　舟骨骨折螺钉内固定

因（发现、治疗延误，骨折类型严重，治疗方式选择不当等）导致舟骨血供受到影响从而出现骨折不愈合时，要根据患者的具体情况，如年龄、身体状况、腕部功能要求、病程长短、关节退行性改变等情况，制订具体的治疗方案。包括非手术制动治疗，植骨内固定，关节成形，关节融合，骨块切除等。对于骨折块位置及血供较好，局部关节情况良好，患者相对年轻，对腕关节功能要求相对较高时，应考虑植骨内固定，促进骨折愈合从而保留腕关节功能，而对于年龄相对较大，疼痛症状明显，关节有明显退行性关节炎表现时，则考虑行关节成形术或关节融合术。切开复位植骨内固定是最常使用的治疗方式。常用的内固定物有包括克氏针、空心螺钉。常用的取骨部位有髂骨及桡骨远端，取骨做成骨粒、骨栓或骨条，血供不佳时也可采用桡骨远端带血管蒂的骨块做移植。手术入路包括腕掌侧（桡侧腕屈肌腱及桡动脉之间）、腕背侧（解剖鼻烟壶处）及腕侧方入路。掌侧入路对舟骨血液供应破坏较少，利于骨块支撑掌侧皮质缺损，背侧入路显露容易且术野较大，但对背侧滋养血管的损伤也较大，而且有时需切除桡骨茎突，侧方入路同时具有前两者优点，但有时也需要切除桡骨茎突。

关节成形术最简单的是桡骨茎突切除术，使茎突断面在腕关节桡偏时位于舟骨骨折线近侧1mm，不与骨折线相接触，适用于桡骨茎突有退行性变、局限性腕关节融合或骨折不愈合做切开复位植骨内固定者。关节炎严重且范围广，累及月骨近侧关节面者，可行近排腕骨切除术，使头

状骨与桡骨远端成关节。腕关节融合术包括局限性融合和全腕关节融合。前者只融合有病变的骨骼。如关节炎仅累及舟头关节、头月关节时，可在桡骨茎突切除之后将舟头关节、舟月关节和头月关节融合，以消除疼痛症状。全腕关节融合术后关节运动完全丧失，但关节稳定、疼痛消失、握力恢复，可用于前述治疗方法失败以及有全腕关节炎的患者。

（姜保国）

sānjiǎogǔ gǔzhé

三角骨骨折 (fracture of triquetrum)

三角骨的完整性和连续性中断。三角骨骨折在腕骨骨折中的发生率位于舟骨和月骨骨折之后，可分为背侧皮质骨折、体部骨折及掌侧皮质骨折，其中背侧皮质骨折占绝大多数，三角骨骨折常伴有腕关节其他结构的损伤。

病因及发病机制 常见的背侧骨折的受伤机制一种是当腕关节过度强力背伸、尺偏或手外展摔伤时，三角骨近端背面的钩骨或尺骨茎突撞击三角骨导致的背侧骨折；另一种是腕关节极度掌屈或扭转力作用于背侧桡腕关节和背侧腕骨间韧带产生的撕脱骨折。豌豆骨和钩骨之间或尺骨和钩骨之间的挤压或者直接撞击可导致三角骨体部骨折。尺三角韧带或者月三角韧带的断裂撕脱以及豌豆骨的脱位、半脱位可能会导致掌侧骨折。

临床表现 患者有腕关节摔伤病史，常见腕背侧疼痛，肿胀，腕关节活动受限，压痛。

诊断及鉴别诊断 诊断需行放射影像检查，检查除了侧位X线平片还需拍摄腕关节稍旋前的后前斜位片。撕脱骨折是由于背侧韧带的牵拉，在侧位片上可以看到游离的骨折片。横行骨折在

正位X线平片多可看到。X线检查不明显，但临床检查高度怀疑的病例可行CT检查即可明确诊断。需鉴别陈旧性骨折、腕关节韧带损伤、腕骨脱位，其他腕骨骨折、腕关节炎以及腕关节不稳定等。

治疗 包括非手术治疗和手术治疗。大多数的背侧骨折及无移位三角骨骨折通常采取非手术治疗，用短臂石膏或支具制动4~6周。不愈合的撕脱骨折且症状持续存在，可将骨折片摘除。关节面骨折移位>1mm或分离移位>2mm者，可以切开或闭合复位经皮穿针内固定或切开复位内固定。三角骨骨折伴有月骨周围脱位或严重的月三角韧带复合体损伤伴有腕关节不稳定时常需要手术治疗，对于严重的损伤必要时也可采取骨块切除或者豌豆骨摘除。

（姜保国）

wāndòugǔ gǔzhé

豌豆骨骨折 (fracture of pisiform)

豌豆骨的完整性和连续性中断。这种骨折非常少见，占所有腕骨骨折不到1%。豌豆骨是腕部的一块籽骨，也是唯一有肌腱止点的腕骨——尺侧腕屈肌腱的止点。豌豆骨与三角骨的背面互成关节，同时也是腕横韧带、尺侧腕屈肌腱的止点及小指外展肌的起点。因此，有些病例会出现豌豆骨脱位或者尺侧腕屈肌腱撕脱骨折。

病因及发病机制 多数由跌倒时腕尺侧直接着地的直接暴力导致，而且绝大多数伴发于桡骨远端、钩状骨或三角骨骨折。或是尺侧腕屈肌腱强力收缩后，造成豌豆骨的撕脱骨折或者骨软骨炎。

临床表现 包括局部疼痛，

叩痛及压痛，有手腕尺侧的直接暴力病史常提示骨折可能，由于贴近腕尺管，有病例可能会出现尺神经症状及体征。畸形愈合或骨不连表现为慢性疼痛，抓物无力，活动受限。

诊断 影像学检查30°旋后斜位X线平片、腕管位X线平片或三维CT可进一步诊断。

治疗 非手术治疗可采取腕关节屈曲30°尺偏位石膏或支具固定6周。晚期如果出现顽固疼痛，骨不连或关节游离体等，可考虑豌豆骨切除术，如合并尺神经损伤表现，可同时探查、松解尺神经。纵行劈开尺侧腕屈肌腱后即可显露豌豆骨，手术结束时注意修复屈肌腱。

（姜保国）

gōugǔ gǔzhé

钩骨骨折（fracture of hamate）

钩骨的完整性和连续性中断。钩骨骨折并不常见，主要包括钩骨钩骨折和钩骨体骨折。

病因及发病机制 损伤机制有腕关节过度背伸和尺偏时钩骨与月骨强力相互撞击引起，以及直接暴力或腕关节过度背伸时屈肌支持带和豆钩韧带紧张造成对钩的牵拉引起的撕脱骨折。典型的钩骨钩骨折表现为损伤后的抓握活动时疼痛。损伤机制是反复微小损伤的积累。体部骨折可发生在远或近端，力量多从第4、5掌骨向近侧传导，可伴有第4、5腕掌关节背侧脱位。

临床表现 临床表现有局部深压痛，活动受限，伴有腕掌关节脱位时局部可出现畸形，局部出血、水肿可累及尺神经，出现相应的神经损伤症状，少数陈旧性骨折可伴有屈肌腱断裂。

诊断 X线平片在腕关节正位，腕管位，45°旋前斜位片上可显示损伤，CT对于诊断和治疗的指导意义更大。

治疗 急性钩骨钩骨折或钩骨体骨折无移位、关节对位良好，可采用外固定治疗。慢性钩骨钩骨折，有移位及临床症状的可行骨块摘除。移位体部骨折有移位或不稳定，应手术治疗，闭合或切开复位，视骨块大小采用克氏针或螺钉固定。

（姜保国）

tóuzhuànggǔ gǔzhé

头状骨骨折（fracture of capitate）

头状骨的完整性和连续性中断。头状骨骨折很少见，可以单独发生或与腕关节其他结构损伤共同存在，单纯的头状骨骨折仅占腕部损伤的0.3%，更多的情况是头状骨骨折出现在复合型损伤之中。头状骨骨折合并有舟骨骨折被称为舟头综合征，此时头状骨骨内的血供会减少，预后较差。

病因及发病机制 头状骨骨折损伤的原因主要是腕关节过度背伸，头状骨可与桡骨远端腕关节面背侧缘相撞击引起，腕关节过度掌屈，纵行轴向作用力以及腕背直接暴力也可以导致头状骨骨折。

临床表现 骨折患者有腕关节摔伤病史，临床表现主要有腕背侧或头状骨背侧疼痛、肿胀、压痛，关节活动受限。

诊断及鉴别诊断 此骨折因其特殊的解剖位置从而诊断相对困难，而且由于其特殊的血供特点，容易出现缺血坏死及骨不连，故也强调其早期诊断的重要性，有严重旋转移位的头状骨骨折可引起正中神经压迫损伤症状。要仔细阅读X线平片，临床高度可疑时应行CT检查，这也有助于评估骨折形态及明确是否有合并损伤并有助于进一步指导治疗。

治疗 少数骨折无移位且无其他并发损伤是可采取非手术治疗，石膏外固定4~6周。大多数头状骨骨折有移位和/或伴有其他损伤，特别是近端骨块可旋转移位，从而使头状骨出现缺血坏死和/或骨不连，故宜采用手术治疗，切开复位后用克氏针或空心螺钉固定。头状骨骨折的并发症包括骨不愈合、缺血性坏死及继发性关节炎等，根据具体情况可行植骨融合或腕关节融合术。

（姜保国）

wàngǔ tuōwèi

腕骨脱位（dislocation of carpale）

腕骨失去了正常的解剖位置和对合关系，导致腕关节出现疼痛，功能障碍等一系列临床症状和体征。种类多种多样，以月骨周围背侧脱位及月骨掌侧脱位最多见。

月骨周围脱位 如下所述。

分类及发病机制 腕骨脱位中较常见的为月骨周围背侧脱位及月骨掌侧脱位。月骨周围脱位为月骨的解剖位置不变，月骨周围的腕骨相对于桡骨远端向背侧或掌侧移位、与桡骨远端的正常解剖关系丧失，而月骨与桡骨的解剖关系仍维持正常或基本正常，多为背侧脱位，且常并发其他腕骨或桡骨、尺骨远端骨折如合并腕骨骨折。月骨周围背侧脱位主要为舟月骨分离后背伸、尺偏暴力延伸向腕关节尺侧所致，暴力使韧带依次断裂，同时也可导致头状骨、钩骨、三角骨或及桡尺骨骨折，最终其他腕骨或骨折端与月骨分离并与舟骨一并脱位向背侧。经舟骨月骨周围骨折背侧脱位为舟骨骨折发生之后，背伸、桡偏暴力作用延续，近端骨折块维持与月骨、桡骨远端的正常或接近正常的解剖关系，远端与其他腕骨脱位向背侧，同时可合并桡骨或及尺骨茎突骨折。月骨周围掌侧脱位较背侧脱位少见，多由直接暴力损伤引起。

临床表现及诊断　患者常有明确的腕关节外伤史，关节疼痛、肿胀及压痛的范围广泛。X线正位片可见头状骨与月骨、桡骨与舟骨影像重叠区域加大，腕骨间关节间隙消失，舟月关节间隙变宽，脱位复位后尤为明显，侧位片可见舟骨掌屈加大，并与其他腕骨一起向背侧脱位，以头状骨最为显著。月骨周围腕骨如有骨折，远端常脱向背侧，而近端留在原位。

治疗　月骨周围背侧脱位可早期在臂丛麻醉下行闭合复位，复位后骨折及脱位位置好且稳定者可行石膏外固定。月骨周围掌侧脱位多闭合复位失败。复位后仍存在不稳定，或闭合复位失败以及陈旧性脱位者，可行切开复位、韧带修复以及内固定，术后结合石膏外固定并适当功能锻炼。陈旧性脱位多数复位困难或无法复位，此时可行腕骨间关节融合术、近排腕骨切除术或全腕关节融合术。

月骨脱位　如下所述。

发病机制　月骨解剖上掌侧高大、背侧矮小，腕关节受伤过度背伸时，头状骨和桡骨远端背侧缘挤压月骨向掌侧。

临床表现　腕关节肿胀、压痛、活动受限、握力下降，腕管内屈肌腱及正中神经可受压，导致手指感觉运动障碍。

诊断　月骨在正位X线平片上脱位后呈三角形，且与头状骨下端重叠，侧位片可见月骨脱向掌侧，半月形的凹面转向掌侧，头状骨与其凸面相对。严重的月骨脱位月骨可脱出腕关节，甚至

脱到前臂皮下。

治疗　先尝试闭合复位，恢复月骨与桡骨及周围腕骨的对应关系，矫正腕骨分离。闭合复位失败、陈旧性脱位、有正中神经损伤及肌腱断裂者，需切开复位、探查、修复及内固定，术后结合石膏或支具外固定，拆除后体位开始功能锻炼。月骨脱位严重者，可行月骨切除肌腱填塞术，合并关节不稳定，应考虑适当加做关节融合术。

舟骨脱位　较为少见，一般合并其他的腕关节骨折与脱位。临床表现为腕关节肿胀、疼痛、活动受限及握力减低。X线平片上旋转半脱位时可见舟骨远端向掌侧旋转，近端向桡背侧旋转脱位；舟月间隙大于3mm；皮质环征阳性；舟月角加大，桡骨和舟骨掌侧边缘呈V形。CT检查可明确诊断。完全脱位可见舟骨近端从桡骨远端关节面舟骨窝中完全向掌侧脱出。可尝试行手法复位，经皮克氏针固定。手法复位失败或陈旧者行切开复位，韧带修复或重建。需向患者交代舟骨坏死风险。晚期发生严重关节炎，视情况考虑行关节融合。

桡腕关节脱位　绝大多数由直接暴力引起，且合并其他部位损伤，表现为腕部畸形、肿胀、疼痛、活动受限。可伴有正中神经或尺神经损伤。X线平片显示腕关节结构紊乱，腕骨相对于桡骨向背侧或掌侧移位同时伴发其他骨折或脱位。新鲜闭合脱位可行手法复位石膏托/支具/外固定架固定。闭合复位失败，开放性损伤或陈旧性损伤可行切开复位修复内固定和/或外固定，修复韧带，骨折的同时根据具体情况探查神经等其他损伤结构。

（姜保国）

三角纤维软骨复合体损伤

（injury of triangular fibrocartilage complex）　各种原因导致的腕关节尺侧三角纤维软骨复合体的完整性、解剖位置、关系和连续性等异常。简称TFCC损伤。三角纤维软骨复合体（TFCC）是腕关节稳定和力量传导的重要结构，也是远侧尺桡关节损伤中重要和常见的病因之一，也是引起腕关节疼痛及功能障碍常见的原因之一。

病因及发病机制　TFCC损伤最常见的损伤机制是摔倒时伸手支撑，导致腕关节背伸和旋前时遭受轴向暴力。运动损伤常导致关节盘的边缘性撕脱损伤，如网球、高尔夫球，尺侧边缘性撕裂常由牵拉和旋转前臂引起。

分型　根据损伤的原因分为外伤性损伤和退行性损伤。根据病变的严重程度，外伤性三角纤维软骨复合体损伤可分为四型：A型损伤，三角纤维软骨复合体周边部撕裂或穿孔；B型损伤，三角纤维软骨复合体从尺骨茎突的止点撕裂，可伴或不伴有尺骨茎突骨折；C型损伤，三角纤维软骨复合体周边部撕脱；D型损伤，三角纤维软骨复合体从桡骨附着缘上撕脱。退行性三角纤维软骨复合体损伤分为五型：A型损伤，三角纤维软骨复合体水平部在近侧面或远侧面磨损，无穿孔发生；B型损伤，除具有A型损伤外，还有月骨的尺侧面或尺骨头桡侧面软骨破坏；C型损伤，三角纤维软骨复合体水平部发生穿孔；D型损伤，退行性变处于进展期，月骨和尺骨头的关节面出现退行性变，三角纤维软骨复合体水平部穿孔，月三角骨间韧

带断裂；E 型损伤：尺腕撞击综合征的终末期，出现创伤性关节炎，三角纤维软骨复合体水平部通常完全消失，月三角骨间韧带完全断裂。

临床表现 多数患者有腕部外伤病史或者腕部过度重复使用病史。可表现为持续腕尺侧慢性疼痛，腕关节无力、肿胀、活动受限，腕关节活动及前臂旋转时疼痛加剧，活动时可有响声。

诊断 腕尺侧或远侧桡尺关节处压痛，腕关节各向活动受限，伴有远侧桡尺关节脱位时，局部可见尺骨远端骨性隆起凸出于皮下，尺骨末端可及异常活动及骨擦音。腕关节尺侧挤压试验阳性。X 线平片可见桡尺骨远端分离、重叠。腕关节造影三角纤维软骨复合体可见裂隙、缺损、造影剂渗漏到远侧桡尺关节，MRI 等均可辅助诊断。

治疗 非手术治疗包括去除原发病因、制动、理疗、药物镇痛等，非手术治疗效果不满意可考虑手术治疗。手术方式包括以下几种。①尺骨短缩术：适用于三角纤维软骨复合体中央部撕裂或磨损及尺腕撞击综合征。②尺骨头半切除间位关节成形术：适用于桡尺远侧关节不稳定及骨性关节炎、腕尺侧撞击综合征等。③三角纤维软骨清创术：适用于三角纤维软骨中央部撕裂、穿孔或桡侧附着部撕裂。腕关节镜作为 TFCC 修复的主流技术，发展和普及很快，可于腕关节镜下行中央型三角纤维软骨清创术，周围撕裂型可以在腕关节镜下直接修复。

（姜保国）

wànguānjié bùwěndìng
腕关节不稳定 （instability of the wrist joint） 腕关节的稳定性主要来源于韧带的制约和腕骨及尺桡骨之间的相互作用等。腕关节不稳定的定义为各种因素诸如腕关节的各种器质性病变及关节软组织松弛等导致的腕关节结构及活动失去正常的稳定性，从而出现一系列临床症状和体征。

病因及发病机制 有学者基于腕关节不稳定的发病力学机制将其分为外源性及内源性。与尺骨或桡骨骨质等器质性改变相关的归于外源性不稳定，包括尺骨缺损和桡骨远端骨不连，内源性不稳定以关节松弛为特征，按方向分为腕关节背侧不稳定、掌侧不稳定及两者均有。在掌侧腕关节不稳定中，腕关节尺偏时，腕关节迅速处于中立半脱位。背侧型腕关节不稳定与之不同，腕关节尺偏时，腕关节的中立位得以削减并向背侧半脱位。

临床表现 内源性掌侧腕关节不稳定患者的典型表现为当腕关节尺偏时，有伴有疼痛的撞击声病史，通常情况下这种撞击感能够自发产生，可有或没有外伤诱因，尤其是在韧带松弛的患者中更为常见，如年轻女性。背侧腕关节不稳定的患者通常会有背伸外伤病史，主诉为出现腕关节撞击声、腕关节无力，在旋后时尤为明显，以及慢性的创伤后疼痛。通过纵向牵引并屈腕，向舟骨结节加压，背侧头状骨移位试验阳性。外源性不稳定除了腕关节不稳定的临床表现外还会伴随引起不稳定的器质性病变的相应的临床表现。

诊断 X 线平片，MRI 及关节镜检查对诊断没有帮助，作用只限于排除外源性不稳定因素及修复相关损伤。动态荧光造影是诊断腕关节不稳定的金标准，在腕关节尺偏时，能够动态显现出腕关节突然由掌屈位向背伸位的移动过程。

治疗 非手术治疗包括对症抗炎镇痛及支具外固定，非手术治疗无效患者可采取手术治疗，包括韧带、关节囊紧缩以及关节融合术，针对外源性不稳定中具体病因的处理也有助于不稳定的治疗。手术应以重建正常腕中关节的排列及成角为前提，并努力消除桡背侧的撞击声。手术治疗应避免应用于先天性关节韧带松弛的年轻患者。

（姜保国）

yuǎncè chǐ-ráoguānjié sǔnshāng
远侧尺桡关节损伤 （injury of the distal radio-unlar joint） 远侧尺桡关节的稳定性主要由三角纤维软骨复合体（TFCC）、尺侧腕伸肌腱腱鞘、远侧掌、背侧韧带以及远端骨间膜韧带等结构维持。远侧尺桡关节损伤定义为各种原因导致远侧尺桡关节稳定性和结构的损伤造成的腕关节功能障碍。

发病机制及临床表现 导致远侧尺桡关节损伤的原因众多，常见的包括 TFCC 损伤、远侧尺桡关节脱位、尺侧腕伸肌腱损伤、尺、桡骨远端骨折等。远侧尺桡关节脱位常为桡尺骨远端骨折及前臂骨折的后遗症，并不少见且常被忽视，以致延误治疗。当前臂旋前时，远侧尺桡背侧韧带及三角纤维软骨复合体的背侧缘紧张，旋后时，远侧尺桡掌侧韧带及三角纤维软骨复合体的掌侧缘紧张。远侧尺桡背侧韧带断裂时，旋前会发生尺骨小头向背侧的半脱位，远侧尺桡掌侧韧带断裂时，旋后会发生尺骨小头向掌侧的半脱位。尺骨小头完全脱位会伴有尺骨茎突骨折或三角纤维软骨复合体撕裂。尺骨茎突骨折在基底部，是纤维软骨复合体及尺侧副韧带牵拉所致。各种导致腕关节屈伸旋转的暴力可造成此种损伤，尺骨头向背侧半脱位常见，旋前明显，旋后可复位，被动活动下尺桡关节，可感觉松弛。关于三角纤维软骨复合体损伤如前述，其也可合并于其他损伤，特别是其与尺侧腕伸肌腱鞘关系密切，如出现尺侧腕伸肌腱及腱鞘损伤，同时合并远侧尺桡关节脱位，要同时考虑三角纤维软骨复合体损伤，修复严重的三角纤维软骨复合体损伤时，要考虑是否需同时修复尺侧腕伸肌腱及腱鞘。远侧尺桡关节损伤的症状多样，可为腕关节的疼痛、肿胀、前臂旋转障碍、腕关节不稳定等。

诊断及治疗　X 线、CT、MRI 及腕关节镜均可作为检查、协助诊断远侧尺桡关节损伤及具体病因的手段和工具，同时结合对患者的临床检查即可诊断。远侧尺桡关节损伤急性期可旋后位短臂石膏固定，关节交锁者可考虑麻醉下复位。严重的肌腱、韧带、三角纤维软骨复合体损伤及陈旧性或难复性脱位，可考虑手术治疗，切开复位，修复韧带并内固定和/或外固定治疗。

（姜保国）

shǒu wàishāng

手外伤（hand injury）　手是日常生活和工作中最重要的器官之一。手部在多数情况下并没有太多的保护，而又需要不断地接触各种工具和物件，在外伤（如摔倒或撞击）时，其反射性地阻挡、扶持、支撑，也使得它成为全身最易受伤的一个部分。

分类　依据不同的标准可以将手外伤分成很多不同的类别，一般来说，最基本的分类是将手外伤分为开放性损伤和闭合性损伤两大类即可。①开放性损伤：开放性损伤是指有明显皮肤破损出血的手部外伤。②闭合性损伤：是指无皮肤破损的手部外伤，如闭合性骨折、肌腱断裂、韧带损伤甚至神经损伤等。

治疗　包括开放性损伤和闭合性损伤的治疗。

开放性损伤　包括以下几个方面。

急救原则　必须及时予以处理，一般情况下，开放性损伤应争取在伤后 8～12 小时关闭伤口，这样，才能在最大程度上降低术后感染的发生。

急救方式　①在出现开放性手部外伤时，应及时就近送到医院进行治疗，并常规注射破伤风抗毒素。②在送医的过程中，如果出现较严重的出血，可行局部按压，或者在上臂用皮带或皮筋进行环扎止血，但如果采用这一方法止血，要注意在条件请允许的情况下，每环扎约 1 小时，要松开 10～15 分钟，以避免肢体缺血时间过长。③如果出现骨折，最好在搬运前进行简单的固定，用木板或较硬的书刊、杂志均可，这样，可以避免骨折断端造成的二次损伤。④如果出现了肢体或手指的离断伤，最好将断肢或断指用塑料袋包好，置于低温保温桶中保存，并与患者一起送到医院，切忌冷冻保存残肢或将残肢直接置于冰水中。

急诊手术　开放性伤口的急诊清创是至关重要的，清创的好坏直接决定了患者术后伤口是否可以一期愈合，是否会出现感染。清创时，应尽量将坏死、失活的组织以及严重污染的组织予以彻底清理，然后，反复用生理盐水、过氧化氢溶液（双氧水）以及聚维酮碘（碘伏）冲洗创面，冲洗后，如有必要还需二次清创，直至创面清洁、新鲜为止。既往的手外科教科书非常强调彻底清创，即将所有污染的组织都予以清除，清创彻底后，再对一些重要组织进行重建。但是，对于很多重要组织（如神经、主干动脉等），一旦去除后其重建的效果都可能不尽如人意。现代抗生素技术的进步，使得医师可以在某些情况下进行有限的清创，保留一些被轻度污染的重要组织，或仅剥离其污染的外膜组织，通过对局部污染组织的病原学培养和药敏实验，再辅以局部或全身使用抗生素，来尽量保全患肢的功能。对于所有开放性损伤的患者，应考虑是否存在产气荚膜杆菌感染的可能性，在术前要进行伤口渗液的涂片检查，检查是否存在革兰阳性粗大杆菌的存在，如果结果阳性，应在单独隔离的手术间进行手术，在清创后再次涂片确认无粗大杆菌时，方可关闭伤口。术后如有条件，可辅助进行高压氧治疗。也正是因为手的重要性，如何正确地处理手部的外伤，使其得到更快、更完全的功能和外观的恢复，也就成为广大患者和手外科医师所共同关注的问题。事实上，长期的临床实践证明，只有医患共同努力，才能使手外伤的恢复达到令人满意的效果。在手外伤的治疗过程中，除了医师的判断准确、处置得当外，患者的配合和合理的功能锻炼也至关重要。希望通过此文可以使手外伤患者及其家属对此类损伤及其治疗原则有一个比较初步的认识，能够在一定程度上理解手外科专科医师的治疗目的和手段，以便积极配合医师的治疗与康复。

术后处理　手术后最重要的工作之一是观察手指有血供，有经验的护士是判断血供有无问题的第一责任人。如出现问题后，应报告主管或值班医师，视情况松开敷料或作其他处置。手部伤口一般2天拔除引流条或引流管，当然也则要视引流量的多少来决定，一般是在24小时内引流量少于15~20ml时即可拔管。手部伤口如无感染，不必经常换药，约5天进行一次伤口换药即可。如果伤口渗出较多，可1~2天换一次药。如患者血糖正常，伤口无感染，可于术后12~14天拆线。对糖尿病患者，可延迟拆线。断指（断肢）再植术后、合并血管损伤或进行游离组织移植术后的患者，应使用解痉、扩血管药物会，配合使用烤灯对患肢进行照射。术后应尽量减少各种诱发血管收缩的因素，以免血管危象。要尽量减少疼痛的刺激，可以使用镇痛药、镇痛泵等，绝对避免香烟的刺激，注意肢体的保暖。对于合并血管、肌腱、神经损伤的患者，一般术后都会辅助石膏固定，此类石膏一般需要固定3~4周，在石膏固定期间，不要擅自去除石膏，否则容易导致缝合的血管、肌腱或神经再次断裂。石膏拆除后，应在医师指导下进行功能锻炼，对于有特殊要求的患者或对石膏过敏的患者，也可以使用各种支具进行固定。对于经过功能锻炼仍存在部分功能障碍的患者，可在第一次手术后4~6个月考虑进行二次手术进行组织的松解、修复或功能重建手术。

闭合性损伤 急救原则：在闭合性损伤时，也应及时就医，让医师对伤情给出全面、准确的判断，不致耽误了早期治疗。如果患者感觉肢体肿胀明显，出现了手部苍白或青紫、手指发麻、

桡动脉搏动消失等情况，更要及时处理。

（田　文）

shǒu jiěpōu shēnglǐ tèdiǎn

手解剖生理特点（physiological and anatomical features of the hand） 包括以下几方面。

手的皮肤 为了适应功能需要，手掌侧皮肤厚而韧实，在手指和手掌，各人均有排列不同的皮肤细纹，手指处的称指纹。每一指纹的隆嵴上有一排汗腺开口，分泌手汗。手部掌侧皮肤有丰富的汗腺，没有毛囊，没有皮脂腺。皮下有较丰富的脂肪垫，并有很多垂直的纤维间隔，将皮肤与掌腱膜、腱鞘等深部组织相连。掌腱膜是由手部深肌膜的浅层增厚转化所形成，呈三角形位于手掌中部。掌腱膜的掌面有垂直纤维与手掌皮肤紧密相连，特别在手掌或手指皮肤的屈曲横纹处更为明显。手背皮肤较掌侧薄，其中手指背侧较腕背部更薄。与每一关节相对应的皮肤均有皮纹，在手指与腕背部呈横行。在虎口、指蹼间及手背部皮纹呈交叉的斜行线，这与皮内胶原纤维排列有关。皮纹的形成与手部诸关节的活动密切相关。是皮肤的"关节"。因此，皮肤横纹的形成，缺失、消失均和关节活动有直接关系。指甲的裸露部分称为甲体，甲体远端与皮肤脱离称为甲游离缘，近端隐藏于皮肤之下称为甲根。掩盖甲周围的皮肤皱襞称为甲襞，覆盖于甲根的角质层称为甲上皮；甲外侧缘与甲皱襞之间称为甲沟；游离缘下面的表皮，延伸到甲下称为甲下皮。

手部的肌腱 ①屈肌腱：指深屈肌、指浅屈肌分别附着于远节及中节指骨基底部，分别屈曲远指间关节及近指间关节，在接

近肌腱附着处，有三角形的膜状组织，连结于肌腱与骨膜，为短腱纽。在近节指骨处有带形膜状组织与肌腱相连，为长腱纽。它们是腱鞘滑膜脏层、壁层交接部分。腱纽内有营养肌腱的血管。手指屈曲时，深腱与浅腱收缩幅度不一致，它们之间有0.5~0.75cm的相对滑动。从掌骨头到中节指骨，屈肌腱被包围在纤维骨管内，该管称为腱鞘。起滑车作用，其中掌骨头、近节指骨中部、中节指骨中部的腱鞘明显增厚，称为腱鞘的滑车。②伸肌腱：手背的伸肌腱仅被皮肤及一层疏松网状组织覆盖，肌腱外有腱旁膜，有较好的循环。示指及小指各有一条固有伸肌腱，均位于指总伸肌腱的尺侧。在掌指关节背面，肌腱扩展成膜状，称为腱帽。两侧接受来自骨间肌的纤维，腱帽有保持伸肌腱不向两侧脱位的作用。紧靠掌指关节的远侧，从腱帽的深面分出一些纤维止于近节指骨的基部。在近节指骨，伸腱分成三股继续向前，即中央束和两条侧束。中央束止于中节指骨基部及关节囊，骨间肌、蚓状肌参与构成中央束及两侧束。因此，手内肌能伸指间关节。侧束有纤维与中央束联系，使手指屈曲时两条侧束不会向掌侧滑脱，在中节指骨中远侧，两条侧束逐渐汇成一条，止于远节指骨基部及关节囊，两束间有横向纤维相连。拇指有拇长伸肌及拇短伸肌，分别附着于远节指骨及近节指骨的基部，分别伸拇指指间关节及掌指关节。③手内肌：包括骨间肌、蚓状肌及大、小鱼际肌。掌侧骨间肌使手指内收，背侧骨间肌使手指外展。骨间肌与蚓状肌协同能屈曲掌指关节，伸展指间关节。大鱼际包括拇短展肌、拇

短屈肌、拇对掌肌及拇内收肌。小鱼际肌包括掌短肌、小指外展肌、小指短屈肌及小指对掌肌。

手部的血管　手部供血主要来自桡动脉、尺动脉及掌侧骨间动脉。尺动脉终支与桡动脉浅支构成掌浅弓，位于掌腱膜下、屈肌腱浅面。相继发出指总动脉及指固有动脉，是手指的主要供血来源。桡动脉终支从手背动脉穿过1、2掌骨间隙，进入手掌与尺动脉掌深支形成掌深弓，位于屈肌腱下，骨间肌浅面，发出细小掌心动脉与指总动脉吻合，参与手指供血。深、浅弓之间通过终末分支及掌心动脉等而相互交通。桡动脉穿过掌骨间隙后，发出拇主要动脉，供应拇指，示指的桡侧指动脉常由拇主要动脉发出。桡动脉在进入掌骨间隙前，发出第一掌骨背动脉共同供应虎口及示指背面皮肤，是示指背侧以瓣的轴心动脉。桡动脉在腕背部发出腕背支，与尺动脉腕背支及掌侧骨间动脉背侧支组成腕背侧动脉网，发出掌背动脉，供手指背侧循环。手部的静脉分深浅两层。手掌的深静脉多与动脉伴行，回流至尺、桡静脉或手背静脉网。手的浅静脉在背侧，远较深静脉重要，最后回流至头静脉及贵要静脉，是断指再植或拇（手）指再造的主要血液回流通道。

手部的神经　手部主要由正中神经及尺神经支配，桡神经仅支配部分手背感觉。正中神经在腕上发出一掌皮支，支配手掌桡侧及大鱼际部感觉，主干在掌长肌深面进入腕管，刚出腕横韧带就分出大鱼际肌支，支配在鱼际诸肌（拇内收肌除外，拇短屈肌深头偶尔由尺神经支配）。正中神经出腕管后，相继发出感觉支配桡侧三个半手指。尺神经在腕上分出一感觉支到手背，支配背面尺侧两个半手指。主干在豆状骨的桡侧进入尺神经管。在管内分成浅支和深支。浅支靠桡侧，主要是感觉支，支配掌短肌、手掌尺侧及尺侧一个半手指的感觉。深支是运动支，与尺动脉伴行，穿过小鱼际进入手掌，在屈指肌腱的深面，骨间肌的浅面与掌深弓伴行，沿途发出肌支，支配小鱼际肌、骨间肌及3、4蚓状肌，最后支配拇内收肌，偶尔支配拇短屈肌的深头。在腕部尺神经干内，深浅支有5~6cm的自然分束，在腕部吻合神经时，可按自然分束，分别吻合感觉、运动支。手部感觉的神经支配有较多变异。第1掌指关节背侧及大鱼际一部分偶可由肌皮神经终支支配。

骨关节及韧带　①桡腕关节由桡骨、舟骨、月骨及三角软骨盘构成，尺骨不直接参与，桡腕关节是个球窝关节，能做多轴向运动。②腕掌关节中以拇指的最重要，由大多角骨与第一掌骨基部构成，是鞍形关节，关节囊较松弛，可作拇指屈、伸、内收和外展，是拇指对掌-外展运动的主要关节。③掌指关节由掌骨头与近节指骨基部构成。拇指的掌骨头较扁平，动度不及其他掌指关节大。每个掌指关节由侧副韧带及掌侧韧带加强。两侧的侧副韧带由近背侧斜向远掌侧走行。关节屈指时韧带绷紧，关节较稳定，伸直时韧带松弛。伸指位固定可引起韧带挛缩致屈曲受限，故手部外伤时应屈曲位固定。指间关节只做屈伸运动，两侧也有副韧带加强。结构与掌指关节相同。

（田　文）

wànguǎn

腕管（carpal tunnel）　腕骨在掌部形成一条深沟样管道，腕横韧带横跨其上。韧带的尺侧附着于豆状骨及钩状骨的钩部，桡侧附着于大多角骨结节和舟骨结节，形成一个骨性纤维管道，其底部由腕骨组成，将这样一个结构称为腕管。腕管内有拇长屈肌腱、指深、浅屈肌腱及正中神经通过。正常时屈肌腱有薄的滑膜包绕，正中神经在腕管的浅层偏桡侧，紧贴韧带，有纤维脂肪样组织与肌腱相隔，若腕管内因滑膜水肿、增生等而压力增高，正中神经易受韧带压迫而产生症状，称为腕管综合征。

（田　文）

shǒu xiūxiwèi

手休息位（resting position of hand）　自然状态下，手内在肌和外在肌的静息张力作用下处于相对平衡状态时手的姿势。此时，腕关节背伸10°~15°，轻度尺偏。拇指轻度外展，指间关节轻度屈曲，其指端接近或触及示指近指间关节桡侧。掌指关节及指间关节呈半屈曲状态，从示指到小指，其屈曲角度增大。各指尖形成弧形，均指向舟骨结节。手的休息位是各种肌力在手部关节平衡作用的结果，任何原因导致的肌力失衡、骨与关节的损伤，甚至皮肤张力的改变均会引起手休息状态下姿势的改变。因此，视诊时需检查手的休息状态，与正常休息位比较，以确定休息姿势改变及其改变原因。

（田　文）

shǒu gōngnéngwèi

手功能位（functional position of hand）　腕关节背伸20°~25°，尺偏5°~10°，拇指对掌位，其掌指关节和指间关节微屈，其他手指稍微分开，掌指关节和近指间关节半屈曲，远指间关节轻度屈曲的姿势。在该姿势下，手部各关节能够最快速度做出各种动作，如张手、握拳和捏持。因此，能更好发挥手功能。

（田 文）

shǒubù sǔnshāng jiǎnchá

手部损伤检查（examination of hand injury） 手是上肢中活动最为活跃的但受保护最少的部分，因此受伤最为频繁。手部检查的目的主要是评价手部功能、损伤和病变，以及损伤和病变的程度。检查的首要目的是发现并确定病变或损伤的程度。同时，检查还需明确现有手功能的状况。与运动系统其他部分相同，手部检查也是基于视、触、动、量和特殊检查获得；更为重要的是，检查需要双侧对比，以发现更多的病理体征。手部的检查需要序贯检查皮肤、指甲、循环、营养状况、骨与关节、肌肉与肌腱、运动与感觉，并据此进行总体功能评估。在进行手部检查前，首先要获得患者完整的病史。在检查中还询问并注意手偏利（优势手），了解患肢总体手功能，患者在日常生活中患肢功能的使用及其对患肢功能的评价。此外，还需评价患者的精神状况，了解其职业和爱好，这些都将成为治疗选择的参考。下列病史资料是需要特殊了解的。①患者年龄、职业、优势手、既往手部创伤、病变史。②在创伤患者，应该注意采集下列资料：a. 何时发生创伤，距受伤多长时间。b. 受伤场所环境。c. 受伤机制（用于评估碾挫程度、污染情况、失血量以及对滑动结构的损伤情况）。创伤发生时，患手处于什么姿势。d. 伤后曾得到怎样的处理。③对于非创伤性疾患，注意下列问题：a. 何时疼痛。感觉异常情况。是否肿胀或者僵硬、症状先后顺序、是

否进行性加重。b. 功能障碍是否影响工作、兴趣爱好或者日常生活。c. 同侧或者对侧肢体的其他部位是否也有类似的疼痛。d. 什么样的动作使疼痛加剧。e. 什么时候症状最严重。需强调的是，既往病史和全身情况是手部完整病史资料的重要部分，不容忽视。

（田 文）

yuègǔ wújūnxìng huàisǐ

月骨无菌性坏死（aseptic necrosis of lunate bone） 又称金博克病（Kienböck disease）。月骨为八块腕骨之一，位于近排腕骨中心，活动度大，稳定性较差，其血供主要依靠桡腕关节囊表面小血管和腕骨间韧带内小血管，对腕部活动频繁者，尤其是某些手工业工人，风镐、振荡器操纵者，长期对月骨产生振荡、撞击、使关节囊、韧带小血管损伤，闭塞，导致月骨缺血，而缺血的月骨骨内压力又增高，进一步使循环受阻，产生缺血性坏死。该病起病缓慢，通常表现为腕关节胀痛、乏力，活动时加重，休息后缓解查体通常表现为腕部轻度肿胀，月骨区有并且压痛，叩击第3掌骨头时，月骨区疼痛。腕关节各方向活动均可受限，以背伸最明显。在X线平片早期无异常，数月后可见月骨密度增加，表面不光滑，形态不规则，骨中心有囊状吸收，周围腕骨有骨质疏松。放射性核素骨显像可早期发现月骨处有异常放射性浓聚。MRI能明确显示出缺血性改变。因此，MRI对于该病的早期诊断具有重要意义。治疗方面早期可将腕关节固定在背伸20°~30°位，固定时间，以定期X线或核素骨显像检查，直到月骨形态和血供恢复为止，通常约需1年，过早去除

固定物，病变易复发。若月骨已完全坏死，变形者，可行月骨切除或人工假体植入术，若桡腕关节骨关节病已严重，应考虑桡腕关节融术。

（田 文）

zhǎnggǔ gǔzhé

掌骨骨折（fracture of metacarpal bone） 最常见的上肢骨折之一。多由直接暴力如打击或挤压伤所造成，可以为单一或多个掌骨骨折。骨折类型以横断者多见，因扭转暴力可发生斜行或螺旋形骨折。掌骨为短管状骨，掌面凹陷，背面隆凸，由近及远，呈放射状排列，近端聚拢，由厚韧的骨间韧带紧密连接，远端分离，其间有掌深横韧带相连，是手纵弓和横弓的重要组成部分，掌骨骨折，并向成角移位，可加大纵弓弧度。掌骨骨折常有旋转短缩及成角移位，无论是从运动功能还是外观角度考虑，均有矫正的必要，手指屈曲时掌骨10°旋转移位即可使伤指出现明显旋转，呈现指端重叠或分离。有研究显示，掌骨每短缩2mm，掌指关节就有7°的伸直迟滞。背向成角移位，可致掌骨头塌陷，除了握物手掌有不适感之外，还可出现一过性爪形指畸形，此畸形与神经损伤所致爪形指畸形不同。直到20世纪初，掌骨骨折均采用非手术治疗。对手部骨折进行切开固定的历史仅80年。如今，大部分掌、指骨骨折经非手术治疗可以取得良好效果，多数骨折在闭合复位前后、夹板固定及早期功能锻炼过程中均可保持稳定。一些特殊类型的骨折需行切开固定。如何选择最佳的治疗方案需要考虑众多因素，包括骨折部位（关节内还是关节外）、骨折形态（横行、斜行、螺旋形还是粉碎性骨折）、

畸形情况（成角、旋转、短缩）、开放骨折还是闭合骨折、合并骨及软组织损伤的情况，以及骨折本身的稳定性。进一步考虑的因素包括患者年龄、职业和经济情况、合并的其他疾病、手术技术、患者依从性等。

(田 文)

贝内特骨折 (Bennett fracture)

Bèinèitè gǔzhé

第1掌骨基底关节内骨折伴随拇指腕掌关节半脱位。

病因及发病机制 多因拇指于外展位时掌骨受到轴向负荷时导致骨折，骨折块大小不一，位于掌尺侧。在拇长展肌与内收拇收肌的合力作用下，掌骨基底则向近侧、背侧半脱位。

临床表现 外伤后的表现与一般骨折表现相同，第1掌骨基底出现红、肿、痛，局部压痛、有隆起，拇指活动受现，活动局部有骨擦感。

诊断 根据病史和查体对第1掌骨基底骨折的诊断并不困难，但拇指腕掌关节是否有脱位需要通过 X 光射线平片进行验证。

治疗 主要包括非手术治疗和手术治疗。

非手术治疗 19 世纪 70 年代以前，非手术治疗一直是贝内特骨折的标准治疗方法，即手法复位脱位的拇指腕掌关节，之后以石膏固定第1掌骨复位并不困难，但石膏维持拇指腕掌关节在复位的位置非常困难，经常发生再脱位。另外，此骨折属于关节内骨折，手法复位很难将关节面对合完全平整。

手术治疗 可以分为闭合复位手术及切开复位手术。①闭合复位内固定：即在透视引导下将克氏针自第1掌骨穿入大多角骨，无须解剖复位腕掌关节，也有学者将第1、2掌骨使用克氏针固定（掌骨间穿针）或者使用外固定架固定。②切开复位内固定：大部分学者推荐采用切开复位内固定的治疗方法，因为闭合复位并不能避免关节面台阶的发生，今后发生创伤性关节炎的概率较高。手术切口采用瓦格纳（Wagner）切口，牵开鱼际肌，切开关节囊，显露折端。用复位钳或小的骨钩复位骨折块，重建关节面的完整。通常用直径 1.0mm 克氏针固定骨折块，同时用另一枚克氏针固定腕掌关节。

(田 文)

罗兰多骨折 (Rolando fracture)

Luólánduō gǔzhé

累及第1掌骨基底部的 Y 形或 T 形骨折。属于关节内骨折，临床上并不多见，但治疗上较为困难。受伤机制及临床表现与贝内特骨折类似，也可以认为是粉碎型的贝内特骨折，用石膏管型固定或皮牵引，常得不到满意效果，多需切开复位内固定。

(田 文)

指骨骨折 (phalanx fracture of finger)

zhǐgǔ gǔzhé

手部骨折，以指骨骨折最常见，多为直接暴力所致，指骨骨折常合并周围组织损伤，为复合性损伤。治疗指骨骨折应避免留有旋转、侧方成角和大于 10° 的掌背向成角移位：前两种移位可改变伤指运动轨迹，使其在屈曲使与相邻手指发生推挤或重叠，妨碍后者屈曲运动；后一种移位，可增大指骨周边肌腱滑动阻力，由引发后者断裂风险。正常手指屈曲时，手指延长线向舟骨汇聚，复位固定时，可被动屈曲手指，观察其指向，以此来判断旋转或侧方成角移位是否得到纠正。有时也可以利用相邻指来固定患指，帮助矫正，并防止上述移位的复发。

指骨骨折按部位可以分为：①远节指骨骨折。是手部最常见的骨折。分为指骨末端粉碎性骨折、骨干骨折和关节内损伤。远节指骨末端骨折多继发于挤压伤而且多合并甲床或/和指腹的撕裂伤。闭合型末端骨折常合并甲下血肿，可引起剧烈疼痛。用细小的钻头，烧红的曲别针，或电烙铁穿孔减压可以明显减轻疼痛。粉碎性末端骨折很少需要内固定。反而是损伤引起的指腹及甲床的撕裂伤更值得关注。如果怀疑甲床损伤则需要拔甲，以促使骨折碎片尽早愈合，同时可降低甲板畸形的可能性。这种骨折很难骨性愈合，多为纤维性愈合，但能够获得较好的稳定性。②中、近节指骨骨折。稳定性中、近节指骨骨折可以采用夹板固定或将伤指绑缚于邻近的健指进行固定。而不稳定骨折如治疗常引起僵硬和畸形。可以被分为关节内骨折和非关节内骨折。前者包括指骨髁骨折；粉碎性关节内骨折；掌侧、背侧或侧方基底骨折；骨折-脱位；以及骨干延伸至关节内的骨折。关节外骨折包括指骨颈、体或基底的骨折。因副韧带损伤的有移位的近节指骨头撕脱骨折，因不愈合或纤维愈合可引起临床症状。此类损伤，如果伴有侧方不稳定，需要切开复位。切开复位治疗广泛的指骨头粉碎性骨折难以收到满意疗效。此类损伤常伴有软组织套的广泛破坏，最好是采取非手术方法治疗，而且治疗须因人而异。中节指骨背侧基底的撕脱骨折提示中央腱在其附着处断裂，多因 PIP 关节前脱位所致。如果骨折块移位大于 2mm，需要准确复位，切开复位或者行经皮穿针内固定，以防止 PIP 伸直受限以及继发的钮孔畸形。

（田 文）

zhǎngzhǐguānjié tuōwèi
掌指关节脱位 （dislocation of the metacarpophalangeal joint）

掌指关节是由近节指骨基底、掌骨头、掌板、侧副韧带、副侧副韧带及关节囊所组成的关节，能做屈-伸、内收-外展和一定量的环绕运动。当掌骨头与指骨基底的对合出现不正常，即脱位。脱位可以分为完全脱位和不完全脱位。还可以分为掌侧脱位和背侧脱位。受伤原因通常是手指于过度伸展位，受到纵向而来的暴力，致使掌指关节的掌侧稳定组织断裂。临床多表现为局部肿胀、疼痛、功能障碍。脱位的指骨向背侧移位，掌骨头突向掌侧，形成关节过伸位畸形。有时掌板嵌于两关节面之间，掌骨颈两侧夹在屈指肌腱和蚓状肌之间，造成复位困难。对该病的检查方法主要是 X 线检查。侧位片对于判断是否有脱位更为重要。治疗可采取手法复位，用背侧石膏托将掌指关节固定在 50°～70° 屈曲位。因此，位置侧副韧带张力最大，不会因固定而发生挛缩。3～4 周后开始活动锻炼。闭合复位失败之后才考虑手术切开复位。

（田 文）

zhǐjiānguānjié tuōwèi
指间关节脱位 （dislocation of the Interphalangeal joint）

指间关节，由近节指骨滑车与远节指骨基底部构成。分为近指间关节和远指间关节。指间关节为单向活动的屈伸关节，在关节极度过伸、扭转或侧方挤压时，可造成关节囊关节侧副韧带损伤，重者韧带断裂，或伴有撕脱骨折，造成关节脱位。各手指的近指间关节或远指间关节均可发生。脱位的方向大多是远节指骨向背侧移位，同时有侧方偏移。临床多表现为关节呈梭形肿胀、疼痛、局部压痛、自动伸屈活动受限。如侧副韧带断裂，受累关节有异常侧方偏斜，即分离试验为阳性。对该病的检查方法主要是 X 线检查。治疗可采取手法复位，并用掌侧支具固定患指于轻度对掌位 1～3 周。视稳定程度尽早开始活动锻炼。当闭合复位失败之后才考虑手术切开复位。

（田 文）

jījiàn xiūfù yuánzé
肌腱修复原则 （principle of tendon repair）

肌腱是关节活动的传动装置，是手部功能正常发挥的重要器官。肌腱损伤多为开放性，以切割伤为多见，常合并神经伤或骨折等；也可发生闭合性撕裂。肌腱断裂后，相应的关节失去活动功能。肌腱损伤后，手术修复的目的是：能够使肌腱断端精确对合，恢复其解剖连续性，尽可能允许早期进行术后康复，促进肌腱滑动、抑制肌腱周围粘连形成，断端达到一期愈合，最终恢复肌腱正常屈伸功能。①术前评估最基本也是最重要的工作之一，是在麻醉前详细地询问病史并进行体格检查，避免遗漏任何的神经或血管损伤。这个最基本的评估对于后续治疗计划的设计是一个重要的环节。通过详尽的病史及查体来决定最佳的肌腱修复时机。在有些情况下，如果合并其他损伤或开放损伤，需要进行急诊探查，在修复手指血管、神经的同时修复肌腱。②在伤后数天内完成修复可以使患者有所准备，同时可以保证最佳的手术条件。基础和临床方面的研究显示损伤早期修复肌腱利于恢复。不适当的延误手术时间会造成肌腱断端及近侧肌肉性状改变，增加一期修复肌腱的难度。在受伤后尽早手术，伤口比较容易处理，肌腱断端新鲜也易于修复。③当遇到一些延迟就诊的病例或者患者提供的病史不可靠时，就无法确定从受伤到就诊的时间间隔。对于这些病例，要对术中可能需要进行的肌腱重建和修复过程有充分的准备。这些较为复杂的病例可能需要一期肌腱移植或置入肌腱间置物。在某些情况下，不用修复所有断裂肌腱。如指浅屈肌腱在某些情况下不用修复。④有的时候需要将肌腱的止点重建，方法大致分为传统的抽出缝合方法和内缝合方法两类。传统的指深屈肌腱止点重建方法是对近端肌腱进行中心缝合，利用缝线的游离端将肌腱断端固定在远节指骨上的小槽中，缝线的游离端绕过远节指骨后在手指背侧穿出打结固定。

（田 文）

jījiàn fénghéshù
肌腱缝合术 （tenorrhaphy）

将断裂的肌腱重新修补缝合以恢复其功能的手术。肌腱断裂是一种比较常见的损伤，多由于外伤或病变所造成，为恢复肌腱的功能，断裂的肌腱须及时予以修复。缝合肌腱要遵循一些原则，如严格注意无创操作采用锐刀或剪作切割或裁剪缝合，充分保护腱周组织，缝合后断端无间隙，缝合后肌腱无绞窄不要出现皱褶、肌腱表面比较光滑。不破坏肌腱血供，并尽量减少缝合线头或线结暴露于肌腱表面。急性损伤时，肌腱一般须在无明显张力的情况下进行缝合，使肌腱有一期愈合的条件和可能。缝合线要具备抗拉能力强，对肌腱损伤小、反应少，至少在肌腱愈合前不能完全吸收。

（田 文）

shuāngshízì fénghéfǎ

双十字缝合法（double cross method）

用丝线先在近端肌腱上距断面 0.5～1cm 处自浅面垂直贯穿缝合，将线越过断端，在远端肌腱等同距离处的侧面横位贯穿缝合；回至近端肌腱的侧面横穿缝合，再在远端肌腱的深面作垂直贯穿缝合，自浅面引出，两线在腱内呈十字，逐步收紧丝线，使腱断面紧密对合，结扎丝线，线结陷入腱内。

（田 文）

Bāngnèi'ěr fénghéfǎ

邦内尔缝合法（Bunnell method）

用带双针的肌腱缝线进行缝合的方法。又称十字交叉缝合法。从肌腱的一侧向远端斜行穿过肌腱中心在对侧出针，将缝线抽至一半处后，再从对侧斜行进针穿回。按此法再做 2 次，使缝针从肌腱断端出来。另一根缝针先平行穿过肌腱至对侧，再按前述方法从近端向远端、从一侧向另一侧斜行缝合 4 次，最后也从肌腱断端出针。肌腱的另一半则从断端进针，按相反方向缝合，最后在远离断端处打结。经此法修复的肌腱缝接处抗张力强度较大，但有学者认为易造成肌腱缝接处绞窄，对局部血液循环影响较大，不利于肌腱愈合。

（田 文）

Kǎisīlè fénghéfǎ

凯斯勒缝合法（Kessler method）

从肌腱断面垂直进针至远离断面约 1cm 处穿出后横行穿过肌腱至另一侧，再垂直进针从断面出针。按同样方法缝合肌腱另一半，最后在肌腱断端打结的方法。此法缝合的肌腱缝接处抗拉力较强，是较常应用的方法之一。自 1973 年凯斯勒（Kessler）报道后有很多改良方法。如用两根缝线分别从远离断面处进针、出针，使两线结均打在断端外、在肌腱两断端间加上一圈连续缝合等。一般认为，中心缝线要有 4 股，外周缝线要用 6-0 的单股线，通过力学测试发现，该方法使缝合处出现裂缝所需的力量比普通凯斯勒缝合法更高，配合合理的康复治疗，可用于肌腱修复后控制下的早期主动活动。

（田 文）

Jīnxià fénghéfǎ

津下缝合法（Tsuge method）

包括单套圈缝合法和双套圈缝合法。单套圈缝合法是用连体针圈形单丝线距腱断面约 1cm 横穿一针，再将针套入线圈内，拉紧锁住少量腱外膜及肌腱束，然后将针纵向进入肌腱，并从腱断端偏掌侧进针，再穿入对侧腱断端，同样偏掌侧进针，离断端约 1cm 将针引出。牵引拉紧使其断面对合，将线圈一端剪断，在近旁处再横穿 1 针，出针后与剪断线打结。双套圈缝合方法与单套圈相同，只是将两缝线分别置于肌腱两侧，可以增加抗张能力。汤锦波等按此方法缝合三组，一组位于掌侧，另两组分别位于背外侧，据报道具有更大的抗张力强度。

（田 文）

Kèláinàtè fénghéfǎ

克莱纳特缝合法（Kleinert method）

单针缝线从肌腱断面一侧进针，斜向另一侧出针，然后沿肌腱长轴垂直的方向经肌腱中央穿至对侧，接着斜向进针从肌腱断端另一侧出针，再按同样方法缝合断裂肌腱的另一半，在断端间打结，最后在断端间加上一圈连续缝合的方法。有学者对此方法进行了改动，缝合法相同，但采用两根针分别缝合肌腱两端，故在断端间有两个结。另外，在断端间采用的是一圈间断缝合而非连续缝合。据报道，此法简单方便，对肌腱血液循环干扰较少，且抗张力较强。

（田 文）

jījiàn sōngjiěshù

肌腱松解术（myotendolysis）

松解肌腱与周围粘连组织的手术。在肌腱的外源性愈合发生的时候，肌腱周围瘢痕组织形成并与其他组织结合，即粘连。这些组织可以是皮肤、关节囊，也可以是骨组织、其他肌腱。手指上的肌腱粘连会导致肌腱无法滑动，阻碍手指正常地活动。通常情况下，可以先通过早期功能训练及理疗减少粘连的发生。在上述非手术治疗无效的情况下，可以采取手术的方法，将肌腱与周围粘连的组织锐性分离开。手术通常在区域阻滞麻醉下进行，手术并发症主要包括出血、感染、肌腱再断裂、再粘连等。良好的皮肤软组织覆盖及所涉及关节相对正常的被动活动范围是肌腱松解术必备的条件。

（田 文）

zhǐqūjījiàn sǔnshāng

指屈肌腱损伤（injury of the flexor digitorum tendon）

手指的屈肌腱可以分为指浅屈肌腱与指深屈肌腱，指深屈肌腱断裂表现为远指间关节不能主动屈曲，指浅屈肌腱断裂相应手指近指间关节不能独立主动屈曲。由于屈指肌腱在不同部位的解剖结构有其特殊性，治疗原则和方法不尽相同，可以按照部位将指屈肌腱损伤分为五区。①Ⅰ区：手指中节指浅屈肌止点到末节指深屈肌的止点间，拇指为近节中部到拇长屈肌腱止点。②Ⅱ区：中节指骨中部至掌骨颈部，常被称为无人区，即此区域损伤很难达到满意的治疗效果。③Ⅲ区：手掌区，即从掌骨颈部到腕横韧带的远侧缘部位的损伤。④Ⅳ区：腕管区，在腕横韧带深面的损伤。⑤Ⅴ区：前臂区。

（田 文）

指伸肌腱损伤 （injury of the extensor digitorum tendon）

手部伸肌腱包括指总伸肌（EDC）、示指固有伸肌（EIP）、拇长伸肌（EPL）、小指伸肌（EDM）、拇长展肌（APL）、拇短伸肌（EPB）、桡侧腕长伸肌（ECRL）、桡侧腕短伸肌（ECRB）、尺侧腕伸肌（ECU）的肌腱。所有这些肌肉由桡神经或骨间背侧神经的分支支配。有些学者将伸肌腱损伤分为几区，各区损伤的手术治疗方法不同。①Ⅰ区（远指间关节）：皮肤和肌腱一起连续缝合。此区的急性闭合损伤可以采用非手术治疗。②Ⅱ区（中节指骨）：5-0缝线沿肌腱断端连续缝合，可采用"编篮"或"中式指套"等方式连续交叉缝合。③Ⅲ～Ⅴ区及拇指的Ⅱ区～Ⅲ区：于肌腱最厚部分使用4-0缝线行改良的凯斯勒（Kessler）缝合，再于肌腱背侧表面使用5-0缝线连续交叉缝合。④Ⅵ～Ⅶ区：缝合方法同Ⅲ～Ⅴ区，稍有不同的是，如可以，最后环肌腱一周行连续交叉缝合。

术后处理：对于Ⅰ区和Ⅱ区的伸肌腱损伤，术后用夹板或克氏针将远指间关节固定在伸直位，固定6周。Ⅲ～Ⅴ区的固定体位为，腕关节背伸40°，掌指关节轻度屈曲，近指间关节完全伸直，持续固定4周。对于Ⅵ～Ⅶ区的肌腱损伤，腕关节及掌指关节固定位置同前，放开指间关节，持续固定4周。伸肌腱损伤术后康复的核心内容是，既要保护肌腱修复的完整性，又要减少粘连形成。正如屈肌腱术后允许患肢限制性活动一样，早期保护性活动的理念也已用于伸肌腱的术后康复中，但同样需要格外谨慎。

（田 文）

手部神经损伤 （injury of hand nerve）

手部神经支配来自正中神经、尺神经和桡神经。手部神经损伤原则上是修复越早，功能恢复越好。只要神经损伤较轻、断端较整齐、无明显缺损，皮肤覆盖较好，伤口污染较轻或彻底清创后，均应一期立即进行直接缝合。手部神经修复的主要方法为神经缝合（包括外膜缝合和束膜缝合），一般来说，神经干损伤时采用神经外膜缝合，而在神经感觉、运动支可以分离时应采用束膜缝合，如腕部尺神经损伤，可将尺神经的深、浅支予以分离，分别进行束膜缝合。神经缝合应在无张力下进行，神经缝合时如有张力，可适当游离两神经断端等方法加以克服。神经缺损过大，实在无法直接缝合时，只要局部软组织条件较好，亦可行一期神经移植。术后应用石膏托将患肢适当固定，保持缝合的神经于松弛位，以利其愈合。固定时间根据其缝合时的张力大小，一般为4～6周。为预防感染应适当应用抗菌药物，并适当应用神经营养药物以促进神经再生。拆除固定后应尽可能地进行功能锻炼，并辅以物理治疗。功能锻炼和局部的物理治疗对于促进神经再生和防止肌肉萎缩有一定作用。

（田 文）

拇指再造 （thumb reconstruction）

选择第1或第2足趾移植进行拇指重建的手术。

适应证 适用于不同程度的拇指缺损的患者。

应用解剖 参见手的解剖及足部解剖，应让患者充分理解术后供足的障碍。尽管切除1、2个足趾后，对大多数的足部活动并不会带来影响，但会对一些特殊运动有影响。足的外观也不容忽视，特别是在某些文化中或对年轻患者来说，足的外观非常重要。最后，术者应具有丰富的经验，熟悉各种足趾移植术式，以避免手术失败和出现并发症，使患者获得良好的结果。

注意事项 进行拇指再造时应考虑患者的年龄、性别、职业需求、利势手别及主观需求等因素。理想的拇指再造不应仅重建类似拇指的外观，而是应该同时重建功能和外观。拇指的功能分为两方面：感觉功能和对掌功能。感觉功能至少应具备保护性感觉，重建的拇指感觉恢复差是患者弃用再造拇指的主要原因。对掌动作是拇指的标志性功能，需要拇指具有以下条件：长度、稳定性、力量和活动度。对掌功能的第一要素是拇指长度，对于近节指骨干更近端的缺损，拇指残留的长度不足以完成捏和握持的功能。

拇指缺损的分类 拇指缺损后的功能主要依赖于残存的部分，因此拇指重建前，应从缺损水平的角度对损伤进行分级。多数学者按利斯特（Lister）的分类方法将拇指缺损分度。①拇指长度可接受，但软组织覆盖不良。这种损伤常是指尖或指腹缺损，残留充足的长度，鱼际肌功能基本正常，关节活动度基本正常。这种损伤主要需要重建感觉和皮肤的耐磨性。②拇指不全缺损，残指长度可能不足以发挥功能。该组包含的范围最广，从仅需软组织覆盖的损伤，到接近完全的缺损。重建术式的选择主要由患者的实际需求来决定。③拇指完全缺损，但基底关节面（腕掌关节）保留。尽管拇指自身功能有不同程度的丧失，但最需重建的是长度。拇指自身残留的功能和重建术式的选择都决定了再造拇指将如何发挥功能。④包括基底关节在内的拇指完全缺损。长度的恢复最为重要，但恢复对掌功能更困难。重建时需要再造基底关节，或直接将拇指融合在对掌位。

手术方法 ①急诊处理。断指再植依然是手指创伤性离断急性期治疗的最佳选择。当断指有手术指征时应努力试行再植。但应当预料到可能会使用足趾移植进行再造手术，可以与患者及家属讨论足趾移植作为将来手指再造的可能性，尤其是对再植条件不好的多指离断伤或撕脱伤的患者。如果再植失败或不可行，在一期处理时就应当为后期重建做准备。清创后应尽可能保留骨、肌腱、神经血管束的长度，残端应有充分的软组织覆盖。残端保留的解剖结构的长度决定了足趾移植的类型及再造指的功能与外观。残端解剖结构长度充分时，就有可能避免重建手术中进行神经肌腱移植，减少血管吻合时静脉桥接的可能，从而避免了供足的广泛剥离。②尽管拇指从指间水平缺损后仍能保留拇指的基本功能，但还是会影响手的精细操作能力和外观。因此，在拇指远节离断无法再植时也应进行足趾移植。拇指再造的供趾可选择踇趾或其他足趾。踇趾移植的术式

包括整个踇趾或改良的踇趾移植，如踇甲皮瓣、修饰性踇趾及其他术式。拇指重建的方法应该考虑患者功能、外观的需求及供区的损伤来具体决定。一般说来，踇趾移植及其改良术式再造拇指的功能及外观比其他足趾再造的方法更佳。拇指从掌指关节水平缺损的再造，单独进行足趾移植很难重建正常的功能，尽管可以将足趾、跖骨及一个较大的足背皮瓣切取为一个足趾瓣单元进行移植来解决这个问题，但同时会给供足带来非常大的损伤。此时，拇指指列的重建应先行植骨延长残端长度，然后二期再行足趾移植。③踇趾甲皮瓣技术由莫里森（Morrison）设计，包括踇趾趾甲、皮肤复合瓣，同时利用传统的骨移植技术来解决再造拇指的外观。尽管这种方法外观更好，但缺乏指间关节的活动度。修饰性踇趾移植综合了全踇趾移植和踇趾甲皮瓣技术的优点，可应用于当要求再造拇指具有指间关节活动度、但全踇趾移植外观无法接受的患者。踇趾外观比拇指粗壮，横径和前后径都大，骨与软组织都与拇指不一致。为了评估踇趾与正常拇指的差异，应测量拇指和踇趾的三个点：甲上皮、指/趾体最宽点（一般为指/趾间水平）、近节指骨中部。拇指的测量值与踇趾相应部位对应，踇趾预留2~3mm的宽度以便伤口无张力缝合，通常踇趾遗留的内侧皮条有0.5~0.8cm宽，此宽度代表踇趾与拇指周径的差异。皮条宽度应往趾尖逐渐变小，在甲皱襞处留2mm利于伤口缝合。近端皮肤切口由拇指缺损的水平决定，通常设计为圆形或V形。尽管从技术角度上来说，可以将趾甲与基底部甲床一起修整使趾甲宽度与拇

指匹配，但这样会使甲皱襞畸形，不建议这样处理。首先在第1趾蹼处显露大小合适的静脉及优势动脉，然后逆行游离血管蒂直至所需长度及管径。保护腓深神经分支，在足背分离伸肌腱，在足底游离神经血管束及屈肌腱。注意足底切口放在第一跖骨头的外侧，以避免负重区瘢痕。从远向近掀起内侧皮条，在远节趾骨尖处切口应深达骨膜，但在趾间关节水平应位于内侧副韧带浅层。第二个切口应完全通过骨膜，将侧副韧带、关节囊、骨膜作为一个厚实的、坚强的软组织复合物掀起来，称为关节周瓣。所切取的组织瓣均应行骨膜下剥离，直至近、远节趾骨足底面的中段用摆锯纵向截骨，注意保护神经血管蒂。可截除关节内侧4~6mm的宽度、趾骨2~4mm的宽度。用高速锉使截骨缘光滑。将组织瓣重新包裹趾骨，修剪多余的部分，用不可吸收材料间断无张力缝合固定于原位，其松紧应足以保持关节的稳定性。内侧切口基本上完全缝合。注意不要损伤甲床和甲基质，以免指甲畸形。最后将近节趾骨截断，基底至少保留1cm，使踇趾仅有血管蒂相连。松开止血带，使组织瓣灌注20分钟。供区一期闭合，将截骨面锉光滑，遗留的内侧皮瓣有助于无张力缝合。

（田 文）

duànzhǐ zàizhí

断指再植（replantation of amputated finger） 将完全或不完全断离的指体，在光学显微镜的助视下，彻底清创后，将断离的血管重新吻合，进行骨、神经、肌腱及皮肤的整复术，术后进行各方面的综合治疗，以恢复其一定功能的精细手术。断指再植的能

否成功关键在血管能否接通。

适应证 若伤员全身情况良好，断指比较完整，离断时间不长者均应争取断指再植；但严重碾挫的断指不宜再植。多个断指，从功能上及再植时间等方面考虑，应先再植拇指、示指、中指，然后再植环指、小指。如实在不能全部再植时，小指可不再植，拇指断离应尽可能再植。如同时有拇指及其他手指离断又不能全部再植时，应将次要的手指移位再植于拇指处。挤压、撕脱伤断指，因组织损伤重，再植不易成活。即使成活，感觉与运动功能的恢复亦常受影响，对这种病例，在做好清创的基础上争取再植，功能虽不如切割伤者，但仍可获得成功。手指末节断离，虽血管细小吻合较困难，仍应争取再植。因其有助于改善功能、外观和患者心理状态，且神经断处近末梢，成活后功能恢复较快。

手术方法 为节省时间，再植手术团队应该分成两个小组。一组将断指运送到手术室，用清洁剂和无菌的乳酸林格液清洗断肢。然后将断指放在用无菌塑料密封的冰块操作台上。如果是多指离断，可以把断指放在冰包下面保存，直到需要再植的时候取出。断指也要拍摄 X 线平片。在手术放大镜或显微镜（根据离断肢体的大小选择）下，仔细对断肢进行清创，定位神经、血管，并用小止血银夹进行标记。实践证明，血管、神经的标记对再植手术非常有帮助，可以节省大量时间，尤其在后来出血的视野中操作时，更加有帮助。如果没有标记好这些结构，尤其是多指离断，可能在后期造成术者的困惑、疲劳，最终影响手术的效率。手指两侧纵行切开可以快速有效的

显露指神经血管。切口应稍偏向背侧，这样掌、背侧皮肤都可以翻起，动脉、神经、静脉更容易显露。指神经、血管在镜下游离 $1.5\sim 2\mathrm{cm}$ 长，并做好标记。神经血管束分离完成后，进行进一步的清创。寻找指背静脉时要将指背皮肤翻开，在皮下层中寻找。断指远端的静脉寻找可以等到指动脉吻合通血以后，静脉回流使静脉的寻找更加容易。远端断指进行适当的骨骼修整和短缩，逆行法打入 1 枚或多枚克氏针，为断指的接合固定做好准备。如果微型接骨板和螺钉的使用不会破坏指背静脉或软组织也可以使用。初期处理阶段，另一组人员对患者进行常规查体，完成血常规、出凝血时间、X 线平片等辅助检查。根据患者年龄、健康状况及损伤程度决定是否进行胸部 X 线平片、心电图、血生化、尿常规、血型和交叉配血。初期应建立静脉通道，静脉应用抗生素，预防注射破伤风抗毒素血清。如果手术时间长，应放置导尿管。一般而言，断指再植手术的顺序如下：①定位标记神经、血管。②清创术。③短缩固定骨骼。④修复伸肌腱。⑤修复屈肌腱。⑥吻合动脉。⑦修复神经。⑧吻合静脉。⑨闭合伤口。

骨骼的短缩和固定 骨骼的短缩和固定是再植手术的关键步骤。骨骼短缩要充分，以保证修剪后正常的血管断端相互接近可以直接吻合。动脉、静脉、神经的吻合不能有张力。因此，骨骼短缩要足以达到这些重要结构的无张力对合。

伸肌腱的修复 骨折固定完成后，应该修复伸肌腱以进一步增加稳定性。一般用 4-0 肌腱缝合线 2 针水平褥式缝合就足够了。

经过近节指骨水平的离断伤，修复伸肌腱的侧束对改善远指间关节的伸直至关重要。

屈肌腱的修复 多数再植手术应该尽可能一期修复屈肌腱，因为二期修复需要处理修复的神经血管周围严重的瘢痕。一般在骨折固定完成后，进行指动脉、神经缝合前缝合屈肌腱。也可以先在肌腱断端缝入缝线而不连接肌腱，直到掌侧血管神经修复完成后再打结连接肌腱，这样能使手指充分伸直位，可以充分显露掌侧的结构，有利于神经、血管的缝合。

动脉的修复 对于断指再植，尽可能修复每个手指双侧指动脉。先吻合动脉可以早期恢复远端的血供，并且可以通过静脉回流更容易找到功能最重要的静脉进行修复。在断掌和断腕再植，要修复一切可以修复的动脉。进行动脉修复前，要观察近侧断端有喷射性出血。如果动脉近端搏动性出血不明显，可以采用以下方法处理：①松解血管。②近端血管修剪至健康血管壁。③提高手术室温度和患者保暖。④充分补液（输晶体液、必要时输血）。⑤提高患者血压。⑥用温热的乳酸林格液冲洗近侧血管。⑦体外应用或缓慢在管腔内注射 1：20 的罂粟碱溶液。⑧与麻醉医师沟通，检查是否存在可能引起血管痉挛的代谢性因素，如酸中毒。

静脉的修复 静脉修复的数量要尽可能达到与动脉比例为 2：1，有时可能需要通过静脉移位或移植来达到这个比例。不能在有张力下勉强吻合静脉，如果不能达到无张力吻合，应该立即选择静脉移植修复。这样，既可以缩短手术时间，又可以减少因为反复吻合失败造成的挫败感，

血管的通畅率也会提高。有的医师再植时先修复静脉再修复动脉，认为这样可以减少出血，保持无血清晰的手术视野。但是，如果先修复静脉，待动脉吻合完成后可能发现没有良好的血液灌注，尤其在撕脱性离断伤更可能如此，术者可能在一个无法挽救的肢体上浪费了宝贵的时间。

神经的修复　再植都应该一期修复神经，由于骨骼已经被短缩，神经很容易无张力对合，神经的修复一般没有困难。要在显微镜的帮助下，仔细对合神经束。对于神经的撕脱损伤，即使有显微镜的帮助，也很难确定需要切除的范围。当神经无法进行端端缝合时，可以考虑一期进行神经移植。

（田　文）

jǐzhù jiéduàn
脊柱节段（spinal segment）
维持脊柱稳定性的基本功能单位，包括相邻的两节椎体、椎间盘、关节突关节以及韧带结构（前纵韧带、后纵韧带、黄韧带、棘上韧带、棘间韧带）等。一个脊柱节段等于两节椎体、一节椎间盘、一对小关节，当发生一个椎体骨折时，根据骨折的严重程度，可以固定一个节段，也可以固定两个节段。

双柱理论　1963 年霍尔德沃思（Holdworth）首先引入了柱的概念，1977 年克利（Kelly）和怀特赛兹（Whitesides）将脊柱两柱定义为两柱，前柱为椎体部分，后柱为椎弓及后部结构。国际内固定研究学会（association for the study of internal fixation, AO/ASIF）的分类方法遵循的是双柱理论。

三柱理论　1983 年由丹尼斯（Denis）在双柱理论基础上提出，将脊柱分为前中后三柱，前柱包括前纵韧带、椎体的前 1/2 和椎间盘的前部；中柱包括后纵韧带、椎体的后 1/2 和椎间盘后部；后柱包括椎弓、黄韧带、椎间小关节和棘间韧带。1984 年弗格森（Ferguson）完善了丹尼斯提出三柱分类概念，认为椎体和椎间盘的前 2/3 属前柱，后 1/3 属中柱。

（孙天胜　李连华）

jǐsuǐ jiéduàn
脊髓节段（spinal cord segment）
脊髓是中枢神经的一部分，位于脊椎骨组成的椎管内，自颅底与脑干组织相延续，终止于第一腰椎椎体（L₁）下缘附近，向下延续为马尾。脊髓纵向被分为四个区域：颈髓、胸髓、腰髓及骶髓段，其中颈髓 8 个节段，胸髓 12 个节段、腰髓 5 个节段及骶髓 6 个节段，共 31 个节段。每一节段均分出一对腹侧神经根和背侧脊神经根，分别支配运动功能和感觉功能。腹侧和背侧神经根汇合形成脊神经，在椎间孔处穿出。

灰质　脊髓内部结构分为白质和灰质。灰质内神经元对周围信号和中枢指令等信息的整合起着关键性的作用。在横切面上，灰质结构包括脊髓前角、后角及 $T_8 \sim T_{12}$、$S_2 \sim S_4$ 的侧角，还包括中央管前后的灰质前联合和后联合。按照功能分为十个区：Ⅰ~Ⅵ区位于后角内，主要作用是接受传入信号，其中Ⅰ、Ⅱ和Ⅴ区接受痛温觉等有害性刺激，Ⅲ和Ⅳ区接受轻触觉和位置相关的信号输入，Ⅵ区接受来自关节和皮肤的信号；Ⅶ区位于侧角内，主要包含自主神经的节前纤维；Ⅷ和Ⅸ区位于前角内，主要是运动神经元和中间神经元，在排列上有一定的顺序，中央的神经元支配躯干及近端肌肉，外周的神经元支配远端肌肉，腹侧神经元支配伸肌，背侧神经元支配屈肌；Ⅹ区位于中央管周围。

神经元　构成中枢神经系统的主要结构，通过电和化学信号来接收、处理并传递信息，神经元之间通过突触相连接，构成人体复杂的神经网络。在脊髓位于灰质内，可分为感觉神经元、运动神经元和中间神经元。感觉神经元也称传入神经元，接受外界信号并将信号转化为电信号，通过神经传导束传递给大脑；运动神经元也称为传出神经元，将中枢神经发出的指令信号传输到肌肉或腺体等效应细胞，按照形态和功能不同又分为 α 运动神经元、β 运动神经元和 γ 运动神经元；中间神经元也称联络神经元，在运动神经元和感觉神经元之间起联系作用。

神经胶质细胞　分为星形胶质细胞、少突胶质细胞、小胶质细胞和室管膜细胞。具有支持、修复和再生、物质代谢和营养、绝缘和屏障、维持合适的离子浓度、摄取和分泌神经递质作用。星形胶质细胞与神经元代谢产物的转运及脊髓损伤后胶质瘢痕的形成有关，少突胶质细胞在灰质中与神经元联系密切，有利于神经元轴突的传导作用，小胶质细胞在脊髓损伤后活动增多，形成巨噬细胞，吞噬、清除损伤后的坏死组织，室管膜细胞形成柱状上皮，产生脑脊液。

白质　主要是由神经传导束构成，也包含部分的胶质细胞。颈段脊髓白质部分最多，向远端白质逐渐减少，到骶尾段最少。按照部位分为前索、后索和侧索，由上行传导束、下行传导束和胶质细胞组成。

神经传导束　由白质内起止走行和功能大致相似的神经纤维聚集而成。依据神经传导束在白质所在的部位可分为后索、外侧索和前索。后索位于后正中沟与后外侧沟之间，主要由脊神经后根的上行纤维束组成，在中胸段以上分为内侧的薄束和外侧的楔束，中胸段以下全是薄束。外侧索在后外侧沟与前外侧沟之间，前索在前外侧沟与前正中裂之间，有上行传导束和下行传导束。各神经传导束有特定的功能和行程，同时也有不同程度的混杂和重叠。①上行传导束：主要传导皮肤、肌肉肌腱、关节、内脏和血管中特殊感受器发出的感觉信号。薄束和楔束传导本体感觉和精细触觉，走行于后索内，在中胸段以上内侧为薄束，外侧为楔束，中胸段以下全是薄束。脊髓丘脑束传导痛温觉和粗略触觉，又分为脊髓丘脑侧束和脊髓丘脑前束，分别位于脊髓前索和脊髓外侧索的前半部。脊髓小脑束传导非意识性的本体感觉，位于脊髓外侧索的周边，维持人体平衡。②下行传导束：主要由运动传导束构成，分为锥体系和锥体外系。锥体系传导四肢躯干的骨骼肌随意运动信息，由中央前回的巨型的锥细胞的轴突发出，终于脑干者为皮质延髓束，继续下降至脊髓为皮质脊髓束。皮质脊髓束又分为皮质脊髓侧束，皮质脊髓前束和皮质脊髓前外侧束，皮质脊髓束经行延髓锥体交叉处时，大部分纤维交叉至对侧，形成皮质脊髓侧束，走行于脊髓的外侧索，少部分纤维不交叉，分为两部分，一部分走行于同侧脊髓的前索，形成皮质脊髓前束，另一部分走行于同侧脊髓的外侧索，形成皮质脊髓前外侧束。锥体外系起源

于相对未分化的网状系统、脑干中心部及基底神经节，主要功能是调节肌张力，协调肌肉活动，维持姿势，包括红核脊髓束、前庭脊髓束、网状脊髓束、顶盖脊髓束等。

神经反射　是神经活动的基本方式，是机体对刺激做出的不自主反应，是由神经反射弧来完成的。脊髓反射弧由两个或以上的神经元（感觉神经元、运动神经元、中间神经元）组成，即传入、传出及中间神经元组成。神经反射分为非条件反射和条件反射两种；前者为与生俱来的对外界环境的反应方式，如食物反射、瞳孔反射、防御反射等；后者为建立在神经反射基础上后天训练结果，如巴甫洛夫反射。

皮节　每个脊髓节段神经的感觉神经轴突所支配的皮肤区域。皮节通常代表一块独立而又与其他相连的皮肤区域，该区域的感觉信息由单一神经根接受并传至脊髓。通常情况下相邻的神经根支配的皮肤感觉常存在重复。因此，单一神经根障碍时虽出现感觉减退，但并不消失。在神经根受损时，常出现麻木、疼痛等症状，向皮节处进行放射。

肌节　受每个脊髓节段神经的运动神经（根）轴突所支配的相应一组骨骼肌。多数神经根支配一块以上肌肉，同时大部分肌肉受多个神经支配，但每块肌肉均有其主要支配的神经根，当其出现障碍时出现明显的麻痹。

（孙天胜　李连华）

jǐshénjīng

脊神经（spinal nerve）　由脊髓两旁发出的成对神经，分布到全身皮肤、肌肉和内脏器官，主要作用是将人体的大部分器官与脊髓连结起来。从脊髓前外侧沟和

后外侧沟发出的脊神经前根和后根根丝，组成脊神经的前根和后根，前根为运动神经，后根为感觉神经，从相应的椎间孔穿出。两根在椎间孔出口处合成脊神经干，后支在合成脊神经干前，在椎间孔附近椭圆形膨大，称脊神经节。脊神经干出椎间孔后分为前支、后支、脊膜支和交通支。脊神经共31对，包括8对颈神经、12对胸神经、5对腰神经、5对骶神经和1对尾神经，主要支配四肢和躯干的感觉运动和反射。腰、骶、尾段的神经根在穿出相应的椎间孔之前，有一长段在椎管内通行，围绕终丝形成马尾。

（孙天胜　李连华）

jǐzhùjiéduàn yǔ jǐsuǐjiéduàn guānxì

脊柱节段与脊髓节段关系（the relationship between spinal segment and spinal cord segment）　在胚胎初期，脊椎与脊髓的水平基本一致，但脊椎的成长要快于脊髓。因此，出现位置关系的逐渐错位。成年以后，脊髓约终止于 L_1 椎体的下缘。具体的对应关系为：$C_1 \sim C_4$ 脊髓节段与同序椎体一致；$C_5 \sim T_4$ 脊髓节段比同序数椎体高一个节段；$T_5 \sim T_8$ 脊髓节段比同序数椎体高两个节段；$T_9 \sim T_{12}$ 脊髓节段比同序数椎体高三个节段；$L_1 \sim L_5$ 脊髓节段与 $T_{10} \sim T_{12}$ 椎体水平向对应；腰骶脊髓节段与 L_1 水平椎体相对应。

（孙天胜　李连华）

jǐshénjīng yǔ jǐzhùjiéduàn guānxì

脊神经与脊柱节段关系（the relationship between spinal nerve and spinal segment）　在生长发育过程中，脊椎与脊髓的生长速度不一致，脊椎的成长要快于脊髓。因此，出现位置关系

的逐渐错位，但神经根通过的椎间孔的对应关系不变。颈髓节段比颈椎节段多出 1 节，脊神经与脊椎节段的对应关系为 C_1 神经根通过 C_1 的上缘、C_8 神经根通过 C_7 的下缘，向下均是通过对应椎体的下缘。因此，神经根的走向在上颈椎为水平状，但向下逐渐倾斜，越往下神经根越倾斜。

(孙天胜　李连华)

jǐsuǐ xuègòng

脊髓血供 （blood supply of spinal cord）

从主动脉算起，脊髓的血供可分为七级，依次为主动脉，节段动脉，根动脉和营养动脉、脊髓前后动脉干、穿支和脊髓内小动脉、末级毛细血管及髓内毛细血管网。任何一级血供中断，都会引起脊髓缺血，严重者可导致脊髓坏死。在脊髓前正中裂走行的是脊髓前动脉，只有一条，供应脊髓的前方，包括脊髓灰质前柱、中间部及后柱的基底，以及白质前索和外侧索深部；在脊髓后外侧沟走行的是脊髓后动脉，有两条，供应灰质后柱大部分，白质后索全部、外侧索浅部。脊髓节段动脉对脊髓血供也很重要，特别是在颈膨大和腰膨大处，分别有一支较粗的节段动脉参与脊髓供血，如果不慎损伤可能会导致脊髓坏死。

(孙天胜　李连华)

jǐzhù jǐsuǐ sǔnshāng jíjiù

脊柱脊髓损伤急救 （pre-hospital care of spine and spinal cord injury）

对于脊柱脊髓损伤的保护应开始于事故现场。统计发现约有 25% 的患者在车祸现场发生脊柱损伤时得不到正确的救助，以致后期出现不可恢复的神经功能损伤。正确的固定和搬运可以有效地保护脊柱损伤患者的神经功能，避免神经损伤的进一步恶化。主要处理措施包括坚强的颈托固定，有力地侧方支撑，在搬运过程中保持脊柱轴线稳定。怀疑脊柱脊髓损伤患者，院前急救人员应在保护患者呼吸道通畅的前提下放置确定的脊柱固定装置（硬颈托和背板）。多种方法可用于将患者固定到背板上，包括 8 字法和横向法，前者是将捆绑带交叉越过胸部和下肢而放置，后者是将捆绑带横向越过躯干和下肢而放置。需要强调的是使用固定技术时必须将患者牢牢固定于背板上，这样在翻动患者和背板时，即使患者移动也程度极小，还有临床医师必须在有其他人员确保患者身体固定于背板上的同时，对患者颈椎进行手法同轴稳定。确保患者的身体固定后，院前急救人员可确定地将其头部固定在背板上。翻动患者以将其放置于长背板时，急救人员应检查患者背部并触诊脊柱是否有凹陷和压痛。患者被困车内时，对于脊柱损伤疑似患者，包括意识水平改变的患者，处理时必须特别谨慎。对于这类患者，院前急救人员可使用特殊设备，如肯德瑞克（Kendrick）解救设备。在移动被困患者前，这些短的背板可有效固定患者的中段背部和颈部区域。一旦准备好转运，院前急救人员必须根据医疗机构的大小、距离等因素确定哪家医院最适合该患者，还应尽早通知接收机构，以确保医院的相关人员有足够时间通知所需人员和准备设备。

(孙天胜　李连华)

jǐzhù jǐsuǐ sǔnshāng shāichá

脊柱脊髓损伤筛查 （screening of spine and spinal cord injury）

通过外伤史、体格检查对患者是否合并脊柱脊髓损伤进行的判断。

适应证　颈部、胸背部疼痛和/或压痛，存在神经功能异常，意识障碍，已知或疑似高能量损伤（高空坠落伤或车祸伤）伤员。

操作方法　在保证患者生命体征稳定的前提下，在搬运患者时观察判断患者颈部及胸背部有无脊柱棘突凹陷，按压有无局部压痛，意识清醒状态下询问患者有无四肢感觉异常，并要求患者主动活动四肢判断患者有无四肢力量异常。存在颈部疼痛及四肢活动功能的异常，需考虑患者存在颈段脊柱脊髓损伤；存在胸腰部疼痛及下肢活动功能的异常，需考虑患者存在胸腰段脊柱脊髓损伤。

注意事项；患者存在意识障碍，不论是昏迷状态还是存在中毒或酒精史，外伤后均应考虑患者可能合并脊柱脊髓损伤。包括高于 3m 的坠落伤、汽车上抛出、摩托车车祸、高速伤害以及行人发生车祸等高能量损伤等多种损伤机制与脊柱脊髓损伤有关，当明确或是怀疑患者出现以上几种损伤机制时，应高度怀疑患者合并脊柱脊髓损伤。

(孙天胜　王　浩)

kěyí jǐzhù jǐsuǐ sǔnshāng zhuǎnyùn

可疑脊柱脊髓损伤转运 （transfer of suspected spine and spinal cord injury）

由至少 3 人通过运用平移、轴向翻转等正确的方式将患者有效固定于确定的脊柱固定装置（硬颈托和背板），然后迅速转运患者。

适应证　所有可疑脊柱脊髓损伤患者。

操作方法　①平移法：至少 3 人操作，对于可疑颈椎骨折患者，1 人在头顶部用双手托住患者的下颌及枕部，保持头部处于中间位置，另 2 人在患者身旁一侧，1

人托住腰背部，1 人托住臀部及下肢，3 人同时将患者平抬移动，防止头颈伸屈及旋转。对于可疑胸腰椎骨折患者，将患者平卧，双下肢并拢，双上肢交叉放于胸前，搬运者站于患者同侧，分别抬住头肩、腰臀及双下肢，一齐用力将患者平抬至担架上。②翻滚法：胸腰椎骨折患者至少需要 2 人。一人扶住肩部和胸部，另一个人扶住患者的腰部和臀部，两人同时翻动患者，保证患者的胸腰骶椎在同一水平轴线上。翻身时，动作要协调一致。颈椎骨折至少需要 3 人。其中 1 人要托住头颈部，保证头颈部与胸腰椎在同一水平轴线上，其他 2 人同胸腰椎翻滚法操作。三人同步翻动患者，将患者搬运至背板后，采用 8 字法和横向法将患者固定，前者是将捆绑带交叉越过胸部和下肢而放置，后者是将捆绑带横向越过躯干和下肢而放置。需要强调的是使用固定技术时必须将患者牢牢固定于背板上。然后将患者尽快转运至医疗机构。

（孙天胜 王 浩）

jǐzhù jǐsuǐ sǔnshāng shāijiǎn liúchéng

脊柱脊髓损伤筛检流程

（screening process of spine and spinal cord injury） 结合患者外伤史，通过详细的体格检查、影像学检查对患者脊柱脊髓损伤做出判断。

适应证 所有怀疑脊柱脊髓损伤患者。

操作方法 脊髓损伤患者神经功能评估通常采用脊髓损伤神经功能分级国际标准；感觉功能的检查包括全身 28 个节段皮神经的轻触觉及针刺觉检查。感觉功能检查结果可以表述为消失、受损、正常；在检查时不能遗漏骶尾部，可通过肛门指检确定感觉

功能是否存在。运动功能检查包括上肢 5 对关键肌（屈肘肌、腕伸肌、肘伸肌、中指屈肌、小指外展肌）和下肢 5 对关键肌（髋屈肌、膝伸肌、踝背屈肌、踇背屈肌、踝跖屈肌），肌力通常分为 6 级：0 级为肌力完全丧失，1 级为肌肉收缩但无肢体运动，2 级为肢体可移动但不能抬离床面，3 级为肢体可抬离床面但不能对抗阻力，4 级为能做对抗阻力但肌力减弱，5 级为肌力正常。脊髓损伤严重程度标准化量表：ASIA 损伤评分量表（表1）。

影像学评估 对于胸腰段脊柱脊髓损伤的患者，由于 X 线、CT 和 MRI 侧重点各不相同，推荐行 X 线、CT 和 MRI 检查。X 线对于生理曲度、椎体有无骨折脱位、椎板间和棘突间间距、椎间隙和关节突关节间隙等可清晰的显示。而 CT 则可提供轴位椎体、椎弓、关节突损伤和椎管容积改变情况。不稳定性损伤中，小关节突脱位、半脱位较常见，多伴骨折且常为双侧，CT 轴位对关节间隙的宽度和关节交锁显示清楚，CT 三位重建可多层面，多角度显示小关节脱位和骨折。MRI 检查对损伤的评估具有独特的作用，对于损伤引起的脊髓和神经损伤、组织受压变性有诊断优势，可评估椎体、椎间盘对脊髓的压迫情况，神经及脊髓组织水肿、变性以及椎间盘和韧带等软组织结构损伤。

（孙天胜 王 浩）

yuánfāxìng jǐsuǐ sǔnshāng

原发性脊髓损伤（primary spinal cord injury） 脊髓损伤后，脊髓组织受到压迫或打击，导致脊髓神经细胞、轴膜和血管的直接损伤。

（孙天胜 李连华）

jìfāxìng jǐsuǐ sǔnshāng

继发性脊髓损伤（secondary spinal cord injury） 脊髓损伤后原发性水肿的扩散，继发一系列细胞和分子机制（包括炎性细胞浸润、氧自由基形成等），使脊髓组织发生变性坏死，导致的不可逆性神经损伤。主要包括以下几种。①脊髓缺血：脊髓损伤后由于局部肿胀机械性压迫、外伤性脊髓血管损伤、氧自由基形成、脊髓血管痉挛栓塞等原因导致脊髓血液供应缺乏，从而进一步加重脊髓组织损伤，造成不可逆的脊髓功能损害。②氧自由基：脊髓损伤后，脊髓组织脂质过氧化物生成增加，抗氧化剂和酶系统抑制，脊髓组织缺血、缺氧和能量代谢障碍，使细胞线粒体电子传递链脱偶联，产生和释放大量氧自由基。氧自由基在继发性脊髓损伤中起重要作用，可使血管痉挛和闭塞，造成脊髓缺血，同时可介导脂质过氧化反应，导致膜破坏，细胞死亡。③髓磷脂相关抑制分子：一类髓鞘源性蛋白，脊髓损伤后能够抑制受损神经轴突的再生和延伸，已被证实为神经损伤后早期轴突再生失败的主要原因之一。④脊髓瘢痕形成：

表1 ASIA 损伤评分量表

A 级：鞍区 $S_4 \sim S_5$ 没有神经功能及感觉功能保留

B 级：神经损伤平面以下包括鞍区 $S_4 \sim S_5$ 仅有感觉功能保留而无运动功能保留

C 级：有部分运动功能保留，但神经平面以下超过一半的关键肌肌力小于 3 级

D 级：神经平面以下有运动功能残留，且神经损伤平面以下至少一半以上的关键肌肌力大于或等于 3 级

E 级：感觉和运动功能正常

脊髓损伤后，星形胶质细胞增生肥大，同时分泌大量神经抑制因子，连同细胞外基质，在脊髓损伤部位形成胶质瘢痕。脊髓瘢痕在脊髓损伤早期可限制损伤区域扩大，抑制损伤处炎症反应，之后演变成致密胶质瘢痕，分泌大量神经抑制因子，严重阻碍神经再生和功能恢复。

(孙天胜　李连华)

脊柱脊髓损伤评估

jǐzhù jǐsuǐ sǔnshāng pínggū

脊柱脊髓损伤评估 （evaluation of spine and spinal cord injury） 通过病史采集、局部查体、神经功能检查和影像学检查等评估脊柱和脊髓的损伤程度和类型。包括椎体损伤形态、椎间盘/后方韧带复合体状态、神经功能等。

病史采集 了解致伤因素、暴力程度、受伤机制、损伤时间，还需了解初始暴力接触部位，了解神经功能障碍的演变过程，了解治疗的经过及效果。

局部查体 观察有无皮下出血、脊柱畸形，常规触诊各个棘突及棘突间隙，判断有无棘突间隙空虚及棘突间距增大，棘突间有无台阶感等。

神经功能检查 应依据美国脊髓损伤协会（ASIA）标准进行神经功能检查，并使用 ASIA 残损分级［弗兰克尔（Frankel）方法］对脊髓损伤神经功能障碍进行分级。应用 ASIA 标准对患者进行分类时推荐使用以下顺序：①确定左右两侧的感觉平面。感觉平面为针刺觉和轻触觉两者的最低正常皮节，通过身体两侧（右侧和左侧）各 28 个关键点的检查进行确定。在轻触觉或针刺觉受损或缺失的第一个皮节平面之上的正常皮节即为感觉平面，因左右侧可能不同，感觉平面应

左右分开确定。②确定左右两侧的运动平面。运动平面通过身体一侧 10 个关键肌的检查确定，肌力为 3 级及以上［仰卧位，徒手肌力评定（MMT）］的最低关键肌即代表运动平面，前提是其上一节段的关键肌功能正常（5级），身体左右侧可以不同，两者中的最高者为单个运动平面。③确定神经损伤平面。神经损伤平面是指在身体两侧有正常的感觉和运动功能的最低脊髓节段，该平面以上感觉和运动功能正常（完整）。身体两侧感觉、运动检查正常的神经节段常不一致。因此，在确定神经平面时，需要确定 4 个不同的节段，即 R（右）-感觉、L（左）-感觉、R-运动、L-运动。而判定单个神经损伤平面为这些平面中的最高者。④确定损伤的程度。⑤确定 ASIA 残损分级。神经损伤部位分为脊髓损伤、神经根损伤，同时应根据影像学检查结果判断是否存在持续性的脊髓压迫；神经损伤程度分为无损伤、不完全损伤、完全性损伤；神经损伤的平面包括感觉平面、运动平面以及神经平面。在应用 ASIA 标准的同时，对患者应进行全面详细的神经学查体。尤其对于肌力检查，不应局限于关键肌；由于 ASIA 标准对于运动的评定局限于 10 对关键肌，有些肌肉虽不是关键肌，但能影响到患者功能的恢复，如上肢的屈腕肌和下肢的缝匠肌，所以对于肌力的检查应尽可能详细；需行反复多次神经学检查以了解神经功能演变的过程，尤其应在患者转运、搬动、牵引、闭合复位后重复进行神经学检查；神经学检查重复的频率应根据患者的情况个体化，但伤后前 3 天，每天至少应进行 1 次。

脊髓休克 脊髓受到外力作用后短时间内损伤平面以下的脊髓神经功能完全消失。持续时间一般为数小时至数周，偶有数月之久。脊髓休克期间无法对脊髓损伤程度进行评估。

脊髓震荡 由奥伯施泰纳（Obersteiner）于 1879 年最早提出，系指脊髓损伤后发生的一种可逆性功能紊乱。临床表现为损伤的平面以下感觉、运动、反射以及括约肌功能全部丧失，但是在组织形态学上并没有病理变化发生。因此，只是暂时性功能抑制，在数分钟或者数小时内可以完全恢复。

脊髓完全性损伤 脊髓损伤中的一种类型，指骶段（$S_4 \sim S_5$）感觉、运动功能的完全消失。脊髓休克期确定完全性脊髓损伤是不可靠的，即脊髓休克期结束后骶段的感觉、运动完全消失，才能确定为脊髓完全性损伤。①截瘫：椎管内神经组织损伤后，导致脊髓胸段、腰段或骶段（不包括颈段）运动和/或感觉功能的损害或丧失。截瘫时，上肢功能不受累，但是根据具体的损伤水平，躯干、下肢及盆腔脏器可能受累。该术语包括马尾和圆锥损伤，但不包括腰骶丛病变或者椎管外周围神经的损伤。②全瘫：又称四肢瘫。由于椎管内的颈段脊髓神经组织受损而造成颈段运动和/或感觉的损害或丧失。四肢瘫导致上肢、躯干、下肢及盆腔器官的功能损害，即功能受损涉及四肢。但本术语不包括臂丛损伤或者椎管外的周围神经损伤造成的功能障碍。

脊髓不完全性损伤 脊髓损伤中骶段（$S_4 \sim S_5$）保留感觉或运动功能的类型，分为不完全感觉损伤和不完全运动损伤，也可

根据损伤类型分为中央性脊髓损伤综合征、脊髓半切综合征、脊髓前索损伤综合征、脊髓后索损伤综合征、马尾或圆锥损伤综合征等。①脊髓半切综合征：一种导致脊髓半切损伤的少见脊髓损伤类型。常见原因为穿入伤，也见于钝挫伤、椎间盘突出或骨刺、血肿和肿瘤等，表现为患侧同侧损伤平面以下的运动功能、本体感觉和振动觉丧失，对侧损伤平面约2个节段以下的痛觉和温度觉丧失。②脊髓前索综合征：为脊髓前部损伤，常见于脊髓前2/3血供减少或缺血。后柱功能保留，但皮质脊髓束和脊髓丘脑束功能受损。临床表现包括损伤平面及以下运动功能、痛觉和温觉功能丧失，而轻触觉和关节位置觉有所保留。③脊髓后束综合征：为脊髓后部损伤，多见于椎板骨折，脊髓的后角与脊神经的后根亦可受累。临床表现为损伤平面以下本体感觉丧失，亦可表现为神经刺激症状，而运动和痛温觉存在。功能因视觉代偿，预后良好。④中央型颈脊髓损伤综合征：脊髓损伤最常见的不完全性脊髓综合征，最常见于颈椎病患者发生过伸性损伤时，可伴或不伴骨折和脱位；也可能由创伤性椎间盘突出、轻微创伤或过度屈曲性损伤所致。临床表现为中央脊髓综合征的典型体征为双侧运动性瘫痪，上肢重于下肢，肢体远端瘫痪常重于近端，且存在不同程度的感觉障碍。⑤脊髓圆锥综合征：临床表现与马尾综合征类似，但损伤位置更高（L_1和L_2区域），常见于胸腰段骨损伤。根据损伤的平面不同，损伤类型可以同时具有上运动神经元损伤（脊髓损伤）和下运动神经元损伤（神经根损伤）的表现。圆锥高位损伤

可能保留某些骶段反射（如球海绵体反射和肛门反射）。⑥马尾综合征：涉及马尾部腰骶神经根，而脊髓本身可能无损伤。神经根损伤为下运动神经元损伤，常导致下肢软瘫（肌肉受累情况取决于损伤平面）及肠道和膀胱无反射；感觉受损程度类似，且感觉功能可以消失或部分保留，骶反射即球海绵体反射和肛门反射可消失。

影像学检查　最常用的检查手段是X线、CT和MRI，通过影像学检查判断损伤形态、椎间盘韧带复合体或后方韧带复合体及神经结构的损伤状态。测量椎体压缩程度、后凸角度、椎管累及程度等，观察骨折在矢状面、水平面的粉碎程度；观察椎间隙、棘突间、椎弓根间、椎体间、关节突间相对关系的变化。对于多发伤及高能量损伤容易导致多节段脊柱损伤，故应行全脊柱X线平片；当存在神经功能障碍时应常规行MRI检查，观察脊髓、马尾神经、神经根的状态；当X线及CT检查怀疑有椎间盘及后方韧带复合体损伤时应行MRI检查。①艾伦（Allen）分型：艾伦及其同事于1982年基于对165例下颈椎损伤患者的损伤机制以及X线平片上骨折节段损伤类型，推出了下颈椎损伤的艾伦分型系统，根据损伤作用机制以及骨折的形态特点，共分为六型：a. 屈曲压缩型。b. 屈曲牵张型。c. 伸展压缩型。d. 侧方屈曲型。e. 伸展牵张型。f. 垂直压缩型。②丹尼斯（Denis）分型：1983年丹尼斯提出了胸腰椎三柱理论，认为中柱是脊柱稳定的基础，并提出胸腰椎骨折丹尼斯分型：a. 楔形骨折，又称压缩骨折。b. 爆裂骨折。c. 安全带骨折，又称屈曲牵

张骨折。d. 骨折脱位。压缩骨折主要涉及脊柱前柱；涉及中柱的损伤称为爆裂骨折；安全带骨折常见于车祸，其损伤机制是以前柱为支点，中柱以及后柱继发性受力所导致的牵张损伤；骨折脱位常见于混合性质暴力因素所导致的前柱、中柱以及后柱的断裂与脱位。③AO分型：脊柱AO分型是基于脊柱损伤的损伤机制提出，可以分为：a. A型，压缩骨折。b. B型，屈曲牵张骨折。c. C型，旋转移位骨折，然后根据骨折的形态、位置、移位的方向和韧带损伤情况分为不同的亚型。AO分型是根据骨性结构的损伤程度进行的逐级分类，对脊柱损伤的描述更加统一，但对骨折稳定性没有确切的判定标准，同时忽视了软组织和神经功能损伤的分级。瓦卡罗（Vaccaro）等分别于2013年和2015年对AO分型进行了改良，提出了AO脊柱胸腰段损伤分型系统和AO脊柱下颈椎损伤分型系统，基于对三种基本参数的评估：骨折的形态学分类，神经功能状态及临床修正参数。④载荷分享（Load Sharing）分型：对胸腰椎骨折严重程度评估的分型，即根据侧位X线平片后凸畸形的程度、CT矢状面椎体骨折粉碎的程度和CT横断面骨折块移位的程度进行评分，每项3分。其中，a. 侧位X线平片显示后凸畸形需校正的程度：3°或小于3°为1分，4°~9°为2分，10°或10°以上为3分。b. CT矢状面椎体骨折粉碎的程度：30%或小于30%的椎体粉碎为1分，30%~60%的椎体粉碎为2分，超过60%的椎体粉碎为3分。c. CT横断面骨折块移位的程度：移位小于2mm为1分，移位大于2mm但不超过椎体

横断面积 50% 的为 2 分，移位大于 2mm 并且超过椎体横断面积 50% 的为 3 分。

综合评估 脊柱脊髓损伤的综合评估不仅要关注损伤形态，同时也要关注脊柱稳定性和神经功能的损伤程度。如 TLICS 系统从损伤形态、后方韧带复合体状态及神经功能三个方面对骨折损伤程度进行评估，SLICS 系统从损伤形态、椎间盘韧带复合体和神经功能三个方面对骨折损伤程度进行评估。①SLICS（subaxial injury classification score）：胸腰段脊柱脊髓损伤程度评分系统，该系统包括三个方面：骨折形态学、椎间盘韧带复合体和神经系统的评估。根据不同伤情评定不同分值，三部分总分可作为选择治疗的依据。骨折形态方面评分标准包括：无异常 0 分；压缩型 1 分；爆裂型 2 分；牵张型（关节突跳跃、过伸伤等）3 分；旋转/脱位（小关节脱位、不稳定泪滴骨折）4 分。椎间盘韧带复合体评分标准包括：无损伤 0 分；不确定性损伤（单纯棘突间隙增大、仅存在 MRI 信号改变）1 分；断裂（椎间隙增宽、小关节分离或脱位）2 分。神经功能状态评分标准包括：无损伤 0 分；神经根损伤 1 分；完全性脊髓损伤 2 分；不完全性脊髓损伤 3 分；存在持续性脊髓压迫 +1 分。通常认为总分小于 4 分者无须手术；4 分者可根据医师的个人经验酌情选择手术或者非手术治疗；大于 4 分通常需手术治疗。②CSISS（cervical spine injury severity score）：一种下颈椎损伤分类系统，这种分型系统结合了形态学的描述和颈椎不稳的判定。形态学描述将颈椎分为四柱，分别为前柱、左侧柱、右侧柱、后方骨韧带结构复合体；

颈椎不稳的判定采用稳定性评分，应用 VAS 对各柱骨及韧带损伤的程度进行评分。以 CT 矢状位和水平位断层为评定标准，无移位的骨折为 1 分，而完全的韧带撕裂或骨折移位大于 5mm 则为 5 分。各柱分别评定，总分 0～20 分。③TLICS（thoracolumbar injury classification and severity score）：胸腰段脊柱脊髓损伤程度评分系统，该系统包括三个方面：损伤形态、后方韧带复合体状态及神经功能。根据不同伤情评定不同分值，三部分总分可作为选择治疗的依据。损伤形态：压缩骨折（1 分）、爆裂骨折（2 分）、旋转/剪力损伤（3 分）、牵张损伤（4 分）；后方韧带复合体状态：无损伤（0 分）、不完全损伤（2 分）、完全断裂（3 分）；神经功能：无损伤（0 分）、神经根损伤（2 分）、不完全性（ASIA B、C、D 级）脊髓损伤（3 分）、完全性（ASIA A 级）脊髓损伤（2 分），马尾神经损伤（3 分）。通常认为总分小于 4 分者无须手术；4 分者可根据医师的个人经验酌情选择手术或者非手术治疗；大于 4 分通常需手术治疗。④新 AO 分型（new AO classification）：瓦卡罗（Vaccaro）等于 2013 年对 AO 分型进行了改良，提出了 AO 脊柱胸腰段损伤分型系统，基于对三种基本参数的评估：骨折的形态学分类，神经功能状态及临床修正参数。形态学分型：A 型，椎体压缩性损伤；B 型，张力带损伤，前方或后方张力带破坏，但前或后柱无分离或无潜在分离。C 型：所有结构的破坏导致脱位或移位，或者骨折无分离但附着软组织结构完全离断。神经功能状态分为 5 级：N0 神经功能正常；N1 短暂的神经功能障碍；N2 存

在神经根损伤的症状或体征；N3 不完全的脊髓或马尾神经损伤；N4 完全性脊髓损伤（ASIA 分级中的 A 级）；NX 表示一些特殊患者，因为颅脑损伤，中毒，多发伤，气管插管或镇静而无法完成神经系统检查。临床修正参数：M1 表示骨折伴有影像学检查（如 MRI）或临床检查发现的不确定的张力带损伤情况；M2 表示患者有特殊合并症，包括但不限于强直性脊柱炎、风湿病、弥漫特异性骨骼肥大症、骨质疏松或者手术节段皮肤损伤等。瓦卡罗等于 2015 年对 AO 分型进行了改良，提出了 AO 脊柱下颈椎损伤分型系统，基于对三种基本参数的评估：骨折的形态学分类，小关节损伤、神经功能状态及临床修正参数。形态学分型和神经功能状态同 AO 脊柱胸腰段损伤分型系统。小关节损伤：F1 表示无移位骨折；F2 表示不稳定骨折；F3 表示浮动侧块；F4 表示病理性关节半脱位或小关节脱位。临床修正参数：M1 表示后方关节囊韧带复合体不完全损伤；M2 表示合并严重的颈椎间盘突出；M3 表示合并僵硬/代谢性骨病（DISH，AS，OPLL）；M4 表示合并椎动脉损伤。

（孙天胜 高 杰）

jǐngzhuī gǔzhé yǔ tuōwèi

颈椎骨折与脱位（fracture and dislocation of the cervical spine）

颈椎骨折与脱位是上颈椎和下颈椎椎体的骨折或/和椎节脱位，伴有或不伴有脊髓损伤，不同的暴力作用机制导致不同的损伤类型。上颈椎骨折与脱位包括 C_1～C_2 以及颈枕部的损伤；下颈椎损伤指 C_3～C_7 的损伤，也包括颈胸连接处的损伤。

（孙天胜 高 杰）

shàngjǐngzhuī sǔnshāng

上颈椎损伤（upper cervical spine injury）

$C_1 \sim C_2$ 以及颈枕部的损伤。包括枕骨髁损伤、寰枕部损伤、寰椎骨折、寰枢椎脱位、齿状突骨折、枢椎骨折等。由于该区域椎管容积大，脊髓所占容积较小，未致死的上颈椎损伤一般合并的神经损伤较轻。

（孙天胜 高 杰）

zhěngǔkē gǔzhé

枕骨髁骨折（fracture of occipital condyle）

枕骨髁是枕骨大孔前外侧成对的骨性突起，枕骨髁的关节面与下方的寰椎侧块关节窝形成寰枕关节，枕骨髁的上方为舌下神经、内侧为脑干、后外侧为椎动脉及 C_1 神经根、上外侧为导静脉及乙状窦、腹侧为咽后软组织。枕骨髁骨折是一种容易被漏诊，后果严重的颅骨创伤。

病因及发病机制 枕骨髁骨折是一种特殊类型的骨折，多为垂直暴力所导致，常合并有寰椎骨折。以单侧枕骨髁骨折为多见，有时可能出现因韧带牵拉所导致的撕脱骨折。

分型 根据安德森（Anderson）和蒙泰萨诺（Montesano）分型，枕骨髁骨折可分为三型。Ⅰ型：轴向垂直暴力作用于枕骨髁，导致枕骨髁爆裂骨折，但无移位或仅有轻度移位，对寰枕关节的稳定性影响不大；Ⅱ型：枕骨的骨折延伸至枕骨髁，导致枕骨髁裂纹骨折，可累及一侧或双侧枕骨髁，多为线状骨折，为稳定性骨折；Ⅲ型：撕脱骨折，由侧屈或/和轴向旋转暴力造成的翼状韧带附着部撕脱骨折，由于覆膜以及对侧翼状韧带也受损伤，将导致枕颈不稳，骨折块移位。

临床表现 缺乏特异性，主要表现有：①疼痛，表现为颈部的疼痛及活动受限，对于外伤后出现后颈部疼痛及活动受限者，应注意排除该骨折。②脑神经损伤，第Ⅸ至第Ⅻ的低位脑神经损伤是最常见和严重的神经功能损伤。③脑干损伤和椎动脉损伤，发生比较罕见，一旦发生常是致命的。

诊断 对于出现低位脑神经麻痹，椎动脉损伤，枕骨骨折及创伤后上颈部持续性疼痛而 X 线平片正常的患者，要警惕是否存在枕骨髁骨折。枕骨髁骨折诊断主要是靠影像学检查，X 线检查很难确诊，但颈椎侧位上颈椎前方软组织肿胀提示存在枕骨髁骨折。CT 是诊断枕骨髁骨折首选的确诊手段，通过重建技术可清晰显示枕骨髁骨折形态及移位程度。MRI 可作为补充诊断工具，有助于观察椎动脉、脊髓、韧带等结构的损伤情况。

治疗 治疗方法取决于寰枕关节的稳定程度及合并伤。急性损伤可采用牵引及头颈胸支具；对于陈旧损伤，寰枕不稳定性损伤，可考虑行枕颈融合术。

并发症 该类损伤比较隐匿，不容易被发现，容易导致顽固性的枕颈部疼痛。另外这类损伤导致脑神经损伤的风险较大。

（孙天胜 李连华）

huán-zhěn tuōwèi

寰枕脱位（atlantooccipital dislocation）

一种严重的寰枕部韧带损伤。多发于儿童，可同时造成颈、延髓交界区的损伤，伤后生存者较为少见，占颈脊髓损伤患者的 0.5%~1.3%。早期诊断和及时、恰当的治疗是提高生存率的关键。

病因及发病机制 交通意外和高空坠落是主要致伤原因，损伤机制主要为过伸损伤和轴向损伤，头面部遭受突然打击，而颈部和躯干仍惯性向前，在寰枕关节处造成剪切损伤。

分期 依据枕骨移位的方向分类，泰耶尼斯（Tyaynelis）将寰枕脱位分为三型。Ⅰ型：枕骨髁相对于寰椎侧块前移位，很常见；Ⅱ型：枕骨髁相对于寰椎侧块的轴向移位超过正常 2mm；Ⅲ型：枕骨后脱位，此型相对少见。

临床表现 大多数伤者立即死亡，幸存下来的常存在较为严重的高位颈脊髓损伤，表现为四肢瘫痪、呼吸困难。脊髓损伤较轻者，枕颈部疼痛，头部活动受限是主要的临床表现。

诊断 对头颈部有严重外伤史的患者应进行相关检查以评估和排除寰枕关节损伤的可能。大部分病例可以通过颈椎侧位片明确诊断，主要是依靠评估斜坡与齿状突之间的关系来确定，主要应用的是诊断方法包括以下几种。①BAI-BDI 法：枕骨大孔前缘中点与枢椎体后缘皮质线间距（BAI）和枕骨大孔前缘中点与齿突间距（BDI），临界值为 12mm。②Powers 比值法：由枕骨大孔前缘到寰椎后结节连线为 BC 线，寰椎前结节到枕骨大孔后缘连线为 AO 线，BC/AO 值正常为 0.77，大于 1.0 考虑为前脱位。当颈椎侧位片诊断困难时，可以通过寰枕部的 CT 检查和 MRI 检查来明确诊断。

治疗 早期急救应给予颈部固定，防止脊髓进一步损伤，及时心肺复苏，气管切开和呼吸支持，严禁施行颈部牵引。条件许可情况下，尽早进行复位和重建寰枕关节的稳定性，行后路枕颈融合固定。

并发症 早期未及时发现固定，容易出现脊髓损伤加重，导致猝死；漏诊的患者可能会出现顽固性的枕颈部疼痛。

(孙天胜　李连华)

huánchuí gǔzhé

寰椎骨折 (fracture of atlas)

寰椎是头颈关节和上颈椎的重要组成部分，是枕部和颈部的过渡性结构。寰椎骨折是一种相对少见的上颈椎损伤，占急性颈椎骨折的 7%～10%，单纯寰椎骨折多是两处或多处的前、后弓骨折，20%～44%患者合并有枢椎骨折。

病因及发病机制　不同骨折类型受伤机制也不一样，单纯后环骨折多为过伸伤所致，在枕骨与 C_2 撞击下发生；杰斐逊（Jefferson）骨折受伤机制为轴向应力，寰椎侧块外厚内薄，与前后弓连接处相对薄弱，在轴向应力作用转化为离心向的水平应力，导致发生爆裂骨折。

分期　莱文（Levine）和爱德华兹（Edwards）将寰椎骨折分为四型。Ⅰ型：寰椎后弓骨折；Ⅱ型：寰椎侧块骨折，多发生在一侧，骨折线通过寰椎关节面前后部；Ⅲ型：寰椎前弓骨折；Ⅳ型：爆裂骨折，即典型的杰斐逊骨折。

临床表现　颈部疼痛，僵硬，常用双手托住头部。少数情况下可合并有低位脑神经损伤，椎动脉损伤等。X 线检查需要做开口位及侧位，来判断寰枢关节的稳定性。

诊断　X 线可以显示寰椎骨折和解剖关系的变化，CT 能明确骨折移位的状况，MRI 可显示横韧带，脊髓等结构。提示横韧带断裂，寰枢关节不稳定的征象有：①开口正位像上两侧侧块与齿状突间隙的和超过 6.9mm。②侧位像上齿状突前间隙超过 5mm。③寰椎侧块内侧缘撕脱骨折。

治疗　对于稳定性的寰椎骨折，首选非手术治疗，颈托坚强固定 8～12 周；不稳定性骨折，可行颅骨牵引，头颅环-骨盆支架固定或后路骨折复位，植骨融合内固定术。后方内固定 C_1 可用侧块螺钉，C_2 可用椎弓根螺钉，峡部螺钉或椎板螺钉。

并发症　如果早期不及时治疗，可能会导致寰枢关节陈旧性不稳定。

(孙天胜　李连华)

chǐzhuàngtū gǔzhé

齿状突骨折 (fracture of odontoid)

齿状突是位于枢椎椎体上的圆柱状突起，对于寰枢椎的稳定性具有重要作用。齿状突骨折是影响寰枢椎稳定性的严重损伤，其发生率占整个颈椎骨折的 10%～14%，在枢椎骨折中占 50% 以上。

病因及发病机制　车祸和高空坠落是最常见的病因，水平剪切与轴向压缩力的共同作用是导致齿状突骨折的主要机制。齿状突基底部的骨小梁结构量少，且其皮质薄，因而齿状突基底为骨折常见部位。

分期　安德森（Anderson）和阿朗索（Alonzo）将此类骨折分为三型。Ⅰ型：齿状突尖部的撕裂骨折，约占 5%；Ⅱ型：齿状突基底部的骨折，约占 60%；Ⅲ型：延伸至枢椎椎体内的骨折，约占 35%。Ⅱ型骨折根据骨折形态，又分为三个亚型。Ⅱa型：为横行骨折；Ⅱb型：为斜行骨折，骨折线由前上到后下，适合齿状突螺钉固定；Ⅱc型：为粉碎性骨折，或骨折线由前下至后上的斜行骨折，不适合齿状突螺钉固定。

临床表现　常表现为枕部和颈后部疼痛，伴有枕大神经分布区域的放射痛。患者颈部僵硬，常以手扶头。

诊断　可依靠明确枕颈部外伤史，枕颈部疼痛，旋转活动受限，伴或不伴四肢的感觉、运动障碍等临床表现，影像学检查等来确诊。但由于高能量创伤常伴有多发伤，常会漏诊，对合并枕颈部疼痛的多发伤患者，应考虑该病的可能。颈椎正侧位及张口位 X 线为常规检查，观察齿状突骨折及移位情况，对于无移位骨折，可行 CT 三维重建。

治疗　根据患者的骨折类型、骨折稳定性、年龄、合并损伤、解剖变异等因素，选择非手术与手术治疗。Ⅰ型骨折如果不合并寰枕关节脱位，属于稳定性骨折，可用颈围固定 8 周；Ⅱ型骨折为不稳定骨折，非手术治疗导致骨不连发生率为 25%～50%，主要的危险因素包括移位大于 5mm，成角 11° 及以上，粉碎性骨折，外固定后仍发生骨折移位，老龄患者等。因此，对合并以上因素的Ⅱ型骨折，需要进行手术治疗。手术方式分为前路齿状突螺钉和后路骨折复位，植骨融合内固定，对于Ⅱa和Ⅱb亚型适合齿状突螺钉固定，但老年人容易发生再移位和骨折不愈合，后路内固定方式包括 C_1 侧块螺钉、C_2 椎弓根螺钉，C_1、C_2 椎弓根螺钉，C_1～C_2 关节内马格尔（Magel）螺钉固定等。Ⅲ型骨折为稳定性骨折，佩戴坚强外固定，包括头颈胸支具，头颅环-骨盆支架固定等，骨折愈合率在 85%，手术适应证为移位超过 5mm，或外固定后再移位的患者。

并发症　齿状突螺钉植入过程中，要注意导针穿透皮质损伤延髓的风险；其他并发症包括内固定失效，植骨不融合引起假关节形成等。

(孙天胜　李连华)

chuāngshāngxìng shūzhuī huátuō

创伤性枢椎滑脱（traumatic spondylolisthesis of the axis）

枢椎上下关节突之间的峡部在暴力作用下发生的骨折，常伴周围韧带和椎间盘损伤，继而出现枢椎椎体向前脱位，又称汉格曼骨折（Hangman fracture）。

病因及发病机制 常见于由车祸、高空坠落等高能量暴力，过伸合并纵向压缩负荷是其主要致伤机制。

分期 最经典的为莱文（Levine）和爱德华兹（Edwards）分型。Ⅰ型（29%）：骨折线通过上下关节突之间，脱位<3 mm，为稳定性骨折；Ⅱ型（56%）：枢椎向前滑脱移位>3.5 mm，$C_2 \sim C_3$ 椎体间成角>11°，可伴有 C_3 椎体前上缘或 C_2 椎体后下缘的撕脱骨折；Ⅱa型（6%）：$C_2 \sim C_3$ 椎体间移位较轻，但成角>11°；Ⅲ型（9%）：$C_2 \sim C_3$ 椎体间有明显的成角及移位，并伴有 $C_2 \sim C_3$ 单侧或双侧小关节突脱位。

临床表现 常见的临床症状是颈部疼痛和僵硬，部分出现枕大神经分布区域疼痛，合并神经损伤可导致四肢麻木和无力，少数合并椎动脉损伤。

诊断 可依靠明确枕颈部外伤史，枕颈部疼痛，旋转活动受限，伴或不伴四肢的感觉、运动障碍等临床表现，影像学检查等来确诊。颈椎正侧位 X 线为常规检查，观察骨折移位情况，CT 三维重建对骨折形态显示更为明确。

治疗 根据患者的骨折类型及稳定性来选择治疗方法。Ⅰ型骨折属于稳定性骨折，可用颈围固定 8 周；Ⅱ型骨折可用颅骨牵引或头颅环-骨盆牵引，待骨折复位后应用坚强外固定，但需要密切复查，观察骨折有没有再移位；

对于Ⅱa型骨折，其受伤机制为屈曲牵张，复位手法为过伸，纵向压缩。因此，禁用颅骨牵引。Ⅱ型及Ⅱa型骨折如果非手术治疗无法复位，或者外固定后再次发生移位，需要手术治疗；Ⅲ型骨折需要尽早手术治疗。手术方式分为前路融合和后路融合，如果术前牵引能复位，可行前方融合固定，如不能复位，则行后方融合固定，C_1 侧块螺钉，C_2 峡部螺钉，C_3 侧块螺钉固定。

并发症 常见并发症包括骨折再移位、神经损伤、植骨不融合、假关节形成以及内固定失效等。

（孙天胜 李连华）

huán-shūguānjié xuánzhuǎn bùwěn

寰枢关节旋转不稳（atlantoaxial rotatory instability）

旋转为主的暴力作用于上颈椎，造成的寰椎与枢椎骨关节面失去正常的对合关系，发生功能障碍和/或神经压迫等的严重损伤。

病因及发病机制 头部旋转运动的 50% 发生于寰枢椎关节，两侧的翼状韧带相互制约，保护旋转情况下的稳定性。当机体遭受到严重的侧屈和旋转的应力时，一侧翼状韧带断裂，就会出现寰枢关节的旋转不稳定。

分型 Ⅰ型：横韧带完整，齿突前间隙正常；Ⅱ型：横韧带损伤，齿突前间隙 3~5mm；Ⅲ型：横韧带断裂，齿突前间隙超过 5mm；Ⅳ型：寰椎发生后脱位，齿状突位于寰椎前弓的前方。

临床表现 有明确的头部外伤史，枕颈部疼痛，可合并神经症状。

诊断 可依靠明确枕颈部外伤史，枕颈部疼痛，旋转活动受限，伴或不伴四肢的感觉、运动障碍等临床表现，影像学检查等

来确诊。常容易漏诊，对于可疑患者要想到此类损伤的可能性。X 线检查前后位显示寰枢椎间隙的不对称，C_2 棘突发生旋转。CT 检查可明确损伤形态。

治疗 早期采取非手术治疗，颈椎持续牵引 24~48 小时，复位后应用坚强外固定。对于无法复位的畸形，颈部顽固性疼痛的患者，可行后路复位固定，植骨融合术。

并发症 常见并发症包括神经损伤加重、植骨不融合、假关节形成、内固定失效等。

（孙天胜 李连华）

xiàjǐngzhuī sǔnshāng

下颈椎损伤（lower cervical spine injury）

$C_3 \sim C_7$ 的损伤，也包括颈胸连接处的损伤。下颈椎损伤的发病率较上颈椎高。针对下颈椎损伤常用的分型系统包括艾伦-弗格森（Allen-Ferguson）分型、AO 分型和 SLIC 评分系统，这些分型系统对损伤的诊断、治疗和预后判断都具有重要的指导意义。

（孙天胜 高杰）

jǐngzhuī guòshēnxíng sǔnshāng

颈椎过伸型损伤（hyperextension injury of the cervical spine）

颈椎受到过度伸直性暴力造成的颈椎及脊髓损伤。又称挥鞭样损伤。其主要病理损伤位于脊髓中央管，以中央综合征和前脊髓综合征多见。随着高速公路的发展及车速的不断提高，此类损伤日益增多。但由于病情常轻微或隐匿，X 线检查多无异常，临床经验不足者容易将其漏诊误诊，影响治疗效果。

病因及发病机制 颈椎过伸型损伤多见于高速行驶的车辆急刹车或追尾撞车时。由于惯性力的作用，面、颌、额等部遭受来

自正前方的撞击，而使头颈向后过度仰伸，造成前纵韧带断裂及椎间隙分离；此外，来自前方的其他暴力，仰颈位自高处跌下，以及颈部被向上向后方向的暴力牵拉等均可产生同样后果。

临床表现　主要包括局部症状和脊髓受损症状。

局部症状　患者颜面部、额部多有擦伤或皮肤裂伤。除颈后部疼痛外，因前纵韧带的受累，亦多伴有颈前部的疼痛，颈部活动明显受限，尤以仰伸时明显，颈部周围有明显的压痛。

脊髓受损症状　病理改变位于中央管周围，越靠近中央管处病变越严重。因此，锥体束深部最先受累，同时病变由中央管向四周逐渐减轻。临床上表现为：①上肢瘫痪症状重于下肢，手部功能障碍重于肩肘部。②不同程度的感觉功能受累，临床上表现为温度觉与痛觉消失，而位置觉及深感觉存在。③严重者可伴有大便失禁及小便潴留等。

诊断　①外伤史：其发生情况如前所述，多系来自面颌方向的暴力。如患者对事故当时情况记不清，可根据患者面颌部有无表皮及皮下损伤进行判定。②临床表现：主要是上肢重于下肢的四肢瘫痪、感觉分离及颈部症状。③影像学检查：X 线平片、MRI和 CT 检查能明确诊断，主要依据为椎前阴影增宽、椎体前缘骨折及椎间盘损伤等表现。a. X 线平片：椎前阴影增宽，损伤平面较高时（少见）主要表现为咽后软组织阴影增宽（正常为 4mm 以下）；而损伤平面在 $C_4 \sim C_5$ 椎节以下时，则喉室后软组织阴影明显增宽（正常不超过 13mm）；椎间隙增宽，受损节段椎间隙前缘的高度多显示较其他节段为宽，

且上一节段椎体的前下缘可有小骨片撕下（15% ~ 20%）；其他，大多数病例显示椎管矢状径狭窄，约 50% 病例可伴有椎体后缘骨赘形成。b. MRI 检查：可显示脊髓内出血性改变，对椎间盘突出、软组织损伤及脊髓受累程度的判定意义较大。c. 其他：CT 对骨折、脱位等骨骼病损的判断意义较大，对髓核脱出的判断亦有一定的作用，可酌情选用；注意有无罕见的椎板骨折征象。

治疗　包括非手术治疗和手术治疗。

非手术治疗　脊髓损伤的治疗目的是防止或减少脊髓的继发性损伤，同时最大程度地创造脊髓功能恢复的条件。所以，有效的颈椎牵引、脱水、激素及神经营养的应用，是基本和首要的治疗措施，同时，保持呼吸道通畅及预防并发症，也是治疗的关键。

手术治疗　手术目的：①解除脊髓受压情况，避免继发的神经损伤。②解决颈椎不稳的问题，恢复颈椎正常的生理曲度及序列，加固颈椎稳定性，避免再次损伤。手术方法：主要包括颈椎前路减压、植骨、内固定术，颈椎后路椎板切除减压术，颈椎后路单开门或双开门椎管成形术，颈椎后路椎板切除、侧块或椎弓根螺钉固定术。

并发症　脊髓损伤的相关并发症包括呼吸系统并发症、体温调节障碍、泌尿系统并发症、压疮、电解质紊乱、消化道系统并发症、循环系统并发症等。

预后　颈椎过伸型损伤造成脊髓损伤的神经功能大部分可恢复，尤以轻症者更为满意，康复后可不留后遗症。但中央管周围损伤较为严重的病例则手部功能

难以完全恢复。伴有其他损伤、椎管内有骨块残留、椎管矢状径小于 10mm 及延误治疗者，预后大多欠理想。

（孙天胜　高　杰）

jǐngzhuī qūqǔ-qiānzhāngxíng sǔnshāng

颈椎屈曲牵张型损伤（flexion-distraction injury of the cervical spine）

颈椎屈曲和牵张暴力导致的损伤。颈椎屈曲牵张型损伤多伴有脊髓损伤，主要为前脊髓损伤，多由双侧关节突关节脱位引起，单侧小关节脱位常导致神经根损伤，同时屈曲牵张损伤常伴有椎动脉损伤。此类损伤导致颈椎稳定性严重破坏，大多数需要选择手术治疗。

病因及发病机制　颈椎屈曲牵张型损伤的发病机制是颈椎处于屈曲状态下受到牵张暴力作用，造成后方韧带结构及小关节损伤，根据暴力大小及伤情不同，进而可以表现为半脱位或全脱位等。

分型　艾伦（Allen）分型将下颈椎屈曲牵张型损伤分为四型。Ⅰ型：仅限于后方韧带复合体和小关节脱位；Ⅱ型：单侧小关节脱位、前纵韧带断裂、椎体向前脱位小于 25%；Ⅲ型：双侧小关节脱位、三柱损伤、前后纵韧带断裂，椎体向前脱位大于 50%；Ⅳ型：脱位进一步加重，椎体向前脱位一个椎体宽度或"漂浮"椎体。

临床表现　①局部症状：颈部疼痛不适，因存在关节突脱位或交锁，颈部活动明显受限。②脊髓受损症状：颈椎屈曲牵张型损伤多伴有脊髓损伤，其中双侧关节突关节脱位引起脊髓损伤，主要为前脊髓损伤；单侧小关节脱位常导致神经根损伤（70%）；

约11%屈曲牵张损伤伴有椎动脉损伤。不同损伤类型脊髓损伤表现不同。

诊断 ①外伤史：颈椎处于屈曲状态下受到牵张暴力作用导致的损伤。②临床表现：颈部疼痛伴活动受限，以及不同程度的颈脊髓受损症状。③影像学检查：X线、CT和MRI检查能明确诊断。a. X线及CT检查：颈椎屈曲牵张型损伤表现为棘突张开、关节突脱位或交锁、椎体向前滑移。b. MRI检查：除了骨性结构的损伤，还可发现后方韧带复合体、前纵韧带及椎间盘的损伤信号，以及脊髓受压、水肿、出血、血肿等表现。

治疗 对颈椎屈曲牵张型损伤的治疗方法、手术入路等尚存在争议。一般来说，对于清醒、配合的患者试行牵引闭合复位。复位成功，MRI提示合并椎间盘突出，则行前路椎间盘切除、固定融合，不合并椎间盘突出则行后路减压、固定融合；复位不成功者，MRI提示合并椎间盘突出者，则行后路复位+前路椎间盘切除、固定融合，不合并椎间盘突出则行后路复位、减压固定融合。但是，手术治疗的选择要具体化，根据患者具体的病情选择合适的手术方案。

并发症 脊髓损伤的相关并发症包括呼吸系统并发症、体温调节障碍、泌尿系统并发症、压疮、电解质紊乱、消化道系统并发症、循环系统并发症等。

预后 不合并脊髓损伤的颈椎屈曲牵张型损伤预后良好。但是，颈椎屈曲牵张型损伤多合并脊髓损伤。因此，不同类型和损伤程度的脊髓损伤决定了其不同的预后。

（孙天胜 高杰）

xiàjǐngzhuī lèidīyàng gǔzhé
下颈椎泪滴样骨折（teardrop fracture of lower cervical spine）

颈椎屈曲和压缩暴力导致的以椎体前下缘大小不等的泪滴样骨折块为特点的颈椎损伤。又称颈椎屈曲泪滴样骨折。常伴有脊髓损伤，是一种极其严重的高度不稳定的颈椎损伤。1956年由施奈德（Schneider）和卡恩（Kahn）首次提出。

病因及发病机制 下颈椎泪滴样骨折发生于颈椎严重屈曲和受到轴向压迫负荷时，导致颈椎椎体骨折脱位，以及后方韧带复合体、前纵韧带和椎间盘等韧带结构损伤。交通事故是这类损伤的主要原因。

分型 艾伦（Allen）分型将下颈椎屈曲压缩型损伤分为五型。Ⅰ型：椎体前上缘变扁，后方结构完整；Ⅱ型：椎体前上缘变扁，下终板凹陷；Ⅲ型：在Ⅱ期基础上椎体前下缘泪滴样骨折，无移位；Ⅳ型：椎体的后下缘骨块向椎管移位，但小于3mm；Ⅴ型：椎体的后下缘骨块明显移位，突入椎管大于3mm，后纵韧带和后方韧带复合体断裂，相应损伤节段棘突间距变宽。其中Ⅲ~Ⅴ型为下颈椎泪滴样骨折类型。

科雷斯（Korres）根据影像学椎体前下缘骨折块大小，是否伴有椎体的矢状面骨折线，以及椎体向椎管内移位程度，将其分为四型。Ⅰ型：椎体前下缘<3 mm的骨折，伴或不伴椎体后部骨折，不伴后方移位；Ⅱ型：椎体前下缘>3 mm的骨折，伴椎体后部骨折，但不伴椎体后方移位；Ⅲ型：根据椎体后方移位的程度分为两个亚型，移位<4 mm为Ⅲa型，移位>4mm为Ⅲb型。Ⅳ型：除以上所描述的骨折外，出现小

关节交锁及上方椎体的前方移位。

临床表现 ①局部症状：颈部疼痛不适，因存在关节突脱位或交锁，颈部活动明显受限。②脊髓受损症状：下颈椎泪滴样骨折多伴有严重的脊髓损伤，不同脊髓损伤类型具有不同的临床表现。

诊断 ①外伤史：颈椎处于严重屈曲和受到轴向压迫负荷时导致的损伤。②临床表现：颈部疼痛伴活动受限，以及不同程度的颈脊髓受损症状。③影像学检查：X线、CT和MRI检查能明确诊断。a. X线检查：X线表现为椎体前下缘的骨折块、椎体后半部分向椎管内移位、椎板及棘突间隙增宽、损伤节段后突畸形等。b. CT检查：可见贯穿椎体的矢状面骨折线，可延伸至一侧或双侧椎板。c. MRI检查：除了骨性结构的损伤，还可发现后方韧带复合体、前纵韧带及椎间盘的损伤信号，以及脊髓受压、水肿或出血血肿等表现。

治疗 包括非手术治疗和手术治疗。

非手术治疗 有关下颈椎泪滴样骨折的治疗一直存在争议，既往以非手术治疗方式为主，包括颅骨牵引复位后晕圈（Halo）支架固定、颈托固定等，但治疗效果不佳，晚期出现颈椎不稳、畸形愈合、神经症状加重等并发症。因此，基于下颈椎屈曲泪滴样骨折的不稳定性和非手术治疗的高失败率，治疗选择推荐手术治疗；只有在患者无法耐受手术或无手术条件时，可行颅骨牵引6周，后改行晕圈（Halo）支架或颈托固定。

手术治疗 手术目的：①解除脊髓受压情况，避免继发的神经损伤。②恢复颈椎正常序列，

恢复椎间高度和生理曲度，重建颈椎即刻和长期稳定。手术方法：主要包括颈椎前路椎体次全切术、植骨融合术、内固定术，颈椎后路椎板切除术、侧块或椎弓根螺钉固定术，以及颈椎前后路联合手术。

并发症　脊髓损伤的相关并发症包括呼吸系统并发症、体温调节障碍、泌尿系统并发症、压疮、电解质紊乱、消化道系统并发症、循环系统并发症等。

预后　不合并脊髓损伤的下颈椎泪滴样骨折预后良好，合并脊髓损伤的下颈椎泪滴样骨折的预后取决于脊髓损伤的类型和程度。

（孙天胜　高杰）

wú gǔzhé tuōwèi jǐng-jǐsuǐ sǔnshāng

无骨折脱位颈脊髓损伤（cervical spinal cord injury without fracture and dislocation）　没有骨折或脱位的颈部创伤导致的急性颈脊髓损伤。多见于原有颈椎退行性变，或先天性、发育性或退行性颈椎管狭窄、颈椎后纵韧带骨化（OPLL）或先天性颈椎畸形等原有颈椎病变者，受到外力后可导致颈脊髓损伤并出现相应临床症状，脊髓损伤程度多为不完全性损伤。

病因及发病机制　无骨折脱位颈脊髓损伤的发病机制比较复杂，一方面是因为可能存在"一过性颈椎脱位"或"挥鞭样损伤"的暴力机制；另一方面是患者有原发颈椎病变的存在，包括颈椎间盘突出、颈椎失稳、发育性颈椎管狭窄、后纵韧带骨化或黄韧带钙化等，是颈椎椎管内脊髓的储备空间减少，颈椎活动度降低，导致颈髓处于一种高度危险的状态。当遭受外伤时多为过伸伤，此时颈髓变粗变短，后纵韧带皱褶突入椎管，黄韧带打折挤压，而脊髓的缓冲余地较小，极易造成颈髓损伤。

临床表现　无骨折脱位颈脊髓损伤的临床表现轻重不一，与损伤机制及受伤暴力大小、性质有关。大多数为不完全性脊髓损伤，并且中央型颈脊髓损伤占25%~70%，也可表现为其他类型的脊髓损伤，如前脊髓损伤综合征、后脊髓损伤综合征、脊髓半切综合征等，分别对应不同的脊髓损伤临床表现。

诊断　无骨折脱位颈脊髓损伤的诊断需符合以下三方面的内容：①有颈脊髓损伤的临床表现。②X线或CT未见骨折或脱位。③MRI显示存在脊髓损伤表现。

影像学检查主要包括以下几种。①X线平片：无骨折脱位颈脊髓损伤患者的X线检查无骨折脱位，但一些特殊表现对诊断也有重要意义，如颈椎生理曲度改变、椎间隙变窄、颈椎不稳定、椎体后缘骨赘、后纵韧带骨化、椎管狭窄（侧位片椎管矢状径小于12mm或椎管/椎体比值小于0.75）等。②CT检查：可以发现椎管狭窄、椎间盘突出、后纵韧带骨化、黄韧带肥厚等，尤其对后纵韧带骨化的诊断意义优于MRI。③MRI检查：可发现以下病理变化，如脊髓受压、脊髓肿胀水肿、脊髓内出血或血肿、脊髓内软化灶或空洞等，同时也可以对椎间盘突出、软组织损伤的进行判定。

治疗　对于无骨折脱位颈脊髓损伤的治疗，选择非手术治疗还是手术治疗，以及如何选择手术时机尚存在争议。

非手术治疗　传统的治疗以非手术治疗为主，行颈椎牵引固定，并给予脱水、激素及神经营养等治疗措施，同时注意预防相关并发症的发生。

手术治疗　无骨折脱位颈脊髓损伤的手术目的是使椎管充分减压，使损伤的脊髓及继发的脊髓水肿完全解除压迫，并固定不稳定的椎体，以利于脊髓损伤的恢复；关于手术时机的选择，现在一般主张早期手术，大多数研究认为早期（伤后72小时内）手术减压有利于促进神经功能的恢复，且手术越早，疗效越好；手术入路的选择需根据患者的具体情况决定，一般认为颈椎间盘突出症、较大的椎体后缘骨赘、颈椎不稳等，行前路手术，采用颈椎间盘切除、植骨融合固定术；而椎管狭窄、后纵韧带骨化、黄韧带肥厚等，行后路手术，采用后路单开门或双开门椎管成形术。

并发症　脊髓损伤的相关并发症包括呼吸系统并发症、体温调节障碍、泌尿系统并发症、压疮、电解质紊乱、消化道系统并发症、循环系统并发症等。

预后　对于无骨折脱位颈脊髓损伤，影响预后的因素除了诊治及时正确外，还与脊髓损伤的程度和患者年龄相关。脊髓在MRI表现为出血坏死病变为主，预后较差；而以水肿病变为主，则功能恢复大多理想；脊髓在MRI无明显挫伤的患者预后较好，且复发风险低。老年患者预后较差，一方面是因为椎动脉硬化，脊髓血供受到破坏；另一方面是颈椎在伤前已经存在不同程度的退行性变，椎管的有效储备空间已接近临界。

（孙天胜　高杰）

zhuīdòngmài sǔnshāng

椎动脉损伤（vertebral artery injury）　包括椎动脉闭塞、夹层、血栓、内膜损伤、内膜瓣、假性动脉瘤、撕裂、动静脉瘘和横断等，均可继发血管痉挛。颈椎过屈、过伸、牵拉、脱位和骨折是椎动脉损伤的主要机制，其诊断主要需借助于影像学检查，症状与体征仅作为证据提示，依据丹佛（Denver）准则实施，包括筛查标准和损伤分级。筛查标准：任何颈椎骨折、脑成像无法解释的神经症状、颅底骨折并波及破裂孔、勒福（LeFort）Ⅱ型或勒福Ⅲ型骨折、颈部血肿、霍纳（Horner）综合征、颈部动脉杂音、缺血性脑卒中、头部损伤且格拉斯哥（Glasgow）评分<6分、颈部软组织损伤（如安全带损伤和绞缢）、绞缢致缺氧。满足其中之一时即有必要行血管造影检查。损伤分级：Ⅰ级，血管壁不规则或因夹层、膜内出血致管腔狭窄<25%；Ⅱ级，血管内血栓或内膜瓣形成或因夹层、膜内出血致管腔狭窄>25%；Ⅲ级，假性动脉瘤；Ⅳ级，血管闭塞；Ⅴ级，血管横断。

（孙天胜　高　杰）

xiōng-yāozhuī sǔnshāng

胸腰椎损伤（thoracolumbar injury）

胸腰椎椎体、韧带和椎间盘等组织结构的损伤和由此导致的脊髓神经组织的损害。由于解剖结构特点，T_{11}、T_{12}前面无胸骨柄，两侧为游离肋，稳定性也较其他胸椎差；而胸椎是后凸弯曲，腰椎是前凸弯曲，这样易使脊柱的受力下传。一般来说，$T_{11} \sim L_2$骨折占脊柱骨折的60%，$T_{10} \sim L_4$骨折占脊柱骨折的90%。

（孙天胜　高　杰）

xiōng-yāozhuī yāsuō gǔzhé

胸腰椎压缩骨折（compression fracture of the thoracolumbar spine）

轴向压缩和屈曲应力引起的胸腰椎椎体压缩，但未造成椎体后壁骨折，脊椎后部的椎弓（后柱）正常，少数有牵拉性暴力损伤。椎体通常楔形变，是脊柱骨折中较多见的损伤类型。

病因及发病机制　年轻患者受伤原因多为高能量损伤，多见于机动车损伤和高处坠落伤，老年人多见于低能量损伤，平地摔倒，甚至弯腰或提物。胸腰椎压缩骨折的受伤机制为脊柱轴向压缩合并屈曲暴力，轴向压缩暴力首先作用于椎体终板，继而导致皮质骨和松质骨断裂；单纯的胸腰椎压缩骨折中柱完整，在损伤机制中作为支点，屈曲暴力对后柱产生的张力在中柱支点的作用下进一步增加了前柱的压缩，最终导致前柱椎体压缩骨折。

分型　丹尼斯（Denis）将胸腰椎压缩骨折分为四型。A型：累及上下终板的压缩骨折；B型：最常见，骨折累及椎体上终板，椎体上1/2压缩；C型：骨折累及下终板，椎体下1/2压缩；D型：上下终板完整，椎体中间部分压缩。

临床表现　表现为腰背部疼痛，轻度或无明显脊柱后凸畸形，棘突压痛，不能站立。

诊断及鉴别诊断　有明确外伤史，查体有胸腰椎棘突压痛，X线检查可见胸腰椎前柱高度丢失，后柱高度完整，局部后凸畸形，CT检查可见椎体前柱骨折，后壁完整，无椎管内骨性占位；MRI检查可见椎体内出血信号，后方结构完整。结合病史查体和影像学检查可明确诊断。需与胸腰椎爆裂骨折相鉴别，胸腰椎爆裂骨折也表现为椎体高度丢失，但影像学检查可见骨折累及椎体后壁及椎管。

治疗　绝大多数年轻胸腰椎压缩骨折是稳定骨折，可非手术治疗，治疗方案为体位复位后胸腰椎支具固定6～12周；疼痛持续不缓解，椎体高度压缩超过50%患者可行手术治疗。老年骨质疏松型压缩骨折疼痛严重患者可行椎体成形手术治疗，以便于早期下地活动预防卧床并发症，同时需要抗骨质疏松治疗。

并发症　非手术治疗患者可能会残留轻度后凸畸形，可有疼痛症状；手术存在感染、内固定松动断裂、损伤神经等并发症；椎体成形手术存在骨水泥渗漏导致的压迫神经、肺栓塞等风险。

预后　胸腰椎骨折大多预后良好，少数患者残留后凸畸形和疼痛，老年骨质疏松压缩骨折患者椎体成形术后多可恢复伤前活动能力。

（孙天胜　王　浩）

xiōng-yāozhuī bàoliè gǔzhé

胸腰椎爆裂骨折（bursting fracture of the thoracolumbar spine）

胸腰椎椎体后壁骨折且未造成后方韧带复合体断裂的类型，或描述为累及脊柱中柱的损伤。胸腰段骨折是脊柱爆裂骨折中最常见的部位，交通意外伤和高处坠落是胸腰椎爆裂骨折的主要原因，主要表现为伤处局部疼痛、躯干活动受限以及神经症状等。

病因发病机制　病因多见于高处坠落伤和机动车事故，最常见于$T_{11} \sim L_2$；损伤机制为轴向压缩暴力伴有不同程度的屈曲、过伸或旋转暴力。

临床表现　有明确外伤史，查体可见胸腰椎棘突压痛，可伴有后凸畸形，骨折累及椎管压迫脊髓或马尾神经时可有不同程度下肢放射性疼痛、感觉运动功能丧失、大小便失禁等表现，文献报道胸腰椎爆裂骨折32%～47%患者合并神经损伤。

诊断及鉴别诊断 有明确外伤史和上述查体表现，影像学检查中X线检查可见椎体高度降低，椎弓根影间距增宽，骨块突入后方椎管内；CT检查可见椎体骨折爆裂移位，椎管内骨块，MRI检查可见椎体出血信号，椎管内占位骨块压迫硬膜囊，后方韧带复合体完整。需与胸腰椎屈曲牵张损伤相鉴别，胸腰椎屈曲牵张损伤同样可有椎体爆裂骨折移位突入椎管的影像学表现，但伴有后方韧带复合体损伤。

治疗 绝大部分无神经损伤症状的胸腰椎爆裂骨折可非手术治疗，体位复位后胸腰椎支具固定12周，期间密切随访。手术指征包括后凸角度大于25°或后凸进行性加重，椎体高度丢失大于50%、伴有神经损伤症状，手术目的在于恢复脊柱序列，重建脊柱稳定性，解除神经压迫。

并发症 非手术治疗并发症包括脊柱后凸畸形，疼痛等，手术治疗并发症包括神经损伤加重、内固定松动断裂、感染、神经损伤不能完全恢复等。

预后 无神经损伤非手术治疗患者虽残留一定程度的后凸畸形和疼痛症状，但大部分患者可恢复正常生活，且无须药物治疗疼痛。部分非手术治疗后残余严重后凸畸形和疼痛症状患者需手术治疗；手术可有效纠正椎体高度及后凸畸形，大部分患者预后较好；合并严重神经损伤预后较差。

(孙天胜 王浩)

xiōng-yāozhuī qūqǔ-qiānzhāngxíng sǔnshāng

胸腰椎屈曲牵张型损伤 （flexion-distraction injury of the thoracolumbar spine） 屈曲牵张应力引起头尾侧脊柱正常结构的分离为牵张损伤，牵张损伤可通过

韧带或骨性结构，也可同时通过以上两种结构，其典型表现为后方韧带复合体的断裂、棘突间距增宽、关节突关节分离。

病因及发病机制 病因最常见于机动车事故损伤，以安全带损伤最为典型，受伤机制为前屈暴力，前柱压缩，后方结构牵张，导致前柱椎体压缩或爆裂骨折，后方结构牵张分离。可合并腹腔脏器损伤。

分型 丹尼斯（Denis）进一步将屈曲牵张型损伤分为四型。A型：累及单一节段的经椎体损伤，即经典的钱斯（Chance）骨折；B型：累及单一节段的经椎间盘和后方韧带间隙的损伤；C型：经过椎体累及双节段损伤；D型：经过椎间盘累及双节段损伤。

临床表现 多有机动车事故等高暴力损伤病史，安全带损伤时查体可见胸腹部安全带瘀斑，可因多发损伤导致胸腰椎屈曲牵张型损伤诊断延误，查体可见腰背部棘突部位皮下瘀斑，棘突间隙增宽，约13%合并神经损伤，可表现为下肢放射性疼痛、不同程度感觉运动功能丧失、大小便失禁等；由于损伤后出现硬膜外血肿等胸腰椎屈曲牵张型损伤会有继发性神经损伤加重的表现。

诊断及鉴别诊断 在上述病史及查体结果基础上，X线检查可表现为前柱椎体的压缩、爆裂或经椎体骨折，后方棘突间隙增宽或经棘突骨折，损伤部位明显后凸畸形；CT可更加清晰显示前柱椎体骨折，后方棘突间隙增宽或经棘突骨折；MRI可见椎间盘突出及硬膜囊受压，可有脊髓内出血和髓外血肿，后方结构复合体在MRI上可见明显出血或断裂。结合临床查体和影像学表现可作出诊断。需与胸腰椎骨折脱

位相鉴别，胸腰椎骨折脱位同样表现为前柱椎体骨折伴后方结构复合体损伤，但影像学检查表现为关节突关节骨折脱位。

治疗 胸腰椎屈曲牵张型损伤三柱均不稳定，原则上都需要手术治疗，手术原则为纠正后凸畸形，固定脊柱，神经损伤患者解除脊髓压迫。

并发症 胸腰椎屈曲牵张型损伤患者多为多发损伤，常可伴颅脑、胸腹脏器损伤；胸腰椎屈曲牵张型损伤因为硬膜外血肿原因可出现继发性神经损伤或原有神经损伤加重并发症，同时手术存在感染、内固定松动断裂、后凸畸形不能完全纠正、残留永久性神经损伤等并发症。

预后 大部分患者可以恢复正常生活工作，少部分患者会残留疼痛和后凸畸形，轻度神经损伤患者多可以完全恢复，严重神经损伤患者可以遗留永久性神经功能障碍。

(孙天胜 王浩)

xiōng-yāozhuī guòshēnxíng sǔnshāng

胸腰椎过伸型损伤 （hyperextension injury of the thoracolumbar spine） 脊柱受到过伸暴力，引起前纵韧带断裂，椎间盘或椎体横行撕裂，棘突、椎板相互挤压而断裂的损伤。胸腰椎过伸伤多发生在后方遭受撞击或高空仰面坠落背部直接阻挡。

病因及受伤机制 胸腰椎过伸性损伤罕见，多为后方汽车撞击车祸伤或高空坠落背部直接接受阻挡，过伸暴力可合并轴向压缩或旋转暴力，使脊柱前方结构的断裂张开，上位椎体向后移位，小关节间隙增宽。强直性脊柱炎患者胸腰椎骨折多为此类损伤。

临床表现 多有车祸伤、高处坠落等高能量损伤史，查体可

见腰背部损伤部位皮下瘀斑，棘突台阶感，间隙增宽，压痛，伴有脊髓或马尾神经损伤时可有不同程度下肢感觉运动功能障碍，甚至大小便失禁。此类损伤脊柱前方过伸张力可合并前方血管或泌尿系统等损伤。

诊断及鉴别诊断　结合外伤史和查体，X线检查及CT检查可见上位椎体向后移位，脊柱前经椎间隙或椎体增宽，后方小关节突间隙增宽，棘突间隙增宽，CT平扫可见双椎体征；MRI可见后方结构复合体损伤，可有硬膜囊受压和髓内血肿。需与胸腰椎屈曲牵张损伤相鉴别，胸腰椎屈曲牵张损伤同样表现为脊柱后方结构复合体损伤，但无关节突关节脱位。

治疗　此类损伤为脊柱三柱损伤，属于不稳定类型，应手术恢复脊柱正常序列，椎弓根螺钉固定稳定脊柱并行损伤节段植骨融合，伴有神经损伤患者同时行神经减压。

并发症　此类损伤可合并脊柱前方脏器或血管结构损伤，需提高警惕；手术并发症包括骨折不能完全复位，伤口感染风险；内固定松动断裂，融合失败风险，尤其是强直性脊柱炎合并骨质疏松患者；合并神经损伤患者有神经损伤不能完全恢复等风险。

预后　预后可，骨折复位固定融合后多能恢复正常生活和工作，强直性脊柱炎患者存在一定的内固定失效和融合失败风险，合并严重神经损伤时预后较差。

（孙天胜　王　浩）

xiōng-yāozhuī gǔzhé tuōwèi
胸腰椎骨折脱位 （fracture and dislocation of the thoracolumbar spine）
混合性质暴力因素所导致的前柱、中柱及后柱的断裂及脱位。胸腰椎骨折脱位是非常严重的损伤，常会破坏骨及韧带等维持脊柱稳定的结构，导致神经损伤。

病因及发病机制　胸腰椎骨折脱位多见于机动车事故、高处坠落等高能量损伤，损伤机制包括屈曲牵张、旋转、剪切等复合暴力机制，导致脊柱关节突脱位或骨折脱位，椎体间发生位移。

分期　丹尼斯（Denis）将胸腰椎骨折脱位分为三型。A型：屈曲牵张损伤暴力，损伤可经过骨性结构或椎间盘；B型：剪切损伤，如坠落伤腰部被木棍阻挡形成剪切力；C型：屈曲牵张应力导致的双侧关节突脱位，三柱完全断裂。

临床表现　多有严重暴力外伤史，查体可见胸背部皮下瘀斑，棘突连续性中断。文献报道90% T_{10}以上脊柱骨折脱位患者合并完全性脊髓损伤，T_{10}以下脊柱骨折脱位患者60%合并完全性脊髓损伤，查体表现为损伤平面以下感觉和运动功能丧失，尿便失禁。

诊断及鉴别诊断　有上述外伤史和查体临床表现，X线检查可见脊柱椎体间发生位移，小关节突脱位，合并椎体骨折；CT检查可见小关节突骨折脱位，双椎体影；MRI检查可有椎间盘突出、椎管内硬膜囊受压，多可见脊髓内血肿。需与胸腰椎屈曲牵张损伤相鉴别，胸腰椎屈曲牵张损伤棘突间隙可明显增宽，但通常无椎体间位移。

治疗　胸腰椎骨折脱位全部需要手术治疗，手术目的在于恢复脊柱序列，稳定脊柱，解除神经压迫，合并硬膜囊损伤时需手术修复硬膜囊；同时行损伤节段植骨融合术。

并发症　胸腰椎骨折脱位多为多发伤，可合并颅脑、胸腹部损伤及四肢骨盆其他部位骨折，有一定的死亡风险。高位完全性脊髓损伤可合并高热、低钠血症、肺部感染、深静脉血栓、压疮等并发症，神经功能大多不能完全恢复。手术并发症包括感染、内固定松动断裂、融合失败等。

预后　预后差，损伤的脊髓功能不能恢复不能恢复，护理不当时长期卧床并发症可导致患者死亡。

（孙天胜　王　浩）

jǐzhù jǐsuǐ sǔnshāng zhìliáo
脊柱脊髓损伤治疗 （treatment of spine and spinal cord injury）
脊髓损伤后损伤平面以下的运动、感觉、反射及括约肌功能的障碍，常累及人体的多个系统，患者并发症多，治疗困难。脊髓损伤的损伤机制一般可被分为原发性损伤和继发性损伤两个过程，原发性损伤是外力瞬间对脊髓造成的直接伤害，表现为神经细胞坏死，轴索断裂等；继发性损伤是在原发性损伤的基础上，脊髓组织发生一系列复杂的生化反应，包括脊髓肿胀、缺血、炎症反应等，使损伤的范围和程度进一步扩大，神经细胞凋亡。细胞坏死不可逆转，但细胞凋亡有可能被逆转。

治疗策略　①改善损伤部位的微环境，减少受损细胞的凋亡。②减少抑制性神经因子的形成，减少瘢痕和空洞形成。③稳定脊柱，使脊髓充分减压。目的是减轻脊髓组织的继发性损伤，促进神经功能的恢复。

治疗方法　①药物治疗：目的是减轻脊髓继发性损伤，促进神经功能恢复；脊髓损伤后，损伤部位的血流减少，神经处于缺血缺氧状态，在损伤早期，特别是损伤后 8 小时内，在病变还仅局限于中央灰质，周围白质未受到继发损害时应用药物治疗，可最大限度地避免脊髓，主要是白质的损伤。常用的药物主要包括：a. 大剂量甲泼尼龙：其治疗机制是提高神经的兴奋性与传导性；改善脊髓血供；减少自由基及抑制性神经递质的形成；稳定细胞膜；抑制损伤组织炎性因子的产生及积聚。b. 神经节苷脂（GM-1）：为哺乳动物中枢神经系统组织的细胞膜上所固有的化合物，体外实验发现 GM-1 与神经细胞膜结合后能明显增加神经因子的功能，具有抗兴奋毒性活性，可促进神经芽生，加强神经生长因子的效果并防止细胞凋亡。但多中心临床随机对照研究结果显示，在急性 SCI 伤后 1 年，应用神经节苷脂的治疗组和安慰剂组患者的结果没有任何差别。②手术治疗：主要目的是解除脊髓压迫，稳定脊柱，为脊髓功能恢复创造条件；对于脊柱脊髓损伤后出现神经压迫或神经平面逐渐上升的患者，须手术减压解除神经压迫，恢复脊柱解剖，增强脊柱稳定性。对于有手术指征的患者要尽早进行手术，根据病情选择合适的手术方式。③康复治疗：应遵循个体化和循序渐进的原则，尽早进行。目的是防止并发症，促进神经功能恢复。脊柱脊髓损伤后对患者损伤情况进行全面评估，制订个性化的治疗及康复方案，早期干预，最大程度地减少脊髓继发性损伤，促进神经功能恢复，减少并发症的发生。

治疗方案选择 ①颈椎手术治疗选择：2007 年下颈椎损伤分类（subaxial injury classification，SLIC）及评分系统对颈脊髓损伤进行了评估，该分类评分系统以损伤形态学为基础，结合间盘韧带复合体和神经功能损害状况评估损伤并根据损伤严重程度评分，按照分类评分系统标准选择治疗方案，为临床治疗选择提供了量化标准。对于 SLIC ≤ 3 分患者建议非手术治疗，包括颅骨牵引、头颈胸石膏固定、Halo 架牵引固定；SLIC＝4 分患者可选择手术或非手术治疗，根据损伤的具体情况确定治疗方案，对于临床表现为旋转移位损伤、不完全性脊髓损伤、连续多节段脊髓受压伴或不伴骨折、间盘韧带复合体 DLC 损伤者，建议选择手术治疗；SLIC>4 分手术治疗。对于无骨折脱位型颈脊髓损伤，按 SLIC 评分虽然没有形态改变，间盘韧带复合体完整，但是存在脊髓损伤和持续的神经压迫。不完全脊髓损伤其评分值为 4 分，大多选择手术治疗。对于完全性脊髓损伤，SLIC 评分 3 分，如早期手术治疗，仍然有部分患者脊髓功能获得了恢复。②胸腰椎手术治疗选择：胸腰椎脊柱脊髓损伤的治疗存在争议，其中对脊柱稳定性的判断有较大争议，手术适应证的选择多因临床医师的经验不同而有所偏倚。2005 年美国脊柱脊髓损伤研究小组提出了胸腰段脊柱脊髓损伤程度评分系统（TLICS），TLICS 包括三个方面：骨折形态、后方韧带复合体的完整性、神经损伤情况。其中骨折形态分为四种：压缩性（1 分）、爆裂性（2 分）、剪力/旋转型（3 分）和牵张型（4 分）。后方韧带复合体（PLC）的完整性可分为无损伤（0 分）、不确定（2 分）和断裂（3 分）。神经损伤状态分为：无损伤（0 分）、神经根损伤（2 分）、不完全性脊髓/圆锥损伤（3 分）、完全性（ASIA A 级）脊髓/圆锥损伤（2 分），马尾神经损伤（3 分）。最后将三部分的分值相加，总分作为选择治疗的依据。总分 ≤ 3 分，推荐非手术治疗；总分＝4 分，可选择手术或非手术治疗；总分 ≥ 5 分，建议手术治疗。TLICS 首次将骨折形态学与神经损伤相结合，并强调后纵韧带复合体的损伤的重要性，总体评估胸腰椎损伤的程度。相比其他评分系统，TLICS 更加全面、准确，具有较高的可靠性和可重复性，尤其是针对神经损伤状态的评估可靠性更高，这一评分系统简单、易于掌握，临床操作性强，能够更加直接的指导临床医师选择采取手术治疗或非手术治疗。

（孙天胜　李连华）

xiōng-yāozhuī jǐzhù jǐsuǐ sǔnshāng hòufāng rùlù

胸腰椎脊柱脊髓损伤后方入路（posterior approach of thoracolumbar spine and spinal cord injury）　通过后方手术入路对脊柱脊髓损伤患者进行骨折间接复位，再通过椎管后方椎板切除减压，椎弓根切除椎管前外侧减压，椎体次全切环形减压等方式来解除神经压迫。

适应证　适用于大多数的脊柱骨折，特别是椎管前方压迫小于 50% 的胸腰椎骨折。

手术方法　全身麻醉，患者俯卧位，腹部悬空，采用后正中纵切口，传统的剥离椎旁肌或（Wiltse）椎旁肌间隙入路，置入椎弓根螺钉，连接钉棒进行骨折间接复位内固定。如合并神经症状，进行椎板切除减压，咬除骨折椎弓根，显露硬膜侧缘，探查骨折块向后移位情况，用直角器插入硬膜前方，将骨折块向前打入复位。如复位困难，经椎弓根进行刮除前方影响复位的骨质后，再将骨折块打入复位。术后预防性应用抗生素24小时。

注意事项 ①无神经症状的骨折，不需要行直接减压。②合并骨折脱位时，要进行脊椎后方融合。③骨折椎体椎弓根结构完整，可考虑对伤椎进行固定。

优点 后方结构相对简单、术中出血少、创伤小以及术后恢复快。

缺点及预防 后路减压为非直视下间接减压，无法取出前方压迫的骨折碎块，术中牵拉硬膜囊可能会加重神经损伤。因此，要注意避免对神经的过度牵拉。

（孙天胜 李连华）

jǐzhù jǐsuǐ sǔnshāng bìngfāzhèng

脊柱脊髓损伤并发症 （complication of spine and spinal cord injury）

脊髓损伤后的并发症较为严重，最常见的是泌尿系统并发症、呼吸系统并发症及压疮。脊柱脊髓损伤患者第1年内的死亡率最高，最常见的原因是死于呼吸系统疾病的并发症，其次为心血管疾病，损伤平面、损伤程度及年龄是影响死亡率的主要因素。能够在1年后存活下来的患者，其预期寿命也要比正常人短，约为正常寿命的90%。

基本内容 脊柱脊髓损伤并发症与损伤平面有关。颈髓发出神经支配上肢感觉、运动及膈肌，膈肌大约提供肺部吸气量的65%，支配膈肌的是 $C_3 \sim C_5$。因此，颈髓损伤节段越高，通气不足的程度就越严重。腹肌是主要的呼气肌，受 $T_7 \sim L_1$ 神经支配，T_6 及 T_6 以上的损伤会导致咳嗽无力，不能有效清除呼吸道的分泌物，导致肺不张等并发症。自主神经通路受损在脊髓损伤并发症发生中起着重要作用。自主神经系统主要包括交感神经和副交感神经，脑干和脊髓 $S_2 \sim S_4$ 有副交感神经的细胞体，被称为自主神经的"腰骶分布"，交感神经细胞体位于 $T_1 \sim L_2$ 节段的中间外侧柱及外侧柱，被称为自主神经系统的胸腰分布。交感神经和副交感神经对心血管（血压、心律、心率及外周血流）、膀胱、直肠等的调节作用相互拮抗。交感神经的调节中枢位于延髓内，在 $T_1 \sim L_2$ 节段形成突触。因此，T_1 以上的损伤会导致交感神经中枢信号传递终端，损伤越严重信号传导受损越重，导致损伤早期出现低血压、低心率等心血管并发症，神经源性膀胱，神经源性直肠等。脊髓损伤后机体功能活动障碍会影响血液循环，导致压疮、深静脉血栓等并发症的发生。而机体的内分泌系统发生异常，在早期可发生尿崩、低钠血症、体温调节障碍等，长期会导致血糖代谢紊乱、骨质疏松等并发症。

早期并发症 ①低血压：颈脊髓损伤后，由于自主神经功能紊乱，导致心血管系统的稳态被打乱，引起血压下降、心率减慢、心电图异常，除了心动过缓之外，还出现 ST 段下移、T 波低平。发生机制是由于支配心脏的交感神经节前纤维起自 $T_1 \sim T_5$ 脊髓节段，在颈部神经节换元后，发出节后纤维支配心脏，作用是兴奋心血管。颈脊髓损伤后，阻断了高级中枢对交感神经的支配，窦房结上 β1 受体和血管的 α 受体得不到交感神经的递质，副交感神经相对兴奋，外周血管紧张度下降，回心血量减少，使得血压下降，心率减慢。尽管这种血压下降至 70mmHg 以上时一般不会导致组织的低灌注损伤，但维持平均动脉压在 85mmHg 以上有助于神经功能的恢复，减少心血管意外的发生。对于出现低血压的患者，常需要应用血管活性药物支持 1 周左右。药物治疗一般是应用降低迷走神经活性的药物增快心率，用血管活性药物增加心输出量和血管收缩。②心动过缓：脊髓损伤后，自主神经失去高级中枢的支配，导致心血管系统紊乱。对于较严重的心动过缓患者，需要提防出现缺氧，心搏骤停。可应用阿托品进行干预。③低钠血症：颈脊髓损伤后会出现低钠血症，发生机制有两种：a. 抗利尿激素不适当分泌综合征，是指脊髓损伤后抗利尿激素分泌异常增多，导致体内水潴留，尿排钠增多，导致稀释性低血钠；b. 脑耗盐综合征，是指颈脊髓损伤后，交感神经的传导通路被中断，导致肾交感神经兴奋性下降，肾素-醛固酮系统受到抑制，导致尿排钠增多（盐被消耗）。低钠血症一般在脊髓损伤后 1 周出现，可维持 4 周左右，其出现的时间、程度及持续时间与脊髓损伤的节段和程度有关。治疗上要区分是哪种机制为主，抗利尿激素不适当分泌综合征需要限水利尿，补充高渗盐溶液；脑耗盐综合征要积极补液，补充血容量。④尿崩症：颈脊髓损伤后尿崩症是一种以抗利尿激素分泌和释放不足而引起的多尿、烦渴和低比重尿为特征的临床综合征，尿崩症不但可以导致电解质紊乱，引起脑水肿和脑缺血，也可以导致脊髓水肿、缺血，加重脊髓损伤。尿崩症发病机制可能与多种因素相关：a. 交感神经信号传输中断，外周血管的阻力下降，导致血液回流减少，以及抗利尿激素分泌的减少。b. 低血压、低血氧导致垂体缺血缺氧，精氨酸加压素的分泌减少。

c. 脊髓损伤后使用脱水药物，导致颅内压降低，使得垂体微血管内外压力差加大，导致破裂出血，抗利尿激素合成分泌减少。尿崩症发生一般发生在颈髓损伤后的3~9天，持续时间一般约为3周。治疗上限制补液量，通过高渗盐溶液治疗补充电解质，早期可适当应用氢氯噻嗪、氯磺丙脲等抗利尿药，垂体后叶素是治疗中枢性尿崩症的首选药物，在上述药物无效时应用去氨加压素。高压氧治疗、中医治疗也有一定的效果。

晚期并发症　①压疮：患者骨突起部位皮肤发生溃疡或坏死，主要原因是局部长时间压迫，造成血流不畅，局部营养缺乏，皮肤自主免疫力下降所致。脊髓损伤后压疮为四期。Ⅰ期为红斑期；Ⅱ期为水疱期；Ⅲ期为组织溃疡期；Ⅳ期为肌肉溃烂期。常见的好发部位为坐骨、股骨大转子和骶骨，也偶见于足跟、踝等部位。治疗以预防为主，每天检查最易形成压疮部位的皮肤，勤翻身活动，避免潮湿，维持充足的营养摄入。在溃疡发生后，及时进行清创、营养支持，较大的创面进行皮瓣、肌皮瓣修复。②神经源性膀胱：脊髓损伤导致膀胱及尿道储尿、排尿功能障碍，进而产生一系列并发症的疾病总称。神经源性膀胱是脊髓损伤患者常见的并发症之一，常表现为膀胱平滑肌收缩功能和排尿反射消失、尿潴留、溢出性尿失禁，常引发尿路感染，是脊髓损伤患者死亡的重要原因。不同的损伤节段神经源性膀胱的表现也不同，损伤节段在副交感神经细胞核团 S_2~S_4 水平以上者，排尿反射弧仍是完整的，但是不受大脑控制，即无法按照意愿排空，当膀胱充

盈到一定程度时会诱发排尿反射进行排尿。损伤节段在 S_2~S_4 脊髓水平时，膀胱反射弧中断，膀胱充盈无法诱发排尿反射，导致充溢性尿失禁。早期评估并对神经源性膀胱进行分类，采用合理的方法进行干预。干预措施包括导尿治疗、扳机点训练、膀胱功能训练、药物治疗和神经电刺激等，目的是积极改善膀胱功能，最大限度地避免尿路并发症的发生，提高患者的生活质量。③神经源性肠道：脊髓损伤后胃肠道自主神经紊乱，导致胃排空延迟、肠道蠕动差，导致患者便秘，排便障碍。根据不同的损伤平面，可分为上运动神经元性和下运动神经元性，上运动神经元性肠道是指损伤位于脊髓圆锥以上，脊髓和肠之间的神经反射弧仍得以维持，失去大脑对肠道的控制，导致骨盆肌肉不自主收缩，无法松弛肛门外括约肌，出现便秘和粪便潴留；下运动神经元性肠道是指损伤位于脊髓圆锥以下，排便反射弧中断，肛门括约肌松弛，导致大便失禁。上运动神经元性肠道可通过刺激直肠诱发排便反射自主排便，如灌肠、栓剂、手指刺激等，轻叩中腹的方法可促进排便，联合肌内注射抗胆碱酯酶药物可改善神经源性直肠的症状，降低药物副作用。下运动神经元性肠道是弛缓性的，应用栓剂、灌肠等直肠刺激是无效的，常用的药物有水溶性润滑剂、容积性泻药等，必要时要手工排便。因此，对神经源性肠道的管理需要个性化。④中枢性疼痛（central pain，CP）：发生于脊髓损伤平面以下痛觉消失区的疼痛，是在运动功能丧失及性功能障碍之后，排在第三位的并发症。中枢性疼痛一般发生在脊髓损伤4周

后，发生率为65%~80%，可自发产生或者由外界刺激引发。疼痛类型中肌肉骨骼性疼痛的发生率最高，占50%~70%，其次是神经性疼痛，发生率为34%~47%，血管性疼痛发生率为5%。肌肉骨骼性疼痛对患者日常生活的影响相对较轻，神经性疼痛的剧烈程度及对患者的影响最重，绝大多数的患者都同时存在多种类型的疼痛。发病机制不清，可能与脊髓丘脑束损害和/或丘脑传入神经阻滞有关。中枢性疼痛特征性表现是疼痛剧烈，定位模糊，疼痛性质多样，常被描述为烧灼痛、刺痛、刀割痛、紧缩痛或电击样疼痛等。中枢性疼痛的剧烈程度及发作频率均随病程延长不断加重，直至疼痛持续存在并难以忍受，给患者带来极大痛苦。中枢性疼痛治疗起来比较困难，治疗方法包括药物治疗、针灸、鞘内注射、颅内或脊髓电极刺激、脊髓切断术和脊髓背根入髓区损毁术等。⑤痉挛：脊髓损伤后肌张力异常增高的综合征，表现为以腱反射亢进为特征的运动功能障碍。脊髓损伤后痉挛发生率高达60%，其中超过25%属于严重痉挛。痉挛常发生在脊髓损伤后数周，即在休克期恢复后出现。痉挛的发生与脊髓损伤平面和损伤程度相关，一般认为是脊髓损伤后 α 运动神经元下行抑制性调节破坏，从而造成神经元过度兴奋所导致，表现为患者肢体运动时，肌肉张力异常增加，导致阵发性肌强直或痉挛。适度的肌张力增高有助于维持站立姿势和进行移动，促进下肢静脉回流，减少深静脉血栓形成和直立性低血压，而痉挛则导致患者坐姿异常，平衡能力降低，行动困难，尿道外括约肌痉挛可引起泌尿系统的

损害，给患者日常生活带来严重的影响。治疗方法包括药物治疗和物理疗法，对于难治性的患者，也可采取脊神经根切断术等手术治疗。⑥异位骨化：是指在四肢关节周围的软组织内出现骨化组织，是急性脊髓损伤后常发生的一种不可逆的并发症。异位骨化一般在伤后12周出现，通常发生在损伤节段平面以下，下肢髋关节和膝关节是最易受累的部位。在脊髓损伤患者中约有50%会发生异位骨化，20%~30%表现为关节活动度减少，只有3%~8%的患者表现关节僵硬。治疗方法包括非甾体类抗炎药和手术切除。⑦性功能障碍：脊髓损伤后性功能障碍是患者仅次于恢复四肢活动的第二大需求，主要包括性欲减退、勃起功能障碍和不育。影响性功能的主要决定因素是脊髓损伤的水平和程度。脊髓损伤的性功能障碍在男性中表现更为显著，包括勃起功能障碍，射精障碍和精子质量下降。治疗方法包括药物治疗、辅助装置和手术植入假体等。⑧骨质疏松：脊髓损伤后，损伤节段以下的骨质丢失，主要影响椎骨以外的松质骨，表现为骨量的减少和骨结构的改变，导致骨骼的力学性能显著降低，增加骨折的风险。脊髓损伤后骨质疏松的发生与脊髓损伤后瘫痪持续的时间、痉挛状态、年龄等因素相关。发生机制与失用性退化、失神经支配、激素水平改变等因素有关。在诊断脊髓损伤后骨质疏松时，世界卫生组织（WHO）的诊断标准主要是针对绝经后妇女制订的，对脊髓损伤后骨质疏松患者，用Z值（骨质量与同年龄组平均BUA的比值）评估更为合适。使用双膦酸盐类药物能减轻脊髓损伤患者骨质疏松的程度。⑨抑郁：抑郁在脊髓损伤患者中很常见，发生率20%~45%，通常出现于脊髓损伤后的第1个月内，最大的危害是自杀，发生率要高于正常人群的4~5倍，大都发生在脊髓损伤后的最初5年内。抑郁发生的危险因素，除了与患者脊髓损伤平面、程度有关外，还与患者的年龄、心理状态、家庭和社会环境有关。其具有高患病率和严重后果。因此，应定期筛查患者的心理状况，及时进行心理疏导，必要时进行药物治疗。

意义 脊柱脊髓损伤并发症的防治，是脊柱脊髓损伤治疗中重要的一环，对患者伤后的康复、预后以及生活质量起着重要的作用。

（孙天胜 李连华）

gǔpén sǔnshāng

骨盆损伤 （injury of pelvis）

骨盆是一个环形结构，由一块骶骨和两块髋骨组成。髋骨是由三个独立的骨化中心融合形成的，即髂骨、坐骨和耻骨，会合于三角软骨，16岁左右完全融合。所形成的关节面成为髋臼。根据受伤机制、治疗原则、手术技术以及解剖学特点等，将骨盆区的骨折分为骨盆骨折与髋臼骨折两个大类。

（吴新宝）

gǔpén gǔzhé

骨盆骨折 （fracture of pelvis）

属于高能量损伤，多见于交通事故、工业建筑中的坠落、挤压、砸伤等，通常为多发创伤，伤情严重、治疗困难。所以骨盆骨折的治疗对于创伤骨科医师一直是一个挑战。在20世纪40年代，当时的骨盆骨折病例较少，发生骨盆骨折均为严重损伤，复习当时涉及骨盆骨折的文献中，讨论的重点是合并内脏损伤的情况，而骨折本身则很少讨论。那时外科医师普遍认为骨盆骨折的患者如果能幸存下来就实属不易，很少关注他们的骨科情况，也反映出当时对骨盆骨折的诊治不到位。20世纪70年代，随着工业及经济的不断发展，骨盆骨折发病率逐渐增加，关于骨盆骨折的相关研究也明显增多。到了20世纪80年代，骨盆骨折的基础及临床研究不断深入，逐渐完善了骨盆骨折的损伤机制、分型以及治疗原则。进入21世纪，骨盆骨折的治疗已经成为创伤骨科领域的最热门论题，普遍认为以生物力学研究为基础的骨盆骨折分型和通过手术获得骨盆环稳定是治疗的首要原则。但骨盆骨折的治疗效果仍不能令人满意，其术后死亡率以及各种并发症依然很高，仍需要不断进行研究和提高。

病因及发病机制 骨盆不稳定可以有两种移位方式，一种是旋转不稳定，另一种是多平面的移位不稳定。造成骨盆环断裂的暴力可以有四种类型。

前后方向暴力 前后方向的暴力可以引起半骨盆外旋，这种外旋以后方未损伤的韧带为轴（图1）。前后方向的暴力还可以由股骨的外旋造成，此时外旋的股骨像一根杠杆而使耻骨联合分离。前后方向的暴力进一步作用还可以造成骶髂前韧带损伤，但由于后方韧带复合体的完整而不会产生垂直不稳定。

侧方挤压暴力 造成骨盆骨折最常见的暴力是侧方挤压暴力。侧方挤压通常直接作用在髂骨翼或骨盆的外侧面，暴力的方向和骶骨的骨小梁平行，造成骶骨的松质骨压缩骨折（图2）。根据暴力的大小及作用在骶骨上的部位，

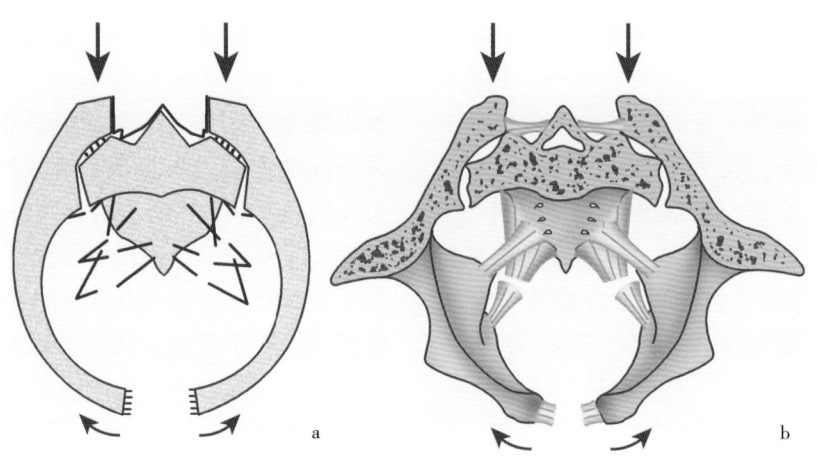

a. 暴力前后方向作用于骨盆，造成一侧或双侧半骨盆外旋，根据暴力作用的大小而产生不同程度的损伤；b. 前后方向的暴力造成双侧半骨盆外旋，前环完全断裂，后环部分断裂。

图1　前后方向暴力

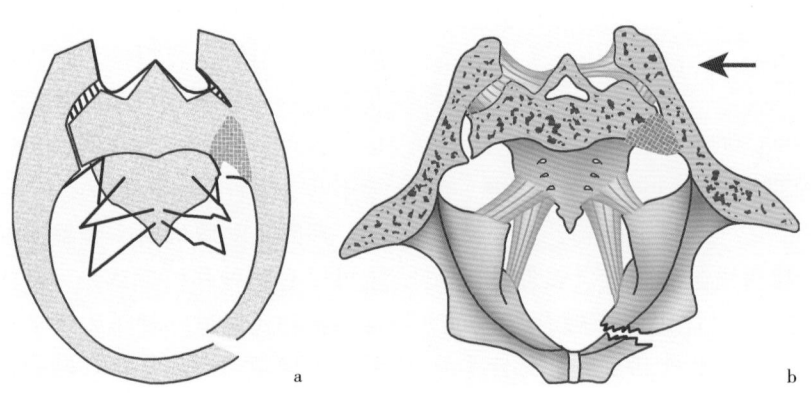

a. 暴力从身体侧方作用于大转子部或髂骨翼部，造成半骨盆内旋损伤；b. 侧方挤压暴力造成前环的耻坐骨支骨折及后环的骶骨压缩骨折。

图2　侧方挤压暴力

会产生不同的骨折类型：①当暴力作用在骨盆的后方，会通过后半髂骨使暴力直接作用在骶骨上，造成典型的骶骨压缩性骨折，由于暴力的方向和后方韧带纤维及骶骨骨小梁平行，所造成的骨折相对稳定。②当暴力作用在髂骨翼的前半部分时，则会造成同侧半骨盆内旋，其旋转支点位于骶髂关节前方或骶骨翼的前方。因此，骶骨的前方就会受到挤压，同时后方的骶髂韧带复合体也会受到损伤。随着对后方骨间韧带

损伤程度的增加，骨折的不稳定性也在增加，而由于骶棘及骶结节韧带保持完整，所以垂直不稳定受到限制。当暴力继续作用，达到对侧半骨盆，会引起对侧半骨盆外旋，从而造成对侧骶髂关节前韧带损伤以及骨盆前环的骨折或脱位（耻骨联合）。③当暴力作用在股骨大转子时，除产生同侧骨盆的侧方挤压损伤，还常合并有髋臼的横行骨折。

垂直暴力　这种损伤常见于高处坠落伤或车祸，暴力由下肢

经股骨头传导到半骨盆（图3）。这些高能量垂直暴力的作用方向通常和骨小梁垂直，造成不稳定的垂直骨折并伴有不同程度的不稳定性移位。由于这种垂直的损伤机制，通常会造成骨盆韧带附着处或腰椎横突的撕脱骨折。垂直暴力会造成骶棘韧带和骶结节韧带的断裂，从而产生骨盆的垂直不稳定。这些损伤机制不但决定于暴力因素，还要根据骨的强度及相关韧带的结构来判断，对于骨质疏松或老年患者来说，骨的强度弱于韧带，所以通常是先造成骨折；而对于年轻患者，骨的质量相对强，通常会发生韧带断裂。

外展外旋暴力　这种暴力多见于摩托车损伤，当损伤发生时下肢被强力外展外旋，暴力通过股骨干和髋关节向上传导，而造成半骨盆从骶骨上撕裂（图4）。这种损伤可造成后部结构的严重破裂。

分型　骨盆骨折主要采用两套分型系统：蒂勒（Tile）分型和扬-伯吉斯（Young-Burgess）分型。①蒂勒分型：是结合损伤机制和放射学表现，按照骨盆环稳定性可将骨盆骨折分为三型（表1）。②扬-伯吉斯分型：基于损伤机制，将骨盆骨折分为以下四型（表2）。

临床表现　骨盆的撕脱骨折可以为单一部位损伤。而由于骨盆为环状结构，累及骨盆环的骨折通常不止一处损伤。骨盆骨折的临床表现为疼痛、肿胀和活动受限。对于累及骨盆环的骨折，可出现骨盆分离挤压试验阳性。一些骨折通过查体和相关检查无法判断稳定性，可能需要在麻醉下检查以明确诊断。在检查骨折体征的同时需要检查双下肢的血

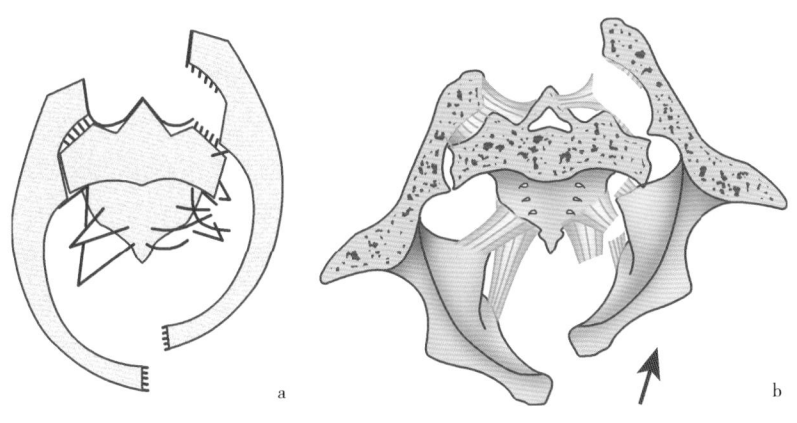

图 3　垂直暴力

注：暴力经一侧下肢垂直作用于半骨盆，造成一侧半骨盆完全断裂损伤，垂直暴力使半骨盆的前环经耻骨联合断裂，后环经骶骨断裂，这种损伤合并较高的神经损伤率。

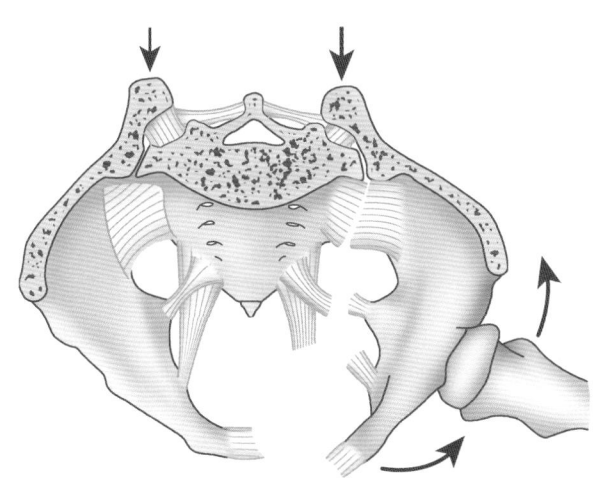

图 4　外展外旋暴力

注：暴力作用于一侧下肢，使下肢极度外展外旋，造成半骨盆外展外旋损伤。后方结构损伤严重，常伴有严重出血。

供、感觉及运动，判断是否合并神经血管损伤。对于不稳定型骨盆骨折，还可以有如下表现：下肢不等长或下肢旋转畸形；脐与双侧髂前上棘的距离不等；耻骨联合间隙增宽；伤侧髂后上棘突起；骨盆扭转畸形；会阴部血肿，男性可出现阴囊肿大、女性可出现大阴唇肿大；进行性加重的腹胀等。如果为血流动力学不稳定的骨盆骨折，可出现失血性休克及 DIC 的表现，应当减少不必要

的检查，尽快稳定骨盆，控制出血。另外，需要注意检查患者的尿道、直肠及女性患者的阴道是否有损伤，判断是否为隐匿性开放性骨盆骨折。

诊断　影像学检查可以明确诊断，主要包括以下几种。

X 线检查　可以让临床医师快速获取评估骨盆骨折的资料，对损伤严重的患者及时进行抢救和处理，降低骨盆骨折的病死率和致残率。但临床医师必须想到

在医院所看到的 X 线平片绝不代表患者受伤瞬间的情况，受伤瞬间骨盆环的变形及骨折的移位只有比 X 线平片上所显示的严重，骨盆位于躯干的中部，周围有众多的肌肉及双下肢，有很强的复原能力。因此，常掩盖了受伤时的真实情况。骨盆骨折的 X 线评估包括骨盆正位片、骨盆入口位片、骨盆出口位片，特殊情况下需要拍侧位片及斜位片。①骨盆正位片：检查时患者平卧位，X 线平片盒水平置于骨盆下方，球管置于骨盆正上方，与身体平面成垂直位投照（图 5）。大多数骨盆骨折可以在正位片上得到显示。如前环的耻骨坐骨支骨折，后环的骶髂关节分离，髂前上棘、髂前下棘及坐骨结节撕脱骨折等在正位片上均可获得很好的显示，在肠道不充气或肠内容物不多的情况下，还可显示骶骨的骨折（纵裂或横断骨折）。在正位片上如能看到 L_5 横突移位的撕脱骨折、骶结节韧带或骶棘韧带撕脱骨折，常提示骨盆环为不稳定性骨折。②骨盆入口位片：检查时患者平卧位，X 线平片盒水平置于骨盆下方，球管置于骨盆正上方向患者足侧倾斜 40°～60° 投照（每个个体的骶骨倾斜角度不同，所以投照角度也不同）（图 6）。此投照位垂直于真骨盆入口平面，主要显示骨盆后环（骶髂复合体）骨折在前后方向的移位，半骨盆旋转移位以及耻骨联合分离和耻骨支骨折等均可以在入口位上清晰显示。③骨盆出口位片：检查时患者平卧位，X 线平片盒平置于骨盆下方，球管置于骨盆正上方向患者头侧倾斜 40°～60°（图 7）。标准的骨盆出口位上耻骨联合和第 2 骶孔上缘重叠。出口位主要显示半侧骨盆垂直移位，

表 1　蒂勒（Tile）骨盆骨折分型

A. 骨盆环稳定型
A1. 髂骨撕脱骨折
　　A1-1. 髂前上棘撕脱骨折
　　A1-2. 髂前下棘撕脱骨折
　　A1-3. 坐骨结节撕脱骨折
A2. 髂骨翼的稳定骨折及微小移位的骨盆环骨折
　　A2-1. 孤立的髂骨翼骨折（含撕脱骨折）
　　A2-2. 稳定的非移位/微小移位的骨盆环骨折
　　A2-3. 孤立的前环骨折（四柱骨折）
A3. 骶骨、尾骨的横行骨折
　　A3-1. 尾骨骨折/骶尾关节脱位
　　A3-2. 非移位的骶骨骨折
　　A3-3. 移位的骶骨骨折
B. 骨盆环部分稳定型（旋转不稳定型）
B1. 开书型骨折（骨联合分离<2.5cm，骶髂关节分离<1cm）
B2. 侧方挤压型骨折
　　B2-1. 前环、后环的同侧损伤（含耻骨联合交锁、倾斜骨折）
　　B2-2. 前环、后环的对侧损伤（桶柄样骨盆）
B3. 双侧的 B 型损伤（含严重的开书损伤、一侧 B1 对侧 B2）
C. 不稳定型骨折
C1. 单侧损伤
　　C1-1. 髂骨骨折
　　C1-2. 骶髂关节脱位或骨折脱位
　　　　C1-2a1. 骶髂前韧带断裂伴后方髂骨骨折
　　　　C1-2a2. 单纯骶髂关节脱位
　　　　C1-2a3. 骶髂关节脱位伴骶骨骨折
　　C1-3. 骶骨骨折
　　　　C1-3a1. 骶骨Ⅰ区（骶骨翼）骨折
　　　　C1-3a2. 骶骨Ⅱ区（骶孔）骨折
　　　　C1-3a3. 骶骨Ⅲ区（骶管中部）骨折
C2. 双侧损伤，一侧 B 型损伤、对侧 C 型损伤
C3. 双侧 C 型损伤

表 2　扬-伯吉斯（Young-Burgess）骨盆骨折分型

前后挤压型（APC）
　APC Ⅰ：轻度，耻骨联合分离≤2.5cm，骶髂前韧带拉伸
　APC Ⅱ：耻骨联合分离>2.5cm，骶髂前韧带撕裂
　APC Ⅲ：耻骨联合完全分离，骶髂前后韧带均撕裂
侧方挤压型（LC）
所有的 LC 型骨盆骨折，均合并闭孔环骨折
　LC Ⅰ：骶骨损伤
　LC Ⅱ：髂骨翼骨折
　LC Ⅲ：一侧为 LC Ⅰ/Ⅱ型，对侧合并 APC 型损伤
垂直剪切型（VS）
　半骨盆垂直移位，耻骨骨折及骶髂关节脱位或骨折脱位
复合型（CM）
　合并 APC、LC、VS 两种以上类型的损伤

表现为股骨头不在同一水平线。通过观察骶神经孔轮廓的断裂可判断骶骨骨折，也可看到髂骨翼和耻骨支的骨折。④骨盆斜位片：在合并髋臼骨折时，需要拍摄斜位片，主要是髂骨斜位片和闭孔斜位片，在斜位片上不但可以明确髋臼骨折的诊断，还可以提供更多的骨盆环骨折相关信息。⑤骨盆侧位片：对于骶尾骨横行骨折或脱位时，侧位片能很好地显示其移位情况。

CT 检查　CT 能够提供更多关于骨折的信息。在普通骨盆 X 线平片上无法显示的细小骨折和轻度移位骨折，在 CT 平扫图像中都可以清晰地显示出来。尤其是骨盆后环的骶骨骨折、骶髂关节骨折脱位等 X 线平片很难显示清楚，CT 可以清楚地显示骨折的形态、骨折移位大小、半骨盆旋转的角度等。另外，CT 还可显示盆腔的血肿，增强 CT 还可看到活动性出血。需要强调的是，虽然 CT 不能直接显示韧带损伤，但根据骨结构的损伤情况应该能够推断出韧带及软组织损伤情况，如骶髂关节前方增宽，应怀疑合并有骶髂前韧带的损伤，骶髂关节前后均增宽应怀疑骶髂前后及骨间韧带均有损伤，并诊断为蒂勒（Tile）C 型骨折。CT 三维重建，可以提供直观、立体的三维图像，在专用软件的帮助下可以在任意角度观察骨盆骨折移位情况。另外，利用三维 CT 数据可以复制出同等大小的骨盆模型，使医师得到几乎和真实一样的骨盆环损伤模型，这对于陈旧骨盆骨折很有价值，医师可以在模型上做术前计划。

MRI 检查　MRI 可以显示骨盆后方重要韧带的损伤情况，韧带断裂、撕脱以及血肿，但 MRI 不是必需的检查，特殊情况下可进行检查。

治疗　包括稳定型骨盆骨折和不稳定型骨盆骨折的治疗。

稳定型骨盆骨折　在蒂勒（Tile）分型中的 A 型骨折属于骨盆环稳定的骨折。对这类骨折，

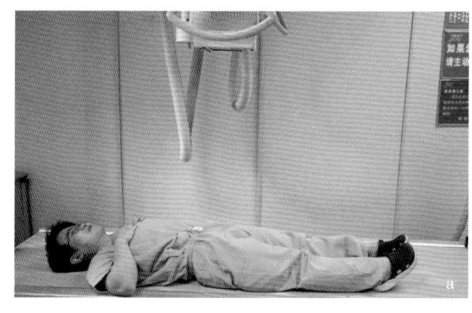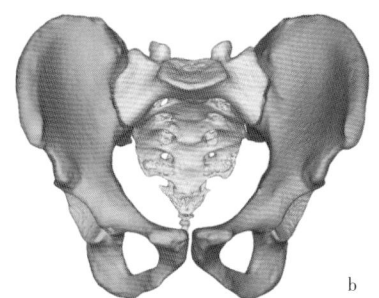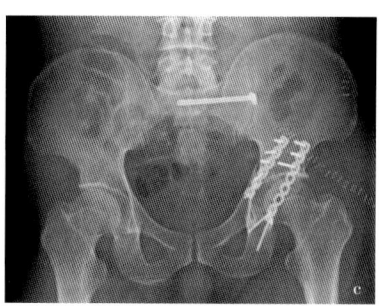

a. 拍摄骨盆正位片时，X 线球管垂直对准耻骨联合上方；b、c. 骨盆正位片上应将完整的骨盆包括在内。

图5 骨盆正位片

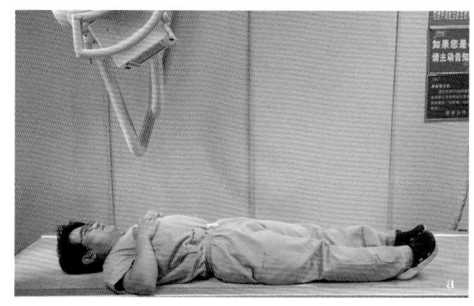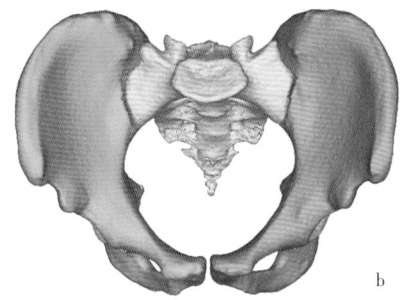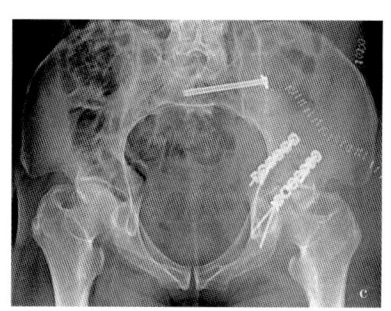

a. 拍摄骨盆入口位片时，X 线球管向足侧倾斜 40°~60°；b. 骨盆入口的解剖；c. 骨盆入口位片可看到完整的骨盆入口缘呈椭圆形。

图6 骨盆入口位片

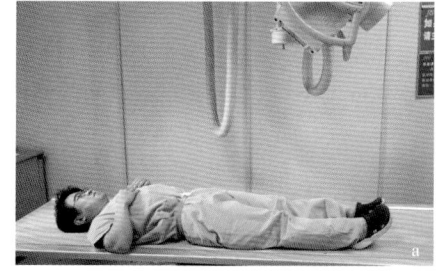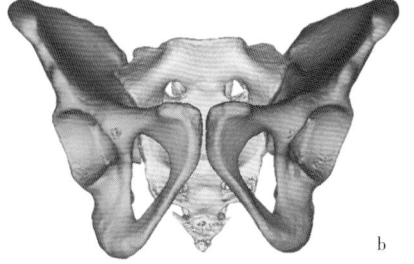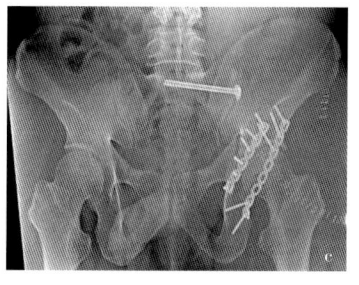

a. 拍摄骨盆出口位片时，X 线球管向头侧倾斜 40°~60°；b. 骨盆出口的解剖；c. 骨盆出口位片显示半骨盆垂直移位情况。

图7 骨盆出口位片

大多数可采取非手术治疗，患者可卧床制动 4~8 周，根据骨折类型决定负重时间。但对于移位大的骨折，尤其是青少年的撕脱骨折，会导致不愈合或畸形愈合，影响功能，这类骨折可进行手术复位及固定。如髂前上棘或髂前下棘撕脱骨折，坐骨结节撕脱骨折等。①A1 型骨折：均为撕脱骨折，如髂前上棘、髂前下棘、坐骨结节等。多见于青少年，如果移位不大，则可非手术治疗，如果移位大，则需手术治疗。②A2 型骨折：为单纯的髂骨翼骨折或移位很小的前环骨折，常由于直接撞击暴力造成，骨折不涉及骨盆环的稳定，由于髂骨翼内外有丰满的肌肉组织包裹，很少发生移位。如果移位大，造成畸形，则考虑手术治疗。偶尔可见到特殊的前环耻坐骨支骨折，又称骑跨伤或四支骨折，也是由直接暴力撞击造成，不涉及后环损伤，如果移位或畸形不严重，则可非手术治疗。③A3 型骨折：为骶骨或尾骨的横断骨折或骨折脱位，这种骨折会造成长时间的疼痛。如果骨折未造成神经功能障碍，则非手术治疗，如果因为高位的骶骨骨折（高处跌落伤）造成神经根功能障碍，则需要对骨折进行复位，必要时还需固定，但是否进行椎管探查以及减压还存在争议。

不稳定型骨盆骨折　骨盆环不稳定骨折是指蒂勒分型中的 B 型和 C 型骨折。B 型骨折为旋转不稳定骨折，其中 B1 型为外旋或开书型不稳定，B2 型为内旋或侧方挤压型不稳定，C 型为垂直和旋转均不稳定。

非手术治疗　①B1 型损伤：耻骨联合分离小于 2.5cm，或者经耻骨支的骨折移位不大，可选择非手术治疗。但是有些明显不稳定的骨折，到医院拍片时，耻骨联合分离可能已经回缩，所以单纯依靠 X 线平片的 2.5cm 作为非手术标准并不客观，应结合临床的全面检查和判断，有时可在麻醉下拍应力位片来判断稳定性。非手术治疗方法为卧床，用或不用骨盆带固定，4~6 周后可开始活动（图 8）。②B2 型损伤：对于后环为骶骨压缩骨折，前环耻骨支骨折移位不大，内旋不显著者，可采用非手术治疗。非手术治疗的方法是仰卧位，这样依靠重力作用可使内旋畸形获得部分纠正。③C 型损伤：是旋转和垂直均不稳定，对于移位大的 C 型骨折，非手术治疗很难纠正旋转移位，容易产生不愈合或畸形愈合，但特殊情况不能手术的患者，

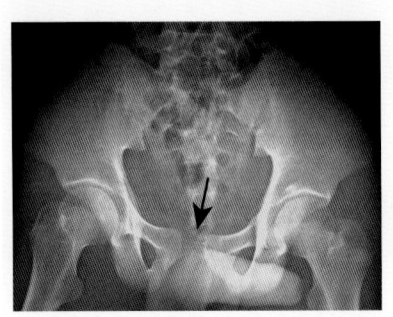

图 8　B1 型骨折，耻骨联合分离小于 2.5cm，采用非手术治疗

非手术治疗方法可采用股骨髁上骨牵引，或骨盆带治疗。

急救方法　骨盆损伤是一种潜在危及生命的骨科急症，因大出血导致的血流动力学不稳定，为骨盆骨折早期死亡的主要原因之一，此类患者的死亡率为 18%~40%，而最初 24 小时内死亡的原因通常是急性失血。所以对骨盆骨折需要迅速诊断并做及时恰当的处理。首先应进行全面检查，骨盆骨折在多发损伤中占 25%，常合并颅脑、胸腹部等危及生命的损伤，对这些损伤应做对应处理。对血流动力学不稳定的骨盆骨折应遵循损伤控制的原则进行处理，要有救治流程，即治疗可以分为两步：第一步为急诊复苏降低死亡率；第二步为二期最终复位固定降低致残率。①快速初步评价：对怀疑有骨盆损伤的患者，首先监测生命体征，确认是否存在休克及休克严重程度，并注意检查颅脑、胸部、腹部等损伤。②输液：对于血流动力学不稳定的患者，应迅速建立双上肢 16 号以上的静脉输液通道，必要时要果断行静脉切开或中心静脉穿刺术，要求在 20 分钟内快速输入 2000ml 液体。关于液体种类，并没有确切证据显示胶体液比晶体液优越，且胶体液更易引起凝血功能障碍、组织肿胀，且费用较高。因此，首选复苏液体为生理盐水或平衡盐溶液。③急诊检查：上述静脉穿刺输液同时，采集血样完善必要的实验室检查。过去常把血红蛋白、血细胞比容作为失血严重程度指标，但在急性期无明显参考价值。血气分析中的 pH、乳酸、碱剩余能真实地反映机体缺氧状态，从而说明休克严重程度。对于严重创伤，1/4~1/3 的病例存在凝血功

能障碍，其死亡率是正常凝血功能患者的 3~5 倍，同时输液及输血会进一步影响凝血功能，加重出血。因此，也需动态检测，指导成分输血。④输血：对于任何血流动力学不稳定的患者，在静脉穿刺输液同时，应迅速配血做输血准备，配血完成后尽快输血。⑤控制出血：控制骨盆出血，首先要明确出血主要来源：a. 盆腔脏器周围的静脉丛，尤其是骶前及耻骨后静脉丛的出血。b. 骨折面的渗血。c. 知名动脉的出血。在血流动力学不稳定病例中，以前两者静脉性出血为主的占 85% 以上，而动脉性出血为主的仅占 5%~15%。因此，一般情况下，首先要考虑控制骨盆的静脉性出血，根据血流动力学的变化，再考虑动脉性出血的控制处理。常用的方法包括骨盆环形压迫，如抗休克裤、骨盆带等；外固定架；甘兹（Ganz）钳；动脉造影栓塞止血（TAE）；骨盆填塞术等。⑥重症监护：对于休克时间较长的病例，进行上述方法快速救治，血流动力学初步稳定后，复苏并没有结束，多器官的支持治疗，以降低多器官功能障碍综合征（MODs）发生率，一般建议至少伤后 3 天才考虑骨折或脱位的最终治疗。

手术治疗　是骨盆骨折治疗的重要手段，按照复位方法的不同可以分为切开复位和闭合复位；按照固定方式的不同，可以分为内固定和外固定。①切开复位内固定/外固定术：按照解剖学位置，骨盆可以分为前环和后环。前环主要指耻骨联合、耻坐骨支等结构，后环主要指骶骨、骶髂关节、髂骨翼等。骨盆前环切开复位的主要手术入路为普凡嫩施蒂尔（Phannenstiel）入路和改良

斯托帕（Stoppa）入路。骨盆后环的切开复位根据切口位置的不同，又分为前入路和后入路。前入路通常为髂窝入路，即髂腹股沟入路的第一窗可以显露骶髂关节、部分骶骨等。后入路适用于骶骨骨折、骶髂关节脱位，尤其是陈旧病例需从后方松解和复位者，需要患者俯卧位，根据骨折的部位或者松解的部位的不同选择具体手术切口。对于骶骨体骨折，或双侧骶骨骨折，可选后正中切口；对于单侧骶骨骨折或骶髂关节脱位，则选患侧骶髂关节后入路。前环的切开复位，通常采用接骨板内固定术，根据骨折类型和手术入路的不同，接骨板的长度及其位置也有所不同；对于个别情况无法使用内固定时，也可以选择外固定架维持前环的复位。后环的前入路手术，可以选用骶髂关节前方接骨板内固定，也可以选择骶髂关节螺钉内固定术。后环的后入路手术，可以选择接骨板内固定术或骶髂关节螺钉内固定术。对于移位较大的骶骨骨折，如自杀者骨折等，可以使用腰骶固定系统。②闭合复位内固定/外固定术：闭合复位是骨盆骨折治疗的重要手段，在伤后早期使用更加便捷。方法通常使用尚茨（Schanz）针固定于骨盆相对厚实的部位，通过把手、逆骨折损伤机制或移位方向进行复位。复位后可以直接连接外固定架的夹钳和连杆，维持骨折复位。也可以使用空心螺钉经皮固定。如果通过闭合复位的方法，骨盆后环复位满意后，同样可以选择骶髂关节螺钉经皮内固定。③导航及机器人辅助治疗：导航技术发展已经有数年的历史，可以分为二维导航和三维导航等技术。导航的出现提高了螺钉植入的精度，也减少了医师及患者射线的暴露。骨科机器人的出现更大程度地实现了精准治疗和个体化治疗。将示踪器置于患者的骨性突起之上，通常选择髂前上棘。根据不同的透视角度，计算并还原坐标，通过配套的软件规划螺钉的位置、方向及长度。机械臂根据先前的规划自动移动到预设的位置，通过机械臂的套筒，置入螺钉。

预后与并发症 骨盆骨折严重程度差别很大。对于可以采取非手术治疗的患者，预后通常较为满意。随着骨折的严重程度，越严重的骨折，预后效果越差。并发症分为早期并发症和晚期并发症。早期并发症包括感染、内固定失效、神经损伤、深静脉血栓形成等。晚期并发症包括疼痛、畸形愈合、不愈合等。

骨盆骨折的治疗已经得到长足进步，有报道在过去10年中，骨盆骨折患者的生存率得到明显提高。但同时骨盆骨折在很多方面仍存在许多问题，如骨盆骨折的急救流程，手术治疗的适应证和手术时机，最终治疗方法的选择等。还需要进行更深入的研究，使骨盆骨折的治疗水平不断提高。

（吴新宝）

kuānjiù gǔzhé

髋臼骨折（fracture of acetabulum） 多为高能量损伤导致。髋臼骨折是全身最大负重关节的关节面的损伤。因此，治疗上也应和其他关节内骨折的处理原则一样，尽可能达到解剖复位，牢固固定及早期的关节功能锻炼。由于髋臼解剖复杂，手术暴露困难，骨折的粉碎程度严重以及复位和固定困难等，使得髋臼骨折的治疗水平远远落后于其他骨折的治疗。而且，髋臼骨折常合并有严重的多发损伤，使得最终的治疗结果常不满意。

应用解剖 髋臼包含在髋骨之中，髋骨是由髂骨、坐骨和耻骨三块骨组成，这三块骨在14岁以前由Y形软骨相连，16~18岁以后，Y形软骨愈合，三块骨合成为一体，称为髋骨。髋臼为一半球形深窝，占球面的170°~175°。正常站立位情况下，髋臼向前、向下、向外倾斜。将整个髋臼球面分为5份，髂骨约占顶部的2/5，坐骨占后方及下方的2/5，耻骨占前方的1/5。髋臼并非整个覆以关节软骨，其关节面呈半月状，因其后部和顶部承受应力最大，所以，此处的关节软骨也相应宽而厚。半月软骨面在髋臼切迹处中断，此处附以髋臼横韧带。从外观上看，髋臼好似位于一个弓形之中，这个弓形包括两个臂，前方称为前柱，后方称为后柱（图1）。髋骨的内部骨小梁结构和从股骨头到脊柱的应力传导之间有密切联系。鲁维埃（Rouviere）于1940年提出，应力的传导是沿着髋臼的髂骨关节面切线方向的高密度骨质部位上行，

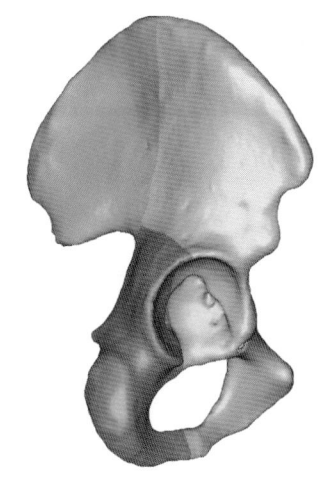

图1 髋臼的侧面观

注：蓝色标记的为髋臼前柱，红色标记的是后柱。

他还将这一骨质密度高度集中的部位称为坐骨支柱。1967年，坎帕纳奇（Campanacci）通过影像学研究，区分出了髋骨内的三组骨小梁系统，即骶骨-髋臼、骶骨-坐骨、骶骨-耻骨。后柱包含髋臼后下方的骶骨-髋臼以及骶骨-坐骨骨小梁；而前柱包含髋臼前方的骶骨-髋臼及骶骨-耻骨骨小梁以及髂骨-髋臼骨小梁（图2）。

病因及发病机制 一般有明确的外伤史，交通伤、高处坠落伤、压砸伤等高能量损伤是常见的受伤原因。受伤时患者的体位及受伤暴力的方向、大小及作用点决定了骨折的类型。如交通伤中常见的仪表盘损伤，通常导致髋臼后壁骨折和髋关节后脱位。另外，随着老龄化的加重，髋臼同样可以出现骨质疏松以后由低能量损伤造成的脆性骨折。

分型 任何骨折分型的目的都要满足三个用途：①可判断骨折的严重程度。②可指导治疗方法的选择。③可判断预后及便于进行结果比较。一种成熟的骨折分型必须要有实用性和被广泛接受性。髋臼骨折比较复杂，骨折类型繁多。因此，进行分型很困难。被广泛采用的分型系统是莱图内尔-朱代（Letournel-Judet）分型，AO分型也趋于普及，而马尔温·蒂勒（Marvin Tile）分型很少使用。

莱图内尔-朱代分型 莱图内尔（Letournel）和朱代（Judet）于1961年首次发表了他们的髋臼骨折分型系统，并在1965年作了部分修改，到现在，这一分型系统一直被广泛地接受和应用。根据髋臼前后柱和前后壁的不同骨折组合，莱图内尔和朱代将它们分为两大类、十个类型的骨折（图3）。①单一骨折：涉及一个柱或一个壁的骨折，或一个单一骨折线的骨折（横行骨折）。共有五个单一的骨折类型：后壁骨折、后柱骨折、前壁骨折、前柱骨折、横行骨折。②复合骨折：至少由以上两个单一骨折组合起来的骨折称为复合骨折，共包括T形骨折、横行伴后壁骨折、后柱伴后壁骨折、前柱伴后柱半横行骨折、双柱骨折五个类型。

AO分型 AO组织将髋臼骨折分为A、B、C三型。A型：骨折仅波及髋臼的一个柱或一个壁；B型：骨折波及两个柱，髋臼顶部保持与完整的髂骨成一体；C型：骨折波及两个柱，髋臼顶部与完整的髂骨不相连。

马尔温·蒂勒分型 马尔温·蒂勒（Marvin Tile）将髋臼骨折分为两大类：①所有无移位的髋臼骨折。②有移位的髋臼骨折。进一步将有移位的髋臼骨折分为以下三型：①后部骨折±后脱位。②前方骨折±前脱位。③横行骨折±中心性脱位。

临床表现 单纯的髋臼骨折大多数情况没有血流动力学的变化。主要症状为髋部疼痛、肿胀、活动受限；合并髋关节脱位的患者肢体畸形以脱位的症状为典型表现；髋关节后脱位可能造成坐骨神经损伤，进而出现患侧下肢麻木、活动不利等。由于髋臼骨折多为高能量损伤造成，合并损伤常见。在临床中首先应该排除严重的合并损伤，如颅脑外伤、胸腹部损伤等，对于挽救生命、保存功能是至关重要的。髋臼骨折常合并骨盆骨折、股骨近端骨折和膝关节损伤等，合并严重骨折的患者同样需要注意血流动力学变化。

诊断 影像学检查可以明确诊断。对于髋臼骨折，常规应拍摄的X线平片包括骨盆正位、髂骨斜位和闭孔斜位片。一张骨盆正位片可以看到六个基本放射学标记：髋臼后壁的缘、髋臼前壁的缘、髋臼顶、泪滴、髂骨坐骨线、髂骨耻骨线（图4）。拍摄髂骨斜位片时，患者向患侧倾斜，即健侧抬起45°（和拍摄台面之间的夹角），X线管球中心对准患侧髋臼中心，主要观察后柱、髋臼前缘、髂骨翼（图5）。拍摄闭孔斜位片时，患者向健侧倾斜，

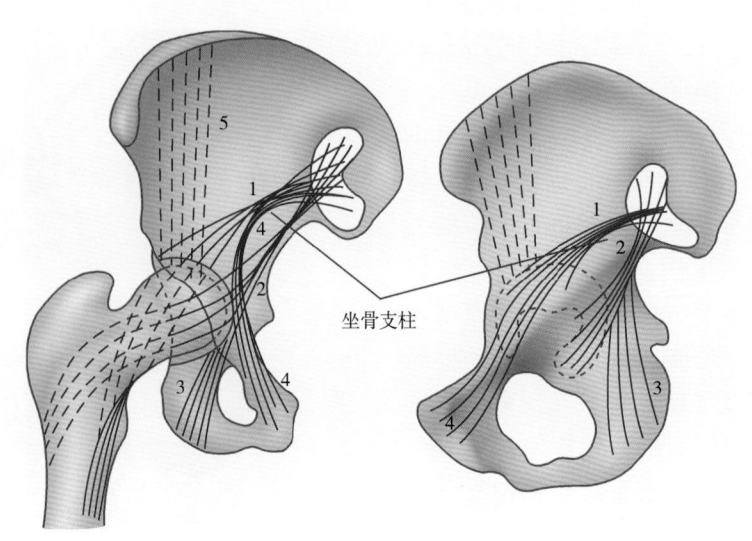

图2 髋臼的骨小梁和坐骨支柱

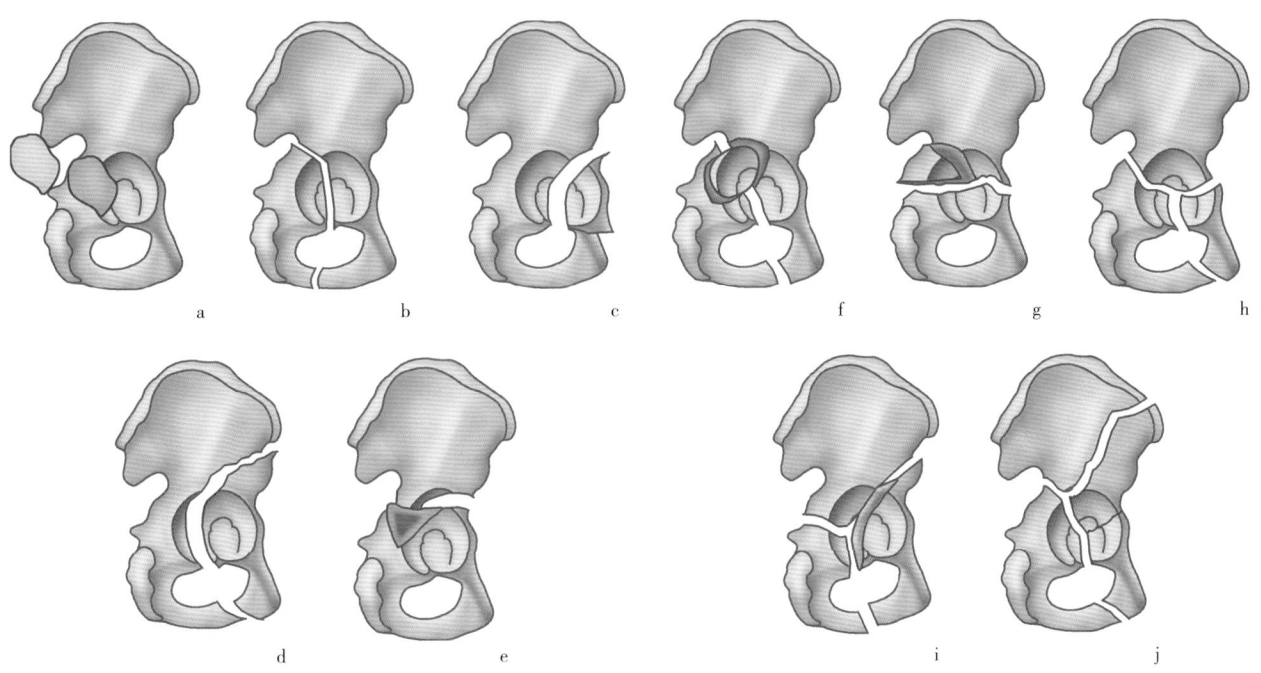

a. 后壁骨折；b. 后柱骨折；c. 前壁骨折；d. 前柱骨折；e. 横断骨折；f. 后柱伴后壁骨折；g. 横断伴后壁骨折；h. T形骨折；i. 前柱伴后半横行骨折；j. 双柱骨折。

图3　髋臼骨折莱图内尔-朱代（Letournel-Judet）分型

即患侧抬高45°，X线管球中心对准患侧髋臼中心。如果拍摄准确，则应该显示尾骨的尖位于髋臼窝中心的上方，主要观察骨盆入口、髋臼后缘、整个闭孔环、髂骨翼的切线位（图6）。应用计算机软件可以将CT片转换为三维立体图像，这样便可从整体角度反映骨折的形态，而且当把股骨头从图像中取出，可进一步显示整个髋臼关节面的形态。因此，尽可能多的、详细的影像学资料对作出准确的诊断和合理的治疗计划有帮助。

治疗　对于一个髋臼骨折，在治疗以前，需要对患者的个人情况和骨折的特点进行详细的评估，这些评估包括以下内容。

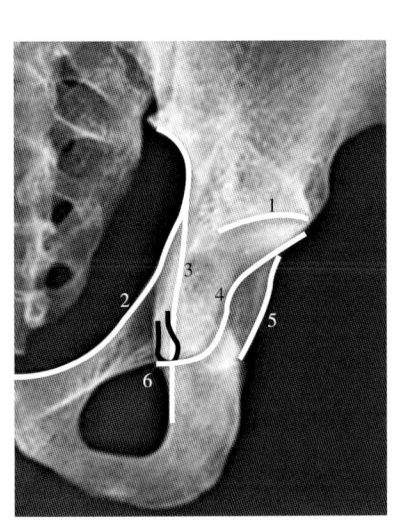

图4　骨盆正位片

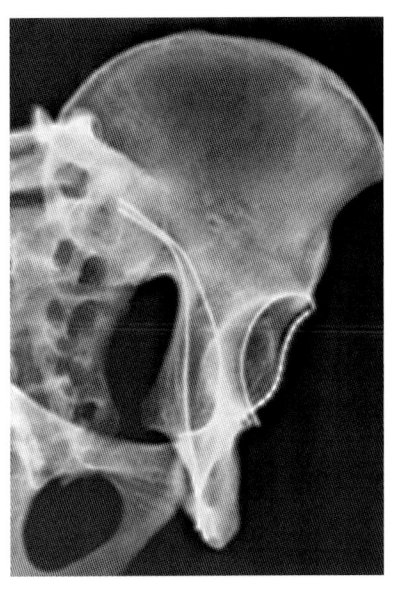

图5　髂骨斜位片

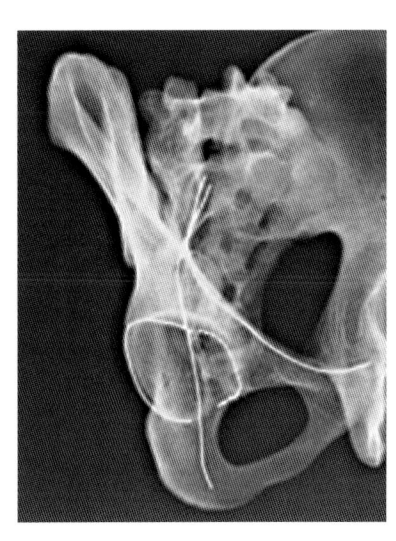

图6　闭孔斜位片

①骨折的特点：首先对患侧肢体总体状况进行判断，包括是否合并其他骨折、皮肤软组织情况、血管神经情况等，再根据前后位及两个斜位 X 线片、CT 及三维重建，仔细判断骨折的形态和类型。②患者的一般情况：包括患者的年龄、身体状况、是否合并有全身其他部位的损伤以及骨折情况等。③医疗提供情况：现有医疗人员及设备和器械能否完成这种骨折的治疗。结合以上的具体评估，再做出是非手术治疗还是手术治疗的决定。

非手术治疗 有以下因素存在可考虑进行非手术治疗。①有医疗禁忌证者，如年老、体弱及合并有全身系统性疾病的患者。②局部感染，由于骨牵引针或其他原因造成手术切口范围有感染存在者。③伴有严重骨质疏松症的患者。④无移位或移位小于 3mm 的髋臼骨折。⑤低位的前柱骨折或低位的横断骨折。⑥粉碎的双柱骨折经闭合处理而恢复髋臼完整性者。非手术治疗的方法以卧床为主。患者取平卧位，最好置于屈髋屈膝位，以使患者感到舒服。通常采用股骨髁上或胫

骨结节骨牵引，牵引重量不可太大，以免髋臼与股骨头发生分离。持续牵引 5~7 天后，每天可小心被动活动髋关节数次。牵引时间为 6~8 周，去牵引后，不负重练习关节功能，8~12 周后开始逐渐负重行走。非手术治疗的目的是防止骨折移位进一步增加。因此，想通过非手术治疗使原始骨折移位程度得到改善的想法是不现实的。在决定采取非手术治疗前，就应对最后的结果有所预料，这一点也应向患者交代清楚。莱图内尔认为，对于无移位及稳定的髋臼骨折，可以不做牵引，患者平卧位 5 周，从伤后 3~4 天开始，每天进行几小时的被动活动，7 周后扶拐下地并逐渐开始部分负重。

手术治疗 莱图内尔和朱代强调，手术治疗是获得长期良好功能的基础，其中解剖复位的患者中，90% 的结果为优良。马尔温·蒂勒对 220 例髋臼骨折临床结果进行总结指出，在不考虑并发症的前提下，治疗结果的好坏和医师的经验有直接关系。马塔（Matta）强调，对于有移位的髋臼骨折，通过闭合的方法不能获

得解剖复位，骨折移位超过 3mm，尤其是通过臼顶区域的骨折，是切开复位内固定的适应证。马塔提出的顶弧角测量方法（图 7）对于判断未涉及骨折的髋臼顶部分的大小以及决定治疗方案很有指导意义。在标准的骨盆正位、髂骨斜位和闭孔斜位片上，以髋臼的几何中心为中点，分别向上画一垂线和向髋臼顶的骨折线画一连线，然后测量这两条线的夹角，如果角度大于 45°，则说明有相当大的髋臼顶部分未涉及骨折，也就是髋关节比较稳定，可以考虑采取非手术治疗；如果此角小于 45°，则说明大部分髋臼顶已涉及骨折，最好行切开复位内固定，恢复股骨头和髋臼顶的正常匹配。髋臼骨折后，由于骨折端和周围组织容易出血，暴露相对较困难，所以最好是在病情稳定，出血停止后进行手术，最佳手术时机一般认为在伤后 4~7 天，但是有以下几种情况时，建议急诊手术：①难复性的股骨头脱位。②复位后难以维持（不稳定）的髋脱位。③髋关节后脱位同时伴有股骨头骨折。有以下合并损伤时，建议急诊先行合并损伤手术，4~7 天

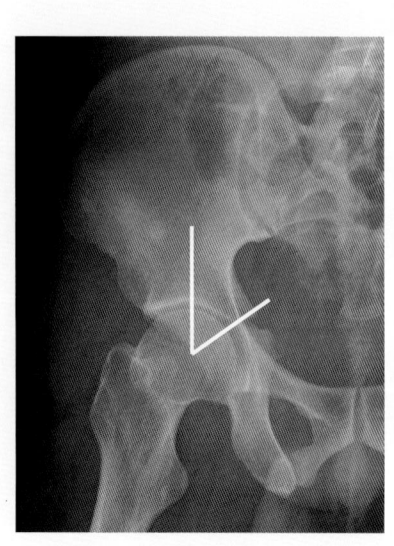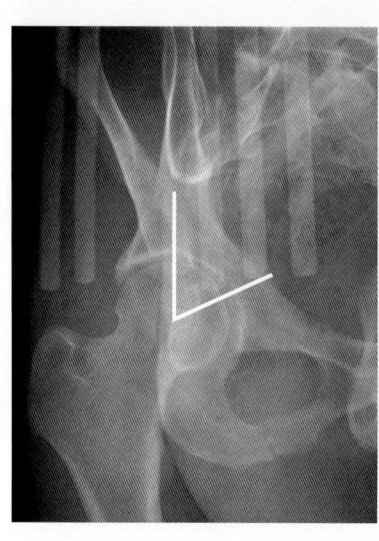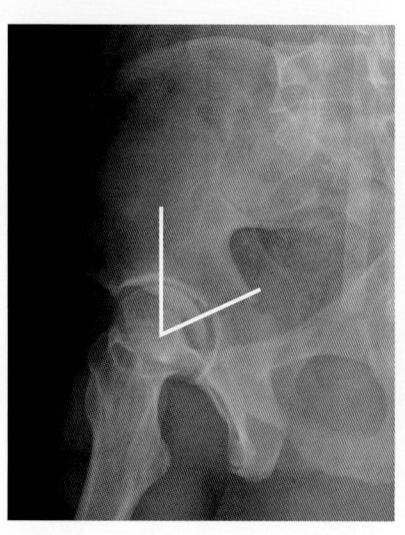

图 7 骨盆正位、闭孔斜位、髂骨斜位的顶弧角

后再进行髋臼骨折的手术。①合并同侧股骨颈骨折，先急诊行股骨颈骨折闭合复位，空心钉内固定术。②合并同侧股骨干、膝关节、胫腓骨、踝关节骨折，急诊先处理这些骨折，并做到牢固固定，以免髋臼骨折手术对同侧肢体活动的影响。

手术入路 由于髋臼的解剖结构复杂，不同部位的暴露需要不同的入路，若手术入路选择不当，则可能无法对骨折进行复位和固定。手术前要全面仔细地分析患者的X线平片、CT及可能有的三维CT，并在此基础上正确的分型。根据分型的不同选择恰当的手术入路。最常用的手术入路是后方的科赫尔-朗根贝克（Kocher-Langenbeck）入路和前方的髂腹股沟入路，近年来出现的改良斯托帕（Stoppa）入路和腹直肌旁入路同样是前方入路，且应用越来越广泛。而髂骨股骨入路、扩展的髂骨股骨入路、前后联合入路以及放射状入路的使用越来越少。①科赫尔-朗根贝克入路：患者体位可以采取俯卧位或者健侧卧位，通常置于俯卧位。俯卧位优点为股骨头处于一个复位的位置，即它向内侧移位的趋势被限制；在骨折手术台上可以很好地控制牵引；可允许膝关节屈曲以松弛坐骨神经。对于合并股骨头骨折、术中需要进行髋关节脱位时，应考虑采取侧卧位，以便允许术中髋关节的屈伸。当骨折涉及髋臼顶部范围较大时，可行股骨大转子截骨／二腹肌截骨术，以扩大暴露范围。术后口服吲哚美辛，以预防异位骨化。科赫尔-朗根贝克入路的切口从髂后上棘偏外、偏远几厘米开始。对于肥胖或体型强壮的患者，切口可以延向近端（图8）。在股骨大转子顶端沿股骨干长轴弧形切开，止于大腿中上1/3处。切开筋膜层锐性切开皮下组织。向上剪开臀大肌，向下切开髂胫束。游离覆盖外旋肌群的脂肪层，剥离梨状肌、上下孖肌和闭孔内肌肌腱。坐骨神经通常位于股骨大转子和坐骨结节中央、梨状肌内侧、上下孖肌和闭孔内肌外侧。显露时需格外谨慎，确保在整个手术过程中不造成对坐骨神经直接的张力并注意坐骨神经的变异。分别切开梨状肌肌腱，上下孖肌与闭孔内肌的联合肌腱，向内侧翻转，显露后方关节囊。显露坐骨大切迹、坐骨棘和坐骨小切迹（图9）。以外旋肌群为衬垫保护拉钩后方的坐骨神经，纱布可用于保护神经。闭合切口前应将碾挫严重的组织清除，以降低异位骨化的发生率，同时再次确认坐骨神经连续性，修复臀大肌止点裂口，缝合梨状肌及短外旋肌止点。建议术后给予吲哚美辛4~6周预防异位骨化。②髂腹股沟入路：是莱图内尔（Letournel）等对髋臼骨折治疗的最大贡献之一。该入路从肌肉和血管神经间隙进入，对软组织损伤小，通过三个手术窗口，可以暴露整个前柱，

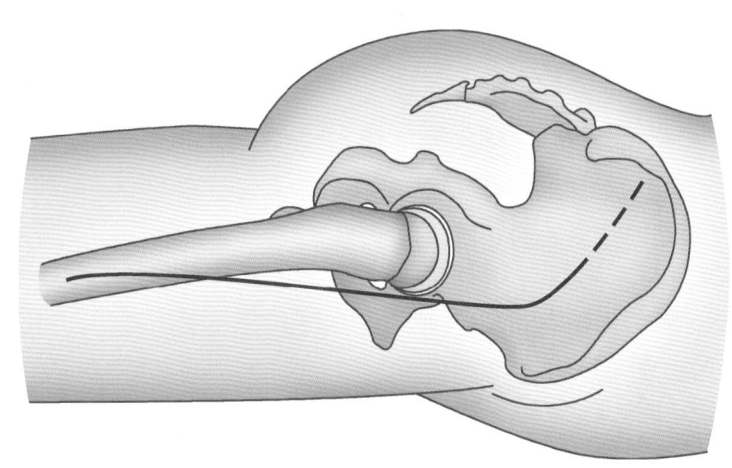

图8 科赫尔-朗根贝克（Kocher-Langenbeck）入路的皮肤切口

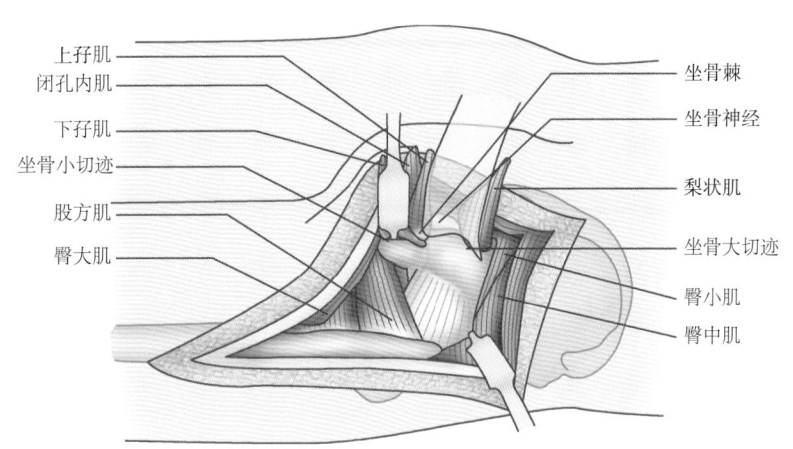

图9 显露关节囊、后柱及后壁

而且通过第二个窗口可以显露后柱。因此，该入路可以对几乎所有新鲜的双柱骨折进行复位和固定。髂腹股沟入路的皮肤切口沿髂嵴从后方的臀中肌附着点开始，弧形延至耻骨联合上方 2cm（图 10）。对于体型较瘦的患者，切口可选择在髂嵴远端以避免切口的张力。逐层切开，首先显露髂窝，腹股沟韧带，男性标记精索，女性标记子宫圆韧带。打开腹股沟韧带，重要的解剖结构为：股外侧皮神经、髂腰肌、股神经、股动静脉等。需要确定髂耻筋膜，其将腹股沟韧带与髋臼前壁间区分为肌腔隙和血管腔隙，打开髂耻筋膜是髂腹股沟入路的重要步骤。髂腹股沟入路的三个窗口分别是：经过髂外血管的内侧可进入耻骨后间隙（第三窗）（图 11）；通过髂腰肌和髂外血管之间可暴露四边体表面和髋臼前壁（第二窗）（图 12）；经髂腰肌的外侧可以达到髂窝和骶髂关节（第一窗）（图 13）。闭合伤口前需确认股动脉搏动，修复腹股沟韧带与前壁，确认腹外斜肌裂口完整，若已撕裂，则需修复降低疝发生风险，若腹直肌止点有切开，则一并修复。术后建议微屈髋关节以降低股神经血管束的张力，并腹带保护。③改良斯托帕（Stoppa）入路：患者仰卧位，术者站于健侧。体表标志为下腹正中线、耻骨联合及耻骨结节。可采用横切口或纵切口，横切口与普凡嫩施蒂尔（Phannsstiel）切口一致，位于耻骨联合上缘约 2cm，注意切开皮下时勿伤及位于耻骨结节外上方的精索或子宫圆韧带。纵切口即下腹正中切口，由耻骨联合上缘向近端延伸 8~10cm。不管采用何种切口，暴露皮下后的深层操作均相同。首先定位腹白

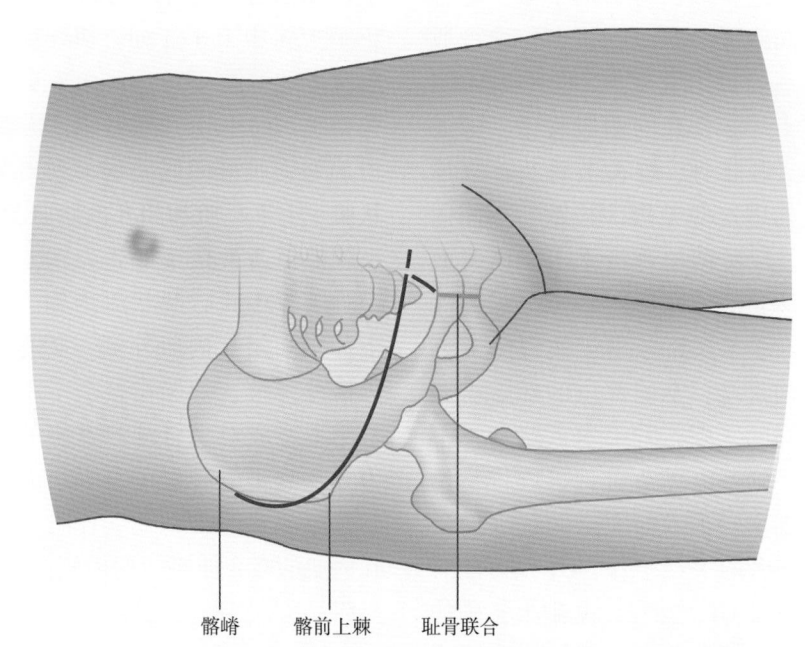

图 10　髂腹股沟入路的皮肤切口

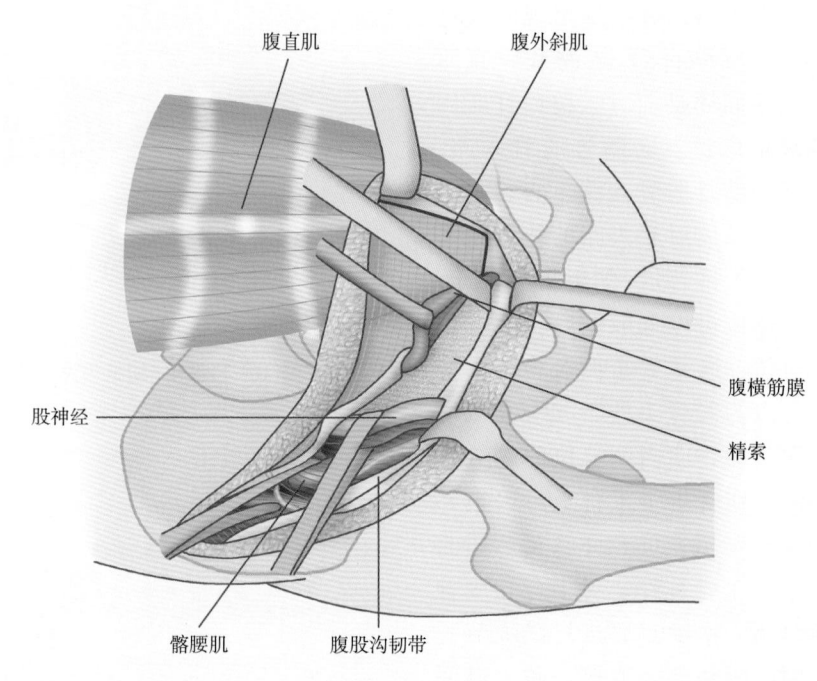

图 11　第三窗

线，纵劈后将两侧腹直肌拉向外前方，此时即可暴露耻骨联合、腹膜外脂肪及膀胱前壁，将纱布团放置于耻骨后间隙以保护膀胱。通过此入路可直视真骨盆缘及髋臼方形区。距耻骨联合 6~8cm 处

常可见有来自真骨盆内的血管束跨越耻骨支走向前方腹壁，即闭孔血管与腹壁下血管的交通支，所谓的死亡冠，需要结扎处理（图 14）。然后沿骨盆缘由内向外做骨膜下剥离，即可暴露耻骨联

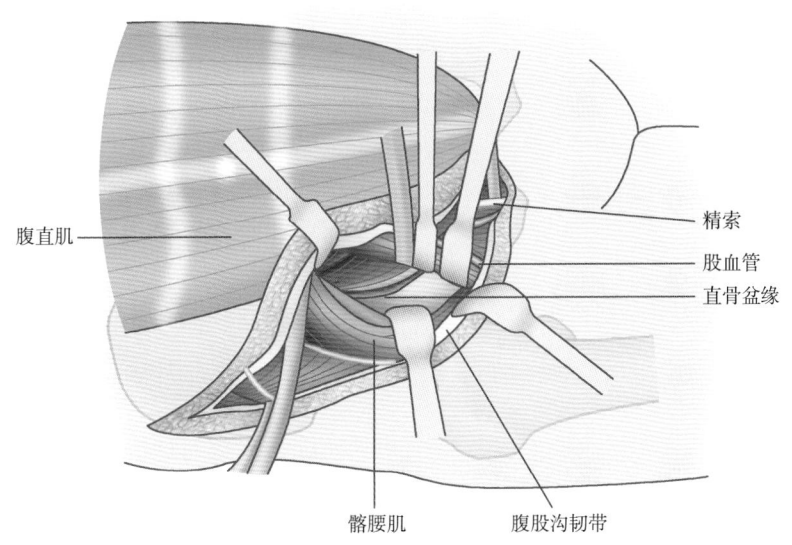

图 12　第二窗

（图中标注：腹直肌、精索、股血管、直骨盆缘、髂腰肌、腹股沟韧带）

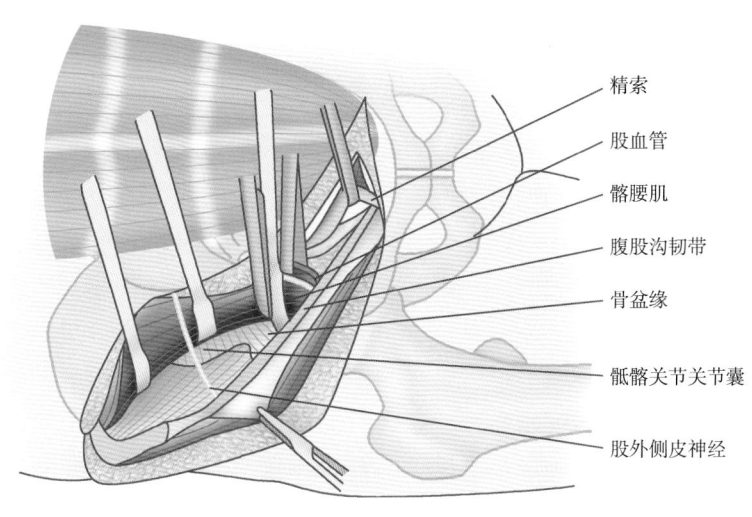

图 13　第一窗

（图中标注：精索、股血管、髂腰肌、腹股沟韧带、骨盆缘、骶髂关节关节囊、股外侧皮神经）

合、耻骨体，耻骨支、髋臼前壁及后 1/3 真骨盆缘及四边体。斯托帕入路必须保证骶前关节前方坐骨支撑部完整，若髂骨翼部有骨折，还需联合髂窝入路。因髂外神经血管束与髂腰肌一并拉向前外侧，为降低张力增加暴露及避免神经血管损伤，术中需要保持屈髋体位。术毕需修复腹直肌止点裂口，缝合腹白线，建议腹带保护。④腹直肌旁入路：腹直肌旁入路的显露范围优于改良的斯托帕入路，显露更加直接，损伤更小。皮肤切口为脐与髂前上棘连线的外 1/3 至耻骨联合上方与髂前上棘连线的内 1/3 点，长度约 10cm（图 15）。逐层切开，从腹直肌鞘的外侧进入。在此入路中根据重要的解剖结构分为五个窗口。a. 窗口 1：髂嵴和髂腰肌之间，将肌肉向内侧牵拉。暴露髂骨。b. 窗口 2：髂腰肌和髂外血管之间，将髂外血管向内侧牵拉，髂腰肌向外侧牵拉，暴露骶髂关节至耻骨支根部及整个髋臼前壁。c. 窗口 3：髂外血管和输精管之间，暴露耻骨支、髂耻隆起、骨盆边缘。d. 窗口 4：输精管内侧，显露耻骨联合。e. 窗口 5：与窗口 3 类似，但位于真骨盆深面，可暴露方形区和坐骨棘。可从内侧进行接骨板的置放。缝合腹外斜肌腱膜，腹带保护。⑤髂骨股骨入路：患者仰卧位，切口沿髂嵴前 1/2 或 2/3 向下，经髂前上棘，再沿缝匠肌外缘向下延长 15cm（图 16）。将腹前部的肌肉及髂肌从髂嵴上游离下来并向内翻，向下可将腹股沟韧带和缝匠肌起点切断，以暴露髋臼的前壁。此切口仅适用于高位的前柱骨折，如果前柱的骨折波及髋臼下方的耻骨梳处，则此切口就不适用。⑥扩展的髂骨股骨入路：也是由莱图内尔（Letournel）创出的，要求患者侧卧位，可同时暴露髋臼的两个柱（图 17）。但由于该入路损伤大，并发症多，已很少使用。⑦放射状入路：是由达纳·米尔斯（Dana Mears）首创的，是由前后两个分支切口组成。患者取侧卧位，先做切口的后支，即科赫尔-朗根贝克入路，在此基础上，从大转子到髂前上棘切开，此即切口的前支，前后支的夹角约为 120°，此切口进一步的操作同扩展的髂骨股骨入路大体相同。⑧前后联合入路：骨折复位是否满意为影响髋臼骨折预后的首要因素。因此，虽然单一入路能避免手术创伤，但若对侧柱不能获得满意的复位或稳定的固定，应果断选择联合入路，对于复杂骨折，均建议做联合入

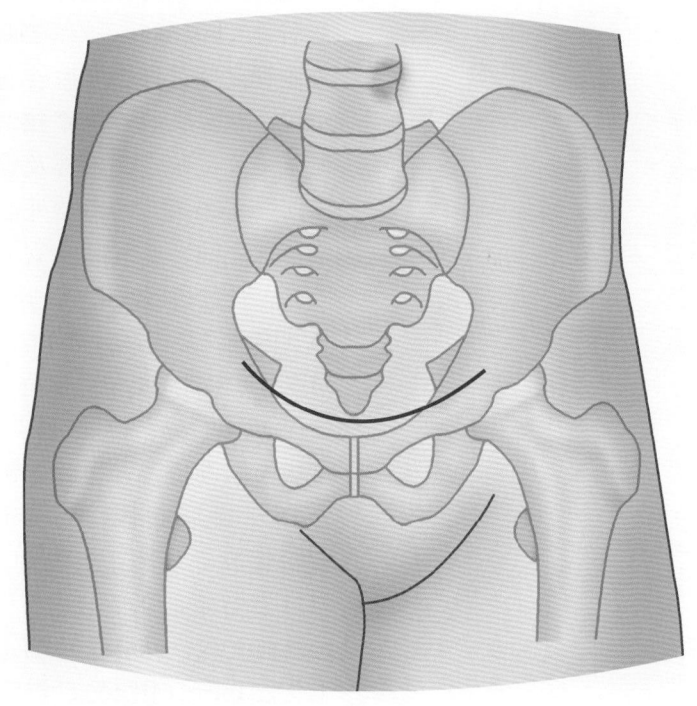

图14 改良斯托帕（Stoppa）入路的皮肤切口

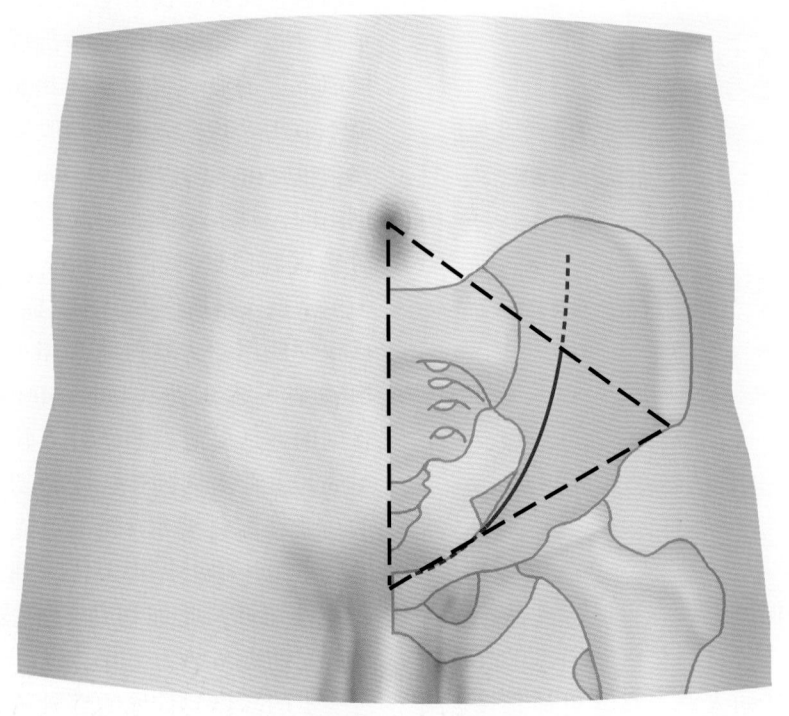

图15 腹直肌旁入路的皮肤切口

路准备。根据骨折类型，确定首要入路后，术中根据需要，后路科赫尔-朗根贝克可联合髂腹股沟或斯托帕入路，前路髂腹股沟也

可联合科赫尔-朗根贝克或斯托帕入路，前路斯托帕则可联合髂窝或科赫尔-朗根贝克入路，前路的髂骨股骨入路也可以斯托帕入路

或部分髂腹股沟入路等。最常用的为髂腹股沟联合科赫尔-朗根贝克入路。患者取侧卧位，前后术区同时消毒。因此，又将此体位称为漂浮体位。最后铺完无菌单后，患者像活页一样可在近似仰卧位和俯卧位之间自由变换。对于前后联合入路来说，最重要的是选择第一切口，即先前入路还是先后入路，一般原则是选择骨折移位大、粉碎程度严重的一侧作为第一切口，因为一般通过第一切口就能将对侧的骨折进行复位和固定。

复位技术 髋臼骨折的复位没有固定的原则，每一具体的骨折类型所采取的方法各不相同。但是，应像所有其他部位的骨折复位一样，一定要保护和骨块相连的软组织，尽可能减少对骨膜的剥离。术中首先将所有的骨折暴露，仔细清理骨折端肉芽组织，判断清楚各个骨折线之间的关系，有无压缩骨折，有无关节内游离骨块等。在对所有骨折完全了解后，便可开始进行复位。首先对那些容易复位且复位后对其他骨折的复位不会造成影响的骨折进行复位和固定，使一个复杂骨折逐渐简单化，但必须做到绝对解剖复位，如果第一步达不到解剖复位，则接下来的骨折就不会达到解剖复位。如果复位后不能进行最终的固定，则可先用克氏针或复位钳临时固定，待所有骨折都复位后再整体固定。髋臼骨折复位时，判断是否存在旋转移位至关重要，这不仅要在视野内用眼睛判断，还要用手指触摸，如后入路可经坐骨大切迹触摸前方的髂耻隆突（骨盆入口缘），判断前柱复位情况；前入路时可经第二窗触摸坐骨棘处以判断后柱复位情况，确保前后均获得复位后

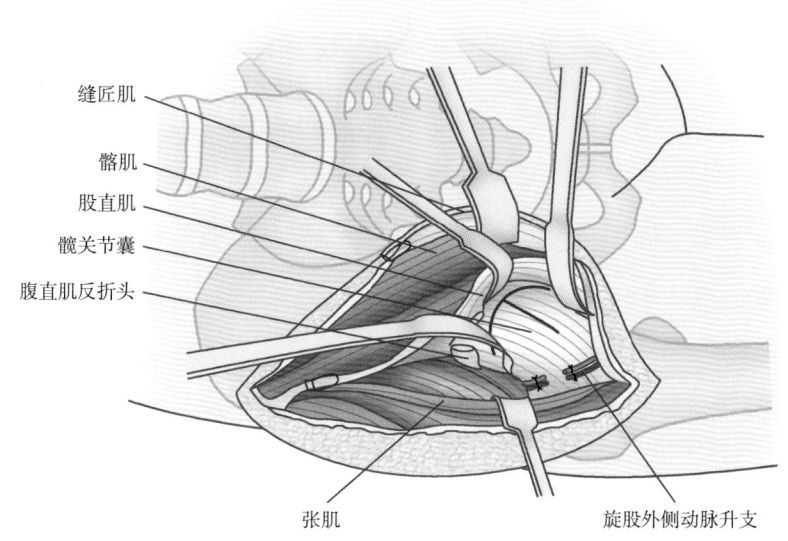

缝匠肌
髂肌
股直肌
髋关节囊
腹直肌反折头

张肌　　　　　　　　旋股外侧动脉升支

图 16　髂骨股骨入路

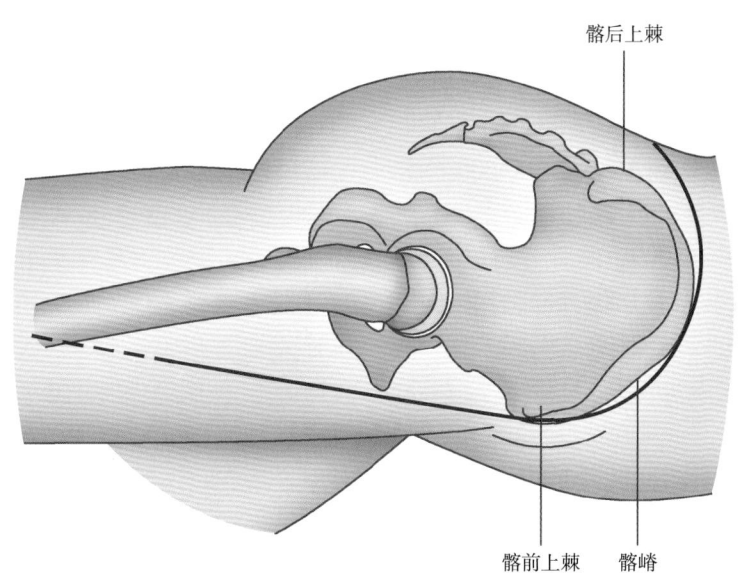

髂后上棘

髂前上棘　髂嵴

图 17　扩展的髂骨股骨入路皮肤切口

再进行固定。螺钉复位技术在髋臼骨折中很有帮助，可以很好控制骨折端的分离、加压以及旋转等。当获得满意复位后，可用克氏针或复位巾钳临时固定，取下螺钉复位钳，完成最终固定。髋臼骨折中最复杂最难掌握的是对骨折端旋转移位的判断和复位，一定要通过触摸和术中 C 臂 X 线机透视来判断是否获得解剖复位。如果柱和壁均骨折时，先复位（和固定）柱的骨折，再复位和固定壁的骨折。

固定技术　髋臼骨折的固定和其骨折的固定一样，也应一步一步地进行。最有效的内固定就是骨折块间拉力螺钉固定，通常用 3.5mm 系列皮质骨螺钉。无论有无拉力螺钉固定，最终都要用接骨板进行固定。接骨板选用 3.5mm 系列的骨盆重建接骨板。当复位钳占据并影响了接骨板置放的位置时，可用螺钉或克氏针临时固定以替代复位钳，当完成接骨板固定后再取出克氏针。接骨板在置放前一定要仔细塑形，以适应髋骨的表面轮廓。骨折的解剖复位以及接骨板的准确塑形，可使固定后骨折端的应力最小。在所有固定完成后，应各个方向活动髋关节，同时仔细辨别和感觉是否有异常声音或摩擦感，如有异常，则说明可能有螺钉进入关节内，需检查并重新固定。当然，如果术中有影像监控，则可安全地固定。但需要强调的是，术中影像监控应多角度查看，以确保螺钉未进入关节。

预后与并发症　马塔根据术后 X 线平片骨折残存的移位程度，将骨折的复位质量分为解剖复位（移位＜1mm），良好复位（移位 2～3mm），差的复位（移位＞3mm），以及关节轮廓复位（髋臼关节面获得解剖复位，但髋骨未获得解剖复位）。马塔的复位标准被大多数创伤骨科医师接受并广泛使用。髋臼骨折的临床功能评分标准一般采用改良的默尔欧比涅（Merle d'Aubigné）和波斯特尔（Postel）评分系统（表 1）。

创伤骨科医师公认的观点是骨折复位质量决定关节的临床功能，新鲜髋臼骨折的手术疗效优于陈旧骨折。莱图内尔对髋臼骨折治疗的结果被称为"黄金标准"。患者伤后是否在 3 周内完成手术对骨折的复位质量有明显的影响。3 周以内接受手术的患者，骨折复位的优良率高，预后较好。陈旧骨折患者术后并发症发生率高，主要体现在坐骨神经损伤和

表 1 默尔欧比涅（Merle d'Aubigné）和波斯特尔（Postel）评分表

疼痛	评分	行走	评分	关节活动范围（%）	评分
无	6	正常	6	95～100	6
轻度或偶尔	5	不用拐杖，轻跛	5	80～94	5
行走疼痛休息缓解	4	用拐可长距离行走	4	70～79	4
中度疼痛仍可行走	3	即使用拐，行走距离也有限	3	60～69	3
严重疼痛不能行走	2	行走距离非常有限	2	50～59	2
		不能行走	1	<50	1

注：关节活动范围是指屈、伸、收、展、内旋、外旋活动范围的总和占健髋活动范围总和的百分比。临床评分标准：18分：优；15~17分：良；13~14分：中；小于13分：差。

股骨头缺血性坏死上。北京积水潭医院吴新宝等报道，112 例髋臼骨折手术治疗的结果分析，新鲜骨折患者功能的优良率为 79.1%，而陈旧骨折的优良率仅为 53.8%。由于髋臼的解剖结构和骨折分型复杂，手术难度大，手术治疗后，容易出现相应的并发症。早期并发症包括死亡、感染、血管神经损伤、血栓栓塞等；晚期并发症包括臀肌萎缩、骨坏死、创伤性关节炎、异位骨化等。为了减少并发症的发生率，需要从术前计划开始准备，尽量用相对小的创伤，甚至微创的手术方式减轻手术对患者的打击。另外，围术期的恰当处理，如规范化的抗凝治疗、预防异位骨化药物的应用及术后康复指导等均对患者的预后起着重要作用。

（吴新宝）

xiàzhī sǔnshāng

下肢损伤 （injury of lower extremity）

下肢骨分为下肢带骨和自由下肢骨。下肢带骨即由髂骨、耻骨和坐骨组成的髋骨，成年人髂骨、耻骨和坐骨融合成一块骨骼。自由下肢骨由股骨、髌骨、胫腓骨及足骨组成；足骨由 7 块跗骨、5 块跖骨和 14 块趾骨组成。下肢损伤是骨科常见损伤。常见的致伤原因有高能量损伤，如交通伤、高处坠落伤；低能量损伤，如跌倒。高能量损伤还常合并头颅和胸腹损伤。高能量损伤多见于年轻人，低能量损伤多见于老年人。为了解中国人群中骨折的发病率，张英泽团队 2012～2014 年在全国 8 个省市调查 512 187 人，得出中国人群的骨折发病率，这是中国第一份流行病学发病率大样本数据。总的下肢骨折的人群发病率为 160.53/100 000。按部位划分：股骨骨折发病率为 33.48/100 000；髌骨骨折发病率为 12.47/100 000；胫腓骨骨折发病率为 78.15/100 000；足部骨折发病率为 36.44/100 000。总的下肢骨折占全身骨折的 48.86%，按部位划分：股骨骨折占全身骨折的 10.95%；髌骨骨折占全身骨折的 4.86%；胫腓骨骨折占全身骨折的 23.41%；足部骨折占全身骨折的 9.65%。

（张英泽）

kuānguānjié tuōwèi

髋关节脱位 （dislocation of the hip joint）

髋关节由髋臼与股骨头构成，周围又有坚强的韧带与强壮的肌群。因此，只有强大的暴力才会引起髋关节脱位。在车祸中，暴力常是高速和高能量的，故常合并多发性创伤。按股骨头脱位后的方向可分为前、后和中心脱位。

髋关节后脱位 后脱位占全部髋关节脱位的 85%～90%。大部分髋关节后脱位发生于交通事故，发生事故时，患者的体位处于屈膝及髋关节屈曲内收，股骨则有轻度的内旋，当膝部受到暴力时，股骨头即从髋关节囊的后下部薄弱区脱出。

临床表现与诊断 ①明显外伤史，通常暴力很大，如车祸或高处坠落。②疼痛明显，髋关节不能主动活动。③患肢缩短，髋关节呈屈曲、内收、内旋畸形。④臀部可触及脱出的股骨头，大转子上移明显。⑤部分病例可有坐骨神经损伤，大多为挫伤，2~3 个月后会自行恢复。如持续压迫得不到缓解，可出现不可逆神经损伤。⑥X 线检查可了解脱位情况以及有无骨折，必要时行 CT 检查了解骨折移位情况。

治疗 ①复位：髋关节脱位复位时需在全身麻醉或椎管内麻醉下行手法复位。复位尽可能在 24 小时内复位完毕。最常用的复位方法是艾利斯（Allis）法：患者仰卧于地上，一助手蹲下用双手按住髂嵴以固定骨盆。术者面对患者站立，先使髋关节及膝关节各屈曲至 90°，然后以双手握患者的小腿上端近腘窝处做持续的牵引，也可以前臂的上段套住小腿上端近腘窝处做牵引，待肌松弛后，略做外旋，便可以使股骨头还纳至髋臼内。可以有明显的弹跳与响声，提示复位成功。对复杂性后脱位病例，考虑到合并有关节内骨折，主张早期手术切开复位与内固定。②固定、功能锻炼：复位后用绷带将双踝暂时搁在一起，于髋关节伸直位下将患者搬运至床上，患肢做皮肤牵引 2~3 周。卧床期间做股四头肌收缩动作。2~3 周后开始活动关节。4 周后扶双拐下地活动。3 个月后可完全承重。

髋关节前脱位 髋关节前脱位少见。常见暴力为交通事故，患者髋关节处于外展位，膝关节屈曲，并顶于前排椅背上，急刹车时膝部受力，股骨头即从髋关节囊前方内下部分薄弱区穿破脱出。

临床表现与诊断 有强大暴力所致外伤史。患肢呈外展、外旋和屈曲畸形，根据典型的畸形表现，可区分前脱位和后脱位。腹股沟处肿胀，可以找到股骨头。X 线片可以了解脱位方向。

治疗 ①复位：在全身麻醉或按管内麻醉下手法复位。艾利斯（Allis）法最为常用：患者仰卧于手术台上，双手握住伤侧小腿上端，使髋轻度屈曲与外展，并沿着股骨的纵轴做持续牵引；一助手立在对侧以双手按住大腿上 1/3 的内侧而与腹股沟处施加压力。术者在牵引下做内收及内旋动作，可以完成复位。手法复位不成功常提示前方关节囊有缺损或有卡压，必须考虑切开复位。②固定和功能锻炼：同髋关节后脱位。

髋关节中心脱位 来自侧方的暴力，直接撞击在股骨转子区，可以使股骨头水平移动，穿过髋臼内侧壁而进入骨盆腔或股骨头向后方移动，产生髋臼后部骨折。如股骨头向上方移动，产生髋臼爆裂型粉碎性骨折，此时髋臼的各个区域都有毁损。

临床表现与诊断 ①暴力外伤病史。一般为交通事故，或自高空坠下。②后腹膜间隙内出血较多，可以出现出血性休克。③髋部肿胀、疼痛、活动障碍大腿上段外侧方常有大血肿；肢体

缩短情况取决于股骨头内陷的程度。④合并有腹部内脏损伤的并不少见。⑤X 线检查可以了解伤情，CT 检查可以对髋臼骨折有三维概念的了解。

治疗 髋关节中心脱位可以有低血容量性休克及合并有腹部内脏损伤，必须及时处理。股骨头轻度内移者，可不必复位，仅做短期皮肤牵引。股骨头内移较明显的，需用骨牵引 4~6 周，3 个月后方能负重。髋臼骨折复位不良者，股骨头不能复位者；同侧有股骨骨折者都需要切开复位，用螺钉或特殊接骨板做内固定。髋臼损毁明显者一般主张做切开复位与合适的内固定，必要时可施行关节融合术或人工全髋关节置换术。

（张英泽）

kuānguānjié zhuàngjī zōnghézhēng
髋关节撞击综合征（femoro-acetabular impingement syndrome）
以髋关节解剖结构异常为特征的一组临床综合征。这种异常导致股骨近端和髋臼边缘间的撞击，损害髋臼唇和相邻的髋臼软骨，引起髋关节慢性疼痛、髋关节活动范围受限。髋关节撞击综合征是最近十几年才被提出和逐渐认识的一种疾病。甘兹（Ganz）等在 1999 年报道了髋臼截骨术后股骨髋臼撞击的现象，真正系统、全面地进行了研究和总结，并于 2003 年正式提出了髋关节撞击综合征的概念，指出髋关节撞击综合征是多数非发育不良性髋关节早期骨关节炎的重要原因。

应用解剖 髋关节是球窝关节，由股骨头和髋臼组成，具有较大的活动度。除中央部分以外，髋臼的其他部分均有透明软骨覆盖。髋臼外缘为髋臼唇，环绕髋

臼缘，至髋臼下方中断，其间由髋臼横韧带填充，形成一周。髋臼唇是一种纤维软骨组织，深部与髋臼缘骨质相连，其附着处最宽，向外逐渐变窄，横切面为三角形。髋臼唇的外表面与关节囊相邻，内表面参与形成与股骨头之间的关节，它的存在使髋臼形成一个大于半球形的臼杯以容纳股骨头。髋臼唇起到了加深关节臼杯的作用，但是髋臼唇的功能更重要的是类似密封圈，维持髋关节内负压以增加关节的稳定性。在髋臼唇缺失或破裂的情况下，关节内液体流失，静水压下降，润滑功能以及对软骨的保护作用降低。

发病机制 尚未明确。一般认为髋关节撞击综合征的发生缘于股骨近端和/或髋臼的解剖形态学异常所导致的股骨头和/或颈与髋臼边缘之间异常的接触，引起髋臼唇的撕裂和继发的关节软骨损伤，最终形成骨关节炎。股骨侧的畸形主要包括股骨头颈前外侧骨性突起、股骨头形态不规则（如非球形）、股骨头颈偏心距缩短、髋内外翻等。髋臼侧的畸形常见的有髋臼过深、髋臼内陷、髋臼后倾、髋臼唇骨化等。髋关节撞击综合征也可发生在髋部解剖结构接近正常，但髋关节有过度即超生理活动范围的患者身上，并表现出临床症状。根据撞击的发生机制，可以分为凸轮型撞击、钳夹型撞击和混合型撞击三种类型。①凸轮型撞击：常见于喜爱运动的青年男性，由于股骨头颈前外侧交界的骨性突起（非球形部分），当髋关节在屈曲和内旋时，股骨头颈交界区与形态正常的髋臼之间产生异常接触引起碰撞，剪切力造成髋臼前上方负重区的髋臼唇撕裂或软骨损伤。凸

轮型撞击也可以发生在头颈交界区解剖和形态正常的情况下，原因是关节过度使用或超关节活动范围的运动，发生在运动员或运动较多的患者。②钳夹型撞击：常见于喜好活动的中年女性，撞击的原因是髋臼对股骨头的过度覆盖，股骨头本身可能是正常的。另一种常见原因是髋臼后倾，髋臼在矢状位上朝向后方。最先受到损伤的是髋臼唇，反复的微损伤导致髋臼唇基底部的骨性生长将最终导致髋臼缘骨化，这样使髋臼进一步加深，覆盖进一步增加，形成恶性循环，最终将导致严重的软骨损伤。③混合型撞击。欧美西方学者的研究发现，凸轮型撞击和钳夹型撞击很少独立发生，临床上 60%～70% 的患者为两种因素同时存在。但中国人中，混合型撞击占少数，单纯凸轮型撞击的占多数，女性患者多为钳夹型撞击，这可能是人种差异造成的。

临床表现 一般隐匿起病，无明显外伤史，主要是腹股沟区无规律的间歇性疼痛，伴髋关节屈曲内收内旋受限，剧烈活动或长时间保持坐位（如车内或低矮沙发）可加重症状。随病情发展可出现腰背部、骶髂关节、臀部或股骨大转子处疼痛，但一般不低于膝关节平面。髋臼唇撕裂的患者会有髋关节交锁、弹响和不稳定感。病史较长者诉关节僵硬、乏力和活动度下降。髋关节撞击综合征在普通人群中发病率为 10%～15%，在运动员中高达 24%。在无症状年轻成人中，14%～17% 发现有撞击的征象，在职业运动员中更是高达 95% 有影像学上的撞击表现，但未出现临床症状。该综合征患者髋关节的屈曲、内旋和内收不同程度受限。

前方撞击试验是该综合征患者阳性率最高和最重要的体征，包括屈曲内收内旋（flexion，adduction and internal rotation，FADIR）和屈曲外展外旋（flexion，abduction and external roation，FABER）。查体时患者仰卧位，患髋屈曲 90°，同时 FADIR；或 FABER，使股骨头颈部与髋臼缘接触，出现髋关节或腹股沟区疼痛或卡压症状为阳性。FADIR 试验的阳性率是99%，FABER 试验的阳性率是97%。后方撞击，患者仰卧位，患肢悬于床缘外，使髋关节后伸，检查者在后伸位进行髋关节外旋，诱发腹股沟区或臀部疼痛提示后撞击或后下方髋臼唇损伤。4 字试验虽是非特异性，但多为阳性。需要说明的是，确定髋关节疼痛的起源和病因需要进行全面细致的体格检查，应正确区分关节内和关节外疾患，排除腹部、脊柱、骶髂关节、膝关节等疾病。

诊断 ①X 线检查：显示股骨近端、髋臼唇缘的骨性解剖异常。骨盆正位片，可以显示：股骨头颈部骨性突起，严重者呈枪柄样畸形；颈干角增大；髋臼突入，髋臼内侧线与髂坐线交叉；髋臼外侧覆盖过大（中心边缘角大于 40°）；髋臼后倾，出现髋臼前后边缘交叉（Crossover 征或 8字征）。穿桌侧位片和邓恩（Dunn）位片，可以更好地显示股骨头颈交界区是否存在卡姆（Cam）异常。假斜位片，可以观察髋臼对股骨头前部的覆盖情况。②CT 检查：可直观地显示股骨近端、髋臼唇缘的骨性解剖异常，能更准确地测量髋关节的形态学指标，以及 X 线平片不能测量的指标，能显示更细微的骨性改变。三维 CT 可更直观地确定头颈交界区和髋臼缘的骨性异常的范围，

有助于计划术中需要切除的骨量。③MRI 检查：常规 MRI 可直接显示髋臼盂唇和关节软骨的损伤，磁共振关节造影能准确显示髋关节撞击综合征伴随的髋臼唇撕裂。因为双髋关节 MRI 的单个图像包括的解剖范围太大，只能看到是否存在股骨头坏死和积液的征象，无法清楚地显示盂唇和软骨的细节，所以一定要做单髋 MRI 检查。髋臼唇损伤的 MRI 表现包括髋臼唇高信号、髋臼唇增厚、不规则或失去正常三角形的形态等。由于髋臼唇大小、形状的正常变异，关节囊贴附于髋臼缘，髋臼唇与软骨交界区的变化，尤其是髋臼唇隐窝的存在，使得常规 MRI 对髋臼唇损伤的诊断并不十分敏感，较难区分髋臼唇损伤和假象。磁共振关节造影可显著提高诊断髋臼唇损伤的特异性和敏感性。

治疗 包括非手术治疗和手术治疗。

非手术治疗 所有患者在发病的早期都可以行非手术治疗，包括改善生活方式，减少运动量，避免髋关节过度屈曲，以减轻股骨髋臼间撞击，进行一段时间的负重保护（拄拐），应用非甾体抗炎药、理疗等对症治疗方式，多数情况下症状会有所缓解。非手术治疗可以缓解疼痛，但不能解除撞击因素和去除髋关节撞击综合征的病因。

手术治疗 经非手术治疗效果差，症状反复发作影响日常工作和生活，或本身症状严重的患者可以行手术治疗，以恢复正常的解剖结构，解除股骨头颈交界处与髋臼边缘之间的异常接触和撞击，并且处理髋臼唇撕裂和软骨损害等相关的病变。①开放手术：需将髋关节脱位，对于凸轮型撞击，主要去除股骨头的任何

非球形因素和修整突出畸形的股骨颈，即股骨头颈成形术；对于钳夹型撞击征，主要切除多余的髋臼缘骨质，进行髋臼成形，或通过髋臼周围截骨来纠正髋臼后倾，减少髋臼前方的过度覆盖。对于髋臼唇损伤，可以进行清理，或者在髋臼成形后进行缝合。开放手术的优点在于可明确撞击部位以及髋臼唇和关节软骨的任何损伤，手术彻底。开放手术的并发症包括深静脉血栓形成、术后关节僵硬、股骨头缺血性坏死、异位骨化、坐骨神经损伤以及头颈部切除骨量过大造成的股骨颈骨折等。②关节镜微创手术：随着关节镜技术和相应器械和设备的发展，髋关节镜技术越来越成熟，髋关节撞击综合征的手术基本可以通过镜下微创完成。对于钳夹型撞击，可在关节镜下切除增生的髋臼边缘，这可以在中央间室或外周间室进行。对于凸轮型撞击，需要在外周间室对股骨头颈交界区进行磨削成形，重建头颈交界区的偏心距和股骨头的圆形形态。对不可修复的髋臼唇损伤进行清理，对其有较好愈合前景的髋臼唇进行修复缝合。关节镜下髋关节撞击综合征治疗的短期和中期疗效令人满意。

（王健全　徐雁）

kuānguānjié kuānjiùchún sǔnshāng
髋关节髋臼唇损伤（labral injury of the hip joint）
髋臼唇是髋臼周缘的纤维软骨组织，在髋臼前上后3/4的区域，髋臼唇凭借髋臼边缘的潮线和钙化层与骨性髋臼结合紧密，于髋臼切迹处与髋臼横韧带相延续，与之形成一完整的环。与肩关节的关节囊盂唇复合体不同，髋臼唇的完整性并非维持关节稳定所必需，其主要功能为密封，股骨头臼分离

时会产生负压效应以增强关节稳定性，但髋臼唇损伤后并不会像肩关节那样导致不稳。

发病机制　关节镜检查发现髋臼唇的形态有很多变异。有些髋臼唇很小，发育不良，而有的髋臼唇则很大。在髋臼发育不良病例中，髋臼唇会显著地增大，起到负重及稳定关节的重要作用。前侧及外侧髋臼唇形态的变异性较大，而后侧髋臼唇的变异性较小，出现损伤的概率也最小。研究发现前侧和外侧髋臼唇的撕裂更为常见。髋关节撞击综合征是导致髋臼唇损伤最常见的病因，占70%~80%，髋关节撞击综合征是最近十几年由甘兹（Ganz）等提出并得到国际公认的一组疾病。髋臼唇损伤很少发生在非骨性异常的髋关节中，若不重视髋臼唇损伤的原因及存在的相关因素，单纯治疗髋臼唇损伤的效果可能不佳。髋臼发育不良是指由于髋臼先天发育缺陷造成髋臼对股骨头的覆盖不良，主要表现为髋臼外上方和前方缺损，髋臼变浅，髋关节中心外移。髋臼发育不良患者的髋臼唇较正常人明显肥厚。半脱位的状态下肥厚的髋臼唇常嵌入关节面，或因严重磨损导致髋臼唇的撕裂和退化，引发髋关节交锁症状。髋臼唇的异常和髋臼后倾还能够导致髋关节撞击综合征，进一步加重关节的退化和增生。髋臼唇撕裂在高龄成人髋关节中很常见，是关节退行性变的一部分。尸体解剖发现60岁以上的老年人80%存在髋臼唇损伤，但大多数无症状，而在年龄大于78岁的标本中髋臼唇损伤的发生率是96%。创伤也是髋臼唇损伤的原因之一，髋关节反复扭转和屈曲的动作容易造成髋臼唇的损伤，如冰球、足球、高

尔夫球等运动髋臼唇损伤的发生概率较高。与急性扭伤相比，突然扭转和轴向运动造成的反复微创伤更常见。

损伤分型　根据损伤的形态学特点髋臼唇损伤可以分为瓣状、纤维状、纵裂、周围撕裂和不稳定性损伤；根据MRI表现髋臼唇损伤可以分为髋臼唇纵裂、层裂、剥脱和囊肿等类型；根据损伤的位置可以分为前侧、后侧、上侧的髋臼唇损伤。无论何种分型，髋臼唇损伤通常发生于髋臼的髋臼唇结合部。因此，也经常伴有关节其他结构的损伤。

临床表现　髋臼唇撕裂典型的临床表现为髋部疼痛，多位于腹股沟处，也可发生在股骨大转子或臀部。通常早期只有轻度的屈伸髋痛，活动时或久坐后疼痛加剧，休息后症状减轻。如撕裂严重，髋臼唇脱出甚至嵌顿于关节间隙时，常出现交锁及弹响症状。髋关节的活动度有不同程度的受限，凡涉及髋关节内收伴旋转的活动都会加重疼痛。但这些症状和体征常无明显特征性，表现与髋关节游离体、弹响髋、大转子滑囊炎等相近，故临床上误诊、漏诊率高，诊断较为困难。查体会发现活动度有时会有受限，包括髋关节屈曲、内外旋、外展受限，比较常用的诱发试验包括髋关节内收内旋的前方撞击试验和髋关节外展外旋的4字试验，引起疼痛视为阳性，提示髋臼唇有损伤的可能。

诊断　依据病史、体征、有效的辅助检查或关节镜检查，诊断髋臼唇损伤并不十分困难。一般来说，症状明显的髋关节撞击综合征患者，多有髋臼唇损伤，髋臼发育不良患者出现髋关节疼痛时，大多数已经有髋臼唇损伤；

从事剧烈运动的年轻患者，运动后出现腹股沟区疼痛时，应考虑髋臼唇损伤；而早期髋关节骨关节炎患者，通常合并髋臼唇损伤。X线和CT能发现髋关节撞击综合征、髋臼发育不良、骨关节炎等伴随的骨性异常，但无法独立作为髋臼唇损伤诊断的可靠工具。MRI凭借其优越的软组织对比度和直接显示髋臼唇的能力，是诊断髋臼唇损伤的基础。磁共振关节造影在肩关节的成功应用，人们也将其应用于髋关节，发现磁共振关节造影对于髋臼唇的病变有较好的显示，可清晰勾勒出髋臼唇的形状，显现出裂隙的形态、位置和深度。

治疗 ①非手术治疗：包括改善生活方式、减少运动量、进行一段时间的负重保护（拄拐）、应用非甾体类抗炎药、理疗等对症治疗，多数情况下症状会有所缓解，但髋臼唇血供较差，不能自行愈合，容易症状反复，并进一步导致骨关节炎。②手术治疗：经非手术治疗效果不佳或本身症状严重的患者可以考虑手术治疗。手术时注意对病因的治疗，尽量解除髋关节撞击综合征、髋臼发育不良等致病因素，否则容易造成髋臼唇手术的失败。手术分为开放手术和微创关节镜手术，均在临床取得了一定的疗效。虽然开放性手术的优点在于可明确撞击部位以及髋臼唇和关节软骨的任何损伤，手术彻底，但开放性手术的缺点也是显而易见的。手术损伤大，术后并发症多，如深静脉血栓形成、感染、股骨颈骨折、股骨头缺血性坏死、异位骨化、神经损伤等，并且功能恢复得时间长。随着微创技术的发展，髋关节镜技术已经取得了长足的进步。因此，对于髋臼唇治疗的

更普遍的方式均是采用关节镜下治疗。

关于髋臼唇损伤的手术方式，包括髋臼唇清理术、髋臼唇缝合修补术和髋臼唇重建术。对于<3mm的损伤清理对功能无影响。事实上髋臼唇清理手术（髋臼唇部分切除术）通常能取得满意的治疗效果。对于髋臼唇质地良好、纵裂的盂唇损伤，可以应用带线锚钉进行缝合治疗。对于损伤严重、质地差、镜下呈"棉絮样"改变的髋臼唇，如无法行缝合修补术，可行髋臼唇重建术。三种手术方式都取得了较好的早、中期临床效果，尚无充分的循证医学证据表明，髋臼唇缝合术和髋臼唇重建术的临床疗效要优于髋臼唇清理术，还需要大样本、随机对照、长期随访的临床结果来证明。

(王健全 徐 雁)

kuānguānjié ruǎngǔ sǔnshāng
髋关节软骨损伤（cartilage injury of the hip joint） 髋关节主体由髋臼和股骨头组成，是最典型的杵臼关节。髋臼向外侧倾斜，与水平面成角约35°，后缘高于前缘，向前倾斜约20°。髋臼的关节面呈马蹄形或新月形，被覆软骨，在髋臼的边缘有髋臼唇附着，加深了关节窝的深度。股骨头呈2/3圆球形，除股骨头小凹外均被软骨覆盖。在前方，软骨延伸至股骨颈，其软骨最厚的部位在前外侧。

发病机制 髋关节软骨损伤主要见于急性创伤和关节退行性病变。急性关节软骨的碎裂常见的创伤机制是大转子受到直接暴力打击，如摔倒后髋关节外侧着地，暴力直接通过骨组织传导到关节面，导致股骨头内侧的软骨损伤或髋臼上内侧的软骨损伤。大多数髋臼唇损伤会合并关节软

骨的损伤，这些损伤发生于髋臼唇结合部，软骨的磨损通常从髋臼的前外缘开始。

临床表现 患者有急性髋关节外伤病史，伤后髋关节疼痛，但较易误诊为肌肉牵拉伤或软组织挫伤，如伤后4周症状仍未缓解，则应考虑关节内损伤。如X线或CT检查可见关节内有游离软骨性阴影，诊断可较为简单；但如X线或CT检查为阴性，亦要警惕有髋关节软骨损伤的可能，必要时可行MRI检查以明确诊断。如患者系中老年，无明显外伤病史，出现髋关节疼痛，多为髋关节退行性疾病，如髋关节撞击综合征、髋关节骨关节病、股骨头无菌性坏死等疾病，有相关疾病的临床表现及辅助检查。此时X线或CT检查，如关节内见游离软骨性阴影或关节内见骨性游离体，则需警惕关节软骨损伤之可能，多需要MRI进一步检查。

诊断 对于单纯髋关节软骨损伤，体检多难于直接确定损伤情况。除非有较大块的软骨碎裂、游离；或者软骨损伤后继发骨化形成骨性游离体等表现，否则X线及CT检查作用有限。MRI因为可以很好地显示软组织、软骨下骨、韧带以及局部的关节软骨病变；又具有无创伤性，可重复性好等特点。因此，在髋关节软骨损伤影像诊断中应用较多。

治疗 包括非手术治疗和手术治疗。

非手术治疗 ①对于急性髋关节创伤的患者，出现伤后髋关节疼痛，如X线或CT检查为阴性，且无MRI检查条件，可暂时按照肌肉牵拉伤或软组织挫伤进行治疗，但亦要警惕有髋关节软骨损伤的可能。如果已明确诊断为关节软骨损伤，但损伤软骨较

小，无明显机械交锁症状，患者亦无手术治疗意愿，可非手术治疗。②对于髋关节退行性疾病的患者，关节软骨损伤多为合并损伤，在基础病变尚未有手术指征前，且无明显机械交锁症状的，也可行非手术治疗。非手术治疗包括口服非甾体抗炎药、限制患肢负重、患肢功能康复治疗；物理治疗包括体外冲击波治疗等。

手术治疗 ①对于急性髋关节创伤的患者，如已明确诊断为关节软骨损伤，有明显机械交锁症状是手术的绝对适应证；或合并其他需要手术治疗的疾病，如关节内骨折需手术复位固定，可一并手术治疗。②对于髋关节退行性疾病，如髋关节撞击综合征/髋关节骨关节病、股骨头无菌性坏死等疾病的患者，如出现明显机械交锁症状，或者需要手术治疗髋关节撞击综合征、需行保髋手术治疗时，可一并手术治疗关节软骨损伤。③手术方式包括切开和关节镜下微创治疗。随着髋关节镜微创技术的发展，传统的切开手术治疗关节软骨损伤已经较少应用，仅在行如骨软骨移植等手术时采用。髋关节镜手术治疗包括关节镜下清创、取出游离软骨等。对于较大能够固定的游离骨软骨块，可以转为切开手术行骨软骨块固定手术。对于较大的软骨缺损（>2cm²），可行骨软骨移植手术。对于局灶性（<2cm²）的软骨损伤，周围有正常的软骨组织包绕，是微骨折术的最佳适应证。国外有尸体研究认为，对于游离软骨瓣（1cm²），使用吸收锚钉进行固定是最稳定的固定方式；对于软骨缺损（1cm²），组织工程支架是最稳定的方法；当然，对于游离软骨瓣（1cm²），也有使用黏合剂进行治

疗的研究。国外尚有使用关节镜进行同种异体软骨移植治疗髋关节软骨损伤的报道。因为软骨来源有限，将组织工程化软骨细胞附着在组织工程支架上并使用生物活性因子进行细胞分化调控，用于修复关节软骨损伤和缺损的研究越来越受到重视。

（王健全 王俊国）（王健全 王俊国）

kuānguānjié yuánrèndài sǔnshāng
髋关节圆韧带损伤（ligamentum teres injury of the hip joint）

髋关节圆韧带又称股骨头韧带。对于髋关节稳定性起很小作用，但在髋关节（股骨头）的血供中扮演着重要角色（其内的股骨头韧带动脉是股骨头胎儿时期的主要血供，成年后的次要血供，也可不供血）。此韧带的发育程度因人而异，有时可完全缺如。

发病机制 传统依据圆韧带在髋关节镜下的表现将其损伤分为三大类：完全断裂（Ⅰ型）、部分断裂（Ⅱ型）及退行性撕裂（Ⅲ型）。Ⅰ型患者通常存在外伤病史或者手术创伤史。这些患者在有明显的髋关节不稳定、难以负重等症状的同时通常也有关节内其他病变诸如关节软骨病变或者髋臼唇撕裂等。Ⅱ型通常发生在具有长期髋部疼痛的患者中，常有隐匿性不稳并可能伴有髋臼骨折、关节囊或关节软骨损伤等其他髋关节组织损伤。Ⅲ型通常与关节炎相关联，约60%的患者存在髋臼发育不良、股骨头骨骺滑脱等。新分类方法按照圆韧带的撕裂程度是否超过50%将Ⅱ型分为两类。

临床表现 圆韧带损伤的患者常有髋关节扭伤史或者是退行性变存在，症状常表现为腹股沟或者臀部处的疼痛，时有放射至内侧大腿，活动时疼痛可有加剧；

髋关节稳定性降低，活动度受限，髋关节活动时偶有弹响。但是该症状并非圆韧带损伤所特有，其他的关节内损伤，如关节软骨的损伤也可出现这样的表现。圆韧带损伤在以下体格检查中易出现髋关节疼痛或者髋关节不稳：①圆韧带试验（LT试验）：首先患侧屈髋70°同时内收30°，并将膝关节屈曲到90°，然后检查者内旋和外旋患者髋关节，髋关节诱发疼痛提示LT试验阳性。②伸腿滚身试验：患者平卧伸直患侧下肢，检查者以患侧为轴滚动患者躯体。③直腿抬高对抗试验：患者平卧位，嘱其在下肢伸直情况下抬高髋关节，检查者对抗应力时患者有髋部疼痛及活动异常。④麦卡锡（McCarthy）试验：患者屈曲双侧髋关节，检查者伸直并内旋患者患侧髋关节，最后伸直并外旋髋关节。虽然这些检查都较为敏感，但是都相对缺乏特异性。因此，临床上对圆韧带损伤的确诊通常是依靠关节镜探查发现。

诊断 圆韧带的影像学诊断主要靠磁共振关节造影大量的研究证明，对于髋关节圆韧带损伤的评估磁共振关节造影效果优于常规MRI，其原因主要为髋关节特殊的解剖特点：髋关节位置相较其他关节更深，而关节也更为紧密，常规MRI没有髋关节专用的线圈，对其关节结构轮廓的显像相对困难；而磁共振关节造影则能提供更为精确的影像，帮助医师做出更为准确的诊断。检查方法：①定位：X线透视定位于近、中段股骨颈。②穿刺：局部消毒，麻醉，使用穿刺针垂直穿刺至股骨颈表面，可注入2ml碘造影剂确认穿刺部位无误。③造影剂注射：生理盐水稀释250倍

的钆剂混合利多卡因或其他长效麻醉剂，可加用类固醇减轻不适，液体总量控制在 8～12ml。④MRI 检查：造影剂注射后 30 分钟内进行 MRI。

治疗 包括非手术治疗和关节镜手术治疗。

非手术治疗 如果圆韧带撕裂的症状是间歇性或者疼痛较轻微建议非手术治疗。包括使用非甾体抗炎药，改善日常活动，如减少负重、戒烟和其他可能会增加髋部疼痛的体育活动。疼痛症状影响日常生活时可以关节腔内注射糖皮质激素以减轻关节周围炎症反应。

关节镜手术治疗 髋关节圆韧带损伤根据损伤的程度可分为完全离断、部分离断与退行性变三型。对于完全离断者，行关节镜下圆韧带残端切除术，用剪刀或咬钳逐段剪除或咬除圆韧带，合并骨片撕脱者一并摘除。必要时进行圆韧带重建。对于部分离断则行圆韧带修整术，利用刨刀去除部分断裂端的须状纤维，并将断裂处打磨平滑。圆韧带发生退行性变者于关节镜下行关节清理术，打磨退行性变韧带上的绒毛使其平滑。手术方式：患者根据情况选仰卧位或侧卧位。在 X 线引导下行细针穿刺髋关节并注入生理盐水约 10ml，消除关节内负压。利用牵引架对患肢施以 245～343N 的力，沿股骨颈纵轴进行轴向牵引，经股骨前侧与转子上外侧入路置入关节镜与刨刀等器械。刨刀、咬钳等器械须经特制的塑料套管置入，该套管口径较普通刨刀等直径略大。而且套管置入后在平齐皮肤水平剪断导管尾部，为镜下操作提供更大的自由度。

(王健全 陈 刚)

qiàqiánshàngjí sītuō gǔzhé

髂前上棘撕脱骨折（avulsion fracture of anterior superior iliac spine） 人体在剧烈运动时，缝匠肌产生巨大牵引力作用于髂前上棘，导致髂前上棘与髂骨分离形成的撕脱骨折。骨折块向下移位。好发于青少年，其发生率占骨盆撕脱骨折的 35.1%。

发病机制 ①髂前上棘的二次骨化中心出现于 11～14 岁，这个时期骨骺软骨生长活跃，软骨细胞肥大变形，软骨基质疏松，骺板对于牵引应力、剪式应力和弯曲应力的抵抗力薄弱，当异常应力作用于骨化中心时容易造成髂前上棘撕脱性损伤。②髂前上棘是缝匠肌、阔筋膜张肌、腹股沟韧带的附着点。在人体剧烈运动时，髂前上棘受到缝匠肌、阔筋膜张肌牵拉力不同导致撕脱骨折移位方向不同。缝匠肌撕脱骨折多发生在短跑时，下肢处于伸髋屈膝位，尤其是髋关节过伸时，髂前上棘受到缝匠肌的强力收缩牵拉导致骨折，骨折片多向前移位；阔筋膜张肌撕脱骨折多发生在棒球运动挥动球棒击球猛烈转髋时，阔筋膜张肌强力收缩牵拉导致骨折，骨折片多向外侧移位。

临床表现 在运动过程中，突发髋部疼痛，性质剧烈，终止运动，部分摔倒，可闻及撕裂声，髋关节因疼痛多保护性主动屈曲，伸直受限，被动伸直髋关节加重疼痛，屈髋休息时疼痛可部分缓解，查体可见髂前上棘局部肿胀，可见皮下瘀斑，压痛，可扪及骨擦感，主动屈髋困难、被动屈髋外旋疼痛加重，多数皮肤完整无破裂。

髂前上棘骨折影像学可明确诊断，骨盆正位、斜位 X 线片可清楚显示骨折移位，多可明确诊

断，CT 平扫、三维重建可明确骨折大小、移位情况。

鉴别诊断 髂前上棘撕脱骨折结合体征、影像学诊断容易，但仍需与髂前下棘撕脱骨折鉴别。髂前下棘撕脱骨折多在剧烈运动发生，髂前下棘为股直肌起点，剧烈运动时受股直肌强烈牵拉而造成骨折，骨折块常向前下方移位。体格检查：髂前下棘区域肿胀、瘀斑、局部压痛，患肢主动抬举受限，被动活动髋关节疼痛加重。影像学检查：X 线可明确诊断，髂前下棘紧临髋臼上壁，骨折线多累及髋臼顶，导致髋关节臼顶不平整、降低髋关节稳定性，一般以手术治疗为主。

治疗 主要包括非手术治疗和手术治疗。

非手术治疗 保持患髋屈曲 40°～50°，外展 30°，患肢中立位固定，卧床休息 4 周左右。4 周、6 周、8 周、12 周复查骨盆正位、斜位 X 线片。根据 X 线显示骨折块与髂峰之间有较多骨痂生长后方可扶拐下地，部分负重行走。根据情况逐渐增加活动量、恢复日常生活运动。非手术治疗能避免麻醉手术创伤，治疗简单，文献报道预后效果好，基本不影响髋关节功能，但如果达不到骨性愈合，运动时会引起疼痛，所以对于竞技运动员、高强度劳动者、特殊职业、骨折移位明显者建议手术治疗，有利于恢复功能、缩短康复时间。

手术治疗 手术治疗为骨折开放复位内固定术，直视下切开复位骨折予以螺钉或克氏针张力带固定，手术切口约 4cm，创面表浅，手术操作简单，出血少，可清除局部血肿，解剖对位，恢复髂前上棘解剖形态，手术疗效确切，术后不需要额外加用其他

外固定，缩短卧床休息时间，早期进行功能康复训练。骨块较小时，可以切除骨性部分，直接将肌腱缝合在髂骨上。对于竞技运动员、高强度劳动者、特殊职业、骨折移位明显者较非手术治疗有优势。

预防 进行短跑、足球、棒球等运动时，赛前应该进行必要的专项辅导及充分的体能准备，运动前进行针对性的热身运动，让肌肉、骨骼、器官进入运动状态，各组肌肉群共同舒张收缩进入协调状态。青少年处于骨骺未闭者、体重偏大者应该选择合适的体育运动项目。

（王健全 陈铁柱）

xiǎozhuànzǐ sītuō gǔzhé

小转子撕脱骨折 （avulsion fracture of lesser trochanter）

是一种少见的损伤。在髋部撕脱骨折中，不及坐骨结节、髂前下棘和髂前上棘撕脱骨折多见。

病因及发病机制 类似于其他撕脱骨折，发病是由于附着于小转子上的髂腰肌突然剧烈收缩造成的。常发生于短跑或跳跃项目的运动中。在骨骺未成熟的儿童和青少年中相对常见，当髋关节突然外展或过度后伸时，髂腰肌对小转子骨骺形成强有力的牵拉，由于穿通纤维使得肌腱末端与骨的连接强于骨骺中钙化与未钙化细胞之间的连接，导致撕脱骨折的发生常在骨骺部位。在成年人中也有个别报道，但其发生撕脱骨折的原因常与肿瘤相关。

临床表现 由于撕脱骨折发生后，可以出现小转子周围的肿胀、疼痛。由于还有髂腰肌肌腱的扩张部附着于股骨干上，所以一般移位不明显，出血也不容易扩散至皮下形成瘀斑。患者表现为主动屈髋或屈髋抗阻时疼痛，

卧位时不愿将髋关节伸直或伸直出现腹股沟下方疼痛。转为陈旧骨折可导致轻微活动受限，但一般不影响生活。运动员或舞蹈演员会对运动成绩或表演产生影响。

诊断 如能考虑到此病，根据病史和查体对小转子撕脱骨折的诊断并不困难。主要的阳性体征包括小转子区域的压痛、4字试验阳性，或在此试验位置可以更容易触及压痛。骨盆X线正位片可以发现小转子的纵行骨折线，并轻度分离，骨片上移（图1）。三维CT可以准确判断撕脱骨块大小及移位程度。MRI通常不作为常规检查，但可用于鉴别小转子末端病及滑囊炎。

鉴别诊断 应与小转子周围滑囊炎或小转子末端病相鉴别。此两者通常没有急性损伤病史，但可出现相同部位的疼痛、肿胀。末端病多见于跨栏运动员的跨越腿一侧，因逐渐劳损形成，对专项训练影响较大。表现为屈髋用力过栏时痛。X线可见小转子骨质密度增高，或可见腱内钙化影，易与撕脱骨折混淆。滑囊炎可表现为小转子撞击综合征，或者合并髂腰肌肌腱的水肿、部分撕裂，超声或MRI检查有助于鉴别。

治疗 由于一般撕脱骨块移位不明显，通常采用非手术治疗。对于髋关节运动要求较高的运动

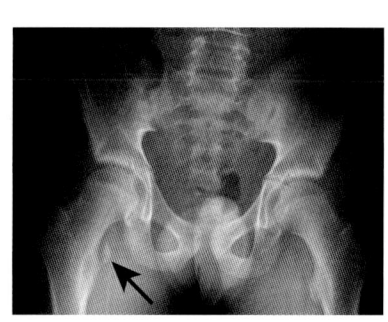

图1 骨盆正位片显示的右股骨
小转子撕脱骨折（箭头）

员，或舞蹈演员，以及较大移位的患者，宜选择手术治疗。

非手术治疗 重点是避免负重，其次是物理治疗，功能大多可以完全恢复。可以患者平躺或抗重力抬腿时无明显疼痛作为尝试负重的指征。理疗或中医针灸治疗对缓解疼痛、肿胀等有辅助作用。

手术治疗 对于骨块大于20mm的撕脱骨折，可以考虑复位后螺钉内固定。对没有条件用螺钉固定的，可以切除骨片采用带线锚钉或制作骨道的方法进行髂腰肌止点重建，但康复的进度要酌情减慢。

并发症 非手术治疗以及切开手术的方法并无明显并发症的报道。

预防 虽然预防可能很困难，但医师或队医应该重视运动量较大儿童或青少年运动员发生的髋关节周围的非典型症状。前屈痛、腹股沟区疼痛或是跛行，可能是最终发生撕脱骨折的先兆。

预后 小转子撕脱骨折的预后通常较好。

（王健全 梅 宇）

gǔgǔjǐng gǔzhé

股骨颈骨折 （neck fracture of femur）

多数为关节囊内骨折，是50岁以上老年人最常见的骨折，尤以女性或骨质疏松者多见。致残和病死率较高，严重危害老年人生活质量。中青年股骨颈骨折常由较大暴力引起。由于局部血供因素，常可导致骨不连或股骨头缺血性坏死等并发症。

临床表现 多见于老年女性，多有绊倒、扭伤或其他外伤病史，暴力有时不剧烈，可因疏忽而延误诊治。

诊断 ①症状：a. 外伤后引起髋部疼痛。b. 髋关节主动活动

受限。c. 除少数外展嵌插型骨折以外，多数患者伤后站立、行走功能明显受限。②体征：a. 患者髋部轻度屈曲、内收位。b. 下肢 45°~60° 外旋、短缩畸形。c. 髋关节被动活动感觉疼痛。d. 腹股沟中点压痛。e. 大转子上移并有叩痛。f. 下肢纵向叩击痛阳性。③辅助检查髋关节 X 线正侧位片可明确诊断，注意有无骨质疏松。按骨折线移位程度［加登（Garden）分类］可以分为：a. 不完全骨折，外展嵌插型。b. 无移位的完全骨折。c. 部分移位的完全骨折。d. 完全移位的完全骨折。如早期 X 线平片阴性，而临床症状明显，怀疑有骨折可能，应卧床休息，穿防旋鞋制动，相隔 2~3 周后再次摄片，以明确或排除骨折。

治疗 ①无移位（加登 Ⅰ、Ⅱ型）或外展嵌插型骨折。对于老年人，如条件允许，可行简单内固定治疗，稳定骨折端，减少再移位可能，亦便于护理，减少并发症。如无条件，可采用患肢外展位皮肤牵引或穿防旋鞋保持患肢于外展、旋转中立位。鼓励半卧位、股四头肌舒缩活动。②有移位（加登 Ⅲ、Ⅳ型）骨折。明确诊断后，检查和调节全身状况，除外手术禁忌，早期手术。手术治疗方案应根据患者具体情况，包括年龄、体质、骨密度、内科疾病、外伤持续时间、骨折移位程度和经济情况以及手术的医师经验与条件，选择下列手术：a. 闭合复位内固定。内固定可选用多钉固定，如 3 枚加压空心螺钉内固定。b. 人工股骨头或全髋关节置换术，多根据患者生理年龄、体质、活动度、骨折类型、髋臼有无病变等诸多因素选择。③年龄过大、体力较差、伴有严

重的内科疾病而不宜采用手术治疗或患者与家属拒绝进一步治疗者，如骨折无移位，可做下肢皮肤或骨牵引。牵引时下肢外展、中立位，在抬高床脚的同时患者取半卧位，加强护理，避免并发症的发生。如骨折已有移位，则不可能通过牵引使骨折愈合，可放弃骨折治疗，早期坐起，有条件时即离床用双拐或轮椅活动。④儿童和青少年股骨颈骨折。骨牵引、闭合复位、细圆针或者螺纹钉内固定，应推迟开始负重时间。

（张英泽）

gǔgǔ zhuànzǐjiān gǔzhé

股骨转子间骨折（intertrochanteric fracture of femur）
股骨颈基底到小转子下平面区域内的骨折。为关节囊外骨折。该部位血供良好。因此，很少有骨不连接或股骨头缺血性坏死发生，但常可引起髋内翻畸形。

临床表现 多见于老年患者。患髋直接暴力外伤史。

诊断 ①症状：a. 外伤后引起髋部剧烈疼痛。b. 髋关节活动受限。c. 不能站立、行走。②体征：a. 患髋肿胀，局部皮下瘀斑。b. 下肢 90° 外旋、短缩畸形。c. 髋部前方压痛。d. 大转子有叩痛。e. 下肢传导叩痛。③辅助检查对疑有骨折的患者均应拍髋部正侧位 X 线平片以明确诊断和分型。特别注意小转子区骨折情况。通常按照骨折后稳定程度分类。Ⅰ 型骨折，指骨折线自外上方向内下方延伸。a. 骨折沿股骨转子间线延伸，自大转子到小转子而骨折无移位，属稳定性骨折。b. 骨折复位后，骨折部位股骨内、后侧皮质可获得稳定接触，属稳定性骨折。c. 骨折复位后，骨折端股骨内、后侧皮质未接触，

属不稳定性骨折。d. 粉碎性骨折，复位后不稳定，属不稳定性骨折。Ⅱ 型骨折，指骨折线从外下方向内上方延伸，属不稳定性骨折。

治疗 恢复或保持正常颈干角及前倾角，防止髋内翻畸形。①稳定性骨折：可行非手术治疗，多为骨牵引。但患者可因长期卧床引起其他并发症。因此，如果条件允许，建议手术内固定。固定方法有动力髋螺钉（DHS）等。术后可早期不负重活动。②不稳定性骨折：由于小转子骨折，股骨距受损，内侧支柱稳定性减弱，复位后有明显髋内翻倾向，多采用手术内固定，固定方法有伽马（Gamma）钉、角接骨板、动力髋螺钉（DHS）等。术后宜早期活动，防止并发症发生。

（张英泽）

gǔgǔgàn gǔzhé

股骨干骨折（shaft fracture of femoral）
股骨是人体最坚硬的长管状骨之一，可承受较大的应力，对行走、负重支撑均起重要作用。股骨骨折常由高能量损伤所致，且股骨周围有丰富的肌肉群，易造成广泛软组织损伤。此外，尚可能伴有内脏损伤，而导致创伤性、出血性休克。因此，骨折后的现场急救、全面检查和初期抗休克处理均十分重要。

临床表现 多见于交通事故或工伤，有暴力外伤史。外伤后局部剧烈疼痛、肿胀、肢体畸形、短缩、异常活动。髋关节、膝关节活动也受限。还伴有创伤性、出血性休克表现。

诊断 典型的股骨干骨折，诊断并不困难。局部剧烈疼痛、肿胀、肢体畸形、功能障碍，甚至有骨擦音，而股骨正侧位 X 线平片可为最终诊断确立依据。X

线平片需包括相邻关节，观察髋部有无骨折脱位。有较严重损伤史的患者，应全面检查，以排除其他合并损伤。并应注意有无血管神经损伤可能，股骨下 1/3 骨折尤应注意。

治疗 应根据患者年龄、骨折部位、类型以及医疗条件、技术力量来决定治疗方案。

急救处理 应注意合并损伤的急救和抗休克处理，注意脂肪栓塞综合征。转运时应对患肢做超关节的夹板临时固定。防止损伤加重。

非手术治疗 成年人稳定性或无移位股骨干骨折，患肢可放置在布朗（Brown）架或托马斯（Thomas）架上行骨牵引，定期复查 X 线平片，根据情况决定牵引时间。

手术治疗 切开或闭合复位内固定有利于早期功能锻炼。多采用髓内固定的方法，如交锁髓内钉、长柄 Richard 钉、伽马（Gamma）钉。尽量采用闭合插钉，但需要影像设备及操作技术；也可用接骨板，不强调骨折解剖复位，只要恢复力线及长度，纠正旋转及分离移位。手术应间接复位和微创操作，不要求以牺牲骨片软组织血供来达到骨折解剖复位及坚固内固定。

特殊患者处理方案 ①股骨干骨折伴有髋关节脱位：髋关节脱位易被忽视。因此，对股骨干骨折，尤其是近侧股骨端明显内收畸形者，应拍骨盆 X 线平片，以排除脱位可能。髋关节脱位应做紧急复位，全身情况稳定后，再做股骨切开复位内固定。②股骨干骨折伴股骨颈骨折：甚为少见。如发生，应先处理股骨颈骨折，然后根据股骨干骨折具体情况做相应治疗。③人工股骨头或

全髋置换术后伴股骨干骨折，这一类损伤逐渐增多。通常这类损伤可根据骨折发生部位分为三型。Ⅰ型：骨折位于假体柄尖端的近侧，骨折的稳定性被假体柄维持，治疗可采用牵引。Ⅱ型：骨折位于假体柄尖端平面，施行接骨板内固定等。Ⅲ型：骨折位于假体柄尖端以远，可采用牵引治疗，但常失败。故可考虑可根据骨折情况，采用形状记忆环抱器或其他切开复位内固定。必须确定假体有无松动，如有松动应行翻修术。④陈旧性股骨干骨折不连接：采用各种合适的内固定装置加自体和/或异体骨移植。

（张英泽）

gǔgǔ yuǎnduān gǔzhé

股骨远端骨折（distal fracture of femoral）

常累及膝关节及股四头肌伸膝结构，造成后期功能障碍。如果骨折累及关节面，要求尽可能解剖复位坚强固定，以达到早期不负重关节功能锻炼的目的。

临床表现 多见于膝关节屈曲位时受强烈的直接暴力，如交通事故或工伤。外伤后局部剧烈疼痛、肿胀，膝关节活动受限。

诊断 骨折后常造成膝关节上方明显疼痛、肿胀、成角或短缩畸形，关节功能障碍，有时可有骨擦音，膝关节肿胀，关节穿刺发现带脂肪滴的血液。注意是否伴有血管神经损伤。正侧位 X 线平片有助于明确诊断和确定类型。可分为不影响关节的股骨髁上骨折及累及关节的髁部骨折，后者又可再分为单髁、双髁或 T 形髁间骨折。CT 及三维重建有助于明确矢状面及冠状面骨折和粉碎性骨折。

治疗 根据骨折类型、移位情况、患者全身情况和手术医师

经验，选择不同的治疗方案。注意血管神经损伤的处理。如怀疑骨筋膜室综合征，应及时减压。

非手术治疗 骨折无移位或嵌插骨折，可采用非手术治疗，包括牵引和石膏固定。但不能达到早期关节功能锻炼的目的。

手术治疗 ①有移位的外侧髁、内侧髁骨折或内侧髁后部骨折：有移位或同时伴有髁间骨折或粉碎性骨折的股骨髁上骨折，可采用切开复位内固定。目的在于恢复正常解剖结构，固定骨折端，尽早开始膝关节和股四头肌锻炼。粉碎性骨折，注意软组织保护。注意骨折内翻畸形。②对粉碎性股骨髁上骨折：如未累及关节面或关节面简单骨折，也可用股骨髁上髓内钉内固定。结合关节镜手术既利于进钉点定位，又可同期行镜下修补清理术。③人工膝关节置换术后伴股骨远端骨折：这一类损伤逐渐增多。非手术治疗效果不佳，通常这类损伤可分为三类. a. 骨折无移位，假体无松动。非手术治疗，也可手术治疗。达到早期关节功能锻炼的目的。b. 骨折移位，假体无松动。非手术治疗效果不佳，手术治疗，但必须确定假体类型。可用股骨髁上髓内钉（GSH 钉）、髁接骨板螺钉、动力髁螺钉（DCS）等内固定。c. 骨折移位伴假体松动，行翻修术。

（张英泽）

bìngǔ gǔzhé

髌骨骨折（fracture of patella）

髌骨俗称膝盖骨。髌骨参与膝关节的构成，有保护膝关节和增强股四头肌肌力作用。在膝关节由屈曲向伸直位运动过程中，髌骨由髁间窝上滑动，并逐渐远离膝关节屈伸轴，使股四头肌的力臂逐渐增大。在膝关节完全伸直

时，其力臂约为 1.8cm，从而股四头肌以较小的收缩力即可完成伸膝功能。而髌骨切除术后需增加 5.9~7.5kg 的力方能完成伸膝功能。因此，治疗髌骨骨折应以保留髌骨为原则。髌骨是伸膝装置中的重要组成部分，在伸膝过程中起滑车作用，加大股四头肌力臂，这在膝关节伸直到最后 15°~30° 时尤为明显，并可使膝关节过伸 5°~10°，防止股骨前移，向后挤压股骨，加强膝关节的稳定性。髌骨骨折后这种作用减弱或消失，髌骨切除术后股四头肌肌力减弱 15%~30%，且失去保护作用。因此，治疗髌骨骨折时，除难以复位的严重骨折外，应尽可能保留髌骨及其完整性。

分类 髌骨骨折根据其骨折部位和骨折线的走行方向分为：①横行骨折，包括上极、中部及下极横行骨折。②粉碎性骨折，包括上极、下极粉碎性骨折及星状骨折。③纵行骨折。④边缘骨折。其中纵行骨折及边缘骨折较少见。有的还直接分为上极、中部、下极、纵行、边缘骨折。还可根据骨折是否移位分为无移位髌骨骨折和有移位髌骨骨折。

病因及发病机制 ①髌骨横行骨折：多由间接暴力所致。但也有一些是由于髌骨受直接暴力撞击所造成。如跌倒时髌骨体直接撞在有棱角的硬物上，由于棱角的切割力造成髌骨横行骨折。间接暴力是由股四头肌强烈收缩、牵拉髌骨向上，而髌韧带固定在髌骨下部，股骨髁部与髌骨关节面紧密接触向前顶压髌骨形成支点，这三种力量同时作用于髌骨下部，造成髌骨横行骨折。骨折两侧股四头肌扩张部及关节囊撕裂比较严重，此点应引起注意。髌骨横行骨折以中部较多见，上

极骨折少见，而下极骨折时有发生。儿童髌骨骨折中的袖套状骨折，实际上属于髌骨下极撕脱骨折，多由于突然急剧屈膝股四头肌对抗收缩，牵拉髌骨，使髌软骨呈袖套状自髌骨主体剥脱，髌骨主体被牵拉上移，一般移位较大。当髌骨未骨化或骨化不多时诊断比较困难，容易漏诊或延迟诊断。应依据受伤机制、局部表现、X 线侧位片髌骨升高等确诊。②髌骨粉碎性骨折：较多见。一般是由直接暴力所致，如奔跑或行走时跌倒，跪姿着地，髌骨前面与较硬地面或物体直接碰撞，髌骨后面受股骨髁的夹击而骨折。骨折后常由于股四头肌继续收缩牵拉，造成髌骨腱膜和关节囊的撕裂，骨折块互相分离。偶有外力直接冲撞或打击髌骨而发生粉碎性骨折，此时髌骨腱膜及关节囊多保持完整，一般骨折移位较小。③髌骨纵行骨折：膝关节屈伸活动时，髌骨在股骨髁间窝上滑动。当膝关节屈曲 135°~150° 时，髌骨的内外侧缘架于股骨内外髁上，而髌骨中央部被架空，故此时以较小的外力直接作用于髌骨前面时，即可使髌骨中央向后折断。同时，由于髌骨两侧股四头肌扩张部紧张，对髌骨内外侧缘产生张力，对骨折的产生也起一定的作用。由于髌骨关节面的纵向骨嵴外侧比较薄弱，而且相对稳定，骨折以外 1/3 处多发。骨折后由于股外侧肌的收缩牵拉，产生向外的分力，骨块向外移位分离。

临床表现 ①髌骨横行骨折：一般具有外伤史，然后患侧膝部剧烈疼痛，伸膝功能障碍。若是直接暴力所致，局部一般有创伤痕迹。检查如两骨折端分离较远时，可看到膝关节前方骨折的横

行凹陷。局部肿胀，以膝关节前面及两侧为重。严重时可出现张力性水疱、皮下瘀斑、关节内积血。部分病例浮髌试验阳性。一般可扪及骨折间隙，局部压痛多明显。骨折分离不明显时，多可触及骨擦感或闻及骨擦音。②髌骨粉碎性骨折：常由直接暴力所致，因此患侧膝部有外伤史。髌骨前方有皮肤擦伤痕迹或挫伤，甚至呈开放性骨折。检查局部疼痛剧烈，膝关节伸膝活动困难，关节内积血较多，皮下有瘀斑，关节周围呈张力性水肿，以两侧和前方为重，多有张力性水疱。局部有明显压痛，骨折早期能轻易触及多个骨块，骨擦音明显。③髌骨纵行骨折：一般局部有皮肤挫伤，膝关节前方肿胀、疼痛，活动功能障碍。检查局部压痛，髌骨分离试验及折屈试验均阳性，可有骨擦感，部分病例浮髌试验阳性。

诊断 如下所述。

髌骨横行骨折 诊断要点：①一般有非直接暴力外伤史，在膝关节半屈曲位时，猛然用力伸膝关节时发生。②伤后表现为局部剧痛、肿胀、伸膝困难、皮下瘀斑、压痛明显。③浮髌试验阳性。④髌骨的正侧位 X 线平片可明确骨折的类型和部位。膝关节正侧位片多可显示骨折的类型及移位情况。对于疑有纵行或边缘骨折者，需加拍髌骨轴位片证实。

髌骨粉碎性骨折 诊断要点：①一般有明显的外伤史。②临床表现局部症状较重，可触及多个碎裂的骨块，骨擦感明显。③X 线检查可明确骨折的类型、部位及粉碎程度，可显示骨折移位情况，指导治疗。

髌骨纵行骨折 诊断要点：

①一般有直接暴力外伤史。②临床表现局部症状不典型，可检查髌骨分离试验和折屈试验。髌骨分离试验是用两手拇指分别置于髌骨外上缘及内下缘，或髌骨内上缘及外下缘，纵向推拉，使骨折处产生剪切应力，如有疼痛者即为阳性。髌骨折屈试验是在膝关节屈曲 135°～150° 时，用拇指按压髌骨中部，若有疼痛即为阳性。③膝部有损伤，疑有髌骨骨折者，如果髌骨正侧位 X 线平片不能显示骨折，应加拍髌骨轴位片，以明确诊断。

鉴别诊断　①髌骨横行骨折：a. 髌韧带断裂。与引起髌骨骨折的间接暴力相似，是在意外的屈膝动作时，由于股四头肌对抗性猛烈收缩而引起的牵拉性损伤，常和髌韧带一起将胫骨结节的骨块撕下。伤后膝部剧痛，伸膝功能障碍，与髌骨骨折相似。但此种损伤比较少见，常见于儿童和青少年。疼痛、肿胀和压痛部位在髌骨下方及胫结节处，触及髌骨完整且无压痛。X 线平片显示髌骨升高，这与小儿袖套状骨折相似。但髌骨侧位片显示小儿袖套状骨折，髌骨下方软组织阴影中有一片状密度增高区，即可鉴别。b. 股四头肌腱断裂。其受伤暴力与髌骨骨折类似，伤后局部症状与髌骨骨折也相似，但多见于老年人，因为老年人股四头肌腱变性、变脆，容易断裂，而且肿胀和压痛点位于髌骨上方，两断端分离比较远，伤后不久者可看到、扪到断裂部凹陷，触诊及 X 线检查显示髌骨完整可以鉴别。②髌骨纵行骨折：应与股骨髁间骨折或外侧髁骨折相鉴别。

治疗　包括以下几方面。

治疗原则　①最大限度地恢复关节面的形态，达到关节面平滑，防止创伤性关节炎的发生。②内固定要适当有力，以利于骨折早期愈合。③尽可能早期活动膝关节，恢复其功能，预防关节僵硬。

注意事项　①整复骨折时，切忌盲目用力推挤骨折片或反复整复，以免使骨折端相互撞磨，使骨折端磨平，对位不稳，影响固定及愈合。②中下 1/3 的横断骨折，骨折近端因受股四头肌的牵拉而向上移位，整复时因骨折块小，软组织肿胀，手指不易控制，故须耐心地轻柔手法根据不同的移位方向，采用不同的手法整复。③整复前需先抽尽关节腔积血，否则会影响整复与固定的效果。④膝关节肿胀明显，或就诊较迟（伤后 2～3 天）者，应先敷消肿膏，待肿消后再行整复。⑤患肢应置于中立位，即膝关节伸直位，以使股四头肌肌力减低。⑥应严格掌握适应证，若骨折片翻转，或移位在 1.5cm 以上，不易手法复位，且外固定有困难者，可采用其他治疗方法或切开复位内固定术。手术时间最好于 1 天内施行，否则因髌骨前的软组织菲薄，很快即有水疱发生，妨碍手术进行。

治疗方法　可分为两大类。①非手术治疗：石膏外固定法、抱膝圈固定法、布兜多头带固定法、中药外敷。②手术治疗：闭合穿针加压内固定法、髌骨钳固定、聚髌器固定法、髌骨夹固定法、闭式内固定法、切开复位及内固定法、髌骨部分切除、髌骨全切除。

（张英泽）

qiánjiāochārèndài sǔnshāng
前交叉韧带损伤（injury of anterior cruciate ligament）

前交叉韧带又称前十字韧带，是膝关节重要的前向稳定结构。前交叉韧带损伤是常见的膝关节运动损伤，损伤后可以产生明显的膝关节不稳，严重影响膝关节功能。如果不及时治疗，关节易反复扭伤，继而引起关节软骨、半月板等重要结构的损害，导致关节过早老化和骨关节病的发生。因此，早期诊断并及时重建韧带，恢复关节稳定性，对于保护关节而言至关重要。根据文献报道，2009 年美国人群的前交叉韧带发病率为 47.8/10 万，而从事足球运动者中前交叉韧带损伤的发病率为 60/10 万，滑雪运动者为 70/10 万，明显高于一般人群。

解剖　前交叉韧带位于膝关节内，起自股骨髁间窝外侧壁后部，向前下呈扇形走行，止于胫骨髁间隆起前方，表面有滑膜覆盖提供血供。该韧带平均长 38mm，宽 11mm，厚 5mm，可承受的最大拉力为 2 250N。前交叉韧带的主要功能是限制胫骨向前过度移位，同时还有防止膝关节内外翻、胫骨内旋和膝关节过伸的作用。

发病机制　多见于运动损伤，常见的项目如篮球、足球、羽毛球、滑雪、柔道、摔跤和田径等。常见损伤机制包括：①膝内翻或外翻扭伤，如足球运动中与对方球员对脚时发生的外翻伤，篮球运动中带球过人时膝关节扭转发生的外旋伤，跳起投篮后单腿落地时发生的屈曲外翻扭伤等。②膝关节过伸损伤，如足球运动时踢漏脚，滑雪运动中高速下滑时滑板插入积雪时的过伸伤，或膝前被撞引起膝关节突然过伸。③膝关节屈曲位支撑伤，大腿前面被撞，股骨髁向后错位，可使前交叉韧带单独受伤，经常见于足球的训练或比赛中。

临床表现 急性前交叉韧带损伤的表现如下：①膝关节急性损伤史。②受伤当时伴有撕裂声和关节错动感。③疼痛明显，多数不能继续原来的运动。④继而关节内出血，膝关节肿胀。⑤随着关节积血与疼痛的逐渐加重，及肌肉的保护性痉挛，将膝固定于屈曲位。⑥个别病例断裂的前交叉韧带可嵌入关节间隙，出现典型关节交锁，不能将膝伸直。前交叉韧带断裂超过6周属陈旧性损伤，此时症状常不明显，易于漏诊。典型表现为关节松弛不稳，表现在运动中有膝关节错动感或打软腿，不能急停急转，不能用患肢单腿支撑，膝关节易反复扭伤，如继发半月板损伤后可出现疼痛、交锁等症状。前交叉韧带损伤后膝关节前向活动度加大，临床上常用的三种检查方式如下：①拉赫曼试验（Lachman test）：患者仰卧位，屈膝15°~30°，嘱患者放松肌肉，检查者两手分别握住股骨远端与胫骨近端，然后用力使胫骨端向前错动。与健侧对比，如果出现异常活动即属阳性。检查中关键要体会抵抗感，如无抵抗感，则基本上为全断裂。②前抽屉试验：患者仰卧位，屈膝至90°，检查者侧坐床边，以臀抵住患足，然后双手握住胫骨近端并向前拉，双侧对比，如有异常错动即属阳性。检查中也要注意有无抵抗感。③轴移试验：患者仰卧位，嘱放松肌肉，检查者一只手握住患肢的踝关节并抬起，使膝关节伸直，同时施加内旋应力，另一只手置于膝关节外侧，施加外翻应力。对于前交叉韧带断裂的膝关节，此时胫骨会出现前向半脱位。然后当检查者缓慢屈曲膝关节，在屈膝30°~40°时，胫骨会出现突然复位，即轴移试验阳性。

诊断 X线检查仅在韧带止点有撕脱骨折或有骨软骨骨折时有诊断意义。MRI检查对诊断前交叉韧带断裂非常有价值，具有极高的敏感性和特异性，故被认为是前交叉韧带损伤后影像学检查的金标准；另外，对于急性期损伤伴有膝关节肿胀明显及交锁的患者，手法检查不满意或不能实行时，MRI检查具有优越性。KT-1000或者KT-2000可以用来定量测量膝关节的前向移位的程度，与对侧相比移动大于3mm有意义。

鉴别诊断 需与后交叉韧带损伤、髌骨脱位相鉴别。

后交叉韧带损伤 常有明确的外伤史及伤后膝关节不稳的症状，但后交叉韧带损伤主要表现为膝关节后向不稳。鉴别要点如下：①交通事故多见后交叉韧带损伤，运动损伤中多见前交叉韧带损伤。②后交叉韧带损伤导致轻度不稳的患者可以没有症状，严重不稳的患者表现为关节疼痛，下楼时打软腿，有错动感。③查体：后抽屉试验阳性，胫骨结节塌陷。④膝关节MRI检查提示：后交叉韧带连续性中断。

髌骨脱位 多数有膝关节外旋外翻扭伤史，与前交叉韧带损伤类似，急性期关节肿胀、疼痛，运动时有患膝不稳感。鉴别要点如下：①新鲜损伤患者表现为髌股内侧支持带肿胀、疼痛。②陈旧损伤患者表现为运动中反复髌股关节不稳、脱膝感；严重的可以有髌前疼痛或膝关节交锁。③查体：髌股内侧支持带松弛，推髌恐惧试验阳性。④膝关节影像学检查提示：髌骨内缘和股骨外髁外缘镜像骨软骨损伤，或者存在膝关节游离体。

继发损伤 前交叉韧带损伤后没有及时治疗或反复扭伤，容易引发膝关节半月板、软骨、骨关节炎等继发性损害。①膝关节半月板损伤：前交叉韧带断裂后，由于膝关节存在前向不稳，特别是反复扭伤，使半月板产生矛盾运动，进而导致半月板的继发性损伤。②膝关节软骨损伤：长期不稳和反复扭伤，加上继发半月板损伤，均会导致膝关节内包括髌股关节软骨、内外侧间室软骨的继发损伤改变。③骨关节炎：长期不稳导致关节软骨损伤，最终膝关节退行性变发展为骨关节炎，特别是在髁间窝软骨边缘形成骨赘，以及髁间隆起增生。

治疗 主要包括急性期处理、手术治疗和术后康复三个部分。①急性期处理：冷敷以消肿镇痛；关节制动，必要时加压包扎，减少再出血；在肿痛减轻后，进行膝关节活动度练习和下肢肌力练习；合并内侧副韧带损伤或半月板交锁时，要限期行急诊手术治疗；如果存在关节活动障碍的要在关节活动范围接近正常后再手术。②手术治疗：前交叉韧带损伤的最佳治疗方案是手术重建前交叉韧带。关节镜下前交叉韧带重建手术，创伤小，恢复快，已广泛开展。北京大学运动医学研究所基本上都在关节镜下用自体骨-髌腱-骨复合物（骨块用界面螺钉固定）或半腱肌和股薄肌腱（带袢接骨板悬吊固定，Endobutton法）来重建前交叉韧带（图1，图2）。如果多根韧带同时损伤可以考虑加用异体肌腱或人工韧带等。③术后康复：也非常重要，如果功能锻炼不及时，术后可能发生膝关节粘连甚至强直。术后采用活动夹板辅助固定，麻醉过后即开始早期进行相应肌肉力量

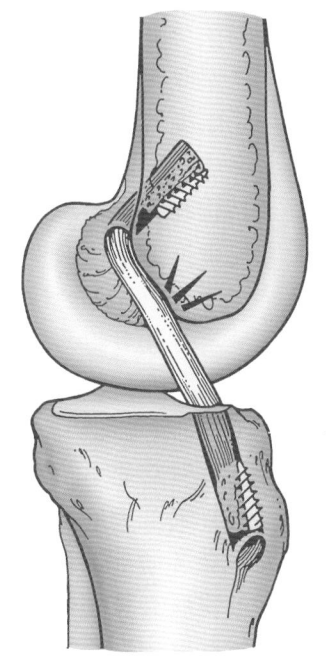

图1 骨-髌腱-骨复合物重建前交叉韧带（界面螺钉固定）

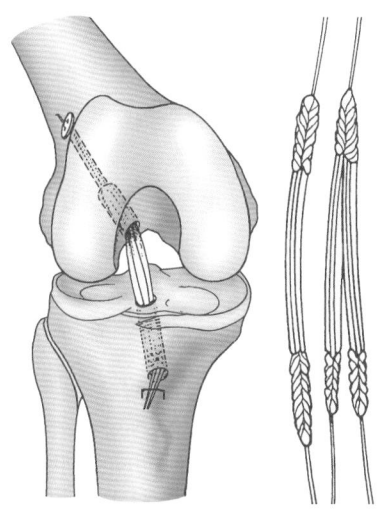

图2 半腱肌和股薄肌腱重建前交叉韧带（Endobutton 法）

练习（股四头肌和腘绳肌），2~4周可脱拐行走，保护性夹板要求佩戴3个月。膝关节活动度练习，术后3天开始，要求2周达到90°，4~6周达到120°，8周达到正常角度。3个月后可以尝试慢跑、游泳等运动，6个月后可参加娱乐体育活动，10~12个月后可进行竞技体育活动。

（敖英芳 王成）

hòujiāochārèndài sǔnshāng

后交叉韧带损伤（injury of posterior cruciate ligament） 后交叉韧带位于膝关节内，包被有滑膜组织。起于股骨内侧髁外侧面，止于胫骨平台后面中部下方1cm的凹处。长度为32~38mm，宽度为13mm。后交叉韧带是膝关节内重要的稳定结构，随着运动的普及以及竞技运动水平的提高，加之交通伤的增多，其发生率也逐渐提高，后交叉韧带单纯和联合伤总共占膝关节损伤手术治疗的3.5%~20%。后交叉韧带是膝关节主要的后向稳定结构，其可防止胫骨的过度后移，限制膝关节的过伸，限制伸膝位的侧方活动，并对膝关节的旋转起到一定的限制作用。

病因及发病机制 后交叉韧带损伤多为运动损伤或交通意外伤，损伤机制分为以下两种：①胫前伤：屈膝位胫骨近端前方受到由前向后的暴力，使胫骨突然后移，造成韧带的损伤或断裂。多为实质部撕裂，也有胫骨止点撕脱。近伸直位受伤可致股骨止点撕脱。胫骨平台及股骨髁后部常有骨挫伤。该伤常见于摩托车祸（即挡板伤）、坠落时屈膝跪地、足球及橄榄球等接触性运动中屈膝位胫前被撞等情况中。②过伸伤：膝关节极度过伸，可造成后交叉韧带断裂或止点撕脱、后关节囊撕裂及胫骨平台和股骨髁前部的骨挫伤。可伴关节脱位和神经血管损伤。在运动中最常见的损伤是过伸伤，在交通意外伤中最常见的是胫前伤。韧带损伤部位与造成损伤的暴力的性质和速度相关，高速冲击伤可致韧带实质部撕裂，而低速非冲击伤则更多地引起撕脱骨折。

分类 单纯后交叉韧带损伤包括韧带损伤以及胫骨和股骨附着点处的撕脱损伤。韧带损伤又分为完全断裂和部分破裂。韧带损伤可以是急性的，也可以是慢性的。急慢性的划分以3周至3个月划分的均有。从MRI上可看到交叉韧带损伤后的愈合过程类似内侧副韧带，3周炎症消退，韧带初步愈合，6周塑形基本完成。因此，以6周划分急慢性期较好。

分度 后交叉韧带损伤按损伤后的松弛程度分为三度。1度：患侧膝关节后向松弛较正常侧差值在5mm以内；2度：患侧膝关节后向松弛较正常侧差值在5~10mm；3度：患侧膝关节后向松弛较正常侧差值大于10mm；3度损伤多伴有其他韧带的复合损伤。

临床表现 后交叉韧带损伤急性期表现为膝关节肿胀、疼痛以及功能受限，慢性期患者平地走路影响不大，根据松弛程度不同症状表现有一定差异，松弛程度2度及2度以上患者下楼时膝前多有不适症状，剧烈活动时多有不稳感。查体时可及胫骨结节塌陷，通常认为后抽屉试验是检查后交叉韧带损伤的经典方法，操作时患者平卧位，屈膝90°，踝中立位，操作者双手握住胫骨近端先将塌陷的胫骨复位再向后推，可及明显错动感即为阳性（图1）。可通过胫骨外旋试验来判断有无合并后外侧结构损伤，患者俯卧位，屈膝30°、90°，分别测量双膝胫骨外旋角度，如仅30°位外旋角度明显增大，为单纯后外侧结构损伤。如30°与90°位外旋角度均增大则提示为后交叉韧带与后外侧结构联合伤。外旋角增大10°

以上有意义。

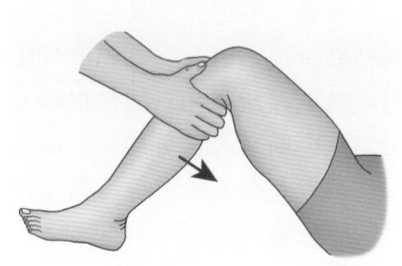

图1 后抽屉试验

诊断 根据病史和查体对后交叉韧带损伤的诊断并不困难。急性后交叉韧带损伤后膝关节因肿胀无法屈膝，后抽屉试验无法检查，易被忽视，检查时应注意。单纯后交叉韧带断裂有相当一部分是在屈膝时胫骨面受撞击。因此，发现胫骨结节上的挫伤应该怀疑是否有后交叉韧带损伤。①X线检查：可以除外胫骨撕脱骨折及合并膝关节其他部位的骨折。可通过屈髋、屈膝70°～90°位膝侧位片测量有无膝关节后向半脱位来诊断后交叉韧带损伤。以胫骨前界点与股骨内外髁最远点之间中点分别做切线，两线的垂直距离定为脱位距离，急性伤胫骨后移≥3mm即可诊断，陈旧伤平均后移10.6±3.4mm。②MRI检查：诊断急性后交叉韧带损伤非常有效，其敏感性和特异性达到100%，后交叉韧带陈旧损伤多数表现为韧带的延长或过度弯曲呈U形，MRI诊断后交叉韧带急性期完全断裂的标准为：韧带不显示；T1、T2加权像局部高信号，不能确认韧带形态；局部所有纤维完全断裂、分离。急性期部分断裂的诊断标准为：实质内异常高信号或部分纤维不连续。关节动度计如KT1000、KT2000、kneelax等膝关节韧带测量尺是测量关节松弛程度的一种有效的工具。与健侧对比胫骨后移＞3mm有诊断意义。

鉴别诊断 需与前交叉韧带损伤相鉴别。前交叉韧带损伤急性期临床表现和后交叉韧带损伤极为相似：膝关节肿胀、关节活动受限。而且后交叉韧带伤后，会有假性前抽屉试验阳性，因为后交叉韧带断裂后，处于向后半脱位，如果当成正常位置向前就会产生错觉，其鉴别要点是：查体时先将膝关节从后向半脱位位置向前复位，可以通过"台阶感"来判断是否复位，屈膝90°时内髁远端与内侧平台前缘有明显台阶，可以参考健侧来判断是否复位，复位后再进行前抽屉或后抽屉试验检查，此外通过MRI检查也可以明确诊断。

继发损伤 后交叉韧带损伤后远期因不稳可以引起软骨及半月板的继发损伤。关节软骨损伤以股骨内髁软骨损伤居多，其次为髌股关节。这与后交叉韧带缺损后，内侧间室及髌股关节压力增加有关。其他临床研究亦证实慢性后交叉韧带缺损将导致关节软骨退行性变，出现骨关节炎。半月板损伤受到的影响不如关节软骨损伤显著，内侧间室压力增加及后外不稳是半月板继发损伤的生物力学基础，内外侧均可发生。

治疗 主要包括非手术治疗和手术治疗。

非手术治疗 后交叉韧带周围血供相对丰富，后交叉韧带损伤急性期如无合并其他结构损伤可先非手术治疗，伸直固定4～6周，有专用支具可以将胫骨近端向前牵拉复位防止后向塌陷。慢性期单纯后交叉韧带损伤松弛程度为1度，可采取非手术治疗方法，通过康复恢复膝关节及肌肉功能，可取得较好的效果。文献报道80%以上患者都能恢复到原来运动水平。股四头肌的强度与良好的预后有直接关系。

手术治疗 后交叉韧带损伤合并其他结构损伤均需手术，单纯后交叉韧带损伤慢性期松弛程度2度及2度以上需手术治疗。长期研究显示膝关节的功能随着时间增加而趋于变坏，大部分患者最终出现不同程度的功能障碍，手术不只是针对功能不稳定，也是为了防止骨关节炎的发生。手术方式为后交叉韧带重建，即选择移植物重建后交叉韧带，移植物首选自体移植物，常用移植物包括骨-髌腱-骨移植物、半腱肌腱和股薄肌腱、股四头肌腱。手术方式多种多样，包括骨道技术、胫骨嵌入技术，也有单束重建、双束重建以及等长重建与非等长重建之分。文献报道骨道技术和胫骨嵌入技术术后效果无明显差别，单束重建和双束重建术后效果无明显差别。尚无最理想的术式，单束骨道重建技术仍是主流手术方式。后交叉韧带损伤重建术后临床随访主观结果优良率85%以上，术后客观松弛度平均在3mm。

（敖英芳 王健）

xīguānjié nèicè fùrèndài sǔnshāng

膝关节内侧副韧带损伤（injury of medial collateral ligament of the knee joint） 膝关节内侧副韧带是膝关节最容易受伤的解剖结构，为常见运动外伤，其发病率为0.24‰～7.3‰。按损伤程度可分为不完全断裂与完全断裂；按损伤时间可分为急性损伤与慢性损伤。

病因及发病机制 膝关节屈曲时，小腿突然外展外旋，或大腿突然内收内旋时，造成膝内侧副韧带损伤，如果力量较小，则产生不完全断裂，如果力量较大，则产生完全断裂。

临床表现 ①膝内侧副韧带不完全断裂，受伤时膝内侧突然剧痛，但又立即减轻，仍可继续比赛，或在裹扎绷带粘膏固定后即能继续运动；但随后疼痛又逐渐加重，局限于膝内侧，韧带受伤处有压痛，尤其是股骨止点附近。因局部损伤病灶，通过传入神经刺激中枢神经系统，引起半腱肌及半膜肌反射性的保护性痉挛，导致膝关节保持在轻度屈曲位，被动伸直有抵抗感。如果在损伤处注射 1% 普鲁卡因 10ml，则肌肉痉挛立即消除，膝关节亦可完全伸直。查体可见外翻试验（屈膝 0°位与屈膝 30°位）均没有活动范围的异常增加，但创伤处可产生剧痛。一般不合并关节腔内积血，偶尔伤及关节内滑膜，引起关节积血，甚至合并半月板损伤。② 膝内侧副韧带完全断裂，受伤当时，局部疼痛剧烈，但很快减轻，而后又逐渐加重，继而发生半腱肌、半膜肌、股二头肌等反射性保护性痉挛，膝关节被固定在轻度屈曲位，患者拒绝任何运动。大部分病例合并关节滑膜撕裂，产生关节腔内积血。常合并内、外侧半月板损伤与前交叉韧带损伤或关节软骨损伤。查体可见外翻试验阳性。屈膝 30°位外翻时，开口感阳性提示内侧副韧带浅层（可以涉及深层）损伤；伸直位时，外翻开口感阳性提示除了内侧副韧带损伤外，还有其他结构损伤，主要是后斜韧带损伤。

诊断 根据病史和查体对膝关节内侧副韧带的诊断并不困难。首先，患者具有明确的膝关节外翻受伤史。急性膝关节内侧副韧带损伤查体：膝关节屈伸受限，痉挛于轻度膝关节屈曲位，沿膝关节内侧侧副韧带走行处有压痛，膝外翻试验时膝内侧损伤处有明显疼痛。屈膝 30°位外翻时，开口感阳性提示内侧副韧带浅层（可以涉及深层）损伤；伸直位时，外翻开口感阳性提示除了内侧副韧带损伤外，还有其他结构损伤，主要是后斜韧带损伤。慢性膝关节内侧副韧带损伤查体：膝关节活动范围一般正常，膝内侧压痛轻度或不明显，膝外翻试验时膝内侧轻度疼痛或不明显，屈膝 0°位开口感阳性，提示前纵束断裂；屈膝 30°位开口感阳性，提示后斜束断裂。对于不完全膝内侧副韧带损伤，膝关节 X 线平片不能明确诊断；MRI 检查可以发现内侧副韧带局部 T2 加权像信号增高，部分结构连续性中断，可以明确诊断。对于完全膝内侧副韧带损伤，膝外翻应力位 X 线平片可以明确内侧副韧带松弛的程度；MRI 检查发现内侧副韧带局部 T2 加权像信号增高，结构连续性中断，结构形态变化，可以明确内侧副韧带损伤的部位、形状及半月板、交叉韧带的损伤情况。

治疗 包括膝内侧副韧带不完全断裂和膝内侧副韧带完全断裂的治疗。

膝内侧副韧带不完全断裂 损伤早期，主要防止损伤部位的继续出血，予以适当固定，以防再伤。一般采用的方法，一是在伤后立即在局部以氯乙烷麻醉降温，到皮肤上有一层薄雪霜为止，然后，以厚的棉花夹板固定。另一方法是以橡皮海绵及弹力绷带压迫包扎，之后，局部再以冰袋冷敷并抬高患肢，休息 30 分钟后，再在弹力绷带外面，裹上棉花夹板。这样不仅可以止血，并且可以制动。如无条件，也可以石膏托固定。固定时间一般不超过 3 周。一般 24 小时后可以打开棉花夹板也弹力绷带，重新观察局部病情，一旦出血停止，治疗目标应转向为如何使出血吸收，这就需要加强局部的淋巴与血液循环，包括局部热敷、外敷中药、按摩及医疗体育。创伤后 48 小时内，按摩与热疗只能在创伤的周围施行，72 小时后，才可以在创伤局部施用，但不应引起疼痛。膝关节的医疗体育练习包括股四头肌等长收缩、抗重力直抬腿、直抬腿拉橡皮带、负重练习、蹬车练习、拉力练习等。

膝内侧副韧带完全断裂 如果早期已经肯定为完全断裂，应早期手术缝合。如果医疗条件欠妥、皮肤条件不好、身体条件欠佳或伤后 1 周以上者，且肯定断裂的韧带没有嵌入关节间隙内，对于损伤位于膝内侧副韧带的中部或中部以上，可以采用石膏管型或前后托固定，不行手术。因为这些部位的损伤，断端的分离不会太远，只要良好的固定可望愈合。相反，如果是下止点损伤，必须手术才能保证关节的稳定。因为下端断裂恰好位于鹅足之下，韧带断裂后向上牵拉，容易将断端自鹅足下方拉出，任何非手术治疗及手法都不能将断端复位。另外，下止点处胫骨为坚硬的皮质骨，表面光滑，很难与断端愈合。只有手术才能复位断端并实现可靠固定，促断端愈合。手术时机最迟不能超过伤后 2 周，术后将膝屈曲 20°，内收内旋位，石膏管型固定，4~6 周拆除。对于陈旧的膝内侧副韧带不完全断裂（伤后 3 周以上），伴有膝关节不稳者，可行韧带再造术，将韧带的上止点（或下止点）移位，拉紧韧带，在止点处重新固定，或用半腱肌腱进行重建。

并发症 膝内侧副韧带损伤的并发症少见。如果漏诊了同时合并的前交叉韧带或其他韧带损伤，可以导致后期的不稳与关节退行性变；漏诊了半月板损伤与软骨损伤，后期可出现关节疼痛；对于膝内侧副韧带之外的其他内侧结构损伤未予处理，可以导致术后残留不稳；如果早期进行了有效的康复，肌肉萎缩与关节粘连是很少见的；膝内侧副韧带重建术后的感染率很低；少数患者出现膝内侧副韧带股骨止点处持续疼痛，慢性膝内侧副韧带损伤常在该韧带上止点附近出现钙化灶，称为内侧副韧带钙化〔佩莱格里尼-斯蒂德病（Pellegrini-Stieda disease）〕，是该损伤的一个特征（图1）。

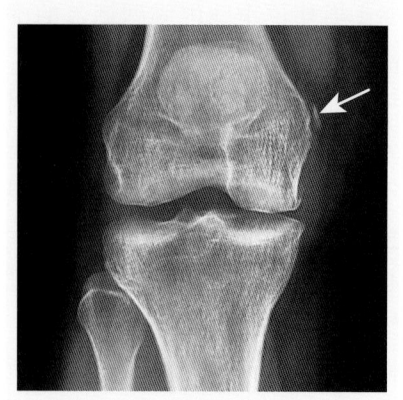

图1 膝内侧副韧带慢性损伤上止点处钙化灶

预后 膝内侧副韧带损伤通过非手术治疗或手术治疗后效果均良好，一般不影响后期的运动。

（敖英芳 刘平）

xīguānjié wàicè fùrèndài sǔnshāng

膝关节外侧副韧带损伤（injury of lateral collateral ligament of the knee joint）

膝关节外侧副韧带损伤较内侧副韧带损伤少见，在所有的膝关节韧带损伤中约占16％。外侧副韧带起于股骨外上髁，止于腓骨头，其功能主要是对抗膝关节的牵拉力，尤其是对外侧间室的牵拉力。在股骨髁的止点是等距中心，因此在屈伸膝关节时以股骨外上髁止点为中心做相对等长活动。可以对抗膝关节的内翻应力，在防止胫骨过度前后移动和内外旋转方面也起一定的作用。外侧副韧带与外侧半月板又没有连接，对上胫腓关节也起到了一定的保护作用。髂胫束、股二头肌、腘肌及其附属韧带结构对维持外侧稳定性也起到了协同作用。因此，单纯膝关节外侧副韧带损伤的发生率比较低。按照损伤程度可以分为不完全断裂与完全断裂两种损伤，按照损伤时间可以分为急性损伤与慢性损伤。

病因及发病机制 膝关节外侧副韧带损伤主要是由于内翻旋转应力造成的，如膝关节内侧受到直接暴力或小腿内收内旋扭伤等。此类损伤常比较严重，可以引起其他外侧结构、交叉韧带，甚至腓总神经的损伤。

临床表现 患者有膝关节急性内翻旋转损伤病史。伤后膝关节外侧疼痛、肿胀。如果出现垂足、下肢感觉障碍，应考虑伴有腓总神经损伤。如果损伤严重，波及关节囊或关节内的交叉韧带，则有关节肿胀、积液。严重情况下膝关节可以发生脱位。①外侧侧搬试验：Ⅰ度损伤，外侧无明显松弛；Ⅱ度损伤，外侧松弛但有抵抗感；Ⅲ度损伤，外侧松弛无抵抗感。试验应在伸直位检查，并与健侧对比。②外侧间隙开口感：外侧副韧带损伤后除Ⅰ度损伤外，均有外侧间隙开口感。检查也应该在伸直位进行，并与健

侧对比。③外侧副韧带张力检查：屈膝内收内旋位（盘腿）检查外侧副韧带张力。正常情况下，外侧副韧带应该为索条状，硬韧感。如果韧带有损伤，则张力较健侧下降。如果完全断裂，则不能触及韧带张力。

诊断 根据病史和查体对膝关节外侧副韧带的诊断并不困难。首先，患者具有明确的膝关节内翻、旋转受伤史。急性膝关节外侧副韧带损伤查体：膝关节屈伸受限，患者保持膝关节于轻度屈曲位，沿膝关节外侧副韧带走行处有压痛，膝关节内翻试验时膝外侧损伤处有明显疼痛。伸直位，内翻开口感阳性提示外侧副韧带损伤。慢性膝关节外侧副韧带损伤查体：膝关节活动范围一般正常，膝关节外侧压痛轻度或不明显，膝关节内翻试验时膝关节外侧疼痛轻度或不明显，膝关节伸直位开口感阳性，提示外侧副韧带损伤。

对于完全膝外侧副韧带损伤，通过X线检查，有的可以发现腓骨头的撕脱骨折。膝内翻应力位X线平片可以观察外侧间隙的宽度，明确外侧副韧带松弛的程度。如果患侧的外侧间隙大于健侧，则提示患侧的外侧副韧带存在损伤。长腿正位X线平片可以显示外侧不稳造成的膝关节异常内翻。对于不完全膝外侧副韧带损伤，膝关节X线平片不能明确诊断，MRI检查可以明确诊断。MRI可以明确膝关节外侧副韧带损伤的部位、形状及半月板、交叉韧带的损伤情况。MRI可以显示外侧副韧带的形态。MRI检查可将外侧副韧带损伤分为三度：Ⅰ度，韧带损伤，可见水肿和出血的高信号；Ⅱ度，部分撕裂，显示为韧带增厚，信号增强；Ⅲ

度、完全撕裂，表现为韧带连续性中断。

鉴别诊断 ①腘腓韧带损伤：膝关节损伤史类似，伤后有膝关节外侧肿痛，也可以有膝关节外侧不稳症状。与单纯膝关节外侧副韧带损伤的鉴别诊断主要依靠胫骨外旋试验，腘腓韧带损伤在屈膝30°位胫骨外旋角度明显大于健侧。②后交叉韧带损伤：严重的膝关节外侧副韧带损伤常合并后交叉韧带损伤。检查膝关节可以发现胫骨结节塌陷阳性，后抽屉试验阳性。在诊断膝关节外侧副韧带损伤时一定要检查交叉韧带情况，以免漏诊。

治疗 ①对于膝关节外侧副韧带部分损伤可以采用非手术治疗。治疗措施包括应用夹板固定3周、理疗、活动度练习、增强股四头肌及腘绳肌力量训练等。治疗措施因人而异。膝关节外侧副韧带完全撕裂均需手术治疗。如果断裂发生在上止点或下止点，断端距离止点不超过5mm，可以进行止点重建。如果实质部断裂可以采用重叠缝合，但因张力不足，常需用周围组织加强。利用部分股二头肌肌腱来重建或加强外侧副韧带是比较理想的方法，因为股二头肌腓骨止点与外侧副韧带的腓骨止点邻近。手术中取2~3cm宽，6~8cm长的股二头肌腱条，保留腓骨止点，切断上端，拉至股骨外上髁外侧副韧带止点处，做骨道进行止点重建。可以在股骨外上髁做局部骨道，或者做骨道贯穿股骨内外髁，将肌腱断端编织缝合，拉进骨道，在伸直位和旋转中立位拉紧后固定。②对于膝关节陈旧性外侧副韧带断裂可以采用部分股二头肌腱、髂胫束、自体肌腱或异体肌腱移植重建。自体移植物包括髌腱、

股四头肌腱、股薄肌腱和半腱肌腱等。异体移植物包括异体髌腱或异体跟腱。③如果合并有膝关节交叉韧带损伤，则需要同时处理。如果有腓总神经损伤，术中应探查其完整性，多数为拉长变细，无须处理，断裂者应该缝合。④术后早期即开始康复训练，包括股四头肌肌力练习和活动度练习。术后避免过伸，6周内屈膝不超过90°，6周后尽快达到120°以上。8周内不负重，8周后渐进性负重。3~6个月后肌力达正常的90%以上可恢复训练比赛。

并发症 膝关节外侧副韧带损伤的并发症少见。如果漏诊了同时合并的交叉韧带损伤，可以导致后期的不稳与关节退行性变；漏诊了半月板损伤与软骨损伤，后期可出现关节疼痛、关节弹响、交锁等症状；对于膝关节外侧副韧带之外的其他膝关节外侧结构损伤未予处理，可导致术后残留外侧不稳；如果早期进行了有效的康复，肌肉萎缩与关节粘连是很少见的；膝关节外侧副韧带重建术后的感染率很低；少数患者可以出现膝关节外侧副韧带区域的持续疼痛。

预后 膝关节外侧副韧带损伤不管通过非手术治疗还是手术治疗，均可得到良好的效果，一般不影响远期的运动功能。

（敖英芳 罗浩）

bànyuèbǎn sǔnshāng

半月板损伤（injury of meniscus） 半月板是位于胫骨与股骨之间的一副纤维关节软骨，一般是因膝关节外伤引起的两块软骨损伤，局部是以疼痛、肿胀、关节水肿，甚至关节交锁、膝关节运动障碍为主要症状的损伤，患者通常有明显的外伤史。

病因及发病机制 在日常生活中，膝关节的各种运动使半月板不断承受着传导载荷的垂直压力，向周缘移位的水平拉力和旋转时的剪式应力。青年人半月板较厚，弹性好，吸收震动力的能力强，因外伤而造成的半月板损伤多呈纵行撕裂；而老年人的半月板因退行性变而变薄，弹性差，边缘常有粘连，活动性差，剪式应力引起的水平撕裂或磨损较多。半月板的损伤机制在于膝关节运动中引起的半月板的矛盾运动，以及膝关节运动中的突然变化。半月板矛盾运动是指当膝关节伸屈过程中同时出现旋转，甚至内外翻，半月板既要完成伸屈时的移位运动，又要完成旋转时的移位运动，再加上被动的内、外翻运动，就会出现矛盾运动，而使半月板挤于股骨髁和胫骨平台之间，使承受垂直压力的同时，又遭受牵拉或剪力，这种矛盾运动是在膝关节运动中的突然变化而带来的。

临床表现 急性半月板损伤多有外伤史。慢性半月板损伤多没有明显的外伤史，如经常蹲着擦地板，容易造成内侧半月板后角的慢性损伤。还有一种是内侧半月板后体部的磨损，实际上它是骨关节炎病理改变的一部分，是膝关节退行性变在半月板上的表现。常见症状包括：①疼痛。最常见的症状，且局限在内侧或者外侧的关节间隙，对于疼痛位置模糊，或者不能分清内侧或者外侧的疼痛，则髌骨软骨软化症或者髌股关节病的可能性大。②肿胀。半月板损伤后出现的膝关节肿胀多不严重。③弹响。并不常见。需要与紧张的髂胫束在股骨大转子的弹响相鉴别。④交锁。不常见。其位置固定，故可与关节内游离体引起的交锁鉴别。

体征包括：①麦氏征。多引起患者不适，做时手法要轻柔，膝关节活动范围要从完全屈曲到完全伸直。小腿的旋转方向并不重要，重要的是要引出疼痛或弹响，检查者要将拇指和中指分别置于内外侧胫股关节间隙，感受疼痛或弹响的位置，以帮助定位。②胫股关节内外侧间隙的压痛。③摇摆试验。诊断半月板损伤首选的体格检查试验，检查者一手握住患者足跟，另一手拇指置于胫股关节隙，最重要的是让患者放松，轻轻内外翻或屈伸膝关节，感受胫股关节间隙的痛、凸和响，若三者同时出现其诊断准确性高。④过伸痛或过屈痛。前者常提示接近外侧半月板前角损伤；后者则提示接近半月板后角的损伤。

诊断　半月板损伤通过临床表现、体格检查和辅助检查一般不难判断，如以上仍不能准确判断半月板损伤可进行关节镜探查明确诊断。辅助检查主要有：①MRI 检查：是半月板损伤首选的诊断方法，半月板的扫描层厚、部分容积效应等对诊断有一定的影响。半月板损伤的 MRI 诊断主要依靠矢状位和冠状位，正常半月板呈黑三角形，且边缘锐利，半月板损伤在 MRI 可分为 I、II、III 度信号。I 度信号：半月板内点状或不规则信号，没有波及半月板关节面，组织学显示半月板黏液样变性；II 度信号：半月板内线状信号，没有波及半月板关节面，但可延伸到半月板关节囊结合部，显微镜下显示有纤维软骨的破碎和分离；III 度信号：半月板内信号通达半月板表面，提示半月板撕裂。只有 III 度信号在关节镜下才能见到半月板的裂口。MRI 显示半月板移位、变小、变形或者游离缘变钝，也提示半

月板损伤。半月板桶柄状撕裂，又称提篮样损伤，在冠状面上表现为半月板变小、游离缘变钝，撕裂部分进入髁间窝，矢状位上可以呈现双后交叉韧带征。②X 线造影：通过膝关节穿刺向关节内注入造影剂，拍正位和双斜位共 6 张片子（前后位和后前位），外侧半月板因为有腘肌腱窝的影响，容易出现假阳性。由于膝关节 MRI 检查的广泛应用，该法已经较少用。③CT 造影：对于 MRI 无法确诊，临床又高度怀疑的病例可以应用膝关节 CT 造影，半月板损伤的表现是造影剂进入半月板轮廓内。临床不常用。

半月板损伤可以参考损伤的形状、部位、大小及稳定性进行分类。包括退变型、水平型、放射型、纵型（垂直型）、横型及混合型。①退变型：多发生于 40 岁以上，常伴有 X 线片显示的关节间隙变窄，但难以辨别其症状究竟来源于关节退行性变抑或半月板病变。②水平型：多自半月板游离缘向滑膜缘呈现之水平撕裂，形成上、下两层。其症状常由其中一层在关节间隙中滑动而引起。③放射型（斜型，鸟嘴型）：常使沿周缘走向排列的环行纤维断裂，当此放射裂或斜裂延伸至滑膜缘时，则半月板的延展作用完全丧失，大大影响到载荷的正常传导。④纵型（垂直型，桶柄型）：可以是全层的，也可以仅涉及股骨面或胫骨面，多靠近后角。其纵长如>1.5cm，则属于不稳定者，即桶柄，易向中间滑动，常与前交叉韧带断裂合并发生。⑤横型：自游离缘横向断裂，多位于体部。如伸至滑膜缘，则环形纤维显然会完全断裂。⑥混合型：包括上述两种以上的损伤。

治疗　及早诊断和及早治疗

对半月板损伤至关重要。半月板损伤越新鲜，其愈合可能性就越大；半月板损伤不及时治疗将会继发关节软骨损伤。在讨论半月板损伤的治疗之前，首先要了解何种类型的半月板损伤更容易愈合，半月板根据其血供分为三个区：红区、红白区和白区。红区愈合能力最强，红白区次之，白区最差。从损伤类型来说，单纯纵裂因为最稳定，也最容易愈合。

非手术治疗　并不是所有的半月板损伤都需要手术治疗，对于半月板红区的纵裂可以通过直夹板固定 4~6 周来使损伤的半月板愈合，但是医师必须通过 MRI 检查来准确判断半月板损伤的部位和类型。

手术治疗　手术指征包括膝关节伸直受限，交锁，肿、痛明显，或者反复发作，影响日常生活或者体育运动。随着关节镜技术的发展和普及，切开膝关节的半月板手术已经被摒弃，随着对半月板功能重要性的认识不断深入，半月板全切也越来越少用。半月板手术的治疗原则为适合缝合的半月板尽量缝合，如无法缝合只切除不稳定的、引起症状的损伤部分，尽可能多地保留半月板组织。半月板损伤的手术方式包括半月板切除、半月板缝合和半月板移植。根据半月板切除的多少，半月板切除术可以分为半月板部分切除术、半月板次全切除术、半月板全切术。

（敖英芳　谢兴）

pánzhuàng bànyuèbǎn sǔnshāng

盘状半月板损伤（injury of discoid meniscus）　膝关节常见的疾病之一。盘状半月板是半月板的一种解剖学变异，这种变异不仅改变了半月板的形状及运动，而且改变了膝关节表面的机械关

系并成为一种致伤因素。盘状半月板多发于外侧半月板。

病因及发病机制　病因至今尚未明确，主要分为两大派学说，即先天性和后天性。主张先天性学说的一种观点认为胚胎早期的半月板均为盘状，在发育过程中由于某种原因使之未吸收或吸收不全，表现为不同程度的盘状；另一种观点认为其是一种单纯的先天畸形。主张后天性学说者认为盘状软骨是增生肥厚的结果。盘状半月板因形状特殊，与正常半月板相比更容易出现损伤，其损伤机制与一般半月板损伤相同。

诊断　盘状半月板损伤后体征较明显，主要有弹响及交锁、伸屈受限、疼痛。影像学主要依据 MRI 检查。当 MRI 矢状位图像 5mm 层厚，连续 3 层或 3 层以上为前后角相连，就提示为盘状半月板。异常增厚的蝶形表现也提示为盘状半月板。根据病史及体征诊断盘状半月板及其损伤并不困难，但临床上要警惕一些盘状软骨损伤的年轻患者，其半月板体征并不典型，需要 MRI 检查明确。盘状半月板及其损伤的鉴别诊断主要在于除外关节内外引起弹响的其他疾患，如腘肌腱弹响等，但病患者可在胫骨髁一侧触及异常滑动的腘绳肌腱，患者关节内无症状。

治疗与预后　无论盘状半月板是否有损伤，凡引起症状者均应手术处理。症状性盘状半月板治疗以往常采用半月板全切除术，短期效果满意，但由于失去半月板正常生理作用，术后可引起关节不稳和退行性变。随着关节镜技术的发展，传统的切开手术已逐渐被淘汰。关节镜下盘状半月板损伤的治疗，包括盘状半月板部分切除成形、盘状半月板次全

切除和盘状半月板全切除术。采取何种方法取决于盘状半月板的损伤类型和程度。盘状半月板切除后因该侧空虚，患者有不适感，需 1~3 个月才能适应。对于边缘撕裂或广泛的水平撕裂，其损伤部位多已靠近滑膜缘或肌裂孔，无法进行常规盘状软骨成形，则选择次全切除；对于单纯的层裂或范围较小的放射状撕裂一般采取半月板部分切除成形术。

（敖英芳　谢兴）

jìnggǔ píngtái gǔzhé

胫骨平台骨折（fracture of tibial plateau）　又称胫骨髁骨折。属于关节内骨折，累及到胫骨近端关节面。此骨折常合并有半月板以及膝关节周围韧带的损伤。胫骨平台主要由松质骨构成，受到暴力时极易发生塌陷和劈裂，进而影响到膝关节的稳定性和运动功能。胫骨平台骨折中仅有 3% 为开放性骨折，然而很多的闭合性骨折都存在脱套伤、深度擦伤或严重的软组织损伤，这些都是影响手术时间和方法的重要因素。胫骨平台骨折，特别是合并有软组织损伤的复杂胫骨平台骨折，是骨科学领域的一个难题。

解剖特点　胫骨平台关节面有 10° 的后倾角。胫骨结节位于胫骨关节面下方 2.5cm 处，是髌韧带的附着点。盖尔迪（Gerdy）结节位于胫骨上端的前外侧面，是髂胫束的附着点。胫骨外侧平台面积小而且高，内侧平台则低而且平。内外平台的边缘部分被半月板覆盖，两侧的半月板使得凸起的股骨髁与平坦的胫骨平台匹配性更加良好。内外侧平台中间凸起的部分为髁间隆起，是交叉韧带的附着点。

病因及发病机制　胫骨平台骨折多由内/外翻暴力或/和加以

纵向垂直暴力导致。胫骨平台骨折约占成年人骨折的 1.86%。该骨折还常引起膝关节周围侧副韧带、交叉韧带以及半月板的损伤。年轻患者因为骨质良好多发生单纯的劈裂骨折。随着年龄的增长，骨质出现疏松，不能很好地抵抗压力。因此，老年患者，常出现劈裂加塌陷骨折，并且多为低能量损伤。如果胫骨平台的骨解剖对位和韧带功能恢复不佳，常造成膝关节永久性不稳定，进而引起创伤性关节炎，严重影响患者的生活质量。由于胫骨近端的前方只有皮肤和皮下组织覆盖，所以，即使胫骨平台骨折为闭合性骨折，局部皮肤仍然可能发生坏死及感染的情况。

分型　沙茨克尔（Schatzker）分型是应用最为广泛的分型，将胫骨平台骨折分为六型，其中 I 型、II 型、III 型多为低能量暴力骨折，IV 型、V 型、VI 型多由高能量暴力所致。①I 型：外侧平台劈裂骨折，关节面无塌陷，此型占胫骨平台骨折的 15%。②II 型：外侧平台劈裂，合并关节面压缩塌陷骨折，此型占胫骨平台骨折的 23.14%。③III 型：外侧平台单纯压缩骨折，此型占胫骨平台骨折的 14.53%。④IV 型：胫骨内侧平台骨折，该型骨折多合并胫骨髁间隆起骨折，膝关节脱位及血管损伤，要注意仔细检查血管情况，此型占胫骨平台骨折的 14.52%。⑤V 型：双侧胫骨平台骨折，此型占胫骨平台骨折的 12%。⑥VI 型：双侧胫骨平台骨折加胫骨干骺端分离，常合并严重的膝关节周围软组织损伤，此型占胫骨平台骨折的 20.81%。

诊断　①临床症状与体征：胫骨平台骨折患者，都有疼痛及膝关节肿胀和下肢不能负重的症

状。膝关节关节液穿刺检查，常可以抽得带脂肪滴的血液，表明有骨折的发生。膝关节常出现内外翻畸形，关节极不稳定。对患者进行体检时，要特别注意皮肤有无挫伤、水疱、破损。对出现静息痛、被动牵拉相关肌肉引发剧痛、肿胀极度明显及足部感觉减弱的患者要高度警惕出现骨筋膜室综合征。此外，要特别注意检查患肢神经血管的情况，避免漏诊血管损伤及神经损伤。②影像学诊断：需要常规拍摄膝关节甚至胫腓骨全长的前后位及侧位X线片，必要时加拍内斜位和外斜位X线片以显示侧面及中间平台，仔细评估胫骨平台关节面移位情况。腓骨头的撕脱骨折，胫骨外侧平台的撕脱骨折和损伤，都是与韧带损伤相关的临床表现。CT检查有助于评估关节内骨折线走行及骨折的粉碎程度，也可为骨科医师提供更详细的骨骼资料，以确定治疗方案。MRI可以清楚地显示膝关节损伤的半月板、韧带、关节软骨及关节周围软组织的改变。对怀疑有血管损伤的患者，要及时进行血管造影，以直观地观察血管损伤的部位及损伤的程度。

治疗 胫骨平台骨折属于关节内骨折，应该按照关节内骨折的要求，行切开复位骨折内固定手术，解剖复位胫骨平台关节面，恢复关节的力线和关节的稳定性，早期进行关节功能锻炼，以求最大限度地恢复关节功能。此外，还要注意膝关节韧带及半月板损伤的治疗。非手术治疗仅适用于长期卧床患者及身体基础条件差，不能耐受骨科手术的患者。①Ⅰ型骨折：闭合或切开复位经皮螺钉固定。如果外侧平台基底部粉碎，需要行接骨板固定。对于半

月板损伤的患者，可以在固定骨折的同时，进行半月板修补术。②Ⅱ型骨折：切开复位内固定手术。准确的复位关节面的塌陷部位及胫骨平台关节面宽度的恢复是手术治疗的关键。对于骨折整复后残留的空隙要进行植骨。③Ⅲ型骨折：胫骨平台外侧皮质开窗，顶起中央塌陷区的骨折块进行复位，在塌陷骨折块下方植骨并用螺钉及接骨板坚强固定。④Ⅳ型骨折：治疗原则同Ⅰ、Ⅱ、Ⅲ型相类似。由于常是高能量损伤，要注意保护膝关节周围软组织。该型骨折常应用支撑接骨板固定。需要注意的是，对累及髁间隆起及膝关节周围交叉韧带或侧副韧带损伤的患者要进行修复。⑤Ⅴ型骨折：常是高能量损伤，软组织损伤严重，骨折很不稳定，需要切开复位内固定的手术。双侧平台均需要接骨板固定，并做植骨手术，要高度警惕神经血管损伤和骨筋膜室综合征。⑥Ⅵ型骨折：与Ⅴ型骨折相类似，需要进行切开复位内固定手术并用接骨板螺钉固定及植骨。随着骨科内植物长足的发展及骨折微创治疗理念的进步，胫骨平台骨折微创手术治疗开启了胫骨平台骨折手术治疗的新篇章。

并发症 胫骨平台骨折最常见的并发症为膝关节僵硬，可以由损伤自身、手术创伤、膝关节周围韧带的损伤、手术软组织瘢痕以及手术后长期制动所导致。骨折的畸形愈合或骨不连多发生于胫骨干骺端处，这与平台骨折的粉碎、不稳定固定、内固定失效以及感染相关。创伤后的骨关节炎与关节内损伤的关节面未能解剖复位以及膝关节周围韧带和关节软骨的损伤密切相关。

(张英泽)

胫腓骨干骨折（shaft fracture of tibia and fibula） 胫骨骨折是最常见的长骨骨折。胫骨表面1/3均位于皮下。因此开放性胫骨骨折占胫骨骨折的比例非常高，可伴有骨髓炎、骨不连等严重并发症。单纯的腓骨干骨折常不涉及承重，常采取非手术治疗，短时间固定，以缓解疼痛为主要目的。

应用解剖 胫骨的横断面呈三角形，其顶点位于前方。小腿的前内侧可以很容易地触摸到微微向内凹陷的胫骨表面。前外侧被小腿伸肌群所覆盖，内有神经血管通过，形成小腿前侧筋膜间室。小腿后侧有腓肠肌、比目鱼肌以及其他屈肌群附着，内有重要的神经血管通过，形成小腿后侧深、浅两个筋膜间室。胫骨远侧1/3的血供来自踝关节附近的血管吻合，其分支通过韧带连接进入胫骨。在血供减少的中段和远侧1/3处有一个分水岭，此处血供较差。因此，胫骨远端1/3骨折时容易出现骨折不愈合或延迟愈合。

病因及发病机制 胫、腓骨骨干的骨折，可因直接或间接暴力导致。直接暴力常是高能量损伤，可以导致横行骨折或粉碎性骨折，开放性骨折常见。由扭转外力造成的间接暴力可形成螺旋形骨折及斜行骨折。

分型 可以根据骨折的位置（远端、中段、近端），骨折的类型（螺旋形、斜行、横行），骨折移位的方式（短缩、成角、旋转），骨折粉碎的程度（粉碎性、节段性、蝶形）以及是否伴有开放伤口（开放性骨折、闭合性骨折）进行分类。

诊断 ①临床症状与体征：外伤后小腿局部剧烈疼痛、肿胀、

肢体畸形、异常活动，存在开放性骨折有时会伴有创伤性、出血性休克。查体时，可以触及骨擦音和骨擦感，骨折多有成角和重叠畸形，需要常规检查足背动脉、胫后动脉以及腓总神经有无损伤，特别要注意骨筋膜室综合征的发生。②影像学检查：胫腓骨干骨折常规影像学检查包括胫腓骨前后位和胫腓骨侧位 X 线片，拍照时需要注意长度应包括同侧的踝部和膝关节。对于胫骨下 1/3 螺旋形骨折要注意进一步行踝关节 CT 检查，因为胫骨下 1/3 螺旋骨折常合并有后踝骨折。软组织积气通常继发于开放性损伤，暗示有气性坏疽、坏死性筋膜炎或其他厌氧性感染的存在。对于骨折线累及到胫骨近端或远端关节面时，要进一步行 CT 检查及三维重建以了解骨折移位方向和程度。

治疗 ①无移位的胫腓骨骨干骨折：采用长腿石膏或小夹板进行固定。移位的稳定性胫腓骨骨干骨折，闭合复位后也可以采用石膏或夹板进行固定。可以接受的骨折复位标准是：内翻或外翻角度小于 5°，前后位成角小于 10°，旋转小于 10°，短缩小于 15mm，皮质连续性大于 50%，肢体对线即髂前上棘、髌骨中心和第 2 近节趾骨应该在同一条直线上。②不稳定性骨折：采用手术方式治疗。临床上多采用交锁髓内钉内固定。手术时尽量采用闭合插钉间接复位技术，可以保护骨膜血供，减少对软组织的损伤。交锁髓内钉能够控制骨折的对线及旋转，可以适用于大多数的胫腓骨骨干骨折类型，是首选的内固定方式。胫腓骨骨干骨折髓内钉固定，不强调骨折的解剖复位，只要求恢复下肢的力线及长度，达到纠正成角及旋转畸形，并进行关节早期功能锻炼的目的。而对于骨折线累及到胫骨的近端和/或远端的骨折类型，如果应用髓内钉固定，则把持力较差，固定效果不佳。因此，这种类型的胫腓骨骨折多采取切开复位接骨板加螺钉的内固定方式。在进行切开复位、接骨板固定手术操作时，应注意微创操作，保护软组织的血供。③胫腓骨开放性骨折：应遵循开放性骨折的处理原则，要特别注意软组织的处理，尽早变开放性骨折为闭合性骨折。早期应用抗生素，降低感染的发生率。一期手术时可以行跟骨牵引或外固定架临时固定，二期手术时再应用髓内钉或接骨板加螺钉固定，以将感染的发生率降至最低。

并发症 骨不连常与高能量损伤、开放性骨折、感染及不恰当的内植物有关。存在骨筋膜室综合征的患者，应早期切开减张，否则会导致永久性的功能障碍。在非手术治疗的患者中，因为不能早期负重，且需要长期的石膏外固定，反射性交感营养不良很常见。

（张英泽）

huáiguānjié gǔzhé

踝关节骨折（fracture of the ankle joint） 踝关节是一个复杂的铰链式关节，构成踝关节的骨性结构以及关节周围的韧带在踝关节的稳定中起着至关重要的作用。踝关节正常的解剖关系保证了关节的功能，使其能够完成日常生活中的动作。如果踝关节良好的跖屈和背屈，保证了正常的步态，而紧密相对的距下关节，可以使足部存在内、外翻的功能，使得双足即使在崎岖不平的道路上，也能行走自如。然而，踝关节也是最容易受到损伤的关节之一。

应用解剖 踝关节由胫骨的下关节面、内踝关节面，腓骨的外踝关节面与距骨滑车的上关节面和内、外侧关节面构成，各关节面上均有透明软骨覆盖。距骨体上关节面自前向后有一定的凸度，而胫骨关节面有相匹配的凹度。这种匹配关系保证了踝关节动作局限于背屈、跖屈范围之内。踝关节的背屈、跖屈动作保证了日常行走及跳跃活动时的需要。内踝比外踝小，分为前丘和后丘，内踝的位置高于外踝。胫骨远端的关节面如同天花板，构成了踝关节的上部，前后唇均向远端突出。后唇是韧带附着点，常伴有内外踝损伤，称为第三踝。这是涉及内外踝与后踝损伤的"三踝骨折"这一名称的解剖学基础。下胫腓关节由胫骨下端的腓切迹和腓骨下端的内侧面构成，腓切迹的深度与下胫腓关节的稳定性有直接关系，深度越深则下胫腓关节越稳定。下胫腓关节没有关节软骨，两者靠下胫腓韧带相连接。下胫腓韧带由四部分构成，分别为下胫腓前韧带、骨间韧带、下胫腓后韧带和下胫腓横韧带。下胫腓关节使踝穴既保持稳定又有一定的弹性和适应性，维持了踝关节整体的力学稳定性。踝关节正常活动范围为 60°～70°，其中背屈约 20°，跖屈 40°～50°。正常步态时踝关节背屈约 10°，跖屈 15°～20°。

病因及发病机制 踝关节骨折多由间接暴力引起，常是骨性结构破坏同时伴随关节周围韧带及软组织损伤。其骨折的类型取决于多种因素，包括患者年龄、骨质情况、损伤时足的位置以及暴力的大小与方向。

分型 踝关节骨折根据损伤

机制及影像学标准进行分型。常用的分型方法为劳格－汉森（Lauge-Hansen）分型，分为旋后外旋型、旋后内收型、旋前外旋型和旋前外展型四型。前一组描述损伤时足的位置，后一组描述作用于足的暴力方向。①旋后外旋型：占踝部骨折的 40%～75%，整个损伤机制包括四个阶段。第一阶段，前关节囊和胫腓前韧带撕裂；第二阶段，腓骨斜行或螺旋形骨折；第三阶段，后关节囊或后踝骨折；第四阶段，内踝骨折或内侧三角韧带损伤。②旋后内收型：占踝部骨折的 10%～20%。通常由于距骨内移而造成内踝斜行骨折。③旋前外旋型：占踝部骨折的 5%～20%。整个损伤机制包括四个阶段。第一阶段，内踝骨折或内侧三角韧带损伤；第二阶段，下胫腓前韧带的破坏，伴或不伴有附着点的撕脱骨折；第三阶段，腓骨远端在下胫腓联合之上的螺旋形骨折；第四阶段，下胫腓后韧带断裂，或胫骨后外侧撕脱骨折。④旋前外展型：占踝部骨折的 5%～20%。整个损伤机制包括三个阶段。第一阶段，内踝尖的撕脱骨折，或内侧韧带损伤；第二阶段，踝关节后部复杂性损伤；第三阶段，腓骨近端的斜行骨折。

诊断 包括以下几方面。

临床表现与体征 有踝关节扭伤史。扭伤后患者表现为踝部疼痛、肿胀、压痛、各种畸形和不能承重。查体时，应对踝关节周围软组织损伤程度及神经血管状况进行评估，应对腓骨全长进行压痛性触诊，以避免漏诊腓骨近端骨折。挤压试验应在踝关节踝间轴线近端 5cm 处操作，以此来评估踝关节韧带损伤的可能性。而对于脱位的踝关节骨折应及时

手法复位并夹板固定，从而避免神经血管损伤和皮肤坏死。

影像学检查 ①X 线检查：a. 踝关节前后位及侧位。正常踝关节前后位 X 线片上，胫腓重叠<10mm，如果胫腓间距（腓骨内侧壁和胫骨切迹表面之间的距离）>5mm，则表明存在胫腓韧带损伤。如果距骨倾斜则提示踝关节内侧或外侧韧带损伤。正常踝关节侧位 X 线片上，距骨顶应与胫骨远端关节面相吻合。b. 踝关节踝穴位（小腿内旋 20°位），又称 Mortise 位，可以清晰地反映腓骨外形及踝关节间隙。如果踝关节间隙不对等，或者下胫腓联合间距 > 5mm，提示下胫腓分离。c. 小腿全长像，防止漏诊腓骨近端骨折及上胫腓分离。②CT 检查：踝关节 CT 及三维重建，对骨折线的走行及踝穴受累情况的评价非常有帮助。③MRI 检查：非踝关节骨折常规检查，用于评价踝部特殊损伤，特别是肌腱断裂及韧带损伤。

治疗 踝关节骨折属关节内骨折，应遵循关节内骨折的治疗原则，治疗需要解剖复位、坚强内固定，以期达到早期关节功能锻炼的目的。①无移位的踝关节骨折：踝关节关节面平整，没有台阶的出现，此类患者可以使用小腿石膏托、U 形石膏或高分子支具固定 3～4 周，去除外固定后，开始踝关节功能锻炼，6～8 周后开始部分负重活动。②部分移位的稳定性骨折：可以尝试闭合复位，如果闭合复位后经 X 线检查复位良好，可以使用管形石膏或 U 形石膏固定 2 周后，更换功能位石膏再固定 4～6 周，然后去除外固定，进行功能锻炼。③闭合复位失败或不稳定性踝关节骨折：应做切开复位内固定手

术。对踝关节进行解剖复位、牢固固定，并允许患者早期进行踝关节功能锻炼，以尽早回归社会生活。

(张英泽)

Pílóng gǔzhé

皮隆骨折（Pilon fracture） 发生在胫骨远端关节面近端 5cm 以内的骨折。1911 年由德斯托特（Destot）首先报道，其特殊的损伤机制是胫骨远端受到轴向冲击暴力，造成胫骨远端关节面骨折，严重者可以导致关节面粉碎性骨折。该处骨骼四周由皮肤紧紧包裹，不能提供骨折片移位的空间。因此，该类型骨折，皮肤会受到很大张力，形成水疱，感染风险极高。皮隆骨折是临床上较难处理的骨折之一，而伴有软组织损伤的皮隆骨折，则更对治疗提出了严峻挑战。

分型 鲁埃迪-奥高尔（Ruedi-Allgower）分型法，它是跟距关节面的粉碎及移位的程度来进行分型的。Ⅰ型：无移位的踝关节劈裂骨折。Ⅱ型：骨折有移位，胫骨远端关节面有微小的压缩或粉碎性骨折。Ⅲ型：明显的胫骨远端关节面粉碎及干骺端压缩骨折。

诊断 ①临床表现与体征：疼痛，严重肿胀（有时甚至会出现张力性水疱）、关节畸形、骨擦音及负重功能的丧失是皮隆骨折的主要症状及体征。查体时，应对骨折局部皮肤及软组织情况进行仔细检查，警惕骨筋膜室综合征的发生。②影像学检查：X 线检查投照的范围包括伤侧膝关节、踝关节、足与胫骨全长。牵引之后的正位、侧位 X 线，甚至对侧踝关节的 X 线都对治疗计划的制订有很大帮助。CT 及三维重建可以非常直观地显示骨折线及骨折

片移位的具体情况，了解骨折的移位、塌陷的方向及程度，对皮隆骨折的诊断有重要的意义。

治疗 ①治疗目的：a. 解剖复位关节面，降低创伤性关节炎的发生率。b. 修复下肢力线及踝关节对位，并达到骨折干骺端与骨干之间的坚强固定。c. 早期进行踝关节功能锻炼，尽快恢复踝关节功能。②软组织的处理及手术时间的选择对皮隆骨折术后功能非常重要。术中应力争达到关节面的解剖复位，这是关节功能恢复的必要条件。③根据骨折后软组织的具体情况，可以将手术时机分为早期手术、延期手术及分期手术三类。皮隆骨折适合早期手术者不多，应使软组织肿胀充分消退后才进行手术，原则上均应延期或分期手术，以减少软组织并发症。④应尽可能地采取微创手术方式进行治疗，以减少对软组织的干扰及软组织并发症的出现。

并发症 不良的预后与关节面严重粉碎、复位不良、严重的软组织损伤、不稳定的固定及术后感染密切相关。因此，必须强调关节面的解剖复位及软组织损伤的正确及时处理。

（张英泽）

huáiguānjié niǔshāng
踝关节扭伤（sprain of the ankle joint）
在外力作用下，踝关节骤然向一侧活动而超过正常活动度时，引起关节周围软组织如关节囊、韧带、肌腱等发生的撕裂伤。踝关节是人体负重最大的屈戌关节，站立时全身重量均落在踝关节上，行走时的负荷值为体重的 5 倍。因此，踝关节扭伤是日常生活中最易发生的外伤。踝关节周围韧带扭伤发病率在全身各关节韧带扭伤中占首位。踝关节扭伤在临床甚为常见，但尚不能引起很多人的重视，如处理不当会致韧带松弛、瘢痕形成、踝关节不稳，以致反复扭伤，日后易发生创伤性关节炎。踝关节的稳定性对日常的活动和体育运动的正常进行起重要的作用。踝关节周围的韧带损伤都属于踝关节扭伤的范畴。踝关节扭伤可能导致的损伤，包括外踝的距腓前韧带、跟腓韧带、内踝三角韧带、下胫腓横韧带等。

病因及发病机制 踝关节由胫骨腓骨远端和距骨构成。由内外踝和胫骨后缘构成踝穴，距骨上面的鞍形关节面位于踝穴中。距骨的鞍形关节面前宽后窄，背屈时较宽处进入踝穴，跖屈时较窄部进入踝穴，所以踝关节在跖屈位稍松动，其解剖和生理特点决定踝关节在跖屈时比较容易发生内翻外翻扭伤。又因为踝关节外踝腓骨较长踝穴较深而内踝胫骨较短踝穴较浅，并且踝关节外侧韧带不如内侧的三角韧带坚强，故踝关节更易发生内翻扭伤。踝关节跖屈时内翻是损伤时的典型姿势。外踝韧带包括距腓前韧带及跟腓韧带的损伤更常见。踝关节外翻扭伤虽不易发生，一旦出现却很严重。如发生断裂一般都会引起踝关节不稳，且多同时合并其他韧带损伤和骨折。

临床表现 踝关节扭伤的临床表现包括伤后迅即出现扭伤部位的疼痛和肿胀，随后出现皮肤瘀斑。严重者患足因为疼痛肿胀而不能活动。外踝扭伤时，患者在尝试行足内翻时疼痛症状加剧。因外踝较内踝长和外侧韧带薄弱，使足内翻活动度较大，临床上外侧韧带损伤较为常见。①外侧韧带部分撕裂：较多见。其临床表现是踝外侧疼痛、肿胀、走路跛行；有时可见皮下瘀斑；外侧韧带部位有压痛；使足内翻时，引起外侧韧带部位疼痛加剧。②外侧韧带完全断裂：较少见。局部症状更明显。由于失去外侧韧带的控制，可出现异常内翻活动度。内侧三角韧带损伤时，其临床表现与外侧韧带损伤相似，但位置和方向相反。患者在尝试行足外翻时疼痛症状加剧。轻度踝关节扭伤经休息后疼痛和肿胀可能消失，会出现因韧带松弛导致的踝关节不稳，反复扭伤。

诊断与鉴别诊断 ①病史：患者有急性或慢性踝关节扭伤，初次扭伤或反复扭伤。②症状与体征：踝关节扭伤后局部软组织肿胀疼痛，严重时有瘀斑，伴有不同程度的活动受限。严重者患者不能负重行走。初次扭伤患者症状常比较严重，出现踝关节疼痛肿胀，在扭伤时会有踝关节脱位感，踝关节轻度内翻，于踝关节外侧韧带走行处可出现明显的压痛点。急性损伤因伤处疼痛肿胀，查体不易完成。经麻醉镇痛后可能查出抽屉试验阳性，内翻应力试验阳性等。检查时须与对侧正常关节进行对比，防止因先天性关节松弛导致误判。慢性损伤或反复扭伤的患者症状相对较轻，抽屉试验和内翻应力试验更易引出阳性体征。③辅助检查：包括踝关节 X 线，关节腱鞘造影和 MRI。首先应拍摄踝关节正位、侧位、踝穴位和应力位 X 线片排除是否有踝关节骨折。正位和侧位用来除外踝关节骨折、韧带止点的撕脱骨折，踝穴位可除外下胫腓韧带损伤，应力位可用来判断外侧副韧带的损伤程度。关节造影和腱鞘造影用于诊断韧带的完整性。该方法为有创性检查，且假阳性率和假阴性率较高，常规应用较少。MRI 检查可用来进一步确定韧带损伤的情况，并知晓关节囊及关节软骨损伤的情况。急性损伤期可发现低信号的韧带中出现片状高信号、韧带连续性中断、周围软组织水肿以及关节腔积液等。踝关节扭伤应注意与外踝骨折、距骨软骨损伤、跟骨前突骨折、腓骨肌腱断裂或脱位相鉴别。

治疗 发生踝关节扭伤后应立即至医院急诊就诊，在就诊前如有条件可按 RICE 原则进行处理，RICE 原则包括休息（rest），进一步理解就是免除负重；冷敷（ice）；加压包扎（compression）；抬高患肢（elevation）。就诊后由医师对伤情进行评估决定治疗方案。

一般较轻微的外踝韧带损伤可进行非手术治疗，非手术治疗的方案一般为用石膏或支具将踝关节于轻度外翻中立位固定。固定时间为 3~6 周。固定期间尽量避免负重。拆除石膏或支具后应立即进行相应的康复训练以防止肌肉萎缩及可能出现的关节粘连。拆石膏后可负重行走。经过康复一般 3 个月后可恢复肌肉力量并进行体育活动。

对于较严重的外踝韧带损伤，出现踝关节不稳及关节囊撕裂的患者建议进行手术治疗，修复韧带以防止出现因踝关节不稳导致的反复扭伤。术后需要石膏固定 3~6 周，拆石膏后可负重行走。一般术后 3 个月至半年可恢复体育活动。

单纯内踝韧带损伤很少出现，如有外翻扭伤病史并伴有内踝处疼痛肿胀的患者应高度怀疑有合并其他损伤的可能。单纯内踝韧带损伤可采取石膏或支具轻度内翻中立位固定 3~6 周。拆除石膏后立即进行康复训练防止肌肉萎缩及关节粘连。约 3 个月可恢复体育活动。较严重的内踝韧带损伤一般伴有骨折或其他韧带损伤，此种情况需要进行手术治疗。

预防 踝关节扭伤一般均为意外损伤，没有一种有效的方法可以预防踝关节扭伤的发生。增强踝关节周围肌肉力量，进行高危运动时佩戴合适的护具，熟练掌握所进行活动的技术动作均可以部分的防止踝关节扭伤的发生或者降低踝关节扭伤的严重程度。

（张英泽）

zúbù gǔzhé

足部骨折（fracture of foot）

发生于足部距骨、跟骨、跖骨及趾骨部位的骨折。每只足有 26 块骨（不包括籽骨），由韧带、关节连接成为一个整体；在足底，由骨和关节形成了内纵弓、外纵弓和前面的横弓，这是维持身体平衡的重要结构。足弓还具有弹性，吸收震荡，负重，完成行走、跑、跳等动作。足部骨折若破坏了这一结构，将引起严重功能障碍。因此，足部骨折的治疗目的是尽可能恢复正常的解剖关系和生理功能。

病因及发病机制 足部骨折一般均为直接暴力损伤所致。跟骨骨折因高处坠落后足跟着地，跖骨骨折由于重物打压、碾压等。足弓异常使足骨承受异常应力，长距离行走及短期内大运动量活动可引起疲劳骨折。足骨肿瘤是病理骨折常见原因。

临床表现 距骨骨折后局部肿胀、疼痛、活动功能障碍，被动活动踝关节时距骨疼痛剧烈，明显移位或脱位时则出现畸形。跟骨骨折时除足跟疼痛、肿胀、功能障碍外，可出现瘀斑，多见于跟骨内侧及足底。严重者足跟部横径增宽，足弓变平，足部变长。从高处坠下时，若冲击力量大，足跟部先着地，脊柱前屈，引起脊椎压缩性骨折或脱位，甚至冲击力沿脊柱上传，引起颅底骨折和颅脑损伤，所以诊断跟骨骨折时，应常规询问和检查脊柱和颅脑的情况。跖骨、趾骨骨折时前半足或趾骨部位肿胀、疼痛明显。第 5 跖骨基底部撕脱骨折的诊断应与跖骨基底骨骺未闭合、腓骨长肌腱的籽骨相鉴别，后两者压痛、肿胀不明显，骨片光滑规则，且为双侧性。距骨颈疲劳骨折最初为前足痛，劳累后加剧，休息后减轻，2~3 周后在局部可摸到有骨隆凸。由于没有明显的暴力外伤史，易被误诊。

诊断 踝部与跗骨正侧位 X 线平片，跟骨 X 线侧位、轴位照片，跖、趾前半足正、斜位 X 线片可以明确距骨、跟骨、跖骨及趾骨骨折的移位程度、类型以及有无合并其他骨折脱位。

治疗 骨折复位，采用外固定或手术内固定方法纠正足骨移位、维持骨折稳定直到愈合。功能锻炼，恢复步态和运动功能。创伤足部骨折早期应冷敷，并抬高患肢，以利消肿镇痛。无移位或轻度移位的足部骨折，可给予石膏或支具外固定 4~6 周，扶拐助行和避免负重，石膏去除后进行康复锻炼。移位骨折可先手法复位，若失败则切开复位内固定。手术治疗足部骨折疗效确切，为最常用治疗方法。若骨折延迟愈合或不愈合，或发生骨坏死、畸形愈合、骨不连等并发症，也需要外科手术干预。

预后 一般来说创伤性无移位的足部骨折预后较好，移位的骨折经手术治疗后预后也较为理想。疲劳骨折经过非手术治疗多可愈合，达到理想疗效。病理骨折根据病情处理，预后与原发病有关。

（张英泽）

gēngǔ gǔzhé

跟骨骨折（fracture of calcaneus） 以局部肿胀、疼痛、皮下瘀斑、不能站立行走等为主要表现。跟骨骨折是最常见的跗骨骨折，占跗骨骨折的60%，占全身骨折的2%，约75%为关节内骨折，20%～45%伴有跟骰关节损伤。跟骨骨折以成年人较多发生，常由高处坠下或挤压致伤。经常伴有脊椎骨折、骨盆骨折及头、胸、腹伤。跟骨为松质骨，血供比较丰富，骨不连者少见。但如骨折线进入关节面或复位不良，后遗创伤性关节炎及跟骨负重时疼痛者很常见。

病因及发病机制 多由高处跌下，足部着地，足跟遭受垂直撞击所致。跟骨骨折较复杂，根据其损伤机制可分为剪力骨折、压力骨折和两者共同作用的骨折。①剪力骨折：距跟的偏心性负载形成剪力引发关节内骨折，骨折线与距骨后外侧缘平行，将跟骨分成后外侧骨折块和前内侧骨折块两部分。由于坚韧的距跟骨间韧带不易受损，前内侧骨折块（一部分后距下关节面和载距突骨块，有时包括跟骰关节的跟骨面）与距跟一体，很少移位。而后外侧骨折块常向外、向下及外翻旋转移位。其他位置的骨折线均在原始骨折线基础上出现，并取决于损伤时足的位置。②压力骨折：压力始于吉森（Gissane）角并向中部延伸，后关节面受压导致丘部骨折，骨折块的大小取决于继发骨折部承受的水平分力或垂直分力的大小。水平分力所致的骨

折，骨折线位于后关节面的后上方；垂直分力所致的骨折，骨折线位于跟腱附着点的上方。于跟骨外侧壁矢状位产生Y形骨折，骨折线的后支水平延伸到跟骨结节形成埃塞克斯-洛普雷斯蒂（Essex-Lopresti）描述的舌形骨折。若垂直延伸，则形成关节的压缩骨折。③剪力和压力共同作用的骨折：跟骨外侧受剪力作用发生粉碎性骨折，距跟将跟骨丘部的骨折块压入跟骨体部，形成更为严重的关节内骨折。骨折类型根据跟骨受剪力作用的部位和继发压力对各骨块压缩情况而有所不同，基本可分为，a.跟骨体部的关节外骨折。b.波及距下关节面的跟骨外侧骨折。c.跟骨结节骨折和载距突骨折。

临床表现 跟骨骨折最常见症状为跟部疼痛，常见体征为跟部肿胀、瘀斑、足跟旋转畸形、压痛、骨擦音和骨擦感。跖侧瘀斑为跟骨骨折的特征性改变。骨折后36小时内常发生皮肤的张力性水疱。跟骨骨折患者中10%合并脊柱损伤，且多发于腰椎。约10%的跟骨骨折患者发生足部筋膜间隔综合征，如不及时处理，其中有一半变成爪形趾、趾僵硬或发生神经血管功能障碍。

诊断 患者足跟可极度肿胀，踝后沟变浅，整个后足部肿胀压痛，易被误诊为扭伤。X线检查，除摄侧位片外，应拍跟骨轴位像，以确定骨折类型及严重程度。此外，跟骨属海绵质骨，压缩后常无清晰的骨折线，有时不易分辨，常须依据骨的外形改变、结节-关节角的测量，来分析骨折的严重程度。CT对跟骨骨折的诊断、治疗极为重要。CT成像清晰，能准确显示骨折类型、是否波及距下关节、骨折的严重度、骨折块的

位置和周围软组织损伤情况等。CT包括跖位、结节位、冠状位和矢状位四个面。MRI检查可以协助判定跟骨骨折部位周围软组织情况。

治疗 包括非手术治疗、手术治疗和康复治疗。

非手术治疗 ①无移位的跟骨骨折包括骨折线通向关节者，用小腿石膏托制动4～6周，待临床愈合后即拆除石膏，用弹性绷带包扎，促进肿胀消退，同时作功能锻炼，但下地行走不宜过早，一般在伤后12周以后。②有移位的骨折如跟骨纵行裂开、跟骨结节撕脱骨折和跟骨载距突骨折等，可在麻醉下行手法复位，然后用小腿石膏固定于功能位4～6周，后结节骨折需固定于跖屈位。③60岁以上老年人的严重压缩粉碎性骨折采用功能疗法，即休息3～5天后用弹性绷带包扎局部，再做功能锻炼，同时辅以理疗、按摩等。

手术治疗 ①跟骨舌形骨折、跟骨体横行骨折波及关节并有移位者可在麻醉下用骨圆针撬拨复位，再用小腿石膏固定于轻度跖屈位4～6周。②有移位的跟骨横行骨折、舌形骨折以及跟骨后结节骨折应行切开复位，加压螺钉内固定。术后石膏固定于功能位4～6周。③青壮年的跟骨压缩骨折甚至粉碎性骨折有学者主张早期即行切开复位并植骨，以恢复跟骨的大体形态及足纵弓。视情况用或不用内固定，术后用小腿石膏固定6～8周。④跟骨严重粉碎性骨折有人主张早期行关节融合术，包括距下关节、跟骰关节。但多数学者主张先行功能疗法，以促进水肿消退，预防肌腱、关节粘连。待后期出现并发症时，再行足三关节融合术。⑤手术方

式：骨圆针撬拨复位及固定；切开复位加压螺钉内固定、切开复位和骨移植术、关节融合术、跟骨截骨术。

康复治疗 无论手术与否，石膏固定期间均应做股四头肌及足趾的主动活动。拆石膏后骨折已愈合或关节已融合，更应积极锻炼踝关节及足部功能，包括器械的应用。

预后 预后尚可。当严重的粉碎性骨折时，将发生不同程度的功能障碍。评价跟骨骨折的疗效包括以下几个方面：①疼痛是否消失。②行走是否正常。③关节功能是否恢复。④足弓、博勒尔（Böhler）角及吉森（Gissane）角的恢复情况。

(张英泽)

jùgǔ gǔzhé

距骨骨折（fracture of talus）

距骨骨折较少见，多由直接暴力压伤或由高处坠落间接挤压所伤，后者常合并跟骨骨折。距骨是连接下肢和足部的枢纽，肩负重力传递和运动的偶联，是足部重要的功能单位。距骨位于踝穴内，分别与胫骨远端关节面，跟骨前、中、后关节面和舟骨形成胫距关节、距下关节和距舟关节，周围韧带附着众多，外形不规则，解剖结构相对复杂。其表面超过2/3的区域为关节软骨所覆盖，血液供应主要来自内侧三角韧带、关节囊、跗骨窦、外侧距跟韧带及颈体交界处的踝关节前方关节囊。距骨骨折约占全身骨折的1%，足部骨折的3%~6%，发生率相对较低，临床上易漏诊和误治。距骨骨折预后并不十分理想，易引起不愈合或缺血性坏死，应及早诊治。

病因及发病机制 距骨骨折多为高处跌下，暴力直接冲击所致。距骨颈骨折约占距骨骨折的

30%。自高处坠落时，足与踝关节同时背屈，距骨颈撞在胫骨远端的前缘，发生垂直方向的骨折。距骨体可在横的平面发生骨折，也可形成纵的劈裂骨折。骨折可呈线状、星状或粉碎性。距骨体骨折常波及踝关节和距下关节，虽然移位很轻，但可导致上述关节的阶梯状畸形，最终产生创伤性关节炎。距骨的血供主要由胫前、胫后动脉及腓动脉的穿通支提供，其中胫后动脉在三者中最重要。距窦动脉来自腓骨动脉的穿通支，距管动脉则来自胫后动脉的分支，与距窦动脉在距管内吻合成血管环，为距骨尤其是距骨体提供血供。距管动脉的穿通支为距骨体内侧面提供血供，距骨体后部的血供则由胫后动脉的另一个小分支绕过距骨结节来供给。距骨头、距骨颈还接受来自足背动脉及距窦动脉的分支提供的血供。这些骨外的血管吻合成复杂的血管环，为骨内供血。整个距骨以距骨头血供最丰富，距骨体的前部以及外侧面是血供的薄弱环节，骨折损伤任一血管环均易造成距骨体坏死。

分型 距骨颈骨折分类多用霍金斯（Hawkins）分型。Ⅰ型：距骨颈无移位骨折，骨折坏死率为0~13%。Ⅱ型：距骨颈移位骨折，骨折坏死率为20%~50%。Ⅲ型：距骨颈移位骨折，伴有距下关节及胫距关节半脱位或全脱位，骨折坏死率可达80%~100%。Ⅳ型：距骨颈移位骨折，合并胫距关节、距下关节及距舟关节的半脱位或全脱位，骨折坏死发生率几乎为100%。

距骨体骨折多采用斯蒂芬（Sneppen）分型。Ⅰ型：距骨滑车关节面的经软骨骨折；Ⅱ型：距骨体冠状面、矢状面或水平面

的骨折，距骨体无脱位者坏死率约为25%，合并脱位则可高达50%；Ⅲ型：距骨后突骨折，占距骨体骨折的20%；Ⅳ型：距骨体外侧突骨折，占距骨体骨折的24%；Ⅴ型：即距骨体压缩、粉碎性骨折，粉碎较重者缺血性坏死及创伤性关节炎发生率很高。

临床表现 伤后踝关节下部肿胀、疼痛、不能站立和负重行走。功能障碍都十分显著，易与单纯踝关节扭伤混淆。距骨颈Ⅱ型骨折，踝关节前下部有压痛和足的纵轴冲挤痛。距骨体脱出踝穴者，踝关节内后部肿胀严重，局部有明显突起，跗趾多有屈曲挛缩，足外翻、外展，可在内踝后部触到骨性突起，局部皮色可出现苍白缺血或发绀。若为距骨后突骨折，除踝关节后部压痛外，足呈跖屈状，踝关节背屈、跖屈均可使疼痛加重。若为纵行劈裂骨折，踝关节肿胀严重或有大片瘀斑，呈内翻状畸形，可以在踝关节内侧或外下侧触到移位的骨块突起。

诊断 骨折后局部肿胀、瘀斑、压痛、踝关节活动受限。X线检查应摄足踝部正位、侧位和斜位片，仔细观察距骨和周围关节面的对应关系以防漏诊。卡纳尔（Canale）位（拍摄方法：足内旋15°，球管与水平夹角75°）能使距骨在正位像上较长，较好地观察距骨颈骨折的情况。CT检查可了解骨折块粉碎程度及距骨与周围关节受累情况。对距骨坏死，X线平片一般在缺血坏死1~3个月后显示密度增高及囊性改变，而早期MRI检查，局灶或弥漫性低信号区可提示距骨缺血性坏死。

鉴别诊断 该病容易与距骨后大小相似的副骨相混淆，后者

是一边缘光滑的籽骨，同时距骨后缘也无缺损现象，而距骨后突骨折则相反，应注意鉴别。

治疗 距骨除颈部有较多的韧带附着，血循环稍好，上、下、前几个方向都是与邻骨相接的关节面，缺乏充分的血供，故应注意准确复位和严格固定，否则骨无菌性坏死和不连接发生率较高。根据骨折的类型及具体情况不同，采取相应的治疗措施。

无移位的骨折 应以石膏靴固定6～8周，在骨折未坚实愈合前，尽量不要强迫支持体重。

有移位的骨折 距骨头骨折多向背侧移位，可用手法复位，注意固定姿势于足跖屈位使远断端对近断端，石膏靴固定6～8周。待骨折基本连接后再逐渐矫正至踝关节90°功能位，再固定4～6周，可达到更坚实的愈合。尽量不要强迫过早负重。距骨体的骨折如有较大的分离，手法复位虽能成功，但要求严格固定10～12周。如手法复位失败，可以采用跟骨牵引3～4周，再手法复位，然后改用石膏靴严格固定10～12周。但因距骨体粉碎或劈裂骨折时，上下关节软骨面多损伤，愈合后发生创伤性关节炎的比例较高，恢复常不十分满意。距骨后突骨折如移位，骨折片不大者可以切除，骨折片较大影响关节面较多时，可用克氏针固定，石膏靴固定8周。

闭合复位失败多需手术切开整复和用螺钉内固定 距骨颈骨折约占距骨骨折的30%。自高处坠落时，足与踝同时背屈，距骨颈撞在胫骨远端的前缘，发生垂直方向的骨折。可分为三型：①Ⅰ型距骨颈垂直骨折，很少或无移位。②Ⅱ型距骨颈骨折合并距下关节脱位。距骨颈发生骨折后足继续背屈，距骨体被固定在踝穴内，足的其余部分过度背屈导致距下关节脱位。③Ⅲ型距骨颈骨折合并距骨体脱位。距骨颈骨折后，背屈外力继续作用，距骨体向内后方旋转而脱位，并交锁于载距突的后方，常同时合并内踝骨折。常为开放性损伤。

（张英泽）

zhōngzú gǔzhé
中足骨折（fracture of midfoot）

中足由足舟骨、骰骨、楔骨、跖骨组成。中足解剖结构相对复杂精细，构成联动复合体，在协调人体承重和运动功能方面起着重要作用，一旦漏诊、误治将导致后期遗留症状，直接影响到患者日后的生活质量。大部分中足骨折患者在骨折后受内因、外因作用存在脱位（移位）现象，进一步增加了病情的严重性。足舟骨是内足弓的关键骨，活动度较差。中间1/3的舟骨血供相对较差。在成年人身上有可能发生胫后肌附着点和舟骨间软骨结合处骨折。骰骨在足外侧柱中具有重要地位，这块骨的损伤可能会改变关节间的关系，造成远期的畸形及功能丧失。内侧的4根跖骨骨折是一种相对常见的骨折类型，大多数学者认为无移位的骨折可以早期负重，但相对微小的位移和成角可以造成前足负重分布的改变，导致难治性的角化病或转移性跖骨痛。第5跖骨近端骨折是最常见的中足骨折。

病因及发病机制 直接暴力、撞击、扭伤及传导而导致的间接暴力均可致伤。

临床表现 ①疼痛及肿胀：足趾伸屈时足部疼痛明显，该部肌肉组织覆盖少。因此，局部肿胀及软组织淤血均较明显。②轴向痛：纵向推挤中足部位时，剧烈疼痛。③功能障碍：足部活动障碍，不能负重。

诊断 中足骨折，多数情况下移位不明显，要及时完善局部的X线检查，可显示骨折，但应力骨折在2周后方能显示骨折，且有骨膜增生反应。必要时CT和三维重建，判断骨折的位置情况。

治疗 ①足舟骨：无移位骨折以小腿石膏固定约6周，未愈合者可适当延长。拆石膏后加强功能锻炼。轻度移位骨折有移位但可达到满意对位者复位后仍按前法处理。严重移位骨折包括复位失败，均需开放复位加内固定术，并辅以小腿石膏制动。舟骨体骨折复位后可行克氏针交叉固定。舟骨结节撕脱骨片较小者，可用10号线连同胫骨后肌附着处一并缝合，对较大的骨片可用小螺钉或克氏针固定。舟骨背侧缘撕脱骨折开放复位后固定困难者，可将其切除。陈旧损伤基本原则与距骨骨折相类同，伴有创伤性关节炎或缺血性坏死者，可酌情行关节融合术。在操作时尽可能地保留距舟关节，而融合楔舟关节。②跖骨骨折：无移位的骨折与可获得满意复位者，伤后或复位后患肢以小腿石膏或短靴石膏制动4～6周。有移位的骨折跖骨头跖屈移位可行开放复位，若局部嵌插稳定，仅辅以石膏制动；对合后仍不稳定者，则需用克氏针交叉固定，7～10天后拔除，再换小腿石膏制动。跖骨干骨折移位一般无须手术，严重错位尤其是影响足弓者则需切开复位，之后视骨折线形态选择钢丝、克氏针或螺钉固定之。第5跖骨基底部骨折仅极个别患者需行切开复位加内固定术（小螺钉或克氏针等），术后仍需辅以石膏制动。应力骨折症状较轻者可行弹性绷带固定及适当休息 3~4 周，骨折线明显者则需石膏固定。③骰骨骨折和楔骨骨折：撕脱和无移位骨折可予以短腿负重石膏固定。对于移位明显的骨折，治疗目标同其他关节内骨折。

预后 大部分无位移的（疲劳性骨折）应力性骨折在以非负重石膏固定后可自行修复。但是，予以制动但仍负重的位移骨折其结局与伴有疼痛的不愈合、延迟愈合、再骨折等密切相关。因此，在缺血的应力骨折治疗中，如 X 线提示骨折线较宽、囊性组织形成、延迟愈合或不完全骨折的骨折线延长，则需手术治疗。

(张英泽)

gēnjiàn sǔnshāng

跟腱损伤（injury of achilles tendon） 运动、外伤等原因导致的跟腱部分撕裂或完全离断。跟腱是人体最强大的肌腱，是人类行走、奔跑、攀登等运动不可缺少的组织。人在奔跑时，跟腱需要承受约 3 500 N 的拉力，正常长度约 15 cm，以跟骨结节上 2~6 cm 处最窄、血供最差，是最容易断裂的部位（尤其以跟骨结节上 3 cm 多见）。跟腱损伤在临床中常见。伤后疼痛剧烈并且严重影响踝关节活动功能，多发于运动量较大的中青年男性。跟腱损伤可以为开放性损伤或者闭合性损伤。开放性损伤处理不及时或者处理不当会引起感染，跟腱感染治疗非常困难，将会严重影响踝关节功能。

病因及发病机制 除少数跟腱原位外伤导致的开放性跟腱断裂外，大部分跟腱断裂是由间接外力引发。跟腱是足踝后部人体最强大的肌腱，能承受很大的张力，除个别疾病和特殊的动作外，在日常生活中很难发生断裂。跟腱断裂发生的高危人群是学生、运动员和演员，群众体育的广泛开展和运动水平的不断提高，跟腱断裂的发病率逐年提高。有两类跟腱断裂高发人群应该引起注意，一类是平时生活处于相对静态而有意愿间断性参加高强度体育活动的人，另一类是常年处于低强度长时间体育活动的人。此两类人群是跟腱断裂的高危人群。气候温暖的季节是跟腱高发的时段，而在气候从不适合参加户外体育活动到适合参加户外体育活动的节点处是发病的最高峰，一般为冬春交接和夏秋交接时。部分患者在发生跟腱断裂前有跟腱相关的慢性疾病。血供较差，肌腱营养不良，故该处常易发生断裂。有些因素可减弱跟腱的纤维强度，如反复的应力与严重的腱周围炎、激素多次局部封闭等，均应引起注意。

临床表现 直接外伤引起的开放性跟腱断裂伤处皮肤裂开出血，伤口内可见跟腱组织，易诊断。部分患者因跟腱断裂回缩不易察觉易漏诊，后多因提踵无力再次就诊。可于伤时进行捏小腿三头肌试验进行诊断。间接外力导致的跟腱断裂发生于踝关节背屈位进行弹跳或蹬踏动作时。患者常诉有足跟后方有棒击感，随即出现提踵无力，无法完成蹬地、跳跃等动作，表现为行走困难及推进无力并伴有跛行，跟腱处出现凹陷。接下来的几小时或几天内软组织逐渐肿胀，踝关节后方出现延至足跟的瘀斑。最易明确诊断的检查方法是汤普森试验（Thompson test），通过挤压小腿后方肌肉来判断腓肠肌-比目鱼肌复合体的连续性。令患者俯卧双足置于床沿外，手捏小腿三头肌肌腹，正常侧踝于捏肌肉时立即跖屈，跟腱完全断裂时捏肌肉时踝关节不动。

诊断 ①病史：急性跟腱断裂者有明确的运动中损伤病史，大部分患者可清晰回顾受伤时足踝后方有棒击感及弹响，且损伤常发生于踝关节过度背屈位发力时。②症状与体征：提踵受限、跟腱后方凹陷且伴有肿胀或皮下出血点。后跟部疼痛，于小腿远端跟腱处可扪及凹陷，汤普森试验（Thompson test）阳性。跟骨结节下移。③辅助检查：最有效便捷的检查方法是超声检查，可明确跟腱是否断裂，断裂的位置。后续的 MRI 检查可进一步判断跟腱变性的程度。X 线平片可用于判断是否伴有跟腱附着部位的急性撕脱骨折。

治疗 有后足棒击感并伴有后足疼痛、跖屈困难的患者应尽快至医院就诊，明确或排除跟腱断裂的诊断，防止演变成陈旧跟腱断裂。根据患者的具体情况进行手术或非手术治疗的选择。跟腱断裂手术的成败在于手术缝合时准确地掌握缝合的松紧度，非手术治疗不易做到此点。对于一般人来说，非手术治疗的效果可达到基本满意的效果。对于运动员和从事需要进行复杂活动的演艺人员，跟腱张力的些许改变即可完全丧失运动或演出寿命。因此，对于对功能要求较高的人群，除无条件进行手术或局部皮肤有感染不宜手术的情况下可采取非手术疗法，其他时候以手术治疗为佳。对于开放伤口的跟腱断裂需要在尽可能短的时间内进行手术防止伤口感染。

非手术治疗 可应用屈膝跖屈位石膏，膝关节屈曲 45°踝关节跖屈。可促使两跟腱断端相互靠近来促进跟腱断端愈合，固定时间一般为6~8周。最初采用过膝关节的长腿支具，将膝关节限制于屈曲状态，而踝关节限制于跖屈状态，以最大程度降低跟腱张力。4周后将膝关节以上部分石膏锯断，更换为短腿石膏。与手术治疗相比，非手术治疗后跟腱再断裂率较高（1.7%~10%），但无切口愈合不良、切口感染及神经损伤的风险。

手术治疗 手术方式多样，其选择视术中探查所见跟腱损伤的具体情况而定，包括各种肌腱缝合术以及选择邻近其他腱性组织进行的增加肌腱强度的技术。术后需要进行积极的康复才能保证治疗的效果。手术治疗有伤口不愈合、切口感染、神经损伤及效果不佳的风险。

预防 根据跟腱断裂的流行病学特点可知，间接外力导致的跟腱断裂主要原因是跟腱在踝关节背屈状态下小腿三头肌迅猛收缩所致。没有已知的运动项目有此类技术动作，故在从事运动的过程中掌握正确的技术动作是避免跟腱断裂的重要手段。其他已知的与跟腱断裂相关的危险因素包括激素局部注射、喹诺酮类药物的使用等都应尽量避免。超强度、超负荷运动引起的疲劳也是导致跟腱断裂的重要因素之一。因此，对于不经常参加体育活动的人群，应逐步增加日常活动量，将周末的集中运动时间分散到1周当中去，且运动前做好热身准备活动，运动时结合自身具体情况，选择适度的运动量，减少过长的运动时间等，对于预防跟腱断裂的发生均有较大意义。

（张英泽）

duōfāxìng chuāngshāng
多发性创伤（multiple trauma）同一致伤因素造成两个或以上解剖部位或脏器的严重创伤。

病因与发病机制 战时伤员多发伤的发生率非常高。平时多发伤由车祸、爆炸、高处坠落、塌方等所致。各部位创伤的发生率以头部、四肢最多，其次为胸部、腹部损伤。多发伤的病因有机械性的钝力和利器两大类。钝力包括各种原因的撞击，如高处坠落、交通事故、水浪和气浪及挤压伤。利器伤平时多为刀刺伤和锐器伤，战时常见于枪弹伤和爆炸伤。多发伤因创伤部位多，伤情重，组织破坏广泛，生理扰乱大。尤其钝性伤比贯穿伤的伤情更严重而复杂。各种致伤因素引起不同的病理特征。如工矿事故、建筑倒塌造成的挤压或撞击常发生多处肋骨骨折、脊柱骨折、挤压综合征等；高处坠落致伤，除多发骨折外，常有胸腹多脏器的联合伤；较局限的冲击常致腹内空腔脏器伤，如小肠撞击在脊柱前所致的穿孔、断裂、肠系膜血管破裂等。但有时致伤暴力作用部位与方式不易判断，亦有在很轻微的创伤情况下，如平地跌倒、从自行车上跌落，当时未发现严重创伤，但随后却出现严重情况，如肝脾延迟性破裂、胸腔、颅内延迟性出血等，亦需重视。

病理生理 由于多发伤失血失液，导致低血容量性休克，颈动脉窦及主动脉壁压力感受器兴奋，通过中枢兴奋交感-肾上腺髓质系统，释放大量去甲肾上腺素和肾上腺素，使心跳加快加强，以提高心输出量，外周小血管收缩，内脏、皮肤及四肢血流量减少，血管内外的体液转移来调节心血管的功能和补偿血容量的变化，以保证心脑能得到较好的血液灌注，低血容量又使肾血流量减少，激活肾素-血管紧张素-醛固酮系统，促进肾小管对钠的重吸收和增加排钾，从而促进水分的重吸收；另外，下丘脑-垂体系统分泌大量的抗利尿激素，促进远端肾小管对水的重吸收，与醛固酮协同作用维持血容量。这些应激反应在短时间内对机体有利，但如失血量大，持续时间长，失血得不到及时纠正，上述保护性措施减弱和血管收缩延长，组织在低灌注状态下所形成的毒性物质，如缓激肽、5-羟色胺、血栓素、前列腺素等，使毛细血管通透性增加，导致循环体液进一步丢失；由于缺氧，ATP减少，钠泵衰竭，又使细胞内液增加。因此，造成严重血容量丢失，外周循环灌注低下，使血流动力学受损，早期给予有力的体液复苏，则可防止交感神经的不利作用，增加血液灌注量和血容量。

机体遭受严重创伤后，破坏的组织激活血管活性介质及活性裂解产物，导致异常炎性反应，抑制免疫功能，尤其是细胞免疫功能。主要表现为创伤早期外周血中出现大量幼稚型单核细胞，巨噬细胞趋化性、吞噬功能、杀菌活性以及廓清能力明显下降，B细胞合成抗体及T细胞刺激转化功能受到抑制。研究证明，创伤早期继发感染来源于肠道。正常肠道内寄生着厌氧菌及革兰阴性菌和革兰阳性菌构成肠道微生物，由于严重创伤后出血性休克引起肠黏膜缺血水肿，局部坏死，肠道机械屏障遭到破坏，肠道通透性增高及免疫功能抑制，肠道内细菌穿过黏膜上皮细胞或间隙进入固有层，侵入淋巴、血流并扩散至全身，这个过程称为细菌易位。肠源性感染多为两种以上的细菌混合感染。

多发伤后由于失血性休克及

创伤应激常引起高代谢改变。经过充分复苏抗休克治疗后，循环相对稳定，但器官内微循环有可能由于循环血液的重新分配而存在灌注不足，若病情继续发展，则在伤后第 3 天就会出现高代谢反应，可持续 14～21 天。高代谢反应可以引起心率加快，心输出量增加，外周循环阻力下降，血中白细胞增多，静息能耗增加，氧耗量增加，糖类脂类和外周氨基酸的利用增加，糖代谢紊乱；肌肉蛋白严重分解，尿氮丢失，血尿素氮升高，负氮平衡显著若不加控制，可能发展为多器官功能衰竭。

临床表现　多发伤伤势严重，应激反应剧烈，伤情变化快，其严重度不仅是各专科损伤的简单相加，而具有自身的表现特点，如各部位的创伤具有不同的表现和危险性，休克、感染发生率高，易发生多器官功能不全或衰竭，死亡率高。如多器官功能衰竭常从一个器官功能衰竭开始，后累及其他脏器。

诊断　在抢救现场或伤员刚送到急诊室时，医务人员首先对伤员进行快速全面的粗略检查，迅速判断伤员有无威胁生命的征象，注意患者的神志、面色、呼吸、血压、脉搏、瞳孔及出血情况，排除患者有否呼吸道梗阻、休克、大出血等致命征象。心搏、呼吸骤停者，应立即进行心肺复苏；神志昏迷者，应保持呼吸道通畅，并观察记录神志、瞳孔、呼吸、脉搏和血压的变化。在窒息、休克及大出血等情况得到初步控制后，就必须进行进一步检查，包括病史采集、体格检查、实验室检查及特殊检查，以获得尽可能准确的诊断，进行有效的治疗。①病史采集：可询问患者、护送人员或事故目击者，必须问清受伤时间、受伤方式、撞击部位、落地位置、处理经过、上止血带时间、有否昏迷史等，不要遗漏有意义的细节，一份详细的病史可帮助医师做出准确的判断。②开放伤容易发现，闭合伤比较隐蔽，易被遗漏。为了不至遗漏重要的伤情，需要对全身各系统进行详细体格检查。各部位贯穿伤的诊断是根据致伤物的性质、伤道、可能损伤的脏器、伤后时间与休克发展的程度，一般并无困难，主要在于及时送手术室，确定创伤位置，进行清创处理。钝性伤诊断比较困难，关键在于反复检查、动态观察。③实验室检查：多发伤伤员一送到急诊室，必须立即查血型和交叉配血，作动脉血气分析，测定血红蛋白含量、血细胞比容、血白细胞计数，还需测定肝功能、血电解质、血糖。血尿素氮、血肌酐及尿常规等。血常规可反复多次测定，以评估出血情况。④特殊检查：如伤员全身情况允许，可以搬动，进行 X 线检查、超声检查、腹腔镜、CT 检查及 MRI 检查，如血压不稳定或呼吸不规则，则不允许搬动，有条件可进行床旁摄片，床旁 B 超检查。另外，胸腔穿刺、腹腔穿刺方法简单，可反复多次进行。

具有以下两条或两条以上的可诊断多发性创伤：①颅脑外伤：颅骨骨折、颅内血肿、脑挫裂伤、颌面部骨折。②颈部损伤：大血管损伤或颈椎损伤。③胸部损伤：多发肋骨骨折、血气胸、心、肺、气管、纵隔、横膈和大血管损伤。④腹部损伤：腹腔内实质、空腔脏器损伤、出血、后腹膜血肿。⑤脊柱骨盆肩胛骨四肢骨折。⑥皮肤广泛撕脱伤。

治疗　流行病学研究发现，创伤导致死亡的伤员中，有 50% 死于创伤现场，30% 死于医院急诊室，20% 死于创伤后并发症。因此，多发伤的处理主要包括现场急救、生命支持与进一步处理以及创伤并发症的防治。

现场急救　急救人员必须迅速到达现场，除去正在威胁患者生命安全的因素。现场急救的关键是气道开放、心肺脑复苏、包扎止血、抗休克、骨折固定及安全地运送。

生命支持　在急诊抢救室对多发伤伤员首先进行生命支持，由一组训练有素和协调一致的医护人员进行诊治。亦可按 VIPCO 程序进行（V：控制通气；I：输液抗休克；P：心肺复苏；C：控制出血；O：手术治疗）。

进一步处理　①颅脑损伤：可分为原发性和继发性损伤两种。原发性局灶损伤多是由于脑组织受力后在颅腔内运动造成。颅脑伤后治疗的主要目的在于防止继发性损伤。颅脑损伤后出现的脑缺血是继发性脑损伤的主要原因，尤其是当合并其他脏器损伤、颅内高压、低血压、低氧血症、发热等存在时，此外，伤后脑血管自动调节功能失调也可引起脑缺血。治疗颅脑损伤主要围绕四个方面进行：a. 保证或尽早建立足够的通气和循环。b. 迅速诊断并清除颅内占位病变（包括血肿和挫伤坏死组织）。c. 监测和控制颅内压改善脑灌注压。d. 进行脑保护治疗，防止或减少继发性神经元损伤。②胸部外伤：胸外伤中能现场处理提高抢救成功率的是张力性气胸。张力性气胸院前安置胸腔引流管能明显改善生命体征。连枷胸伴有反常呼吸，仍然是严重胸外伤的标志。连枷胸治疗的重点是浮动胸壁的固定与急性呼吸窘迫综合征（ARDS）的防治，其死亡的主要原因是ARDS。可用棉垫加压固定，亦可用呼吸机正压呼吸行气道内固定及手术方法固定浮动胸壁。有血气胸者，行胸腔闭式引流。③腹部损伤：中国当前腹部外伤的器官损伤频率依次为脾、小肠、肝、肾、大肠、膀胱、胃、胰、十二指肠及其他脏器伤。在腹部闭合伤中，仍以实质性脏器伤占重要位置。传统的诊断技术是腹腔诊断穿刺和腹膜腔灌洗，虽有效但有其固有的缺陷。超声检查以其灵活性和非侵袭性并可以多次重复观察而成为腹部创伤时不可缺少的检查手段。CT检查因不受胃肠道充气的影响亦便于前后对比，但只能用于一般情况已经稳定的患者，特别是后期的评定。诊断性腹腔镜术可能以微创措施代替常规的剖腹术，其最有用之处是避免不必要的剖腹探查术。肝外伤的非手术治疗一般是用于较轻伤而病情稳定无持续性出血并可以排除空腔脏器伤者。在腹部创伤治疗过程中，需注意两种严重的病理生理改变，一种是在严重创伤后急救过程和抢救手术时出现的全身低温状态和血凝障碍，严重者常致死亡；另一种是在腹部广泛的创伤、手术、休克的情况之后，发生腹腔间隙综合征。④骨折：严重多发伤患者几乎都有一处或多处骨折。在解除对患者生命威胁后，恢复生理稳定性的同时，尽早将骨折复位固定，这有利于控制失血和减轻疼痛，从而加速生理稳定的恢复。早期手术固定多发伤患者的主要长管状骨骨折，脂肪栓塞综合征、ARDS等并发症的发生率和死亡率可以明显下降。

多发伤的手术处理 多发伤的病情严重，发病机制错综复杂，病变相互影响，形成恶性循环，如及时手术可阻断恶性循环，使患者摆脱危重状态，处理不当，手术能加重病情。因此，严格掌握手术适应证甚为重要，及时掌握手术时机，合理安排手术先后顺序，一般按抢救、急诊和择期手术顺序进行，先颅脑、后胸腹、最后四肢脊柱；有时也可急诊手术与择期手术同时进行，其优点免受再次手术的痛苦，减少术后牵引和卧床的并发症，减轻伤痛，方便术后护理，便于早期功能锻炼，减少医疗费用，缩短住院时间，抢救手术指须立即进行不能拖延，如大中血管和实质脏器的出血，有血流动力学的不稳定等；急诊手术，如实质脏器的出血，但血流动力学尚稳定等；择期手术可安排在生命体征完全稳定后，如闭合性骨折的内固定等。

营养支持 多发伤患者常有胃肠道功能障碍，且又有机体过多消耗的现象，且代谢障碍还涉及免疫、炎症与感染等问题。所以营养支持非常重要。在胃肠功能未恢复前应从胃肠外供给为主，但待胃肠功能得到恢复或能应用时，应尽早地从胃肠道供给营养。

防止感染 严重创伤使各种防御功能下降，创口污染严重，易发生感染。因此，早期局部创口处理要彻底，选用适当的抗生素，以预防感染的发生。一旦发生，应及时发现和处理感染病灶。

预后 多发性创伤涉及多部位、多脏器并发症多，死亡率高。多器官功能不全综合征（MODS）是多发性创伤的严重并发症。多发伤患者在创伤休克基础上合并感染更易发生MODS，是重症监护病房危重患者死亡的重要原因。

MODS是指严重创伤或感染后，同时或序贯出现两个以上系统或器官功能不全以至衰竭。MODS起源于持续的、未经控制的炎症反应，凡能引发大范围炎症反应的疾病，都可能导致MODS的发生，这种过度炎症反应称为全身性炎症反应综合征（SIRS）。SIRS是继发于创伤，特别是严重多发伤后一种具有特征性的全身性炎症和高代谢反应，与MODS的发病及患者的预后密切相关，机体在遭受由SIRS向MODS转化的第二次打击过程中，炎症介质、内毒素、氧自由基和细菌感染是主要致伤因素。MODS两个脏器衰竭死亡率为50%，三个脏器衰竭死亡率为75%，四个以上脏器衰竭则几乎无法生存。

（唐佩福 刘桂奇）

duōfāxìng gǔ yǔ guānjié sǔnshāng
多发性骨与关节损伤 （multiple injury of bone and joint） 常采用蔡汝宾提出的标准，将人体分为24个部分，若以上两个或两个部位以上发生骨折或者脱位，则称为多发性骨与关节损伤。同一骨干的多段骨折，同一损伤机制的双处骨折如蒙泰贾骨折、踝关节损伤合并腓骨上段骨折，按一处骨折计算。

病因 多发性骨与关节损伤的致病原因很多，但是有两个特点，一是高能量暴力所致，二是受伤过程中可反复被冲击。这些致病因素一般都有些规律，大多为车祸伤，重物砸伤，高空坠落伤，机器伤等。车祸伤患者休克发生率最高，病死率也是最高，最常见的骨折部位依次为股骨，胫骨及肋骨，常见的合并伤为胸部及颅脑损伤。重物砸伤中，脊柱损伤及截瘫发生率最高，四肢骨折以胫骨，股骨最多，常伴有胸部损伤和脊髓损伤。高空坠落伤，一般都是高空坠落造成损伤，足部先着地的较多见，暴力一般从足踝传导到下肢，到脊柱，再到颅底，造成一系列的传导性连锁损伤，常见骨折部位依次为足踝，脊柱及股骨，常伴有脑损伤和脊髓损伤。机器损伤特点一般为上肢多发伤，且骨折损伤多为压缩或者切割性，常伴有广泛的软组织损伤，血供影响大。因此，截肢率高，常见骨折为尺桡骨，肱骨及腕、手部骨折，常伴有血管及周围神经损伤。摔伤，多见于老年患者，常由跌倒所致，发生在同侧髋部及上肢骨折，一般没有合并伤，但基础疾病易导致预后不良。

分类　多发性骨与关节损伤根据常见部位可以分为以下三类。①中轴骨骨折合并下肢骨折：即脊柱或骨盆骨折，同时合并下肢骨折。脊柱损伤截瘫合并股骨干骨折或者其他下肢骨折。脊髓损伤中，截瘫合并下肢骨折或者脊柱外骨折者，多于四肢瘫者，不全截瘫。②同一肢体多发骨折：常见的包括股骨干骨折加同侧膝关节骨折、股骨干骨折加同侧股骨颈或转子间骨折、股骨干骨折加同侧胫腓骨骨折、股骨干骨折加同侧踝关节骨折、上肢肱骨干骨折加前臂骨折或腕手骨折。③不同肢体多发性骨折：双股骨干骨折、股骨干骨折与其他肢体骨折。

诊断　多发性骨与关节损伤患者全身变化明显，伤情复杂，病情严重，并发症多，死亡率高，又因为常合并其他器官系统的损伤，极易造成延误诊断甚至漏诊，特别是在伤后短时间内，隐匿性重要脏器损伤或者并发症的发生常可能危及生命。因此，检查方法应遵循多发伤检查顺序和重点。如何减少多发性骨与关节损伤患者的致残率与死亡率，早期准确的诊断与合理的处理是治疗的关键所在。①有无危及生命的损伤，如胸部伤张力性气胸，颈部伤呼吸道堵塞，腹部脏器内出血，严重的颅脑伤意识丧失等。②有无危及肢体生存的损伤，如四肢大血管断裂或损伤。对于车祸伤及高空坠落伤，应尽快确定有无脏器伤。常规拍摄胸部及骨盆X线平片。对头部外伤，神志不清的患者，应该拍摄头颅及颈椎正侧位片。对骨干骨折行影像学检查时应该包括相邻的两个关节。对于危重不能活动的患者，注意翻身检查后背及腰部情况。上下肢损伤，均应检查其周围神经功能。无论检查技术怎么发展，临床查体是至关重要的一个环节，绝对不能因为疼痛，或者患者家属情绪等因素而省略。物理检查，不仅能排查可能损伤，还可以减少患者不必要的射线暴露时间，节约医疗资源。其他的辅助检查包括普通的X线检查、CT、超声、MRI。其中检查顺序建议根据具体情况，首选X线排查，明确损伤部位。必要的情况下进一步的CT和MRI检查明确损伤具体情况及排查隐匿性损伤。

多发性骨与关节损伤一般损伤严重，特别是合并颅脑损伤意识障碍的患者，脊柱骨折伴截瘫的患者，都可能因为患者不能表述或者表述不清而掩盖骨折的症状。同一肢体骨折，疼痛及症状较轻者，也可能被掩盖，加上脊柱，骨盆，胸腹部损伤时，患者翻身检查不便或者病情危重，急于抢救，未能详细检查等原因，都可能造成漏诊。

并发症　多发性骨关节损伤如果不伴有严重的脏器损伤，早期很少发生器官衰竭，最常见的并发症是休克和脂肪栓塞，如果合并脏器损伤，则还容易发生呼吸窘迫综合征和多发的器官衰竭。①休克：主要是失血性休克，尤其是骨盆，股骨干骨折，严重的开放性骨折。骨盆骨折时失血量为1 000~2 000ml，股骨干骨折约为1 200ml，髋部骨折为800~1 000ml，开放骨折的失血量更大。早期建立有效静脉通路，快速补液对于治疗创伤性失血性休克有重要的作用。②脂肪栓塞：是严重创伤，特别是下肢长管状骨骨折后一种常见的并发症，好发于骨盆及股骨等粗大的长管状骨的骨折后。文献报道发生率一般在22%~35%，死亡率高，有统计报告死亡率可高达50%~62%，所以早期发现非常重要。如果遇到多发骨折，无确切的脑部损伤，清醒后又再次昏迷，经颅脑CT检查未发现明显异常，神经外科检查未能确诊脑部损伤的，应该高度怀疑脂肪栓塞的可能性。③急性呼吸窘迫综合征（ARDS）：是多种致病因素在肺部形成的一种综合征，常见的因素为严重的休克，脂肪栓塞，严重感染，胸腹部严重创伤以及大量输血等，这些因素也都是多发性骨与关节损伤常见的伴随症状。早期抗休克可以有效降低其发生率。④多脏器功能障碍（MODS）：多由创伤导致，尤其合并感染后，发生两个或者两个以上的脏器功能障碍。MODS一旦发生，死亡率极高。因此，应该早期控制感染，减少发生率。

损伤控制介入的时机　对于多发性骨与关节损伤何时进行损伤控制尚无统一具体标准，但如下情况出现时尤其应该注意：

①股骨干骨折合并胸部损伤，此时进行髓内钉手术，可以加重已经存在的肺部损伤。②不稳定的骨盆骨折，常伴有其他部位的多发损伤，如尿道、膀胱、直肠、血管、神经等损伤，尤其盆腔内脏器损伤可导致大出血和休克，引发低体温、代谢性酸中毒、弥散性血管内凝血（DIC）。③双侧股骨干骨折合并失血性休克。④老年人下肢长骨骨折，老年人各器官系统功能衰退，发生多器官功能障碍的可能性更大。⑤血流动力学不稳定（低血压、心动过速、呼吸增快、神志改变），存在凝血功能障碍和低体温。⑥骨折合并腹部大血管损伤，骨折合并脏器损伤及出血，不稳定骨盆骨折伴有血管损伤，休克复苏反应不佳而确定性手术可能耗时较长，预计输血超过 2000ml，ISS 评分>22 分。⑦严重代谢性酸中毒，pH < 7.3 或 BD > 12mmol/L，低体温，体温 < 33℃ 或者体温 < 35.5℃ +BD>5mmol/L，凝血功能障碍，PT>19 秒，PTT>60 秒。如果出现以上情况，在手术准备的同时，及时进行损伤控制，纠正内环境不平衡。

治疗 对多发骨折的患者，处理原则可归纳为：抢救生命，保存肢体，恢复功能。①对病情稳定的患者，采用终极内固定的方法治疗骨折。②病情处于边缘状态的患者，应谨慎采取手术，加强监护，可以采取损伤控制的手段治疗。③病情不稳定的患者，采用损伤控制的方法，仅进行必要的快速挽救性手术，包括肢体的临时固定，止血等，尽快转入重症监护病房，进一步稳定和监护，复杂的肢体重建等工作推迟到病情稳定，即度过急性免疫炎症反应后再进行。④濒死的患者，

此类患者可能存在无法控制的出血，经复苏后仍然病情危重，甚至出现低体温，酸中毒，凝血障碍等情况，应该立即转送重症监护病房进行有创监测，同时开始高级循环、呼吸支持，骨科治疗上仅在床旁进行快速的肢体外固定。⑤合并颅脑损伤：头部损伤降低大脑对血液供应的自助调节机制，同时损伤后对葡萄糖的需求也有所增加，这就使得大脑对缺血的敏感性增加，伤后 12 ~ 24 小时是大脑血液供应下降的危险期；手术中低灌注状态将导致对大脑的二次打击，合并颅脑损伤的患者应请神经外科等相关科室协助评估，并在严密监测下行手术治疗。⑥合并胸部损伤：胸部损伤主要造成肋骨骨折和肺挫伤，前者造成肺通气减少和疼痛相关的呼吸限制，可以通过机械通气来治疗；后者为全身的炎症反应，造成肺间质水肿以及换气障碍；伤后数小时内肺损伤情况可以迅速变化。因此，除了拍摄胸部 X 线和 CT，伤后应定期复查动脉血气；吸氧浓度（$FiO_2 > 40\%$），氧合指数（$PaO_2/FiO_2 < 250$），气道压力升高（$> 25 \sim 30cmH_2O$），均提示患者肺部损伤严重。⑦合并盆腔损伤：严重的盆腔损伤主要造成失血性休克，包括盆壁出血、骶前静脉丛以及动脉出血等造成的失血性休克；当合并消化道损伤时感染和脓毒血症的发生率会随之上升；患者病情稳定时可在 24~48 小时行骨盆的终极固定。

多发性骨与关节损伤的治疗目的是恢复功能。影响功能的因素包括：骨折复位是否达到功能恢复的要求；骨折是否顺利愈合，延迟愈合及不愈合；能否早期开始肢体功能锻炼，长期进行牵引或超关节外固定，可造成关节僵

硬。①脊柱骨盆骨折合并肢体骨折：脊柱骨折造成椎管压迫脊髓损伤的，应该在条件允许的情况下尽快在 24 小时内手术，解除脊髓的压迫，恢复椎体的形态，为脊髓功能恢复提供基础条件。椎体是松质骨，压缩骨折后愈合快，脊柱脱位因为周围软组织丰富，时间较长后不容易复位。一般脊柱骨折 1 周后复位比较困难，复位后固定有助于早期康复活动。严重骨盆骨折的患者一般合并有出血性休克及盆腔脏器损伤，应该在不影响全身的情况下早期复位固定。如果病情较重，可以临时外固定，包括骨盆兜和外固定架固定，可以控制骨盆容积，增加局部压力，减少出血量。出血较多患者可行动脉造影，同时栓塞出血的血管。脊髓损伤后下肢截瘫，同时合并下肢骨折，下肢骨折的处理要服从脊髓损伤的治疗，尽量使用内固定材料，不用或者少用外固定架，避免翻身护理不便，同时可以早期被动活动，便于后期康复。②同一肢体多发性骨折：对于骨干骨折合并关节骨折，股骨干骨折合并同侧髋关节或者膝关节骨折，其中股骨干处理比较关键，一般以髓内钉为首选，可以早期活动，功能锻炼。髋关节损伤，髋臼骨折中心性脱位，股骨颈骨折或转子间骨折，应该采用坚强内固定，而不适合牵引治疗。膝关节骨折，尽量选择内固定治疗，这样术后可早期活动，更好的恢复关节功能。同一肢体多发性骨干骨折，如股骨干并胫腓骨骨干骨折，同时选择髓内钉固定比较方便，但是如果选择一个内固定，一个外固定，护理及后期处理上都比较烦琐。③不在同一肢体的多发性骨折：原则上应该多选择用内固定治疗，

以有利于患者早期活动。

康复治疗 因为病情较重，一般情况差，恢复慢。因此，早期康复对于多发伤的患者非常重要，主要原因包括全身情况差、多发骨折并多发损伤的患者，因为创伤重全身情况差，特别是受伤后1~2周，常没有条件进行主动锻炼；多处损伤疼痛较重，受伤后早期主动锻炼有难度；多处骨折并软组织损伤，组织损伤范围较广泛，发生粘连范围较广，锻炼更加困难。①改善全身状态，纠正贫血，增进食欲及营养，补充蛋白质等。②增强无痛理念，在不影响病情观察的情况下，早期多模式镇痛，改善患者的体验。③增强早期积极锻炼的意识，在病床上尽可能早的活动，锻炼没有受伤的肢体。

康复治疗可分为三期。①早期：有限的被动活动为主。对骨折进行明确治疗后，局部急性疼痛缓解，内固定坚强允许活动，或短期外固定之后，自行在病床上或者连续被动运动机上进行关节的被动活动，每天1次或者2次，每次30分钟。②中期：主动锻炼和被动活动同时进行。一般在伤后或确定治疗后2~4周开始，直到骨折愈合，此时损伤部位疼痛已经减轻，患者全身情况逐渐改善，可以进行主动锻炼，目标是逐步增加肌力和关节活动范围。以主动锻炼为主，在未达到正常活动范围前，不断进行被动活动。③后期：主动锻炼加主动控制下的被动活动。当骨折愈合后，去掉外固定，进行大幅度的活动，以主动锻炼为主，对有活动障碍的关节，利用体重，有意识的增加关节的压力，使关节被动增加活动范围。如膝关节，患者坐位，在小腿踝前方放置适当的重物，向下压小腿以屈曲膝关节，患者有节律的伸膝、屈膝，借重量下压小腿屈膝，形成节律运动。主动控制下的被动活动锻炼与由他人帮助的被动活动不同，因为是患者主动控制，有准备，被动力量患者可自己掌控，不容易造成损伤。

（唐佩福 聂少波）

kāifàngxìng gǔzhé

开放性骨折（open fracture）

合并覆盖骨折部位的皮肤及皮下软组织损伤破裂，使骨折部位与外界相通的骨折。通常所受暴力较大，更容易发生并发症。

分型 国内外学者对开放性骨折的分类都十分重视，因为关系着治疗方法的选择和预后评估。古斯蒂洛（Gustilo）分型是国际上最常用的开放性骨折分型方法。①Ⅰ型：伤口长度小于1cm，一般为比较干净的穿刺伤，骨折片自皮肤内穿出，软组织损伤轻微，无碾挫伤，骨折线简单，为横断或短斜行，无粉碎性骨折。②Ⅱ型：伤口超过1cm，软组织损伤较广泛，但无撕脱伤，亦无形成组织瓣，软组织有轻度或中度碾挫伤，伤口有中度污染，中等程度粉碎性骨折。③Ⅲ型：软组织损伤广泛，开放伤口一般大于10cm，包括皮肤、肌肉、血管、神经的损伤，伴有严重污染。ⅢA型，尽管有广泛的撕脱伤及组织瓣形成，或为高能量损伤，不管伤口大小，骨折处均有足够的软组织覆盖；ⅢB型，广泛的软组织损伤和缺失，伴有骨膜剥脱和骨块暴露，伴有严重的污染；ⅢC型，伴有需要修复的动脉损伤。

并发症 ①发热：骨折后一般体温正常，出血量较大的骨折，血肿吸收时，体温略有升高，但一般不超过38℃，开放性骨折持续高热时，应考虑继发感染的可能。②休克：骨折所致的休克主要原因是出血，特别是骨盆骨折、股骨骨折和多发性骨折，其出血量大者可达2000ml以上。严重的开放性骨折或并发重要内脏器官损伤时亦可导致休克。③感染：古斯蒂洛分型中的Ⅱ型、Ⅲ型损伤，由于组织损伤范围大，创面污染重，常成为细菌繁殖的良好环境，从而易继发局部感染，如局部感染控制不佳，可继发全身性感染，引起菌血症、毒血症的严重后果。④血管神经损伤：开放性骨折损伤暴力一般较大，骨折局部的血管神经由于暴力的作用容易造成损伤，另外骨折块的刺伤和压伤也是损伤的原因之一。通过对损伤部位远端的血供情况，及感觉运动情况的检查，可确定骨折是否伴有神经血管的损伤。⑤骨筋膜室综合征：骨筋膜室内压力急剧增高，使软组织内血循环障碍，肌肉、神经急性缺血而出现的一系列症状，常发生于前臂掌侧和小腿。主要表现为肢体剧痛、肿胀、指/趾呈屈曲状活动受限、局部肤色苍白或发绀、远端动脉搏动减弱或消失。⑥脂肪栓塞：骨折端血肿张力大，使骨髓腔内脂肪微粒进入破裂的静脉内，引起肺、脑血管栓塞。表现为呼吸困难、发绀或昏迷，甚至突然死亡。⑦内脏损伤：多发生于骨盆的开放性骨折，由于暴力大，可伴随有膀胱、尿道及肠道损伤。

临床表现 古斯蒂洛Ⅰ型开放骨折表现与闭合骨折表现相似，除局部可见的小伤口外，主要表现为局部疼痛、肿胀和功能障碍。骨折时骨髓、骨膜及周围组织血管破裂出血，在骨折处形成血肿，以及软组织损伤所致水肿，使患肢严重肿胀，甚至出现张力性水疱和皮下瘀斑。骨折时局部出现剧烈疼痛，特别是移动患肢时加剧，局部肿胀和疼痛使患肢活动受限。

骨折的特有体征：①畸形。骨折断端移位可使患肢外形发生改变，主要表现为短缩、成角或旋转。②异常活动。正常情况下肢体不能活动的部位，骨折后出现不正常的活动。③骨擦音或骨擦感。当移动骨折两端，使两骨折端相互摩擦时，可闻及骨擦音或触及骨擦感。古斯蒂洛Ⅱ型、Ⅲ型的开放性骨折除一般闭合骨折的表现外，常伴随有软组织的挫裂伤、脱套伤，甚至肌肉、神经、血管组织的外露。

治疗 开放性骨折的治疗原则是优先抢救生命，再尽量保全肢体，尽早恢复肢体功能，在维持生命体征平稳的前提下，既要使骨折愈合，又要避免伤口的感染，还要尽快地恢复肢体的功能。这一直是创伤骨科的难题。开放性骨折的治疗措施具体包括清创、骨折固定、伤口闭合及抗菌药物的应用等几个主要方面。

清创 清创是治疗开放性骨折的基础，彻底清创又是预防感染的关键操作。对污染的新鲜开放性骨折，争取在伤后6～8小时施行清创术，彻底清除创面内的异物，切除失活的组织，冲洗干净后将创口闭合，可以有效避免感染发生。8～10小时后，感染的可能性增大。但随着抗菌药物的早期应用，先进清创技术及材料的应用，在8～24小时的创口仍可积极行清创术，且疗效显著，但早期是否闭合应根据损伤情况而定。对于损伤时间＞24小时的患者，也应立即行清创术，但可应用负压封闭引流技术（VSD）覆盖伤

口，视伤口情况二期闭合伤口。

清创术特别强调应用喷射生理盐水或喷射脉冲冲洗法冲洗创面，可使异物和污染物更容易清除，清创效果要比其他方法高出数倍。冲洗后创面还应先后使用过氧化氢溶液及聚维酮碘浸泡，以利进一步清除坏死组织、杀灭致病菌。

骨折的固定 骨折固定是治疗开放性骨折的重要环节。骨折固定除具有维持骨折复位，利于骨折愈合，实现肢体早期功能锻炼的目的外，对于开放性骨折来说更具有消除骨折端对皮肤及其他软组织再损伤的威胁，减少污染扩散，便于重要软组织（血管、神经、肌腱）修复，利于伤口闭合的意义。20世纪60年代以前处理开放性骨折基本上是以外固定为主，主要是石膏固定；60年代初以后开始逐渐使用内固定，到70年代内固定治疗开放性骨折已被人们接受。但内固定治疗开放性骨折同时也出现不少难以解决的问题。70年代中期以后金属外固定架治疗开放性骨折迅速发展起来，它大大地丰富了治疗开放性骨折的手段，明显地提高了开放性骨折的治疗效果。骨折的固定方法应以简单、迅速、有效为原则。有学者指出：石膏、夹板、骨牵引虽然简单、迅速，但不能达到骨折的有效固定，骨折端的异常活动不仅威胁伤口皮肤的愈合，更能增加污染扩散的机会；内固定方法由于操作复杂，对严重污染创伤者，感染的发生率也将因内固定手术而大大增加；外固定架操作简便、固定可靠，易调节且便于局部创面的处理，故在处理开放性骨折中具有独特的优越性。骨折固定方法的选择，应根据患者的全身情况，伤口能

否安全闭合及骨折类型来判断：Ⅰ型骨折可考虑Ⅰ期闭合伤口和骨折内固定；Ⅱ型和Ⅲ型骨折应优先选用外固定架固定骨折。

伤口闭合 开放性骨折的伤口闭合对于肢体尽快康复有重要作用。对于伤口小，污染轻的古斯蒂洛Ⅰ型开放骨折可在清创后给予一期缝合；对于组织缺损多的创面，可以采用VSD，可以有效控制继发感染，解决早期创面覆盖的问题。VSD是指用内含有引流管的医用海绵敷料，来覆盖或填充皮肤、软组织缺损的创面，再用生物半透膜对之进行封闭，使其成为一个密闭空间，最后把引流管接通负压源，通过可控制的负压来促进创面愈合的一种治疗方法。其特点是：①可控制的负压，促进血流量增长和蛋白合成，促进肉芽生长，加快创面愈合；同时为全方位的主动引流提供了动力。②生物半透膜的封闭，隔绝了创面与外周环境，减少了感染机会。③全方位的引流，是将传统的点状或局部引流，变为了面状引流，保证了能随时将创面的每一处的坏死组织和渗出物吸出。对于开放性骨折可在急诊室早期应用广谱抗生素预防感染，一般连续应用2～3天，对于古斯蒂洛Ⅱ型、Ⅲ型的开放性骨折可一期行VSD覆盖创面，而且需在24～72小时反复进行清创，以进一步清除坏死组织，从而预防感染，待创面足够新鲜化，且无明显感染迹象后可行植皮、皮瓣等软组织修复手术。通常古斯蒂洛Ⅱ型、Ⅲ型的骨折多采用外固定架行一期处理固定骨折，现在也有学者提出古斯蒂洛Ⅰ型开放骨折可在清创后闭合伤口，并一期行内固定手术治疗。

（唐佩福　康晓琦）

qīngchuàngshù

清创术（debridement） 清创术是指清除开放伤口内的异物，切除坏死、失活或严重污染的组织、使之尽量减少污染，甚至变成清洁伤口后缝合，达到一期愈合，有利受伤部位的外形和功能恢复的手术操作。伤口初期处理的好坏，对伤口愈合、受伤部位组织的功能和形态的恢复起决定性作用。

手术方法 ①清洗皮肤：在麻醉状态下，先用无菌纱布覆盖伤口，再用肥皂水擦去伤口周围皮肤的污染物。用软毛刷蘸消毒肥皂水刷洗皮肤，并用生理盐水冲洗，反复进行该操作，直至皮肤表面清洁，之后消毒纱布擦干皮肤。②创面处理：去掉覆盖伤口的纱布，生理盐水冲洗伤口，再用过氧化氢溶液和生理盐水交替冲洗，用消毒镊子或小纱布球轻轻除去伤口内的污物、血凝块和异物，聚维酮碘浸泡消毒创面，按照无菌原则铺无菌单，术者刷手消毒、穿手术衣、戴无菌手套，对开放创面进行清创。对于浅层伤口，可将伤口周围不整皮缘去除1~2mm，按照4C标准去除创面内失活组织和明显挫伤的组织（包括皮肤和皮下组织等）。对深层伤口，应彻底切除失活的筋膜和肌肉（肌肉切面不出血，或用镊子钳夹不收缩者，表示已坏死），但不应将有活力的肌肉切除，以免切除过多影响创面覆盖和术后患肢功能。对于较深部的伤口，可适当扩大伤口和切开筋膜，进行清创。从而达到彻底清创，降低感染和坏死的风险，为后期修复重建提供一个干净无菌的局部环境。浅部贯通伤的出入口较接近者，可将伤道间的组织桥切开，变两个伤口为一个。创面如有活动性出血，在清创前可先用止血钳钳夹，或临时结扎止血，待清理创面后除去污染线头，重新结扎。渗血可用温盐水纱布压迫止血，或用凝血酶等局部止血剂止血。③修复伤口：彻底清创后再次用冲洗球或冲洗枪（喷射脉冲冲洗）接生理盐水冲洗伤口。再根据伤口污染程度、大小和深度等具体情况，决定伤口是敞开换药还是一期直接缝合。未超过12小时的污染程度轻、血供丰富的且创面较小的清洁伤口可一期缝合；大而深的较清洁伤口，在一期缝合时应放置引流管；污染严重的或特殊部位不能彻底清创的伤口，应延期缝合，可一期给予负压封闭引流技术（VSD）覆盖创面，待创面组织红润，无感染或水肿时，再做缝合。缝合伤口时，伤口内不应留有较大的空洞，伤口周围皮肤的张力不能太大。对重要的血管损伤应修补或吻合；对断裂的肌腱和神经应修整缝合；显露的神经和肌腱应以皮肤及其他软组织覆盖；开放性关节腔损伤应彻底清洗后缝合。

（唐佩福　康晓琦）

4C biāozhǔn

4C 标准（4C standard） 判断肌肉组织活力的4个标准。分别指的是颜色（colour）、循环情况（capacity of blood）、收缩力（contractibility）、肌肉韧性（consistency）。即色泽鲜红，切割时切面渗血，钳夹时收缩有力，肌肉有一定的韧性，是肌肉保持活力的良好标志。4C标准在开放性损伤时判断肌肉组织活力，确定损伤组织的切除范围具有指导性作用。如色泽暗红无张力，切时不出血，钳夹不收缩，表示无生机，应予清除。但如有外伤性休克和局部软组织严重挫伤时，常只有肌肉颜色是较为可靠的指标，其他三项并不绝对可靠，术中应该仔细辨认。

（唐佩福　康晓琦）

pēnshèmàichōng chōngxǐfǎ

喷射脉冲冲洗法（pulsating water jet lavage） 利用一定压力下的急速脉冲水流冲洗伤口组织，通过脉冲水流的震荡作用使伤口内的细菌、异物与正常组织脱离，达到彻底清创的方法。一般使用压力为 196~245kPa（2.0~2.5kg/cm^2），每分钟能以 800~1 200 次的速度喷水 700ml 左右。手术中应用喷射脉冲冲洗创面，不但能有效降低医师的工作强度，还能缩短冲洗时间，可以有效清除病原菌和异物。国内外大量的实验证实了开放性创口中脉冲冲洗较传统的冲洗球冲洗对控制感染更为有效，可进一步降低清创术后感染等并发症的发生率，从而缩短治疗周期，更大限度的减轻患者痛苦。

（唐佩福　康晓琦）

chuāngshāngxìng jiézhī

创伤性截肢（traumatic amputation） 创伤性截肢是指因创伤导致的截肢。在中国创伤仍然是截肢的最主要原因。截肢是肢体严重损伤时的一个重要治疗方法，在决定截肢与肢体挽救时受到多方面因素的影响，但在相当程度取决于原发损伤的严重性。随着交通、建筑工地事故的逐年增加，创伤成为年轻患者截肢的主要原因。高位截肢会导致严重的肢体功能障碍和心理影响。因此，对创伤后的肢体实施截肢前，要进行严格的检测和科学的评估。截肢的绝对适应证是缺血肢体有无法恢复的血管损伤。若肢体存活后无实用功能，给患者生活和工作带来不良影响，保留残肢不如截肢后安装假肢功能好，与患者充分沟通后，也可考虑截肢。创伤性截肢必须遵循创伤处理的基本原则。污染组织要清创，开放伤口要进行冲洗，所有无活性的组织均要清除，对任何有疑问的部位要保留 24～48 小时后再评估。尽可能保留残端长度，这可能需要使用非标准皮瓣或肌皮瓣关闭伤口。如果急诊手术不能保留足够的残肢长度，可以后期用组织扩张器及伊里扎洛夫（Ilizarov）骨延长技术再次手术。

（唐佩福　罗　杨）

kāifàngxìng guānjié sǔnshāng

开放性关节损伤 （open joint injury）

皮肤与关节囊破裂，关节腔与外界相通的损伤。多因由外向内的直接暴力造成，也可因骨折端的继发暴力穿破关节囊形成。

分类　按损伤程度不同，可分为三度。①一度：单纯关节囊损伤，多为锐性外力直接穿破关节囊引起，创口较小，关节软骨与骨骼多无损伤，经治疗后关节功能保持良好。②二度：钝性暴力伤，软组织损伤广泛，合并有骨折及关节面损伤，关节腔可有明显积血、积液，可见异物，经治疗后关节功能可部分恢复。③三度：关节内粉碎性骨折，软组织毁损，韧带断裂，为较大暴力直接打击所致，损伤广泛，可合并大血管损伤，经治疗后关节功能较难恢复。

治疗　包括以下几个方面。

治疗原则　开放性关节损伤的处理原则是清创、关节制动和抗感染，对于伴有骨折的开放性关节损伤，应尽最大努力恢复关节面的完整并给予固定，以利于关节的早期活动，常需要早期进行手术。①解剖复位，最大限度地恢复关节面的接触，减少应力集中，促进软骨恢复。②关节面的稳定固定是关节软骨再生的前提。③恢复干骺端和骨干的力线，防止关节面过度负重。④早期进行关节活动，持续被动活动和主动间断活动对促进软骨再生非常重要。

治疗时机　急诊手术应在伤后 6～8 小时进行，给予彻底清创和合理使用抗菌药物。韧带、骨膜、关节软骨对细菌的抵抗力较肌肉强。因此，创口多可一期闭合。早期应给予适当的制动，一般不影响关节功能的恢复。关节开放性损伤最易发生的并发症是关节粘连和关节内骨折畸形愈合，影响运动功能。早期处理必须做好关节腔内的清创并注意关节面的修复。

治疗要求　根据损伤的程度不同，治疗要求如下：①一度：一般不需要打开关节，以免污染进一步扩散。可在无创口的健康皮肤处，用粗针头刺入关节囊，给予关节腔冲洗，清创缝合后抗菌药治疗。一般制动 3 周后开始功能锻炼。若术后关节腔内积液较多，可经正常组织穿刺抽液。如果出现感染可能，则按照急性化脓性关节炎早期处理。②二度：应在局部软组织清创完成后更换手套、敷单和器械，扩大关节囊切口，充分显露关节，大量生理盐水、过氧化氢溶液（双氧水）、聚维酮碘（碘伏）溶液反复冲洗。彻底清除关节腔内的异物、小的碎骨片及失活组织。大的骨片应复位后给予克氏针或螺钉固定。关节囊及韧带应尽量修复保留。关节腔内应常规置入引流管，术后根据引流量确定拔除时间。③三度：彻底清创后敞开创口，行手术。

行手术。无菌敷料湿敷或采用负压封闭引流技术（VSD）持续负压吸引，无感染倾向后二期缝合伤口，对于皮肤缺损者需给予植皮治疗。也可彻底清创后，用显微外科技术修复大面积软组织缺损。关节面损伤严重，关节功能无法恢复者，可一期行关节融合术。

（唐佩福　罗　杨）

gǔhóu sǔnshāng

骨骺损伤 （epiphyseal injury）

各种原因导致的儿童骺板及周围结构的损伤。简称骺损伤。其可能导致骨骼生长能力受损而产生成角、短缩畸形并影响肢体运动功能，是儿童及青少年特有的骨骼损伤类型。损伤范围包括骨骺、骺板、干骺端及骺板周围环结构。骨骺损伤的原因众多，包括创伤、感染破坏、肿瘤侵袭、代谢异常、烧伤、冻伤、电击伤、射线照射、异常反复应力等。其中，以外力创伤造成骨骺骨折最常见，占儿童骨骼损伤的 15%～30%。

病因及发病机制　认识骨骺损伤首先要了解骨骺及周围结构的解剖。骺板是骨的生长板，骺板两端分别称为骨骺和干骺端，围绕在骺板周围的结构是骺板周围环。骺板包括具有生发能力的软骨细胞及细胞外基质。这些软骨细胞及基质纵向有序排列，分为四层，依次为静止层或生发层、增殖层、肥大层和骨化层（图1）。前两层含有大量的细胞外基质，相对坚固，而肥大层的基质较少，相对薄弱，是骺损伤常发生的部位。骺板周围环包括富含生发细胞的朗维埃（Ranvier）区和外周的纤维组织环［拉克鲁瓦（LaCroix）纤维环］，朗维埃区负责骺板向外周的生长。因此，损伤骺板周围环可能导致骨的生长障碍；

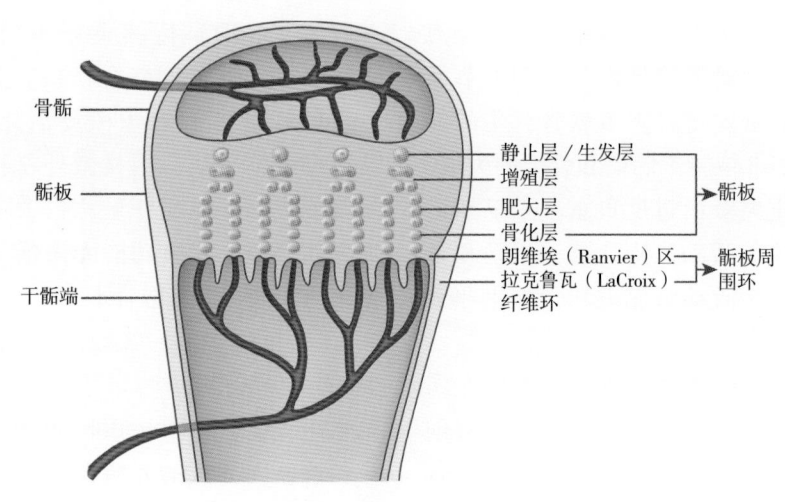

图1 骺板及周围结构

拉克鲁瓦纤维环同干骺端的骨膜相连，提供了对骺板的机械性支撑。儿童解剖结构的另一个特点是韧带的强度大于骺板。因此，同样的外伤应力下儿童会发生骺板骨折，而成年人则会发生韧带断裂和关节脱位。儿童生性好动，跌倒致骺板骨折是骺板损伤最主要的原因，骨折可以累及骺板并进入关节，也可以直接致骺板断裂并发生分离移位，同时还可能损伤到干骺端骨质以及骺板周围环。骺板损伤常用索尔特-哈里斯（Salter-Harris）分型进行分类，累及骺板生发层的Ⅲ、Ⅳ型骨折有较大可能发生生长障碍。骺板损伤可能导致生长紊乱，其机制可能包括骺板的缺血性坏死、骺板受到挤压而变形、骨骺与干骺端之间形成骨桥、损伤充血而致局部过度生长等。

临床表现 外伤性骺板损伤发生的高峰年龄在青春期早期（10~12岁），5岁以内的儿童相对较少，男孩的发生率是女孩两倍。临床症状同一般骨折类似，表现为疼痛、拒绝活动、功能受限；骨折周围肿胀、畸形、压痛等。某些骺板损伤后期可能并发

骨的生长障碍，导致肢体的成角及短缩畸形，影响外观及功能。

治疗 治疗创伤性骺板损伤，首先应遵循骨折的一般治疗原则：在治疗骨折之前，根据创伤救治的ABC原则A代表保持呼吸道通畅；B代表呼吸系统的支持；C代表循环系统的支持，全面评估患者，保证生命体征稳定；在全身情况稳定后，再仔细评估局部情况，包括是否为开放伤、软组织损伤情况、是否合并血管神经损伤、是否合并骨筋膜室综合征等；最后制订骺板损伤的具体治疗方案。骺板损伤的治疗目的是通过闭合或切开复位的方法获得良好的复位，并维持复位，同时减少复位中对骺板的再次损伤。可接受的复位标准因不同的骨折类型而不同，如Ⅲ型和Ⅳ型累及关节面的骺板损伤要求解剖复位，以防止生长障碍的发生；对于Ⅰ型和Ⅱ型骺板损伤应综合考虑损伤的部位、患者年龄、复位时间等因素。损伤的部位和患者的年龄决定了骨的塑形潜力，塑形潜力越大，可接受残留的移位程度越大，需个体分析。

预后及并发症 同其他骨折

类似，骺板损伤的一般并发症包括畸形愈合、感染、神经血管损伤、骨坏死等。但骺板损伤还有其特殊的并发症，即生长障碍，发生率为1%~10%。导致生长障碍的因素包括高能量损伤导致粉碎性骨折、累及骺板生发层（Ⅲ型和Ⅳ型骨折）的骺板损伤。生长障碍常出现在伤后2~6个月，最长至伤后1年。因此，伤后需要长期随访。导致生长障碍大多是由于骨骺和干骺端之间的骨桥形成，导致肢体短缩或成角畸形。根据畸形的严重程度，治疗方式主要分为观察、骺板融合术和骺板开放术三类。观察适用于接近生长停止的骺板早闭；骺板融合术适用于生长潜力小、但有可能发生成角畸形的病例；骺板开放术，即骨桥切除术，适用于骨桥形成范围小于50%的周边型，且患儿的生长潜力超过2年者；如果伴有成角畸形，可同时进行截骨矫形，或采用临时骺板阻滞的方式进行生长调控。对于严重的下肢短缩畸形，可行骨延长术。

（郭 源）

gǔhóu sǔnshāng fēnxíng

骨骺损伤分型（classification of epiphyseal injury） 用于指导骺板损伤的治疗并判断预后的临床分型。对临床工作至关重要。最早的骺板损伤分型由波伦（Poland）在1898年提出，共分四型，随后不断有新的分型加以改进，如艾肯（Aiken）分型、索尔特-哈里斯（Salter-Harris）分型、奥格登（Ogden）分型、彼得森（Peterson）分型等。最常用的是索尔特-哈里斯分型（1963年），共分为五型。但该分型仍不能完全覆盖所有的骺板损伤类型，在此基础上，让（Rang）补充了第Ⅵ型骺板损伤（骺板周围环的损

Labels on figure:
骨骺
骺板
干骺端
静止层 / 生发层
增殖层
肥大层
骨化层
朗维埃（Ranvier）区
拉克鲁瓦（LaCroix）纤维环
骺板
骺板周围环

伤）；彼得森在自己的分型中补充了另外两种骨骺损伤类型，分别是彼得森Ⅰ型（干骺端横行骨折伴骨折线延伸至骺板）和彼得森Ⅵ型（部分骺板缺损，常见原因如割草机伤）；另外，临床还可见到奥格登Ⅶ型损伤（骨骺内骨折，未连通骺板）。下面简单介绍最常用的索尔特-哈里斯分型（图1）。Ⅰ型：骨骺同干骺端分离，骨折线贯穿骺板。多见于婴儿及年龄较小的儿童，骨折通常位于骺板的肥大细胞层，而生发层细胞则较好地保留在骨骺一侧。因此，发生生长障碍的可能性较小。对于无移位的骨骺分离，确诊需仔细的临床查体，可行B超、MRI等辅助检查。该型一般复位容易，预后良好。但股骨近端骨骺分离例外，由于血供破坏，可并发股骨头缺血坏死。Ⅱ型：骨骺同干骺端分离伴干骺端三角形骨块，骨折线通过骺板并延伸出干骺端。最常见，占所有骨骺损伤的75%。常见部位如桡骨远端、肱骨近端及胫骨远端。治疗方法与Ⅰ型类似，复位容易，大多预后良好，但股骨远端的Ⅱ型骨骺损伤约有50%的概率发生生长障碍。Ⅲ型：骨骺骨折，骨折线通过部分骺板并延伸出骨骺及关节面。该类型

属于关节内骨折，如果移位，一般需要切开复位，以达到解剖复位，恢复关节面平整、减少生长障碍的发生。多见于青少年，如胫骨远端的蒂劳克斯（Tillaux）骨折，该骨折为下胫腓前韧带的撕脱骨折，发生在胫骨远端接近生长停止的过渡期。因此，一般不会发生生长障碍，但需要解剖复位以恢复关节面。Ⅳ型：骨折线纵向贯穿骨骺及干骺端。由于骨折线通过骺板的生发层，并延伸到关节面，所以容易发生生长障碍及关节畸形。治疗原则与Ⅲ型骨骺损伤相同，需要达到骨折的解剖复位，恢复关节面平整，防止干骺端和骨骺之间形成骨桥。常见部位如内踝的Ⅵ型骨骺损伤，一般通过手术切开复位，采用平行骺板的螺钉坚强固定，预后一般较好。Ⅴ型：骺板挤压型损伤。受伤后的X线平片表现常正常，当出现生长障碍引起成角或短缩畸形后才会引起注意。导致生长障碍的原因可能由于对骺板的挤压损伤，也可能由于局部血供受到影响，彼得森曾质疑索尔特-哈里斯Ⅴ型损伤是否真实存在。该型常见病如胫骨近端骺损伤导致的膝反屈畸形。Ⅵ型［让（Rang）补充］：骺板边缘切削伤

导致的骺板周围环朗维埃（Ranvier）区的损伤。朗维埃区的损伤可能导致局部生长障碍及成角畸形。

（郭 源）

gǔzhé jīxíng yùhé

骨折畸形愈合 （malunion）
骨折愈合的位置没有达到解剖复位或功能复位的要求，骨折愈合后存在成角、缩短、旋转或重叠的畸形。畸形愈合会引起不同程度的肢体功能障碍，甚至导致创伤性关节炎等严重并发症。

病因 常见病因包括骨折后复位不佳、固定不牢或失效、过早的拆除固定，以及过早负重或不恰当功能锻炼等所致。

临床表现 ①出现明显的双侧肢体不对称，肢体缩短或者成角畸形、弯曲等。②成角或旋转畸形愈合后，因为肌肉力线和作用方向的改变，会导致肌力的减弱。③畸形愈合的骨痂阻碍了邻近关节的活动，会出现关节活动角度和范围的受限，甚至出现疼痛等。④畸形愈合还会影响多个关节的协调运动，尤其下肢的畸形愈合改变了髋、膝或踝关节的负重力线，站立或行走出现跛行或不稳。⑤因为畸形愈合后关节的力线和负重长期处于非正常状

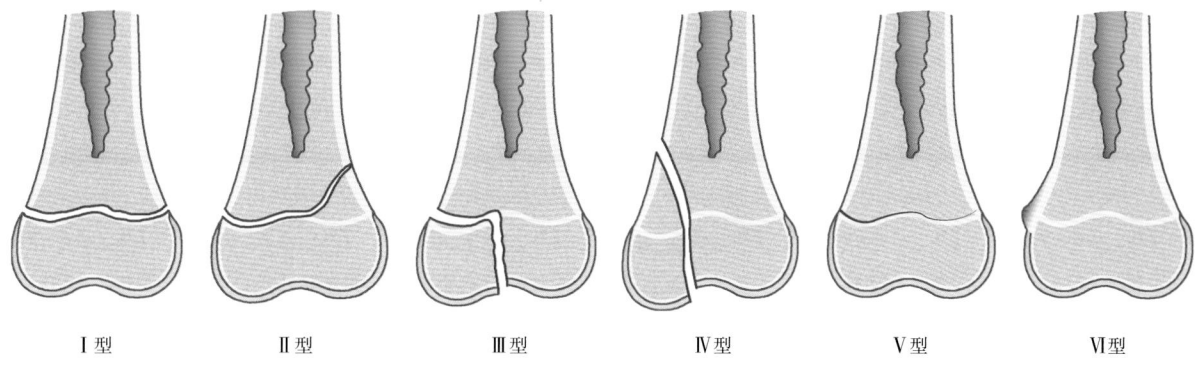

I 型　　　　II 型　　　　III型　　　　IV型　　　　V 型　　　　VI型

图1　索尔特-哈里斯（Salter-Harris）分型

态，容易引发创伤性关节炎而引发关节疼痛肿胀等症状。

诊断 畸形愈合通过 X 线检查及临床查体能够明确诊断，同时明确畸形愈合的类型及程度。查体应该充分了解存在的肢体功能障碍及其程度，尤其是关节活动范围、步态、肌力等，以及注意检查畸形愈合后的功能代偿情况，同时检查是否存在继发的创伤性关节炎。

治疗 畸形愈合较轻且对肢体功能影响不大者，可不予处理。对于畸形明显且严重影响肢体正常功能者，需进行矫正。采取的矫正方法因人而异，主要取决于畸形发生的部位、类型以及愈合的程度等。骨折畸形愈合但骨痂尚不坚固的，可在麻醉下行手法重新复位并固定，使骨折重新在良好位置上达到愈合。如果骨折已经愈合坚固或者畸形骨痂涉及邻近关节，则需行截骨矫形术予以矫正。根据恢复正常功能的不同要求，上肢主要是恢复关节的方向及活动范围，下肢则重在恢复肢体负重力线、肢体长度及关节活动的方向。对畸形比较严重、软组织条件差或者已存在创伤性关节炎者，应该考虑逐渐矫正。

预后 骨折畸形愈合后经过正确合理的矫正，骨折再愈合及功能恢复的预后均良好。矫形术后拆除外固定或下地负重前，均应门诊复查随访，以避免再次出现骨折畸形愈合或者骨折不愈合的情况。

(马信龙)

xiāntiānxìng gǔbìng

先天性骨病 (congenital bone disease)

出生或生后不久出现的，发生于骨骼肌肉系统的畸形。导致畸形的原因常是多因素的，包括基因因素、环境因素等。局部的先天性畸形包括各种肢体畸形和脊柱畸形：上肢的先天性畸形常采用国际手外科联合会（IF-SSH）分型，包括：①形成障碍（如先天性桡侧轴旁半肢）。②分化障碍（如先天性上尺桡连接、并指畸形）。③重复畸形（如拇多指）。④过度增长（如巨肢症）。⑤发育不良（如拇指发育不良）。⑥先天性缩窄环。⑦其他骨骼异常（如先天性桡骨头脱位、马德隆畸形）。下肢的常见先天畸形包括（从近到远）：先天性髋内翻、股骨近端局灶性发育不良、先天性膝关节脱位、腓侧轴旁半肢、先天性胫骨假关节和先天性马蹄内翻足等。肩颈部和脊柱的常见畸形可能是由于先天骨性发育异常导致，如先天性高肩胛症、克利佩尔-费尔综合征（Klippel-Feil syndrome）、半锥体畸形等；或由于局部肌肉异常导致，如先天性肌性斜颈。先天性畸形还可以是全身性的，如多发关节挛缩、各种综合征、各种骨骼发育不良（如软骨发育不良、脊柱骨骺发育不良）等。儿童的先天性畸形虽然发生率低，但种类较多。

(郭 源)

xiāntiānxìng xiéjǐng

先天性斜颈 (congenital torti-collis)

出生时或生后不久即发现的头部歪向一侧而下颌扭向对侧的畸形。可分为骨性斜颈与肌性斜颈：骨性斜颈是由于骨骼结构性先天发育缺陷所导致，如半椎体、附件联合、融合椎、寰椎后弓缺如等。肌性斜颈是胸锁乳突肌变性挛缩形成牵拉索条而导致。骨性与肌性斜颈均需要和斜视、弱视、重听等视听力疾患，以及姿势不良、颈部外伤或炎症所引起的斜颈相鉴别。而寰枢椎旋转不稳定的斜颈为突发、伴有疼痛的头部活动受限、发病前1~2 周常伴有上呼吸道感染症状，可资鉴别。先天性肌性斜颈（congenital muscular torticollis），又称肌性斜颈，早在两千多年以前希波克拉底（Hippocrates）就有描述。是因一侧胸锁乳突肌挛缩导致的较常见头颈畸形，女多于男，3/4 发生在右侧。

病因 学说很多，但都缺乏说服力与证据。1993 年戴维兹（Davids）等提出宫内或产前肌间隔综合征导致胸锁乳突肌变性挛缩，才明确为业界接受。早在1670 年卢恩海森（Roonhysen）就提出宫内学说。1838 年施特罗迈尔（Stromyer）提出产伤血肿机化学说。1885 年福尔克曼（Volkmann）提出宫内感染导致挛缩学说。1895 年米库利奇（Mikulicz）提出血管梗阻学说。但无论光镜或电镜观察，都未发现有急性出血、血肿形成和吸收的系列改变证据，肌肉只是被致密纤维组织所替代。MRI 的 T1、T2 加权像上，患侧胸锁乳突肌可显示不均匀信号、与前臂或小腿缺血挛缩后的表现极其相似。1993 年戴维兹等通过对新鲜尸体及斜颈矫形术中肌间隔内注水测压研究，证实胸锁乳突肌被包绕于颈外筋膜环绕的肌间隔内，肌性斜颈的原因就是肌间隔综合征所致。当头颈长时间处于前屈、向对侧转、向同侧倾的位置时，同侧胸锁乳突肌出现回流障碍，发生肌间隔内压力增高，继发造成缺血挛缩。异常胎位、产程长，该病发生率明显增高。肌性斜颈与发育性髋脱位、先天性马蹄内翻足畸形，常合并发生，应注意检查髋部和足部予以排除。

临床表现 出生时畸形并不明显，生后 2~3 周患侧胸锁乳突肌中下段可触及质硬、梭形肿块，限制婴儿颈部活动，被动牵拉有痛苦表情。6～7个月后肿块可逐渐消失、进而出现索条畸形、下颏向对侧转而头向同侧倾斜。1岁以后渐加重而畸形显著，头颈活动受限，颜面及睑裂不对称、患侧短小以及鼻唇沟浅，双眼、双耳不在同一平面。严重者前、中斜角肌、颈阔肌、颈动脉鞘均有挛缩，胸锁乳突肌胸骨头、锁骨头或两者附丽点均明显突起，并可出现颈胸段轻度脊柱侧凸。

治疗　80%病例早期治疗可获满意结果，包括局部按摩与被动牵拉：教给患儿母亲两个手指涂抹无刺激乳剂，自梭形肿块中点、沿肌肉走向、向两侧按摩。被动牵拉将头轻柔地向健侧倾斜，直至耳垂可接近肩部，然后将头向患侧旋转，逐渐增加训练次数、循序渐进。此外，喂乳姿势、摆放玩具位置都要注意，使得患儿处在下颏向同侧转而头部对侧倾的位置。1岁以后、非手术治疗效果仍不明显者，最终需要手术矫形。胸锁乳突肌有3处附丽点，为胸骨头、锁骨头、乳突头。应熟悉胸锁乳突肌由五部分构成，分别为浅胸乳突肌、浅胸枕肌、浅锁枕肌、深胸乳突肌、深锁乳突肌。在胸锁乳突肌后缘中上1/3交界处，副神经由前上至后下穿过筋膜深层而浅出。要避免松解手术时漏掉变异的肌纤维，并避免损伤副神经。对于最佳矫形手术年龄，有两种不同观点。一种观点主张1岁以后及早手术，单纯松解胸骨头与锁骨头附丽，术后被动牵张练习，处理简单，但有复发的可能。另一种观点认为，宁可推迟手术年龄、术后也一定要有过度矫正制动的时间，才能保证矫形效果。因此，柯普雷（Copley）推崇以3～6岁手术为宜，畸形轻者只需松解胸骨头与锁骨头附丽、畸形严重者则要松解切断胸骨头与锁骨头附丽后、继续松解乳突头的附丽。术前要预先打好石膏背心与头圈，术毕麻醉未清醒时、以木棍连接石膏背心与头圈、保持下颏转向同侧而头倾向对侧的过度矫形位，固定6周。如有条件，也可选择头胸锁扣支具、于矫形位置固定6周。8～9岁以上大龄儿童畸形严重、挛缩显著，除松解胸骨头、锁骨头外，应同时松解乳突头与继发挛缩的颈阔肌与深部肌筋膜。大龄患儿手术后外观与功能虽可获得不同程度改善，但颜面不对称难以改观、轻度颈胸段侧凸也难以完全消除，术后还可能出现短暂复视及眩晕，应与家长详细说明。

(郭源　王玉琨)

xiāntiānxìng gāojiānjiǎzhèng
先天性高肩胛症（congenital elevated scapula）　肩胛骨高于正常部位，通常伴有肩胛骨的发育不良和形状异常。又称施普伦格尔畸形（Sprengel deformity）。同时可出现其他先天性畸形，如颈肋、肋骨发育不全、克利佩尔-费尔综合征和脊柱侧凸等。

病因及发病机制　这类畸形是肩胛带下降不完全的结果，但是造成肩胛带下降不完全的病因尚不清楚。高肩胛畸形在出生时即存在，随着年龄增长，肩胛骨与颈部和背部的相对位置关系不变。但是伴随的先天性畸形如先天性脊柱侧凸可能进展，从而改变畸形的外观。

分型　卡文迪什（Cavendish）在1972年对先天性高肩胛症分为四度。①极轻度：患者着衣时，两侧肩关节在同一水平，看不到或几乎看不到畸形。②轻度：两侧肩关节在同一或几乎同一水平，患者着衣后仍能在颈蹼部看到一个隆起。③中度：患侧肩关节较健侧高出2～5cm，畸形容易看到。④重度：患肩明显升高，肩胛骨上角接近枕部，有或无颈蹼或短颈。

临床表现　当畸形较轻时，只有肩胛骨轻度升高，肩胛骨比正常侧略小和肩关节轻度活动受限。畸形严重者，肩胛骨不仅很小，而且其位置可接近枕骨。患者头颅多向患侧倾斜，肩关节活动受限主要表现为肩关节外展受限。约1/3的患者，在肩胛骨的内上角与一个或多个低位颈椎的棘突、椎板和横突之间有一骨性连接，即肩椎骨，它可以是真正的骨组织，也可以是软骨或纤维组织。在肩胛骨的腹侧与胸壁之间也有纤维连接。附着于肩胛骨的肌肉也被累及，特别是斜方肌、肩胛提肌及菱形肌可有发育不良。X线平片上对比两侧肩部，可显示患侧肩胛骨位置高，时可见肩椎骨，或伴有其他畸形。

治疗　如果畸形和功能障碍都较轻，可不治疗。如果畸形和功能障碍较重，需根据患者年龄和其他合并畸形的严重程度选择手术治疗。手术目的是矫正外观和一定程度上改善肩关节功能。手术前应该详细了解患者及家属的主观愿望，究竟是追求改善外观还是力图改善功能。手术结果并不能都令人满意，这是因为畸形并不只是肩胛骨的升高，而是常合并该区域的软组织发育不良和挛缩，而且大龄儿童的手术矫正效果很难在术前得到正确评估。在术前可通过CT三维重建了解骨性畸形的范围和结构，有利于完善手术计划。对于婴儿和3岁以前的幼儿，可以进行主动和被动的肩关节伸展活动，有利于保持肩关节的活动。手术最好在 3 岁以后进行，6 岁以后效果常不满意。各种手术方法均可导致臂丛神经损伤，应该在术前给予警惕。臂丛神经损伤是手术治疗先天性高肩胛症最严重的并发症，该畸形的肩胛骨比正常侧发育差，术中应注意将肩胛冈置于正常侧的同一水平，而不是将肩胛骨下角置于正常侧的同一水平。许多手术可以矫正先天性高肩胛症，主要步骤包括切断或者切除纤维索带，切除肩椎骨，松解肩胛骨周围的肌肉，从高位下移至正常部位，重新建立肌肉的附着点，必要时还需要切除部分肩胛骨。常用的手术方法有伍德沃德手术（Woodward operation）和格林手术（Green operation）。伍德沃德手术是从棘突上分离斜方肌和菱形肌的起点，格林手术是从肩胛骨上分离肌肉。很多学者认为伍德沃德手术的结果更令人满意，其理由包括：①肌肉从远离肩胛骨的部位切断，可减少使肩胛骨固定在不良位置和形成瘢痕的危险。②可能获得更大的活动度。③术后瘢痕不像格林手术那样厚。

（郭 源 傅 刚）

Kèlìpèi'ěr-Fèi'ěr zōnghézhēng

克利佩尔－费尔综合征（Klippel-Feil syndrome）

颈椎两节或两节以上先天性融合，以短颈、颈部活动受限和后发际低为典型临床表现的临床综合征。该综合征病因是 3~8 周时胚胎脊柱分节不良。临床可表现为斜颈伴面部不对称、先天性高肩胛、颈蹼，先天性脊柱侧凸等。还可伴有先天性心肺、生殖泌尿和神经系统发育异常。X 线和 CT 检查可以明确诊断和了解畸形范围。治疗可

以采用早期被动牵引；颈椎不稳定，需行融合颈椎；颈蹼可行成形术或松解术；有胸锁乳突肌挛缩的可切断或部分切除，但是效果不如肌性斜颈理想；并发高肩胛者，可手术下降肩胛骨以改善短颈的外观。

（郭 源 傅 刚）

Wǔdéwòdé shǒushù

伍德沃德手术（Woodward operation）

患者俯卧位，消毒双侧肩部、后背部和患侧手臂并铺单。自 C_1 棘突到 T_9 棘突做正中纵切口，向外侧分离皮下组织直至肩胛骨内缘。在切口远端辨认出斜方肌外下缘，将其从背阔肌上钝性分离。然后向近端自棘突上锐性剥离剩下的斜方肌和菱形肌，并向外侧牵开，显露出肩胛骨上角的肩椎骨和异常纤维带，切除肩胛提肌、肩椎骨和异常的肩胛骨上角。将肩胛骨和附于其上的肌肉层一起推向远端，直至肩胛冈和对侧肩胛冈位于同一水平。维持此位置，将斜方肌和菱形肌腱膜缝合于低位棘突。可将肩胛骨下缘缝合于背阔肌内。逐层关闭伤口。术后使用绷带固定 3~4 周，然后开始功能训练。

（郭 源 傅 刚）

fāyùxìng kuānguānjié fāyù bùliáng

发育性髋关节发育不良（developmental dysplasia of the hip joint，DDH）

髋臼不能充分覆盖股骨头，导致股骨头脱位、半脱位或髋臼发育不良的一类髋关节疾患。早在公元前 300 年，这类疾患就曾被希波克拉底所描述过。目前倾向于使用"发育性髋关节发育不良（DDH）"而非"先天性髋关节脱位（CDH）"，因为DDH 可以更好解释这一类疾病随生长发育而不断进展的自然病程。过去使用"先天性"一词提示此

疾病从出生时即已发病，但这样的描述不够准确，因为新生儿的髋关节大部分由软骨构成，且仍处于不断发育时期。现在常用的DDH 一词涵盖了发育不良（如尚处于未完全发育成熟期的关节）且尚未脱位的关节，及经历了新生儿期发育后仍为脱位的关节。婴儿髋关节发育不良的发病率约为 1‰。女孩的发病率高于男孩，左侧发病率相对高于右侧。该病可能在出生时即出现，也可能在婴幼儿时逐渐发育产生。已经发现 DDH 发病的高危因素包括家族史、襁褓位固定史以及臀位产史。如果双胞胎中有一个孩子受累，则另一个孩子的发病率可能高达40%。现在提倡通过对所有新生儿进行髋关节查体配合超声检查来广泛筛查，以便早期发现并及时治疗。

病因 导致疾病的病因尚不明确，通常认为髋关节发育不良是多因素共同导致。许多相关因素都可能在疾病产生及发展过程中起到了一定的作用。一些髋关节发育不良可能与遗传及种族背景相关。另外，某些民族（例如藏族）的襁褓位固定新生儿的传统可能是导致其发病率较高的原因，这也被认为是导致髋关节发育不良的危险因素之一。而对于没有这类传统的非洲裔美国人及中国南方人中，则发病率较低。①先天性因素：部分研究提示可能与激素相关，其中松弛素可能是致病相关激素。对于一些发病率较高的种族〔如美洲原住民、拉普兰/萨米（Lapps/Sam）人〕的基因研究表明，其 13 号染色体的一个位点变异可能是致病病因。而伯克斯（Beukes）家族性髋关节发育不良中，其阳性患者的 4 号染色体 q35 片段发现了特异性

基因改变，而此基因突变未外显的携带者则并未发病。②获得性因素：襁褓位固定婴幼儿常被认为是导致发病的病因之一，由于使用了过于限制婴幼儿髋关节外展活动的摇篮、襁褓、座椅等来携带婴儿，使其髋关节长期处于内收的位置，被动并拢膝关节导致股骨头倾向于被推挤出髋臼窝外。现代的较为科学的携带婴幼儿的方法则应释放其双腿，以充分外展髋关节来避免发育不良。其他的一些危险因素包括臀位产、性别、遗传学（家族史）及第一胎生产。臀位产的婴儿股骨头有被推挤出髋臼窝的趋势。而子宫较小或羊水过少也可能导致出生后易发生髋关节脱位。

临床表现　在不同年龄段各有特点，生后 3 个月之内，DDH临床特异体征表现为奥尔托拉尼征（Ortolani sign）和巴洛征（Barlow sign）阳性，奥尔托拉尼征指髋关节屈曲外展时，向上抬大转子因股骨头复位入髋臼而感知的关节弹响，巴洛征正好相反，当髋关节屈曲内收，向后方推挤股骨头因股骨头脱出髋臼而产生的脱位感，患儿家长则经常以髋关节弹响为由就诊，提示可能存在 DDH。当患儿年龄超过 3 个月时，主要临床表现为受累侧髋关节外展受限，双侧不对称；对于明显脱位者可能存在双侧下肢不等长，屈髋屈膝位时，双侧膝关节不在平面，称为加莱亚齐征（Galeazzi sign）。12 个月以上行走期患儿，主要临床特征为跛行，患肢单足站立时，大转子上移，称为特伦德伦堡试验（Trendelenburg test）阳性，双侧脱位者表现为腰前凸增大。

诊断　大多数国家对于新生儿均有髋关节检查的标准流程，以筛查出髋关节发育不良的患儿。有时查体中在活动髋关节时可感知髋关节"咔嗒"的弹响声（但并非所有的髋关节弹响都提示髋关节发育不良）。如果查体时发现髋关节有弹响，需要对其髋关节进行进一步筛查来明确是否存在髋关节发育不良，也有的地区把臀部周围的皮肤纹理是否对称作为筛查髋关节脱位的指征。新生儿髋关节发育不良常用的两个实验是奥尔托拉尼征及巴洛征。检查奥尔托拉尼征时，将髋关节外展、大转子上抬，若股骨头复位回髋臼过程中产生弹响和复位感为阳性，提示髋关节脱位。检查巴洛征时，将患髋屈曲内收同时向后方轻推股骨，若触及髋关节脱出髋臼窝时的弹响，则证明髋关节可脱位，提示新生儿髋关节不稳定。患儿可仰卧位分别检查双侧髋关节。应该在患儿放松，无对抗时进行，否则可能无法获得理想的检查效果。

双侧臀纹不对称及明显的肢体不等长提示单侧髋关节发育不良。大部分新生儿的髋关节可表现为一定程度的生理性松弛，而同时严重发育不良者可能反而表现为稳定。因此定期的复查随访非常重要。至于复查随访的频率及方法尚有争议，但通过查体及髋关节超声相结合的方法来进行筛查和随访是目前大多数医院采取的做法。

近年 40 年来世界各地广泛开展超声检查被认为是 DDH 早期诊断最重要的进展，检查方法依据发明人命名，最常用的为奥地利科学家莱因哈德·格拉夫（Reinhard Graf）教授提出的格拉夫检查方法和美国哈尔克（Harcke）教授提出的哈尔克检查方法。超声检查最好在股骨头骨化中心出现前进行。患儿 3~4 个月时，可在超声下显示出清晰的髋关节影像图，测量髋臼骨性和软骨角度能够反应髋关节的发育状态（图1）。

当患儿月龄超过 4~6 个月时，股骨头骨化中心出现，超声检查的准确性受到影响，此时，X线检查对于判断髋关节发育情况更有帮助，X 线影像中，申顿（Shenton）线（沿股骨颈内侧至

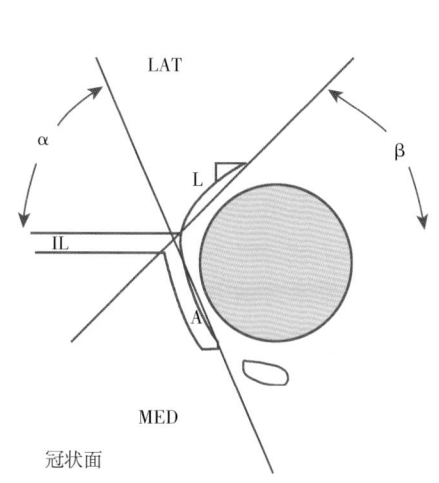 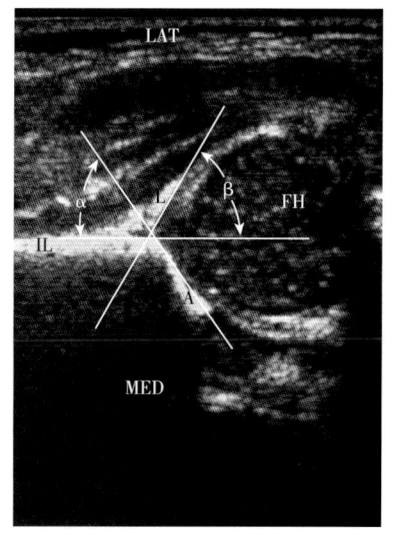

LAT：外；MED：内；L：盂唇；IL：髂骨；A：髋臼顶；FH：股骨头。

图1　髋关节超声检查［格拉夫（Graf）法］

闭孔上缘的光滑连线）不连续提示髋关节发育不良，此外髋臼指数、珀金（Perkin）方格等检查办法对于判断髋关节发育情况都有帮助，但对于婴幼儿来说，摄片时可能因为髋关节旋转而导致摄片检查结果并不完全可靠，可能存在过度诊断的问题。髋关节发育不良可随年龄增长而逐渐发育进展。髋关节发育不良的青少年及成年人可能出现髋关节疼痛，部分病例可表现为盂唇撕裂损伤。X线可来确诊髋关节发育不良。有时也需要使用 CT 及 MRI 检查来协助诊断。

治疗　髋关节发育不良如未及时正确治疗，可能导致轻重程度不同的关节炎，功能受限、跛行及疼痛等症状，并可能引起邻近关节甚至脊柱的发育性畸形。严重的髋臼发育不良，早期即发生骨性关节炎，十几岁时即可发病。所有治疗的目的都是尽量延迟关节炎的发生，但没有任何一种治疗可以彻底避免关节炎。同时，目前所采取的所有治疗都有产生同样严重后果的并发症的可能。尚未找到可精确预测最终预后的方法，无论是对婴幼儿进行早期闭合复位还是对于行走期无法闭合复位而采取的截骨手术治疗，其远期疗效仍不能精确预测。①非手术治疗：早期髋关节发育不良通常可通过使用帕夫利克（Pavlik）挽具，在 1 岁以内常可获得理想结果。使用帕夫利克挽具可能会造成一些并发症，例如股神经麻痹及股骨头缺血坏死，在使用过程中需要严格复查，如果使用 3～4 周仍然没有获得复位，或使用过程中出现主动伸膝不能，应及时停止这一方法，以免造成严重的并发症。早期治疗除帕夫利克挽具外，其他治疗方法包括悬吊牵引、髋人字石膏等。髋人字石膏用于闭合复位、切开复位术后的婴幼儿。悬吊牵引的方法存在较大争议，日本有学者认为牵引可以降低股骨头坏死发生率，帮助复位；也有学者对此持反对意见。②手术治疗：当上述非手术治疗无效或患儿就诊年龄大，无法采用上述非手术治疗方法时，可行手术治疗，最为常用的有用于单纯切开复位的弗格森（Ferguson）手术、索尔特骨盆截骨术（Salter osteotomy）和彭伯顿截骨术（Pemberton osteotomy）。

（郭源　吕学敏）

Péngbódùn jiégǔshù

彭伯顿截骨术（Pemberton osteotomy）

以未成熟髋臼的 Y 形软骨为合页，在关节囊外沿髋臼方向将髂骨截断，通过向前下方旋转髋臼，改变髋臼的指向和深度，使髋臼大小和外形得到重塑的手术。又称髋臼成形术。20 世纪 60 年代由彭伯顿（Pemberton）等提出的一种治疗儿童髋关节脱位的手术方法。该术式是一种不完全截骨，其塑形能力高于索尔特（Salter）截骨术，操作难度也相对较大。

适应证　适用于 1～14 岁，三角软骨未闭合的髋关节脱位或半脱位，也可以用于首次治疗失败的翻修手术以及髋臼发育不良及有明显头臼不匹配的髋关节。

手术方法　手术切口同索尔特骨盆截骨术。截骨之前应根据股骨头复位后髋臼顶部和股骨头间隙之间的距离判断截骨远端下压的程度。截骨之前显露髂骨内外板，于髂前下棘上方入刀，由前方向后方保持同一宽度截骨，使用弧形骨刀可以保证截骨块厚度均匀，抵达后方时将截骨方向改为顺身体轴线，髂骨后柱保持完整性，内外板同时截断后，以三角软骨为轴，可以将截骨远端骨块向下外方翻转，实现对股骨头的包容。于髂前上棘处取一骨块牢牢嵌入截骨端，维持截骨位置。术中证实截骨完成后紧缩缝合关节囊，维持股骨头复位和头臼匹配。术中使用髋人字石膏，维持髋关节外展内旋位。

注意事项　①截骨高度应该在髂前下棘上方，过低的截骨位置可能造成髋臼软骨损伤，影响髋臼发育。②后方截骨时注意及时更改骨刀方向，避免将髂骨后柱截断，影响稳定性。

（郭源　吕学敏）

xiāntiānxìng kuānnèifān

先天性髋内翻（congenital coxa vara）

股骨近端先天性的发育缺陷而导致的髋内翻畸形（图1）。正常新生儿的股骨颈干角的角度是 150°，随着生长发育和力学塑形，成年逐渐变为平均 127°。如果颈干角小于 110°，则定义为髋内翻。先天性髋内翻的发生率较低，约 1/25 000，没有种族和性别上的差异。

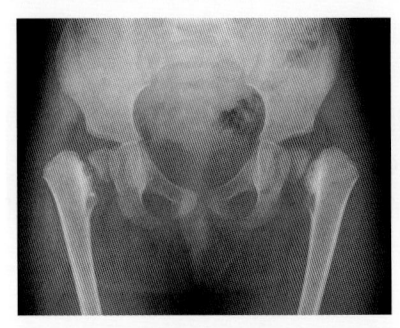

图 1　双侧先天性髋内翻

病因及发病机制　先天性髋内翻的病因可分为三类。①原发单纯性髋内翻：最常见。②继发于骨骼发育不良的髋内翻：常见原因有多发骨骺发育不良、脊柱骨骺发育不良、颅锁骨发育不良、干骺端发育不良等。③继发于股骨近端局灶性发育不良（PFFD）的髋内翻。前两类又常称为发育性髋内翻。先天性髋内翻的具体发病机制不明，很可能是由于股骨近端的软骨发育及骨化缺陷，而这一缺陷使得股骨颈内侧支撑减弱，成为力学薄弱区，在正常的肌肉力量及重力的作用下逐渐发生内翻畸形。颈干角的减小进一步增加了股骨头向下的剪切力，畸形因此逐渐加重。

临床表现 患儿通常在开始行走后出现症状，大多表现为无痛性跛行，这是由于髋内翻导致的臀中肌无力和患肢短缩而引起的；有时也可表现为患侧髋关节周围的臀肌疲劳感和酸痛感；如果双侧受累，则出现类似于双侧发育性髋关节发育不良的鸭步跛行步态。查体时可发现患侧髋关节外展和内旋活动受限，特伦德伦堡试验（Trendelenburg test）阳性，肢体短缩、可伴腰前凸增大。查体时还需要注意患儿是否存在骨骼发育不良的体征，如身材矮小、伴有其他部位骨关节畸形等。

诊断 通过典型的 X 线平片表现可明确诊断，表现为股骨颈干角减小、股骨颈短缩、大转子相对高位及患侧肢体短缩；有些病例的 X 线平片中可看到特征性的干骺端三角形骨块，其位于股骨颈内下方，周围呈倒 Y 形的透亮区。随着年龄增长，髋内翻可能加重，颈干角可能减少到 90°以下，并伴有髋臼发育不良。常用的测量指标除颈干角或头干角以外，最重要的一项测量指标是 HE 角（Hilgenreiner-epiphyseal angle），即骺板倾斜的角度，正常情况下 HE 角应小于 25°。通过 HE 角的大小可以判断畸形的发展情况，并指导治疗。

鉴别诊断 主要依据影像学进行病因方面的鉴别诊断。如脊柱骨骺发育不良可表现为椎体扁平、侧凸；颅锁骨发育不良可见锁骨和耻骨支的部分缺损或不连；继发于股骨近端发育不良的髋内翻表现为股骨颈基底水平的内翻畸形、股骨头后倾、并伴髋臼发育不良。获得性髋内翻的鉴别则需结合病史及查体。

治疗 HE 角常作为判断预后和决定治疗的重要指标。如果 HE 角大于 60°，患儿跛行症状明显，或畸形进行性发展，一般需要手术治疗；如果 HE 角介于 45°~60°，需密切随诊观察；如果 HE 角小于 45°，畸形进展的可能性则较小。手术为股骨近端外展截骨，以恢复股骨颈干角及髋外展肌功能。术前准备除了拍摄髋关节正位 X 线平片外，还应拍摄髋关节侧位片，以查明是否伴有股骨头骨骺的后倾；另外可做髋关节 CT 检查以明确髋关节的形态、股骨前倾角的大小以指导手术。术中需松解内收长肌，有利于畸形的矫正。常见的术式有保韦尔斯（Pauwels）截骨、博登（Borden）截骨等，并有多种固定方式可供选择，其中儿童髋关节接骨板固定是近年来较为常用的固定方式。

术后并发症 主要是股骨近端骨骺早闭和髋内翻畸形复发。复发的概率最高可达 50%~70%，多数认为 HE 角矫正不充分（即术后 HE 角大于 40°）是畸形复发的最重要因素。因此，手术应尽可能将 HE 角矫正至 40°以内。另外，髋内翻是三维平面的畸形，冠状面表现为颈干角减小，矢状面可发现有股骨头后倾、水平面可发现股骨前倾角的改变。因此，术前需要做详细的影像学检查和术前设计，尽量恢复股骨近端所有的解剖角度，以减少复发。

（郭源 边臻）

先天性胫骨假关节（congenital pseudoarthrosis of the tibia，CPT）

先天缺陷导致胫骨容易在轻微外力下出现骨折，且骨折处缺乏正常的愈合机制，出现的骨折不愈合即假关节形成（图 1）。虽然称为先天性胫骨假关节，但大多数骨折及不愈合发生在出生以后，出生时仅表现为胫骨前外侧弓形弯曲，常合并神经纤维瘤病。较为罕见，发生率为 1/250 000~1/140 000。

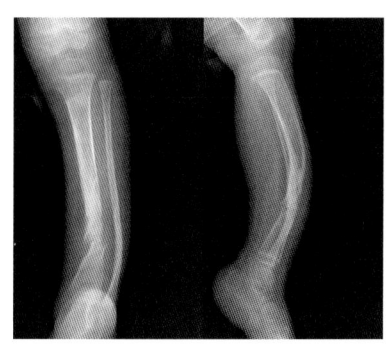

图 1 假关节形成

注：3 岁女孩，出生时胫骨前外侧弓形弯曲，轻微外力下发生胫骨骨折，形成假关节。

病因及病理 病因不明，约 50%合并有 I 型神经纤维瘤病，15%合并骨纤维异样增殖症，故大部分患儿的皮肤有咖啡牛奶斑等特征改变。虽然病因不同，但假关节的病理改变基本相同：假关节周围缺少正常骨膜，异常的纤维错构组织包绕胫骨，形成环形缩窄，影响正常血供，因此骨膜异常是导致假关节的主要原因。纤维错构组织的主要细胞成分是成纤维细胞和较多的破骨细胞，但是缺少成骨细胞，导致骨生成障碍而骨吸收增加。因此，手术中切除这些异常的纤维错构组织尤为重要。

分型 该病预后普遍不理想，最初的影像学表现虽然存在差异，但是在骨折及假关节形成后，其最终影像学表现往往归于一致，使分型往往缺乏提示预后和指导治疗的作用。常用的影像学分型有安德森（Andersen）分型（1976年）、博伊德（Boyd）分型（1982年）和克劳福德（Crawford）分型（1999年）。各型中有重叠，其中克劳福德分型能较好地反映疾病的预后。

临床表现及诊断 典型的临床体征有胫骨前弓，假关节异常活动，可有咖啡牛奶斑。骨折与假关节可能发生在不同的年龄段。因此，又将先天性胫骨假关节分为早发型和迟发型两种类型。年龄越小，治疗越困难，预后越差。①早发型：骨折发生时年龄小于4岁。一般在出生时即发现胫骨的前外侧弓形弯曲畸形，足相对内翻；严重者出生时即发现骨折，可以感觉到骨折处异常的假关节活动。通过对比健侧肢体，诊断较容易；如果同时发现有皮肤的咖啡牛奶斑，则确诊无疑。②迟发型：骨折发生时年龄大于4岁。早期的症状和体征可能不明显，有轻度的弓形弯曲；有些病例可能要在骨折发生后才被确诊。辅助检查包括X线检查和MRI检查。疾病在不同阶段有不同的X线平片表现，可同时发现有腓骨假关节；MRI检查可看到骨和软组织异常受累的情况，有助于明确手术的切除范围。

治疗 在骨折发生前，治疗目的为预防或尽可能延缓骨折的发生。主要保护手段为小腿支具，应在患儿开始行走后立即开始佩戴。还可采取手术预防：通过移植异体或自体腓骨，桥接假关节的远近端。手术缺点是无法同时处理合并畸形，故临床应用较少。在骨折发生后，则需要手术治疗。治疗原则为促进骨折愈合，防止再骨折，保护邻近关节，治疗合并畸形。骨折愈合后亦需佩戴小腿支具，直至骨成熟。手术方式有很多种，但对于最佳方法仍存争议。最常用的三种重建手术方式为自体骨+髓内针、带血管蒂的游离腓骨移植、伊里扎洛夫（Ilizarov）环形外架技术。术式的选择应根据患者的年龄，局部情况及医生的自身经验综合考虑。但无论哪种术式，基本原则一是彻底切除假关节及周围错构组织；二是创造出新的成骨环境。长期的良好功能依赖于正常的下肢力线和永久的髓内针的留置。下面对以上三种术式分别做简单介绍。①自体骨+髓内针：手术需彻底切除假关节及周围异常软组织，采取髓内针贯穿固定，同时取自体髂骨植骨。相对于环形外架技术，更适合早发的胫骨假关节。最常用的髓内针类型是威廉斯（Williams）棒，方便调整固定范围。对小于5岁患儿，髓内针需贯穿固定踝关节及距下关节，以稳定骨折端；5~8岁患儿只需贯穿固定踝关节；超过8岁的患儿一般无须固定踝关节。在骨折愈合后应尽早解除对踝关节的固定，防止发生关节僵硬，对年长患儿还可采用合适的带锁髓内针，避免对关节的骚扰。②带血管蒂的游离腓骨移植：可取对侧或同侧腓骨，适用于过大的骨缺损，或作为翻修手术的选择；缺点是需要专业的显微吻合技术辅助，且愈合后再骨折的发生率高。③伊里扎洛夫环形外架技术：优点是固定坚强，愈合率高，可同时矫正短缩、成角等畸形；缺点是不适于年龄太小的患儿。常同髓内针联合应用，以提高疗效。其他的治疗手段包括局部应用骨形成蛋白（BMP）、游离骨膜移植、胫腓骨间植骨交叉融合、术后口服双膦酸盐、膜诱导+植骨技术（Masquelet技术）等，或多种手段的联合应用。如果经多次手术仍不愈合，最后可能需要截肢。踝关节水平截肢（Syme截肢）能保留较长的肢体残端，有利于佩戴假肢。

预后 影响预后的因素可分为整体因素和局部因素。整体因素：①年龄是影响预后的重要因素，骨折发生的年龄越晚，预后相对越好。②神经纤维瘤病被证实并不影响预后。局部因素：①假关节越靠近踝关节手术难度越大，预后越差。②对于萎缩型、畸形严重或伴广泛硬化、短缩或合并腓骨假关节，一般预后较差。由于该疾病整体预后较差，即使骨折愈合后，也可能遗留踝关节僵硬，踝关节外翻，肢体短缩等问题，且易发生再骨折，所以治疗极具挑战性。

（郭源 边臻）

xiāntiānxìng mǎtínèifānzú

先天性马蹄内翻足（congenital talipes equinovarus） 一种生后即存在的足踝畸形。临床特征表现为四部分（CAVE）：中足空凹（高弓）、前足内收、足跟内翻以及踝关节跖屈。发生率为（1~2）/1 000个活产婴儿，男女比例为（2.5~3）:1，是足部最常见的先天性畸形，可单独存在或合并其他畸形。

病因及发病机制 ①遗传因

素：发病率随种族和性别变化很大。亲属患病率增加，多为常染色体显性遗传。有家族史者患病率可达24.4%。②宫内机械因素：正常足在胚胎6~8周时外观同马蹄内翻足，12~14周时恢复正常，丹尼斯（Denis）认为由于子宫的异常或羊水过少使子宫内压力增加，胎儿的下肢不能自由活动和改变位置，这一阶段发育受阻与出生畸形有关。③胚胎发育因素：为距骨软骨原基的原发性缺陷，导致距骨头颈异常和舟骨半脱位。这种现象在正常胚胎发育中不存在，而受累肢体在肢芽分化时表现出来。④神经和肌肉的功能缺陷：存在神经肌肉源性不平衡，特别是腓骨肌受累力弱或无力。Ⅰ型、Ⅱ型肌纤维比例由正常1：2增至7：1，而且存在Ⅰ型肌纤维萎缩。发病机制是遗传易感性和环境因素相互作用的结果。多数病例为特发性，20%左右合并其他疾患。最常见的合并疾患有脊柱裂，多发关节挛缩和脑性瘫痪。

病理 包括骨本身畸形和骨间关系异常。病理改变呈进行性，负重后逐渐加重。最重要的骨形态改变发生在距骨。距骨体小、畸形、颈短内偏，距骨头外旋，前端向跖侧倾斜。颈-体倾斜角正常150°~160°，在马蹄内翻足中减小，重者接近90°。按照功能划分，足部距骨之外的骨性结构作为一个整体，称为距下复合体，又称足臼。距骨上方为踝关节，距骨体在踝穴内前移、距骨头外旋，前端向跖侧倾斜，导致踝关节下垂，即所谓"马蹄畸形"；距骨下方为距下关节和跗横关节，距下复合体围绕距骨进行多平面复合运动，在马蹄内翻足中，距下复合体相对于距骨头发生内翻

转，即向内侧跖侧半脱位，出现前足内收、跖屈和足底内翻；继发足底（跖侧）、足内侧和后侧软组织（关节囊、韧带和肌肉）挛缩将固定并加重这种异常的关节对位、对线关系。

分类 ①病因学分类：姿势性、特发性、畸胎性。②皮拉尼（Pirani）分类：被广泛采用，根据3个中足（外缘形态、内侧皱褶、距骨头覆盖情况）和3个后足（后侧皱褶、跖屈度、足跟形态）的特征性表现进行数字量化评分，正常分值为0，最大分值为6。适用于早期治疗用来评价畸形严重程度和治疗进展情况。③迪梅利奥（Dimeglio）分类：是一种基于畸形僵硬程度的分类。根据手法矫正后残留的跖屈、内收、内翻和内旋的度数分别给出相应的分值，合并足后侧皮肤皱褶、内侧皮肤皱褶、高弓或肌肉条件差者每项各加1分，由得分总和区分畸形的严重程度：轻度<5，5≤中度<10，10≤重度<15，15≤极重度<20。有助于判断治疗效果，并进行预后分析。

临床表现 先天性马蹄内翻足是一种生后即存在的可视畸形，常有四个典型表现：①前足跖屈、内收。②后足内翻。③踝关节跖屈。④高足弓。典型的马蹄内翻足前足较宽、足跟尖小上移，足的内侧缘短、外侧缘长。足底内侧和足跟后上方常有深陷的横行皮肤皱襞（图1）。将膝关节屈曲时，可见患足尖向内、外踝位置偏前并突出、内踝则偏后且不明显。患者站立时足的跖外侧负重、严重病例甚至以足背外侧负重，久之负重部位可出现胼胝及皮下滑囊。单侧畸形者，与正常肢体相比，患侧足部较小、小腿较短细。

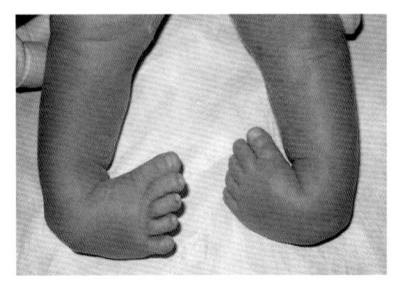

图1 生后2周的足部外观表现为踝关节跖屈，前足内收，足底内翻

诊断 需要进行全面的体格检查，以排查有无神经肌肉疾患或综合征。肢体检查包括有无挛缩或畸形并评价神经肌肉功能。少数情况下存在小腿前间室肌肉的先天性缺如，可通过观察或刺激活动进行评价。检查脊柱外观和皮肤表现以发现可疑的椎管内异常。足部检查重点为畸形构成和严重程度分级。婴幼儿特发性马蹄内翻足通常不需要拍摄X线平片。大龄病例或治疗后畸形复发/残留者需要拍摄足部负重或模拟负重前后位和侧位X线平片。脊柱MRI可用来排查有无椎管内病变。很少需要肌电图检查。产前超声检查有时能够发现异常，但是绝大多数病例在生后方可做出诊断。根据病史及临床体征，诊断先天性马蹄内翻足并不困难。严重的跖内收畸形有混淆的可能，但是该病没有踝关节跖屈可资鉴别。婴幼儿期足部骨化不充分，舟骨的二次骨化中心直到3岁时才出现，只能根据跟骨、距骨及骰骨的相互关系来推断足部畸形情况。随着患者年龄增长，X线平片的评估价值增大。常用的测量指标如下：①正常足正位X线平片，跟骨长轴经骰骨通过第4跖骨基底或第5跖骨头，距骨长轴经舟骨至第1楔骨和第1跖骨。

跟骨长轴和距骨长轴的交角称为跟距角，正常值 20°～40°。在马蹄内翻足中正位跟距角变小，严重者两骨轴线平行、舟骨和骰骨内移，跖骨内翻呈重叠状。②胫跟角：在最大背屈侧位片上评价跖屈畸形。正常情况下小于 80°，可用于准确评估后足跖屈畸形是否获得真正的矫正。③侧位距跟角：正常值为 35°～55°。用于评估后足内翻畸形。数值越小提示内翻程度越重。④舟骨位置：舟骨背侧移位提示跗横关节顺列异常（图 2）。

治疗 对于马蹄内翻足的治疗经历了一个漫长的探索历程，大体可分为三个阶段。①原始非手术治疗：认识多为假说，治疗缺乏系统性和有效的维持方法，多为"形而上"的逆畸形矫正。将疗效差的原因归结于软组织因素抗拒矫正以及距跟舟关节脱位，认为手术才能实现足部骨关节的复位和顺列。②手术治疗：19 世纪随着麻醉和无菌技术的出现，手术治疗兴起，马蹄内翻足治疗

理念演变为根治性手术以获得"完美的足"。主张手术治疗者认为早期恢复骨性顺列可以获得骨、关节、韧带、肌肉的正常解剖关系。但对手术时机、手术涉及范围以及结果评价均未达成共识。20 世纪 70 年代，图尔各（Turco）广泛软组织松解手术被普遍接受。20 世纪 80～90 年代派生出许多不同的广泛软组织手术，如西蒙斯（Simons）、麦凯（McKay）、戈德纳（Goldner）、菲奇（Fitch）、卡罗尔（Carroll）等以人名命名的软组织松解术式。短期并发症较多，包括矫正不充分、过度矫正、神经血管损伤等。远期结果随时间延长而变差，远期并发症有踝关节和距下关节僵硬、骨性关节炎、肌肉无力、疼痛和残留畸形。③现代非手术治疗：凯特（Kite）在 20 世纪早、中期成为非手术治疗的领导者。他逐一矫正各部分畸形，在跗横关节处将足外展、拇趾在跟骰关节外侧按压作为对抗，这样就妨碍了跟骨内翻的矫正。因此，矫正缓慢、疗程长，

已被弃用。潘塞缇（Ponseti）在充分了解马蹄内翻足病理学改变、总结前人的经验教训的基础上，提出了自己的治疗方法。潘塞缇技术形成于 20 世纪 40 年代晚期，首次发表于 1963 年。认为跟骨内旋和跖屈为畸形的关键所在，足部在距下关节处内收和跖屈。跗骨关节不是通过单一铰链的活动，而是通过活动轴进行旋转。即跗骨关节的运动是同时发生的。如果一个关节的活动被限制，其他关节的活动亦会受限。

潘塞缇技术的治疗指南：①除了跖屈畸形需要后矫正外，其余畸形应同时矫正。②将前足相对于后足旋前会导致高弓畸形，治疗时需在前足旋后位外展。③全足处于旋后和屈曲位，可在距骨下方逐渐实现外展。以拇指在距骨头外侧反向按压作为对抗，避免了在踝穴中的旋转。④全足在距下获得最大外展、外旋后，跟骨内翻和足部旋后将完成矫正。不要将足外翻。⑤上述过程完成后，将足背屈矫正跖屈畸形。经皮跟腱切断可达此目的。经过此系列治疗，成功率为 90%～98%。博尔（Bor）、哥克桑（Goksan）、莫尔昆德（Morcuende）等成功应用于 2 岁或以前非手术治疗失败的病例，85% 以上避免了软组织松解手术。广泛软组织手术不超过 5%。采用潘塞缇技术早期治疗已成为共识，得到广泛认可，并在全球获得推广。

治疗目的是获得跖行、柔软、无痛和功能良好的足，无须支具或矫正鞋。相关文献绝大多数为回顾性研究，综合结果显示非手术治疗可望获得优良的远期结果，而广泛松解治疗在青少年期可有良好的短期结果，到了成人期将变成疼痛和僵硬的足。因此，治

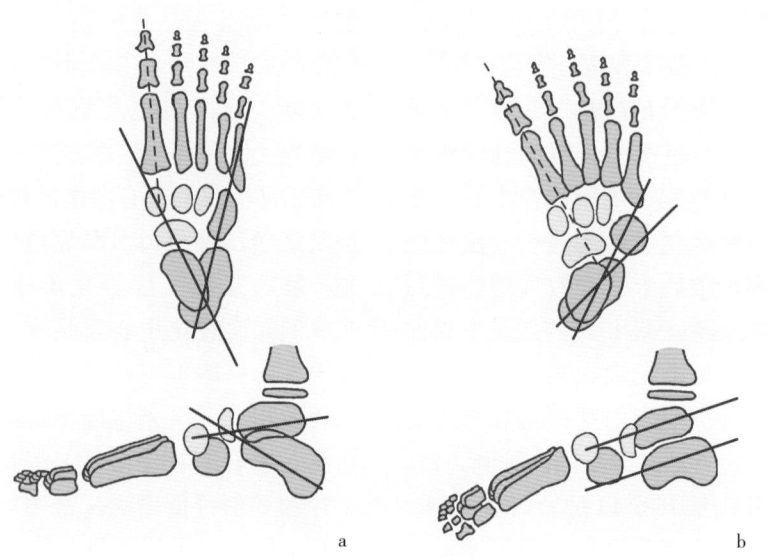

图 2　足部 X 线评估
注：与正常足正侧位 X 线平片相比，患足前足内收，距跟角减小，甚至平行。

疗应尽早进行，通过应力放松实现可塑性形变，治疗开始越早越有成功的可能。潘塞缇技术是一种微创的治疗方法，包括以下几个方面。①手法按摩、序列石膏制动：矫正顺序为高弓、前足内收、内翻，最后矫正踝关节跖屈。典型病例多需要 4~8 次石膏。②经皮跟腱切断：距下畸形矫正后残留踝关节跖屈时采用。③丹尼斯-布朗（Denis-Browne）支具维持：全天使用 3 个月，夜间使用 3~4 年，以防止畸形复发。④胫前肌腱外移：足无固定畸形，但是踝关节背屈时出现足底内翻者采用，一般在 2.5~3 岁后进行。

非手术治疗后畸形残留或复发，以及严重的僵硬畸形，有手术治疗指征。手术时机为 9~12 月龄后或足部长度≥8cm。根据患者年龄、畸形程度以及软组织条件选择不同的治疗方法：≤2 岁以软组织手术为主，>2 岁需要增加骨性手术，如改良德威尔（Dwyer）跟骨截骨术和迪尔温-埃文斯（Dilwyn-Evans）手术。有严重软组织问题和骨性畸形的患者，特别是年长儿童和成人复杂的残留畸形或复发畸形，可采用伊里扎洛夫（Ilizarov）技术进行矫正。三关节融合术是一种最后采用的挽救性治疗手段。

预后　未治病例可导致残障。不仅是行走和穿鞋受到严重影响，远期将出现疼痛和退行性关节病。即使获得充分的治疗，患足也比正常足小、活动度差，小腿也有不同程度的肌萎缩。双侧患病时这种差异不明显，单侧患病时差异明显。复发或残留畸形需要额外的评估和治疗。广泛软组织松解联合截骨术或者融合术的并发症有矫正不足、过度矫正、无力

（特别是推进力弱）、关节僵硬和/或关节炎，以及步态扰乱。

（郭　源　闫桂森）

gǎiliáng Déwēi'ěr gēngǔ jiégǔshù
改良德威尔跟骨截骨术
（modified Dwyer calcaneal osteotomy）　一种矫正跟骨固定内翻畸形的截骨方式。采用跟骨外侧闭合的楔形截骨术或截骨外移术进行矫正。优点是保留了距下关节的活动度，可联合其他手术，不妨碍以后可能要施行的三关节融合术。截骨线要大致平行于距下关节，畸形矫正后需行克氏针或螺钉内固定来维持位置。跟骨截骨术的效用以及对中足的作用尚存争议。很少单独使用，常常联合中足或前足的其他手术。跟骨内侧楔形撑开的术式虽能保留跟骨高度，但是有术后皮缘坏死、愈合延迟和矫正效果丢失的风险，临床上不常用。跟骨外侧闭合楔形切骨术操作简单，安全有效，但是有降低跟骨高度出现跟骨-外踝撞击的风险。

（郭　源　闫桂森）

Dí'ěrwēn-Āiwénsī shǒushù
迪尔温-埃文斯手术
（Dilwyn-Evans procedure）　埃文斯（Evans）认为复发畸形中前足内收、内翻是由于足内外侧柱长度不均衡所致。畸形发生部位在跗横关节，而其他骨性畸形为继发适应性改变，提出通过足内侧软组织松解、距舟关节复位，外侧跟骰关节截骨融合术来矫正马蹄内翻足残留畸形或复发畸形。

应用解剖　对于早期治疗后的复发畸形或晚治病例，相对于后足外展和外旋前足或矫正前足旋后时，会受到足内侧软组织挛缩和外侧柱过长的限制。跟骰关节和距舟关节均存在向内侧半脱位或脱位。埃文斯认为外侧柱相

对过长和继发的跟骰关节倾斜是畸形的本质特征。

适应证与禁忌证　对于马蹄内翻足复发畸形，由于跟骰关节和距舟关节内移导致中足明显内翻时，埃文斯手术是一个标准的翻修术式。也可作为大龄病例的一种治疗选择。手术年龄以 4~8 岁为宜。对于明显皮肤瘢痕不能进行内侧软组织松解者，福勒（Fowler）手术（骰骨楔形截骨短缩+内侧楔骨截骨楔形撑开延长）可作为一个补充。

手术方法　一期同时进行足后内侧软组织松解联合跟骰关节楔形截骨融合术，通过短缩外侧柱使距舟关节复位，以避免再次复发。在埃文斯的原始病例中跟骨内翻能够充分纠正，但是多数学者发现跟骨内翻通常需要附加距下关节松解或跟骨截骨来充分矫正。

（郭　源　闫桂森）

xiāntiānxìng shǒu jīxíng
先天性手畸形
（congenital malformation of hand）　出生时已经发生的手部形态学异常。属于出生缺陷，伴有或不伴有功能障碍，严重病例可出现功能丧失。其中部分病例合并上肢畸形，甚至伴发全身畸形或心血管、呼吸系统等其他组织器官的变异。先天性手畸形的致病原因是复杂的，遗传因素及环境因素均可导致基因变异或异常表达，从而致病。致病因素包括家族史阳性、近亲结婚、药物、放射线、病毒感染、环境污染、精神因素等。先天性手畸形的种类繁多，难以进行准确而全面的分类，目前最为广泛接受和详尽的分类方法由斯旺森（Swanson）在 1983 年进行了详细的论述，包括了肢体形成障碍、分化障碍、重复畸形、生长过度

或不足、束带综合征等，治疗更因形态学和功能解剖的不同而多种多样。

多指畸形 属于重复畸形，在先天性手畸形中发生率最高，按其发生部位的不同，分为桡侧多指（即多拇畸形）、尺侧多指和中央多指。桡侧多指最为常见，根据骨骼分裂程度及赘生部位，瓦塞尔（Wassel）将其分为七型。桡侧多指中双拇畸形最多，当两个拇指形态接近时，称为镜影拇指，如双拇的骨性结构匹配，可行拇指融合手术，但骺板的精细对位及甲床的重建要求较高，出现后续生长发育问题的风险大，也可行一侧拇指切除，保留侧往往略小于正常，但后遗问题较少。临床病例中，更多见的情况是两个拇指的形态和功能有所差别，在形态学考量的基础上，需要结合影像学辅助检查，从而判断发育更差的指骨，予以切除。存在指甲融合时，需在切除后考虑重建甲沟，如切除桡侧多指，则需视情况考虑拇短展肌功能重建。当赘指切除后，保留拇指存在力线异常时，解决方法包括截骨矫形，关节囊松解、紧缩，拇长屈肌腱止点重建等。当赘生指骨与保留指骨存在共骺板时，尽可能使保留指骨的骺板开放，也可沿干骺端轮廓线经骺板切除，术后需在儿童期定期复查，如果出现成角畸形，需截骨解决。

并指畸形 属于肢体分化障碍，胚胎 4～8 周时分化不良所致。并指畸形可单独出现或作为全身综合征的一部分。在该畸形中，中环指并指最常出现，按照并指的累及程度，分为软组织并指及骨性并指。按照复杂性及严重程度，可进一步分为部分并指、完全性并指、短指并指、多指并

指、复杂性并指等。少部分不完全并指可直接设计皮瓣，并进行指蹼成形，而大部分并指病例分指后则需要游离植皮进行缺损区的覆盖。由错构引起的骨性并指因为存在错乱的骨性对位关系，分指时需完成骨性顺列的恢复，其手术方案设计因人而异。对于一部分影响发育的骨性并指患儿，其手术应在儿童早期完成。

先天性拇指发育不良 属于肢体形成障碍，临床上多采用布劳特（Blauth）在 1967 年提出的分型方法。Ⅰ型：拇指较对侧细小，功能接近正常；Ⅱ型：指蹼狭窄、大鱼际发育不良、可出现掌指关节不稳定；Ⅲ型：掌骨及拇指腕掌关节发育不良，关节不稳定加重；Ⅳ型：漂浮拇；Ⅴ型：拇指所有结构完全缺如。拇指功能占据手功能的 50%，相对外观而言，功能重建显得更为必要。功能重建方式包括指蹼重建、拇指外展功能重建、掌指关节稳定性重建、拇屈伸功能重建等。对于骨性缺失的病例，第 1 掌骨的重建可采用髂骨或跖骨移植；对于结构缺失明显的病例，示指拇化是有效的解决方案。

（郭源 杨征）

xiāntiānxìng chǐráogǔ liánjiē

先天性尺桡骨连接 （congenital radio-ulnar synostosis） 尺桡骨间存在异常的纤维或骨性连接的肢体分化障碍，绝大多数发生于尺桡骨近端，引起前臂旋转功能受限，部分病例伴有桡骨头脱位。受孕 5 周时软骨胚基逐渐分化为肱骨、桡骨和尺骨，在胚胎早期受致病因素影响后，不能正常分化，导致该病的发生。由于肩关节和腕关节的代偿，常不能早期发现。该病非手术治疗无效，手术治疗应慎重，目前的治疗

手段不能使患者达到前臂正常的旋转活动，手术分离尺桡骨连接并放置间隔物，由于前臂旋转肌群不能有效发挥作用，难以获得良好的长期预后，对于前臂极度旋前或旋后的病例，如有功能明显受限的主诉，可选择旋转截骨以改变体位，通常优势侧手可截骨后放置于中立位或轻度旋后位。

（郭源 杨征）

dàixièxìng gǔbìng

代谢性骨病 （metabolic bone disease） 因为骨骼代谢异常而导致的疾病。其病因包括成骨、破骨和矿物质沉积方面的异常。代谢性骨病的种类繁多，病因复杂。临床上常见的代谢性骨病骨质疏松、佝偻病、甲状旁腺功能亢进等。代谢性骨病的诊断需要仔细追寻病史，包括骨骼运动系统之外的表现，同时要了解患者所处的生活条件、烟酒嗜好、特殊物质接触史、用药史以及家族史。很多代谢性骨病具有较为特异性的体征，在查体时应全面检查，不能仅检查骨骼肌肉系统。代谢性骨病的辅助检查除了常规的影像学检查之外，还要进行骨矿盐密度的测量以及骨转化标志物的测定。

（陈百成）

gǔzhì shūsōngzhèng

骨质疏松症 （osteoporosis） 传统定义认为，多种病因导致的骨密度 T 值 ≤ -2.5 即骨质疏松症，但这一定义没有将骨密度减低导致骨组织微结构变化考虑在内，该变化往往是骨折风险增加的重要因素。世界卫生组织（WHO）对骨质疏松症定义为：以骨量减少、骨组织微结构破坏、骨脆性增加和骨折风险增加为特征的代谢性骨病，其病理学特点

是单位体积内的骨量降低，而骨矿物质与骨基质的比例正常或基本正常。骨质疏松症是临床上常见的代谢性骨病综合征。

病因及发病机制 分为原发性和继发性两型，前者又可分为绝经后骨质疏松症（Ⅰ型）和老年性骨质疏松症（Ⅱ型）两型。绝经后骨质疏松症一般发生在妇女绝经后 5~10 年，老年性骨质疏松症一般指老人 70 岁后发生的骨质疏松。继发性骨质疏松症是指可以找到明确病因的骨质疏松症，临床上以内分泌与代谢病、结缔组织病、肾脏疾病、消化系统疾病和药物因素等病因多见。原发性骨质疏松症的患者临床上常合并继发骨质疏松症或存在相关危险因素。发生骨质疏松后，骨小梁形状变为杆状，并可出现弥漫性断裂，骨小梁间的空隙变大，骨脆性增加，所能承受的负荷能力明显下降。伴随骨密度下降骨组织变得疏松，单位骨组织中的骨矿物质含量减少，抗骨折能力显著下降。

临床表现 在出现临床表现和并发症前有很长一段潜伏期，该过程可长达几十年，当骨量逐渐降低至骨骼无法承受日常机械压力时，即会发生脆性骨折。骨质疏松症本身包括疼痛、脊柱畸形、骨折三大症状。年龄增长和女性停经会引起全身性骨骼骨量降低，骨量降低明显的部位包括胸腰椎、肋骨、股骨近端、肱骨近端以及桡骨远端。骨质疏松症最常见的并发症为椎体压缩骨折。

疼痛 患者可有腰背酸痛或周身酸痛，骨的负荷增加时疼痛加重或活动受限，由于骨的负重能力减弱，活动后常导致肌肉劳损或肌肉痉挛，严重时可出现翻身、起坐及行走困难。剧烈疼痛

往往提示已经发生了脆性骨折。

椎体压缩骨折（脊柱后凸畸形） 早期椎体压缩骨折约有 2/3 患者是无症状的，椎体骨折发生的重要线索为身高降低和脊柱后凸畸形。身高丢失超过 4cm 的患者脊柱骨折风险明显增加。1/3 椎体压缩骨折患者有急性背部疼痛史，往往发生于站立、弯腰、举重物等日常活动中，这些活动骨质正常情况下不足以导致骨折发生。背部突发性疼痛严重限制脊柱活动，起立、坐下、咳嗽、打喷嚏和用力排便等动作都会使疼痛加重，卧床休息放松身体对症状起到缓解作用。重度骨质疏松椎体压缩骨折可单发或多发，最常见于胸腰交界处（如 T_{11}~T_{12} 至 L_1~L_3 的椎体）椎体压缩骨折的数量与骨密度相关，骨矿物质丢失越多，椎体压缩骨折发生率越高。脊柱胸腰段椎体压缩骨折可出现神经根压迫症状，表现为沿前方肋缘方向的放射性疼痛。约 30% 患者在脊柱胸腰段存在慢性疼痛、钝性疼痛、心前区痛、特定姿势疼痛等症状，由于每节段椎体塌陷都会导致脊柱后凸加重，患者身高变矮，这一系列改变都是骨质疏松症晚期的表现，可伴有胸闷、气短、呼吸困难甚至发绀，肺活量、肺最大换气量下降，极易并发上呼吸道和肺部感染。胸廓严重畸形会使心排血量下降。严重的骨质疏松伴多个椎体压缩骨折甚至可以出现低位肋骨与髂嵴接触的表现，症状严重者需要采用经皮椎体成形术，恢复椎体高度，纠正或者减轻脊柱后凸畸形，从而减轻疼痛症状。

四肢骨折 尽管骨质疏松症最常见的临床表现为椎体压缩骨折导致的脊柱后凸畸形，但骨质

疏松多由于四肢骨折的发生才受到重视。常见四肢骨折包括股骨近端骨折、肱骨近端骨折桡骨远端骨折。股骨近端骨折发病率随着年龄增加而增加，在 65~75 岁人群中发病率最高。严重骨质疏松合并髋部骨折通常发生于摔倒后臀部着地，骨折部位多位于股骨颈或转子间。髋部骨折的特点是：①骨折后 1 年内的死亡率高，一般达 50%。幸存者多伴活动受限、生活自理能力丧失。长期卧床加重骨量丢失，常因并发感染、心血管病或慢性衰竭而死亡。②骨坏死率及不愈合率高。股骨颈囊内骨折由于解剖原因，骨折部位承受的扭转及剪切应力大，影响骨折复位的稳定性，不愈合率高；骨折后股骨头因缺血易造成股骨头坏死。③致畸致残率高。髋部转子间骨折常留有髋内翻、下肢外旋、缩短等畸形，影响下肢功能。④康复缓慢。高龄患者体能恢复差，对康复和护理有较高要求。

诊断 可以诊断骨骼骨量减少的影像学检查，包括传统 X 线、双能 X 线骨密度测量（DXA）、CT、定量 CT（QCT）、MRI、定量超声（QUS）。目前 WHO 唯一指定诊断骨质疏松症的影像学技术手段是 DXA。骨质疏松骨折的诊断标注（符合以下三条之一）：①髋部或椎体脆性骨折。②DXA 测定的中轴骨骨密度或桡骨远端 1/3 骨密度 T 值 ≤ -2.5。③骨密度测定符合骨量减少（-2.5<T 值<-1.0）+骨盆、肱骨近端、前臂远端发生的脆性骨折。上述其他手段可以用来评估骨折风险，骨小梁和骨皮质的减少，以及是否存在骨折。

影像学检查包括：①X 线及双能 X 线骨密度测量（DXA）。

可观察骨组织的形态结构，是对骨质疏松性骨折的进行定位诊断的最好方法，也是骨质疏松症与其他疾病鉴别的主要途径。摄片部位包括椎体、髋部、腕部、掌骨、跟骨和管状骨等。X线诊断骨质疏松的敏感度较低，只有当骨量下降30%以上时才能在X线上显现出来，因此早期诊断意义不大。②CT和定量CT（QCT）。其原理与DXA相似，定量CT是检测骨密度的新方法，能细致观察骨骼变化，其最大优势是三维空间分辨率，能测量容积骨密度和观察骨骼大体结构，并能测量皮质骨和松质骨骨密度。股骨近端几何形态复杂且密度分布不均匀，QCT可分别对股骨颈、转子间、沃德（Ward）三角区等区域进行测量，同时获得松质骨和皮质骨的骨密度。③MRI检查。MRI利用强磁场和电磁脉冲序列获取三维成像。松质骨由棒状和层状骨小梁相互连接而成，其周围充满着富含水和脂肪的骨髓组织，从而导致骨和骨髓的磁化率明显不同。更高磁场强度7特斯拉（Teslay）系统有望成为皮质骨多孔性的替代指标。④定量超声（QUS）。是一种利用声波检测骨密度的非电离技术，具有简便、无辐射损伤，重复精度较高，价格便宜且便于搬动等优点。理论上QUS不仅能评价骨密度，还能提供骨小梁结构，胶原纤维等方面的信息，但尚无超声诊断骨质疏松症的统一标准。

治疗 包括基础防治、药物治疗和手术治疗。

基础防治 骨质疏松症的预防比治疗更为现实和重要。初级预防对象是未发生骨折但已有骨质疏松症危险因素的患者，或已有骨量减少者。预防的目的是避免第一次骨折。骨质疏松症的二级预防和治疗是针对已有骨质疏松症且已发生过骨折的患者，其预防及治疗的目的是避免再次骨折。基础治疗包括生活方式的干预、运动治疗、维生素D和钙剂的补充、对症治疗和预防跌倒等。

药物治疗 药物治疗要遵守下列基本原则：①不过分强调某种治疗措施而排斥另外的防治方法。②强调早期预防和早期治疗。③治疗方法、疗程的选择应考虑疗效、费用和不良反应等因素，尤其要注意治疗终点（减少骨折发生率）评价，一般应包括椎体骨折、髋部骨折和外周骨折发生率；④服药依从性是决定疗效的重要因素，应尽量选择长效制剂（每周1次、每月1次、每半年1次或每年1次）。

具备以下情况之一者，需给予药物治疗：①确诊骨质疏松症（T值≤-2.5）患者（无论是否有过骨折）。②骨量低下者（-2.5<T值≤-1.0）并存在1项以上骨质疏松危险因素（无论是否有过骨折）。③无骨密度测定条件时，具备以下情况之一者也需考虑药物治疗：已发生过脆性骨折；OSTA筛查为"高风险"；FRAX工具计算出髋部骨折概率≥3%或任何骨质疏松性骨折发生概率≥20%的患者。

骨质疏松症治疗是一项长期的过程，对于需进行特殊药物治疗的患者，其整体方案规划是：①首先选用一种抗骨吸收药物进行治疗，建议没有禁忌证的患者选择双膦酸盐类药物，因为其降低脊椎骨折的贡献率高。双膦酸盐类药物虽然是一线用药，且在各类型骨质疏松症的治疗中占有重要地位，但其仍存在很多未解决的问题，如不良反应多，依从

性差，适用范围窄，颌骨坏死和非典型性骨折，老年患者骨转换率过低等。一般认为，脆性骨折手术后或疼痛明显的患者可首选降钙素；绝经后妇女可用选择性雌激素受体调节剂（SERM），治疗2~3年后，采用骨密度、骨生化指标或其他影像检查评估疗效，如果疗效肯定而骨折风险仍较高，应继续治疗1~2个疗程，然后进行再评估，直至骨密度达到正常范围。②如果疗效不满意或患者不能长期耐受，应改用另一种抗骨吸收药物和/或骨合成促进剂，如PTH、锶盐或序贯治疗；2~3年后评估疗效，必要时须进行重复治疗。③不能耐受某种药物者应换成其他替代药物。

手术治疗 主要包括经皮椎体成形术和经皮后凸成形术。

(陈百成 秦 迪)

jīngpí zhuītǐ chéngxíngshù

经皮椎体成形术（percutaneous vertebroplasty，PVP） 经皮通过椎弓根或椎弓根外向椎体内注入聚乙酰丙烯酸甲酯（Polymethylmethacrylate，PMMA，又称骨水泥），以达到增强椎体强度和稳定性，防止塌陷，缓解腰背疼痛，甚至部分恢复椎体高度的一种微创脊柱外科技术。该项技术由加尔贝利（Galibert）首次报道，应用经皮穿刺注射骨水泥治疗椎体血管瘤，经随访取得良好效果。此后，克默莱恩（Kaemmerlen）将此技术用于椎体转移瘤的治疗，德拉蒙（Deramond）用于椎体骨质疏松症的治疗。如今该技术被广泛应用于椎体肿瘤、骨髓瘤、椎体塌陷及椎体压缩骨折等领域。PVP的应用，止痛效果满意，在一定程度上加强了脊柱的稳定性，避免后期出现椎体塌陷、畸形。在美国，PVP已成

为骨质疏松椎体压缩骨折诱发疼痛的标准治疗手段。目前国内很多大型医疗机构也在广泛应用该技术治疗椎体塌陷及椎体压缩骨折、椎体肿瘤、骨髓瘤等疾病，并取得了良好的效果。

适应证 ①骨质疏松性椎体压缩性骨折导致的难治性疼痛。②椎体良、恶性肿瘤导致的椎体破坏、压缩性骨折引起的疼痛。③椎体骨折不愈合或囊性变。④疼痛性椎体骨折伴骨坏死。

禁忌证 ①椎体后壁完整性破坏，椎体高度丢失超过75%，以及椎弓根骨折无法顺利穿刺者。②爆裂骨折的游离骨块进入椎管，合并下肢神经或括约肌损伤症状。③凝血机制障碍。④目标椎体有感染性疾病。⑤对手术所需要的任何物品过敏者。⑥全身活动性感染或穿刺部位皮肤感染。⑦患者一般状况极差，无法耐受手术。⑧不伴有骨质疏松症的中青年椎体骨折。⑨弥漫性特发性骨质增生症。

手术方法 术前准备：①确定产生疼痛的椎体（责任椎体）。对单一椎体的压缩性骨折，如X线平片和查体的局部叩痛一致，则可明确为该骨折椎体是疼痛的部位。如有多个椎体楔形变，而不能确定是新鲜骨折时应行MRI检查，在T2加权像表现为高信号者为新鲜骨折椎体。对于体内因金属内置物无法行MRI的患者可考虑采用全身核素骨扫描替代，局部核素浓聚且与疼痛部位相一致可确定为责任椎体。②碘过敏试验。如选择球囊作为扩张器（后突成形术）而需注入含碘的显影剂时，应做碘过敏试验。③如采用局麻，应建立静脉通道，同时进行心电监护，并向患者说明做椎体穿刺和注入填充剂时会感到胀痛等不适。手术步骤：①在X线透视下确定经皮穿刺病变椎体位置，常规消毒铺单。②胸腰椎尽可能选择经椎弓根途径穿刺，穿刺针针尖置于椎弓根投影的外上缘，即在2点或10点位置。透视侧位顺椎弓根钻入，当针尖至椎弓根的1/2时，透视正位显示针尖位于椎弓根影的中线处，则说明进针正确。顺椎弓根继续钻入。③椎体成形术穿刺针尖在侧位上要到达椎体前中1/3处停止。拔出穿刺针芯，调制骨水泥后装入1ml或2ml注射器内，待到牙膏期，透视下用注射器将调配好的骨水泥顺套管注入椎体，一旦术中透视发现有骨水泥渗漏，则立即停止注射。一般单个椎体注入量为4~6ml。

并发症 ①骨水泥渗漏。②单侧神经痛或放射性疼痛。③脊髓压迫。④硬膜外血肿。⑤缺氧和发热。⑥血胸。⑦肺水肿。⑧骨水泥肺栓塞。

缺点 尽管PVP疗效肯定，但其恢复椎体高度的作用不明显，也不能矫正脊椎后凸畸形。

（陈百成 秦迪）

jīngpí zhuītǐ hòutū chéngxíngshù

经皮椎体后凸成形术（percutaneous kyphoplasty，PKP）

经皮椎体成形术的改良与发展，经皮向病变椎体内导入可膨胀式骨球囊（iaflatable bone tamp，IBT），充分扩张后使压缩骨折椎体恢复高度并形成空腔，注入骨水泥后使椎体刚度及强度增强，从而重建脊柱稳定性，矫正后凸畸形，达到缓解疼痛，改善患者生活质量的新技术。

适应证和禁忌证 同经皮椎体成形术，因椎体后凸成形可明显恢复压缩椎体的高度，故还可以用于不稳定性的胸腰椎压缩性骨折。

手术方法 穿刺针在侧位上显示工作套管前端位于椎体后缘皮质前2~3mm处停止，即针尖位于椎体后缘皮质前方5mm。取出针芯，将椎体钻沿工作套管钻入椎体达所需深度。将球囊沿工作套管送入病变椎体通道中，透视确认球囊应完全伸出工作套管。X线监视下缓慢注入造影剂扩张球囊，逐渐增加压力至球囊扩张满意，一般不超过300Pa。当球囊已扩张至椎体达到预计复位效果或到达椎体终板及四周皮质时，即停止增加压力。可采用单侧穿刺或双侧穿刺的方法，待球囊均扩张满意后，吸出球囊内造影剂，取出球囊。从单侧或双侧套管将面团期呈牙膏状的骨水泥注入椎体内，注入完成后拔出工作套管。一般单个椎体骨水泥注入量为4~6ml。骨水泥注入完毕后将工作套管和推杆套管一同拔除。切口用一次性敷贴覆盖即可。

并发症 同经皮椎体成形术。

（陈百成 秦迪）

gōulóubìng

佝偻病（rickets）

发生在婴幼儿和儿童骨骺生长板闭合以前，新形成的骨基质不能正常矿化的代谢性骨病。其病理基础是矿化障碍，是由大量类骨质堆积而导致的骨质软化畸形。由于病因不同，佝偻病发病时间也不同，表现各异。营养性佝偻病多出现在6~24个月婴儿，遗传性维生素D假性缺乏常在出生后2~3个月，而单纯性低血磷性佝偻病一般在出生后2~5年才有所表现。

病因及发病机制 在人体中，钙磷代谢的调节主要依赖维生素D及PTH的作用。其中维生素D既可以升高血钙，又可以升高血磷。皮下储存的7-脱氢胆固醇受紫外线照射后可转变为维生素D_3，加上从食物中摄取的维生素，它们被运载到肝脏被羟化成为25-羟胆钙化醇［25（OH）D_3］，之后再被输送到肾脏进行第2次羟化成为活性最强的1,25-二羟维生素D_3［1,25（OH）$_2D_3$］。绝大多数营养性佝偻病是由于维生素D摄入减少需求增加导致体内维生素D缺乏所致；而维生素D依赖性佝偻病是由于1α-羟化酶缺陷引起1,25（OH）$_2D_3$生成受阻，或是由于1,25（OH）$_2D_3$受体缺陷导致其不能很好地发挥功能，从而导致骨质矿化不全；此外还有由于肾小管近端重吸收障碍或肾小管远端酸中毒导致排泄增加；以及肝肾功能障碍导致维生素D羟化障碍等导致的钙磷代谢异常。

临床表现 严重的儿童佝偻病患者生长受到影响且身高低于同龄人，如果没有严重的营养失衡，体重可以维持正常水平。患病儿童表现为冷漠、易怒并且不爱活动，喜欢类似打坐的姿势，腹部膨大（佝偻病大腹）。佝偻病在骨生长和骨转换迅速的部位表现更为明显，在出生后第1年，生长最迅速的是颅骨、腕骨和肋骨。表现为颅骨质软，指压后可凹陷，呈乒乓球样弹性感觉，颅骨四个骨化中心类骨质堆积向表面隆起形成方颅，有前额突起及牙质缺损。肋骨和肋软骨交界处也有类骨质堆积膨大成串珠肋，同时肋骨缺钙变软受肋间肌牵引内陷，而胸骨突出形成鸡胸。膈肌长期牵拉肋骨，在前胸壁出现横行的凹陷即赫氏沟。长骨骨端膨大突出，在腕、踝膝关节外尤为显著。长骨骨干缺钙、软化因应力作用而弯曲，出现膝内翻、膝外翻，以及胫骨下部前倾，成军刀状畸形。有时可伴有骨折，少数可有股骨头骨骺滑脱。

佝偻病除骨病变外，还可出现腹胀、腹膨隆、食欲减退、多梦、易惊、头部多汗、乳牙萌出迟缓、身高生长延迟、常伴有呼吸系统感染和慢性咳嗽。严重佝偻病患者和婴幼儿佝偻病可因严重低血钙而出现手足搐搦，甚至可致全身惊厥、喉痉挛，发生窒息而死亡。

诊断 血液生化检查及X线检查可明确诊断。①佝偻病血液生化检查：活动期血钙可正常或偏低（正常为2.2～2.7mmol/L）、血磷降低（儿童正常为1.3～1.9mmol/L）、钙磷乘积<30（正常40）对佝偻病早期诊断敏感性高。血清25（OH）D_3（正常为12～200nmol/L）、血清1,25（OH）$_2D_3$（正常为40～160pmol/L）在活动早期已降低，对早期诊断更灵敏。恢复期血液生化检查均恢复至正常。②佝偻病X线平片呈现下述特点：生长板的纵向及横向径增加、钙化不良、排列紊乱；骺板的骨化中心边缘不定；有骨质软化、弯曲畸形等。

治疗 增加日照、谷类和富含维生素D与钙的食物摄入，是防治维生素D缺乏的经济有效的方法。

紫外线照射 日光紫外线照射虽然安全，但其疗效有限，仅用于轻度和可疑患者的预防。一般认为，非保护性头部和双侧上臂阳光暴露每次10分钟、每周3次，可达到预防维生素D缺乏/不足的目的。户外活动+钙+维生素D是预防营养不良性佝偻病的主要措施。一定的日照可改善营养状态，适当活动增进健康。孕妇与乳母有足够的营养及维生素D和钙磷，是防治母子佝偻病和骨质软化症的重要因素。日光紫外线照射能使皮下生成维生素D。一般情况下，人体10%的皮肤直接接触阳光10分钟，皮肤可合成维生素D 31 000U，因此多晒太阳是补充维生素D最经济有效的措施。人工紫外线照射曾用于治疗维生素D严重缺乏的患者，对于行动不便或无法接触阳光照射的患者来说，人工紫外线照射对于预防维生素D缺乏有效。但人工紫外线照射可损伤细胞的DNA，是一种致癌原，尤其与黑色素瘤、基底细胞癌、鳞状上皮癌和其他非黑色素瘤皮肤肿瘤有密切关联。此外，紫外线照射也容易引起皮肤红斑诱发红斑狼疮，故不主张使用。

食物补充维生素D 通过食物补充维生素D是预防维生素D缺乏/不足的主要方法，应特别注意进食富含维生素D的食物，如鱼类、蘑菇以及维生素D强化食品等。

维生素D制剂 儿童（尤其是新生儿）患者应使用专门的维生素D制剂，这些制剂包括：①维生素D滴剂。②维生素D胶囊。③多种维生素D胶囊（含维生素D和其他维生素）。

(陈百成 秦 迪)

gǔzhì ruǎnhuàbìng

骨质软化病 （osteomalacia）

发生在成人骨骺生长板闭合以后，新形成的骨基质不能正常矿化的代谢性骨病。因成年人的骨骺每年仅有5%是新生骨，必须经过相当长的时间才能形成矿化不足的新骨，引起骨质软化，故早期症状常不明显。随着骨软化加重，在长期负重或活动时因肌肉牵拉引起骨畸形，或因压力触及骨膜的感觉神经终端引起明显的骨痛。

病因及发病机制 与儿童佝偻病相类似，导致骨矿化异常的因素均可造成骨质软化病，合适的矿化发生在正常形成的骨表面，必须有五个条件：①骨细胞活性正常。②骨基质的成分和合成速率均正常。③细胞外液提供足够的钙和无机磷。④矿化部位有合适的pH。⑤钙化抑制剂的浓度被控制在正常范围。上述任何一个条件有缺陷，都会引起骨质软化症。

临床表现 与儿童佝偻病相比，成人骨质软化病的临床表现较隐匿，阳性体征相对要少得多，因此难以诊断。早期患者无明显症状，仅有全血碱性磷酸酶增高，在此基础上应加测骨特异性碱性磷酸酶（BSAP）协助鉴别诊断。患者常自诉易疲劳、发热和骨痛。骨痛为弥散性，难以定位，且可伴有骨的广泛压痛。该病诊断的金标准为骨组织活检，一旦疾病确诊，骨质软化病的病因可通过生化检测来确定，通过纠正生化结果中异常指标并使之长期保持在正常范围内，可使骨软化病的临床表现消失，并且使骨组织形态学恢复正常。

诊断 用X线平片来确诊骨质软化病较为困难，因骨量减少为非特异性。许多改变包括长骨、骨盆及脊柱和颅骨畸形与佝偻病相同。大部分患者有不同程度骨质疏松、骨密度下降长骨皮质变薄，骨小梁总数减少，剩余的骨小梁呈现显著且变得粗糙，皮质骨区有透明区。严重者X线表现脊柱前后凸及侧凸，椎体严重脱钙萎缩，呈双凹型畸形。可出现假性骨折，在X线平片上出现长度从几毫米到几厘米不等的透光带，透光带一般与骨表面垂直，这些透光带常为双侧性和对称性，尤以耻骨坐骨、股骨颈、肋骨和肩胛腋缘处为典型类，似应力骨折，但不同的是假性骨折可出现在非负重骨，且对称性存在。

骨质软化病血液生化检查：活动期血钙可正常或偏低（正常2.2~2.7mmol/L）、血磷降低（成年人正常0.9~1.3mmol/L）。血碱性磷酸酶增高（正常15~30金氏单位）是常用的指标，但缺乏特异性，且受肝脏疾病影响较大。近年来提倡骨碱性磷酸酶测定，正常参考值为≤200μg/L。血清中碱性磷酸酶以骨碱性磷酸酶为主，为成骨细胞所分泌，当维生素D缺乏时该细胞活跃，血清中骨碱性磷酸酶升高，升高程度与骨质软化病的严重程度密切相关。

治疗 老年人是发生维生素D不足或缺乏性骨质软化病的高危人群，并且与2型糖尿病、心血管病、高血压、血脂谱异常、哮喘、感染、骨质疏松等疾病有关。老年患者因肾功能降低及平衡能力下降，应主要考虑补充活性维生素D。

（陈百成 秦 迪）

wéishēngsùC quēfábìng
维生素C缺乏病（vitamin C deficiency）
由于长期缺乏维生素C（抗坏血酸）所引起以出血、类骨质及牙本质形成异常为特征的代谢性骨病。又称坏血病。主要病变是由于胶原的缺乏引起出血和骨骼的变化。维生素C缺乏时，胶原的主要成分羟基脯氨酸和软骨素硫酸盐减少，使胶原纤维形成发生障碍。

临床表现 任何年龄皆可发病，多见于6~24个月小儿。起病缓慢，自饮食缺乏维生素C至发展成坏血病历时4~7个月。常先有一些非特异性症状，如激动、软弱、倦怠、食欲减退、体重减轻及面色苍白等，也可出现呕吐腹泻等消化紊乱症状，常未引起父母注意。此阶段可称为隐性病例。维生素C缺乏的最重要和最早的表现是牙龈炎、牙龈出血和牙龈肿胀。逐渐发展成牙周炎，最后牙齿松动而脱落。除牙龈出血外，其他口腔黏膜亦可见出血或瘀斑。若颞颌关节内有出血，则患者在张口、闭口时有疼痛。此外伤口愈合障碍，对传染性疾患的易感性增加，易并发坏死性龈口炎。全身任何部位可出现大小不等和程度不同的出血，最常见者为长骨骨膜下出血，尤其是股骨下端和胫骨近端；这种出血可能不易为X线检查所发现，直至痊愈期才开始伴有表面钙化。下肢尤以小腿部肿痛最为常见。肿胀多沿胫骨骨干部位，压痛显著。局部温度略增，但不发红。下肢肿的原因是骨膜下出血，手指压时不出现凹陷。肋骨与肋软骨交接处，尖锐地凸出，形成坏血病串珠，在凸起部分的内侧可摸得凹陷。

诊断 四肢长骨的X线检查，对该病病诊断极为重要。膝、踝、腕部的X线平片，可以得到坏血病早期诊断的根据，尤以稍稍增厚的和不整齐的白色骺线（显示临时钙化带因钙的累积而加厚）、骺线之下靠近骨干的部分出现低密度缝隙，或三角形的缺损（显示不同程度的骨质稀疏，在X线平片上为透亮的缝或点），为该病特征。

治疗 对轻症患儿给予维生素C口服。对重症患者及有呕吐、腹泻或内脏出血症状者，应改为静脉注射。同时尚应供给鲜橘等维生素C含量丰富的食物。此外，还要根据需要适当补充其他维生素，尤其要注意补充同时缺乏的维生素D。合并巨幼红细胞贫血者，维生素C治疗量应加大，另给适量叶酸。骨骼病变明显的患儿，应安静少动，以防止骨折及骨骺脱位。有牙龈出血者应注意口腔清洁。有并发症者应针对病因和症状予以适当的处理。

(陈百成 秦 迪)

shènxìng gǔbìng

肾性骨病 (renal osteodystrophy)

慢性肾衰竭时由于钙、磷及维生素 D 代谢障碍，继发甲状旁腺功能亢进，酸碱平衡紊乱等因素而引起的骨骼病变。又称肾性骨营养不良。

病因及发病机制 各种原因所引起的肾实质性疾病，如慢性肾小球肾炎、慢性肾盂肾炎、多囊肾、肾结核、梗阻性肾病、糖尿病肾病、高血压性肾小球动脉硬化和红斑狼疮等均可发展为慢性肾衰竭。当肾小球滤过率长期低于 $25\sim30\text{ml/min}$ 时，即可引起肾性骨病，出现佝偻病（或骨软化）、纤维囊性骨炎、骨质疏松、骨硬化等。骨骼病变的类型与表现主要取决于 $1,25\text{-}(OH)_2D$ 缺乏和继发性甲状旁腺功能亢进两者的相对严重程度。主要病理生理改变为 $1,25\text{-}(OH)_2D$ 合成不足、继发性甲状旁腺功能亢进、低钙血症与高磷血症、代谢性酸中毒四个方面。

分类 按照骨矿物质与基质的含量比例之差肾性骨病分为五类。①纤维囊性骨炎：主要由继发性甲状旁腺功能亢进引起。②低转换性骨质软化：主要由活性维生素 D 缺乏引起。③骨质硬化症：为骨组织过度矿化的表现，主要发生在长骨末端，呈小的斑点状骨矿化过度。④骨质疏松症：可表现为骨量减少、骨质疏松或严重骨质疏松。⑤软组织钙化：在肾脏、脑组织、血管壁、肌腱、肌膜和关节软骨有斑点状钙质沉

着，多呈条纹状。

临床表现 进展缓慢，开始常无特殊症状，以后即使有症状也常被原发病的表现掩盖。临床表现包括原发性肾脏病、尿毒症和骨营养不良症的骨骼症状和体征，后者又与患者的年龄有关。成年患者临床表现常明显，可诉骨痛，常为全身性，好发于下半身持重部位（腰、背、髋、膝关节），运动或受压时加重，走路摇晃甚至不能起床，与骨质疏松或病理性骨折有关，病理性骨折多发于肋骨，其他部位也能由于轻微外力而引起骨折。异位钙化可引起顽固性皮肤瘙痒和关节功能障碍。儿童患者临床表现与维生素 D 缺乏所引起的佝偻病相似，包括身高生长落后于骨龄，腕踝肿大，肋骨串珠和哈里森（Harrison）沟，方颅及前额突出较少见。如不予以适当治疗，即可发生骨骼畸形，如小腿弯曲、鸡胸、驼背、膝内翻、膝外翻等。处于生长发育期的儿童，严重肾衰竭和继发性甲旁亢使颅面骨骼的骨塑建和骨重建均显著增强，骨骼增生变形，引起萨利克（Sagliker）综合征，表现为面容丑陋、上下颌骨前突、颅骨附属骨畸形、牙齿排列紊乱、软组织增生、四肢短小、精神抑郁与心理障碍等。

诊断 在原发性肾脏病、尿毒症的基础上，同时伴有骨营养不良症的骨骼症状和体征，可通过骨活检、X 线检查、骨密度测定，以及相关的实验室检查（血磷、血钙、血镁、血碱性磷酸酶、血骨钙素、甲状旁腺素等）进行诊断及分型。

治疗 最佳治疗方案是对终末期肾病患者进行肾移植。非手术治疗的目的是使血钙、磷水平恢复正常，抑制继发性甲状旁腺

功能亢进，逆转骨骼的组织学异常，阻止和逆转骨骼外钙磷的沉着。除了治疗原发性肾脏疾病外，肾性骨病的治疗比较棘手，常顾此失彼。治疗应重点针对低钙症、甲状旁腺功能亢进和高磷血症。

(陈百成 秦 迪)

nǎochuítǐ gōngnéng kàngjìnzhèng

脑垂体功能亢进症 (hyperpituitarism)

主要包括巨人症或肢端肥大症。在成年期前即骨骺融合前发病者称巨人症；成年后发病者称肢端肥大症。由于腺垂体分泌过多的生长激素（GH）引起软组织骨骼、内脏增生肥大，以及内分泌代谢紊乱引起的精神障碍和神经症状。

临床表现 ①生长激素过度分泌的临床表现主要有身材过长、组织增生和指端肥大。显著胰岛素抵抗引起糖代谢紊乱、高血压、高动力性肥厚型心肌病、冠心病、呼吸障碍、阻塞性睡眠呼吸暂停、神经肌肉疼痛、肌无力、腕管综合征等。肿瘤压迫与浸润引起渐进性腺垂体功能减退症，肿瘤占位导致头痛、视力障碍、下丘脑功能紊乱、肿瘤出血引起垂体卒中等。②骨骼病理表现以骨骼过度生长和骨骺融合延迟最为突出。巨人症表现为全身骨骼呈对称性、均匀性增长、增粗，尤以肢体长、短管状骨明显，骨骺的出现及融合均延迟，骨龄落后于年龄。颅骨增大，颅板增厚，蝶鞍增大（亦可正常），骨骺的结构正常。肢端肥大症表现为蝶鞍增大或破坏。额窦明显增大，气化过度，严重者可直达颅顶，其余鼻窦亦相应增大，乳突气化广泛。枕外隆凸异常突出或形成钩状骨突，眶上嵴及颧弓突出。下颌骨升支伸长、下颌角变钝、体部前突，咬合时下齿在上齿之前。椎体增

大、椎体后缘呈贝壳样变形、胸椎体楔形变及脊柱后凸畸形。手部关节间隙增宽和骨赘形成。骨质结构正常或骨密度增高。全身骨骼均匀性增长变粗，二次骨化中心出现及愈合均可延迟，内外板增厚，手足骨增粗、骨皮质增厚，椎体增大，椎体后缘呈贝壳样变形，胸椎体楔形变及脊柱后突畸形。生长激素分泌过多患者的骨转换率升高，但骨密度（BMD）可降低、正常或升高。各个骨骼部位的骨转换率不尽相同，骨折主要发生于松质骨较丰富的部位。

诊断 脑垂体功能亢进症所致的巨人症及肢端肥大症除典型临床表现外，主要依据生化检查进行确诊，并通过影像学检查进行定位。其中生化检查主要包括血清 GH、胰岛素样生长因子-I（IGF-I）、IGF-结合蛋白-3、GH 口服葡萄糖抑制试验、GH 的促甲状腺激素释放激素兴奋试验。影像学检查主要包括垂体 CT、MRI 等。

治疗 生长激素瘤骨病一般无须治疗。骨骼畸形、骨折和神经压迫症状者应手术治疗。晚期患者的骨痛明显者给予对症处理，必要时可应用降钙素治疗，伴有骨质疏松症者亦可试用双膦酸盐类药物治疗。

（陈百成 秦迪）

nǎochuítǐ gōngnéng dīxiàzhèng

脑垂体功能低下症（hypopituitarism） 垂体或下丘脑的多种病损可累及腺垂体的内分泌功能，当垂体的绝大部分或全部被毁坏后，产生的一系列以内分泌腺功能减退为主要表现的疾病。又称全垂体功能减退症。主要累及的靶腺为性腺、甲状腺及肾上腺皮质，临床上称为腺垂体功能减退

症。脑垂体功能低下症受腺垂体激素所调控的内分泌腺功能的影响。故其临床症状取决于腺垂体激素缺乏程度。有时症状可能突然出现且显著，但大多情况下逐渐出现，可能很长时间不为患者所察觉。成人腺垂体功能减退症又称西蒙病（Simmond disease）。最常见的病因为产后垂体缺血性坏死［由哈罗德·利明·希恩（Harold Leeming Sheehan）首次报道，故又称希恩综合征（Sheehan syndrome）］及垂体瘤。

临床表现 症状可能突然出现且显著，但大多情况下逐渐出现，可能很长时间不为患者所察觉。单一促皮质激素缺乏少见，但可导致肾上腺功能低下，出现疲乏、低血压、低血糖及对应激（如大型手术、创伤、感染等）缺乏耐受力。数种或全部腺垂体激素缺乏。绝经前妇女缺乏促性腺激素（黄体生成素和促卵泡激素缺乏）可出现闭经、不孕、阴道干燥及某些女性性征退化。男性则会出现勃起功能障碍、睾丸萎缩、精子生成减少，随即出现不育症及某些男性性征如机体生长、面部胡须的退化等。成年人生长激素缺乏常症状少或无症状。但在儿童则可引起生长迟缓，甚至成侏儒。促甲状腺激素缺乏引起甲状腺功能减退症、甲状腺功能低下，出现意识模糊、畏冷、体重增加、便秘、皮肤干燥。

治疗 激素补充/替代治疗和病因治疗可使病情获得明显好转，配合中药治疗可改善病情，减少激素的补充/替代用量。发生并发症或昏迷时，应积极抢救。腺垂体功能减退必须针对病因治疗，因垂体瘤所致者可视情况用放射治疗或手术治疗；下丘脑肿瘤应手术治疗，糖尿病、炎症、肉芽

肿病变等需做相应的治疗。垂体干细胞移植是腺垂体功能减退症治疗的发展方向，但仍处于动物实验研究阶段。

（陈百成 秦迪）

yuánfāxìng jiǎzhuàngpángxiàn gōngnéng kàngjìnzhèng

原发性甲状旁腺功能亢进症（primary hyperparathyroidism） 甲状旁腺激素分泌过多所致的钙磷代谢异常性疾病。肥大的甲状旁腺分泌过多的甲状旁腺激素（parathyroid hormone PTH）是导致原发性甲状旁腺功能亢进的主要原因，其中85%患者为单发甲状旁腺肥大（腺瘤型），剩余15%的患者为腺体同时肥大（增生型），两种亚型的临床表现差异不大，尽管核素成像偶尔可以观察到增生的腺体，但很多情况下只有在术中才能进行鉴别。甲状旁腺癌的发病率低于1%，通常以严重的高钙血症为最初症状，临床上需要警惕反复发作导致多次手术的甲状旁腺瘤，组织病理可以帮助鉴别诊断。甲状旁腺亢进会促进骨溶解、降低肾小管和肠道对钙的吸收，从而引发高钙血症，甲状旁腺激素会减少肾小管对磷酸盐的再吸收。因此，在中重度甲状旁腺亢进症中血清磷酸盐降低，轻度患者血清磷酸盐变化不大。

临床表现 甲状旁腺亢进是一种慢性无痛性疾病，在产生严重临床症状前，血清钙水平会有持续数年或者数十年的缓慢增长病史。通过自动化血清筛选技术可大大提高对血清钙增高疾病的筛查率，很多无症状的轻度高钙血症患者（血钙水平<3mmol/L）被确诊甲状旁腺亢进。一些患者可表现为疲劳、嗜睡、夜尿、便秘、腹部不适、骨质疏松、骨痛、

骨折、肾绞痛、肾结石、不明原因的体重减轻和贫血以及轻度心理状态变化（如注意力不集中、健忘、抑郁等）。严重的高钙血症（>3mmol/L）可以伴随厌食、恶心、呕吐和脱水，最终导致精神失常和昏迷，相比年轻患者，老年患者对高钙血症的耐受能力更差。有少量患者存在甲状旁腺功能亢进骨病的临床和影像学表现，典型表现为高血钙（>3mmol/L），高血清 PTH，高血清碱性磷酸酶，以及弥漫性骨痛。

诊断 严重甲状旁腺功能亢进骨病患者影像学表现为趾骨、锁骨远端的骨膜下骨吸收（对甲状旁腺亢进有高度特异性诊断价值），颅骨的弥散性脱钙（类似骨髓瘤表现），骨破坏空洞导致病理骨折，脊柱骨量流失导致椎间盘突入椎体等。需要特别注意的是，即使影像学没有典型骨破坏表现，PTH 介导的骨吸收也会增加绝经期妇女骨质疏松风险。

治疗 手术切除是治疗单发、持续增大甲状旁腺瘤的首选方案。手术方案包括甲状旁腺次全切除术，以及甲状旁腺体全切或者半切手术。然而过少切除腺体会导致甲状旁腺功能持续亢进，过多切除腺体会导致甲状旁腺功能减退。无症状的甲状旁腺功能亢进是临床治疗的难题，很多指南都将何时外科干预此病作为重点阐述内容。甲状旁腺癌在确诊后往往已经发生转移，故很少能单纯通过手术治愈，甲状旁腺恶性肿瘤患者常死于难以控制的高钙血症。

（陈百成 秦 迪）

fúgǔzhèng

氟骨症（skeletal fluorosis） 长期摄入过量氟化物引起氟中毒并累及骨组织的慢性侵袭性全身性骨病。氟中毒累及牙齿称氟斑牙。

临床表现 多发生于青壮年。主要临床表现是腰腿关节疼痛、僵直，骨骼变形以及神经根、脊髓受压迫的症状。患者常诉说脊柱和四肢关节持续性疼痛，静止时加重，活动后可缓解，晨起时关节僵直，关节无红、肿、热等炎症表现。神经根受压者疼痛加剧，如刀割或闪电样剧痛，拒触碰或扶持。病情严重时关节脊柱固定、脊柱侧凸，佝偻驼背或四肢僵直，以至生活难以自理。脊髓或脊神经根受压者可出现四肢或双下肢感觉麻木、感觉减退、肌力降低，躯干有被束缚感，疼痛，严重者可伴肢体截瘫。患者常有全身肌肉疼痛、头晕、心悸、无力、困倦及食欲减退、恶心、呕吐、腹胀、腹泻或便秘等症状，并有肌肉萎缩、肌电图改变。累及牙齿损害牙釉质而引起釉柱发育不良、缺损或出现色素沉着，导致不同分型的氟斑牙。病变累及甲状腺、肾上腺、性腺及晶状体和中枢神经系统时，可引起相应症状和体征。氟骨症的病程可长达数十年。患者多死于慢性营养障碍或其他严重并发症。一般女性氟骨症患者的症状较男性为重，高氟地区脊柱僵直和侧凸的女性患者较男性显著增多，且女性发生骨软化型及继发性甲状旁腺功能亢进者较多。这种性别差别可能与妊娠、生育和哺乳等有关。

诊断 患者有长期生活在高氟区或有接触含氟化物个人史；临床表现为氟骨症所具有的骨关节痛、肢体运动障碍或畸形，伴有氟斑牙（12 岁以后迁入高氟区患者可没有氟斑牙）；骨骼 X 线改变有骨硬化，骨周软组织钙化的特征性改变；血、尿氟超过正常范围。早期氟骨症可能无症状和 X 线异常，此时期的碱性磷酸酶升高，血尿钙低，尿羟脯氨酸排出高于正常，提示氟已兴奋成骨细胞活性，损伤骨胶原蛋白。氟骨症患者骨质疏松和骨软化继发于甲状旁腺功能亢进时，血浆 PTH 升高，血中抗酒石酸性磷酸酶升高。结合上述几方面改变，典型地方性氟骨症的诊断不难。

治疗 ①病因治疗：治疗原则首先是脱离高氟环境，尽可能去除引起氟中毒氟骨症的病因，避免机体长期摄入过量氟。②一般治疗：多种支持治疗或辅助治疗对氟骨症患者十分重要。首先要加强营养，补足蛋白质，补充多种维生素（特别是维生素 D），并鼓励患者户外活动采用肌肉按摩等措施，以助患者早日康复。③特殊治疗：应用钙、镁、铝、硼等制剂均有效，某些制剂如蛇纹石、卤碱片剂口服及马钱子提取物均有疗效。④对症治疗：有疼痛者，给予适量非甾体类抗炎药。有骨骼畸形者，应局部固定或行矫形手术，防止畸形加重。一旦出现椎管梗阻或截瘫时，应及早手术，解除神经压迫。

（陈百成 秦 迪）

gǔhóu jíbìng

骨骺疾病（epiphyseal disease） 青少年快速生长时期骨化过程中累及骨骺的局部疾病。因骨生长障碍引起的非炎症性骨的病变或特发性缺血性坏死。又称骨软骨炎。多有自愈倾向。其中一些表现为局部疼痛和压痛（胫骨结节骨软骨炎、跖骨头骨软骨炎）；另一些则表现为无痛性关节运动受限（儿童股骨头坏死）。X 线平片可确诊，对症治疗包括制动、非甾体类抗炎药的局部应用。这些疾病的发病机制可能涉及初级和次级骨化中心的缺血性坏死。虽然有家族性发病报道，但通常呈散发（表1）。

（马瑞雪）

jìnggǔ jiéjié gǔruǎngǔyán

胫骨结节骨软骨炎 （osteo-chondritis of tibial tubercle） 小儿生长发育期以胫骨结节疼痛为特征的疾病。又称胫骨结节骨突炎、奥斯古德 – 施拉德病（Osgood-Schlatter disease）可能是髌韧带牵拉胫骨结节软骨生长板而发生的炎症反应。大部分患儿为自限性过程，到生长发育期结束。个别病例成年后局部仍然有症状。此病在 1903 年有奥斯古德（Osgood）和施拉德（Schlatter）同时提出而命名。

临床表现 通常发生于青少年时期，男孩明显多于女孩。一般认为和体育活动导致股直肌紧张和髋关节屈曲、膝关节伸直使胫骨结节骨突发生炎症有关。主要表现在胫骨结节疼痛、肿胀，活动后或膝关节下蹲或做跪的动作时加重。胫骨结节处肿胀、粗大、明显压痛，膝关节屈曲时疼痛加重，但一般膝关节的屈伸活动不受影响。该病自然病史为发病后数月到数年，逐渐恢复。偶尔症状持续到成年后，表现在关节活动后不适，X 线平片可见胫骨结节有碎块，尤其是在骨突出，且可以持续很久。

诊断 临床常需要拍摄胫骨结节正侧位 X 线平片，侧位片上可见胫骨结节粗大、可有碎裂骨块、周围软组织肿胀（图 1）。MRI 可见髌韧带成炎性改变，但没有胫骨结节撕脱的证据。

治疗 该病属于自限性疾病，时间为 2~3 年，在早期可以适当限制以下肢为主的活动，减少剧烈的体育活动，如跑、蹦、跳等。局部疼痛肿胀可以用双氯芬酸等软膏外用，疼痛剧烈或者，不缓解，可以进行局部封闭（醋酸曲安奈德+利多卡因），以缓解症状。

并发症 非常少见。但有因为胫骨结节骨骺早闭而出现严重的膝反张畸形。

（马瑞雪）

gēngǔ gǔhóuyán

跟骨骨骺炎 （apophysitis of calcaneal） 跟骨骨骺的炎性疾病。又称哈格隆德病（Haglund disease）。跟骨骨骺炎与胫骨结节骨软骨炎发病机制相同，是由于跟骨的次发骨化中心反复被跟腱牵拉所致。多见于青少年时期喜欢运动的小儿，8~12 岁的男孩多见。以局部疼痛为特征，剧烈运动后加剧。可以是双侧发病也可以是单侧发病。表现为跟腱止点于跟骨处疼痛，活动后加重。局部可以有压痛，个别病例局部可有肿胀。一般不需要拍片，仅在单侧时才需要拍片。该病属于自限性疾病，急性期避免剧烈体育活动，可以用鞋的软硬度来决定适合的缓解方法。可以进行跟腱的跖屈锻炼。局部疼痛肿胀可以用双氯芬酸等软膏外用。

（马瑞雪）

zúzhōugǔ gǔruǎngǔyán

足舟骨骨软骨炎 （osteochondrotis of nacicular bone） 发生于足舟骨的缺血性坏死。又称科勒病（Kohler disease）。多见于 8 岁以下的小儿，男孩多见于女孩，比例约为 3∶1。以中足疼痛和伴

表 1 骨骺疾病

名称	受累区域	出现年龄
儿童股骨头坏死	股骨头骨骺	3~12 岁
胫骨结节骨软骨炎	胫骨结节	10~16 岁
跟骨骨骺炎	跟骨	6~10 岁
跖骨头骨骺炎	第 2 或第 3 跖骨头	8~17 岁（多见于女孩）
足舟骨骨软骨炎	足舟骨	5~6 岁（男孩是女孩的 3 倍）

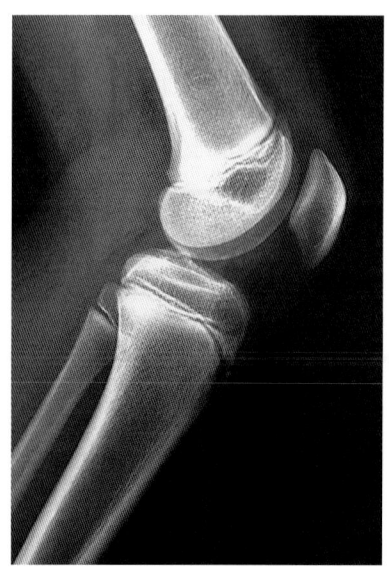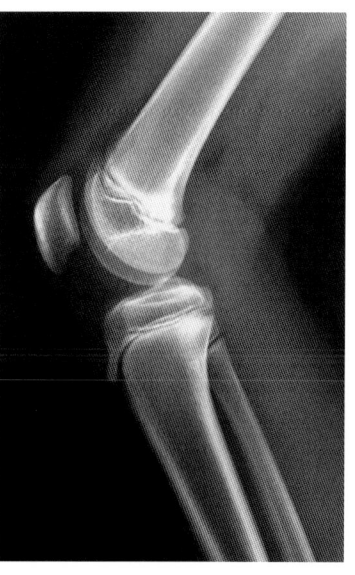

图 1 患儿左侧胫骨结节骨软骨炎膝关节 X 线表现

注：左膝关节胫骨结节处密度不均匀，可见碎裂高密度影。

有足舟骨硬化、变扁和不规则骨化的 X 线所见为特征性表现（图 1）。一般数月后舟骨形状可以完全恢复正常。对症治疗、减少运动，如果疼痛严重，可以短期石膏固定限制运动。

（马瑞雪）

zhígǔtóu gǔruǎngǔyán

跖骨头骨软骨炎（osteochondritis of metatarsal head） 好发于青春期通常以第 2 跖骨头处疼痛和局部破坏为的放射学改变的疾病。又称弗莱伯格病（Freiberg disease）。此疾病偶尔发生在其他跖骨。弗莱伯格（Freiberg）首先对此病进行描述。

临床表现 多见于女孩。发病年龄为 8～17 岁，通常在 13 岁后。最常见的主诉为第 2 跖骨头处的疼痛，可能导致跛行和体育活动的减少。体格检查可表现为正常或轻度的活动受限以及病变部位跖骨头的压痛和偶尔出现局部的肿胀。

诊断 X 线检查和骨扫描可确诊。X 线通常表现为第 2 跖骨头的透光增多及塌陷，部分扁平及失去正常形态。骨扫描时此部分的核素吸收增多。

治疗 疾病早期采取非手术治疗，可以穿硬底鞋或短腿行走支具或石膏通常可以缓解疼痛症

状。接下来可以使用鞋内的跖骨垫减少跖骨头出的压力。在极少数难治的病例可以采用切除跖骨头的方法减轻症状，同时可以应用松质骨植骨术；另一些学者则建议跖骨头的背屈截骨、跖趾关节的清创术或者第 2 跖骨的短缩术以减轻症状。

并发症 相对少见。可能出现跖趾关节僵硬。

（马瑞雪）

gǔ yǔ guānjié huànóngxìng gǎnrǎn

骨与关节化脓性感染（pyogenic infection of bone and joint）

化脓性细菌侵入骨质，引起炎性反应，即化脓性骨髓炎。如果侵入关节，则引起化脓性关节炎。致病菌大多数是金黄色葡萄球菌，其次是溶血性链球菌，其他如大肠埃希菌、肺炎链球菌等也可引起。细菌侵入途径大多为血源性，也可从外界直接侵入。

分类 按临床表现分为急性血源性骨髓炎和慢性骨髓炎两类。特殊部位的骨髓炎包括脊椎化脓性骨髓炎、髂骨化脓性骨髓炎等。

基本内容 急性血源性骨髓炎在诊断方面应解决两个问题，即疾病诊断与病因诊断，诊断宜早。因 X 线表现出现较迟，不能以 X 线检查结果作为早期诊断依据，分层穿刺见脓液和炎性分泌

物可以确诊，如早期得不到正确诊断与治疗，常演变为慢性骨髓炎。根据全身与局部症状和体征，一般诊断化脓性关节炎不难。X线表现出现较迟，不能作为早期诊断依据。关节穿刺和关节液检查对早期诊断很有价值，原则是早期诊断、正确治疗、保全生命、尽量保留关节功能。

意义 早期诊断、早期正确的局部和全身治疗是关键。

（廖威明 康焱）

huànóngxìng gǔsuǐyán

化脓性骨髓炎（pyogenic osteomyelitis） 由化脓性细菌感染引起的病变，包括骨膜、骨质和骨髓组织的炎症。该病按其临床表现分为急性和慢性两类。急性期常有骨质破坏；慢性期则出现骨质硬化。其感染途径有三种。①血源性感染：致病菌由身体其他部位的感染性病灶，如上呼吸道感染、皮肤疖肿、毛囊炎、泌尿生殖系统感染等部位，经血循环播散至骨骼，称血源性骨髓炎。②创伤性感染：细菌从伤口侵入骨组织，如开放性骨折感染后发生的骨髓炎。③蔓延性感染：从邻近软组织感染灶直接蔓延而来，如指端感染所引起的指骨骨髓炎，慢性小腿溃疡引起胫骨骨髓炎，又称外来性骨髓炎。

（廖威明 康焱）

jíxìng xuèyuánxìng gǔsuǐyán

急性血源性骨髓炎（acute hematogenous osteomyelitis） 病程急性，由血液里面的细菌播散到骨髓腔而导致的感染。是化脓性骨髓炎的一种类型。常见于 3～15 岁的儿童和少年，即骨生长最活跃的时期。男性多于女性。胫骨和股骨发病率最高（约占 60%），其次为肱骨、桡骨和髂骨。

病因 急性血源性骨髓炎源

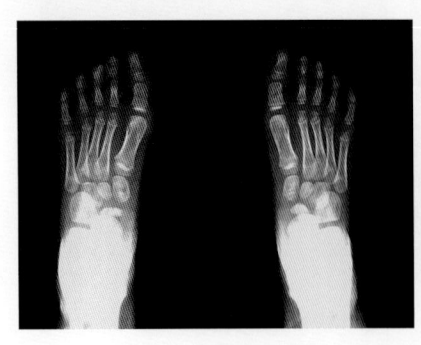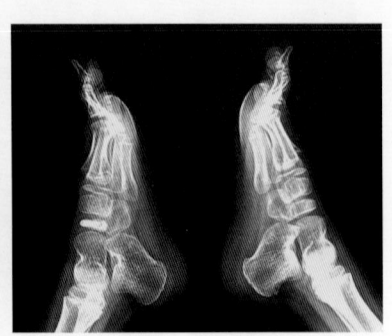

图 1　左足足舟骨坏死的 X 线正侧位表现
注：左足足舟骨硬化、变扁、形态欠规则。

于败血症，多发生于儿童长骨的干骺端。最常见的致病菌是金黄色葡萄球菌，其次为乙型链球菌和白色葡萄球菌，偶有大肠埃希菌、铜绿假单胞菌和肺炎链球菌等。该病的致病菌系经过血源性播散，先有身体其他部位的感染性病灶，一般位于皮肤或黏膜处，如疖、痈、扁桃体炎和中耳炎。原发病灶处理不当或机体抵抗力下降时，细菌进入血液循环，发生菌血症或诱发脓毒症。临床上，扭伤和挫伤等所致局部组织损伤，常为骨髓炎发生的间接原因。

临床表现 ①全身症状：最典型的全身症状是：恶寒、高热、呕吐、呈脓毒症样发作。儿童多见，以胫骨上段和股骨下段最多见，其次为肱骨与髂骨。追溯病史，有的曾有感染灶。外伤引起的急性骨髓炎，除有严重并发症或大量软组织损伤及感染外，一般全身症状较轻，感染较局限，少有发生败血症。②局部症状：早期有局部剧烈疼痛和搏动性疼痛，肌肉有保护性痉挛，惧怕移动患肢。患儿常将肢体置于保护性姿势，以减轻疼痛。患部皮温增高，有深压痛，但早期可无明显肿胀。数天后，局部皮肤水肿、发红，为已形成骨膜下脓肿的表现。脓肿穿破后成为软组织深部脓肿，此时疼痛反可减轻，但局部红、肿、热、压痛更为明显。如果病灶邻近关节，可有反应性关节积液。脓液进入骨干骨髓腔后，整个肢体剧痛肿胀，骨质因炎症而变疏松，常伴有病理性骨折。

诊断 在诊断方面应解决两个问题，即疾病诊断与病因诊断。诊断宜早。因X线表现出现甚迟，不能以X线检查结果作为早期诊断依据。凡有下列表现均应想到有急性骨髓炎的可能：①全身中毒症状，高热寒战，局部持续性剧痛，长骨干骺端疼痛剧烈而不愿活动肢体，局部深压痛。②白细胞总数增多，中性粒细胞增多，血培养阳性。③分层穿刺见脓液和炎性分泌物。④X线平片征象，2周左右方有变化。⑤MRI检查具有早期诊断价值。

鉴别诊断 需与蜂窝织炎和深部脓肿相鉴别。早期急性血源性骨髓炎与蜂窝织炎和深部脓肿不易鉴别。可以从下列几方面进行鉴别：①急性骨髓炎脓毒症症状重。②急性骨髓炎好发于干骺端，而蜂窝织炎与脓肿则不常见于此处。③急性骨髓炎疼痛剧烈，但压痛部位深，表面红肿不明显。而软组织感染则局部炎性表现明显。如果鉴别困难，可以做MRI检查。

治疗 早期诊断与正确治疗是关键。如早期得不到正确诊断与治疗，常演变为慢性骨髓炎。①抗生素治疗：在发病5天内使用可以控制炎症，而在5天后使用或细菌对抗生素不敏感时，都会影响疗效。由于致病菌大都为金黄原色葡萄球菌，要联合应用抗生素，选用的抗生素一种针对革兰阳性球菌，而另一种则为广谱抗生素，待检出致病菌后再予以调整。②手术治疗：手术的目的是引流脓液，减少脓毒症症状；阻止急性骨髓炎转变为慢性骨髓炎。手术治疗宜早，最好在抗生素治疗后48~72小时仍不能控制局部症状时进行手术。延迟的手术只能达到引流的目的，不能阻止急性骨髓炎向慢性阶段演变。手术有钻孔引流术或开窗减压两种。③全身辅助治疗：高热时降温、补液、补充热量、加强营养、改善贫血。④局部辅助治疗：肢体可作皮肤牵引或石膏托固定，

可以起到镇痛、防止关节挛缩畸形及防止病理性骨折的作用。

（廖威明 康焱）

jǐzhuī huànóngxìng gǔsuǐyán
脊椎化脓性骨髓炎（pyogenic osteomyelitis of the vertebra）

病变主要侵犯椎体的一种化脓性骨髓炎。可向椎间盘及上下椎体扩散。发病较少，多由金黄色葡萄球菌经血循环传播引起。常见于20~40岁，男性多于女性。腰椎发病较多，其次为胸椎、颈椎和骶椎。

病因 致病菌以金黄色葡萄球菌最为多见。病原菌进入脊椎的途径有三种：①通过血液途径播散，先有皮肤及黏膜化脓性感染病灶，经血液途径播散。②邻近脊椎的软组织感染直接侵犯。③经淋巴引流蔓延至椎体。

临床表现 起病急骤，有持续寒战、高热等脓毒败血症症状。局部剧烈疼痛，椎旁肌痉挛，脊柱活动受限，棘突压痛，强迫患者卧床，惧怕移动身体，烦躁。

诊断 根据病史和查体及辅助检查作出诊断。①实验室检查：白细胞总数和红细胞沉降率明显增高，血培养为阳性。②早期X线检查常无异常发现。至少在1个月后才出现椎体内虫蚀状破坏，一旦出现X线征象后，发展迅速，向邻近椎体蔓延，可见椎旁脓肿，并有硬化骨形成。最后形成骨桥或椎体间骨性融合。③CT与MRI检查可以提前发现椎体内破坏灶与椎旁脓肿（图1）。

治疗 ①非手术治疗：早期全身使用大剂量有效抗生素，进行全身支持疗法。严格卧床，局部固定，必要时用石膏固定。②手术治疗：如椎旁穿刺有脓液，应及时切开引流。脊髓受压可发生截瘫，应紧急施行椎板减压术

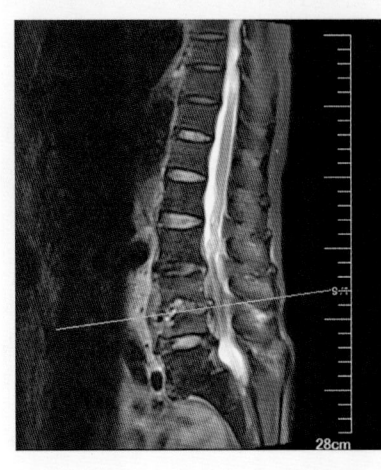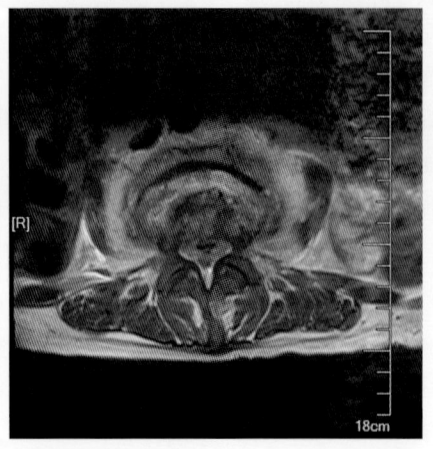

图 1　脊柱化脓性骨髓炎 MRI 表现

及引流，否则难以恢复。应加强护理，防止并发症。窦道的处理：全身情况及局部炎症好转后，窦道可能自行愈合；如长期不愈，可做窦道切除及病灶清除术。

（廖威明　康焱）

qiàgǔ huànóngxìng gǔsuǐyán

髂骨化脓性骨髓炎（pyogenic osteomyelitis of ilium）

发生在髂骨的化脓性骨髓炎。多由血行感染而来，常见于青少年，病变起始于髋臼上缘，然后向整个髂骨蔓延，并可侵犯骶髂关节及髋关节，但前者较少见，在小儿全部关节感染中仅占 1.5%。

临床表现　①全身症状：急性期，感染中毒症状明显，可有发冷寒战，体温迅速升高；慢性期，患者全身情况差，常表现为面色苍白，形体瘦弱，体倦乏力等慢性消耗性疾病特征。②局部症状：局部疼痛，臀部肿胀压痛，有时感染虽然未波及髋关节，由于炎症刺激周围软组织，关节活动受到一定的限制。

诊断　在 3 周内通常无明显发现，但 CT 可早期查出病变。骨内脓肿形成后，易穿破较薄的髂骨流向软组织，病灶逐渐局限化后，破坏区周围骨质增生更为显著。此时，破坏区中脓液和坏死组织逐渐为肉芽组织代替，髂骨呈现圆形或卵圆形骨缺损，其边缘较光滑，周围有较宽的骨质增生硬化。因髂骨皮质薄，血供丰富，故无大块死骨形成，即使有小片死骨形成，易由窦道排出，故 X 线平片上死骨不多见。

治疗　①全身治疗：足量抗生素治疗，同时加强全身支持疗法。②局部治疗：经抗生素治疗后，全身或局部情况不见好转或已有脓肿形成者，应行手术治疗，以切开引流为主，如病情允许，可在引流脓肿的同时清除髂骨病灶，冲洗后置入抗生素缝合切口，另做低位切口引流。对慢性髂骨骨髓炎，应彻底清除病变组织及窦道，消灭无效腔，缝合切口，行局部抗生素治疗。

（廖威明　康焱）

mànxìng gǔsuǐyán

慢性骨髓炎（chronic osteomyelitis）

急性骨髓炎延续的一种表现，通常全身症状大多消失，一般症状限于局部，病情反复、迁延不愈、顽固难治，甚至数年或十数年仍不能痊愈。

病因　大多数慢性骨髓炎是因急性化脓性骨髓炎未能彻底控制，反复发作演变的结局。以死骨形成和新生骨形成为主。

临床表现　局部红肿、疼痛、流脓，可伴有恶寒、发热等全身症状，反复发作；有时有小块死骨片自窦道排出。窦道周围皮肤常有色素沉着，窦道口有肉芽组织增生。炎症静止期可无全身症状。但由于感染病灶未彻底治愈，当机体抵抗力降低时，炎症扩散，可引起急性发作。如发生病理骨折，可有肢体短缩或成角畸形，多有关节挛缩或僵硬。

诊断　根据病史和临床表现，诊断不难。特别是有经窦道排出过死骨，诊断更易。X 线平片可见骨质增生、增厚、硬化，骨髓腔不规则，有大小不等的死骨。死骨致密，周围可见一透明亮带，为肉芽组织或脓液将死骨与正常组织分离所致，此为慢性骨髓炎特征。死骨外包壳常被脓液侵蚀形成瘘孔（图 1）。CT 可以显示出脓腔与小型死骨。

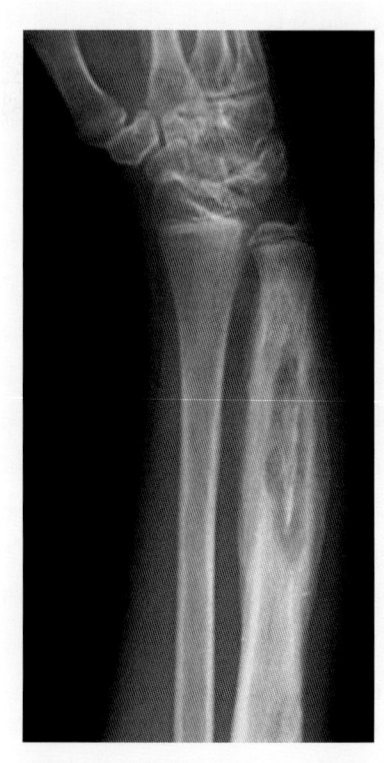

图 1　慢性骨髓炎死骨的 X 线表现

治疗 以手术治疗为主，原则是清除死骨、炎性肉芽组织和消灭无效腔。有死骨形成，有无效腔及窦道形成者均应手术治疗。手术前需取窦道溢液做细菌培养和药物敏感试验，最好在术前2天即开始应用抗生素，使手术部位组织有足够的抗生素浓度。

清除病灶 进入骨质病灶内清除脓液、死骨与炎性肉芽组织。病灶清除是否彻底是决定术后窦道能否闭合的关键。

消灭无效腔 ①碟形手术：在清除病灶后用骨刀将骨腔边缘削去一部分，形成平坦的碟状，以容周围软组织贴近而消灭无效腔。②肌瓣填塞：将骨腔边缘略修饰后将附近肌肉做带蒂肌瓣填塞以消灭无效腔。③闭式灌洗：可在伤口内留置灌注管和吸引管，术后经灌注管滴入抗生素溶液，由吸引管引出，保持管道通畅。④缺损骨修复：可采用抗生素磷酸钙人工骨，除有局部抗生素缓释作用外，其自固化性能可充填及修补病灶清除后的无效腔和缺损。

伤口的闭合 伤口应该一期缝合，并留置负压吸引管。周围软组织缺少不能缝合时，可任其敞开，骨腔内填充凡士林纱布，包管形石膏，开洞换药。

并发症 慢性骨髓炎窦道附近的皮肤和软组织因持续引流和炎性分泌物的刺激，周围皮肤可发生湿疹样改变，皮肤变薄，表皮脱落，易受损伤。特殊类型的慢性化脓性骨髓炎包括：①慢性局限性骨脓肿。②慢性硬化性骨髓炎。

（廖威明 康焱）

mànxìng júxiànxìng gǔnóngzhǒng

慢性局限性骨脓肿 （chronic localized bone abscess） 骨组织内局部慢性感染后形成的脓肿。

又称布罗迪脓肿（Brodie abscess）。因细菌毒力较小，或机体抵抗力较强，脓肿被包围在骨质内所致的局限性骨内脓肿。通常发生于长骨的干骺端，多见于胫骨、股骨和肱骨。

病因及发病机制 形成的主要原因是细胞的毒力不大和机体抵抗力较强。

临床表现及诊断 患者通常无急性血源性骨髓炎病史。病程常迁延，持续数年之久。当轻微外伤或机体抵抗力降低时，局部出现红、肿、热、痛，可反复发作，使用抗生素后炎症表现迅速消退。少数病例炎症不能控制时，可出现穿破流脓。X线平片表现为骨的囊性病变，周围有硬化骨包绕（图1）。需与骨囊肿鉴别。骨囊肿周围只有薄层成带状硬化骨。

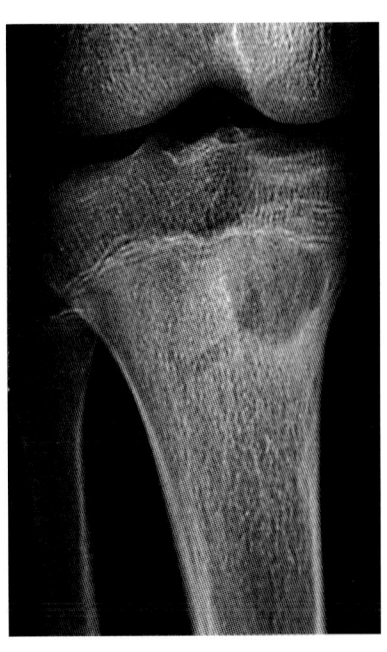

图1 慢性局限性骨脓肿X线表现

治疗 偶有发作时可以使用抗生素，反复急性发作的需手术治疗。手术时间为在两次急性发作的间歇期，术前术后都需使用抗生素，手术原则为彻底刮除病灶内炎性组织。

（廖威明 康焱）

yìnghuàxìng gǔsuǐyán

硬化性骨髓炎 （sclerosing osteomyelitis） 病变部骨质有较广泛增生，使髓腔消失，循环较差，发生坚实性弥散的骨髓炎。又称加雷骨髓炎（Garré osteomyelitis）。最常发生在股骨和胫骨，以间歇疼痛为主。

病因及发病机制 病因尚未完全确定，一般认为是骨组织低毒性感染，有强烈的成骨反应，亦有认为系骨组织内有多个小脓肿，张力很高。

临床表现及诊断 硬化性骨髓炎起病时为慢性病程，局部常有疼痛及皮肤温度高，很少有红肿，穿破更为罕见。使用抗生素后症状可以缓解，多次发作后骨干可以增粗。X线平片上可以看到骨质硬化改变，因X线平片表现为大片浓白阴影，难以看出狭窄的骨髓腔与小透亮区。分层摄片与CT检查可以探出普通X线平片难以辨出的小透亮区。

治疗 使用抗生素可以缓解急性发作所致的疼痛，由于病灶部位硬化骨很多，药物难以经血液循环进入病灶内，因此部分病例抗生素难以奏效而需做手术治疗。手术方法：①凿开增厚的骨密质，找到小脓腔，将其中炎性肉芽组织及脓液清除后疼痛可望立即缓解。②找不到脓腔的可在骨密质上开窗，一期缝合皮肤，使骨髓腔内有张力的渗液引流至软组织内，疼痛亦可解除。③可采用清除全部脓腔后置入抗生素-骨水泥珠链的方法。

（廖威明 康焱）

huànóngxìng guānjiéyán

化脓性关节炎（suppurative arthritis）

关节内的化脓性感染。多见于儿童，好发于髋关节、膝关节。

病因及发病机制　致病菌多为金黄色葡萄球菌，其次为溶血性链球菌、肺炎双球菌和大肠埃希菌等。细菌进入关节内途径有：①血源性传播：身体其他部位的化脓性病灶内细菌通过血液循环传播至关节内。②邻近关节附近的化脓性病灶直接蔓延至关节腔内。③开放性关节损伤发生感染。④医源性：如关节手术后感染和关节内注射药物后发生感染。

临床表现　起病急骤，有寒战高热等症状，体温可达39℃以上。病变关节迅速出现疼痛与功能障碍，浅表的关节局部红、肿、热、痛明显，关节常处于半屈曲位；深部的关节，因有厚实的肌肉，局部红、肿、热、痛不明显，关节常处于屈曲、外旋、外展位。

诊断　根据全身与局部症状和体征，一般诊断不难。X线表现出现较迟，不能作为早期诊断依据。关节穿刺和关节液检查对早期诊断很有价值，应做细胞计数、分类、涂片革兰染色找病原菌，抽出物应做细菌培养和药物敏感试验。①实验室检查：周围血液中白细胞增多可至10×10^9/L以上，多量中性多核白细胞。血沉增快。②X线表现：早期见关节肿胀、积液，关节间隙增宽。以后关节间隙变窄，软骨下骨质疏松破坏，晚期有增生和硬化。关节间隙消失，发生纤维性或骨性强直，有时可见骨骺滑脱或病理性关节脱位。③CT、MRI及超声检查：对于早期发现关节腔渗液比X线平片更为敏感。④关节穿刺：关节穿刺和关节液检查是确定诊断和选择治疗方法的重要依据。依病变不同阶段，关节液外观可为浆液性（清亮的）、纤维蛋白性（混浊的）或脓性（黄白色）。镜检可见多量脓细胞。涂片检查可发现大量白细胞、脓细胞和细菌。细菌培养可鉴别菌种以便选择敏感的抗生素。

鉴别诊断　①关节结核：其主要鉴别点为关节结核起病缓慢，常有低热、盗汗和面颊潮红等症状。关节局部肿胀，活动受限，无急性炎症症状。②类风湿关节炎：主要鉴别点为类风湿性关节炎常为多关节发病，关节肿胀，时间较长者，可有关节畸形和功能障碍。类风湿因子试验常为阳性。

治疗　原则是早期诊断，正确治疗，保全生命，尽量保留关节功能。①早期足量全身性使用对致病菌敏感的抗生素。②关节腔内注射抗生素：每天一次关节穿刺，抽出关节液后，注入抗生素。如症状缓解，说明有效，可继续使用。如抽出液性质转变得更为混浊，说明无效，应改为灌洗或切开引流。③关节镜治疗：在关节镜下反复冲洗关节腔，清除病变滑膜，完成后在关节腔内留置敏感抗生素。④关节腔持续性灌洗：适用于表浅大关节，如膝部。在膝关节两侧穿刺，经穿刺套管插入两根硅胶管留置在关节腔内。每天经灌注管滴入抗生素溶液2 000~3 000ml。经培养物细菌生长后可停止灌洗，但引流管需保留数天，如无引流液可吸出，局部症状和体征都已消退，可将管子拔出。⑤关节切开引流：适用于较深的大关节，如髋关节。切开关节囊，放出关节内液体，用大量生理盐水冲洗，去除脓液、纤维块和坏死脱落组织。在关节腔内留置2根管子后缝合切口，做关节腔持续灌洗。⑥恢复期治疗：为防止关节内粘连，尽可能保留关节功能，可做持续性关节被动活动。⑦后遗症治疗：后期病例如有病理性脱位者可行矫形手术，关节强直或畸形可行人工关节置换手术，但须确保关节感染已经痊愈。

（廖威明　康焱）

gǔ yǔ guānjié jiéhé

骨与关节结核（tuberculosis of bone and joint）

结核分枝杆菌侵入骨或关节内而造成一系列病理变化，产生相应临床症状的疾病。骨与关节结核好发于血供差、负重大、活动多、生长旺盛和易遭受慢性劳损的部位，如腰椎、胸椎，尤其是胸腰段以及长骨端等。其次为髋关节和膝关节等。

分类　根据骨与关节结核菌侵犯的组织病理特点，分为渗出期、增殖期和干酪样变性期。根据结核菌侵及的解剖部位的不同，而将骨与关节结核分为骨结核、滑膜结核和关节结核三型。

临床表现　骨与关节结核在任何年龄均可发病，儿童及老人多见，一般男多于女。一般多为单发病灶，也可继发于肺部及其他部位病变，其临床表现多种多样，常与病灶的大小、病灶性质、病变活动程度及机体的反应性等因素有关。常隐匿起病，呈急骤发病的比较少见。很多患者在疾病早期可没有明显临床症状，也可没有特异性的体征。部分患者有症状也比较轻微。在中期和晚期，随着病变逐渐进展，症状就很明显，既有其他部位结核的全身中毒表现，也有其部位性、特征性的临床表现。在关节结核的早期多为偶然的关节疼痛，关节功能障碍多不明显，常被忽视。

而后逐渐加重并转为经常疼痛，活动时疼痛加重，有压痛，疼痛可放射至其他部位，如髋关节结核疼痛常放射至膝关节。因此，患者主诉膝关节疼痛时应注意检查髋关节。因活动时疼痛而有肌痉挛，致使关节的自动和被动活动受限，持久性肌痉挛可引起关节挛缩或变形，患肢因失用而肌肉萎缩，此为疾病的晚期，出现明显的功能障碍，因骨质破坏，或骨骺生长影响，形成关节畸形、病理脱臼或肢体短缩等。位置表浅的病灶，如手、足和肘、腕、膝、踝等处，肿胀可在早期发现，局部压痛也比较明显。位置较深的病灶如髋、肩等处，早期不易看出软组织肿胀，局部压痛也不明显。局部淋巴结偶可增大。随着病情的发展，可在病灶附近或远处看到或触到不红、不热的寒性脓肿。脓肿破溃后形成窦道，经窦道口流出米汤样脓液，脓液中偶可看到干酪样坏死组织和松脆的死骨碎片。如寒性肿胀向肺或肠内穿破，则可咳出或便出米汤样脓液，干酪样的坏死组织或死骨碎片。病灶发生混合感染则全身中毒症状增加，局部肿痛也随之加剧。脊柱结核发生率高，占 30%～45%，居首位，下胸椎及上腰椎多发。儿童椎体中心动脉存在时，中央型居多。成年人则为边缘型，侵及上下椎体，寒性脓肿常呈现椎旁脓肿，如咽部（颈椎）、纵隔（下颈、上胸）、肋角（胸）、股部（腰）。在脊柱结核的患者中，因骨质破坏椎体塌陷，患者可出现僵直、活动受限，严重的可发生角状后凸畸形。若合并寒性脓肿、肉芽组织形成，可使脊髓受压而发生截瘫，出现运动无力、感觉丧失、括约肌功能障碍和反射改变等脊髓受压征

象。但结核性物质压迫引发的截瘫又与急性创伤后的截瘫有所不同，脊髓病变多由柔软的外致压物缓慢压迫所致，故脊髓水肿、缺血、变性的发生较急性创伤晚、症状轻，若能在疾病的早期减压、去除致压物，预后良好，截瘫甚至可以完全恢复。

诊断 实验室检查包括基本的血常规、生化、血清学检查，病理学检查和细菌学检查（分枝杆菌菌培养、菌种鉴定、药敏试验），这些检查对于诊断和评估是必要的。影像学检查包括 X 线、CT、MRI 等，X 线对总体影像、椎间隙变化的显示有明显优势；CT 能明确显示骨骼微小破坏、特殊部位病变、病灶内微小钙化；MRI 能准确显示病灶范围、椎间盘以及脊髓的变化。

治疗 骨关节结核的治疗应以有效的抗结核药物治疗为基础，掌握好手术适应证，选择合理的手术治疗方式，结合营养支持治疗，以期治愈病灶，保存关节功能，减少并发症，降低复发率。

（马远征 李大伟）

jǐzhù jiéhé

脊柱结核（tuberculosis of spine）

大部分脊柱结核继发于肺结核。当机体的抵抗力降低时，结核分枝杆菌通过血液循环向脊柱播散，引起局部和全身症状。脊柱结核病灶发生部位绝大多数为椎体结核（占 99% 以上）。按椎体病灶的原发部位可分为中心型和边缘型两种，以前者为多见。脊柱结核的发病节段以腰椎为最多，胸椎次之，依次为胸腰段、腰骶段及颈椎。

病因及发病机制 结核病的病原菌为结核分枝杆菌，简称结核杆菌。属原核生物界、厚壁菌门、放线菌纲、放线菌目、分枝

杆菌科、分枝杆菌属。结核杆菌群包括结核分枝杆菌、牛结核分枝杆菌、非洲分枝杆菌和田鼠分枝杆菌。人肺结核的致病菌 90% 以上为结核分枝杆菌（标准株 H37Rv），少数为牛结核分枝杆菌和非洲分枝杆菌。另外，一些非结核分枝杆菌也能引起人类疾病。分枝杆菌引起的疾病可侵犯全身各组织器官，但以肺部感染最多见。脊柱结核主要也是由结核分枝杆菌感染引起，土地分枝杆菌和胞内分枝杆菌也能侵犯脊柱，引起脊柱结核。

脊柱结核是一种迟发型超敏反应，由 T 细胞介导。结核杆菌入侵宿主时，一定条件下巨噬细胞将含结核杆菌的吞噬体传递至溶酶体，借助溶酶体的多种酶对其杀伤，一系列机制使吞噬细胞提高自身凋亡水平对病原菌清除，同时通过抗原提呈进一步增强巨噬细胞的功能。而结核杆菌进入巨噬细胞内的吞噬体，同样会激活巨噬细胞内的一系列分子阻止吞噬体与溶酶体的融合，并可以在不同水平上影响免疫细胞的激活。决定感染的最终结果关键是结核杆菌与宿主免疫系统的相互作用，有以下三种结果：结核杆菌被免疫应答杀灭；10% 的宿主在一定时间内发展为活动性结核病；90% 的宿主成为潜伏感染者。影响相互作用的因素有：结核杆菌菌量、细菌毒力、宿主的免疫力、局部解剖以及激素使用不当等。绝大部分脊柱结核是继发性的，肺是最主要的原发病灶，少数经淋巴结、胸膜、结核性脓肿直接蔓延到脊柱所致。原发灶中的结核杆菌通过血或淋巴途径传播，形成大量结核杆菌栓子，栓子随血液循环至全身组织，在正常的机体抵抗力作用下，多数微

小病灶被清除，少数未被清除结核杆菌栓子停留在血流缓慢的微小终末动脉处，局部繁殖形成微小静止病灶。当免疫力下降、过度劳累、营养不良时，静止病灶重新活跃，迅速繁殖使炎症病灶扩大，并引起局部和全身症状。

分型　椎体结核按原发部位可分为中心型与边缘型，椎体中心型结核，多见于儿童，以椎体破坏骨坏死为主，常形成死骨，少数患者死骨吸收后形成空洞，空洞内充满脓液和干酪样物质；椎体边缘型结核以溶骨性破坏为主，死骨较小或无死骨，椎体上、下边缘的结核易侵犯椎间盘。附件结核继发于椎体结核或与椎体结核同时并存，孤立性附件结核少见。

临床表现　包括椎体结核和椎弓结核的临床表现。

椎体结核　各节段椎体结核症状特点。①颈椎结核：颈椎血供丰富、有较多的肌肉覆盖、负重小而较少受到结核杆菌侵犯。因此，在脊柱结核中发病率最小。颈椎结核早期即可出现颈部活动受限，患者因疼痛而出现颈部肌肉痉挛，出现斜颈畸形。头歪向患侧，患者以手托下颌支撑头部。视物时，患者以整个身躯的旋转或弯曲代替颈部活动。为减轻头部对颈椎的压迫，患者会尽量将头前倾，后期可出现颈缩短，生理前凸消失。C_4 以上患者常合并咽后壁脓肿，$C_4 \sim C_7$ 患者常合并食管后壁脓肿，较大的咽后壁脓肿可造成局部压迫症状，如出现吞咽困难和/或睡眠时有鼾声，严重时可出现呼吸困难。咽后壁脓肿向前可穿破咽部，脓液、死骨碎片及干酪样坏死物由口腔吐出或被咽下，巨大的椎旁脓肿可沿椎体前筋膜及斜角肌向下流注至锁骨上窝，下颈椎病变的脓肿颈长肌间隙流动至纵隔内突出于纵隔的一侧或两侧，可被误诊为纵隔肿瘤。若病变压迫颈髓，可引起一系列的颈髓压迫症状，颈椎结核因椎体较小病变物质随着骨质的破坏较易进入椎管。因此，常并发神经功能障碍和截瘫。若颈椎骨质破坏，特别是发生在第一颈椎（寰椎）有脱位与半脱位发生时，颈髓可受压造成高位截瘫，有时可因突然发生延髓压迫而致患者死亡。②胸椎结核：早期疼痛常局限在病变脊椎棘突及其两旁，也可刺激肋间神经引起相应部位的放射痛。当病变累及邻近的交感神经时，还可引起内脏器官功能失调的症状，如心悸、气短、胃痛、腹痛、腹胀等。胸椎结核早期即可累及椎间盘，造成脊柱正常的生理后凸消失，后期由于病变椎体塌陷压缩的楔形变而造成明显的后凸畸形，轻者只是后背局部成角畸形，当病程长，椎体破坏多时，患者可形成后驼背、前鸡胸畸形，这类患者常因胸腔短小，导致心肺功能较差。胸椎脓肿主要以椎旁脓肿为主，凸出于脊柱两侧，通常大小不对称。脓肿可沿肋间或局部向背部蔓延，也可沿肋间血管神经束流向肋间隙远端，形成胸壁脓肿；脓肿破入胸腔可形成脓胸，患者出现高热、胸痛、憋气等急性胸膜炎症状；脓肿向后凸入椎管可造成脊髓压迫症。脊柱结核患者中 10%～30% 并发截瘫，其中胸椎结核占 85%，是胸椎结核最严重的并发症之一。胸椎结核截瘫通常发病比较缓慢，早期可有下肢无力，步态不稳，动作笨拙，皮肤感觉异常。后期行走可呈剪刀步，呈痉挛状态，需拐杖或轮椅辅助生活。患者感觉障碍主要包括皮肤感觉迟钝或有疼痛过分敏感和皮肤瘙痒等神经根刺激症状。晚期甚至可有排尿困难、尿潴留甚至尿闭和尿失禁。③胸腰段结核：患者早期全身症状可不严重，或仅有轻度低热、乏力、食欲减退等全身中毒性表现。患者局部症状可有腰部肌肉痉挛、疼痛，晚期可有腰椎后凸畸形和脓肿及窦道形成。患者早期胸腰部活动劳累或姿势不当时，可出现肌肉反射性痉挛。临床叩诊某些患者患椎棘突或椎旁肌肉时，可出现因肌肉反射性痉挛引起的缰绳征。早期疼痛多表现为隐痛，疼痛多在患病脊椎棘突与椎体两侧，随着病变逐渐加重可出现根性痛和放射性疼痛，疼痛可向腹部或腰骶部放射，常被误诊为胃或肝胆疾病。患者站立与行走时，呈挺胸凸腹的"傲慢步态"，坐位或起立时喜欢先用手扶椅，使重心后移以减轻对病变椎体的压迫，胸腰椎结核患者形成的后凸畸形要比胸椎结核程度小，但腰椎的生理前凸也相应增大。胸腰椎结核脓肿可同时具有胸椎和腰椎结核的特点，脓肿常在椎旁和腰大肌处发生，椎体脓肿可沿膈肌脚下降到 $L_1 \sim L_3$ 前方，体检时可在腰上三角和腰三角、髂窝处触及波动。腰大肌脓肿也可下坠到大腿外侧或臀部。少数胸腰椎结核病变可侵及椎管发生神经功能障碍，出现马尾综合征甚至截瘫。④腰椎结核：患者早期无明显体征，或仅有轻度全身中毒症状。局部可仅有腰部不适。早期疼痛部位多不明确，患者无法说出固定部位，当病变继续发展，疼痛可加重，疼痛部位多固定于病变椎体棘突或椎体两侧，并有压痛与叩击痛。因疼痛引起的肌肉痉挛可导致患者腰部僵硬、弯腰活动受限和跛行等。患者站立或行走时，以手扶髋，呈挺胸凸腹的"傲慢步态"。患者腰部僵直，因疼痛常固定姿势，需转身时，整个躯干一起转动。拾物时，常保持腰背不动，先屈膝屈髋，下蹲伸手拾物，称为拾物试验阳性。腰椎结核较少有广泛的椎旁脓肿，脓液突破骨膜后，汇集在腰大肌鞘内，形成单侧或双侧的腰大肌鞘内脓肿。可在腹部扪及包块，常与腹部肿瘤混淆，腰大肌深层脓肿常出现髋关节不能伸直，或托马斯征阳性，脓肿沿腰大肌流注至股骨小转子处，常形成腹股沟处深部脓肿，临床表现为腹股沟区的压痛或叩痛，穿破腰筋膜后，绕过股骨上端后方，至大腿外侧，最易在股骨大转子处形成脓肿，重者可沿阔筋膜流窜至膝关节附近，引起膝关节功能障碍，应注意与其他疾病鉴别。腰椎患者极少并发截瘫，多为根性压迫或刺激症状，表现为坐骨神经痛，间歇性跛行等症状。⑤腰骶段结核：因腰骶椎体活动度小，病变进程常较缓慢，且部位较深病变通常较隐蔽，患者早期症状多不明显，疼痛与活动障碍出现较晚。有些患者可因窦道形成前来就诊，此时腰骶椎骨质已有明显破坏。腰骶椎结核症状以局部症状为主，表现为：腰骶椎肌肉痉挛、疼痛、活动受限以及脓肿及窦道形成。患者行走可呈一只手支撑髋部，两膝微屈，身体略微前倾，为腰骶部肌肉痉挛所致。腰骶段结核可同时有腰椎脓肿和骶椎脓肿的表现，形成腰大肌、骶前、大腿外侧以及臀部等部位的脓肿。当脓肿压迫神经根时，患者可出现间歇性跛行等症状，当病变蔓延至骶管或压迫第1、第2神经根时，可引起患者括约肌功能失常。

⑥骶椎结核：单纯的骶椎结核较少见，患者初期病变隐蔽，表现为坐骨神经痛，常引起误诊。单纯骶椎结核常形成骶前脓肿，脓肿可沿梨状肌经坐骨大孔至臀部形成脓肿，或经骶管到达骶骨后方或下注到坐骨直肠窝及肛门附近，肛门指诊可触及。

椎弓结核 有三种：①继发于同一水平椎体或肋骨（特别是肋骨小头）的结核病变，因脓肿向侧后方蔓延侵袭椎弓所致。②因结核分枝杆菌栓子经血液传播同时侵犯同一水平椎体和椎弓，引起椎体和椎弓同时发病；临床症状多以椎体症状为主，常掩盖椎体附件局部症状。③与椎体及附近骨无关，结核分枝杆菌经淋巴或血液直接侵入椎弓而未感染椎体，仅引起局限于椎弓的结核病变，即孤立性椎弓结核。椎弓结核临床症状少且轻。因此，病情较隐匿，临床早期症状仅有局部固定性轻微酸痛和压痛，除少数病变侵入椎管者外对脊柱局部活动多无影响，椎体附件结核发生脊髓压迫或截瘫多在胸椎或颈椎，腰椎则多出现神经根症状。体温多为低热，仅少数脓肿较大或瘘管有混合感染者可体温较高。血沉大多正常。因此，椎弓结核早期常被误认为一般性劳损或功能性疼痛而延误了诊断与治疗，直到脓肿出现、瘘管发生甚至出现神经系统症状才被确诊。

诊断 根据病史、症状、体征、实验室检查和影像学表现，典型病例的诊断一般不太困难，但确诊还需要细菌学和病理学检查，非典型性结核在临床表现上可能与许多疾病相类似，而在影像学表现上也非单一形式。国内学者认为早期诊断应抓住以下几点：①门诊检查。对于脊柱中线

或脊柱旁有反复固定性疼痛和压痛者，应考虑到有椎弓结核存在之可能，常规拍片检查，以免漏诊。②椎弓结核的脓肿。大多位于病灶附近脊柱后方，但有少数腰椎横突结核的脓肿除可在脊柱后方形成外，尚可向前侵及附着于横突上的腰大肌，形成腰大肌脓肿和向下流注的髂窝脓肿。

鉴别诊断 脊柱结核需要与多种疾病行鉴别诊断，主要包括以下几种。①脊柱转移瘤：多有原发病灶，既往有其他肿瘤诊治病史；转移瘤椎间盘不受累；脊柱转移瘤则无椎旁脓肿；肿瘤同时累及椎体及附件者多见，比较典型特征为：MRI 的 T1 与 T2 加权像及增强扫描图像均呈现低信号。经皮穿刺活检仍是诊断脊柱转移瘤最重要的诊断依据。②脊柱化脓性骨髓炎：常急性发病，疼痛剧烈，常有高热、白细胞增多，血培养检查常呈阳性，椎体和附件常同时受累，脓肿一般较小，病理穿刺并行细菌学和组织学的检查利于诊断。③强直性脊柱炎：是一种慢性炎性疾病，可发生脊柱畸形和关节强直。可出现椎体病理性骨折呈现类似楔形变椎体，但该病没有全身中毒症状，X 线检查看不到骨破坏和死骨，这与脊柱结核是不同的。④嗜酸性肉芽肿：比较少见，好发于儿童和青年，少有发热等全身症状，多见于胸椎。除椎体外，还可侵袭颅骨、肋骨或长骨干。X 线平片以局部溶骨性破坏改变为主，周围有致密骨反应，椎体均匀性变扁呈线条状，椎间隙完全正常。血液检查嗜酸性粒细胞明显增加，确诊需要依靠病理检查。⑤脊柱退行性疾病：可引起椎间隙高度丢失，终板硬化，椎管狭窄。MRI 检查有时不易与早期不

典型结核区分，但无椎体破坏，无椎旁脓肿形成以及无发热等毒性症状等。

治疗 经确诊的脊柱结核应遵循个体化综合治疗的原则，结核治愈的关键是有效的药物治疗、病灶清除与脊柱稳定性重建。抗结核药物治疗需贯穿整个脊柱结核治疗的过程，手术是重要的治疗措施。当非手术治疗无效或局部并发症严重时，应采取手术治疗，活动型结核术前抗结核治疗一般不低于2~4周，术后应继续抗结核治疗，时间因个体而存在差异，手术治疗过程包括相对彻底的病灶清除、充分的神经减压、坚强的植骨融合及脊柱稳定性重建。就病灶清除而言，病灶多位于椎体及椎间盘，前路手术更利于病灶清除，附件结核则宜从后路病灶清除。内固定技术应用利于脊柱稳定性的重建，脊柱稳定性重建需要坚强植骨或结合内固定。椎体结核是全身结核感染的局部表现，在全身抗结核药物治疗的前提下行局部治疗，包括局部制动、后路植骨融合、前路植骨融合和病灶清除术。附件结核治疗由于椎弓的血供丰富，周围有丰富的肌肉包绕，死骨小，病灶易被吸收，通常采用非手术治疗即可。合并有脓肿、窦道或脊髓、神经根压迫者则需采用手术治疗，根据脓肿和病变的部位，采用不同的切口与手术入路。病灶清除后合并有脊柱不稳者，应同时行脊柱的融合以保持脊柱的稳定性。

并发症 在脊柱结核的患者中，因骨质破坏椎体塌陷，患者可出现僵直、活动受限，严重的可发生角状后凸畸形。若合并寒性脓肿、肉芽组织形成，可使脊髓受压而发生截瘫，出现运动无力、感觉丧失，括约肌功能障碍和反射改变等脊髓受压征象。

预后 结核性物质压迫引发的截瘫又与急性创伤后的截瘫有所不同，脊髓病变多由柔软的外致压物缓慢压迫所致，故脊髓水肿、缺血、变性的发生较急性创伤晚、症状轻，若能在疾病的早期减压、去除致压物，预后良好，截瘫甚至可以完全恢复。

(马远征 李大伟)

jiānguānjié jiéhé

肩关节结核 (tuberculosis of the shoulder joint)

临床上相对少见，只占全身骨关节结核的1.06%，在上肢三大关节中发病率最低。好发于青壮年，20~30岁居多，儿童发病率较低，老年患者有逐渐增多趋势。性别差异不大，多伴有活动性肺结核或有结核病史，少数伴有锁骨上窝、腋窝、腋前淋巴结核。根据结核病灶发生部位的不同，肩关节结核的临床病理过程可以分为单纯滑膜结核、单纯骨结核和全关节结核。

病因及发病机制 肩关节结核是一种继发性结核，常来源于肺部病灶或淋巴结结核，肺部感染后通过血液传播至全身，引起肩关节感染。当机体抵抗力较强时，病菌被控制或消灭；机体抵抗力降低时，可繁殖形成病灶，出现临床症状。肩关节结核以全关节结核最多见。通常起源于肱骨头，偶可由邻近部位结核病灶蔓延而来，如肩峰、大结节、肩胛骨关节盂和肩峰下滑囊结核可侵犯肩关节，关节软骨脱落，关节内充满增生的肉芽组织和干酪样坏死组织，最后全关节被破坏。肩关节由于肌肉丰富，血供良好，脓液通常会被吸收。但当关节周围形成脓肿时，脓液可沿肱二、三头肌腱沟流注到上臂内外侧甚至肘部，腋前、腋后方和腋窝内，破溃形成窦道。由于三角肌和冈上肌、冈下肌的失用性萎缩，上肢长期下垂，肱骨头可向下半脱位或脱位。单纯骨结核局部症状不明显，主要表现为肩关节周围肌肉萎缩，肩关节疼痛，活动受限和骨质疏松，故称为干性骨疡。单纯滑膜结核比较少见，早期表现为滑膜肿胀、充血、渗液增多，滑膜失去正常光泽，关节液变成混浊或浅黄色。晚期表现为滑膜肥厚，表面粗糙，有纤维素附着，结核样肉芽组织生长，深层有干酪样坏死和脓性病灶形成。儿童肱骨上端骨骺被结核病灶破坏，将影响肱骨的生长，患肢可明显缩短。

临床表现 ①全身症状：表现为午后低热、乏力、食欲减退、体重减轻、盗汗等。全关节结核或合并其他部位结核，患者全身症状明显，但是滑膜结核和骨结核患者较少出现。②局部症状：a. 疼痛和压痛。疼痛是最早出现的症状。单纯滑膜结核和单纯骨结核表现为慢性酸痛或局部隐痛，休息时减轻，劳累后加重，与天气变化无关，常被忽视或被误诊。滑膜结核和骨结核进展为全关节结核时，疼痛加重。全关节结核早期，由于炎性渗出液增加，关节腔内压力升高，疼痛严重。当脓液穿破关节囊，向周围软组织间隙内流注时，关节内压力下降，疼痛又减轻。并发窦道易发生混合感染，局部肿胀明显，疼痛再次加重。全关节结核晚期，关节呈纤维性强直，疼痛缓解或消失。单纯骨结核为局部压痛，滑膜型结核和全关节结核在患肩的前方、后方或腋窝有压痛。b. 局部肿胀。由于肌肉丰富、脓性渗出易被吸收，因而肿胀不明显。少数患者可在关节盂肱关节的前方、后方或肩峰下发现软组织肿胀，但当脓肿形成较大或窦道并发混合感染时，肿胀明显。c. 功能障碍。单纯骨结核很少会造成骨关节运动障碍或只有轻度受限，易被肩胛胸廓之间的活动代偿所掩盖，而全关节结核则运动障碍明显，外展和外旋受限明显，前屈及后伸均受限。晚期可出现关节僵直。d. 脓肿或窦道。全关节结核晚期可在肩关节前方、后方、三角肌附着处或上臂形成窦道。e. 畸形。晚期患者三角肌和冈上肌、冈下肌明显萎缩，肩关节半脱位，可出现方肩畸形。

诊断 综合结核病史、临床表现、实验室及影像学检查进行诊断。早期肩关节结核常无全身症状和体征，X线无特征性表现，诊断较为困难，可行 CT 和 MRI 辅助检查，确诊常需通过细菌培养或病理检查。晚期肩关节结核诊断一般无困难。

鉴别诊断 需要与多种疾病行鉴别诊断，主要包括以下几种。①肩关节周围炎：好发于 50 岁左右患者，起病缓慢，被动活动受限，X线表现正常或为轻度骨质疏松。②沙尔科（Charcot）关节病：又称神经性关节病，多继发于脊髓空洞症。受累关节明显肿胀，但疼痛不明显，主要为活动受限，触摸关节时有如一袋装满碎骨的袋子的感觉。穿刺液为血性。感觉和腱反射减退或消失。X线可表现为关节大量游离体及关节畸形。③类风湿性关节炎：单独侵犯肩关节少见，常伴有小关节病变，组织活检可以明确诊断。④化脓性关节炎：局部红、肿、热、痛明显，白细胞增多。⑤肩袖损伤：通常都有外伤史，表现为上臂外侧疼痛，尤其在外展 60°~120° 时明显，肩关节运动受限，没有骨质破坏及脓肿。

治疗 包括非手术治疗和手术治疗。

非手术治疗 肩部肌肉丰富，血液循环好，部分病例经非手术治疗可以治愈。①药物治疗：坚持早期、规律、全程、适量、联用的用药原则，使用抗结核药物时应注意副作用。结核耐药菌株的增加，单一用抗结核药物并长期应用更易致耐药菌株产生。因此，在用药过程中应密切观察疗效选择合理用药。合理的联合用药，可使较小剂量既达到有效血浓度，并且毒性低、不良反应少。一般全身抗结核药的使用时间为 1~2 年。②关节穿刺：在 B 超引导下，关节腔内穿刺抽液并注射抗结核药物。局部注射用药可单纯用异烟肼或异烟肼与链霉素合用。局部用药后关节痛加重的可加用利多卡因或停用链霉素，因链霉素的局部刺激性较大。③关节制动：病情轻者，可以用三角巾或颈腕吊带；严重者采用外展支架或肩人字石膏固定肩关节于外展 40°，前屈 30°，外旋 25° 的功能位。在制动过程中需注意避免肘、腕关节的僵直。

手术治疗 在联合药物治疗的同时，选择手术治疗有利于患肩功能恢复。①单纯滑膜结核：采用关节镜下滑膜切除术，清理病变滑膜以减少或清除局部感染病灶，并同时进行活检病理，术后局部制动，通过牵引或石膏制动可达到休息和防止畸形的发生。关节镜切除病变滑膜具有创伤小，视野清晰，能够彻底切除病变组织等优点。②单纯骨结核：诊断明确后，如无手术禁忌证，应早期手术治疗，彻底清除病灶，防

止病变的蔓延。手术依据病变的部位采取不同的手术入路，在清除病灶时应注意避免将关节囊切开。术后用外展支架固定患肢或用三角巾悬吊 3~4 周。肱骨大结节和肱骨头结核采取围绕肩峰外端及前方的横切口，因病变尚未侵入盂肱关节，故手术过程中如误将关节囊切开，应及时缝合，以免病变侵入关节内；肩胛骨关节盂结核取肩胛部后方的倒 L 形切口。③早期全关节结核：可在关节镜下进行病灶清除。手术治疗不仅有利于治愈病变，而且有利于关节功能的恢复。破坏严重或者无法开展关节镜手术时，亦可采用病灶清除术。肩关节病灶清除术一般采用前方入路，很少采用后方和上方入路。采取前方入路肩关节病灶清除时，应注意保护头静脉。肩关节血供丰富，手术过程中出血较多，有混合感染的出血更多些，必要时术中可适量输血。术后用绷带将上臂及前臂固定在胸壁上，以免发生再脱位。术后 2 周改用三角巾悬吊。3 周后开始功能训练。④晚期全关节结核：晚期全关节结核已较少采取肩关节融合术，其适用于体力劳动者、右侧（右利手）和青年患者。肩关节融合后，要求上肢既能外展到 90°，又能靠拢胸壁，否则可认为手术失败。外展角度过大，则可妨碍上肢向胸壁靠拢，使肩胛骨翘起过多，造成翼状畸形和前锯肌劳损。在彻底清除病灶的前提下，将肩关节融合在外展 30°~60°、前屈 20°~30°、外旋 25° 的功能位，融合后由于肩锁、胸锁和肩胸关节的代偿，患者仍可将上肢外展、前屈 90°，进行日常生活和工作。术后肩人字石膏固定 3~4 个月。肱骨头切除术适用于非体力劳动者、

左侧或老年体弱的晚期全关节结核患者，儿童肱骨上端骨骺板尚未闭合，切除后可使上臂明显短缩，应视为禁忌证。陈旧性肩关节结核病灶虽已吸收，但关节固定于内收位者，可做肱骨头下外展截骨术，改善肩关节的外展功能。对于 12 岁以下的患儿，因恐手术时损伤骨骺，影响日后发育，应尽量采用非手术治疗，包括抗结核药、抗生素的应用和功能位石膏固定。希望通过长期非手术疗法使病变逐渐吸收治愈，并使盂肱关节在功能位发生纤维性或者骨性强直。

随着对关节功能和生活质量要求的提高，晚期关节强直、畸形可行人工关节置换。用于治疗活动性肩关节结核，还处于探讨中。对髋膝关节活动性结核尝试进行一期人工关节置换，短期（2~3 年）随访结果满意，这为肩关节结核治疗提供了新思路，但肩关节不同于髋膝等负重关节，肩周软组织稳定性作用可能更大，对于肱骨头严重破坏的活动期关节结核进行一期人工肱骨头置换，应该是可行的，但对于关节盂结构严重缺损的活动期关节结核进行一期全肩或反式全肩关节置换，估计风险较高，应谨慎考虑。

(马远征 李大伟)

肘关节结核

zhǒuguānjié jiéhé

肘关节结核（tuberculosis of the elbow joint） 居于上肢骨关节结核发病率之首，占全身骨关节结核的 5.63%。患者多为青壮年，儿童少见。男女及左右侧大致相等，常伴有其他脏器的结核，常继发于肺部结核。可以分为三大类型：单纯性滑膜结核、单纯性骨结核和全关节结核。

病因及发病机制 肘关节结核以全关节结核最为常见。通常由单纯滑膜结核和单纯骨结核发展而来，结核肉芽组织由滑膜的附着部和骨结核病灶向软骨下方扩散，逐步破坏软骨下骨板，最后使关节软骨面游离，侵犯全肘，形成全肘关节结核，常伴有脓肿与窦道，多位于肘关节后方的尺骨鹰嘴附近，有时并发混合感染，严重者发生病理性关节脱位或强直于功能位，同时前臂的旋转功能也会受限。单纯骨结核根据病灶所在的解剖部位不同，分为松质骨结核、皮质骨结核和干骺部结核。单纯骨结核多见于尺骨鹰嘴，其次为肱骨内髁、肱骨外髁，偶见于桡骨，肘关节部位松质骨较多，故中心型骨结核较边缘型多见，常伴有死骨形成。单纯滑膜结核较少见。

临床表现 ①全身中毒症状：其全身症状取决于是否合并肺和胸膜结核，单纯肘关节的全身表现轻微。表现为午后低热、乏力、食欲减退、不同程度的贫血、体重减轻、盗汗等。②局部症状：a. 疼痛和压痛：单纯性骨结核疼痛和压痛多限于骨结核相应部位；单纯性滑膜结核表现为轻度疼痛和深压痛；全关节结核疼痛和压痛明显。b. 局部肿胀：单纯性骨结核肿胀部位常在病灶局部；单纯滑膜结核由于滑膜受到刺激，产生渗出物，肘关节肿胀，主要发生在肘关节后方，当肿胀加重时，前方肘窝也可饱满或突出，肿胀部位无红肿和皮温增高；全关节结核肿胀呈弥漫性加重，由于肘关节两侧肌肉萎缩而表现为梭形肿胀，肿胀严重时可压迫肘关节部位的淋巴管，使淋巴管回流受阻，局部皮肤显得光亮而苍白。c. 功能障碍：单纯性骨结核和单纯性滑膜结核关节活动受限不明显；全关节结核出现保护性

肌痉挛，使肘关节伸屈活动减少，患者夜间睡眠时肌肉松弛，失去了防御性痉挛，一旦出现较大活动度的动作时，可出现突发的剧烈肘关节疼痛，儿童患者会出现"夜啼"。当病变波及上尺桡关节时，可出现前臂旋转活动受限。d. 脓肿或窦道：局部有脓肿形成的可触及波动感，鹰嘴病变的脓肿常出现于鹰嘴附近，肱骨外髁病变可延伸至肌间隙向下流注。脓肿破溃形成窦道，初期窦道是一个，发生混合感染可以变成数个；全关节结核结核，关节内脓肿穿破关节囊时，可形成软组织内冷脓肿，脓肿沿前臂间隙进入前臂，形成远隔部位的脓肿或者穿破皮肤形成窦道；单纯性滑膜结核通常不形成窦道，如果有也形成于肘后方。少数患者的肘上滑车淋巴结和腋窝淋巴结肿大、化脓，甚至溃破。e. 畸形：全关节结核晚期患者病情趋于静止时，易出现纤维性屈曲强直，骨质破坏严重患者易出现关节脱位或半脱位畸形。

诊断 骨结核和全关节结核的诊断比较容易，单纯滑膜结核的诊断经常很困难，细菌学检查常为阴性，需要结合临床表现、辅助检查和结核病史等综合做出诊断。

鉴别诊断 需要与多种疾病行鉴别诊断，主要包括以下几种。①慢性化脓性骨关节和骨髓炎：该病与肘关节结核鉴别较困难，鉴别主要依据细菌学和病理学检查。②类风湿性关节炎：女性多见。多发性、对称性，常有小关节受累，无脓肿形成，类风湿性因子阳性。③骨关节炎：好发于老年人和过度使用肘关节的特种工作人员。通常无全身症状，无明显肿胀，不形成窦道和脓肿，

多发性骨病，常对称发病，关节内和关节边缘有骨赘和游离体。④沙尔科关节病：常继发于脊髓空洞症后，其特点是肘关节无痛性肿胀，病变加重后仍不发生疼痛，关节变得松弛，关节内有血性液体，常可发现患肢感觉障碍和腱反射消失。X 线提示肘关节关节面有破坏和多发性骨质吸收改变，关节内和边缘可见小新生骨。

治疗　包括非手术治疗和手术治疗。

非手术治疗　①药物治疗：在休息、营养的配合下坚持抗结核药物治疗。②关节穿刺：关节内穿刺抽吸脓液，同时注射异烟肼 100mg 或链霉素 0.5g，从鹰嘴和肱骨外髁及桡骨头之间进针。③关节制动：局部制动方面一般患者可用三角巾将患肢悬吊，肘关节肿胀、疼痛较重的可以用石膏托间断固定，每天将石膏托取下 1～2 次，将患肘适当活动后再绑上。

手术治疗　在联合药物治疗的同时，选择手术治疗有利于患肩功能恢复。①单纯滑膜结核：大多数单纯滑膜结核都可经非手术治疗治愈，包括全身抗结核药物应用、休息及患肘功能位制动，必要时可做关节穿刺注射抗结核药物。局部可用三角巾固定患肘于屈肘 90°旋转中立位。肿胀和疼痛明显者，用石膏托做间断固定。每日取下石膏托 1～2 次将患肢进行适当活动后再用石膏托固定。经过治疗如病变逐渐吸收而痊愈，并能保留接近正常的关节功能。如经过上述治疗无效，可考虑行关节镜下滑膜切除术。在没有手术条件的情况下也可采用切开滑膜切除术。肘关节滑膜切除术可采用后方途径或外侧入路。后者

较常用，除切除滑膜外，也用作病灶清除和肘关节切除。该途径的优点是显露较充分；缺点是必须游离尺神经，切断肱三头肌腱，对关节的稳定性破坏较大。外侧途径的优点是无须游离尺神经，无须切断肱三头肌腱，对关节稳定性破坏较小，缺点是显露不够充分。术后用石膏托固定肘关节于 90°位，2 周拆线，改用三角巾悬吊。3 周后开始功能锻炼。②单纯骨结核：没有明显死骨的中心型和边缘型结核，尚无侵入关节趋势的可先采用非手术治疗。如治疗不见好转或反有加重者，应及时采用手术疗法。对于有明显死骨或病变有侵入关节趋势的都应及时进行病灶清除。根据病灶所在的不同位置，采用不同的手术切口，但手术中应注意保护肘关节附近的尺神经、桡神经及正中神经等。术后患肘用石膏固定于屈曲 90°位。3 周后拆除石膏，进行患肘功能锻炼。③早期全关节结核：病变如仍在进展，只要没有手术禁忌证，都应及时行病灶切除术。采用后方途径，也可用外侧途径。彻底切除病变的滑膜组织，清除结核性肉芽肿组织及死骨，再将骨病灶刮除干净，对破坏的软骨应切除到正常骨质。肱骨外髁小头及尺骨鹰嘴关节面破坏者，可以切除；只要滑车关节面及冠状突鹰嘴部分关节面完好，即可保存该关节。术后处理同滑膜切除术。④晚期全关节结核：根据患者的职业不同，采用不同的手术方法。对于必须参加体力劳动的患者，可采用关节融合术。反之则可考虑关节成形术，对于 12 岁以下的患者，不考虑关节成形术，因为过多损伤骨骺，将影响上肢骨骼发育。

（马远征　李大伟）

wànguānjié jiéhé

腕关节结核（tuberculosis of the wrist joint）　腕关节结核发病率仅次于肘关节结核，占全身骨关节结核的 3.09%，多见于青壮年，儿童由于未骨化的软骨不易被结核杆菌感染，故发病率比较低。男女发病率相近。腕关节结核可以分为三大类型：单纯性滑膜结核、单纯性骨结核和全关节结核。

病因及发病机制　在腕关节结核中，单纯滑膜结核和单纯骨结核都比较少见。由于腕关节滑膜组织较少，故滑膜结核少见。单纯性骨结核比较低是因为腕骨和掌骨基底的体积都很小，骨量不多，病变常很快侵入邻近关节而变为全关节结核，只有桡、尺骨下端的体积较大，可见到单纯骨结核。病变通常起源于腕部骨骼，最常见的部位为桡骨下端、头状骨和钩骨。病变常很快蔓延而形成全关节结核。病变易向屈肌腱鞘蔓延、脓肿窦道和死骨也常见。腕关节结构复杂，近端为桡、尺骨下端和三角软骨，中间为 8 块腕骨，远端为掌骨基底。腕骨的特点是关节面多，血供差，腕关节周围没有肌肉覆盖，只有许多肌腱、神经纤维和血管通过，故腕关节肿胀易被发现。脓肿易溃破形成窦道。此外，脓肿偶尔穿破腱鞘，引起继发性腱鞘结核。腕关节滑膜较少，而骨松质成分较多，因此，在腕关节结核中，应以单纯骨结核或来自骨结核的全关节结核占多数。病变分为中心型和边缘型，并具有各型的特点。这些特点在桡、尺骨下端比较容易见到，在腕骨和掌骨基底，因体积很小，中心型和边缘型不易区别，常很快地发展为全关节结核。在构成腕关节的诸骨中，

以桡骨下端、头状骨和钩骨的发病率最高，大多角骨、小多角骨次之，三角骨和掌骨基底最少。豌豆骨结核极为少见。病变晚期，逐渐发生前臂旋前、腕下垂和尺偏畸形，关节也逐渐强直。桡、尺骨下端骨骺板在桡、尺骨的发育中占很重要的地位。因此，如儿童的桡骨下端骨骺板被结核破坏，以后桡骨将缩短，产生腕关节桡偏畸形。

临床表现 ①全身症状：表现为午后低热、倦怠、食欲减退、体重减轻、夜间盗汗等，少数患者可无全身症状。②局部症状：a. 疼痛和压痛：单纯的滑膜结核和骨结核疼痛较轻，骨结核疼痛位置为病变部位；全关节结核疼痛明显。单纯骨结核局部压痛，单纯滑膜结核和全关节结核疼痛部位广泛。b. 肿胀：腕关节周围组织少，肿胀明显，常发生于背侧。手指因活动减少，静脉回流受阻，常有轻度水肿。c. 功能障碍：全关节结核常关节破坏严重，如桡尺关节破坏，前臂旋转功能受限；腕关节破坏严重者，如累及肌腱，因手指长期不敢活动，手指僵硬；如伸屈指肌腱被破坏，或发生粘连，则手指功能明显受限。单纯的骨结核和滑膜结核功能障碍比较轻。d. 脓肿或窦道：腕关节比较表浅，脓肿通常比较明显，可位于背侧和掌侧，有波动感，破溃后形成窦道，如发生混合感染后窦道可变为数个，窦道闭合形成瘢痕。e. 畸形：常见前臂旋前、掌屈和腕关节桡偏尺偏畸形。

诊断 骨结核和全关节结核的诊断比较容易，单纯滑膜结核的诊断经常很困难，细菌学检查常为阴性，需要结合临床表现、辅助检查和结核病史等综合做出诊断。

鉴别诊断 需要与多种疾病行鉴别诊断，主要包括以下几种。①类风湿性关节炎：多关节受累，好发于 40 岁左右的女性。类风湿因子阳性，关节液不混浊、无脓性分泌物、无窦道形成。单发的不易鉴别，确诊须靠病理和细菌学检查。②月骨坏死：多见于青壮年男性，患者常为体力劳动者。主诉腕关节慢性肿痛，多有外伤史。X 线平片初期可见月骨相对致密，晚期月骨变扁，边缘不整齐。患者血沉不快，其他腕骨正常。③布罗迪（Brodie）骨脓肿：桡骨远端偶可见到布罗迪骨脓肿。X 线平片可见到桡骨远端有局限性溶骨性破坏，一般无死骨，骨壁稍硬化。常不易与中心型骨结核相鉴别。须靠手术探查、细菌培养和病理检查。④腱鞘结核：受累腱鞘呈葫芦形肿胀，手指功能受限，手指活动时疼痛明显。鉴别要点是 X 线片阴性、肿胀与压痛只限手腕或手掌的一侧。⑤腕部肿瘤：桡骨远端是原发骨肿瘤的好发部位，中心型骨结核的空洞形成时，应与骨巨细胞瘤的溶骨性破坏及反应性致密空洞壁表现的网织细胞肉瘤鉴别。

治疗 包括非手术治疗和手术治疗。

非手术治疗 对于没有明显死骨的单纯骨结核、滑膜结核或不适合手术治疗的老弱者都可采用非手术疗法。①药物治疗：在坚持药物治疗的同时需要注意适当休息，增加营养，必要时予以支持治疗，纠正贫血。②关节穿刺：腕关节脓肿比较表浅，根据 MRI 表现穿刺比较容易定位，抽取脓液后，可以在关节腔内注射抗结核药物。③关节制动：用石膏托和支具等固定腕关节于背伸 30° 位，使腕关节在功能位强直。

手术治疗 在联合药物治疗的同时，控制血沉平稳或有下降趋势时，开展手术治疗。①单纯滑膜结核：早期全关节结核可在关节镜下进行病灶清除。手术治疗不仅能很快治愈病变，而且有利于关节功能的恢复。术后可保留关节腔持续抗结核药物冲洗。②单纯骨结核：无明显死骨的可采用非手术疗法进行治疗。若非手术疗法无效，或有明显死骨的都应及时手术清除病灶。按病变部位采用不同的切口显露。a. 单纯桡骨下端结核：可在桡骨下端背侧做直切口。切开伸肌支持带，由伸拇长、短肌间隙进入，桡侧伸腕长、短肌腱可向桡侧或尺侧牵开，即可显露桡骨下端背侧。注意勿损伤桡神经的皮支。b. 尺骨下端结核：可在尺骨下端背侧做直切口。在尺侧伸腕肌腱外侧切开滑膜，就可显露尺骨下端，避免损伤尺神经的皮支。c. 腕骨结核：可通过腕背侧入路的手术方法，显露腕关节背侧。打开关节囊后，将破坏较重的腕骨刮除。术中注意定位，必要时可在手术台上拍 X 线平片定位，以免误将邻近比较健康的腕骨切除。d. 掌骨基底结核：可在病灶的背侧做小直切口，显露病灶后加以清除。注意勿损伤手指皮神经和伸指肌腱，病灶清除后可用短石膏托将患处固定 3~4 周，以后去托练习活动。术后可继续用抗结核药 3~6 个月。③早期全关节结核：早期全关节结核可通过腕背侧或掌侧入路显露腕关节，将滑膜及病骨清除，术后处理同上。④晚期全关节结核：可采取腕骨切除术，通过腕背侧入路显露腕关节，再根据腕骨破坏程度切除一排或两排腕骨，必要时可同时切除桡尺骨下端和掌骨基底。切除后所造成的缺损，可填充自体骨。术后将患手用短石膏固定于功能位，待局部纤维粘连形成后开始功能练习。病变已稳定，关节已发生骨性或纤维性强直，但有明显手下垂及尺偏畸形的，可做腕骨切除术，或通过桡骨下端背侧切口做桡骨下端楔形截骨术。术后用石膏托固定约6周。

（马远征　李大伟）

kuānguānjié jiéhé

髋关节结核（tuberculosis of the hip joint）

髋关节结核是临床常见的病变，发病率仅次于脊柱结核、膝关节结核，在骨与关节结核中居第三位。患者多为儿童和青壮年。髋关节结核多数为单侧发病，随着耐药结核的泛滥，也有个别双侧同时发病，或者髋关节合并膝关节、踝关节等多关节结核，下腰段或骶髂关节结核合并同侧髋关节发病者并不少见。可以分为三大类型：单纯性滑膜结核、单纯性骨结核和全关节结核。

病因及发病机制　髋关节结核是一种继发性结核病。常继发于肺结核、结核性胸膜炎、淋巴结核或其他原发结核病，经血循环或淋巴传播。髋臼周围的髂骨结核、股骨大转子结核侵犯髋关节，或骶髂关节结核或下腰段脊柱结核流注性脓肿侵犯髋关节，均可导致髋关节结核。髋关节是由髋臼和股骨头构成的全身最大的杵臼关节，结构稳定灵活，是全身位置最深的关节，其体表投影在相当于腹股沟韧带中1/3下方2cm处，股骨头位置在股动脉稍外侧，髋臼缘与腹股沟韧带大致平行，行髋关节穿刺时可以此为定位标志。髋关节结核中，单纯滑膜结核和单纯骨结核均少见。由于髋关节位置较深，症状不明显，患者就诊时，大多表现为全髋关节结核。髋关节结核的早期诊断困难，尤其是儿童患者。全髋关节结核可根据结核病变对关节软骨破坏程度不同分为早期和晚期。由于髋关节下方关节囊较薄弱，脓液多向下积聚，部分脓肿可穿破关节囊向后汇集在臀部、大腿上外侧或向下沿内收肌流注，甚至可以流注到膝上部位，脓肿也可向内侧越过耻骨或突破髋臼内壁侵犯盆腔，形成盆腔脓肿并可沿耻骨肌向下流注。脓肿溃破后形成窦道，多数窦道在臀部、大腿上外侧或大腿内侧。髋关节内表现为圆韧带的滑膜水肿、充血、肥厚，晚期圆韧带可破坏消失。髋臼、股骨头或关节囊破坏严重者，股骨头可发生脱位，或向上方移位。由于脓肿及炎性刺激，髋关节结核周围的肌肉可严重挛缩，髋关节僵直，下肢可屈曲内收畸形。晚期关节可发生纤维性或骨性强直，髋关节常固定在屈曲、内收和外旋位。儿童可发生单纯滑膜结核，病变沿软骨周围侵犯股骨头及髋臼骨质形成全髋关节结核，常发生关节脱位或半脱位，侵犯骨骺将对以后骨骺的生长发育有一定的影响。

临床表现　①症状：该病多见于儿童和青壮年。部分患者有低热、盗汗、乏力、疲倦、食欲减退、消瘦、贫血、血沉增快。儿童有夜啼表现。多数髋关节结核患者起病缓慢，全身结核中毒症状不显著。小儿可出现髋部不适、行走困难及跛行。最初的症状是髋部轻痛，休息减轻。疼痛是髋关节结核最早出现的症状。部分患者不诉髋部疼痛，而较多地反映膝关节内侧疼痛，这是因为髋关节和膝关节都是同一闭孔神经支配，尤其是儿童患者，这也是容易误诊的原因之一，所以当患儿诉说膝痛时，应注意检查同侧髋关节以免漏诊。成年人髋关节结核疼痛常十分剧烈，日夜不能平卧，患肢多屈髋屈膝位以缓解疼痛，跛行明显。②体征：髋关节周围肌肉丰富，轻微肿胀不易被察觉。检查时可让患者仰卧，两下肢伸直并拢，仔细观察两侧股骨三角，病侧有时可见轻度隆起，局部有压痛。除股骨三角外，大转子、大腿根、大腿外上方和膝关节均应仔细检查是否有肿胀。多数患者腹股沟下方可触及寒性脓肿。早期病变多以伸髋和内旋受限较多。早期髋畸形，托马斯（Thomas）征阳性。晚期髋关节结核，合并有病理性脱位的则大转子升高，患肢短缩，且在屈曲、内收位。

诊断　单纯滑膜结核诊断困难，应根据结核接触史、发病史、症状、体征、影像及实验室检查综合做出诊断，必要时可进行关节穿刺行关节液检查及组织活检，或关节镜检查和取材病理检查，有时可进行试验性抗结核治疗。影像学表现典型的成年人全髋关节结核诊断相对容易。

鉴别诊断　需要与多种疾病行鉴别诊断，主要包括以下几种。①化脓性关节炎：较少见。一般为急性发病，患者高热、寒战，患部剧痛，局部可见红、肿、热，白细胞及中性粒细胞增多，X线平片表现以骨质硬化为主，或同时有骨质破坏与硬化，MRI表现为髋关节及周围广泛水肿。对慢性低毒性化脓性感染，或已用抗生素而尚未控制的化脓性关节炎有时不易与关节结核鉴别，需做穿刺、脓液细菌培养或滑膜活检等方法鉴别。②类风湿关节炎：多数双侧发病，有其他关节发病病史。X 线平片所见和髋关节滑膜结核类似，即关节肿胀，局部骨质疏松。晚期类风湿性关节炎也可有软骨或软骨下骨破坏，关节间隙狭窄，但多数骨质破坏较轻，没有明显脓肿，也很少发生关节脱位。晨僵、小关节受累是主要鉴别点。③儿童股骨头坏死：又称莱格－佩尔特斯病（Legg-Perthes disease），多见于 3～9 岁儿童，男性多于女性。检查患儿一般情况良好，体温正常，血沉不快。患髋活动有轻度或中度受限，局部无肿胀。X 线平片可见股骨头骨骺致密、变扁，关节间隙增宽，股骨头与髋臼底之间的距离增加（两侧对比），以后股骨头骨骺呈碎裂状，股骨颈增宽，骺板近端有囊性变，随着时间病情的发展，股骨头出现变形，有时可发生半脱位。但一般没有脓肿形成，髋臼破坏很少发生。④成年股骨头坏死：多见于长期大量饮酒，或使用激素，外伤性髋关节脱位或股骨颈骨折之后。根据不同分期有不同 X 线表现，晚期有股骨头塌陷，MRI 表现为股骨头内骨坏死及股骨上端骨髓水肿，诊断相对容易，当出现关节内积液时，需与关节结核相鉴别，股骨头坏死一般没有明显髋臼骨质破坏，有长期饮酒、使用激素或者髋部创伤病史，血沉、C 反应蛋白多正常，无结核中毒症状。⑤骨关节炎：患者多为老年人，可见于一侧或双侧。临床上患髋疼痛，活动受限，但血沉不快。X 线平片示髋臼及股骨头明显增生，边缘硬化，关节间隙狭窄，髋臼内或股骨头内常有囊性变，但一般没有骨质明显破坏及脓肿形成。⑥暂时性滑膜炎：

多见于 8 岁以下的儿童，髋部或膝内侧疼痛，跛行。髋关节活动受限，髋前方稍饱满，很少有全身症状。行皮牵引同时给非甾体类抗炎药，休息限制活动等治疗，3～4 周后即愈。

治疗 包括非手术治疗和手术治疗。

非手术治疗 ①支持疗法：为增强患者全身抵抗力，改善营养不良，可增加高蛋白，高维生素饮食，少量多次输新鲜血以纠正贫血。②全身抗结核药物的应用：根据初治或复发病例选择合适的化疗方案，可根据关节取材或窦道取材进行的结核杆菌分型、培养、药敏试验进行个体化的抗结核治疗。有窦道形成者同时加用抗生素治疗，早期可使用广谱抗生素，根据窦道分泌物的细菌鉴定培养和药物敏感试验结果选择敏感抗生素治疗，但是，多数结核窦道的细菌培养结果是阴性的。③局部抗结核药物的应用：关节内注射每周 1 次，儿童给予链霉素每次 0.5g，异烟肼 100mg，成年人注射用药量加倍，每次给予链霉素 1.0g，异烟肼 200mg。因髋关节穿刺比较困难，故该法在临床较少使用。④局部制动：儿童患者除抗结核药外，可同时做皮肤牵引，牵引重量 1～3kg，对不能配合的儿童可用单髋人字石膏固定患肢四周，然后再锻炼患髋。某些滑膜结核发展很快。因此，在采用非手术方法治疗过程中，必须密切注意病情发展。经过 1～3 个月的上述治疗，如病情不见好转，或反而有所发展，则应及时采取手术治疗，以免由单纯滑膜结核发展为早期或晚期全关节结核。为了便于及时观察病情，一般不用石膏裤固定，但应使患者卧床或休息。

手术治疗 结核是一种感染性疾病，抗结核药物治疗是患者治愈的根本，手术的目的为清除干酪样坏死物质、脓液、死骨及炎性硬化骨等无血供的影响药物进入的坏死组织，使药物能够到达病灶，使感染治愈。结核病灶手术的时机非常能够重要，未经过系统抗结核治疗或抗结核治疗效果差，如结核耐药，可导致切口不愈合，形成医源性的窦道。因此，术前应有效化疗 2～4 周，并全身支持治疗，纠正贫血，全身结核中毒症状减轻，血沉 < 60mm/h 或呈下降趋势，血红蛋白 >100g/L。如果血沉居高不下或呈上升趋势，低热、盗汗等全身中毒症状改善不明显，抗结核治疗无效，应怀疑结核耐药，术前或术中取标本进行结核分枝杆菌培养、药敏实验和耐药基因检测，根据检测结果尽早制订个性化治疗方案，并谨慎选择手术时机和手术方案。对于合并巨大脓肿者术前可穿刺引流，以减轻症状，改善化疗效果。①滑膜切除术：经非手术治疗无明显好转或进行性加重，或诊断困难的单纯滑膜结核，可进行关节镜检及镜下滑膜切除活检术。②单纯骨结核治疗：对于骨病灶范围小又无明确死骨形成的患者可以采取非手术治疗。如果有明确死骨形成、脓肿较大或有窦道形成，应考虑手术治疗。对髋臼前缘结核、股骨头结核或股骨颈结核，可采用前方途径手术。髋臼后缘结核可采用后方途径手术。由于病变未侵入关节内故手术时不可将关节囊切开，若误切，应立即缝合。手术清除脓肿和骨病灶后，如骨病灶范围小，可不必植骨；若范围较大，无混合感染，可自同侧髂骨取松质骨，进行植骨。术后卧床3~4周，开始下地活动。对植骨者，术后卧床时间长至2~3个月，待植骨愈合后才能下地活动。③早期全关节结核治疗：为了挽救关节功能，对病变尚在活动期的早期全关节结核患者，如无手术禁忌证，应及时进行病灶清除术。对尚无明显脓肿，或脓肿位于髋关节前方者，可采用前方途径，若脓肿位于髋关节后方，可采用后方途径。为达到彻底清除病灶，手术中可将股骨头脱位，以彻底清除关节前方和后方的病灶。病灶清除范围包括：a. 清除寒性脓肿。b. 切除全部肥厚水肿的滑膜组织。c. 切除残留的圆韧带。d. 刮除一切骨病灶。e. 切除游离坏死的软骨面，直至正常的骨质。手术能否成功，关键在于病灶清除是否彻底，切勿遗漏隐匿的病灶或脓肿，否则病变很快复发；并发展为晚期全关节结核，使关节功能完全丧失。术后可行下肢皮牵引，或髋人字石膏固定或支具固定4~6周。病变稳定后关节功能锻炼。④晚期全关节结核治疗：晚期全髋关节结核有两种情况，一是活动期全髋关节结核，病灶活动，有脓肿、死骨、窦道等，治疗目的主要是结核病灶清除；二是静止期全髋关节结核，患者遗留关节疼痛、畸形或关节强直，治疗的目的主要是畸形矫正和关节功能重建。

（马远征 李大伟）

xīguānjié jiéhé
膝关节结核（tuberculosis of the knee joint） 膝关节结核临床十分常见。发病率仅次于脊柱结核，占全身骨关节结核的第二位。其发病率高，可能与膝关节有丰富的骨松质及较多的滑膜有关。儿童和青少年患者多见，无明显性别差异，单侧发病居多。可以分为三大类型：单纯性滑膜结核、单纯性骨结核和全关节结核。

病因及发病机制 膝关节结核是一种继发性结核病，常继发于肺结核、结核性胸膜炎、淋巴结核或其他原发结核病，经血液循环传播，可表现为滑膜结核、膝关节周围松质骨结核和全膝关节结核。开放性损伤直接感染结核者少见。

临床表现 ①全身表现：起病缓慢，有低热、盗汗、乏力、疲倦、食欲减退、消瘦、贫血、血沉增快。儿童有夜啼表现。②局部表现：膝关节位置表浅，因此肿胀和积液十分明显。检查时发现膝眼饱满，髌上囊肿大，浮髌试验阳性，关节活动受限，早期膝关节穿刺可获得比较清亮的液体，随着病程进展，抽出液逐渐变浑，有纤维素混杂在内，最终变为脓性，至后期形成寒性脓肿，脓肿破溃可见窦道形成。较晚期的膝关节结核，滑膜可以显著肿胀和增厚。关节持续的积液和失用性肌萎缩，使膝部呈梭形肿胀。由于疼痛、膝关节半屈曲状，日久即发生屈曲挛缩。或因韧带的毁损而产生病理性脱位。病变静止或愈合后成为纤维性强直；儿童结核骨骺损伤后骨生长受到抑制，可造成两下肢不等长。

诊断 应结合结核接触史、结核病史、临床症状、实验室及影像学检查综合做出诊断。全关节结核多数诊断相对容易，单纯滑膜结核早期诊断则比较困难，有时需要进行关节镜检、关节滑膜病理检查或腹股沟淋巴结活检等，甚至有时病理检查也难以给出明确诊断，需要综合结核接触史、结核病史、临床症状、实验室及影像学检查，并除外类风湿、强直性脊柱炎等其他诊断，必要时进行诊断性治疗，综合做出诊断。

鉴别诊断 需要与多种疾病行鉴别诊断，主要包括以下几种。①类风湿性关节炎单关节型：多见于肘、腕、指关节，关节肿胀，软组织增厚，疼痛不甚明显。较早出现骨质疏松、关节间隙变窄甚或虫蚀样破坏。关节穿刺为透明液。类风湿因子常阳性。②风湿性关节炎：a. 起病一般急骤，有咽痛、发热和白细胞增多。b. 以四肢大关节受累多见，为游走性关节肿痛，关节症状消失后无永久性损害。c. 常同时发生心脏炎。d. 血清抗链球菌溶血素O、抗链球菌激酶及抗透明质酸酶均为阳性，而RF阴性。e. 水杨酸制剂疗效常迅速而显著。③化脓性关节炎：关节穿刺和关节液检查是确定诊断的重要依据。依病变不同阶段，关节液可为浆液性、黏稠混浊或脓性，白细胞若超过$5×10^9$/L，中性粒细胞占90%，即使涂片未找到细菌，或穿刺液培养为阴性，也应高度怀疑化脓性关节炎。④色素绒毛结节性滑膜炎：色素绒毛结节性滑膜炎的软组织肿胀呈密度较高的结节状，且以关节腔内为主，无骨质疏松，骨缺损边缘硬化，关节间隙保持正常，关节镜检病理可鉴别。⑤滑膜肉瘤：有软组织肿块，钙化、骨质破坏，但滑膜肉瘤发展快、病程短、剧痛、骨质破坏呈溶解性，无硬化边缘。⑥沙尔科（Charcot）关节病：早期都出现关节肿胀、积液、无痛等，但多数有外伤史，关节畸形较严重。X线所见新骨形成，骨端瓦解，关节面破坏，关节脱位等骨关节损害与临床症状极不相符。还有一些好发于膝关节附近的肿瘤，如骨巨细胞瘤、骨肉瘤、纤维肉瘤、网织细胞肉瘤、尤因肉瘤等相鉴别。

治疗 包括非手术治疗和手术治疗。

非手术治疗 早期滑膜结核抗结核治疗有效，单纯骨端结核脓肿不大，无明显死骨形成，无窦道形成，可考虑非手术治疗。①支持疗法：为增强患者全身抵抗力，改善营养不良，可增加高蛋白，高维生素饮食，少量多次输新鲜血以纠正贫血。②全身抗结核药物的应用：根据初治或复发病例选择合适的化疗方案（见骨与关节结核），可根据关节取材或窦道取材进行的结核杆菌分型、培养、药敏试验进行个体化的抗结核治疗。有窦道形成者同时加用抗生素治疗，早期可使用广谱抗生素，根据窦道分泌物的细菌鉴定培养和药物敏感试验结果选择敏感抗生素治疗，但是，多数结核窦道的细菌培养结果是阴性的。③局部制动：早期膝关节滑膜结核或骨端结核可行皮牵引或石膏制动。④局部抗结核药物的应用：在髌上囊内或外侧，也可在髌股关节间隙处穿刺，抽出结核性渗液，注入无菌生理盐水，反复几次，待抽出的生理盐水清亮后，再注入异烟肼。链霉素也可行关节内注射。但因此药对关节刺激性大，一般少用。如若用时，可加入利多卡因共同注入关节腔内。异烟肼和链霉素亦可合用。

手术治疗 结核是一种感染性疾病，抗结核药物治疗是患者治愈的根本，手术的目的为清除干酪样坏死物质、脓液、死骨及炎性硬化骨等无血供的影响药物进入的坏死组织，使药物能够到达病灶，使感染治愈。结核病灶手术的时机非常能够重要，未经过系统抗结核治疗或抗结核治疗效果差，如结核耐药，可导致切

口不愈合，形成医源性的窦道，因此，术前应有效化疗 2~4 周，并全身支持治疗，纠正贫血，全身结核中毒症状减轻，血沉 < 60mm/h 或呈下降趋势，血红蛋白>100g/L。如果血沉居高不下或呈上升趋势，低热、盗汗等全身中毒症状改善不明显，抗结核治疗无效，应怀疑结核耐药，术前或术中取标本进行结核分枝杆菌培养、药敏实验和耐药基因检测，根据检测结果尽早制订个性化治疗方案，并谨慎选择手术时机和手术方案。对于合并巨大脓肿者术前可穿刺引流，以减轻症状，改善化疗效果。①单纯滑膜结核：滑膜结核关节肿胀严重、滑膜增生明显，或诊断不明确，可行关节镜检、滑膜清除术，病变组织行病理检查，术后膝关节制动。②单纯骨端结核：骨端结核如脓肿较大、死骨或窦道形成，应积极手术清除病灶，对于病灶即将破溃到关节，为挽救关节，应尽早手术治疗。手术方式可选择病灶清除及植骨，如果抗结核治疗有效，病灶内植骨是安全的，植骨材料可选用自体髂骨、异体松质骨、人工骨等或混合使用，通常将链霉素、异烟肼等抗结核药物与植骨材料混合植入病灶，提高局部抗结核药物浓度，带缓释药物的人工骨正处于探索阶段。对于缺损较大的病灶，或者关节面需要支撑，应考虑结构植骨，可取大块自体髂骨块植入。③全关节结核：病变发展，局部有脓肿、窦道或混合感染。非手术疗法无效应及时进行病灶清除，挽救关节功能。根据病变范围及技术能力，可进行切开手术或关节镜下病灶清除术，对于软骨广泛破坏的全关节结核，术后关节功能多预后不好，术后处理目前还

有争议。传统的治疗方法是一期病灶清除、关节加压融合于功能位，认为关节融合有利于结核治愈，并未考虑后期关节功能重建问题。但关节融合后给患者生活带来很大不便，一些大型医疗单位已经逐渐较少使用。多数学者主张分期治疗，一期进行彻底关节病灶清理术，术后支具或石膏固定制动 6~8 周后功能锻炼，结核静止后进行关节置换改善关节功能。由于这种治疗方案治疗周期长，患者较为痛苦，后期关节功能重建手术较为困难，关节功能较差，并且随着对结核病和结核杆菌的基础和临床研究的逐渐深入，发现结核杆菌对内植物的黏附力较普通细菌差，形成的蛋白膜较薄，特别是随着脊柱结核治疗发展，对在病灶内放置内植物或植骨安全性有越来越肯定的认识，有部分学者或医疗单位尝试对活动期关节结核进行一期病灶清除关节重建术，多数获得了较好的近期和中期临床效果。

(马远征 李大伟)

huáiguānjié jiéhé

踝关节结核 （tuberculosis of the ankle joint） 占全身骨关节结核的 3.04%，在下肢三大关节中发病率最低，约为髋关节的 1/3 和膝关节的 1/4，但比腕关节的病例数稍多，患者多为青壮年和 10 岁以下儿童。可以分为：单纯性滑膜结核、单纯性骨结核和全关节结核三种类型。

病因及发病机制 结核易侵犯滑膜组织，故踝关节结核仍以滑膜结核比较多见，且易转变为全关节结核。在踝关节骨结核中以距骨结核最易转变为全关节结核，其次是胫骨下端结核。因为胫骨下端及内、外踝结核固然有侵入关节而发展为全关节结核的

可能，但如病变向外发展也可在皮下形成脓肿或穿破皮肤形成窦道而使关节免于受累。距骨体因身居踝穴之内，距骨病变向外发展必然向关节内穿破，故距骨结核发展为全关节结核的可能性更大。因此，对于容易引起全关节结核的距骨和胫骨下端结核应及时手术治疗，以免病变累及关节。与骨结核相反，滑膜结核若拖延不治，迟早都要转变为全关节结核。由于踝关节周围软组织覆盖少，结核脓肿极易穿破皮肤形成窦道。脓肿或窦道的位置常与病变部位及病理类型有关。全关节结核的脓肿或窦道可发生在踝关节周围的任何部位，而以前方及外侧最多，窦道可为多个。内外踝病变的脓肿或窦道多发生在骨病灶的附近。窦道及混合感染长期存在可使局部皮肤萎缩、瘢痕及色素沉着。踝关节病变较久者患足常下垂、内翻，仰趾畸形比较少见。患儿胫腓骨下端骨骺遭受破坏后可引起生长障碍或发育畸形，未遭受破坏的骨骺可因炎症刺激而加速生长。

临床表现 发病缓慢，常有踝关节扭伤史。主诉多为局部肿胀、疼痛和跛行。单纯骨结核初起时症状不明显，患者常不知有病，直到扭伤后才引起注意。滑膜型结核早期就有疼痛，开始时也不严重，休息则轻，劳累则重。以后病变进展，关节内积液增多，压力加大，疼痛也随之增加。单纯骨结核转变为全关节结核时疼痛多骤增。但当关节囊被穿破，脓汁外溢，关节内压力减少时疼痛反而减轻。该病的晚期，当关节已呈纤维性或骨性强直时疼痛甚至完全消失。①单纯骨结核只在病灶局部有压痛：内踝结核压痛在内踝附近，外踝病变压痛在外踝附近，距骨病变因深居踝穴内，外面不易试出压痛。单纯滑膜结核或全关节结核则关节周围都有压痛。②肿胀的分布情况常和压痛范围一致：单纯骨型结核肿胀多限于骨病灶附近；滑膜结核和全关节结核肿胀可见于踝关节周围。正常踝关节在内、外踝的前方、下方和跟腱两侧都有轻度凹陷。随关节肿胀的增加、此等凹陷处变为饱满，以后则膨出。肿胀明显的足背和小腿下部也随之肿胀。关节功能限制主要表现在背屈、跖屈方面，内、外翻受限一般不明显。如距下关节同时受累，则内、外翻运动明显减少或消失。跛行多与疼痛及畸形程度成正比，疼痛剧烈、畸形严重的跛行也显著，有的患者须扶拐走路，甚至卧床不起。

诊断 单纯骨结核和全关节结核病例，在诊断上困难不大，但单纯滑膜结核的诊断，经常很困难，细菌学检查多阴性，有时活检也难以确诊，需结合症状、体征、辅助检查及其他并发结核如肺结核病史等做出诊断。如早期有腘窝或腹股沟淋巴结肿大，做淋巴结活检对诊断可能有帮助。

鉴别诊断 需要与多种疾病行鉴别诊断，主要包括以下几种。①踝关节扭伤：早期踝关节结核患者平素并无症状，扭伤后出现肿胀、疼痛才引起注意。这样的病例容易误诊为踝关节扭伤而长期得不到正确的治疗。结核病史、X线平片、免疫学、基因扩增等检查，必要时滑膜切取活检或关节液结核菌培养能帮助鉴别。②类风湿性关节炎：周围型类风湿性关节炎常同时侵犯许多关节，游走性疼痛、多关节交替发病、小关节受累、晨僵等，单发于踝关节者少见，发生于15岁以下的儿童更少见。因此，儿童单发踝关节滑膜炎属于结核性的不少。结核接触史或身体他处结核病灶，尤其是同侧腘窝或股三角淋巴结结核的发现（虽然不多见）对诊断的帮助很大。青壮年单发踝关节类风湿性关节炎不易与滑膜结核鉴别的可做滑膜切取活检或细菌学检查。③色素绒毛结节性滑膜炎：绒毛型关节肿胀明显，穿刺可得咖啡色或血性液体，关节活动受限不明显，血沉多不快。结节型关节肿胀不明显，活动受限不明显，可触到大小不等基底稍可移动的硬结。X线平片可见关节囊肿胀或结节阴影。晚期关节边缘可见局限性骨质破坏，间隙狭窄，或有轻度增生。④化脓性关节炎和骨髓炎：急性化脓性关节炎和骨髓炎不易误诊为该病。急性炎病消退后，有可能误诊为合并感染的踝关节结核。至于慢性局限性骨脓肿［布罗迪（Brodie）脓肿］则不易与中心型骨结核鉴别，需靠病理学或细菌学检查。⑤大骨节病：主要发生于黑、吉、辽、陕、晋等省，多分布于山区和半山区，平原少见。可能因该地区的饮水中缺乏硫酸根所引起。主要侵犯骨骺未闭的儿童，引起全身骨骺发育障碍，以致肢体短缩、关节粗大、踝关节为好发部位。临床上踝关节呈骨性粗大，偶有滑膜肿胀和积液。X线平片可见明显骨关节炎改变，距骨体的滑车关节面多凹凸不平，有时可见游离体。跟骨结节长轴短缩和掌指骨短缩是该病特点。患者幼年生长的地区和手指粗短可以帮助诊断。

治疗 ①单纯滑膜结核：在单纯滑膜结核的早期，可先采用营养、休息、局部制动，可自关节前方胫前肌和踇长伸肌腱之间做局部注射抗结核药物。若非手术治疗无效，或滑膜已明显肥厚的应行滑膜切除术治疗，在手术方式的选择上，多主张关节镜下行关节滑膜清理术，术后用小腿石膏托固定3周，后进行功能锻炼。关节镜技术的日趋成熟，已经可以在清除病灶的同时最大限度保护关节功能，术后关节腔可置管，用异烟肼、链霉素等抗结核药物持续冲洗，7~10天。②单纯骨结核：距离关节较远且无明显死骨的单纯骨结核可适当地采用非手术疗法，一部分病例经过治疗后可逐渐治愈。经用非手术治疗方法无效，或局部有明显死骨或病灶有侵犯关节可能的都应及时采用病灶清除疗法。病灶清除后，如骨缺损较大，且无混合感染可植骨填充。可选用自体骨、异体骨或人工骨材料，可混合使用上述材料，有时可用人工骨粒混合异烟肼、链霉素等药物局部使用。③早期全关节结核：早期活动性全关节结核如无手术禁忌应及时做病灶清除，抢救关节功能。来自滑膜结核的早期全关节结核，可于关节镜下先切除水肿肥厚的滑膜，再刮除所有隐匿的骨病灶。应彻底刮除软骨关节面边缘的肉芽和被破坏的软骨面。术后处理同滑膜清除术。而来自骨结核的全关节结核，如滑膜病变在早期，可先清除骨病灶，再镜下切除关节滑膜，术后处理和滑膜切除术相同。④晚期全关节结核：对于病变仍属活动的晚期全关节结核，可采用切开或结合关节镜技术进行病灶清除术，术后根据结核杆菌药敏试验、结核杆菌耐药基因检测等进行针对性的个体化化疗。对15岁以上的患者可同时做踝关节融合，将踝关节融合于90°~95°位。对于晚期全关节结核复发病例，应及时调整抗结核治疗方案，加入二线抗结核药物，择期进行病灶清理和关节融合术，术后根据结核杆菌药敏试验及耐药基因检测等进行针对性的个体化化疗。

（马远征 李大伟）

chánggǔgàn jiéhé

长骨干结核（tuberculosis of long bone shaft） 较少见。其发病顺序为股骨、胫骨、桡尺骨干、肱骨干和腓骨干。10岁以下的儿童最多，且常为多发。30岁以上的则很少见。

病因及发病机制 骨干结核的病理变化以增生为主，溶骨性破坏次之，死骨形成少见。除胫骨外，其他长骨干的周围都有丰富的肌肉包围。因此，脓肿不易被发现，脓肿容易被吸收，窦道形成比较少见。病变离骨骺板和关节都较远，故对骨的生长影响不大，对关节功能也无明显影响。若骨干病变向骨端发展，可穿破骺板和关节软骨面而进入关节，造成关节结核。由于骨干结核以骨膜性新骨增生为主，一般不易发生病理性骨折。

临床表现 在儿童，病变多波及几个长骨干，常并发肺结核或其他骨结核。患者有明显的全身症状。单发病例的全身症状不明显，局部症状也轻微。早期，局部疼痛和肿胀都不明显，但有局部压痛。仔细触诊可发现骨干变粗。脓液流到软组织内，形成寒性脓肿，但很少有窦道形成。当病变向骨端发展可穿透至关节，引起全关节结核。

诊断与鉴别诊断 结合结核病史、临床表现、实验室及影像学检查进行诊断。需要与多种疾病行鉴别诊断，主要包括以下几种。①化脓性骨髓炎：急性化脓性骨髓炎发病急骤，全身和局部症状剧烈，X线平片骨干大部分破坏，骨膜新骨不整齐，常有大块死骨，比较容易鉴别。慢性化脓性骨髓炎常不易与骨干结核鉴别，须靠手术探查、病理学和细菌学检查的协助。②尤因肉瘤：患者多为儿童或青年，好发于长骨骨干。X线平片可见溶骨性破坏和骨膜新骨形成，有时新骨呈洋葱皮样。软组织肿胀较大。不易鉴别的可做针吸或切取活检。③嗜酸性肉芽肿：多见于儿童或青年，单发或多发。X线平片见病部骨皮质消失，髓腔破坏，病灶周围有很厚的骨膜新骨包围。血内嗜酸性粒细胞可能增加，确诊须靠切取活检。④梅毒性骨膜炎和骨软骨炎：该病在中国已很少见，边疆地区偶能见到。常见于6个月以内的婴儿，其父母有性病史。该病亦为多发，骨膜新骨明显，干骺端有破坏区。除骨病变外患儿常具备其他先天性梅毒的特征如肝脾大、鼻炎、湿疣等。⑤坏血病：多见于营养不良的婴儿或儿童。X线平片可见长骨干骨膜下血肿钙化，钙化边缘光滑整齐。患儿有出血倾向。

治疗 儿童长骨骨干结核多数不需要手术治疗，预后多较好，成年人长骨干结核如果没有穿透关节，仍可考虑非手术治疗。局部有明显死骨或经非手术疗法无效者，可采用手术病灶清除。穿透或即将穿透关节者，应尽早手术以挽救关节。未严重危害骨干强度的髓腔骨缺损可不用植骨处理，术后髓腔可置管抗结核药物持续冲洗，对于侵及骨端的结核，特别是负重关节，应进行植骨填充，防止关节塌陷，植骨材料及方法同上，术中可放置负压引流管，术后持续负压吸引。术后可根据骨干及关节稳定性决定是否需要外固定。

(马远征 李大伟)

duǎngǔgàn jiéhé

短骨干结核 (tuberculosis of short bone shaft)

手足短骨骨干结核并不常见，但较长骨干结核多见。患者多为 10 岁以下儿童，成年人和老年人少见，病变也常多发。

病因及发病机制 与一般坚质骨结核相同，短骨骨干结核也以增生为主，溶骨性破坏次之。其病理变化不同于长骨骨干结核，表现为：①骨气臌，即骨皮质膨胀变薄，骨髓腔因溶骨性破坏而扩大。②死骨形成较多，可能因为骨体细小，病变容易将骨干血供全部破坏。③由于骨干细小，病变波及骨髓或骨端，以及侵入邻近关节的可能性要比长骨骨干大得多。短骨的发病率高于长骨的原因可能是：①短骨干周围肌肉较少，缺乏肌肉的保护作用。②短骨干位于肢体的远端，营养血管较细，血流速度缓慢，细菌栓子容易在局部滞留而发病。在手骨结核中，掌骨结核比指骨结核多见。在掌骨中，又以第 1～3 掌骨最多。在足骨结核中，第 1 跖骨和踇趾骨的发病率远超过其他 4 趾，约等于其他 4 趾的总和。手足骨结核的脓肿溃破，形成窦道较常见，因为骨外的软组织覆盖较少。

临床表现 不合并其他结核的病例，一般没有明显的全身症状。早期局部症状也轻微，晚期病变部位肿胀，病骨显著增粗，局部皮温升高，有压痛。肿胀易破溃，形成瘘管。局部淋巴结偶见肿胀或溃破。

诊断与鉴别诊断 结合结核病史、临床表现、实验室及影像学检查进行诊断。需要与多种疾病行鉴别诊断，主要包括以下几种。①化脓性骨髓炎：血源性手足短骨骨髓炎比较少见，常见于手足外伤或软组织感染之后。这些骨髓炎常具有明显的外伤史或软组织感染史，不难鉴别。②内生软骨瘤：内生软骨瘤好发于短管状骨，而且常是多发的。局部软组织没有炎症反应，有时可触到结节状软骨样硬的肿物。X 线平片见局部有溶骨性破坏，常有局限性膨出，一般没有骨膜反应。合并软组织血管瘤的称为马富奇综合征 (Maffucci syndrome)，在 X 线平片上血管瘤内常见静脉石。③纤维异样增殖症：短骨的纤维异样增殖症也为多发，受累骨常按顺序排列。如受累者为 2～3 指，则此 2 指的指骨和掌骨都可能有同样病变。X 线平片上见病骨髓腔变大，皮质变薄，但软组织不肿。④痛风：多见于 40 岁以上，较为肥胖的患者。病变多发生在拇指或踇趾附近。症状为发作性疼痛，发作时局部皮肤红、肿。X 线平片除软组织肿胀外尚可见短管状骨的骨端有溶骨性破坏，关节间隙多狭窄，一般没有骨膜反应。血尿酸常高于 $500\mu mol/L$。耳壳、鹰嘴等处有时可触到大小不等，略发白色的痛风石。⑤疲劳骨折：常见于 2～3 跖骨骨干，多发生在长途走路之后。局部呈结节状骨样硬结，但软组织不肿。X 线平片可见受累跖骨有局限性骨膜新骨增生，有时可见骨折线。⑥跖骨头骨软骨炎：又称弗莱伯格 (Freiberg) 病。患者多为 20 岁左右的青年女性，第 2 跖趾关节处肿痛。X 线平片早期可见第 2 跖骨头致密、扁平，以后可见跖骨头和近节跖骨基底均有增生现象。⑦指骨骨骺坏死症：又称梯曼 (Thiemann) 病。常见于儿童的第 2、第 3、第 4 指近指间关节，常为对称性。受累关节呈慢性、梭形肿胀。X 线平片可见中节指骨基底碎裂，以后可加见增生性改变。

治疗 由于短骨骨干结核的自愈力强，一般都可采用非手术疗法。包括局部注射和石膏托间断固定。局部注射每周 1 次，每次注射异烟肼 100mg，儿童减半，3 个月为一个疗程。多数病例经两个疗程后可治愈。非手术疗法无效，或有明显死骨的，也可采用手术治疗，清除骨病灶及死骨。术后用石膏托做短期固定。

(马远征 李大伟)

jīròu jiéhé

肌肉结核 (tuberculosis of the muscle)

很常见。如继发于脊柱结核的腰大肌脓肿，继发于骶髂关节结核的臀肌脓肿，继发于肩关节结核的三角肌脓肿等。这些继发性病变的症状、体征和治疗都以骨病灶为主，肌肉结核不是主要的。下面所述的都属于血源性感染。血源性肌肉结核极少见，全身任何肌肉都会被累及，可侵犯前斜角肌、股四头肌、臀大肌、半腱肌、骶棘肌、股直肌、股外侧肌、腓肠肌等，但以股四头肌和腓肠肌为多见。可单发或多发，一般多为单发，约为 70%，在一块肌肉内，也可见只有一处或多处病灶；多发性肌肉受累较少，占 30%，个别的患者可有 10 余块肌肉同时受累，甚至全身多数肌肉受累。

(马远征 李大伟)

jiànqiào jiéhé

腱鞘结核 (tuberculosis of tenosynovitis)

可分为继发于邻近骨关节病变和血源性两类，以前者为多见。如肩关节结核可蔓延到节间沟，引起肱二头肌长头腱鞘结核，甚至可破坏肱二头肌长头肌腱；腕关节结核也可穿破邻近腱鞘而引起腱鞘结核。血源性腱鞘结核也属少见，该病多见于成年人。血源性腱鞘结核多发于腕部，其次为手指，足部较少。

（马远征 李大伟）

huánáng jiéhé

滑囊结核 （tuberculosis of bursite）

有血源性和继发性两种。血源性结核除大转子滑囊外，其他滑囊很少发病。继发性滑囊结核较少见。血源性滑囊结核的症状主要是局部疼痛、肿胀。肿块边界多较清楚，常有波动感和轻度压痛。继发性滑囊结核的症状和体征都以骨关节病变为主，因此常被误认为寒性脓肿而被忽视。穿刺液的细菌学检查和活组织检查可明确诊断。确诊后，可采用全身及局部应用抗结核药物治疗，并可手术切除病变的滑囊。

（马远征 李大伟）

fēi huànóngxìng guānjiéyán

非化脓性关节炎 （nonseptic arthritis）

退行性病变、代谢性疾病、出血性疾病及免疫性疾病等诸多非感染因素导致关节破坏及功能丧失的关节炎疾病的统称。常见的有类风湿关节炎、骨关节炎、血友病性关节炎、强直性脊柱炎及痛风性关节炎等。由于该类疾病有时会合并关节局部红、肿、热、痛等表现，临床上需要与化脓性关节炎进行仔细的鉴别诊断。

（裴福兴）

lèifēngshī guānjiéyán

类风湿关节炎 （rheumatoid arthritis，RA）

以外周关节非特异性、对称性炎症为特征的全身慢性、自身免疫性疾病。关节滑膜慢性炎性增生形成血管翳，侵犯关节软骨、软骨下骨、韧带和肌腱等，造成关节软骨、骨和关节囊的破坏，最终导致关节畸形和功能丧失，部分患者合并不同程度全身表现。中国 RA 的患病率为 0.3%~0.4%，各年龄组人群均可发病，其中 25~50 岁为该病的好发年龄，且女性发病率较男性高 2~3 倍。病情和病程有个体差异，从短暂、轻微的小关节炎到急剧进行性多关节炎。受累关节以近指间关节、掌指关节、腕、肘、肩、膝和足趾关节为多见，髋关节受累较少见。常表现为多关节对称性、持续性肿痛，晨僵达 1 小时以上，出现 RA 典型的手关节畸形。重症患者关节呈纤维性或骨性强直，并因关节周围肌肉萎缩、痉挛失去关节功能，导致生活不能自理。除关节症状外，还可出现关节外或内脏损坏，如类风湿结节、心、肺、肾、周围神经及眼等病变。

病因及发病机制 该病是一种由抗原驱动、T 细胞介导及遗传等多因素相关的自身免疫疾病。与病毒感染、遗传因素、内分泌因素以及环境因素有关。易感基因参与、感染因子及自身免疫反应介导的免疫损伤和修复是类风湿关节炎发病及病情演变的基础。抗原多肽通过抗原提呈细胞激活 T 细胞，导致其他免疫细胞的活化、免疫球蛋白、致炎性细胞因子以及氧自由基等炎性介质产生增多，进而引起血管炎、滑膜增生、软骨及骨破坏等类风湿关节炎的特征性病理变化。

临床表现 80% 的发病年龄为 20~45 岁。女性多于男性。RA 发病一般较为隐匿，先出现乏力，食欲减退，体重减轻，全身肌肉痛，低热和手足麻木、刺痛等全身症状，进行性多关节受累。但也可急性发病，同时累及多关节。病变持续发展，有不规则发热，显著贫血、脉率增快和情绪低落。受累关节最敏感的体征是关节肿胀与压痛，多数活动性炎症关节最终出现滑膜增厚。典型病例手小关节（尤其是近指间关节和掌指关节）、腕、足、肘及踝关节呈对称性受累，但首发症状可以出现在任何关节。关节畸形可迅速发展，最终可出现严重的屈曲挛缩，功能完全丧失。主要症状和体征包括：①关节疼痛和肿胀：关节疼痛是最先出现的症状，开始可为酸痛，随着关节肿胀逐步明显，疼痛也趋于严重，伴有关节局部积液、皮温增高。症状反复发作后，患肢肌肉萎缩，关节呈梭形肿胀。关节压痛程度常与病变严重程度有关。患者常主诉开始活动关节时疼痛加重，活动一段时间后疼痛及活动障碍即明显好转。关节痛与气候、气压及温度变化有关联。②晨僵：清晨起床后出现关节僵硬或全身发紧感，持续时间较长，多超过 30 分钟，活动一段时间后症状缓解或消失。与其他关节病的晨僵现象的区别在于类风湿的晨僵是典型而持久的。③多关节受累：以近指间关节受累最常见，其次是掌指关节、跖趾关节、腕关节、膝关节、肘关节、踝关节、肩关节及髋关节等，最后是关节活动受限，强直和畸形。常见的畸形是手指纽扣眼畸形，其次是鹅颈状畸形，即手指近指间关节过伸，远指间关节屈曲，掌指关节向尺侧半脱位。腕、肘、膝、髋等关节强直与屈曲位。颈椎常受累，C_1~C_2 半脱位可引起脊髓压迫症状。病变关节附近肌肉萎缩，肌力减退。④骨质疏松：在该病患者相当常见，并且随着病情严重程度、病程延长而更加明显，可能与成骨细胞功能降低、溶骨作用增加和钙吸收减少有关。⑤关节外表现：皮肤菲薄是常见临床表现，有 10% ~ 30% 患者在肘、腕或者踝部等骨突出部位发生皮下结节，即类风湿结节（图 1），该体征出现相对较晚，但是对诊断有帮助；其次还可表现为肌腱及腱鞘、滑囊炎症，严重者可导致肌腱断裂、粘连，以及局部骨质侵蚀破坏；少部分可表现为内脏结节、引起小腿部溃疡和多发性神经炎及血管炎、胸膜或心包积液，少数伴有淋巴结和脾大，可有发热，但通常为低热。

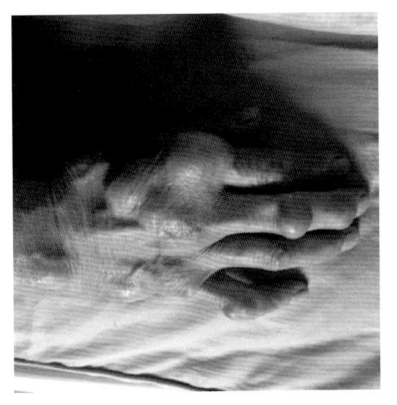

图 1　类风湿结节

诊断　该病诊断主要依据病史及临床表现。结合血清学及影像学检查，诊断一般不难。国际上仍然采用美国类风湿病学会于 1987 年修订的 RA 分类标准（表 1）。符合 7 项条件中至少 4 项可诊断为类风湿关节炎。上述标准的敏感性达 94%，特异性 89%。但是对早期、不典型及非活动性类风湿关节炎患者容易漏诊。

辅助检查包括炎性标志物 C 反应蛋白、血沉，并且与病情活动指数相关，是反映病情的重要指标。此外自身抗体检测也有

助于诊断，如类风湿因子（阳性率 60% ~ 78%，特异性 86%）、抗环状瓜氨酸抗体（阳性率 47% ~ 82%，特异性 96%）、SA 抗体（阳性率 34% ~ 45%，特异性 98%）、抗 II 型胶原抗体（阳性率 30% ~ 63%，特异性 94%）。关节滑液检测多呈炎性特点，白细胞总数可达 10×10^9/L，早期类风湿关节炎患者，滑液内单核细胞为主，补体 C3 多下降，C3a 和 C5a 则可升高，滑液内可检出类风湿因子、抗 II 型胶原抗体等。影像学检查主要为 X 线平片，早期表现为关节周围的骨质疏松，近指间关节的梭形肿胀、关节面模糊或毛糙，晚期出现关节间隙变窄甚至消失，由炎症及失用而致普遍性骨质疏松。

鉴别诊断　①骨关节炎：该病为退行性疾病，发病年龄较大，通常大于 40 岁，并且主要累及髋、膝以及脊柱等负重关节，少部分患者可累及手部关节，但多以远指间关节为主，并且可出现赫伯登（Heberden）结节，临床表现为活动时关节疼痛加重，休息后减轻，可伴有关节肿胀、积液，但没有晨僵现象。实验室检查方面骨关节炎通常 C 反应蛋白、血沉等炎性指标正常，类风湿因子（RF）阴性，X 线平片表现为关节间隙变窄，软骨下骨硬化，

关节边缘骨赘形成。②银屑病关节炎：主要累及远指间关节、关节受累呈非对称性和破坏性，骨质疏松不明显，RF 阴性，并且常有银屑病皮肤损害表现。但是在缺乏特征性皮肤损害时，鉴别诊断比较困难。③痛风性关节炎：部分慢性痛风患者临床表现可以符合 RA 的诊断标准，但是痛风性关节炎多见于中老年男性，既往常有痛风反复发作病史，好发部位为第 1 跖趾关节或跗关节，也可侵犯膝、踝、肘、腕及手关节，急性发作时通常血尿酸水平增高，位于关节周围的皮下典型的痛风石结节是鉴别诊断的重要参考。滑液偏振光显微镜检查可在滑液中观察到典型的针状或杆状阴性双折光尿酸盐结晶。④反应性关节炎或莱特尔综合征（Reiter syndrome）：出现关节炎症状前 2 ~ 4 周通常有尿道炎或腹泻病史，关节受累特征为骶髂关节和下肢大关节的不对称性受累，伴有结膜炎、虹膜炎无痛性口腔溃疡，部分莱特尔综合征患者还可有旋涡状龟头炎或溢脓性皮肤角化病。⑤强直性脊柱炎：该病好发于青年男性，主要累及脊柱，以腰背痛及活动受限为主，早期部分患者可出现外周关节受累，但多为下肢关节，呈非对称性，缺乏皮下结节，并且 RF 多为阴性，而

表 1　美国类风湿学会 1987 年修订的类风湿关节炎分类标准

1. 晨僵。持续至少持续 1 小时（≥6 周）
2. 至少 3 个关节区的关节炎。关节肿痛涉及双侧近指间关节、掌指关节、腕关节、肘关节、膝关节、踝关节及跖趾关节共 14 个关节区中至少 3 个，且同时周围软组织肿胀或积液（≥6 周）
3. 手关节炎。关节肿痛累及腕关节、掌指关节或远指间关节炎（≥6 周）
4. 对称性关节炎。同时出现左、右侧的对称性关节炎（近指间关节、掌指关节及跖趾关节不要求完全对称）（≥6 周）
5. 皮下结节
6. 类风湿因子阳性。正常人群中的阳性率<5%
7. 手和腕关节 X 线平片显示受累关节骨侵蚀或骨质疏松

HLA-B27 多呈阳性，特征性的脊柱及骶髂关节 X 线平片改变对鉴别诊断极有帮助。

治疗 主要包括非手术治疗和手术治疗。

非手术治疗 RA 的非手术治疗原则是迅速予以非甾体类抗炎药（NSAID）、激素等缓解疼痛和控制炎症，尽早使用羟氯喹、柳氮磺吡啶、甲氨蝶呤等病情改善抗风湿药（DMARD），减少和延缓骨破坏，防止关节破坏，保护关节功能，最大限度改善患者生活质量。早期积极、合理治疗是减少关节破坏、减少致残的关键。中华风湿病学会推荐对 RA 患者一经诊断即开始 DMARD 治疗。应首选甲氨蝶呤（MTX），也可根据患者病情采用两种或两种以上的 DMARD 联合治疗。生物制剂（TNF-α 抑制剂）的发展也为 RA 治疗提供了更多选择，但需要排除潜在肝炎、结核等感染性疾病。全身治疗除了上述药物治疗外，还包括急性发作期卧床休息，慢性患者可采取短期休养或轻工作。食物以均衡并富于营养为主。药物治疗过程中，应对所有患者都监测病情的活动性，直至病情得到控制，需要指出的是，经过治疗症状缓解并不等于疾病的根治，近期有效不等于远期有效，DMARD 可以延缓疾病进展，但也不能根治 RA，为防止病情复发原则上不能停药，但可根据病情逐渐减量维持治疗，直至最终停用。局部治疗主要包括理疗和预防畸形的措施，如指导患者进行受累关节最大限度的运动和锻炼，适当加强肌肉力量，防治肌肉萎缩，以及通过石膏托、皮牵引等措施维持关节功能位，预防屈曲挛缩等。

手术治疗 外科手术对类风湿关节炎的治疗可以起到防止或者延缓发展以及矫正畸形，并且恢复关节功能的作用，需要根据关节严重情况选择合适的手术方式。常见的手术包括以下几种。①滑膜切除术：适当地选择手术适应证，进行滑膜切除术，消除类风湿关节炎的病灶，免除关节软骨破坏，终止滑膜局部免疫反应，避免全身自身免疫反应的产生与发展，可以提高治疗效果。适应证包括：a. 急性期经有效药物治疗，病情基本控制，患者全身情况比较稳定。b. 亚急性反复发作滑膜炎，病情持续 1 年以上，经多种非手术治疗，效果不显著。c. 关节腔内大量积液，非手术治疗无效超过 3 个月，已开始出现骨质破坏，关节活动受限。d. 影像学检查提示有早期骨质侵蚀现象。早期进行滑膜切除术可以减轻患者疼痛，延缓关节面破坏，晚期并存关节畸形患者治疗效果较差。手术要求尽可能地切除滑膜组织，保护韧带和骨，以利于术后早期康复锻炼。髋关节滑膜切除需要将股骨头脱位，容易造成股骨头缺血坏死。因此，技术上有一定困难。格吕斯（Gruess）于 1971 年描述不脱位的滑膜切除术，其指征是 X 线平片上极少有关节软骨和骨侵蚀，并能屈曲 60° 以上。膝关节可采用髌骨内侧切口作滑膜、髌下脂肪垫切除，由于病变早期通常在内外侧间室、内外侧沟以及髌上囊，需要将上述部位滑膜彻底切除，并刮出关节面的血管翳，而关节后方滑膜不宜切除，以免引起粘连妨碍膝关节活动。踝关节自前方横切口和后方纵切口，几乎能切除全部滑膜，前方由胫骨前肌和趾伸肌间进入，后方由腓骨长短肌后方进入，由于踝关节滑膜炎肿痛可很快并存足下垂畸形，必要时行跟腱延长术。肘关节常合并桡骨头向前脱位，可经肘外侧切口，由指伸肌后侧进入，劈开桡侧腕伸肌肌外侧副韧带进入关节囊，切除桡骨头以及环状韧带周围的滑膜，再经肘内侧面以肱骨内髁为中心，做一纵切口进入关节囊切除残留滑膜，注意保护尺神经。腕关节可经背侧 S 形切口进入，将指伸肌拉开后切口关节囊并切除滑膜。掌指关节及指间关节滑膜切除与纠正尺偏畸形同时进行。髋关节镜技术的发展也为滑膜切除提供了微创新选择。②关节清理术：适用于慢性期，除慢性滑膜炎外，还合并软骨及骨组织改变，应将病变滑膜、软骨及骨切除，术后加强被动活动练习。③截骨术：适用于有成角畸形，病变已经稳定的患者，矫正畸形、改变关节负重力学为主要目的，根据畸形部位、关节活动情况决定手术。④关节融合术：适用于关节严重破坏，从事体力劳动的青壮年患者，为保证肢体稳定，可行融合术。⑤关节置换术：适用于疾病稳定期。对于关节破坏严重，疼痛并且功能丧失的病例，可以采取关节置换术，重建关节，效果较好。

并发症 类风湿关节炎会引发以下并发症：①全身炎症反应导致严重贫血、低蛋白血症，抵抗力低下并发感染。②长期炎症刺激及失用导致全身严重骨质疏松、骨折。③关节畸形，丧失生活自理能力。

预防 尚缺乏能够有效预防类风湿关节炎发生的循证医学证据。但是根据病因学的研究成果，防止病毒感染、改善居住环境、养成良好生活习惯以及调节情绪、精神刺激等可能对预防类风湿关节炎发病有一定作用。

预后 未经正确治疗的类风湿关节炎可迁延不愈，甚至导致关节畸形，丧失劳动能力。随着慢作用抗风湿药的争取使用以及新疗法的不断出现，正确规范的治疗已使类风湿关节炎的预后明显改善。若能早期诊断、规范治疗，有效防止关节畸形，类风湿关节炎患者均可得到控制，甚或完全缓解。

（裴福兴）

shǒubù lèifēngshī guānjiéyán

手部类风湿关节炎（rheumatoid arthritis of hand） 类风湿关节炎是一种全身性自身免疫性疾病，常从手部小关节起病，早期表现为对称性手部多关节疼痛、肿胀、活动受限及晨僵等，后期由于关节软骨破坏、肌肉萎缩等原因，常出现手部各种畸形，影响手的美观及功能。

临床表现 疾病早期主要表现为受累手部掌指、指间及腕关节出现疼痛、红肿、活动受限及晨僵等症状，通常为对称性多关节受累，病程可呈发作与缓解交替进行。如果类风湿活跃控制不佳，经过反复多次发作后，将出现关节软骨破坏、肌肉萎缩、韧带肥厚等改变，可出现肌腱断裂，最常累及拇长伸肌腱，其次是指总伸肌、指屈肌腱和拇长屈肌腱。随着病情的进一步发展，可出现关节半脱位、脱位、纤维强直及骨性强直，从而呈现各种畸形，如指间关节梭状畸形、丁指钮孔畸形或鹅颈畸形、拇指掌骨内收、掌指关节过伸或掌指关节屈曲、指间关节过伸畸形，腕关节屈曲畸形等，部分患者还可能出现腕管综合征。

诊断 见类风湿关节炎。

治疗 分为非手术治疗和手术治疗。

非手术治疗 适用于疾病早期尚未出现明显手部畸形病例，以内科药物治疗为主，同时通过康复理疗及支具等措施积极预防手部出现畸形。

手术治疗 适用于局部滑膜炎症重或者出现明显手部畸形病例，具体手术方式包括以下几种。

滑膜切除术 主要目的是切除病变关节类风湿炎性滑膜，打破疾病的恶性循环、阻止病变发展、缓解疼痛和改善关节功能，最常用于腕关节和伸肌腱。手背侧的伸肌腱滑膜切除及尺骨小头切除常与腕关节滑膜切除术同时进行，称为腕背稳定术，术后管型石膏将腕关节固定于功能位，6周后去除石膏并开始主动活动。腕部屈肌腱滑膜切除术常与合并腕管综合征需要做正中神经松解减压术者同时进行，而拇指各关节及屈肌腱的滑膜切除术很少实施，只有在症状局限、持久而严重的罕见情况下才考虑。手术步骤：①腕背侧做S形切口，显露伸肌支撑带并于尺侧纵行切断。②显露所有伸肌腱，逐一彻底清除每条肌腱上的滑膜。③切除尺骨小头远端1cm，将腕关节囊做一基底在远端的U形瓣，显露桡腕关节及腕间关节，彻底清除滑膜后将关节囊缝于桡骨上。④切断骨间背神经终末支，将伸肌支撑带移植肌腱下，关闭切口并用石膏固定。

关节成形术 适用于掌指关节、拇指腕掌关节强直和陈旧性脱位畸形，指间关节一般不做成形术。关节成形术有三种基本做法：①单纯关节切除成形术。②切除关节及筋膜（或肋软骨膜）衬垫成形术。③切除关节加硅胶膜衬垫成形术。手术步骤：①掌指关节背侧做长约4cm纵切口，在骨间肌与指伸肌腱之间纵行切开筋膜，游离伸肌腱及骨间肌，保留指伸肌腱在近节指骨基部的止点，切除关节囊，剥离显露掌骨远端2cm。②凿开骨性融合或纤维连接的关节，截除长约1cm掌骨头，并将截面修成锥形或楔形，使其向掌侧倾斜，如果近节指骨基底部关节面尚好，可不予处理，否则形成平面。③取大腿外侧阔筋膜表面筋膜或切取一片肋软骨膜或无菌硅胶膜，将其包绕覆盖掌骨残端并固定于掌骨颈部。④末节指骨横穿细克氏针，术后用背侧石膏托将掌指关节固定在屈曲90°，并行骨牵引，2周后去除固定以及牵引，开始功能训练。

人工关节置换术 适用于关节强直、陈旧性关节脱位及严重关节偏斜畸形。常用于掌指关节、拇指腕掌关节及腕关节，较少用于指间关节。常用的人工关节为硅橡胶制品，近年来研制出金属和塑料制品。

关节融合术 主要目的是达到接触疼痛、矫正畸形和改善功能，适用于类风湿关节炎引起的关节畸形强直病例。本手术疗效持久，不易发生晚期再变形，唯一缺点是丧失关节活动功能。因此，该术式常用于指间关节、拇指腕掌关节以及腕关节，而掌指关节、拇指腕掌关节一般不做此手术。融合位置略小于各关节的功能位，腕关节融合于背伸约20°，掌指关节为屈曲20~30°，近指间关节屈曲40~50°，远指间关节屈曲15~20°，第1掌指关节融合在屈曲20°、前旋20°位，指间关节为屈曲20°，腕掌关节融合在对掌位。①腕关节融合步骤：a. 腕背侧做S形切口，纵行切断伸肌支撑带，清除滑膜，切除尺骨小头远端 1cm。b. 切开并剥离桡腕关节囊，切除滑膜及关节软骨，交叉克氏针固定腕关节或髂骨伴植骨融合于背伸 20°位，短臂管型石膏固定 8 周。②近指间关节融合步骤：a. 近指间关节背侧做 S 形切口，关节间隙平面很多中央及两侧腱束，保留掌侧副韧带。b. 咬骨钳将一侧骨端修整成凹面，另一侧修整成凸面，断端严密对合并用交叉克氏针固定于屈曲 40~50°位置，前壁石膏托固定 8 周。③拇指腕掌关节融合步骤：a. 拇指腕掌关节桡侧做 L 形切口，显露腕掌关节。b. 切开关节囊并切除两端关节面软骨，对合骨端后用细交叉克氏针固定于对掌位，石膏托固定 8 周。

（裴福兴）

kuānguānjié gǔguānjiéyán

髋关节骨关节炎 （osteoarthritis of the hip joint） 年龄、生物力学因素等多种原因导致关节软骨变性、缺失，继发负重区软骨下骨硬化、外露和非负重部位形成骨赘，以及滑膜炎症的髋关节慢性退行性疾病，是骨科最常见的疾患之一。

病因及发病机制 根据有无明确的诱发因素，髋关节骨关节炎分为原发性和继发性两大类。

原发性髋关节骨关节炎 发病原因不明，无遗传缺陷、关节结构异常、全身代谢异常等，髋关节没有感染、创伤等病史，可能是全身或局部的综合因素所致，如软骨营养、代谢异常，长期应力不平衡，生物化学的改变等，常为多关节受损，病情发展缓慢，临床上原发性髋关节骨关节炎发生率非常低。

继发性髋关节骨关节炎 在髋关节原有病变的基础上，促使发生骨关节炎，病变常局限于单个关节。常见的因素包括：①先天性髋关节解剖异常，如韧带松弛，髋关节发育不良。②儿童时期发生的关节结构改变，如儿童股骨头缺血坏死（Legg-Calve-Perthes 病）、股骨头骨骺滑脱。③损伤或机械性磨损，如关节内损伤或骨折，骨折后对线不良、脱位、职业病引起的关节长期损伤，肥胖等。④继发于其他关节病，如焦磷酸盐关节病、痛风、感染。⑤股骨头缺血坏死。两种类型骨关节炎在疾病后期临床表现和病理改变相同，但是在疾病早期，区分这两种不同类型骨关节炎对治疗方法的选择具有重要意义。

临床表现 原发性骨关节炎多发生在 50 岁以后，女性多于男性，常有多个关节受累。继发性骨关节炎的发病年龄偏小，平均 40 岁，仅少数关节受累。两者在临床症状和体征方面并无明显差别，主要表现为起病缓慢，开始可因劳累、轻微外伤或受凉而出现髋关节周围、腹股沟区、大腿内侧或臀部的酸胀不适或钝痛，少部分患者可表现为坐骨神经走行区或膝关节疼痛，可受寒冷、潮湿的影响而加重，部分患者伴有跛行，通常活动后加重，休息后减轻。疾病早期髋关节处于一定位置过久，可出现暂时性僵硬，变换姿势时疼痛。因此，患者常有晨起活动痛，活动一段时间后关节变得灵活并且疼痛减轻，过度活动后疼痛症状又加重。部分患者会有关节活动时咯吱声，是由于不平整关节面滑动所致，当增生骨赘脱落形成游离体时，可出现关节交锁。关节疼痛症状总体来讲是疼痛反复发作，发作间歇期缩短，发作频率越来越高，

症状逐年加重。髋关节无明显肿胀，部分患者腹股沟区、大转子上/后方或臀部可有深压痛、叩击痛，4 字征阳性，内旋患髋可加重疼痛，因为内旋可是关节囊容积缩小，合并屈髋畸形时可有托马斯征阳性。

诊断 需要根据病史、查体等临床表现并结合辅助检查结果进行综合分析判断。辅助检查方面，血液检查一般无异常，影像学检查最主要的是 X 线平片，早期可见髋臼顶部软骨下骨硬化，中晚期可见关节面毛糙、不光滑，关节间隙变窄，软骨下骨明显硬化和关节边缘骨赘，部分患者在髋臼顶部或股骨头内出现单个或数个大小不等的囊性改变，周围骨质硬化。

鉴别诊断 该病诊断比较容易，但需与类风湿关节炎、痛风性关节炎相鉴别。类风湿关节炎好发于青年女性，多合并腕关节、掌指关节及指间关节肿痛、晨僵等症状，X 表现以骨质疏松、关节间隙均匀变窄为主要特征，极少见到骨赘形成。痛风性关节炎好发于中老年男性，并且反复发作，与骨关节炎相似。其鉴别要点是：痛风性关节炎多合并足部、手部等小关节红肿表现，部分患者可见特征性关节周围痛风石，血尿酸、C 反应蛋白及血沉等指标增高，X 线平片可见骨皮质破坏。

治疗 主要包括非手术治疗和手术治疗。

非手术治疗 ①一般治疗：充分的休息是非常重要的治疗措施，通过指导患者扶手杖、单双拐、控制体重等减轻患髋负荷，避免受累关节再损伤，减轻关节磨损，症状严重时需卧床休息，患肢抬高并制动，对减轻疼痛和

防止畸形有一定帮助。②药物治疗：各种非甾体类抗炎药能够迅速控制关节炎症反应，缓解疼痛症状，但需要注意长时间应用的胃肠道风险以及心血管风险。氨基葡萄糖和硫酸软骨素等具有一定的软骨保护作用，对延缓骨关节炎的病程可能有一定作用。皮质激素关节腔内封闭治疗虽然能够短时间内缓解症状，但是会抑制关节软骨内蛋白多糖合成，加剧软骨损害，因此应格外慎重。③生活方式改善及理疗：生活方式改善在髋关节骨关节炎的长期疗效方面具有重要作用，具体包括缓解期内适当地运动，改善工作条件，避免冷刺激以及过度负重、久站、爬楼梯及下蹲等，配合热疗以及肌肉力量训练，增强关节稳定性，避免肌肉萎缩。

手术治疗　主要包括截骨术、全髋关节置换术和关节融合术。截骨术包括髋臼周围截骨术和股骨近端截骨术两类，适用于早、中期髋关节发育不良或者股骨近端畸形继发骨关节炎患者，通过改变解剖对合关系，将病变负重区软骨旋转到非负重区，从而改善症状，延缓病情发展。全髋关节置换术适用于中、晚期骨关节炎患者，能够重建髋关节功能，获得较好的临床效果。假体固定方式分为骨水泥型和非骨水泥型。骨水泥固定仍然是评价假体生存率的金标准，但是髋臼应避免采取骨水泥固定，摩擦界面包括金属-高交联聚乙烯、陶瓷-高交联聚乙烯、陶瓷-陶瓷，对于年轻活动量大的患者，可以选择耐磨性更好的陶瓷-陶瓷摩擦界面。对于年轻从事重体力劳动或者其他原因的晚期骨关节炎患者，关节融合术也能获得较好的效果，但对侧髋关节僵硬是手术禁忌。

并发症　该病会导致逐渐导致髋关节屈曲畸形，下肢短缩，长期跛行会引发腰椎退行性侧凸，患者出现持续腰痛症状，严重时可伴有下肢麻木等。

预防　主要是避免引起髋关节骨关节炎的一些诱发因素，包括外伤、过度负重、肌肉萎缩等，适当强度的体育锻炼有助于预防髋关节骨关节炎的发生。

预后　该病是一种慢性退行性疾病，容易导致残疾及丧失生活自理能力。随着髋关节置换手术快速发展以及材料领域的不断进步，即使是晚期合并严重畸形的髋关节骨关节炎患者，通过手术也能够获得比较满意的髋关节功能。

（裴福兴）

yíwèi chéngjiǎo jiégǔshù
移位成角截骨术 （displacement osteotomy with angulation）

髋关节骨关节炎大部分是由于各种因素导致解剖结构异常，如髋关节发育不良，关节软骨长期处于异常生物力学环境加速退行性变所致。该病发展较缓慢，其病理特点是负重区关节软骨退行性变、缺失，软骨下骨硬化、外露，而非负重区软骨通常较完整。股骨头和髋臼内的软骨为均匀一层，重量在其上均匀分布，负重面软骨丢失将影响应力分布，负重面减少1/4，则压力增加16倍。基于这些病理及生物力学因素，通过移位成角截骨术改变负重区关节软骨生物力学环境，从而延缓疾病的进展，成为治疗早中期髋关节骨关节炎的重要措施。主要包括股骨近端截骨术和髋臼周围截骨术。

股骨近端截骨术　1935年马尔金（Malkin）和麦克默里（McMurray）首先采用股骨近端截骨术治疗髋关节骨关节炎。马尔金截骨后截骨断端旋转而不做移位或成角处理，麦克默里则将截骨远端向内移位、近端内收，布朗特（Blount）将截骨远端内移，近端做外翻或内翻成角。经过大量病例的实践和长期随访证实股骨近端截骨对减轻髋关节疼痛、稳定关节和改善畸形有较好效果。可能的原因包括以下几种。①力学方面：截骨水平处，部分体重通过骨盆传递到股骨，减轻了股骨头的压力，截骨后股骨头的旋转变位，股骨头与髋臼的接触面发生改变，股骨头上相对正常的软骨代替了原负重区磨损软骨，因此减轻了疼痛。②生物学方面：髋关节骨关节炎股骨头血供是增加的，在转子间区截骨股骨，可减少股骨头的血供，减轻了局部充血，这不仅能在术后马上减轻疼痛，而且还有助于改变疾病的发展进程。③生物力学方面：骨关节炎疼痛造成跨髋关节的肌肉痉挛，使作用在关节上的力量增加，股骨近端移位成角截骨后使内收肌和髂腰肌变短，减轻肌肉张力和缓解肌肉痉挛，因而疼痛减轻。

手术适应证　早中期髋关节骨关节炎，股骨头轮廓完整，保留有一定的软骨，并且髋关节活动度较好，至少有90°屈伸活动以及30°内收-外展活动度。

术前计划　术前计划对股骨近端截骨术至关重要，需要确定选择内收截骨还是外展截骨，同时确定成角移位距离和角度。因此，术前需要拍摄髋关节最大限度的内收位和外展位X线平片，仔细研究X线平片以确定哪种位置能够达到最佳的股骨头与髋臼对合。如果是外展位对合更好，应做股骨上端内翻截骨，反之需要做外展截骨，如果两种位置对合均较好，通常采取内翻截骨，因为内翻截骨后髂腰肌、内收肌和外展肌对髋关节作用力减少，而且手术较外翻截骨简便，无须处理松解外展肌群或大转子移位。截骨后应行内固定，其优点：①截骨断端保持准确的对位。②减少长时间限制髋、膝关节活动的并发症。③可允许患者早期下床活动；术前制作纸样能够精确并且直观地显示截骨部位及移位成角距离及角度，供手术参考。具体方法：①对折一张16开的描图纸，然后打开，将对折的上半部分放在拟做手术的髋关节前后位X线平片上，用铅笔将股骨近端、骨盆及髋臼的轮廓仔细描清楚，用红笔画出截骨线及股骨纵轴线，截骨线应该为斜行，内侧应超过小转子之上。②将描图纸另一半再折回来，按前一半所描图形，将骨盆、髋臼的轮廓描出，沿折线将描图纸撕开，将两张图重叠（仅有骨盆、髋臼轮廓图纸在上方）然后移动上层图纸直至股骨头轮廓与底层图纸髋臼对合到所要求的位置，然后在上层图纸上将股骨近端截骨线以上的部分描出。然后测量移位成角距离及角度，计算术中接骨板插入的角度。

布朗特截骨术手术操作 布朗特使用的直接骨板由两部分组成，一端为5～6.3cm带刃的V形接骨板，一端为7.5cm长的直接骨板，这种接骨板既可用于内翻截骨也可用于外翻截骨术。患者仰卧位，做髋关节后外侧切口，在阔筋膜张肌后方纵行切开阔筋膜，内旋下肢并纵行切开股外侧肌筋膜，切断股外侧肌在大转子的附着点，并钝性剥离将其推开牵向前方。按术前计划在确定的

截骨位置插入导针，拍摄股骨上端前后位及侧位X线平片，位置满意后沿导针截骨，确保截骨面平整，以免影响内侧移位。用撑开器将截骨断端撑开，并将远侧断端向内侧移位，移位距离为股骨干直径的40%～50%，在近端髓腔内插入骨钩，维持外翻位。在截骨近端自髓腔外侧缘开始，向颈部插入深度适当的一带刃接骨板，拍摄X线平片检查插入的角度，该角度应与术前所画的角度相同。如果是内翻截骨，则接骨板应插至大转子区域，如果只做旋转截骨，接骨板应插入大转子与股骨头之间，并且接骨板尖端应穿过股骨颈皮质，以防松动。如果需要矫正屈曲畸形，可在截骨断端远侧做一基底在后方的楔形截骨，插入接骨板应该斜向走行，即由截骨近侧断端的后方插向其前上方。X线平片证实接骨板位置满意后，将股骨断端的远侧与接骨板远端钳夹贴附，并用螺钉固定。

髋臼周围截骨术 髋臼周围截骨始于20世纪80年代，由甘兹（Ganz）等用于治疗骨骼发育成熟的出现髋关节发育不良的患者，该手术主要用于稳定病情，防止关节炎进一步恶化。截骨术通过史密斯－彼得森（Smith-Petersen）入路完成，截骨后充分的髋臼截骨块旋转再固定，不增加截骨块骨坏死风险，同时通过螺钉稳定固定，髋臼后柱连续性完好，坐骨支与躯干相连，使得患者可较快离床活动。

手术适应证 适用于有症状的、头臼的匹配程度良好、CE角度<20°的年轻髋关节发育不良患者，不伴有明显的继发性关节炎改变（Tonnis 0级或1级），CE角在20°～25°有症状但头臼匹配

度一般的患者，也可以通过该手术治疗。

手术技术 甘兹首先描述了最初的髋臼周围截骨技术，通过史密斯－彼得森入路暴露髂骨内外板并剥离外展肌以在骨盆外侧表面暴露髋臼后柱。墨菲（Murphy）和米利斯（Millis）报道了改良的保留外展肌髋臼周围截骨入路，即从骨盆的内表面截骨并减少外侧的剥离，马西尼（Matheney）也报道了保留外展肌的手术入路。对于股骨近端无凸轮畸形，无盂唇撕裂或软骨缺损，没有盂唇病变的机械障碍表现，可采用诺瓦伊斯（Novais）等描述的保留股直肌入路。

（裴福兴）

xīguānjié gǔguānjiéyán

膝关节骨关节炎（osteoarthritis of the knee joint） 以膝关节软骨变性、破坏以及关节边缘骨质增生为特征的膝关节慢性退行性疾病。膝关节炎症中最常见的病因，在老年人群中最为常见，男女均可发病，尤其是肥胖的老年人群。随着预期寿命延长，膝关节骨关节炎发病率明显增高。60岁以上人群中，50%以上在X线平片有骨关节炎表现，其中35%以上有临床症状。

病因及发病机制 骨关节炎的病因及发病机制尚不清楚。根据有无明确的诱发因素，膝关节骨关节炎分为原发性和继发性两大类。原发性膝关节骨关节炎发病原因不明，多与创伤、遗传以及年龄有密切关系。继发性膝关节骨关节炎是指由于关节畸形、感染、发育及神经性疾病等明确因素而引起骨关节炎。现已明确多种生物因素如遗传、炎症因子以及机械性损伤造成关节软骨损伤、破坏等病理生理改变，导致

骨关节炎发生。无论是原发性还是继发性骨关节炎，晚期骨关节炎的病理学特征并无明显差别。

临床表现　临床表现主要是围绕膝关节疼痛的一系列非特异性症状，通常病史持续时间长，症状缓解、加重交替出现，过度活动或受凉后加重，但总体趋势是逐年加重。起病缓慢，开始可因劳累、轻微外伤或受凉而出现膝关节周围酸胀不适或钝痛，少部分患者可因关节腔积液出现膝关节肿胀、皮温增高，可受寒冷、潮湿、上下楼梯活动的影响而加重，部分患者伴有跛行，通常活动后加重，休息后减轻。疾病早期可出现暂时性僵硬，变换姿势时疼痛，活动一段时间后关节变得灵活并且疼痛减轻，过度活动后疼痛症状又加重。部分患者会有关节活动时摩擦感，是由于髌股以及胫股关节面软骨缺损、硬化软骨下骨外露相互摩擦所致，当增生骨赘脱落形成游离体时，可出现膝关节交锁。关节疼痛症状反复发作，发作间歇期缩短，发作频率越来越高，症状逐年加重。随着病情的持续发展，可出现膝关节周围肌肉萎缩，骨性结构突出，膝关节屈曲、内翻、外翻等畸形。膝关节一般无明显肿胀，早期可表现为膝关节内侧关节间隙及内侧副韧带区压痛，部位患者可表现为髌骨周围压痛，合并滑膜炎症是因关节腔积液出现膝关节肿胀及广泛压痛。晚期可合并膝关节屈曲、内翻或外翻畸形，并在胫股内侧关节间隙或者髌骨周围扪及骨赘、压痛明显，屈伸活动时髌骨摩擦感，屈伸活动受限，诱发疼痛。

诊断　在临床上需要符合下述①、②、③、④或①、②、③、⑤即可诊断为膝关节骨关节炎。

①近1月内经常反复膝关节疼痛。②活动时有摩擦音。③膝关节晨僵<30分钟。④中老年患者（>40岁）。⑤X线平片表现软骨下骨硬化、关节间隙变窄或关节边缘骨赘形成。辅助检查方面，血液检查包括血常规、C反应蛋白、血沉等一般无异常，影像学检查最主要的是X线平片，早期可见仅表现为软骨下骨轻微硬化，关节间隙正常、关节边缘无骨赘；中晚期可见关节面毛糙、不光滑，关节间隙变窄，软骨下骨明显硬化和关节边缘骨赘，部分患者在胫骨平台或股骨髁出现囊性改变，周围骨质硬化。

鉴别诊断　该病诊断比较容易，但需与类风湿关节炎、半月板损伤相鉴别。类风湿关节炎好发于青年女性，多合并腕关节、掌指关节及指间关节肿痛、晨僵等症状，X线表现以骨质疏松、关节间隙均匀变窄为主要特征，极少见到骨赘形成。膝关节骨关节炎多合并半月板退行性变、破裂，两者在临床症状上相似。其鉴别要点在于单纯半月板损伤多为年轻人群，常合并不同程度外伤史，压痛部位明确，麦氏征可阳性，X线平片没有明显骨性结构异常，而膝关节骨关节炎发病人群为中老年，在X线平片有骨性结构异常，表现为软骨下骨硬化，严重时可有关节间隙变窄及骨赘形成。

治疗　主要包括非手术治疗和手术治疗。

非手术治疗　①一般治疗：充分的休息是非常重要的治疗措施，通过指导患者扶手杖、单双拐、控制体重等减轻膝关节承受应力，避免受累关节再损伤，减轻关节磨损，症状严重时需卧床休息，患肢抬高并制动，对减轻

疼痛和防止畸形有一定帮助。②药物治疗：同髋关节骨关节炎。③生活方式改善及理疗：生活方式改善在膝关节骨关节炎的长期疗效方面具有重要作用，具体包括缓解期内适当地运动，改善工作条件，避免冷刺激以及过度负重、久站、爬楼梯及下蹲等，配合热疗以及肌肉力量训练，增强关节稳定性，避免肌肉萎缩。

手术治疗　手术治疗主要包括关节冲洗清理术、截骨术、膝关节置换术和关节融合术。关节镜下行膝关节冲洗清理可削除或磨削游离的软骨面，切除增生的滑膜以及侵入关节面的滑膜，切除撕裂的半月板，并能够切除骨赘及游离体，大量生理盐水冲洗能够降低关节腔内炎症因子水平，手术损伤少，术后恢复快，但是学术界对于膝关节冲洗治疗膝关节骨关节炎存在一定争议。截骨术包括胫骨高位截骨术（HTO）和股骨远端截骨术两种。适用于下肢力线不良的早期膝骨关节炎病例，通过截骨将下肢力线矫正，维持胫股关节4°~7°生理外翻角，使膝关节的负荷由损坏的关节面偏移到正常的关节面，前提条件下肢力线不良导致的单间室软骨损害，对侧关节间隙良好，膝关节稳定性良好，并且无明显关节活动度受限。对于无明显下肢力线异常的内侧单间室晚期骨关节炎，单髁置换能够获得良好的临床效果。对于累及多间室或者合并畸形的晚期膝关节骨关节炎，全膝关节置换是最有效的手术治疗方式，能够基本恢复正常的膝关节功能。另外膝关节融合适用于单发的晚期重度膝关节骨关节炎且从事体力劳动的年轻患者。

并发症　该病会逐渐导致膝关节屈曲、内翻或外翻畸形，日

常活动受限，长期跛行会加速同侧髋关节以及对侧膝关节出现骨关节炎症状等。

预防 主要是避免引起膝关节骨关节炎的一些诱发因素，包括受凉、外伤、过度负重、肌肉萎缩等，适当强度的体育锻炼有助于预防膝关节骨关节炎的发生，对于下肢力线异常的早期膝关节骨关节炎，可以积极采取佩戴矫形器械、截骨等措施矫正下肢力线，延缓病情的发展。

预后 该病是一种慢性退行性疾病，容易导致残疾及丧失生活自理能力。随着发病机制研究方面不断取得新进展，截骨术、膝关节置换等手术快速发展以及材料领域的不断进步，即使是晚期合并严重畸形的膝关节骨关节炎患者，通过手术也能够获得比较满意的膝关节功能。

（裴福兴）

shǒubù gǔguānjiéyán

手部骨关节炎 （osteoarthritis of hand）

以手部关节软骨变性、破坏以及关节边缘骨质增生为特征的慢性关节疾病。

病因及发病机制 病因及具体发病机制尚不清楚，主要与关节软骨代谢异常以及软骨基质成分改变导致关节软骨变性、丢失有关。根据有无明确的诱发因素，分为原发性和继发性两大类。原发性骨关节炎与年龄及慢性损伤有关，一般发生于中老年人群，常为多关节发病。继发性骨关节炎多系创伤、关节畸形以及骨坏死等慢性原因引起，常以单关节发病。随着年龄增长，关节软骨的正常生理功能下降，关节创伤等一系列因素导致关节软骨细胞或基质受到破坏，导致骨关节炎发生。

临床表现 多发生在中老年人群，以指间关节、拇指腕掌关节最为常见，少数为单关节发病，既往通常有外伤史。该病起病缓慢，早期表现为手部受累小关节疼痛并有短暂的僵硬感，晨起开始活动时较明显，活动后减轻，活动过多时又加重，休息后缓解。随着疾病的发展，症状逐渐加重，关节活动时有摩擦音、弹性感。晚期为持续性疼痛，关节活动受限，并可出现积液肿胀、半脱位等畸形，手指畸形大多是外侧偏斜畸形，拇指可出现腕掌关节内收、掌指关节过伸畸形、部分患者可以出现赫伯登（Heberden）结节。

诊断 结合病史查体及辅助检查，手部骨关节炎诊断较容易。辅助检查血液学指标如血常规、C-反应蛋白、血沉等一般无异常，影像学检查最主要的是X线平片，早期可见仅表现为小关节肿胀，软骨下骨轻微硬化，中晚期可见关节面毛糙，间隙变窄或者消失，软骨下骨明显硬化和关节边缘骨赘，部分可以合并指间关节半脱位。

鉴别诊断 该病诊断比较容易，但需与类风湿关节炎鉴别。类风湿关节炎好发部位也为手部小关节肿痛、僵硬，临床症状相似。其鉴别要点在于手部骨关节炎多发生于中老年患者，最常累及远指间关节，其次为近指间关节，较少累及掌指关节，早期症状轻，活动后加重，休息后缓解，病情通常发展缓慢；类风湿关节炎好发于中青年女性，为对称性多关节受累，肿胀程度更重，晨僵持续时间长，多超过30分钟，X线平片表现以骨质疏松、关节间隙均匀变窄为主要特征，极少见到骨赘形成。血液学指标C反应蛋白、血沉等炎性指标增高，

类风湿因子（RF）以及抗CCP抗体阳性等类风湿特异性抗体阳性有助于鉴别诊断。

治疗 ①局部治疗：受累关节要适当休息，避免频繁抓捏等剧烈活动，疼痛症状明显时，可适当制动，并采取适当的热疗等理疗措施，达到解除肌肉痉挛、改善血液循环、消肿、消炎等治疗目的，同时避免冷刺激等加重病情。②药物治疗：疼痛症状较重的患者，可口服双氯芬酸、塞来昔布等NSAID药物抗炎治疗；也可予以祛风祛湿、活血化瘀等中医药外敷治疗。③手术治疗：对于关节内有游离体或骨赘形成机械障碍阻碍关节活动时，可采取手术去除游离体及骨赘；对于部分明显畸形、症状严重但有一部分关节面完好的患者，可采取关节成形术，多用于掌指关节；对于部分关节软骨及软骨下骨破坏严重、关节僵硬、脱位以及侧偏畸形明显，对手功能产生严重影响，可考虑关节置换或者关节融合。

并发症 主要并发症为关节病变晚期发生半脱位以及外侧偏斜、屈曲等各种畸形，持续慢性疼痛影响关节功能。

预防 主要是避免引起手部骨关节炎的一些诱发因素，包括冷刺激、外伤等，尤其是早期避免手部关节的过度活动。

预后 该病病情发展缓慢，早期治疗及防止后期发生关节畸形，通常预后良好。

（裴福兴）

xuèyǒubìngxìng guānjiéyán

血友病性关节炎 （hemophilic arthritis）

由于遗传性血浆凝血因子Ⅷ或Ⅸ缺陷致关节出血，引起滑膜炎、骨质破坏、关节运动障碍的出血性关节病。血友病是

一种 X 连锁的遗传性疾病，以凝血障碍及出血为主要临床表现。根据血浆凝血因子缺乏的不同，血友病分为甲、乙及丙型三型。甲型为Ⅷ因子缺乏，乙型为Ⅸ因子缺乏，丙型则为Ⅺ因子缺乏。血友病以血友病甲型最多见，约占85%。血友病丙型多为轻度出血，且关节及肌肉出血甚少。血友病性关节炎主要见于血友病甲型和乙型，尤其多见于血友病甲型，血友病丙型少见。该病主要以男性发病为主，有阳性家族史者约占50%。临床主要表现为关节和肌肉出血，反复出血可导致骨质破坏和关节功能丧失，形成慢性关节炎。

病因及发病机制 血友病甲和乙型由于缺乏Ⅷ因子和Ⅸ因子，可影响内源性凝血系统中的凝血酶原转变为凝血酶，抑制内源性凝血，抑制纤维蛋白原激活形成纤维蛋白而致出血。而且由于正常关节的滑膜组织中缺乏组织因子，不能激活外源性凝血，不能通过外源性凝血系统的代偿功能止血，导致关节腔内反复出血。反复的关节腔出血，红细胞破坏释放出的铁沉积在滑膜组织并被滑膜下巨噬细胞吞噬，同时也沉积于软骨。通过铁对滑膜和软骨的直接和间接作用，促使滑膜增殖和纤维化。由于巨噬细胞的作用使滑膜纤维化和透明软骨分解，引起慢性滑膜炎、软骨退行性变和关节表面侵蚀。滑膜增殖引起软骨边缘和软骨下骨侵蚀。软骨的退行性变与破坏导致关节间隙变窄。关节运动受限可引起失用性骨质疏松。由于关节软骨破坏，周围组织萎缩瘢痕形成，严重者可形成关节屈曲畸形，功能丧失。

分期 血友病性关节炎的临床自然病程分为单纯关节积血期、全关节炎症期、修复期三个阶段。①早期（单纯关节积血期）：关节内充盈血液，引起滑膜增厚和关节囊肿胀。②中期（全关节炎期）：关节内反复出血，引起滑膜增厚，进而软骨侵蚀、吸收以及血液干扰软骨营养，均可引起关节间隙狭窄。骨及骨膜下出血可引起软骨下囊肿及血友病假肿瘤。③晚期（修复期）：关节内积血吸收，炎症逐渐消退，轻者关节功能慢慢恢复，重者出现继发性骨性关节病或者遗留关节屈曲挛缩畸形。

临床表现 血友病性关节炎主要表现为关节和肌肉部位的出血，两者之比约为5：1。患者一般在学会行走时开始发生关节内出血，4岁或5岁时关节出血呈反复发作。体内各个关节均可发生出血。其中发病率最高的关节依次是膝关节、肘关节和踝关节，可能是这些铰链关节比髋关节和肩关节抗旋转应力的能力差。出血前常有创伤或较多活动，关节出血早期表现为局部疼痛性肿胀，根据关节血肿的临床表现，可分以下三期。①急性关节炎期：关节出血早期，因新鲜出血，使局部发红、肿胀、热感，伴活动受限。检查关节局部出现波动感或浮髌征阳性。出血如停止，则积血在数天内逐渐吸收，关节症状消失，可不留痕迹，关节功能恢复。②慢性关节炎期：由于关节腔内反复出血，造成关节持续性肿胀，临床表现时轻时重，迁延不断，多则数月或数年，也可因关节血肿压迫或失用性肌萎缩，致使关节邻近骨质缺血、退行性变和疏松。③关节畸形期：由于出血时间长，陈旧性关节积血、血块机化、滑膜逐渐增厚并使关节软骨破坏、骨质受损，以至关

节僵硬、强直及畸形。最后也可能成为骨性愈合，造成永久性残疾。血友病除关节血肿外，还可在此基础上或单独发生以下临床表现。骨内出血（软骨下出血）引起骨质溶解或囊变以及关节旁的囊性病灶。骨膜下出血发生，可引起骨膜反应、皮质增厚，血肿较大时，骨皮质可出现压力性侵蚀。血友病性假肿瘤为血友病罕见的严重并发症，发生率为1%~2%，其形成原因与出血有密切关系。可见溶骨性破坏，病灶也可呈膨胀性改变，常合并软组织肿块和骨膜反应，增生的骨膜可再遭破坏，易发生病理性骨折，且不易愈合。少数患者在关节穿刺或手术后，出现关节出血继发细菌感染。好发于单侧膝关节，常伴局部疼痛，肿胀明显及发热。约3%的血友病患者在病程中出现感染性关节炎。故对高热持续不退、外周血白细胞明显增多及经治疗后出血症状改善，但关节症状加重者要考虑感染性关节炎的可能。

诊断 临床诊断要点如下：①男性患者，关节出血为主要临床表现，或持续关节肿胀。②有阳性家族史。③实验室检查：部分凝血酶时间延长，纠正试验显示Ⅷ因子或Ⅸ因子缺乏。④X线检查：显示关节软骨破坏，关节间隙狭窄。

鉴别诊断 需与急性风湿性关节炎、类风湿关节炎急性期、关节型过敏性紫癜以及化脓性关节炎等鉴别。①急性风湿性关节炎：青少年多见；起病前4周内通常有溶血性链球菌感染史，如咽炎、扁桃体炎等；常侵犯膝、肩、肘及踝关节等大关节，并且呈游走性；常伴有心肌炎、环形红斑和皮下结节等表现；抗溶血

性链球菌抗体（抗 ASO 抗体）升高。②类风湿关节炎急性期：育龄期中青年女性多见；多呈对称性关节受累，起病相对较慢，尤其以手、腕部关节受累明显，伴晨僵；类风湿因子或抗环瓜氨酸抗体阳性。③关节型过敏性紫癜：过敏性紫癜频发的关节炎以其突出的下肢泛发性紫癜，血小板及激活的部分凝血酶时间正常等特点可与血友病关节炎区别。④化脓性关节炎：主要为金黄色葡萄球菌感染所致。通常可发现原发感染灶，如骨髓炎、关节周围皮肤软组织化脓性感染或身体其他部位感染；多发生于下肢髋、膝等负重大关节，伴有高热、寒战等症状；关节腔穿刺液为脓性渗出液，涂片镜检可查见革兰阳性球菌，关节液培养出细菌生长。

治疗 包括一般治疗，药物治疗和手术治疗。

一般治疗 让患者了解血友病知识，避免外伤和过度活动，预防出血。

药物治疗 ①非甾体类抗炎药：双氯芬酸和芬必得等不影响血小板功能，且使用安全的非甾体类抗炎药。②补充缺失的凝血因子：对于早期血友病患者，常规补充所缺乏的凝血因子，减少关节内出血可延缓甚至终止血友病性关节炎进展。③抗纤溶药物使用：可以使用 6-氨基己酸，对氨基苯甲酸和氨甲环酸等止血药物与补充凝血因子共同使用，抑制出血。

手术治疗 ①关节镜手术：对增生、出血和病变的滑膜组织可以进行滑膜切除术。切除滑膜可以有效控制症状减少出血。②人工关节置换：适应证主要为导致关节功能丧失的严重关节疼痛且疼痛经正规内科治疗无效，

且包括严重的功能障碍或关节畸形。人工关节置换术不仅可消除疼痛改善功能，而且可彻底切除出血的滑膜减少关节出血。

预防 该病的治疗主要集中对原发性血友病的治疗，补充凝血因子，减少剧烈活动及创伤发生，从而减少关节内出血事件的发生。

预后 主要取决于原发疾病，良好的原发病控制和早期预防，早期药物及手术治疗可以达到良好的治疗效果。

(裴福兴)

xuèqīng yīnxìng jǐzhù guānjiébìng
血清阴性脊柱关节病 （sero-negative spondyloarthropathy）

以脊柱、外周关节和关节周围组织炎症为共同特点的全身性炎性疾病。包括强直性脊柱炎、银屑病关节炎、反应性关节炎、肠病性关节炎、幼年型脊柱关节病以及未分化脊柱关节病等。

血清阴性脊柱关节病的临床及免疫遗传性特征在发病机制的研究及诊断中有一定的意义，这些特征包括：①家族聚集倾向。②与 HLA-B27 有较强的关联。③肌腱附着点炎（肌腱端炎）。

④伴或不伴脊柱炎的骶髂关节炎（sacroiliitis）。⑤以下肢关节为主的非对称性外周关节炎。⑥关节外病变，如眼炎、急慢性胃肠或泌尿生殖系统炎症、口腔、生殖器溃疡、结节性红斑、坏死性脓皮病及血栓性静脉炎，少数患者还可有主动脉及心脏传导系统病变。⑦无类风湿结节，类风湿因子阴性。1991 年欧洲脊柱关节病研究组（ESSG）提出了脊柱关节病的分类标准（表1），以规范该类具有相似临床特征的疾病的诊断。

(裴福兴)

qiángzhíxìng jǐzhùyán
强直性脊柱炎 （ankylosing spondylitis）

以脊柱和骶髂关节等中轴关节病变为主要特征的慢性自身免疫性炎性疾病。累及关节及邻近的韧带，最后造成骨性强直和畸形，也可累及髋关节等，但极少累及膝关节和上肢关节，该病好发于青少年男性，男女比例约 10：1，发病高峰年龄为 20~30 岁，有明显的家族性发病倾向。

病因及发病机制 ①遗传：遗传是强直性脊柱炎发病的重要

表1 脊柱关节病分类标准

主要条件	①炎性脊柱痛：过去或现在的有炎性脊柱痛。炎性脊柱痛符合以下 5 项中的 4 项：45 岁以前发病，隐匿起病，活动后症状改善，有晨僵，症状持续至少 3 月
	②滑膜炎：现在或过去有非对称性或以下肢累及为主的关节炎
次要条件	①家族史：一级或二级亲属有强直性脊柱炎、银屑病、急性葡萄膜炎、反应性关节炎或炎性肠病
	②银屑病：现在或过去有医师诊断的银屑病
	③炎性肠病：现在或过去有证实的炎性肠病（克罗恩病或溃疡性结肠炎）
	④过去或现在有交替性臀部疼痛
	⑤肌腱端病：过去或现在有跟腱或跖筋膜部位的自发性疼痛或触痛
	⑥关节炎发作前 1 个月内有急性腹泻
	⑦关节炎发作前 1 个月内有非淋球菌性尿道炎或宫颈炎
	⑧X 线证实的骶髂关节炎（双侧 2~4 级，单侧 3~4 级）

因素。强直性脊柱炎患者一级亲属中 HLA-B27 阳性率高达 20%，患病危险性比一般人群高 20~40 倍。②感染：肠道及泌尿系统肺炎克雷伯菌与衣原体等感染与强直性脊柱炎发病最为密切。HLA-B27 与肺炎克雷伯菌之间存在分子模拟现象，即 HLA-B27 和不同的细菌产物之间存在相同的抗原决定簇，导致机体发生交叉免疫反应。③自身免疫异常：血清中免疫球蛋白、循环免疫复合物、IL-6、TNF-α 等炎性细胞因子增高，提升免疫异常是该病发生的重要因素。

临床表现 起病隐匿、发展缓慢，全身症状轻微。早期症状常为骶尾部、腰痛和僵硬，少部分患者以颈部或胸背部疼痛为首发症状，常有夜间疼痛加重或翻身困难，累及髋关节是出现腹股沟区疼痛，晨起时脊柱有僵硬感，适当活动后缓解。症状逐渐发展加重，出现足跟、足底部以及脊柱旁、髂嵴等肌腱附着点疼痛，并逐渐出现脊柱活动受限，直至强直。髋关节受累时患者采取躯干及髋关节屈曲姿势缓解疼痛，最终可导致严重的驼背及髋关节屈曲强直，无法平视前方。由于肋椎关节和肋横突关节受累可引起胸廓活动受限，导致肺功能降低。部分患者因颞下颌关节受累导致张口困难。除了累及脊柱和外周关节外，还可能出现其他器官损害，如虹膜、睫状体、升主动脉及心脏传导系统等，其中 25%~30% 患者伴有眼色素膜炎或视网膜炎，可出现于病程的任何阶段，多为单侧发病，也可累及双侧，反复发作导致视力障碍，其发生与疾病的活跃性有明显相关性；3.5%~10% 患者出现心血管病变，表现为升主动脉炎、心

脏扩大及传动阻滞，偶有心包炎及心肌炎，可出现胸闷、憋气等症状；少部分病例可出现上肺纤维化、肾脏病变及神经系统病变等。早期常有骶髂关节深压痛、腰背部棘突压痛以及叩击痛，脊柱的前屈、后伸、侧弯等个方向活动度受限，肖伯（Schober）试验阳性，胸廓活动度降低，累及髋关节时可有腹股沟区压痛以及活动度受限，4 字试验阳性。晚期可出现驼背畸形、头部前伸或髋关节屈曲强直畸形。

诊断 主要依靠病史、查体以及骶髂关节的 X 线平片检查。典型的病例诊断并不困难，但对于部分临床表现不典型的病例，或者疾病初次患者症状不典型的患者，骶髂关节增强 MRI 检查有助于发现早期病变，尤其需要与其他疾病相鉴别，亲属中有强直性脊柱炎患者有助于提示诊断。临床上多采用 1984 年修订的强直性脊柱炎纽约分类标准进行诊断（表 1）。

血液学检查中 C 反应蛋白、免疫球蛋白增多、血沉增快，尤其是 HLA-B27 阳性有助于提示诊断，90% 以上的患者呈阳性，而类风湿因子和抗核抗体阴性。X 线检查典型的骶髂关节炎可表现为关节面模糊、软骨下骨密度增高、骨质破坏、囊性变，随着病变进展，可出现关节间隙变窄甚至消失。根据 X 线平片改变可将骶髂关节病变分为 0~Ⅳ级：0 级为正常；Ⅰ级可疑病变；Ⅱ级为

轻度异常，表现为关节面及软骨下骨局限性的侵蚀、硬化，关节间隙正常；Ⅲ级为主骶髂关节炎，出现关节侵蚀、间隙变窄或部分融合；Ⅳ级为重度异常，关节间隙消失。脊柱 X 线平片可见骨小梁稀疏，椎旁韧带钙化、椎体"方形"变、椎小关节面模糊和脊柱"竹节样"变等。CT 能够显示骶髂关节早期病变，可增加早期骶髂关节异常的检出率。

鉴别诊断 ①类风湿关节炎：青年女性多见。主要侵犯外周关节，以对称性、多发小关节受累为主，急性期因滑膜炎症中受累关节肿痛明显，极少累及脊柱和骶髂关节等中轴大关节，可伴有类风湿结节，类风湿因子和抗CCP抗体等自身抗体多呈阳性。②反应性关节炎：该病可表现为单关节或多关节受累，部分可出现下腰背及骶髂关节疼痛，以及肌腱端炎，并且 HLA-B27 阳性率较高，需要与强直性脊柱炎相鉴别。其鉴别要点在于反应性关节炎发病一般比较急，部分患者有明显的尿道炎、皮肤黏膜损害等临床表现，并且常有肠道、泌尿生殖道或呼吸道前驱感染病史。

治疗 该病的病因不明，因此早期以对症治疗、延缓病情发展、维持关节功能和预防畸形为主，晚期以矫正畸形为主。早期治疗包括患者教育，鼓励脊柱活动度锻炼，注意睡眠姿势和坚持正规治疗，使用非甾体类抗炎药（NSAID）缓解疼痛、僵硬症状，

表 1 强直性脊柱炎分类标准（1984 年修订，纽约）

①下腰痛至少 3 月，疼痛随活动改善，休息后不减轻
②腰椎在前后和侧屈方向活动受限
③胸廓扩展范围小于同年龄和性别的正常值
④X线检查提示：双侧骶髂关节为 2~4 级或单侧骶髂关节炎 3~4 级

注：X 线提示骶髂关节炎，并分别附加上述 1~3 条中任何 1 条，即符合强直性脊柱炎的诊断条件。

糖皮质激素、柳氮磺吡啶和甲氨蝶呤等缓解病情抗风湿药、免疫抑制剂，以及近年来进入临床的 TNF-α 拮抗剂等生物制剂，控制病情的活跃程度，抑制病变发展。对于髋关节受累造成关节活动受限或关节强直的患者，可选择全髋关节置换，对于脊柱严重驼背畸形而影响平视者，可进行脊柱截骨矫形术，少数椎管狭窄患者可选择椎管减压术。

并发症　主要为脊柱和髋关节骨性融合造成严重驼背、屈髋强直畸形，由于长期全身炎性反应及失用性骨质疏松，患者骨骼脆性增大，骨折风险高，脊髓损伤风险高，部分患者胸廓活动度下降导致肺功能严重受损。

预防　该病的病因不明，并且与遗传密切相关，无预防该病发生的有效措施。临床一旦确诊应加强患者教育，指导患者采取积极规范治理措施，控制病情活跃程度，预防疾病发展导致脊柱、关节强直等各种畸形。

预后　如能有效预防脊柱、关节畸形，大多数患者预后良好。

（裴福兴）

yínxièbìng guānjiéyán

银屑病关节炎（psoriatic arthritis）

发生于银屑病患者的血清阴性关节炎。病程长、易复发，约 10% 银屑病患者病程中发生该病，部分患者可表现为脊柱炎、骶髂关节炎，并且可并发眼睑、肌腱端炎等表现，晚期造成关节强直。该病发病年龄为 30～45 岁，男性与女性并无明显区别。

病因及发病机制　该病发病机制尚未明确，一般认为其发病与遗传、免疫以及感染等诸多因素有关。研究显示，银屑病关节炎有明显的家族发病倾向，HLA-Cw6，HLA-B15，HLA-B17，

HLA-B37 与该病的发生有关；血清中 IgG、IgA 及循环免疫复合物增高，提示免疫异常在该病发病中有重要作用。此外，研究发现链球菌的 M 蛋白可能通过与皮肤成分交叉反应诱导自身免疫而致病。

分型　根据关节受累部位及数量，临床上一般将银屑病关节炎分为五种类型。①少关节或单关节炎型：最常见，约 70%。常累及远指/趾间关节或近指/趾间关节，常表现为单个关节受累。②多关节型：约 15%。以手和足的小关节、腕关节、踝关节、膝关节和肘关节受累为主，呈对称性分布，偶有血清类风湿因子阳性。③残毁性关节炎型：是最严重的类型。主要侵犯跖骨、掌骨或指骨，发展为严重的骨溶解，指节常有套叠现象即短缩畸形。病变关节可以发生强直，常伴发热、体重减轻及严重而广泛的皮肤病变，并且常合并骶髂关节炎。④脊柱炎型：20%～40% 的患者可累及骶髂关节，多为单侧受累，部分还可出现脊柱炎，可累及脊柱的任何部位，严重时导致脊柱融合。⑤远指间关节炎型：5%～16% 的患者可累及双手远指间关节，是该病的典型临床表现，几乎总是与邻近的银屑病指甲病变伴随发生。

临床表现　大多数患者先有银屑病，数月甚至数年后才出现关节炎表现。关节病变起病缓慢，疼痛较类风湿关节炎轻，极少数可急性发病。关节病变表现为受累关节疼痛、发僵、肿胀、触痛和活动障碍，临床上已经明确的五种关节炎类型，一种类型可以演变为另一种类型，出现几种类型的关节病变并存。提示银屑病关节炎的特征有：银屑病家族史；

非对称性关节受累；远指间关节受累而无原发性骨关节炎；无皮下结节及类风湿因子阴性；腊肠指/趾；明显的指甲顶针样凹陷（>20 个）；中轴关节 X 线平片显示 1 个或几个异常，如骶髂关节炎、韧带钙化；外周关节 X 线平片可见关节糜烂，尤其是伴有末节指/趾骨基底增宽和远指间关节骨溶解性破坏。关节外表现主要为皮肤黏膜损害，如头皮及四肢伸侧，出现红色丘疹，逐渐融合成斑片状，表面覆以多层银白色鳞屑，关节炎的严重程度通常与皮肤病变的严重程度平行。指甲改变是银屑病关节炎的一个特征，约 80% 患者出现，常见病变包括顶针样凹陷、甲脱离、甲下角化过度、甲板增厚混浊、色泽发污或有白甲，可形成横沟或纵棘；此外，部分患者出现结膜炎、虹膜炎以及跟腱、足底等处的肌腱端炎。

诊断　银屑病或有银屑病指甲病变的患者出现血清学阴性关节炎可诊断为银屑病关节炎。对于无皮肤损害并出现关节炎的患者，应注意银屑病家族史和关节炎的特点，有无骶髂关节、脊柱受累。血液学检查中可出现 C 反应蛋白、血沉增高及轻度贫血，类风湿因子通常阴性。关节液检查提示炎性关节液，如白细胞增多。X 线平片比较有意义，表现为关节面的侵蚀破坏及囊性变，严重病例出现关节融合和强直，部分病例由于骨质破坏和增生并存，出现远指间关节的近端植骨变尖和远端植骨膨大，呈"笔帽样"畸形。

鉴别诊断　①类风湿关节炎：该病易与银屑病关节炎混淆，尤其是多关节型。主要鉴别点在于类风湿关节炎对称性关节受累更

明显，无皮肤指甲病变，无银屑病家族史，极少累及骶髂、脊柱等中轴关节，可伴有皮下结节等关节外表现，类风湿因子和抗环瓜氨酸多肽抗体（抗 CCP 抗体）等自身抗体多呈阳性。②强直性脊柱炎：该病无皮肤及指甲表现，以脊柱、骶髂关节病变为主，少数累及髋关节等下肢大关节，极少累及手部小关节，HLA-B27 多呈阳性。

治疗　该病的治疗原则是兼顾皮肤和关节病变治疗，缓解症状，阻止关节破坏，保护关节功能。包括患者教育、休息、理疗等一般治疗。药物治疗方面包括非甾体类抗炎药、甲氨蝶呤、柳氮磺吡啶等改善病情抗风湿药，以及蒽林软膏、维 A 酸类药物等治疗皮肤损害的药物。对于出现关节功能障碍或有畸形的患者，可考虑手术治疗，如关节置换术、截骨矫形术等。

并发症　关节炎症及骨破坏性改变，合并皮肤损害及机体免疫功能异常，可能出现皮肤感染、细菌播散导致发生化脓性关节炎。

预防　主要在于积极治疗银屑病，防止病情反复、持续发展。

预后　该病的危害性与类风湿关节炎一致，并且关节破坏性病变发生较早。提示预后不良的有关因素包括银屑病关节炎家族史，发病年龄＜20 岁，HLA-B27 及 HLA-DR7 同时阳性，HLA-DR7 阴性而 HLA-B39 阳性，破坏性多关节炎及广泛性皮肤病变。

（裴福兴）

Láitè'ěr zōnghézhēng

莱特尔综合征（Reiter syndrome）

以尿道炎、结膜炎和多发性关节炎三联征为特征的反应性关节炎。多见于成年男性，发病前多有发热。该名称由德国医师莱特尔（Reiter）在 1916 年首次报道以来，一直沿用至今。风湿病学家将有上述三联征的患者称为完全型莱特尔综合征，只具备二联征甚至初始感染后仅有关节炎的病例称为不完全型莱特尔综合征。

病因及发病机制　尚不清楚。通常认为与感染、遗传及免疫有关。引起该综合征的常见微生物包括肠道、泌尿生殖道、咽部以及呼吸道感染菌群，甚至衣原体、支原体及病毒等。该病患者的尿道、滑膜和滑液内可检测到沙眼衣原体，研究证实其多种蛋白、多肽片段能够诱导 T 细胞增殖，提示患者外周血中的 T 细胞可能受上述细菌抗原成分的诱导，感染和免疫功能异常在发病中具有重要作用。此外，该病患者中 75% 血清 HLA-B27 阳性，并且有家族发病趋向，提示遗传因素在该病中同样具有重要作用。

临床表现　该病是一种全身性疾病。一般发病较急，主要表现为关节炎、尿道炎、结膜炎、环状龟头炎、溢脓性皮肤角化病和黏膜溃疡等。可为一过性单关节受累，也可出现严重的多关节炎。多数病例在发病前数天至数周有前驱感染史，如肠道、呼吸道及泌尿生殖道感染，少数病例并无明确前驱感染病史。全身症状包括疲乏、肌痛及发热。首发症状通常为尿道炎，表现为尿频、尿痛，并可出现明显的脓性分泌物或稀薄水样渗出物，尿道口红斑、水肿或浅表溃疡以及环状龟头炎；关节病变通常是该病的第二征或第三征，常在尿道炎、腹泻或结膜炎后 2~4 周出现，绝大多数为非对称性多关节或少关节发病，主要累及膝、踝、肩、腕、肘及髋关节，手和足的小关节也可受累，病变关节发热、肿胀、剧痛以及功能受限，整个手指或足趾弥漫性肿胀，亦称腊肠指/趾特异性较高，部分患者可出现跟腱、足底肌腱、髌腱附着点炎症，即肌腱端病，累及骶髂关节时可出现下腰痛及骶髂关节疼痛。关节炎一般持续 1~3 个月痊愈，个别病例可长达半年以上。初次发病可完全恢复正常，不遗留后遗症。其他临床表现包括皮肤黏膜损害，如结膜炎、虹膜炎、角膜及口腔溃疡等。

诊断　主要依靠病史及临床特点，实验室及影像学异常对诊断有参考意义。典型病例诊断比较容易，但非典型病例的诊断存在一定困难。诊断要点包括：①尿道炎、关节炎、结膜炎三联征同时或短期内先后出现。②前驱感染史。③皮肤及黏膜的特征性损害。④发热、白细胞增多、C 反应蛋白以及血沉增快，HLA-B27 阳性。⑤尿道分泌物、滑液及粪便病原学检查。⑥特征性 X 线表现，肌腱端炎。

实验室检查在急性期血清 C 反应蛋白、白细胞总数增多，血沉增快，一旦病情控制，上述指标可迅速恢复正常。80% 以上患者 HLA-B27 呈阳性，类风湿因子阴性，关节液细菌培养阴性。X 线平片主要是排除以骨质破坏或增生为主的关节炎，通常表现为关节周围软组织肿胀或轻度骨质疏松，肌腱末端病变，如跟腱、跖筋膜附着部位，呈糜烂或骨质增生变化，慢性及复发性可见关节面骨质侵蚀、非对称性骶髂关节炎或脊柱炎。

鉴别诊断　①化脓性关节炎：为关节腔感染，发病较急通常为单关节发病，局部红、肿、热、痛症状明显。多有身体其他部位感染表现，关节穿刺为脓性关节液，无结膜炎、皮肤黏膜损害，关节液培养可查见细菌。②强直性脊柱炎：通常发病隐匿，病情发展缓慢，与莱特尔综合征急性发病特点不一致，并且骶髂关节通常为对称性受累。③痛风性关节炎：急性痛风性关节炎发作时症状与莱特尔综合征相似，但前者常与饮食、劳累有关，受累关节疼痛剧烈、皮肤暗红，血尿酸水平增高，与肠道或泌尿系统感染无关，无结膜炎、黏膜溃疡、骶髂关节炎以及 HLA-B27 阳性等特点。

治疗 该病的发病诱因、病情严重程度以及复发倾向因人而异。因此，治疗上强调个体化及规范化治疗。主要包括以下几个方面。①一般治疗：卧床休息，限制关节负重。②对症治疗：包括非甾体类抗炎药缓解关节炎症，控制发热，如双氯芬酸、吲哚美辛等，对于症状严重的患者可适当予以糖皮质激素迅速控制症状，然后尽快减量；对于肌腱端炎，可进行糖皮质激素痛点注射。③抗生素：国外主张对该病的急性期给予抗生素治疗，比较常用的药物为四环素类，疗程约 1 个月。④缓解病情抗风湿药：严重病例在应用非甾体类抗炎药物治疗的同时，可合并使用甲氨蝶呤、柳氮磺吡啶等，具有较好的治疗作用。

并发症 主要为心包炎、心肌炎等，少数严重的溢脓性皮肤角化患者，可出现致命危险。

预防 主要是预防胃肠道、泌尿生殖道及呼吸道等感染。

预后 该病多呈自限性，大多数病例预后较好，通常在 2～6 个月症状消退。外周关节炎完全恢复，皮肤和黏膜病变消失后不

遗留痕迹，实验室检查 C 反应蛋白、血沉等恢复正常。但有些病例跖趾关节和足跟疼痛可长期存在，个别严重的溢脓性皮肤角化病患者可引起致命危险。

（裴福兴）

tòngfēngxìng guānjiéyán

痛风性关节炎 （gouty arthritis）

痛风是一组遗传性或获得性嘌呤代谢紊乱和/或尿酸排泄障碍所致的综合征，痛风性关节炎是痛风的主要临床表现之一，主要是由于原发或继发性因素导致血尿酸增高，细胞外液中尿酸盐结晶处于过饱和状态从而在组织中沉积，引发中性粒细胞反应和滑膜炎症。该病常伴有肥胖、2 型糖尿病、血脂异常、高血压、动脉硬化等，并且 95% 为中老年男性，初次发病年龄约 40 岁。急性期以骤然发作的关节剧烈红肿疼痛为特征，多数患者关节炎表现为发作和缓解交替，病程长的患者发作持续时间长而缓解期较短，部分患者迁延不愈，关节周围及皮下出现慢性痛风石、皮肤破溃感染等。

病因及发病机制 嘌呤代谢相关酶缺陷或者肾小管尿酸分泌功能障碍等各种影响尿酸生成、转运、清除和分解过程的因素均可能引起高尿酸血症甚至痛风。①遗传因素：该病具有家族性发病倾向，10%～20% 患者有阳性家族史，而患者近亲中有高尿酸血症者约占 25%。大多数属常染色体遗传，少数属性染色体遗传。②环境因素：包括饮食习惯、生活方式、体重和精神应激等。如饮酒和动物内脏、海鲜等高嘌呤食物增加尿酸合成和痛风发作。由于关节内尿酸堆积，尿酸盐微结晶沉积于软骨和骨关节而诱发急性关节炎症，中性粒细胞在痛

风性关节炎急性发作中起到重要作用，包括吞噬、趋化因子释放、溶酶体酶解等，引起关节软骨和溶解和软组织损伤，如此反复发作形成慢性痛风性关节炎，导致关节畸形。此外，关节炎症急性发作并不一定与高尿酸血症呈平行关系，可能与血尿酸快速波动所致。

临床表现 痛风临床表现主要包括以下四方面：无症状的高尿酸血症；急性痛风性关节炎；痛风石和慢性痛风性关节炎；肾病变。

急性痛风性关节炎 反复发作的急性关节炎是痛风的最初临床表现。主要发生于中老年男性和绝经后女性，是 40 岁以上男性中最常见的关节炎，发病高峰 50 岁。饮酒过度和高嘌呤饮食是最明确的诱发因素，此外，外伤、劳累、感染等也可诱发该病。发病初期通常为下肢单关节受累，占所有患者的 85%～95%，然后累及多个关节，大部分首发于第 1 跖趾关节，约占 70%，病程中约 90% 病例累及该关节，其次为跖跗关节，多关节发作时其部位常不对称。该病的临床过程可分为无症状期、急性期、间歇期和慢性期。具有典型的痛风性关节炎特征，起病急骤，呈爆发性，第一次发作通常在夜间发作，为突然出现的关节肿胀和剧痛，呈刀割样，受累关节及其周围软组织迅速出现明显发红、发热和肿胀，剧痛难忍，多数患者无全身症状，仅少数患者可伴头痛、发热、心率增快、白细胞增多和血沉增快等全身症状。症状可持续数天至数周，能自行缓解，受累区域皮肤呈暗红色、皱缩、轻度瘙痒和脱屑，但能逐渐恢复。间歇期长短不一，可数月至数十年，甚至终身不复发，如果控制不佳，但

多数患者在 1 年内复发，且逐渐趋于频繁，累及范围广泛，最终导致关节破坏。

慢性痛风性关节炎 多见于未经治疗或治疗不规则的患者，如关节炎反复急性发作，最终形成慢性痛风性关节炎。表现为受累关节呈持续性慢性疼痛，其病理基础是尿酸盐在关节内及其周围组织中沉积引起慢性炎症反应，导致骨质侵蚀破坏和周围组织纤维化，是受累关节呈非对称性不规则肿胀和进行性僵硬、强直和畸形，最终关节功能丧失。X 线检查早期仅有软组织肿胀，晚期近关节端可见圆形或不规则形穿凿样透亮区，也可呈虫蚀样、蜂窝状或囊状，周围骨质密度正常或增加，界限清楚，可见关节面不平，关节间隙狭窄。还可有较大的皮下结节形成。该病可累及多个关节，而极少数患者的脊柱小关节和肋软骨也可受侵，表现为轻微的胸、腰背痛和肋间神经痛等。尿酸盐沉积在软骨、滑膜、肌腱和软组织中形成的痛风石是该期的特征性表现，包括跖趾关节、指间关节、掌指关节、肘关节以及膝关节囊和跟腱等。

诊断 根据起病诱因、家族史、泌尿系统尿酸结石史以及典型的关节炎表现，结合实验室检查，痛风性关节炎不难诊断。急性痛风性关节炎诊断多采用美国风湿病协会 1977 年制定的标准：①尿酸盐结晶，关节腔滑囊液中旋光显微镜检查发现白细胞内有双折光的针形特异性尿酸盐结晶。②痛风石活检或穿刺检查证实为尿酸盐结晶。③具备下列临床、实验室和 X 线特征，12 项中符合 6 项及以上者：a. 1 次以上的急性关节炎发作。b. 炎症表现在 1 天内达到高峰。c. 单关节炎发作。d. 发病关节的皮肤呈暗红色。e. 第 1 跖趾关节疼痛或者肿胀。f. 单侧发作累及第 1 跖趾关节。g. 单侧发作累及跗骨关节。h. 有可疑的痛风石。i. 高尿酸血症。j. X 线显示关节非对称性肿胀。k. X 线平片显示骨皮质下囊肿不伴骨质侵蚀。l. 关节炎症发作期间关节液微生物培养阴性。

鉴别诊断 急性痛风性关节炎诊断比较容易，但需与急性风湿性关节炎、类风湿关节炎急性期以及化脓性关节炎等鉴别。①急性风湿性关节炎：青少年多见；起病前 4 周内通常有溶血性链球菌感染史，如咽炎、扁桃体炎等；常侵犯膝、肩、肘及踝关节等大关节，并且呈游走性；常伴有心肌炎、环形红斑和皮下结节等表现；抗溶血性链球菌抗体（抗 ASO 抗体）升高；血尿酸正常，水杨酸制剂治疗有效。②类风湿关节炎急性期：育龄期中青年女性多见；多呈对称性关节受累，起病相对较慢，尤其以手、腕部关节受累明显，伴晨僵；血尿酸正常，而类风湿因子或抗环瓜氨酸抗体阳性。③化脓性关节炎：主要为金黄色葡萄球菌感染所致。通常可发现原发感染灶，如骨髓炎、关节周围皮肤软组织化脓性感染或身体其他部位感染；多发生于下肢髋、膝等负重大关节，伴有高热、寒战等症状；关节腔穿刺液为脓性渗出液，涂片镜检可查见革兰阳性球菌，关节液培养出细菌生长；血液及关节液中无尿酸盐结晶；

慢性痛风性关节炎需要与类风湿关节炎、银屑病关节炎、结核变态反应性关节炎等鉴别。①类风湿关节炎：部分患者可合并关节附近皮下结节，易与不典型痛风混淆。但是指/趾小关节常

呈对称性梭形肿胀，伴晨僵，与单侧不对称的痛风性关节炎截然不同，此外 X 线片表现为关节面粗糙、间隙变窄、部分关节面融合及广泛骨质疏松，但无骨皮质缺损性改变，类风湿因子阳性，关节液无尿酸盐结晶。②银屑病性关节炎：男性多见。非对称性地侵犯远端指/趾关节，部分患者血尿酸增高。但是多数患者有银屑病皮肤表现，且多侵犯指/趾关节远端，伴有指甲增厚凹陷成畸形隆起；X 线平片可见严重关节破坏、关节间隙增宽、指/趾末节骨端骨质吸收缩短如刀削状；关节症状与皮肤损害密切相关。③结核变态反应性关节炎：由结核杆菌感染引起的变态反应所致，常累及小关节，逐渐累及大关节，呈多发、游走性；体内有活动性结核病灶，可合并有低热、盗汗等结核感染全身表现；关节周围皮肤常有结节红斑；X 线平片表现为骨质疏松，但无骨皮质缺损，关节液无尿酸盐结晶，PPD 皮试强阳性。

治疗 该病的治疗原则为及时控制急性发作，预防反复发作，纠正高尿酸血症和坚持治疗以防止关节破坏及肾脏损害。

一般预防与治疗 多饮水以保持充足的尿量，可服用小苏打碱化尿液以利于尿酸排出，不宜使用利尿剂、小剂量阿司匹林等抑制尿酸排泄药物，同时降低避免高嘌呤饮食，控制蛋白质摄入量，如禁忌动物内脏、豆制品、海鲜及菌类食品；注意休息，严格戒酒，避免过度劳累、冷刺激及过度活动等诱发因素；积极治疗与痛风相关疾病如高血压、高血脂及糖尿病，控制体重。

药物治疗 至今尚无根治性药物，故药物治疗的目的仅在于

尽快终止急性发作、及时缓解症状、预防复发以及防止关节和内脏的损害。常用药物主要有以下几种。①秋水仙碱：为临床首选药物，对于急性期有抗炎消肿的特效。适用于症状重或难治性病例，一般于服药后 6~12 小时症状减轻。静脉给药具有效果快和胃肠道反应少的优点，特别适用于溃疡病或手术恢复期的机械发作者。该药刺激作用强，局部渗漏可引起组织坏死，静脉应用时需格外注意。秋水仙碱并不能降低血尿酸，也不增加尿酸排泄，其作用机制可能是：a. 抑制中性粒细胞的趋化、增殖和吞噬尿酸盐晶体。b. 抑制溶酶体和乳酸释放。c. 提高关节腔内 pH，减少尿酸盐晶体析出。秋水仙碱具有骨髓抑制、肝细胞损害、脱发、精神抑制及呼吸抑制等副作用，应用时需密切观察病情变化，白细胞减少者禁用。②非甾体内抗炎镇痛药物：具有快速抗炎效果，对于急性发作痛风应尽早使用。常用药物包括尼美舒利、吲哚美辛、双氯芬酸，也可选用选择性环氧化酶抑制剂，如塞来昔布、依托考昔，以上药物只需选用一种，不应联合使用，通常抗炎镇痛药 1~2 天可见效，症状消失后停用，多数患者疗程不超过 2 周。③激素：对于上述药物无效或者产生不利反应时，可以考虑使用肾上腺皮质激素，组织改善后激素减量或停药。④促排尿酸药：适用于肾功能尚好，血 BUN < 14.28mmol/L（40mg/dl）、无肾尿酸结石的患者，如丙磺舒、磺吡酮及苯溴马隆等，但是急性期降尿酸药物不但没有抗炎镇痛治疗急性关节炎的作用，而且会促使血尿酸下降，导致关节内尿酸盐结晶或痛风石表面溶解，形成

不溶性结晶加重严重反应。因此，在痛风性关节炎急性期禁用促尿酸排出药物。⑤抑制尿酸生成药物：主要是别嘌呤醇，适用于尿酸生成过多而排泄过低、尿酸结晶反复形成或者反复发作，用排尿酸药物无效或者其他不适于使用排尿酸药物的患者。

外科治疗 少部分药物治疗无效的患者需手术治疗。手术适应证包括：①痛风石影响关节功能，侵犯肌腱或压迫神经。②皮肤窦道形成。③手指、足趾坏死或畸形。手术方法包括关节镜手术、病灶清除，对于关节面破坏严重的，可行关节融合术或人工关节置换术。

并发症 ①尿酸盐结晶在肾脏沉积导致间质性肾炎、结石等，患者可并发肾功能损伤和肾衰竭，出现水钠潴留、电解质紊乱以及死亡等。②痛风石皮肤破溃形成窦道，慢性感染，经久不愈，感染局部扩散导致化脓性关节炎。③尿酸盐结晶在关节及周围组织沉积，刺激产生持续慢性炎症，导致关节破坏、畸形，功能受限。

预防 主要包括低嘌呤饮食，禁食动物内脏、海鲜、豆制品及饮酒，同时多饮水促进尿酸排泄、避免过度劳累、冷热刺激等诱发因素，避免使用抑制尿酸排泄药物，如呋塞米、阿司匹林，并积极治疗痛风相关疾病，如糖尿病、高血压及肥胖等。

预后 严格自律的规范预防和积极治疗，减少复发和关节破坏，通常预后良好。

（裴福兴）

dàgǔjiébìng

大骨节病（osteoarthrosis deformaris endemica）

以软骨坏死为主要改变、骨软骨发育障碍导致多关节畸形的疾病。又称卡

斯钦-贝克病（Kaschin-Beck disease）。该病有明显地方性区域分布特点，由卡斯钦（Kaschin）和贝克（Beck）首先报道。该病流行于中国东北、西北、内蒙古、河南、四川等地潮湿寒冷山谷地区，范围较广。中国最早由张凤书在东北发现此病，在西北又称柳拐子病。

病因及发病机制 该病发病机制尚不明确。可能与摄入带有致病霉菌等真菌寄生的谷物所致，研究发现真菌中有毒的镰刀菌也能使动物发生类似疾病。研究还发现缺硒、真菌、饮水被腐殖酸污染以及低营养要素可能与发病有一定联系。

分期 该病可分为三期。①骺板提前骨化，正常状态消失，凹凸不平，呈锯齿状。由于骨化不一致，骨骺厚度不一，干骺端两侧的骨皮质呈锐角。②骨骺与干骺端早融合。骨骺中心软骨消失而骨化，向外围扩张。有时中心软骨骨化后呈碎裂状，或有凹陷杯状的干骺端，最终融合。③骨骺与骺板消失，骨生长过早停止，骨端被破坏、弯曲、肿大。

临床表现 此病可发生于任何年龄，但主要发生于骨骼生长旺盛的青少年，男性多于女性。若 8 岁以前离开疫区，则很少发病，绝大多数发病隐匿，极少数呈急性或亚急性发病，严重者常在 30 多岁即丧失劳动能力。发病部位的顺序依次为踝、手指关节、膝、肘、腕、足趾关节和髋。早期症状少、程度轻，表现为关节隐痛，活动不灵活及疲劳感，有明显压痛，关节外观正常。随着病变进展，骨骺早期骨化，发育障碍，干骺端变形，导致关节逐渐增粗，活动困难，可出现关节摩擦声，伴有轻度肌肉萎缩和扁

中华医学百科全书

临床医学

骨科学（二）

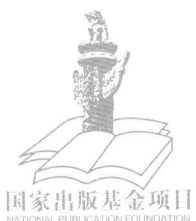

国家出版基金项目
NATIONAL PUBLICATION FOUNDATION

中国协和医科大学出版社

北 京

平足。病情持续发展导致关节增粗、疼痛及功能受限逐渐加重，最终出现晚期干骺端变形、身材矮小、关节肿大、肢体明显短缩，下肢常出现膝关节屈曲及内翻/外翻畸形，髋关节屈曲、髋内翻畸形，四肢肌肉萎缩，明显扁平足。

诊断 需要根据发病年龄、疫区生活史、临床症状体征以及踝、手等部位 X 线表现综合判断。X 线表现的最重要特征为生长期骨骺的过早闭合。踝关节病变一般最严重，关节面的骨皮质密度增加，边缘不整齐，关节前的胫骨下缘与距骨颈有明显唇样骨赘。胫骨端和距骨体有囊性改变，距骨常被压缩，硬化呈扁平状缺血性坏死，失去正常的拱顶状，跟骨短缩。指间关节的关节端增粗、肥大、关节面凹凸不平，关节间隙变窄，指骨短小，密度显著增加。髋关节及膝关节类似于骨关节炎改变，部分患者出现骨端增粗，由于骺发育障碍可出现关节内游离体、膝关节内/外翻畸形以及髋内翻畸形等。

鉴别诊断 该病的临床表现与骨关节炎非常类似，晚期影像学改变也非常类似，主要鉴别要点在于大骨节病发病年龄较早，且为上、下肢多关节受累、疫区长期生活史以及典型的身材矮小、四肢短缩、关节粗大等，X 线平片典型的距骨坏死塌陷、跟骨短缩以及指骨短缩、骨端增粗等有助于鉴别。

治疗 该病尚无根治方法，早期病例使用维生素 A、口服亚硒酸钠补充微量元素硒，可控制病变发展。对于中晚期患者，以对症治疗和保持关节功能为主，对于症状严重、畸形以及功能障碍的患者，可选择关节清理或关节置换手术治疗。

并发症 该病最主要的并发症为多关节病变导致侏儒、关节畸形和失用性肌肉萎缩。

预防 该病的重点在于预防，通过改善营养、改变粮食储存方法，防止真菌污染，改善饮水条件，可显著降低发病率。在流行区，生长旺盛的小孩口服亚硒酸钠补充微量元素硒，也有助于该病的预防。

预后 该病尚无法根治，病情发展较快，容易导致全身多关节疼痛、畸形和功能障碍，丧失劳动能力甚至生活自理能力，预后不佳。

（裴福兴）

目　录

gǔ zhǒngliú

骨肿瘤（bone tumor）

凡发生在骨内或起源于各种骨组织成分的肿瘤，不论是原发性、继发性还是转移性统称为骨肿瘤。

骨肿瘤分类 以组织学为基础，根据肿瘤细胞形态，结合电镜、组织化学、组织培养的结果进行分类，是随着组织病理学、影像学和遗传学的发展而发展的，也是大量实验研究和临床实践经验的积累和总结。最早的骨肿瘤分类是 1865 年菲尔绍（Virchow）根据光镜下肿瘤细胞的形态划分。1939 年尤因（Ewing）根据肿瘤组织的起源划分。世界卫生组织（WHO）1972 年做出的第一版骨肿瘤分类是按照组织学标准进行分类。1993 年第二版和 2002 年第三版均不断进行了改进和完善，2013 年 WHO 公布了第四版的骨肿瘤分类，并在 2019 年进行了新的更新，于 2020 年公布了第五版的骨肿瘤分类（表 1）。

临床表现 ①疼痛与压痛是肿瘤生长迅速的最显著症状。良性肿瘤多无疼痛，但有些良性肿瘤，如骨样骨瘤可因反应骨的生长而产生剧痛；恶性肿瘤几乎均有局部疼痛，开始时为间歇性、轻度疼痛，以后发展为持续性剧痛、夜间痛，并可有压痛。良性肿瘤恶变或合并病理骨折，疼痛可突然加重。②局部肿块和肿胀：良性肿瘤常表现为质硬而无压痛的肿块，生长缓慢，通常被偶然发现。局部肿胀和肿块发展迅速多见于恶性肿瘤。局部血管怒张反映肿瘤的血供丰富，多属恶性。③功能障碍和压迫症状：邻近关节的肿瘤，由于疼痛和肿胀可使关节活动功能障碍。脊髓肿瘤不论是良、恶性都可引起压迫症状，甚至出现截瘫。若肿瘤血供丰富，可出现局部皮温增高，浅静脉怒张。位于骨盆的肿瘤可引起消化系统和泌尿生殖系统产生机械性梗阻症状。④病理性骨折：轻微外伤引起病理性骨折是某些骨肿瘤的首发症状，也是恶性骨肿瘤和转移性骨肿瘤的常见并发症。肿瘤常因创伤被早期发现，但创伤不会导致肿瘤。晚期恶性骨肿瘤可出现贫血、消瘦、食欲缺乏、体重减轻、低热等全身症状。远处转移多为血行转移，偶见淋巴转移。

诊断 需临床表现、影像学检查、实验室检查和病理学检查相结合作出诊断。

影像学检查 ①X 线检查：能反映骨与软组织的基本病变。骨内的肿瘤性破坏表现为溶骨型、成骨型和混合型。有些骨肿瘤的反应骨可表现为骨沉积。临床上将肿瘤细胞产生的类骨，称为肿瘤骨。良性骨肿瘤具有界限清楚、密度均匀的特点。多为膨胀性病损或者外生性生长。病灶骨质破坏呈单房性或多房性，内有点状、环状、片状骨化影，周围可有硬化反应骨，通常无骨膜；恶性骨肿瘤的病灶多不规则，呈虫蛀样或筛孔样，密度不均，界限不清，若骨膜被肿瘤顶起，骨膜下产生新骨，呈现出三角形的骨膜反应阴影称科德曼（Codman）三角，多见于骨肉瘤。若骨膜的掀起为阶段性，可形成同心圆或板层排列的骨沉积，X 线平片表现为"葱皮"现象，多见于尤因肉瘤。若恶性肿瘤生长迅速，超出骨皮质范围，同时血管随之长入，肿瘤骨与反应骨沿放射状血管方向沉积，表现为"日光射线"形态。某些生长迅速的恶性肿瘤很少有反应骨，X 线平片表现为溶骨性缺损，骨质破坏。而有些肿瘤如前列腺癌骨转移，可激发骨的成骨反应。②CT 和 MRI 检查：可以为骨肿瘤的存在及确定骨肿瘤的性质提供依据，也可更清楚地显示肿瘤的范围，识别肿瘤侵袭的程度，以及与邻近组织的关系，协助制订手术方案和评估治疗效果。③发射型计算机断层成像（ECT）检查：可以明确病损范围，先于其他影像学检查几周或几个月显示骨转移瘤的发生。但特异性不高，不能单独作为诊断依据，须经 X 线平片或 CT 证实。骨显像还能早期发现可疑的骨转移灶，防止漏诊；也可帮助了解异体骨、灭活骨的骨愈合情况。④数字减影血管造影（DSA）检查：可显示肿瘤血供情况，如肿瘤的主干血管、新生的肿瘤性血管，以利于做选择性血管栓塞和注入化疗药物；化疗前后对比检查可了解新生血管的改变，监测化疗的效果。⑤其他：超声检查可显示软组织肿瘤和突出骨外的肿瘤情况，对骨转移癌寻找原发灶有很大帮助。脊髓造影、钡餐造影、关节对比造影、尿路造影等对了解相邻骨组织的侵犯范围有辅助作用。

病理检查 病理组织学检查是骨肿瘤确诊的唯一可靠检查。按照标本采集方法分为穿刺活检和切开活检两种。穿刺活检是使用特制穿刺活检针闭合穿刺活检，具有手术方法简便、出血少、正常间室屏障受干扰小、瘤细胞不易散落、较少造成病理性骨折等优点，多用于检查脊柱及四肢的溶骨性病损。切开活检又分切取式和切除式。切取式手术破坏了肿瘤原有的包围带和软组织间室，会扩大肿瘤污染的范围；对体积不大的肿瘤，最好选择切除活检术。骨与软组织肿瘤活检首选穿

表 1　WHO 骨肿瘤的分类

骨肿瘤
　软骨来源肿瘤
　　良性
　　　甲下外生性骨疣
　　　奇形性骨旁骨软骨瘤样增生
　　　骨膜软骨瘤
　　　内生软骨瘤
　　　骨软骨瘤
　　　软骨母细胞瘤
　　　软骨黏液性纤维瘤
　　　骨软骨黏液瘤
　　低度恶性
　　　滑膜软骨瘤病
　　　中心非典型软骨的肿瘤/软骨肉瘤 1 级
　　　继发外周非典型软骨的肿瘤/软骨肉瘤 1 级
　　高度恶性
　　　中心软骨肉瘤，2~3 级
　　　外周继发软骨肉瘤，2~3 级
　　　骨膜软骨肉瘤
　　　透明细胞软骨肉瘤
　　　间叶性软骨肉瘤
　　　去分化软骨肉瘤
　骨来源肿瘤
　　良性
　　　骨瘤
　　　骨样骨瘤
　　低度恶性
　　　骨母细胞瘤
　　　低级别中心骨肉瘤
　　高度恶性
　　　普通型骨肉瘤
　　　　软骨母细胞型骨肉瘤
　　　　成纤维细胞型骨肉瘤
　　　　骨母细胞型骨肉瘤
　　　毛细血管扩张型骨肉瘤
　　　小细胞型骨肉瘤
　　　骨旁骨肉瘤
　　　骨膜骨肉瘤
　　　骨表面高级别骨肉瘤
　　　继发性骨肉瘤
　纤维来源肿瘤
　　良性
　　　骨的促结缔组织增生纤维瘤
　　恶性
　　　骨的纤维肉瘤
　骨的血管源性肿瘤
　　良性
　　　骨的血管瘤
　　　骨的上皮样血管瘤
　　低度恶性
　　　骨的上皮样血管内皮瘤
　　高度恶性
　　　骨的血管肉瘤
　破骨细胞富含巨细胞的肿瘤
　　良性
　　　非骨化性纤维瘤
　　　动脉瘤样骨囊肿
　　低度恶性
　　　骨巨细胞瘤
　　高度恶性
　　　恶性巨细胞瘤

脊索的肿瘤
　良性
　　良性脊索细胞样肿瘤
　低度恶性
　　普通型脊索瘤
　高度恶性
　　去分化脊索瘤
　　极差的已分化脊索瘤（2019 年 WHO 新的名词）
　其他间叶来源的骨的肿瘤
　　良性
　　　胸壁软骨间叶性错钩瘤
　　　单纯性骨囊肿
　　　骨纤维结构不良
　　　骨的脂肪瘤和蛰伏脂瘤
　　　纤维结构不良
　　低度恶性
　　　纤维软骨的间质瘤（2019 年 WHO 新的名词）
　　　骨纤维结构不良样的釉质瘤
　　高度恶性
　　　釉质瘤（经典型和去分化型）
　　　骨的平滑肌肉瘤
　　　多形性未分化肉瘤
　　　骨转移癌
　骨的造血来源的肿瘤
　　　骨的孤立性浆细胞瘤
　　　骨的原发性非霍奇金淋巴瘤
　　　朗格汉斯细胞组织细胞增多症
　　　埃德海姆-切斯特病（Erdheim-Chester disease，ECD）
　　　罗萨伊-多尔夫曼病（Rosai-Dorfmandisease，RDD）

基因源性骨与软组织肿瘤综合征
　　内生软骨瘤病
　　利-弗劳梅尼综合征（Li-Fraumeni syndrome）
　　麦丘恩-奥尔布赖特综合征（McCune-Albright syndrome）
　　多发骨软骨瘤病
　　神经纤维瘤病 1 型
　　罗特蒙德-汤姆森综合征（Rothmund–Thomson syndrome）
　　维尔纳综合征（Werner syndrome）

不可区分的骨与软组织的小圆细胞恶性肿瘤
　　尤因肉瘤
　　　骨的尤因肉瘤
　　　软组织的尤因肉瘤
　　小圆细胞有 EWSR1 但无 ETS 融合的肉瘤（尤因样肉瘤之一）
　　CIC 肉瘤（尤因样肉瘤之一）
　　BCOR 肉瘤（尤因样肉瘤之一）

注：去掉了"良性骨的纤维组织细胞瘤"和"小骨的巨细胞病灶"两个诊断。

刺活检，穿刺活检最好由手术医师来实行，这样可以更多考虑后期手术入路的选择以及穿刺针道能否被完整切除。在有经验的骨与软组织肿瘤中心，术前穿刺活检的正确诊断率可达到95%以上。按照病理切片的制作方法分为冷冻活检和石蜡活检，前者是术中即刻获得病理诊断的快速方法，后者获得的是准确病理结果。术中冷冻活检可用于软组织肿瘤术中快速诊断，当冷冻结果与术前临床诊断出现矛盾时，应特别注意将其与临床症状及影像学检查结合考虑，必要时等待石蜡切片作出最后诊断。

生化测定 大多数骨肿瘤患者化验检查是正常的。若骨质迅速破坏，如广泛溶骨性病变，血钙常升高；血清碱性磷酸酶反映成骨活动，在成骨性肿瘤如骨肉瘤中多明显升高；男性酸性磷酸酶的升高提示转移瘤来自前列腺癌。尿本-周（Bence-Jones）蛋白阳性可提示骨髓瘤的存在。

现代生物技术检测 分子生物学和细胞生物学领域的新发现揭示了与临床转归及预后相关的机制。遗传学研究揭示了一些骨肿瘤中有常染色体异常，能帮助诊断和进行肿瘤分类，并更精确地预测肿瘤的行为。如尤因肉瘤中发现特异性基因易位，发生在 t（11；22）（q24，q22）的染色体易位（85%），其次 1 号染色体的长臂和 8，12 号染色体的畸变率超过 50%，与之相关的 mRNA 可用于肿瘤的诊断和治疗。利用反转录聚合酶链反应（RT-PCR）可从少量瘤细胞中检测到融合基因的表达，用于评估切除后残存病变的范围和监测转移。

骨肿瘤外科分期 骨肿瘤常用的外科分期是恩内金（Ennek-ing）外科分期和美国肿瘤联合委员会分期系统（AJCC）。恩内金外科分期最为常用，其基本内容是根据肿瘤的外科分级（G）、外科部位（T）和有无转移（M）对肿瘤进行分期的。良、恶性肿瘤均分为三期，良性肿瘤用阿拉伯数字 1~3 表示；恶性肿瘤用罗马数字 I~III 表示，I 期是低度恶性肿瘤，II 期是高度恶性肿瘤。I、II 期肿瘤在根据解剖间室分为间室内（A）和间室外（B），发生转移的病例，无论分级高、低和间室内、间室外，均为 III 期（表 2）。

表 2　良、恶性肿瘤的分期

良性	1 期静止性
	2 期活动性
	3 期进行性
恶性	I 期低度恶性无转移
	A. 间室内
	B. 间室外
	II 期高度恶性无转移
	A. 间室内
	B. 间室外
	III 期低度或高度恶性有转移

脊柱肿瘤外科分区 临床上常用的脊柱肿瘤的外科分区是 1997 年的 WBB（Weistein-Boriani-Biagini）分区法，用于指导制订脊柱肿瘤手术治疗计划。即将脊柱肿瘤在横断面的侵犯分为 12 个区及 5 个层次。12 个区：从左后方顺时针方向将脊柱及椎旁分成 12 个扇形区，其中 1~3、10~12 为后方附件区，4~9 为椎体区。5 个层次分别为：A 椎旁软组织；B 骨内浅层；C 骨内深层；D 椎管内硬膜外；E 椎管内硬膜内（图 1）。

恩内金骨盆肿瘤外科分区 I 区：髂骨区；II 区：髋臼及其周围区；III 区：耻坐骨区；IV 区：骶骨区。为使肿瘤达到广泛切除，上述各种类型切除方式可以结合应用，如 II 区髋臼周围切除可以与 I 区髂骨切除或 III 区坐、耻骨切除联合应用（图 2）。

恶性骨肿瘤放疗 放射线通过其直接作用和间接作用细胞内形成高活性的自由基，造成 DNA 的损伤，进而引起细胞死亡。肿瘤的放射敏感性与其起源的细胞类型有关。起源于放射敏感组织的肿瘤对放射线也敏感，反之亦然。在常见的骨恶性肿瘤中，除

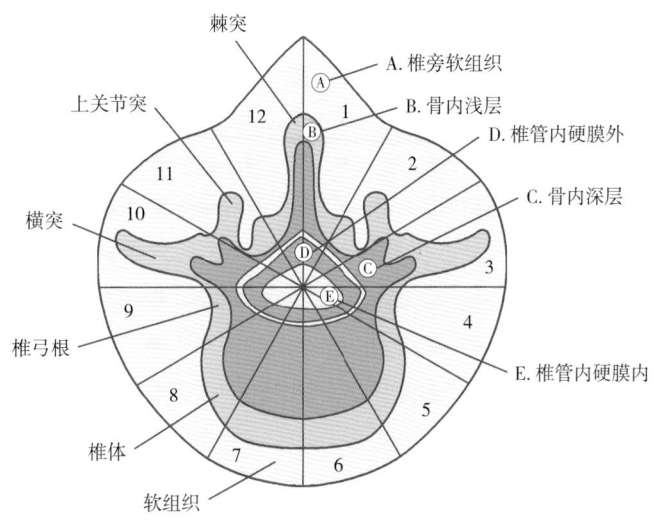

图 1　脊柱肿瘤外科分区

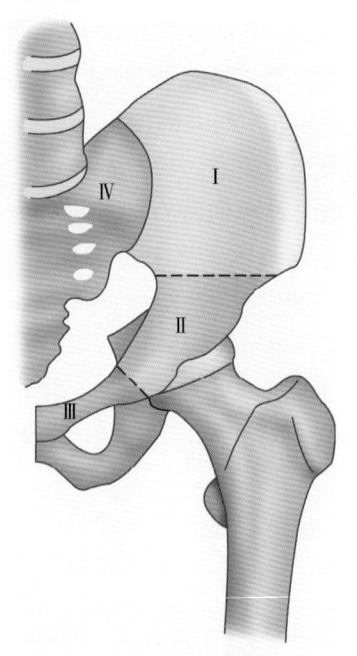

图2　骨盆肿瘤外科分区

了尤因肉瘤及骨原发性恶性淋巴瘤外均为放射不敏感的肿瘤，一般较少采用。对于骨转移性肿瘤，根据原发癌对放射线的敏感性考虑采用放射治疗或作为术后辅助治疗手段。

恶性骨肿瘤化疗　化学药物通过直接损伤细胞 DNA（细胞周期非特异性药物）或干扰细胞的有丝分裂（细胞周期特异性药物）诱导细胞死亡或凋亡达到治疗肿瘤的作用。骨恶性肿瘤的化疗从 20 世纪 70 年代开始以来，在骨恶性肿瘤的综合治疗中起到越来越不可或缺的作用。恶性骨肿瘤的化疗经历了单药化疗、联合化疗、术后辅助化疗和新辅助化疗的发展。1973 年由于当时人工假体制作需要 3 个月的时间，美国的罗森（Rosen）及马尔科夫（Marcove）教授为防止在等待人工关节制作期间肿瘤继续发展而进行了术前化疗。1979 年罗森等正式提出了新辅助化疗的概念，即相对于既往单纯术后辅助化疗，加

用术前化疗。新辅助化疗的优点包括早期消除微小转移灶；原发灶缩小有利于保肢；及时发现高危患者，及时调整化疗方案；通过术后化疗坏死率，判断患者预后等。新辅助化疗和手术成为现代恶性肿瘤治疗的标准模式。以骨肉瘤为例，化疗的进展使骨肉瘤的截肢成为过去，90% 以上的患者可以达到保肢，局部复发率低于 10%，5 年生存率由 20 世纪 70 年代低于 20% 升高到现在的 50%~60%。

恶性骨肿瘤生物治疗　主要包括免疫治疗、基因治疗和分子靶向药物治疗。免疫治疗包括生物反应调节剂［脂质体胞壁酰三肽磷脂酰乙醇胺（MTP-PE）］和细胞因子治疗包括粒细胞-巨噬细胞集落刺激因子（GM-CSF）、干扰素、肿瘤疫苗。基因治疗包括针对多种癌基因和抑癌基因异常表达的治疗，如 $p53$，Rb，SAS，$p16$ 等。分子靶向药物治疗包括酪氨酸激酶抑制剂、胰岛素样生长因子抑制剂、血管生成抑制剂、基质金属蛋白酶抑制剂等。随着基因测序技术的发展，肿瘤靶向治疗取得了巨大进步，已经成为临床上肿瘤 2/3 线治疗的主要方法。

骨肿瘤的手术界限　骨肿瘤的外科治疗要依据肿瘤的生物学行为和侵袭性，以及肿瘤自然屏障的完整性和破坏性程度，拟定相应的手术方案，从而达到根治性治疗，切除肿瘤无复发，尽量保存健康组织以利重建功能的目

的。下表为常用的四种手术切除方式，良性肿瘤采用囊内切除或边缘切除，恶性肿瘤一般选择后两种切除方式。骨转移瘤根据转移的部位、转移数目的多少可以采用囊内切除的方式，术后辅以放疗和化疗等辅助治疗措施（表3）。

保肢手术　随着新辅助化疗的开展，外科技术的提高和重建材料的发展，恶性骨肿瘤的保肢手术得以广泛开展。保肢手术的局部复发率为 5%~10%，生存率和局部复发率与截肢相同。因此，保肢是可行的。保肢手术不仅保证了足够的手术边界，还通过重建保留了肢体，避免了截肢给患者和家属带来的巨大的身心创伤。保肢手术的适应证为恩内金分期 ⅡA 期，对化疗反应好的 ⅡB 期，肢体主要血管、神经未受累；全身情况及局部软组织条件允许，可以达到肿瘤的广泛性切除；无转移病灶或转移病灶可以治愈；患者有强烈的保肢愿望以及经济上能承受化疗和保肢的费用。瘤体巨大、分化极差、软组织条件不好的复发瘤，或者肿瘤周围的主要神经血管是保肢手术的相对禁忌证。保肢手术的重建方法包括瘤骨骨壳灭活再植术，异体骨复合内固定重建术，异体骨半关节移植术，人工假体置换术和关节融合术等，现在以人工关节置换术最为常用。保肢手术的并发症，主要为手术相关的并发症和置换材料相关的并发症。手术相关的并发症，主要包括神经血管

表3　常用的四种手术切除方式

种类	切除平面	组织学所见
囊内切除	瘤内手术	切除边界残留肿瘤组织
边缘切除	囊外反应区内	反应区内可能残留肿瘤"卫星"灶
广泛切除	反应区外正常组织	正常组织内可能存在"跳跃"灶
根治切除	间室外正常组织	正常组织

损伤、伤口感染和局部复发等。置换材料相关的并发症，主要包括自体骨或异体骨感染、骨折、骨折不愈合、假体松动、折断或感染等。

（郭 卫）

gǔliú

骨瘤（osteoma）

隆起于骨面，内部为间充质细胞产生的正常成熟的骨结构（即致密的正常骨）的生长缓慢的良性肿物。有学者将突出于骨表面生长的骨瘤称为外生骨瘤，而将松质骨内的骨岛称为内生骨瘤。在骨瘤发展的过程中除了引起局部压迫以外，可无任何症状或体征。骨瘤的病灶多集中在颅骨和下颌骨，同时可伴有其他部位的肿瘤，如多发性骨瘤伴有结肠息肉、软组织纤维瘤和皮肤的皮样囊肿，被称为加德纳综合征（Gardner syndrome），这是一种常染色体显性遗传病。加德纳综合征中的骨瘤不会发生恶变，但其他部位仍有恶变的风险如：肠腺癌或软组织纤维肉瘤等。骨瘤一般多在儿童期或青春期发病，由于发病隐匿所以临床上见到的晚年发病者其发病期也多始于青年时期。

病理学 骨瘤在大体组织学上可分为致密骨型与松质骨型。致密骨型在镜下可见大量的成熟板层，致密粗大的骨小梁有活跃的骨母细胞包绕，少见或见不到哈弗斯管，常可见到数量不等的骨细胞陷窝。而松质骨型的骨小梁纤细，小梁间隙内有脂肪骨髓存在，其内存在较多的编织骨，这预示着松质骨型骨瘤内有活跃的成骨活动，可以向致密骨型骨瘤转化。

临床表现 骨瘤的发病年龄以 30～50 岁多见。男女比例为 2∶1。发病部位 70% 在额窦和筛窦内，少见于长短管状骨。患者无症状且肿瘤发展缓慢，偶尔在 X 线检查时发现。常表现为骨表面的无痛性肿块，在全身骨骼发育成熟后，骨瘤停止生长。骨瘤所引起的症状由发病部位、生长速度及引起的局部压迫或阻塞程度所决定。其中以发病于额窦鼻额管附近与筛窦的症状出现较早，常呈现出向枕部放射的头痛。若骨瘤发生在眶部或颅内还可引起相应的神经压迫或局部引流不畅导致的颅内压增高的症状。

诊断 普通的 X 线表现有两种类型：最常见的是致密型，表现为肿瘤骨密度高，圆形或椭圆形，边缘清晰较大，周围有硬化带；另有小部分瘤体因内部为海绵状松质骨结构，随着瘤内骨组织含量的变化其在 X 线下呈现出与周围正常组织相似或降低的密度阴影，有学者将这一部分称为疏松型骨瘤。骨瘤的 X 线表现常呈表面光滑的半球形隆起，其直径一般不超过 2cm，表面骨质无破坏，也无骨膜反应（图 1）。CT 能够排除 X 线的重叠影像，更好地看到骨瘤的剖面情况，并评估骨瘤与周围组织结构的关系。在 MRI 的 T1 加权像与 T2 加权像中，骨瘤与周围皮质骨信号无明显差异，均为低信号。

治疗 无症状的骨瘤可不予治疗，对邻近组织构成压迫出现相应症状者，可行手术切除，切除包括少量正常骨质。术后很少复发。

（郭 卫）

gǔyàng gǔliú

骨样骨瘤（osteoid osteoma）

异常骨样组织、成骨细胞、血管组织组成，其外包绕着反应性骨质，瘤巢可呈完全透明或硬化中心，呈圆形巢状，直径一般不超过 2cm 的良性肿瘤。该病发病机制不清，过去曾被认为是骨的慢性局限性感染或血管类肿瘤。但是肿瘤病变主要包括骨样组织及不典型的骨组织；肿瘤虽然生长缓慢，但与周围组织无关联；肿瘤组织与周围骨组织具有明显差别，因此有学者认为这是一类独立的良性肿瘤，并根据其主要成分命名为骨样骨瘤。骨样骨瘤发病率不高，约占良性骨肿瘤的 11%，占所有原发性骨肿瘤的 2%～3%。大多数骨样骨瘤发生在 10～30 岁，男性发病率明显高于女性。发病部位多集中于长管状骨的皮质内，如股骨、胫骨（约占全部发病的 53%，其中股骨近端更常见）。手足骨、脊柱和肱骨较少见。根据病变的位置差异可被分为皮质型、髓质型或骨膜下型。根据解剖位置分为关节囊外型或关节囊内型。有时可发现病

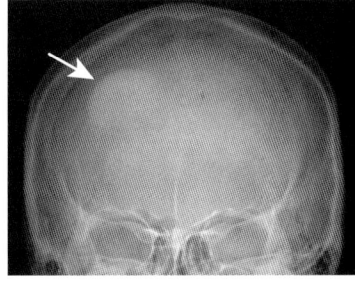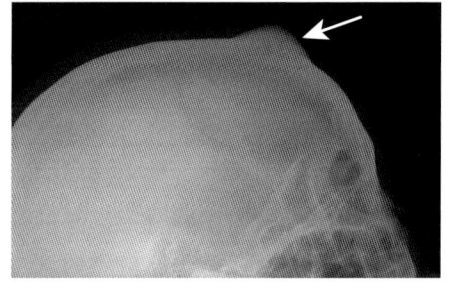

图 1 骨瘤 X 线表现

注：女性，45 岁，额骨圆形高密度肿物，突出颅骨表面。

变位于股骨颈与转子间的滑膜折返处，将这一类称为关节内骨样骨瘤。在肘、足、腕、膝和脊柱的小关节处也可发现关节内骨样骨瘤，但这些部位的症状常表现为感染性滑膜炎的症状，可缺少骨硬化与骨膜反应。此外，关节内病变也可以引起早期关节炎的表现。

病理特征 骨样骨瘤瘤巢较小且边缘清晰，瘤巢为圆形或卵圆形淡红色或红棕色小球，中央可见钙化点，比周围坚实的反应骨质软，较容易从反应骨中拔出。骨样骨瘤由界限清楚的交织呈网状的不规则的骨小梁和骨样矿化基质组成，可见局灶性骨母细胞在骨小梁边缘排列，有大量扩张毛细血管的纤维血管结构为肿瘤提供血供，骨样骨瘤的疼痛是由大量的瘤巢内的无髓神经轴索传导的。瘤巢中央为不定型的骨样组织，内部存在大量的骨母细胞，高倍镜下增生的骨母细胞虽可出现细胞体积大、丰满、深染，但并不提示恶变。瘤巢周边增生的纤维血管组织由增殖期的幼稚间叶细胞和毛细血管组成。成熟期或接近愈合期的瘤巢增殖能力降低，多核巨细胞和破骨细胞显见，新生骨小梁间骨细胞增多，矿化染色变深，同时出现一两条黏合线。组织学上，骨样骨瘤和骨母细胞瘤有时很难鉴别，需与临床和影像三结合鉴别。骨母细胞瘤体积较大，松质骨含量较多，且周围反应骨壳较薄。而且瘤体内骨母细胞较骨样骨瘤瘤巢内更为丰富，新生血管更多。

临床表现 典型的表现是患者长骨有持续数月的钝痛，夜间加重，服用水杨酸制或非甾体抗炎药可缓解。若病灶浅表，则可以触及反应骨造成的局部隆起。

有些患者可有神经症状与体征，包括肌肉萎缩、深部腱反射减弱和不同程度的感觉丧失。若病变靠近骨骺生长板，可引起骨生长加速，出现双下肢不等长、弓形腿、内外翻等畸形。对于儿童和青少年患者，由于一些非典型症状、体征的存在常使诊断困难。骨样骨瘤引起的疼痛所导致的脊柱僵硬侧凸常会与原发性脊柱侧凸的诊断相混淆。原发性脊柱侧凸在站立位时畸形加重，而骨样骨瘤引起的侧凸在平卧位时加重。

诊断 在疼痛症状出现的早期，X线检查可以无异常表现。因此，当有典型症状就诊时若出现X线检查阴性结果，应间隔4~6周后复查。当X线检查能发现病变时，大多数表现为骨干皮质内，呈现小的圆形或椭圆形的放射透明巢，直径很少超过1cm，常有致密的硬化骨包绕。瘤巢是骨样骨瘤影像学的主要特征（X线检查显示小而孤立的圆或椭圆形透明缺损区，一般直径小于1cm，位于骨皮质内，周围反应性皮质增厚，骨膜下新骨形成。镜检瘤巢有血管丰富的结缔组织，有新生骨小梁、骨样组织及钙化。周围有成骨细胞，也可有破骨细胞存在）。早期病灶仅为高密度影并无明显瘤巢，随疾病发展骨样组织密度逐渐降低，形成边缘清晰的瘤巢，进一步发展瘤巢内不断钙化及骨化呈密度增高的不透亮阴影。当瘤巢钙化周围形成透亮的环形区域后，X线下表现颇似牛眼状，称为牛眼征。瘤巢多为单发，少数病例有2~3个瘤巢。瘤巢的生长速度不一，可在短时间内明显增大，亦可多年不变。由于瘤巢可被增生的骨硬化所遮挡，透亮区在X线下常呈偏心状，有时需要多角度摄片。CT

是诊断骨样骨瘤的首选检查方法，不仅能够确认病灶的存在，而且也能精确地确定病灶的范围、大小和瘤巢的部位。特别是对于中轴骨而言，由于位置特殊单纯的X线无法明确病变位置及性质，则必须应用CT辅助诊断。瘤巢在CT下常表现为边缘清楚的低密度区，其周围被范围不等的高密度硬化骨包绕（图1）。

瘤巢周围骨质增生硬化是一种重要的影像学表现。在不同的部位反应骨表现也略有差异。发生在长骨骨皮质时，瘤巢周围常有广泛的骨膜反应，骨皮质增厚硬化，会将小的瘤巢遮盖。短骨病变一般没有骨膜反应，只表现为骨旁软组织肿块，周围骨质表现为压迫性的萎缩及骨质吸收。幼儿的骨样骨瘤骨膜反应呈层状，由于增生硬化明显，骨干可呈纺锤样增粗。

松质骨型的骨样骨瘤多发生在不规则骨及长骨两端，瘤巢周围仅有轻微骨致密环，骨硬化不明显。骨膜型可发生于骨膜内，骨膜下或骨膜外，性较少见。瘤巢常位于骨旁呈圆形的软组织块影，以在股骨颈内侧及胫骨干常见，亦见于手足短骨附近。邻近的骨皮质有反应性骨硬化或轻度膨胀性改变。有时可在皮质与肿瘤之间出现硬化带分隔。

关节内型骨样骨瘤位于关节附近，可伴发骨关节的改变。常表现为反应性非特异性关节炎、骨膜炎及附近骨端的骨膜反应。有的表现为软组织弥漫性炎性反应，关节间隙狭窄，骨质破坏或软骨下骨质增生，甚至关节内积液及局限性骨质疏松，有时因对此变化认识不足，或关节改变较肿瘤表现更明显，而被误诊为关节炎。

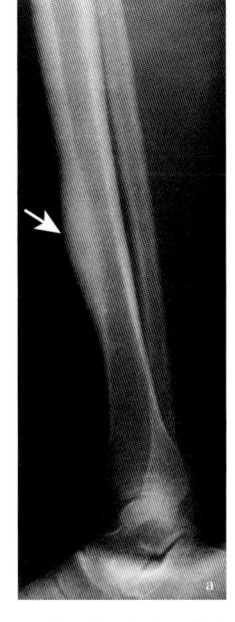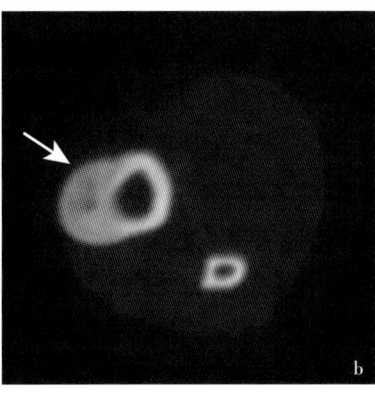

a. 右胫骨下段局限性皮质增厚，可见瘤巢；b. CT更清楚显示瘤巢。

图1 骨样骨瘤影像学表现

骨样骨瘤的典型影像学表现要晚于患者临床症状，而且仅从X线检查结果很难对非典型部位的肿瘤或被反应骨遮挡的病灶加以鉴别。因此，在诊断的过程中需要其他影像学检查。骨扫描是鉴别骨样骨瘤的一种高度敏感的方法，特别是对于症状不典型且X线阴性的患者，三时相骨核素扫描能对关节内或髓内的病变进行明确的诊断。放射性示踪剂在瘤巢内积聚，而周围则较少有示踪剂，而且示踪剂高密度的区域与X线表现是重合的，因此称为"双高密度"征象，这有助于区别骨样骨瘤与骨脓肿。此外典型的影像学表现需与以下疾病进行鉴别：疲劳骨折、骨髓炎、骨脓肿、骨岛等。

治疗 骨样骨瘤为可自愈性疾病，症状轻微的患者可行非手术治疗等待其愈合。但绝大多数因其症状较明显，持续时间长，所以应给予手术治疗。骨样骨瘤未见有恶变报道。骨样骨瘤的标准治疗是完整切除瘤巢，外科治疗是极为有效的，可以立即完全消除症状。术后复发率的高低取决于瘤巢去除程度是否彻底。一般瘤巢明确去除后，复发概率应在5%以下。若术前影像上瘤巢位置明确，术中单纯去除瘤巢及巢窝即可。因为周围的反应骨可自行吸收，所以没有必要进行外科切除，同时也有观点认为残留的反应骨可以降低术后骨折的风险。若术前瘤巢影像学不确定的患者，为了避免遗漏瘤巢术中最好连同周围反应骨一起整块切除。切忌分块切除，以免给病理诊断带来困扰。切除后可根据骨缺损的大小、骨强度的损失选择合适的植骨与固定方式。对于儿童患者，若存在结构性畸形，应同时给予矫形手术。骨样骨瘤治疗的关键在于对瘤巢的定位。有学者利用瘤巢对同位素检查的敏感性，在术中通过观察病灶内残留的放射区域面积来评估瘤巢的切除程度，尽管在理论上该方法可行，但是

由于实时检测的设备过于昂贵所以较少应用。也有报道尝试应用CT引导下切除反应骨内的瘤巢，但是单独应用该方法很难评估瘤巢的切除程度。有学者则在CT引导下应用射频消融技术对瘤巢进行切除，将射频探头置于瘤巢中心后，围绕探头1mm的范围被加热到26～30℃，4分钟。该方法的初步结果令人满意，但是仍需长期随访观察。此外，由于瘤巢与四环素具有亲和性，在紫外线下能够产生荧光。也有报道根据该理论在术前给予四环素用于瘤巢的标记。

（郭 卫）

gǔ mǔxìbāoliú

骨母细胞瘤（osteoblastoma）

异常的骨小梁或骨样结构构成的良性成骨性肿瘤。较少见。常较骨样骨瘤大，直径在几个厘米，但反应骨少或没有，约为骨样骨瘤的1/4。男性发病明显多于女性，比例约为2∶1，发病多集中于青少年，高峰期为15～30岁。脊柱附件部分是最常见的原发灶，占骨母细胞瘤整体的10%～30%，此外在四肢与颌面骨也可见到。骨母细胞瘤的活跃程度差异很大，有些相对静止，有些呈强侵袭性，因此，骨母细胞瘤有良恶性之分。对于恶性骨母细胞瘤与骨母细胞型骨肉瘤的概念尚存争议。骨母细胞瘤在组织学上与骨样骨瘤颇为相似，部分学者认为两者是肿瘤的不同发展阶段，但这两种疾病的临床表现与影响差异很大。因此，现在仍将两者归为两种不同的肿瘤。

病理特征 肉眼所见为，肿瘤体积一般为2～10cm，红色或棕红色，小部分因血管少而呈现褐色的沙砾样物质。反应骨相对较少，皮质较薄、膨胀。肿瘤内红

褐色的软组织肿物与外侧骨壳壁紧密附着，不易刮掉，与松质骨之间的边界清晰，少数病例合并动脉瘤样骨囊肿而呈蜂窝状含血窦的结构。镜下呈现出三大特征：①富含大量骨母细胞。②骨样组织互相连接呈条索状，形成大量的新生骨小梁结构，该骨小梁结构排列杂乱无章。③在新生骨小梁内存在丰富的血管性结构。骨母细胞瘤整体镜下表现与骨样骨瘤相似，并且可见不同程度继发的动脉瘤样骨囊肿变性。3 期假恶性骨母细胞瘤中，骨小梁更加纤细，主要由增殖的骨母细胞和血管腔构成，病灶周边的细胞最活跃，能够穿越反应骨区，但是这群细胞并无核分裂象或细胞间变。由于骨母细胞瘤与骨样骨瘤在组织学上极其相似，需要根据临床症状进一步鉴别。骨样骨瘤的直径在 1cm 以内，伴明显疼痛，夜间加重，服用水杨酸类药物有效。肿瘤直径大于 2cm 且疼痛较轻微者为骨母细胞瘤。直径在 1~2cm 时，若瘤体位于髓腔则视为骨母细胞瘤，若瘤体位于骨皮质则视为骨样骨瘤。骨母细胞瘤的骨小梁更不规则，小梁间血管更丰富，骨母细胞更多、更活跃，常可见到较多的破骨细胞样多核巨细胞，周边缺乏反应性硬化骨。超微所见，良性骨母细胞瘤的主要构成成分是骨母细胞样肿瘤细胞、前骨母细胞、骨样骨细胞和少量的破骨样巨细胞。骨母细胞样肿瘤细胞呈圆形或者多角形，有长短不一的突起。胞核偏位，核膜不完整，有假包涵体形成，细胞质内粗面内质网较丰富，部分粗面内质网呈囊性扩张，内可见蛋白质物质。生长活跃的骨母细胞内线粒体呈蜂窝状，胞核附件有发达的高尔基复合体，糖原

及多核聚糖体丰富。前骨母细胞圆形，胞核大，核膜光滑，染色质均匀，胞质少，内含大量糖原颗粒和游离核糖体，线粒体丰富，大小一致，粗面内质网数量较少。

侵袭性骨母细胞瘤中前骨母细胞数量较良性骨母细胞多并呈现出一定的异型性，瘤灶内出现巨型骨母细胞。细胞核外形不规则，可呈分叶状，可见核袋及核内假包涵体形成，常染色质增多，可见多核骨母细胞。胞质内细胞器较良性骨母细胞瘤少，多聚核糖体则增多并可见较多幼稚的骨样基质。

骨母细胞型骨肉瘤由多种细胞构成，包括骨母细胞、软骨母细胞、成纤维细胞、组织细胞、原始间叶细胞、肌成纤维细胞及多核巨细胞。肿瘤性骨母细胞为主要成分，肿瘤性骨细胞分化程度不一。分化较高者与良性骨母细胞形态相似。肿瘤性骨母细胞外形和大小不规则，细胞表面有长短不一、粗细不等的胞质突起。细胞核形状不规则，可见一个或多个大而不规则的核仁，异染色质常凝集成块并边集。分化较高的肿瘤性骨母细胞胞质丰富，内含大量粗面内质网和发达的高尔基体，粗面内质网极度扩张。低分化型肿瘤性骨母细胞胞质内细胞器少，粗面内质网呈扁平状，高尔基体不发达。部分肿瘤性骨母细胞相互融合形成多核巨型骨母细胞。肿瘤性骨母细胞和肿瘤性成纤维细胞形态相似，但肿瘤性纤维骨母细胞周围可见较多的胶原纤维。骨母细胞型骨肉瘤中可见到原始间叶细胞，胞体小，圆形或多边形，胞质稀少，胞质内细胞器发育不良。原始间叶细胞与骨母细胞关系密切，其间可见原始连接结构及原始间叶细胞

向骨母细胞和成纤维细胞分化的过渡形态。

临床表现 无典型的临床表现，主要是进行性疼痛，常为钝痛，有时夜间加重，与骨样骨瘤相比，疼痛缺乏局限性，水杨酸剂很少能缓解。病损较大，可触及肿块。因其较大且好发于脊柱，常有神经症状，由脊髓或神经根压迫引起，表现为麻木、针刺感、放射痛、脊柱僵硬、脊柱侧凸甚至瘫痪。肢体的疼痛症状不像骨样骨瘤那样定位准确，夜间疼痛的症状也可不明显。

诊断 X 线一般表现为圆或椭圆形低密度区，病变直径 2~10cm，病灶内有片状钙化或骨化影中等量反应骨包绕，其边缘不如骨样骨瘤清晰。周围的反应骨也较骨样骨瘤少得多。当病变透亮区增加，边缘不清，骨壳内有气泡样改变，甚至出现软组织肿块，这些都预示着肿瘤的侵袭性增强，需与动脉瘤样骨囊肿、毛细血管扩张型骨肉瘤相鉴别。术前 CT 可更好地确定受侵范围，特别是对脊柱病变具有极其重要的诊疗意义。核素扫描无特异性，但可用于显示一些 X 线表现不明显的病损。良性骨母细胞瘤 CT 表现为骨局限性膨胀性低密度区，骨皮质变薄甚至断裂，病灶周围出现清楚的薄壳状钙化为该疾病的特征，而肿瘤内部出现的点状或大片钙化灶对诊断非常有意义。良性的骨母细胞瘤 MRI 检查大多数表现为良性骨肿瘤影像特征，肿瘤多呈膨胀性生长，表现为不均匀性长 T1、T2 信号，大部分病灶可见单发或多发囊状骨质破坏，周边骨皮质变薄，病灶边缘骨质轻度硬化，有时可形成较厚的硬化缘，甚至呈结节状。间质含有丰富的血管，所以病灶强化多较

明显但低于血管瘤。多发囊壁可见明显强化，部分囊内可见分层，出现液-液平。偶尔可见部分病灶内散在的长 T1、短 T2 小点片状、斑点状钙化或骨化（图 1）。

治疗 多数骨母细胞瘤行刮除和植骨术。对侵袭性的应行边缘或广泛整块切除，以降低复发率。骨缺损区可行植骨或骨水泥填充，必要时加用内固定，脊柱病变除去肿瘤外，还需进行脊髓减压。对于反复复发者可酌情使用放疗。多数骨母细胞瘤病灶刮除或者切除后预后良好。部分病例术后复发，其预后与组织学特点紧密相关，2 期和 3 期病变行刮除术后其复发率明显不同，2 期术后复发率为 10%~20%，而 3 期则可达 30%~50%。远处转移较少见，偶有报道骨母细胞恶变为骨肉瘤。

（郭 卫）

qīnxíxìng gǔ mǔxìbāoliú
侵袭性骨母细胞瘤（aggressive osteoblastoma） 临床表现与骨母细胞瘤相同。病理上肿瘤核分裂率低，既无骨肉瘤的不典型核分裂也没有骨肉瘤常见的骨样基质，为介于骨母细胞瘤和低恶性骨肉瘤之间的成骨性肿瘤。

为骨母细胞瘤的一种特殊类型临床上无转移，但术后可有局部复发。治疗应广泛切除。

（郭 卫）

gǔ ròuliú
骨肉瘤（osteosarcoma） 原发于骨髓内，以增殖的肿瘤细胞直接形成骨或骨样组织为特征的高度恶性肿瘤。骨肉瘤是儿童和青少年最常见的原发恶性骨肿瘤。是源于间叶组织的恶性肿瘤，以能产生骨样组织的梭形基质细胞为特征。虽然在肿瘤中也可以见到纤维或软骨组织，或两种都有，但只要见到肉瘤基质细胞直接产生的骨样组织，无论数量多少，就决定了肿瘤的性质为骨肉瘤。骨肉瘤分为原发性与继发性。好发年龄有两个高峰，第一个高峰是青春期，75% 的病例在 10~30 岁发病。第二个高峰是老年人，多为继发性骨肉瘤。儿童和青少年的骨肉瘤约 93% 是原发的；与此对应，60 岁以上的骨肉瘤患者，1/4 为继发性的。典型的骨肉瘤好发于男性，男女比例为（1.5~2）:1。其好发部位依次为股骨远端和胫骨近段；其次为肱骨近端。约 3/4 的骨肉瘤出现在膝部或肩部；其次为股骨近端、

股骨干和骨盆。骨肉瘤在长骨的好发部位为干骺端，有时可见多原发灶。骨肉瘤病程短、进展快，可在数天内明显增大膨出。骨肉瘤常经血行转移至肺，肺转移也是骨肉瘤的首要致死因素，除肺转移外，骨转移也较常见到。

原发性骨肉瘤 没有先前的病损直接发生者。① 髓内型（95%）：a. 高度恶性（普通型骨肉瘤，占 90%）。骨母细胞型（占 50%）、软骨母细胞型、成纤维细胞型、毛细血管扩张型、小圆细胞型、多中心型。b. 低度恶性（占 10%）。② 表面型（5%）：骨旁骨肉瘤（占 90%）、骨膜骨肉瘤（占 1%）、高度恶性表面骨肉瘤（占 9%）。

继发性骨肉瘤 先有病损或放射治疗后出现者。① 畸形性骨炎。② 放射源性。③ 继发于其他肿瘤。

（郭 卫 曲华毅）

pǔtōngxíng gǔròuliú
普通型骨肉瘤（conventional osteosarcoma） 最常见的骨肉瘤类型。

病因及发病机制 普通型骨肉瘤准确的病因还是未知的。尽管认为创伤史不是肿瘤的病因，但仍是患者发现肿瘤的一个因素。骨肉瘤的病因复杂。与尤因肉瘤不同，骨肉瘤没有明确的染色体异位。已知高度恶性的普通型骨肉瘤存在明显的多倍体改变及多发染色体异常。至今已发现几个重要的基因改变与骨肉瘤的发生有关。Rb 基因的改变是视神经母细胞瘤发生的原因。患视网膜母细胞瘤的儿童，如果能存活，发生骨肉瘤（第二原发恶性肿瘤）的危险是高的，约占视网膜母细胞患者的 38%，如有家庭史，可高达 40%，这与 Rb 基因变异有关。

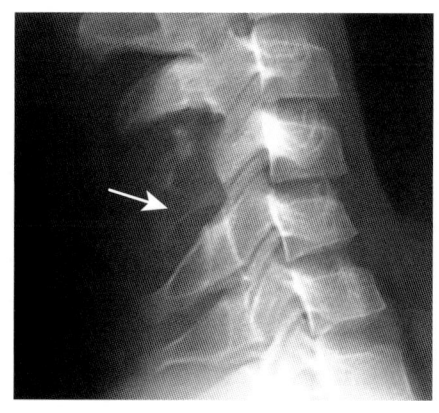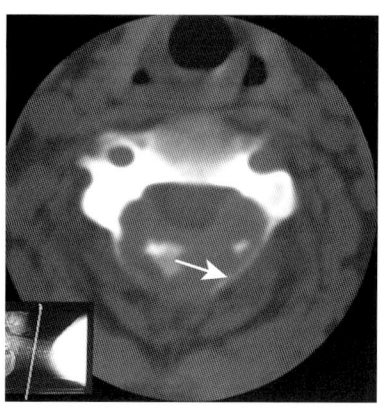

图 1 骨母细胞瘤影像学表现
注：C4 棘突骨母细胞瘤，溶骨区膨胀，钙化，周边反应骨壳。

60%~75%的骨肉瘤存在 Rb 基因的异常。丢失一个 Rb 等位基因的骨肉瘤比带有正常 Rb 基因的骨肉瘤更具恶性。患有利-弗劳梅尼(Li-Fraumeni)综合征(乳腺癌合并软组织肉瘤)女性生育的儿童,骨肉瘤发生的机会也增高,这与遗传性 p53 基因突变有关。p53 基因的突变约发生于 50% 的骨肉瘤中。其他基因的改变,进一步促成了骨肉瘤的发生,如 C-myc 及 C-fos 基因的扩增及高表达。MDM2 是一个 p53 基因的调节蛋白。MDM2 基因的扩增可抑制 p53 基因的活性,使细胞丧失 p53 基因调节的生长控制,从而导致肿瘤的发生。然而 Rb 基因和 p53 基因不能完全解释骨肉瘤的病因,还有其他肿瘤表达基因,如 p16、p21、ras、met、sis 和 myc 基因等。

病理学特征 骨肉瘤的大体标本外观表现不一,肿瘤组织致密,较硬,呈灰白色或玫瑰色。中心坏死区有陈旧性血,呈黄褐色,多囊状,在软骨成分较多的区域,呈白色半透明状或黏液状,硬化区坚硬如象牙,呈乳白色,少见血管。同一瘤体内可呈现出混合性质。显微镜下,骨肉瘤的组织学特征是由恶性梭形细胞产生的骨样基质,梭形细胞需紧邻骨样基质,正常的成骨细胞排列在骨样基质周围。肿瘤组织细胞多种多样,肿瘤细胞呈梭形或不规则形,细胞体积较大,核深染,核质比例增加,核分裂,特点是肿瘤细胞的异型性(图1)。这说明瘤组织分化较差。在肿瘤骨形成较多处,瘤细胞异型性相对较轻。肿瘤性骨质多为骨样组织或网织骨质,不形成板层骨。骨瘤最早是在恶性肿瘤细胞间出现胶样物质,呈同质性淡红色染的肿瘤性类骨质。肿瘤性骨样组织结

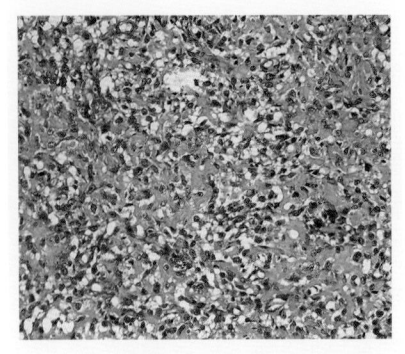

图1 骨肉瘤病理表现,梭形细胞肉瘤,骨样基质明显

构成纤维不规则编制状或绸带交织状,是骨肉瘤组织学特点。病理学诊断的关键有赖于肿瘤基质细胞产生的骨样基质(嗜酸性透明物质)的存在。病变内可见到有多核瘤巨细胞,胞核深染,异型性明显,核大小形态奇特,胞核多为 3~5 个,核仁明显增大。有时也可见到破骨细胞型多核巨细胞,这并非肿瘤细胞成分,而可能是机体对肿瘤的免疫反应,参与溶解正常或肿瘤性骨质。这要与骨巨细胞瘤鉴别,骨巨细胞瘤内的多核巨细胞呈现出核异型性。骨肉瘤细胞组织内碱性磷酸酶(AKP)表达强烈,特别是在肿瘤外围生长活跃区,AKP 活性最高,而在类骨质或编织骨内的瘤细胞 AKP 活性低。

临床表现 骨肉瘤是青少年最常见的原发恶性骨肿瘤,占原发恶性骨肿瘤的 20%,每年发病率为(1~3)人/100 万人。发病率与人种和种族无重要关联。普通型骨肉瘤最常发生在 10~25 岁阶段,尽管有 30% 的患者发病年龄在 40 岁以上,但对于年龄较大的患者还是优先要考虑倾向于常见的老年人的骨肿瘤疾病(如骨佩吉特病,放射后肉瘤或继发于纤维结构不良)。男女发病率的比

值为 3:2。

普通型骨肉瘤好发在四肢长骨的干骺端,尤其是股骨远端、胫骨近端和肱骨近端。非长骨(如下颌骨,盆骨,脊柱和颅骨等)的病变随年龄的增长发病率可能增长,大多数颅面骨骨肉瘤患者的年龄要大于其他部位骨肉瘤患者。发生于脊柱的骨肉瘤少见。

症状基本上持续超过几周或几个月。骨肉瘤最常见的临床表现是疼痛和肿块。在起病初期无典型症状,仅有围绕原发灶周围的疼痛,初期疼痛多为间断性隐痛,随病情发展疼痛逐渐加重,多发展为持续性疼痛,休息、制动或者一般镇痛药无法缓解。疼痛部位可以触及肿块,可伴有关节活动受限,但关节积液并不常见。体格检查发现可能局限肿块,有疼痛和压痛。由于肿瘤本身血供丰富,局部常可伴有皮温升高,运动受限,毛细血管扩张及听诊上的血管杂音。在病情进展期,常见到局部炎症表现和静脉曲张。病理性骨折发生在 5%~10% 的患者中,多见于以溶骨性病变为主的骨肉瘤。骨骺虽是骨肉瘤进入骺端的屏障,但极少数病例中,肿瘤侵及或穿透骨骺,出现关节积液。肿瘤晚期可有局部淋巴结肿大,一般为吸收所致的淋巴结炎,个别见于淋巴结转移或受侵。早期一般状态较好,消瘦、精神萎靡及贫血常在出现肺转移以后发生。

另一个重要的临床表现是血浆碱性磷酸酶(AKP)、乳酸脱氢酶(LDH)中度至大幅度的升高,大多数病例可以观察到 AKP 升高,且与肿瘤细胞的成骨活动有关,但是肿瘤组织中 AKP 水平和血浆中 AKP 水平没有确切的数量

关系。较 AKP 的诊断价值更为重要的是该指标对于预后的意义，如果手术完整切除肿瘤后，AKP 可以下降至正常水平；如果术后该指标没有下降到正常水平，或仍处于较高水平则多提示存在肿瘤转移或肿瘤有残留。

诊断 影像学上一些骨肉瘤成骨明显（成骨型）；另一些则以溶骨性破坏为主，可见呈蜂窝状、退行性变或呈毛细血管扩张样改变的肿瘤，影像学表现为边界不清的筛孔样或虫蚀样透亮度增高区（溶骨型）。但骨肉瘤大多数病例影像学表现为成骨及溶骨混合样改变。

X 线检查 当肿瘤穿破皮质，侵入到软组织内形成最具特征的影像学改变，即特征性骨膜反应：①垂直于骨膜呈放射样平行排列的针状骨膜反应，即怒发冲冠征，或排列成由骨膜上一点向外放射，即日光放射征。针状骨膜反应并非骨肉瘤的特征性表现，它可以出现在某些良性病变〔如血管瘤、脑（脊）膜瘤〕，或恶性病变（如尤因肉瘤）。骨肉瘤 X 线检查偶尔可见到呈层状的骨膜反应。此症状并不是骨肉瘤的特有表现。

②科德曼（Codman）三角，此种骨膜反应是由反应骨形成，后者位于被穿破皮质肿瘤组织所顶起的正常骨外膜和肿瘤向骨外浸润部位周围移行带皮质骨之间。尽管科德曼三角很有特点，但并不是骨肉瘤所特有的影像学表现，它可见于任何侵袭性肿瘤性病变（如尤因肉瘤），甚至一些良性病变，如骨髓炎，当有骨外软组织浸润后可有类似的影像学表现（图 2）。

CT 检查 可以更清晰地显示肿瘤骨的病变范围，软组织侵袭情况及肿瘤与主要血管的关系，能够及时发现髓腔内的跳跃灶。同时肺部 CT 是确认有无肺转移灶的最好方法。

MRI 检查 在观察骨肉瘤软组织侵袭范围、髓腔累及范围、髓腔内有无跳跃病灶等方面，优于 CT 检查，在确定肿瘤切除边界及肿瘤切除范围方面，MRI 具有重要的参考价值。

放射性核素骨扫描（ECT） 上表现为放射性浓聚，浓聚范围常大于实际病变。在骨肉瘤的定性或定位诊断方面，只起到一定的参考作用。对肿瘤有无其他

骨的转移，是否多发病变以及有无跳跃灶的判断很有帮助。同时对化疗效果的评估也有一定的作用（图 3）。

血管造影 在骨肉瘤诊断上的意义为：①可以了解肿瘤的血管丰富程度，观察肿瘤的软组织浸润范围。②判断肿瘤的血管来源，是动脉插管化疗必需的检查。③由于肿瘤内部的血管分布与肿瘤坏死程度直接相关，化疗前后血管造影的对比可以作为评价化疗效果的重要指标。④血管是否被肿瘤推压移位或被肿瘤包绕。⑤切除肿瘤时是否需要切除血管并做修复的准备（图 4）。

分期 应用最为广泛的分期系统是恩内金（Enneking）提出的外科分期系统，此分期方法与肿瘤预后有很好的相关性。Ⅰ期：低度恶性肿瘤；Ⅱ期：高度恶性；Ⅲ期：出现远处转移。根据解剖位置又可以分为（A：间室内；B：间室外），而肿瘤的间室状态取决于肿瘤是否突破骨皮质。低度恶性肿瘤相对少见，大多数病例属于ⅡB 期。而ⅡA 期患者也较少，因为大多数高度恶性骨肉瘤在其自然病程早期即可突破骨皮

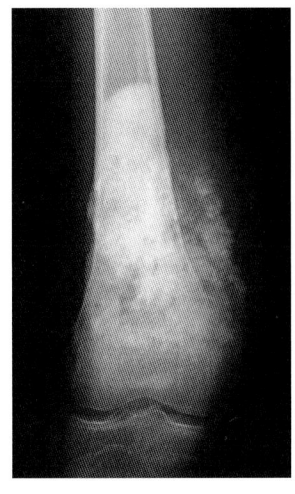 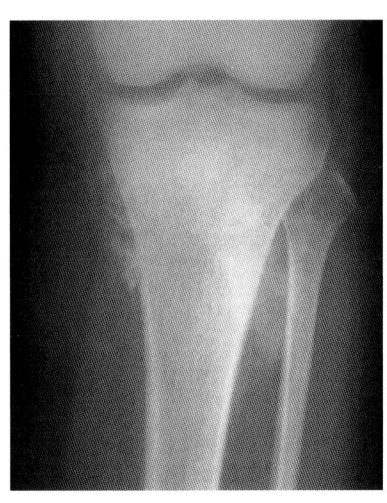 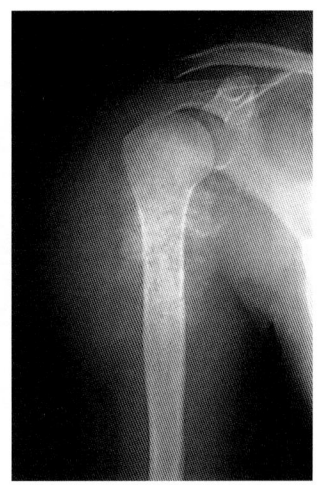

图 2　股骨下段、胫骨上段和肱骨上段骨肉瘤 X 线表现

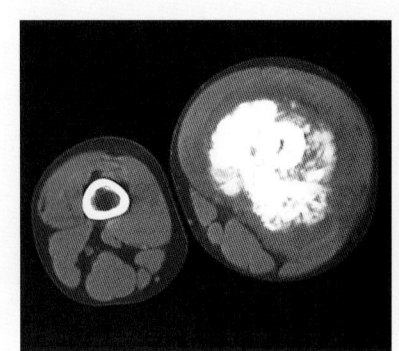
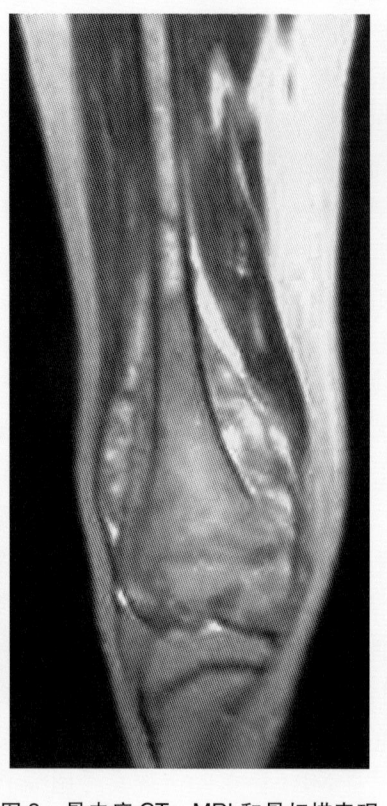
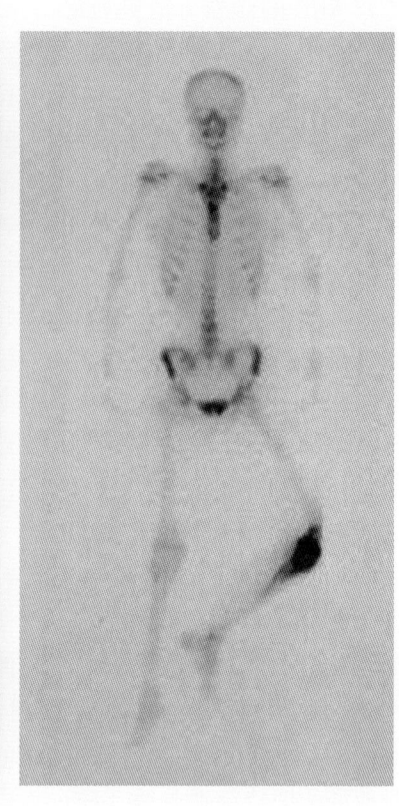

图3　骨肉瘤 CT、MRI 和骨扫描表现

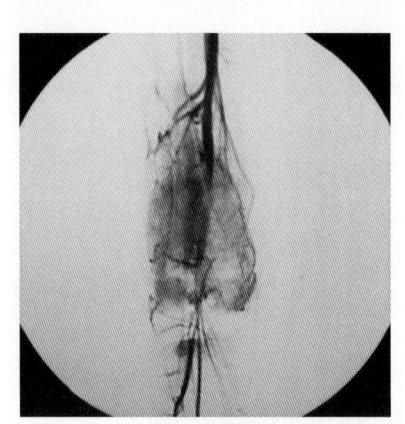

图4　股骨下段骨肉瘤血管造影

质。该分期系统中有很多影响预后的因素。肿瘤部位很重要，躯干骨和骨盆肿瘤的预后比四肢差，这与肿瘤边缘切除不净有关。AKP 及 LDH 超过 400 都与预后不好有关。一项研究中显示人种差异也很重要，美国黑人预后差。继发性成骨肉瘤，尤其是继发于放疗或佩吉特（Paget）病的预后差。有经病变的病理性骨折者生存率下降。有跳跃性转移的预后差，但跳跃灶发生率低于 5%。

治疗　对于低度恶性成骨肉瘤，无论是髓内或近皮质的，都可单独用广泛切除。随访至少 5 年的病例表明总的治愈率在 90% 以上。这类患者无须进行辅助化疗，但需要定期随访。病灶内切除及边缘切除都不充分，局部复发率在 50%～100%。对于高度恶性骨肉瘤，1970 年以前，主要的治疗方法是截肢，5 年生存率低于 20%。进入 70 年代，罗森（Rosen）和贾菲（Jaffe）的化疗为骨肉瘤的治疗翻开了新的一页，主要治疗方法是手术＋术后化疗，使 5 年无病生存率（disease free survival，DFS）高达 50%。1978 年以后开始术前化疗。在新辅助化疗和正确的手术方案的基础上，5 年 DSF 为 60%～80%。

术前化疗一般有两种途径，即静脉化疗和动脉化疗。常用的化疗药为大剂量甲氨蝶呤（MTX）、阿霉素（ADM）、顺铂（CDP）和长春新碱（VCR）。一般只有顺铂采取动脉化疗的方式。MTX 是骨肉瘤化疗中最常见用的药物，其疗效与剂量有密切关系，大剂量优于中等剂量，而大剂量甲氨蝶呤被认为是单药有效率最高的抗骨肉瘤药物。ADM 是另一种对骨肉瘤有较好疗效的化疗药物，但是 ADM 对心脏有较大的毒性。CDP 主要与 ADM 联合使用，用于大量 MTX 缺乏敏感性的病例，两者合用对骨肉瘤的有效率在 40%～65%。尽管 CDP 有明显的肾毒性、耳毒性，但 CDP 动脉内应用有明显优越性，是骨肉瘤滋养动脉给药的首选药物。异环磷酰胺（IFO）被认为是第 4 种抗骨肉瘤的关键药物，大剂量 IFO 主要用于其他药物疗效不明显的病例。新辅助化疗的优点：①可以早期进行全身治疗，消灭潜在的微小转移灶。②通过评估术前化疗效果，指导术后化疗。③缩小肿瘤及肿瘤周围的反应带，提高保肢手术率。④允许有充分时间设计保肢方案，制作假体。⑤减少手术中肿瘤播散的机会。⑥早期识别高危病例组。

在保肢成为肢体肿瘤外科治疗的主流的今天，患者的生存率并未下降，局部复发也未上升。保肢治疗具有安全性，局部复发率为5%～10%，与截肢治疗的生存率、局部复发率相同。保肢手术的适应证和禁忌证包括：①四肢和部分中轴骨的肿瘤，软组织内的侵犯中等程度。②主要神经血管束未被侵犯，肿瘤能获得最佳边界切除。③无转移病灶或转移灶可以治愈。④患者一般情况良好，无感染征象，能积极配合治疗。⑤瘤体巨大、分化极差、软组织条件不好的复发瘤，或者肿瘤周围的主要神经血管受到肿瘤的侵犯以截肢为宜。保肢手术的重建方法包括瘤骨骨壳灭活再植术、异体骨半关节移植术、人工假体置换术和关节融合术等。现在以人工假体置换术最为常用。

影响预后的因素包括以下几方面。①肿瘤病变的范围：包括有无区域淋巴系统的扩散和纵隔肺、骨转移，有无跳跃灶或多发灶。②肿瘤的恶性度：低度恶性肿瘤5年DSF可达75%～90%。③肿瘤的大小：总体来看，体积大的预后差。④解剖部位：肢体远端的优于近端，肢体优于躯干。⑤病理骨折：预后差。⑥化疗、手术（或放疗）结合的综合治疗，优于单一的。⑦术前化疗后肿瘤坏死情况：坏死大于90%者，5年存活率达80%～85%。⑧原发优于继发。

手术切除转移灶对某些患者

是有益的。有转移灶的患者预后差，5年生存率仅11%。然而，进行积极治疗，包括手术切除肺转移灶及采用二线化疗方案对于改善预后，5年生存率提高至30%～40%。

尽管放疗比化疗的应用要早，但已不属于原发骨肉瘤的常规治疗之一。由于单纯保肢手术的局部复发率较低，已没有理由使用辅助放疗。骨肉瘤放疗所需的有效剂量很高，约6 000cGy，有关意见并不统一，7 000～8 000cGy的剂量效果更好，但对周围正常组织的损伤也大。即便联用高剂量放疗和化疗，也能发现存活的肿瘤组织。因此，放疗不能单独作为大多数骨肉瘤的首要选择。在某些特殊的病变区，如头面部或脊柱，无法进行广泛切除，放疗可作为手术的辅助治疗。放疗对保肢手术也有影响。

骨肉瘤的恶性程度差异很大，治疗方法及预后也存在差别。年通过深入研究，将部分骨肉瘤从经典骨肉瘤中分出来，建立骨肉瘤亚型，计约十余种之多。

（郭　卫　曲华毅）

dīdù èxìng suǐnèi gǔròuliú

低度恶性髓内骨肉瘤（low grade central osteosarcoma）

低度恶性髓内骨肉瘤较少见，常被误诊为良性肿瘤。因此，常有多次手术多次复发史，复发使肿瘤更具侵袭性，增加转移的潜能性。70%的患者在18～40岁。最常见部位为股骨远端、胫骨近端和远端的干骺端。常表现为无痛性、质硬、生长缓慢的肿块，无侵袭性过程，有时无意间发现。此型肿瘤生长缓慢呈ⅠA期临床过程。有时肿瘤可以去分化而形成侵袭性高度恶性的ⅡB期肿瘤。只有经过很长一段时间且反复复

发后，低恶性肿瘤才发生转移。典型X线平片为界限不清的慢性病损，质密且均匀，充满髓腔或干骺端，有时可见侵犯至软骨下，可使皮质膨胀或侵蚀皮质，导致皮质不规则的骨小梁结构，但这种不规则骨小梁结构并不仅出现在此型骨肉瘤中，其他肿瘤也有。X线平片的鉴别诊断包括纤维异常增殖、骨母细胞瘤、骨巨细胞瘤、侵袭性纤维瘤病和低度恶性纤维肉瘤。放射性核素骨扫描显示晚期骨骼相中，病灶处核素高度浓聚是不变的。CT可以显示病灶密度及周围皮质间的关系。CT能显示X线上不易看到的软组织肿块，或病灶内侵袭性强的低密度区。MRI反映病灶矿化的程度，当病灶的X线表现类似纤维异样增殖/骨母细胞瘤时，MRI的信号从很低的信号（类皮质骨信号）到中等强度信号均可出现。低度恶性骨肉瘤可以有与纤维异常增殖、硬纤维瘤、骨旁骨肉瘤相似的组织学特征。偶有与非骨化性纤维瘤、骨母细胞瘤、软骨黏液样纤维瘤近似的病理所见。有时可见到出血或囊性退变区，提示肿瘤的恶性程度比临床上表现出来的高。镜下所见，此型肿瘤的显微特点几乎与骨旁骨肉瘤相同。成熟的间叶细胞基质伴很少的或没有细胞异型性，即很少见到有丝分裂象。在这当中有未按应力方向排列的、矿化良好的骨小梁。在更质密的病灶中，可见骨小梁粗大伴散在的、类似骨旁骨肉瘤中所见佩吉特（Paget）样的黏合线。在有些区域，不成熟的骨单位与骨瘤中的所见相似。在那些X线表现像纤维异样增殖症、骨母细胞瘤的病灶中，小梁骨多细小且常不连续。很少见到不规则的、宽大的骨样基质缝隙。鉴于

低度恶性髓内骨肉瘤的低转移潜能，可单独行外科切除，无须辅助化疗。初次手术均可行保肢手术，若多次复发伴软组织种植时，截肢是达到广泛边界的唯一可行办法。对于预计为去分化性肿瘤应给与术前化疗，如果化疗满意可行广泛切除保肢手术，如果不满意则应行截肢达到根治性边界。

(郭 卫 曲华毅)

máoxìxuèguǎn kuòzhāngxíng gǔròuliú

毛细血管扩张型骨肉瘤 (telangiectatic osteosarcoma)

以显著囊性变伴出血及坏死，肿瘤的快速生长导致其坏死、出血及囊性空腔形成为主要表现的骨肉瘤。是高度恶性骨肉瘤的变型，一段时间被认为比传统的骨肉瘤的预后还要差。该肿瘤占全部骨肉瘤的3.46%~11%。由于病理少、病程凶险以及易误诊等特点，已引起学术界的关注。现在认为诊治正确的生存率基本上一样，治疗和传统骨肉瘤相同。毛细血管扩张型骨肉瘤男性患病明显高于女性，约为2∶1，发病年龄以20岁左右常见。病变可发生在长管状骨干骺端和骨干，以股骨远端、肱骨近端、胫骨近端多见。血清碱性磷酸酶多数不高是区别于普通型骨肉瘤的特征之一，这可能与肿瘤成骨不显著相关。

病理学特征 肉眼观察毛细血管扩张型骨肉瘤大体表现为充血的囊腔，仅含少量的固体成分，其组织触之软，似肉样，有白色条纹区，可存在骨化和钙化现象，较大的病变显示有出血区域和斑点状或融合状坏死表现。缺乏瘤样骨，有广泛的骨皮质和髓腔破坏溶解，组织内可见到高度间变的肿瘤，这是其病理学特征之一。因瘤体内常有出血灶，所以可见

到良性巨细胞，这需与动脉瘤样骨囊肿，甚至与骨巨细胞瘤相鉴别。毛细血管扩张型骨肉瘤在低倍镜下表现非常像动脉瘤样骨囊肿。瘤体内常有出血灶。因此，显微镜下可以见到良性巨细胞，这需与动脉瘤样骨囊肿及骨巨细胞瘤相鉴别。但在高倍镜下观察间隔内的细胞呈恶性。相较于典型骨肉瘤，毛细血管扩张型骨肉瘤骨母细胞形状奇特，细胞核极不规则。

临床表现 发病年龄、分布部位和传统骨肉瘤相似。干骺端的部位伴有骨骺侵犯较常见，但也可在骨干。X线是首选检查方法，能够全面观察瘤体体积与形态。毛细血管扩张型骨肉瘤表现为明显的溶骨性破坏，可表现为筛孔状或者虫蚀状骨破坏，随着疾病的进展局部骨质的明显丢失，因此容易发生病理性骨折。X线平片上，骨质破坏表现为溶骨性与膨胀性，溶骨性破坏的肿瘤伴有轻度膨胀；膨胀性破坏则瘤体膨胀程度明显，呈气球样变。当溶骨破坏伴有不明显硬化现象时，肿瘤较大，界限不清，可有骨皮质、骨骺破坏及软组织肿块，病变呈多中心性生长，少数为偏心性。骨膜反应也较常见，表现为垂直状或不均匀状，有时可见科德曼 (Codman) 三角。在临床上影像学表现和动脉瘤样骨囊肿和骨巨细胞瘤有相似性，要注意进行鉴别。

诊断 毛细血管型骨肉瘤的诊断标准如下：①X线表现为病损以溶骨性为主。②肉眼检查时肿瘤呈动脉瘤或血窦结构，包括有隔膜隔开的血管腔。③组织学是充满着血或肿瘤细胞，它们被恶性梭形细胞形成的隔膜分隔开，骨样基质很少。

早期毛细血管扩张型骨肉瘤与骨干平行面整齐的条纹，这是其特征性改变。有观点认为这是正常骨静脉增殖引起。动脉造影可见大量增生的、迂曲扩张血管阴影。骨皮质筛孔样破坏征象多见于溶骨性破坏为主的病例。X线是首选检查方法，能够全面观察瘤体体积与形态，但对内部诊查不够详细。CT表现特点：有不同程度的骨皮质膨胀，其中破坏区可表现骨皮质变薄，骨髓腔扩张、增粗，骨端气球样膨胀，骨皮质筛孔样破坏，骨皮质周围短的放射样骨针，软组织肿块，骨质破坏区及肿块内多发囊变及液-液平面，溶骨性骨破坏组织块较膨胀性骨破坏更大更明显，溶骨性破坏多见骨膜反应、放射样骨针和软组织肿块，膨胀性囊状破坏者少见骨膜反应和肿块。MRI多表现为长T1长T2信号，毛细血管扩张性骨肉瘤常伴有囊性变。因此，在MRI表现为多囊状病变，增强扫描肿瘤表现为不均匀强化。

治疗 治疗原则同普通型骨肉瘤，采用化疗与手术治疗的综合治疗方法。该病发病率低，X线及病理诊断易误诊。因此，手术前必须得到组织学诊断，假如误诊为良性肿瘤实施刮除术，其结果必然导致病情恶化。相反，若是在正确诊断的指导下部署手术及化疗，则可获得满意的效果。

(郭 卫 曲华毅)

xiǎoxìbāoxíng gǔròuliú

小细胞型骨肉瘤 (small cell osteosarcoma)

以小圆细胞为特征的高度恶性骨肉瘤。较少见。和尤因肉瘤或其他恶性圆细胞瘤相似，常更具有多形性，鉴别更困难，需免疫组化或电镜作出诊断。如果圆形细胞肿物且基质

显示明显矿化，则应想到此瘤。小细胞型骨肉瘤既有尤因肉瘤样，又有骨肉瘤组织学特点。镜下瘤细胞小、圆，排列紧密，在瘤细胞之间可见到纤细的骨样组织，有致密的纤维组织将肿瘤组织分割成许多小叶，类似尤因肉瘤，但是其钙化更为明显。瘤细胞间有或多或少的网格样或花边样肿瘤性成骨是小细胞骨肉瘤的特点。尽管此病很少，但化疗效果却较其他型骨肉瘤好。该疾病发病年龄较典型骨肉瘤高，约50%超过30岁。患者通常以疼痛和肿块为主诉就诊。非手术治疗或减少活动常会使疼痛减轻而延误诊断。该病好发于长骨和盆骨，对于发生在脊柱的病例，存在出现截瘫的风险。晚期患者可出现消瘦、发热、食欲减退等症状，如果出现咳嗽、咯血、胸痛可能是肺转移的症状。X线主要为溶骨性破坏，可见高密度的钙化区，同时可见到骨膜反应和软组织阴影。CT相较于X线对诊疗意义更大，对于位置重叠区域的辨识更佳。小细胞骨肉瘤可含有恶性软骨成分，应注意与含透明软骨小岛的间叶性软骨肉瘤鉴别。小细胞骨肉瘤同样存在第11号染色体与第22号染色体相互异位，而t（11，22）是尤因肉瘤/PNET的特异改变。但是因为小细胞肉瘤同尤因肉瘤的治疗方案不同，所以仍需鉴别。小细胞型骨肉瘤是高度恶性的肿瘤，治疗原则同普通型骨肉瘤，采用手术和化疗为主的综合治疗。

（郭　卫　曲华毅）

gǔpáng gǔròuliú

骨旁骨肉瘤（parosteal osteo-sarcoma）

起源于骨皮质或者骨旁组织的肉瘤。又称近皮质骨肉瘤（juxtacortical osteosarcoma）。

骨旁骨肉瘤占所有骨肉瘤的5%，是骨表面骨肉瘤中最常见的。大多数（70%）的患者小于30岁。最常见的部位是股骨远端干骺端后方（占65%），其他包括肱骨、胫骨、股骨上端。

病理学及组织学特征　大体上肿瘤呈球形或圆顶状，表面被假囊层包绕，层次分明，部分区域可与软组织粘连。一般肿瘤的结构相当坚硬，肿瘤的浅层组织硬度较低，由纤维软骨或纤维-骨化组织构成。这是最容易显示恶性组织细胞学表现的部位。切面呈黄白色或灰白色，质硬，其中可见排列紊乱的纤维组织。不成熟的骨化区域颜色较红，充血，表面粗糙在小梁骨方面有模糊的刻痕。肿瘤可侵入骨髓腔，侵犯髓内的有1/3为低度恶性瘤的组织学表现，更多见的是中间型及高恶型。转移与组织学高度恶性、肿瘤生长时间长、肿瘤侵犯髓腔有关。组织学上，细胞表现低度恶性，主要为成纤维细胞形态改变，细胞体积较大、形态不规则，胞核显著增大，常见核分裂象，有纤维肉瘤样结构。可见成纤维细胞的基质，其中包含较多不同成熟程度的骨小梁，如编织骨和板层骨。贴附于骨小梁的梭形细胞有不同程度的不典型性。肿瘤可有软骨灶，特别是外周（图1）。

临床表现　无痛或疼痛明显。肿瘤多进展缓慢，可触及肿块，关节活动受限是患者就医的原因。一般病程为1~2年，有些甚至可长达5~10年，对于无症状或症状轻微的患者可在整个病程内不接受任何治疗。对于治疗后的骨旁骨肉瘤其复发可以出现切除术后10年以上，而转移可以在出现症状的20年以上或者术后5年以上发生。一些病例在发病初期就进展很快，组织学恶性程度可达Ⅲ级。肿瘤特点为大的骨性肿块，有宽的皮质基底，易和骨软骨瘤混淆。当肿瘤沿着骨表面生长时，能环绕骨面。介于骨皮质和肿瘤之间的骨膜和纤维组织可构成透X线的区域，平片上难以看到，CT上可见。

诊断　骨膜透亮区在诊断上有意义，但并不是所有的骨旁骨肉瘤都有，有些可有与骨软骨瘤相似的软骨帽。X线平片显示肿瘤密度高，瘤骨分布均匀、形态规则、边界清楚、生长缓慢者，恶性程度较低；反之则恶性程度较高。肿瘤在X线平片显像脓肿且常包绕宿主骨而不能逐层了解病变情况（图2），因此有必要进行CT与MRI检查。CT可以更好地确定肿瘤的大小、范围、髓腔

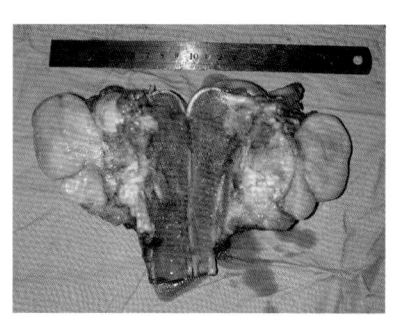

图1　手术标本剖开照片

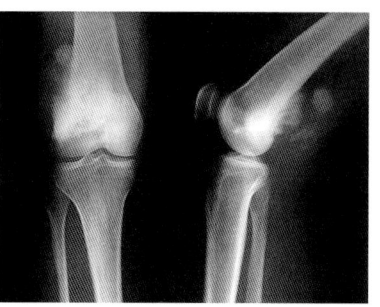

图2　骨旁骨肉瘤X线表现

注：女性，29岁，左侧股骨下端骨旁骨肉瘤，骨化明显，与皮质骨相连，基地宽。

侵犯情况及与周围结构的关系。早期肿瘤与皮质之间为软组织密度，晚期可出现明显的骨质样高密度、相邻骨皮质不规则侵蚀或增厚，肿瘤穿破骨皮质侵入髓腔。MRI 在早期可见肿瘤蒂与皮质界线清晰，而晚期则可发现肿瘤侵入髓腔。MRI 在判断肿瘤是否侵入髓腔反面敏感性最高。放射性核素扫描显示骨旁骨肉瘤有均匀的摄取增多，大小与 X 线所见相似。血管造影显示病损中有中度新生血管形成，但内部的血管并不太多。

治疗 骨旁骨肉瘤虽然病程缓慢，但是并不能因此延缓治疗，疾病随时有加速进展的可能。低度恶性骨旁骨肉瘤的治疗采用广泛切除，包括明确邻近的神经血管的移位、皮质和髓内受侵的程度。一般无须化疗，5 年无病生存期（DSF）为 75%~90%，术后复发率约为 5%，转移的概率为 5%~10%。

（郭卫　曲华毅）

gǔmó gǔròuliú

骨膜骨肉瘤（periosteal osteosarcoma）

原发于骨皮质表面，起源于骨膜组织的骨肉瘤。骨膜骨肉瘤约占骨肉瘤发病的 2%，约占表面骨肉瘤的 26.4%。多发于 10~30 岁，最常见于胫骨、股骨。垂直于骨干形成骨针和成软骨基质是其特点，皮质侵犯常见，有典型的日光照射表现。低恶性瘤很少侵犯骨髓腔，但在高恶性或复发者常见。

病理学特征 骨膜骨肉瘤直径多为 2.5~3.5cm 的软骨样新生物，质地较软且内部含有较多的软骨成分，肿块边界清晰，呈蓝灰色、鱼肉样。其内有呈棕黄色至灰色的钙化灶。基底贴附于骨皮质，并可轻度浸润骨皮质。镜下肿瘤细胞常局限于骨膜与骨皮质之间，少有侵犯骨髓。瘤体内可见大量软骨细胞有成骨现象。

临床表现 常为可触及的无痛性肿块，症状轻，病程长，多位于胫骨干。骨膜骨肉瘤是一种中度恶性肿瘤，多为恩内金（Enneking）ⅡA 期。

诊断 X 线可见起源于皮质外层的高密度病灶侵入周围软组织，肿瘤边缘可见科德曼（Codman）三角。病灶内可见"日光放射"样骨化，但相较于骨旁骨肉瘤瘤体密度低且不均匀（图 1）。CT 下可见到病灶内垂直的骨小梁向外放射排列，病灶内透亮区的密度较软组织高，可被造影剂轻度加强。MRI 显示软组织包块呈低信号，边界清楚。CT 和 MRI 检查可帮助识别病变的软组织侵犯和髓腔受累情况。

治疗 低恶性骨肉瘤（骨旁骨肉瘤或骨膜骨肉瘤）应行广泛切除，尽管与传统骨肉瘤相比转移的危险性小得多，这些有局部侵袭性的恶性肿瘤，如不广泛切除，将导致复发。局部反复的复发可使它们更具有侵袭性、高恶性。一般无须放化疗。

（郭卫　曲华毅）

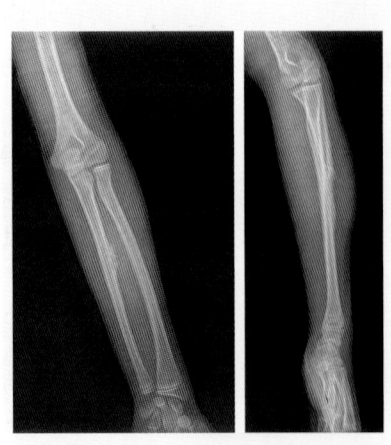

图 1　骨膜骨肉瘤 X 线表现
注：男性，13 岁，左侧尺骨骨膜骨肉瘤。

gāoèxìng biǎomiàn gǔròuliú

高恶性表面骨肉瘤（high grade surface osteosarcoma）

骨肉瘤少见的变型，仅占表面骨肉瘤的 8.9%。发病年龄多常见于 20~30 岁，常见部位为股骨，临床表现同骨旁骨肉瘤。组织学呈高恶性，常有软组织包块，由产生骨样组织的恶性梭形细胞组成。该肿瘤一开始即为恶性，发展迅速，短期内患者即可死于广泛的全身转移。其临床表现与髓内骨肉瘤相似。X 线可见肿瘤密度不均，位于骨表面皮质破坏及髓腔渗透，病变两端或一端出现科德曼（Codman）三角、骨膜反应（图 1）。肿瘤基底与骨面广泛附着，可见到皮质受压变形及骨化，其特征是从较为成熟的骨小梁到绒毛蓬松状骨化。与骨旁骨肉瘤相比，该型肿瘤中缺少分化良好的区域；而较骨膜骨肉瘤有缺少软骨岛；与典型骨肉瘤相比其一般不累及髓内。血管造影可见其内血供异常丰富。肉眼可见肿瘤呈黏液样或坚硬的肉瘤样病灶，大体标本无明显特征性改变。镜下呈单一的高恶性肉瘤细胞，通常为高度恶性成纤维骨肉瘤细胞或者成骨肉瘤细胞，组织分化差，异型性明显。治疗同普通型骨肉瘤。

（郭卫　曲华毅）

jìfāxìng gǔròuliú

继发性骨肉瘤（secondary osteosarcoma）

在其他原发骨骼疾病的基础上出现的骨肉瘤。其最常见的原发疾病为佩吉特病（Paget disease）。在西方国家是骨肉瘤的第二个发病高峰期（50~70 岁）的主要原因。骨佩吉特病，又被称为畸形性骨炎，是一种原因不明的慢性进行性骨病，骨的吸收和骨的生成都增加，尿中的羟脯氨酸和血清的碱性磷酸

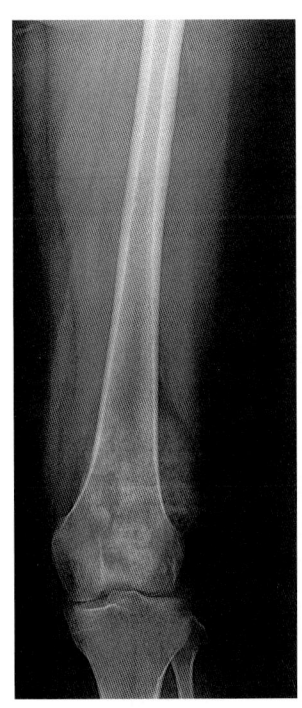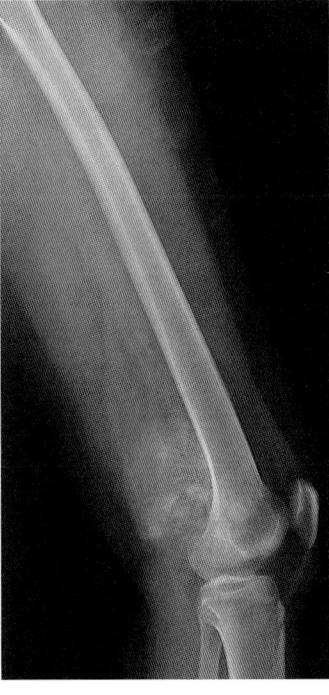

图 1 高恶性表面骨肉瘤 X 线表现

注：女性，25 岁。左侧股骨下端高度恶性表面骨肉瘤。

酶水平都上升。骨佩吉特病的病程虽较缓慢，但可累及大部骨骼系统。虽然是一种良性病，但通常被认为是癌前状态。

骨佩吉特病几乎都见于白种人，男性比女性的发病率略高。骨佩吉特病发生恶变的比率为 1%～2%，以头颅、骨盆及长骨病变发生恶变者多见，恶变为骨肉瘤者最常见，也有少数恶变为纤维肉瘤、未分化肉瘤、软骨肉瘤等。邻近软组织内出现肿物是恶变的一个征象，恶变为骨肉瘤时碱性磷酸酶明显增高。继发性骨肉瘤在临床上常表现为在无症状的佩吉特病变部位出现突然增大的包块或逐渐加重的疼痛。恶变后由于骨质强度的改变可发生病理骨折。长管状骨的继发性骨肉瘤的 X 线检查表现为界限不清的、形状模糊的阴影，以溶骨性破坏为主，软组织肿块常见，骨膜反应少见。CT 可比其他方法更能识别早期骨肉瘤变。当病损进展时，中央 X 线透亮区的形成能区别典型的佩吉特骨的许多小吸收区，所以 CT 比其他方法较为适用。

肉眼可见大体标本内质软如鱼肉状的肿瘤组织，肿瘤内常伴有多处出血和囊样变。有时可见病灶内有未成熟的成骨颗粒。镜下变化较大，通常与高度恶性骨肉瘤改变相似，但也有未分化梭形细胞、纤维肉瘤、恶性纤维组织细胞瘤、软骨肉瘤等成分。血管腔内存在瘤栓是其特点。骨肉瘤的间室外扩散比其他肿瘤早。继发性骨肉瘤组织内新骨与旧骨是呈不规则镶嵌的，这是其特征之一。

继发性骨肉瘤的治疗包括外科切除。对不能接受手术的患者，放射治疗是首选的方法。化疗无效。继发性骨肉瘤的预后明显不如原发的骨肉瘤。不论是界限性切除或是广泛性切除，佩吉特肉瘤几乎都会复发。即使截肢后达到了局部控制，预后仍然很差。有时在早期治疗时就可发现肺内有微小转移灶。

（郭 卫）

fàngshè yòufā gǔròuliú

放射诱发骨肉瘤（radiation induced osteosarcoma） 既往因为其他疾病进行放疗，在一段时间之后放疗野内出现的骨肉瘤。如乳腺癌、妇科肿瘤、直肠癌等肿瘤术后进行局部放疗，在放疗野周围骨骼出现的骨肉瘤。原发肿瘤多为成年人，故这种放疗诱发的骨肉瘤多发生于成年人。放射剂量与放射后肉瘤的相关性尚无明确的结论，从接受放疗至恶变时间从几年到数十年，平均时间为 10 年。镜下放射性肉瘤与自发肉瘤无明显差异。放射性肉瘤有丝分裂相、大片坏死、中等量出血和多处发生微血管侵袭。一般表现为骨肉瘤和纤维肉瘤相混合。有些病损显示大块未分化梭形肉瘤。典型的症状为疼痛或病理性骨折，体格检查可发现在表浅的组织上有结节状肿块。放射后骨肉瘤的影像学检查可呈现各种各样的骨的破坏，常见的是混合型或溶骨性的破坏，骨膜反应少见。放射诱发的骨肉瘤需与放射后反应性骨炎相鉴别，肉瘤对放射性核素摄取能比要比放射性骨炎高，血管成像也不清晰。

（郭 卫）

duōfāxìng gǔròuliú

多发性骨肉瘤（ multicentric osteosarcoma） 同时或者在短时间内出现的多个骨骼的骨肉瘤。原发多发性骨肉瘤很少见。病损同时（或 6 个月以内）发生的称同时性多发性骨肉瘤，相隔 6 个月以上至几年的称异时性多发性骨肉瘤。因为化疗可以延长存活而增加骨转移的发生率，所以鉴别骨转移和异时性多发骨肉瘤很困难，但两者预后都很差。

（郭 卫）

nèishēng ruǎngǔliú

内生软骨瘤 （enchondroma）

发生在髓腔内的起源于软骨细胞的良性肿瘤。由分化良好的软骨小叶组成，可能为一种起始于软骨的错构瘤。发病率高，仅次于纤维组织细胞瘤和外生骨疣。

病理学特征 主要为透明软骨，故在肉眼下很有特点。肿瘤组织由白而亮的透明软骨形成分叶状、岛状，几乎无血液，有时也成黏液状。软骨岛周围肿瘤组织中可有钙化成分，呈黄白色坚硬的钙化环。内生软骨瘤边缘不规则，这是因为分叶状软骨沿松质骨缝隙蔓延，并侵蚀皮质骨。镜下为分化良好的成熟软骨组织，软骨细胞分布疏松，呈圆形，核浓染，细胞群成串排列，多为单核，双核细胞罕见。病变区域内可有黏液组织，可见梭形细胞与黏液。位于手足短管状骨的内生软骨瘤，可含有较多的细胞成分，细胞核较丰满，甚至可见到双核细胞。单凭镜下很难对生长活跃的内生软骨瘤和低分化软骨肉瘤加以鉴别。两者均存在细胞成分明显增多，双核细胞，核与基质比例增大，偶尔可见有丝分裂现象。

临床表现 男女发病率相同，临床上可见于任何年龄组。2/3位于手部的短管状骨，大部分位于近节指骨，其次为掌骨、中节指骨以及远节指骨。很少位于足之管状骨。单发内生软骨瘤在长管状骨发病率约为25%，上肢多于下肢，主要为肱骨和胫骨，也可见于躯干骨和髂骨，多无症状。内生软骨瘤生长缓慢，体积小，

几乎无血管，故长期无症状。许多病例是在检查创伤、关节病或骨骼肌肉疼痛时偶然发现的，也有些病例是因为外伤导致的病理性骨折而就诊发现。除此以外，还有些因为部位表浅，如手部的管状骨易因骨膨胀刺激引起局部肿痛或变形而被发现。单发的内生软骨瘤可以恶变为软骨肉瘤，其发生率低于1%。恶变主要发生在长骨和扁平骨，在手部等短管状骨内几乎不发生恶变。当原先无症状的内生软骨瘤出现了进展性疼痛或骨折，预示其可能发生了恶变，需要进一步检查。但也有相当一部分病例的疼痛症状是由于其他疾病引起的，需要加以鉴别，利维（Levy）等报道，在57例出现疼痛症状的肱骨近端内生软骨瘤病例中，经MRI检查证实，82%（47/57）的疼痛时由于合并其他肩关节疾患所造成。

诊断 内生软骨瘤表现为边界清楚的溶骨区，有时由于肿瘤软骨的分叶状结构形成多环状，肿瘤生长较慢，有硬化缘，骨皮质变薄、有轻度膨胀（图1）。位

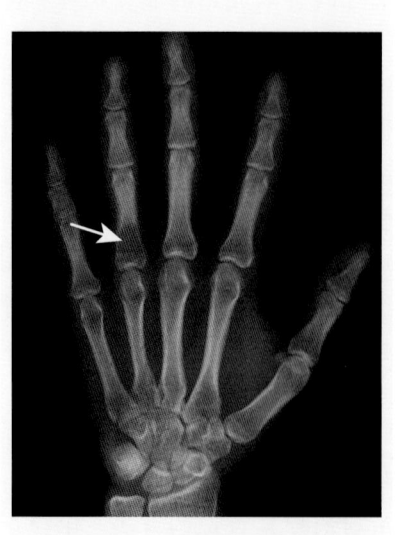

图1 内生软骨瘤X线表现

注：女性，28岁，左手环指近节指骨近端溶骨膨胀，皮质变薄，边界清楚。

于长骨的内生软骨瘤在干骺端呈中心性或偏心性生长，大小不等，以溶骨为主，可伴有钙化阴影。

治疗 ①手部的内生软骨瘤若无症状可以暂不处理，也可刮除植骨治疗。由于刮除时可能有肿瘤组织残留，所以手术时如能将硬化边缘一并切除则效果更好，残腔可用磨钻和苯酚等处理瘤腔，以减少术后复发。对于少数生长快，体积较大的内生软骨瘤应怀疑恶变，可先行切开活检，若确诊为恶性，可根据需要施行更为积极的广泛切除，必要时截肢。②位于长骨的无症状、已钙化的内生软骨瘤无须治疗。那些有症状、溶骨，则需要外科治疗。即使临床、X线等检查无恶性特征，术前活检明确诊断仍是非常必要的。刮除术后仍需将整个标本送病理，行组织学检查，因为有时一小块标本不能显示恶变区域的真实面目。如果最后病理结果提示恶性，则有可能复发，需对此患者密切观察。③对于复发的病例，需行广泛的切除。对发生在躯干骨上的内生软骨瘤，应考虑有软骨肉瘤的可能，其生长比较活跃，术后容易复发。因此，需要活检评估，制订适当的外科治疗计划，以达到广泛彻底的治疗。

（郭 卫）

duōfā nèishēng ruǎngǔliúbìng

多发内生软骨瘤病 （enchondromatosis）

主要由多骨内的软骨发育异常所致的疾病。1899年奥利尔（Ollier）首先描述，故又称奥利尔病（Ollier disease）。与多发骨软骨瘤不同，该病无遗传倾向，一些学者认为该病属发育性的，而不是新生物。因此，归类为骨结构不良的一种表现。但多数研究证实这是一种具有基因异常的肿瘤。病变同单发内生软

骨瘤相类似，但呈多发性、不对称性分布，多在身体的一侧发病，男多于女。在长骨，肿瘤常累及骨皮质导致强度改变，引起病理性骨折（图1）。与单发性软骨瘤不同，多发内生软骨瘤潜伏期短，近90%的病例发生在30岁以前。多发内生软骨瘤容易发生恶变，恶变率为30%~50%，通常恶变为软骨肉瘤，也有纤维肉瘤、恶性纤维组织细胞瘤、骨肉瘤。恶变常在成年期出现，有时甚至在老年人。偶尔可发生在同一个患者两个不同的骨段。引起症状的多发内生软骨瘤需外科治疗，有时需切除或截肢，特别是发生于一列或多列指。骨畸形可通过截骨矫正。有骨折倾向的，可以进行病灶切除，相应内固定。疑有恶变的病例，可行广泛切除。

（郭　卫）

Mǎfùqí zōnghézhēng

马富奇综合征（Maffucci syndrome）

以多发的内生软骨瘤合并软组织血管瘤为特点的先天性、非遗传性的中胚层发育不良。较少见。该综合征男、女发病率相同，发病年龄及部位分布特点与多发内生软骨瘤病［奥利尔病（Ollier disease）］相同。除了有多发内生软骨瘤病所具有的临床体征外，还具有软组织多发血管瘤，肢体的短缩、畸形常是最易见到的体征。易恶变为软骨肉瘤。治疗原则同多发内生软骨瘤病。

（郭　卫）

gǔ ruǎngǔliú

骨软骨瘤（osteochondroma）

异常增生的自骨干向外生长的骨性凸起。又称骨干续连症。常见于干骺端。骨软骨瘤即外生性骨疣，可分为单发与多发性两种。在良性骨肿瘤中，骨软骨瘤最常见，占良性骨肿瘤的31.6%~35.8%，占骨肿瘤的12%。

病理学特征　肿瘤的纵切面中，显示三层典型结构：①表层为血管稀少的胶原结缔组织，与周围骨膜衔接并与周围组织隔开。②中层为灰蓝色的透明软骨，即软骨帽盖，类似于正常的软骨，一般为几毫米厚。③基层为肿瘤的主体，外缘为皮质骨与正常骨相连，内部为松质骨，与宿主骨髓腔相通。镜下生长期骨软骨瘤患者的软骨帽的组织学表现类似于骨骺板。常见如下情况：①在年轻患者肿瘤细胞生长活跃，可见多数的双核软骨细胞。②当肿瘤生长停止时，软骨细胞停止增殖，并出现退行性变。③软骨层生长紊乱时，软骨中可有钙质碎屑沉积。④当骨软骨瘤发生恶变时，常变为软骨肉瘤。其组织像可见软骨的明显钙化和骨化，软骨细胞具有异型性。

临床表现　单发性骨软骨瘤是有一个软骨帽的、骨表面的骨性突起。常在30岁之前被诊断，20岁以前占70%~80%，男性多见。最常见的发生部位是长骨的干骺端。总的来讲，下肢多于上肢，扁平骨（包括肩胛骨、髂骨和锁骨）很少被累及。该病本身具有生长板，在骨骼成熟时常停止生长。肿瘤生长缓慢，疼痛轻微或完全无症状，多因发生肿大的包块而来就诊，局部探查可触及一硬性包块，无压痛。位于关节附近的可引起关节活动受限，也可以邻近神经血管而引起压迫症状。位于脊柱的骨软骨瘤可突入脊髓腔，引起神经根或脊髓的压迫，导致相应的症状。骨软骨瘤常可发生骨折引起局部疼痛，也可以引起自发吸收现象。成年后骨软骨瘤若继续生长或出现明确的疼痛则应考虑恶性变得可能，恶变率约为1%。

诊断　典型的影像学表现是在骺板附近骨表面的骨性突起与受累骨皮质相连部可有窄蒂和宽基底两种，但其特点是受累骨与骨软骨瘤皮质相连续，两者之间没有间断，病变的松质骨与邻近的骨干髓腔相通。骨软骨瘤的生长趋向与肌腱或韧带所产生力的方向一致，一般是骨骺端向骨干方向生长。肿瘤表面有透明软骨覆盖，称为软骨帽，其厚薄不一。

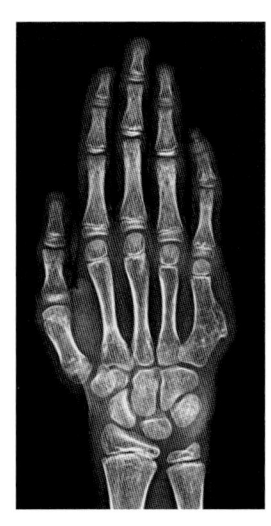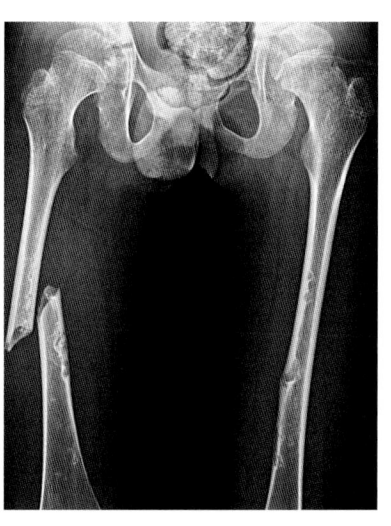

图1　多发内生软骨瘤病 X 线表现

注：男性，13岁，左手第5掌骨及双侧股骨多发内生软骨瘤，伴右股骨干病理性骨折。

薄者，X线不易显影；厚者则可见菜花样致密阴影，但边界清楚（图1）。软骨帽的厚薄与生长年龄相关。越年轻的患者，软骨帽可相对较厚，成年时则较薄。儿童软骨帽超过3cm时才考虑恶性变的可能，而成年人软骨帽超过1cm则有恶性变的可能。CT和MRI检查可显示软骨帽；在MRIT2加权像和梯度回波序列上，软骨帽表现为高信号，软骨膜表现为包绕软骨帽的窄带状低信号，不同程度的信号缺乏和低信号强度小区域代表了软骨钙化。放射性核素扫描可显示病变区放射性浓聚，肿瘤恶变为周围型软骨肉瘤时，放射性浓聚较骨软骨瘤的放射浓聚更显著。骨软骨瘤的放射浓聚是在软骨帽周围，而软骨肉瘤则是整个肿瘤体浓聚。

治疗 无症状或发展缓慢者

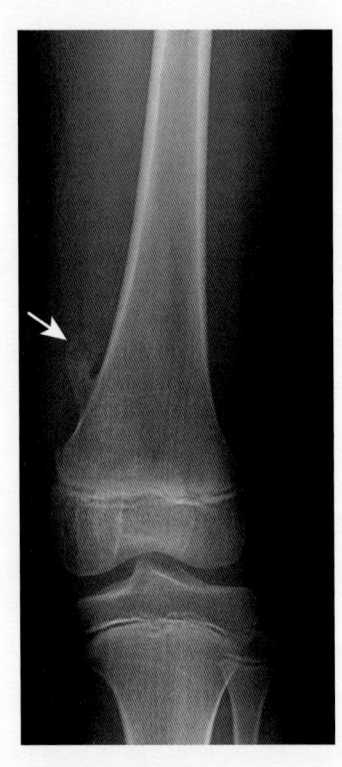

图1 骨软骨瘤X线表现

注：女性，11岁。左侧股骨下端内侧外生性肿物，与骨皮质相连，肿物外周有典型的软骨帽。

可以不做手术，密切观察。外科手术指征：①成年后持续生长。②出现疼痛。③影响关节活动。④肿瘤较大影响外观。⑤有邻近骨骺、血管、神经压迫。⑥位于中轴部位，如骨盆、肩胛骨、脊柱等。⑦怀疑有恶变倾向。

手术时需要行骨软骨瘤的膜外游离，充分显露，并于基底部周围的正常骨边缘做整块切除。若基底部切除过少，局部可遗留有骨性突起。软骨帽切除不净，易于复发。位于中轴骨骼（即躯干、头颅以及胸廓骨骼）的骨软骨瘤，即使没有恶变征象，手术切除也应该相应广泛，以减少术后复发。

(郭 卫)

yíchuánxìng duōfāxìng gǔruǎngǔliú

遗传性多发性骨软骨瘤 (hereditary multiple osteochondroma)

多发性骨软骨瘤病被有些学者归类为骨发育异常，又称多发性骨软骨外生骨疣、家族性骨软骨瘤病，是一种常染色体显性遗传病。主要有三个特征：①遗传性。②骨短缩与畸形。③易恶变为软骨肉瘤。约2/3的患者具有明显的遗传性。在一个家族中，如果某个男性发病，而他的子女不会发病；相反，在同一家族中即使某个女性患者表面上正常，她也有可能将此病传给后代。

临床表现 与单发性骨软骨瘤相比，其发病率为1:10。发病年龄较单发性骨软骨瘤早，20岁以后少见。男性多于女性，发病比率约为3:1。多发性骨性包块通常较对称是该瘤最重要的症状和体征。

诊断 X线检查是诊断多发骨软骨瘤的主要方法，通过多骨的摄片检查发现多发的骨软骨瘤即可确诊（图1）。

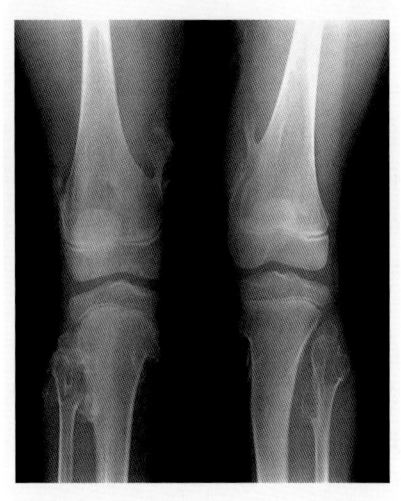

图1 遗传性多发性骨软骨瘤X线表现

注：男性，15岁。股骨下端，胫腓骨上端多发骨软骨瘤。

治疗与预后 多发性骨软骨瘤与单发性骨软骨瘤一样，随人体生长，骨骺闭合后也停止生长。由于其多发性，外科治疗难以做到全部切除，所以选择外科手术的指征是：①肿瘤较大影响美观。②有临床症状，压迫邻近血管神经。③引起邻近关节活动障碍。④存在畸形，切除肿瘤纠正畸形。⑤肿瘤有恶变征象，瘤体在成年后继续生长或突然生长，影像学提示有恶变或那些位于中轴骨骼的骨软骨瘤。多发性骨软骨瘤的预后与单发相同。手术后效果好，局部复发率低。手术应完整切除软骨帽。该病的恶变率明显高于单发，多为单个肿瘤恶变为周围性软骨肉瘤。文献报道其恶变率为5%～25%。肩胛带和骨盆周围的病灶，更具恶变的危险，需长期随诊观察。

(郭 卫)

ruǎngǔ mǔxìbāoliú

软骨母细胞瘤 (chondroblastoma)

有成软骨细胞所形成的、发生在骨骺或骨突处的良性肿瘤。又称良性软骨母细胞瘤、骨骺软骨母细胞瘤。1927 年科尔德尼（Koldny）认为这是种含软骨巨细胞的肿瘤。1928 年尤因（Ewing）命名为钙化巨细胞瘤。1931 年科德曼（Codman）报道一组病例，称为骨骺软骨性巨细胞瘤。由于肿瘤细胞在形态上与软骨母细胞相同，肿瘤内存在明显的软骨样区，肿瘤邻近生长软骨等特征，1942 年贾菲（Jaffe）和利希滕斯坦（Lichtenstein）提出"成软骨细胞瘤起源于成软骨细胞"的假说，正式命名这种肿瘤为良性成软骨细胞瘤。

病理学特征　肉眼所见软骨母细胞瘤与周围松质骨分界清楚，病灶呈蓝灰色到灰白色，有沙砾状的黄色钙化灶及坏死区。镜下软骨母细胞瘤组织学特点为圆形、卵圆形或多边形的成软骨细胞，细胞质边缘清楚、嗜酸性染色。细胞核是圆形、卵圆形、肾形，常有 1～2 个核仁。无明显核异形性，也无病理核分裂。

临床表现　软骨母细胞瘤占原发骨肿瘤的 1%，占良性骨肿瘤的 9%，常见于青少年，发病年龄一般为 10～20 岁，常在骨骺闭合前发病。成软骨细胞了一般发生

在长管状骨的骨骺或骨突，典型部位为股骨近端骨骺或大转子、肱骨结节和胫骨近端等。尺骨、桡骨、腓骨，发病较少。较少累及骨盆、肩胛骨、距骨、跟骨、肋骨和颅面骨。症状出现较晚较轻，主要症状表现为局部的疼痛、肿胀伴有明显的压痛，可因创伤等原因加重。有时在症状出现数月甚至数年后才被确诊。由于病变邻近关节，特别是膝关节，肩关节和髋关节等可出现类似关节滑膜炎的表现：邻近关节肿胀、疼痛、积液（出现关节积液的约占 30%）。

诊断　软骨母细胞瘤的 X 线表现的特点是：在长骨的骨骺端或骨突处有一位于中心或者偏心的溶骨性病变，其大小通常在 5～6cm，病变界限清楚呈圆形或卵圆形，肿瘤周围有一很细的硬化边缘可将肿瘤与正常组织分开，邻近的软骨可以变薄或受到侵蚀。30%～50% 的病例在病变中有钙化灶（图 1）。CT 和 MRI 检查可以进一步了解软骨母细胞瘤内钙化情况并可了解肿瘤向干骺端及关节内腔侵袭的范围。MRI 常显示比 X 线平片更大的病变范围，这

主要是肿瘤分泌的一些炎性因子导致病变周围的水肿所致。

治疗　手术以彻底刮除病灶并植自体骨为好。如选择骨水泥作为填充物，应注意关节软骨与水泥之间的距离。为保护关节软骨可在它和骨水泥之间铺垫一层自体骨或人工骨，以最大限度保留和恢复关节功能。手术应注意避免损伤骺板，勿进入关节腔。为了减少术后复发，彻底清除病灶，残腔可用酒精等化学药物处理。

（郭　卫）

ruǎngǔ niányèyàng xiānwéiliú

软骨黏液样纤维瘤（chondro-myxoid fibroma）　以具有分叶状的纤维-黏液和软骨组织结构为其征的良性软骨肿瘤。软骨黏液样纤维瘤少见，发病率低于软骨母细胞瘤，约占原发骨肿瘤的 1.06%。1948 年贾菲（Jaffe）和利希滕斯坦（Lichtenstein）首次将其与其他肿瘤相区别，描述为一独立的肿瘤。由于这种肿瘤很少见，对于其遗传学或者生物起源特征研究较少。有个别报道软骨黏液纤维瘤存在 6 号染色体异常。

病理学特征　肉眼所见软骨黏液样纤维瘤与宿主骨之间常有明显的分界，髓腔内具有扇贝形或结节样的硬化边缘。肿瘤在骨内呈偏心性生长，但瘤体总的方位是与长管状骨的长轴相平行的。肿瘤的内容物的硬度可以是实性的、软的或橡皮样的。镜下软骨黏液样纤维瘤的特点是含有不同比例的软骨样的，黏液性的和纤维性等的几种组织类型。典型的肿瘤是由分界清楚或融合的圆形小叶所组成，其中央部分为软骨黏液，周围细胞较密集。其中含有圆形、卵圆形或星状的细胞，这些细胞有致密的嗜酸性细胞基

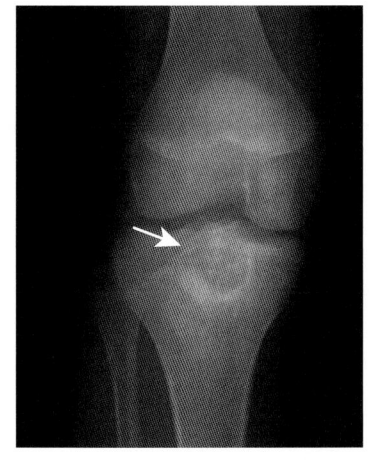
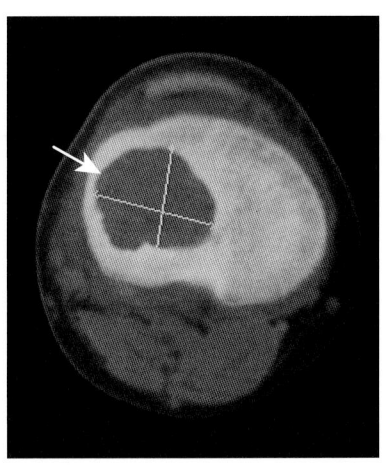

图 1　软骨母细胞瘤

注：男性，14 岁。右侧胫骨软骨母细胞瘤，位于骨骺的偏心的圆形或者卵圆形边界清楚的溶骨性病灶，周边硬化。

质，呈梭状和分枝状，核为卵圆形、三角形或多形性，染色良好。

临床表现 好发于 20～30 岁，男性多于女性，约为 2:1。软骨黏液样纤维瘤最常见于四肢长管状骨，以下肢更为多见，其中侵及胫骨和股骨者约为 55%。胫骨好发于近侧端，而股骨和腓骨则好发于远、近侧端。足内各骨发病者少。肿瘤一般发展缓慢，症状多不明显，体积增长不大，常在发病很长时间，可为数月至数年后出现。临床表现多为轻微和间歇性疼痛，常与创伤有关。可出现轻度肿胀及关节活动障碍。自发性病理骨折较少见。

诊断 一般是在干骺端，呈偏心性的放射线透光改变，肿瘤的大小可从 2～10cm 不等，并有骨干增粗的表现。病变和骨干交界部分的骨皮质增厚增粗是该病比较有特征性的改变。病变区骨皮质膨胀，内骨膜硬化，骨小梁变得较粗大。一般没有骨膜反应及钙化（图1）。软骨黏液样纤维瘤有时可表现出较强的侵袭性，易误诊为恶性骨肿瘤。

治疗 软骨黏液纤维瘤具有

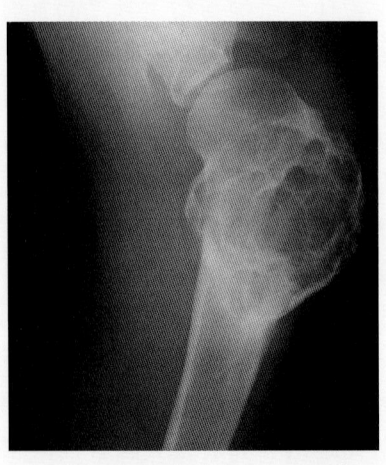

图1 软骨黏液样纤维瘤X线表现
注：男性，26岁。右侧肱骨上端软骨黏液性纤维瘤，骨骺端，偏心的皮质骨膨胀变薄的蛋壳样改变。

局部侵袭性，囊内切除容易复发，术后复发率高（10%～40%），切除范围应包括肿瘤及其周围正常骨的边缘。广泛切除复发率低，发生恶变者罕见，应积极外科切除，预后好。

（郭 卫）

ruǎngǔ ròuliú

软骨肉瘤（chondrosarcoma）

细胞有向软骨分化趋向的肉瘤。可以分为原发型和继发型两大类。按部位软骨肉瘤分为中心型（发生于骨内）、周围型（发生于骨外已存在的骨疣）及骨膜型（或骨旁）。按细胞组织学特点分为普通型软骨肉瘤、间叶性软骨肉瘤和透明细胞软骨肉瘤、去分化软骨肉瘤。软骨肉瘤的组织学特征是由肿瘤细胞产生的恶性软骨。普通软骨肉瘤的恶性程度在组织学上有不同的分级（Ⅰ～Ⅲ级），这种分级与预后和治疗相关。因此区别软骨肉瘤是低度、中度或高度恶性是非常重要的。软骨肉瘤之间有恶性度增加的倾向。它们可以从一个组织学分级向高恶性度肉瘤转化，即去分化倾向可区分化为纤维肉瘤、骨肉瘤、恶性纤维组织细胞瘤等。软骨肉瘤对放、化疗不敏感，外科治疗是主要的治疗方法。部分软骨肉瘤很少发生转移或转移时间相对较晚。因此，有通过手术而获得治愈的可能。但发生在骨盆、脊柱等部位的软骨肉瘤，由于解剖复杂、涉及重要脏器，增加了手术的难度。软骨肉瘤的预后主要取决于是否广泛切除及组织学分级两个方面。周围型及骨膜型软骨肉瘤的组织学恶性程度分级低于中心型软骨肉瘤，即使组织学分级一致，它们的预后也明显好于中心型软骨肉瘤。由于某些软骨肉瘤生长缓慢，即使在切除原发肿瘤

10年以后还可以发生局部复发和转移。

（郭 卫）

zhōngxīnxíng ruǎngǔ ròuliú

中心型软骨肉瘤（central chondrosarcoma） 起源于骨内的软骨肉瘤。又称普通型软骨肉瘤。其发生率在骨骼系统原发恶性肿瘤中位于浆细胞瘤、骨肉瘤和尤因肉瘤之后，排在第四位。男性好发，男女之比为（1.5～2):1。好发年龄 30～70 岁，是一种典型的成年人肿瘤。中心型软骨肉瘤有明显的好发部位，依次为股骨（尤其是近端）、骨盆、肱骨近端、肩胛骨、胫骨近端，常发生于骨干一端或干骺端。在骨盆围绕髋臼的部位好发。在肩胛骨多见于喙突-关节盂区域。

病理学特征 ①Ⅰ级中心型软骨肉瘤/非典型软骨肿瘤：发生率约为20%。肿瘤细胞数目中等，有浓染的、大小一致的圆核。偶尔可发现双核细胞。与内生软骨瘤的细胞学相似。其区别于软骨瘤的细胞特征如下：轻度增大的核；核大小不等，大多保持圆形；常有双核细胞；同大多数软骨瘤相比有较多的细胞数，但是这不是绝对的，有些软骨瘤细胞丰富，而有些中心型软骨肉瘤细胞数较少（图1）。②Ⅱ级中心型软骨肉瘤：为最常见的类型（约占60%）。肿瘤可以部分或全部呈黏液样，肿瘤细胞呈梭形，有时呈圆形，他们散在或聚集成小群，或是多层状重叠。细胞质透明，有丰富的黏液样轻度嗜碱性基质。肿瘤细胞数目较多，核的异形程度、浓染程度和核的大小都较大，有时呈双核，偶可见有丝分裂现象（图2）。③Ⅲ级中心型软骨肉瘤：仅占约20%，几乎总是有分化好的软骨，然而软骨小叶的边

缘都由致密的成软骨细胞及未分化的间质成分所组成，且颜色深染。软骨细胞呈明显非典型性增生，数量很多，以明显异形性及核深染为特点，细胞的多形性和异形性都要高于第二级，容易见到细胞的有丝分裂（图3）。

临床表现 症状轻、发展缓慢。因病变深在，而软组织又通常未形成肿瘤包块，所以临床不能触及，仅表现为轻微的骨膨大。

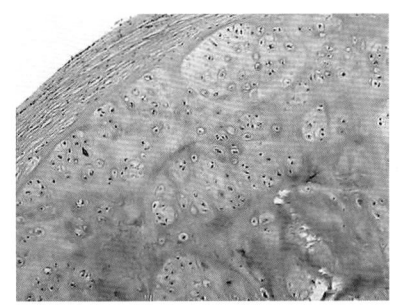

图1 Ⅰ级软骨肉瘤病理表现

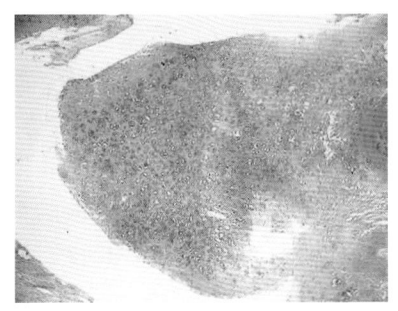

图2 Ⅱ级软骨肉瘤的病理表现

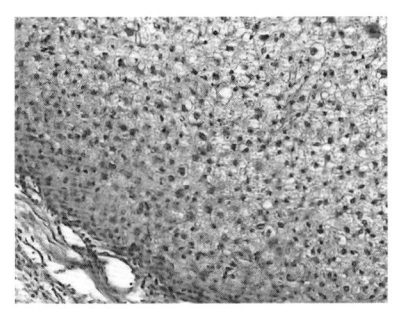

图3 Ⅲ级软骨肉瘤病理表现

晚期可形成大的、能触及的软组织肿块。发生于脊柱、骶骨、肋骨或骨盆的病例可引起严重疼痛，可因为压迫神经而引起放射性疼痛。有些病例肿瘤突然迅速生长、破入软组织，应考虑为去分化征象或恶性升级。

诊断 影像学表现为一种骨内溶骨性肿瘤并伴有不同程度的钙化。肿瘤一般生长缓慢，但有时很快。在肿瘤生长缓慢的长骨病例，可出现特征性的髓腔膨胀。外侧骨皮质可变薄，内侧因内骨膜受肿瘤侵犯，呈扇贝样花边状改变。在肿瘤生长较快的病例，呈明显侵袭性发展，仅能观察到边缘模糊的骨质溶解区，可伴有或不伴有骨皮质的破坏。其中可有钙盐沉着，钙化为无结构且特征性的，表现为不规则散布的颗粒样、结节样或球状特点。有时由于骨壳内有骨嵴形成，可致图像呈泡沫状或面包屑样改变。CT及MRI可以进一步了解肿瘤在骨及软组织中的范围。像骨肉瘤的"梳齿样"及科德曼（Codman）三角特征性骨膜反应不多见（图4）。

治疗 软骨肉瘤对放化疗效果不佳，外科手术切除是重要的治疗手段。通过手术，有获治愈的可能。手术的设计及切除范围应取决于肿瘤的组织学分级，以及通过影像学检查（骨扫描、CT、MRI）提示肿瘤所侵及的确

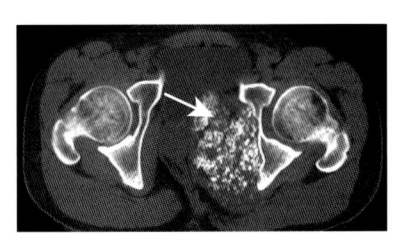

图4 骨盆软骨肉瘤CT表现

切范围。位于骨干内的Ⅰ级中心型软骨肉瘤行病灶内刮除，残腔辅以苯酚、乙醇（酒精）、液氮等化学药物处理，或者冷冻、热灼烧处理残腔，可获得较满意结果，位于中轴骨的Ⅰ级中心型软骨肉瘤可以进行整块切除。整段切除肿瘤后，要根据骨缺损的部位，采取不同的方法进行相应重建。对于Ⅱ级中心型软骨肉瘤及去分化软骨肉瘤则均应采取根治性切除，去分化软骨肉瘤可配合化疗。对于躯干的软骨肉瘤，很难做到广泛切除。

（郭 卫）

zhōuwéixíng ruǎngǔ ròuliú

周围型软骨肉瘤 （peripheral chondrosarcoma） 发生于骨外的软骨肉瘤。常继发于骨软骨瘤，特别是那些多发的骨软骨瘤。周围型软骨肉瘤的发生率低于中心型软骨肉瘤。男性好发，男女比约为2∶1，多发生于成年人，青春期前发生较少见。成年后骨软骨瘤继续生长则要注意有没有周围型软骨肉瘤的可能。最常见的部位是骨盆、股骨近端、脊柱、肱骨近端、肋骨等。同中心型软骨肉瘤相比，周围型软骨肉瘤更好发于骨盆和脊柱骨，一般不发生于膝肘关节以远的骨骼。发生在脊椎的周围型软骨肉瘤，多起源于椎弓根；发生在骨盆常源自髂骨翼。

病理学特征 ①组织学Ⅰ级：约占所有病例的2/3，可与骨软骨瘤相符合。通常肿瘤发生广泛而致密的钙化-骨化，且软骨细胞稀少。在表浅的非钙化区软骨帽有大量细胞，这些细胞有中等的异形性，常为双核特征。②组织学Ⅱ级：约占所有病例1/3，钙化-骨化的密度小于前者，与放射学上侵袭性或明显侵袭性的肿瘤相符合，这些细胞有明显的大核，

深染，多形性常为双核。③组织学Ⅲ级：这是一种少见类型，总是与明显侵袭性的平片表现对应。少有钙化，肿瘤仍有分化良好，软骨所组成，核呈明显的多形性深染。有时巨大或奇异，常为三核或多核。

临床表现 部分周围型软骨肉瘤生长缓慢，临床症状轻微，患者在早期不易发现，明确诊断时肿瘤常较大，甚至出现畸形。主要体征为骨骼表面生长缓慢的包块，包绕于软组织中，表面圆形，呈凹凸不平的分叶状，为骨性硬度，质地坚硬而有弹性，与周围软组织不粘连。50%患者出现局部轻微疼痛甚至完全无症状，直至肿瘤很大，在体表可以摸到才被发现。在骨盆的肿瘤可压迫盆腔脏器而产生相应的症状。位于脊柱的肿瘤可压迫神经根，也可突入椎管，压迫脊髓引起截瘫。有些复发的周围型软骨肉瘤可在软组织中出现单个或多个肿块，有些可完全与骨分离。

诊断 影像学检查对明确周围型软骨肉瘤非常可靠。与中心型软骨肉瘤相比较，其影像学表现为更显著和广泛的新生软骨钙化或异位骨化。X线平片表现为明显不透光的骨外团块，边界不清，凹凸不平的菜花样外观，有些可形成明确的高密度的外缘，也可表现为云雾状，边界不清楚。病灶内钙化可呈结节样、点状、环状、菜花状阴影分布。早期周围型软骨肉瘤和骨软骨瘤不容易鉴别。因此，需要进行 CT、MRI 及骨扫描检查。在局部复发后，有时软组织内无 X 线平片可见的钙化现象，此时放射线检查结果可能完全为阴性。在这样的病例中，尤其是在骨盆和躯干，CT 和 MRI 应为基本检查。根据放射学检查所见肿瘤的大小、边界清晰程度及钙化程度，可以推断周围型软骨肉瘤的恶性程度，并与病理学检查的结果进行比较，对治疗方案的选择有着重要意义。

治疗 广泛切除很重要，放疗和化疗无效。去分化周围型软骨肉瘤，外科切除必须广泛或根治切除，并辅助化疗。

预后 取决于广泛切除的可能性及恶性度的组织学分级：Ⅰ级的周围型软骨肉瘤，几乎不转移；Ⅱ级的周围型软骨肉瘤，可转移，但很少发生在症状出现后的 5 年内；Ⅲ级的周围型软骨肉瘤，有更多的转移倾向，但同样很少有早期的转移。

(郭 卫)

tòumíngxìbāo ruǎngǔ ròuliú

透明细胞软骨肉瘤 （clear cell chondrosarcoma） 好发于骨骺的少见的软骨肉瘤。1976 年首次报道该肿瘤，占所有软骨肉瘤的 4%。其恶性程度位于Ⅰ级和Ⅱ级中心型软骨肉瘤之间。好发年龄为 30～50 岁，男女发病比率相同，多发生于骨骺端或骨突，常位于股骨近端或肱骨近端或在扁平骨、短骨。组织学上呈分叶状组织，含透明细胞区，细胞周围为透明细胞质，PAS 染色强阳性，有明显或较多的异形性。少有有丝分裂象。影像学检查同骨骺端的软骨母细胞瘤，溶骨区有明显界限，周围有硬化，肿瘤可含有钙化，生长缓慢或极慢。治疗以广泛截除为主，通常很少有转移，囊内切除复发率高，边缘切除的可以复发。

(郭 卫)

jiānyèxìng ruǎngǔ ròuliú

间叶性软骨肉瘤 （interstitial chondrosarcoma） 病理上表现为小圆细胞肿瘤和软骨性肿瘤并存的一种少见的软骨肉瘤。占恶性骨肿瘤≤1%，好发于 15～35 岁的女性。肿瘤好发部位依次为脑膜、下肢软组织、股部、鼻窦、胸壁、前臂、髂周软组织、肩部、眼眶软组织、腹膜后、上臂、踝等。肉眼可见结节状和分叶状，肿瘤边缘与正常组织界限清楚，无包膜但有硬化缘；肿瘤切面呈灰白色，实性，质韧，可见灰白色透明软骨样基质，可有出血坏死。镜下可见未分化小细胞和肿瘤性软骨并存的双重组织学形态特点。临床症状和体征不典型，主要是病变局部肿胀疼痛，与黏液性软骨肉瘤不同，间叶性软骨肉瘤生长相当迅速，而且如果任其发展，肿瘤形体可异常增大。X线表现为软组织内高密度肿物，边缘常可见模糊的钙化或骨分支，肿瘤内也可见点片状钙化。间叶性软骨肉瘤是一种高度恶性的肿瘤，生长快，转移发生率高，主要是肺转移，预后很差，一般认为发病年龄小、肿瘤体积小的患者预后较好，化疗有助于改善预后。因此，必须尽早施行手术治疗。最好能行根治术或彻底切除术。肿瘤对放化疗敏感，故放疗和化疗可与手术治疗同时进行。

(郭 卫)

qùfēnhuà ruǎngǔ ròuliú

去分化软骨肉瘤 （dedifferentiated chondrosarcoma） 发生于普通软骨肉瘤或内生软骨瘤的高度恶性肿瘤。去分化软骨肉瘤是软骨肉瘤中较特殊一种，较少见。去分化软骨肉瘤 1971 年首先由达林（Dahlin）和比布特（Beabout）描述为一个独立的软骨肉瘤类型。去分化软骨肉瘤占软骨肉瘤总数的 10%～15%。发病年龄比中央型软骨肉瘤大，一般超过 50 岁。发生部位与普通软骨肉瘤相同。去分化软骨肉瘤是恶性度最高的软骨肉瘤。典型表现为在原有肿瘤的基础上，患者局部疼痛突然加剧，肿块迅速增大并伴压痛。肿瘤恶性度高，预后极差。去分化软骨肉瘤多发于Ⅰ级或Ⅱ级的中心型软骨肉瘤，组织学上除了有分化较好的软骨肉瘤的成分外，还可表现有未分化肉瘤、纤维肉瘤、骨肉瘤、血管肉瘤等组织学成分。所以去分化软骨肉瘤在X线平片等影像检查上也表现为部分区域为伴有环状、云雾状钙化，分化良好的软骨性肿瘤；部分区域表现为边界不清的溶骨性破坏。原有的软骨病变通常表现骨骼中度增厚、骨皮质增厚、边界清楚以及典型的肿瘤内钙化；新出现的病灶则表现为进行性溶骨破坏、脱钙、穿透骨皮质以及侵入软组织。有时去分化软骨肉瘤仅能见到高度侵袭性肿瘤的影像学表现，与骨肉瘤、多形性未分化肉瘤、纤维肉瘤、淋巴瘤等各种溶骨性肿瘤相似，成骨少见。

（郭　卫）

gǔmó ruǎngǔ ròuliú

骨膜软骨肉瘤（periosteal chondrosarcoma）　发生在骨表面的恶性透明软骨肿瘤。临床少见。患者年龄20~30岁，通常主诉疼痛，伴或不伴肿胀。肿瘤发生在长骨的干骺端，尤其是股骨的远端。病变侵及皮质骨，边缘模糊，抬高的骨膜覆盖在肿瘤上，紧贴着受累程度不同的皮质骨。肿瘤的特征性表现为皮质旁小的肿瘤，伴有斑点状钙化，有时伴有垂直于骨干的放射状骨刺和典型的科德曼（Codman）三角。病理学上，肿瘤表现为分叶状软骨成分，边界清楚，其中有斑点状钙化或者软骨内成骨。肿瘤的外科治疗以整块切除为主。虽然组

织学上有明显的恶性，但是和中心型骨肉瘤相比，预后较好。

（郭　卫）

jìfāxìng ruǎngǔ ròuliú

继发性软骨肉瘤（secondary chondrosarcoma）　在已经存在的内生软骨瘤中出现的中央软骨肉瘤。继发性软骨肉瘤常在孤立性内生软骨瘤中发展而来，但缺少详细数据表明具体的相关性风险。取决于肿瘤的具体位置，多发内生软骨瘤病［奥利尔病（Ollier disease）］与马富奇综合征（Maffucci syndrome）患者发展为继发性软骨肉瘤的风险非常高，分别为40%与53%。继发性软骨肉瘤患者发病年龄比普通型软骨肉瘤低。成年人已知内生软骨瘤的持续生长应引起发生恶变的怀疑。X线平片发现皮质破坏以及先前存在的内生软骨瘤的软组织扩张是继发性中央型软骨肉瘤发生的迹象。肉眼可见总体外观类似于原发性中央型软骨肉瘤。镜下：组织学特征与原发性中央型软骨肉瘤的组织学特征相似，但是与多发内生软骨瘤病和马富奇综合征导致的内生软骨瘤则很难区分，因该内生软骨瘤也表现为细胞量增加以及核异型。因此，较难鉴别内生软骨瘤与Ⅰ级中央型软骨肉瘤，主要基于浸润性生长模式的存在以及放射学和临床特征来进行鉴别。内生软骨瘤病导致的软骨肉瘤患者预后与普通软骨肉瘤类似，主要取决于肿瘤的位置以及肿瘤的恶性度分级。

（郭　卫）

huámó ruǎngǔliúbìng

滑膜软骨瘤病（synovial chondromatosis）　原因不明的反应性滑膜化生所致的疾病。临床上不常见，通常累及关节，伴随或不伴随邻近滑囊受累。该病的病变

是由滑膜下结缔组织化生为软骨结节，然后钙化或骨化而成，所形成的关节内小体的增大是由于软骨细胞的增殖。这种化生或疾病的活跃期是自限性的，活跃期随后是静止期，在这个时期，滑膜病变是静止的。疾病的发病原因不明。有学者认为滑膜化生是继发性的，首先是软骨和软骨细胞脱落到关节滑膜液，随后滑膜吸收这些软骨和软骨细胞，继而发生组织化生。大部分滑膜软骨瘤病发生在青年人和中年人，但临床各年龄段均可发病。

病理表现　大体标本可见滑膜组织上弥漫性或者局灶型的多发结节，灰白色、半透明状，大小为1~3cm。结节通常位于滑膜及软骨的连接处，最终从滑膜上脱落，单发结节少见。原发的滑膜软骨瘤病关节面完好，继发的则常有退行性关节病表现。镜下表现为不规则的透明软骨样病变，常可见增大的软骨细胞，半透明及多形性，但这是良性和自限性的疾病，滑膜软骨瘤病分为活跃期、过渡期和静止期三种情况。结节可以发生钙化或骨化，肉瘤性恶变极少见。

临床表现　最常见的受累部位是膝关节和髋关节，其次是肩关节、肘和踝关节。任何关节都有可能受累，包括腕关节、肩锁关节和胸锁关节、肋椎关节、近侧胫腓关节、手和足小关节等。通常是单关节受累，但也有一个以上关节受累的报道。病变从关节蔓延在膝部和髋部最常见。滑膜软骨瘤病的临床表现较复杂，包括疼痛、肿胀、关节活动受限。

诊断　X线特征多种多样。典型的滑膜软骨瘤病可累及整个关节，产生多个大小不一的钙化或骨化物，关节腔隙狭窄。受累

关节可出现骨破坏，尤其在"紧"关节中，如髋关节和腕关节。典型表现为关节边缘出现明显的压迹，可引起病理性骨折。骨质侵蚀的最常见部位有股骨颈、髋臼窝和肱骨头。可见软骨下囊性变，好发于髋关节；可有关节腔隙消失或明显变窄，通常是弥漫性的，类似于类风湿性关节炎的改变。骨扫描可见游离软骨瘤中有放射物吸收增加。CT 可显示在 X 线平片上看不见的未钙化的游离软骨瘤。MRI 作用不比 CT 大，滑膜软骨瘤的 MRI 异常表现取决于病程阶段：在滑膜腔内软骨瘤还未钙化时，其病变的信号强度和液体相似，即 T1 加权像低信号，T2 加权像高信号。而在钙化灶中则 T1 与 T2 加权像均低信号，随着钙化或骨化的蔓延，可见周围环状低信号结构，中央为与脂肪或软骨相同的高信号。

治疗　主要为手术治疗。手术的方式包括关节镜下滑膜切除及病灶清除术，或切开行滑膜切除术及软骨体摘除术。

(郭　卫)

gǔ ruǎngǔ niányèliú

骨软骨黏液瘤 （osteochondro-myxoma）

一种罕见的良性肿瘤，被认为是卡尼综合征（Camey syndrome）中骨的黏液瘤，约 1%的卡尼综合征会发生该肿瘤，可累及筛骨、鼻甲及胫骨。常在卡尼综合征患者行 X 线检查时偶然发现，病灶呈良性征象，但可局部侵袭，甚至会突破骨皮质，侵及软组织。病理检查：病变边缘清楚，但无包膜，灰白、淡黄、胶样、软骨样及出血性分叶状肿块，侵蚀骨皮质，但多无穿透性破坏。镜下观察：①组织结构。由于肿瘤富于细胞外基质，瘤细胞稀疏，灶性，可能会出现呈片

状分布的富于细胞区，有或无小叶状结构。②细胞形态。瘤细胞呈多角形、星形、圆形或双极状，少数呈梭形。在瘤细胞密集区，瘤细胞可能相似软骨母细胞或组织细胞，核中等大小、一致、形态温和、淡染或空泡状，有一个小核仁，核分裂象偶见。③基质。有以下几种形态。黏多糖呈透明、嗜酸性、嗜碱性、胶样或软骨样；骨样组织和骨；玻璃样变纤维性结节和条带。瘤细胞和基质的比例在不同患者间差异较大。若肿瘤不能被充分切除，可局部复发。已有引起死亡的报道，但无转移报道。

(郭　卫)

jiǎxià wàishēngxìng gǔyóu

甲下外生性骨疣 （subungual exostosis）

累及指/趾远端的骨软骨瘤样增生。最常累及踇趾。发病高峰为 10～30 岁，多为男性。影像学上表现为骨表面外生性梁状骨性病变，宿主骨皮质和髓腔不与病变连续。病理检查病变由软骨帽和骨柄构成。镜下观察由表及里为梭形细胞、透明软骨、梁状骨，类似骨软骨瘤，但与骨软骨瘤不同的是软骨帽表面的梭形细胞增生，并与软骨帽移行；梁状骨之间为疏松排列的梭形细胞，而非红骨髓或黄骨髓。单纯切除可治愈多数肿瘤，复发罕见。

(郭　卫)

qíxíngxìng gǔpáng gǔ ruǎngǔ liúyàng zēngshēng

奇形性骨旁骨软骨瘤样增生 （bizarre parosteal osteochon-dromatous proliferation，BPOP）

累及骨表面的骨软骨瘤样增生。又称诺拉病（Nora disease）。最常累及手、足近端小骨，约 25%发生于长骨表面。发病高峰为

20～40 岁。影像学上表现为骨表面境界清楚的钙化性肿块，宿主骨皮质和髓腔不与病变连续。病理检查：病变常由厚的、分叶状的软骨帽和骨柄构成。镜下可见由三种成分（软骨、骨和梭形细胞）构成，三者排列无序，软骨不仅富于细胞，而且细胞较大（故名"奇异"），骨性成分常因钙化而呈紫蓝色（蓝骨）。约 50%的病例术后复发。

(郭　卫)

gǔ jùxìbāoliú

骨巨细胞瘤 （giant cell tumor of bone）

由增殖性单核细胞和破骨细胞样多核巨细胞构成的具有局部复发倾向的侵袭性原发良性骨肿瘤。

病理学特征　大体观骨巨细胞瘤是一种质地松软同时伴有出血性反应致使肿瘤呈现红褐色外观的肿瘤。典型的组织病理学形态表现为圆形、卵圆形或者大小不一的伸长的单核细胞伴有大量的巨细胞样的破骨细胞，这些细胞很大并且常有 50～100 个细胞核。10%的病例中会出现继发的动脉瘤样骨囊肿。

临床表现　占骨的所有原发性肿瘤 4%～5%。20～40 岁高发，女性略多。种族差异不明显，但可能存在地域差异。在中国、日本等亚裔国家中，骨巨细胞瘤发病率较高，约占骨的原发性肿瘤 10%。骨巨细胞瘤多侵犯长骨骨端，以股骨远端、胫骨近端、桡骨远端、肱骨近端多见。约 5%的骨巨细胞瘤发生于扁骨，以骨盆为最多见。脊椎骨之中最常发生于骶骨，其他椎骨很少累及。骨巨细胞瘤患者典型的临床表现有疼痛，肿胀，关节活动受限；5%～10%的患者可以出现病理性骨折。

诊断　长骨病损处的 X 线平片通常显示位于骨端膨胀的偏心状的溶骨性破坏。病灶通常是纯粹的溶骨性改变没有基质钙化的表现。坎帕纳奇（Campanacci）根据影像学的研究，提出了一个骨巨细胞瘤的放射性分级系统。Ⅰ级：表现为一个静息的病灶，病灶位于松质骨内，边界清晰，四围环绕薄的硬化带，几乎没有骨皮质的累及。Ⅱ级：表现为一个活跃的病灶，可见骨皮质变薄、膨胀，边界清楚，边界硬化带缺乏，没有骨外软组织包块。Ⅲ级：表现为一个侵袭性病灶，肿瘤边界不清，经常有骨皮质的破坏和软组织包块形成。该分级与病理学贾菲（Jaffe）分期无明显相关性，但比起组织学分期更有助于判断预后和治疗。骨巨细胞瘤 20% 属于Ⅰ级，60% 属于Ⅱ级，其余的 20% 属于Ⅲ级。发生于骶骨和骨盆的骨巨细胞瘤也是溶骨性的，通常累及邻近的软组织，甚至侵袭到骶髂关节和髋关节。CT 比 X 线平片能更准确的评估骨皮质的变薄和透过。MRI 在评价骨内破坏的程度，显示受累软组织的边界和受累关节方面比 X 线和 CT 更具有优势。典型的骨巨细胞瘤在 MRI 的 T1 加权像上显示由低到中等的信号强度，而在 T2 加权像上由中到高的信号强度。T1、T2 加权像低信号区域均显示有大量的含铁血黄素。

治疗　主要治疗方法是手术治疗。刮除、瘤壁灭活和自体骨、异体骨或骨水泥填充是骨巨细胞瘤治疗最常用的方法，但复发率为 13%～17%。再次进行病灶刮除。对于出现关节面严重受损的患者可以进行瘤段截除、人工假体置换术。化疗无效，放疗可能诱发肉瘤变。偶发肺转移。迪诺单抗是一个破骨细胞抑制剂，对于中轴骨的骨巨细胞瘤术前使用可以降低术中出血量，是否能够降低复发率尚无定论。

（郭　卫）

fēi gǔhuàxìng xiānwéiliú
非骨化性纤维瘤（non-ossifying fibroma of bone）
好发于骨干骺端的由成纤维细胞构成的瘤样病变。曾称孤立性黄色瘤、黄色纤维瘤、黄色肉芽肿、巨细胞型骨囊肿、纤维性骨炎、痊愈型巨细胞瘤、黄色瘤型巨细胞瘤等。由于不能反映其本质已被摒弃。由贾菲（Jaffe）于 1942 年根据病理变化、无成骨趋向及恶变而命名为非骨化性纤维瘤，是一种骨结缔组织源性的良性骨肿瘤，既体现了以纤维组织为主，又有非成骨性特点。

病理学特征　肉眼可见瘤体位于薄层硬化骨包绕的骨腔内，边界清楚，偏位性，质韧，切面因泡沫细胞数量不同而呈灰白色、灰黄色或暗棕色，内可见纤细的骨小梁或骨嵴，局部骨皮质变薄肿胀，除有病理性骨折外一般没有骨膜反应。镜下可见瘤体主要由旋涡状或车辐状排列的梭形纤维组织细胞构成，其间散在少量胶原纤维束、多核巨细胞和含脂质的泡沫细胞。胶原纤维较多，多核巨细胞较少并且较小。继发性改变显著，常见出血以致有含铁血黄素的多核巨细胞和泡沫细胞的存在，肿瘤中无成骨活动。

临床表现　该病发病率极低，文献报道仅 0.4%～1%。好发于 10～20 岁，也有报道 20～30 岁发病率最高。发病部位多见于股骨、胫骨，尤以股骨远端与胫骨近端和远端最常见，其次是上肢骨，短管状骨和扁平骨较少。病灶多为单发，少见多发。非骨化性纤维瘤进展缓慢，症状轻微，一般无症状或局部轻微疼痛，部分患者以病理性骨折首诊。

诊断　多数非骨化性纤维瘤可根据 X 线平片做出诊断，典型表现为发生于长骨靠近干骺端处，表现为偏于一侧的圆形或椭圆形局限性骨质缺损，也可为长条形或不规则形，边界清楚，病灶止于骨皮质，部分可有轻度膨胀，具有薄层硬化边缘，大小 0.5～7cm 不等，病变长轴与长骨的纵轴一致。CT 表现为偏心的圆形或椭圆形骨质破坏，未见明显骨性分隔，亦无死骨钙化，由厚薄不均的花边状或弧形樱花缘，肿瘤侧骨皮质变薄并可破裂。MRI 在 T1 和 T2 加权像均为边界清楚的低信号。

治疗　小的病灶可以观察，无须手术治疗。大的病灶可影响骨骼的强度，需要手术治疗。手术方式为刮除并植骨。肿瘤复发比较少见，预后较好。

（郭　卫）

jǐsuǒliú
脊索瘤（chordoma）
缓慢生长的呈脊索样分化的肿瘤。好发于骶骨尾部和蝶枕区。其被认为发源于脊索残组织的原发性恶性肿瘤，但尚无直接的证据。

病理学特征　向后的包块较小，向前的包块有完整的包膜，质软，推移但不侵犯内脏。表现为软的、灰褐色的分叶状实体瘤，常呈黏液样或胶状外观，类似软骨肉瘤和黏液性腺癌。空泡样细胞是脊索瘤的一个特征，经常可见其形成一个或几个空泡，将核挤到细胞的边上，形成所谓印戒样肿瘤细胞。典型的空泡样细胞较大，核位于中央，核周围有一层薄的胞质，在周围有胞质空泡围绕，由于胞质大量空泡化，细胞呈透明细胞的形态。有些脊索瘤由于细胞核增长、不典型分裂，组织学呈肉瘤样表现。还有的因为空泡化不明显，嗜酸性染色胞质呈深染，看上去类似上皮来源肿瘤。脊索瘤也可以有软骨分化，无论是大体还是组织学上都可以观察到软骨组织。

临床表现　占原发恶性肿瘤的 3%~4%。随着年龄的增长，脊索瘤的发病率增加，50~60 岁为发病的高峰年龄段，小部分脊索瘤发生于小于 20 岁的儿童和青少年。脊索瘤几乎无一例外地发生于脊索的起源地——中轴骨。近 90% 的病例发生于骶尾部和颅底。其余的病例多发于颈椎和腰椎，胸椎发病者少见。患者典型的临床表现有疼痛，可持续几个月到几年。对于骶尾部神经的压迫最终导致排尿困难和直肠的梗阻，常导致便秘，直肠指检于骶前可触及一个大的包块。

诊断　脊索瘤的 X 线平片表现为溶骨性破坏。其内有散在的不透亮区域，是肿瘤内的钙化。蝶鞍区的病变可以破坏斜坡和蝶鞍区。骶尾部的病变可使骨外形膨胀，无法辨认正常的解剖标志。脊椎的脊索瘤呈溶骨性破坏，并可累及相邻的 2 个或更多椎体。起源于椎体和骶骨的脊索瘤可以向后生长压迫硬膜囊，而尾骨的脊索瘤可以向骶骨前方和后方生长。在少数情况下，脊索瘤可以表现为硬化性的病变。CT 能清楚地显示肿瘤向前的包块和直肠、膀胱以及骶神经的关系。MRI 肿瘤 T2 加权像为不均匀的高信号，矢状面图像可以清楚显示肿瘤向近端破坏骨质的情况以及神经孔受侵范围。

治疗　边界良好的整块切除是控制肿瘤复发的关键。肿瘤切除的边缘和肿瘤的复发有直接的相关性。脊索瘤化疗效果不佳，常规的放疗控制肿瘤的效果也不满意。

（郭　卫）

liángxìng jǐsuǒyàng xìbāoliú

良性脊索样细胞瘤 （benign notochordal cell tumor，BNCT）

显示脊索分化的良性肿瘤。根据发生部位不同又分别称为巨大脊索残余 （giant notochordal rest，GNR）、脊索性错构瘤 （notochordal hamartoma，NH）或颅内蝶枕脊索瘤 （ecchordosis physaliphora spheno-occipitalis，EPS）。发病率尚无统计，有报道显示 7~82 岁均可发病，病变常发生于颅底骨、椎体及骶骨。多数病例偶然发现，位于椎体的病变可有症状，有极低概率可转变为脊索瘤。EPS 为位于斜坡的息肉样病变，呈胶冻样，大小为 1~2 cm；其他 BNCT 均位于骨内，平均大小为 2 mm×4 mm，GNR 能累及整个椎体。镜下可见 BNCT 境界清楚，与脊索瘤相比，无分叶状结构、纤维条带、细胞外黏液性基质、脉管系统和坏死（据此可与脊索瘤区别），瘤细胞无异型性，胞质呈空泡状，核圆形或卵圆形，居中或偏位，有小核仁，瘤细胞可相似成熟的脂肪细胞；空泡少的瘤细胞，胞质内可能有玻璃样变小球；无核分裂象；肿瘤内常有被包绕的骨髓岛。病变周围有骨硬化现象。

（郭　卫）

Yóuyīn ròuliú

尤因肉瘤 （Ewing sarcoma）

神经外胚层起源的骨或软组织的小圆细胞肿瘤。1921 年由尤因（Ewing）首先描述，是一种恶性非成骨性原发肿瘤。这组肿瘤还包括原始神经外胚瘤 （PNET）、非典型性尤因肉瘤、阿斯金（Askin）瘤、神经上皮瘤，现在对于尤因肉瘤和 PNET 已不再区分，统称为尤因肉瘤/PNET。

病理学特征　镜下尤因肉瘤显示为密集的成巢状排列的肿瘤细胞。肿瘤细胞为小的蓝染的圆形细胞，细胞核深染，并且有明显的异型性。采用 PAS 染色肿瘤细胞内糖原染色阳性。细胞遗传学研究发现尤因肉瘤有 11 号与 22 号染色体的相互易位，即 t（11；22）（q24；q12），可将尤因肉瘤/原始神经外胚瘤和骨淋巴瘤及胚胎型横纹肌肉瘤等其他小圆细胞肿瘤区分开。另外，免疫组织化学有助于其鉴别诊断，大多数淋巴瘤白细胞抗原阳性，而尤因肉瘤为阴性。

临床表现　尤因肉瘤是儿童第二常见的原发恶性骨肿瘤。发病高峰年龄 （65%）在 10~20 岁。5 岁前及 30 岁后少见。男女比例为 1.6∶1，黑人少见。最常见的表现是疼痛，可在 90% 的患者中出现，疼痛可为间断性。约 70% 的患者伴有有肿胀。20% 的患者出现发热，血沉快，常误认为骨髓炎。尤因肉瘤常发生在长骨骨干和骨盆，少见的如长骨干骺端、肋骨、肩胛骨、脊柱、足、颅面部，上颌骨较下颌骨多。如侵犯活动椎体（颈椎、腰椎）的常出现神经症状。长骨病变有 5%~10% 就诊时就有病理性骨折。肺脏、骨和骨髓是最常见的转移部位，约 25% 的患者出现转移病灶，与其他肉瘤一样，出现转移的患者提示预后不佳。

诊断　尤因肉瘤的 X 线主要表现为溶骨性的骨破坏改变。基本的 X 线所见有以下几点：①虫蚀状、浸透状的溶骨性破坏。

②骨皮质有破坏。③骨膜反应，如葱皮征，也可出现科德曼（Codman）三角等。④缺少钙化的骨外软组织阴影。整体所见是上述诸项的不同组合。CT可见尤因肉瘤骨外软组织肿物内部质地比较均匀，信号强度与肌肉相似，在很多部位与周围的肌肉界限不明确，MRI在确定病变边界上更有意义。T1加权像显示为低信号，而在T2加权像呈现明显的高信号。尤因肉瘤瘤体的骨外软组织肿物本身没有核素浓聚，但骨膜反应区域可见浓聚。反应性成骨和病理性骨折一般显示中度到强度的不规则浓聚。尤因肉瘤为高度恶性骨肿瘤，容易发生肺转移和骨转移，并且有部分患者会出现无症状的骨髓浸润，因此全身骨扫描是非常必要的。骨髓活检可帮助判断有无病灶外骨髓浸润。实验室检查包括血清乳酸脱氢酶（LDH）升高，白细胞增多，发热和血沉增快也对诊断有帮助。血清LDH已经可以作为预测预后的肿瘤标志物。

治疗 如今尤因肉瘤的治疗效果已经有大幅度进展。化疗已使5年生存率由5%～10%增加到60%～70%。最广泛应用的药物是长春新碱、环磷酰胺、阿霉素、异环磷酰胺和依托泊苷。外科治疗可使复发率降低，生存率提高。放疗对尤因肉瘤的局部治疗也是重要的方法，现在的观点是患者先接受新辅助化疗，然后再次行评估分期。对于手术可以达到良好边界而又不引起严重功能障碍的患者可手术治疗。如果肿瘤范围广泛，不能切除的病例可利用局部放疗。尤因肉瘤的监测包括每隔2～3个月复查1次。2年后监测间隔可变为每6个月1次。5年后可变为每年1次。复发的尤因肉瘤的5年生存率很低，只有13%。第1次复发时间晚的患者生存率高。如果复发较晚，采取原先有效的治疗方法可行，然而对于早期复发的患者，推荐放疗或者参加临床实验性治疗。

（郭 卫）

gǔ cùxiānwéi zēngshēngxìng xiānwéiliú

骨促纤维增生性纤维瘤
（desmoplastic fibroma of bone）

具有局部侵袭能力，由大量的胶原纤维和异型性程度极低的梭形细胞构成的良性骨肿瘤。较罕见。该病发生率很低，在原发骨肿瘤中占比小于0.1%。可见于任何年龄，但常见于10～40岁。

病理学表现 大体标本示局部骨皮质菲薄如蛋壳，肿物形态不规则，切面灰白色，质密韧如橡皮，可呈编织样排列。镜下肿瘤由丰富的编织状结构胶原纤维和一定量分化良好的成纤维细胞或肌成纤维细胞构成，胶原纤维密集而粗大，纤维细胞呈细长梭形，细胞无异型性和核分裂象。无泡沫细胞核含铁血黄素沉着。间质内伴出血及灶性炎细胞浸润。病灶内无坏死区及钙化，周围可伴有反应性骨增生。

临床表现 该病可发生于任何骨组织，最常见部位为下颌骨、长管状骨等，缓慢发病，进展缓慢，可由数月达20年。主要临床表现为局部肿胀和疼痛，多为间歇性疼痛，活动时加剧，亦有患者为持续性疼痛，有的患者只表现为畸形和局部功能障碍。部分患者可扪及肿块，边缘多不清，肿块多无痛感。邻近关节的肿瘤，可致关节功能障碍。少数病例可有病理性骨折，部分病例碱性磷酸酶轻度升高。

诊断 骨韧带样纤维瘤的影像学表现多种多样，主要为骨溶解膨胀性改变，或压迫性骨吸收破坏，X线可见不规则的粗大骨嵴，病变内无明显钙化或骨化。CT可较清晰显示肿瘤内部结构和邻近组织及明显的硬化边缘。增强扫描多数强化不明显。MRI表现在T1加权像和T2加权像与周围肌肉对比呈低信号，其中T2加权像的低信号和不均匀的对比增强可以作为骨韧带样纤维瘤的诊断要点。CT和MRI有助于了解肿瘤在骨髓内和软组织内的生长情况，明确手术切除范围，利于制订手术计划。

治疗 该病具有局部侵袭性，如果局部切除不彻底会有很高的复发率。一般推荐行边缘或广泛切除。病变局限于骨内时可行彻底的囊内刮除，对于已经突破骨皮质并有软组织肿块的病例，应选择广泛切除并进行相应重建。放疗可用于无法手术者，化疗效果不确切。

（郭 卫）

gǔ xiānwéi ròuliú

骨纤维肉瘤
（fibrosarcoma of bone） 起源于成纤维组织，肿瘤细胞排列成束状的恶性梭形细胞骨肿瘤。骨纤维肉瘤分为原发和继发两种，前者分为中央型（髓腔型）和周围型（骨膜型），发生于骨内膜者为中央型，发生于骨外膜者为周围型，以中央型多见。该病多为原发性，亦可继发于骨纤维异常增殖症、骨巨细胞瘤、骨梗死、放射性损伤或慢性骨髓炎等。

病理学表现 中央型骨纤维肉瘤可向髓腔及四周扩散，范围大小不一，可有皮质骨突破形成软组织包块，包块大小不一，一般分化尚好的骨纤维肉瘤呈灰白色，质地坚韧，有纤维条索排列成旋涡状；分化不良的骨纤维肉瘤质地较软而脆，鱼肉样，常有出血及坏死液化现象，边界明显不清，未见骨膜反应。病理为类似于纤维瘤的梭形纤维细胞和丰富的胶原纤维基质，无瘤软骨或肿瘤骨。镜下骨纤维肉瘤的主要成分为梭形成纤维细胞和胶原纤维，高分化的胶原纤维多，而低分化的胶原纤维少，细胞异型性明显，核分裂象多，较正常的纤维细胞大，胞质少，胞膜不清。部分肿瘤可见玻璃样或黏液样退行性变、坏死及钙化现象。

临床表现 常发生于四肢长骨干骺端，尤其多见于股骨下段及胫骨上段，其次为肱骨、腓骨、肩胛骨等。骨纤维肉瘤大多单发，但亦有多发者。该病早期临床症状轻微缓慢，一般以肿瘤部位的疼痛及肿胀为主要症状，中央型以疼痛为主，周围型以肿块为主，病程后期关节功能多受限，约1/3的患者发生病理性骨折。

诊断 中央型骨纤维肉瘤常发生于长骨的干骺端，范围大小不一，可以延伸至骨干和骨骺，常见边缘模糊的大片透亮区，形态不规则，边缘很少发生骨硬化和钙化，一般无骨膜反应，后期骨皮质变薄，肿瘤突破骨皮质形成软组织肿块并可致病理性骨折，骨折处可有少量新生骨形成，肿块内无瘤骨和钙化；周围型骨纤维肉瘤分化好，生长慢者肿块呈椭圆形或梭形，相应软组织肿块一般较小，边缘较光整，相邻骨皮质呈毛糙不匀和外压性缺损，分化差、生长快者，肿块成倍增长，境界模糊不清，相邻骨皮质呈溶骨性破坏、大块的骨质缺损。CT可见骨皮质不同程度变薄，但少有膨胀，皮质内缘破坏明显，常可见断裂。MRI检查T1加权像为均匀低信号，T2加权像信号高

低不同，CT和MRI并无特异性，但可以明确髓腔内和周围组织的侵袭程度和范围，有助于制订手术方案。

治疗 手术是主要治疗方法，放疗、化疗不敏感。肿瘤分化尚好，病变局限的可行广泛切除术或保肢术。分化差，侵犯重要周围组织器官者应行截肢术。预后不佳，约50%患者发生转移，主要转移到肺和骨骼。

(郭 卫)

jiāngxìbāo gǔsuǐliú

浆细胞骨髓瘤 (plasma cell myeloma)

以非成熟的浆细胞异常增殖为主的原发性浆细胞恶性肿瘤。浆细胞骨髓瘤以广泛的溶骨性破坏伴有贫血、高钙血症、肾功能受损为特点。病因迄今尚未完全明确。浆细胞骨髓瘤中，异常增殖的浆细胞被认为是单克隆的肿瘤细胞，产生一种重链和一种轻链的免疫球蛋白，通常是M蛋白。浆细胞骨髓瘤是一种成年人常见的骨肿瘤，约占全部恶性骨肿瘤的50%。男性的发病率比女性稍高，50~70岁多见。

病理学特征 镜下表现为富含浆细胞型肿瘤，这些细胞相互间距离很近以致细胞轮廓不容易辨别，周围的基质很少。基质中出血处附近可见薄壁的血管。肿瘤细胞胞质为嗜碱性，可被甲基蓝，苯氧胺染料，染成玫瑰红色。用荧光素和碱性蕊香红的免疫荧光法可将骨髓瘤细胞的一种单克隆免疫球蛋白直接显示出来。

临床表现 疼痛是最主要的首发症状，超过75%的患者在病程早期就有此表现。疼痛的部位变化多样，主要根据病变累及的部位而定，最常见于骨盆、脊柱和四肢长骨。疼痛最初轻微而短暂，白天明显，卧床可缓解，负

重、活动可加强疼痛。累及腰骶部的浆细胞骨髓瘤可以表现为类似椎间盘突出、坐骨神经痛的症状而误诊很长时间。因为肿瘤导致骨骼强度的改变，有时候很轻的损伤可导致骨折，如自发性的椎骨压缩骨折。该病常累及年龄大的患者，需注意和老年的骨质疏松引起的压缩骨折相鉴别。多发性骨髓瘤出现最初的症状到诊断的时间多需要1个月~3年，平均为13个月。病程继续进展，会出现由于多发骨折导致的剧痛、体重减轻、贫血。椎体、肋骨、骨盆和颅骨是最常被累及的骨，但所有的骨均可受累，导致胸廓畸形、脊柱侧后凸、身高短缩。约30%的浆细胞骨髓瘤侵犯上、下颌骨。

在骨髓瘤的无临床症状期，尿中和血清中可检出M-型蛋白和无法解释的血沉增快或持续蛋白尿。广泛的骨破坏继而发展为高钙血症和氮质血症。部分患者因为蛋白尿的持续存在可发展为肾衰竭。这个并发症是仅次于感染导致患者死亡的原因。约有50%的患者在病程中会发生肾衰，并且导致不良的预后。需检查血常规、生化、血沉、免疫球蛋白、蛋白电泳、血和尿中β_2-微球蛋白以及24小时尿蛋白定量。

诊断 骨髓瘤的特征性表现为大量显著的溶骨性"筛孔状"骨质破坏伴随很少的或没有骨膜反应，骨皮质变薄，或被腐蚀破坏，骨质变的软而脆。在扁平骨中，骨质破坏区通常为圆形或椭圆形，周缘没有骨膜反应。累及椎体的骨髓瘤会发生无结构的弥散破坏与脊柱的骨质疏松很难区别。CT可明确骨质的破坏程度，MRI对于髓腔内肿瘤浸润和软组织包块显示清楚。在骨扫描上，

病变的区域表现为冷区，即无明显的核素浓聚。部分患者因为周围骨的反应性改变或者微骨折会出现周边浓聚的现象。

治疗 包括以下几方面。

化疗 是该病的主要治疗手段。标准化疗方案为 M-2 方案，包括美法仑、环磷酰胺、长春新碱、泼尼松和卡莫司汀。M-2 方案化疗的中位生存时间为 36 个月，后期疗效不佳。其他化疗方案还包括 MP（美法仑和泼尼松）以及改良 VAD（长春新碱，阿霉素和地塞米松）方案等，有时联合使用沙利度胺。

靶向治疗 随着骨髓移植的开展和靶向药物，如蛋白酶抑制剂、免疫调节剂等的问世及应用，多发性骨髓瘤的生存期、缓解率有所提高。现在对于多发性骨髓瘤化疗开发的新药包括硼替佐米、沙利度胺和隐匿型脂质体阿霉素等，用于上述方案反应不佳时的补救措施。硼替佐米是蛋白激酶抑制剂，可通过抑制蛋白酶体而降低 NF-κB 活性，上调 $p53$ 表达等作用抑制细胞周期，诱导细胞凋亡，逆转多发性骨髓瘤细胞耐药性，阻止细胞因子循环和细胞黏附影响骨髓微环境；可抑制多发性骨髓瘤患者骨髓的内皮细胞生长并抑制新生血管形成；还可以通过抑制 NF-κB 降低破骨细胞活性，促进多发性骨髓瘤患者骨形成和骨质修复。硼替佐米于 2003 年获得美国食品和药品监督管理局（FDA）批准用于治疗晚期骨髓瘤，取得了满意的效果。对于初诊患者，有效率可达 38%，对于复发、难治的患者，总有效率达 35%。

辅助治疗和放疗 骨吸收抑制剂如降钙素或各种的双膦酸盐在浆细胞骨髓瘤的治疗中起到辅助治疗作用。局部放疗对减轻骨痛、脊髓压迫、骨的单发骨髓瘤、髓外的浆细胞肿瘤有明显疗效。

外科治疗 肿瘤负荷量的大小，是决定患者生存期的重要因素之一。因此，对于浆细胞骨髓瘤的治疗，主要目的就是减少肿瘤细胞的负荷。当浆细胞骨髓瘤病灶达到一定程度，内科治疗难以解决临床症状，应采取积极的外科治疗。在一定程度上恢复活动能力，提高生命质量，再结合化疗或放疗，从而延长患者的生存期，外科手术治疗是一种可利用的、有价值的治疗方法。浆细胞骨髓瘤的手术适应证为：①其他方法难以治疗的疼痛。②有神经压迫症状，伴有截瘫。③预防和治疗肢体病理性骨折。④局部病灶巨大，造成无法恢复的功能障碍。⑤原发灶不明确的单发椎体或骶骨骨髓瘤等。

（郭 卫）

gǔ de gūlìxìng jiāngxìbāoliú
骨的孤立性浆细胞瘤（solitary plasmacytoma of bone）

对于孤立性浆细胞瘤的确切定义仍存在争论。孤立性浆细胞瘤的病程相对较长，生物学行为也不太稳定。单发病灶一般位于长骨和椎体，可以维持多年，但最终会转变为多发性骨髓瘤。孤立性浆细胞瘤与浆细胞骨髓瘤相比，相同的是两者均为骨髓源性浆细胞克隆性肿瘤性增生，但不同的是孤立性浆细胞瘤病变以单中心、局部骨皮质破坏为特征。孤立性浆细胞瘤的诊断标准为：①血清和/或尿中无或仅有少量 M 蛋白。②仅有单灶骨质破坏。③除了孤立性骨的病变，无终末器官损害。孤立性浆细胞瘤患者的发病年龄平均低于 40 岁。另外，孤立性骨髓瘤和浆细胞骨髓瘤的组织学形态完全一致。可以肯定，孤立性骨髓瘤是骨髓瘤的一种临床类型，最终会发展扩散成多发性骨髓瘤。尽管在很长的潜伏期后大多数病变最终会发生播散，孤立性骨髓瘤的预后相对较好，部分病例在接受恰当的手术切除和局部放疗后无病生存达 10 年以上。

（郭 卫）

gǔ de yuánfāxìng fēi Huòqíjīn línbāliú
骨的原发性非霍奇金淋巴瘤（primary non-Hodgkin lymphoma of bone）

由恶性淋巴细胞组成的，以骨骼局部破坏为主的恶性肿瘤。占所有骨原发性恶性肿瘤的 7%，占全身结外淋巴瘤的 5%。可发生于任何年龄，以中老年多见，高峰为 50 岁，男女均可发病，男性多于女性。

病理学特征 肉眼见大部分骨质受累，伴皮质破坏，并形成软组织肿块。同其他部位淋巴瘤一样具有鱼肉状外观。大部分骨淋巴瘤是以大细胞型扩散的。具有特征明显的生长方式与受累的其他部位生长方式相似，且生长速度超过正常组织结构。92% 的骨非霍奇金淋巴细胞瘤是由大的 B 细胞构成，细胞表现出很大的变化，包括多分叶。细胞核增大，不规则，伴核分裂象，核仁突出，胞质不丰富但可被双染，单个肿瘤细胞之间连有细小的网状纤维。

临床表现 病变可累及全身骨骼，以下肢长骨最常见，其次为股骨、骨盆、脊柱等。诊断标准为：首发部位必须是骨骼；以病理组织形态学和免疫组化证实；在原发病灶被确诊后，间隔 6 个月以上发生远处转移。患者局部疼痛非常严重，但全身状况可良好，这是骨原发性淋巴瘤的重要特点。全身性淋巴瘤患者全身状况差，伴有发热。患者疼痛部位和持续时间不同，受累骨骼周围肿胀伴压痛。病程发展缓慢，起病隐匿，一些患者出现症状数月才来就诊。脊柱骨的肿瘤有时引起神经症状。

诊断 典型的骨的淋巴瘤表现为溶骨性破坏，无明显成骨和钙化。长骨中骨干最先受累，肿瘤倾向于占据大部分骨组织，约50%的骨组织被破坏并不罕见，有时整个骨骼都遭到破坏。正常组织和肿瘤组织之间的界限很难区分，可能出现骨组织不同程度硬化，常见溶解与硬化并存。如果骨皮质没有受累，那么X线平片上髓质破坏表现也不明显。放射性核素骨扫描几乎全部为阳性，有时候在X线平片可能会完全正常，但是MRI可以显示髓质异常信号。

治疗 主要采取常规化疗结合局部放疗，单发病灶者可行局部手术切除等综合治疗。

(郭 卫)

gǔ xuèguǎnliú

骨血管瘤 （hemangioma of bone）

起源于骨内血管，由新生的毛细血管或海绵状血管构成的良性病变。骨血管瘤为较常见的疾病，尸检时约10%成年人的椎骨都可发现这种肿瘤，但具有临床意义的骨血管瘤十分少见，占所有原发性骨肿瘤的不足1%。任何年龄均可发病，但大多在中、老年时被诊断，发病高峰年龄在40~50岁，男女之比约为2：3。

病理学诊断 骨血管瘤为边界清楚的质软暗红色肿物，由于瘤体内存在硬化性的骨小梁和散在的充盈血管腔，所以也可为蜂窝样外观。骨血管瘤具有不同的组织学特征，毛细血管瘤和海绵状血管瘤由单层扁平上皮被覆的薄壁血管构成，类似于正常血管内皮细胞，血管可穿透骨髓和周围的骨小梁。当毛细血管瘤和海绵状血管瘤累及大的局部区域或范围较广时，称之为血管瘤病。上皮样血管瘤由多角形的瘤性内皮细胞构成，为泡状核，有丰富的嗜酸性胞质。一些肿瘤细胞含有圆形透亮的胞质空泡，其内可含有完整的红细胞或其碎片，相邻细胞的空泡可相互融合形成血管腔。上皮样细胞可构成形态良好的血管腔，也可以呈实性条索状或片状排列。间质为疏松的结缔组织，可有包括嗜酸性粒细胞在内的混合性炎细胞浸润。淋巴管瘤的管腔扩张，填充以淋巴液，被覆的单层扁平上皮类似于正常的内皮细胞。周围间质中可含有淋巴细胞。

临床表现 骨血管瘤可发生于身体任何骨骼，椎体为最常见的部位，其次为颅面骨，再次为长骨，在长骨容易累及干骺端。大部分血管瘤，特别是发生在椎骨的血管瘤，均为放射线检查时偶然发现，但有时肿瘤可以生长的较大，突破骨皮质，可导致脊髓受压、疼痛和神经性症状。位于颅面骨的病变可有颅内压增高或神经压迫症状，但较少见。其他部位肿瘤的症状多为疼痛，并可以发生病理性骨折。

诊断 骨血管瘤表现为边界清楚的透亮肿物，常含有粗糙的梁状或条带样阴影，在扁骨和长管状骨的血管瘤表现为泡沫状或蜂窝状溶骨性破坏。颅骨血管瘤典型的表现是单个较大囊样骨质破坏与放射状骨针。脊椎血管瘤X线检查表现为栅栏状改变。临床上，发展缓慢的病变在CT和MRI影像上常表现为含有脂肪和硬化性小梁结构的病变。CT能显示肿瘤内部结构，骨质破坏的性质和范围，并能显示肿瘤周围软组织肿块。脊椎血管瘤的CT表现为椎体松质骨呈致密圆状点影或网眼状改变。有症状的肿瘤通常不含脂肪，在T1加权像上显示为低信号，T2加权像为高信号。

治疗 无症状者，动态观察即可。有症状者或病变较大可能发生病理性骨折的应予治疗。有症状者尤其是长骨的较大血管瘤，应手术切除或截除。小的有症状的颅骨病变应行单纯切除术，对较大的病变需要行植骨术。脊椎骨血管瘤无症状者一般不需治疗，有神经症状甚至有轻度截瘫者可行放射治疗，效果较好。放疗对骨血管瘤有效，可缓解疼痛，可以单用，也可以作为手术的辅助治疗。经皮椎体成形术（percutaneous vertebroplasty，PVP）用于治疗有症状的椎体血管瘤取得了较好的效果。

(郭 卫)

shàngpíyàng xuèguǎnliú

上皮样血管瘤 （epithelioid hemangioma）

血管结构完好但常不成熟，多数由丰满的、上皮样或组织细胞样内皮细胞构成的良性血管肿瘤，这些构成细胞的胞质呈双染性或嗜酸性，核大，染色质呈泡状，中央有核仁。皮下的上皮样血管瘤通常与肌肉动脉有关。多数病例具有明显的炎症成分。

病理表现 肉眼所见病变大小通常为0.5~2.0cm，极少数病例超过5cm。许多病例具有非特异性结节样外观。一些含有血液的病例提示为血管瘤。偶可见皮下病例因界限清楚和周围淋巴样反应类似于淋巴结。位于皮下的上皮样血管瘤特征是由丰满的上皮样内皮细胞相衬的毛细血管样小血管显著增生。典型的血管外观不成熟，且缺乏边界清楚的管腔，但由单层内皮细胞构成，且血管周肌细胞/平滑肌层完整。内皮细胞的胞质呈双染性或嗜酸性，有时形成空泡，单个核相对较大，染色质呈泡状，中央有核仁。肿块与周围组织通常分界较清，且通常与较大的血管（常为肌动脉）有关（有时呈中心性环绕）。绝大多数病例含有丰富的嗜酸性粒细胞和淋巴细胞。许多病例的病变边缘存在明显的淋巴样反应即滤泡形成。如乳头状内皮增生一样，在较大的血管腔内常可见到上皮样内皮细胞，或替代了部分正常的内皮层，或覆盖于纤维蛋白膜上。较大血管的横切面也显示上皮样内皮细胞侵犯血管壁，并伴有周围血管增生。位于皮肤的上皮样血管瘤以小血管增生为特点，由上皮样内皮细胞排列而成，周围存在丰富的淋巴细胞和嗜酸性粒细胞。然而，这些血管看上去更成熟，管腔通畅，内皮细胞在某种程度上较扁，更像铺路石或鞋钉样。皮肤上皮样血管瘤边界不清，通常不形成淋巴样滤泡。而且这些浅表病变通常与较大的中央静脉或肌动脉无关。

临床表现 发病年龄范围广，高峰期在 30~50 岁，女性比男性常见。最长累及的部位为头，尤其是前额、耳前区、头皮（通常在颞浅动脉分布区）以及四肢的远端部分，尤其是指/趾。大多数患者的肿块存在时间为 1 年或不到 1 年。但有病例报道在手术切除前肿块存在有 15 年。肿块通常表现为单结节性，但偶尔也可呈多结节性（通常在邻近区）。多数病例累及皮下组织，累及皮肤的较少见，而累及深部软组织的则更罕见。来源于大血管的病例罕见。术前最常表现为皮囊肿或血管瘤。

治疗 手术切除并随访是治疗上皮样血管瘤的最佳方案。

（郭 卫）

gǔ shàngpíyàng xuèguǎnnèipíliú

骨上皮样血管内皮瘤（epithelioid hemangioendothelioma of bone）

由上皮样内皮细胞（内皮表型）及玻璃样、软骨样或嗜酸性间质构成的骨的中低度恶性肿瘤。任何骨均可能受累，但 50%~60% 累及长管状骨，其次为骨盆、肋骨和脊柱，50%~64% 为多灶性。组织呈灰褐色不规则碎块状，其中夹杂小灶灰白区。肿瘤标本可见反应性硬化边，无明显包膜，切面呈蜂窝状，质软，富含血液。镜下可见肿瘤由大的多边形上皮样细胞及梭形细胞构成，替代松质骨内的正常骨髓造血组织，并累及髓腔和毗邻骨皮质，使局部骨质吸收及反应性硬化。分化好的区域肿瘤组织呈巢状、条索状排列，上皮样细胞胞质丰富。常见的临床表现为局部疼痛及肿胀，有时表现为无症状。影像学上表现为边界清楚或不清楚的溶骨性破坏，也可能表现为膨胀性和骨皮质侵蚀性破坏。典型的上皮样血管内皮瘤呈边界清楚的穿凿样改变，可同时累及多个骨骼。手术治疗为主，必要时可结合放化疗。

（郭 卫）

xuèguǎn ròuliú

血管肉瘤（angiosarcoma）

肿瘤细胞可不同程度表现为正常血管内皮的形态和功能特性的恶性肿瘤。血管肉瘤较为罕见，大多发生于皮肤，有时与淋巴水肿有关。软组织血管肉瘤发病年龄分布较均匀，高峰期为 70 岁。

病理学表现 肉眼所见病变表现为多结节出血性肿块，直径大小从 1~2cm 到数厘米不等。镜下所见形态变化从梭形至上皮样不等。因此，在某种极端程度上，血管肉瘤可类似于纤维肉瘤或卡波西肉瘤，也可类似于未分化肉瘤。一般而言，软组织血管肉瘤存在上皮样区域和梭形区域两种形态，以前者为主。上皮样区域由大的圆形细胞组成，细胞核异形程度较高，细胞排列成片状、小巢状、索状或退化的血管壁。大多数软组织血管肉瘤为高级别肿瘤，特点是细胞核高异型性，表现核分裂活性。

临床表现 软组织血管肉瘤发展成较大的肿块时，1/3 的患者伴有如凝血异常、贫血、长期血肿或青肿等其他症状。在非常年轻的患者中可能观察到动静脉瘘造成的高输出型心力衰竭或大出血。

诊断 该病的 X 线及 CT、MRI 表现均缺乏特异性。血管造影可见病变区域血窦，持续到静脉期，动脉可迂曲增粗。

治疗 多采用以手术切除为基础的综合治疗方案，即手术治疗为主，辅以放疗及生物治疗，手术切除应达到广泛边界。软组织血管肉瘤具有高度侵袭性，预后很差，5 年生存率低，主要死于远处转移。

（郭 卫）

yòuzhìliú

釉质瘤（adamantinoma）

发生于长骨的类似于下颌骨的牙源性成釉细胞瘤的肿瘤。好发于胫骨，偶见于腓骨。组织学表现多样。大体病理表现为鱼肉状软包块，病变呈多灶，可累及髓腔大段。可看到鱼肉状病灶逐渐过渡为沙砾样纤维组织的表现。可有皮质的完全破坏并累及周围软组织及骨。光镜下，肿瘤组织学表现变化很大，肿瘤细胞总体可分为基底细胞型、梭形细胞型、管状型、鳞状细胞型以及骨纤维结构不良样的组织学类型五种。不同肿瘤细胞可同时存在。局部疼痛及胫骨的弓形畸形是最常见的临床表现，局部可有包块。典型病例位于胫骨前侧皮质，影像学表现为溶骨性和硬化性表现混合存在，或是多个溶骨破坏伴其间被硬化骨相隔。其溶骨破坏的边缘清晰。在腓骨，病变经常表现为中心性的带有锐利硬化边的骨破坏，多膨胀生长突破皮质，弓形弯曲少见。长骨釉质瘤生长缓慢且有局部破坏，局部切除后复发率较高，晚期可全身转移。

（郭 卫）

Āidéhǎimǔ-Qiēsītè bìng

埃德海姆-切斯特病（Erdheim-Chester disease）

以富脂组织细胞浸润骨和内脏为特征，导致纤维化和骨硬化的组织细胞增生症。较罕见。该病在男性稍多见，发病高峰年龄在40~70岁，7~84岁均可发病，平均发病年龄为53岁。

病理学特征 大体检查可见病变色泽为硫黄色，质地韧度变化不等。镜下可见骨髓内弥漫浸润的泡沫样组织细胞并伴有致密的纤维化及淋巴细胞、浆细胞和图顿巨细胞浸润。皮质骨和松质骨可有大块状硬化，同时见不规则的牙质线。

临床表现 该病主要累及肢端大的长骨，但亦可累及扁骨。大于50%的患者可有骨外表现，如肾/后腹膜、心/心包膜以及肺的累及等。患者可出现中度骨痛，有时伴有软组织肿胀、发热、体重减轻和虚弱等表现。其他表现还有眼球突出、尿崩症、肾功能衰竭、眼睑黄色瘤、肝脾大以及心、肺和神经系统症状等。尽管有大量的富脂组织细胞浸润，但血脂水平相对正常。

诊断 其影像学表现独特，为双侧长骨对称的斑块状或弥漫性髓腔硬化，相对而言，在干骺端缺乏这种改变。1/3的病例为溶骨性和硬化性改变混合存在，硬化性病变在骨扫描中显示为吸收增强。CT可检测到眼眶、硬脑膜和后腹膜的病变。MRI显示T1加权像为低信号，T2加权像为混合信号。

治疗 对于该病的治疗尚存在争议，因为病例数少，对于疗效的观察数据不完善。治疗的方法包括皮质激素、环孢素、干扰素、白血病化疗药物、手术切除、放疗等。大部分患者最终在3年内死于肾、心血管、中枢神经系统以及肺部的并发症。

（郭 卫）

ruǎngǔ jiānyèxìng cuògòuliú

软骨间叶性错构瘤（chondromesenchymal hamartoma）

发生于婴儿期肋骨的间叶源性的非肿瘤性增生。是一种罕见良性病变，组织杂乱混有软骨、间质和囊肿，常累及肋骨髓腔或位于肋骨表面，可发生于双侧肋骨，病变也可呈多中心性。该病临床表现主要取决于肿块位置、大小及邻近肺组织受压情况。肿块一般较大，边缘清晰，呈类圆形或分叶状。胸部X线平片上表现为起自胸壁的软组织肿块，呈类圆形或分叶状，肋骨扭曲变形，肿块内见骨样密度影或钙化灶。CT表现为肋骨来源的囊实性软组织肿块。根据患者临床表现采取非手术治疗或手术切除，术后多预后良好，无复发。

（郭 卫）

Luósàyī-Duō'ěrfūmàn bìng

罗萨伊-多尔夫曼病（Rosai-Dorfman disease）

以组织细胞增生为特点，形态特别的良性淋巴组织增生性疾病。又称窦组织细胞增生伴巨大淋巴结病。是一种少见的、病因不明的反应性改变。肿瘤在临床及组织形态上与淋巴瘤或其他恶性肿瘤相似。

病理学特征 ①结内：淋巴结轮廓尚存，淋巴滤泡萎缩，生发中心不明显。淋巴窦高度扩张，窦内充满增生的单核或多核的组织细胞，同时伴有淋巴细胞、浆细胞及中性粒细胞。组织细胞形态一致，分化良好。核较大，空泡状，圆形或卵圆形。胞质丰富淡红染，多数在胞质中可见完好的淋巴细胞、浆细胞及中性粒细胞。②皮肤：与结内病变相似。真皮层见大量的组织细胞浸润，伴有散在的淋巴细胞、浆细胞、中性粒细胞浸润，伸入现象常见。

临床表现 患者常为儿童或青年，表现为颈淋巴结肿大。常累及结外（约40%的病例），主要为上呼吸消化道。典型症状为双侧颈部淋巴结无痛性肿大伴有发热。实验室检查可见中性粒细胞增多、血沉增快、高球蛋白血症等。

治疗 大部分病例只需切除肿瘤即可治愈，少部分病例需接受激素治疗、放疗和化疗，总的来说，该病预后非常好，大部分患者完全治愈或病情稳定。然而，一些患者可能病情发展，在原发部位或身体其他部位复发。

（郭 卫）

gǔ de duōxíngxìng wèifēnhuà ròuliú

骨的多形性未分化肉瘤（undifferentiated pleomorphic sarcoma of bone）

由车辐状排列的成纤维细胞和多形性细胞构成的恶性肿瘤。又称骨恶性纤维组织细胞瘤（malignant fibrous histiocytoma，MFH）。

病理学特征 大体改变不具

备特征性，色泽从棕色到灰白色不等，坏死和出血区域常可以见到，边缘不规则，并常伴有皮质破坏和软组织浸润。镜下主要由梭形细胞、组织样细胞和多形性细胞混合构成，其中可见多少不等的破骨细胞型多核巨细胞以及泡沫细胞和慢性炎细胞。瘤细胞的核异型明显，其中恶性巨细胞更是如此。典型和非典型性核分裂均可见到。肿瘤内可以见到不同的细胞排列方式，在成纤维细胞富集的区域常可以见到特征性的车辐状结构，即束状排列的梭形细胞形成车辐样或纸风车样结构。

临床表现　该病相对罕见，占所有原发恶性肿瘤的不到2%，男性较女性多发，患者诊断时的年龄跨度很大，大于40岁多见。全身各处骨骼均可发生，好发于下肢长骨，特别是股骨（30%~45%），其次为胫骨和肱骨，膝部是一个常累及的部位。几乎所有的病例均为单发病灶，但多发病灶亦有报道。在临床上，大部分患者的表现为疼痛，其次为肿胀，持续时间从1周到3年不等。少数情况下，病理性骨折可为首发症状。

诊断　X线检查无明显特征性，主要表现为溶骨性破坏，但亦可存在硬化性区域。常边界不清，可见到虫蚀样穿凿样的骨破坏方式。骨皮质常受累和破坏并伴有软组织侵犯。骨膜反应并不常见。发生于干骺部的病变极具侵袭性。MRI可以协助判断肿瘤在骨内和骨外扩展的程度，但是影像学特征对于鉴别诊断并无特异性。

治疗　骨的多形性未分化肉瘤为高度恶性肿瘤，极易发生转移，特别是肺转移（45%~50%），

广泛切除是最重要的治疗方法。在那些可以进行手术切除的高度恶性肿瘤患者中，可考虑进行化疗，化疗药物与软组织肉瘤相似。与骨肉瘤相同的是，化疗后切除标本中肿瘤组织坏死的程度显然是一个重要的预后因素。病变局限的患者，5年无瘤生存率高达50%。放疗对那些外科切除不彻底的患者尤为重要。

预后　有利的预后因素包括发病年龄小（<40岁）、外科手术切除范围足够大、肿瘤恶性程度低等。一些学者报道，显著的慢性炎细胞浸润与较好的预后相关，而广泛的促纤维增生伴玻璃样变性则与之相反。不同的组织学亚型与预后无关。

（郭　卫）

gǔ zhuǎnyí'ái
骨转移癌（metastatic carcinoma of bone）　在进展期的癌症患者中，约50%的患者会发生骨转移，常见的原发癌症部位为乳腺、肺、前列腺、肾、甲状腺和肝。由于转移的肿瘤细胞异常生长、增殖，导致溶骨性破坏，常引起骨痛、骨折、贫血、高钙血症和神经压迫等症状。骨转移最常发生的部位为脊柱、骨盆、肋骨和肢体的近端。约50%的肢体远端转移是来自肺转移。乳腺癌和前列腺癌很少发生肢体远端的转移。

临床表现　骨转移癌患者的常见表现是疼痛，多为静息痛。疼痛可以是局限性的或者是弥散性的。当病变位于长骨上，突出的表现是不能耐受负重和关节活动。这种症状刚开始时是间断性的，逐渐进展到持续性的，常有夜间疼痛。当这种破坏性的骨病变位于负重骨上时，诸如股骨和胫骨，患者常主诉行走时疼痛。

如果负重时产生严重疼痛，X线平片上有较大的溶骨性骨破坏，应该考虑到溶骨性骨折会很快发生，负重时疼痛常是可能骨折的最主要主观症状之一，在行走时下肢发生疼痛尤其如此。发生于脊柱的转移癌可能会出现活动后疼痛加重的情况。肿瘤压迫神经会引起相应区域的放射痛。肿瘤压迫脊髓会导致截瘫。

治疗　在制订手术计划时，应根据患者的具体情况做出选择。手术的原则是尽量一次手术解决该部位的问题，避免治疗不足的情况发生。对发生于肢体的转移癌可以进行病灶刮除、内固定手术。对骨质破坏严重的患者可以考虑进行关节置换手术。发生于脊柱的转移癌根据情况可以考虑进行椎体成形术、微创射频消融术、肿瘤切除内固定术等。

（郭　卫）

gǔ zhǒngliúyàng bìngbiàn
骨肿瘤样病变（tumoroid lesion of bone）　临床、影像学或者病理表现与骨肿瘤相似但又并非真性肿瘤的一类疾病的统称。常表现为囊肿性、纤维性或代谢性等病变，其形态与肿瘤相近或具有某些肿瘤特征。较为常见的有骨囊肿、纤维异样增殖、骨纤维性结构不良、骨嗜酸性肉芽肿等。该类病变可由基因变异、先天发育异常、局部代谢异常、炎症或外伤等因素导致，但多数疾病的确切病因和发病机制尚未明确。该类病变临床表现多样，有些仅有疼痛或肿块；有些会造成骨病理骨折甚至骨的畸形。该类病变多数为良性，但有些也具有骨肿瘤某些特性，如复发、恶变等。手术是此类病变的治疗方法之一，一些药物的非手术疗法也有一定效果。对于大多数患者来

说，合理的治疗常有较好的治疗效果及预后。

（郭　征　伍苏华）

gǔ biǎopíyàng nángzhǒng

骨表皮样囊肿（epidermoid cyst of bone）

上皮组织或发育时期外胚层组织植入骨内逐渐生长导致的骨囊性病变。又称胆脂瘤或珍珠瘤。是一种相对少见的骨良性病变，主要发生于颅骨与末节指骨，也可发生于掌骨、胫骨、尺骨、股骨、骶骨等。

病因及发病机制　一般认为多数骨的表皮样囊肿是由于发育时外胚层组织植入骨内并逐渐生长所致。也有部分病例是由于外伤后导致上皮组织被包埋于骨内所致。

临床表现　早期症状不明显，囊肿增大后可扪及肿块，有时感疼痛。在颅内扩展的表皮样囊肿可发生颅内压增高以及相应区域的神经损害相关症状。发生于颞骨的表皮样囊肿可出现耳鸣、中耳炎等症状。颅底部囊肿可导致头痛、下颌关节疼痛及活动受限等症状。

诊断　①X线检查：颅骨病灶主要表现为圆形、椭圆形或分叶状的透亮区，较大肿瘤可有骨性分隔。囊肿边界清晰，有明显的硬化边。随着囊肿增大，颅骨板障增宽，内外板受压迫变薄甚至消失。病变位于指/趾骨末节者表现为边界线清楚的圆形或卵圆形透亮区，伴有边缘硬化。囊肿可穿破骨皮质而呈现半圆状。②CT检查：表现为低密度膨胀性圆形或卵圆形病灶，边缘锐利，无骨膜反应。增强扫描无强化。③MRI检查：大部分表皮样囊肿呈T1低信号，T2均匀高信号，增强扫描病灶无强化。若囊肿内有钙化或出血时，信号则变得极

为复杂。④病理检查：肉眼观察，指/趾骨末节病变直径极少超过2cm，病变周边骨质硬化，皮质变薄。颅骨病变最大直径通常不超过5cm，骨内部充满质软、白色、奶酪样角质蛋白碎屑。囊肿壁为坚韧的结缔组织膜，可以容易地从邻近骨面上剥离。显微镜下可见纤维性包膜，鳞状角质化上皮细胞和胆固醇结晶，没有皮肤的其他附属组织。

鉴别诊断　需与以下疾病相鉴别。①皮样囊肿：发生机制与表皮样囊肿类似，但发生率更低。囊肿内含有毛发、皮脂腺、汗腺等皮肤附属结构，还含有大量水分和油脂，其MRI为T1高信号，T2灰白信号或高信号。②骨嗜酸性肉芽肿：X线检查在骨破坏区可见残余骨碎片，称为纽扣样死骨。发生于颅骨者表现为破坏形态多样的地图样外观，称为地图颅。发生于长骨者常出现明显骨膜增生。该病还应与血管瘤，转移瘤等鉴别。

治疗及预后　主要采用手术治疗，一般只需要做病灶刮除。据报道治疗后病变的复发率为8.3%~25%。

（郭　征　伍苏华）

júxiànxìng jiànqiào jùxìbāoliú

局限性腱鞘巨细胞瘤（localized tenosynovial giant cell tumor）

以滑膜样单核细胞增生为特征，同时伴有多核巨细胞、泡沫细胞的结节样良性病变。又称结节性腱鞘炎或腱鞘黄色素瘤。主要发生于手足腱鞘部位。腱鞘巨细胞瘤在组织学上与色素沉着绒毛结节性滑膜炎有密切联系，弥漫型腱鞘巨细胞瘤又称关节外色素沉着绒毛结节性滑膜炎。

病因及发病机制　病因尚不明确，部分学者认为是局部滑膜

的炎性反应性病变，可能与炎症或外伤以及慢性劳损有关。

临床表现　腱鞘巨细胞瘤可发生于任何年龄，最常见于30~50岁，女性多于男性。典型的发病部位是手部，也可发生于腕部、足部、膝部和肘部等。腱鞘巨细胞瘤是手部最常见的软组织肿瘤。该病表现为缓慢生长、坚实、常是无痛的肿块，部分生长较大者可以压迫局部皮肤，和皮肤粘连，并导致皮肤变薄。有时发现于外伤之后，肿块经常可以保持数年而无变化。

诊断　①X线检查：表现为局限性的软组织肿块。腱鞘巨细胞瘤会侵蚀相邻骨而出现压迹，足部由于韧带坚厚，阻止了瘤体向外生长，因此更容易出现骨的改变。软组织肿块内无钙化或骨化征象。②MRI检查：可进一步明确肿瘤范围以及和周边组织的关系。③病理学检查：是诊断的主要依据，肉眼观察可见腱鞘巨细胞瘤包膜良好，表面光滑，呈分叶状。剖开肿物断面大体灰白色，可杂有黄色或褐色的斑点，这是由肿瘤中含铁血黄素沉积造成的。显微镜下可见不同比例的单核细胞、多核巨细胞、充满含铁血黄素的单核组织细胞（又称泡沫细胞或黄色瘤细胞）等细胞以及胶原纤维基质。

鉴别诊断　需与腱鞘囊肿相鉴别。腱鞘囊肿检查时可摸到外形光滑，边界清楚的圆形包块，不与皮肤粘连。囊肿多数张力较大，肿块坚韧，少数柔软，但都有囊性感。B超检查可以明确诊断。

治疗及预后　主要治疗手段为手术切除。局限型腱鞘巨细胞瘤为良性病变，极少发生转移，但复发率较高，可达10%~20%。如仅对病变进行简单刮除则容易

增加复发风险。将病变包含在正常组织内进行局部切除是较为充分的治疗措施，大部分病变可因此治愈。反复复发的病例可以考虑进行更大范围的切除。

（郭 征 伍苏华）

dānchúnxìng gǔnángzhǒng

单纯性骨囊肿（simple bone cyst）

具有充满淡黄色液体囊腔的骨良性膨胀性病变。囊肿大多为单房性，又称单房性骨囊肿（unicameral bone cyst）或孤立性骨囊肿（solitary bone cyst）。好发于青少年长管状骨干骺端，肱骨、股骨与胫骨是最常见的发病部位。

病因及发病机制 该病病因尚不明确，关于骨囊肿的病因有以下几种学说。①静脉阻塞学说：科恩（Cohen）证实囊肿内液体成分和血浆相似，而且造影剂在直接注射进入囊腔后明显淤滞，表明静脉阻塞可能是单纯性骨囊肿形成的原发因素。②骨质吸收学说：萨纳金（Sanerkin）等提出了外伤或其他因素导致骨髓腔或皮质下出血凝集纤维化，骨质吸收而形成囊肿的学说。③渗出液潴留学说：米拉（Mirra）等认为单纯性骨囊肿是胚胎发育时期滑膜迷离骨内，其分泌的液体积聚潴留而形成囊肿。

临床表现 该病一般无任何症状，囊肿增大后可因周围骨皮质变薄发生病理性骨折而出现局部疼痛、肿胀等症状。临床上将骨囊肿分为两型。①活动型：年龄在 10 岁以下，囊肿与骺板接近，距离<5mm，说明病变在进展期，治疗后易复发。②潜伏型：年龄在 10 岁以上，囊肿距离骺板较远，病变稳定，很少有进展趋向。

诊断 骨囊肿的特征性 X 线表现为中心性溶骨性病变，伴有骨皮质变薄、膨胀，病变一般不会穿透皮质并且周围无骨膜反应。有时因囊肿壁上形成骨嵴，X 线上也可表现为多房外观。活动型骨囊肿一般与骨骺板相邻近，但不超过骨骺板，其形状被拉长且长轴与骨干方向一致，表现为基底在骺板侧的钝头圆锥形。而潜伏型的骨囊肿则常表现为骨干部位的卵圆形透亮区，病变膨胀程度可达骨干宽度的 1.5～2 倍，囊肿周围骨皮质因受压迫而变得十分菲薄。这种异常骨皮质与邻近的正常皮质之间的移行区很窄，因此在 X 线上可见两者之间明显的分界线。病理性骨折为最常见的并发症，可显示为细裂纹或完全骨折，偶有移位。骨折可导致游离骨片落入囊内（图 1），称为碎片陷落征。发生于长管状骨以外其他部位的单纯性骨囊肿诊断比较困难，一般表现为具有圆形的边缘硬化的透亮区。病理检查无特殊的组织学表现，囊壁骨质为正常骨结构，囊腔壁被一单层间皮细胞覆盖，囊腔中充有澄清或半透明的黄色液体，当合并病理骨折时囊内液体为血性。

鉴别诊断 需与以下疾病相

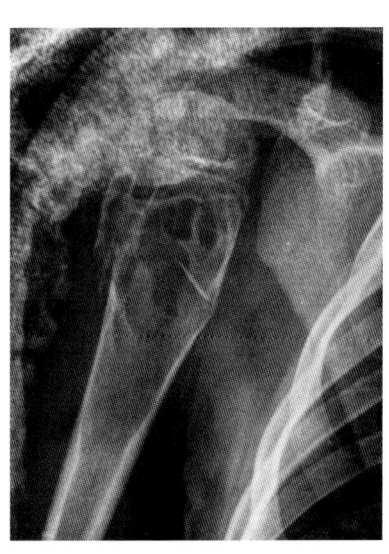

图 1　肱骨干骺端骨囊肿

鉴别。①动脉瘤样骨囊肿：多为偏心性，可穿透皮质。X 线上通常为多房性外观，骨质可膨胀如气球状，边界不规则，这与单纯性骨囊肿相对光滑的骨皮质外界明显不同。②骨巨细胞瘤：多见于 20 岁以上的成年人，病变多位于骨端，呈偏心，多房或泡沫状，部分肿瘤局限于骨内，骨皮质膨胀变薄。侵袭性强的病变可穿透皮质，形成软组织肿块。

治疗及预后 治疗的目的在于彻底清除病灶，消灭囊腔，防止病理骨折及畸形的发生，恢复骨的坚固性。手术刮除病灶并植骨是成年骨囊肿的首选治疗方法，复发率低。但是对于低龄儿童，特别是 X 线证实为活动型的，由于手术后复发率可高达 40%，则提倡采用非手术治疗，包括经皮骨囊肿穿刺抽液及可的松注射、经皮囊腔钻孔引流、经皮囊肿内自体骨髓移植以及用石膏或支具固定，定期 X 线平片观察等。

（郭 征 伍苏华）

suìpiàn xiànluò zhēng

碎片陷落征（fallen fragment sign）

单纯性骨囊肿周围骨皮质菲薄，容易发生病理性骨折，骨折时可导致游离骨片落入囊腔内，形成的类似碎片陷落的征象。又称落叶征。是单纯性骨囊肿的一种特征性 X 线表现，由麦格林（McGlynn）首先提出。有时骨片不能从皮质上完全游离而出现悬片征或折片征。

（郭 征 伍苏华）

dòngmàiliúyàng gǔnángzhǒng

动脉瘤样骨囊肿（aneurysmal bone cyst）

具有充满血液囊腔的骨良性膨胀性病变，好发于青少年，全身所有骨骼均可发生，长管状骨和脊柱尤为多见。

病因及发病机制 一般认为

该病发生的直接原因是局部血流动力学改变。静脉阻塞、动静脉瘘等局部循环异常在该病的发病机制中起着重要的作用。大多数病变不伴有其他任何基础病变，称为原发性动脉瘤样骨囊肿。然而也有很多病例被报道发生于急性骨折等损伤之后或是与其他肿瘤性疾病（如骨巨细胞瘤、骨母细胞瘤等）相伴随，称为继发性动脉瘤样骨囊肿。囊肿迅速发展可明显改变基础疾病的影像学特征及临床症状，使诊断更加困难。

临床表现 主要临床症状为进行性的局部疼痛和肿胀，病程数周至数年。其他表现则与具体发病部位有关，发生在脊柱的囊肿可伴有神经压迫症状，甚至因脊髓受压而出现截瘫；发生于骨盆等扁平骨或不规则骨时可出现巨大的肿块。脊柱和长管状骨囊肿可导致病理性骨折而出现急性严重疼痛或神经症状。

诊断 ①X线检查：在长管状骨中，位于干骺端的偏心的溶骨性病灶是典型的X线表现（图1）。病变早期边缘较清楚类似骨囊肿，短期内病灶可迅速膨

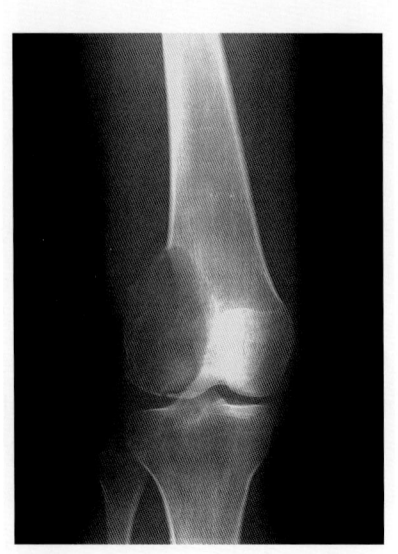

图1 股骨远端动脉瘤样骨囊肿

胀，部分出现骨膜反应，皮质骨显著扩张变薄，可呈气球样外观。囊内可见骨嵴将病灶分隔呈多房或肥皂泡样，边缘骨壳完整或部分中断。病变稳定后，病灶内可出现骨反应性增生，钙化骨化等。长管状骨也偶尔存在中央型动脉瘤样骨囊肿。典型的脊柱病变为囊状膨胀性破坏，囊内可见粗淡、模糊的骨小梁。②CT与MRI检查：在描述动脉瘤样骨囊肿在骨内、骨外的范围和位置方面最有用处，尤其是在解剖复杂区域。当患者静止一段时间后，还可通过CT或MRI观察到分层的液-液平面，这对诊断具有一定意义。在血管造影中，病变染色强烈，造影剂保留时间较长，可发现异常扭曲血管或静脉瘘形成，但并无输入或输出性血管显影，囊肿周围血管并不增多。③病理检查：外部观察病变部位骨膨胀隆起，被完整的骨膜包裹，囊壁可以为薄的骨壳，也可以仅有一层骨膜构成。病变内部可能有一较大的囊腔，但更常见的是多发性囊肿网，囊腔之间有厚薄不等的纤维间隔，腔内充满血液或含血浆液体，其最终外观呈充满血液的海绵样。显微镜下，囊肿由充满血液的血窦和实性区交替构成，这些血窦并不是真正的血管，而是由成纤维细胞和多核破骨细胞样巨细胞排列组成，其缺乏内皮层、肌层等其他血管应有的成分，有大量含铁血黄素沉积。

鉴别诊断 应与单纯性骨囊肿、骨母细胞瘤、软骨母细胞瘤、纤维异样增殖症、骨巨细胞瘤、血管内皮瘤、毛细血管扩张性骨肉瘤等相鉴别。

治疗及预后 病变在腓骨、肋骨或手足部位时采用手术切除可取得较好疗效。在其他部位，

病灶内刮除加自体骨移植也是常用的方法。单纯刮除术后复发率很高，术中可使用苯酚、无水乙醇、电刀烧灼或液氮冷冻等方式来灭活囊壁或采用骨水泥填充残腔。对于较大病变，手术非常困难并有大出血可能时，可采用放疗，但要严格控制适应证，因为放疗并发症比率高，而且有诱导恶变可能。对手术困难者也可选择经导管栓塞囊肿的滋养血管，据报道这种方法可促进囊肿成熟及骨化，该方法既可以和外科方法联用，又可作为单独的治疗方法。部分病变可以使用地诺单抗控制，并结合其他方法进行治疗。

（郭 征 伍苏华）

xiānwéi yìyàng zēngzhízhèng

纤维异样增殖症（fibrous dysplasia，FD） 骨发育停留在未成熟且矿化不良的编织骨状态，无法形成正常的骨小梁的骨发育畸形。该病主要发生于青少年，男女发病率相当。病程可长达数年或数十年之久。病变可发生在任何骨，最易累及长骨，尤其是股骨、胫骨，脊柱很少受累。根据受累骨数量，可将纤维异样增殖症分为单骨型（约占70%）和多骨型（约占27%），多骨型偶可合并皮肤咖啡牛奶斑以及内分泌功能异常，此时则称为麦丘恩-奥尔布赖特综合征（McCune-Albright syndrome）（约占3%），与仅有骨骼系统受累的患者相比，该综合征患者病变范围更大，并发症更多更严重。

病因及发病机制 有观点认为这是一种先天性的骨发育异常，病变中原始骨小梁与发育不良的纤维组织交织，成熟过程非常缓慢或永远也无法成熟。不成熟的基质成分无法正常矿化，机械强度明显不足，从而导致畸形和病

理骨折发生。

临床表现　单骨型 FD 单发于某一骨内，大多数无症状或仅有局部酸胀或轻微疼痛等症状。位于高应力区的范围较大的单骨病变常出现病理性骨折，骨折愈合迅速，但愈合组织仍是发育不良的骨。多骨型 FD 可侵犯全身多处骨骼，常偏于一侧肢体，双侧受累时并不对称。受累肢体力学强度下降明显，85% 的病例可出现病理性骨折，多次病理骨折及骨折畸形愈合可导致肢体出现明显的畸形。若发生在颅骨可出现视力下降或听力受损，有时会出现眼球突出、额部突出等特殊面容。

诊断　①X 线检查：病变区的正常骨被相对透亮的呈磨砂玻璃状的病变组织替代，髓腔内正常骨小梁纹理消失。病变区骨质可有不同程度扩张，但始终被一层皮质骨壳包裹，不产生骨膜反应。骨的轮廓可呈现不均匀增粗、变形及折弯等畸形表现（图 1），病变在股骨近端可发生镰刀状变形，通常称为牧羊拐畸形。一般多骨型病变的病灶较大，常累及骨的全部，因此畸形也更加明显。在生长发育期，病变很少侵犯骨骺软骨，但骺线闭合后，病变可蔓延至此区。随着骨生长停止，单骨型病变趋于成熟，X 线上表现为反应缘增厚，病变区密度增加。但多骨型病变在骨骼发育成熟后病灶也不易成熟，病灶内密度很少增加。②CT 检查：可以直观地显示病变组织质地均匀一致的磨砂玻璃样特点（图 2），使用造影剂后病变组织明显强化，提示血供丰富。③病理检查：病变肉眼观察骨膜正常，骨皮质膨胀变薄，剖开病变可见内部为苍白色致密组织，由于病变组织内有纤细的原始骨小梁成分，因此切

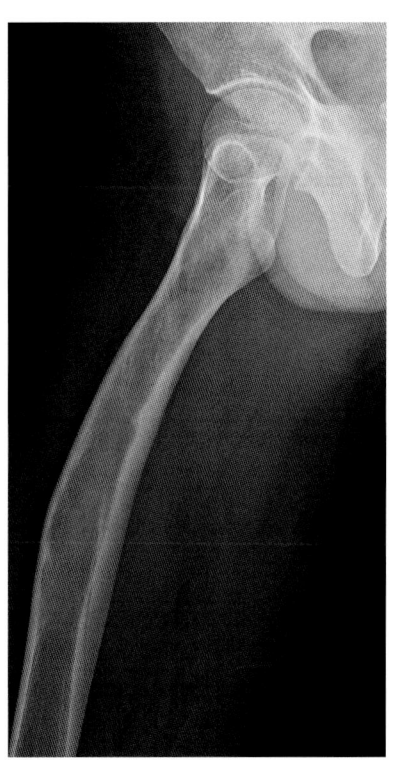

图 1　股骨侧位 X 线平片（股骨纤维异样增殖症）

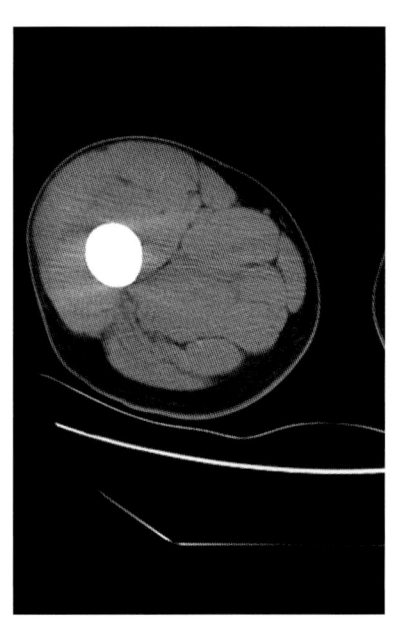

图 2　股骨干轴位 CT 平扫（股骨纤维异样增殖症）

面触之有沙砾感。显微镜下可见正常骨结构消失，代之以增生的成纤维细胞和短而不规则的原始骨小梁，这种骨小梁呈鱼钩状或短鹿角状，其周围无骨母细胞排列。在病变组织内无板层骨。

鉴别诊断　单骨型纤维异样增殖症在早期病变边界清楚时在影像上易与多种病变混淆，需与骨囊肿、骨纤维性结构不良、软骨瘤等相鉴别。多骨型需与多发性纤维囊性骨炎相鉴别。

治疗及预后　大多数单骨型纤维异样增殖症症状十分轻微，其发生病理性骨折或畸形的风险较低，多不需要治疗，仅需观察即可，多数患者预后良好。对于有症状或者病理性骨折风险较高的患者可以行手术治疗。手术的主要目的为矫正引起功能障碍的畸形和预防病理骨折。儿童手术后病变易复发，而成年人手术后复发率较低。因此，儿童最好行有限的治疗，如有可能，对畸形的矫正最好等到骨发育成熟后再施行。对于侵犯颅底的病例，若无临床症状，应尽量减少外科干预。手术治疗方法有单纯刮除，刮除后植骨，刮除植骨加内固定，刮除加冷冻外科治疗和切除手术等。单纯刮除或刮除植骨（尤其是采用松质骨植骨）复发风险很高，主要是因为病变清除不彻底并且松质骨容易被自体原有病变组织替代，采用皮质骨特别是异体皮质骨可以减慢替代过程，治疗效果优于松质骨。为彻底清除病灶也可在刮除术中联合液氮冷冻治疗，条件允许时也可采用局部病灶大块切除加骨移植治疗。多骨型患者不宜施行手术，应保护患肢，防止病理骨折发生，仅在患者有明显症状或严重畸形时才考虑手术治疗。对于无法手术患者，可以口服或静脉应用双膦酸盐化合物以减少疼痛，预防骨折。放疗和化疗对于该病无效，而且放疗可能引起恶变。纤维异

样增殖自身恶变率不足 1%，多骨型要明显高于单骨型，麦丘恩-奥尔布赖特综合征患者可因其他系统并发症于早年死亡。

(郭 征 伍苏华)

麦丘恩-奥尔布赖特综合征
Màiqiū'ēn-Ào'ěrbùlàitè zōnghézhēng
（McCune-Albright syndrome）
多骨型纤维异样增殖症、皮肤咖啡牛奶斑以及内分泌功能异常同时出现的临床综合征。该综合征为纤维异样增殖症的一个亚型，发病率仅占所有病患 3%。多见于女性。典型症状包括以下几种。①皮肤色素沉着斑：表现为边缘不规则、大小不等、界线较模糊的斑片状皮肤色素沉着，颜色多为棕色或棕黄色，类似咖啡牛奶，故称为咖啡牛奶斑。色素斑常位于背部，臀部及大腿处，偏病骨侧。②性早熟：主要见于女性，婴幼儿时期就出现阴道不规则出血，但不是月经，第二性征提前出现，性器官提早发育。男性主要表现为生殖器增大。③骨质改变：首先患者具有多骨型纤维异样增殖症的骨质破坏表现，但病变范围更大，更容易发生病理性骨折、肢体畸形及其他并发症。除此之外，该病常合并生长激素分泌过多，可导致骨骼发育加快。因此，儿童期身材略高大，但因骨骺闭合比正常者早，成年后身高则比正常人略显矮小。少数患儿还可出现智力减低现象，合并其他内分泌症状者很少。极少数病例可合并多发肌肉或软组织黏液瘤、甲亢、糖尿病、肾脏及心血管畸形。该病发展较快，但和多数纤维异样增殖病例一样，在成年后该病也会逐渐趋于稳定。该综合征的病因、诊断及治疗可见纤维异样增殖症。

(郭 征 伍苏华)

gǔ xiānwéi jiégòu bùliáng
骨纤维结构不良（osteofibrous dysplasia，OD）
由纤维基质和骨样组织构成的骨发育畸形。又称为骨化性纤维瘤。该病在影像学和病理学上与纤维异样增殖症十分相似，应加以区分。

病因及发病机制 该病病因尚不明确。

临床表现 在青少年以及成年人中好发于下颌骨，表现为边界清晰、生长缓慢、逐渐增大的病灶。临床检查可见下颌骨牙齿负重区无痛性增大。在儿童则常侵犯胫腓骨，许多患者可在胫骨前表面出现无痛性肿胀区，常伴有向前外侧的弓形弯曲。除非发生病理性骨折，否则很少疼痛。

诊断 管状骨 OD 的 X 线特征与纤维异样增殖症大致相似，都可出现毛玻璃样的溶骨样改变，周围可有带状硬化边，反复发生病理骨折后可导致严重畸形。两者相比，OD 的主要特点是病灶多为偏心性，倾向于累及胫骨骨干前缘的皮质骨、胫骨可呈弓形弯曲（图 1）。然而必须指出，有时纤维异样增殖症也可有以上改变，从而导致诊断十分困难。病理学检查该病变由纤维基质构成，其中伴有化生骨的细小骨小梁。骨小梁无序排列，无明显功能，但其周围有骨母细胞包绕，这点与纤维异样增殖不同。并且 OD 中可见骨小梁边缘向板层骨成熟转化，而纤维异样增殖症中则无此现象。

治疗及预后 儿童生长期时手术容易复发，建议采取非手术治疗，可用适当支具预防畸形和骨折，骨成熟后可以行刮除术或病灶切除术，放疗和化疗对该病无效。

(郭 征 伍苏华)

gǔ Lǎnggéhànsīxìbāo zǔzhīxìbāo zēngshēngzhèng
骨朗格汉斯细胞组织细胞增生症（Langerhans cell histiocytosis of bone）
发生于骨的朗格汉斯细胞的增生性疾病。又称骨嗜酸性肉芽肿、骨嗜伊红肉芽肿。是一组罕见的有着广泛临床表现形式的疾患，其组织学特征为起源于骨髓前体（单核吞噬细胞系统）的朗格汉斯细胞大量增殖及成熟的嗜酸性粒细胞浸润。

临床表现 LCH 包括三种类型：①当病变呈慢性弥散性播散，广泛侵及骨质，侵犯垂体及眼球，并出现尿崩症、突眼和颅骨病变三联征时称为汉-许-克病（Hand-Schuller-Christian disease）。②当病变呈暴发性播散至全身多个系统时则称为勒-雪病（Letterer-Siwe disease），2 岁以下儿童更为常见，典型表现为消瘦、肝脾大、全身淋巴结病变、贫血，有

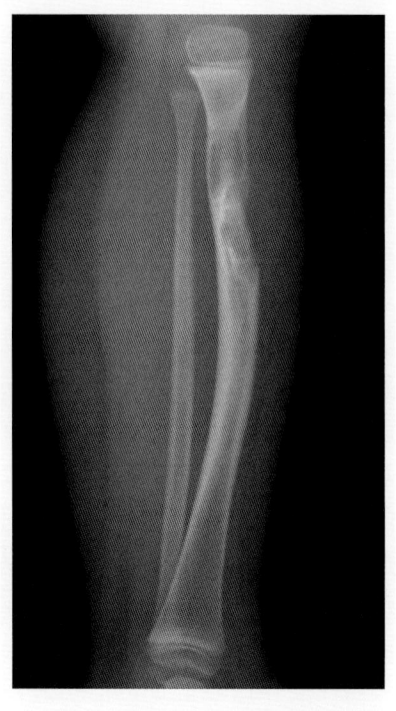

图 1 胫骨骨纤维性结构不良

时全血细胞减少等。此病进展很快，预后不良。③当病变仅累及骨时则称为骨的嗜酸性肉芽肿，可以单发也可多发，男女比例约2∶1，5~10岁为发病高峰，病变最常累及颅骨，其次是长管状骨、扁平骨及脊柱，手足短管状骨很少受累。主要的临床表现是疼痛和肿胀，发生于椎体的病变可表现为受累及椎体的变扁，有时可突入椎管造成脊髓受压症状。

诊断 ①X线表现：嗜酸性肉芽肿、汉-许-克病和勒-雪病所造成的骨病变的X线表现相似，均呈现出多样性的特点。位于扁平骨的病变常为圆形或卵圆形X线透亮区，边界清晰。如发生于颅骨则可呈现形态多样的地图样外观，称为地图颅，为该病所特有。发生于长管骨的病变多位于骨干或干骺端的髓腔中央，病变处轻度膨胀，边缘清晰，周围可有反应性硬化带，病变侵犯骨皮质时，可使骨皮质变薄或呈虫噬

样改变，甚至穿通断裂。此外，由于长骨骨干处的骨膜包绕丰富，发生于此的病变可出现明显的骨膜增生，其范围常大于骨质破坏区，但无科德曼（Codman）三角（图1）。发生于脊柱的病变通常位于椎体，椎体受压变扁，而椎间隙多无变化，呈现较特征性的扁平椎改变，称为铜钱征。②CT和MRI检查：可进一步观察骨髓腔内的软组织肿物对骨皮质的侵蚀情况及周围骨膜、软组织改变，为该病的诊断提供更充分的依据。骨扫描中核素浓集程度与病变周围形成的反应骨成比例，但由于约1/3病灶无核素浓集，因此用骨扫描来发现多发病灶不够可靠。③病理检查：病灶处为软脆的肉芽肿样组织，呈深黄色至深棕色，陈旧病灶可有灰白色瘢痕样组织。显微镜下可见大量朗格汉斯细胞增生和嗜酸性粒细胞浸润，可混有淋巴细胞、浆细胞和成纤维细胞。活跃的早期病变内细胞含量

较多，较成熟的晚期病变内细胞成本变少，纤维组织增多。④实验室检查：可有嗜酸性粒细胞增多，血沉增快的表现。

鉴别诊断 长骨嗜酸性肉芽肿应与骨囊肿、骨纤维异常增殖症及骨结核等鉴别，椎体嗜酸性肉芽肿应与脊柱结核、椎体骨软骨炎、血管瘤、巨细胞瘤及转移瘤等进行鉴别。

治疗及预后 单发性骨朗格汉斯细胞组织细胞增生症除了活检来确诊以及在进行活检时行刮骨术外无须其他治疗。少数有较高病理性骨折风险，或者有脊髓压迫症状，或者病变已导致严重畸形影响功能者可以考虑手术治疗。累及多系统的病变在有发热、疼痛、皮肤严重受损及重要器官功能障碍时可进行化疗。放疗主要用于汉-许-克病，但长期效果尚不明确。此病的预后与确诊时的年龄和器官侵犯情况有关，2岁以下儿童病死率较高。当发现肝脏或骨髓侵犯时，常提示预后不良。

（郭 征 伍苏华）

sèsù chénzhuó róngmáo jiéjiéxìng huámóyán

色素沉着绒毛结节性滑膜炎

（pigmented villonodular synovitis，PVNS） 以滑膜绒毛样或结节样增生，伴有大量含铁血黄素沉积及多核巨细胞浸润为主要特征的良性滑膜疾病。该病发生于关节、腱鞘或滑囊，可侵犯关节软骨和软骨下骨。

病因及发病机制 病因尚不清楚，约50%的病例有外伤史，有观点认为该病是一种外伤导致的滑膜特殊炎性反应，推测可能为外伤出血后含铁血黄素沉着刺激造成滑膜细胞及纤维组织大量增生，形成绒毛样结构。另一种

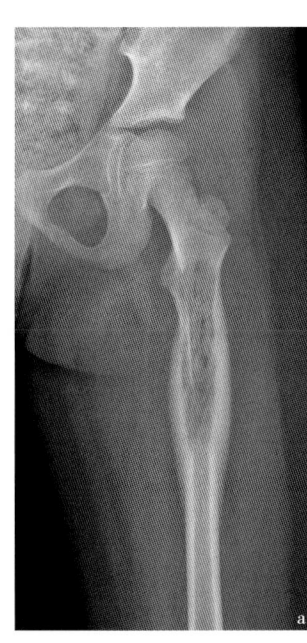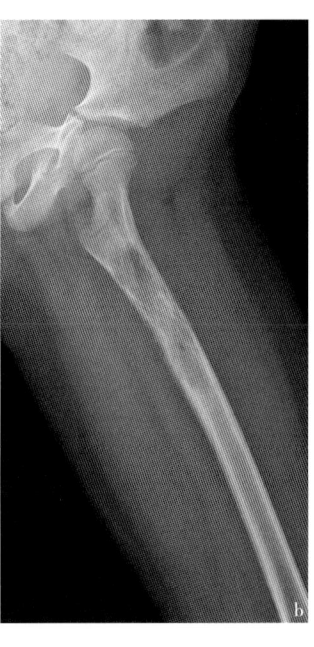

a. 前后位X线平片，可见层状骨膜反应；b. 侧位X线平片，可见骨皮质受侵蚀变薄。

图1 左侧股骨干近端嗜酸性肉芽肿

观点则认为该病其实是一种肿瘤性病变或者是介于炎症和良性肿瘤之间的一种特殊病变，这是因为该病不仅具有复发和局部侵袭行为，而且有极少数病例出现恶变及转移的临床证据，这些都支持该病的肿瘤起源。

临床表现 多发于 20~40 岁成年人，病情缓慢加重，病期以 1~4 年者居多。病变最常累及膝关节，其次为髋、肘和踝关节，大多为单关节发病，罕有双侧受累的报道。PVNS 分类方法众多且复杂，临床上一般根据滑膜受累范围将其分为弥漫型和局限型两种：弥漫型主要表现为受累关节缓慢进展的疼痛和肿胀，有时可出现皮温增高、弥漫性压痛以及关节僵硬等，膝关节受累时可因关节内积液而出现浮髌试验阳性，体检有时可扪及关节周围质韧的结节状肿物。局限型症状与弥漫型类似，但关节肿胀较轻，多为间歇性，压痛也较局限。该病也可累及关节外的滑囊或腱鞘，此时以肩峰下-三角肌下滑囊以及腕部和踝部腱鞘最为常见，表现为弥漫或局限性缓慢生长的质地硬韧的肿块，可有压痛，邻近骨可受侵蚀。PVNS 累及腱鞘时与腱鞘巨细胞瘤难以区分，弥漫性的腱鞘巨细胞瘤也称为关节外 PVNS，两者之间的关系尚不清楚。

诊断 ①X 线检查：病变早期无 X 线表现，随着病情加重，可出现软组织肿胀以及骨的侵蚀和囊性变表现（图1），骨受累在髋关节最为常见，典型部位是股骨头-颈结合部和髋臼。由于含铁血黄素沉积，X 线平片上偶可观察到密度稍高于软组织的结节状影，但罕有钙化或骨化。②MRI 检查：是诊断 PVNS 的重要手段，可以清楚地显示病变的范围，关

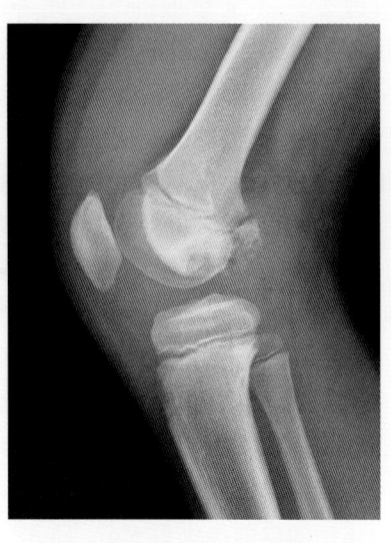

图 1 膝关节色素沉着绒毛结节性滑膜炎的 X 线表现

注：关节内大量积液导致关节间隙增大，可见一侧股骨髁骨质侵蚀。

节软骨及骨的破坏程度（图2），PVNS 典型 MRI 表现是在 T1、T2 及质子加权像上均呈低信号的结节样或绒毛样肿物。关节穿刺抽出液多为深褐色或黄褐色血性液，对该病诊断有重要意义。③关节镜检查可见受累滑膜肥厚、充血并伴有皱襞或绒毛样突起，呈暗红色或棕黄色，一些病例绒毛细长呈珊瑚状，另一些病例绒毛较短融合呈结节状，结节可脱落在关节内形成游离体。病理检查：镜下表现为滑膜细胞增生，可见多核巨细胞及含铁血黄素沉积，是该病的特征性病理表现。

鉴别诊断 滑膜软骨瘤病其影像学特征与 PVNS 相似，但滑膜软骨瘤病有钙化或骨化表现而 PVNS 的钙化或骨化极为罕见，病理检查可明确诊断。类风湿关节炎多发生于小关节，多对称性发病，有晨僵等特征性表现，关节可发生骨侵蚀甚至畸形。血友病性关节炎为出血性疾病，关节积液为血性，在 MRI 也可观察到含铁血黄素沉积的表现。患者的血

友病病史以及病理检查可以明确诊断。

治疗及预后 治疗原则是彻底清除病变滑膜组织，因此滑膜全切术是目前临床提倡的治疗方法，对于有明显骨、软骨侵蚀并导致功能障碍者可在滑膜切除的同时行关节置换术。对于膝关节局限型滑膜病变则首选关节镜进行滑膜切除，手术创伤小，恢复快。局限型的 PVNS 手术预后较好，复发率低，但弥漫型 PVNS 难以做到滑膜彻底清楚，复发率可高达 50%。放射治疗可抑制病变滑膜及毛细血管增生，从而降低复发率，对一些弥漫型以绒毛形成为主的病变可在切除术后辅以放射治疗。

（郭 征 伍苏华）

jīxíngxìng gǔyán

畸形性骨炎（deformans osteitis） 病因不明的以过度和异常的骨重塑为特征的慢性骨病变。又称骨佩吉特病（Paget disease of bone）。最早由詹姆斯·佩吉特（James Paget）爵士在 1876 年报道，该病在西欧、澳大利亚及美国较为常见，而在中国则较罕见。

病因及发病机制 病因尚不明确。一些研究者认为病因是炎症。此外，该病有家族聚集性的报道。因此，也有观点认为该病可能为遗传性疾病。最近发表的许多文章则支持该病是由病毒感染引起的。然而这些观点都未能得到完全证实。该病进展缓慢，最初特征是破骨细胞活性增强，正常骨组织被吸收，进而引起反应性成骨细胞代偿性增加，导致过度的、结构紊乱的新骨形成，导致骨增粗变大，但由于这种新骨骨化不全、强度不足，容易发生病理骨折或畸形。在经过一段时间后，破骨细胞活性下降，但

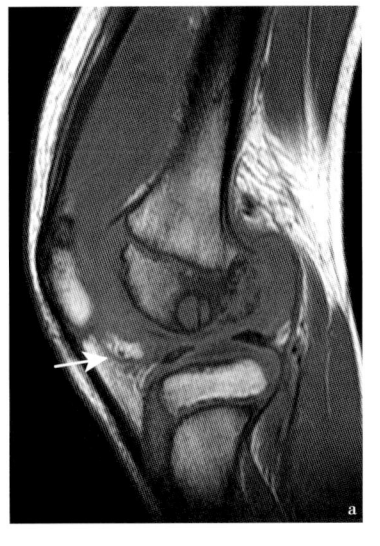
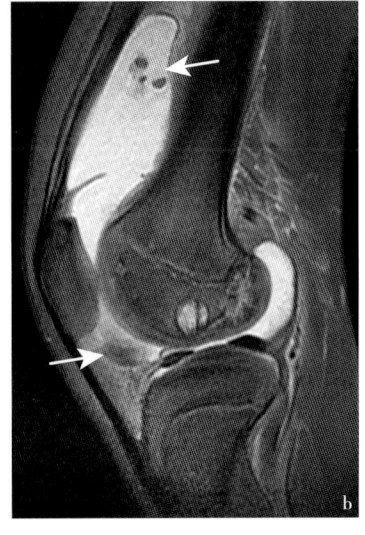
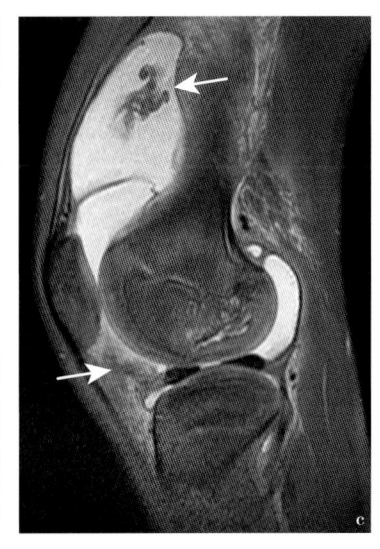

a. T1 加权像；b，c. T2 脂肪抑制像。可见关节腔及髌上囊内大量积液，髌下脂肪垫及髌上囊可见在 T1 及 T2 均为低信号的绒毛或结节样肿物，在 T2 中更为明显（白色箭头所示）。股骨远端出现明显的软骨下骨侵蚀及囊性变。

图 2　膝关节色素沉着绒毛结节性滑膜炎的 MRI 表现

异常骨沉积仍持续发生，导致骨骼变硬。最后成骨细胞活性也下降，病程进入静止期。

临床表现　该病主要累及中轴骨及扁骨，最多见是骨盆、骶骨、脊柱以及颅骨，此外，长骨的近段也易累及，尤其是股骨。该病主要症状是疼痛、骨质增大、畸形与病理骨折等。发生在脊柱可导致腰背部疼痛，发生在颅骨常出现头颅增大，也可因颅底孔道变窄引起脑神经压迫，出现听力、视力下降等。发生于下肢长骨可导致患骨变粗、弯曲或短缩畸形。

诊断　①X 线检查：疾病早期由于骨质吸收，表现为骨质疏松，继之可出现过度和异常的新骨形成，显示骨骼增大，但已失去正常骨质结构，骨质粗糙呈不规则线条样或网状（图 1）。有时受累骨质也可表现为均匀一致的毛玻璃样或灰浆样。发生于下肢长管骨时可出现弯曲畸形，皮质增厚，骨髓腔变窄或完全消失。②实验室检查：患者碱性磷酸酶

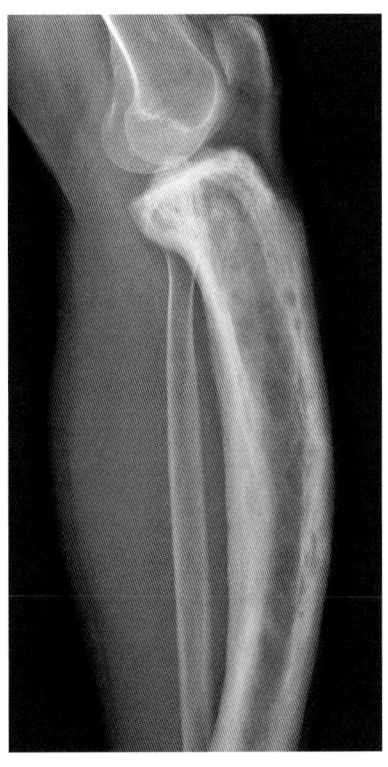

图 1　胫骨佩吉特（Paget）病

可因病变范围和活动性不同而有不同程度增高，为诊断的重要依据。③病理检查：主要特点是骨质破坏和骨质新生同时存在。

治疗及预后　以对症治疗为主。早期可用支具预防下肢畸形，合并病理骨折时可按骨折治疗，但应尽早活动。畸形严重者，病变静止时可行截骨矫形。有研究表明，使用双膦酸盐药物可以有效地抑制病变的活动。对症治疗后可长期无症状，但需要注意该病有发生恶变的可能。

（郭　征　伍苏华）

chénggǔ bùquán

成骨不全（osteogenesis imperfecta，OI）　以骨脆性增加为主要特征的遗传性疾病。又称脆骨症或原发性骨质脆弱。较少见。因许多患者同时还伴有蓝巩膜和耳聋症状，因此又称遗传性脆骨三联征。

病因及发病机制　该病是一种由遗传或基因突变引起的结缔组织疾病，多数患者有家族史。研究发现，90% 以上的成骨不全与形成 I 型胶原蛋白的两个基因 COL1A1 和 COL1A2 有关。这两处基因位点的改变可引起 I 型胶原结构或数量异常，从而导致骨骼、皮肤、巩膜及牙本质等含有大量

Ⅰ型胶原的组织出现病变。然而必须注意的是，少数成骨不全病例以上两个基因也可正常。

临床表现 主要临床表现包括以下几方面。①多发骨折以及由此导致的畸形，颅骨畸形时由于枕骨、颞骨向后向外突出，两耳向前向下，从而呈特殊的三角形头颅畸形。②蓝巩膜，患者的巩膜变薄，透明度增加，使脉络膜色素外露导致巩膜呈蓝色。③耳聋，常发生于成年人，主要因患者听骨硬化，发生传导障碍所致。④牙本质沉着不良，切齿变薄而透明。⑤关节和韧带松弛，易发生脱位等。

分型 1979年西伦斯（Sillence）根据该病的临床表现提出了四型分型方法（Ⅰ～Ⅳ型）用以指导临床诊疗，是最常用的分型方法（表1）。后又有学者在西伦斯分型基础上，增加了四个新的类型（Ⅴ～Ⅷ型），但这四个新类型的病例非常少见，在此略过。

诊断 对于已出生的婴儿及儿童，根据该病特有的临床表现，结合X检查发现普遍性的骨质疏松及畸形等，该病不难诊断。产前诊断可依靠超声检查和基因检测，对于仍然不能明确诊断而又

存在高度可能性的可行子宫X线成像。

治疗 对于产前诊断的致死性Ⅱ型成骨不全病例需要终止妊娠。对产后存活的病例主要应用双膦酸盐进行治疗，也有报道重组人雌激素或重组人生长激素对治疗该病有一定疗效。干细胞和基因治疗是十分有前景的治疗方法，但其临床应用仍有待时日。此外，对已发生严重畸形的患者可行截骨矫正，术后骨质通常能愈合。

（郭 征 伍苏华）

ruǎnzǔzhī zhǒngliú fēnqī xìtǒng

软组织肿瘤分期系统（grade of soft tissue tumor）

软组织肿瘤的外科分期对诊断，治疗和预后评估非常重要。软组织肿瘤的外科分期也不同于单纯的组织学分期，它是建立在临床和组织学联合评估的基础之上的。目前常用的软组织肿瘤的外科分期是国际抗癌联盟和美国肿瘤联合委员会的分期系统，经过修订，两个机构在软组织肿瘤分期上意见一致，形成软组织的PTNM分期系统。软组织肿瘤的PINM系统综合了肿瘤的组织学分级、肿瘤的大小和深度、局部淋巴结转移和远处转移，是基于多种常见肉瘤

做出的分期系统，其中包括腺泡状软组织肉瘤、血管肉瘤、上皮样肉瘤、骨外软骨肉瘤、骨外骨肉瘤、纤维肉瘤、平滑肌肉瘤、脂肪肉瘤、恶性纤维组织细胞瘤、恶性血管外皮瘤、恶性间叶瘤、恶性施万瘤、横纹肌肉瘤、滑膜肉瘤。

肿瘤的组织学分级（G）根据细胞的丰富程度、多形性、核分裂活性和坏死分级，细胞间质如胶原或黏液在分级时应视为分化良好的因素。G_x：分级不能确定；G_1：分化良好；G_2：分化中等；G_3：分化差；G_4：未分化。

肿瘤的大小和深度（T）根据肿瘤最大直径的大小分为T_1和T_2，再根据肿瘤发生部位的深浅分为a和b。浅部肿瘤只位于浅筋膜以上，深部肿瘤只位于浅筋膜以下或位于筋膜浅部但侵犯或穿过筋膜。腹膜后、纵隔和盆腔的肿瘤均属深部肿瘤。T_x：原发肿瘤不能确定；T_1：肿瘤最大直径不超过5cm，T_{1a}浅部肿瘤，T_{1b}深部肿瘤；T_2：肿瘤最大直径超过5cm，T_{2a}浅部肿瘤，T_{2b}深部肿瘤。

淋巴结转移（N）N_x：局部淋巴结不能确定；N_0：无局部淋巴结转移；N_1：有局部淋巴结转移。

远处转移（M）要获得实质性脏器远处转移的组织学证据常比较困难。因此，只要有X线平片、CT、MRI、放射性核素扫描、血管造影和淋巴造影等证据就可以作为远处转移的依据。M_x：远处转移不确定；M_0：无远处转移；M_1：有远处转移。

依据以上的G、T、N、M定义，将软组织肿瘤分为四期（表1）。

（王 臻）

表1 成骨不全西伦斯（Sillence）分型

类型	严重程度	临床特点	遗传方式
Ⅰ型	病情最轻	骨质疏松、蓝巩膜、听力受损，轻度骨骼畸形，成年后骨折可减少甚至不发生骨折，患者可活至高龄	AD
Ⅱ型	病情最重	胎儿期即可因子宫收缩而发生多发骨折，可出现严重骨骼畸形，串珠肋等，多在出生前或出生后短期内死亡	AD
Ⅲ型	严重畸形	病情较Ⅱ型稍轻，该型可无蓝巩膜，有严重骨质疏松，中重度骨折和进行性骨骼畸形，只有少数病例可活至成年	AD或AR
Ⅳ型	中度畸形	无蓝巩膜，临床表现与Ⅰ型类似，其特点是成年后肢体短缩和相关症状更加明显	AD

注：AD为常染色体显性遗传，AR为常染色体隐性遗传。

表1 软组织肿瘤分期

分期	G	T	N	M
ⅠA	$G_{1,2}$	$T_{1a\sim 1b}$	N_0	M_0
ⅠB	$G_{1,2}$	T_{2a}	N_0	M_0
ⅡA	$G_{1,2}$	T_{2b}	N_0	M_0
ⅡB	$G_{2,3}$	$T_{1a\sim 1b}$	N_0	M_0
ⅡC	$G_{2,3}$	T_{2a}	N_0	M_0
Ⅲ	$G_{2,3}$	T_{2b}	N_0	M_0
Ⅳ	任何G	任何T	N_1	M_0
	任何G	任何T	任何N	M_1

ruǎnzǔzhī zhǒngliú wàikē zhìliáo

软组织肿瘤外科治疗（surgical treatment of soft tissue tumor） 外科手术仍是治疗软组织肉瘤的主要手段。20世纪初期，对于软组织肉瘤手术治疗采取简单切除，其局部复发率高达60%~80%。至20世纪40~50年代，手术方式向根治性手术发展，根治性切除、根治性截肢等成为一线治疗措施，这使软组织肉瘤局部控制率明显提高。到70年代末期，约50%的肢体软组织肉瘤采取截肢手术，虽然局部复发率控制在10%~15%，但是仍有30%~40%患者死于远处转移。自20世纪70年代开始随着CT、MRI等的出现及广泛使用，使外科医师可以在术前明确肿瘤的位置及与周围组织的关系，为制订详尽的术前计划提供了可能。在此期间西蒙（Simon）和恩内金（Enneking）提出了间室切除的理论这使软组织肉瘤手术治疗取得了突破性的进展。

间室切除逐渐发展为局部广泛切除，截肢率也下降到5%~10%。原发软组织肿瘤的基本治疗手段是广泛的外科切除，应用该方法治疗后患者的5年无病存活率约为50%。随着多种辅助治疗的开展，进一步提高了软组织肉瘤的局部控制率及保肢率，但仍有1/3~1/2的患者死于软组织肉瘤复发及转移。通过手术彻底切除肿瘤仍是防止软组织肉瘤复发和转移的关键措施。

多种因素影响手术治疗成功率，包括肿瘤的分期、解剖部位、解剖深度、肿瘤大小、浸润周围组织的情况、是否需要一期关闭伤口或者需要整形外科组织重建等。患者的一般情况、手术范围、方式及手术技巧亦是重要的影响因素。因此，在明确肿瘤组织学诊断基础上制订完善的术前计划至关重要。

充分的切除边界是距肿瘤组织6cm进行切除，尽量将整个间室切除。但从文献上看这种理想的切除边界难以达到。这种方式需要至少切除直径超过12cm的正常组织，在所有的上肢和膝关节远的肉瘤只有进行截肢才能达到这个要求。然而在过去即使是20世纪60年代也只有40%~47%的病例采用了截肢手术。对肢体肉瘤患者更强调生活质量，多采用保肢手术同时应用其他多种辅助治疗措施，即以外科手术治疗为主，同时使用动脉化疗、动脉化疗加放疗或放疗等。在肿瘤中心肢体肉瘤的截肢率约在5%。在肉瘤广泛累及关节或骨和软组织时

可以采用截肢手术如主要神经受累，像坐骨神经，则可将神经和肿瘤组织一起切除。一根主要神经受累不一定进行截肢手术治疗，切除一根神经带来的功能损失要比损失一个肢体好处理得多，患者也更容易适应。恰当的手术边界由病变的分期以及病变和患者对术前辅助放疗的反应决定。

低度恶性的Ⅰ期病变，在无辅助放疗时需要广泛的外科边界，在术前放疗反应满意的情况下可采用边缘性切除。满意的放疗反应是指形成放射线诱导的包膜壳，伴或不伴肿块体积的减小放疗后复查MRI以确定放疗反应是必要的。对于ⅠA期病变，若可行广泛切除而不损失主要的骨和/或神经血管束，则仅用手术治疗即可。对于那些要广泛切除肿瘤就有可能损失主要的骨和/或神经血管束的患者，可以采用边缘性手术加放疗的方法进行治疗，这样可以明显地保留功能。

Ⅱ期肿瘤需要同样的手术边界。如果术前放疗满意可以使用边缘性切除以保留肢体。如果放疗反应不满意，并且广泛切除是不可行的，则应行广泛外科边界的截肢。高度恶性ⅡA期病变需要行单独的根治性手术（通常可达到根治性边界并保留肢体）或者满意的放疗反应加广泛的手术切除。如果要达到广泛的外科边界必须行大动脉的移植，那么先行手术治疗，放疗在术后进行，因为术前放疗则有动脉突然爆裂或截肢的危险。如果对放疗的反应不满意，则可选择根治性间室外切除（损失主要的骨或神经血管束）或根治性截肢。权衡上述两种术式选择能够获得较好功能的手术方法。ⅡB期肿瘤需要相同的边界：满意的放疗反应加广

泛性切除或不满意的放疗反应加根治性手术。即使放疗反应满意，行边缘性手术局部复发率仍高得令人难以接受。相对于Ⅱ期，Ⅲ期肿瘤要达到根治性边界需要截肢，特别那些在骨盆带或肩胛带附近的肿瘤更是如此。此外，截肢后应用设计制作良好的假肢可获得比勉强保留下的肢体更好的功能。

没有任何一种手段比完整地切除肿瘤组织的外科方法更有效。20世纪50年代以前人们一直在尝试利用外科手段切除恶性软组织肿瘤。无论是局部切除术还是截肢术，对肿瘤的治疗均不令人满意，肿瘤的局部复发率高达60%～80%到20世纪50年代末期，人们开始应用超关节截肢术或在周围正常组织的包裹下切除肿瘤组织使肿瘤的局部复发率锐减，降至25%～30%。与此同时，随着科学的不断发展，人们对软组织肿瘤的生物学行为认识日渐清楚。恩内金（Enneking）等提出的骨与软组织肿瘤外科分期系统不但表达了不同肿瘤的自然病程，而且也为外科治疗的范围提供了依据。

不同肿瘤在不同的发展时期，其侵及的范围各不相同。对每一期的肿瘤只有选择恰当的外科切除边界，才有可能在最大限度上完整切除肿瘤组织。不同分期的肿瘤根据其存在形式有四种外科边界只有当外科治疗超过肿瘤所具有的边界时才可能达到满意的治疗效果。对于软组织肿瘤，手术切除的范围共有四种。①囊内切除：在肿瘤包膜内切除肿瘤实体。②边缘切除：在反应区内切除肿瘤，切除的内容包括肿瘤实体及包膜。③广泛切除：在正常组织中进行切除，切除的范围包

括肿瘤实体、包膜及反应区。④根治性切除：在间隙外进行切除，切除范围包括肿瘤实体、包膜反应区及正常组织在内的整个间室内容物。

无论是采取截肢还是采取保留肢体的治疗方法，切除范围都达到了所需的外科边界就可能彻底治疗局部病变；如果未达到所需的外科边界，即使采用截肢方法亦不能控制局部病变的复发。正是基于对疾病的认识，采用局部的根治性保留肢体治疗与采用截肢方法治疗，其局部复发率并无明显差别，一般约为15%。肿瘤局部复发倾向与肿瘤组织类型无关，与肿瘤组织学分级及肿瘤体积大小有直接关系。

对于恶性软组织肿瘤来说，只有根治性切除才能达到外科治疗目的。但在有些情况下，如肿瘤发生在腹股沟、膝关节、腘窝、踝、足、腋、肘、腕、手及颈部，如果进行根治性切除，则意味着要切掉许多重要的血管、神经、肌腱及骨骼将遗留有严重的功能丧失及缺损。

为了不但能够完全消灭肿瘤而又得以保留有功能的肢体，这就需要应用其他方法消灭实体肿瘤的卫星灶及跳跃灶，从而缩小了治疗肿瘤所需的外科边界。对于恶性软组织肿瘤来说，其他治疗辅以边缘切除即可达到未用辅助治疗的根治性切除的目的。可达到此种效果的辅助治疗有放疗及局部动脉化疗。术前放疗、术后放疗或术前、术后放疗均可以达到此种目的，术后复发率约为16%，与未用放疗的根治性外科治疗结果基本样。采用这种治疗方法后，在大多数患者中肢体功能良好，无痛、无或轻度水肿、正常或接近正常关节活动度。

在软组织肿瘤的外科治疗中，骨科医师不仅要与放射科医师、病理科医师及化疗放疗科医师密切合作，还要具有充足的肿瘤学知识。实际上外科治疗方案的制订实施需要对各种影像学（包括CT、MRI、骨扫描、血管造影等）的仔细研究及正确解释；需要正确地实施活体检查术及确定的组织学诊断；需要具有在术中对大体标本的识别能力；需要充分了解肿瘤的生物学行为及疾病的预后情况；如果需要辅助治疗，则还需要能够使手术结果更利于放疗及化疗的实施。

（王 臻）

ruǎnzǔzhī ròuliú fàngshè zhìliáo
软组织肉瘤放射治疗（radiotherapy of soft tissue sarcoma）

尽管局部广泛切除+化疗/放疗已经成为可手术切除四肢及躯干软组织肉瘤的标准治疗模式，但是放疗的疗效取决于不同软组织肉瘤的病理类型和肿瘤负荷量。通常高级别软组织肉瘤如横纹肌肉瘤等对放疗的敏感性较高，肿瘤负荷量越小放疗效果越好。不同病理类型软组织肉瘤的放疗时机、放射野设计、射线种类与能量、照射剂量、分割方式等的选择仍有待进一步达成统一意见。

主要方式 ①单纯放疗：是软组织肉瘤治疗最常应用的放疗方式。放疗剂量和照射野视不同大小、部位和病理类型的软组织肉瘤而定，常规剂量为50～75Gy/25～38次。②同步放、化疗：主要针对身体状况良好、无严重脏器疾患的中青年患者，局部控制率高于单纯放疗，尤其适用于恶性程度高、肿瘤体积较大的软组织肉瘤患者。同步放化疗中采用的化疗增敏药物主要有多柔比星、阿霉素、异环磷酰胺、

顺铂等。视患者情况可以使用单药或联合方案。③序贯放、化疗：在放疗前后使用化疗，其局部肿瘤控制率不及同步放、化疗，但优于单纯化疗或放疗，血液学和胃肠道等不良反应相对同步放、化疗较轻，适用于无法耐受同步放化疗的患者。④立体定向放疗（SBRT）：主要包括 γ 刀、X 刀、射波刀、TOMO 刀及属于高线性能量传递（LET）射线的质子、重粒子照射。目前 SBRT 用于脊髓侵犯、神经根受压等治疗效果优于普通直线加速器治疗进展缓慢孤立性远处转移灶的软组织肉瘤有较好的近期疗效。

主要类型 包括以下几种。

术后辅助放疗 可以杀灭手术后残存的肿瘤细胞，减少局部复发甚至远处转移的机会。主要适应证：①病理高级别肿瘤。②肿瘤最大直径>5 cm。③手术切缘阳性或未达到安全外科边界，肿瘤侵犯周围血管、神经。④肿瘤位置表浅、体积小、病理级别低、手术已达到安全外科边界者，术后辅助放疗不做推荐。

术前放疗 可以单独或与化疗、介入治疗等联合，减少局部肿瘤负荷，提高 R_0 切除或保持治疗的概率。对于肿瘤较大、较深，与血管神经关系密切局部切除困难预期无法达到安全外科边界者，术前放疗联合或序贯化疗可能缩小肿瘤体积可以提高手术切除的概率

姑息性放疗 主要适应证：①对于经术前抗肿瘤治疗仍无法手术切除或手术可能严重影响肢体功能、无法保肢拒绝节制的局部晚期软组织肉瘤患者。②针对局部晚期无法手术切除肿瘤导致的各种并发症如疼痛、急性脊髓压迫症、肢体功能障碍等。主要

目的：①较长时间控制局部肿瘤生长。②尽量延缓或减轻局部严重症状，提高生活质量。③联合或序贯化疗、介入等其他治疗方法，达到延长患者生存期。

（王 臻）

ruǎnzǔzhī ròuliú huàxué zhìliáo
软组织肉瘤化学治疗（chemotherapy of soft tissue sarcoma）

化疗仍是当今软组织肉瘤最重要的内科治疗手段，分为新辅助化疗（NAC）、辅助化疗（AC）、姑息性化疗（PC）等。给药途径可口服、静脉化疗、动脉灌注化疗、隔离肢体热灌注化疗等。不同类型软组织肉瘤化疗的敏感性不同。

新辅助化疗 又称诱导化疗。是指在手术或放疗前给予的化疗，包括静脉化疗、选择性动脉灌注化疗、隔离肢体热灌注化疗等方式。主要用于不可切除或无法达到安全边界的 Ⅱ、Ⅲ 期高级别软组织肉瘤。

静脉化疗 是最普遍使用的新辅助化疗方式，主要优点是：①杀灭血液循环中可能存在的微小转移灶，减少术后转移的概率。②测定术后肿瘤细胞坏死率了解其对化疗的敏感性，术后化疗方案的选择提供依据。③缩小局部病灶，提高手术、放疗等局部治疗的疗效。新辅助化疗已成为儿童横纹肌肉瘤、骨肉瘤和尤因肉瘤的标准治疗。对一期切除困难或不能获得 R_0 切除，且对化疗敏感的高级别成年人软组织肉瘤，可以使用新辅助化疗。能够一期切除的成年人软组织肉瘤不作常规推荐。具体适应证：①化疗相对敏感的高级别软组织肉瘤。②肿瘤体积较大，与周围重要血管神经关系密切，预期无法一期 R_0 切除或保持治疗。③局部复发

需二次切除或远处转移行姑息手术前。

隔离肢体热灌注化疗（HILP） HILP 不仅能够使肿瘤局部获得更高的药物浓度，还可以利用局部热效应（38~39℃）进一步杀灭肿瘤细胞，提高肿瘤广泛切除率、增加保肢治疗的机会，至于 HILP 能否带来生存获益目前尚无最终定论。HILP 的主要优点：①可以使药物直接作用于肿瘤部位，静脉化疗提高肿瘤局部浓度4~6倍。②加速软组织肉瘤组织坏死，体积缩小，肿瘤血管闭塞及形成假包膜，减少肿瘤与周围组织粘连，提高 R_0 手术切除机会。术前 HILP 可以与术前静脉化疗、放疗等治疗手段同步或序贯进行。由于联合治疗不良反应较大，仅适用于体力状况评分（PS）0~1 分，G_2~G_3 且肿瘤体积巨大，或肿瘤与重要血管神经关系密切预期常规新辅助化疗后仍难获得 R_0 切除或者需要保肢的患者。

辅助化疗 术后辅助化疗理论上具有消灭亚临床病灶，是减少或推迟远处转移和复发，提高治愈率的有效方法。主要用于可切除的 Ⅱ、Ⅲ 期高级别软组织肉瘤。辅助化疗目前仍是横纹肌肉瘤、骨肉瘤和尤因肉瘤的标准治疗。横纹肌肉瘤建议术后辅助化疗12周期，骨外骨肉瘤术后辅助化疗12~15周期，骨外尤因肉瘤术后辅助化疗16~18周期。辅助化疗在其他软组织肉瘤治疗中的作用一直存在争议，建议化疗6周期。对 Ⅰ 期有安全外界的软组织肉瘤患者不推荐辅助化疗，对 Ⅱ 到 Ⅲ 期患者建议术后放疗±辅助化疗，对有以下情况 Ⅱ~Ⅲ 期患者强烈推荐术后辅助化疗（2A 类推荐）：①化疗相对敏感。②高级

别、深部、直径>5cm。③手术未达到安全外科边界或局部复发二次切除后患者。

姑息性化疗 对于不可切除的局部晚期或转移性软组织肉瘤，积极有效的化疗治疗有利于减轻症状、延长生存期和提高生活质量。对于多次多线化疗失败已经证明很难从化疗中获益，且美国东部肿瘤协作组-体力状况评分（ECOG-PS）>1分的患者，不推荐再次化疗。

（王　臻）

zhīfángliú

脂肪瘤（lipoma）

由成熟脂肪细胞构成的软组织良性肿瘤。较常见。可发生于身体任何有脂肪的部位。好发于肩、背、颈、乳房和腹部，其次为四肢近端（如上臂、大腿、臀部）。

病因及发病机制 脂肪瘤除了少数患者家族性高发病率外，其发病机制知道的很少。脂肪瘤在胖人中更常见，常发生于45岁以上人群。有学者指出糖尿病患者和血清胆固醇增高的人群，脂肪瘤发病率升高。创伤和放射线可引起脂肪过度生长，不能区别于脂肪瘤。尤其是继发于钝性撕裂伤造成的大血肿之后的脂肪瘤，直径常超过10cm。55%~75%的脂肪瘤存在细胞遗传学异常。最常见的异常涉及12q135，其次是6p21~23和13q的缺失。

临床表现 浅表脂肪瘤除了局部肿块外几乎不引起任何症状。可为单发也可为多发，大小可以从几毫米至几十厘米不等。肿瘤生长缓慢，质地柔软，边界清楚，呈分叶状，推之活动度良好，活动时可引起皮肤凹陷。很少引起疼痛，出现疼痛常是由于大的脂肪瘤压迫外周神经导致的后期症状。深部或筋膜下脂肪瘤可引起

各种症状，取决于它们的部位和大小。关节周围的较大脂肪瘤可引起活动滞胀感或活动受限。较大的纵隔脂肪瘤可引起呼吸困难或心悸。

诊断 主要依赖患者临床表现、影像学检查和病理检查特点确诊。

治疗 脂肪瘤是良性的，可以局部复发，局部切除的复发率不超过5%。脂肪瘤的恶变很罕见，仅有少数几例文献报道。而所谓恶变很有可能其中有些是多形性脂肪瘤，或者是在早期检查没能检出的分化好的脂肪肉瘤。深部脂肪瘤复发率高，可能与难以达到完整的外科切除有关。

并发症 手术治疗的并发症很多，如感染及神经血管损伤等，但发生率很低。

预后 该病预后良好，极少数脂肪瘤可恶变为脂肪肉瘤。

（王　臻）

zhīfáng ròuliú

脂肪肉瘤（liposarcoma）

起源于脂肪细胞和向脂肪细胞分化的不同阶段的间叶细胞的一种恶性软组织肉瘤。该病男性多见，皮损呈结节状或分叶状，大多仅局部浸润性生长，切除后易复发。病因尚未完全明确。

临床表现 通常体积较大，一般为深在性、无痛性、逐渐长大的肿物，最常发生于下肢（如腘窝和大腿内侧）、腹膜后、肾周、肠系膜区以及肩部。在不同部位的发生率主要取决于该肿瘤的亚型，包括非典型性脂肪瘤性肿瘤/高分化脂肪肉瘤、去分化脂肪肉瘤、黏液样脂肪肉瘤、多形性脂肪肉瘤、混合型脂肪肉瘤。

非典型性脂肪瘤性肿瘤/高分化脂肪肉瘤 具有局部侵袭性的中间恶性间叶性肿瘤。占全部脂

肪肉瘤的40%~45%，患者多见于中年人，最常见的发病部位是肢体深部软组织，尤其是大腿，其次为腹膜后、睾丸旁区域和纵隔，也可见于皮下组织。一般为深在性、无痛性、逐渐长大的肿物，尤其打算在腹膜后者可长至很大。

去分化脂肪肉瘤 原发性或复发性恶性脂肪细胞性肿瘤，发病人群与高分化脂肪肉瘤相同，腹膜后受累最为常见，其次为四肢软组织。

黏液样脂肪肉瘤 典型的黏液样脂肪肉瘤表现为四肢深部软组织内大的、无痛性肿物。黏液样脂肪肉瘤呈分叶状结构，小叶周边部分细胞丰富，一致性圆形和椭圆形原始非脂肪性间叶细胞和小型印戒样脂肪母细胞混合存在，间质呈明显黏液样，有丰富的纤细、芽枝状、网状毛细血管网。黏液样脂肪肉瘤好发于四肢深部软组织，平均发病年龄较其他类型脂肪肉瘤年轻10岁，高峰年龄为30~50岁。易于局部复发，1/3病例发生远处转移，是否转移和肿瘤的组织学分级相关。

多形性脂肪肉瘤 一种多形性的高恶性肉瘤，大多数肿瘤由多形性梭形肿瘤细胞和束状排列的梭形、较小的圆形细胞构成，其中混杂有多核巨细胞和多形性多空泡脂肪母细胞。多形性脂肪肉瘤好发于四肢，下肢较上肢常见，大多数患者为50岁以上，无性别差异。

混合型脂肪肉瘤 由黏液样/圆形细胞脂肪肉瘤和非典型性脂肪瘤性肿瘤/去分化脂肪肉瘤，或者由黏液样/圆形细胞脂肪肉瘤和多形性脂肪肉瘤共同构成的恶性肿瘤。非常罕见，主要发生于老年人，常为无痛性大肿物，偶

然发现。

诊断　根据临床表现、大体检查及组织病理学即可诊断。①非典型性脂肪瘤性肿瘤/高分化脂肪肉瘤：常为大的、界限清楚的分叶状肿物。镜下，非典型性脂肪瘤性肿瘤/高分化脂肪肉瘤由相对成熟的增生的脂肪组织构成，与良性脂肪瘤相比，细胞大小有显著性差异。脂肪细胞核有局灶异型性以及核深染有助于诊断。常见散在分布的核深染的间质细胞和多核间质细胞。可见数量不等的单泡或多泡脂肪母细胞。包括硬化性脂肪肉瘤、炎症性脂肪肉瘤、梭形细胞亚型、还可出现异源性分化。②去分化脂肪肉瘤：一般为大的多结节性黄色肿物，含有散在的、实性、常为灰褐色的非脂肪性区域。去分化区域常有坏死。其组织学特征是有非典型性脂肪瘤性肿瘤/高分化脂肪肉瘤向非脂肪性肉瘤（大多高度恶性）的移行。5%～10%去分化脂肪肉瘤可有异源性分化，但与临床预后无关，最常见的是肌性或骨/软骨肉瘤性分化。③黏液样脂肪肉瘤：典型的黏液样脂肪肉瘤表现为四肢深部软组织内大的、无痛性肿物，界限清楚的、多结节性。低度恶性者切面褐色、胶冻状。高度恶性的圆形细胞区域呈白色、肉质感。常无肉眼可见的坏死。低倍镜下，黏液样脂肪肉瘤呈分叶状结构，小叶周边部分细胞丰富。一致性圆形和椭圆形原始非脂肪性间叶细胞和小的印戒样脂肪母细胞混合存在，间质呈明显黏液样，有丰富的纤细、芽枝状、"网状"毛细血管网。常见间质出血。黏液样脂肪肉瘤常可见黏液性区域与富于细胞区/圆形细胞区域逐渐移行。组织学分级为高级别、有坏死和 $p53$ 基因

高表达提示预后不佳。④多形性脂肪肉瘤：肿物质硬、常为多结节状，切面白色至黄色。大多数肿瘤由多形性梭形肿瘤细胞和束状排列的梭形、较小的圆形细胞构成，其中混杂有多核巨细胞和多形性多空泡脂肪母细胞。

治疗　其最重要的预后因素是肿瘤部位。如果肿瘤生长的部位可进行完整手术切除，则肿瘤边缘切除干净后不复发。发生于深部的组织的肿瘤，有多次复发的倾向，常因肿瘤在局部无法控制的侵袭性生长或去分化和转移导致死亡。①非典型性脂肪瘤性肿瘤/高分化脂肪肉瘤：建议手术切除。②去分化脂肪肉瘤：一般为大的无痛性肿物，可偶然发现，易于复发，建议手术切除。③黏液样脂肪肉瘤：手术切除是首选治疗。黏液样脂肪肉瘤组织学分级为高级别，对化疗部分敏感，术后辅助化疗有效率约40%。④多形性脂肪肉瘤：多形性脂肪肉瘤组织学分级为高级别，易于复发和转移，建议手术切除后行术后化疗。⑤混合型脂肪肉瘤：首选手术切除，并辅以放化疗综合治疗，易于复发和转移，预后差。

并发症　手术治疗的并发症很多，如感染及神经血管损伤等，但发生率很低。

预后　患者的预后取决于发病部位以及能否实现肿瘤完整切除。一旦肿瘤被完整切除，镜下切缘阴性则可使患者获得较小且有限的获益。而腹膜后发病者，则尚未明确镜下切缘可作为提示肿瘤复发或患者生存时间的重要因素。

（郭　卫　王　臻）

rèndàiyàng xiānwéiliú

韧带样纤维瘤 （ desmoplastic fibroma ）　以肿瘤细胞产生丰富的胶原纤维为特征的良性肿瘤。

又称纤维组织增生性纤维瘤、硬纤维瘤或成纤维性纤维瘤。是一种良性，具有局部侵袭性的肿瘤。

病因及发病机制　韧带样纤维瘤是一种极少见的肿瘤，约占全部骨肿瘤的 0.1%。该病可见于任何年龄，但以 30 岁前好发，占 70%～80%。文献报告中显示该病的平均发病年龄为 24 岁。没有明显性别差异，全身骨骼均可发病。

临床表现　多数患者病史较长，最常见的症状是局部疼痛和肿块，多为间歇性疼痛，活动时加剧，亦可为持续性钝痛或无痛性肿胀。局部可扪及肿块，边缘多不清。发病于关节周围的肿瘤，可导致关节功能障碍，位于脊柱的肿瘤可有相应的神经功能障碍。实验室检查部分病例碱性磷酸酶轻度升高。

诊断　根据临床表现、大体检查及组织病理学即可诊断。

治疗　该病具有局部侵袭性，术后容易复发，但很少发生转移，手术治疗是最主要的治疗手段，手术治疗应力求彻底。广泛切除是首选的治疗方案。放疗可用于无法手术或术后复发的患者，但由于剂量较大，常引起其他并发症，化疗对该肿瘤的效果尚不确定。

并发症　该病一般无伴随严重的并发症。

预后　该病术后容易复发，治疗和首次复发的平均间隔时期为 31 个月，故随访时间至少要 3 年以上。

（王　臻）

lóngtūxìng pífū xiānwéi ròuliú

隆突性皮肤纤维肉瘤 （ dermatofibrosarcoma protuberans ）　生长缓慢、起源于皮肤的纤维肉瘤。

病因及发病机制　病因及发

病机制尚不明确。可能与 COL1A1 和 PDGF-β 染色体易位有关。

临床表现 好发年龄为 30~50 岁，多发于男性，好发部位为躯干及四肢的近端部分，但也可在全身各处发病。肿瘤表现为隆起硬固肿块，其上发生多个结节，呈淡红色、青紫色。损害逐渐增大，并可融合，有时呈多叶状，表面稍光滑，生长缓慢。通常与上面表皮附着，而很少与深部组织附着。一般无自觉症状。个别有轻度或中度疼痛。轻度外伤后可破溃出血。

诊断 根据临床表现、大体检查及组织病理学即可诊断。

治疗 手术治疗是该病的主要治疗方式。手术治疗包括广泛彻底地切除肿瘤，并常需行游离或带蒂植皮术，由于该病很少转移，所以，一般不考虑施行风险高或导致肢体残疾的根治性手术，而且不需要施行化疗或放射治疗，对术后又复发，特别是在复发病例的病理活检结果显示恶性程度增加者，可施行切除范围较大的病灶切除，甚至截肢术。该病对放疗较为敏感，对于无法彻底切除的病灶，可考虑放疗作为辅助治疗手段。

并发症 手术治疗的并发症包括相应神经受损所引发的运动、感觉功能障碍。

预后 该病局部复发率高，并以局部恶性病变为其特征。若能广泛切除肿瘤，可有效降低该病的复发。

（王 臻）

jiànqiào jùxìbāoliú

腱鞘巨细胞瘤（giant cell tumor of tendinous sheath）

伴有数量不等的多核破骨细胞样细胞、泡沫细胞、含铁血黄素细胞和炎症细胞的局限性滑膜样单个核细胞增生。

病因及发病机制 该病常发生于手指和手部的坚实性无痛性肿块，肿块可侵袭邻近骨骼，足趾部少见。腱鞘巨细胞瘤呈分叶状，小叶由致密、透明化胶原围绕。该病多见于青年人，女多于男。皮损为圆、椭圆形结节，生长缓慢，呈坚实性无痛性肿块。

临床表现 最常见的就诊症状是无痛性肿胀，肿物缓慢长大，病程长，术前病程一般数年。部分病例有创伤史。影像学检查一般显示界限清楚的软组织肿物，偶尔附近关节有变形改变或附近骨组织受侵蚀。

诊断 结合病史、查体、流行病学及影像学检查，术前诊断并不困难，但仍需依靠术中冷冻检查及术后病理最终确诊。

治疗 该病是一种良性病变。可选择边缘切除术（切除活检）即在肿瘤的真或假包膜外边缘，将肿瘤全部切除的手术方法。多用在良性肿瘤的可能性较大、肿瘤体积较小时，可以次性完成治疗。这种手术方法能切除肉眼所见到的瘤体。腱鞘巨细胞肿瘤有局部复发潜能，4%~30% 的病例复发，但复发一般无破坏性，并且再次手术切除可以控制。

预后 该病为良性肿瘤，但其具有较高的复发倾向。因此，手术治疗过程中尽可能完整切除，是防止肿瘤复发的有效方法。

（王 臻）

pínghuájī ròuliú

平滑肌肉瘤（leiomyosarcoma）

具有明确平滑肌特点的细胞构成的恶性间充质肿瘤。大多数起源于血管壁，尤其是静脉血管壁，或起源于竖毛肌的平滑肌细胞。发病部位常见于泌尿道、腹膜外、胃肠道、皮肤、表浅软组织及四肢的深部间室。平滑肌肉瘤约占软组织肿瘤的 10%，根据发病部位可分为皮肤及皮下平滑肌肉瘤、血管来源平滑肌肉瘤以及深部组织平滑肌肉瘤三类。

病因及发病机制 可发生于任何年龄，50~70 岁多见，具体发病机制尚不明确。

临床表现 平滑肌肉瘤在临床上无明显的特异性，早期常无症状，主要表现为痛性或无痛性软组织肿块，生长较快，女性多见，免疫抑制的患者发病率较高。

皮肤及皮下平滑肌肉瘤 常见于 40~70 岁患者，常发生于四肢，尤其是毛发覆盖的肢体伸侧。肿瘤切面呈灰白色旋涡状或束状，很少见到出血或坏死灶。镜下观察，肿瘤细胞长，胞质丰富，粉色或深红色。低分化肿瘤核较大且深染，常见多核巨细胞，染色质粗，易见到核分裂象。病变局限于真皮层时，瘤体常较小（小于 2cm），且表现为表皮皮肤变色、凹陷形成皮肤溃疡，与周围真皮层界限不清，有时可侵犯皮下组织；当病变位于皮下时，肿瘤的体积可较大，通常伴有疼痛，但与周围皮下脂肪界限较清楚。

血管来源平滑肌肉瘤 此类肿瘤少见，常发生于大静脉（如腔静脉），很少发生于主动脉系统。肿瘤引起的症状与肿瘤所在位置、生长速度、侧支循环血流程度及病变部位有关。此病难以早期诊断而影响生存率。

深部组织平滑肌肉瘤 深部组织平滑肌肉瘤主要位于腹膜后间隙及腹腔内，也可见于大网膜及肠系膜等处。分化良好的肿瘤切面呈现灰白色，致密，外观呈束状螺纹，有时有出血与坏死；

分化较差的平滑肌肉瘤质软，外观类似脑组织。镜下可见平滑肌肉瘤典型组织学结构为边界清楚的梭形细胞束呈交织状排列。肿瘤细胞丰富，紧密排列，细胞核呈分叶状，核常深染有多形性。胞质明显嗜酸性或淡染，常有明显的胞质空泡。临床多无特殊症状，也可有包括腹部包块、疼痛、体重减轻、呕吐等症状。CT可发现肿瘤所在部位。

诊断 诊断结合病史、查体、流行病学及影像学检查仍需依靠术中冷冻检查以及术后病理最终确诊。

治疗 对放疗和化疗均欠敏感，手术切除是主要的治疗手段。平滑肌肉瘤可出现局部侵袭和早期转移，故治疗必须按照外科的分期原则行根治手术。四肢的高度恶性平滑肌肉瘤的治疗方法主要为根治性截肢术。局部灌注后切除或局部切除后放疗是某些情况下可采用的治疗方法。①皮肤及皮下平滑肌肉瘤：主要治疗方法是广泛切除。此类肿瘤对放、化疗均不敏感。②血管来源平滑肌肉瘤支路所在部位常难以施行彻底手术切除，血管外科技术的提高有助于提高疗效。除位于下腔静脉上段的平滑肌肉瘤外，其他部位的平滑肌肉瘤容易达到局部切除。③深部组织平滑肌肉瘤：腹膜后平滑肌肉瘤常因肿瘤巨大且累及重要血管、神经而无法手术切除。非腹膜后的软组织平滑肌肉瘤一般较小，更容易局部切除。无论是腹膜后或肢体深部平滑肌肉瘤均应首选外科切除。但由于肿瘤生长方式及部位常导致术后复发。完整手术切除肿瘤，避免腹腔内破溃是提高疗效的关键。

并发症 患者在接受手术和放疗结合治疗后会发生血管和神经并发症。

预后 扩散方式以血行转移为主，转移多见于肺，其次为肝、骨等处。淋巴转移者较少见。5年生存率约为40%。

（郭　卫　王　臻）

xuèguǎnliú

血管瘤（hemangioma）　可累及身体大片连续区域或垂直蔓累及多个组织平面（如皮下组织，肌肉，骨骼），累跨越组织间隔累及多处相似组织（如多块肌肉）的弥漫性血管增殖病变。

病因及发病机制 发病年龄广，主要见于年轻人，80%～90%发生于30岁以前，男、女发病率相等。发病机制尚不明确。

临床表现 该病发展缓慢，病变可累及任何部位但以下肢最常见，尤其是大腿肌群。完全由毛细血管成分构成的肿瘤好发于头颈部，而主要由海绵状淋巴管成分构成的肿瘤主要位于躯干、上肢近端。主要表现为缓慢增大的深部肿物，表面皮肤多正常，以至于有些先天性发病的病例到成年后才出现临床症状。发生于四肢者可有局部的疼痛，活动后加重。

诊断 根据临床表现、大体检查及组织病理学即可诊断。

治疗 以完整切除肿瘤为宜，由于复发率较高，建议扩大局部切除范围。术前必须根据影像学检查对病变范围做充分的估计，因该病变的病理特点，术中实际肿瘤体积常明显较术前检查大且广泛肌内血管瘤与深部血管多有广泛交通支，术中可能发生难以控制的出血，术前须充足备血，术中尽量运用各种止血措施。若病变广泛累及整个肢体或多个肌群，手术难以切净，或势必损伤

神经血管、肌肉、肌腱造成肢体功能破坏，应视为手术相对禁忌证。

并发症 手术治疗的并发症包括相应神经受损所引发的运动、感觉功能障碍。

预后 由于血管瘤病变范围广泛，边界不甚清楚，完整切除困难，复发率较高，但一般不发生恶变。

（王　臻）

huámó ròuliú

滑膜肉瘤（synovial sarcoma）　源于关节、滑膜及腱鞘滑膜的软组织的恶性肿瘤。以四肢的大关节为好发部位，也可发生于前臂、大腿、腰背部的肌膜和筋膜上。病因尚未明确。

临床表现 滑膜肉瘤为关节附近的无痛肿块，患者可出现关节周围肿胀或肿块，肿块可沿软组织伸展至整个前臂。在肿块皮肤表面可有静脉怒张。肿块质地为中等，也可偏硬或偏软。出现不同程度疼痛、隐痛或钝痛，后期呈剧烈疼痛，夜间疼痛显著。有些患者局部肢体活动受限。病变在四肢关节附近，以膝关节最常见，腕关节、肘关节、肩关节、前臂软组织、手指、足部等部位亦多见，也可以发生于肌腱和筋膜上。

诊断 滑膜肉瘤多见于成年人，好发于四肢大关节，属于恶性肿瘤，如发生在关节周围，应考虑滑膜肉瘤的可能，应行CT和放射性核素扫描检查，明确范围和全身状况，确诊依靠活检病理报告。

治疗 以手术切除为主，争取广泛切除，如有血管受侵，血管需一并切除，切除不彻底，局部复发率高。该病通过血行易向肺部转移，也有淋巴转移，凡引

流淋巴结较大者，在肿瘤切除的同时，施行淋巴结清扫术。该病5年生存率在20%~50%，局部切除不彻底者，可辅以放疗，化疗效果尚不肯定。滑膜肉瘤是恶性程度很高的肿瘤，晚期因远处转移，病情轻重不一，预后相对较差。药物对滑膜肉瘤无明显作用，化疗药物仅用于术后辅助治疗，术后应用抗生素以防感染。

手术治疗 滑膜肉瘤如果没有辅助治疗或病变对辅助治疗没有反应，则需要根治性手术治疗。若病变对术前放疗和/或术前化疗有反应时，则局部切除后复发率小于10%。对于深部的位于肢体近端和躯干周围的较大病变，即使对辅助治疗有满意的反应，行边缘切除后，局部复发率仍高。位于肢体远端的小而表浅的病变对新辅助疗法反应满意者，复发风险低。触诊若发现局部淋巴结异常，提示有转移的可能，应在术前行淋巴结活检，如果区域淋巴结已有转移，则病变属Ⅲ期，预后极差。对Ⅰ期小肿瘤，以广泛切除为主，复发率低。一旦复发，则需广泛截肢。如术前未确诊滑膜肉瘤，仅做腱鞘囊肿行囊内或边缘切除，术后摸不到肿物，无法确定其分期，待病理诊断为肉瘤时，病变已扩大到伤口边缘，处理办法是等局部有了复发的证据，再设计手术方案。此法的缺点是有转移的中等危险，且其复发也比原来广泛，治疗易被延误。对危险区行放疗以抑制复发，其缺点是不能肯定手术时播散的范围，且肿瘤细胞散在缺氧的瘢痕之中，治疗效果更差。对手或足部放疗，其放疗瘢痕使手或足功能障碍。在可能播散区的近侧行广泛截肢，此法增加了残疾的概率，但对控制疾病是有效的。Ⅱ期肢体近侧大滑膜肉瘤需要彻底外科处理，广泛切除或截肢有较高的复发率，在术前给予放射治疗，使复发率明显降低。辅助治疗对此肿瘤效果较好，是因滑膜肉瘤对放疗敏感。滑膜肉瘤既可向区域淋巴结转移，也可向远处肺部转移，对于前者做淋巴结肿物放疗后行局部切除，为疾病的控制争取时间。化疗对微小转移有效。

化学治疗 辅助化疗偶尔可产生较好的效果，使应截肢的患者得以施行保肢手术。术后化疗作为局部淋巴结和/或远处部位转移灶的最终治疗方法，仅对部分患者有反应，但不能对该病变达到即刻或长期的控制。

放射治疗 大部分滑膜肉瘤对辅助放疗有满意的反应，当放疗作为最终的或姑息的治疗方法时，通常可使该病获得缓解。

预后 滑膜肉瘤既可向区域淋巴结转移，也可向远处肺部转移，切除不彻底有较高的复发率。该病好向肺部转移，淋巴结转移也多见，其发生率约为20%。患者的5年生存率为20%~50%。

(王臻)

héngwénjī ròuliú

横纹肌肉瘤（rhabdomyosarcoma） 起源于横纹肌细胞或向横纹肌细胞分化的间叶细胞的恶性肿瘤。是儿童软组织肉瘤中最常见的一种。横纹肌肉瘤发病率次于恶性纤维组织细胞瘤和脂肪肉瘤，居软组织肉瘤的第三位。成年人少发，男性多于女性。胚胎型横纹肌肉瘤，多发于8岁前儿童（平均年龄为6岁）；腺泡型横纹肌肉瘤见于青春期男性（平均年龄为12岁）；多型性横纹肌肉瘤常见于成年人，也可见于儿童。

病因及发病机制 发病原因不清楚，是由各种不同分化程度的横纹肌母细胞组成的软组织恶性肿瘤。该病可能与遗传因素、染色体异常以及基因融合等因素有关。

临床表现 ①胚胎型横纹肌肉瘤：约占横纹肌肉瘤的2/3，好发于儿童及青少年，年龄分布呈两个高峰，即出生后及少年后期，平均年龄5岁。好发头部、颈部、泌尿生殖道及腹膜后。病程短，主要症状为痛性或无痛性肿块，皮肤表面红肿，皮温高。肿瘤大小不等，质硬，就诊时多数肿块固定。肿瘤生长较快，可有皮肤破溃、出血。肿瘤压迫神经时可出现疼痛。头颈部肿块可有眼球突出、血性分泌物、鼻出血、吞咽和呼吸障碍。泌尿生殖系统肿瘤表现为阴道血性分泌物、血尿和尿潴留，直肠指检可触及盆腔包块。该型多转移至腹膜后淋巴结及所属区域淋巴结，晚期多伴有血行转移。②腺泡型横纹肌肉瘤：多见于青少年，男多于女。好发四肢、头颈、躯干、会阴等处，也可发生于眼眶。主要症状是痛性或无痛性肿块，肿瘤压迫周围神经和侵犯周围组织器官时可引起疼痛、压迫症状和感觉障碍。早期即可出现淋巴结转移和血行播散，血行播散至肺。③多形性横纹肌肉瘤：主要发生于成年人，多见于40~70岁。好发四肢及躯干，位于肌肉肥厚处，如股四头肌、大腿的内收肌群和肱二头肌等。肿瘤常浸润至包膜外，在肌肉间隔较远的部位形成多个结节。病程长短不一，有达20年以上者。主要症状为痛性或无痛性肿块，肿块位于肌肉内，边界不清楚。肿瘤侵及皮肤表面时，可有皮温高、破溃及出血。此型特点为肿瘤较大，多为 5~10cm，也有达 40cm 者。肿块质较硬，呈囊性。多形性横纹肌肉瘤可出现淋巴结转移。

诊断 根据临床表现、大体检查及组织病理学即可诊断。

治疗 以手术切除为主，切除范围包括肿瘤所在处的全部肌肉。对胚胎型横纹肌肉瘤，除切除外还应联合化疗、放疗以缓解症状；多形性横纹肌肉瘤对化疗及放疗治疗无效。

并发症 手术治疗的并发症很多，如感染及神经血管损伤等，但发生率很低。

预后 该病具有复发、转移倾向。

（王 臻）

shénjīngqiàoliú
神经鞘瘤 （neurilemmoma）
由周围神经的施万（Schwann）鞘（即神经鞘）所形成的肿瘤。亦有学者称为神经瘤，为良性肿瘤。发生于前庭神经或蜗神经时亦被称为听神经瘤。患者多为 30~40 岁，无明显性别差异。常生长于脊神经后根，如肿瘤较大，可有 2~3 个神经根黏附或被埋入肿瘤中。神经根粗大，亦可多发于几个脊神经根。少数患者可伴发多发性神经纤维瘤病，可见患者皮肤上有咖啡色素斑沉着及多发性小结节状肿瘤。脊髓神经鞘瘤的大小通常为 2~3cm。

病因及发病机制 普遍认为此种肿瘤源自神经鞘的肿瘤，但究竟是起源于施万细胞，还是起源于神经鞘的成纤维细胞，尚有争论。可以自然发生，也可能为外伤或其他刺激的结果。该病也可以与多发性神经纤维瘤伴发。

临床表现 各种年龄、不同性别均可发生。发生于脑神经较周围神经者更为常见。通常为单发，有时多发。大小不等，大者可达数厘米。皮肤损害常发生于四肢，尤其是屈侧较大神经所在的部位。其他如颈、面、头皮、眼及眶部也可发生。此外尚可见于舌、骨及后纵隔。肿瘤为散在柔软肿块，通常无自觉症状，但有时伴有疼痛及压痛。如肿瘤累及神经组织时，则可发生感觉障碍，特别是在相应的部位发生疼痛与麻木。运动障碍很少见到，最多在受累部位表现力量微弱。受累神经干途径上触及圆形或椭圆形的实质性包块，质韧，包块表面光滑，界限清楚，与周围组织无粘连。在与神经干垂直的方向可以移动，但纵行活动度小，蒂内尔征（Tinel sign）为阳性。有不同程度的受累神经支配区感觉运动异常。

诊断 根据临床表现、大体检查及组织病理学即可诊断。

治疗 因其包膜完整，可通过手术从包膜上将肿瘤完全剥离即可，不必切除邻近的正常组织。

并发症 手术治疗的并发症包括相应神经受损所引发的运动、感觉功能障碍。

预后 若能将肿瘤完全切除，则预后良好，复发率较低。

（王 臻）

xiānwéiliú
纤维瘤（fibroma）
由分化良好的皮下结缔组织构成的良性肿瘤。很少发生恶变。多发于 40~50 岁成年人，瘤体生长缓慢，当肿瘤发展至一定程度后一般不再增长。发病年龄多在 30~50 岁，儿童和青少年也不少见。肿瘤可发生在身体任何部位的大肌肉，以腹壁的腹直肌及其邻近肌肉的腱膜最为常见，好发于妊娠期和妊娠后期。腹壁外者则多见于男性，好发于肩胛部、股部和臀部。

病因及发病机制 病因不明，有些病例可能与创伤或射线照射有关。

临床表现 多见于皮下，生长缓慢。一般较小、边界清楚、表面光滑、质地较硬、可以推动。若混有其他成分，则成为纤维肌瘤、纤维腺瘤、纤维脂肪瘤等。根据发病年龄及受累部位的不同，分为以下几种。①幼年性纤维瘤病：发生在儿童和青年人。②颈纤维瘤病：在出生时或出生后不久表现出来的累及胸锁乳突肌下 1/3 的一种纤维瘤病，有时为双侧性。颈纤维瘤病常伴有各种先天性异常。③婴幼儿指/趾纤维瘤病：一种通常只限于在儿童期发生的纤维瘤病。其典型的部位是发生在指/趾末端的外侧面，也可发生在指/趾以外的部位，如口腔和乳腺。此病常为多发，且多在出生时或在 2 岁以内发病。④婴幼儿肌纤维瘤病：为发生在皮肤、软组织或骨的单发或多发的结节状病变，既可局限于上述部位，也可伴有内脏的受累。此病绝大部分发生在 2 岁以前，且约 60% 为先天性的。此病也可见于成年人，其单发者多见于男性，而多发者则女性居多。已知具有家族性发病者，并已找到常染色体显性遗传的证据。⑤脂肪纤维瘤病：是婴幼儿纤维瘤病的一个亚型，局部复发常见。⑥多发性透明变性的纤维瘤病：一种形态上特殊的、累及儿童的、家族性多发性纤维瘤病，出生时并无表现，可能是由先天性的代谢异常所致。⑦其他：阴茎纤维瘤病、手掌纤维瘤病、足底纤维瘤病、瘢痕性纤维瘤病和照射后纤维瘤病。伴发多发性结肠息肉病，且偶尔还可伴有多发性骨瘤的纤维瘤病称为加德纳综合征（Gardner syndrome）。

诊断 根据临床表现、大体检查及组织病理学即可诊断。

治疗 治疗方案应选择及时而彻底的手术切除，其中包括受累组织周边较宽的区域，有时还需要将受累的整块肌肉切除，只有极少数病例因其局部的侵袭性而被迫截肢。放疗对病情的局部控制可能有效，手术后可用。

并发症 手术治疗的并发症很多，如感染及神经血管损伤等，但发生率很低。

预后 该病具有复发倾向。

（王 臻）

xiānwéi ròuliú

纤维肉瘤 （fibrosarcoma）

成纤维细胞分化的恶性梭形细胞肿瘤。表现为深在单发局限性硬固结节，表面紧张，光亮发红，不易破溃，通常表面皮肤正常，可以移动，但侵犯邻近组织时则固定不能移动，可浸润至皮下脂肪、肌肉、筋膜等。如病变起源于真皮或后来侵犯到真皮时，则表面皮肤可发生萎缩、色素沉着及破溃，偶尔表现为蕈样肿块，在局部切除瘢痕附近可出现多发性损害。反复切除后，仍常见复发。多次复发后可出现系统症状。转移灶可见于肺，偶见于肝，局部淋巴结转移则很少见。更加恶性者肿瘤较大，而且较柔软，进展更为迅速。肿瘤亦可见于婴儿，甚至出生时即有。

病因及发病机制 发病机制不明。

临床表现 肿瘤表现为隆起硬固肿块，其上发生多个结节，呈淡红、青紫色。损害逐渐增大，并可融合，有时呈多叶状，表面稍光滑，生长缓慢。通常与上面表皮附着，而很少与深部组织附着。一般无自觉症状。个别有轻

度或中度疼痛。轻度外伤后可破溃出血。通常为单发，好发于躯干，常见于前胸，其次为四肢，但身体各部位均可发生。病期可长达 50 年。此瘤除隆起表面外，也可作侵袭性生长，侵及皮下组织。如切除不干净，局部可复发。虽然也有转移到肺、腹、脑、骨质或附近淋巴结者，但不常见，而且仅出现于晚期，是局部多次复发的结果。转移期为 1～33 年。

诊断 根据临床表现、大体检查及组织病理学即可诊断。

治疗 以手术治疗为主，应采用局部彻底广泛切除。因局部可发生侵袭性生长，故应较广泛地切除。切除边缘要包括比较宽的正常皮肤，深达筋膜。如肿瘤较大则需要植皮，放射治疗效果不好。如属复发病例，则更应广泛地切除。多次术后复发可发生转移，但少见。

并发症 该病是一种生长缓慢、起源于皮肤并可扩展至皮下组织的局限性低度恶性的肿瘤。在临床上出现隆起、硬固纤维性损害，缓慢生长，表面皮肤萎缩时，可推测为纤维肉瘤，病理中找到致密的成纤维细胞排列成车轮状结构，即可确诊。易出现血道转移、横纹肌纤维增生等并发症。

预后 该病的预后取决于其组织学的分级和年龄。10 岁以下儿童的预后明显较好。儿童与成年人的复发率大致相同，但转移一般少于 10%。

（王 臻）

xiànpàozhuàng ruǎnzǔzhī ròuliú

腺泡状软组织肉瘤 （alveolar soft part sarcoma）

组织来源不明、细胞呈腺泡样或器官样排列的软组织恶性肿瘤。克里斯托弗森（Christopherson）在 1952 年首先报道病因尚未明确。

临床表现 好发于青春期女性。多位于四肢深部肌肉或筋膜，少数可见于腹壁、肛旁区、舌、腹膜后、颈背部。肿瘤生长缓慢，早期无痛，常偶然被发现，大者直径在 6～10cm。肿瘤增长不快，但血循丰富，浅表者可触及搏动，包括转移至皮下的直径 1cm 大小肿瘤，搏动也很明显。该肿瘤进展非常缓慢，一般出现转移后生存期可达 10～15 年。部分患者可发生广泛转移，主要转移到肺、骨、脑、皮下等部位，少数患者有淋巴转移，骨转移患者，出现边界清楚的溶骨性破坏，无骨膜反应。

诊断 根据病史、临床表现、检查很难诊断，最终确诊需要组织活检才能明确。该病应与腺泡横纹骨肉瘤、腺癌等相鉴别。

治疗 对于原发性肿瘤患者，手术切除是首选方案，不仅如此，对于那些已经发生转移的患者，尽管肺转移提示病情已属肿瘤后期，但手术治疗仍然是首选方案，因为该病的大多数症状至少和巨大的原发肿瘤相关。然而，如果在肺部观察到众多的结节常会考虑已发生转移，从而无法合理地评估和分析手术切除的可能性。

预后 这类肿瘤非常罕见，且即便发生转移，其生存期依然很长。因此，有必要长期随访。

（王 臻）

duōxíngxìng wèifēnhuà ròuliú

多形性未分化肉瘤 （undifferentiated pleomorphic sarcom, UPS）

具有席纹状或车辐状排列生长方式的、由组织细胞分化而来的软组织肿瘤。又称恶性纤维组织细胞瘤（malignant fibrous histiocytoma, MFH）。最早于 1964 年由奥布赖恩（O'Brien）和斯托特（Stont）提出。多年来其命名

及亚型发生了很大改变。1994 年，世界卫生组织将 MFH 分为四个亚型：多形性型、黏液样型、巨细胞型和炎症型。2002 年，世界卫生组织认为，MFH 应与 UPS 同义，并分为三个亚型：多形性型 MFH/UPS，巨细胞 MFH/伴有巨细胞 UPS，炎症型 MFI-I/伴有显著炎症 UPS；黏液型 MFH 改名为黏液纤维肉瘤，归入成纤维细胞性/肌成纤维细胞性肿瘤。

病因及发病机制 该肉瘤在 40 岁以上成年人最常见，总体发病率为每年（1~2）万/10 万，并随年龄增长发病率逐渐升高。大多数未分化高级别肉瘤患者年龄在 40 岁以上，发病高峰年龄在 50~70 岁。少数病例见于青少年和年轻人，男性患者略多，男女之比约为 1.2：1。定位于 12q13~15 上的几种原癌基因似乎参与了多形性未分化肉瘤的发病，如 SAS、MDM2、CDK4、DDIT3（a.k.a. CHOP）和 HMGIC（a.k.a. HMGA2），UPS 中都有这些基因扩增的报道。在 8p23.1 扩增区发现一种 MASL 候选基因。p53、Rb1 和 CDKN2A 变异（突变或删除）可能在多形性未分化肉瘤的发病中起关键作用，但尚未发现其和临床预后有明确相关性。HRAS 突变的意义及其与其他遗传学改变。如 p53 和 MDM2 基因状况的关系有待阐明。

临床表现 典型的未分化高级别多形性肉瘤为大的深在性肿物，病变进展快，常迅速增大。只有生长非常迅速的肿瘤伴有疼痛。约 5% 患者在就诊时已有转移，大多转移至肺。虽然对此肿瘤的病因知之甚少，但一部分（2%~3%）多形性肉瘤发生在受过放射治疗的部位，极少数病变发生在慢性溃疡或瘢痕部位。

诊断 诊断结合病史、查体、流行病学及影像学检查仍需依靠术中冷冻检查及术后病理最终确诊，特别是对于瘤体较大，边界清楚，较硬，深在，伴或不伴区域淋巴结肿大的肿物，应予以高度重视。

治疗 手术治疗是 UPS 最主要的治疗方式，手术方式包括切开活检、切除活检、广泛切除、根治性切除和截肢。放射治疗和化学治疗可作为手术治疗的辅助治疗手段。

并发症 四肢及躯干体壁软组织肉瘤切除之后必然伴随着相应的功能损毁。

预后 多形性未分化肉瘤具有侵袭性，总体 5 年存活率为 50%~60%。按照具体的亚型分类：去分化脂肪肉瘤的转移率只有 15%~20%，高级别黏液纤维肉瘤转移率为 30%~35%，多形性成肌性肉瘤（平滑肌肉瘤和横纹肌肉瘤）侵袭性明显，转移率很高，无复发时间短。多形性肉瘤的进一步分类对临床和治疗影响应进一步探寻。

（王 臻）

jiànqiào huánáng jíbìng

腱鞘滑囊疾病（tendon sheath and bursa mucosa disease）

作为肌腱、肌肉附属结构的腱鞘和滑囊在各种内外在因素的影响下发生的一类骨科软组织疾病的统称。多发，较常见的。若腱鞘、滑囊等软组织结构出现先天的、后天的损伤或异常，组织会受到不同程度的伤害，继而发生局部疼痛、肿胀以及肢体活动障碍等症状。常见的腱鞘滑囊疾病包括腱鞘炎、滑囊炎、腱鞘囊肿等，又可根据发生的原因和部位进行进一步细分。

（严世贵）

jiànqiàoyán

腱鞘炎（tendinous synovitis）

肌腱的辅助装置腱鞘因先天性或后天性的原因而引起的慢性无菌性炎性改变。其中最为常见的是因长期机械摩擦引起的狭窄性腱鞘炎。临床上多见于手工劳动者，特别是用手指反复做伸、屈、捏、握等操作的人，男性发病率高于女性。四肢肌腱凡跨越关节处（骨-纤维隧道处）均可发生腱鞘炎，多发生于手部，常见位置是手指或拇指屈肌纤维腱鞘起始部、桡骨茎突处拇短伸肌腱和拇长伸肌腱的腱鞘，以及肱二头肌长头腱的腱鞘。

病因及发病机制 ①机械摩擦：频繁的活动以及某些部位骨性隆起或肌腱走行方向发生改变形成角度，引起肌腱和腱鞘的过度机械摩擦，使腱鞘在早期发生充血、水肿、渗出等无菌炎症反应，长期反复导致慢性纤维结缔组织增生、肥厚、粘连等变化，腱鞘增厚使腱鞘进一步狭窄，尤其在本就狭窄的"骨-纤维隧道"处水肿的肌腱被压成葫芦状，形成一个环形狭窄部阻碍肌腱的滑动。②先天性结构异常：小儿屈肌腱狭窄性腱鞘炎多为先天性。③其他疾病导致：某些静止期或者亚临床型结缔组织病（如风湿、类风湿）及糖尿病、痛风、淀粉样病变等全身性疾病均可引起腱鞘炎。当"骨-纤维隧道"处狭窄形成的时候，用力屈伸关节的时候，肌腱葫芦状膨大的部分可强行通过狭窄增厚的腱鞘，此时可产生弹拨动作或有弹响声，严重者肌腱的膨大部不能通过狭窄的腱鞘，则关节屈伸功能障碍，形成交锁。

临床表现 起病缓慢。初始阶段表现为晨起患处疼痛、发僵，随着病情的进展加重可出现疼痛加重，屈伸时伴有弹响及弹拨动作。病情严重的患者受累关节"交锁"在屈曲位不能活动。体检时可在该肌腱走行处触及痛性结节并随肌腱移动。

诊断 根据病史和查体对腱鞘炎的诊断并不困难。①既往史：具有长期手工劳动史，或者近期患处过度使用如产后妈妈长期抱小孩等。②一般症状：出现关节处疼痛、力弱、弹响，屈伸活动受限，查体发现局部痛性结节，并随肌腱活动而上下移动。③抗阻试验阳性：由于患病肌腱腱鞘的炎症或肿胀，在关节过伸或过屈时会使疼痛加重，如桡骨茎突狭窄性腱鞘炎会有握拳尺偏试验[芬克斯坦征（Finkelstein sign）]阳性。④X线排除局部骨性疾病。

鉴别诊断 腱鞘炎诊断比较容易，但需与腱鞘囊肿相鉴别。腱鞘囊肿也好发于手与腕部，且以青壮年、女性多见。其临床表现和腱鞘炎也有相似之处：病情发展缓慢，于关节囊、腱鞘、韧带部位体表可见局部肿块，偶有局部酸痛。其鉴别要点是：腱鞘囊肿一般呈圆形或椭圆形的光滑肿块，开始时囊肿质地柔软，按之有轻度波动感，后期变硬，较腱鞘炎结节体积大，除肿块及偶有局部酸痛外，一般无影响关节活动及弹响等症状。

治疗 主要包括非手术治疗和手术治疗。

非手术治疗 ①去除诱因：如减少受累关节的活动，尤其是长期反复的活动。②局部制动：可减轻炎症反应，采用石膏板或支具。③物理疗法：局部热敷或者超短红外线理疗，治疗方便无创，也能对缓解症状起一定作用。④注射治疗：各种狭窄性腱鞘炎，用皮质激素和局部麻醉剂的混合液做鞘内注射有较好的效果，可以使很多患者免受手术治疗的痛苦，但注射前必须排除感染性腱鞘炎的可能。一般注射1~2次，间隔1周，注射疗法短期内不能多次使用，以防引起感染或者肌腱粘连。⑤药物治疗：对疼痛较重者，可短期应用非甾体类抗炎药，以缓解症状。

手术治疗 对非手术治疗无效者，尤其是出现"交锁"症状或反复发作的患者，可行狭窄腱鞘切开或切除术，注意避免损伤肌腱、局部神经及血管。手术可分为经皮松解术及切开松解术。经皮松解仅有一部分医师使用，切口很小，但有时松解不彻底，损伤发生率相对较高。患者术后无须制动，鼓励主动屈伸活动防止术后粘连。

预防 注意在工作生活中保持正确姿势，定时休息，避免关节过量负重或长期反复活动引起劳损。

预后 腱鞘炎通过及时规范的治疗可以达到痊愈，并不影响以后的形态和功能。早期可以通过非手术治疗即可解除症状，但存在一定的复发率，手术治疗一般复发较少。如果治疗不及时或治疗不当，可能会导致受累关节活动受限，肌腱受损或者对应部位的神经血管损伤。

（严世贵 沈炜亮）

shǒuzhǐ qūjījiàn jiànqiàoyán

手指屈肌腱腱鞘炎 （tenosynovitis of hand flexor tendon）

包括长期机械摩擦、先天性肌腱异常、类风湿性关节炎等各种原因引起的屈肌腱鞘慢性无菌性炎症。又称弹响指或扳机指。以机械摩擦最为常见，发病部位位于掌骨头相对应的指屈肌腱纤维鞘管的起始部。手指长期反复的快速活动容易引起症状，如妇女和手工劳动者，某些特殊职业如打字员、计算机工作者和乐器弹奏者也比较常见。起病缓慢。初始阶段表现为晨起患指疼痛、发僵，但缓慢活动患指后症状可消失。随着病情的进展加重，患指可出现明显的疼痛，患指屈伸困难，屈伸时伴有弹响及手指的弹拨动作。患者主诉疼痛常在近指间关节，而不在掌指关节。病情严重的患者手指交锁在屈曲位不能活动。各手指的发病频率依次为中指、环指、拇指及小指。体检时可在掌骨头掌侧、远侧掌横纹处触及黄豆大小的痛性结节，屈伸患指的时候可以发现该结节随屈肌腱移动，或出现弹拨现象，并感到弹响即发生于此处。非手术治疗主要是局部注射治疗，常不需要手指制动，但需要尽量减少活动，非手术治疗期间如果加重，或治疗1~3个月无效，应手术治疗。如果采用支具制动，则将掌指关节固定在屈曲15°位，夜间也使用。手术治疗在远端掌横纹的远侧做长约1.0cm横切口，术后48小时即可解除加压包扎，鼓励早期手指活动。

（严世贵 阮登峰）

mǔzhǐ qūjījiàn jiànqiàoyán

拇指屈肌腱腱鞘炎 （tenosynovitis of thumb flexor tendon）

第1掌骨头处的腱鞘因拇长屈肌腱的长期机械性摩擦而引起的慢性无菌性炎症。和其他屈指肌腱狭窄性腱鞘炎的发生机制一样，也发生弹响，又称弹响拇。弹响拇可以是先天性的，也常发生在45岁之后的成年人。临床表现为局部压痛存在，但不是突出的主诉症状。拇指交锁，屈伸活动受限，伴有弹响声是最常见的就诊原因。可在拇指第 1 掌骨头掌侧皮下触及结节状物，拇指屈伸时可感到结节状物滑动及弹响，压痛明显，活动腕部及拇指时疼痛加重。非手术治疗采用制动和腱鞘内局部注射治疗，于第 1 掌指关节掌侧两横纹间中点触及结节并进针，针头以 45°刺入皮肤达腱鞘内。如非手术治疗无效可考虑行腱鞘切除术，在拇指皮肤切口正好位于掌指关节掌侧皮横纹的远端。

（严世贵 沈炜亮）

xiāntiānxìng bānjīzhǐ

先天性扳机指（congenital trigger finger）

拇长屈肌腱周围存在包括两个环形滑车（A1、A2）和一个斜行滑车组成的屈肌腱滑车系统将该肌腱包绕，环形滑车中的 A1 滑车挛缩，引起拇指屈曲受限。又称小儿狭窄性腱鞘炎。不像成年人狭窄性腱鞘炎，先天性扳机指通常表现为手指持续性屈曲畸形。发病率低，这种畸形最常见于拇指，25% 为双侧性。该病为散发，与遗传无关。典型特征是不伴其他畸形，但有伴发第 13 号染色体三倍体的报道。该病与黏多糖沉积症有关。临床上主要表现拇指的指间关节相对固定于屈曲位，甚至在一定的外力作用下也不可能完全伸直，掌指关节皮下可触及痛性结节。也可表现为拇指屈伸时发生弹响，但一般不作为主诉。先天性扳机指畸形首选的治疗是观察，许多人在 6 个月内自愈，几乎所有的患者在 2 年之内都能自愈，2 岁以上儿童先天性扳机指是极少见的。如果症状不能缓解，需在 3 岁内行手术治疗松解，手术时机内手术早晚对最终治疗效果无显著影响。

（严世贵 阮登峰）

ráogǔjīngtū xiázhǎixìng jiànqiào

桡骨茎突狭窄性腱鞘炎（stenosing tendovaginitis of radial styloid）

拇长展肌与拇短伸肌腱在桡骨茎突部的狭窄性腱鞘炎。又称德奎尔万病（De Quervain disease）。桡骨茎突部有一窄而浅的骨沟，上面覆盖以腕背侧韧带，形成一纤维性鞘管，拇长展肌腱和拇短伸肌腱通过桡骨茎突部的鞘管后折成一个角度分别止于拇指近节指骨和第 1 掌骨，肌腱滑动摩擦力大。桡骨茎突部的外伤，腕关节长期过度活动，可致肌腱在桡骨茎突腱鞘处发生无菌性炎症、水肿充血，腱鞘增厚，肌腱局部增粗。女性的折角大，此病发生率较男性高。临床上起病大多缓慢，也有突发者。腕关节桡侧疼痛，并逐渐加重，无力提物，疼痛可放射至手和肘部，活动腕关节及拇指时疼痛加重。检查时桡骨茎突处可见轻微肿胀，局限性压痛，皮下可触及痛性结节。握拳尺偏试验［芬克斯坦征（Finkelstein sign）］阳性，握拳尺偏腕关节时，桡骨茎突处可出现疼痛。治疗以非手术治疗为主，包括：①减少手腕部的活动以去除诱因，症状严重者可用石膏托或支具固定腕关节 1~2 周。②局部理疗和注射治疗，需小心避免注入桡动脉浅支造成桡侧三个手指坏死。③非甾体类抗炎药短期应用减轻症状。无效考虑手术治疗，局麻下于桡骨茎突上一横指处做 2cm 横切口，行狭窄腱鞘切开，手术中需避免损伤桡神经浅支。

（严世贵 沈炜亮）

jiànqiào nángzhǒng

腱鞘囊肿（ganglion）

发生于关节囊、韧带、腱鞘上的没有肿瘤细胞的一种囊性肿物。囊内含有无色透明或橙色、淡黄色的浓稠黏液，囊壁为致密硬韧的纤维结缔组织，囊肿以单房性为多见。多发于腕背和足背部。患者多为青壮年，女性多见。起病缓慢，发病部位可见一圆形肿块，有轻微酸痛感，严重时会给患者造成一定的功能障碍。

病因及发病机制 发病原因尚不清楚。目前大多认为是关节囊、韧带和腱鞘上的结缔组织因局部营养不良，发生退行性的黏液样变性形成囊肿。部分患者与外伤有关，部分患者有反复活动腕关节的病史。腱鞘囊肿的囊壁为致密的纤维结缔组织，囊壁内衬滑膜细胞，囊腔内为无色透明的胶冻样黏液，较滑液为黏稠。囊腔多为单房，也有多房者。腱鞘囊肿与关节囊或腱鞘密切关联，部分学者认为囊腔与关节腔或腱鞘滑膜腔相通，也有学者认为只是根部相连，其实并不相通，尚存在争议。

临床表现 囊肿一般生长缓慢，但也有突然发现，少数可自然消失，以后可再复发。呈圆形或椭圆形，直径一般不超过 2cm。部分囊肿除局部肿物外，无自觉不适症状，有时有轻度压痛。肿块较大时，多数病例有局部胀痛酸痛等不适感，并影响活动。体检时可摸到一外形光滑、边界清楚、张力较大的圆形包块，无粘连，皮肤表面可推动。有轻度压痛，有囊样感。囊肿多数张力较大，肿块坚韧，有时甚至被误认为骨突，少数柔软。囊肿的根基固定，几乎没有活动。在腕掌侧或手掌部的腱鞘囊肿，可压迫尺神经或正中神经，而出现感觉运动障碍。

诊断 根据病史、查体一般可诊断腱鞘囊肿，B 超及 MRI 可辅助诊断明确病情。

鉴别诊断　腱鞘囊肿诊断比较容易，腕部但需与腕背隆突综合征相鉴别。对于男性腕背腱鞘囊肿者，有明确的工种史，初次发现包块较坚硬呈骨性者，包块易推动者，复发性腕背腱鞘囊肿者需拍摄第2、3腕掌关节背侧切线位X线平片，以排除腕背隆突综合征合并滑囊炎。除此之外，还应考虑到无典型临床表现的腕腱鞘结核、腕腱鞘巨细胞瘤，甚至少见的腕滑膜骨软骨瘤病的可能，以提高诊断率。

治疗　主要包括非手术治疗和手术治疗。

非手术治疗　非手术治疗多数有效，但有复发。①挤压法：为最常用的方法，即将囊肿挤破，先使囊肿处于较大的张力状态，然后用力挤压造成囊肿破裂或将囊内容物挤入腱鞘内，该方法操作简单，效果明确，但挤压时常有剧痛。②针刺疗法：采用针灸针从囊肿四周穿通囊壁，留针30分钟，拔针后手指加压（亦有缝线加压，1周拆线），将囊内液挤出于皮下。③注射疗法：局部麻醉下将粗针头刺入囊内尽量抽出囊内容物，然后注入泼尼松类药物。非手术疗法均有复发的可能，反复应用可致囊肿周围局部粘连，会给手术造成困难，反复复发者应行手术治疗。

手术治疗　囊肿摘除术为常用的手术方法，适用于囊肿较大者、复发及非手术治疗失败的患者。但手术治疗也有少数复发的可能，多因囊壁残留的原因。手术注意事项：①在止血带控制下的无血手术野中进行操作。②一定要将囊肿完整的游离，并暴露囊肿蒂的起源处的韧带、腱鞘或关节囊。③切除范围要广，应包括囊肿、囊肿蒂和其基底部处病变组织周围的部分正常的韧带、腱鞘或关节囊。④若囊肿来自关节囊，则切除后应该做关节囊的修补。

预防　平时注意易受累部位的休息，避免长期反复活动的劳损，也可进行热敷按摩等理疗。

预后　该病通过及时规范的治疗可以达到痊愈，并不影响以后的形态和功能。

（严世贵　沈炜亮）

huánángyán

滑囊炎（bursitis）　滑囊又称滑膜囊、滑液囊或者黏液囊，是肌腱和肌肉的附属结构，为一结缔组织扁囊。滑囊壁分为两层，内含少量滑液，外层为薄而致密的纤维结缔组织，内层为滑膜内皮细胞，起源于原始的间叶组织，有分泌滑液的功能。正常滑囊呈裂隙状，仅含少量滑液。滑囊多存在人体的坚韧结构的两个摩擦面之间作为缓冲结构，有减小压力、增加润滑、减轻摩擦、增加运动灵活性的功能，几乎覆盖所有摩擦频繁或压力较大的部位，如骨突、肌肉、肌腱、韧带或皮肤等相互之间。由于关节周围的复杂结构和频繁活动，滑囊多存在关节周围，但仅少数与关节相通，多数独立存在，大小由几毫米到几厘米。滑囊可以分为两类，一部分是正常情况下存在的，称为恒常滑囊或恒定滑囊，如髌前滑囊、鹰嘴滑囊、大转子滑囊和腘窝部滑囊等；另一部分是因反复的摩擦、压力或损伤为了适应生理和病理的需要而继发的，称为继发性滑囊或附加滑囊，如跟腱后滑囊、脊柱结核后凸处的滑囊等。而根据滑囊存在的部位可分为皮下滑囊、肌腱下滑囊、肌肉下滑囊、筋膜下滑囊、韧带间滑囊和关节滑囊等。临床上以中老年女性坐骨结节滑囊炎和趾滑囊炎多见。

病因及发病机制　滑囊炎根据发病和病程的长短缓急可分为急性滑囊炎和慢性滑囊炎；根据其病因和性质，可分为创伤性滑囊炎、化脓性滑囊炎、结核性滑囊炎、类风湿性滑囊炎、痛风性滑囊炎、化学性滑囊炎等。

临床上以慢性无菌性滑囊炎最常见，好发于骨结构突出的部位，长期、反复、集中和力量稍大的摩擦和压迫等机械性刺激是产生滑囊炎的主要原因。如瘦弱老妇久坐硬板凳所致坐骨结节滑囊炎，长期穿尖而窄的皮鞋所致趾滑囊炎等。有时与职业有关，如矿工的髌前滑囊炎和鹰嘴滑囊炎（矿工肘），跪坐工作者的髌前滑囊炎。当滑囊受到过度的反复摩擦和挤压的时候，滑囊壁发生轻度的炎症反应，滑液分泌增多，同时液体渗出使滑囊膨大、肿胀，所需时间常为几天或几周。急性期囊内积液为血性，以后红细胞破溃，含铁血黄素沉积呈黄色，慢性期囊内积液则为黏液。在慢性滑囊炎中，囊壁水肿、肥厚或纤维化，滑膜增生呈绒毛状，有的囊壁或肌腱内有钙质沉着，影响关节活动。

临床表现　临床慢性滑囊炎可见于任何年龄和各种职业，中老年人多见，但都有该部位的过度摩擦和压迫病史。主要临床表现为无明显原因在关节或骨突部位逐渐出现一圆形或椭圆形肿物，缓慢长大伴压痛。无疼痛的肿块多是在洗澡等的时候无意中发现。在某些关节部位有时肿块可影响关节活动，或压迫周围的神经引起不适，如肩峰下滑囊炎，常表现为关节部位疼痛，亦可有局部压痛和放射痛。但慢性滑囊炎在受到较大的外力时可急性发作，此时包块可突然增大，伴剧烈疼痛，皮肤可发红发热，休息后多缓解。检查时肿块大小因部位而异，圆形，囊性，与皮肤无粘连，肿块硬度与其囊内压力有关，位于浅表的多数较硬，边界清楚，少数柔软，有波动感，皮肤无炎症表现。但由于外力所致的浅表滑囊炎，皮肤可发红、显粗糙。部位深在的滑囊边界不清有时可被误认为是实质性肿瘤。对重要关节部位的滑囊炎若不及时予以治疗，随着滑囊壁的增厚、粘连，关节活动度将逐渐减小，晚期可见关节部位肌肉萎缩。肿块无压痛或仅有轻压痛。

诊断　B 超、穿刺、X 线平片等亦有助于诊断。尚需检查患者的全身情况，排除结核、痛风、类风湿等病因。①在发病部位可有长期机械性刺激的病史，如年老体弱的妇女久坐板凳可致坐骨结节滑囊炎；跪坐工作可致髌前滑囊炎；长期穿尖而窄的皮鞋可致足趾滑囊炎等。②发病部位逐渐出现一圆形或椭圆形的包块，缓慢增大并伴有疼痛，特别是活动关节时疼痛。位于浅表的滑囊炎，触诊时包块边缘清楚，可有波动感，皮肤无炎症表现。部位较深的滑囊炎，则包块边缘不清。滑囊炎继发感染者则有化脓性炎症的表现。③B 超或 MRI 提示边缘清晰的囊肿包块，穿刺可抽出黏液。

鉴别诊断　①结核性滑膜炎：可为原发性结核感染，也可为邻近骨组织结核继发感染所致。临床表现与损伤性滑囊炎相似，但滑囊穿刺可抽出清淡脓液或干酪样物。如继发于相邻骨组织感染，X 线检查可见骨质破坏。确诊常

需做病理检查。②类风湿性滑囊炎：多见于足跟部滑囊，伴有类风湿性关节炎症状。血液检查类风湿因子阳性，血沉增加。

治疗　主要包括非手术治疗和手术治疗。

非手术治疗　①去除病因：首先对病因进行治疗，对慢性无菌性滑囊炎，以非手术治疗为主，多数病例经避免继续摩擦、压迫，关节适当制动和休息后炎症可消退。②物理疗法：理疗、针灸、拔火罐等，可作为对关节制动及休息的补充治疗。③注射治疗：慢性损伤性滑囊炎可穿刺抽出囊内容物，并注入醋酸泼尼松或者醋酸氢化可的松，在四肢者可加压包扎。常能获得较好的效果。

手术治疗　滑囊炎经上述非手术治疗无效或者滑囊炎致滑囊增厚、增大严重影响关节功能者，可考虑做滑囊切除术。由于异常摩擦产生的滑囊炎，还应该去除导致摩擦的异常结构，如切除骨软骨瘤、矫正内外翻畸形等去除骨的畸形。滑囊炎继发感染者，应行外科切开引流，并全身应用抗生素，待炎症消退后再行滑囊切除术，以防复发。

预防　注意在工作生活中改变上述容易引起滑囊炎的不适当姿势和习惯，并应适当休息。

预后　该病通过及时规范的治疗可以达到痊愈，并不影响以后的形态和功能。

（严世贵　沈炜亮）

jiānfēngxià huánángyán

肩峰下滑囊炎（subacromial bursitis）

肩峰下滑囊又称三角肌下滑囊。是全身最大的滑囊之一，位于肩峰、喙肩韧带和三角肌深面筋膜的下方，肩袖和肱骨大结节的上方。滑囊将肱骨大结节与三角肌、肩峰突隔开，使肱

骨大结节不致在肩峰下面发生摩擦，对肩关节的运动十分重要，被称为第二肩关节。肩峰下滑囊炎在大多数情况下继发于肩关节周围组织的损伤和退行性变，尤以滑囊底部的冈上肌腱的损伤、退行性变，钙盐沉积最为常见。肩峰下滑囊由于损伤或者长期的受到挤压、摩擦等机械性刺激，使滑囊发生充血、水肿、渗出，后期发生增生、肥厚、粘连等无菌性炎症改变。肩部疼痛，运动受限和局部压痛是其主要症状。疼痛常位于肩部深处，涉及三角肌止点，亦可向肩胛骨、颈、手等处放射。随着滑囊壁增厚粘连，肩关节活动逐渐受限，肩部活动时疼痛加重，尤其是外展外旋时为著。肩峰下、大结节等处有压痛点，如果滑囊肿胀，则整个肩关节区域和三角肌部均有压痛。晚期可见肩带肌萎缩。X 线检查有时可见冈上肌钙盐沉积。治疗上应首先治疗原发疾病，如冈上肌腱断裂或退行性变。对肩峰下滑囊炎急性期可采取外展外旋位制动，亦可采取注射疗法。慢性期还可以进行主动和被动锻炼。如疗效不佳，可考虑手术切除滑囊和清除冈上肌腱钙化，如因滑囊增厚严重影响肩关节外展功能时，可切除肩峰。

（严世贵　沈炜亮）

yīngzuǐ huánángyán

鹰嘴滑囊炎（olecranon bursitis）

鹰嘴部有两个滑囊，一个位于鹰嘴突与皮肤之间，另一个位于肱三头肌腱与鹰嘴上端的骨面之间，两囊之间有时有沟通，而鹰嘴滑囊炎多发生于前者。鹰嘴滑囊炎的发病原因多为创伤，常因撞伤或经常摩擦而致。鹰嘴滑囊炎曾因新中国成立前煤矿工人在矿井中运煤时用肘支撑着匍匐

前进发病甚多，又称矿工肘。主要表现为鹰嘴部皮下囊性肿物，直径 2~4cm，一般无明显疼痛或轻微疼痛，无功能障碍，但合并肱三头肌腱下滑囊炎时，可出现明显的疼痛及活动受限。囊内穿刺抽液并注射醋酸氢化可的松可治愈，严重病例可行滑囊切除。

（严世贵 阮登峰）

qiàchǐ huánángyán

髂耻滑囊炎 (iliopectineal bursitis)

髂耻滑囊又称髂腰肌滑囊、腰大肌滑囊。位于髂腰肌与耻骨之间，常和髋关节相通，与股神经和股血管关系密切。发生髂耻滑囊炎时，股三角区肿胀、疼痛和压痛，并可因股神经受压而出现股前侧及小腿内侧反射痛。患侧大腿常处于屈曲位，如将其伸直、外展或内旋时，即可引起疼痛，髋关节运动障碍，但不如髋关节炎严重。X 线平片可排除腰椎、髋关节或大转子的结核以及其他炎性病变。穿刺可根据穿刺液炎性反应鉴别髂腰肌及髋关节脓肿。诊断还须与股疝相鉴别。治疗原则与上述相同，如行手术切除，术后应做下肢牵引，防止髋关节屈曲畸形。

（严世贵 阮登峰）

zuògǔjiéjié huánángyán

坐骨结节滑囊炎 (ischiogluteal bursitis)

坐骨结节滑囊又称为坐骨-臀肌滑囊。位于臀大肌和坐骨结节之间。坐骨结节滑囊炎常见于坐着工作和年老瘦弱的妇女，发病与长期坐着、摩擦、损伤有关，又称编织臀。主要表现为局部疼痛，不适感及肿块。肿块大小不定，张力较大。此滑囊炎易出血，抽出液常为血性。炎症期患者不能久坐，臀肌收缩可产生疼痛并放射至臀部，如滑囊肿大明显可刺激邻近的坐骨神经干而

出现坐骨神经症状。应与梨状肌综合征和腰椎间盘突出症相鉴别。一般理疗加穿刺注射，同时在坐具上加一软垫多可以治愈。此滑囊位置较深，距离坐骨神经较近，且手术切口瘢痕位于负重区，手术野接近肛门，容易污染，应尽量避免手术，如行手术需局部隔离防止感染。

（严世贵 阮登峰）

guówō nángzhǒng

腘窝囊肿 (popliteal cyst)

腘窝内滑液囊肿的总称。又称贝克囊肿。腘窝内滑液囊很多，最常见的是腓肠肌-半膜肌滑囊，并常与关节腔相通。除此，还可以发生于股二头肌、半腱肌、韧带和关节囊。腘窝囊肿可分为原发性与继发性，原发性为先天性结构异常，多见于儿童，继发性则是由于膝关节内疾病（如骨关节炎、类风湿性关节炎及半月板损伤等）引起的滑膜腔的渗出物。主要表现为腘窝内隐匿性肿胀，伴有机械性伸膝或者屈膝运动障碍，一般疼痛不剧烈。对于继发于膝关节内疾病的腘窝囊肿，首先应治疗原发病，若囊肿未消失则再行手术切除。对单纯腘窝囊肿可采取注射醋酸氢化可的松，疗效较好。非手术疗法无效且囊肿较大影响关节活动者可行手术切除。儿童的腘窝囊肿常可自行消散，4~5 岁以后不消者再考虑手术治疗。

（严世贵 沈炜亮）

ézú huánángyán

鹅足滑囊炎 (anserina bursitis)

鹅足滑囊位于缝匠肌、股薄肌及半腱肌的联合腱止点与胫骨内侧副韧带之间。若膝外翻角大于正常，胫侧副韧带及肌腱相应紧张，慢性劳损的机会会增多。另外如骑马、骑车等经常反复在

局部造成小创伤形成慢性摩擦损伤常是该病的病因。鹅足滑囊炎主要表现为膝关节内侧（胫骨结节内侧 2~3cm 处）疼痛，晨轻暮重，活动多加重疼痛，休息后减轻，局部有肿块，常可误诊为慢性关节炎、内侧半月板损伤、内侧副韧带损伤等。一般采用休息、药物、注射等非手术治疗可以治愈，非手术疗法无效者方可采取手术切除滑囊，切除时注意勿损伤联合腱、副韧带和关节囊。

（严世贵 沈炜亮）

bìnqián huánángyán

髌前滑囊炎 (prepatellar bursitis)

位于髌骨前方的滑囊有三个，即髌前皮下囊（在皮下与深筋膜之间）、髌前筋膜下囊（在阔筋膜与股四头肌腱之间）和髌前腱下囊（在股四头肌和髌骨骨质之间）。髌前滑囊炎是由于外伤或反复摩擦而产生的急性或慢性滑囊炎，多发生在皮下囊与腱下囊。较早时期曾高发于矿井下的工人被称为矿工膝，也常见于较早时期洗衣的妇女，又称女仆膝。主要表现为髌前局限性肿胀，触之有波动感。只有轻度疼痛或无痛，膝关节活动不受影响。急性滑囊炎可分为外伤性滑囊炎和出血性滑囊炎，抽液后加压包扎一般 2 周能痊愈。慢性滑囊炎非手术疗效欠佳，常需手术切除，一般切除滑囊后壁即可，操作简单，并发症少。

（严世贵 沈炜亮）

bìnxià huánángyán

髌下滑囊炎 (infrapatellar bursitis)

髌下深滑囊又称胫前深滑囊。位于胫骨结节和髌韧带之间。髌下滑囊炎多发生于跳跃动作较多的青少年和运动员，主要症状是半蹲位疼痛，髌韧带深部压痛，尤其是伸膝时韧带松弛状态下压

痛最明显，有时韧带附着处的两侧有波动性肿胀。治疗原则同前，一般抽液注射即可，针对滑囊已增厚的患者，可做囊肿切除术。

（严世贵 沈炜亮）

jǐsuǐhuīzhìyán hòuyízhèng

脊髓灰质炎后遗症（polio sequelae）

脊髓灰质炎受累肢体 2 年后功能未恢复而导致的肢体畸形和功能障碍。俗称小儿麻痹后遗症。脊髓灰质炎，是一种由嗜神经病毒感染脊髓前角细胞和某些脑干运动核的急性传染病。特点是发热后出现肢体弛缓性瘫痪，这种病毒主要损害脊髓中前角运动神经细胞，从脊髓横断面上看，前角细胞呈灰色。该病发病时的年龄85%以上是 3 个月~3 岁的婴幼儿，在中国俗称小儿麻痹症。急性发病后 2 年内属恢复期，但通常在发病后 5~6 个月内肌肉恢复最多，每个患者肌肉瘫痪的程度、范围不同，随着患者年龄增长，不正常的负重应力而发生不同类别的肢体畸形和功能障碍。因此，脊髓灰质炎后遗症伴随着患者从儿童—成年—中年—老年的全过程。

肢体瘫痪畸形的发生发展规律 恢复期后，不同程度不同范围的肌肉瘫痪所造成的肌力不平衡渐趋明显，为畸形形成与发展期。特别是广泛而严重的肌肉瘫痪，患儿长期使关节或肢体置于某种固定位置，常导致屈曲优势的关节韧带、筋膜、肌肉处于纤维蛋白变性或部分变性状态，使受累韧带筋膜等丧失应有的延展性，表现为关节挛缩、躯干不良姿势或屈髋挛缩、屈膝挛缩、马蹄内翻、骨盆倾斜等骨关节畸形。导致肌肉瘫痪和骨关节畸形的发展程度，取决于如下几种因素：①受累脊髓灰质神经细胞的范围和程度。②支配肌或肌群的脊髓灰质细胞柱的高度和宽域。③肌力不平衡所引起的肌力强势侧畸形改变。④长期失用及肌肉、筋膜的挛缩。⑤长期异常承重姿势的应力。⑥患病的年龄和后遗症期是否得到正确治疗。肢体的畸形和功能障碍随着年龄的增加亦有变化，由于几十年的非平衡状态下运动，患者进入中年以后肢体的功能代偿必然减弱，累及健侧肢体、脊柱，致使全身功能减弱，即为脊髓灰质炎后遗症的后发症。因此，患者在终生使用自己残肢的每一年龄阶段，都应该定期找有经验的矫形外科医师检查、咨询、指导，或施行矫形手术治疗和早期佩戴支具保护下行走（图1）。

临床表现 临床上还没有一种疾病似脊髓灰质炎那样，导致每个患者肌肉瘫痪的程度、范围那样变化无常；造成肢体畸形的类型繁杂多样，形成各具特点的病理步态与功能障碍。脊髓灰质炎后遗症临床表现的共性是不同程度下肢肌肉瘫痪、萎缩，侵犯腰腹部和上肢肌肉者不足5%。下肢轻度肌肉瘫痪者仅表现为肌肉萎缩，常速行走与正常人无异。较重度瘫痪、畸形患者需要持拐杖或者手压腿行走，双下肢重度瘫痪畸形，将完全丧失站立行走功能仅能爬行、蹲行，或者依靠轮椅代步（图2~图4）。

诊断 依据以下容易做出诊断。①病史：出生时正常，一般在出生 3 个月后，继发热后出现肢体瘫痪，热退以后其瘫痪逐步

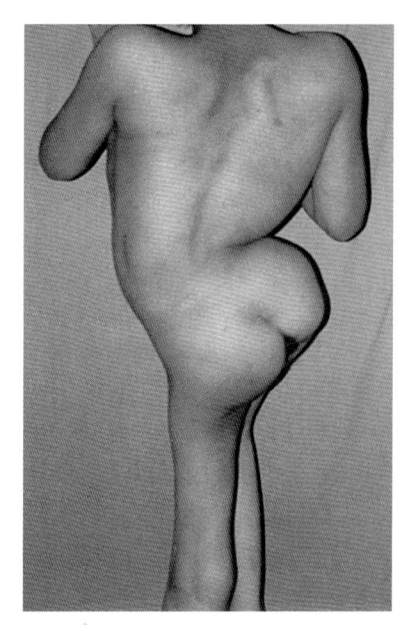

图2 下肢瘫痪合并脊柱侧凸

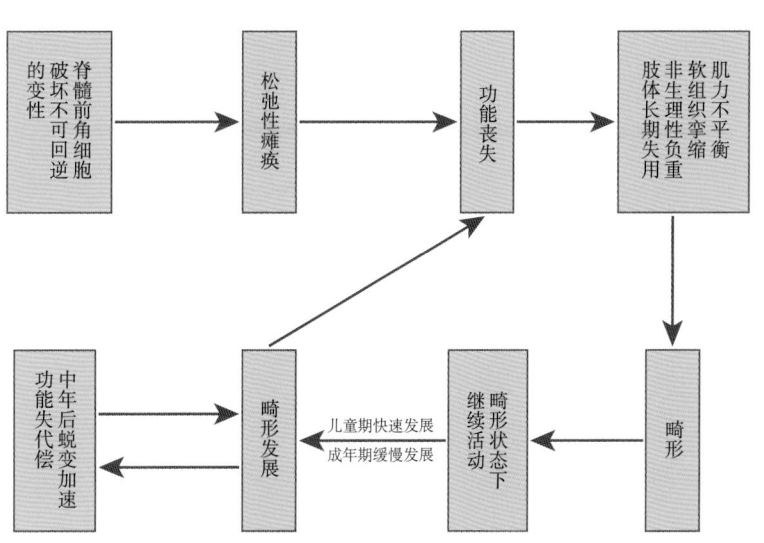

图1 产生肢体畸形的原因和影响畸形转化的因素

好转而不是进行性加重或恶化，肢体瘫痪95%发生在下肢。但个别轻型的患者没有清楚的发病史，在排除了其他致病原因外也可诊断为小儿麻痹后遗症。②查体：不对称的肌肉软瘫或弛缓性瘫痪，95%以上发生在下肢，受累肢体不同程度的萎缩，肌张力低，腱反射弱或消失，无病理性反射，肌肉瘫痪萎缩重者，患肢血液循环差，皮温低冷。③智力正常，肢体感觉功能正常，大小便功能正常。

治疗 包括非手术治疗和手术治疗。

非手术治疗 ①合理训练残存肌力，但是不能疲劳性训练，否则将加重残存肌肉萎缩。患肢自我按摩瘫痪肢体并注意保暖，以改善血液淋巴循环。②轻度关节挛缩或畸形，佩戴辅具（支具）可以预防畸形的发生，改善下肢功能。③若骨关节畸形有加重趋势，应请矫形外科医师检查，提出合理化的预防、治疗建议。

手术治疗 在人类罹患的数以千计的疾病中，每个病种总有多种供选择的治疗方法，但唯有下肢的骨性畸形一旦发生，如成年人在冠状面上下肢力线明显偏移、足踝部发生固定性内翻畸形，供选择的治疗方法只有一个——手术矫正。如果不早期手术矫正，因关节面偏心受力，在站立行走负重应力下畸形将加重，骨性关节炎提前发生，久之，容易继发骨盆倾斜、腰椎侧凸、对侧下肢等疾患（图5，图6）。

手术适应证 除遵从一般外科基本原则外，若出现以下肢体畸形类型的患者，建议尽快找有经验的矫形外科医师实施手术治疗。①肢体静态平衡破坏，畸形不断发展并继发新的畸形：如髋关节屈曲、外展、膝内翻伴有韧带松弛、马蹄内翻足等。并继发骨盆倾斜、脊柱侧凸等问题。必须采取矫形外科手术，以恢复下肢正常的负重力线，打断畸形发展的恶性循环。②肌力严重不平衡：肌肉不均衡的瘫痪、萎缩，是造成畸形发展恶化的根本原因，调整肌力平衡的手术，是防止畸形，增加肢体功能的有效措施。常用的方法是肌腱止点的转位手术。如将胫前肌或胫后肌止点外移，防止足内翻畸形。腓骨长、短肌止点内移，防止足外翻畸形等。③关节严重不稳定：下肢的关节稳定是站立行走的基础，若关节明显松弛应做肌腱紧缩术、有限的关节固定术。如足部的跟距关节、三关节固定，膝、踝关节的肌腱固定术、髋关节囊紧缩与阔筋膜紧缩等。④双下肢严重不等长，应施行等长肢体的手术。若单侧下肢肌力广泛重度瘫痪，较健侧下肢短缩3cm有利于患者起步行走，不要力图恢复双下肢等长。总体上判定一个小儿麻痹

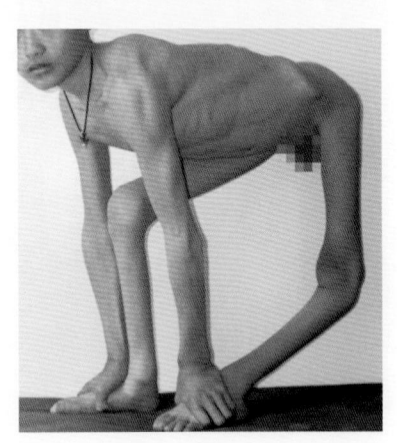

图3 双下肢重度瘫痪，手抓足爬行

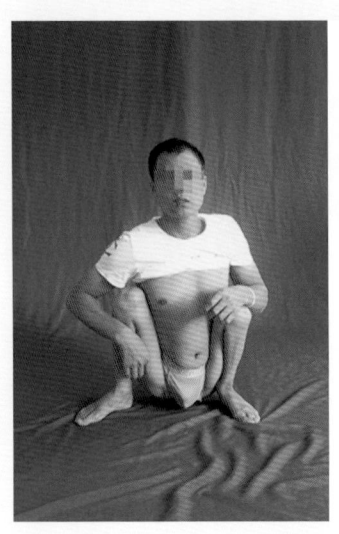
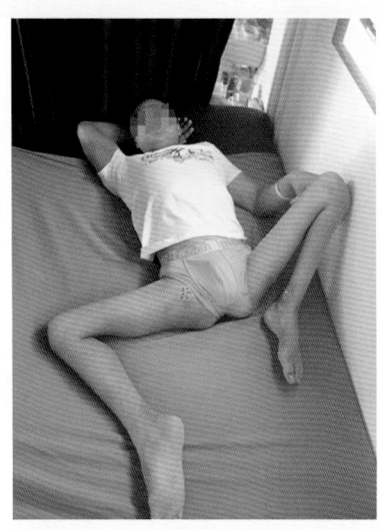
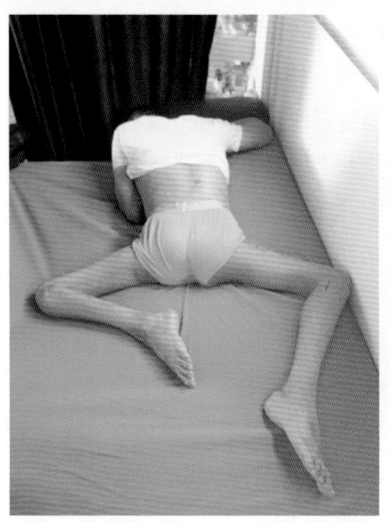

图4 蹲行患者，卧位时双下肢重度外展外旋畸形

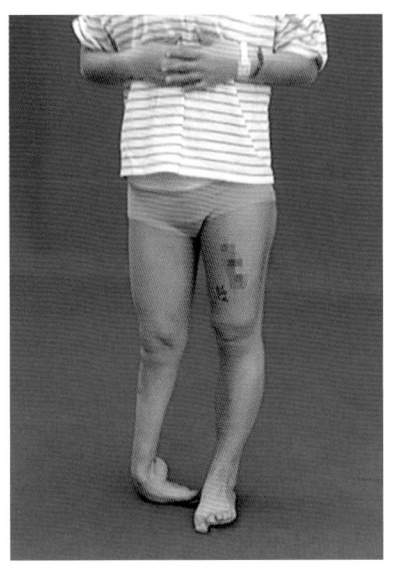
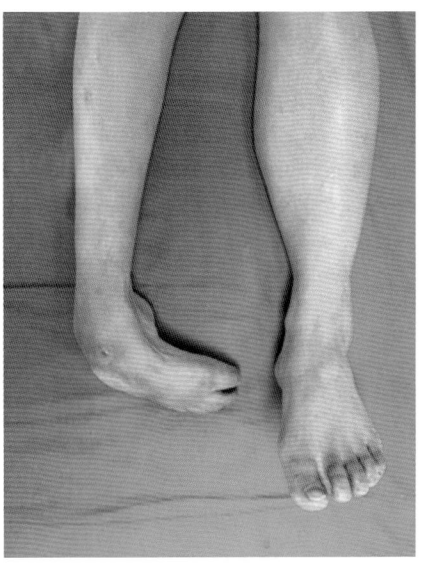

图 5　术前右足重度马蹄内翻足畸形

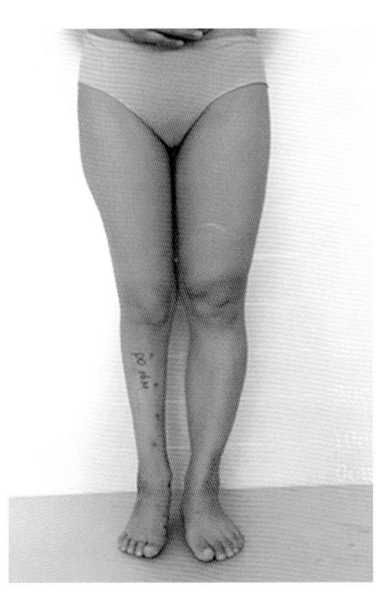
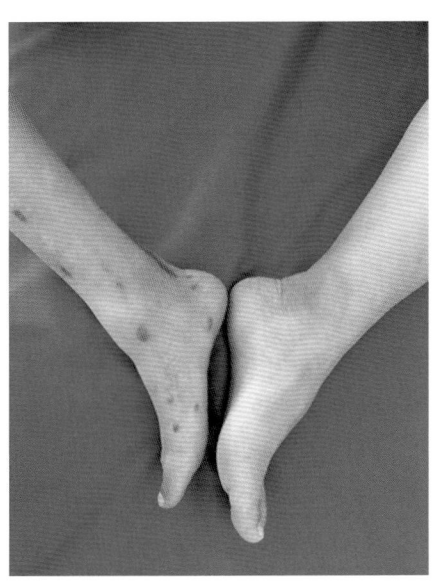

图 6　手术后 16 个月足畸形矫正

后遗症肢体瘫痪畸形患者有无手术适应证，就是分析评价其有无矫正畸形、改善功能的要求和条件，手术后能不能达到畸形矫正、改善功能的目标。有的患者从医疗的角度分析应该手术治疗，但其效果达不到患者的要求，应暂缓实施外科治疗。由于小儿麻痹后遗症矫形手术的治疗缺乏国际、国内通用标准，面对一个下肢残疾患者是否有手术适应证，很大程度上取决于主持手术医师对脊髓灰质炎后遗症的认知与临床经验。由于伊利扎洛夫（Ilizarov）技术的成熟应用，对复杂的下肢畸形手术治疗指征突破性拓宽了。

矫形手术的目的或结果　下肢矫形手术的目的：矫正畸形、平衡肌力、稳定关节、等长肢体恢复或改善功能，预防或减少远期发生并发症。手术后至少能实现四个结果：①矫正畸形。②恢复或改善功能。③预防或减少远期发生并发症。④某些类型的畸形实施矫形手术，是为辅具假肢装配、康复训练等创造条件。高、尖、昂贵的医学检查、医疗设备，外科新器械在骨科各个专业已得到广泛运用，但是小儿麻痹后遗症的肢体残疾矫形外科治疗，很少需要高、顶、尖的医疗设备和器械。良好治疗效果的产生，仍需要外科医师的辩证思维、整体观念、手术方案的科学决策，丰富的矫形外科实践经验。

常用手术方法　①软组织挛缩松解术：切断挛缩的筋膜、延长短缩肌腱、肌肉为主的软组织手术，以矫正关节屈曲挛缩畸形、改善关节纤维僵直，是矫正四肢关节挛缩畸形常用、有效的手术。常施行的有髋关节屈曲、外展挛缩手术松解，髋内收肌挛缩、髂胫束挛缩手术松解，屈膝挛缩手术松解。足踝部最常用的是跖腱膜挛缩松解，跟腱挛缩（足下垂畸形）延长术。②截骨矫形术：是矫正骨关节畸形常用的有效方法，分为骨干截断术和关节面截除术两类。骨干截断术，常用来矫正肢体内、外翻或内、外旋或屈曲、过伸畸形，如膝内翻、膝外翻的胫骨上段截骨或股骨髁上截骨术等。骨关节面截除术，如足的三关节、跟距关节融合等是常用的截骨术，以矫正关节不稳和足踝关节畸形。如果下肢有多关节畸形，需要采用多个部位同期手术截骨。③肌腱或肌肉转位术：各种神经源性疾病出现的下肢畸形，几乎都存在一定程度的动力失衡，若不能早期实施肌肉的动力平衡术，必然会出现动力强势侧关节挛缩、倾斜继而骨性畸形改变。肌腱或肌肉转位术，是预防和矫正畸形、重建肢体运动功能的重要措施，其手术方法和目的是游离健康的动力肌远段或近段，改变方向引入并长至新的骨性或腱性止点，以替代瘫痪肌肉，恢复关节内外或前后的运动平衡，重建其功能。④关节固定术：主要适用于下肢的足踝关节，除非是严重感染，髋、膝关节一般不做融合固定。足踝关节固定术分肌腱固定和关节融合术，前者适用于未发育成熟的儿童和不适合做关节融合术的某些类型的成年人。人类无论是站立或行走，下肢的主要功能是支撑体重，因此足的稳定是行走的基础。若足踝关节麻痹性松弛或出现骨性畸形改变，应选择关节固定术。临床上最常用的肌腱固定是稳定踝关节的跟腱紧缩固定术；控制足下垂和蹈、趾下垂的踝关节前肌腱固定术。最常用的关节融合术是足的跟距关节或三关节融合术。⑤下肢延长或均衡术：下肢不等长分相对不等长和真性不等长。相对不等长又称假性长肢步态，主要一侧由髂胫束挛缩或一侧臀肌筋膜挛缩继发骨盆倾斜所致。彻底松解挛缩的髂胫束和臀肌筋膜，或髋外展侧肢体施行股骨转子下内收截骨，骨盆平衡后，双下肢自然等长。一侧下肢短缩超过 2cm 以上会出现降下式步态，应选择患肢延长术，延长的方法国际公认的是伊利扎洛夫（Ilizarov）创立的理论与技术。常用的有小腿延长术、股骨延长术、髂骨延长术等。延长术的部位、方法、数量要根据肢体短缩的程度、患者年龄、合并肌肉瘫痪的程度等情况而定。

预后 脊髓灰质炎后遗症患者不影响寿命，但是约有 20% 于罹病 30 ~ 40 年以后再度出现症状，肢体功能减退，这种新出现的症状称为脊髓灰质炎远期综合征。该综合征主要损及神经肌肉骨骼系统，并非涉及多系统的疾患。主要表现为软弱、乏力、肌纤维自发收缩、肌痛、肌萎缩等。肌肉骨骼系统型，主要表现为关节和肌肉疼痛，关节不稳、韧带劳损，可出现肌腱炎、滑囊炎及继发性骨关节炎等，大多发生于下肢，也可发生于长期使用拐杖的上肢。其发生的原因主要观点认为是患者进入中年后，功能代偿能力降低或丧失，运动系统衰退加重的表现。应告知患者转换生活方式和适当的康复治疗，存在骨关节畸形者应实施手术矫正，肌肉动力失衡者应手术调整，远距离行走应扶手杖或支具辅助。综合措施可延缓病情发展，改善肢体功能。

预防 中国政府于 2000 年 10 月 15 日向世界卫生组织西太区递交了《1999 年中国消灭脊髓灰质炎》进展报告和《中国消灭脊髓灰质炎证实文件》。但肠病毒属的其他病毒，也可引发临床和病理上与脊髓灰质炎无法区分的病症。在 2016 年之前，中国大陆仍实行活疫苗免疫计划，由口服活疫苗导致的肢体弛缓性麻痹，仍有个别散发。2017 年开始，中国开始普及灭活疫苗免疫，脊髓灰质炎的发生在中国、在全球，即将如天花一样成为历史。但遗留的百万患者已进入中老年，对其健康指导，肢体畸形矫正与功能重建，仍是医学界重大的责任。

（秦泗河）

nǎoxìng tānhuàn

脑性瘫痪（cerebral palsy，CP） 出生前、出生时及出生后 4 周之内，任何一种因素导致的脑部损害，之后随生长发育逐渐形成的以运动障碍和姿势异常为主的临床综合征。简称脑瘫。脑损害为脑部发育未成熟阶段发生，为非进行性但永久存在，脑损害的结果除了发育过程中的运动障碍，还可能合并有痉挛或其他类型的肌张力改变，精神迟滞，性格改变，或者伴有听觉、视觉或触觉等感觉障碍。脑瘫发病率按出生人口统计报告，英国 3‰ ~ 6‰，日本 2‰ ~ 4‰ 美国 2.5‰，中国 2‰ ~ 4‰。中国有超过 600 万脑瘫患儿，每年新发病例 4 万 ~ 5 万例，是第二位导致儿童出现残疾的因素，给家庭和社会都带来沉重的负担。根据瘫痪障碍部位可分为：①四肢瘫。②双瘫。③截瘫。④偏瘫。⑤双重偏瘫。⑥三肢瘫。⑦单瘫（图 1）。

病因及发病机制 原因是产前（妊娠期内）、分娩过程中、产后早期（通常是 4 周内）的各种因素所致的大脑损害，主要因素为新生儿早产、低体重、出生时窒息及出生后病理性黄疸。①产前因素：a. 脑发育畸形。b. 妊娠期间，胎儿在宫内感染。c. 母体的代谢性疾病，循环障碍及药物等导致胎儿的脑发育不全或脑积水。d. 母体的出血性体质使胎儿脑出血。e. 母体受到放射线照射使胎儿的细胞发育不全。f. 新生儿溶血性疾病。②分娩因素：a. 早产，胎儿的脑组织尚未发育完全。b. 分娩中严重窒息，如脐带绕颈，难产。c. 分娩过程不适当应用器械助产导致神经系统损伤。d. 胎位不正使胎盘供血不良。③产后因素：主要是外伤和疾病，如脑及血管外伤、病理性黄疸、各种原因的脑部感染等。

其发病机制主要分为两类：①大脑高级中枢神经病损后对下

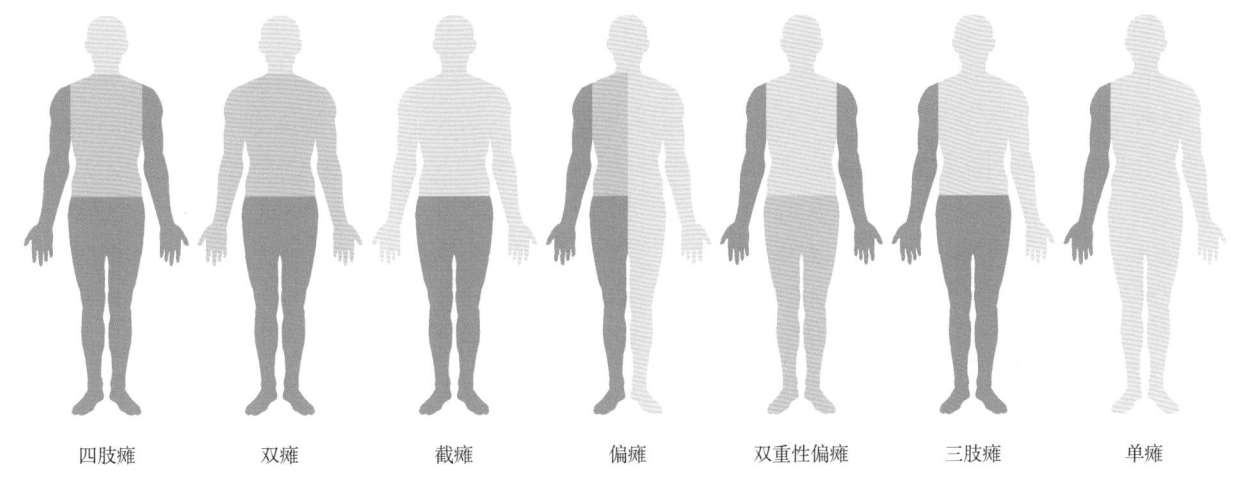

四肢瘫　双瘫　截瘫　偏瘫　双重性偏瘫　三肢瘫　单瘫

图1　脑瘫按运动障碍部位分类

位中枢抑制作用缺陷，导致上运动神经元综合征阳性的临床表现，如肌肉痉挛、腱反射亢进、阵挛、协同肌强力收缩等神经源性因素继发骨骼肌病理改变。②大脑高级中枢神经病损后对下位中枢联络功能缺陷，导致上运动神经元综合征阴性临床表现，如肌力下降、感觉功能丢失、平衡能力下降、肌肉自主运动控制能力下降等机械性因素继发骨骼肌病理改变。最终均表现为运动功能异常，如平衡功能障碍、肌肉缩短、骨骼发育异常、关节畸形失稳等。

临床表现　临床上将脑瘫分为七个类型。①痉挛型（图2）：锥体系损害，特别是大脑皮质损害后引起肢体肌肉张力升高，牵张反射亢进，且呈速度依赖型。被动屈伸关节的速度越快，肌张力增加越快。约占脑瘫患儿的75%，常与其他型症状混合出现，适合手术治疗。②手足徐动型：由于锥体外系受损而出现无目的、不自主的动作，睡眠时消失。多累及全身，头控能力差、面部表情怪，面部肌肉可出现不规则的局部收缩，呈现龇牙咧嘴、挤眉弄眼等怪异表情。有的出现反复

的舌尖紧缩，躯干、上肢、不由自主的刻板动作。喂养困难、语言障碍，约占脑瘫患儿20%。③共济失调型：可单独或与其他型同时出现，主要病变在小脑，表现为步态蹒跚，稳定、协调、平衡能力差，指鼻试验不能完成，肌张力低下。④强直型：此型占4%。病变累及广泛，病变脑损害的范围说法不一，可能是大脑皮质运动区病变为主或广泛的基底节损害造成的。一般认为由于苍

白球的损害造成了全身肌肉张力极度亢进，肢体呈僵直状态。常看到角弓反张，肢体被动活动犹如铅管，反射和阵挛均不易引出。生长、发育和预后均差。⑤混合型：同时有以上两种或两种以上类型的表现，以痉挛伴随手足徐动型为多见。⑥震颤型：极少数。⑦肌张力低下型：极少数。

诊断与鉴别诊断　具有典型的围产期病史，如胚胎发育异常、早产、低体重、难产或窒息、溶

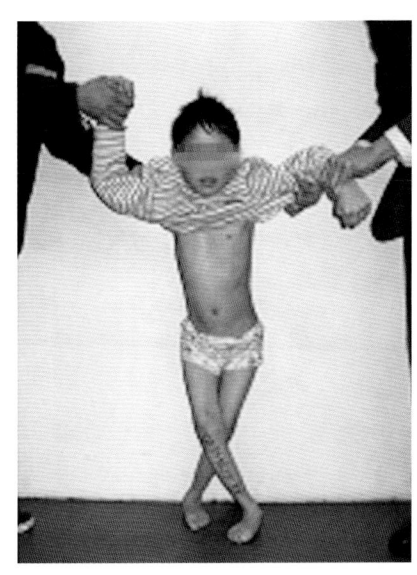
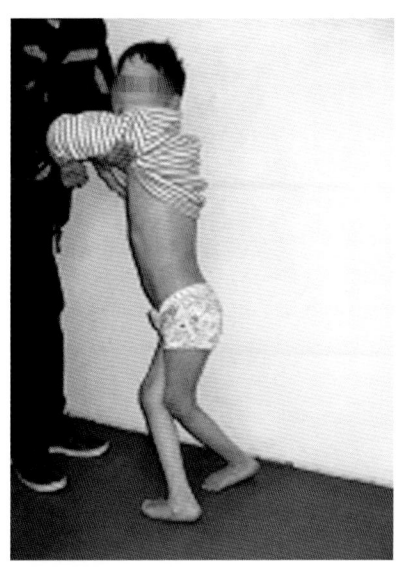

图2　痉挛型脑瘫（双下肢站立呈剪刀状态）

血性黄疸等，患儿存在有神经系统发育迟滞和上运动神经元受损表现，患者存在运动障碍和姿势异常，伴或不伴智力低下、语言障碍、视、听障碍等。检查包括：①首先进行基本的智力、语言测试。②粗大运动功能分类检查：1级：能在任何环境步行，部分运动技能较艰难；2级：走平路无须助行器，上下楼需要扶手；3级：走平路需要助行器，步行有困难；4级：步行困难，需要轮椅；5级：即使轮椅，躯干仍无法坐立及躯体活动。③步态分析：a. 剪刀步态：膝关节始终屈曲，足前部着地行走，步行时一侧肢体总是插至对侧肢体前方，前后交叉移动呈剪刀步或交叉步，支撑相延长，摆动相缩短，为不稳定的疲劳步态。该步态是青少年及幼儿脑瘫最常见步态。病理原因主要为股内收肌、股直肌、腘绳肌、小腿三头肌痉挛及挛缩导致（图3）。b. 蹲伏步态：膝关节始终屈曲，行走时表现为过度夸张的髋、膝屈曲。患者步长缩短，股四头肌过度负荷，以稳定膝关节。是大龄青少年及成年人痉挛性双侧脑瘫患者最常见的异常步态。病理原因主要为小腿三头肌肌力减弱，行走时为稳定膝关节，股四头肌需增加负荷，腘绳肌及髋关节屈曲挛缩。跟腱延长术后导致小腿三头肌肌力减弱也是常见医源性原因。c. 膝反张步态：负重行走时膝关节反屈。病理原因为小腿三头肌的痉挛或挛缩，股直肌痉挛或者挛缩以及医源性腘绳肌过度延长、腓肠肌腱过度松解。④肌肉状态评估：a. 肌张力测定：是判断痉挛型脑瘫痉挛程度的重要指标，阿什沃思（Ashworth）测定法是常用方法。b. 肌力测定：由于肌张力障碍，采用传统徒手肌力测定法敏感性不佳。但一般脑瘫患者肌力低下程度介于传统徒手肌力测定的3~4级。肌力训练可以有效地提高脑瘫儿童的运动功能，而且不会导致痉挛增加，是脑瘫康复的常用方法。⑤骨骼和关节畸形的评估：a. 关节活动度测定：包括主动运动和被动运动范围，多采用被动关节运动的评价方法。b. 骨关节畸形程度测定：通过物理检查、X线检查，容易确定变形关节的弯曲或关节倾斜角度。c. 髋关节内收畸形的评估：髋内收肌检查分为两部分，一是股内收肌（图4）；二是股薄肌、内侧腘绳肌。d. 膝关节屈曲挛缩的评估：测量腘窝角。仰卧位，一侧下肢伸展，抬高另一侧下肢并使膝关节最大限度伸展。测量小腿与大腿纵轴延长线构成的角度（图5）。e. 跟腱挛缩及腓肠肌挛缩：膝关节伸直状态，踝关节被动背屈小于10°，且当患者膝关节屈曲90°状态踝关节被动背屈仍小于10°为跟腱挛缩（图6）；膝关节伸直状态，踝关节被动背屈小于10°，且当患者膝关节屈曲90°状态踝关节被动背屈大于或等于10°为腓肠肌挛缩（图7）。

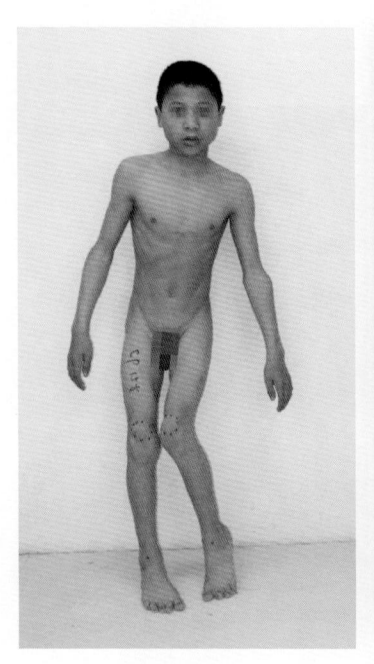

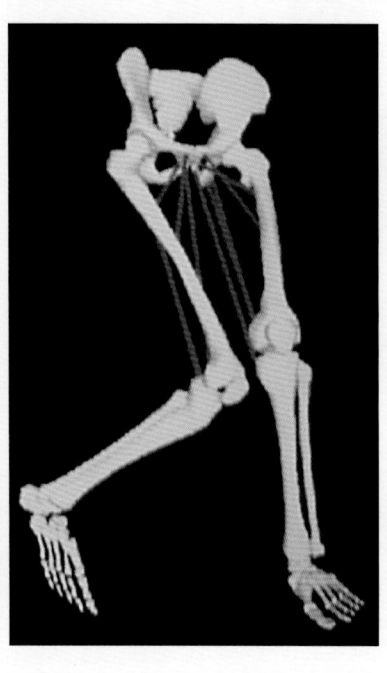

图3　剪刀步态

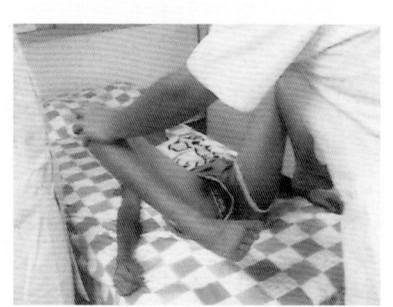

图4　屈髋屈膝90°，双髋外展检查股内收肌挛缩

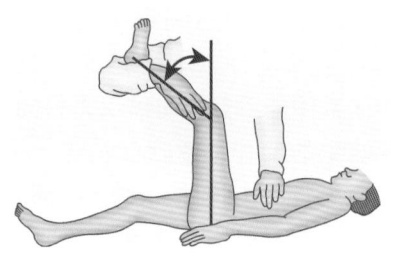

图5　腘窝角的测量

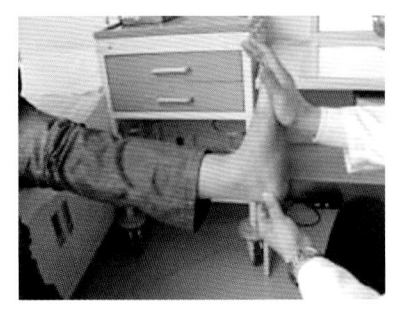

图 6 检查跟腱挛缩（膝伸直位）

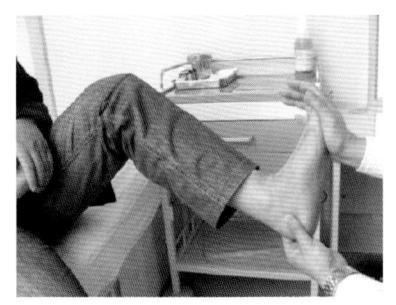

图 7 检查腓肠肌挛缩（膝屈曲位）

需要鉴别的是类脑瘫表现的其他中枢系统疾病，如脑炎后遗症、脑出血、脑外伤后遗症等。

治疗 主要包括药物治疗、康复治疗和手术治疗。

药物治疗 脑瘫没有特效治疗药。应用的药物并不能从根本上恢复脑损害，对症状的控制作用有限且不稳定，副作用相对较多。脑瘫发病初期的治疗可选择促进脑损伤修复和发育的药物：维生素、微量元素、必需脂肪酸、氨基酸、肽类、蛋白质。脑瘫发病后期的治疗可选择，改善运动障碍的药物。①降低肌张力药：苯二氮䓬类、巴氯芬、硝苯呋海因。②控制不自主运动和震颤等锥体外系症状的药：苯海索、美多巴。③肉毒杆菌毒素 A：局部注射可缓解肌肉痉挛。

康复治疗 目的是减轻肢残因素造成的后果，尽最大努力改善功能，提高运动能力、语言能力和生活自理能力，争取达到能够受教育（正常教育或特殊教育）和生活自理。

康复原则 ①早期发现、早期治疗。婴幼儿运动系统处于发育阶段，早期发现运动异常，早期加以纠正，容易取得满意的效果。②促进正常运动发育，抑制异常运动和姿势。按小儿运动发育规律进行功能训练，循序渐进促使小儿产生正确运动。③综合治疗。利用各种手段对患儿进行全面，多样化的综合治疗。除针对运动障碍进行治疗外，对合并的语言障碍、智力低下、癫痫、行为异常也需要进行干预，还要培养他面对日常生活、社会交往及将来从事某种职业的能力。④家庭训练和医师指导相结合。脑瘫的康复是一个长期的过程，短期住院治疗不能取得良好的效果，许多治疗需要在家庭里完成，家长和医师密切配合，共同制订训练计划，评估训练效果，在医师指导下纠正不合理的训练方法。

康复方法 ①运动疗法：根据生物力学和运动学的原理来促进肌肉、关节活动和改善肌张力的一种康复方法，可起到松弛肌肉痉挛、牵伸挛缩肌肉和韧带、保持和增强关节活动、防止肌肉萎缩、防治关节粘连和挛缩、增强本体感觉、诱发肌肉屈伸反射等积极作用。②作业疗法：是应用有目的、经过选择的作业活动，对身体、精神、发育有功能障碍或残疾以致不同程度丧失生活自理能力和职业劳动能力的脑瘫患者进行训练，使脑瘫患者的生活、学习能力得以恢复、改善和增强，帮助其重返社会的一种治疗方法。③语言康复：语言治疗不仅要对那些有语言障碍的患儿进行有声的语言治疗，还要帮助不能使用语言进行交流的患儿建立一种代偿性交流方式。方法包括游戏疗法、手势符号的训练等。④应用矫形器：补偿其功能而应用矫形器，可起到稳定和支持作用；固定和保护作用；预防和矫正肢体畸形；改善功能。

手术治疗 主要手术方法包括选择性脊神经后根部分切断术（selective posterior rhizotomy，SPR）、周围神经部分切断术（selective partial neurotomy，SPN）、双颈总动脉鞘膜交感神经网剥脱术、矫形手术等。①选择性脊神经后根部分切断术（SPR）：是痉挛型脑瘫缓解肌肉痉挛状态的有效手术方法。痉挛型脑瘫通常认为是由于大脑皮质及脑部下行性抑制性传导通路损伤后，对 γ 运动神经元抑制作用减弱，造成 γ 运动纤维兴奋性增强，引起肌梭敏感性增加，产生异常放电，通过肌梭 α 传入纤维，作用于 α 运动神经元，导致机体肌肉痉挛收缩。基于上述痉挛的病理生理学机制，选择性的阻断后根内的 α 类传入纤维（肌梭感觉传入纤维），保留其他感觉神经纤维，阻断脊髓反射 γ 环路，从而解除或缓解肢体痉挛（图8）。②周围神经选择性部分切断术（SPN）：对四肢不同部位的痉挛而分别采用胫神经（针对踝痉挛）、坐骨神经（针对膝痉挛）、肌皮神经（针对肘痉挛）、正中神经（针对腕、指痉挛）、闭孔神经（针对大腿内收肌群痉挛）、臂丛神经（针对肩关节内收痉挛）选择性切断。SPN 具有切口小、出血少、疗效确切，并发症少等优点，尤其适用于肢体痉挛体征比较单一、局限的低龄患儿，符合脑瘫早期治疗的原

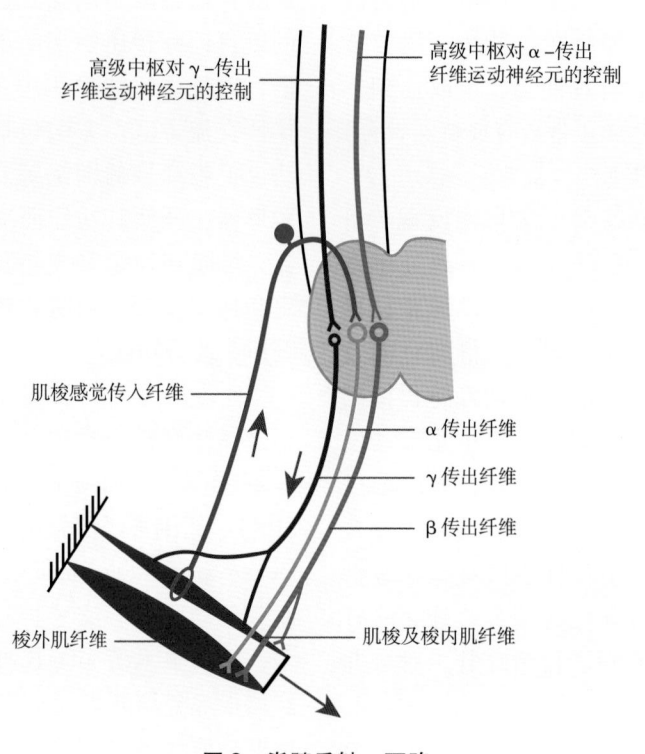

高级中枢对γ-传出
纤维运动神经元的控制

高级中枢对α-传出
纤维运动神经元的控制

肌梭感觉传入纤维

α传出纤维

γ传出纤维

β传出纤维

梭外肌纤维

肌梭及梭内肌纤维

图8 脊髓反射γ环路

则。手术须在显微镜下实施，并使用神经肌电刺激仪进行仔细选择以达到最佳效果。③双侧颈总动脉鞘交感神经网剥脱术：双侧颈总动脉鞘交感神经网剥脱术（即颈部去交感神经术）对于手足徐动型和部分扭转痉挛型脑瘫可以有一定的效果。且可能改善部分患者流涎、斜视、语言不清、共济失调等症状，手术创伤小，基本没有风险。但该式式机制不明确、疗效不确定，故需要术前与家长充分沟通。④矫形手术：四肢矫形手术是通过矫正畸形、稳定关节、平衡肌力、恢复下肢持重力线来改善患者站立、行走功能、预防继发病损。纵然手术后无法达到行走功能的患者，矫正畸形后也能方便健康护理。常用手术方法包括针对肌肉、肌腱等软组织的松解、延长、移位，切断和针对骨组织的关节融合、截骨矫形等。对于脑瘫患者肢体的手术矫形有三点重要原则需注意，一是脑瘫畸形多为多部位畸形同时存在，即所谓"畸形链"，矫形需多部位同时手术解除畸形链。二是对于肌腱转移手术，整体肌腱转移的指征应正确评估，原因是痉挛性肌力不平衡患者肌腱转移术后的结果很难预测，过度矫正的可能性更大，将导致出现相反的畸形。因此肌腱部分转移的结果更可靠些。三是脑瘫肌腱延长或松解术后，良好的石膏固定是获得满意疗效的重要一步，应该由实施手术的矫形外科医师负责或协助打完管型石膏。患肢在麻醉、肌肉松弛的状态下石膏较容易打得恰到好处。⑤手术与康复的关系：痉挛性脑瘫神经手术治疗最佳年龄为3~6岁，在康复训练基础上实施 SPR 手术，对于痉挛较局限的轻症病例也可以考虑行周围神经手术。在神经手术解除肌肉痉挛后，确实存在固定关节畸形的需二期矫形手术，应于神经手术后间隔6~12个月

施行。对于少年或成年人脑瘫，痉挛与挛缩甚至骨性畸形常同时存在，或出现其他部位代偿、失代偿肢体畸形，需要矫形手术治疗。手术的作用在于解除痉挛和纠正关节畸形，康复的目的是使患者提高肌力和关节控制能力，以提高运动能力和改善功能姿势。手术是康复的前提，康复是手术效果的保障，手术和康复应该同时进行。

转归和预后 脑瘫的脑部病损是非进行性的，但由其所致的肢体运动障碍却会伴随患儿生长发育逐渐显现和加重。脑瘫是一种残疾，是不可治愈的，通过康复训练和手术等干预治疗目的是改善运动功能状态，减少继发肢体畸形，促进患儿心理健康发展，增强自理能力以及融入社会的能力。

（秦泗河）

zhītǐ bùděngcháng

肢体不等长（limb length discrepancy，LLD） 单一或多个骨短缩或生长过度造成双侧上肢或下肢长度不等的畸形，是人类四肢较常见的畸形。主要由先天性肢体发育畸形、先天性关节畸形，或是骨关节感染、创伤后遗症、骨肿瘤、脊髓灰质炎后遗症、骨不连骨缺损等原因导致。上肢不等长<5cm 不影响功能和外观，但下肢不等长>2cm 就出现步态异常，严重短缩者多伴有骨与关节畸形，引起重度跛行和肢体功能障碍。因此，肢体不等长检查、研究、治疗主要涉及的是下肢。

病因与发病机制 下肢不等长的病因常分为两大类：先天性和获得性（表1）。20 世纪，脊髓灰质炎后遗症是最常见的原因。近年来感染、创伤以及发育异常所致肢体不等长日益多见，常见

表1 下肢不等长的病因

先天性
　偏侧肥大或偏侧萎缩
　病因不明的特发性
　静脉畸形骨肥大综合征
　肢体发育不良
　近侧股骨灶性缺损
　先天性股骨短缩
　胫骨半肢畸形
　腓骨半肢畸形
　胫骨后内侧弓状畸形
　骨骺发育不良
　内生软骨瘤病
　遗传性多发性骨软骨瘤病
　先天性胫骨假关节
　神经纤维瘤病
　骨纤维结构发育不良

获得性
　创伤
　急性骨缺损
　骺板骨折
　骨折不愈合
　股骨骨折生长过度

感染性
　骨髓炎
　化脓性关节炎
　炎性关节病
　青少年类风湿性关节炎
　血友病、色素沉着绒毛结节性滑膜炎

神经性
　周围神经损伤
　脊髓灰质炎
　脑性瘫痪
　脊髓发育不良
　骶骨发育不全

混合性
　肢体放射治疗后
　股骨头-骨骺滑脱
　儿童股骨头缺血性坏死
　髋关节脱位或挛缩
　骨盆上倾斜

病因如下。①脊髓灰质炎后遗症：由于肌肉瘫痪，下肢血液供应减少导致骨骺生长缓慢而引起不同程度的肢体较健侧发育不良，随着生长发育而愈加明显，在青春期更为显著。中国小儿麻痹后遗症患者中大部分存在下肢长度差异，占肢体不等长的首位。②儿童骨骺损伤：儿童创伤后骨骺损伤、长骨骨折畸形愈合和关节内骨折，也是引起下肢短缩畸形的原因之一。如果是一侧骺板损伤，即会引起成角畸形。涉及长骨一端整个骺板的挤压伤，会造成骺板严重受损，从而引起肢体短缩。而接近骨骺处的骨折，由于骨折愈合充血的影响，骺板生长可加快，在一定时间内，患肢反而比健侧长，而引起肢体不等长。③先天性髋关节疾病：多数由于髋关节的结构异常，造成肢体短缩。最为常见的是髋关节脱位而导致的下肢短缩，还有股骨颈发育不全、先天性髋内翻、先天性股骨近端或股骨颈骨缺损等所致的下肢短缩。④儿童骨感染：通常儿童下肢血源性化脓性骨髓炎的发病部位是四肢长骨的干骺端，以膝关节附近最为多见。骨髓炎导致骨质破坏，骨丢失或骨缺损，最后演变为骨不连和关节畸形等，这样也会出现下肢不等长。⑤骨结核：儿童干骺端骨骺遭到破坏引起生长紊乱，导致患肢短缩。⑥慢性非化脓性关节炎：少年慢性多关节型关节炎，由于骺板早期闭合而发生骨骺生长障碍，导致躯干短小和下肢不等长；有时因炎症刺激骨骺，使肢体生长增速，导致肢体不等长。⑦遗传性发育紊乱：一种原因不明的儿童期发育紊乱，表现为不对称的软骨增生，局限于单侧肢体的一侧，2~14岁儿童多见。常见病发部位是股骨远端与胫骨近端的骨骺，主要症状为下肢膝内翻、膝外翻、踝外翻或足下垂，并常伴有肢体不等长。⑧关节骨软骨病：最常见的为骺板骨软骨病，主要由于骨的纵轴生长发生障碍，造成病发部位生长缓慢或全部停止，使肢体长度呈现出对称或不对称的症状。如布朗（Blount）病，表现为长骨缩短畸形。⑨长骨肿瘤切除：骨肿瘤切除术后，肢体缩短愈合，导致肢体不等长。⑩断肢再植术：断肢再植术后，一般均留有不同程度的肢体短缩畸形。⑪先天性腓骨缺如：较为常见的一种先天性畸形，主要表现为小腿外翻畸形，外踝消失，常伴有小腿短缩或少足趾。

分类 主要分为以下几类。①短缩部位：分为大腿短缩、小腿短缩或大腿小腿都短缩，双足不等长。上肢分肱骨短缩，前臂短缩，掌骨或手指短缩。②下肢不等长程度：不等长差距<5cm为轻度；>5cm为中度，差距>10cm为重度短缩。③短缩性质：单纯短缩，不合并骨关节畸形或肌肉瘫痪。复合短缩畸形：短缩合并骨与关节畸形，如假关节、脱位、骨不连、关节挛缩、骨骼成角畸形等。骨感染性短缩：为慢性骨髓炎导致。④短缩合并神经、肌肉异常。如某组肌肉瘫痪、肌肉痉挛，合并感觉障碍等。

临床表现 轻度者表现为肢体长短不一，或者同时伴有粗细不一，但肢体的功能不受影响。严重的患者除肢体短缩外，还伴有肢体明显的发育不良，骨关节畸形，下肢较细，肌肉力量较差，足趾发育异常等。通常下肢不等长>2cm以上才会出现步态异常。长期双下肢不等长，会引发双髋受力不均匀，导致骨盆倾斜及脊柱侧凸。

诊断 患者或家属常因发现异常的步态、肢体短缩畸形而就医。通过询问病史、体格检查及影像检查容易诊断。重要的是要确定肢体不等长的病因、性质、程度以及病程等，为治疗提供依据。①木块垫高测量法：直立在平地上，重度下肢不等长会出现骨盆倾斜，健侧下肢屈膝位代偿。

将短腿侧足底放置适当高度木块，使两侧髂前上棘或臀纹达到水平线，读出垫高木板的厚度即是该患者下肢不等长的差距。脊柱突向短肢一侧，垫高短肢后脊柱仍然不能伸直证明有结构性侧凸，脊柱侧凸不能代偿的则提示先不宜行等下肢长术（图1）。②软尺测量法：平卧，体位摆正，双下肢伸直。根据体表标志确定髂前上棘和内踝尖的位置，测量两者之间的距离为双下肢的长度。由于双下肢全长X线检查的普及，这一经典的物理检查已经较少应用。③观察步态，成年患者短缩<3cm，通过骨盆倾斜调整无明显跛行步态，>3cm短缩行走表现为降下式跛行，重度短缩患者常采取健侧屈膝位代偿，以其双下肢能够平衡位站立行走。④双下肢站立位全长X线平片（图2）。通过X线平片的测量，可准确知晓双下肢的长度和双下肢的机械轴线，从而决定不等长的具体部位，指导治疗方案的建立。当然，拍摄双下肢站立位全长X线平片时要保证髌骨朝前和骨盆水平位，以获得准确的影像数据。

治疗 治疗原则：①详细检查评价下肢不等长病因、类型、程度，患者年龄以及对治疗的诉求等因素，以确定采用何种等长下肢的方法。②对中度以上的下肢短缩，或者合并其他畸形者，应该整体评价，通判分析，制订出个体化的治疗方案，再实施肢体延长时能否同期矫正畸形。③四肢延长术是比较复杂的技术体系，是矫形外科治疗中产生并发症最多的手术。主持手术的医师应评价自我的技术能力，评估治疗结束后能否达到预期疗效；手术有什么风险及并发症；如何规避。双下肢不等长的治疗方法主要包括以下几种。①短肢的延长术和长肢的缩短术：肢体缩短术有骨骺阻滞术和长肢切骨缩短术，两者虽能恢复肢体等长，但均使人体变矮，破坏人体比例，影响外形美观。短肢延长术能保持身高，患者愿意接受。②骨骺阻滞术：骨头常靠的是骨干两端的骨骺，通过简单的手术控制生长板生长就能达到控制肢体长度的效果，创伤小、恢复快。如果控制单侧的骨骺，则可以矫正肢体的成角畸形。③长肢切骨术：即根据测量的长度差别，将偏长一侧的骨头暴露截掉合适的长度，应用接骨板、髓内钉或外固定架重新固定，直至骨愈合。④肢体延长植骨术：将长骨截骨后在外固定器的辅助作用下一次性延长2～3cm，以自体松质骨填充间隙，外固定维持直至骨愈合。因为一次性骨延长的长度有限，故仅适用于较短的短肢体延长。《脊髓灰质炎后遗症外科治疗》中提到，小儿麻痹后遗症患肢不等长、髋关节不稳定、髋臼倾斜，可以采用髂耻骨延长的方法，延长肢体的同时，调整髋关节的角度，增

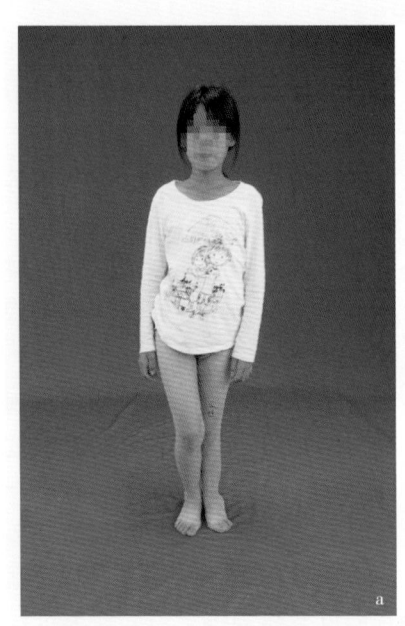 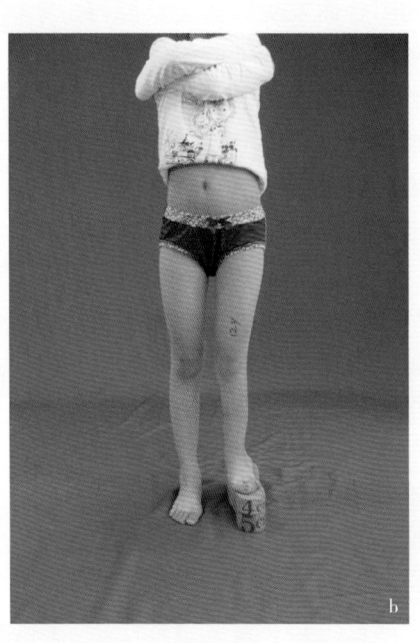

a. 左小腿短缩9cm；b. 木块垫高9cm后下肢等长。

图1 短缩下肢木块垫高测量法

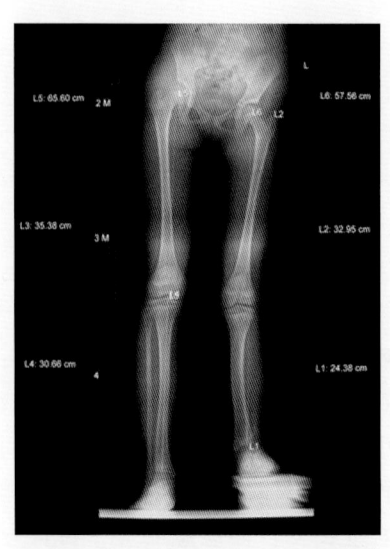

图2 双下肢全长立位X线检查

注：能确定下肢短缩数量、部位、畸形性质。该患者显示为左下肢先天性腓骨缺如，导致小腿短缩伴外翻畸形。

加髋关节稳定性。⑤伊利扎洛夫（Ilizarov）技术肢体延长术：苏联伊利扎洛夫（Ilizarov）教授于1963年最早报道了牵拉成骨技术。后经100多位创伤矫形外科学者的深入研究，发现了张力-应力法则。其定义为给活体组织持续、稳定、缓慢的牵伸，可刺激或激活某些组织细胞的再生和活跃生长，生长方式同胎儿组织一致，均为相同的细胞分裂。即控制牵拉的张应力，骨与软组织可再生，即牵拉成骨技术或牵拉组织再生技术。在这个理论指导下形成了伊利扎洛夫（Ilizarov）肢体再生延长技术，即骨在外固定架应力控制下可以实现延长和再生。⑥全髓内肢体延长术：全植入可控式髓内钉技术是利用一套封闭的、电脑控制的、自动整体化的髓内钉系统实施牵伸组织再生延长术。通过体外的控制系统向皮下的接收装置发射信号来加以控制。全髓内钉骨延长术降低了外固定架牵伸延长带来的不便，美观性好，但器械相对昂贵。

并发症 肢体延长的并发症除了手术和器械相关之外，主要与延长段骨生长或延长相关的骨与软组织不同步延长有关。表现为成骨不良或过早愈合；由于大腿肌肉丰厚，股骨延长易发生腘绳肌挛缩，并发膝关节僵硬较为常见；在小腿延长过程中，易出现屈膝畸形、马蹄内翻足畸形以及屈趾、屈踇畸形。出现畸形后，可以先进行功能训练，手法扳正等方法进行矫正，如果无效则需要通过矫形器或需要接受再次手术矫正。早期处理，这些问题还可以解决，如果处理不得当或者延误处理，则可能导致肢体功能障碍。在肢体延长过程中严格掌握手术操作规范、康复程序以及随访原则，可以大大降低并发症的发生率。

（秦泗河）

xiàzhī jūnhéngshù

下肢均衡术（balance of limb length discrepancy） 各种原因导致的双下肢不等长、患者跛行，根据患者年龄、下肢短缩部位、类型、短缩程度等，所进行的等长下肢的手术。包括短缩侧下肢延长术、长侧下肢短缩术、骨骺阻滞术等。如果患者同时有大腿和小腿短缩畸形，应同期或分期在股骨和胫腓骨实施延长。

手术原理 张力-应力法则，是苏联伊利扎洛夫（Ilizarov）在20世纪60年代通过大量的动物实验研究发现的一个生物学理论："生物组织受到缓慢、持续、稳定的牵伸所产生的张力，可刺激组织的再生和活跃生长，其生长方式类似胎儿组织，均为相同的细胞有丝分裂"，简称牵拉成骨技术（distraction osteogenesis，DO）或牵拉组织再生技术。不论应用何种肢体延长器械或技术行肢体延长术，都必须遵循该理论。

适应证 先天畸形、外伤、肿瘤、感染等原因所致的骨缺损或肢体不等长，以及因疾病引起的肢体畸形。如骨缺损或伴肢体短缩，骨不连伴肢体短缩，骨髓炎死骨清除后的骨缺损，以及肿瘤切除后遗留的骨缺损，先天性胫骨假关节，感染性骨与皮肤缺损，长骨和关节畸形等四肢骨病的治疗。成年人下肢不等长>2cm，患者有诉求，医师具有应用这项技术的能力。必要条件：①延长骨的上、下关节要稳定。②神经肌肉功能正常。③肢体血供好。④无皮肤和软组织异常。⑤骨结构正常。⑥患者精神状态稳定术后能够积极配合。

禁忌证 ①关节不稳定。②延长肢体有感染。③骨结构不良。④精神状态不稳定。⑤缺乏主观愿望，术后不能合作。⑥6岁以下儿童。对合并肢体麻痹的下肢短缩实施延长手术时，应考虑如何恢复肌肉平衡的因素。

肢体延长器械 ①单臂延长器：主要适用于股骨短缩或延长，胫骨延长<4cm也可用单臂延长器。但其缺点是小腿延长过程中不能控制足踝的下垂畸形（图1）。②伊里扎洛夫（Ilizarov）环形外固定延长器：是国际上最通用的器械。是苏联加夫里尔·伊里扎洛夫（Gavriil Ilizarov）于1952年在西伯利亚库尔干设计的环形外固定器。1954年获苏联保健局颁发的发明证书（图2）。其主要由细钢针及环行架组成，具有加压、延长、去成角、去旋转及去侧方移位的功能，更加有利于骨的再生与塑形。伊里扎洛夫洞孔全环式骨延长器（简称全环式延长器）是现代骨延长外固定器的经典之作，几乎适用于四肢任何部位，但尤其适合小腿延长。由于是三维固定调控延长，且能穿针安装足踝部件，在骨延长过程中能避免发生足下垂或内翻足畸形。③泰勒空间外固定架（Taylor Spatial Frame，TSF）：与电脑软件相配合使用的，肢体延长或短缩同时能精确矫正多平面复合畸形。④完全植入性肢体延长器：近年欧美国家研制应用完全植入性髓内钉下肢体延长器。它的动力源自于一个体外远程控制装置（external remote control，ERC）。ERC通过电磁场的磁力作用于髓内钉内的磁性金属轴，从而驱动植入骨髓腔内的髓内钉进行牵拉延长，避免了穿针外固定延长术患者的不适，具有很大的

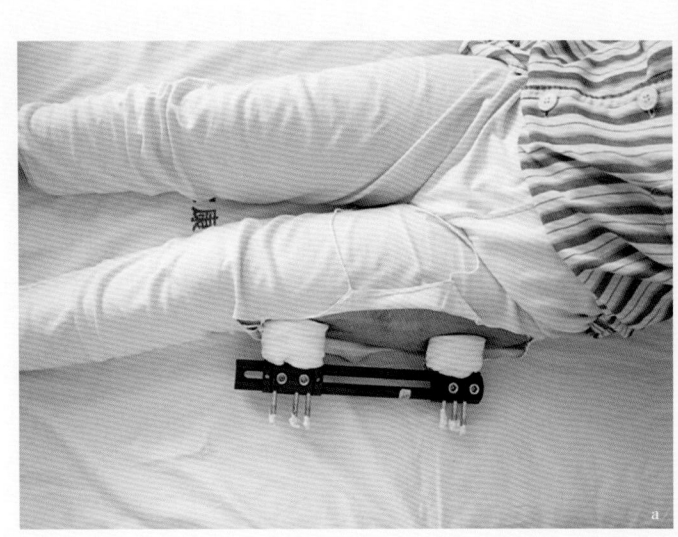
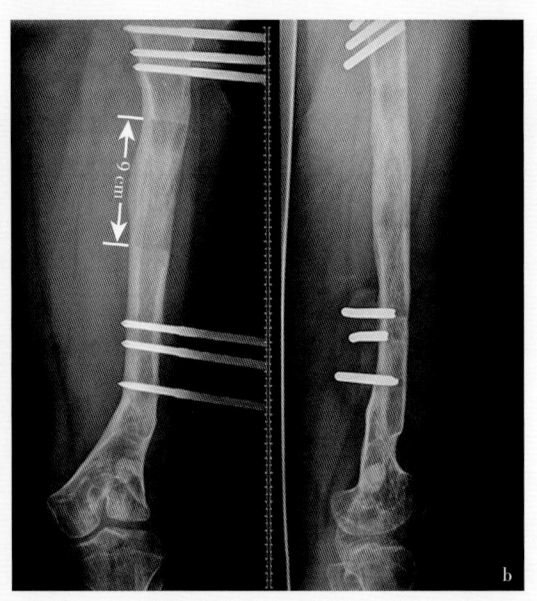

a. 单臂股骨延长器穿钉安装方法；b. 股骨延长术后正位及侧位片，股骨延长9cm，延长区骨愈合。

图1 单臂延长器

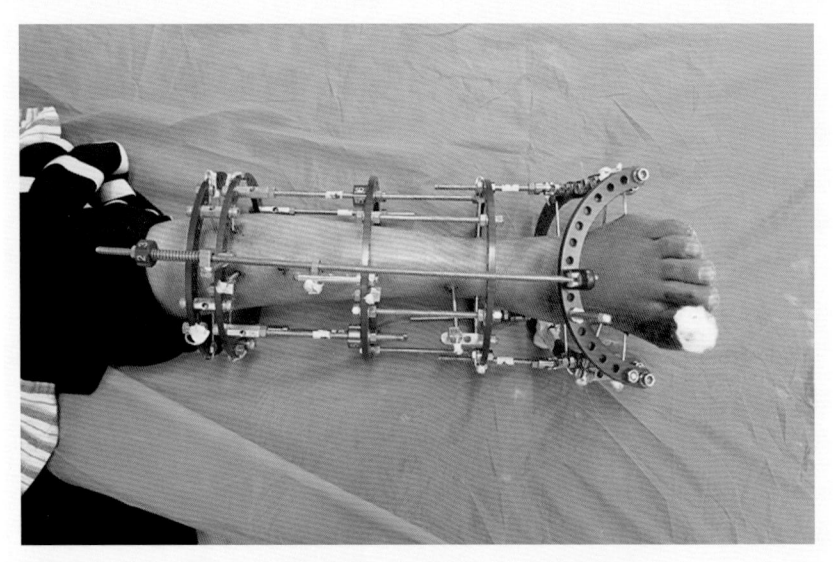

图2 伊里扎洛夫（Ilizarov）经典小腿延长器

发展远景。但医疗费昂贵，容易发生机械故障。应用比较成熟的产品是德国的Fitbone，它需要将一个信号传输器与髓内钉末尾相连并埋于皮下，通过体外的信号发射器控制内部的动力装置进行骨延长。在骨延长过程中为了刺激成骨，且有利于维持延长区域的轴线，儿童胫骨延长术骨髓腔内可以防止碳合金棒（图3，图4）。

手术治疗原则 儿童下肢短缩，可通过穿补高鞋的方法使下肢相对等长位行走，骨干延长术推迟到6岁后为宜。但如果患者肢体不等长超过3cm，患者会出现跛行从而导致脊柱侧凸。对这种病例，应尽早实施手术，否则脊柱侧凸固定后患者还需要校正脊柱畸形。成人短缩>2cm，短缩伴有骨关节其他畸形应实施手术延长与畸形矫正。术前必须对患者进行详细检查、科学评估，确定下肢不等长病因、部位、程度，患者目前功能状况，对手术结果的诉求等，制订正确的下肢均衡方法。基本原则是：青少年患者应尽可能满足双下肢基本等长的要求；成年人的下肢不等长多合并骨盆倾斜、腰椎代偿性弯曲，应适度等长；合并下肢肌肉瘫痪、关节畸形者，实施下肢延长术与畸形矫正手术应统筹兼顾，做出合理安排。截骨部位要考虑血供、成骨能力和畸形顶点等因素，一般选择在长骨干骺端截骨。股骨（分中上段或中下段）；胫腓骨（上段）；踝上截骨延长；跟骨延长、距骨延长。部分患者可以在2个管状骨上同期实施截骨延长。

手术方法 ①术前准备好相应的延长器。②延长的骨骼部位实施小切口截断，应用管状骨电

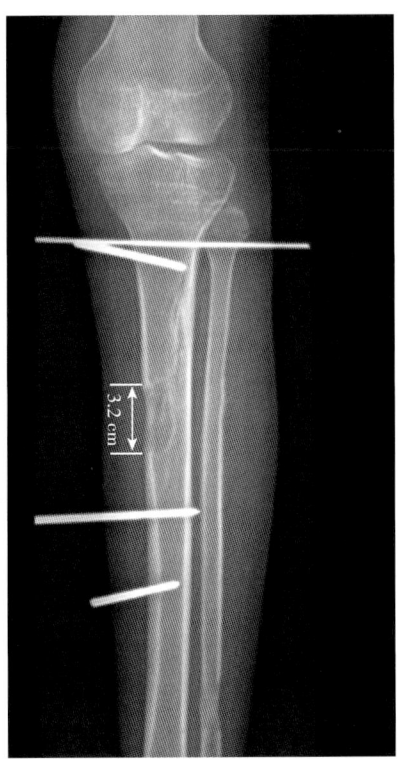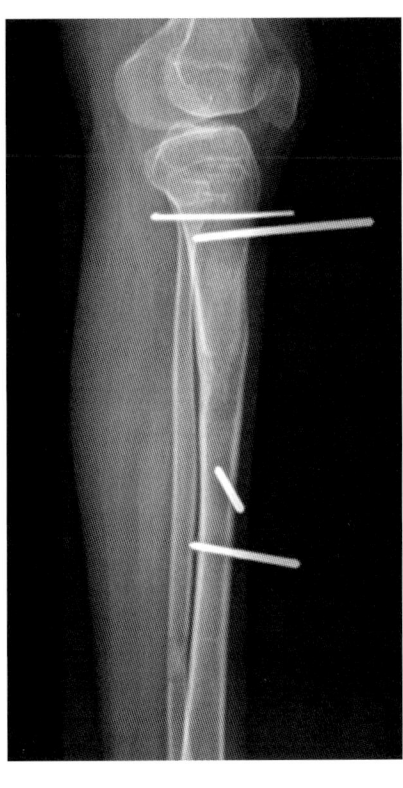

图 3　胫骨延长 3.2cm 骨愈合

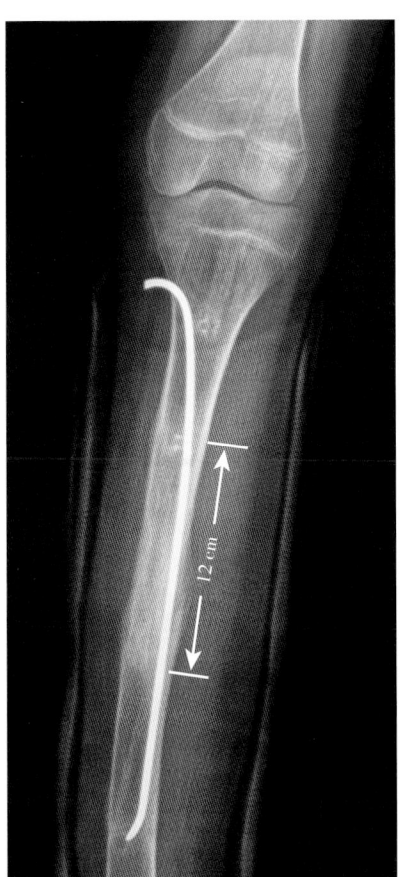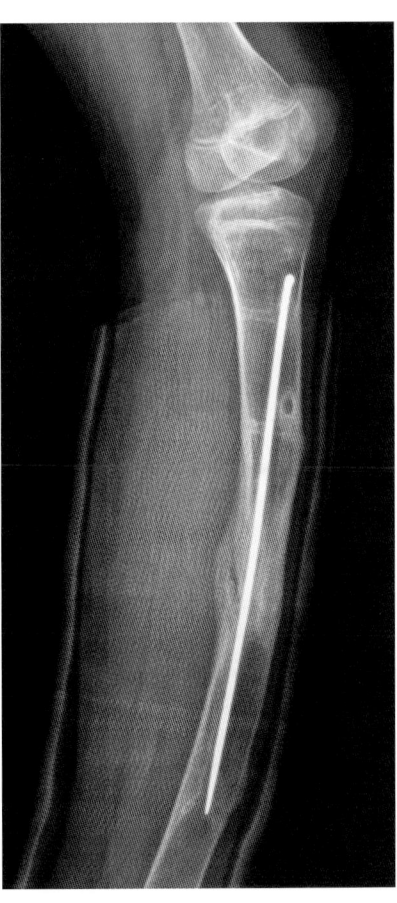

图 4　胫骨髓腔内放置钛合金棒延长 12cm

钻打孔微创连孔截骨器，截骨的切口仅 1cm。③按照要求穿针安装外固定延长器。④术中 X 线检查以确定手术操作精确无误。成年人如果骨干延长大于 4cm，可采用结合髓内钉的下肢延长术。如此，延长结束后将髓内钉远端加锁钉，即可拆除外固定。能减少外固定佩戴至少一半的时间。

术后管理　术后第 2 天患者可以扶助行器下床锻炼行走，术后 7 天摄 X 线平片后开始延长，每天 1mm 分 4 次旋转螺杆完成。延长 1cm 后应根据患者年龄、延长部位、局部血液循环、延长区域成骨情况决定以后的延长速度。少年儿童应术后 5 天开始延长，延长速度可稍快于成年人。

并发症　在所有的四肢矫形手术类别中，下肢延长术发生的并发症最多，文献报道高达 20% 以上。主要有针道感染、缺血性肌挛缩、延长端出现畸形、钢针松动、关节挛缩或关节面挤压、延长区域骨愈合不良等。总的分为可逆并发症，即通过及时处理不遗留问题；不可逆并发症，即做了正确治疗仍遗留一定程度的问题，如缺血性肌挛缩等。对肢体延长术经验丰富的医师能与患者进行有效沟通，提前预防，这些并发症多能避免。

（秦泗河）

jǐzhùliè hòuyí xiàzhī jīxíng

脊柱裂后遗下肢畸形（lower limb deformity secondary to spinal bifida）脊柱裂并发症最常见的是脊柱生长过程中牵拉粘连的马尾神经而引发不同程度的下肢畸形，主要表现为足踝部瘫痪、畸形与感觉障碍，当下肢畸形不再因脊髓栓系进行性加重时称为脊柱裂后遗下肢畸形。又称脊髓栓系后遗下肢畸形。脊柱裂（脊

髓栓系）为常见的先天性缺陷性
疾病，是由胚胎发育过程中脊柱
后弓两侧骨化中心发育障碍，未
能融合导致椎管后方缺损，椎管
缺损伴有椎管内容物膨出者，称
为囊性脊柱裂（或显性脊柱裂）
（图1）；不伴有内容物膨出者，
称为隐形脊柱裂。脊柱裂发生在
腰骶部者占脊柱裂的80.9%。脊
膜脊髓膨出神经损伤严重者几乎
都伴有不同程度的大、小便障碍，
双足的感觉、运动丧失，继而发
生足负重区磨损性溃疡感染，部
分患者选择截肢。

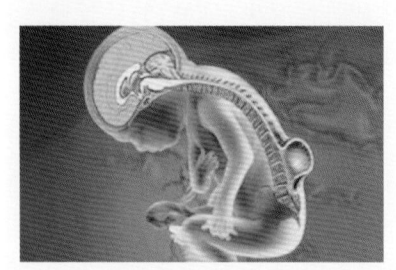

图1　脊柱裂

病因与发病机制　腰骶部的
脊柱裂（脊髓栓系）患者出现足
踝畸形主要与脊神经损伤引起小
腿及踝足部肌力不平衡有关，而
脊神经损伤主要有以下三个方面
原因：①脊神经和硬脊膜通过椎
板裂孔突出时受到挤压后，神经
和硬脊膜发生粘连，严重者甚至
和椎管外软组织发生粘连。②有
些患者曾施行过脊膜膨出修补术，
术后神经和硬脊膜发生不同程度
的瘢痕粘连，有时也不排除医源
性损伤的可能。③神经粘连、终
丝粘连或者增粗等原因造成脊髓
栓系，随患者生长，马尾神经逐
渐受到牵拉而发生慢性损伤
（图2）。

临床表现　脊柱裂后遗症由
于受损的神经部位不同和程度不
同，所致的足踝畸形复杂多样

（图3），归纳起来主要有以下特
点：①患儿出生时，多数无足部

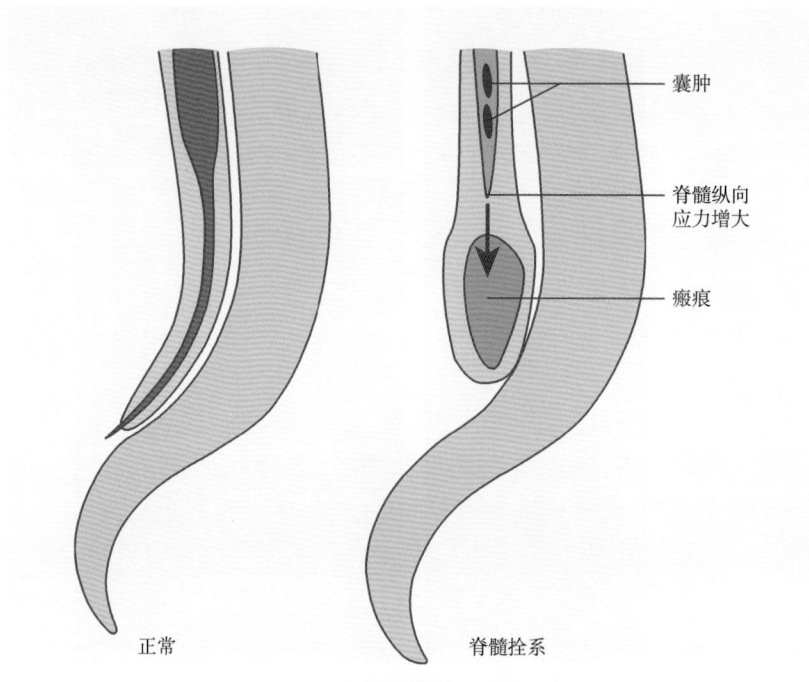

图2　脊柱裂神经粘连

畸形，而是在生长发育高峰期逐
渐出现足踝畸形，并逐渐加重，

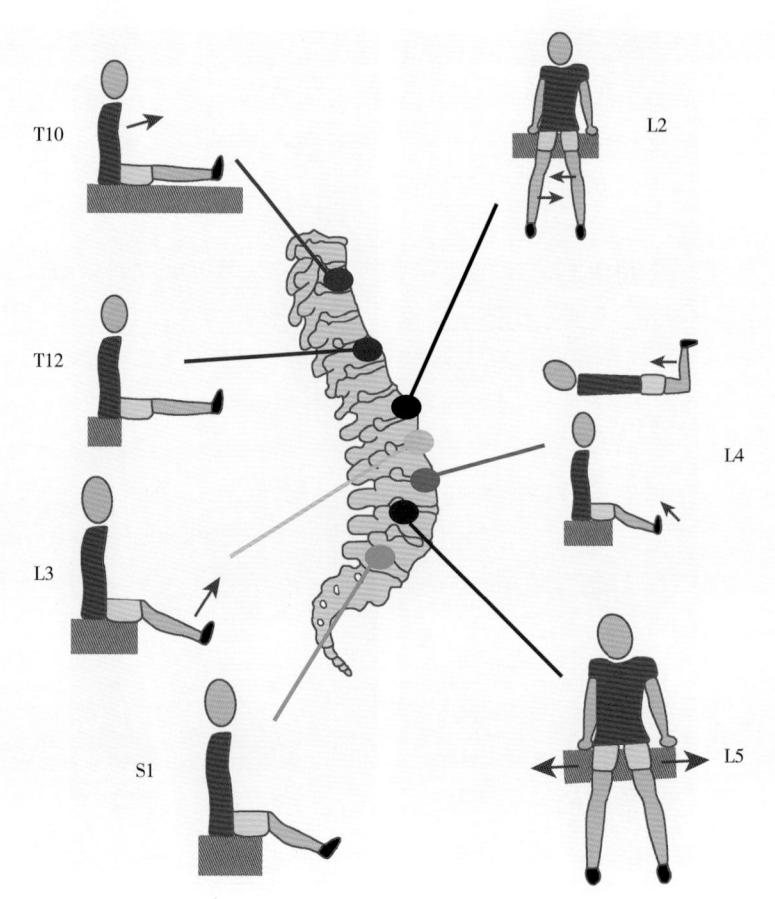

图3　脊柱裂不同部位引起的相关神经损伤肢体受累范围

但是细心的家长可以在患儿学步时发现患儿足踝运动的异常和步态的异常。②畸形多样，足部畸形有内翻足、马蹄内翻足、爪形趾、凹弓足、马蹄凹弓足、外翻足、马蹄外翻足、仰趾足等，膝关节屈曲、内翻或外翻畸形，麻痹性髋关节脱位等。③足踝畸形多伴有不同程度的感觉障碍，轻者仅有足部小面积的感觉减退区域，严重者整个踝足感觉丧失，具体情况取决于马尾神经的损伤程度。④部分患者伴有足负重区的溃疡，轻者仅有浅表的软组织溃疡，严重者溃疡深达骨头，形成骨髓炎，经久不愈，并有死骨排出，局部恶臭。脊柱裂下肢畸形患者的功能障碍与脊柱裂或其他栓系病变发生的部位有关。临床工作中，有经验的医师可以通过临床症状推断脊柱裂的发生部位，也可以根据影像学检查发现的指标复核临床症状与细微的体格检查。

治疗　总的治疗原则是先检查处理腰部脊柱的问题，腰部体格检查和 MRI 检查，以及泌尿系统检查，综合判定有无神经外科手术的价值，符合条件的先进行神经外科手术。同期请泌尿外科、脊柱外科医师会诊，建立多学科会诊通道，待神经系统等一般情况稳定后再考虑下肢畸形的矫正问题。

足踝畸形治疗原则　脊柱裂足踝畸形治疗总的策略可概括为矫正畸形、平衡肌力、稳定关节和保留足的弹性四个基本原则。①矫正畸形：无论什么原因引起的足踝畸形，治疗的首要原则就是矫正畸形，这也是患者和家属的最基本要求。首先根据患者畸形足的被动活动状态和 X 线平片判断是软组织挛缩引起的畸形还

是软组织挛缩同时伴有骨性畸形。如果是单纯的软组织挛缩，在检查时可以被动地矫正到功能位，则可通过简单的软组织松解和肌腱延长或紧缩即可达到矫形效果。如果检查不能达到功能位，则常伴有骨性畸形，必须在软组织松解的基础上进行截骨矫形。②平衡肌力：平衡踝足肌力是改善踝足形态功能，防止畸形发展、复发的有效手术。如上文所述脊柱裂患者逐渐出现踝足畸形主要原因是由于脊神经损伤引起小腿及踝足部肌力不平衡所致，可以在矫正畸形的基础上进行肌腱移位来平衡踝足部的肌力。③稳定关节：踝足的主要功能是负重行走，踝足部关节的稳定是发挥踝足功能的生物力学基础，踝足周围肌肉不同程度的瘫痪可以导致其对踝足部关节的稳定作用减弱，严重的瘫痪甚至使踝足部关节完全松弛，失去稳定的负重站立功能。当肌肉对踝足周围动力稳定作用减弱或丧失时，选择松弛的关节融合术来达到踝足关节的静态稳定，是行之有效的治疗手段。④保留足的弹性：这一条原则是根据脊柱裂足踝畸形的特点即常伴有畸形和溃疡的特点提出的。此类患者多伴有足底感觉障碍，因此在选择对某个关节进行融合时，充分权衡足的稳定和灵活的关系，最大程度的保留足的弹性，尽量做到稳定和灵活的和谐统一，改善行走功能。

年龄与手术方式选择的关系　通常情况下，根据骨骼发育的特点，将 12 岁列为重要的手术年龄分界线。12 岁以内的儿童患者，若无明显的骨性畸形改变，行软组织松解加肌力平衡矫正踝足畸形，术后配矫形鞋站立行走，维持足在正常位置发育。12 岁以

上或成年人的足踝畸形，由于骨骼变形，关节僵硬，软组织挛缩加重，应根据畸形的类型、严重程度，同时施以软组织松解和骨性手术，矫正踝足畸形于中立位或轻度跖屈位。

不同类别足踝畸形手术矫正策略　①下垂足（马蹄足）：跟腱延长矫正。如伴有高弓足畸形，加做跖腱膜松解和第一跖骨基底截骨。②马蹄内翻足：采用跟腱延长＋胫后肌腱延长＋跖腱膜切断。如果有骨性畸形改变，根据畸形严重程度、患者年龄，施行跟距关节融合或三关节融合。如果踝关节面有明显倾斜，则通过踝上截骨进行矫正，术中多加用伊里扎洛夫（Ilizarov）环形外固定器。③马蹄外翻足：用跟腱延长＋腓骨肌肌腱延长或腓骨肌移位代胫前肌。合并骨性畸形者，通过跟骨外侧柱延长、跟距关节植骨融合、三关节融合等术式加以矫正。④跟行足：行踝前肌腱松解＋胫前肌或腓骨肌移位代跟腱。合并骨性畸形或内、外翻畸形，加跟距关节或三关节截骨矫正，术后固定踝足于跖屈位。⑤外翻足：在腓骨肌移位代胫前肌的基础上，选择跟骨外侧柱延长、跟距关节植骨融合。连枷足：指踝足关节严重松弛，实施踝关节融合或加跟距关节融合，以稳定后足。⑥爪形趾畸形：采用趾间关节融合或伊里扎洛夫技术牵拉矫正。术后患者均采用骨外固定器固定。术中畸形矫正满意者，可采用组合式骨外固定器固定；术中不能满意矫形者，穿针安装伊里扎洛夫环形外固定器，术后缓慢调整，以便进一步矫正畸形，达到满意为止（图4）。伴有溃疡的踝足畸形的治疗（图5），改变负重区域，增加负重面积是治愈溃疡的

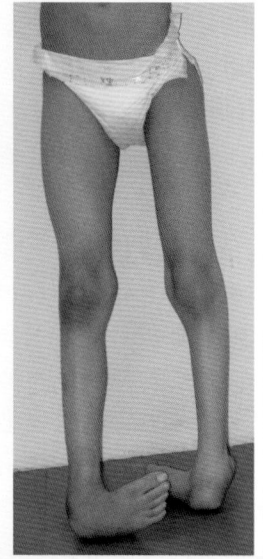
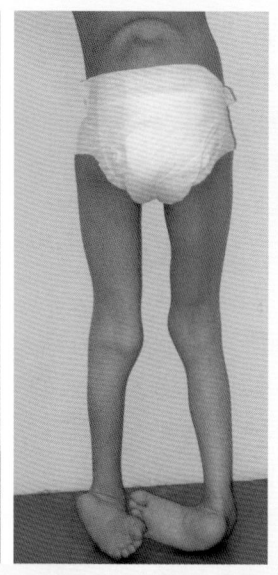

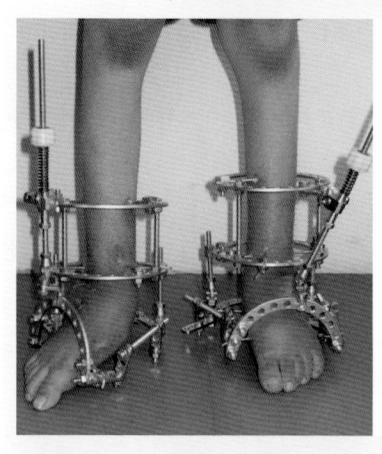
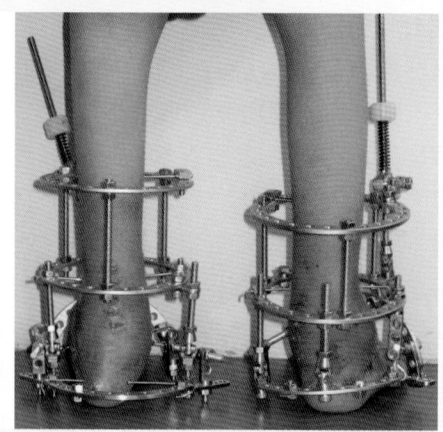

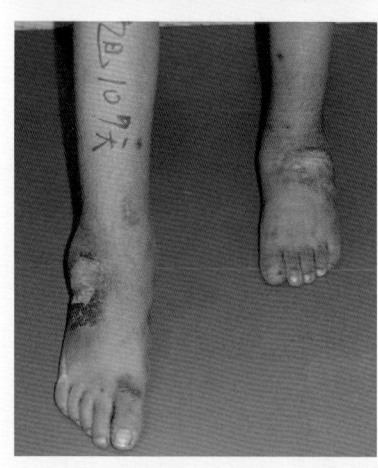
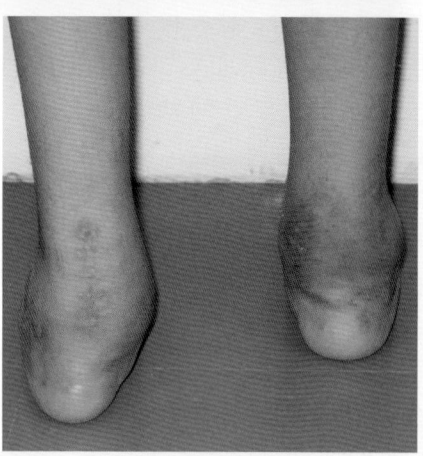

图4　重度马蹄内翻足应用伊里扎洛夫（Ilizarov）技术获得很好矫正

先决条件，所以在矫正畸形的基础上，进行有限的清创，采用骨外固定器固定以便术后换药，术后对溃疡区进行外科换药，直至创面愈合，或采用中药换药。

　　手术后固定方式的选择　脊柱裂下肢畸形尤其是足踝畸形，常见固定方式有石膏、矫形器、伊里扎洛夫外固定架和组合式外固定架等可选。每种固定方式都有其自身的优势和劣势，合理应用都可以获得很好的临床效果。

石膏和矫形器是通过对皮肤软组织的表面施加三点力，四点力而起到固定作用的。石膏以石灰或高分子材料为主要材质，可有管型和石膏托等形式，除非切开石膏矫形，一般固定后不能再更改，不易拆卸。矫形器的作用原理与石膏类似，但一般选用硬塑料或纤维板材和衬垫制作，可根据肢体形状塑形，有拉扣，可拆卸，可达到相对稳定的固定。由于此类患者多伴有皮肤感觉障碍，石膏矫形器固定不当、皮肤压力不均匀时，容易发生压迫性溃疡。骨外固定架尤其是伊利扎洛夫技术的应用，为脊椎裂后遗足踝畸形治疗效果的提高，手术指征的扩大发生了突破性变化，能够救治合并感觉障碍、负重区溃疡的复杂足踝畸形，通过钢针穿骨的锚定，实现外固定架和骨的连接，通过外固定架的调整来控制肢体的形态，以重建肢体的功能。轻度畸形手术后一次性固定，常用组合式外固定架。如果逐渐调控矫正畸形，尤其是畸形程度较复杂的，则常用伊里扎洛夫环形外固定架。后者可以实现各种类型和各种严重程度畸形的矫治和固定。伊里扎洛夫技术治疗脊柱裂各种类型下肢残缺畸形，方法简便高效，微创、可控、可调，能规避严重手术并发症，是肢体畸形矫正与功能重建发展上的革命性创新。

　　预防　①脊柱裂病因学的问题：在早期妊娠如果母体缺乏叶酸可以造成新生儿神经管畸形，说明妊娠期摄入叶酸的重要性。因此，计划妊娠的女性应该从妊娠前就开始补充叶酸，具体的补充方案应该由医师来决定。富含叶酸的水果有樱桃、桃子、李子、杏、杨梅、海棠、酸枣、山楂、

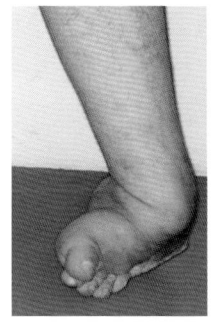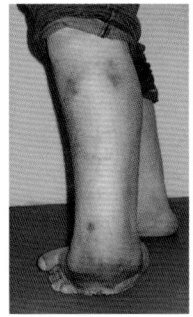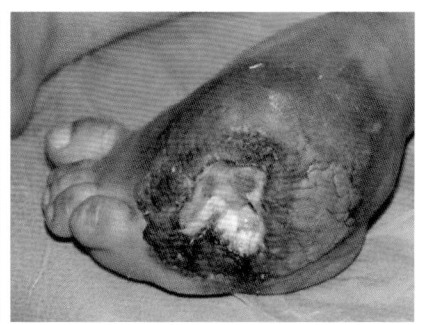

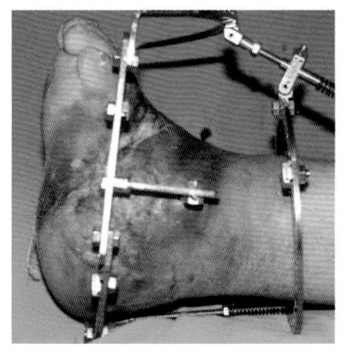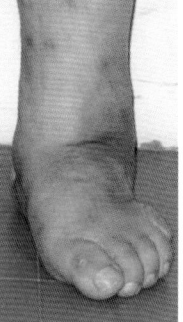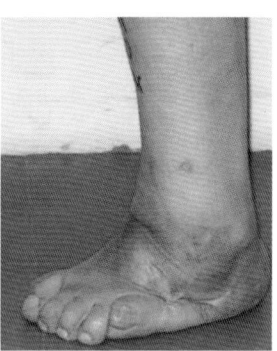

图5　伴有溃疡的踝足畸形治疗

石榴、葡萄、橘子、猕猴桃、草莓等，多吃这些水果既可补充足够的叶酸，又可增进食欲。此外，如果孕妇在早期妊娠感染流感病毒、发热，也会影响胎儿神经管的闭合，出现脊柱裂。孕妇在早期妊娠缺乏叶酸或者感染流感病毒、发热等情况下很容易导致胎儿发生脊柱裂。因此，女性在准备妊娠之前就要在医师的指导下开始补充叶酸。②辅具和康复：随着辅具制作技术和理念的发展，很大一部分轻度的畸形应用合适的矫形器，可以获得良好的步态。拆除外固定器之后的管型石膏、矫形支具可以实现生物力学强度的递减，对在稳定足踝结构之后获得更好的足部灵活性方面，防止畸形的复发和进展。顺应自然的积极的康复在肢体畸形矫正的良好预后以及患者成功管理中发挥十分重要的作用。③多学科会诊：脊柱裂常伴有下肢畸形和感觉障碍以及大小便的问题，生活质量受到严重影响。多学科会诊对综合提高脊柱裂患者的生活质量和治疗效果有积极的帮助。多学科涉及神经外科、泌尿外科、矫形骨科、普外科、新生儿外科、康复科、影像科、神经电、尿流动力学室、肛门直肠测压等，国内几家相关单位正在为脊柱裂的残障人群积极的搭建多学科咨询会诊平台。④心态决定健康：脊柱裂肢体畸形患者要保持积极向上、勇于克服困难的心态，不要因为残疾或挫折而自暴自弃，开开心心过好每一天，争取更高更好的生活目标。

（秦泗河）

gǔgǔtóu huàisǐ

股骨头坏死（osteonecrosis of femoral head，ONFH）　股骨头血供受损继而引起骨组织坏死，导致股骨头结构改变及塌陷，引起髋关节疼痛及功能障碍的疾病。

病因　主要有创伤性和非创伤性股骨头坏死两种。①创伤性股骨头坏死：主要是股骨颈骨折、股骨头骨折、髋脱位等导致股骨头最后缺血坏死，髋关节脱位及骨折脱位，股骨头坏死率在10%～20%，髋关节脱位合并骨折脱位，股骨头坏死率较高。髋关节脱位合并骨折，创伤性关节炎发生率增大。②非创伤性股骨头坏死：最常见的慢性酒精中毒或使用糖皮质激素引起的骨坏死，此外还包括儿童发育成长期股骨头生发中心-股骨头骨骺坏死，又称儿童股骨头坏死、扁平髋。

股骨颈骨折合并股骨头坏死　①股骨头的血供主要是旋股内侧动脉发出的上支持带血管，其主干上升成为后外侧动脉。外支持带血管位于关节滑膜反折下，紧贴骨面，股骨颈骨折时易损伤该血管导致股骨头坏死。②股骨颈骨折后关节内出血，导致关节囊内压力增加，阻碍股骨头供血，同时使骨外静脉回流受阻，引起骨髓腔内压升高，致股骨头坏死。③股骨颈骨折后股骨头骨髓腔内出血，与股骨头缺血有一定关系。其机制可能为：a. 髓腔内出血可阻断局部骨髓和骨小梁的血供，并可压迫所在部位的血管分支而导致局部缺血性坏死。b. 髓腔内出血妨碍股骨头周围残留的血管代偿性扩张而致股骨头坏死。c. 股骨头缺血缺氧后，骨内血管壁受损害，可加重骨髓腔内出血，进一步加重股骨头缺血。

酒精及激素性股骨头坏死　见酒精性股骨头坏死及激素性股骨头坏死。

儿童股骨头坏死　见儿童股骨头坏死。

分期　股骨头坏死分期方法很多，被广泛接受的体系按出现时间顺序为菲卡-阿尔莱（Ficat-Arlet）分期、弗洛丽达

（Florida）分期、宾夕法尼亚大学（university of Pennsylvanis）分期、日本骨坏死研究会分期和国际骨循环研究协会分期（ARCO分期）。然而不管分期方式如何，其目的均为预测病变的自然发展过程并指导临床治疗。日本骨坏死研究会分期、ARCO分期和菲卡-阿尔莱分期仍是临床应用最广泛的一种分类标准。

股骨头坏死一经确诊，则应做出分期，以指导制订合理的治疗方案，准确判断预后。专家建议主要采用ARCO分期，参考斯坦伯格（Steinberg）分期和菲卡（Ficat）分期，将股骨头坏死分为早期（ARCO 0期～Ⅰ期），中期（ARCO Ⅱ期～Ⅲb期），晚期（ARCO Ⅲc期～Ⅳ期）。

临床表现 股骨头坏死的症状和体征多种多样，病痛出现的时间，发作的程度也不尽相同，但都是以病理演变作为基础。各种临床表现都不是股骨头坏死所特有的，许多髋关节疾患都可以发生，换句话说，难以通过患者的主观症状和临床检查做出股骨头坏死的诊断来。如髋和骶髂关节许多病变可表现为4字试验阳性。因此，也不是诊断股骨头坏死特定体征。股骨头坏死患者常有髋部外伤史、皮质类固醇类药物应用史、酗酒史及潜水员等职业史。最常见的症状就是疼痛，疼痛的部位是髋关节、大腿近侧，可放射至膝部。疼痛可以因坏死组织-修复的炎症病变或炎症病灶内的高压引起，可表现为持续痛、静息痛。骨软骨塌陷变形导致创伤性关节炎，或有髋关节周围肌肉韧带附着部位慢性损伤性疼痛。髋部活动受限，特别是旋转活动受限，或有痛性和短缩性跛行。

诊断 参照日本厚生省骨坏死研究会（Japanese Investigation Committee，JIC）和蒙特（Mont）提出的诊断标准，制定中国的诊断标准。①临床症状、体征和病史：以腹股沟、臀部和大腿部位为主的关节痛，偶尔伴有膝关节疼痛，髋关节屈曲、内旋、外旋活动受限，常有髋部外伤史、皮质类固醇应用史、酗酒史以及潜水等职业史。②X线平片表现：股骨头坏死早期股骨头出现密度增高（硬化）和透光区（囊变）；病情进一步发展，会出现典型的新月征；晚期可出现股骨头塌陷，关节间隙变窄和严重的骨关节改变，常见髋臼出现硬化和囊变。③CT表现：股骨头内可见硬化带包绕坏死骨、修复骨，或软骨下骨断裂。④MRI表现：坏死区T1加权像显示带状低信号或T2加权像显示双线征。⑤放射性核素骨扫描（ECT）：坏死早期呈灌注缺损（冷区）；病情进一步发展，热区中有冷区即"面包圈样"改变。⑥骨活检：显示骨小梁的骨细胞空陷窝多于50%，且累及邻近多根骨小梁，骨髓坏死。符合两条或两条以上标准即可确诊。除①、⑤外，②、③、④、⑥中符合一条即可诊断。

影像学检查包括以下几种。①X线检查：早期X线平片可没有阳性发现，随着疾病进展，于负重区出现骨小梁紊乱，中断，以后股骨头软骨下骨囊性变、夹杂硬化。随病变进展，修复障碍，病变区出现线性透亮区，围以硬化骨，呈现新月征。晚期出现塌陷，变形，半脱位，关节间隙变窄。X线可以确定病变的范围，排除骨的其他病变，具有简单、方便、经济和应用范围广泛等优点，仍作为股骨头坏死的基本检查方法。②CT检查：同样在股骨

头坏死的早期，CT可表现为正常。CT对判断股骨头内骨质结构改变优于MRI，对明确股骨头坏死诊断后塌陷的预测有重要意义，因此CT检查也是常用的方法。早期：股骨头负重面骨小梁紊乱，部分吸收，杂以增粗、融合，囊性吸收、部分硬化。CT可显示新月征为三层结构：中心为死骨，且被一透亮的骨吸收带所环绕，最外围则是新生骨硬化骨，晚期：股骨头出现塌陷变形，中心有较大低密度区，关节软骨下出现壳状骨折片，髋臼盂唇化突出，可有关节变形。③MRI检查：可早期发现骨坏死灶，能在X线平片和CT发现异常前做出诊断。股骨头坏死MRI的多样信号改变反映不同层面病变组织的代谢水平。T2加权像呈高信号的病理特征是骨和骨髓的坏死引起的修复反应，以骨髓水肿、局部充血，渗出等急性炎症病理改变为主要特征。T1加权像多为低信号。T2加权像显示为混合信号，高信号提示炎症充血，水肿，低信号的病变组织多为纤维化，硬化骨。T1加权为新月形边界清楚的不均匀信号。如果T2加权像显示中等稍高信号，周围不均匀稍低信号环绕，则呈典型的双线征，位置基本与CT的条状骨硬化一致。④放射性核素骨扫描（ECT）：也是能做到早期诊断的检测手段。

鉴别诊断 应与以下几方面的疾病相鉴别。

正常变异的影像误诊为股骨头坏死 ①滑膜疝凹：引起滑膜疝凹的原因有两种，一是发育异常的股骨头颈交界区反复撞击髋臼缘引起局部囊性变；二是滑膜或滑液压入此处。多数患者无症状，仅是偶然行MRI检查时发现。典型MRI图像改变头颈交界处T1

加权像圆形低信号（<5mm），相应区为T2加权像高信号，CT为囊形变。②骨岛：为松质骨内的致密骨，MRI各序列均呈低信号，X线平片及CT显示为高密度影，容易鉴别。③圆韧带中心化：髋关节矢状位MRI常显示股骨头关节面的较大缺损区，呈圆形，此为圆韧带附着区，部分中心化的圆韧带附着，类似股骨头坏死塌陷，但在冠状位及轴位的MRI却无此改变，容易鉴别。

类似股骨头坏死MRI图像改变的髋部疾病 ①暂时性骨质疏松症（idiopathic transient osteoporosis of the hip, ITOH）：此病多见于中青年，男、女均可发病，多见单髋受累。典型的临床特点为无明显诱因的突发性髋关节疼痛和跛行，关节活动轻度受限。MRI的T1加权像为弥散低信号，T2加权像为高信号，范围累及整个股骨头、颈，甚至扩展至大转子。与ONFH不同的是ITOH无低信号带和双线征。X线平片显示转子部骨量减少，因此鉴别不难。ITOH为自限性疾病，经非手术治疗4个月~1年可完全恢复，包括MRI图像。②软骨下不全骨折（subchondral insufficiency fracture, SIF）：此病多见于中老年，女性多见，常伴股骨头骨质疏松。临床特点是在行走时无明显诱因突发髋部剧痛，不敢负重行走，体检可见髋关节内旋活动受限，部分患者可出现屈曲活动受限。MRI示股骨头外上部（前或后）软骨下不全骨折，T1加权像为片状低信号，T2加权像为高信号，抑脂像显示围绕病灶的骨髓水肿（高信号）。CT可见相应MRI改变区的骨小梁断裂或稀松。③骨软骨病变（osteochondral lesion, OCL）：多见于青少年，髋部有反

复撞击或轻中度创伤史，无明显股骨头坏死的诱因。髋部中度疼痛，位于腹股沟部。内旋活动受限。MRI显示病灶T1加权像低信号，T2加权像高或中信号改变，位于股骨头前或中部关节面下，CT显示软骨下骨硬化，有时可见骨软骨碎骨片与股骨头坏死不同。少数患者骨软骨片从关节面剥脱形成关节内游离体，此时会出现髋关节交锁症状。④中青年早期骨关节炎（osteoarthritis, OA）：发生在中青年的骨性关节炎并不少见，部分系髋关节撞击综合征所致，部分患者无明显原因，系原发。此类患者常主诉髋部疼痛，活动时加重，休息后缓解，疼痛常位于臀部，大转子或腹股沟部。体检常发现内旋活动稍受限，强力内旋疼痛。MRI示关节面中部偏内侧T1加权像低信号区，T2加权像亦为中或低信号区，常误诊为股骨头坏死。鉴别要点为无明显诱因（创伤、激素、酒精等），MRI低信号区位关节面中部且无带状低信号，此与股骨头坏死完全不同，股骨头坏死的病灶位于关节面偏外（冠状位），偏前（矢状位、轴位）且有低信号带。如再作CT，则两者影像完全不同，OA的囊性变周围骨硬化厚且更致密，常为多囊，部分患者相应的髋臼缘硬化，而股骨头坏死的改变为单囊，仅有硬化带而无致密骨包绕。⑤软骨母细胞瘤：此良性肿瘤好发于10~20岁的青少年，多位于股骨骨端（股骨头、股骨髁）及胫骨上端，此肿瘤位于骨骺内，决不穿透骨板。早期无症状或轻度不适，如病灶穿透关节面，则出现关节疼痛加重，发生关节活动障碍。MRI的T1加权像示边缘清晰的低或中信号，T2加权像高信号，决不穿透骨骺

板但可穿透关节面，CT显示分界清晰的溶骨性改变，此特异图像与ONFH鉴别不难。⑥股骨头挫伤：髋部扭伤或撞击伤后髋部疼痛，且同时出现关节活动受限及跛行，多见中青年，疼痛较重。MRI的T1加权像显示股骨头内片状低信号，T2加权像显示片状高信号，位于股骨头内，有时伴有关节积液。与股骨头坏死的带状低信号鉴别容易。⑦色素沉着绒毛结节性滑膜炎（pigmented villonodular synovitis, PVNS）：发生在髋关节的PVNS较膝关节少得多，患者多为青少年，常为单发，髋部中、轻度疼痛伴明显关节功能障碍，X线平片可见股骨头、颈及髋臼皮质骨侵袭，囊性变，关节间隙变窄，此与ONFH不同，后者早、中期时关节间隙不变窄。应用MRI检查，则鉴别不难。MRI示广泛滑膜病变（T1加权像、T2加权像均为低信号），病变侵犯广泛（股骨头颈、髋臼）是其特点，CT可见骨皮质侵蚀，累及髋臼和股骨头、颈部，与ONFH鉴别不难。

鉴别较容易但存在概念模糊而误诊为股骨头坏死的疾病 ①髋关节发育不良继发骨关节炎：此类患者多见于女性，关节疼痛及行走乏力，跛行，MRI的T1加权像显示股骨软骨下骨低信号，部分专科医师有时也将其诊断为股骨头坏死，此是不对的，鉴别不难。拍摄双髋正位及蛙式位X线平片示髋臼发育浅，股骨头包含不良等即可鉴别。②强直性脊柱炎累及双髋：此病多累及青少年男性，双髋关节间隙变窄但股骨头仍呈圆形。此类患者常应用激素治疗，即使伴有股骨头坏死，股骨头塌陷仍较少见。化验检查HLA-B27阳性，X线平片示骶髂

关节变窄或消失，脊柱强直，因此鉴别不难。③类风湿关节炎：此病多发生于中青年女性，关节间隙变窄在先，继而出现股骨头变形，增生。常伴有腕、肘、手指变形，功能障碍，因此鉴别也不难。

治疗 股骨头坏死的治疗方法较多，制订合理的治疗方案应综合考虑分期、坏死体积、关节功能以及患者年龄、职业及对保存关节治疗的依从性等因素。选择治疗方案应根据坏死的分期、患者年龄、患者对保留关节治疗的依从性等全面考虑。专家建议如下：①不同分期股骨头坏死的治疗选择：对于非创伤性股骨头坏死病例，如果一侧确诊，对侧应高度怀疑，宜行双侧 MRI 检查，建议每 3~6 个月随访。无症状的股骨头坏死治疗建议对坏死体积大（>30%）、坏死位于负重区的股骨头坏死应积极治疗，不应等待症状出现。建议髓芯减压术或非手术治疗手段联合应用。ARCO Ⅰ期：如果属于无症状、非负重区、坏死体积<15%，可严密观察，定期随访；有症状或坏死体积>15%者，应积极进行下肢牵引及药物等非手术治疗，也可以行保留关节手术治疗，建议采用髓芯减压术（干细胞移植或浓集自体骨髓单个核细胞移植）。ARCO Ⅱ期：股骨头尚未塌陷的病例，建议采用髓芯减压术（干细胞移植或浓集自体骨髓单个核细胞移植）、带血供自体骨移植术、不带血供的骨移植术（15%<坏死体积<30%）。ARCO Ⅲa、Ⅲb 期：建议采用各种带血供自体骨移植术。ARCO Ⅲc、Ⅳ期：股骨头坏死病例中，如果症状轻、年龄小，可选择保留关节手术，建议采用带血管自体骨移植（如带血管蒂大转子骨瓣联合髂骨移植等）；股骨头严重塌陷者建议行人工全髋关节置换。②年龄因素与治疗方案的选择：青壮年股骨头坏死病例，由于患者活动量较大，应选择既能保头又不至于对可能进行的人工关节置换术造成不利影响的治疗方案。建议采用髓芯减压术（干细胞移植）、带血供自体骨移植术，不带血供的骨移植术（15%<坏死体积<30%）。中年股骨头坏死病例，如果处于股骨头坏死较早期阶段（无塌陷）应尽最大努力保头，如髓芯减压术、带或不带血供骨移植术；如果处于股骨头坏死中晚期，应结合患者主观愿望及技术条件选择保头治疗或人工关节置换术。当决定进行人工关节置换时，术前假体选择应充分考虑二次翻修可能。

非手术治疗 主要应用于股骨头坏死早期患者。①保护性负重：使用双拐可有效减少疼痛，但不提倡使用轮椅。②药物治疗：非甾体类抗炎药、低分子肝素、氨基双膦酸盐等有一定疗效，扩血管药物也有一定疗效。③中医治疗：以中医整体观为指导，遵循"动静结合、筋骨并重、内外兼治、医患合作"基本原则，强调早期诊断、病证结合、早期规范治疗。对高危人群及早期无疼痛患者采用活血化瘀为主，辅以祛痰化湿、补肾健骨等中药，具有促进坏死修复、预防塌陷的作用；对于早期出现疼痛等症状的股骨头坏死，在保护性负重基础上，应用活血化瘀、利水化湿中药，能缓解疼痛，改善关节功能；对于中晚期股骨头坏死，配合外科修复手术，能提高手术效果。④物理治疗：包括体外冲击波、高频电场、高压氧、磁疗等，对缓解疼痛和促进骨修复有益。⑤制动与适当牵引：适用于股骨头坏死早、中期的病例。

手术治疗 由于股骨头坏死进展较快、非手术治疗效果欠佳，多数患者需要手术治疗。手术方式包括保留患者自身股骨头为主的修复、重建手术和人工髋关节置换手术两大类。保留股骨头手术包括髓芯减压术、骨移植术、截骨术、带或不带血供的骨移植术等，适用于股骨头坏死早中期患者，如果方法适当，可避免或推迟行人工关节置换术。

髓芯减压术 见股骨头髓芯减压术。

截骨术 通过改变股骨头的负重区域来发挥治疗作用，可分为转子间截骨术和经转子截骨术两大类。

不带血管蒂的骨移植 能够减轻髓内压力，自体或异体骨对塌陷或即将塌陷的股骨头提供新的支撑，同时亦起到骨诱导的作用。该术式相对于带血管的骨移植手术操作简单，但病灶清除后植入的骨材需经较长时间的爬行替代过程方可获得足够的支撑强度，因此该术式适用于股骨头坏死病灶较小的病例。

带血管蒂的骨移植 由于从纠正股骨头坏死的病理生理改变入手，既重建股骨头血液循环又提供可替代坏死骨质的活骨，经临床应用已经显示出较大的优越性，并有可能成为保留股骨头的主要手术治疗方法。应用的这类方法有两类：一是吻合血管的游离腓骨移植术；显微外科技术要求较高，学习曲线较长，不易普及；二是带血管蒂的骨（膜）瓣转移术。带血管蒂的骨瓣或骨膜移位术无须进行显微吻合。因此，更易普及推广。髋关节周围可供移位的骨膜（瓣）较多，手术方法包括：①带旋髂深血管蒂髂骨瓣转移术。②带旋股外侧动脉升支髂骨瓣转移术。③带旋股外侧血管升支臀中肌大转子骨瓣转移术。④带旋股外侧血管降支股骨骨（膜）瓣转移术。⑤带旋股外侧动脉横支大转子骨瓣转移术。⑥带旋股内侧血管深支或臀下血管吻合大转子骨瓣转移术。⑦带旋股外侧血管横支大转子骨瓣联合髂骨（膜）瓣转移股骨头修复与再造术。以上各种带血管骨瓣转移的治疗方法，手术入路及取材部分各有不同，这要根据病损部位及手术者自身经验而定。

人工关节置换术　一般来说，股骨头一旦塌陷较重（ARCO Ⅲc 期、Ⅳ期），出现关节功能严重丧失或疼痛较重，应选择人工关节置换术。随着人工关节材料及工艺的不断进步，对于一些疼痛严重、生活品质要求高的病例，行关节置换也不失为一种好办法，因为人工关节所带来的优良率是其他术式无法比拟的。一般认为，非骨水泥型或混合型假体的中、长期疗效优于骨水泥型假体。股骨头坏死的人工关节置换术有别于其他疾病的关节置换术，要注意一些相关问题：①患者长期应用皮质类固醇，或有基础病需继续治疗，故感染率升高。②长期不负重、骨质疏松等原因导致假体易穿入髋臼。③曾行保留股骨头手术，会带来各种技术困难。④激素性股骨头坏死、酒精性股骨头坏死不仅是股骨头的病变，其周围即全身骨质也已受损。所以，激素性股骨头坏死、酒精性股骨头坏死行人工关节置换术的长期效果，可能不如骨关节炎或创伤性股骨头坏死。

疗效评价及康复锻炼　对股骨头坏死的疗效评价可分为临床评价和影像学评价。临床评价采用髋关节功能评分［如哈里斯（Harris）评分、WOMAC 评分、中华医学会骨科学分会百分法进行疗效评价等］，应根据相同分期、相似坏死面积、相同的治疗方法逐例评价。同时建议进行步态分析资料。影像学评价可应用 X 线平片，采用同心圆模板观察股骨头外形、关节间隙及髋臼变化。Ⅱ期以内的病变评估应有 MRI 检查资料。对于带血供骨移植患者，应进行数字减影血管造影（DSA）检查，用来评价血供恢复情况。专家建议对股骨头坏死患者建立病例档案，积累更多有价值的资料，有助于评价不同病因、不同坏死时期、不同年龄、不同治疗方法的疗效，有利于达成更规范治疗股骨头坏死的共识。康复锻炼可防止股骨头坏死患者失用性的肌肉萎缩，是促使早日恢复功能的一种有效手段。功能锻炼应以主动为主，被动为辅，由小到大，由少到多，逐步增加，并根据股骨头坏死的分期、治疗方式、髋关节功能评分及步态分析资料，选择适宜的锻炼方法。①卧位抬腿法：仰卧，抬患腿，屈髋屈膝 90°，动作反复。每天 200 次，分 3~4 次进行。应用于股骨头坏死非手术治疗以及手术治疗术后卧床期。②坐位分合法：坐在椅子上，双手扶膝，双脚与肩等宽，左腿向左，右腿向右同时充分外展，内收。每天 300 次，分 3~4 次进行。应用于股骨头坏死非手术治疗及手术治疗术后可部分负重期。③立位抬腿法：手扶固定物，身体保持竖直，抬患腿，使身体与大腿成直角，屈髋屈膝 90°，动作反复。每天 300 次，分 3~4 次进行。应用于股骨

头坏死非手术治疗及手术治疗术后可部分负重期。④扶物下蹲法：手扶固定物，身体直立，双脚与肩等宽，下蹲后再起立，动作反复。每天 300 次，分 3~4 次进行。应用于股骨头坏死非手术治疗及手术治疗术后可完全负重期。⑤内旋外展法：手扶固定物，双腿分别做充分的内旋、外展、划圈运动。每天 300 次，分 3~4 次进行。应用于股骨头坏死非手术治疗及手术治疗术后可完全负重期。⑥坚持扶拐步行的训练或骑自行车锻炼。应用于股骨头坏死非手术治疗及手术治疗术后可完全负重期。

虽然股骨头坏死的治疗方法很多，但对于中晚期病例的治疗方案尚未统一。如何在缓解症状和改善功能的前提下，尽可能地保留股骨头，避免进行关节置换或延迟关节置换的时间应该是选择治疗方案时重点考虑的问题。股骨头坏死病因等诸多问题未被彻底揭示前，如何准确判断该病的病程以及受累的范围，采用操作相对简单而效果确切的方法来阻止该病的进一步发展，应该是髋关节外科医师的首要任务。同时掌握保留股骨头的手术适应证也是非常重要的。如果手术技术熟练，治愈股骨头坏死是完全可能的。

（赵德伟）

jīsùxìng gǔgǔtóu huàisǐ

激素性股骨头坏死（steroid-induced osteonecrosis of femoral head）　应用激素后股骨头内骨的活性成分（骨细胞，骨髓造血细胞及脂肪细胞）死亡为主要改变的病理过程。一般认为，其坏死的病理过程是不可逆的，其发展的最终结局是髋关节的退行性关节病。因其病程长、预后差、治疗棘手、病残率高，成为骨伤

科治疗上的疑难重症。自 1957 年彼得罗格兰米（Pietrogrami）和马斯特罗马里诺（Mastromarino）报道第 1 例由于治疗天疱疮，连续 4 年服用激素而发生骨坏死的报道以来，世界各地相继有大量的逐年增多的报告，有人把这种情况称为"医学发展中的疾病"。格里菲斯（Griffith）等发现 254 例 SARS 患者中 12 例（5%）出现股骨头坏死，其中泼尼松<3g 坏死率为 0.16%，>3g 坏死率为 13%，并指出泼尼松累积使用量（或其当量的其他激素）是导致坏死的最主要原因。一般认为服用激素的 12 个月以内是股骨头坏死发生的高峰期。克鲁斯（Cruess）报道 36 例肾移植术后 6 个月，就有 10 例发生股骨头坏死。口服、静脉注射和关节内注射均可引起发病，在一项 22 例皮质激素导致股骨头坏死的研究中发现，从服药到 MRI 发现坏死，泼尼松的总剂量平均为 5 928 mg（1 800 ~ 15 505 mg）。应用激素同时有酗酒史者，发病率更高，而且多数患者为两侧股骨头同时发病。近年来，由于临床上激素的使用，更由于盲目滥用或长期大量使用激素，造成股骨头坏死有上升趋势，尤其随着肾移植术后使用激素和硫唑嘌呤为免疫抑制剂后，股骨头坏死率更加增高。其确切的发病机制未明，但关于其发病机制学说有多种，如脂肪代谢紊乱、骨髓内压力升高、钙代谢紊乱、血管炎、前凝血状况及血管内凝血，细胞分化障碍、骨质疏松和激素的毒性作用等。其病理机制主要可分为两大类学说，多数学者认为激素诱导的股骨头坏死是缺血性骨坏死，骨缺血是骨坏死的直接原因。激素可引起脉管炎，脂肪栓塞，脂肪细胞肥大

及骨髓内压力增高均可导致骨内微循环障碍，骨因缺血而坏死，另一些学者则认为激素诱导的股骨头坏死是激素对股骨头骨细胞的直接细胞毒作用。其实这些机制是相互联系，互成因果关系的，表明激素导致股骨头坏死存在复杂的病理生理学过程。一些因素已得到组织病理学证实，有些生物化学方面的过程还有待明确。预防：①有长期或大量激素应用史的患者应定期复查双髋部 X 线平片。②若非因疾病需要，禁止滥用肾上腺皮质激素类药物。③因治疗某些疾病而必须应用激素时，要掌握短期，适量的原则。④应用激素后，要配合应用扩血管药，维生素 D，钙制剂和中药治疗。⑤对明确诊断的患者，X 线平片已有囊性变或病变范围广泛者，应尽早手术治疗，以防股骨头塌陷，影响治疗效果。

（赵德伟）

jiǔjīngxìng gǔgǔtóu huàisǐ

酒精性股骨头坏死（alcohol-induced osteonecrosis of femoral head）

长期过量摄入酒精可导致股骨头发生一系列病理学改变，加之应力作用最终导致股骨头坏死。酒精中毒引起的股骨头坏死多发生于有长年酗酒史的中青年，年龄 30 ~ 50 岁。在伴有胰腺炎、脂肪肝、营养不良及外伤史者发病率更高。可因骨坏死的时间与修复阶段而有不同，骨坏死早期和中期，虽然 X 线检查已有明确的骨坏死征象，但只要股骨头尚未塌陷，可以无症状或较轻，晚期，若股骨头发生软骨下壳状骨折或股骨头变扁，可产生髋关节疼痛或阵发性疼痛，当晚期股骨头塌陷，增大变形时可产生严重的疼痛和活动障碍，持续性跛行，此外可出现患髋半脱位或全脱位。

但其具体机制仍有许多问题尚不清楚，有待进一步研究。有研究显示，过量饮酒导致脂质代谢紊乱。过氧化脂质能够引起细胞膜的重度损伤，导致局部水肿缺血，同时过氧化脂质和酒精及其代谢物产生的直接细胞毒性作用使缺血缺氧状态下的骨细胞发生不可逆改变，骨细胞发生脂肪变性坏死，空骨陷窝增多。电镜下观察到脂肪细胞内有大小不等、多少不一的脂滴，胞核被挤向一侧，这些都是脂质代谢紊乱引起酒精性骨坏死假设的有力证据。由此推论酒精性骨坏死患者长期持续饮酒刺激引起脂质代谢紊乱，导致脂肪细胞体积增大、脂肪栓塞等，在股骨头坏死整个过程中起重要作用。预防：①改掉不良饮酒的习惯，戒酒。②改善致病因素的接触环境的防护条件，必要时可脱离此环境，清除酒精的化学毒素，防止组织吸收。

（赵德伟）

chuāngshāngxìng gǔgǔtóu huàisǐ

创伤性股骨头坏死（traumatic osteonecrosis of femoral head）

病因明确，一般由股骨颈骨折、股骨头骨折和髋关节脱位等创伤所引起，特别是股骨颈骨折发生移位后，易损伤股骨头的血供主要是旋股内侧动脉发出的上支持带血管，其主干上升成为骺外侧动脉。上支持带血管位于关节滑膜返折下，紧贴骨面，该血管则导致股骨头坏死。股骨颈骨折后如果不在适当时机进行有效的治疗，难以避免向股骨头坏死发展。青壮年股骨颈骨折发生股骨头坏死率较老年患者高，其原因可能是外伤暴力大，骨折端移位严重，供应股骨头的血管损伤亦严重；陈旧性股骨颈骨折接受治疗后其股骨头坏死率高于新鲜骨折；骨

折部位高，移位严重的股骨颈骨折患者股骨头坏死率高；采用三翼钉固定治疗发生股骨头坏死率高于其他方法；股骨颈骨折复位差或过牵易发生股骨头坏死。尤其是股骨颈骨折愈合后再次出现疼痛，为间歇性或持续性，行走活动后加重，有时为休息痛。疼痛多为针刺样、钝痛或酸痛不适等，常向腹股沟区或臀后侧或外侧或膝内侧放射，并有该区麻木感。髋关节活动受限，早期主要为外展外旋受限。由于髋关节疼痛或晚期髋关节半脱位，常有间歇性跛行。疼痛可放射到臀部或沿股内侧到膝部。局部可以出现压痛，有时可以出现间歇性跛行，严重者甚至活动障碍。预防：①对股骨颈骨折采用坚强内固定，同时应用带血管蒂骨瓣头颈部植骨，促进股骨颈愈合，增加头部血供，防止骨坏死。②股骨颈骨折术后要定期随访，如果出现骨折愈合后疼痛，提示有股骨头坏死。③术后 1~2 年内适当口服促进血供的中药和钙剂，预防股骨头坏死的发生。

（赵德伟）

jiǎnyābìngxìng gǔgǔtóu huàisǐ

减压病性股骨头坏死 （dysbaric osteonecrosis of femoral head）

所处环境的气压骤然降低，血中过饱和的气体析出形成气泡阻碍股骨头血供所致的股骨头坏死。当潜水员从深海下的高压环境迅速转移到通常气压时或飞行员从通常气压下进入高空的低压环境时，如无特殊防护装置，常能诱发该病。好发于 20~30 岁，其中肥胖者居多，有多次进出高压环境或从事高空飞行史，气压差越大，减压速度越快，减压次数越多，发病率越高。患者最初可以没有临床症状，也可出现髋关节疼痛或功能障碍，疼痛常出现在异常减压后几分钟至几小时，但 X 线表现可出现于发病数月至数年之后。疼痛可为持续性或为间歇性。疼痛时间逐渐延长，以后出现持续性疼痛，无论从事减压工作与否，均出现疼痛，髋关节活动受限加剧，早期主要是内旋受限，随病情发展，关节活动范围逐渐减小，托马斯（Thomas sign）阳性，"4"字试验阳性，晚期由于关节囊肥厚挛缩，关节自各个方向活动均受限。关节面软骨塌陷后可出现持续性跛行。查体可有大转子叩痛，局部深压痛，内收肌止点压痛，部分患者可有足跟叩击痛阳性，由于股骨头塌陷，可有髋关节脱位，阿利斯（Allis）征及单腿试验［特伦德伦堡试验（Trendelenburg test）］阳性，患肢可以缩短，肌肉萎缩，甚至有半脱位体征。预防：①对潜水员，沉箱作业者，高空飞行员进行特殊防护装置。②对在高压环境中的人员进行定期检查。③对有减压病史者进行预防用药治疗。

（赵德伟）

xuèyèbìngxìng gǔgǔtóu huàisǐ

血液病性股骨头坏死 （hematopathy dysbaric of femoral head）

常见的血液系统疾病和镰状细胞病、戈谢病、地中海贫血、血友病等均可以引起股骨头坏死。镰状细胞病是红细胞结构异常引起的家族遗传性异常血红蛋白症，为隐性遗传，患者以中非洲黑人和地中海周围国家较多。病变主要为骨血管受镰状细胞梗死后的骨坏死和溶血性贫血引起的造血组织的增生。坏死股骨头骨细胞死亡，骨小梁塌陷，骨膜下出现新生骨和骨膜反应，骨小梁塌陷后骨纤维化和死骨充塞，软骨与肉芽组织相连，股骨头骨骺坏死。骨内膜和骨小梁吸收，骨皮质变薄，骨质疏松。镰状细胞病（sickle cell disease，SCD），可分为纯合性的镰状细胞性贫血（Hb-SS 基因型）及杂合性的镰状细胞血红蛋白病（Hb-SC 基因型及 S/β-地中海贫血）。1910 年黑里克（Herrick）报道了首例镰状红细胞贫血的病例，因此曾经被称为黑里克贫血或黑里克综合征。1923 年赫克（Huck）报道了首例镰状红细胞贫血合并股骨头坏死的病例。股骨头坏死在镰状细胞病患者的发生率为 20%~50%，多在 7~15 岁起病，发病时初现髋痛症状。超过 28 岁之后才发病的较少见。文献报道中最小年龄为 6 岁，最大年龄为 44 岁。男女之比为 1∶（1~1.6）。单双侧发病为 1∶（1~4.78）。

（赵德伟）

guójì gǔxúnhuán yánjiū xiéhuì fēnqī

国际骨循环研究协会分期 （the association research circulation osseous stage）

简称 AROC 分期。国际骨循环研究协会（the association research circulation osseous，ARCO）成立于 1989 年。委员会主席为哈德尼斯（Gardeniers JWM），成员为欧美及日本等国专门从事骨坏死研究的专家。1990 年，在意大利举行了第二次会议，对股骨头坏死的分期与术语提出建议，1992 年进行了修订；同年 ARCO 在 X 线、MRI、骨扫描等检查基础上提出了更系统、更全面的 ARCO 分期。此分期考虑到了股骨头坏死的部位在分期中的作用，在阅历了数次改良后这一方法被广泛应用于临床研究中。很多学者认为这是最有用的分期法，对疾病的诊断、治疗和预后有很高的价值（表 1）。

表 1 ARCO 分期

0 期：骨活检结果表示有缺血坏死，其他检查正常

Ⅰ期：骨扫描阳性或 MRI 阳性或两者均阳性。病变根据部位划分为内侧、中心、外侧

　ⅠA 期：病变范围小于股骨头的 15%

　ⅠB 期：病变范围占股骨头的 15%～30%

　ⅠC 期：病变范围大于股骨头的 30%

Ⅱ期：X 线平片异常：股骨头斑点状表现，骨硬化，囊性变，骨质稀少。X 线检查及 CT 显示无股骨头塌陷，骨扫描及 MRI 呈阳性，髋臼无改变。病变根据部位划分为内侧、中心、外侧

　ⅡA 期：病变范围小于股骨头的 15%

　ⅡB 期：病变范围占股骨头的 15%～30%

　ⅡC 期：病变范围大于股骨头的 30%

Ⅲ期：X 线平片上可见新月征。病变根据部位划分为内侧、中心、外侧

　ⅢA 期：病变范围小于股骨头的 15% 或股骨头塌陷小于 2mm

　ⅢB 期：病变范围占股骨头的 15%～30% 或股骨头塌陷 2～4mm

　ⅢC 期：病变范围大于股骨头的 30% 或股骨头塌陷大于 4mm

Ⅳ期：X 线平片上见股骨头关节面变扁，关节间隙变窄，髋臼骨硬化，囊性变，边沿骨赘形成

（赵德伟）

菲卡-阿尔莱分期（Ficat-Arlet grade）

1977 年菲卡（Ficat）和阿尔莱（Arlet）根据 X 线改变和骨的功能性探查提出了四期分类体系。根据 X 线表现，将已有临床症状且经组织活检证实的股骨头坏死分为四期。Ⅰ期：X 线平片无异常发现。Ⅱ期：X 线平片显示股骨头内的囊性变或硬化区域，股骨头轮廓正常。Ⅲ期：股骨头外形改变，出现新月征（软骨下骨塌陷）和/或软骨下骨边缘错位，髋关节间隙正常。Ⅳ期：股骨头塌陷、扁平、关节间隙减小、髋臼退行性变、骨关节炎。此种分期方法未对 MRI 的应用进行描述，而且阐述了侵入性的骨的功能性探查是早期诊断不可缺少的。后来，该分期又被增加了 0 期和过渡期，成为六期分类。

（赵德伟）

宾夕法尼亚大学分期（university of Pennsylvania stage）

又称斯坦伯格分期（Steinberg stage）。根据 X 线平片、MRI 和骨扫描的结果将股骨头坏死分为七期，又根据骨受累范围和股骨头塌陷程度将 Ⅰ～Ⅳ 期细分为三个亚期（表 1）。

（赵德伟）

股骨头髓芯减压术（core decompressoin）

采用直径约 3mm 细针，在透视引导下在股骨头内多处钻孔，或者采用约 8mm 空心钻从股骨外侧皮质钻入股骨头中心的手术。可配合进行自体骨髓细胞移植、骨形态蛋白（BMP）植入、血管束植入、多孔钽棒植入等。

适应证　经 X 线平片和放射性核素扫描股骨头缺血坏死确属 Ⅰ、Ⅱ 期者；X 线正常，但骨内压高于正常者；在某些患者虽然是股骨头缺血坏死 Ⅲ 期或 Ⅳ 期，但因全身疾病不宜接受大手术，采用髓芯减压术可达到缓解髋关节疼痛的目的。

手术方法　一般采用连续硬膜外麻醉，仰卧位，患侧垫高 45°，沿皮肤切开，直至大转子，剥离大转子下方的股骨外侧骨膜约 2.0cm，在大转子下 1.0cm 用电钻在皮质上钻孔，穿透皮质后，用直径 8mm 的空心钻从外侧皮质钻入，方向对准股骨头的中心，股骨头部于摄片时用皮肤标记标明，待空心钻进入预计深度或感到钻入费力时，再摄 X 线平片，了解空心钻的位置，股骨颈前倾角术前必须做出估计，手术亦可在 C 臂 X 线机下进行，空心钻达软骨面下 4～5mm 为宜，退出空心钻，取活检标本送病理检查。用直径 4mm 的空心钻经同一方向钻入股骨头，使之成为另一减压通道。冲洗切口，逐层缝合关闭切口。

术后处理　术后患肢外展 30° 中立位，皮牵引 1 个月，之后扶

表 1 宾夕法尼亚大学分期

0 期：X 线平片、骨扫描与 MRI 正常

Ⅰ期：X 线平片正常，骨扫描和/或 MRI 出现异常

　ⅠA 期（轻度）：股骨头受累 <15%

　ⅠB 期（中度）：股骨头受累 15%～30%

　ⅠC 期（重度）：股骨头受累 >30%

Ⅱ期：X 线显示囊性变和硬化

　ⅡA 期（轻度）：股骨头受累 <15%

　ⅡB 期（中度）：股骨头受累 15%～30%

　ⅡC 期（重度）：股骨头受累 >30%

Ⅲ期：软骨下塌陷（新月征），无股骨头变扁

　ⅢA 期（轻度）：关节面受累 <15%

　ⅢB 期（中度）：关节面受累 15%～30%

　ⅢC 期（重度）：关节面受累 >30%

Ⅳ期：股骨头变扁

　ⅣA 期（轻度）：关节面受累 <15% 和塌陷 <2mm

　ⅣB 期（中度）：关节面受累 15%～30% 和塌陷 2～4mm

　ⅣC 期（重度）：关节面受累 >30% 和塌陷 >4mm

Ⅴ期：关节间隙狭窄或髋臼改变

Ⅵ期：严重退行性改变

双拐下地，术后 3 个月内患肢不负重。

（赵德伟）

jīng zhuànzǐ xuánzhuǎn jiégǔshù

经转子旋转截骨术（transtrochanteric rotation osteotomy）

将股骨头前上部分的坏死区移至非负重区治疗股骨头缺血坏死的手术。为此，将股骨头、颈整块沿其纵轴向前或向后旋转，使原来股骨头无坏死部分的关节面变为新的负重区。

适应证 股骨头坏死早期或坏死虽广泛但无进行性塌陷者。

手术方法 一般采用连续硬膜外麻醉，仰卧位，患侧垫高 45°，采用史密斯-彼得森（Smith-Peterson）切口。切开皮肤、皮下组织及阔筋膜，于阔筋膜张肌与股直肌缝匠肌间隙进入，用电刀切断阔筋膜张肌在髂嵴外板的附着至髋臼上缘，将阔筋膜张肌拉向外侧，缝匠肌及股直肌拉向内侧，显露髋关节囊，用剥离器剥离开关节囊表面的髂腰肌，十字切开关节囊，将股骨头脱出，观察股骨头破坏情况，股骨头复位，用电锯垂直股骨颈纵轴，在大转子远端 1cm 处做转子间截骨，再于小转子基底大转子顶部和转子间截骨线垂直截骨，股骨头颈游离后，使股骨头向前旋转 45°～90°，股骨头坏死区避开负重区，旋转时需要注意保护旋股内侧动脉在股骨头后侧的分支，然后用三枚空心钉固定，冲洗切口，缝合关节囊，放置引流管，逐层缝合关闭切口。

术后处理 术后立即开始股四头肌等长收缩锻炼。患肢皮肤牵引，重 2～4kg，持续 3 周。3 周后开始髋关节活动练习。术后 12 周开始患髋部分负重。

（赵德伟）

dài xuánqiàshēnxuèguǎndì qiàgǔbàn zhuǎnyíshù

带旋髂深血管蒂髂骨瓣转移术（transplantation of iliac bone flap pedicled with deep circumflex iliac vessel）

将带旋髂深血管蒂髂骨瓣转位移植到骨坏死的病灶区域治疗股骨头坏死的方法。切取的髂骨块血供丰富，保存成骨活力，植骨块愈合过程为一般骨折的愈合过程，促进股骨颈骨折愈合和修复股骨头坏死的效果较好。

适应证 骨折不愈合、骨缺损及骨折畸形愈合、股骨头坏死。

手术方法 一般采用连续硬膜外麻醉，仰卧位，患侧垫高 45°，采用改进的髋关节前外侧入路，即切口起自髂嵴中点，沿髂嵴至腹股沟韧带中点，而后转向大腿前外侧。切开腹外斜肌腱膜，分离附着于腹股沟韧带的腹内斜肌及腹横筋膜。切断腹股沟韧带，显露股动脉，确认向外上方走行的旋髂深动、静脉，结扎和切断进入腹肌的分支，保护沿髂嵴内侧进入的旋髂深血管及其进入髂骨的营养支及周围软组织 1cm。结扎与切断旋髂浅血管。沿髂嵴外唇切开骨膜，显露髂骨外板，根据需要设计凿取骨瓣大小。切断缝匠肌。凿取所需大小的髂骨块时，要向内切取，将骨块连同髂骨内面软组织及血管蒂向下翻转，用盐水纱布包好备用。髂骨块大小一般长约 6cm、高 3cm。外侧皮质骨可切去，这样将更利于和植骨槽相融合。切开关节囊，于头、颈交界处用骨刀开窗，显露骨坏死区域，用刮匙、高速电钻清除股骨头内坏死骨组织及肉芽组织，磨至新鲜血渗出。将取自髂骨的松质骨填入坏死骨清除后的股骨头病变区域，适力夯实，

恢复塌陷股骨头的外形，最后将带血管蒂的骨瓣转入头颈开窗处，嵌入股骨头内。对于股骨颈骨折或骨折不愈合、畸形愈合的患者，切开关节囊后，显露骨折端，根据骨折复位需要，切除骨折断端间纤维瘢痕组织。复位满意后用加压螺纹钉或三翼钉内固定。用骨刀凿修一跨越骨折线的骨槽，股骨头内凿一骨穴，将髂骨块一端插入头内，骨块其余部分嵌槽于骨槽内，注意髂肌面向前，以免血管蒂受压。冲洗切口，缝合关节囊，放置引流管，逐层缝合关闭切口。

术后处理 术后患肢行皮牵引 4 周，穿防旋转鞋，其后可扶双拐不负重行走，骨愈合后弃拐负重。

（赵德伟）

dài xuángǔwàicèdòngmài shēngzhī qiàgǔbàn zhuǎnyíshù

带旋股外侧动脉升支髂骨瓣转移术（transplantation of iliac bone flap with the ascending branch of the lateral femoral artery）

通过切取转移带旋股外侧动脉升支的髂骨瓣修复股骨头坏死的技术，髂骨块血供丰富，保存成骨活力，植骨块愈合过程为一般骨折的愈合过程，促进股骨颈骨折愈合和减少股骨头坏死的效果较好。

适应证 骨折不愈合、骨缺损及骨折畸形愈合手术、股骨颈骨折不愈合骨移植、股骨头坏死。

手术方法 一般采用连续硬膜外麻醉，仰卧位，患侧垫高 45°，取髋关节史密斯-彼得森（Smith-Peterson）切口，起自髂前上棘外下方 2 cm 处，向股骨大转子方向延伸，成一双 S 形切口，长为 8～12 cm。依次切开皮肤、皮下组织及腱膜部，于阔筋膜张

肌与臀中肌间隙进入，将阔筋膜张肌后缘从髂嵴附着处部分切断，向近侧翻开，于其深面找到旋股外侧血管升支，逆行分离至阔筋膜张肌内侧，钝性分离至髂前上棘，分离过程要带约1cm肌袖，沿髂嵴外唇切开骨膜，显露髂骨外板，根据需要设计凿取骨瓣大小，凿取所需大小的髂骨块时，要向内切取，将骨块连同髂骨内面软组织及血管蒂向下翻转，用盐水纱布包好备用。并取少量松质骨，备用。将阔筋膜张肌向前侧拉开，显露髋关节囊，十字形切开，于头、颈交界处用骨刀开窗，面积约2.0 cm×2.0 cm，根据术前影像评估，用刮匙高速电钻清除股骨头内坏死骨组织及肉芽组织，磨至新鲜血渗出。将取自髂骨的松质骨填入坏死骨清除后的股骨头病变区域，适力夯实，恢复塌陷股骨头的外形，最后将带血管蒂的骨瓣转入头颈开窗处，嵌入股骨头内的松质骨之间，无须固定。冲洗切口，缝合关节囊，放置引流管，逐层缝合关闭切口。

术后处理　术后患肢行皮牵引4周或穿防旋转鞋，其后可扶双拐不负重行走，骨愈合后弃拐负重。

(赵德伟)

dài xuángǔwàicèdòngmài héngzhī dàzhuànzǐ gǔbàn zhuǎnyíshù

带旋股外侧动脉横支大转子骨瓣转移术 (transplantation of transverse branch of lateral femoral artery with greater trochanter bone flap)

通过切取转移带旋股外侧动脉横支的大转子骨瓣修复股骨头坏死的技术。切取的大转子骨瓣块血供丰富，保存成骨活力，植骨块愈合过程为一般骨折的愈合过程，促进股骨颈骨

折愈合和减少股骨头坏死的效果较好。

适应证　骨缺损及骨折畸形愈合手术、股骨颈骨折不愈合骨移植、股骨头坏死。

手术方法　一般采用连续硬膜外麻醉，平卧位，患侧垫高约40°，切口选择髋外侧切口，起自髂前上棘外下2cm，向大转子方向延伸，成一双S形切口，长约12cm，依次切开，保护股外侧皮神经，于髂前上棘处切断缝匠肌和股直肌起点。筋膜下分离出旋股外侧动脉，并向外上距该血管起点1.5~3cm处找出横支，在阔筋膜张肌内面分离横支血管，在股外侧肌起点下1~2.5cm处切开肌肉暴露横支血管，为了保护发出的大转子前外侧支血管，可带前面部分股外侧肌0.5~1cm厚，结扎向后外侧的横支血管，保护好游离出的血管蒂，切开股外侧肌并牵开，切断臀中肌、臀小肌止点，切开臀大肌的大转子外侧部分翻向后内侧，暴露大转子，设计切取1.5cm×2cm×1.5cm带血管蒂大转子备用。将阔筋膜张肌向前侧拉开，显露关节囊，十字形切开，于头颈交界处用骨刀开窗2.0cm×2.0cm大，用高速磨钻清除股骨头内坏死的骨质及肉芽组织，直至软骨下。切取松质骨，填入开窗的股骨头，适力夯实，将股骨头腾起，最后将带血管蒂的骨瓣转入头颈开窗处，嵌入股骨头内的松质骨之间，无须固定。冲洗切口，缝合上端的关节囊，放置引流管，逐层缝合关闭切口。

术后处理　术后患肢行皮牵引4周或穿防旋转鞋，其后可扶双拐不负重行走，骨愈合后弃拐负重。

(赵德伟)

wěnhé xuèguǎn de yóulí féigǔ yízhíshù

吻合血管的游离腓骨移植术 (free fibula transplantation with vascular anastomosis)

吻合血管的腓骨移植治疗股骨头坏死适用于早期股骨头坏死，Ⅰ、Ⅱ期股骨头无变形。是用健康的骨组织替代坏死骨，而且对股骨头重新建立血液循环系统，从股骨头去除死骨，用活骨替代，使坏死的股骨头成活。对恢复健康的软骨下板提供骨诱导先质细胞。腓骨具有较粗的血管蒂，血供丰富，切取后供区并发症相对较少。

适应证　早期股骨头坏死，Ⅰ、Ⅱ期股骨头无变形。

手术方法　一般采用连续硬膜外麻醉，患者取仰卧位，患侧垫高45°，切口及显露股骨近端外侧经前外侧入路，由阔筋膜张肌和臀中肌显露股骨近端外侧面。以旋股外侧动静脉分离出升支作为接受血管。翻开股外侧肌起点显露骨面，在透视的指导下，将导针插入骨坏死区中心，自靠近股骨远端外侧骨皮质钻至关节软骨下。透视下钻除股骨头坏死区骨碎屑，向空洞内注入水溶性造影剂，以盐水冲洗造影剂。自大转子下取出松质骨片塞入骨洞并且压实。取同侧腓骨，带有尽可能长的腓动静脉。修剪移植腓骨段至合适的长度，在植入的松质骨之中使腓骨达股骨头软骨下骨下方，游离股中间肌和股外侧肌的起点，固定腓骨于股骨近端。在手术显微镜下间断吻合动脉和静脉。常规引流，逐层关闭两个切口，采用膝以下后侧石膏夹板固定。

术后处理　术后3天去除外固定；并预防性抗凝治疗；6周后护理患肢15%负重，在以后的

3 个月内逐渐增至 6 个月时的无辅助完全负重行走。

（赵德伟）

duōzàoxìng gǔhuàisǐ

多灶性骨坏死（multifocal osteonecrosis，MFON）

同时或相继累及三个及以上独立解剖部位的骨坏死。如髋、膝、肩关节或肩、膝、踝关节受累可以定义为 MFON。但是双股骨头坏死加双膝关节坏死不能称为 MFON，因为它仅累及两个不同的解剖部位。MFON 临床上比较少见，约占骨坏死人群的 3%，多数 MFON 典型表现为 6 关节受累。多灶性骨坏死国内报道文献较少见，多为个案报道，但是最近的研究显示 MFON 发病率高于先前报道，这可能是因为多数 MFON 患者早期没有临床症状。据数篇报道 MFON 的文献，引起 MFON 的主要原因为应用皮质类固醇，应用皮质类固醇的剂量也与 MFON 发生率明显相关。

（赵德伟）

gōnggǔtóu huàisǐ

肱骨头坏死（osteonecrosis of humeral head）

早在 20 世纪 70 年代，文献报道就指出肱骨近端骨折很常见，占全部骨折的近 4%。随着社会的发展、寿命的延长，和当时相比，现在的肱骨近端骨折数量增加了将近 250%。其数量在 21 世纪内还会继续上升。

病因 主要是引起肱骨头坏死的血管闭塞及血栓形成，主要是累及支配肱骨头的旋肱前动脉供应的区域，而肱骨头下 1/4 通常不受累。造成上述改变的原因之一是旋肱前动脉走行较长，当肩关节外展及旋转时位于肩胛下肌下方的该动脉段易受损伤，而位于后下方的旋肱后动脉则可能相对松弛。

分期 肱骨头坏死最常用的分期系统是在 1978 年由克鲁斯（Cruess）提出的，其本身是对菲卡（Ficat）和阿尔莱（Arlet）提出的分型方法进行改良。该系统将肱骨头坏死分为五期。①一期：X 线表现正常；而为了早期发现这些患者，可使用 MRI 进行检查。在 T1 加权像上原本正常的骨髓脂肪信号区域可能被低信号代替，T2 加权像上也可以出现与水肿相似的高信号。因为不能很好辨别信号异常区是创伤引发的骨骼水肿还是出现早期骨坏死，除非是随访发现存在病情进展变化，否则进行 MRI 检查又显得有些多余。②二期：缺血性坏死将出现修复的过程，可能出现硬化区（包括楔状、广泛斑片状）或者骨密度降低，两者也可同时出现；更重要的是这一期肱骨头的球形曲面仍完整，和三期有明显不同。③三期：肱骨头的特征时是出现新月征，常因为生成的新骨沉积于死骨之上而形成硬化带，再加上机械负荷使软骨下骨连接处产生微骨折和塌陷，最终形成一个可透射线的区域；这一期软骨下骨的塌陷可能会使关节面产生轻微的塌陷，这与四期的关节面广泛塌陷存在不同。④四期：软骨下骨坏死后发生广泛塌陷，进而使关节面变平，还会出现骨软骨增生，有些患者的增生物还出现断裂，从而形成关节内的游离体。⑤五期：关节盂因为肩关节不匹配而出现进一步的关节退行性变。该分期只是从 X 线的表现来判断，并未结合患者的症状或者体征，不能对患者的预后进行判断。同时菲卡和阿尔莱的分型系统在观察者间、观察者内的可重复性较差，其有效性有待商榷。

临床表现 早期并无症状，通常是中晚期出现疼痛，呈渐进性，主要与活动有关，休息可缓解。由于肱骨头软骨下骨折，骨软骨碎裂或关节内游离体局部可有交锁、弹响或疼痛性制动。

诊断 根据患者及特征性影像学表现可做出诊断。

治疗 对于早期将发生塌陷的坏死肱骨头，肱骨头中心减压手术效果较明显。可采用环钻直接钻取坏死部分组织，也可透视下刮除钻取。还有学者使用前交叉韧带胫骨钻孔引导设备在关节镜视野下进行操作。尽管这些手术可以延缓 78% 以上因为各种原因导致早期肱骨头缺血性坏死的病程进展，但是还没有将创伤性骨坏死单独研究的报道，无法判断这些操作是否有效。当肱骨头坏死达到三期或者以上时，关节置换对于那些症状明显的患者来说非常有意义。关节置换的术式包括半肩关节置换、肩关节表面置换、全肩关节置换和反式肩关节置换等，具体术式的选择要取决于患者临床功能、年龄、肩胛骨关节盂破坏的程度、肩关节窝的活动度、骨骼畸形的程度以及肩袖的完整度。

（赵德伟）

xīguānjié gǔhuàisǐ

膝关节骨坏死（osteonecrosis of the knee joint）

发生于股骨远端和胫骨近端的膝关节周围骨坏死。仅次于股骨头坏死而居第二位。骨坏死是由于受累部位骨的血液供应明显减少或丧失所致。病变发生在骨或关节软骨下。长骨骨骺端由于动脉血流入和静脉血流受阻而特别易受影响。股骨远端和胫骨近端为骨坏死好发部位，因为股骨髁完全依赖腘动脉供血，而这些血管呈扇形展开直达关节表面，几乎没有相互吻合，使得软骨易发生缺血性坏死。另外，女性更容易发生膝关节骨坏死，通常是男性的 3 倍，常见于 60 岁以上的患者。90% 发生在股骨内侧髁，其他部位如股骨外侧髁或胫骨平台。膝关节骨坏死表现为两种类型：自发性膝关节骨坏死（spontaneous osteonecrosis of the knee，SPONK）和继发性骨坏死（secondary osteonecrosis，SON）两种类型的骨坏死在病因学、临床特点、影像学改变以及临床转归均有显著的区别。

病因 确切的病因尚不明确，因此也被称为特发性骨坏死。一种理论认为，骨内微血管脂肪球形成，造成了血管堵塞。此外，有些患者有其特定的活动或疼痛有关的创伤，这可能是骨挫伤或应力性骨折的结果。有研究发现，骨坏死区内的骨内压力明显增加。

分期 有不同的分期方法，包括 SPONK 分期、SON 分期和膝关节骨关节炎分期。

SPONK 分期 依据阿列蒂（Aglietti）法分为五期。Ⅰ期：X 线平片未见异常；Ⅱ期：X 线平片可见髁部凸起部分有轻微扁平；Ⅲ期：出现 X 线片透亮区，远端硬化；Ⅳ期：出现软骨下骨板钙化、死骨或翼状片段，透亮区被晕环包绕；Ⅴ期：软骨下骨硬化，明显骨关节炎表现。

SON 分期 依据蒙特（Mont）分期法：Ⅰ期：X 线平片未见异常，但 MRI 有骨坏死的阳性改变；Ⅱ期：X 线平片可见囊性变或硬化改变；Ⅲ期：软骨下骨塌陷，出现新月征；Ⅳ期：关节软骨坏死处关节面退行性改变，关节间隙变窄。

膝关节骨关节炎分期 依据凯尔格伦（Kellgren）和劳伦斯（Lawrence）的诊断标准。0 期：正常；Ⅰ期：只有关节边缘骨质增生，关节间隙并不窄；Ⅱ期：除关节边缘增生外，还有关节间隙变窄；Ⅲ期：关节间隙中度狭窄，出现软骨下囊性变、边缘硬化；Ⅳ期：关节严重破坏，出现屈曲痉挛，并有不同程度的骨缺损，偶尔出现横向半脱位。

临床表现与诊断 自发性和继发性膝关节骨坏死由于发病机制不同而引起不同的损伤病理变化导致两者在临床表现、损伤部位、范围及影像学表现不同。自发性骨坏死临床表现为单侧膝关节突发剧痛，损伤局限在单侧股骨髁或胫骨平台，好发于股骨髁中部，软骨下骨剥脱为主要表现。继发性骨坏死病例中青年男性患者多见，平均年龄为 35 岁。诱发因素明确，酗酒与激素为主要诱发因素。临床症状表现为轻微疼痛或隐痛，损伤范围广泛，累及股骨远端和胫骨近端的骨髓腔，较少累及关节面。MRI 是临床重要的诊断手段，也是临床分类的重要依据。

治疗 非手术治疗包括限制负重，口服镇痛药等，但只有 20% 的患者获得满意疗效。因此，应尽早手术治疗。手术治疗包括髓芯减压术、关节镜下清理术、胫骨截骨术，如果出现髁塌陷，只能考虑行单髁或全膝关节置换术，尤其是 50 岁以下皮质激素引起的患者。

（赵德伟）

jùgǔ gǔhuàisǐ

距骨骨坏死（osteonecrosis of talus）

在踝关节遭受严重损伤时，可发生距骨骨折，使其血供遭到完全破坏，发生缺血坏死，进而导致距骨体塌陷变形。主要临床表现为疼痛和活动受限，因疼痛和关节间隙变窄而导致踝关节屈伸活动均受限。预防及早期处理距骨骨坏死，对其功能有很重要的作用。距骨坏死要根据病因积极治疗，禁用糖皮质激素类药物。引起距骨坏死的常见原因包括酗酒、使用糖皮质激素、高脂血症、高尿酸血症、闭塞性脉管炎、系统性红斑狼疮（SLE）和镰状细胞贫血等。距骨是全身骨骼中唯一无肌肉起止附着的骨骼，距骨的营养血管供给主要来自前后关节囊及韧带附着处，如骨折或脱位后营养血管供给断绝，复位后距骨坏死率可高达 95% 以上。引起距骨骨折的原因：①距骨颈部及体部骨折多由高处坠地，造成距骨体或距骨颈骨折，如足强力内翻或外翻，可使距骨发生骨折脱位。距骨颈骨折后，距骨体因循环障碍，可发生距骨骨坏死。②距骨后突骨折足强力跖屈被胫骨后缘或跟骨结节上缘冲击所致。

分型 Ⅰ 型：距骨颈骨折而无脱位，其韧带未缺损且血供完整，距骨体坏死不超过 10%；Ⅱ 型：距骨颈骨折合并距下关节脱位，骨面韧带遭受损伤，距骨体的血供将减少，坏死率上升至 20%~40%；Ⅲ 型：距骨颈骨折合并距骨体脱位，即胫骨、距骨均脱位，且有少数软组织附着以维持血供，易发生缺血性坏死，坏死率达 70%。

分期 Ⅰ 期：正常；Ⅱ 期：新骨出现，囊性变和骨硬化，但距骨形态正常，无软骨下骨塌陷；Ⅲ 期：出现软骨下骨塌陷；Ⅳ 期：关节间隙变窄，继发的胫骨远端出现囊性变，边缘骨赘及软骨缺损。

治疗 早期可采用非手术治疗，如口服镇痛药、支具、石膏固定、限制负重等，如治疗 3 个月效果不满意，则可采用手术治疗，对于塌陷前期可采用髓芯减压术，手术创伤小，术后患者疼痛可明显缓解，采用显微外科治疗，如带血管蒂骨瓣转移血管束植入等效果更为满意。对于塌陷期患者，因此期患者伴有踝关节骨性关节炎，只能考虑采用胫-距融合或距骨切除胫-跟融合术，手术技术要求高，手术时间长，术后需平均 7 个月的外固定。全踝关节置换术既能解决疼痛又利于关节活动，但其手术适应证的应用范围较窄，首先要求软骨不得塌陷，否则置换假体容易松动，且易造成内翻畸形，远期效果差，而且费用较高，极大地限制了其应用。

（赵德伟）

yuègǔ gǔhuàisǐ

月骨骨坏死（osteonecrosis of lunar bone）

又称基恩博克病（Kienbock disease）。好发于 20~30 岁之青年人，关于月骨坏死的原因，各种报道不一，但普遍认为与慢性损伤、骨折有关。分析为损伤导致月骨滋养动脉闭锁，发生月骨缺血改变，进一步发展出现月骨骨坏死。

病因及发病机制　月骨位于近排腕骨中心，活动度大，稳定性较差，其血供主要依靠桡腕关节囊表面小血管和腕骨间韧带内小血管，对腕部活动频繁者，尤其是某些手工业工人，风镐、振荡器操纵者，长期对月骨产生振荡、撞击、使关节囊、韧带小血管损伤，闭塞，导致月骨缺血，而缺血的月骨骨内压力又增高，进一步使循环受阻，产生缺血性坏死。

临床表现　缓慢起病，腕关节胀痛、乏力，活动时加重，休息后缓解。随疼痛加重，腕部渐肿胀、活动受限而无法坚持原工作。腕背轻度肿胀，月骨区有明显压痛，叩击第 3 掌骨头时，月骨区疼痛。腕关节各方向活动均可受限，以背伸最明显。

诊断　①X 线平片早期无异常，数月后可见月骨密度增加，表面不光滑，形态不规则。骨中心有囊状吸收。周围腕骨有骨质疏松。根据利希特曼（Lichtman）分类，可分为四期。Ⅰ 期：月骨形状正常，但可出现月骨内骨折，骨小梁断裂；Ⅱ 期：可见月骨的硬化性改变；Ⅲ A 期：月骨除有硬化性改变外，还伴有塌陷；Ⅲ B 期：在 Ⅲ A 期的基础上伴有月骨掌屈畸形，腕正位像可显示舟骨变短，头状骨移向近端等；Ⅳ 期：显示月骨硬化，塌陷碎裂和广泛的创伤性关节炎。②放射性核素骨扫描：可早期发现月骨处有异常放射性浓聚。③MRI 检查：可早期诊断该病，对于 X 线平片无任何发现的 Ⅰ 期病例，MRI 可出现明确的低信号区改变。

治疗　①早期可将腕关节固定在背伸 20°~30°位。固定时间，以定期 X 线或放射性核素骨扫描检查，直到月骨形态和血供恢复为止，通常约需 1 年。过早去除固定物，病变易复发。②月骨已完全坏死、变形者，可行月骨切除或人工假体植入术。若桡腕关节骨关节病已严重，应考虑桡腕关节融合术。

（赵德伟）

zhōugǔ gǔhuàisǐ

舟骨骨坏死（osteonecrosis of scaphoid bone）

分为手舟骨骨坏死和足舟骨骨坏死。手舟骨骨折多为间接暴力所致。骨折后腕舟骨区疼痛，劳动或活动时疼痛加重，腕背侧疼痛、肿胀，尤以隐窝处明显，腕关节活动功能障碍。将腕关节桡侧倾，屈曲拇指和示指而叩击其掌指关节时可引起腕部疼痛加剧。手舟骨骨折容易漏诊，为明确诊断，应及时进行 X 线摄片。手舟骨近端血供较差，当舟骨发生骨折时，近端骨折片血供不足发生坏死。临床 X 线表现与月骨骨坏死基本相似，而囊状透亮区更为常见。放射性核素骨扫描（ECT）可早期发现坏死区核素聚集影。MRI 则更能早期发现坏死灶。手舟骨骨折分类：①手舟骨结节骨折。属手舟骨远端骨折，一般愈合良好。②手舟骨腰部骨折。因局部血供不良，一般愈合缓慢。③手舟骨近端骨折。近端骨折块受血供影响，易发生不愈合及缺血性坏死。治疗方法传统的有植骨术、桡骨茎突切除术、近排腕骨切除术等，常采用显微外科治疗方式进行，效果明显提高。这种方法大致与月骨骨坏死的治疗方法相同，因两骨相邻，带血管蒂骨瓣转位均可达到。足舟骨骨坏死好发于少年，尤以 5~6 岁多见，约占 2/3，男性多于女性，大多有外伤史，病变发生于一侧。幼儿期发病的早期征象为骨骺碎裂，周围骨质疏松，较大儿童早期为骨质密度不均匀增高，但骨轮廓正常，以后舟骨变小，变扁并呈盘状，原厚度为正常的 1/4~1/2，边缘不整齐并可见到裂隙，或节裂现象。相邻关节间隙正常或增宽，在发病数月内呈进行性坏死，随后出现修复，2~3 年后可逐渐恢复正常。愈合后有时可结构恢复正常，但轮廓不规则。成年人亦可患该病，常见于 20~50 岁，女性多见，早期 X 线正常，舟骨密度增高和碎裂，最后呈楔状变形。

（赵德伟）

shāoshāngxìng gǔhuàisǐ

烧伤性骨坏死（burn with osteonecrosis）

骨烧伤多见于表浅的骨关节，如软骨、手、足骨、胫骨、尺骨、桡骨等，脊柱因其位置较深，故脊柱烧伤少见。骨烧伤多由于较强的致热源长时间接触或高压电直接接触，及化学因素引起的损伤，有时虽然骨烧伤面积较小，但处理不当，则经久不愈，遗留严重后果，致残率极高。根据骨的不同形态，将骨烧伤分为长骨烧伤和扁骨烧伤及关节烧伤。骨烧伤后骨质炭化，炭化下为致密的白色均质样物质，由于受到长骨附近的软组织肉芽创面、非烧伤性慢性肉芽，严重烧伤的骨及化脓性关节炎等影响，其附近的骨质均可能有骨膜新骨形成。X 线表现为层状骨膜反应，这种变化与急性充血或慢性炎症刺激有关。在自体皮片移植后，骨膜增生现象即停止，并逐渐消失。烧伤后 1 年以上的患者常可见到位于骨髓腔处长期未愈合的肉芽创面，有不规则骨化发生。X线表现为不规则的致密阴影。是由外界刺激导致的骨髓正常骨化紊乱，严重者可导致骨生长发育障碍，严重烧伤患者的晚期病程中常可见到不同程度的骨质疏松。由于烧伤面积、部位和烧伤程度不同，骨质疏松的程度亦不同。其他的原因是长期不活动使骨缺乏正常的应力和张力引起；一般多在烧伤后 3 个月出现，多继发于局部充血和慢性炎症。X 线表现同骨质疏松。对骨烧伤的治疗方法包括以下几种。①在抗休克，纠正电解质紊乱、酸碱失衡和保护器官重要功能后，应尽早实施手术，在局部感染尚未形成时或感染不明显时手术，有效避免了感染的发生，成功率高。②彻底清创：骨烧伤常伴有深部组织烧损，对于这些烧损的深部组织，应根据烧伤情况，感染程度及功能完好性和有无恢复可能等具体情况全面考虑，尽可能彻底清创，对所有坏死皮肤、深Ⅱ度烧伤的皮肤及坏死变性的肌肉组织要彻底去除，以减少毒性物质的吸收。对已经感染、液化、完全坏死或已断裂没有恢复可能的肌腱和关节韧带组织应切除，对仅有部分坏死的肌腱，韧带可部分剔除，对单纯暴露或虽已烧损，但肉眼观察仍保持完整的，应尽可能保持其解剖连续性，以利于自行修复、再生。对暴露的仅有表层烧伤或变性是大动，静脉应尽可能予以保留。对暴露的或变性的周围神经组织，应尽可能保护其解剖连续性，以肌瓣或肌皮瓣覆盖，大多数可以完全或部分恢复功能。对大关节邻近部位的骨烧伤，尤其是管状骨应尽量切除其坏死部分至出血，对扁骨则视情况予以保留或钻孔、凿槽，加以肌皮瓣或皮瓣覆盖，对关节囊暴露，开放或部分坏死者，应切除坏死部分，尽可能缝合关节囊，对无法缝合者，可用肌瓣或皮瓣直接覆盖于关节囊缺损部分。③皮瓣或肌瓣的选择：首先创面要定量覆盖，其次应选用血供好，大小适中。操作简便之皮瓣。④重视辅助治疗：预防感染，加强营养支持，皮瓣下引流及解痉、抗凝等皮瓣移植后常规治疗。随着组织工程学的发展，提供了治疗骨烧伤的美好前景，相信随着组织工程学的发展，会有新的更好的治疗烧伤性骨坏死的方法。

(赵德伟)

dòngshāngxìng gǔhuàisǐ

冻伤性骨坏死 （frostbite with osteonecrosis） 冻伤是由于长时间内暴露于极低温度或短时间暴露于冰点以下的低温而引起的局部性冷冻。此时组织发生冻结，极低温度一般是指-40℃以下的低温。冻伤的直接病因的冰点以下的低温，通常是严寒或极寒的气温袭击。通常情况下，风速、潮湿均会对冻伤有一定的影响。当低温直接造成骨组织营养血管凝固供血中断和骨细胞代谢及停止，血管收缩和血管损伤而引起骨组织缺血和坏死。坏死骨细胞核肿胀，结构不清或消失，骨组织周围只有小灶状出血及少量淋巴细胞浸润及水肿。此外，机体的内在和主观因素与冻伤的发展有一定关系。冻伤一般分为四度：一度，肌肤的血液循环反应及表皮剥脱；二度，水肿波及皮肤生发层；三度，损伤波及皮肤及皮下组织；四度，损伤波及全层软组织及骨组织。四度冻伤将致肢体骨坏死而需截肢。四度冻伤的分界约在复温后 12 天出现，随着界限的出现，远端开始坏死，最后远端水肿消退后，发生皱缩，干化，形成干痂，干化的肢端可以自动剥离脱落。坏死的骨组织脱落需要数周。因此，早期判断冻伤程度，至关重要。冻伤性骨坏死的 X 线分型分为三型：Ⅰ型，骨质疏松，大部分是活骨，为轻型骨冻伤；Ⅱ型，皮质下骨吸收，关节面呈条形相对密度增高伴周围骨的骨质疏松；Ⅲ型，为死骨吸收期，X 线平片可判别出早期骨的破坏及坏死程度，对于预后和手术的选择有着重要的意义。预测到冻伤的组织是否发生坏死及发生坏死的可能范围，从而给予及时合理的治疗。冻伤组织的坏死是一个渐进的过程，一般来说冻结融化后，没有量变到质变的过程，因此为寻找及时防止组织坏死的治疗措施提供了可能。冻伤的早期治疗包括复温、扩张血管抗凝、扩容等治疗，能有效防止骨组织的坏死，达到满意疗

效。对于骨坏死晚期则采取截肢治疗。

（赵德伟）

értóng gǔgǔtóu huàisǐ

儿童股骨头坏死（osteonecrosis of femoral head in child）
股骨头骨骺骨化中心坏死，以跛行和髋关节疼痛主要为临床表现的儿童时期特发的股骨头坏死病症。又称股骨头骨骺软骨炎、股骨头无菌性坏死或扁平髋、莱-佩病（Legg-Perthes disease，LPD）。其发病多与外伤有关，有的也见于内分泌疾病或广泛体质性疾病，好发年龄4~8岁，女孩发病率更早更重，男女之比为4：1，大多为单侧，两侧发病率占10%，后发病的一侧常较轻，有时可并发髋臼缺血坏死。自从1910年莱-佩病被美国莱格（Legg），法国卡尔夫（Calve）和德国佩尔特斯（Perthes）发现以来，其有关的病因与病理研究颇多，观点也不尽相同。最初佩尔特斯认为其基本病理组织学改变是软骨炎，然而其后许多学者并未见到软骨炎。1922年，瓦尔登斯特伦（Waldenstrom）就首先发现该病坏死股骨头出现的软骨下骨折征，所以许多学者认为外伤是该病的原因，但是1966年萨尔特（Salter）等证明了这种呈新月形的骨折属于病理性骨折，亦即骨坏死在先而骨折在后。而一些学者认为该病与遗传有关，卡特罗尔（Catterall）在1971年则认为该病与体质因素有关。不少学者指出该病合并其他畸形高于正常人群，而且该病身高较之正常者矮小，骨龄发育也延迟，然而更多的学者对该病的血管因素做了大量研究后，认为该病属于缺血性坏死。

病因 该病是由于股骨头血供障碍导致股骨头骨骺不同程度的坏死，但其确切病因不明。该病的病因有许多学说，主要包括以下几种。①外伤学说：一些学者认为外伤是该病的病因。②感染学说：但大部分研究未能从本症的关节液中培养出阳性致病菌。③遗传和体质学说：一些研究显示该病可能有潜在的发育不良的体质因素（如合并有肾的异常、疝气、早产、多臀位生、骨骼成熟延迟、幽门狭窄、先天性心脏病等），可能潜在者隐性特发性股骨头坏死，而在创伤之后引起病理性骨折才演变为真正的股骨头坏死；另有一些研究显示该症有家族性，提示该病与遗传有关。④关节内填塞学说：尽管部分儿童特发性股骨头坏死的早期有关节内滑膜炎，但一过性滑膜炎一般不会演变为股骨头坏死。⑤动脉阻断学说：有研究表明该病时造影显示进入股骨头的小动脉有阻断现象。⑥软骨发育不全学说：有研究认为该病早期出现的股骨头关节软骨增厚和骨骺板的扭曲是软骨发育不全的证据。⑦重复梗死理论。⑧静脉回流障碍和骨内压增高理论。

病理生理 基本病理改变可分为坏死，修复再生及痊愈三期。患者反复经常外伤，因此各种病理改变实际上是相互交叉进行的，只是某个阶段以某种病理改变更为突出而已。该病晚期常可形成不可恢复的退行性骨关节病。早期病理改变，骨骺软骨下骨质缺血，骨组织的各种细胞迅速坏死解体，骨细胞的骨陷窝变空，骨小梁坏死继而引起周围正常骨组织的反应性改变。表现为骨组织充血，肉芽组织增生和微小血管进入坏扇区，巨细胞、吞噬细胞、破骨细胞逐渐清除或吸收坏死骨，新生结缔组织包围并伸入坏死骨内形成节裂，吸收局部骨小梁使骨髓呈纤维化和囊样变。同时，经常反复轻微的外伤使骨骺软骨下压缩性骨折，骨小梁相互嵌入，骨骺变扁平，随着节裂的产生，坏死骨块及碎片将逐渐被吸收，进入骨骺的结缔组织及软骨成分，可化生为骨质并重建骨结构。以上骨质的坏死、再生和修复现象，可由于反复轻微的外伤而反复出现，并逐渐产生继发性改变，使骨骺变形和相应的关节出现肥大性改变。当骨骺密度趋于均匀一致并普遍出现正常骨小梁时，即为愈合阶段的主要标志。该病的全部过程中没有一般的炎症表现。骨骺周围软骨因受缺血影响较轻，大多无坏死，但可因软骨下骨质的压缩而发生表面皱缩和裂隙，逐渐出现继发性斑块状坏死。病骨邻近的关节，早期即有滑膜增厚，变性和渗出，使局部软组织肿胀，关节间隙增宽。这种改变可压迫滑膜内的血管，使骨骺缺血进一步加重。在股骨头缺血坏死时，对穿过骺软骨板而分布到干骺端的许多骨骺动脉的分支的血供常导致中断，即使有干骺端动脉及骨滋养动脉分支的吻合，干骺端仍会发生缺血坏死改变。

临床表现 起病缓慢，病程较长，有间歇性跛行与膝、髋关节疼痛，疼痛常向大腿内侧和膝部放射，疼痛可随活动而加重，休息后缓解。部分病例早期症状轻微或无症状，部分病例有外伤史，伤后可急性发作，疼痛跛行明显。在膝关节痛时，用手按压髋关节周围时有压痛点。让小儿平卧位，将患肢往上抬，达不到45°髋关节有疼痛感。做4字实验：将患肢4字形搭于健侧大腿上，膝盖往下压，压时髋关节有疼痛感。晚期症状逐渐缓解、消失、关节活动正常或残留外展和内旋活动受限，大转子突出，有时出现髋部屈曲或内收肌挛缩，大腿和小腿常有肌萎缩，肢体缩短等畸形。

诊断 根据该病临床表现：①疼痛与跛行：间歇性，活动后加重。疼痛部位常在髋关节前部，大腿内侧和膝部，晚期可出现短肢性跛行。②髋关节活动受限：多方向活动均有不同程度受限，尤以外展内旋活动受限更明显。③肌肉萎缩：患侧大腿和臀部肌肉萎缩，内收肌挛缩。结合影像学检查可确诊。早期、不典型患者不易诊断，放射性核素骨扫描、CT 与 MRI 对该病早期诊断有相当的价值。①实验室检查：常规实验室检查多无特殊发现，仅血沉有轻度加快。②X 线检查：常规摄骨盆正位及蛙式位片。a. 早期病变限于髋关节四周的软组织，关节囊阴影胀大，软组织增厚，关节间隙增宽，邻近骺板下方的干骺部因充血而脱钙。b. 缺血性坏死期股骨头骨化中心密度增厚，致密区内出现多个囊性变，骨骺化骨，核变扁。c. 再生修复期股骨头骨化，核进一步变扁，有碎裂或透亮区。d. 愈合期股骨头外形或恢复正常，或呈扁平，有半脱位，股骨颈短而宽，即扁平髋，成年可出现退行性关节炎。③核素骨扫描：有助于早期诊断。在坏死早期，股骨头骨骺坏死部位显示放射性核素吸收明显减少，股骨头骺板和髋臼缘吸附增加，灵敏度达 95%～98%，比 X 线改变提前 3～6 个月。恢复期，放射性核素吸附增加。④ MRI 分为四种模式：a. 股骨头有均匀的低信号区，通常为边缘清楚并局限于股骨头最上部。b. 较大片、不规则、不均匀的低信号区，常充满

股骨头并向股骨颈延伸一段距离，在较大不规则区内可包含局限性高信号区。c. 低信号带横行穿越股骨头，有时横越股骨颈。d. 环形低信号带围绕着一个信号强度相对正常的中心。因 MRI 测定的是骨髓信号强度的改变，因此，当股骨头血供中断 2～5 天，骨髓脂肪坏死，MRI 即可显示股骨头信号强度减弱，无假阳性，比核素扫描更敏感。⑤关节造影：对各阶段股骨变形，特别关节软骨异常的诊断有益。

鉴别诊断 ①暂时性滑膜炎：约 10% 发展成为股骨头坏死。好发于 3～8 岁的儿童，临床表现为髋关节疼痛和跛行。多无明显诱因，偶可发生在外伤、上呼吸道感染或过敏反应之后，临床检查患髋压痛，活动轻度受限。X 线平片可见软组织肿胀。该病数周后可自行痊愈。②股骨头骨骺滑脱症：多见于 10～17 岁儿童，男女比例为（2～4）：1。左侧髋关节多见，25%～40% 可双髋患病。常有外伤史。发病隐匿，病情进展缓慢，骨骺滑脱的程度不等，可轻可重。根据 X 线表现可分为滑脱前期和滑脱期。滑脱前期是指有少量或没有移位发生，但患者有腹股沟区不适。常在活动以后出现，休息时消失。滑脱期又可分为急性滑脱和慢性滑脱。X 线可见到骨骺中断伴有干骺端碎裂。③单纯滑膜型髋关节结核病：病儿常有结核病接触史或患病史。起病缓慢。髋部隐痛，易疲劳、乏力，活动后多髋部疼痛明显，髋关节肿胀，可有跛行。多数患者结核中毒症状轻微，晚期可有发热、盗汗、贫血等中毒症状。X 线检查可有髋关节肿胀，髋关节间隙加宽，股骨头骨质疏松，闭孔变小。病变累及髋关节软骨及

软骨下骨，可有髋关节间隙变小，软骨下骨密度不均、骨小梁稀疏。实验室检查显示血沉加快，PPD 试验阳性。

治疗 包括非手术治疗和手术治疗。

非手术治疗 该病病因至今不明，同时又是一自限性疾病。因此，治疗原则应防止股骨头受压变形，维持髋臼对股骨头的包容，保持髋关节有一定的活动范围，有利于股骨头的生物塑形非手术治疗时间为 1～1.5 年。方法：①初期卧床休息，患肢外展经皮牵引，有利于滑膜炎症消退，缓解肌肉痉挛和疼痛。②减少活动量，有些病例可用外展内旋位石膏固定。③外展内旋位行走支架固定。

手术治疗 原则为增加髋臼对股骨头的包容，恢复头臼同心圆，使坏死的股骨头在髋臼内磨合，生物塑形，为修复提供比较符合生理的条件。因此，不宜采用复杂而创伤大的手术。应明确手术治疗有一定并发症，也不会缩短该病的自然病程。手术方法：根据病变程度，畸形特点及手术者经验可选择不同方法。①改善股骨头包容恢复头臼同心圆的有索尔特（Salter）骨盆截骨术、股骨近端内翻截骨术。②基亚里（Chiari）骨盆截骨术对缓解疼痛有益。③髋臼成形术可用于股骨增大的巨髋症。④大转子下移术可改善臀外展无力的跛行。

预后 儿童股骨头坏死常有外伤史，疼痛多为轻痛或钝痛，常位于腹股沟、大腿内侧，并放射到膝部。查体时特伦德兰堡试验常为阳性，4 字试验阳性。有的患儿可见到屈髋外展畸形。临床根据 X 线检查特征分为卡特罗尔（Catteral）四期，对临床具有

重要的指导意义。一般女孩，或年龄越大，或Ⅲ、Ⅳ期患儿愈后较差。

由于股骨头坏死有一个复杂的病理过程，如早期不能得到及时有效的治疗，就会使股骨头塌陷，关节间隙变窄，最后导致骨关节炎，使患者髋关节功能障碍而致残致瘫。患者在遭受生理病痛的同时，还要遭受心理创伤的煎熬，也给家庭、单位和社会增添了沉重的负担。

预防 ①小儿要加强髋部的自我保护意识。避免外伤，在进行体育运动的时候，一定要做好髋部的保护工作，先做热身，要四肢灵活的时候再进行运动。在扛、背重物时，要避免髋部扭伤，尽量不要负重过大。②髋部受伤后（如股骨颈骨折）应及时治疗、切不可在病伤未愈情况下过多行走，以免损伤髋关节。③合理使用激素类药物。因为相关疾病必须应用激素时，要遵从医嘱，并配合扩血管药、维生素D、钙剂等，切勿不听医嘱滥用激素类药物。④合理饮食，适当运动。饮食上应做到不吃辣椒，不过量饮酒，注意增加钙的摄入量，食用新鲜蔬菜和水果，多晒太阳，控制饮食不要使体重持续增加，经常活动等对股骨头坏死均有预防作用。

（赵德伟）

jiānbù jíbìng

肩部疾病（disease of shoulder）

广义的肩关节包括盂肱关节、肩锁关节、胸锁关节等，每个关节在结构上相互独立，在功能上相互协调，任何一个关节病变都会影响整个肩部的活动与功能。狭义的肩关节指的是盂肱关节，是人体活动范围最大的关节，也因此更易发生损伤。肩关节的运动需要在上臂肌肉协助下共同进行。肌肉一方面为关节运动提供动力，另一方面在维持肩关节稳定性上起着重要的作用。当这些结构发生损伤时，会严重影响肩部运动、带来疼痛，影响患者的日常生活。常见的肩部疾病包括肩关节不稳、上盂唇自前向后损伤（SLAP损伤）、肩峰撞击综合征、肩袖损伤、钙化性冈上肌腱炎、肱二头肌长头肌腱炎、粘连性肩关节囊炎以及肩锁关节炎等。

（何耀华）

jiānguānjié bùwěn

肩关节不稳（shoulder joint instability）

肩关节是人体活动范围最大的关节，也是人体最容易发生脱位的关节，约占全部关节脱位的50%，一般人群发病率为2%。肩关节活动度与稳定性之间的平衡通过骨、韧带、关节囊、关节周围肌肉等结构所提供的静力性稳定机制和动力性稳定机制来维持。虽然广义的肩关节包括盂肱关节、肩锁关节、胸锁关节等，但肩关节不稳通常是指盂肱关节不稳，表现为肱骨头在肩胛骨关节盂上的异常移动，以复发性脱位为特征，包括肩关节前向不稳、肩关节后向不稳和肩关节多向不稳。其中肩关节前向不稳最为常见，占所有肩关节不稳的90%~95%。影响肩关节稳定性的因素主要包括年龄、肩胛骨关节盂或肱骨头存在明显的骨缺损、从事或接触对抗类运动等。

（何耀华）

jiānguānjié qiánxiàng bùwěn

肩关节前向不稳（anterior shoulder joint instability）

以肩关节复发性前脱位为特征的疾病。表现为肱骨头在肩胛骨关节盂上的异常移动，通常是创伤性盂肱关节脱位（或半脱位）所造成的结果，是肩关节不稳最为常见的类型，占90%~95%。肩关节前向不稳常发生于1~40岁的人群中，在运动者中更为常见。

病因及发病机制 肩关节前下方关节囊最为松弛、肌肉较少。因此，是肩关节稳定性的薄弱点。当上肢处于外展外旋位、向后跌倒时，若手掌或者肘部先着地，易发生肩关节的向前脱位。当发生肩关节脱位或半脱位时，肩袖被牵拉，反复的脱位可能会造成维持肩关节稳定性的组织结构遭到破坏。由于肩关节的稳定性严重依赖于骨、韧带、关节囊等静力性稳定结构和关节周围肌肉等动力性稳定结构的完整性，组织结构破坏会使得肱骨头在肩关节运动中难以维持中立位，从而出现肩关节不稳。临床上认为导致肩关节前向不稳的病因主要包括：①肩关节受到直接或间接创伤。②重复剧烈的肩关节活动、用力不当或反复劳损。③从事某些经常抬举肩关节的职业，难以追溯外伤史。④先天发育不良或畸形。⑤关节过度松弛。⑥患有神经肌肉系统疾病或精神疾病。

肩关节前向不稳的病理机制包括软组织和骨性结构异常。软组织异常主要包括先天性或反复损伤性关节囊松弛，前下盂唇韧带复合体损伤等。其中前下盂唇韧带复合体损伤是引起复发性肩关节前脱位最重要的原因，在肩关节前向不稳的患者中发生率为53%~100%，主要包括班卡特损伤（Bankart lesion）、前盂唇及骨膜套袖状撕裂损伤（ALPSA lesion）、佩尔特斯损伤（Perthes lesion）和前下盂缘损伤（GLAD）等。骨性结构异常可源于先天发育或外伤因素，包括肩胛骨关节盂前倾角减小、肱骨头后倾角降低、肩胛骨关节盂发育不全等。而外伤导致的希尔-萨克斯（Hill-Sachs）损伤或骨性班卡特损伤等是导致创伤性肩关节不稳的重要机制。

临床表现 肩部出现疼痛、不稳定、无力、功能丧失等症状。在进行过肩活动时疼痛加剧。触碰或活动患肩时，会出现捻发音。当患者处于前脱位时，患肢轻微移动便可产生疼痛，有时可出现短暂的死臂综合征。

诊断 对盂肱关节前向不稳的诊断关键在于详尽的病史调查、细致的体格检查以及影像学检查。

病史 病史采集时应详细询问患者年龄、致伤原因、急慢性、脱位次数、脱位情况以及从事职业等，以便评估脱位原因和再脱位风险。若患者为运动员，应了解其运动水平及从事种类。此外，若患者可通过主动肌肉收缩使盂肱关节脱位，须考虑是否合并精神疾病。

体格检查 检查时，仔细检查是否存在肩关节畸形、肿胀，双侧关节是否对称，观察评估斜方肌、冈上肌、冈下肌和小圆肌有无萎缩，肌肉萎缩提示可能存在神经损伤。测定肩关节各个平面上的主动和被动活动范围，注意和对侧肩做比较。对于怀疑盂肱关节前向不稳的患者，需要分别重点评估关节松弛度和关节不稳定的程度。评估关节松弛程度的特殊试验主要包括负荷移位试验、凹陷征和抽屉试验。可通过拇指过伸试验和肘关节过伸试验来检查是否存在全身韧带松弛。用于评估前向不稳的特殊试验主要为恐惧试验、复位试验、负荷移位试验。肩关节的特殊检查方法众多，应对患者的具体情况有

针对性地选择检查方式。为增加阳性结果的可信程度，可使用多种核心检查法。在临床上负荷位移试验、凹陷征、恐惧实验由于其较高的敏感度和特异性而应用广泛。麻醉下查体可帮助明确临床诊断，尤其对于肌肉无法放松或明显疼痛不耐受的患者，诊断前向不稳有很高的敏感性和特异性。

影像学检查 ①X线检查：盂肱关节的正位像用于整体骨性结构的评估，标准的上臂轻度内旋正位像（AP view）可以看到肱骨大结节骨折；西点腋窝位像（west point axillary view）可以用来评估下盂肱韧带的骨性撕脱、骨性班卡特损伤和前下关节盂的缺损；斯特赖克切迹位像（Stryker notch view）可用来发现和定量评估希尔-萨克斯损伤。②CT检查：CT肩关节造影易于发现盂唇、韧带等软组织损伤，可清晰显示骨性结构与肱骨头的情况，但其有创且放射剂量高。CT三维重建有利于对肩胛骨关节盂、肱骨头骨质缺损的情况进行评估。③MRI检查：适用于非骨性结构损伤的诊断，对比增强技术可以发现盂唇损伤、肩袖撕裂和关节软骨的损伤。特别适用于某些不常见但非常关键的损伤如盂肱韧带肱骨撕脱伤和关节囊撕裂等。

鉴别诊断 ①骨创伤：锁骨骨折、肱骨近端骨折和肩胛骨及关节盂的骨折等。②软组织损伤：三角肌挫伤，肩锁关节扭伤和肩袖损伤（年龄超过40岁的患者多见）。③神经损伤：腋神经损伤、肩胛上神经损伤以及胸长神经损伤等。

治疗 包括非手术治疗和手术治疗。

非手术治疗 主要包括缓解

疼痛、加强肩关节周围肌群肌力，逐步恢复肩关节活动能力。主要适用于老年、非运动员的、非创伤后的肩关节不稳定。对于年轻患者、运动员以及创伤性肩关节不稳患者，非手术治疗效果不佳，这些人群应根据自身运动需求，考虑尽早手术以避免复发对关节结构造成再次损伤，使得手术更加复杂。罗韦（Rowe）等报道，初次脱位年龄在10岁以下的患者，非手术治疗后再脱位率为100%，年龄20~30岁的患者为94%；创伤引起的肩关节不稳患者的治愈率仅为16%，而非创伤性的肩关节不稳患者，治愈率可达80%。

手术治疗 在选择治疗方案时，应考虑到在保证关节稳定的同时尽可能的恢复其功能。对于已确诊的具有手术适应证的肩关节前向不稳患者应早期手术治疗，以避免随着时间延长，脱位次数增加造成盂肱关节退行性变。①关节镜手术适应证：没有或仅有极少量的骨缺损，如轻微的非啮合的希尔-萨克斯损伤、未涉及关节盂的骨缺损等；单方向的脱位患者；班卡特损伤或前盂唇及骨膜套袖状撕裂损伤（ALPSA lesion）。②切开手术适应证：大的希尔-萨克斯损伤（大于关节面积的25%），关节盂的缺损大于20%，倒梨征；大的盂肱韧带肱骨撕脱（HAGL）；关节囊缺损或缺失（热消融所致）。另外，存在关节稳定结构高度松弛的患者以及对稳定性要求高的从事冲撞性运动的运动员采用何种术式尚存争议。

并发症 ①关节镜下稳定性重建术后复发前下方不稳。②线结位置在盂肱关节内可发生术后盂肱关节杂音或弹响，可能需要

择期进行线结的清除术。③重建的关节前下方结构过紧导致上臂外旋受限。④过早的剧烈活动或激进的康复训练导致重建的结构撕裂。⑤机械或电、热损伤导致腋神经功能受损。

（何耀华）

jiānguānjié hòuxiàng bùwěn

肩关节后向不稳（ posterior shoulder joint instability） 肱骨头不再位于肩胛骨关节盂的正常位置，出现肩关节后向的复发性脱位。常由肩关节的损伤引起，其程度从轻度的半脱位到全脱位不等。大多数患者的肩关节在一个诱发体位时会出现疼痛，这种情况被称为复发性后向半脱位，急性后脱位并不常见。肩关节后向不稳相比前向不稳较为少见，仅占所有肩关节不稳患者总数的 2%~10%。

病因及发病机制 肩关节后向不稳可由直接外力作用于肩关节前部引起，也可能是由于外力间接作用于肩部后使肩关节屈曲、内收内旋的复合运动引起。常见病因主要包括：①肩关节前部直接受到外力打击或者跌倒时上肢前屈。②反复的外展挥臂牵拉或者挥臂后急停，使后关节囊受重复性损伤。③伴发于癫痫发作或电休克时强烈的肌肉收缩。可能会有其他相关损伤，如上盂唇自前向后损伤（SLAP 损伤）、肩袖撕裂、反希尔-萨克斯（Hill-Sachs）损伤和软骨损伤等引发病变，还有一小部分病例中存在显著地韧带松弛。对于一些从事如曲棍球、卧推、蝶泳、高尔夫、网球等特定运动的运动员，需警惕后脱位的可能。

临床表现 肩部钝痛、乏力易疲劳并在负重或活动时存在症状加重。在上臂前屈、肩关节内旋、内收时出现半脱位、弹响声、不稳或疼痛。在日常提举物品时易发生后脱位或半脱位。

诊断 对于关节不稳的患者首先要全面了解病史，包括但不限于：是否出现过脱位；脱位的频率、次数；脱位后是如何复位的；是否出现有疼痛的症状以及诱发疼痛的因素等。其次要详细了解患者非手术治疗的时间并记录其非手术治疗后的疗效如何。在对患者进行体格检查时，首先要观察肩关节有无萎缩或不对称、触诊患者肩关节的压痛点，并检查其关节的主动及被动活动范围，在检查时要注意对健侧和患侧的肩关节进行对比。此外，还需要向患者询问肩关节不稳的体位，容易出现脱位的动作等。肩关节后向不稳有几种特殊的检查：①负荷-加载试验。②后方应力试验。③耶尔克（Jerk）试验。④金氏（Kim）试验。⑤陷窝征等。对于肩关节后向不稳的患者常用的影像学诊断方法有 X 线平片、三维 CT、MRI 等。①常规 X 线平片：包括肩关节的前后位、腋窝侧位片、冈上肌出口位片。肱骨头脱位时的 X 线平片是反映肩关节不稳的重要影像学依据。前后位片显示后脱位常表现为"灯泡征"。②CT 检查：尤其是三维 CT 能够显示后脱位患者的更多的细节信息，更好地判断盂唇情况以及骨缺损，有无骨折等。③MRI 检查：能帮助评估肩关节静态及动态稳定性的相关因素，如盂唇损伤，关节囊损伤，肩袖损伤的情况。关节镜检查可以直接观察到与肩关节后向不稳相关的盂肱关节病理改变、确定受损结构的位置，可直接修补损伤的关节囊和受损韧带等结构。

治疗 主要包括非手术治疗和手术治疗。

非手术治疗 大多数肩关节后向不稳患者应进行充分的非手术治疗。物理治疗、使用抗炎药物、局部注射皮质激素只可短期缓解疼痛。而要更有效的使疼痛缓解、功能恢复，则在于肩部肌力的康复训练：通过物理治疗恢复完全对称的活动度，重点加强肩袖与肩胛骨周围肌肉肌力以补偿静力稳定结构的不足，在达到正常活动度与肌力后逐步恢复运动。

手术治疗 手术适应证：①复发性后方脱位或半脱位，有外伤史，经充分的非手术治疗不能缓解。②非创伤性脱位，但频繁复发，严重功能受限且非手术治疗无效。手术禁忌证：患者能选择性地收缩肌肉使关节随意脱位以及精神性不稳的患者。相对禁忌证包括肩胛骨关节盂骨缺损超过 25%、前方存在较大的希尔-萨克斯（Hill-Sachs）损伤、超过 15%的肩胛骨关节盂向后倾或病理性胶原缺失综合征。开放手术主要包括：①后关节囊紧缩缝合术。②骨阻滞术。③改良麦克劳克林（Mclaughlin）术。④肩胛骨关节盂及肱骨头下截骨术。⑤后方软组织修复术。近年来，关节镜下后方肩关节稳定术迅速获得了青睐，布拉德利（Bradley）等报道了 100 例行镜下后方肩关节稳定术的肩关节后向不稳患者，平均随访 27 个月，美国肩肘外科协会评分（ASES score）从 50.36 提升到 85.66，89%的患者重返运动，67%的患者运动水平能达到术前。此外，关节镜下修复能使关节内病变完全暴露并得到改善，可全面确认在 MRI 中未发现的隐匿病变。

并发症 ①术后关节不稳复

发。②神经血管损伤。③肩关节僵硬。④感染。

（何耀华）

jiānguānjié duōxiàng bùwěn

肩关节多向不稳 （multidirectional shoulder joint instability）

尚没有统一的定义，一般认为肩关节不稳定的方向多于一个，同时伴有肩关节松弛，称为肩关节多向不稳。1980年，内尔（Neer）等提出了肩关节多向不稳的概念，与肩关节单向不稳进行区别，肩关节多向不稳的认识由此开始。随着影像学技术的发展，逐渐认识到肩关节多向不稳是一个多因素导致的疾病，而不能按照既往是否有外伤以及肩关节不稳的方向来简单评估肩关节多向不稳。大部分肩关节多向不稳患者较为年轻，不超过30岁，这些患者可能伴有多关节松弛。而年纪较大患者肩关节松弛的比例相应较低。肩关节多向不稳较为罕见，在所有肩关节不稳患者中约占2%。

病因及发病机制 该病的主要病理改变是肩关节囊扩大同时伴有关节囊松弛、关节容积增加等改变。长期反复的微小损伤是导致肩关节不稳的主要病因，一般患者无创伤性脱位史，但其可能是诱发原因。通常患者会回忆起之前在健身房锻炼时的经历，重复性运动如游泳或打网球以及举重物时扭伤，这些都是导致肩关节多向不稳的反复疼痛及关节囊松弛的因素。此外，一些系统疾病也可导致关节囊松弛，如某些结缔组织病（马方综合征、埃勒斯-丹娄斯综合征），这些患者在接受手术治疗后（软组织稳定性重建）满意率并不高。需要治疗前加以鉴别。

临床表现 主要有疼痛、肩关节松弛感以及多于一个方向以上的脱位。患者无法从事抬臂过顶的活动、丧失运动能力、日常生活有困难、常在睡觉时发生不稳，出现"死肩"的感受。

诊断 详尽的询问病史、进行体格检查和影像学检查，是诊断的关键。

病史 应该详细询问患者是否存在多关节松弛、无暴力导致脱位的病史，最近有发生肩关节不稳或明显脱位，近期是否受伤或进行某些运动使原本健康的肩关节发生不稳定。若患者主诉肩关节在某一位置感到极为不舒服，提示肩关节不稳定的方向。内旋合并上举时，如做向前推门动作时，感到肩膀痛则提示肩关节后方不稳。若患者诉提重物时有收缩麻痹的感觉，则提示下方关节不稳。应该排除患者自发性脱位的可能，以确保后续治疗的有效性。

体格检查 一般从肩胛带和颈椎神经开始检查。主被动活动范围增加可能提示肩关节松弛以及肩关节不稳定。通过简单的视诊可以检查出肩关节肌肉神经支配紊乱，较早排除神经异常导致的关节不稳。症状的再现对于准确诊断至关重要。主要从肩关节松弛和肩关节不稳两个方面来进行体检，对于肩关节松弛的检查主要包括沟槽征、抽屉试验、过度外展试验和负重位移试验；肩关节不稳的检查方法主要包括恐惧试验、复位和再现试验、耶尔克（Jerk）试验、加载位移试验。

影像学诊断 通过影像学检查来排除骨损伤，对于肩关节不稳患者尤为重要。X线平片常用来排除无须治疗的合并损伤、发现可能导致肩关节不稳的先天畸形。CT检查可用来评估肱骨近端和关节盂骨性结构的病损。MRI

可发现引起肩关节疼痛的其他原因。检测盂唇损伤以及软骨磨损造成的肩关节不稳定，MRI是金标准。急性损伤、关节内血肿会干扰图像。因此，慢性损伤或非创伤性患者适合进行MRI检查。关节镜检查可帮助发现因肩关节活动度增加或反复创伤导致的盂唇损伤、肩袖非全层撕裂等相关损伤并同时进行治疗，从而使患者在进行康复训练时可达到无痛状态。在大多数肩关节多向不稳患者中，影像学检查可能是正常的。

治疗 包括非手术治疗和手术治疗。应该根据患者的具体情况与运动需求制订合适的治疗方案。

非手术治疗 治疗目的为通过锻炼恢复肩关节功能。非手术治疗是主要的治疗手段，通过肩胛部和盂肱关节周围肌肉的力量训练，以增强肩关节动力稳定性弥补静力稳定性的不足，从而来达到增加稳定性的目的。

手术治疗 若患者在进行12个月以上的非手术治疗后无明显效果、发生关节盂肱骨头的骨折伴脱位或在影像学上有与复发性脱位相关的解剖结构明显损伤的，一般应考虑手术治疗。手术治疗的主要目的在于处理如盂唇松动、关节囊张力过大、肱骨头骨质缺损等根本性的病理解剖异常。禁忌证为存在自主性或习惯性不稳定的患者、未经过正规物理治疗的患者和不愿配合术后康复训练的患者。肩关节多向不稳时，下方关节囊在形态上类似松弛的吊床，手术治疗的首要目标是使吊床不要松弛，要增加关节囊的张力，使得下方盂肱韧带加强，同时修复盂唇损伤。因此，最常用的手术方案是干预关节囊下方移位。这种开放手术技术和局部的修整的效果较好，复发率低，但肩关节活动度损失较多，有些运动员在术后可能难以重返赛场。随着关节镜技术的发展，通过关节镜进行关节囊位移术，采用多重褶皱法减少关节囊容积，取得了与开放手术相同的成功率但并发症明显减少。盂唇复合体如果发育不良，使用可吸收带线锚钉加强。手术中，平衡好关节囊前后方张力很重要，只有这样才能将肱骨头固定在肩胛骨关节盂之中。

并发症 ①活动度受限。②肩关节不稳定复发。③神经血管损伤。④存在未处理的引发不稳的因素：如较大程度的希尔-萨克斯（Hill-Sachs）损伤。

（何耀华）

jiānfēng zhuàngjī zōnghézhēng
肩峰撞击综合征（subacromial impingement syndrome）

肩峰、喙肩韧带和肱骨头间的软组织与肩峰、喙肩韧带碰击，造成这些软组织发生无菌性炎症并引起疼痛和功能受限的疾病。

病因及发病机制 喙肩弓异常会引起外源性肩袖撞击，导致冈上肌出口容积减小。比格里亚尼（Bigliani）等将肩峰分为三型，Ⅰ型为扁平肩峰；Ⅱ型为弧形肩峰；Ⅲ型为钩形肩峰。其中Ⅱ型和Ⅲ型肩峰的肩峰下间隙减小，在前倾角度增加时会导致冈上肌出口缩窄、引起肩袖撞击。此外，AC关节增生骨赘、喙肩韧带肥大、肩峰骨骺未闭等都会引起冈上肌出口狭窄。

临床表现 通常表现为隐匿性肩痛，主要发生在过顶运动时。疼痛常位于肩峰外侧，向三角肌延伸。可出现夜间痛，尤其在患侧卧位。

诊断 可通过病史、查体及影像学检查对肩峰撞击综合征进行诊断。

病史 多数患者有肩关节过度活动或反复过顶活动病史，少数由创伤引起。患者常主诉肩峰前外侧或肱二头肌结节间沟处疼痛，可有上臂放射痛，在肩关节前屈、外展时疼痛加重。后期可出现夜间痛、静息痛，在患肩侧卧位时疼痛加重。由于疼痛，患肩常主动活动受限，而被动活动正常。

体格检查 体格检查时，压痛点常位于肩峰前外侧缘及二头肌腱沟。病程较长者可出现冈上肌及冈下肌萎缩。疼痛弧征阳性、内尔（Neer）撞击征阳性和卡瓦金斯（Kawkins）撞击征阳性。单纯的肩峰撞击引发的疼痛和活动障碍等症状可以通过局部封闭暂时减轻或消除。乔布（Jobe）空罐试验时，患者出现疼痛或无力应提示冈上肌腱撕裂。撞击注射试验时，以1%利多卡因注入肩峰下滑囊。若注射前、后均无肩关节运动障碍，注射后肩痛症状得到暂时性完全消失，则撞击征可以确立。如注射后疼痛仅有部分缓解，且仍存在关节功能障碍，则"冻结肩"的可能性较大。

影像学检查 ①X线检查：常规拍摄肩关节正位X线平片及冈上肌出口位片。典型的表现为肩峰骨赘形成，肩峰下骨质硬化，大结节硬化或发生囊性变；肩峰形态或厚度异常。②CT检查：可以提供更加清晰的肩峰形态影像学信息，对撞击所造成的肱骨头囊性变也具有一定的诊断价值。③B超检查：可测量肩峰下间距，对评估喙肩韧带、判断肩袖损伤有一定价值。④MRI检查：推荐应用肩关节增强MRI，对肩峰下滑囊病变、关节囊的完整性、肱二头肌长头腱的病损情况、肩袖损伤的类型与程度可提供更直接完整的信息。

治疗 包括非手术治疗和手术治疗。

非手术治疗 ①改变生活方式与习惯：避免过度外展及过顶运动。②适当功能锻炼：通过主动活动保持肩关节的活动度，肌肉力量训练保持肩部肌肉力量。③药物治疗：包括口服非甾体类抗炎药、局部外用药，肩峰下间隙封闭治疗或痛点注射治疗，一般不超过3次。④物理治疗：微波、超短波治疗等。

手术治疗 患者可先采用非手术治疗3~6个月，无效可考虑手术干预。具体手术适应证的选择要依据患者年龄、活动要求，肩袖断裂部位等因素综合考虑。对年轻和活动要求高的患者手术适应证更强。手术目的主要是去除撞击因素、充分减压、清理炎性组织、缝合断裂肩袖等。随着关节镜技术的发展，关节镜下肩峰成形术已成为治疗肩峰下撞击综合征的标准技术。

并发症 ①术后感染：单纯的肩峰成形术发生感染的概率并不高，常规在手术开始前约半小时给予抗生素来预防感染。②入路不正确造成的血管神经损伤：该情况较为罕见。③术后持续性疼痛：主要原因为存在未处理的盂肱关节不稳、肩锁关节炎、肱二头肌腱损伤、盂唇撕裂、严重的粘连性关节囊炎等；冈上肌出口处肩峰下间隙减压不足，如残留的滑囊组织占据肩峰下间隙、喙肩韧带松解不彻底、肩峰成形术中骨切除不彻底、肩锁关节骨赘未切除或切除不彻底；肩袖部分或全层撕裂未行手术修补。

（何耀华）

钙化性冈上肌腱炎

gàihuàxìng gāngshàng jīijiànyán

钙化性冈上肌腱炎（calcific tendonitis of supraspinatus tendon） 钙盐沉积于冈上肌腱的自限性疾病。是引起肩部疼痛和僵直的常见原因，占全部钙化性肌腱炎病例的82%。临床多见于中青年体力劳动者、家庭主妇及运动员，发病年龄通常在40岁左右，发病率为2.7%~20%，其中约1/10的患者双侧受累，女性更易受累。

病因及发病机制 病因仍不明确，多数学者认为与冈上肌本身解剖特点、功能以及肩关节反复使用、肩峰下撞击等造成的磨损、退行性变及钙化代谢失常有关。在冈上肌腱的乏血管区，在应力集中、反复的慢性劳损与轻微创伤的作用下，最容易发生退行性变，继而发生局部钙盐代谢异常，导致钙盐沉积，形成钙化性冈上肌腱炎。

临床表现 通常以轻度外伤及过度劳累为诱因，突发肩关节剧烈疼痛、功能障碍为主要临床表现，可严重影响日常生活。

诊断 通过病史、体格检查及影像学检查可明确诊断。患者常以无明显诱因的肩关节疼痛起病，且由于疼痛剧烈而呈痛苦面容，并用健手托住患侧上肢。查体可见患侧肩关节肿胀，皮肤出现痛觉过敏。对冈上肌止点施以很轻的压力即可诱发剧烈疼痛。主动和被动活动均可产生疼痛，典型表现为上肢外展60°~120°出现疼痛（疼痛弧综合征），患者能够耐受的活动范围明显受限。肩关节X线摄片是主要的影像学诊断方法。早期影像学检查无特征性改变，病史较长者可显示单处或多发钙化灶。应仔细评估这些钙化灶的大小、密度和部位，典型表现为冈上肌止点处（肱骨大结节附近）钙化影，分为绒毛型、球块型。一般而言，X线平片可以明确诊断，但亦应常规行肩关节MRI检查以评估肩袖肌腱情况。超声检查对于钙化性肌腱炎的诊断和定位也具有重要的意义。超声检查的低回声信号可以发现异常的钙沉积物，特别在急性期刚发病时，在X线平片上可能尚未有明显的病变，而超声却具有独特的优势可以早期发现病变。

鉴别诊断 该病需与肩袖肌腱炎并发钙化灶相鉴别（表1）。此外，颈椎病导致的颈神经根受压亦可引起急性肩关节疼痛。因此，查体时应注意患者是否有颈部不适、根性痛和感觉异常等表现。

治疗 钙化性冈上肌腱炎具有一定的自限性，疼痛程度和钙化灶的大小并不是手术的绝对指征。从某种意义上来讲，患者对非手术治疗的反应和对疼痛的耐受程度是选择非手术治疗或者手术治疗的重要依据。

非手术治疗 主要包括理疗、患肢的暂时制动、传统的非甾体类抗炎药、超声波脉冲治疗等。肩峰下药物注射，通常是局麻药和皮质激素的联合应用常能取得较好的疗效。

手术治疗 若患者症状进行性加重持续3~6个月、持续疼痛严重影响日常生活或非手术治疗无效时，应考虑进行手术治疗。关节镜下行钙化灶清除、肩峰下减压是主要的手术治疗方式。肩峰下间隙增大后会引起压力降低，可能会促进钙化灶的吸收。对于反复发作的急性钙化性肌腱炎患者，尤其是首次经非手术治疗效果不明显、处于第二次发作期的患者，关节镜治疗是良好的适应证。

并发症 经过手术处理后，可能会遗留冈上肌腱的缺损一般无须修复。因为肩袖修复后对功能活动的限制可导致严重的肩关节僵硬。只要操作轻柔，冈上肌出现全层撕裂而不得修复的情况少有发生。此外，切除钙化灶后，常引起较严重的炎症反应，部分患者术后甚至出现急性肩关节疼痛发作。除非患者有明确的用药禁忌证（高血压病或糖尿病），建议术前经静脉注射甲泼尼龙，术后继续使用。

（何耀华）

肱二头肌长头肌腱炎

gōngèrtóujī chángtóu jīijiànyán

肱二头肌长头肌腱炎（tenosynovitis of long head of biceps tendon） 引起肩关节前方疼痛及功能障碍的常见原因之一。以往对该疾病认识不足，长期以来肩关节前方疼痛都被当作为肩周炎而行非手术治疗。肱二头肌长头肌腱炎导致患者肩关节活动范围受限和前臂放射性疼痛，严重影响患者的生活质量和运动功能。有研究发现，肱二头肌长头肌腱炎常与肩袖损伤同时存在，

表1 钙化性冈上肌腱炎与肩袖肌腱炎并发钙化灶鉴别

特点	钙化性冈上肌腱炎	肩袖肌腱炎并发钙化灶
大小	5~15mm	<5mm
部位	大结节内侧10~15mm	邻近大结节
密度	较不透光	致密
质地	软	硬

且可能是引起肩关节疼痛更为重要的原因。

病因及发病机制　肱二头肌长头肌腱（long head of biceps tendon，LHB）起于肩胛骨盂上结节或上盂唇，经肩峰下间隙前部进入肱骨结节间沟并向下走行，在上臂中下部与短头腱移行合并为一整块肌腹，止于桡骨粗隆。主要功能包括屈肩、屈肘与前臂旋后。LHB包括关节内部分和关节外部分，由于其走行在结节间沟中的特殊解剖结构，当肩关节内收、内旋及后伸时肌腱滑向上方，而肩关节外展、外旋、屈曲时肌腱滑向下方，所以肩关节外伤或长期反复活动会导致该处肌腱与腱鞘摩擦增加，导致腱鞘管壁增厚、鞘腔变窄，从而引起腱鞘滑膜层急性水肿或慢性损伤性炎症。肱二头肌长头肌腱炎也可因外伤或劳损而急性发病，但大多是由于肌腱长期遭受磨损，进而发生退行性改变。肱二头肌长头肌腱炎发生还可能与结节间沟形态相关，肱骨头结节间沟宽度、深度与其内侧壁角明显相关，内侧壁角≥90°为结节间沟狭窄，此种情况下在肩关节外展活动时肌腱易受摩擦。

临床表现　最常见的症状是前肩痛伴肩关节活动时加重，肱二头肌沟上方触痛常见，可放射至全关节及三角肌，夜间加重。肩关节后伸受限，提物疼痛而肩前屈或外展时减轻。大多数肱二头肌长头肌腱损伤与肩袖损伤伴随发生。因此，肩关节症状更像肩袖损伤症状的表现。一些长期经受肩痛的患者当肱二头肌腱断裂后症状反而消失了，这种断裂被称为"救助断裂"。

诊断　慢性患者病史常不明确；急性患者常有外伤史，也可见于公交车急停或急转造成紧握扶手的上肢拉伤等情形。特殊体格检查主要包括肱二头肌张力试验、肱二头肌抗阻力试验和动态挤压试验。肱二头肌长头肌腱炎的影像学检查中，X线平片通常是正常的，可能会发现伴随的其他病变如肩峰骨刺、肩峰肱骨间距狭窄等。有时可以发现结节间沟变窄且沟内有骨刺形成。MRI检查对诊断肱二头肌长头肌腱炎十分敏感，在横断面上正常LHB呈类似咖啡豆状，而发生肌腱炎时LHB横断面形状不规则，周围常有大量积液。关节镜是诊断肱二头肌长头肌腱炎的金标准，肱二头肌长头肌腱炎时关节镜下可见肌腱炎性充血。关节镜的优势在于明确损伤类型的同时，可进行治疗。

治疗　主要包括非手术治疗和手术治疗。

非手术治疗　对于原发性肱二头肌长头肌腱炎，非手术治疗是首选方法，大多数患者经一系列非手术治疗后疼痛能部分甚至完全缓解。非手术治疗包括休息、冷敷、减少运动量及使用非甾体类抗炎药和进行物理治疗等，可减轻水肿、消除炎症及缓解疼痛，通常能起到良好疗效。如果局部病理改变局限在肌腱近端，关节腔内注射玻璃酸钠、复方倍他米松、利多卡因可营养润滑关节、减轻炎症反应、缓解疼痛，但要避免注射进入肌腱而引起肌腱萎缩甚至断裂，超声引导下腱鞘注射有助于提高注射准确性。诊断明确的肱二头肌长头肌腱炎若经6个月的系统非手术治疗无效，且严重影响患者生活质量，建议行手术治疗。

手术治疗　随着关节镜技术快速发展，肩关节镜下手术治疗肱二头肌长头肌腱炎已取得良好疗效。相比开放性手术，肩关节镜下手术有着明显的优势：对肌腱损伤的病因、病理可做出较全面、客观、准确的评估；可对盂肱关节腔进行全面检查；可同时处理肩袖损伤；避免了三角肌剥离，对软组织损伤较小，术后疼痛较轻，可早期进行功能锻炼等。布拉迪（Brady）等对1 083例行肩关节镜下肱二头肌长头肌腱固定术患者进行回顾性分析，结果显示大多数患者症状明显改善，仅4例（0.4%）疼痛复发。贡贝拉（Gombera）等对比分析肩关节镜下肱二头肌长头肌腱固定术与开放性固定术的效果，发现两者在缓解疼痛及术后功能等方面无显著性差异，且关节镜下手术损伤更小。因此，肩关节镜下肱二头肌长头肌腱固定术已被大多数学者所接受和认可。LHB单纯切断术和LHB切断结合固定术都能够有效地治疗肱二头肌长头肌腱炎引起的疼痛。LHB单纯切断术将LHB近端切断后不固定使其在肱二头肌的收缩作用下自然回缩；LHB切断结合固定术是将LHB近端切断后进行止点重建，可将残端固定于结节间沟或者胸大肌止点远端的位置。近年来对于单纯切断术和切断结合固定术的临床选择一直存在争议，虽然仍没有定论，但是大量的研究结果表明切断结合固定术能够有效地避免肌腱断端回缩导致的肌力下降、痉挛性疼痛以及大力水手征（Popeye sign），尤其对于有运动需求的年轻患者。

并发症　①感染：较为少见。②粘连性肩关节囊炎：术后按康复计划严格积极的锻炼有助于减少肩关节术后粘连性肩关节囊炎的发生率。③肌腱固定术主要的并发症包括持续疼痛和肌腱固定术失败：持续疼痛可能因术中腱鞘清理不彻底、肌腱炎症重、结节间沟狭窄重等原因引起，术中彻底的清理二头肌腱周围病变的腱鞘可以降低术后疼痛复发的可能。术后康复理疗和非甾体类抗炎药有助于缓解症状。肌腱固定术失败可导致肌腱断裂，远端回缩。这些病例和发生自发性肌腱断裂患者一样，症状通常随时间消退。将锚钉置入骨质较为坚硬的位置如结节间沟、大结节可以降低术后螺钉松动、脱出的风险。术前和患者充分的交流有助于减少肌腱断裂后患者的忧虑。④肌腱切断术主要并发症：大力水手征外观畸形、痉挛性疼痛以及潜在轻微的旋后及屈肘力量减退。

(何耀华)

zhānliánxìng jiānguānjiénángyán

粘连性肩关节囊炎 （adhesive capsulitis）

以盂肱关节囊炎性粘连、僵硬，肩关节周围疼痛和各方向活动受限为特点的疾病。又称冻结肩或肩周炎。较为常见。美国肩肘外科医师协会将其定义为以显著的患肩主动活动和被动活动都受限病因不明的肩部不适，影像学检查除骨量减少外无明显异常的一类疾患。迪普莱（Duplay）最早于1896年提出了肩周炎的概念，科德曼（Codman）于1934年将其定义为冻结肩。尼维阿瑟（Neviaser）在1946年通过组织活检发现，此类病例存在肩关节囊挛缩、关节囊滑膜下层慢性炎症和纤维化。因此，提出粘连性关节囊炎的概念，并逐渐被广泛接受。国外文献多使用冻结肩或粘连性关节囊炎这两个名称。而过去临床上广泛使用的"肩周炎"一词，其含义过于宽泛和模糊，易于导致很多肩关节疼痛功

能受限的患者实际上诊断并不明确，从而延误治疗导致治疗失败。该病好发于40～60岁的中老年人群，发病率为2%～5%，女性多于男性，左右侧无明显差异，双侧均发病者占患者人数的20%～30%，同侧复发的患者罕见，约有10%的患者在单侧肩关节发病的5年内对侧肩关节也可发病。高危人群包括较长时间肩部固定（外伤或手术后）或患有系统性疾病（糖尿病、甲亢、甲减、心血管疾病或帕金森等）的患者。

病因及发病机制 对粘连性关节囊炎在生物学因素、生物力学应力方面以及血管新生方面的病理和病因尚无深入性认识。原发性粘连性关节囊炎的病因主要为炎性过程和纤维化过程。继发性冻结肩，常继发于患侧上肢创伤和手术之后的肩痛和关节僵硬等。肩部软组织退行性变是基本因素，各种慢性致伤力是激发因素。

分类 根据发病原因可分为原发或特发性粘连性肩关节囊炎和继发性粘连性肩关节囊炎两类。①原发或特发性粘连性肩关节囊炎：由激素分泌不均或体内生化学改变导致的免疫炎症反应性改变。②继发性粘连性肩关节囊炎：内部系统性疾病或手术、制动固定、外伤等导致。

临床表现 ①无明显诱因下发病，常表现为三角肌附着处疼痛。②夜间痛。③靠患侧睡常会引起疼痛。④前屈、外旋和外展动作常会引起疼痛。⑤在结冰期疼痛和外展外旋受限会进行性加重。

诊断 主要症状为患侧渐进性的疼痛及活动受限，进而疼痛剧烈导致患侧卧位难以入睡，主

诉可有肩部"冻结感"，肩关节僵硬，各方向活动度降低，其中尤以主动外旋为著。有必要排除患者是否存在慢性疾病。体检时用深部触诊法触诊肩关节三角肌附着处及前后关节囊，应注意患者有无三角肌和肩袖肌肉的萎缩。检查结节间沟处有无压痛，盂肱关节的稳定性如何，有无压痛。检查肩关节各方向活动度，特别是外展和外旋，检查时需限制肩胛骨的活动。要多次检查各向运动，区分疼痛导致的活动受限的止点和真正的活动受限的止点。要明确主、被动活动是否均受限，据此可与肩袖损伤进行区分，肩袖损伤一般主动活动受限，而被动活动尚可。在MRI肩关节造影出现前，X线肩关节造影是常用的检查方法。当肩关节造影关节腔容量小于10 ml、腋隐袋缩小或消失、肱骨颈前关节囊附着处不规则改变，可考虑粘连性关节囊炎诊断。超声检查以其相对低廉的价格，以及它比MRI更广泛的适用范围，成为不适宜行MRI检查患者的首选检查方式。如果B超显示喙肱韧带有增厚，则提示粘连性肩关节囊炎的诊断。在肩袖间隙下出现的低回声信号和新生血管生成与纤维血管组织炎症是粘连性肩关节囊炎的早期影像学改变。根据MRI检查进行诊断更为可靠，与手术发现吻合程度更高。检查中可提示粘连性关节囊炎诊断的征象有以下三点。①关节囊增厚：在出口位关节囊及滑囊厚度大于3mm，腋囊厚度超过4mm。②关节囊密度增高：炎症反应可导致关节囊及周围组织充血，进而MRI显示为密度信号增高。③肩袖间隙内软组织增厚，包括喙肱韧带增厚，喙突下脂肪三角减小，甚至完全闭塞。

滑囊炎症与疼痛症状存在相关性，喙肱韧带增厚与肩关节外旋、内旋受限有关，但与外展及前举无关，肩袖间隙组织的增厚与外旋存在较为显著的相关性，且与被动活动的下降相关。而腋囊增厚和肩关节运动受限无关。

治疗 传统观点认为该病的病程有一定的自限性，绝大多数患者都可达到痊愈或症状改善。然而，长期随访可以发现，很大一部分患者在完整病程后仍存在活动度受限，且伴有持续的疼痛。治疗目的主要为减轻疼痛和恢复肩关节活动度及功能。主要包括非手术治疗和手术治疗。

非手术治疗 ①拉伸训练。②物理治疗。③盂肱关节或肩峰下封闭治疗。④口服甾体类抗炎药对夜间痛效果明显。⑤非甾体类抗炎药短期镇痛。⑥其他相对具有入侵性的方法包括肩胛上神经阻滞、液压扩张疗法和麻醉下手法松解。

手术治疗 有效治疗粘连性肩关节囊炎的手术方式一直在探索中，早期常采用切开松解的方式进行治疗，但该方法容易引起肌层粘连、肩胛下肌肌腱延长等并发症，已很少用及。由于关节镜微创外科技术和设备的发展，关节镜松解术逐渐成为治疗冻结肩关节僵硬的重要手段。对于非手术治疗6个月以上效果不佳的患者，可予以镜下手术松解。

并发症 除了常规的关节镜手术并发症，关节镜下进行冻结肩手术治疗的主要并发症为软骨损伤和神经损伤。前者常发生在严重冻结肩的患者中，关节镜甚至难以顺利地置入狭窄无间隙的盂肱关节内，这时术前的手法松解会起到一定的帮助，必要时采用双后侧入路。而后者常在松解

下关节囊时易于造成腋神经损伤，应着力避免，关键是松解要尽量紧贴关节盂进行操作。

（何耀华）

jiān-suǒ guānjiéyán

肩锁关节炎（acromioclavicular arthritis） 导致肩关节前上部疼痛和活动受限的常见原因之一，也是肩锁关节最常见的病变。大部分导致肩关节疼痛的病因集中在盂肱关节及肩峰下，因此肩锁关节方面的疾病经常被忽视。临床多见于中老年人群，但由于存在多种病因，肩锁关节炎可影响多个年龄段的不同人群。

病因及发病机制 可由原发性肩锁关节炎（关节纤维软骨盘退行性变）、创伤、炎症反应等多种病因导致。原发性肩锁关节炎通常是由于衰老过程中逐渐积聚的退行性改变引起，软骨的逐渐损伤与消失导致骨骼之间直接接触引起疼痛。霍瓦特（Horvath）等研究发现肩锁关节内退行性改变的发生率和严重程度随着年龄的增加而显著增加。肩锁关节易受到损伤并可能发生创伤后关节炎。肩锁关节分离或锁骨远端骨折等创伤可能由于改变肩锁关节生物力学结构和/或对关节造成直接伤害加速关节退化。这些损伤可能导致长期的疼痛和功能障碍。重复性的微创伤也可导致关节损伤并引起炎症反应，通常与举重、投掷等过顶运动相关。

临床表现 该病多于中年发病，起病隐匿，逐渐导致患肩疼痛并持续恶化，活动受限，夜间加重。单纯由肩锁关节炎引起的疼痛常局限于患肩前上部，但因此区域神经支配交叉多，也可引起牵涉痛，痛点不明确。根据格伯（Gerber）等的研究，大部分疼痛区域位于颈前外侧，斜方肌

后侧，三角肌前侧等区域。触发疼痛的动作常有水平内收动作，过顶运动等。患者诉患侧手臂无法梳洗头发，无法清洗对侧腋下区域等。大多数患者同时存在肩袖损伤、肩峰撞击综合征、盂唇损伤。因此，其症状常存在重叠，需要仔细的体格检查和影像学检查进一步明确诊断。

诊断 由于肩锁关节炎多变的临床表现，对此疾病的诊断存在一定的困难。有经验的医师可根据病史特点、体格检查、影像学检查及局麻药物的注射等对该病作出正确的诊断。

体格检查 进行体格检查时，患者应充分暴露肩关节。检查应包括整个肩部，肩胛骨的活动及颈椎也需要做相关检查。体检全过程都应注意与健侧对照。在体检过程中，注意双侧肩关节活动度的检查。肩锁关节炎可以导致肩关节内收活动受限，但是如果患肩各个方向活动受限或前屈、外展无力则提示粘连性肩关节囊炎或肩袖损伤等疾病。同时要注意肩锁关节有没有肿胀、变形，如果患侧肩锁关节周围肿胀明显，可能因炎症或创伤导致；其他如滑囊炎、囊肿等也可通过体检发现。

特殊检查 包括一指试验（one-finger test）、加压水平内收试验、动态挤压试验（O'Brien test）、肩锁关节抗阻试验以及局麻药物注射试验：①一指试验：让患者用健侧一根手指，指出最痛的位置。如果是单纯的肩锁关节炎或肩锁关节脱位，痛点会集中在肩锁关节附近。但是如果患者合并肱二头肌肌腱炎或者肩袖损伤等疾病，痛点可能会集中在整个肩关节前部，没有特定区域，需要用其他检查或影像学检查仔细区分（图1）。②加压水平内收

试验：该试验有着较高的特异性与敏感性，是诊断肩锁关节炎的常用体检方法。患肩前屈90°，然后最大限度水平内收，检查者可向患者肘关节施加压力，如果此时出现疼痛，则提示肩锁关节病变。还可向肩锁关节囊内注射利多卡因，然后重复此试验，如果疼痛较之前减轻，则可能是肩锁关节炎性病变（图2）。③主动加压试验：是一种检查上盂唇损伤和肩锁关节炎的方法，有着较高的特异性。患肩前屈90°，10°外展，前臂伸直，分别极度旋前和旋后，用力前屈，检查者施以阻力。极度旋前时，如果疼痛在肩关节深部，则可能由SLAP损伤引起；如疼痛靠肩关节前上部，则多因肩锁关节病变引发。极度旋后时，无论SLAP损伤还是肩锁关节炎，激发疼痛相对极度旋前时弱，也是此试验的组成部分

（图3）。④肩锁关节抗阻试验：该试验用于肩锁关节病变检查。患肩前屈90°肘关节成90°屈曲，检查者一手置于患者背部，一手置于屈曲的肘关节处，患者用力外展肩关节，同时检查者施以阻力，如果出现肩锁关节处疼痛，则为阳性（图4）。几种特殊检查特异度与敏感度的比较见表1。

影像学诊断 ①X线平片：尽管在胸部正位片及肩关节正位片上可以看到肩锁关节，但是肩锁关节成像最理想的方法是肩锁关节位片。X射线束与躯干约成

15°，又因肩锁关节靠近体表，需降低约50%的穿透力，以获得更好的显示。肩锁关节炎在X线平片上表现为肩锁关节周围骨刺形成，肩锁关节间隙变窄，软骨下骨硬化等。尽管在X线平片上可做出肩锁关节炎的诊断，但是如果患者有其他方面的症状与体征时，进一步的检查就显得格外重要。②CT检查：可以显示多层面更细小的骨性病变。③MRI检查：对软组织的显示更优，MRI常表现为肩锁关节囊增厚、水肿及肩锁关节骨髓水肿。④超声检查：可以探查肩锁关节间隙大小，也可显示增生的骨赘，但是受限于检查者的水平，并未普及。

治疗 主要包括非手术治疗和手术治疗。

非手术治疗 与其他骨关节炎类似，肩锁关节炎非手术治疗常用物理治疗和非甾体类抗炎药治疗，在治疗过程中注意改变运动方式，避免引起疼痛的重复动作，如过多的过顶运动及内收运动。如果以上效果不佳，可以选用关节腔注射长效激素的方法，抑制炎症反应。物理治疗经临床对照研究效果不明显；而口服非甾体类抗炎药及局部封闭可以提供短期的镇痛效果，但是否可以缩短疾病进程尚有争议。

手术治疗 如果非手术治疗无法改善疼痛，或者对日常活动影响较大，可考虑进行手术治疗。手术可选择切开手术及关节镜下锁

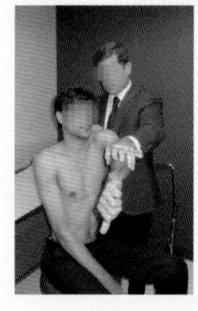
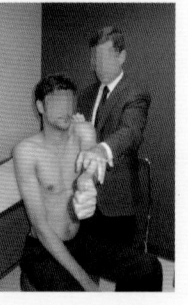

图3 动态挤压试验

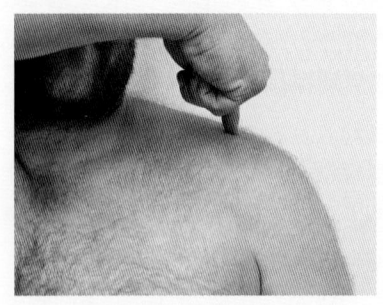

图1 一指试验

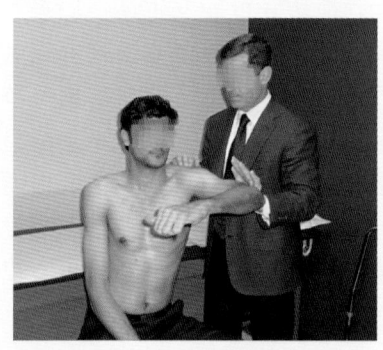

图4 肩锁关节抗阻试验

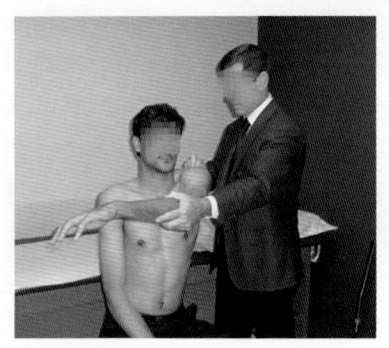

图2 加压水平内收试验

表1 肩锁关节炎相关体检的特异度与敏感度

体检方法	敏感度（%）	特异度（%）	准确度（%）
水平内收试验	77	79	79
肩锁关节抗阻试验	72	85	84
主动加压试验	41	95	92
以上三项试验均为阳性	25	97	93

骨远端切除术。研究发现，两种手术方式在手术效果及并发症方面没有显著性差异，但因关节镜下手术对肩锁关节影响小，对喙锁韧带破坏小，因此术后恢复快，术后疼痛控制佳。通过关节镜下手术可同时对肩袖损伤、SLAP损伤进行修复，是主要手术方式。

并发症　锁骨远端关节镜下切除术后最常见的并发症是持续疼痛，可能和切除长度不够或切除过长导致。肩锁关节紊乱可能因术中切除锁骨过多或伤及周围韧带导致。研究表明，锁骨远端切除术后，锁骨后向移动增加约38%。若患者之前有外伤史，肩锁关节本身可能存在紊乱。因此，手术过程中切勿伤及前方韧带和关节囊。医源性肩锁关节紊乱若症状明显，可行喙锁韧带重建术以加强肩锁关节的稳定性。其他常见并发症包括感染、骨折、关节僵硬等。

（何耀华）

zhǒuguānjié jíbìng

肘关节疾病（disease of the elbow joint）

肘关节的非创伤性及非肿瘤性疾病。常表现为外观畸形、肘关节内侧或外侧疼痛或者肘关节活动受限。该类疾病常起病隐匿，或不易察觉，但若不进行正规治疗，常影响上肢功能。也包括由于创伤等疾病造成的并发症。

分类　肘关节疾病主要包括以下八种：①肱骨内上髁炎。②肱骨外上髁炎。③前臂缺血挛缩。④肘关节剥脱性骨软骨炎。⑤异位骨化。⑥肘外翻。⑦肘内翻。⑧鹰嘴滑囊炎。

基本内容　肘关节非创伤性疾病根据症状可表现为：外观畸形、肘关节内侧或外侧疼痛、肘关节活动度受限。根据病变部位可表现为肌肉或肌腱病变、骨病变、软骨病变、滑囊病变。肘关节疾病常起病隐匿，症状并不明显，相对于创伤等疾病常易忽视。需要根据不同的症状、病史和相关影像学检查综合建立诊断，进而予以不同治疗。以防止疾病进一步进展，影响肘关节及上肢功能。

（蒋协远　陈辰）

gōnggǔ nèishàngkēyán

肱骨内上髁炎（internal humeral epicondylitis）

肱骨内上髁周围肌腱的无菌性炎症。多发生于30~60岁，男性与女性患病率基本相同，75%发生于主力手。是一种过度使用造成屈肌-旋前肌群的炎症。

病因及发病机制　①反复投掷动作：反复投掷动作及运动使腕关节屈曲，前臂旋前。常见于高尔夫球、棒球以及标枪运动员。②肘关节外翻应力：外翻应力对屈肌-旋前肌群产生显著的牵拉作用，尤其是旋前圆肌和桡侧腕屈肌。经过数千次重复动作后，肌腱为应对重复性刺激而产生化生，组织学上产生成血管纤维性增生。重复性动作对屈肌-旋前肌群止点造成微创伤。除了掌长肌以外其他所有的屈肌总腱都受到影响。

分期　①第一期：肌腱周围炎症。②第二期：成血管纤维性增生。③第三期：组织破坏、纤维化、钙化。

临床表现　常隐匿性起病，表现为内上髁部位的疼痛。患者常有重复性抓握、屈曲和旋后动作的病史。以下三种活动时疼痛最明显：①腕关节或前臂活动。②抓握动作。③投掷加速期。

诊断　根据病史和查体对肱骨内上髁炎作出诊断并不困难。患者表现为隐匿起病的肘关节内侧疼痛，且有重复性抓握、屈曲的病史。物理检查可发现前臂抗阻力旋后及腕关节屈曲时产生疼痛。患者在屈肌-旋后肌群内上髁止点处或远端有压痛，也可存在屈曲挛缩。影像学检查也可帮助诊断内上髁炎。但大部分影像学检查均正常，仅在微创伤时间长且显著时可见屈肌腱内钙化或牵拉性骨赘。常用的影像学检查有MRI和超声检查。

鉴别诊断　肱骨内上髁炎需与肘管综合征相鉴别。肘管综合征也表现为肘关节内侧疼痛，可由肘关节周围卡压造成。主要鉴别要点为肘管综合征进行上肢神经检查时，可见叩诊时远端刺痛，考虑刺痛近端部位存在神经卡压，同时可伴有肌肉萎缩。MRI检查可见尺神经炎或者尺神经压迫，肌电图和神经传导试验可以进行鉴别。

治疗　包括非手术治疗和手术治疗。

非手术治疗　①物理治疗：休息、冷敷、限制活动、停止投掷性运动6~12周，物理被动拉伸，支具固定。②体外冲击波治疗：可促进血管生成及肌腱愈合，但是仍存在一定争议。③肌腱周围注射类固醇。

手术治疗　对非手术治疗6个月症状仍不缓解者，或症状严重影响生活质量，同时诊断明确的患者，可进行屈肌-旋后肌群止点的清理手术。通过内上髁前方斜行切口切开分离至屈肌-旋后肌群止点，切除病变组织。清除病变组织后常对内上髁进行去皮质化处理，以促进重新缝合附丽的肌腱愈合。

并发症　①前臂内侧皮神经损伤：手术时造成损伤。②感染。

预防　①减少重复性投掷性动作。②佩戴护具。

预后 通过及时规范的治疗可以达到痊愈，并不影响以后的形态和功能。非手术治疗后80%的患者功能优良。仅小于10%的患者需手术治疗。但当合并尺神经症状时，预后不佳。

（蒋协远　陈辰）

gōnggǔ wàishàngkēyán

肱骨外上髁炎 （external humeral epicondylitis）

肱骨外上髁周围肌腱的无菌性炎症。俗称网球肘。过度使用造成前臂肌肉和肌腱的损伤，导致肘关节外侧疼痛和压痛。

病因及发病机制 肱骨外上髁炎是由于肌腱过度使用和愈合失败造成的重复性牵拉损伤。其中桡侧腕短伸肌起重要作用。组织学变化包括生成肉芽组织、微小撕裂、退行性变，并无典型的炎症反应。肱骨外上髁炎的病理学本质为退行性变，是桡侧腕短伸肌起点的非炎症性、慢性退行性变。

临床表现 ①疼痛位于肘关节外侧。②压痛位于外上髁部位。③腕部的活动以及抓握动作会造成疼痛，尤其是伸腕（如转动螺丝刀）以及抬举性动作。肱骨外上髁炎的症状还包括且不止于：疼痛从肘关节放射至前臂和腕关节，伸腕时疼痛，前臂肌力下降，握手或转动门把手等抓握动作造成疼痛，无法握持重物。

诊断 根据病史和查体对肱骨外上髁炎做出诊断并不困难。物理检查时对肘关节外侧施加压力，然后要求患者活动肘关节、腕关节或手指。通过是否能诱发疼痛症状来作出诊断。保持肘关节完全伸直，如患者在肘关节外侧感觉到压痛点，则为阳性。最常见的压痛点是桡侧腕短伸肌的起点，位于肱骨外上髁前方及远端1cm处。X线检查可以区别其他疼痛原因，如骨折或关节炎等，极少数情况下能见到外上髁部位的钙化。超声检查和MRI可用作肱骨外上髁炎的诊断。MRI可发现局部水肿，如桡侧腕短伸肌和前臂骨骼连接处。

鉴别诊断 肱骨外上髁炎需与以下疾病鉴别：后外侧皱襞综合征、后外侧旋转不稳定、桡管综合征、隐匿骨折、颈部神经疾病、肱骨小头剥脱性骨软骨炎等。其中桡管综合征较为重要，主要鉴别要点是：桡管综合征疼痛位置位于外上髁远端及前方3～4cm，抗阻力伸第三指和抗阻力旋后前臂时可以造成疼痛。MRI检查、肌电图和神经传导试验可以进行鉴别。

治疗 包括非手术治疗和手术治疗。

非手术治疗 ①物理治疗：休息、冷敷、限制活动、服用非甾体类抗炎药、支具固定。②体外冲击波治疗：可促进血管生成及肌腱愈合，但是仍存在一定争议。③肌腱周围注射类固醇。95%的患者可以通过非手术治疗好转。

手术治疗 对非手术治疗6～12个月症状仍不缓解、诊断明确且伴有关节内病变的患者，可进行手术治疗。手术方式为松解并清理桡侧腕伸肌起点。可以通过切开手术或关节镜方式进行。

并发症 ①桡侧副韧带：手术时造成损伤。②感染。③异位骨化。

预防 ①改变动作类型，减少该类动作的运动时间。②佩戴护具。③增强前臂肌肉力量。④避免重复性提举重物。

预后 通过及时规范的治疗可以达到痊愈，并不影响以后的形态和功能。但复发率达25%～50%。40%的患者有长期轻度不适。

（蒋协远　陈辰）

qiánbì quēxiě luánsuō

前臂缺血挛缩 （Volkmann ischemic contracture of forearm）

手部及腕部永久性屈曲挛缩，造成手部及手指的爪状畸形。被动伸指造成疼痛，且伸指受限。

病因及发病机制 任何肘关节或上肢骨折均可造成前臂缺血挛缩，但最常见于肱骨髁上骨折。急性前臂屈肌群肌纤维的缺血和坏死导致前臂缺血挛缩，尤其是指深屈肌和拇长屈肌。肌肉纤维化并缩短。这一疾患是肘关节周围肱动脉闭塞造成的，可能原因包括使用止血带、石膏过紧或骨筋膜室综合征。前臂骨折造成主要血管破裂出血也是病因之一。

分期 轻度：仅2根或3根手指受累，无或轻度感觉障碍；中度：所有手指均屈曲，大拇指埋入手掌；重度：所有前臂肌肉受累，屈肌及伸肌均受累。

临床表现 前臂缺血挛缩影响前臂、腕部以及手部，症状包括：①感觉减退。②皮肤颜色苍白。③肌肉力量减弱或丢失。④腕部、手部及手指畸形，造成手部成爪状外观。

诊断 根据病史和查体综合对前臂缺血挛缩作出诊断。应仔细进行物理检查，同时对于患肢的曾经受伤情况进行细致询问。可进行的检查包括上肢X线以及神经及肌肉功能检查。

治疗 治疗的目的是对于前臂缺血挛缩的患者，能够恢复部分或者全部上肢功能。治疗的方式根据挛缩的严重程度而不同。①轻度挛缩：可以使用肌肉拉伸训练以及夹板固定受影响的手指至功能位。可以手术治疗延长肌腱。②中度挛缩：可手术修补肌肉、肌腱以及神经，若需要也可进行截骨短缩。③重度挛缩：手术移除增厚、瘢痕化或失去活性的肌肉、肌腱或神经。可从其他部位进行肌肉、肌腱或神经的移植及转位术。仍具有活性的肌腱可进行延长手术。

并发症　若不进行治疗，前臂缺血挛缩可造成上肢与手部功能的部分或永久性功能丢失。

预防　①前臂出现血流障碍时，应及时重建并恢复血流灌注。②及时减少间隔室的压力。

预后　患者预后取决于疾病的严重程度，以及治疗开始的时间。轻度挛缩患者大部分预后较好。可以恢复正常的上肢与手的功能。中度以及重度挛缩患者需要进行手术治疗，且功能预后常受限。

（蒋协远　陈辰）

zhǒuguānjié bōtuōxìng gǔruǎngǔyán

肘关节剥脱性骨软骨炎（osteochondritis dissecans of the elbow joint）

由于血供丢失造成软骨和一薄层骨片从骨组织上剥离，游离骨片可停滞于肘关节内，造成疼痛和关节不稳定的肘关节内疾病。最常见于儿童和青少年。

病因及发病机制　病因仍不明确，但影响因素包括重复性物理创伤、血流量较少、遗传因素、缺血性坏死、生长过快以及钙磷失衡等。虽然病名带有"炎"，但是实际却为非炎症原因。而是因为反复的微创伤以及血流破坏。由于血供丢失以及骨小梁的脱钙化，一片骨质或部分或全部软骨从骨骼主体脱离。游离骨片可留置于原地或游离于关节内，造成关节僵硬或不稳定。

分期　主要有两种分期方式：

MRI 分期以及关节镜下分期，两种分期都表明了剥脱性骨软骨炎的进展程度，其中关节镜下分期更为标准，分为 A~F 期。A 期：关节软骨平滑完整，但质地变软；B 期：关节软骨表面粗糙；C 期：关节软骨纤维化或裂开；D 期：关节软骨掀起一片或暴露下方骨质；E 期：游离但无错位的骨软骨片；F 期：错位的骨软骨片。

临床表现　①疼痛：最常见症状，活动可引起。②肿胀和压痛。③关节弹响和交锁。④关节无力。⑤活动度下降。

诊断与鉴别诊断　需要根据症状、物理检查和影像学检查综合作出诊断。物理检查常可发现关节肿胀、捻发音以及局部压痛。同时可发现活动度下降。一些有游离体的疾患还可发现关节交锁。X 线检查可见骨硬化和透亮线，位于骨软骨缺损和骨骺之间。MRI 检查是诊断并对剥脱性骨软骨炎进行分级的重要手段。可以评估关节表面的完整性，显示软骨与软骨下骨的信息，如水肿、骨折、软骨表面不完整以及骨块移位程度。还可以使用 CT 和骨扫描来观察病变进展。剥脱性骨软骨炎也表现为肘关节疼痛，与其他肘关节疾患可以通过 MRI 等检查鉴别。

治疗　主要包括非手术治疗和手术治疗。

非手术治疗　若关节内无游离体，非手术治疗通常能获得满意的疗效，尤其是病变稳定的情况疗效更好。休息肘关节 3~6 周，使用铰链式肘关节支具以消除过度肘关节应力，通常 3~6 个月可以回到正常活动中。

手术治疗　手术治疗的指征为：症状持续、症状性游离体、关节软骨骨折以及骨软骨病变移

位。手术治疗包括切除游离体或部分附着的病变，使用骨软骨自体移植物（镶嵌式成形术）进行软骨成形术或软骨下钻孔，或对游离体进行固定。关节镜手术可进行部分滑膜切除术，切除游离体，固定不稳定的骨块以及进行肱骨小头截骨术。

并发症　①肘关节疼痛。②肘关节僵硬或不稳定。

预后　青少年非手术治疗比例佳，50% 患者最终愈合。手术效果各异，不佳的比例达到 50%。早期病例以及稳定性疾患治疗效果较好。但不稳定、大块、全层骨软骨疾患，或者骨骼成熟患者的剥脱性骨软骨炎治疗效果不佳，非手术治疗失败，常需手术治疗，且预后较差。

（蒋协远　陈辰）

yìwèi gǔhuà

异位骨化（heterotopic ossification）

非骨性组织如肌肉、神经和结缔组织中形成的板层骨。创伤性肘关节异位骨化会严重损害手及上肢功能，且易复发，严重影响患者生存质量。

病因及发病机制　异位骨化病因包括遗传疾病、创伤或手术。骨化性纤维发育不良和进行性骨性增生为罕见的遗传疾病，均可造成软组织内广泛异位骨化形成。异位骨化更常见病因为神经系统或肌骨系统创伤或者手术。创伤后异位骨化可见于从肌肉拉伤到长骨开放骨折的任一损伤。异位骨化发病机制为炎症反应诱导成肌纤维细胞增生并分化为成软骨细胞及成骨细胞。成骨细胞 DNA 生成过程及其骨基质中可见多种促炎介质如血小板源性生长因子、成纤维细胞生长因子、转化生长因子 β 以及前列腺素。异位骨化的发病主要受祖细胞及局部微环

境影响。

分型 黑斯廷斯（Hastings）和格雷厄姆（Graham）使用临床和影像学数据将肘关节异位骨化分为三型，为临床最常用的肘关节异位骨化分型。Ⅰ型：影像学出现异位骨化，但无功能受限；Ⅱ型：影像学出现异位骨化且伴有功能受限，其中ⅡA型为屈曲/伸直受限，ⅡB型为旋前/旋后受限，ⅡC型为双平面活动均受限；Ⅲ型：影像学及功能强直融合，其中ⅢA型为屈曲/伸直，ⅢB型为旋前/旋后强直，ⅢC型为双平面活动均强直。

临床表现 ①肘关节疼痛。②肘关节僵硬。③肘关节活动度丢失，功能受损。

诊断 异位骨化诊断主要依靠症状及影像学检查。检测异位骨化首选X线检查。锝-99扫描也可以作为一种检查手段，优势在于在疾病早期即可以检测到异位骨化，敏感度较高，但是劣势在于价格昂贵且特异性较低，难以区分异位骨化与炎症反应。临床怀疑异位骨化时，影像学检查可确定异位骨化位置及涉及范围。

鉴别诊断 在疾病早期，起始症状为肿胀和局部温度升高，此时应鉴别诊断血栓性静脉炎。此时或需同时进行骨扫描和静脉造影以做出鉴别。也可能两者同时存在。异位骨化的肿胀更为局限，且偏近端，肢端肿胀较轻，而血栓性静脉炎的肿胀常涉及整个肢体。

治疗 包括非手术治疗和手术治疗。

非手术治疗 ①物理治疗：某些学者认为损伤后立即进行大量关节活动可能会加剧异位骨化进展，而也有学者认为异位骨化的进展是因为缺乏关节锻炼。尽管并无共识，但对于关节活动度严重受限影响日常生活的患者仍可考虑进行物理治疗。②药物治疗：帕罗伐汀为视黄酸受体激动剂，可减轻骨化性纤维发育不良小鼠模型的异位骨化。尽管帕罗伐汀对小鼠模型有效，但其对人类获得性异位骨化的有效性仍不明确，需进一步研究。

手术治疗 需根据异位骨化的病因及骨性结构成熟程度确定手术时间；创伤后异位骨化一般于6~9个月时切除，脊柱损伤导致的异位骨化于12个月时切除，颅脑创伤相关性异位骨化于18个月时切除。可以通过切开手术或关节镜方式进行。①切开松解术：可明显改善异位骨化所致肘关节僵硬患者的功能，改善活动度。术中应最大化切除异位骨化，使用咬骨钳、骨刀以及磨钻去除异位骨化。若仍存在关节挛缩则行关节囊切除术，但需注意识别保护侧副韧带。②关节镜下松解术：常用于肘关节僵硬的治疗，主要可用于松解关节囊、去除关节内游离体、切除异位骨化及骨赘等。其优点在于创伤相对较小，术后功能锻炼较早。但是对于较严重的异位骨化其应用仍有限。

并发症 ①神经血管损伤。②感染。③异位骨化复发。

预防 对于急性肘部损伤患者，在识别危险因素后，应采取预防手段，以避免术后发生异位骨化。异位骨化的预防手段主要包括放射疗法与非甾体类抗炎药治疗。

预后 异位骨化的预后主要根据患者异位骨化生成的原因，就诊时间，以及异位骨化分型的严重程度综合判断。预后并不能一概而论。

（蒋协远 陈 辰）

zhǒu wàifān

肘外翻（cubitus valgus）

前臂向外成角，偏离躯体，且肘关节完全伸直时成角（提携角）大于正常度数的畸形状态。

病因及发病机制 病因仍不明确。出生时肘外翻可能为特纳综合征（Turner syndrome）或努南综合征（Noonan syndrome）的表现。也有可能为骨折或其他创伤造成，如外髁骨折等。

临床表现 肘关节生理外翻角度为3°~29°，女性肘外翻角度大于男性。肘外翻患者肘关节角度大于生理外翻角度。

诊断 需根据症状、物理检查和影像学检查综合做出诊断。主要通过物理检查和X线显示的肘外翻角度大于生理外翻角度。

治疗 包括非手术治疗和手术治疗。

非手术治疗 非手术治疗主要以观察为主，若出现神经症状可以考虑松解或对症处理。

手术治疗 主要为肱骨远端或者髁上部位的截骨矫形术，以恢复肘关节的正常外翻角度。

并发症 ①肘关节疼痛。②肘关节僵硬。③迟发性尺神经损伤。

预后 肘外翻的处理主要是针对矫正骨性畸形，避免迟发性尺神经损伤。如果为创伤原因造成的外翻，需要针对相关原因进行治疗。如果术前无神经症状，预后可。

（蒋协远 陈 辰）

zhǒu nèifān

肘内翻（cubitus varus）

前臂向内成角，朝向躯体，且肘关节完全伸直时前臂偏离并指向躯体中线的畸形状态。

病因及发病机制 最常见病因为肱骨髁上骨折。也有可能为肱骨内上髁骨折造成。

临床表现 肘关节生理外翻角度为3°～29°。肘内翻患者肘关节角度小于于生理肘关节角度，常小于0°。

诊断 需要根据症状、物理检查和影像学检查综合做出诊断。患者常有肱骨髁上骨折病史。肘内翻直到骨折愈合后才能做出诊断。使肘关节处于完全伸直位，而非屈曲位，此时的诊断才最为准确。主要诊断为通过物理检查和X线显示的肘关节角度小于生理肘关节角度。

治疗 主要采用手术治疗。手术治疗方式为肱骨远端或髁上部位的截骨矫形术，以恢复肘关节的正常外翻角度。

并发症 肱骨髁上骨折造成内上髁畸形，从而导致尺神经半脱位。尤其是在屈伸活动中更为明显，常有弹响。此时可能出现尺神经慢性损伤症状。

预后 肘内翻一般只是外形难看，功能常不受影响。少数情况下可能由于桡骨内旋出现旋转功能障碍。

（蒋协远 陈辰）

shǒubù jíbìng
手部疾病（disease of hand）包括手部感染、手部嵌压性肌腱病（腱鞘炎）、手部软组织挛缩症（含掌腱膜挛缩症）、神经卡压、手部肿瘤、手部先天性畸形、手部骨关节疾患（类风湿、骨关节炎）等内容。其中部分内容在相关章节已有阐述，如神经卡压、肿瘤、腱鞘炎、骨关节疾病等，此部分讲述手部感染和掌腱膜挛缩症，再将手部常见的肿瘤和类肿瘤，即手指表皮样囊肿，手指血管球瘤、手指黏液囊肿、手部腱鞘巨细胞瘤做简单阐述。另外还有不少全身性疾患而症状表现在手上，如使指甲颜色及形状发生异常变化的有：肝病、血液病、心脏病、肺部疾患、肾功能不全、甲状腺功能亢进、寄生虫病以及维生素缺乏症等。使手的颜色、温度及外形发生改变的病有：血管或神经性疾病、红斑狼疮及其他种胶原病、麻风病等。使骨关节发生变化的有关节炎、内分泌系统疾患、代谢紊乱或微量元素失调等。遇到这样的情况时，应予以重视，为全身性疾患及时提供诊断线索。

（阚世廉）

jiǎgōuyán
甲沟炎（onychia lateralis） 指甲与甲床紧密贴在一起，指甲的生长部为甲基质，埋藏在甲后皱襞下。甲体的前缘游离，其他三个缘与皮肤皱褶相接，形成沟状，称为甲沟。某种原因引起该部位的化脓性感染为甲沟炎。

病因及发病机制 拔倒刺、嵌甲、修甲过短等可引起甲沟处感染。尽管大部分甲沟炎为混合感染，但是最常见的病原体为金黄色葡萄球菌。

临床表现 早期甲沟处红肿、疼痛，指甲明显触痛，以后逐渐扩散至全甲沟并形成脓肿。甲沟炎早期未及时引流或残余无活力的指甲或异物而形成慢性甲沟炎，在指甲的侧缘有小而有压痛的肉芽组织。

诊断 依据病史和临床表现可做出诊断。对于典型病例，早期可不行X线平片及实验室检查，如经系统治疗效果不明显，则应评估全身情况，如是否合并糖尿病，X线平片检查有助于检查异物或评估骨髓炎情况。

治疗 在早期未化脓时，可用局部清洁、热敷，并应用抗菌药物促使其感染吸收而愈。脓肿已形成则行切开引流术。手术在指总神经阻滞麻醉下进行。在感染侧甲后皱襞做小切口，将切口两侧缘皮瓣样翻起，清除脓腔，将接触感染组织的指甲一并切除，使引流通畅。甲后皱襞切开以一侧为宜，因为两侧切开后皮肤容易回缩，使甲根裸露而形成畸形。以凡士林纱条填入脓腔引流。如果脓肿波及甲下，形成甲下脓肿，切开甲后皱襞，并切除积脓部分的指甲。甲下脓肿波及整个甲下时，拔除整个指甲，清除脓液及脓腔。拔甲时注意不要损伤甲床，以免后期指甲畸形生长。同时注意不要残留指甲碎片，影响伤口愈合。以凡士林纱布覆盖甲床（图1）。

并发症 ①引流不畅致感染扩散，病程迁延。②拔甲时损伤甲床致指甲畸形。

（阚世廉）

nóngxìng zhǐtóuyán
脓性指头炎（felon） 手指末节掌面皮下的化脓性感染。手指末节掌侧的指腹间隙为一闭合性间隙，近端为远指间关节的皮下纤维间隔，背侧为末节指骨。指腹间隙内有纤维索条将其分隔为小间隔，小间隔内为脂肪组织。脓性指头炎可以形成压力很高的脓腔。

病因及发病机制 指头炎多见于末节指腹的刺伤或挤压伤，亦可由甲沟炎、甲下脓肿扩散而成。此病最常见的病原体为金黄色葡萄球菌，革兰阴性菌感染也偶有报道，主要见于糖尿病或其他免疫抑制类疾病的患者。

临床表现 脓性指头炎即指腹间隙感染。由于指腹间隙密闭感染后张力大，加之神经感受器丰富，故临床症状明显。指腹张力大、红肿、疼痛剧烈，随着脉

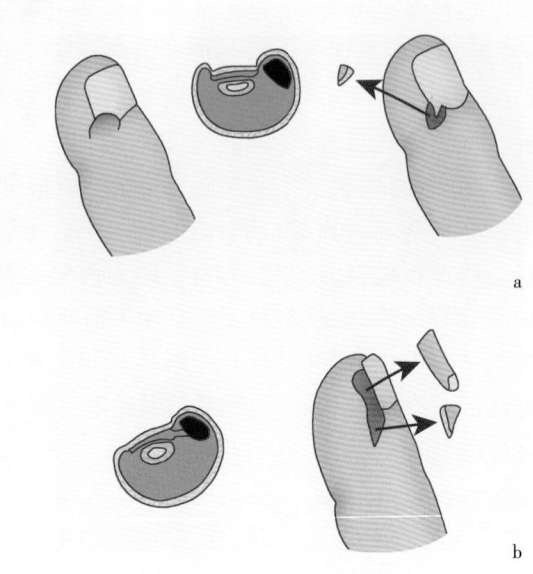

图1 甲沟炎的引流

搏跳痛。如处理不及时，进而可发展为末节指骨骨髓炎，X线平片可见有骨侵蚀，此时症状更为明显。

诊断 依据病史和临床表现可做出诊断。

治疗 脓性指头炎的治疗目标是保护指腹触觉及皮肤的耐磨性。当感染处于蜂窝织炎阶段可行患指抬高，抗生素治疗。制动数天后症状可有好转。如果症状持续48小时以上或可触及波动感，应及早手术治疗。指总神经阻滞麻醉下，在手指末节的一侧做纵切口，切断指腹至末节指骨前面的纤维间隔，清除坏死组织，使引流通畅。放凡士林纱条引流。一般不做腹侧或鱼嘴式切口，以防在掌侧形成瘢痕或呈台阶状畸形。所有的操作要注意保护远端血管、神经。同时还应注意不要损伤屈肌腱鞘以免引起腱鞘内感染。

并发症 ①损伤神经可致指端感觉障碍。②指端畸形、持物不便。

（阚世廉）

huànóngxìng jiànqiàoyán

化脓性腱鞘炎 （suppurative tenosynovitis）

肌腱腱鞘的化脓性感染。有明显的致病菌感染，需要切开引流，充分的抗生素灌洗来达到治疗目的。化脓性腱鞘炎是一种严重的手部感染，临床上已少见。屈肌腱腱鞘是由纤维鞘及滑膜组成，从掌骨头至末节指骨近端。纤维鞘的后壁是掌骨头、近节指骨、中节指骨的掌侧面及掌指、指间关节囊。鞘管不同部位的纤维增厚，形成了具有重要生物力学特征和复杂结构的滑车系统。在纤维性鞘管内覆以滑膜为壁层滑膜，包裹在肌腱表面的为脏层滑膜，两者相互延续形成盲囊，内含少量滑液，起润滑和营养肌腱的作用。脏、壁两层滑膜在贴骨面的一侧，犹如肠系膜，彼此移行，构成腱系膜。

病因及发病机制 常因刺伤引起，特别是手指掌侧关节部的刺伤，该部位皮肤与腱鞘紧密相连，刺伤后易进入腱鞘引起感染。也可由指蹼感染，手指掌、

背侧感染扩散造成。临床上可见到因腱鞘内注射污染引起的感染。

临床表现 手部腱鞘感染是一种严重的感染，预后较差。临床上病情凶猛，发展迅速，初期即可出现全身症状，高热、寒战、血常规白细胞增多；局部表现为患指肿胀明显，手指呈半屈曲位，不敢活动，沿腱鞘分布区有明显压痛。当感染经引流或穿破腱鞘进入其他间隙时，由于张力下降而使症状有所缓解。通常情况下，示、中、环指屈肌腱鞘内感染仅局限于单个手指，小指的腱鞘感染可扩散到尺侧滑囊，拇指的腱鞘感染可扩散到桡侧滑囊。如果桡、尺滑囊之间有交通从一个囊可蔓延到另一个囊，形成V形感染。化脓性滑囊炎时，手掌部红、肿、压痛更重、更广泛，常波及前臂。

诊断 患者有手指刺伤或腱鞘内注射病史，出现或轻或重的炎症的全身症状，患指肿胀、疼痛，不敢活动，腱鞘分布区明显压痛。捏住患指指甲，不给手指任何部位以压力，轻微活动手指就会引起剧烈疼痛，或固定患指之指甲，使患指不能屈曲，令患者尝试主动屈指时，疼痛加剧，可确定化脓性腱鞘炎存在，以此可与皮下蜂窝组织炎和间隙感染相鉴别。

治疗 一经诊断，即在全身有效抗菌药物配合下及早行切开引流手术。手术在手指侧面正中做切口，一般拇指在桡侧、小指在尺侧做切口，以便必要时向近侧延长暴露滑囊。暴露远段腱鞘，打开腱鞘，观察流出的脓液。如为透明或稍混浊，则在远侧掌横纹做一小横切口，同样打开腱鞘，排脓后，反复冲洗。从远近端腱

鞘开口各放一硅胶管于腱鞘内，以备术后用抗菌药物冲洗用。缝合伤口并固定引流条。如鞘内脓液较稠，则反复冲洗，切除腱鞘保留滑车，对失去活力肌腱必要时同时切除，伤口部分缝合以利引流。

并发症 ①指神经损伤。②肌腱坏死、粘连、手指屈伸功能障碍。

（阚世廉）

zhǎngjiànxì gǎnrǎn

掌间隙感染（palmar space infection） 手掌部主要的潜在间隙有鱼际间隙、掌中间隙和小鱼际间隙。上述间隙的化脓性炎症称为掌间隙感染。

病因及发病机制 掌间隙感染可由刺伤引起，多数为继发性感染扩散而来。指蹼感染通过蚓状肌管，中、环指化脓性腱鞘炎破溃引起掌中间隙感染；示指化脓性腱鞘炎，桡侧滑囊炎可破溃入鱼际间隙；小鱼际间隙感染少见，多由于穿刺伤引起或皮下组织脓肿扩散所致。

临床表现 间隙感染的局部症状和全身症状都较严重。手部红肿明显，掌中间隙感染时，手掌的正常凹陷消失并向外隆起，手掌的横纹变浅；因鱼际间隙感染因肿胀拇指呈外展位，第1指蹼呈球状；手指呈微屈曲位，伸、屈手指疼痛，但较化脓腱鞘炎轻。小鱼际间隙感染，为小鱼际处局限性肿胀伴疼痛，很少累及手掌、手指及屈肌腱。

诊断 有手部刺伤或感染的病史，有不同程度的全身症状。掌中间隙感染时疼痛、红肿位于掌心，有时掌心凹陷消失，而手背肿胀明显于掌侧，第3、第4指蹼间隙加大。鱼际间隙感染时大鱼际及虎口处红肿，压痛明

显，拇指多呈外展位，主被动活动拇指、示指均疼痛加剧。小鱼际间隙感染，肿胀、疼痛局限于小鱼际处，手掌、手指及屈肌腱很少受累。细心的检查，分析可做出诊断。

治疗 掌间隙感染的治疗是行切开引流术。这些间隙更深在，特别注意不要伤及手部的各种重要组织结构。掌中间隙位于中指、环指、小指指深屈肌腱的深层，引流时采用沿小鱼际桡侧缘的弧形切口。切开皮肤、皮下、掌腱膜，切断并结扎掌浅弓，将屈肌腱向桡侧牵拉即达到掌中间隙（图1）。鱼际间隙位于拇长屈肌腱与示指指深屈肌腱的深层、拇收肌的浅层。引流时可采用手掌部鱼际纹旁弧形切口，切开掌腱膜，结扎掌浅弓，注意避免损伤正中神经返回支及指神经，将指屈肌腱向尺侧牵开达鱼际间隙。也可采用第一背侧骨间肌桡侧缘弧形切口，通过骨间肌和拇收肌横头的浅面进入鱼际间隙（图2）。小鱼际间隙减压切口可在掌侧相当于第4掌骨尺侧纵行切开，起自远侧掌横纹的近侧，向近端切

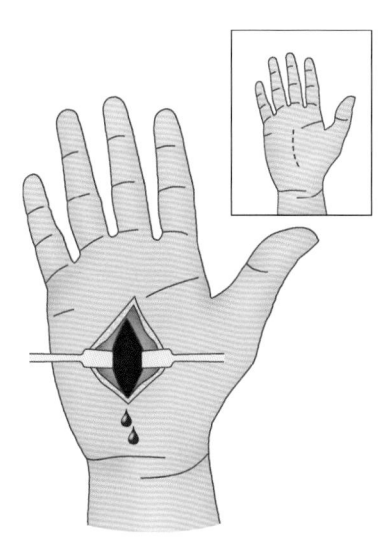

图1 掌中间隙引流

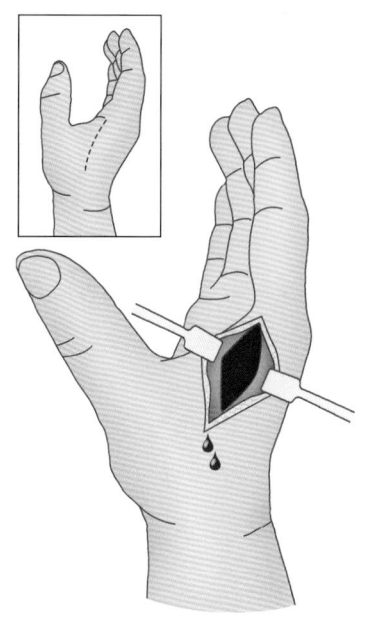

图2 鱼际间隙引流

开3cm至远侧腕横纹的远侧。分离至小鱼际肌筋膜水平，脓肿一般位于其下方。

并发症 手部神经、血管损伤等。

（阚世廉）

zhǎngjiànmó luánsuōzhèng

掌腱膜挛缩症（palmar aponeurosis contracture） 侵犯掌腱膜和手指腱膜，引起掌指关节和指间关节的功能障碍和屈曲挛缩的进行性发展的纤维增殖性疾病。又称迪皮特朗挛缩（Dupuytren contracture）。1832年迪皮特朗（Dupuytren）提出了损伤的理论及手术治疗。此病在欧洲一些国家很常见，中国发病率较低。

病因及发病机制 病因尚不明确，但其发病与种族、性别、年龄、遗传因素有关。欧洲的高加索白人患此病的较多，亚洲人较少，黑种人罕见。男性明显多于女性，年龄在40岁以上者多见。两侧者不少见。有学者认为该病与外伤特别是慢性劳损有关，尤以手工劳动者多见，但关系并

不明确。有学者报道该病与大量饮酒和肝脏疾病、癫痫、糖尿病、结核病、佩罗尼病（Peyronie disease）有关。掌腱膜挛缩时，部分或全部掌腱膜由于瘢痕组织增殖而增厚、短缩，致掌指关节、近指间关节发生屈曲挛缩，手掌皮肤出现皱褶。镜下检查见成纤维细胞簇集成团，胶原纤维大量增生。电镜下有Ⅱ型胶原呈条状分布或Ⅲ型胶原片状网状分布且浓聚密集。晚期只有致密的瘢痕组织。增殖明显处多位于远侧掌横纹，因此逐渐发生掌指关节屈曲挛缩。手指的屈曲挛缩主要由于螺旋束、侧方指膜、后指皮韧带［克莱兰（Cleland）皮韧带］、前指皮韧带［格雷森（Grayson）韧带］的增厚挛缩而形成螺旋索、侧索、中央纤维组织及一部分前指皮韧带与腱前束的向前移位至手指中线。

临床表现　该病的早期症状，常在环指掌指关节平面掌侧皮肤出现小结节，皮肤增厚，皮下渐形成纵行挛缩束。结节与皮肤粘连紧密，远侧掌横纹附近产生皮肤皱褶，呈月牙状凹陷。如病变进一步发展，则掌指关节伸直受限，当累及手指指筋膜时，近指间关节发生继发性屈曲挛缩，而远指间关节很少受累。累及手指者以环指最多，其次为小指、中指。拇指很少受累（图1）。

诊断　掌腱膜挛缩症早期的患者常以手掌部"肿物"的主诉来就诊，检查时发现"肿物"不规则，与皮肤粘连紧密，皮肤增厚，凹陷。病程迟一些的患者，手掌部出现挛缩束，一般不痛，没有压痛，再晚些的患者则掌指关节伸直受限，进一步为近指间关节伸直受限。病变多发生在环指，其次为小指、中指。掌腱膜挛缩症的特征比较明显，只要考虑到该病，可作出诊断。

治疗　主要包括非手术治疗和手术治疗。

非手术治疗　在发病早期，关节无挛缩、疼痛不明显的可以理疗或氢化可的松局部封闭，但一般非手术治疗效果不佳。对出现掌指关节屈曲挛缩，尤其出现近指间关节挛缩的，应尽早手术治疗。

手术治疗　一般行掌腱膜部分切除术，即切除挛缩病变的掌腱膜及边缘部分掌腱膜。对于指筋膜有挛缩者则手指的筋膜亦切除之，因螺旋束围绕指固有神经血管束，当螺旋束挛缩后形成螺旋索，手术切除时容易损伤血管神经束，故操作复杂合并症较多。掌腱膜切除术的切口很多，常用的有横切口、Z成形术、多Z成形术、V-Y成形术等。对于皮肤受累较轻的病例采用倒L形或S形切口。切除掌腱膜后，直接缝合伤口，亦可用单个或多个Z形切口。对于病变累及皮肤者，术时可将受累的皮肤切除，用游离植皮或局部转移皮瓣来修复创面。指筋膜切除采用多采用Z形切口。近指间关节的挛缩一般是掌腱膜挛缩手术治疗中遇到的最困难问题。掌腱膜受累的类型，挛缩的时间，掌侧关节囊结构的短缩，治疗时挛缩的严重程度，皮肤的质地，都是术后畸形复发率高的因素。对严重屈曲挛缩的手指需行关节融合或截指术。术后手指用伸直位支架固定3~5天，1周后开始练习活动。对严重病例夜间用支架伸直位保持3~6个月。伤口愈合后可配合理疗，以减轻深部组织的粘连。

并发症　包括血肿形成、皮肤坏死、指神经损伤、复发以及再发等，一旦发生应给予相应的处理。

（阚世廉）

shǒuzhǐ biǎopíyàng nángzhǒng

手指表皮样囊肿（epidermoid cyst of finger）　由于刺伤向深部植入皮肤，引起皮肤细胞过度生长形成的皮下或深部囊肿。又称植入样表皮囊肿、外伤后表皮样囊肿、上皮囊肿等。

病因及发病机制　多数学者认为与外伤有关，由于外伤将表皮组织移位到深部组织造成。特别是穿刺伤可直接将小片表皮组织带入深层。大体标本，囊肿为圆形或椭圆形，也可因周围组织的压迫而呈多叶状。囊肿内容为白色光泽的结晶物质，触之有沙粒感，其含有大量胆固醇和少量脂肪，而不同于皮脂腺囊肿。

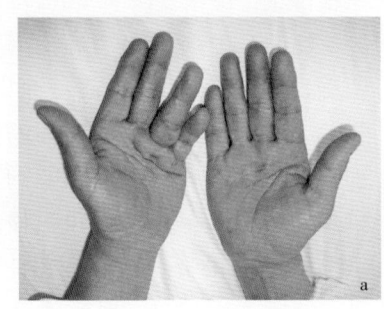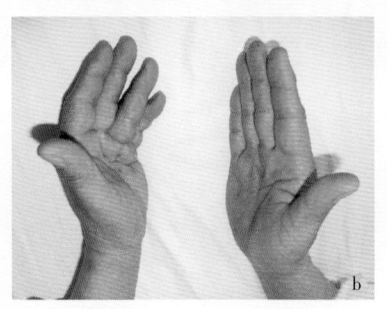

图1　手部掌腱膜挛缩症

临床表现 病史中常有外伤史。囊肿多发于手掌及手指的掌侧，肿物生长缓慢，在发现肿物前，一般无明显症状，有时有轻度压痛。肿物触之光滑、无弹性，与周围组织无粘连。发生在手指末节，可压迫破坏指骨（图1）。亦可发生末节指骨内的表皮样囊肿，X线平片所见，末节指骨内圆形或椭圆形、膨胀性改变，边界清楚整齐，骨皮质变薄，有时见有骨折线，关节面不被累及，无骨膜反应（图2）。

诊断与鉴别诊断 只要对该病有所认识，详细询问病史，在数月或数年前有外伤史，检查所见以及X线表现，诊断多不困难。该病应注意与腱鞘囊肿、腱鞘巨细胞瘤相鉴别，末节指骨破坏者要与软骨瘤相鉴别。

治疗 手术切除肿物，注意将整个囊壁切除，一般较少复发。对骨内病变应彻底刮除囊壁，如果病变累及范围较大，囊肿刮除同时植入松质骨。

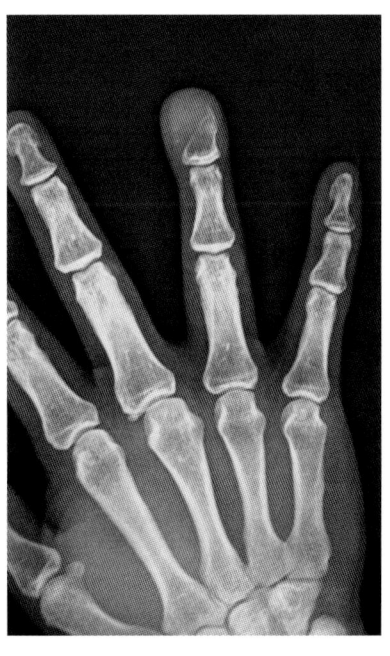

图2 手指表皮样囊肿的X线表现

并发症 肿物较大时可致指甲畸形。

（阚世康）

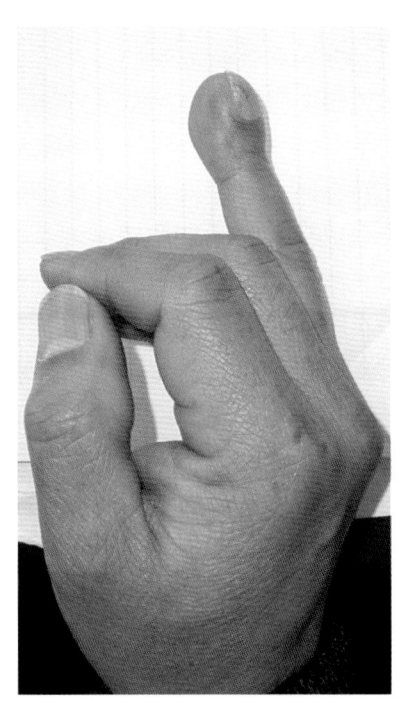

图1 手指表皮样囊肿

shǒuzhǐ xuèguǎnqiúliú

手指血管球瘤（glomus tumor of finger） 起源于正常血管球或其他动静脉吻合处的血管性错构瘤。多见于手指末节。1924年马森（Masson）将其确立为一个独立的疾病，命名为血管球瘤。

病因及发病机制 血管球是位于皮肤中的一种正常组织，在手掌侧，足跖侧以及手指、足趾分布较多。它包含入球小动脉，吻合管，原始收集静脉，球内网织结构和囊部。正常血管球主要起调温和调节皮肤循环的作用。血管球成为血管球瘤的原因还不清楚。血管球瘤大体所见为小圆形肿物，一般直径2~6mm，有完整的包膜，呈红色或略紫色。镜下所见，小血管增殖，管腔扩张，血管球细胞堆积于被看作肿瘤被膜的纤维组织包膜内，或呈球形，或呈分叶状，偶见与平滑肌纤维相移行。细胞体呈圆形或椭圆形，细胞质嗜伊红，呈泡沫状。细胞核呈椭圆形，一般无核变异或分裂现象，细胞质中可见到神经纤维和围绕着肿瘤细胞呈椭圆形分叶状或不规则形。包膜外为厚厚的一层基底膜所包绕，胞膜、核膜完整，核染色质少，核大而胞质少，细胞器散浮在胞质中，胞核无明显异常。胞质中可见到细纤维样结构和密集体。细胞间质中可见大量的胶原纤维及无髓鞘纤维。

临床表现 手指甲下是其好发部位。该病特有症状为局部间歇性、自发性针刺样、抽搐样或烧灼样剧疼，可向上放射，痛剧时，影响睡眠及食欲。温度变化可使疼痛加剧，多数对冷刺激敏感，遇热后好转，但也有病例遇热造成疼痛。有时疼痛与精神状态有关，当发怒时疼痛加重。检查时部分病例可在甲下或皮下组织看到小蓝色区，指甲的局限性隆起、粗糙（图1）。可用大头针尾部压迫甲床或手指不同部位，当触到瘤体所在处时，患者反射性地将患指回缩并诉疼痛。血管球瘤可压迫末节指骨，X线平片常显示圆形或椭圆形密度减低区，边界清楚（图2）。

诊断 根据血管球瘤典型的疼痛病史，特有的症状和体征，诊断一般不困难。在不能明确诊断或诊断有困难时，B超检查和/或MRI检查有助于对血管球瘤的诊断、定位。

治疗 唯一有效治疗为彻底手术切除。手术在止血带下进行，拔甲后纵行切开甲床，将瘤体彻底切除，有骨破坏者同时行刮除术。

并发症 残留指甲畸形。

（阚世康）

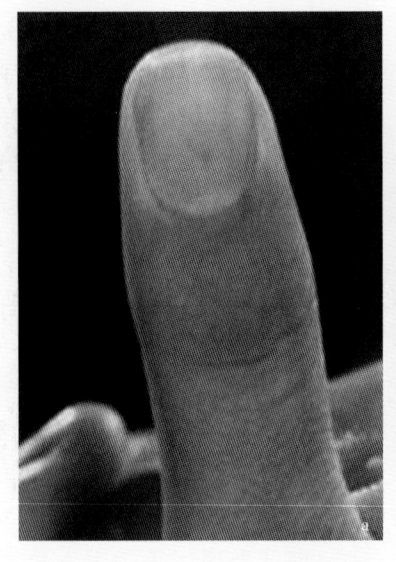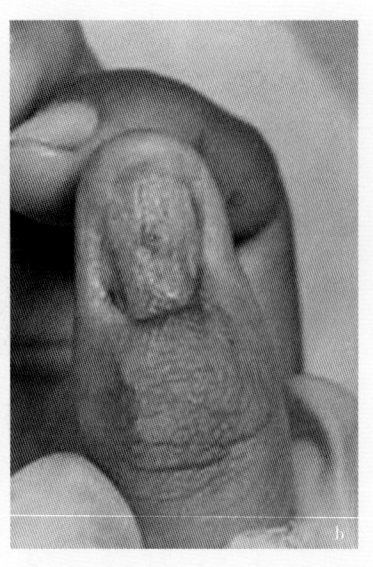

a. 甲下血管球瘤；b. 拔甲后外观。
图1 手指血管球瘤

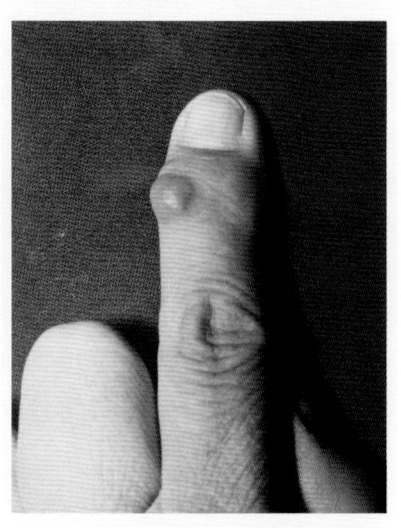

图1 手指黏液囊肿

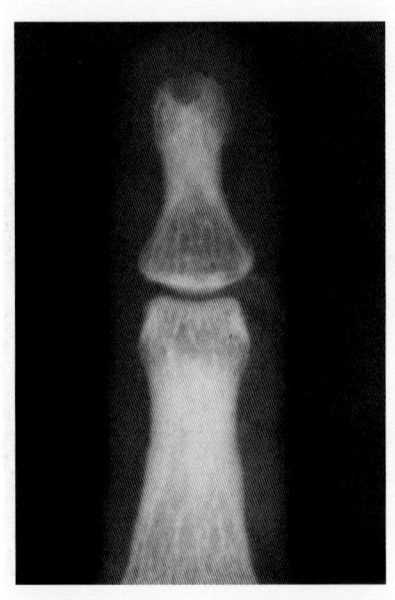

图2 手指血管球瘤X线表现

shǒuzhǐ niányè nángzhǒng

手指黏液囊肿（mucous cyst of finger） 真皮或真皮下组织的黏液样退行性变形成的囊性肿物。多见于老年女性。

病因及发病机制 其发病原因不明，为一种真皮或皮下组织黏液样退行性变造成。亦有学者认为该病是由于真皮纤维组织与弹性纤维增生，透明质酸增加，胶原形成减少或消失所致。多发生在中年或老年，位于远指间关节背侧，常伴有关节退行性变及骨赘形成。该病可能与局部外伤有关。囊肿位于皮内，囊肿内为透明胶状黏稠的液体。镜下见囊肿壁没有上皮衬里，亦无炎性反应，其基础结构为伴有散在成纤维细胞的黏液瘤样结构。

临床表现 多见于中老年女性，多生长在远指间关节背侧，多数为单发，也有多发者。呈半透明状如水疱，囊肿较小，一般不超过 1.5cm。多无自觉症状，内容物张力大时，可有轻痛感（图1）。如囊肿压迫甲根，可使指甲产生纵行凹陷沟状。伸肌腱止点退行性变者，可出现锤状指畸形。X线检查，远指间关节退行性变及骨赘形成。

诊断 依据发病年龄多在中、老年女性，好发部位多位于远指间关节背侧，典型的肿物外观为半透明状如水疱囊肿及X线表现的远指间关节退行性变及骨赘形成等可做出诊断。

治疗 手术彻底切除囊肿，如囊肿表面的皮肤过薄，无法分离时，应一并切除，行游离植皮覆盖创面。如囊肿已进入关节，应切除部分关节囊，切除滑膜及骨赘，用局部皮瓣转移覆盖。术后支具伸直位固定3周。需要注意的是骨关节炎本身即可引发疼痛，因此对于合并骨关节炎的患者，囊肿切除后疼痛不一定能缓解和消失，需向患者讲明。

并发症 黏液囊肿破溃后可形成混合感染。

（阚世廉）

shǒubù jiànqiào jùxìbāoliú

手部腱鞘巨细胞瘤（giant cell tumor of the tendon sheath of hand） 可能起源于滑膜的小叶肿瘤。来自腱鞘或关节。又称黄色瘤、良性滑膜瘤、局限性结节性腱鞘炎。是手部较常见的良性肿瘤，国内文献报道多以腱鞘巨细胞瘤命名。

病因及发病机制 确切的病因尚不清楚。有学者认为是一种炎症性病变，也有学者认为与外伤有关。有学者通过电镜观察，发现此病有组织样 A 型滑膜细胞与成纤维细胞样 B 型滑膜细胞，故认为肿块起自腱鞘滑膜层。亦有学者认为肿块可起自肌腱甚至关节囊。大体标本所见，肿瘤大小不等，多呈分叶状或结节状，表面光滑，与周围组织界限清楚，附着或包绕在肌腱上，有时可压迫侵蚀指骨，有时长入关节囊内，切面呈灰黄色、黄褐色或灰红色。镜下，组织细胞样瘤细胞是瘤组织内最基本的细胞，呈卵形或逗号形，多偏位，混有不同数量的多核巨细胞，含脂质或含铁血黄素的细胞，有些病例镜下还可见含有空泡的泡沫细胞。

临床表现　多发于中年女性，好发于手指掌侧，病程长，肿物生长缓慢，沿腱鞘形成多发肿块。肿块大小、形态不等，较硬韧，为结节状或者分叶状，有时甚至环绕手指，无疼痛，无压痛（图1）。压迫侵蚀指骨时，X 线显示圆形囊性破坏。有时侵入关节内，可妨碍手指的功能。

诊断　文献报道，腱鞘巨细胞瘤的临床诊断较困难。主要原因是由于临床医师对该病缺乏认识，只要在诊断手部肿瘤时考虑到该病，并掌握上述的临床特点，则诊断常不困难。手术时一旦暴露肿瘤，特有的黄褐色有助于临床诊断（图2）。MRI 检查有助于对腱鞘巨细胞瘤的诊断、定位及

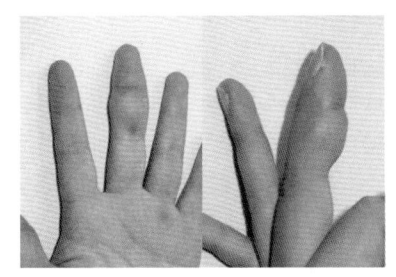

图1　手部腱鞘巨细胞瘤

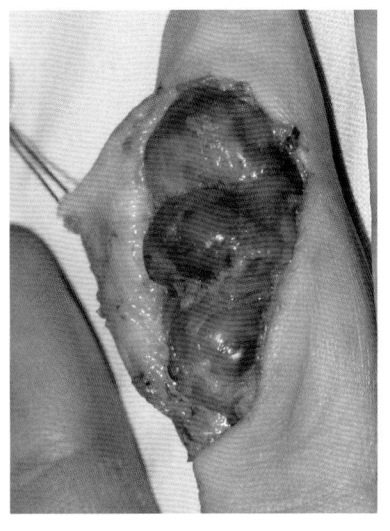

图2　术中暴露肿瘤，呈黄褐色

了解肿瘤的大小和范围。

治疗　主要采取肿瘤切除术，一般要在止血带下进行，显露要充分，将肿瘤彻底切除，特别注意病变边缘不规则或突出部分要予以完整地切除。对侵蚀指骨的病例，应彻底刮除。切除不彻底可造成局部复发。复发者仍可行再次切除。文献中有恶性腱鞘巨细胞瘤的报道，主要特点局部肿块有持续性隐痛、浸润性生长和顽固的复发倾向。发生在手部的恶性腱鞘巨细胞瘤很少见，且多表现为局部复发。对于肿瘤生长快，具有明显浸润性，反复复发，病理报告为恶性腱鞘巨细胞瘤的病例，即临床与病理均表现为恶性病变者，应做广泛的切除，必要时行截指术。

并发症　①复发。②神经、血管损伤。

（阚世廉）

shàngjǐngzhuī jíbìng

上颈椎疾病（disease of upper cervical spine）　发生在上颈椎，主要指寰椎和枢椎区域的疾病。较为常见的包括寰椎畸形、枢椎畸形、创伤、类风湿性脊柱关节

炎，也包括发生在该区域的肿瘤等疾病。

（夏　虹）

huán-shū gǔguānjiéyán

寰枢骨关节炎（atlantoaxial osteoarthritis）　形态学与脊柱其他部位关节炎并无差异，临床上常与四肢骨关节炎或脊柱退行性疾病相关，是一种退行性骨关节炎，尤其是老年人。

病因　发病原因尚不清楚。可能是节段不稳、关节复合体松弛及软骨下硬化的反应，也可能是反复微创伤后软骨下成骨修复的结果。颅脊交界区骨关节炎患者的疼痛与天气变化相关，其关联机制为软组织炎性改变以及疼痛产生过程中交感神经系统的参与。

临床表现　疼痛是寰枢骨关节炎患者最常见的症状。典型的疼痛为一侧颈部向枕部、头顶部放射，有时可放射至同侧眼部。患者主诉转头时有疼痛，有时可听见异响，疼痛性质为刺痛。德赖弗斯（Dreyfuss）试验显示，寰枢侧块关节应力增加可导致寰枢骨关节炎类似的疼痛，从而提示侧块关节也是疼痛产生的部位之一。

诊断　临床表现结合影像学表现可以明确诊断。张口位 X 线平片可发现伴或不伴软骨下骨硬化的寰枢关节间隙变窄或消失，关节周围明显的骨赘增生，为排除寰枢椎不稳，还需拍摄动力位 X 线平片。CT 能提供更加精确的形态学信息，三维重建可见关节面边缘不规则。MRI 可见软骨下水肿、纤维化或硬化。寰齿（中央型）骨关节炎常导致退行性血管翳形成、滑膜或小关节囊肿。

治疗　①非手术治疗：非甾体类抗炎药，中等重量颅骨牵引，

临时性颈托外固定等。还可以考虑寰枢关节局部类固醇药物治疗，一些学者推荐术前通过诊断性寰枢关节阻滞来明确疼痛来源。②手术治疗：非手术治疗无效，患者出现顽固性疼痛时才考虑手术治疗。主要为两种手术方式：其一为 C_2 神经根切断术；其二为寰枢椎融合术更常用，疗效满意，90%的患者疼痛症状明显缓解。退行性血管翳形成导致的脊髓压迫可能引起脊髓病，经口前路颅脊交界区减压内固定（前路或后路）一种可供选择的方法。

（夏　虹　易红蕾）

jǐngzhuī lèifēngshī guānjiéyán

颈椎类风湿关节炎 （rheumatoid arthritis of cervical vertebra）

类风湿性关节炎是一种由滑膜内淋巴组织增生性疾病导致的系统性炎性病变，可造成韧带、软骨和骨性结构的破坏并引起结构性畸形和不稳，这一破坏性过程还会导致血管翳形成、关节软骨病变、关节周围组织侵蚀以及邻近结构破坏。类风湿性关节炎可以出现在任何关节，掌指关节、近指间关节、跖趾关节和腕关节常是最初也是最常受累的关节。当病变发展到一定程度时，也可累及其他关节，颈椎是类风湿性关节炎在脊柱中最好发的部位。颈椎类风湿性关节炎发病率为 3/10 000 例，女性发病率是男性的 2 倍或 3 倍。成年人发病率约占 1%，40~50 岁人群多发，80%的患者在 35~50 岁病情加重。颈椎类风湿性关节炎最早、最常侵犯的部位是齿突及其周围组织，一旦累及寰枢椎区域易导致寰枢关节不稳，寰枢椎受累约占全部颈椎类风湿性关节的 80%。而该区域的黏液囊和复杂的韧带复合体在解剖上与敏感的神经血管结构非常靠近，病变形成的炎性肉芽肿可直接压迫后方的延髓、颈髓，或影响脊髓血供，从而导致神经功能障碍。

病因及发病机制　类风湿性关节炎是一种慢性自身免疫反应，确切原因仍不清楚。比较流行的学说是由于遗传易感性个体暴露于某种环境因素下引起的体液免疫反应。颈椎类风湿性关节炎病变是以齿突为中心，随病程进展不同而形成齿突周围的滑膜增殖、软骨侵蚀破坏及血管翳、关节间隙变窄等病理改变，从而形成寰枢、寰齿和寰枕关节的侵蚀性滑膜炎。这样，上颈椎关节软骨的破坏，寰椎横韧带和翼状韧带松弛甚至断裂，从而失去对寰枢关节活动度的限制功能，导致寰枢间异常活动或关节脱位。双侧寰枢椎侧块关节和寰枕关节软骨和骨质破坏，造成关节突关节高度改变则可导致垂直不稳定、寰椎向下沉降、齿突垂直向颅内陷入，即出现颅底凹陷，齿突进入颅内后会挤压脑干。风湿性血管翳对寰枢椎椎体和齿突骨质的侵蚀可造成椎体骨质疏松、虫蚀样破坏及齿突吸收，加上周围韧带松弛和由于骨质破坏而失去附着点，进一步增加了寰枢椎脱位的风险。颈椎类风湿关节炎的临床症状主要源于寰枢椎不稳定。大部分患者病情会逐渐加重，从相对简单的寰枢椎不稳逐渐进展为颅脊交界区后凸畸形，由最初的可复性畸形最终演变成不可复性畸形。

临床表现　该疾病临床表现各异，但颈部疼痛与枕部放射痛常为首发症状，臂痛和冻结肩也常见。其中以颈部疼痛最为常见，疼痛主要位于斜方肌区或枕下，也可向上放射至眼部及乳突后方、疼痛为间歇性，局部制动后疼痛

症状可以得到缓解，因此一般认为颈椎失稳是疼痛的直接原因。但也有学者认为疼痛与 C_2 神经根受损有关，病变侵袭寰枢外侧关节导致炎性刺激和关节囊肿胀压迫 C_2 神经根，引起痛觉和保护性肌肉痉挛。当脊髓受压时，患者可出现四肢感觉异常、肌力下降、痉挛步态或行走困难，甚至膀胱或肠道功能障碍等表现。当炎性血管翳或寰枢椎脱位压迫脑干、延髓时，可影响生命中枢而造成猝死。此外，还有一些炎症侵袭和颈椎失稳带来的其他相关症状。颈椎活动受限比较多见，患者出现斜颈、短颈畸形等。病变累及横突孔可刺激、压迫椎动脉，使椎动脉发生扭曲、狭窄，导致脑部供血不足，出现眩晕、耳鸣等症状。对于类风湿脊髓病患者，拉纳瓦（Ranawat）将神经功能损害程度分为三级：Ⅰ级，无神经功能障碍；Ⅱ级，主观无力、感觉迟钝和反射亢进；ⅢA 级，客观无力、长束征，患者可下床走动；ⅢB 级客观无力、长束征，患者无法下床走动或不能自己进食。拉纳瓦分级与预后的相关性较好。

诊断　主要依靠特征性的临床表现、实验室检查及影像学检查。1987 年美国风湿病学会制订类风湿性关节炎的诊断标准，其敏感性为 91%~94%，特异性为 89%。在血清学相关指标中，类风湿因子敏感性较高而特异性不高；而抗环瓜氨酸肽抗体及抗角蛋白抗体对诊断类风湿性关节炎具有较高的特异性，通常会通过几种指标联合检测来提高诊断的准确率。

颈椎类风湿性关节炎在符合上述类风湿关节炎诊断标准的同时，需结合临床特征进行诊断。

颈椎类风湿关节炎早期多无明显症状或症状轻微，在四肢关节出现融合、僵直的情况下神经系统体格检查困难，而神经症状明显时颈椎失稳已较严重，因此颈椎类风湿性关节的诊断除临床症状与体征外，主要依靠影像学检查。该类患者常规摄颈椎 X 线平片或颈椎动态 X 线平片，可发现早期或隐匿性的颈椎不稳。MRI 已成为评估颅脊交界区疾病的首选方法，可以直接观察延髓、脑干、软组织破坏、韧带、血管翳形成、关节软骨以及骨的信号改变，齿突和血管翳与神经组织的关系，延髓脊髓角变化等，是颈椎类风湿性关节炎早期检查的可靠方法。对于不能进行 MRI 检查的患者，可选择 CT 脊髓造影，准确度也较好。近年来出现的动态（屈伸）MRI 能显示寰枢椎不稳，进一步提供颅脊交界区动力学信息，特别是对颈椎屈曲状态下后蛛网膜下腔变窄的显示。

鉴别诊断 颈椎类风湿性关节炎的诊断过程中，需与强直性脊柱炎相鉴别。强直性脊柱炎好发于青年男性，主要侵犯骶髂关节及脊柱，外周关节受累多以下肢不对称关节受累为主；90%~95% 患者人类白细胞相关抗原（HLA-B27）阳性，类风湿因子阴性；X 线、CT 或 MRI 检查能早期发现骶髂关节的变化，强直性脊柱炎累及脊柱是自下而上的，若颈椎受累，X 线平片常提示脊柱呈竹节样改变。

治疗 该病病因不明确，尚无病因疗法。主要包括非手术治疗和手术治疗。

非手术治疗 其目的包括防止神经损伤、避免突发死亡、减轻疼痛及最大限度恢复功能。非手术治疗包括：①合理的营养和环境：主要是增加高蛋白和高维生素食物，并补充维生素 D 和钙剂。经常晒太阳、防寒防潮等。②支持治疗：类风湿关节炎的治疗药物众多，但至今无特效药物。疾病发作期间的药物治疗对缓解患者的症状非常重要，应与风湿科医师协作共同治疗。如果症状持续，可使用颈椎支具。③适当休息与功能锻炼：缓解期应该尽可能开始颈椎的功能锻炼，肌肉等长收缩锻炼有助于颈椎的稳定而不伴过度的运动，并可缓解机械性症状。主动与被动相结合，本着安全、循序渐进的原则。尽管许多患者影像学上有异常，但没有症状，仅需要进行支持治疗。每年随访时，要拍摄颈椎动力位 X 线平片来检查是否存在不稳，以便在出现神经功能障碍时进行颈椎稳定性手术。

手术治疗 颈椎类风湿性关节炎的手术指征是顽固性疼痛和/或神经功能损害，且症状与影像学表现相一致。对于有症状、影像学提示脊髓受压的患者，不论是否伴有神经系统体征或症状，都需要进行减压和脊柱稳定手术。对于临床无症状而影像学存在上颈椎不稳或畸形的患者，手术目的是建立脊柱稳定性，防止神经系统后遗症的发生。一旦出现脊髓病变，颈椎类风湿性关节的患者预后都较差。手术方式的选择主要有三种。①后路手术：对于颈椎类风湿关节炎合并可复性寰枢椎脱位/半脱位，最佳的治疗方案是后路寰枢椎融合内固定术，多数患者可行寰枢椎椎弓根螺钉固定或寰椎侧块与枢椎椎弓根螺钉固定；一旦出现椎动脉高跨，可采用后路寰椎椎弓根螺钉与枢椎椎板螺钉固定。该术式还可用于复位不充分，但神经受压不明显的患者。若类风湿性关节炎累及寰枕关节，则可采用后路枕颈固定以稳定整个颅脊交界区。对于颅底凹陷的患者，有必要明确颅骨牵引是否能使畸形复位，如齿突可从枕骨大孔中拉出，那么后路枕颈固定认为是足够的，融合范围从枕骨至枢椎。②前路手术：对于颈椎类风湿关节炎合并难复性或不可复性寰枢椎脱位，可采用经口寰枢椎复位内固定（TARP）手术。该术式对寰枢椎侧块关节及寰齿关节进行彻底松解，利用特制的复位器及 TARP 手术完成寰枢椎的复位。寰椎复位后，脊髓压迫就得到了解除。③前后路联合手术：对于难复性或不可复性寰枢椎脱位的患者，还可采取经口前路松解寰枢关节或切除齿突，再后路进行寰枢椎或枕颈固定，此术式术中须更换体位，在体位变换的过程中有损伤脊髓的风险，且两个切口，明显延长手术时间。类风湿性关节炎患者骨质差，愈合潜力有限，必须辅助自体骨移植。颈椎类风湿关节炎是一个较复杂的问题，对老年人或无法进行手术的患者，最好还是用头颅环（Halo）和胸支具固定，可获得一定效果，所以非手术疗法仍是治疗颈椎类风湿性关节炎的重要手段。

并发症 颈椎类风湿性关节炎会引发以下并发症：①寰枢椎半脱位：寰齿前间距>3mm 提示寰齿半脱位。②垂直半脱位或颅底凹陷：齿突尖上移超过枕骨大孔连线或高于腭枕线6mm，则可诊断。③侧方半脱位：寰椎侧块相对于枢椎呈偏向移位>2mm，常伴旋转畸形。

预防 颈椎受累的类风湿性关节炎患者病情比较严重，常伴有多系统病变。颈椎类风湿关节炎受累可始于疾病早期并同全身疾病的严重程度相关，早期治疗非常重要。重视早期脊髓病变功能逐渐恶化的临床表现及神经损害的 X 线征象，做到早诊断、早治疗。

预后 大多数颈椎类风湿关节炎患者病程迁延，积极、正确的治疗可使 80% 以上的病情缓解，只有少数最终致残。尚无准确预测预后的指标，通常认为男性比女性预后好，发病年龄晚者较发病年龄早者预后好。

（夏虹涂强）

shàngjǐngzhuī gǎnrǎn

上颈椎感染（upper cervical infection） 由致病菌侵犯寰枢椎导致的炎症。临床非常少见，然而一旦出现，骨和韧带的脓性破坏可能导致危及生命的寰枢椎不稳。在全身骨骼化脓性感染中，颈椎感染的比例为 3% ~ 6%，而上颈椎感染的报道仅为个案。但近些年上颈椎感染的发病率有所增加，其主要原因包括以下三方面：①免疫缺陷人群数量增加，广谱抗生素滥用、糖尿病患者人数增加。②诊断技术的重大进展使该类病患的诊断确诊率有所提高。③经口咽手术开展的增加。可分为化脓性感染和非化脓性感染。化脓性感染中致病菌最常见的是金黄色葡萄球菌，其次是铜绿假单胞菌、大肠埃希菌；结核分枝杆菌是最常见的非化脓性感染的致病菌。

病因及发病机制 ①上颈椎感染常继发于口咽部感染，炎症直接播散到达上颈椎：口咽是呼吸通道，生理情况下隐藏有大量条件致病菌，当机体抵抗力下降或局部损伤血液循环差时可引起感染。②血源性扩散感染：全身性败血症或局灶性感染源通过血液循环将感染播散至上颈椎。③医源性感染：经口咽进行寰枢椎手术时，切口位于咽后壁，周围腔隙复杂，术野难以消毒彻底，是一个有菌环境。如果术前口咽部和鼻咽部污秽物未清理干净，感染灶未治愈，术前准备不充分，贸然进行手术，易造成感染。同时咽后壁软组织较薄，手术操作粗暴或在寰枢侧块关节面植骨不当，造成伤口缝合时张力较高，引起血循环障碍，局部抵抗力下降，给致病菌有可乘之机。术后护理不当，口腔护理不周到，分泌物及污垢未及时清除也是导致术后感染的重要因素。

临床表现 该病除发热、疲劳等全身症状外，上颈椎感染的特有症状及体征包括机械性颈痛加剧（旋转活动时尤为明显）、颈部僵硬或吞咽困难及颈部淋巴结肿痛。对于上颈椎结核会出现结核中毒症状：午后潮热、夜间盗汗等。由于抗生素的滥用，临床症状常不典型。当炎症加剧可引起神经功能损害，患者可能出现脑神经麻痹和/或颈脊髓压迫症状，轻者四肢麻木乏力，重者瘫痪，甚至造成死亡。

诊断 主要依靠特征性的临床表现、实验室检查及影像学检查。血清学炎症指标通常会升高，可伴有血沉加快、C 反应蛋白升高及白细胞增多、中性粒细胞增多。X 线平片最常见的只是椎前间隙增宽和咽后壁组织水肿。颈椎动态 X 线平片，可发现早期或隐匿性的寰枢椎失稳。CT 能够观察到更为详细的骨结构形态学改变，增强 CT 可显示脓肿及脓肿壁。ECT 虽然特异性不高，但在感染前期可显示高代谢灶，对诊断有一定价值。上颈椎感染诊断主要依据是增强 MRI，它可以清楚显出液性脓肿，炎症侵犯骨结构的范围，明确是否存在脊髓压迫及判断椎前组织受累范围。对于上颈椎化脓性感染和非化脓性感染难以鉴别，可通过病灶穿刺活检，将获取的样本做病理切片检查及病原学检查。上颈椎穿刺活检包括两种方式：①透视下经口咽入路。②经 CT 引导下的侧方入路。

鉴别诊断 上颈椎感染诊断需与类风湿性关节炎及脊柱肿瘤相鉴别。上颈椎类风湿性关节炎其鉴别要点为常伴有四肢关节受累导致关节畸形，实验室检查类风湿因子、抗环瓜氨酸肽抗体及抗角蛋白抗体对诊断类风湿性关节炎具有较高的特异性。上颈椎肿瘤的临床表现和上颈椎感染有相似之处：局部疼痛、颈椎活动受限等症状，影像学可见椎体和/或附件的破坏，其鉴别要点为肿瘤患者没有高热，实验室检查白细胞不多。PET/CT 检查对于上颈椎感染与肿瘤有一定鉴别意义。必要时可行病灶穿刺活检以明确诊断。

治疗 一旦诊断上颈椎感染，就应尽快对寰枢椎的稳定性进行评估，尽早明确感染的性质。穿刺活检可作为影像学评估后的首选诊断方法，不仅是病原学的诊断工具，还可对病灶组织进行药敏试验以便选择敏感抗生素。

非手术治疗 对于没有神经功能障碍，且寰枢椎稳定性未损害的患者建议采用头颅环（Halo）支具外固定和长疗程抗生素治疗，静脉给予敏感抗生素 6 ~ 12 周，之后予以超过 6 个月的抑菌药物口服治疗。

手术治疗 敏感抗生素足疗程使用是上颈椎感染治疗的基础。

对于有症状、影像学提示脊髓受压的患者，不论是否伴有神经系统体征或症状，都需要进行减压和脊柱稳定手术。对于临床症状轻而影像学证实存在上颈椎不稳的患者，也需行手术治疗，手术目的是建立脊柱稳定性，防止神经系统后遗症的发生。不管MRI显示的是包裹性脓肿还是弥散性脓肿，建议采取最短、最安全的治疗路径切开排脓，彻底清除感染组织，必要时可行齿状突切除；当存在广泛的骨质破坏时，宜对感染病灶处进行持续灌洗引流。同时予以后路枕颈或寰枢固定，以限制感染节段的运动。对于脊柱内固定术后的急性感染，绝大部分致病菌为金黄色葡萄球菌，其毒力较强，感染在内固定物表面定植，形成一层生物膜，对于普通的抗生素基本完全失效；若予以敏感抗生素治疗后，感染仍未得到有效控制，建议取出内固定，更换固定方式。

并发症 ①呼吸困难、肺部感染：经口寰枢椎手术切口位于咽后壁呼吸通道口，术前该类患者多存在呼吸功能减退，加上手术本身创伤、术后疼痛、麻醉及镇痛药的影响，肺部感染发生率更高。②颅内感染：上颈椎为颅脊交界区，若术中损伤硬脊膜，造成口咽与颅内相通，致病菌进入颅内出现感染。③败血症：上颈椎感染未得到有效控制，致病菌进入血液循环，发生急性全身性感染，严重的出现感染性休克。④四肢瘫痪：上颈椎感染形成的脓液进入椎管，对颈脊髓造成压迫。⑤寰枢椎脱位：感染破坏了寰枢椎的稳定结构，出现寰枢椎的脱位。

预防 ①治疗口咽周围炎症：牙周炎、咽喉炎、扁桃腺炎及鼻

窦炎会给经口咽手术带来威胁，故凡有口腔及咽喉部炎症感染灶者列为手术禁忌，应积极治疗，待治愈后方能手术。②净化口腔：口咽部结构复杂，腔隙沟缝较多，不利于术野净化。正常情况下口咽部也有草绿色链球菌、非致病奈瑟菌等条件致病菌和非致病菌。寰枢椎手术患者须卧床牵引，刷牙难以彻底，口腔卫生得不到保证，有必要加强口腔净化护理。术前常规予以洁牙，0.05%氯己定湿纱球拭洗和含漱，一般3~5天，每天4~6次。③经口咽手术消毒要彻底：先用氯己定、过氧化氢（双氧水）纱球擦拭口腔各个腔隙沟缝，尤其是咽部附近的扁桃腺窝、咽腭部及鼻咽部，再用0.5%聚维酮碘（碘伏）消毒黏膜，既能保护黏膜免受损害又能达消毒目的。④细致准确操作，避免粗糙钝性分离，减少副损伤：尽量缩短手术伤口暴露时间，彻底止血，分层严密缝合，不留死腔。⑤加强术后呼吸道护理：术后呼吸道护理对于预防伤口和呼吸道感染至关重要。为保持咽后壁伤口洁净、干燥，须将鼻饲管维持1周以上至伤口愈合及患者能自行做吞咽动作，并及时吸去口咽部分泌物。

预后 上颈椎感染通过及时规范的治疗可以达到痊愈。如果治疗不及时或治疗不当，可能会导致感染范围继续扩大，出现严重并发症，甚至危及生命。

（夏虹 章凯）

shàngjǐngzhuī zhǒngliú

上颈椎肿瘤（upper cervical tumor） 生长在上颈椎部位的肿瘤。上颈椎，解剖学上指的是颈椎第1、第2节及其侧块关节。按照肿瘤的性质、生长部位及有无转移等分为以下几类。

硬膜外肿瘤 包括以下几类。

硬膜外良性肿瘤 ①椎体血管瘤：生长缓慢，发病率不确定，好发于40~60岁，通常无症状，偶可致脊髓受压或病理性骨折。X线示椎体骨小梁增厚呈平行线性排列，栏栅状。CT轴位片见骨小梁增粗，呈典型点状改变。治疗方法多数首选微创治疗，包括椎体成形术（PVP）、无水乙醇等治疗。②骨样骨瘤/骨母细胞瘤：好发于青年男性。X线可见小的圆形透光影，即瘤巢。CT可见瘤巢被骨化区包绕，中心瘤巢含数量不等的骨化区。一经确诊，手术治疗。③骨软骨瘤：最常见的良性骨肿瘤。好发于男性，尤其是青年、青少年。通常单发，在多发性外生骨疣患者中也可以多发。X线显示带蒂隆起的骨组织与椎体相连，内含软骨基质。MRI的T2加权像可见透明软骨帽。无症状者可随访，有症状者或非手术治疗效果不佳，手术治疗。④骨巨细胞瘤：具有局部侵袭性的肿瘤，在骨骼不成熟的患者中更易发生。女性较男性多见。X线平片显示透明、膨胀性病变，无边缘硬化带。CT显示软组织包块被骨皮质包绕，偶见硬化带。MRI的T1加权像、T2加权像可见多变信号内混杂不同的低信号。首选手术治疗。

囊肿和其他病变 ①嗜酸性肉芽肿：多见于儿童，女性较男性多发。X线示椎体裂隙样非硬化破坏性病变。CT可见增强的软组织包块伴或不伴椎旁或硬膜外包块。MRI示包块在T1加权像呈低信号，T2加权像呈高信号。椎间盘信号正常。病变信号呈均匀增强。支具治疗、化疗无效，应考虑手术。②纤维性结构不良：通常在20岁以前发病，较少累及

脊柱，为常见的骨非恶性纤维性病变。X 线、CT 均表现为毛玻璃征。MRI 在 T1 加权像呈中低信号，T2 加权像呈中高信号。不均匀增强。静止病灶首选观察，出现病灶扩大，压缩骨折等选择手术。③动脉瘤样骨囊肿：多见于儿童及青少年，男女发病率相当。X 线及 CT 提示：椎弓根周围囊性包块呈蜂窝状或肥皂泡样改变，皮质菲薄如蛋壳样。硬膜外包块形成。MRI 在 T1 加权像椎弓根分叶状包块被分隔成多个囊性腔隙。囊内出血可形成液-液平面。手术切除是传统治疗方法。

硬膜外恶性肿瘤 ①淋巴瘤：男性发病率略高于女性，多于 50~70 岁发病。X 线上皮质破坏可能不显，可出现椎体压缩骨折，伴或不伴有椎体所累的硬膜外包块。CT 可见溶骨性破坏，常伴有椎旁包块。首选非手术治疗，手术治疗作为补充手段。②骨肉瘤：原发于上颈椎的骨肉瘤罕见，女性略多于男性，放疗可导致继发的骨肉瘤。X 线和 CT 可见肿瘤的骨样基质。瘤大部分发生于脊柱后侧，MRI 的 T1 加权像呈低信号，T2 加权像呈高信号，增强 MRI 上包块表现为中等强化。可采取手术、放疗、化疗。近年来，可调节强度的质子及碳离子放疗可收到良好的效果。③尤因肉瘤：原发于上颈椎的尤因肉瘤非常罕见。多发生于青少年中，男性多于女性。X 线示虫蚀样骨破坏，椎体破坏范围局限，穿孔面积较小。MRI 的 T1 加权像呈中-低信号，T2 加权像呈中-高信号，包块内可见坏死区域。治疗采取多模式治疗，转归差，主要依靠手术治疗。④软骨肉瘤：原发于脊柱的软骨肉瘤罕见，好发于男性，症状主要是疼痛。X 线示椎体或

附件骨质破坏，伴或不伴基质钙化。CT 可显示骨破坏和钙化的部位。MRI 提示肿瘤呈分叶状，T1 加权像为低-中信号改变，T2 加权像为高低混杂信号改变。首选手术切除，放化疗效果不佳。⑤脊索瘤：发病年龄几乎都在 40 岁以上。发病率男性约为女性的两倍。X 线可见多数脊索瘤边缘硬化，中心存在透亮区。CT 提示软组织包块影，为溶骨性改变。MRI 的 T2 加权像呈高信号，有些肿瘤内纤维成分较多时呈低信号改变。T1 加权像呈低或等信号改变（图 1）。治疗上首选手术，辅以放疗。⑥溶骨性骨转移癌：多见于肺、乳腺、肾与血液系统等癌症晚期患者。椎体常受累。X 线平片可见骨皮质甚至椎弓根消失，也可表现为压缩骨折。CT 可见皮质后缘破坏并伴有椎旁、硬膜外软组织包块。MR 在 T1 加权像呈低信号改变，T2 加权像呈高信号改变。根据有无神经压迫症状、患者全身情况保守或姑息手术。⑦成骨性骨转移癌：常见于前列腺癌发生转移的患者。X 线

可见椎体出现成骨性改变。治疗需多学科协作，综合治疗。⑧孤立性骨浆细胞瘤：好发于 50~60 岁，男性多于女性。X 线可见病变较大，边界清晰，膨胀性生长，呈囊性变。CT 可见溶骨性改变，周边有硬化带。MRI 的 T1 加权像呈等信号或轻度高信号，T2 加权像呈低信号改变。首选放疗，手术无明显优势。

硬膜内髓外肿瘤 ①脊膜瘤：发病高峰在 30~80 岁，女性多于男性。MRI 的 T1 加权像、T2 加权像肿瘤与脊髓呈现出高或等信号（图 2）。治疗上宜尽早手术。②神经鞘瘤：发病高峰在 30~70 岁。2 型神经纤维瘤患者中多发。X 线平片上可见椎体后缘被侵蚀，椎弓根变细，间距增宽，椎间孔扩大。CT 常可见囊性改变，密度与脊髓相当。MRI 的 T1 加权像呈等或低信号，T2 加权像呈高信号，均匀或不均匀增强（图 3）。可手术切除。③神经纤维瘤：好发年龄在 25~50 岁，男女发病率相当。可单独发病，但在 1 型神经纤维瘤患者中多发。CT 示肿物

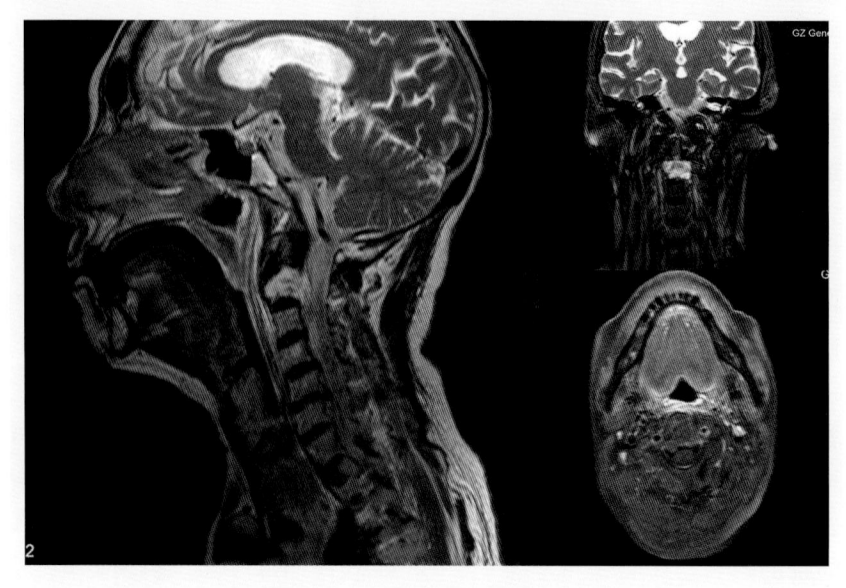

图 1 枢椎脊索瘤

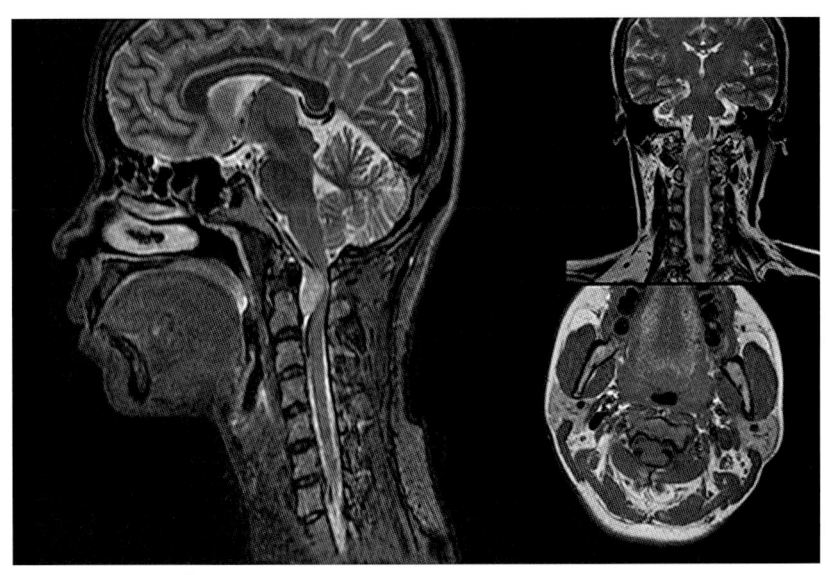

图2 脊膜瘤

注：$C_1 \sim C_2$ 椎管内占位，MR矢状、冠状及轴位可见脊髓腹侧明显受压。

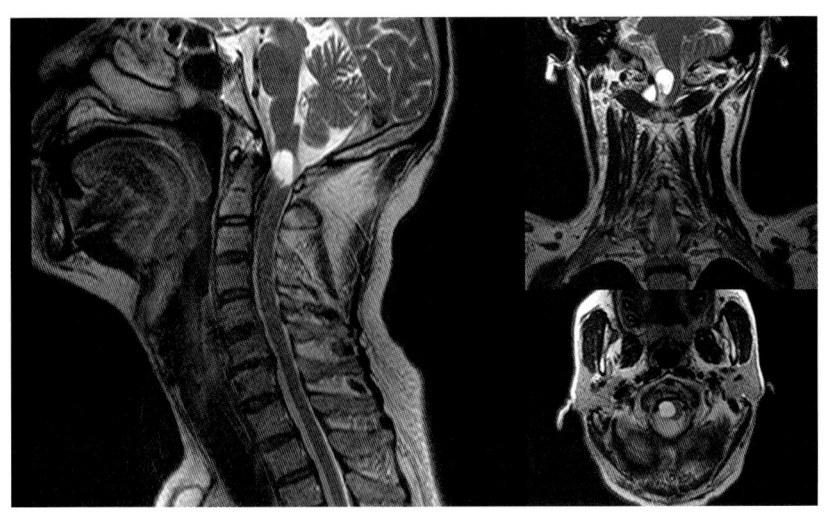

图3 椎管内神经鞘瘤

注：$C_1 \sim C_2$ 水平椎管内占位。MRI的矢状、冠状及轴位提示占位偏右，对脊髓存在压迫。

与脊髓等密度，椎间孔扩大。MRI示T1加权像肿物信号与脊髓相似，T2加权像表现为等信号或高信号。可手术切除。

髓内肿瘤 ①星形细胞瘤：占脊髓肿瘤的6%～8%，在儿童中该肿瘤为最常见的神经胶质肿瘤。成年人中其仅次于室管膜瘤。MRI提示肿瘤部位的脊髓扩大，其T1加权像显示稍低信号或与脊髓相同的等信号。静脉注射钆剂髓内肿物无增强。手术治疗。②脊髓海绵状血管瘤：男女发生率相似，确切的发病率未知。MRI上表现为境界清楚的病变，低信号区混杂小的高信号。T2加权像被低信号的含铁血黄素包绕。手术切除为主。③神经节神经胶

质瘤：脊髓罕见发生。儿童较成年人常见，发病率随年龄增高而降低。肿瘤在MRI上表现为T2加权像高信号，T1加权像稍高至等信号。非均匀增强。放疗为主。④脊髓髓内转移瘤：占全部髓内肿瘤的1%～3%，引起转移的原发肿瘤包括肺癌、乳腺癌、黑色素瘤、淋巴瘤和肾细胞癌。MRI T2加权像呈高信号且周围可见脊髓水肿。T1加权像肿物没有轮廓。使用钆剂后可见明显球形强化。手术为主。

上颈椎肿瘤的发生率总体较低，处理起来也因其处于高位颈椎颇为棘手。针对常见的上颈椎肿瘤进行梳理，有利于临床医师较为系统全面的掌握上颈椎肿瘤的分类、流行病学及影像学特点，对临床诊治提供依据。

（夏 虹 艾福志）

zhěn-jǐng jīxíng

枕颈畸形（occipito-cervical deformity） 寰枢椎和其他附属结构及与之相连的枕骨及其包含的神经组织，由于先天发育因素造成的解剖异常，有时伴发远部畸形。枕颈部发育畸形，临床上并非少见。该部解剖复杂，由于胚胎发育过程的特殊性，可发生多种结构并存畸形。既往由于对胚胎发育的影像学检查手段的限制等因素，导致对各种复合畸形认识水平不足，临床医师常忽略或遗漏某一方面畸形之外其他并存的结构异常。从人类进化和胚胎发育的角度来看，枕颈部借助完整的骨性和纤维解剖结构来维持其稳定性、运动功能和脊髓保护功能。解剖畸形的存在，使之上述功能减退或受损，在一定条件下，如创伤和退行性变，脊髓受压或损伤将不可避免。治疗上，畸形本身不可逆转，而不稳定和

脊髓压迫症则是需要解决的两个基本问题。

（夏 虹 吴增晖）

chǐtū fāyù jīxíng
齿突发育畸形（developmental malformation of odontoid process）

齿突是上颈椎关节重要的骨性连接结构，寰椎横韧带将齿突束缚在一定范围内，来保持寰枢关节的稳定。齿突和寰椎横韧带发育不良是造成寰枢椎不稳的主要先天因素。

病因及病理 病因尚不十分清楚。齿突起源于胚胎期第一颈椎椎体的间充质，在齿突的发育过程中原有两个骨化中心，在胚胎发育的第5个月出现，在不久后便融合为一个骨化中心，此骨化中心的骺板位于齿突和枢椎椎体之间。在正常情况下，此骺板至5岁左右完全愈合，齿突和枢椎融为一体。在上述发育过程中，由于某种先天因素的影响，可引起齿突发育异常造成齿突缺如或齿突发育不良；也可由于齿突与枢椎椎体之间的间叶组织持续存在不发生软骨化及骨化，从而引起游离齿突。此外，后天性外伤或感染可影响齿突尖端的血供，也可引起齿突发育不良。齿突畸形使寰枢关节丧失了正常的生理结构，导致寰枢关节的不稳定。齿突缺如或发育不良使寰椎横韧带与齿状突之间互相无正常锁扣关系，导致寰椎向前脱位或旋转脱位，引起脊髓压迫；齿突尖部与基底部不愈合者齿状突可随寰椎移动，造成横韧带松弛，久之其他韧带结构如翼状韧带和齿尖韧带也会发生松弛，最终导致寰枢关节脱位并出现脊髓受压。此外，由于寰枢关节不稳，寰枢侧块关节因长期摩擦而出现退行性变，增生的骨质可加重对脊髓的

压迫；寰枕膜因摩擦刺激增厚呈束状带，同样可以加重对脊髓的压迫。

分型 齿突畸形可分为齿突发育不良、齿突游离和齿突缺如三种。其中齿突缺如较少见。格林伯格（Greenberg）将齿突畸形分为五型：Ⅰ型，游离齿突，齿突与枢椎不融合；Ⅱ型，齿突腰部缺如，齿突尖端游离小骨，与基底部分离；Ⅲ型，齿突基底部不发育，或残存齿突尖部；Ⅳ型，齿突尖部缺如；Ⅴ型：整个齿突缺如。

临床表现 各型齿突畸形的临床表现大致相同。早期因活动量小，可能无寰枢椎不稳和神经压迫症状，但存在潜在不稳，头被动活动范围明显增加，寰椎活动度增大，X线显示寰椎轻度向前移位。有些病例可终生存在畸形而不发病。多数病例随着年龄的增长，颈椎活动增加或轻微外伤引起寰枢关节脱位，出现脊髓受压的临床症状。主要表现为头颈部疼痛、项肌无力不能支撑头部、双下肢无力、步态不稳、手指精细动作障碍，之后发展为部分或完全性四肢痉挛性瘫痪，甚至突然死亡。有时患者出现椎动脉供血不足的表现；少数患者呼吸困难、大小便功能障碍。体征主要有颈椎活动受限、枢椎棘突隆起并有压痛，棘突旁肌肉压痛、枕颈曲线平直，可出现四肢肌张力增高、腱反射活跃或亢进、病理反射如霍夫曼征（Hoffmann sign）和巴宾斯基征（Babinski sign）阳性、髌阵挛及踝阵挛可引出。病情严重者，可出现高位颈脊髓压迫症状，表现为呼吸困难或呼吸麻痹。齿突畸形骨结构发育不良患者中多见，如黏多糖病、脊椎骨骺性结构不良侏儒等，还

可同时合并颅底扁平或凹陷等其他枕颈部畸形。

诊断 ①X线检查：包括颈椎正侧位、过伸过屈位、张口位摄片。可观察齿突畸形的特点和寰枢椎脱位的状况，并推断脊髓受压状态。X线特征如下：a. 齿突缺如或发育不良者可在寰枢椎X线侧位片和张口位上见到齿状突短小或缺如；b. 游离齿突与寰椎前弓相连并与枢椎椎体之间有较大间隙，伸屈动力位可发现游离齿突与寰椎一起向前移位。②CT检查：可以了解齿突畸形的类型及寰椎脱位的程度。a. 齿突缺如者，在相应断层扫描层面上无齿状突出现。b. 齿状突发育不良，扫描层面上仅出现细小齿突影或点状骨化影。c. 游离齿突，寰椎环内可以出现双齿突影，表明游离齿突随寰椎向前移位。③MRI检查：可以了解齿突畸形所引起的寰枢椎脱位情况及脊髓受压情况；同时可以提供骨、韧带、硬膜和脊髓的相互关系，为治疗方案的设计提供可靠依据。齿突畸形和寰枢椎不稳的主要MRI检查表现为寰椎前后弓结节同步向前移位，游离的齿突可于寰椎同步向前移位，同时显示脊髓受压状况。

治疗 ①先天性齿突畸形，无神经症状者，原则上应采取积极的治疗措施。对老年人或年龄较小的儿童，应减少颈部活动，防止外伤，局部用颈托固定以维持或减缓其发展。同时，严密观察患者病情变化，一旦出现神经压迫症状，即应立即采取积极的手术治疗，稳定寰枢椎。②齿突畸形造成寰枢椎明显不稳，合并脊髓受压者应立即采取手术治疗。手术方案为：a. 单纯枕颈融合术。b. 寰枢椎融合术。c. 减压

及枕颈融合术。d. 经口寰枢椎复位内固定（TARP）手术。③先天性齿突畸形合并颅底凹陷症、寰椎枕骨化或枕骨大孔狭窄。此类病例由于多种畸形并存，对脊髓压迫有多种因素，其中枕骨大孔后缘为重要致压物。单纯采用枕颈融合术不能达到治疗目的，可采用枕骨大孔扩大和寰椎后弓切除减压加植骨融合术，此手术可直接切除致压物并稳定寰枢椎。

（夏　虹　吴增晖）

yóulí chǐtū

游离齿突（separated odontoid process）　以枢椎齿突顶端与基底部不连续，形成一个游离的小骨块为主要表现的枢椎齿突先天畸形。又称齿突游离小骨。临床上比较常见。从胚胎学上讲，齿突起源于三个骨生发中心，最主要的齿突生发中心位于两侧，被脊索分隔开。这两个生发中心来源于寰椎生骨节，位于齿突的基底部。第三个生发中心位于齿突尖部，这个骨化中心来源于前寰椎上，共同起源于第四枕骨生骨节。小骨终端一般在12岁时与齿突基底部融合。如果超过这个年龄没有融合，则为齿突游离小骨，

以后也不会发生融合。游离齿突以前多认为是胚胎发育期间齿突根部没有与椎体发生融合所致，但近年来倾向于与外伤和血管损伤有关。由于枢椎齿突是构成寰齿关节，维持寰枢椎稳定和正常的旋转功能的重要结构。游离齿突畸形可影响寰齿关节的完整和稳定，从而形成寰枢椎失稳和寰枢椎脱位。严重者可以压迫高位脊髓，出现脊髓损伤的临床症状。如肢体麻木、无力、步态不稳、肌肉萎缩等。这些症状有时和脊髓型颈椎病难以鉴别。诊断先天游离齿突可以拍摄颈椎张口位片和颈椎侧位片（图1），或行寰枢椎CT和MRI检查（图2）。颈椎过伸过屈位片有助于判断寰枢椎

脱位和失稳，颈椎CT检查可以了解游离齿突的形态并可与枢椎齿突陈旧性骨折等进行鉴别。一般来讲，游离小骨的边缘比较圆滑，与其相对的枢椎顶部也比较平滑。而陈旧性齿突骨折骨不连形成的游离骨块常可以发现骨折面的硬化缘，和游离齿突比较容易鉴别。颈椎MRI检查主要帮助了解高位脊髓的压迫程度及有无合并脊髓变性等情况，对于手术预后的判断具有重要价值。游离齿突的手术方法主要包括寰枢椎后路内固定植骨融合手术和寰枢椎前路复位内固定植骨融合手术两种。前者一般用于可复性的寰枢椎脱位。后者多用于难复性的寰枢椎脱位。如果游离齿突合并寰枢椎脱位是

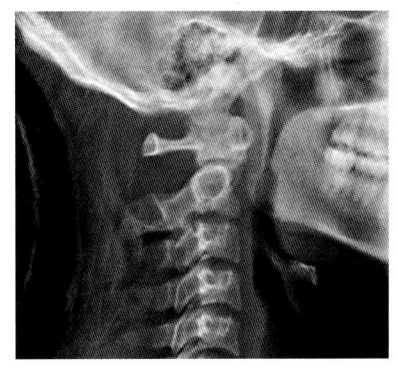
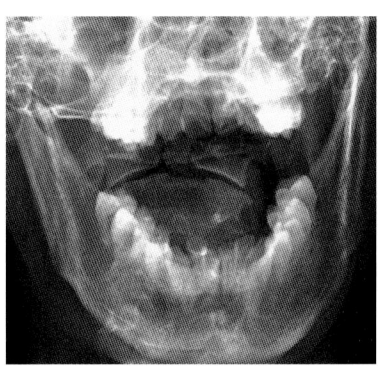

图1　颈椎侧位片显示游离齿突

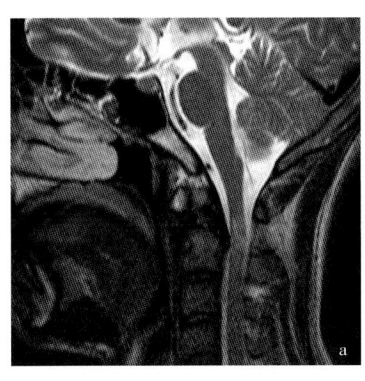
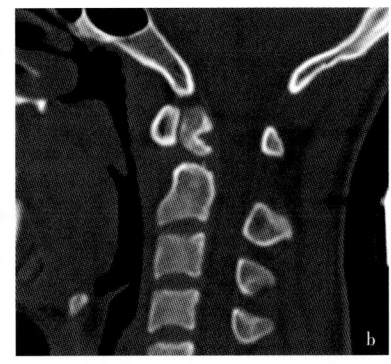
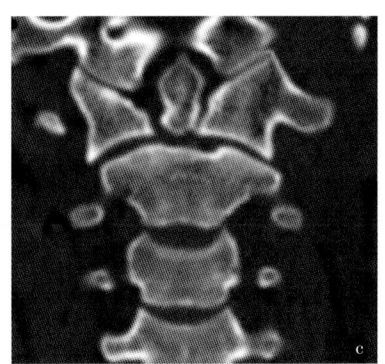

a. 颈椎MRI显示游离齿突导致寰枢椎失稳，相应平面脊髓因动态压迫，导致脊髓信号改变；b. 颈椎矢状位CT显示游离齿突的形态；c. 颈椎冠状位CT显示游离齿突的形态。

图2　游离齿突CT和MRI表现

可复性的，一般可采用后路寰枢椎椎弓根螺钉技术进行复位和短节段固定，并行寰枢椎植骨融合术（图3）。如果游离齿突合并难复性寰枢椎脱位，或因后方结构畸形，固定困难时，则可采用经口寰枢椎复位内固定（TARP）手术（图4）。

（夏　虹　吴增晖）

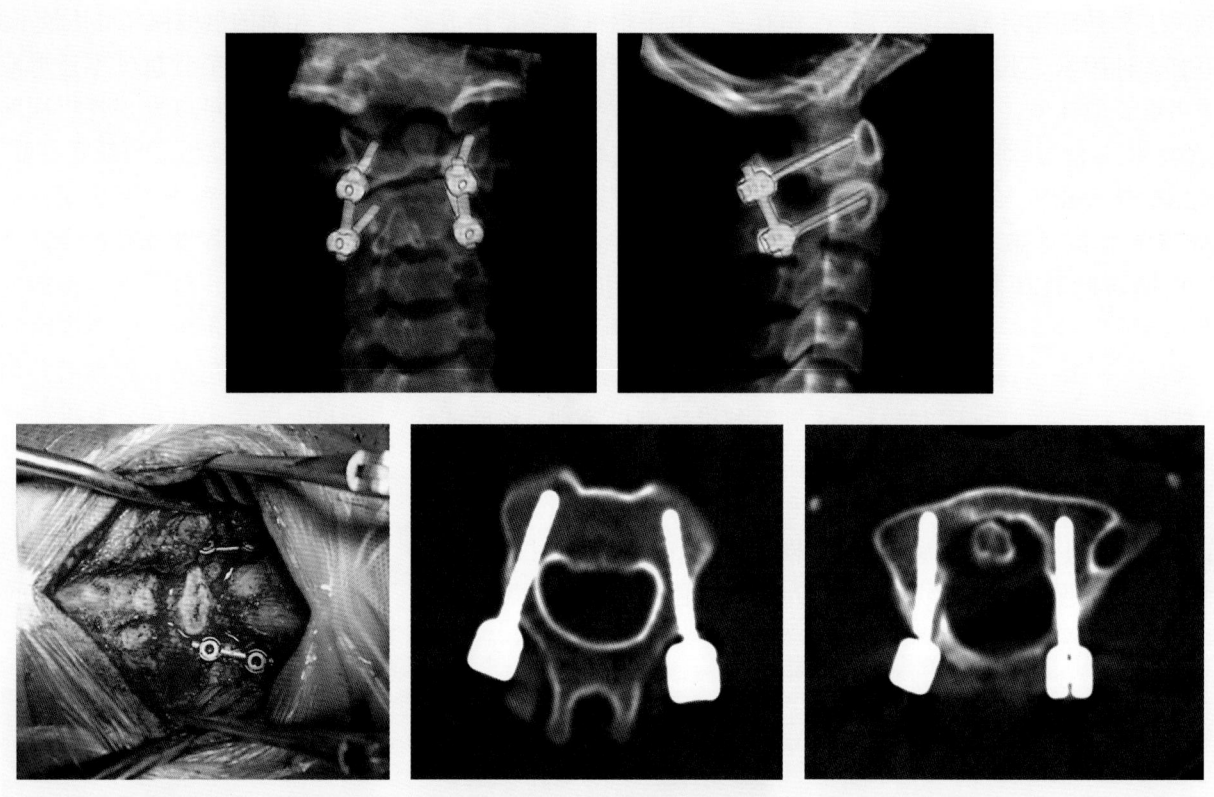

图3　采用后路寰枢椎短节段椎弓根螺钉和钛棒技术治疗游离齿突合并寰枢椎脱位

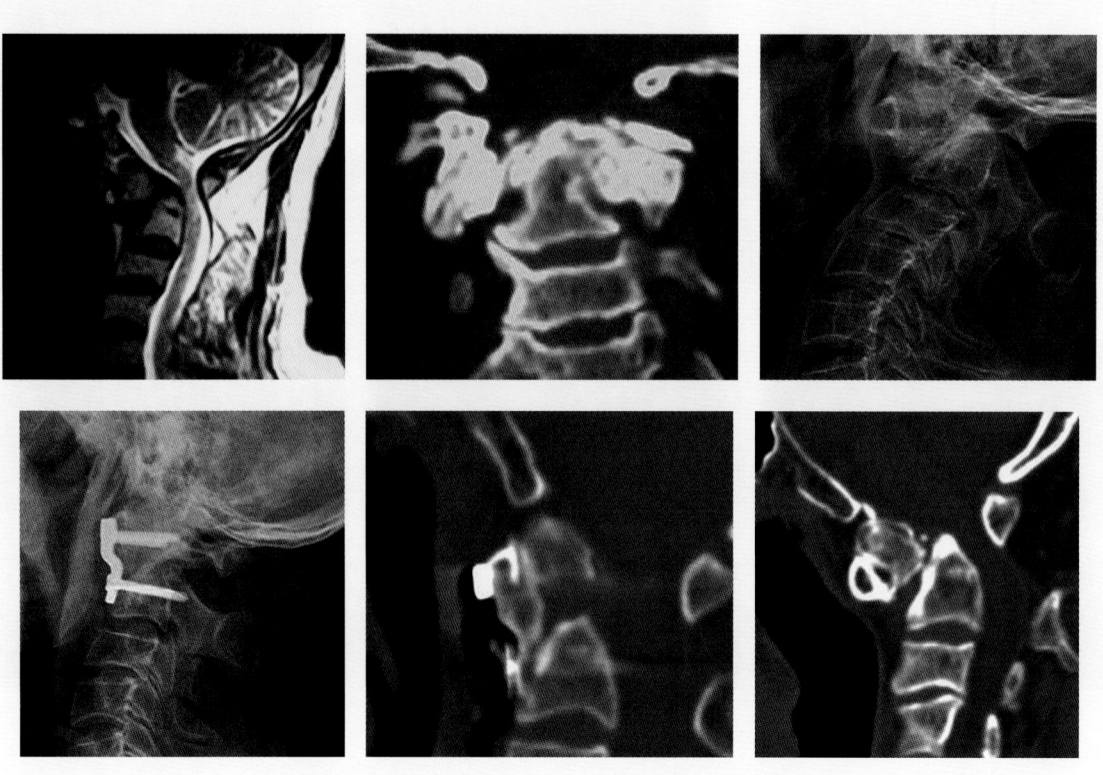

图4　TARP 手术治疗游离齿突合并难复性寰枢椎脱位

chǐtū fāyù bùliáng

齿突发育不良（odontoid process dysplasia）

以枢椎齿突短小，顶部或整个齿突缺失为主要表现的枢椎发育畸形。枢椎齿突、寰枢椎前弓及寰枢椎横韧带、翼状韧带、齿突尖部韧带等构成完整的寰齿关节，是维持寰枢椎正常旋转功能和稳定的重要结构。齿突发育不良影响寰齿关节的完整，可造成严重寰枢椎失稳或脱位。常见的齿突发育不良也可被归于齿突发育畸形，包括：①游离齿突。②齿突短小。③齿突缺如（图1）。齿状突发育不良可合并全身性疾病，如唐氏综合征、脊椎骨骺发育不良和黏多糖贮积症。齿突发育不良常合并寰枢椎失稳或脱位，可行寰枢椎融合术。

（夏　虹　吴增晖）

zhěngǔ jīdǐbù fāyù bùliáng

枕骨基底部发育不良（dysplasia of basilar occipital bone）

包括颅底发育畸形和枕骨髁发育畸形等。前者主要包括扁平颅底、枕骨脊椎化、枕骨基底横裂等畸形。后者包括枕骨髁发育不全、第三枕骨髁、寰枢枕融合等。

扁平颅底畸形　颅底角（蝶鞍与斜坡形成的角度）超过140°。这个角度的正常范围是120°~140°。大于140°则形成扁平颅底（图1）。

枕骨脊椎化　又称枕椎。枕骨的发育起源于第三枕骨生发中心的前寰椎，在发育过程中与颅底没有产生融合，枕椎很少能发展成为一个独立的椎节，多数都是以枕骨大孔周围一个独立的骨

块或骨性凸起存在。枕骨基底部的横裂、第三枕骨髁、枕骨髁旁突、上位横突及二分的寰椎侧块都属于枕椎的表现形式（图2）。这些不同类型的小的骨性突起与胚胎发育有关，也与齿突发育的异常存在相关性。

枕骨基底部横裂　枕骨生骨节不全闭合导致的斜坡横向的裂口。CT显示为斜坡的不连续，偶尔可延伸到舌下神经管。如果延伸到舌下神经管，CT可诊断为双舌下神经管（图3）。

枕骨髁发育不全　枕骨髁是从前寰椎发展而来的，枕骨髁发育扁平可以导致寰枢椎与颅底的关系相对上移。枕骨髁发育不全可以单侧出现，也可双侧出现。这两种畸形是由于枕骨生发中心发育不全导致，这个生发中心正常发育为枕骨大孔的外侧界。这种畸形可以单独出现，也可与莫尔丘病（Morquio desease）、脊椎骨骺发育不良，康拉迪综合征（Conradi syndrome）共同出现。测量施密特-费希尔（Schmidt-Fischer）角有助于诊断枕骨髁发育不良。施密特-费希尔角是指双侧寰枕关节连线的夹角，又称寰枕关节角。正常值为125°±2°，如果角度增大，则提示枕骨髁发育不良或颅底凹陷症（图4）。

第三枕骨髁　枕骨基底部沿着枕骨大孔前缘生长的一骨性突起，常与寰枢椎前弓或齿状突相关节。如果多发，则称为颅底骨突。这些畸形常伴有颅底凹陷症，是导致神经压迫和寰椎枕关节活动受限的原因。

寰枢枕融合　如果在枕骨髁及对应的寰椎侧块关节上存在小的裂缝，则可诊断为二分的寰枕侧块关节。这种情况的出现时因为前寰枢椎与寰椎生发中心的外

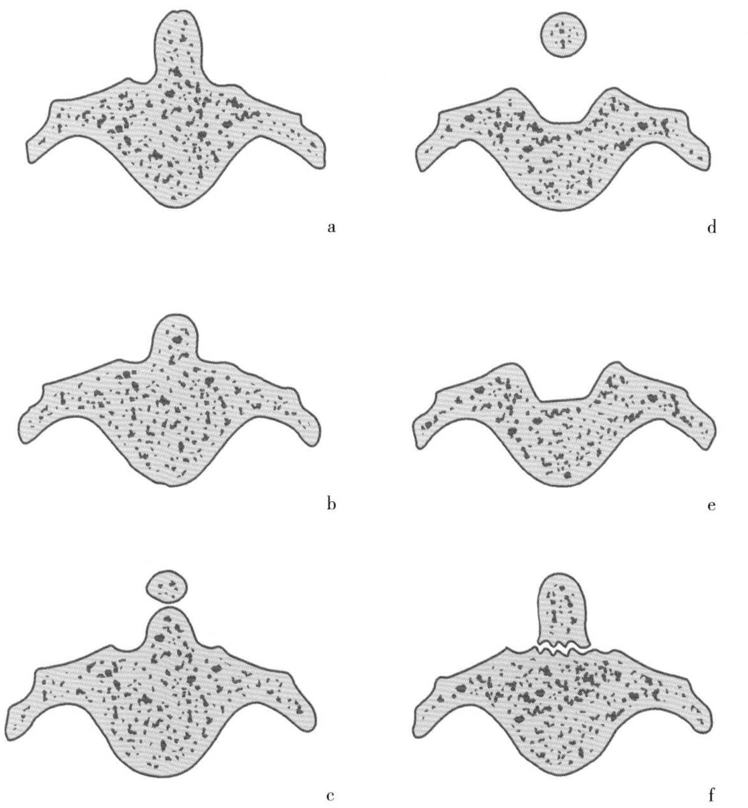

a. 正常齿突；b. 齿突短小；c. 齿突尖游离小骨；d. 游离齿突；e. 齿突缺如；f. 齿突骨折。

图1　各种类型的齿突发育畸形

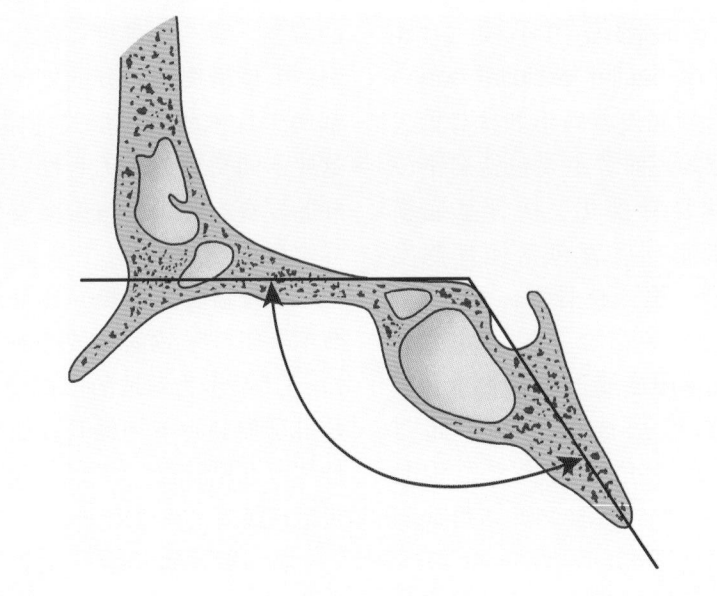

图 1 颅底角

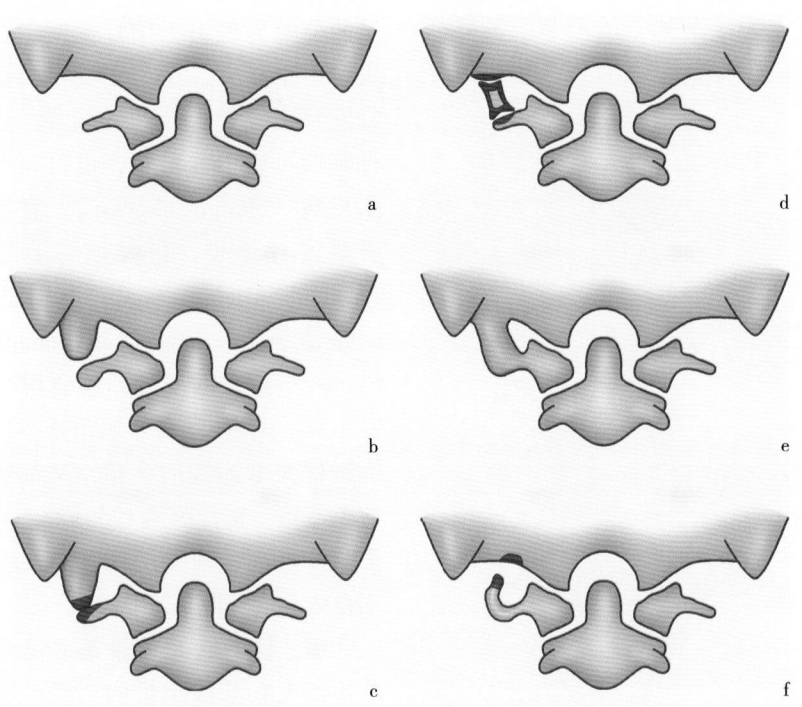

a. 冠状位上正常的颅颈交界区；b. 枕骨髁旁突，延伸至接近于寰枢椎的横突；c. 寰椎横突先关节的枕骨髁旁突起；d. 枕骨髁旁骨块，游离在枕骨与寰椎横突之间，并与枕骨与寰椎横突相关联的；e. 将枕骨和寰枢椎融合的骨性连接；f. 横突上骨突，有寰椎横突来源，与枕骨髁旁突突相关联。

图 2 枕骨脊椎化的多种形式

侧部没有融合所致。当两者正常融合时，就形成正常的寰枕侧块关节。如果两者内有正常融合，寰椎上方的骨生发中心就逐渐变成上关节面多出来的关节结构，也就是二分寰枕侧块关节形成的原因（图5）。

（夏　虹　吴增晖）

huánzhuí jīxíng

寰椎畸形 （atlas defromity）

正常的寰椎结构包括寰椎前弓，寰椎后弓和两侧侧块四部分，共同组成一个封闭的环形结构（图1）。在胚胎发育时期，寰椎前弓和后弓下部是由脊柱的第一骨化中心发育形成的，寰枢椎侧块和后弓上部是由前寰椎发育而来的。寰枢椎原始的骨化中心位于侧块，软骨骨化沿着前弓和后弓由外向内逐渐形成骨化，出生后的婴儿寰椎的前弓可见两个骨骺，后弓中部有1个骨骺。如果胚胎发育时期，前寰椎或者脊柱的第一骨化中心发育不良或者后期的生长发育过程中骨骺闭合不良，则可以形成多种多样的寰椎畸形。其主要包括：①寰枢椎前弓不连。②寰椎后弓不连。③寰椎前弓缺失。④寰椎后弓缺失。⑤寰椎前弓后弓联合畸形等（图2~图6）。

（夏　虹　吴增晖）

huán-zhěn rónghé

寰枕融合 （atlanto occipital fusion）

以寰枕关节消失，寰椎侧块成为枕骨髁的一部分，原始的枕骨髁则部分吸收或未充分发育为主要表现的畸形。又称寰椎枕骨化。是较为常见的颅颈交界畸形。其形成原因不明，可能与颅底椎骨胚胎发育期，因分化编码紊乱导致寰椎与枕骨髁的骨节未完全分开，两者融合一体。寰枕融合的患者除了寰椎侧块与枕骨髁融合一体外，还可表现为寰椎前弓与枕骨斜坡融合，寰椎后弓与枕骨大孔后缘融合等（图1）。CT检查提示患者的枕骨髁与枢椎侧块上关节面形成枕枢关节。由于寰椎枕骨化，枢椎齿突更接近枕骨大孔，形成所谓的"齿突高位状态"。这种情况下如果合并寰

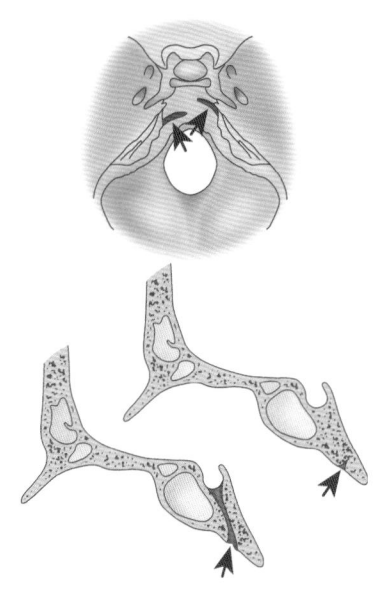

图 3　枕骨基底部横裂（箭头）

注：枕骨基底部横裂可以表现为小的凹痕，也可表现为逐渐增大呈扇形的凹裂，从斜坡延伸到蝶鞍。

枢椎脱位，齿突很容易进入枕骨大孔，压迫脑干，形成颅底凹陷症。寰椎枕骨化也可与下颈椎的椎节分节不全同时发生，如 C₂~C₃ 的分节不全，甚至 C₂~C₄ 或更多的分节不全。这时可导致枕枢关节的应力增加，随着年龄的增加，患者颅颈椎活动量的增多以及头部重量加大等因素的共同作用下，寰枢椎脱位的发生率增高，形成颅底凹陷症的机会也相应增加。单纯的寰枕融合无须手术治疗。如果寰枕融合并寰枢椎脱位，形成颅底凹陷症，可因陷入枕骨大孔的枢椎齿突压迫脑干或延髓，出现严重的神经脊髓损害的症状，这时需要手术治疗。

（夏　虹　吴增晖）

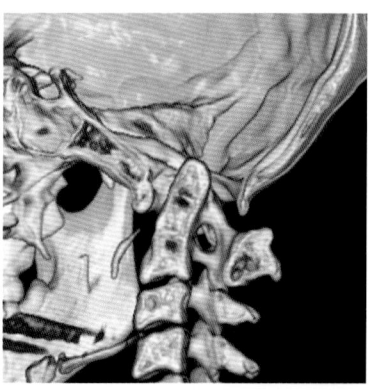

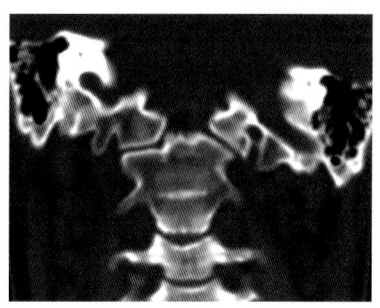

图 1　寰枕融合

注：可以表现为枕骨髁与寰椎侧块融合，寰椎前弓与斜坡融合，寰椎后弓与枕骨大孔后缘融合。

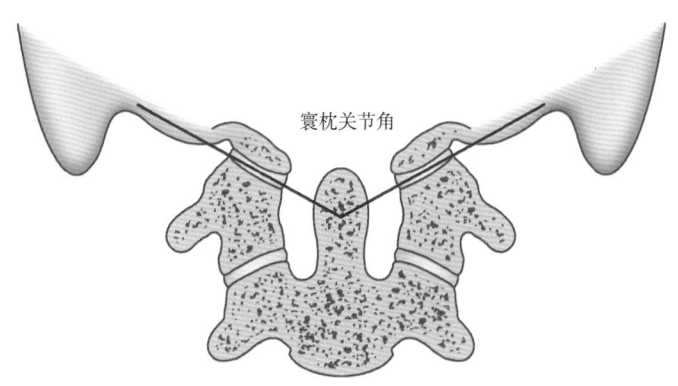

寰枕关节角

图 4　施密特–费希尔（Schmidt-Fischer）角

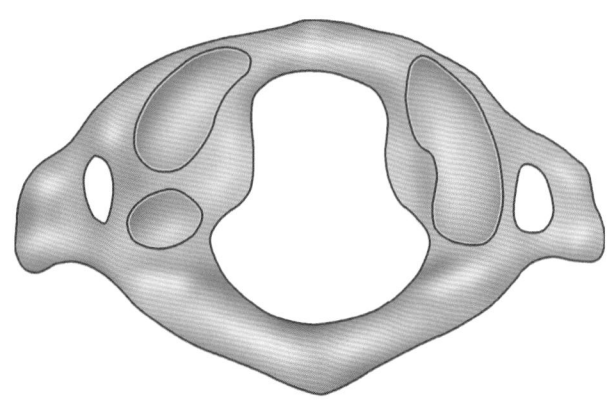

图 5　寰椎的上位观

注：左侧关节面形成二分寰枕侧块关节；右侧为正常的关节面。

lúdǐ āoxiànzhèng

颅底凹陷症（basilar in vagilation）　因先天畸形或后天疾患等因素导致颈椎上端结构随颅底发育畸形上移，或直接陷入枕骨大孔，从而压迫脑干，延髓，并引起相应脊髓神经损害症状的疾病。又称颅底陷入症。由于脑干前方受压，患者常可合并小脑下疝、脊髓空洞等改变。

病因　一般根据颅底凹陷症的成因可分为原发性颅底凹陷和继发性颅底凹陷两大类型。前者多指因颅颈先天发育畸形导致的颅底凹陷症；而后者则多因颅颈的肿瘤、炎症、代谢性疾病、创伤等原因导致的颅底凹陷。临床上的颅底凹陷症多指前者。

诊断　颅底凹陷症的诊断，一般可以根据颈椎正侧位片或颈椎中矢状位置的 CT 重建片进行相关参数的测量对颅底凹陷症进行

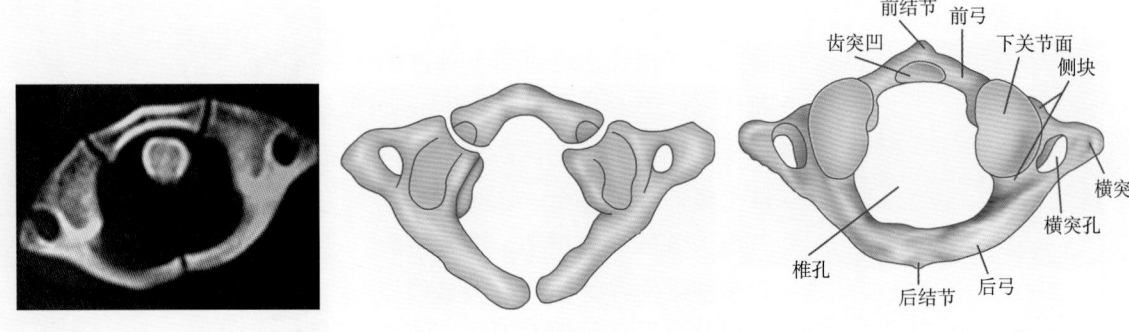

图 1　正常的寰椎结构及骨骺中心

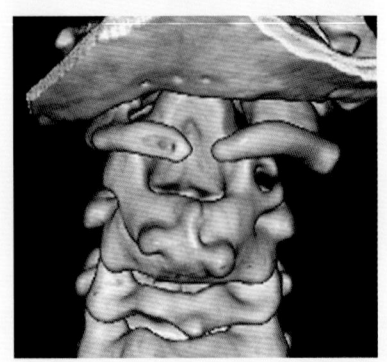

图 2　寰椎后弓不连

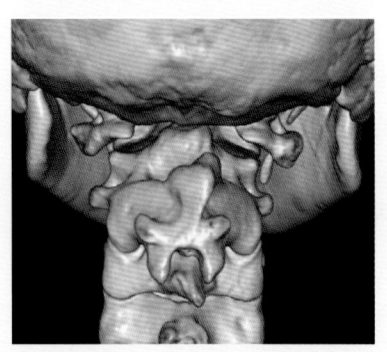

图 3　寰椎后弓缺如

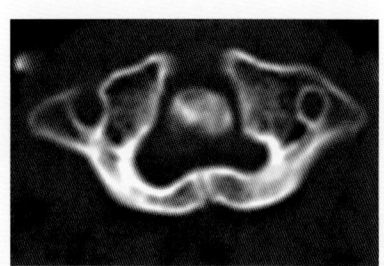

图 4　寰椎前弓缺如

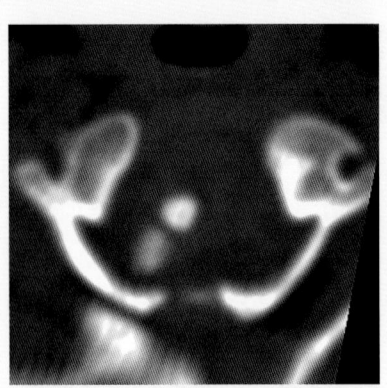

图 5　寰椎前弓缺如并寰枢椎后弓不连

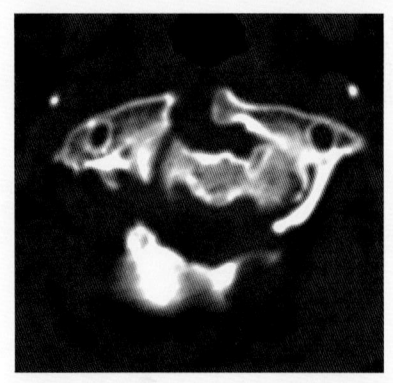

图 6　寰椎前弓不连合并后弓部分缺如

诊断。常用的测量有张伯伦（Chamberlain）线、布加德（Boogard）角（120°~136°）、克劳斯（Klaus）高度指数（<30mm 可诊断）等（图 1）。

分型　由于颅颈发育畸形的复杂性，原发性颅底凹陷症（或称先天性颅底凹陷症）可表现为多种多样的临床类型。不同的临床类型，其病理机制，手术方法均有很大差异。国际上尚未形成完全规范统一的分型方法。临床上比较常用的颅底凹陷症临床分型方法可以参考印度学者戈埃尔（Goel）提出的两分法。即可根据是否合并寰枢椎脱位或失稳状态将颅底凹陷症分为不稳定型和稳定型，这种分型方法有助于颅底凹陷症手术策略的制订。①不稳定型颅底凹陷症：在颅颈交界畸形的基础上合并寰枢椎脱位，导致颈椎上端结构上移，陷入枕骨大孔，从而压迫脑干或者延髓（图 2）。这种类型的颅底凹陷症多采用经口咽松解，牵引后下拉复位，并结合后路枕颈固定或经口寰枢椎复位内固定（TARP）手术进行治疗。如果松解仍无法复位，则可行齿突切除减压术。②稳定型颅底凹陷症：是因为颅底发育异常，斜坡上移，呈水平状，枢椎齿突跟随其上移并对脑干形成前方压迫（图 3）。这种类型的颅底凹陷症一般不合并寰枢椎脱位。但可合并有小脑下疝或脊髓空洞，手术可以采用前路齿突切除和斜坡减压或后路

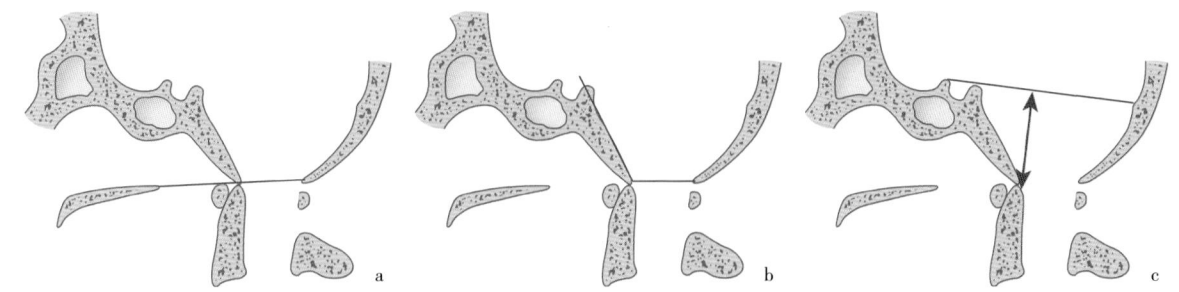

a. 张伯伦（Chamberlain）线（>5mm 可诊断）；b. 布加德（Boogard）角（120°～136°）；c. 克劳斯（Klaus）高度指数（<30mm 可诊断）。

图 1 颅底凹陷症常用的测量诊断方法及诊断标准

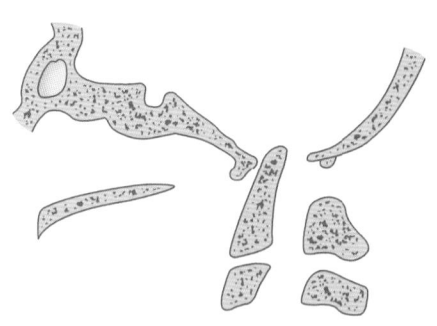
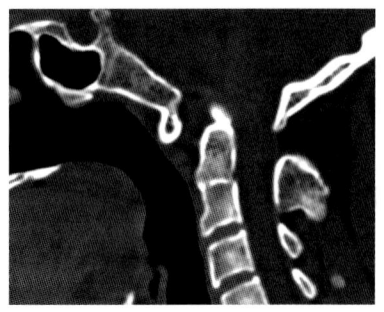

图 2 不稳定型颅底凹陷症

注：患者可表现为寰枕融合，寰枢椎脱位，枢椎齿突进入枕骨大孔。

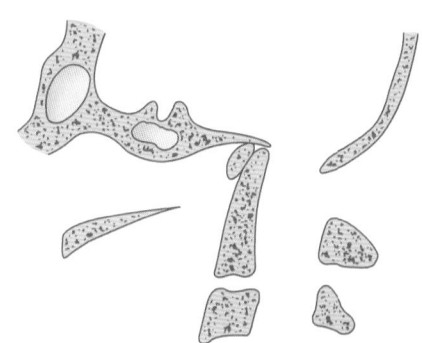
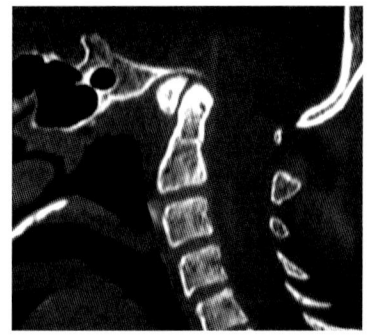

图 3 稳定型颅底凹陷症

注：患者表现为颅底发育扁平，枢椎齿突随斜坡上移，自前方压迫脑干。

枕骨大孔减压等术式。

由于颅颈畸形的复杂性，戈埃尔（Goel）的分型方法也并不完善，并未涵盖所有的颅底凹陷症。如有些患者可因寰椎和颅底同时发育不良，寰枕关节垂直脱位，寰椎陷入枕骨大孔形成颅底凹陷症等。

治疗 可以根据不同的临床类型来选择不同的手术方法。

不稳定型颅底凹陷症 颅底凹陷症的手术原则是复位和减压，固定和融合。对于不稳定型颅底凹陷症，可采用经口咽松解后，牵引复位，再使用后路枕颈固定的方法进行手术（图4）。或采用戈埃尔提出的通过后路寰枢椎置钉，后路松解并牵开侧块关节，植入楔形支撑体的技术进行手术（图5，图6）。也可以采用经口咽松解，下拉复位，结合前路支撑植骨，TARP 的方法进行手术（图7，图8）。复位的作用除了减压，还可获得枕颈椎序列的改善。所以治疗不稳定型颅底凹陷症最佳的方法是通过复位技术进行减压。并结合有效的固定和植骨获得长远的稳定和疗效。但有些颅底凹陷症患者，因患病时间长，寰枢椎之间有骨痂增生甚至骨性融合，即使手术松解后也无法获得复位。这时只能通过齿突切除的方法实施减压。可以采用经口或经鼻入路实施减压手术。

稳定型颅底凹陷症 对于稳定型的颅底凹陷症，其发生基础是颅底扁平，斜坡和枢椎齿突上移，导致脑干压迫。这时因颅后窝容积减小，可以合并小脑下疝或脊髓空洞形成。手术治疗原则是减压和稳定。具体手术方法可以针对小脑下疝实施颅后窝减压手术（图9）。也可采用经鼻入路手术前方减压（图10）。减压过程如果切除的骨质较多，有可能

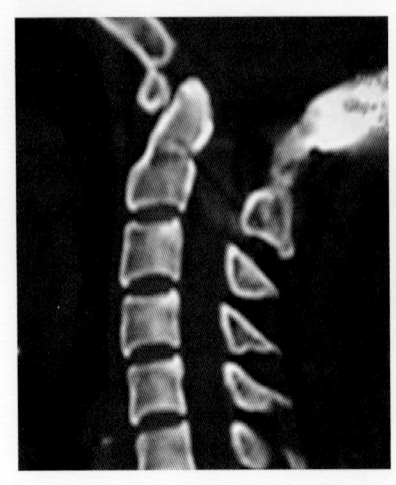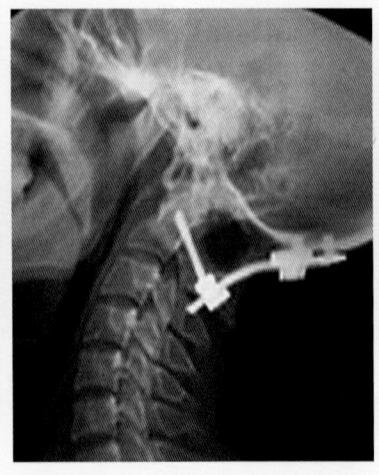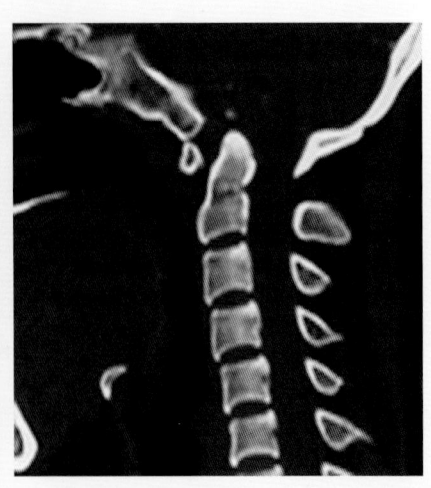

图4 经口咽松解，牵引下复位，后路枕颈椎固定技术治疗不稳定型颅底凹陷症

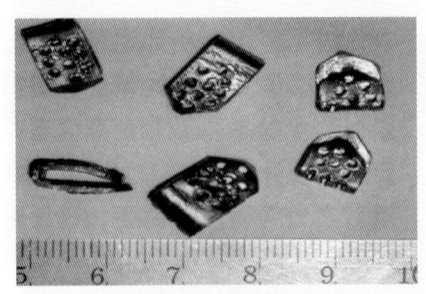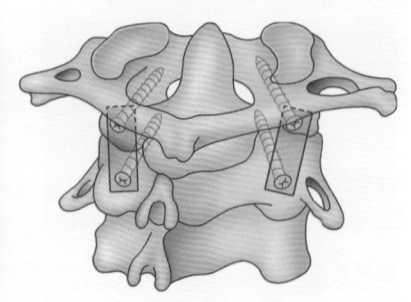

图5 后路寰枢椎螺钉固定结合寰枢椎侧块关节牵开，植入块状支撑体的方法治疗合并寰枢椎脱位型（不稳定型）颅底凹陷症

对枕颈结构稳定性造成破坏的话，则可考虑加行内固定手术。

（夏 虹 吴增晖）

jǐngzhuī tuìxíngxìng jíbìng

颈椎退行性疾病（cervical degenerative disk disease, CD-DD） 包含从颈椎间盘源性颈痛到脊髓型颈椎病等一系列疾病。颈椎退行性疾病的描述最早见于1911年。根据具体疾病的不同，颈椎退行性疾病可表现出不同的症状和体征，包括颈椎病、颈椎退行性畸形等多种疾病。

（袁 文 田 野）

jǐngzhuībìng

颈椎病（cervical spondylosis） 颈椎椎间盘组织退行性变及其继发病理改变累及其周围组织结构（神经根、脊髓、椎动脉、交感神经等），并出现影像学改变相应临床表现的疾病。此定义是根据2008年在上海举行的第三届全国颈椎病专题座谈会的研讨结果，包含四个基本内容：①颈椎间盘退行性变或椎间关节退行性变。②累及其周围组织结构。③出现相应的临床表现。④出现相应的影像学表现。其中第四点是相对于1992年青岛举行的第二届全国颈椎病专题座谈会的修订。根据累及部位的不同，既往将颈椎病分为神经根型颈椎病、脊髓型颈椎病、椎动脉型颈椎病与交感型颈椎病等类型。最常见的是神经根型颈椎病与脊髓型颈椎病。其他的颈椎病分型存在争议，最新

的专家意见认为归为其他类型更为合理。神经根型颈椎病定义为由颈椎退行性疾病所致一个或多个神经根受压或激惹而引起的单侧或双侧颈神经根分布区疼痛、感觉、运动及反射障碍，不伴有脊髓功能障碍。而脊髓型颈椎病则指与年龄相关的颈椎退行性变所导致的脊髓功能障碍性疾病，是导致老年人脊髓功能障碍的最常见原因。

自然史 一般认为，大多数神经根型颈椎病患者的症状和体征是自限性的，一般可在数周至数月内自行缓解。1963年，利斯（Lees）和特纳（Turner）对神经根型颈椎病的自然史进行了研究。他们对57例神经根型颈椎病患者进行了长达19年的随访，没有一例神经根型颈椎病患者转变成脊髓型颈椎病，但其中1/4的患者经历了持续性疼痛或根性症状的持续加重。戈尔（Gore）及其同事对205名颈部疼痛且没有神经功能障碍的患者进行了10年以上的随访。在末次随访时，有1/3患者存在中到重度的疼痛。北美脊柱学会（North American Spine Society）的《神经根型颈椎病循

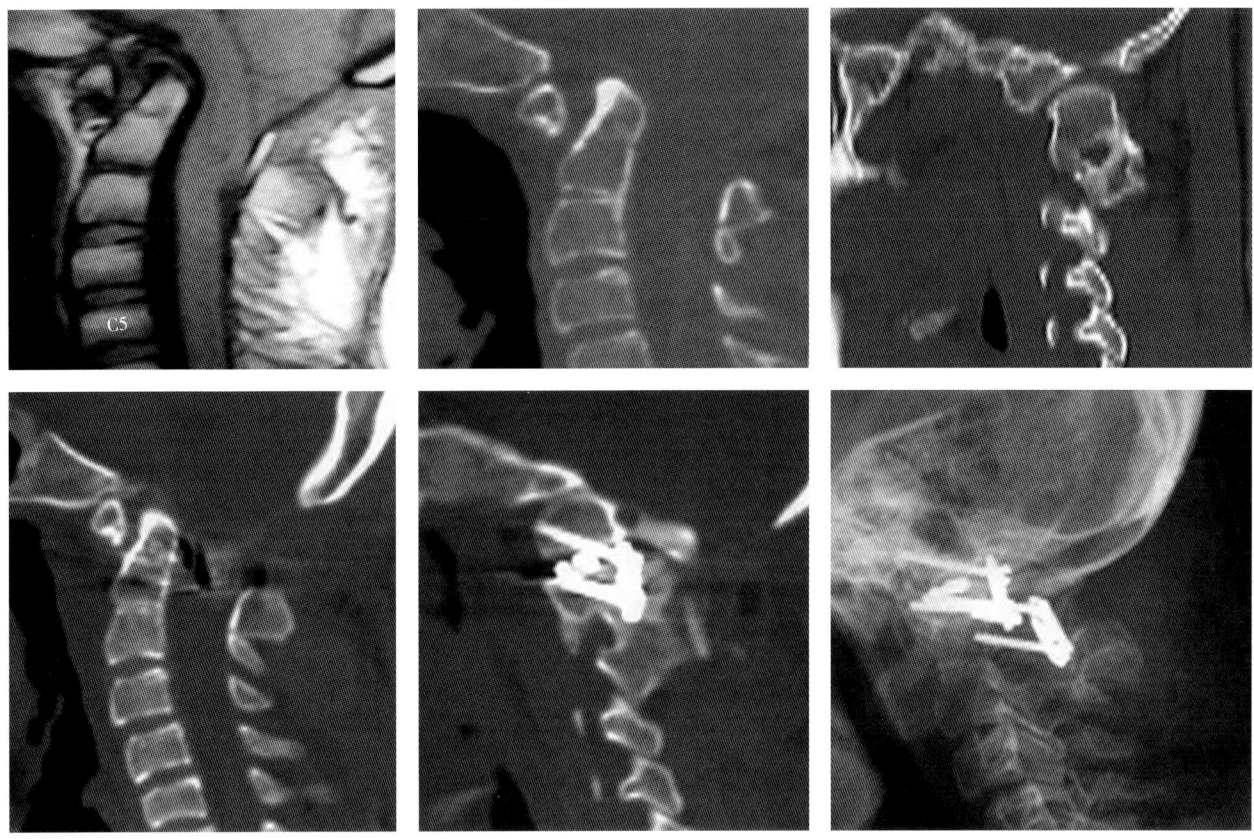

图6 采用戈埃尔（Goel）技术治疗合并寰枢椎脱位型颅底凹陷症

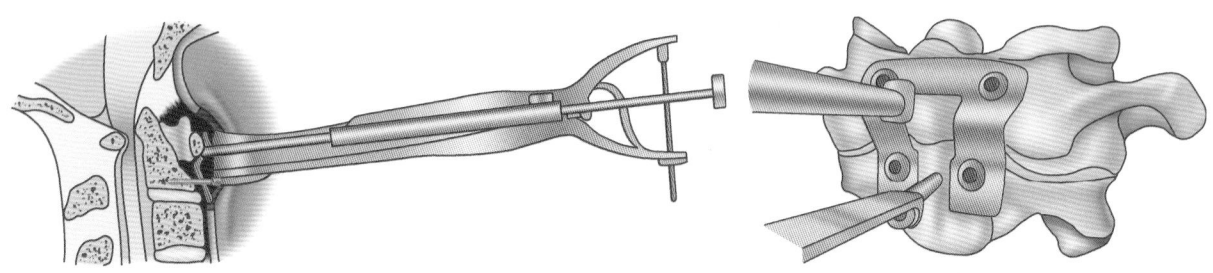

图7 TARP手术原理图

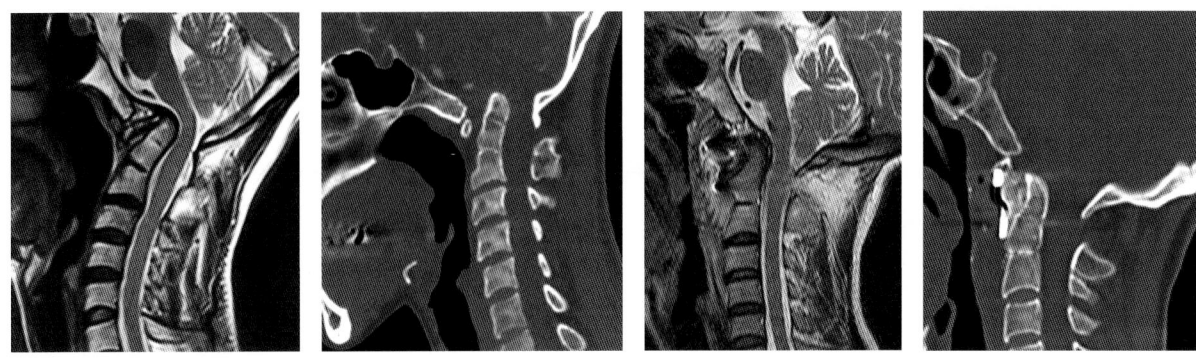

图8 采用经口咽松解，前路下拉复位，TARP手术治疗不稳定型颅底凹陷症

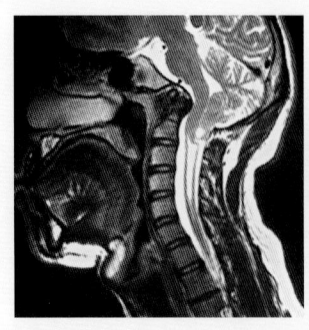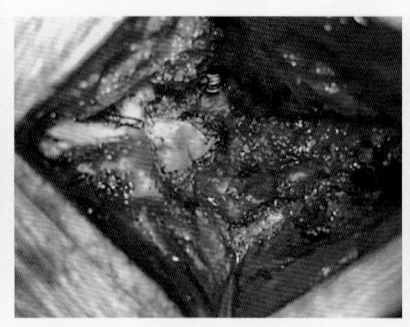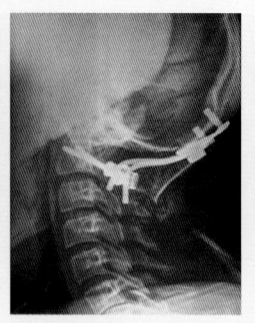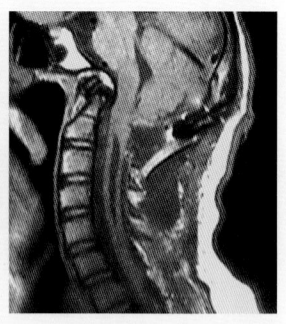

图9　颅后窝减压结合后路枕颈固定术治疗合并 CHAIR 畸形和脊髓空洞症的稳定型颅底凹陷症

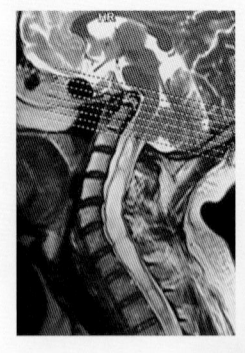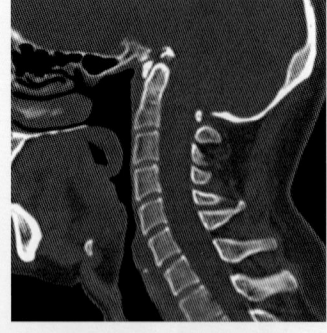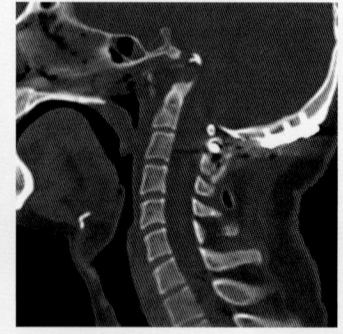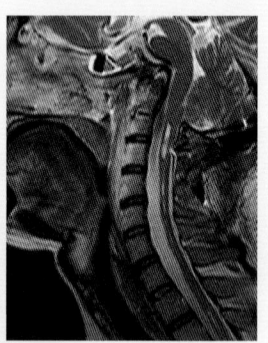

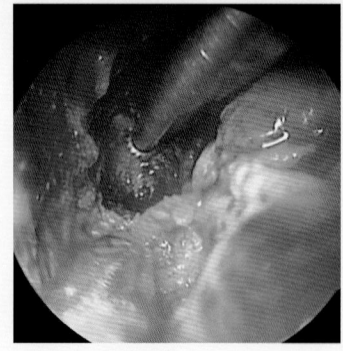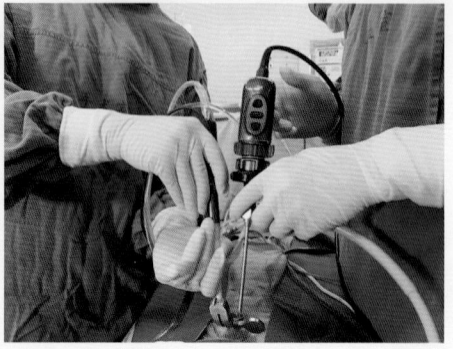

图10　采用经鼻内镜辅助下前路减压手术治疗合并脊髓空洞症的稳定型颅底凹陷症

证医学诊治指南》中指出：所有与神经根型颈椎病的自然史有关的回顾性研究都存在着方法学上的问题；并提出了以下共识：对大多数因退行性疾病导致的神经根型颈椎病患者而言，其症状和体征很有可能是自限性的，一般无须特别治疗，患者会在不确定的时间内自行恢复。此外，研究证实神经根颈椎病预后差与以下因素相关：女性、社会心理疾病、3节以上的病变节段、既往神经根型颈椎病发作史。依据疾病自限性和早期良好预后的自然史特点，通常建议在疾病的初始数周内首先尝试非手术治疗。文献中关于脊髓型颈椎病自然史的研究比较少见。克拉克（Clark）和鲁滨逊（Robinson）于1956年发表了一项关于脊髓型颈椎病自然史的研究。这项包含120名患者的回顾性研究结果表明，脊髓型颈椎病一般不会导致持续的神经功能减退；而是有一个时间较长的稳定期，在稳定期内，一般出现缓慢的、渐进的运动功能减退，而后进入急性进展期，大部分患者出现并最终残留不同程度的功能缺失。纽里克（Nurick）认为脊髓型颈椎病是良性的功能失调疾病，老龄化是造成症状进展的唯一危险因素，他认为患者进行减压手术与非手术治疗效果差别并无统计学意义。而与之相反，西蒙（Symon）和拉文德（Lavendar）认为脊髓型颈椎病不是一种"良性"疾病。在他们的研究中，2/3患者的神经功能持续恶化，并无临床静止期。关于手术对脊髓型颈椎病自然史影响的前瞻性研究十分少见。卡丹卡（Kadanka）等进行了一项为期3年的前瞻性随机对照试验，比较了手术与非手术方法治疗轻中度脊髓型颈椎病的疗效。研究结果表明在3年的随访中，两组之间并无明显差异。

流行病学 颈椎退行性变是一种与年龄相关的现象，无论是否出现症状，随着年龄增长其患病率增高。在一项MRI研究中，博登（Boden）及其同事发现，在40岁以下人群中，25%的研究对象存在至少一个节段的颈椎间盘退行性变或椎间隙狭窄；而在40岁以上人群中，此比例大于60%。松本（Matsumoto，音译）等发现在20余岁的无症状人群中，约17%的男性和12%的女性存在颈椎间盘退行性变。而在60岁以上人群中，约86%的男性和89%的女性存在颈椎间盘退行性变。关于颈椎病的流行病学研究并不多见。根据中国康复医学会第七次全国颈椎病学术会议的报道结果，中国有7%~10%的人患颈椎病。来自美国明尼苏达州罗彻斯特的一项研究结果显示：神经根型颈椎病的发病率为每100 000名男性107.3，每100 000名女性3.5。在其研究中，60岁以上的人中没有发现神经根型颈椎病。研究人员还发现，最常涉及神经根型颈椎病的是C_6和C_7神经根。而一项来自中国台湾的回顾性队列研究结果则显示，在1998~2009年，在这个含有3.49亿次住院人次的数据库中，有14140人是因为脊髓型颈椎病而入院的。由脊髓型颈椎病所导致的住院率为4.04每100 000人年。不出意外，年老患者的入院率更高。而另一项来自荷兰的研究结果则显示，每100 000居民中，约有1.6人因脊髓型颈椎病需要外科手术治疗。

病理生理学 颈椎病是涉及椎体、椎间盘、关节突关节等结构的退行性病变。颈椎病始于椎间盘的水分丢失。椎间盘是人体内最大的无血管组织。随着年龄增长，无血管的椎间盘逐渐失去水分，髓核中蛋白聚糖含量的减少导致髓核含水量从出生时的90%降至80岁时的74%。这一改变导致椎间高度的丢失、不稳、骨赘形成、关节突增生、黄韧带肥厚。上述因素均可导致神经孔狭窄和椎管狭窄。具体而言，神经根型颈椎病是由于颈椎退行性变引起的颈椎间盘突出和颈椎管狭窄导致神经根受压引起，前者为软性椎间盘压迫神经根，使神经根出现炎性反应，后者则为椎管内或椎间孔内硬性骨赘骨刺形成压迫神经根。在年轻患者中，软性椎间盘突出通常比硬性突出更常见。约75%的神经根型颈椎病发病年龄在40~59岁。50岁以下软性椎间盘突出较为多见，而硬性突出在50岁以上患者中更为多见。两者均可出现神经根受压导致的颈肩痛及上肢放射性疼痛。因此，难以鉴别神经根型颈椎病是哪个原因引起。但一些流行病学调查研究显示，颈椎管狭窄导致的神经根型颈椎病发生率较高，仅有一项研究表明椎间盘突出导致的神经根型颈椎病发生率较高。随着年龄的增长，椎间盘逐渐老化、髓核破裂、失水、椎间盘膨出、椎间高度丢失，这种改变最终可导致邻近椎体终板机械应力增加。异常活动和应力可进一步导致骨膜下成骨，骨赘形成并造成脊髓压迫。此外，椎管后方的黄韧带随着椎间盘高度丢失而失去张力，形成皱褶并突入椎管，导致椎管狭窄，引起脊髓受压。

除了上述静态生物力学因素外，动态生物力学因素也可导致脊髓型颈椎病的发生。对于严重的颈椎病或先天性椎管狭窄，颈部屈曲时，脊髓延长，突入椎管的腹侧骨刺可加重脊髓压迫；而当颈部后伸时，黄韧带皱褶加重，造成脊髓受压。尽管脊髓型颈椎病的基本机制是静态和动态力学因素造成神经组织压迫；越来越多的证据表明，脊髓局部缺血也可能是引起脊髓型颈椎病的重要致病因素。多项研究表明，脊髓型颈椎病的组织病理变化同单纯脊髓缺血损伤表现类似。研究者们已确认少突胶质细胞尤其易受缺血性损伤影响，从而造成皮质脊髓束的早期脱髓鞘作用。在一系列尸体解剖研究中，存在不同程度脊髓压迫的患者也可表现为与脊髓缺血损伤类似的皮质脊髓侧束损伤。

（袁文 田野）

shénjīnggēnxíng jǐngzhuībìng

神经根型颈椎病（cervical spondylotic radiculopathy） 颈椎间盘退行性病变、颈椎骨质增生对脊神经根造成刺激与压迫引起一系列症状的综合征。神经根型颈椎病主要由颈椎前方病变引起，包括椎间盘突出和钩椎关节骨赘形成。

病因 最常见的原因是后外侧软性椎间盘突出、神经根出口的骨赘形成。临床表现包括疼痛麻木、无力、萎缩、腱反射减弱、感觉异常或感觉减退等特定神经根刺激表现。

临床表现 神经根型颈椎病典型的表现为受累神经根相应的支配区域放射性疼痛。烧灼疼或触电感从颈中线放射至上肢，甚至手指末端，同时可伴有感觉异常。神经根型颈椎病最典型表现是外展、上举上肢可缓解其神经根性疼痛。不同神经根受压迫有不同的临床表现，C_2神经根受压的表现是枕骨下或耳周疼痛。C_3神经根是最小的颈神经根，椎间孔相对较大，不易受压。由于C_4神经根病可能以后颈、斜方肌、前胸部疼痛等形式出现，有时很难与轴性颈部疼痛鉴别。C_5神经根病通常会引起沿三角肌侧面到前臂的放射痛，体检可发现三角肌无力及部分肱二头肌无力。因为肱二头肌的双重神经支配，肱二头肌无力也可以来自C_6神经根受压。对C_6神经根病来说，疼痛、麻木或刺痛可能辐射到拇指和示指，手腕伸展无力，肱桡肌反射可能会减弱或消失。C_7神经根病可能导致放射到中指或肩胛间的区域的疼痛。肱三头肌由C_7支配，C_7神经根病会出现肱三头肌反射的缺失或减弱。C_8神经根病可能导致疼痛放射至前臂及环指和小指，手的内收肌群力量减弱，环指和小指不能充分伸展。T_1神经根病可能出现和可能导致前臂尺侧麻木或背侧骨间肌肉萎缩。研究发现：98.7%的神经根型颈椎病发生在$C_5 \sim C_6$或$C_6 \sim C_7$椎间隙。

诊断与鉴别诊断 神经根型颈椎病的诊断必需临床表现与影像学检查相一致，典型的临床表现，辅以影像学检查，诊断不难。神经根型颈椎病的鉴别诊断通常包括外周神经病，腕管综合征、肘管综合征等，肌电图检查有助于鉴别诊断。

治疗 ①非手术治疗：多数有症状的神经根型颈椎病患者非手术治疗是有效的。②手术治疗：顽固性疼痛、神经功能缺损严重或进行性发展、脊髓病变、非进行性但出现致残性运动功能损害、

非手术治疗无效的患者为手术适应证。手术治疗的主要目的就是神经根减压。减压技术有很多种，主要包括椎间盘切除术、椎体次全切除术、椎间孔减压术等。颈椎前路椎间盘切除减压植骨融合术（ACDF）是治疗神经根型颈椎病最经典最有效的手术方式。

(袁 文 沈晓龙)

jǐsuǐxíng jǐngzhuībìng

脊髓型颈椎病（cervical spondylotic myelopathy） 于颈椎间盘退行性变、突出，颈椎骨质增生、骨赘形成压迫颈脊髓产生一系列症状的临床综合征。是颈椎病中比较严重的一种类型。

临床表现 患者自觉颈肩部酸胀不适。早期会隐约感觉手指不灵活或存在麻木感觉，渐渐发展成精细动作障碍，如拿筷子、写字困难，抓东西不牢，协调性差。患者步态发生变化，经常会感觉自己平衡功能减弱，需要搀扶维持平衡，行走笨拙、缓慢、不稳，双下肢乏力、发软，双足踩棉花感，容易跌倒。后期会出现括约肌功能障碍，如出现尿频或排尿、排便困难等大小便功能障碍。通常此类患者检查时会存在感觉障碍平面，这主要与颈脊髓压迫节段相关。会出现肌力减弱，四肢腱反射活跃或亢进，如肱二头肌反射、膝反射、跟腱反射等，而浅反射如腹壁反射、提睾反射和肛门反射减弱或消失。霍夫曼征（Hoffmann sign）、髌阵挛、踝阵挛及巴宾斯基征（Babinski sign）等病理征阳性。

诊断 典型的临床表现，辅以影像学检查，诊断不难。影像学检查主要包括：①X线检查：提示颈椎椎间隙狭窄，椎体后缘骨质增生，骨赘形成，有时还可出现颈椎曲线不佳，甚至后凸畸形。②CT

检查：可提示由于颈椎间盘突出导致椎管继发性狭窄，骨赘形成压迫脊髓。③MRI检查：提示颈椎间盘突出，颈脊髓受压，多节段脊髓受压时，可出现波浪样压迹。MRI横断面可显示脊髓受压的位置和程度。脊髓受压严重时，常可观察到脊髓内信号的改变。

鉴别诊断 ①肌萎缩侧索硬化症：此病好发于40岁左右，无性别差异，脊髓型颈椎病好发于50岁左右。此病发病突然，进展快，以肌无力为主要症状，一般无感觉障碍。肌萎缩以手内在肌明显，并由远端向近端发展出现肩部及颈部肌肉萎缩，故应检查胸锁乳突肌和舌肌。肌电图提示胸锁乳突肌和舌肌出现自发电位。脊髓型颈椎病常伴有感觉障碍，同时较少导致肌肉萎缩。②椎管内肿瘤：可同时出现感觉和运动障碍，病情呈进行性加重，对非手术治疗无效，应用MRI可显示出椎管内信号异常的占位。③脊髓空洞症：慢性、渐进性脊髓内空洞形成，白质减少，胶质增生。多见于青壮年，病程缓慢，早期影响上肢，呈节段性分布。患者可出现感觉分离的现象：痛、温觉消失，触觉和深感觉存在。因关节神经营养障碍，无痛觉，出现关节骨质破碎脱落，关节活动范围扩大或异常运动的神经性、创伤性关节炎，称为沙尔科关节（Charcot joint）。MRI提示脊髓内有与脑脊液相同的异常信号区。④亚急性联合变性：是由于维生素B_{12}缺乏所致。多见于40岁以上的成年人。主要在脊髓后索、侧索及周围神经发生缓慢进展的退行性变。临床上呈现进行性感觉性共济失调、痉挛性瘫痪、深感觉障碍及周围神经损害的体征，并常伴以恶性贫血。MRI上可发

现脊髓后索 T2 加权像上高信号改变。⑤多发性硬化：该病为一种病因尚不十分明了的中枢神经脱髓鞘疾病。该病急性活动期中枢神经白质有多发性炎性脱髓鞘斑，陈旧病变则由于胶质纤维增生而形成钙化斑，以多发病灶、缓解/复发病程为特点，好发于视神经、脊髓和脑干，多发病于青、中年，女性较男性多见。MRI 提示脑部及脊髓可见多发的斑块影。⑥周围神经炎：该病系由于中毒及感染后的变态反应等所引起的周围神经病变，主要表现为对称性或非对称性（少见）的肢体运动、感觉及自主神经功能障碍。可单发或多发，其中因病毒感染或自体免疫功能低下而急性发病者，称为急性多发性神经根炎［吉兰－巴雷综合征（Guillain-Barre syndrome）］。

治疗　对于脊髓型颈椎病的治疗分为非手术治疗及手术治疗。

非手术治疗　主要适用于：①轻度颈脊髓病变（如腱反射轻度亢进不伴功能障碍）的患者或手术风险较大、不能耐受手术的患者。②颈椎 MRI 提示有颈脊髓压迫但无临床症状的患者。常用的非手术治疗的方法包括佩戴颈托或支具固定，减少脊髓刺激；加强颈部肌肉力量，降低颈椎负荷，延缓颈椎退行性变；对于颈部或伴有上肢疼痛的患者，可用非甾体类抗炎药或硬膜外激素封闭治疗。更重要的是，需告知这类患者，密切观察病情变化，如出现症状加重，应立刻到医院就诊。同时，该类患者需防止坠落及外伤，避免因颈椎过伸而造成的脊髓压迫导致神经功能障碍加重。

手术治疗　主要适用于：①诊断明确，病程较长，症状（如步态不稳、精细动作障碍，肠

道、膀胱及性功能障碍等）持续加重的患者。②脊髓受压症状虽为轻度，但经非手术治疗经过 1~2 个疗程以上无明显改善且影响生活的患者。③对于急性进行性脊髓神经功能加重的患者，应尽快安排手术。手术的主要目的是解除脊髓压迫、扩大颈椎管、恢复颈椎的稳定性。常用的手术方式包括颈前路减压植骨融合内固定术、颈后路椎管扩大成形术、颈后路椎板切除术等，其中以前两种术式运用最为广泛。具体手术方式的选择需根据病情，患者全身情况，术者的技术及操作习惯等综合因素所决定。

（袁　文　余文超）

qítā lèixíng jǐngzhuībìng
其他类型颈椎病（nonspecific type of cervical spondylosis）除神经根型和脊髓型以外的颈椎病。在这一问题上，国际国内并不同步。国际疾病分类将颈椎病分为神经根型和脊髓型两种。根本原因在于两者不仅各自具有典型的临床表现，还均具备较为确实的解剖学基础和病理学机制，如上述两种类型同时存在，文献一般将两者并列提出，也有学者称为混合型颈椎病。此外，国外文献与专著常有"颈痛"的论述，在临床表现与诊断治疗上可参考国内既往定义的"颈型颈椎病"。国内研究对其他类型颈椎病的具体分型多以临床综合征进行区分，因缺乏明确的发病机制存在争议，故在国际上也未获得广泛接受。参照第一至三届《全国颈椎病专题座谈会纪要》和中华医学会编著的《临床诊疗指南骨科分册》中的共识和标准，将颈型颈椎病、椎动脉型颈椎病、交感神经型颈椎病、其他型颈椎病和混合型颈椎病等分型合并介绍。

病因及发病机制　除食管受压型等少数分型存在局部骨赘直接压迫等明确病因外，大部分分型均缺乏明确的发病机制。少数如颈椎不稳定（失稳）型、脊髓前中央动脉受压型等，其确切含义待进一步讨论。

诊断与治疗　主要介绍以下几种。

颈型颈椎病　诊断标准为：①主诉头部、颈、肩疼痛等感觉异常并伴有相应压痛点。②X 线平片显示颈椎曲度改变、椎间关节不稳。③动力位 X 线或 MRI 显示椎节不稳或"梯形变"。④除外落枕、肩周炎、风湿性肌纤维组织炎等颈肩部其他疾患和神经衰弱、抑郁症等非椎间盘退行性变所致的肩背部疼痛。原则上无须手术，但对于长期非手术治疗无效且严重影响正常生活或工作的个别病例，可考虑采用手术治疗，融合术与非融合术式均可考虑，推荐融合术式。

椎动脉型颈椎病　诊断标准为：①颈性眩晕并曾有猝倒发作。②旋颈试验阳性。③伴视物模糊、耳鸣、听力障碍等脑神经症状。④X 线平片显示椎节不稳定或钩椎关节骨质增生。⑤除外眼源性、心源性、脑源性及耳源性眩晕。⑥磁共振血管成像（MRA）、数字减影椎动脉造影（DSA）或椎动脉彩超显示第二段椎动脉存在局限性狭窄或扭曲。⑦除外椎动脉 I 段和 III 段受压所引起的基底动脉供血不足。一般采取非手术治疗，符合下列情况者可手术治疗：①颈性眩晕伴有猝倒症状，非手术治疗无效者。②经 MRA 或 DSA 证实血管异常者，建议与血管外科联合诊治。

交感神经型颈椎病　诊断标准存在较多争议，有待进一步研

究。既往的诊断标准为：①临床表现为头晕、视物模糊、耳鸣、手麻、心动过速、心前区疼痛等一系列交感神经症状。②X线平片有失稳或退行性变。③椎动脉造影阴性。鉴于现有临床研究所选病例的交感神经症状多是神经根型、脊髓型及混合型颈椎病的伴随症状，有学者提出"伴交感神经症状颈椎病"的提法，即首先明确诊断为颈椎病，且同时伴有交感神经症状。治疗上应采取谨慎态度，不主张对单纯表现为交感神经症状的患者直接采取手术治疗。在非手术治疗无效、严格排除相关内科疾患的基础上，如果患者存在明确的颈脊髓压迫或明显的椎动脉受压证据，可酌情考虑手术治疗。

食管受压型颈椎病 诊断标准为：①吞咽困难，尤以仰颈时为甚。②X线平片显示椎节前方有明显骨赘形成，可呈鸟嘴样改变。③钡剂检查显示食管受压征。如因骨赘压迫与刺激食管引起吞咽困难，经非手术疗法无效者，应将骨赘手术切除。

混合型颈椎病 一般指具有前述诸型两种及两种以上颈椎病者。该型患者症状复杂，多为病程久、年龄较高患者，对于手术治疗在持谨慎态度的基础上主要依据具体分型进行选择。一般认为，对于影响正常工作生活，经2~3个月非手术疗法无效者，应考虑手术治疗。

并发症 症状表现复杂、反复发作、长期存在、疗效不佳等原因可引发患者焦虑、抑郁倾向，影响工作睡眠和日常生活，需协调神经内科、内分泌科等专科联合诊治。

预防 保持正确姿势、避免长期低头、加强运动锻炼等，同预防颈椎退行性疾病的一般方法。

预后 无论手术与否，疗效均不确切，需严密随访观察。

（袁 文 梁 磊）

hòuzòngrèndài gǔhuàzhèng

后纵韧带骨化症（ossification of posterior longitudinal ligament, OPLL）

后纵韧带组织中异位骨的形成，导致椎管及椎间孔狭窄，进而压迫脊髓及脊神经根，出现脊髓损伤及神经根刺激症状的疾病。最早由基（Key）与奥本海默（Oppenheimer）分别于1838年和1942年以"后纵韧带钙化"为题进行报道，而筑本（Tsukimoto，音译）于1960年通过尸体解剖病理分析证实为后纵韧带骨化性改变。1967年由远志（Onji，音译）等将其正式命名为后纵韧带骨化。传统上认为OPLL在东亚地区更为常见，其发病率高达2%~4%，而非亚洲人群仅为0.01%~2%。研究显示在所有脊髓型颈椎病患者中，高达27%的亚洲人存在OPLL病变，而这一比例在欧美人群中亦高达20%~23%。OPLL通常在50~60岁出现，男女比例为2∶1。在所有类型的OPLL中颈椎OPLL比其他部位更为常见。

病因及发病机制 OPLL的病因复杂，且发病机制尚不明确。认为是多种因素共同作用下产生的，具体可分为系统因素与局部因素。系统因素包括年龄、饮食、糖钙代谢异常、激素功能障碍与基因变异等；而局部因素包括椎间盘退行性变、椎体不稳等因素。

系统因素 基因变异及代谢相关因素在发病机制方面研究较多。在后纵韧带骨化过程中，其内含有的间质细胞可对各种生长因子产生反应，肥大、增生、分化为类成骨细胞形成钙化，在新生血管长入后逐渐骨化形成板层骨。在这一过程中BMP-2能够诱导韧带细胞分化为类成骨细胞，而TGF-β在骨化晚期刺激骨形成。此外，OPLL在非胰岛素依赖型糖尿病、甲状腺功能减退、肥胖症、钙代谢异常患者中发病率较高，还受到甲状旁腺激素、前列腺素2、降钙素等相关激素的调控。而基因变异方面，研究显示BMP4、BMP9、COL6A1、HAO1A、RSPO2等基因相关变异及SNP改变都与疾病的发生密切相关。而其他系统因素中骨密度（BMD）被发现在OPLL患者中升高，可能与疾病的发生相关。

局部因素 后纵韧带的骨化与椎间盘异常应力分布密切相关，骨化进展通常发生在后纵韧带拉伸作用下的椎间盘变形区。研究显示在进展型颈椎退行性变患者中往往能在CT检查发现节段局部骨化灶，这种早期韧带骨化说明了OPLL可能与颈椎退行性变密切相关。

分型 日本厚生劳动省OPLL调查委员会（Investigation Committee on OPLL of the Japanese Ministry of Health and Welfare）根据颈椎OPLL矢状位形态分为连续型、节段型、混合型、局限型及其他四种类型（图1）。连续型的形态常为骨化物横跨多个椎体并侵及椎间隙；节段型为骨化物局限于连续多个椎体后方，但不累及椎间隙；混合型为同时存在连续型与节段型；而局限型及其他被描述为骨化物局限于椎间隙而不涉及椎体的一种形态不定的类型。在所有类型中混合型与连续型OPLL患者更容易发生脊髓型颈椎病症状。

此外胸椎OPLL根据其形态分为扁平型与喙型。其中扁平型

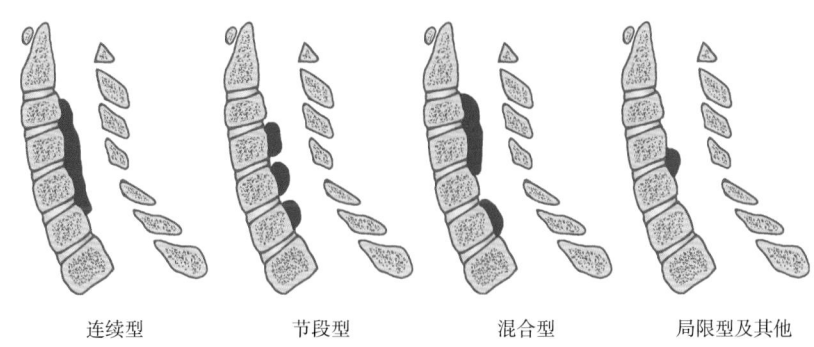

连续型　　　　节段型　　　　混合型　　　局限型及其他

图 1　颈椎后纵韧带骨化症分型

类似颈椎 OPLL 的连续型与混合型，后缘常较为平坦；喙型表现为胸椎椎间隙处骨化物呈锐利的喙样向后凸起。

临床表现　后纵韧带骨化症的发生及发展均较为缓慢，故早期后纵韧带骨化患者可能不出现较为明显的临床症状。资料显示有 5% 的 OPLL 确诊患者无症状，然而绝大多数 OPLL 患者可出现不同程度的局部症状以及神经根型、脊髓型或混合型神经症状。①局部症状：患者局部症状多不重，活动度正常或受限，多以后伸受限较为明显。②神经症状：多数患者出现脊髓压迫导致的神经症状后才就诊，然而部分存在先天性颈椎管狭窄的患者可能早

期就出现脊髓症状。患者神经症状特征是不同程度的慢性痉挛性四肢瘫痪，多从下肢开始出现，典型者出现步态不稳、踩棉花感等。此外还存在上肢无力、麻木、平衡和精细运动功能障碍。随着病变的进展，严重者可出现括约肌功能障碍、排尿困难、小便失禁、腹胀便秘等症状，甚至需要行走辅助器具或无法行走。亦有部分患者先从上肢出现症状，表现为神经根型神经症状，随后逐渐下下肢发展。部分患者存在外伤、摔跤或挥鞭伤的病史，使得病情迅速进展，可能早期即出现瘫痪症状。③体征：对于 OPLL 患者，临床医师应评估其龙贝格征（Rhomberg sign）并行串联步

态测试，以确定步态或平衡功能障碍的早期迹象。可出现上肢感觉减退、肌力下降、反射下降，而下肢可能存在反射亢进和阵挛。病理反射如霍夫曼征（Hoffman sign）、巴宾斯基征（Babinski sign）阳性，提示上运动神经元病变。出现括约肌功能障碍者肛周反射减低。在脊髓型患者中可以发现手部快速旋后和内旋的困难。此外在一些以根性症状为主的患者中可能出单侧压颈试验（Spurling sign）阳性。

诊断　对于 OPLL 的诊断主要依赖于高分辨率 CT。传统的 X 线平片有助于 OPLL 的诊断，尤其当位于颈部区域时。然而，X 线平片诊断 OPLL 的可靠性要低于 CT，且高分辨率 CT 三维重建的矢状位影像有助于对 OPLL 类型进行分类。MRI 可用于检测 OPLL 导致的脊髓压迫情况，并检测脊髓压迫的程度，此外 MRI 也可用于评估 OPLL 导致的神经根管狭窄（图 2）。

鉴别诊断　颈椎及胸椎退行性疾病都应是 OPLL 需要鉴别的对象，如脊髓型颈椎病、颈/胸椎间盘突出症、颈/胸脊髓肿瘤和脊髓变性疾患等，此外还有其他脊

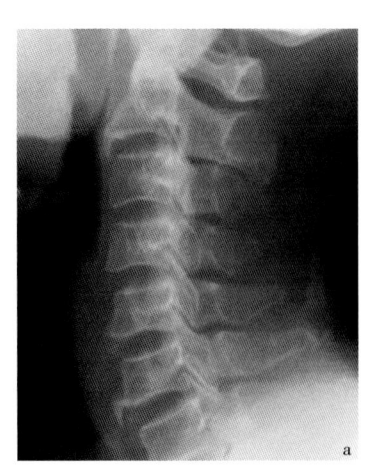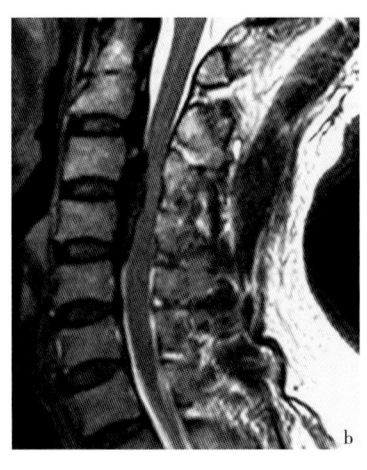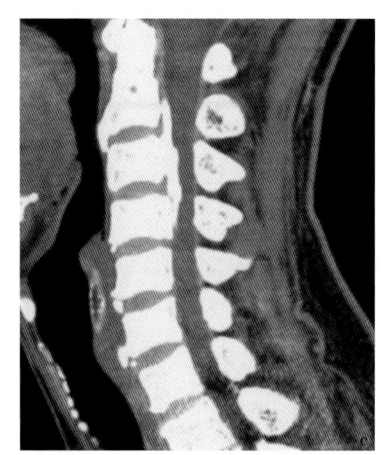

a. X 线；b. MRI T2 加权像；c. CT 三维重建。

图 2　颈椎后纵韧带骨化症患者影像学表现

柱韧带骨化性疾病如黄韧带骨化症进行鉴别。但上述疾病通过完善的影像学检查不难鉴别。其中脊髓型颈椎病由于与OPLL在症状上极为相似，发病年龄也相仿，不能不予以充分注意，应当行CT及三维重建进一步加以区分。

治疗 包括非手术治疗和手术治疗。

非手术治疗 对于仅有局部症状，或影像学诊断而无神经症状患者可选择非手术治疗，包括药物、理疗、支架疗法等。口服药物常用的有镇痛解痉药、抗炎镇痛药和肌肉松弛药等。如出现轻微神经症状也可用维生素B$_{12}$制剂。理疗可一定程度上缓解局部症状，但是间歇性牵引法与推拿疗法因有引起神经症状加重的报道而不应选用。支架疗法的目的是保持颈椎稳定、矫正颈椎的不良位置与姿势以及防止颈椎的非生理性运动，可使部分患者局部症状获缓解。对于胸椎后纵韧带骨化症患者而言，由于该疾病常较重，出现症状后以手术治疗为主（图3）。

手术治疗 对于存在脊髓压迫症状与体征，并呈进行性加重的患者应尽早手术治疗。对于颈椎OPLL而言手术方式主要分为前路手术、后路手术以及前后路联合术式。前路手术包括颈椎前路椎间盘切除减压植骨融合术（ACDF）、颈椎前路椎体次全切除减压植骨融合术（ACCF）以及骨化灶漂浮术。前路手术能取得较好的疗效并维持颈椎的稳定性，但对于多节段或压迫严重的OPLL，前路减压风险大、对颈椎稳定性影响较大。而后路手术包括椎板切除融合术、椎管扩大成形术等。后路手术风险小、对于大范围OPLL相对安全，但存在颈椎后凸风险。因此，不宜在颈椎后凸畸形患者中行该疗法。前后路联合术式则是通过将上述前、后路术式进行联合，保证减压效果的同时稳定颈椎。

并发症 手术相关并发症是OPLL患者特别关注的问题。其包括脑脊液漏、植入物相关并发症、声音嘶哑、呼吸困难和吞咽困难等。此外，后路手术中C$_5$神经麻痹和轴性疼痛较为常见。研究显示，OPLL患者发生脑脊液漏的可能性是无OPLL患者的13.7倍。单节段椎体切除术的假关节发生率为3%~6%，三节段融合术的发生率为17%~30%。

预后 OPLL预后与脊髓型颈椎病类似，通过及时规范的治疗可以达到较好的术后神经功能恢复。如果脊神经已存在损伤，或存在脊髓MRI T2加权像高信号者术后神经功能改善有限。此外，年龄较大、神经症状较重的患者手术治疗后神经功能改善亦有限。

（袁 文 徐 辰）

jǐngzhuī tuìxíngxìng jīxíng

颈椎退行性畸形 （degenerative cervical deformity） 颈椎退行性改变导致的椎体形态、颈椎生理曲度及序列异常的畸形状态。通常表现为后凸畸形，为常见的脊柱畸形。

病因 ①年龄：高龄是该病最主要的危险因素。颈椎退行性变大多数为生理性老化所致，椎间盘退行性变导致其高度丢失、椎间隙狭窄是引起生理性前凸减小以及后凸畸形产生的主要因素。②外伤史：外伤造成的创伤后反应使骨关节退行性变加速，外伤史是导致颈椎退行性病变加剧的危险因素之一。③慢性劳损：超过正常生理活动范围最大限度或局部所能耐受的各种超限活动所导致的肌肉韧带等软组织的疲劳性损伤。因其有别于明显的外伤或生活、工作中的意外，因此易被忽视，但其对颈椎退行性疾病的发生、发展、治疗及预后等都有着直接关系，此种劳损的产生与起因主要来自以下四种情况：a. 不当的工作姿势：相关统计表明某些处于坐位，尤其是伏案工作者的颈椎后凸发生率非常高，

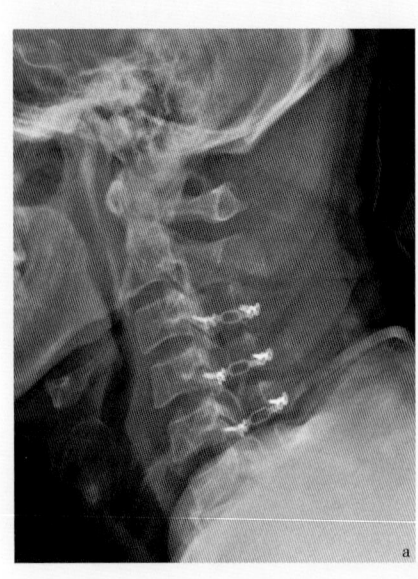
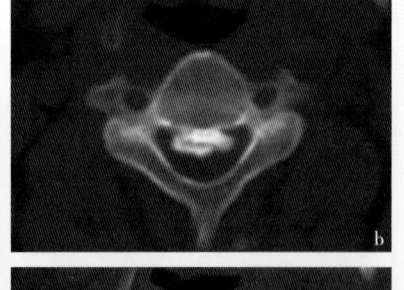
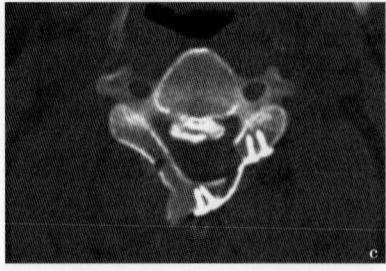

a. 术后X线；b. 术前CT；c. 术后CT。

图3 颈椎OPLL患者行后路单开门椎管成形术影像学表现

包括办公室人员、司机、秘书、会计和电脑工作者等。b. 不良的睡眠体位：不良的睡眠体位因其持续时间长及在大脑处于休息状态下不能及时调整，则必然造成椎旁肌肉、韧带及关节的平衡失调。c. 不适当的体育锻炼：正常的体育锻炼有助于健康，但超过颈部耐受的活动或运动，如以头颈部为负重支撑点的人体倒立或翻筋斗等，尤其在缺乏正确指导的情况下，均可加重颈椎的负荷。d. 遗传因素：先天性椎体发育不良导致的椎体楔形变是重要危险因素之一。

临床表现 颈椎后凸是最常见的颈椎退行性畸形之一。症状主要有由于颈椎序列异常、椎间盘突出、椎管狭窄等因素引起的颈部疼痛、平视障碍、吞咽困难以及四肢力量减退、麻木、步态不稳等脊髓受压表现。其中，颈椎退行性畸形导致的颈椎管狭窄，椎体后缘骨赘及后纵韧带对脊髓的长期压迫，可产生脱髓鞘表现及神经元坏死等严重后果。

诊断 ①颈椎正侧位 X 线平片及动力位 X 线平片：用于评估颈椎序列状态及影像学指标测量。a. C_2~C_7 科布（Cobb）角：第一条线是 C_2 下终板的平行线，或 C_1 前结节至棘突后缘连线的平行线；第二条线平行于 C_7 下终板；两者垂线所成的夹角即反映颈椎整体曲度。正常颈椎生理曲度文献报道不一，一般为 14°~22°（图 1）。b. 局部科布角：C_2~C_7 科布角的测量缺乏敏感性，畸形严重程度需要确定畸形所涉及节段的上下端椎，测量上端椎椎体上缘的平行线与下端椎椎体下缘的平行线之间的夹角，是描述畸形更直观的指标（图 2）。c. C_2~C_7 矢状面垂直轴（C_2~C_7 SVA）间距：

C_2 椎体中心与 C_7 椎体后上缘铅垂线之间的距离。正常 SVA 为小于 1.5cm，大于 4cm 被视为颈椎后凸前倾严重，其与较低的健康相关生活质量评分呈正相关（图 3）。d. T_1 倾斜角（T_1 slope）：T_1 上终板平行线与水平线之间的夹角。T_1 倾斜角越大，颈椎前凸越大，T_1 倾斜角越小，颈椎生理曲度越小，较低的 T_1 倾斜角与退行性后凸相关（图 4）。e. 颏眉角（chin-brow to vertical angle，CBVA）：是与平视相关的评估指标，这一指标对于颈椎严重后凸畸形的诊治具有重要意义，因为平视受限将严重影响日常活动和生活质量。通常，CBVA 是指经患者伸髋、伸膝位直立，颈部中立或强迫位时拍摄 X 线平片，然后测量经颏、额部的直线与垂线的夹角（图 5）。②CT 检查：对判断椎间隙高度、后纵韧带钙化、椎体后缘骨赘、椎管容积变化及关节突关节病变具有重要意义，能为手术方案的制订提供指导意义。对于颈椎侧位 X 线片无

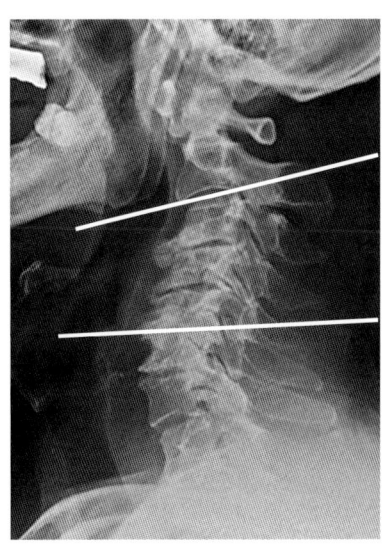

图 2 局部畸形科布角

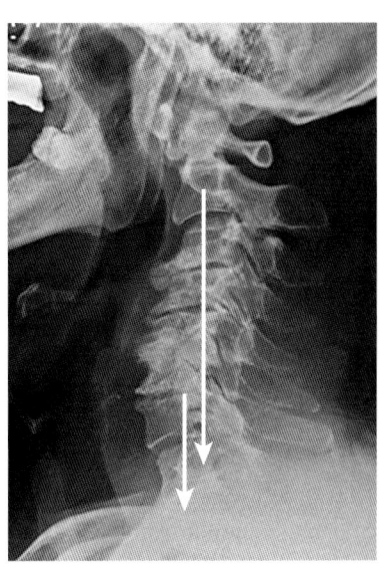

图 3 C_2~C_7 矢状面垂直轴间距

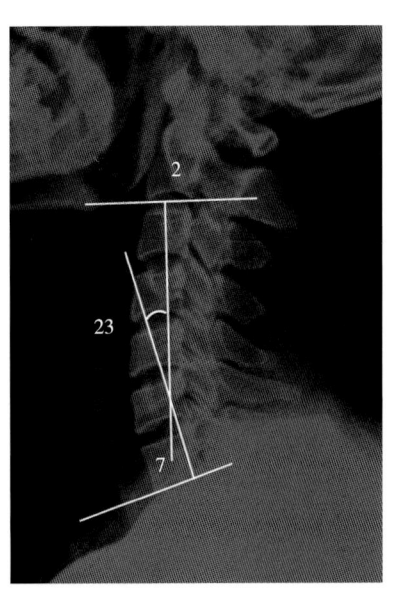

图 1 正常颈椎侧位片，C_2~C_7 科布角 23°

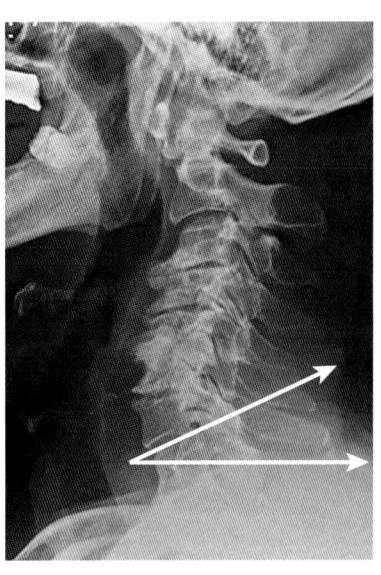

图 4 T_1 倾斜角

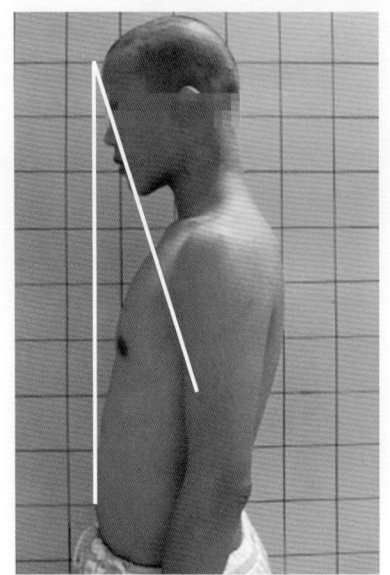

图 5 颌眉角（两白线夹角）

法测量的影像学参数可以在 CT 上测量（图 6）。③MRI 检查：可清楚显示椎间盘、脊髓等组织，对判断脊髓受压程度有重要意义（图 7）。

治疗 对于颈椎后凸畸形的治疗国内外文献并无统一标准，一般认为，颈椎后凸大于 30°，随着力线的改变、周围软组织病理变化以及合并脊髓神经根的受压，患者将出现较为严重的临床症状，是需要手术治疗的指征之一。也有学者认为，对于颈椎后凸畸形明确存在且引起严重的神经功能症状、颈部疼痛、吞咽困难及颌眉角异常建议手术治疗。对于后凸进展较快的患者同样建议手术治疗，而对于无症状的颈椎退行性畸形，畸形稳定后可不考虑手术治疗。按手术路径的不同将手术方法分为前路、后路及前后路联合三种手术方式。每种入路包含不同的手术技术，需依据患者病情、临床辅助检查结果来制订手术方案。前路手术通常包括颈前路椎间盘切除减压植骨融合内固定术、颈前路椎体次全切除减

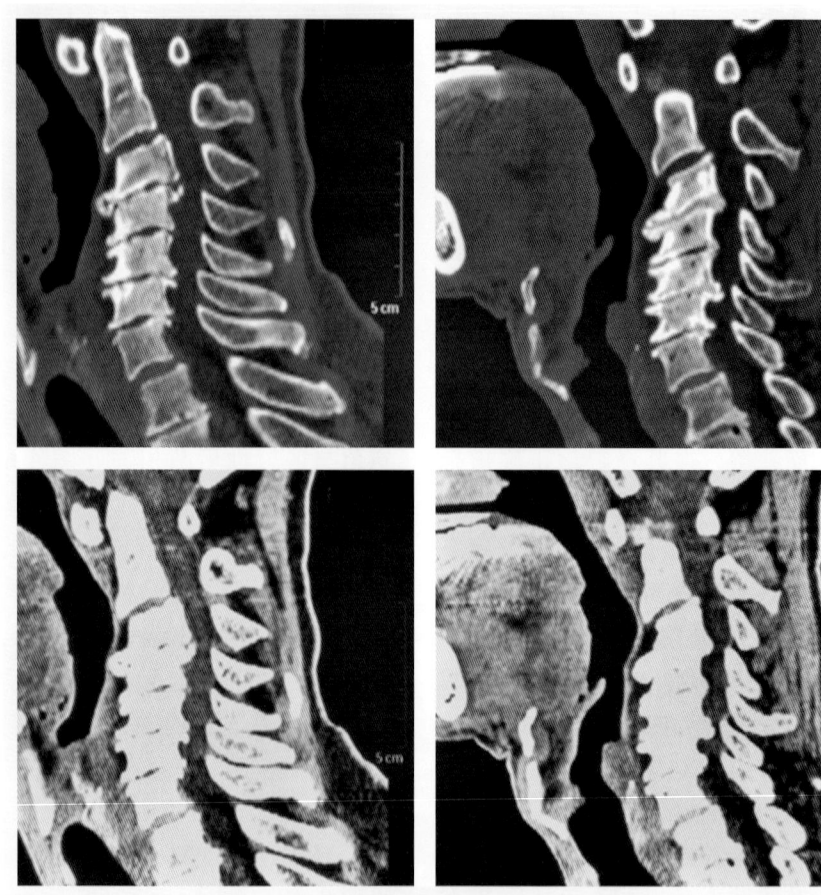

图 6 颈椎退行性畸形的 CT 矢状面重建

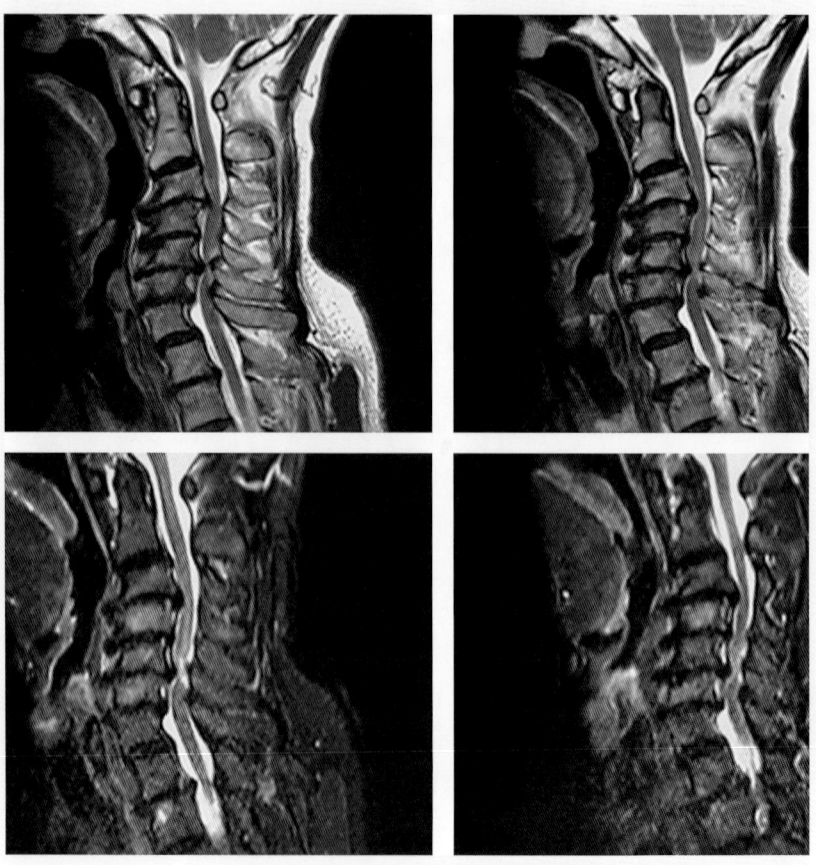

图 7 颈椎退行性畸形的 MRI 表现

压植骨融合内固定术等。后路手术常包括椎板成形术和椎板切除术。

颈椎前入路 轻度颈椎退行性畸形不伴有关节强直的患者均可通过前路手术获得良好的减压及颈椎序列重建。在纠正异常曲度的同时，该手术方式通过钉板固定系统达到融合后，可以较好地维持颈椎前凸曲度。也有学者认为，大部分较为柔软的后凸畸形，术前侧位颈椎过伸位片示矫正率大于50%的，同时无明显后方压迫、畸形涉及节段3个及以下、畸形远近端椎间高度及椎间盘活动度可的患者可以选择前路椎体间减压术、椎间植骨重建术、钛板固定术（图8）。前路手术并发症包括血肿、声音嘶哑、吞咽困难、气管食管损伤、内固定失败、伤口感染等。由于颈椎退行性畸形通常为多节段引起，导致前路手术并发症发生的风险相对升高。手术当中应避免长节段应用椎体次全切术，以免假关节、植入物塌陷的发生，从而导致手术失败。

颈椎后入路 如果牵引可以纠正大部分颈椎畸形，且患者脊髓前方没有明显的压迫可考虑单纯行颈椎后入路手术。颈椎后入路手术通常包括颈椎管扩大椎板成形术及椎板切除内固定融合术。

有学者认为当后凸角度大于13°时不应该行单开门椎管扩大成形术，有加重后凸进展的风险（图9）。后路手术并发症包括脊髓及神经根损伤、不融合导致的内固定失败、C_5神经根病、椎动脉损伤、轴性痛、伤口感染等。

前、后联合入路 前、后路联合入路手术适用于单一路径难以获得满意减压及矫形的患者。如脊髓前方压迫明显伴后方小关节强直，或者颈椎管明显狭窄，但单纯后方矫形难度大的患者。由于联合入路既增加了颈椎前方的高度，又缩短了后方高度，使得这种手术方式可以获得较为满意的矫形结果。对于先进行哪一种手术入路，应该根据患者的病情决定，尚无定论。萨索（Sasso）等发现，前路手术后辅以后路固定能有效分散前方植骨界面应力，增强固定的牢固程度，降低前路长节段植骨融合失败的发生率（图10）。

颈椎截骨术 颈椎截骨由于毗邻结构的复杂，术者操作空间的限制，是一项难度与风险较高的技术，稍有不慎，将导致严重后果，一般应用于强直性脊柱炎所致颈椎后凸畸形的后方截骨。与颈椎退行性畸形不同的是，强直性脊柱炎后凸截骨主要为$C_7 \sim T_1$单节段截骨，截骨范围大，矫形程度大，固定节段长，需从C_3固定至T_1或T_2，手术目的主要为恢复患者平视以使其能正常生活。而颈椎退行性畸形后路截骨单节段截骨范围小，但截骨节段多，以$2 \sim 3$个关节突关节楔形截骨，其主要目的为松解，辅以内固定，以利于融合（图11）。

（袁 文 刘 洋）

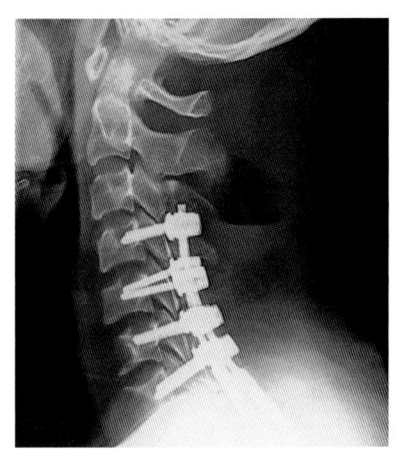

图9 颈椎后入路术后侧位X线片

xiōngzhuī jíbìng
胸椎疾病（disease of thoracic vertebra） 胸椎位于脊柱胸段，共12个椎体，参与支持肋骨和构成胸廓。胸椎疾病是脊柱病中常见的疾病之一。主要是由于胸椎退行性增生及各种因素刺激影响胸椎部神经、脊髓等造成，以下位胸椎多见。根据病因可分为胸椎管狭窄、胸椎间盘突出、胸椎压缩性骨折、胸椎关节紊乱、胸椎肌肉劳损、胸椎骨质增生、胸椎后纵韧带骨化症、胸椎错位、胸椎侧凸、筋膜嵌顿等。

基本内容 胸椎疾病常见的主要表现为胸背疼痛及驼背，胸痛在弯曲坐位时重；上位胸椎退行性变造成的疼痛放射到前胸；

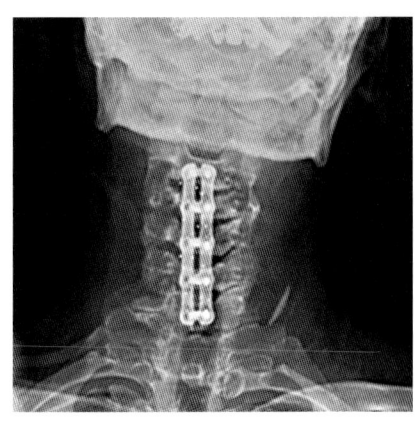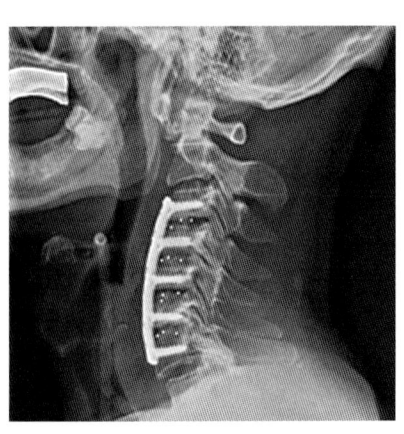

图8 颈椎前入路术后正侧位X线片

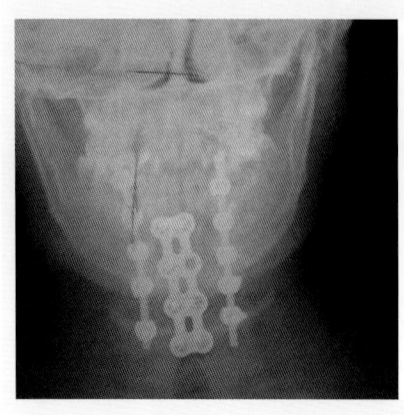
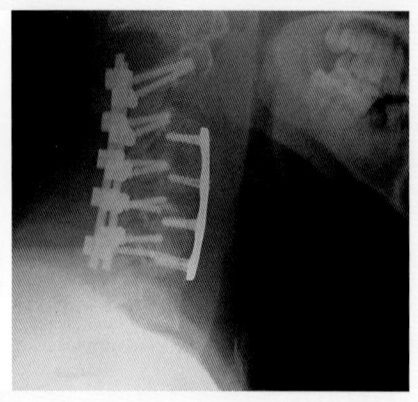

图 10　颈椎前、后联合入路术后正侧位 X 线片

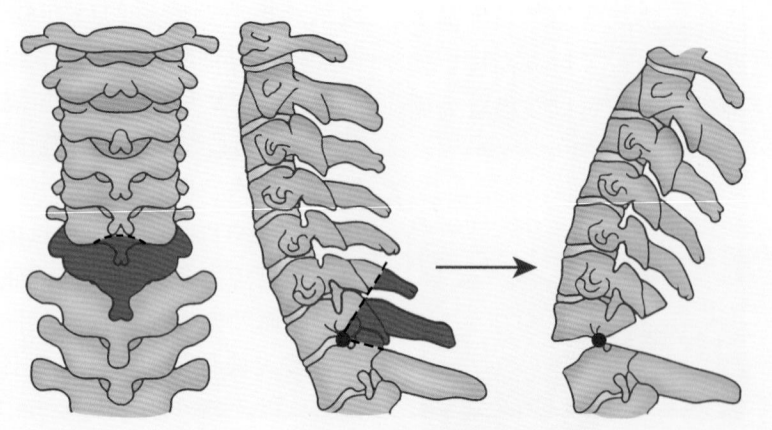

图 11　强直性脊柱炎颈椎后凸畸形截骨

下位胸椎病变时，疼痛可放射到腹壁，有时误认为心绞痛；增生若刺激位于脊椎旁的交感神经，可产生循环障碍等自主神经症状；患者因椎间隙变窄而致胸部后凸出现驼背；因肋骨活动受限使呼吸幅度减小；退行性变重者如有脊髓受压，则可出现下肢麻木及椎体束征。

意义　胸椎疾病可采用非手术治疗，如卧床休息、理疗、药物治疗等；也可采用手术治疗以缓解症状。

（冯世庆）

xiōngzhuīguǎn xiázhǎi

胸椎管狭窄（thoracic spinal stenosis）　发育性因素或由椎间盘退行性变突出、椎体后缘骨赘

及小关节增生、韧带骨化等因素导致胸椎管或神经根管狭窄引起相应脊髓、神经根受压的疾病。通常椎管狭窄症多发生在腰椎和颈椎，胸椎管狭窄症较少见。随着神经检查及影像学检查的发展，胸椎管狭窄患者确诊病例增多。

病因及发病机制　包括以下几方面。

退行性胸椎管狭窄　见于中年以上，主要由于胸椎的退行性变致椎管狭窄，其病理改变主要有：①椎板增厚骨质坚硬。②关节突起增生、肥大、向椎管内聚，特别是上关节突向椎管内增生前倾，压迫脊髓后侧方。③黄韧带肥厚，也可有黄韧带骨化，骨化后的黄韧带与椎板融合成一整块

骨板，使椎板增厚。④硬膜外间隙消失，胸椎硬膜外脂肪本来较少，椎管狭窄后硬膜外脂肪消失而静脉淤血，故咬开一处椎板后，常有硬膜外出血。⑤硬脊膜增厚，有的病例可达 2~3mm，约束着脊髓。当椎板切除减压后，硬膜搏动仍不明显，剪开硬膜后，脑脊液搏动出现。多数病例硬膜轻度增厚，椎板减压后即出现波动。

胸椎后纵韧带骨化（TOPLL）**所致胸椎管狭窄**　TOPLL可以是单椎节，亦可为多椎节，增厚并骨化的后纵韧带可达数毫米，向椎管内突出压迫脊髓。这组病例亦可有胸椎管的退行改变，但多较轻，以 TOPLL 压迫为主，又因手术治疗途径不同，故单列一类。

胸椎间盘突出　多发生在下部胸椎，单独椎间盘突出压迫胸脊髓或神经根者，称胸椎间盘突出症，本节所指系多椎节或单节椎间突出或膨出，与胸椎退行性变在一起者，构成胸椎管狭窄的因素之一。

其他　脊柱氟骨症亦可致胸椎管狭窄，使骨质变硬、韧带退行性变和骨化，可引起广泛严重椎管狭窄，患者长期饮用高氟水，血氟、尿氟增高，血钙、尿钙、碱性磷酸酶增高，X 线平片脊柱骨质密度增高可助诊断。此外，尚有少数病例，在胸椎退行性变基础上，伴有急性胸椎间盘突出，损伤脊髓，此种病例多有轻微外伤，发病较急。

临床表现　发病部位以下半胸椎为多，累及 T_6 ~ T_{12} 节段者 87%，向下达 L_1 或 L_2，累及上部胸椎 T_1 ~ T_5 者 4.8%。发病较缓慢，起初下肢麻木、无力、发凉、僵硬不灵活。双下肢可同时发病，

也可一侧下肢先出现症状，然后累及另一下肢。50%患者有间歇跛行，行走一段距离后症状加重，须弯腰或蹲下休息片刻方能再走。较重者站立及步态不稳，需持双拐或扶墙行走，严重者截瘫。50%患者胸腹部有束紧感或束带感，胸闷、腹胀，如病变平面高而严重者有呼吸困难。半数患者有腰背痛，有的时间长达数年，仅有1/4的患者伴腿痛，疼痛多不严重。大小便功能障碍出现较晚，多为解大小便无力，尿失禁约1/10。患者一旦发病，多进行性加重，缓解期少而短。病情发展速度快慢不一，快者数月即发生截瘫。

诊断　该病的临床表现复杂多样。因其病程、疾病的严重程度、狭窄节段的平面，并存的颈椎、腰椎疾病而表现出多样性。患者可根据症状体征分为四组：①以胸背部疼痛症状为主诉，最多见，因其没有特异性，常被忽视。②以肋间神经刺激性疼痛为主诉，伴有胸腹部感觉异常常为始发症状，常是因为病变累及肋间神经根所致。③脊髓受压的上运动神经元损害，是下肢远端麻木逐渐向上发展，伴有下肢无力、僵硬或脊髓源性间歇性跛行，晚期可有括约肌功能的改变。严重者发生上运动神经元性瘫痪。④胸腰段椎管狭窄，则可能同时存在上、下运动神经元性或神经根性损害；甚至只表现为下运动神经元损害。上述多数症状体征可同时出现。

由于临床表现的复杂多样，使胸椎管狭窄症的临床诊断更多地依靠影像学检查。理想的胸椎管狭窄症的诊断应该首先是充分认识其复杂的主诉、临床体征，结合高质量的侧位X线平片、胸椎MRI和病变部位局部的CT，且常与并存的颈、腰椎病一起进行综合分析。①X线平片：可显示不同程度的退行性变征象，其范围大小不一。有时后关节间隙及椎板间隙模糊不清、密度增高。其中侧位片上可发现肥大增生的关节突突入椎管是诊断该症的重要依据。②CT检查：可清晰地显示胸椎管狭窄的程度和椎管各壁的改变。椎体后壁增生、后纵韧带骨化、椎弓根变短、椎板增厚、黄韧带增厚及骨化等，均可使椎管矢状径变小；椎弓根增厚内聚使横径变短；后关节突增生肥大及关节囊增厚骨化使椎管呈三角形或三叶草形。③MRI检查：不仅能评估脊髓受压后的改变，也可除外其他髓内、外病变引起的压迫如肿瘤、炎症等。④脊髓造影：可确定狭窄部位及范围，为手术治疗提供比较可靠的资料。

鉴别诊断　①胸椎结核：一般都有结核病史和原发病灶。脊柱X线平片上可见椎体破坏、椎间隙变窄和椎旁脓肿的阴影。患者多有消瘦、低热、盗汗和血沉增快。②肿瘤：胸椎转移性肿瘤全身情况较差，可能找到原发肿瘤，X线平片显示椎体破坏，与椎管内良性肿瘤鉴别，X线平片无明显退行性征象，可有椎弓根变薄、距离增宽、椎间孔增大等椎管内占位征象，造影照片、MRI椎管内髓外肿瘤呈杯口样状改变，脑脊液蛋白量增高更显著。③胸椎间盘突出：常缺少典型的临床表现。需要脊髓造影、CT、MRI等特殊检查才能区别，在椎间盘平面有向后占位的软组织影，有明显的外伤史。

治疗　包括非手术治疗和手术治疗。

非手术治疗　可进行镇痛等对症治疗，也可进行针灸、推拿、中药等中医治疗，一般非手术治疗无效或者症状缓解不明显。

手术治疗　手术减压是治疗胸椎管狭窄症的唯一有效的治疗手段，应争取在脊髓发生不可逆损害前进行手术。手术方式的选择依据胸椎管狭窄的压迫因素、狭窄的节段数、是否同时行颈椎或腰椎的减压、患者的全身情况而确定。对于因黄韧带骨化为主要病理变化的患者，采用揭盖式的椎板切除术。对于合并颈椎病、颈椎后纵韧带骨化的上胸椎黄韧带骨化患者，在行颈椎管扩大术的同时行胸椎管减压。对于同时多节段脊髓后方受压者，或对于多节段跳跃性的胸椎黄韧带骨化，对脊髓均有压迫，且患者条件允许，尽可能一次切除。如果其中的某些节段只压迫硬膜囊而未压迫脊髓，可以保留以减少手术创伤，术后应定期检查，密切观察患者的恢复情况及病变的发展情况。合并腰椎管狭窄症的患者，亦可一次手术。对于影像学检查提示压迫主要来自TOPLL或胸椎间盘退行性变、突出者，定位诊断是术前的最重要内容，诊断的困难在于无症状性的TOPLL或胸椎间盘退行性变和突出的普遍存在。必须避免对影像学异常的无症状性TOPLL或胸椎间盘退行性变和突出进行手术。手术方式可根据病变的部位及压迫程度做出选择。常见术式包括经胸腔外侧前方减压术、肋横突切除术（胸膜或胸腹膜外后外侧入路）、经胸腔入路及正前方入路。

预后　胸椎管狭窄症如经手术直接减压，症状和体征一般可获改善，即使病程长、症状严重，也可获得较高的优良率，手术有利于减轻疼痛和日常活动的恢复，有利于减轻截瘫程度。故胸椎管狭窄患者应及早进行手术减压，只要患者能耐受手术，不应过多考虑年龄等因素对手术疗效的影响。

（冯世庆）

xiōngzhuījiānpán tūchūzhèng

胸椎间盘突出症 （thoracic disc herniation）

由胸椎间盘退行性变引起神经压迫症状的胸椎退行性疾病。两个相邻椎体之间的软骨连结称椎间盘。胸椎间盘突出症在临床上较为少见，仅占所有椎间盘突出症的 0.25% ～ 0.75%。75% 的胸椎间盘突出症发生于 $T_8 \sim T_{12}$。

病因及发病机制 ①脊柱损伤或慢性劳损：该病大多是由于脊柱受损伤或慢性劳损所致。创伤因素包括脊柱的扭转运动或搬重物等，据统计 50% 的胸椎间盘突出症与创伤关系密切。②胸椎退行性改变：是胸椎间盘突出症的发病基础。该病也可发生在较年轻的椎间盘退行性变不明显的患者，由于明显的外伤致椎间盘破裂、突出而发病。胸椎间盘突出症发病率高可能与该节段活动度大、间盘退行性变发生早有关。

胸椎间盘突出症所致临床症状及体征的产生机制可为血管因素、机械因素或两者兼而有之。胸段脊髓（特别是 $T_4 \sim T_9$ 节段）血供薄弱，代偿功能差，尤其是腹侧受压后易发生损伤产生症状。

分型 胸椎间盘突出症的分型取决于突出的节段和部位，分型有助于治疗术式的选择和确定。根据突出的部位可分为：中央型、旁中央型、外侧型和硬膜内型。中央型突出以脊髓损害症状为主，而外侧型突出多表现为根性症状，硬膜内型突出罕见。中央型和旁中央型突出约占 70%。突出的节段最常见于 $T_{11} \sim T_{12}$（占 26%），75%

的胸椎间盘突出症发生于 $T_8 \sim T_{12}$，即以下胸椎的发生率最高。

临床表现 80% 患者的发病年龄为 40～60 岁，男女性别比例为 1.5∶1。①疼痛：是最为常见的首发症状，根据突出的类型和节段，疼痛可为腰痛、胸壁痛或一侧、两侧下肢痛。咳嗽、打喷嚏或活动增加均可致使疼痛症状加重；休息后上述症状可减轻。也可发生不典型的根性放射性疼痛，如 $T_{11} \sim T_{12}$ 间盘突出可产生腹股沟及睾丸疼痛。易与髋部及肾疾患相混淆。中胸段胸椎间盘突出症可表现为胸痛或腹痛。$T_1 \sim T_2$ 椎间盘突出可引起颈痛、上肢痛及霍纳综合征（Horner syndrome），也需与颈椎病相鉴别。②感觉障碍：尤其是麻木，也是最常见的首发症状之一。③肌力减退和括约肌功能障碍也时有发生。据统计，患者就诊时 30% 患者主诉有排尿功能障碍（其中 18% 同时伴有二便功能障碍），60% 的患者主诉有运动和感觉障碍。④体征：发病早期常缺乏阳性体征，可仅表现为轻微的感觉障碍。随着病情的发展，一旦出现脊髓压迫症状，则表现为典型的上运动神经元损害表现：肌力减退，肌张力增高或肌肉痉挛，反射亢进，下肢病理征阳性，异常步态和感觉障碍。当旁中央型突出较大时尚可导致脊髓半切综合征（Brown-Sequard 综合征）。

诊断 该病的临床表现复杂多样且缺乏特异性。因此，容易发生误诊或漏诊。临床上一旦怀疑该病，影像学检查，结合症状、体征多可做出诊断。尽管 X 线平片可显示椎间盘钙化，但对该病的诊断多无帮助。CT 造影（CTM）可准确地显示脊髓压迫的情况，但缺点在于需要多节段地

进行横断扫描且为有创性检查。MRI 检查的优势在于该检查本身无创，其矢状面和横断面图像可更加精确地进行定位和评估脊髓受压的程度。此外，MRI 检查还有助于发现多发的椎间盘突出而无须进行多节段横断扫描，且有助于与其他一些神经源性肿瘤相鉴别。

鉴别诊断 患者就诊时主诉涉及面较广且缺乏特异性，故应从脊柱源性和非脊柱源性疾患角度进行全面评估。与该病有类似首发症状的其他一些神经性疾患包括肌萎缩侧索硬化、多发性硬化、横贯性脊髓炎、脊髓肿瘤及动静脉畸形等。易与该病症状相混淆的非脊柱源性疾患包括胆囊炎、动脉瘤、腹膜后肿瘤及其他腹部或胸腔疾患。

治疗 包括非手术治疗和手术治疗。

非手术治疗 对于无严重神经损害和锥体束体征的患者，可以采用非手术治疗。具体措施包括卧床休息、限制脊柱的屈伸活动、佩戴支具等。同时配合应用非甾体类抗炎药物控制疼痛症状。其他治疗还包括姿势训练、背肌功能练习、宣传工作等。

手术治疗 该病的手术治疗指征包括临床上以脊髓损害症状为主要表现者和非手术治疗无效者。鉴于胸段脊髓特有的解剖学特点，该节段的手术风险相对较大。因此，选择合适的手术入路以尽可能地减少对脊髓和神经根的牵拉刺激显得格外重要。具体的手术治疗方法包括以下几种。①后路椎板切除减压胸椎间盘切除术：若试图从后方行胸椎间盘切除，则术中必须通过对脊髓的牵拉才能使椎间盘切除得以实施和完成，常导致脊髓损害的进一

步加重。因此，该术式被认为具有高度的危险性，临床上已渐被淘汰，不主张在治疗中继续采用此术式。②侧后方入路胸椎间盘切除术：该术式切除的范围包括与突出椎间盘同序数及高一序数的一段肋骨、横突、下一椎体的椎弓根，有时亦可根据需要行半椎板切除，即敞开椎管的侧后壁进行减压，尤适用于外侧型突出的椎间盘，但对于中央型或旁中央型的椎间盘突出来说，要行椎间盘切除也同样存在有牵拉干扰脊髓的风险，故临床上应用时应慎重。③侧前方入路胸椎间盘切除术：该手术入路包括经胸腔和经胸膜外两种方式。其优点在于术野开阔清晰、操作方便，对脊髓无牵拉，相对安全；尤其是在切除中央型突出的椎间盘及存在有钙化、骨化时，优点更为突出。为临床上最常采用的术式。④经胸腔镜胸椎椎间盘切除术：是胸椎间盘突出症微创治疗的一种新技术。初步的临床应用结果表明本方法术野清晰，对于中央型或旁中央型间盘突出以及伴有钙化、椎体后缘较大骨赘时，采用该术式均可达到安全充分的切除减压目的。同时亦预示该项微创治疗技术将有更为广阔的应用前景。

（冯世庆）

xiōngzhuī gǔzhé

胸椎骨折（fracture of thoracic vertebra）

发生在胸椎部位的骨折以胸椎局部肿胀、疼痛，骨折处两侧肌肉紧张，不能站立，翻身困难，运动障碍等为主要表现。可伴有相应节段的脊髓损伤。

病因及发病机制 ①交通意外事故：随着现代化进程的加深，由于交通发展速度快，交通意外事故损伤已经成为胸椎骨折的重要原因。②工伤事故：多见于高空作业或者矿山作业等工作人员，从高处坠落或者被掉下的重物砸伤所致。③其他原因：如运动损伤，从事骑马等运动时摔伤所致，或者是生活中损伤、火器伤、锐器伤等。

分类 ①单纯性楔形压缩性骨折：是脊柱前柱损伤的结果。暴力来自沿着 X 轴旋转的力量，使脊柱向前屈曲所致，后方的结构很少受影响，椎体通常成楔形。该型骨折不损伤中柱，脊柱仍保持其稳定性。此类骨折通常为高空坠落伤、足、臀部着地，身体猛烈屈曲，产生了椎体前半部分压缩。②稳定性爆裂型骨折：是脊柱前柱和中柱损伤的结果。暴力来自 Y 轴的轴向压缩。通常亦为高空坠落伤，足臀部着地，脊柱保持正直，胸腰段脊柱的椎体受力最大，因挤压而破碎，由于不存在旋转力量，脊柱的后柱则不受影响，因而仍保留了脊柱的稳定性，但破碎的椎体与椎间盘可以突出于椎管前方，损伤脊髓而产生神经症状。③不稳定性爆裂型骨折：是前、中、后三柱同时损伤的结果。暴力来自 Y 轴的轴向压缩以及顺时针的旋转，可能还有沿着 Z 轴的旋转力量参与，使后柱亦出现断裂，由于脊柱不稳定，会出现创伤后脊柱后突和进行性神经症状。④钱斯（Chance）骨折：为椎体水平撕裂性损伤。以往认为暴力来自沿着 X 轴旋转的力最大，使脊柱过伸而产生损伤，如从高空仰面落下，着地时背部被物体阻挡，使脊柱过伸，前纵韧带断裂，椎体横行裂开，棘突互相挤压而断裂，可以发生上一节椎体向后移位。也有学者认为是脊柱屈曲的后果，而屈曲轴则应在前纵韧带的前方，因此认为是脊柱受来自 Y 轴轴向牵拉的结果，同时还有沿着 X 轴旋转力量的参与，这种骨折也是不稳定性骨折。临床上比较少见。⑤屈曲-牵拉型损伤：屈曲轴在前纵韧带的后方，前柱部分因压缩力量而损伤，而中、后柱则因牵拉的张力力量而损伤，而中、后柱则因牵拉的张力力量损伤，中柱部分损伤表现为脊椎关节囊破裂、关节突脱位、半脱位或骨折，这种损伤还有来自 Y 轴旋转力量的参与。因此，这类损伤常是潜在性不稳定型骨折，原因是黄韧带、棘间韧带和棘上韧带都有撕裂。⑥脊柱骨折-脱位：又称移动性损伤。暴力来自 Z 轴，如车祸时暴力直接来自背部后方的撞击，或弯腰工作时，重物高空坠落直接打击背部。在强大暴力作用下，椎管的对线对位已经完全被破坏，在损伤平面，椎体沿横轴面产生移位，通常三个柱均毁于剪力，损伤平面通常通过椎间盘、同时还有旋转力量的参与。因此，脱位程度重于骨折，若关节突完全脱位，下关节突移至下一节脊椎骨上关节突的前方，互相阻挡，称关节突交锁，这类损伤极为严重，脊髓损伤难免，预后差。另外，还有一些单纯性附件骨折，如椎板骨折与横突骨折，不会加重脊椎的不稳定，称为稳定型骨折，特别是横突骨折，常是背部受到撞击后腰部肌肉猛烈收缩而产生的撕脱骨折。

临床表现 表现为伤部疼痛，活动受限，骨折椎的棘突常有压痛，在明显的压缩骨折或骨折脱位，常见伤椎和上位椎的棘突后凸和压痛，有棘突间韧带撕裂和脱位者，该棘突间隙增宽，严重者棘上韧带同平面腰背筋膜撕裂伤，可见皮下瘀斑，确切的检查诊断，依靠 X 线等影像学检查。

诊断 根据病史、查体及影像学检查，诊断上中胸椎骨折并不困难。关键是合并伤诊断及脊髓损伤程度，临床上易漏诊，其原因为：①对上中胸椎骨折脱位伴有损伤认识不足。②未进行全面查体。③因早期患者不能站立，卧位 X 线平片易漏诊血气胸。对没有神经症状的胸椎损伤，要求认真检查，并注意四肢感觉运动和反射情况以免漏诊，防止患者在搬动过程中导致脊髓损伤。对有疑问的病例，必要时可行 CT 检查。

治疗 对于胸椎骨折的治疗选择，应充分顾及骨折类型及稳定性、是否合并脊髓损伤及其程度、是否合并其他损伤及其程度。多数胸椎压缩骨折为稳定性骨折，非手术治疗一般可取得满意疗效。但对于椎体压缩程度超过 50%、成角超过 30°的压缩骨折行非手术治疗后有可能发生进行性胸椎后凸畸形及不稳定，可酌情行手术治疗。对于胸椎不稳定骨折尤其是合并有不完全性脊髓损伤者，应尽量考虑手术治疗。手术的目的在于使脊髓得到减压并重建脊柱的稳定。对胸椎骨折（包括爆裂骨折及骨折脱位）合并不完全性脊髓损伤者行早期减压、复位及内固定手术，可取得满意疗效。早期手术治疗效果优于非手术治疗及后期手术治疗。

预后 视脊髓损伤程度，如无明显神经症状，可恢复较好。一旦完全损伤脊髓，其恢复常比较困难。

(冯世庆)

xiōngzhuī xiǎoguānjié wěnluàn zōnghézhēng

胸椎小关节紊乱综合征（thoracic small joint disorder syndrome）

身体扭转不当，导致胸廓的关节、软组织损伤，出现胸肋部疼痛、闷胀以及呼吸不畅等一系列症状的临床综合征。俗称岔气。

病因及发病机制 多因扭转躯体不当，致使肋椎关节发生滑膜嵌顿或关节错位而发生病变。肋椎关节由肋骨的后端与胸椎构成，包括肋小头关节与肋横突关节。肋小头关节由肋骨小头，关节面与胸椎椎体两侧的肋凹及椎间盘构成，而且第 2~10 肋的肋骨小头均与相邻的两个胸椎的肋凹相关节。肋横突关节是由第 1~10 肋骨的肋结节关节面与相应的胸椎横突上的肋凹构成。肋小头关节和肋横突关节均为平面关节，关节囊较松弛。因此，胸椎在姿势不正（扭曲）、身体过分扭转或遭受外力冲击时，关节的活动不协调，肋小头关节与肋横突关节易发生错位（半脱位）或使松弛的关节滑膜嵌夹于关节间隙，关节滑膜有感觉神经末梢，对痛觉敏感。因此，立即发生疼痛、活动受限等不适。

临床表现 突然扭动、闪失后，一侧胸、背部发生疼痛，疼痛沿着肋间向前胸壁放射，有的疼痛牵扯颈项处，致使身体僵持在某一体位，动则疼痛加剧。咳嗽、深呼吸、大便时疼痛加剧，因此呼吸浅促，食欲减退，不能平卧。

诊断 根据临床表现，化验室检查及 X 线检查无异常发现时，即可诊断。检查可发现受累的肋椎关节处有一小片明显压痛区；牵拉患侧上肢常激发或加重疼痛。

治疗 推拿治疗效果显著，辅以理疗、药物治疗等，预后均良好。

骨伤科推拿治疗 ①拔伸法：患者坐矮凳，术者站在患者前侧，先用拇指推法进行推拿，然后用掌根推擦，以松解肌肉痉挛，减轻疼痛。接着，术者双手置患者两侧腋下，或用双手握其上臂，骤然向上提拔，使嵌顿解脱，错位得以矫正，疼痛顿时消失或明显减轻。②严式旋转法：术者一手拇指抵压在背部压痛点处，一手从患者腋下伸入，绕至其后颈项部，抓扶住患者头项部，旋转 4~5 次后，突然加大旋转角度，并用力上提，在其背部抵压痛点之拇指同时向前下方推挤，有时可听到"咔嗒"声响，疼痛立刻轻减或消失，患者活动或牵拉患侧上肢不再发生疼痛或只有轻微疼痛。③掌击法：患者取坐位，术者站在患侧，一手从前向后插于患侧腋下，用力将患侧肩部上抬，嘱患者做深呼吸，趁其不备，用另一手掌掌根自下而上叩击患处。重复 1~2 次可以取得满意疗效。

物理疗法 选用红外线、超短波、紫外线等治疗。

中药治疗 ①内治法：该病中医学认为属"伤气"范畴。气机运行失畅，进而气滞血瘀，治宜行气活血、祛瘀通络。②外治法：可选用抗炎镇痛膏、麝香镇痛膏等外贴，也可用坎离砂或具有活血化瘀、镇痛特性的中药做热熨或湿热敷。

针灸 强刺激，不留针。

(冯世庆)

xiōngzhuī hòuzòngrèndài gǔhuàzhèng

胸椎后纵韧带骨化症（thoracic ossification of posterior longitudinal ligament，TOPLL）

增厚骨化的胸椎后纵韧带压迫脊髓和神经根产生各种临床表现的一种病因未明、起病隐匿、病程漫长的进展性疾病。胸椎后纵韧带骨化较为少见。研究起步较晚，诊断主要依据患者的临床表现以及影像学检查，治疗主要是采用手术治疗。疾病的特异血清学诊断指标有待发现，各种手术方法的应用指征以及临床价值还有待明确。

病因 ①糖代谢异常：尽管TOPLL患者一些常规实验室检查如血常规、血清蛋白、血钙磷、碱性磷酸酶、C反应蛋白、血沉和类风湿因子均在正常范围内，但约1/10的患者有隐性糖尿病。曾有研究发现，肥胖与葡萄糖不耐受是TOPLL的危险因素。临床上也发现TOPLL患者多数具有颈短、体形肥胖，且葡萄糖耐量实验部分轻度异常等特征。推测可能与葡萄糖代谢异常有关，但尚无确切依据来证实。②骨代谢异常：甲状旁腺激素（PTH）直接引起骨的溶解及间接引起骨母细胞增殖、骨形成增加的作用可导致TOPLL患者骨膜下区骨小梁吸收而后纵韧带处存在异位骨化现象，提示PTH在TOPLL发病机制中有一定作用。各种生长因子，如骨形态生成蛋白（BMP-2）、转化生长因子β（TGF-β）、胰岛素样生长因子Ⅰ（SGFI），以及雌激素在TOPLL中可能有一定作用。③骨形成异常：骨的矿物质密度在中年以后随着年龄增加而呈逐步下降趋势，但TOPLL患者随着年龄的增长，其骨的矿物质密度减少不明显。对TOPLL患者脊椎骨赘研究发现，连续型和混合型TOPLL患者的骨矿物质密度比节段型高，各TOPLL患者又较对照组骨矿物质密度显著增加，同时TOPLL患者松质骨的骨矿物质密度减少，而皮质骨的骨矿物质密度保持不变。因此，调控骨矿物质代谢的因素异常可能与TOPLL发病有关。④遗传、种族、地域因素：TOPLL亚洲大陆多见，黄种人发病率高，日本常见，非洲地区、欧美国家发病率低有明显的地区性和种族性。⑤创伤及椎间盘退行性变。

分型 根据发病模式，将TOPLL分为：①早期型。病灶局限于对应椎体的后缘呈线形分布。②节段型。病灶增厚、扩展未跨越邻近椎间盘。③连续型。骨化物累及多节段。④混合型。根据骨化物的形态学表现，TOPLL可更直观地分为线型、鸟嘴型、连续波浪型和连续柱型及混合型。

诊断 包括以下几方面。

临床表现的量化 TOPLL的主要临床表现为增厚骨化的后纵韧带压迫脊髓或神经根而产生的运动、感觉和括约肌障碍。影响TOPLL临床表现的因素包括骨化灶大小、胸椎局部运动度、脊髓血液和脑脊液循环情况及椎管狭窄程度等。对临床症状体征进行量化研究可进一步明确疾病的进程，有助于早期明确诊断。对于脊髓压迫的症状体征，临床上主要利用日本矫形外科学会（Japanese orthopedic association，JOA）评分和纽里克（Nurick）分级等量化指标来评估。JOA评分在TOPLL患者脊髓压迫症状的评估中应用较为广泛，该评分系统由下肢运动功能评分、躯干及下肢感觉功能评分和括约肌功能评分4部分组成，可综合反映脊髓功能。修正的JOA-11评分更适用于TOPLL。JOA评分不仅可作为TOPLL患者脊髓功能的评价指标，还可为手术提供依据。

影像学诊断 TOPLL的影像学诊断主要依据CT和MRI，根据影像表现可分为线型、喙型、连续波浪型、连续柱型和混合型，其中喙型和连续波浪型多见，线型少见。TOPLL常合并硬膜骨化，

节段性TOPLL与硬膜骨化具有较高相关性。TOPLL的CT单、双层征均与硬膜受累有较高相关性，因此CT检查有助于判断TOPLL患者硬膜受累情况，可避免前入路手术方式对脊髓的损害，但因影像被肩胛骨干扰，CT检查上段胸椎常显像不清。MRI可更清晰显示脊髓受累情况，并有助于区分钙化灶和骨化灶，但MRI对骨质的显示不清。在TOPLL的诊断中联合应用CT和MRI，可更全面地评估病情。

其他诊断 尽管影像学检查在TOPLL的诊断中起主导作用，但CT、MRI却不能反映早期病变，且成本高，不宜作为TOPLL筛查的手段。因此，寻找简单易行的敏感指标以评估TOPLL的易感性和病变程度，不仅有利于TOPLL的筛查和预防，也可为治疗提供依据。电生理检查可作为影像检查的辅助手段，用来评估TOPLL患者的椎管狭窄程度。TOPLL患者血清比较蛋白质组学分析，不仅有助于发现疾病标志物，也可为疾病发病机制的阐明提供线索，并指导进一步的研究。

治疗 包括非手术治疗和手术治疗。

非手术治疗 静卧制动，对症治疗，或采用中医疗法。一旦出现神经压迫症状，非手术治疗多无效。

手术治疗 不同于颈椎后纵韧带骨化症，TOPLL可长期无症状，临床上容易漏诊、误诊，但一经发现常呈进行性加重，导致严重的脊髓损伤，甚至瘫痪。由于胸椎活动度较小，动态因素并不是胸椎脊髓病变中的关键。一旦出现神经压迫症状，手术治疗成为唯一的解决办法。临床上大致有三种手术思路用于治疗TO-

PLL：直接切除脊髓前方骨化物、打开后方结构间接减压或前后联合以达到解除脊髓压迫的目的。在这三种思路下催生的各种术式都能取得一定的临床疗效，但也各有利弊，对于手术方案的选择，学界并未形成统一标准。

预后 TOPLL 的诊断较其病理改变相对滞后，手术治疗尚无统一的方法，且手术风险大、术后并发症的发生率高。因此，TOPLL 的疗效较差。术前病情评估、选择合适的术式及手术时机对提高手术治疗 TOPLL 的疗效极为重要。早期诊断指标和诊断技术的研究，对各种手术的适应证及新手术方法的研究将有助于 TOPLL 的早期诊断和治疗。

（冯世庆）

yāozhuī jíbìng

腰椎疾病（disease of lumbar vertebra） 发生在腰段脊柱及周围结构，以椎间盘退行性变为主导致的椎管狭窄、椎间孔狭窄、椎间盘突出、椎体滑脱、关节不稳及腰椎周围软组织的急性及慢性损伤等的一系列疾病群，主要包括腰椎间盘突出症、腰椎管狭窄症、腰椎滑脱、腰椎侧凸、要寄劳损和椎间盘源性下腰痛等。

（杨惠林）

láosǔnxìng yāotòng

劳损性腰痛（strain lumbo-dynia） 没有特定病理（如感染、肿瘤、骨质疏松症、骨折、结构畸形、炎性疾病、神经根综合征或马尾综合征等）的腰痛。又称非特异性腰痛。临床上 85% 以上的腰痛是劳损性腰痛，如肌筋膜纤维组织炎、第三腰椎横突综合征等。

病因 腰痛是一种非常复杂的多因素疾病，病因很多。可起源于解剖结构的损伤、创伤或骨

折、腰椎退行性变、椎间盘突出或神经卡压。与腰痛风险增加有关的其他原因包括感染、自身免疫性疾病、骨科疾病或肿瘤。还与职业因素如重体力劳动以及因职业要求而重复动作；体育运动或运动相关的伤害；久坐不动的生活方式，长时间坐着或不活动以及缺乏运动；手术后或手术引起；其他医疗条件中继发；生活方式因素；躯干控制不良和姿势障碍；与吸烟、酗酒、肥胖、抑郁和压力有关的社会心理和行为相关因素，社会经济因素和衰老等。

发病机制 ①肌肉骨骼腰痛：肌肉骨骼（非神经性）腰痛的来源在大多数患者中通常是非特异性的并且难以识别。可能的机制包括退行性脊柱改变和局部脊柱结构包括脊柱、韧带、周围肌肉和软组织的损伤。搬重物和其他导致张力增加的活动均可能导致肌肉纤维或肌腱断裂。椎旁肌肉的反复运动或过度使用，尤其是那些在基线水平失调或无活动的肌肉，可能会因代谢亢进和乳酸产生而引起疼痛和痉挛。此外，骶髂关节和小关节的关节病也可能有助于形成腰痛。②神经性腰痛：在 65% 的 65 岁以下患有神经性疼痛的患者中，疼痛是由椎间盘突出压迫神经根造成的。椎间盘本身没有伤害性纤维，直到突出部分触及脊神经根袖的硬脊膜内衬或后纵韧带才会引起疼痛。在老年患者中，神经根常受到其他与年龄相关的退行性脊柱改变的影响，包括韧带肥大、骨赘形成、小关节病和神经椎间孔狭窄，尽管椎间盘突出也可能起作用。神经根压迫导致局灶性缺血，这可能影响轴突神经传导功能并出现水肿。局部炎症也可能由于对

髓核暴露的内容物的免疫原性反应而发生。这与压迫引起的结构改变相结合，可导致更严重的根性疼痛。③腰椎管狭窄：除了神经孔变窄外，脊柱退行性改变可能导致中央管狭窄和通过直接撞击、脑脊液阻塞或血管损害而造成的脊神经根压迫。局部创伤和既往手术史是导致椎管狭窄的其他因素，而先天性脊柱异常是年轻患者的主要病因。腰椎管狭窄是一种缓慢进展的退行性疾病，是老年患者脊柱手术的最常见原因。

临床表现 ①慢性腰背痛为发病时间持续超过 12 周，临床表现多样，以背部的下部区域（腰椎和骶髂区域）疼痛和活动障碍为主要表现。疼痛也可以放射至下肢，或者引起全身疼痛。患者也可能出现运动和协调障碍。患者可能难以保持中立位置，难以保持站立、坐姿或卧位，特别是发生下肢放射痛的情况下。疼痛症状多于卧床休息后减轻或消失，搬重物、弯腰、久坐、久站后加重。当疼痛全身化时，患者的感官体验也会发生变化，可出现恐惧、逃避、疼痛放大和抑郁的表现。最终，慢性腰背痛将影响患者身心健康、社会接触和工作环境。体格检查常可发现疼痛部位存在肌张力增高或明显局限性压痛点。②急性腰背痛为发病时间不超过 6 周，亚急性腰背痛病程为 6~12 周。急性非特异性腰背痛临床表现多样，发病较急，多伴有机械性外力损害，如搬提重物、扭转腰部等；疼痛程度多较为剧烈，可伴局限性或弥漫性压痛；腰椎活动多可引发腰背痛，伴或不伴有下肢放射性疼痛；多数患者有腰部僵硬感、活动受限或协调能力下降。

诊断 非特异性 是没有已知的病理解剖学原因。对于诊断，大部分指南推荐诊断性分类（即非特异性腰痛、神经根病、坐骨神经痛和特异性腰痛）以排除那些因腰椎以外的引起疼痛的病例（如主动脉瘤），影响腰椎的特殊疾病（如硬膜外脓肿、压缩性骨折、脊柱关节病、恶性肿瘤、马尾综合征），或根性疼痛，神经根病或椎管狭窄。病史采集和体格检查以识别红色警示，神经系统检查以识别根性疼痛或神经根病，不建议常规影像学检查除非怀疑有严重的病理疾病，并评估可导致腰背痛恶化或慢性化的心理社会因素即黄色警示，以判断临床转归。红色警示指由于肿瘤、感染或创伤导致严重脊柱病变的症状体征。如果存在任何红色警示，则应根据所怀疑的特定诊断及其紧急程度进行进一步的影像学或实验室检查和/或转诊给专科医师。黄色警示又包含橙色、绿色和黑色警示等，是指导致疼痛慢性化、长期功能障碍和工作能力丧失的心理、社会和环境危险因素（表1）。①病

表1 腰痛原因及警示因素

椎体外引起腰痛的原因	红色警示	黄色警示
腹部和内脏过程，如胆囊炎、胰腺炎 血管变化，如主动脉瘤 妇科病因，如子宫内膜异位症 泌尿系统原因，如尿石病、肾肿瘤、肾周脓肿 神经疾病，如周围神经病 精神和心身疾病	骨折/骨质疏松症 　严重的创伤，如由于车祸，从高处跌落，运动意外 　最小的创伤（如咳嗽、打喷嚏或举重）发生在老年患者或骨质疏松症患者 　全身性类固醇治疗 感染 　全身症状，如近期发热/发冷、厌食、易疲劳 　最近的细菌感染 　静脉注射药物滥用 　免疫抑制 　潜在的衰竭性疾病 　最近的脊柱浸润疗法 　剧烈的夜间痛 神经根病/神经病 　在年轻患者中，椎间盘突出是神经根受压最常见的原因 　疼痛向下放射至一条腿或两条腿的皮肤分布区，可能与感觉障如疼痛区域麻木或刺痛，和/或无力的感觉障碍与关 　马尾综合征：膀胱和肠道突发功能障碍，如尿潴留、尿频、尿失禁 　肛周/会阴感觉缺陷 　一侧或双侧下肢的明显或进行性的神经功能缺损（无力、感觉缺失） 　疼痛的改善同时伴随着无力的加重，直至完全丧失节段性肌肉功能（"神经根死亡"） 肿瘤/转移 　老年患者 　恶性肿瘤史 　全身症状：体重减轻、厌食、易疲劳 　仰卧时疼痛加剧 　剧烈夜间痛 中轴性脊柱关节炎 　45岁以下患者的腰痛持续时间超过12周 　隐匿的疼痛发作 　晨僵（≥30分钟） 　通过运动而不是休息来改善腰痛 　因疼痛在夜间或清晨醒来 　交替出现臀部疼痛 　进行性脊柱僵硬 　伴随外周关节炎、附着点炎、葡萄膜炎 　伴随银屑病或炎症性肠病	黄色警示 信念，评估和判断 　对疼痛无益的信念：损伤征象无法控制或可能恶化 　对治疗效果不佳的预期，延迟重返工作岗位 情绪反应 　不符合精神障碍诊断标准的痛苦 　担心、恐惧、焦虑 疼痛行为（包括疼痛应对策略） 　由于疼痛预期和可能的再次损伤而避免活动 　过度依赖被动治疗（热敷、冷敷、镇痛） 橙色警示 精神症状 　临床抑郁症 　人格障碍 黑色警示 系统或背景障碍 　立法限制选择重返工作岗位 　与保险人员就伤害索赔发生冲突 　过度关切的家庭和医疗保健提供者 　工作繁重，几乎没有机会改进工作职责 蓝色警示 关于工作与健康之间关系的观念 　相信工作太繁重并且可能会造成进一步的损伤 　相信工作场所主管和同事不支持

史采集：病史应包括疼痛部位、严重程度、发病时间、加重/缓解因素和疼痛放射情况、既往史、治疗史等。使用体重指数、身体活动和职业危害来评估腰痛的风险。此外，患有社会心理障碍或残疾的患者更容易患上慢性腰痛，并且更容易因症状而致残。临床病史采集应特别关注是否存在与严重脊柱疾病密切相关的红色警示。②体格检查：应包括评估下肢的肌力、感觉和反射。视诊、触诊和活动度检查有助于识别腰骶部肌肉组织的压痛点、限制和痉挛。直腿抬高试验对于腰椎间盘突出引起的神经根性疼痛的诊断很有帮助。③影像学检查：包括 X 线平片、CT、MRI、单光子发射计算机断层成像术（SPECT）和骨密度检查（BMD）。对于大多数没有红色警示的非特异性腰痛患者，不推荐影像学检查。关于腰痛的美国放射学会适宜性标准建议只有在药物和物理疗法 6 周后没有改善的情况下或者高度怀疑马尾综合征、恶性肿瘤、骨折或感染时行影像学检查。④预后因素：可以预测非特异性腰背痛患者疼痛慢性化、致残、工作能力丧失及复发风险的相关因素，包括个人因素、心理因素和社会因素。

鉴别诊断 ①腰椎间盘突出症：有典型的腰腿痛伴下肢放射痛、腰部活动受限、脊柱侧凸，直腿抬高试验阳性、腱反射异常和皮肤感觉障碍等神经根受压表现。可做腰椎 CT 或 MRI 检查确诊。②骨质疏松症及继发的椎体压缩性骨折：多发生绝经后妇女和老年人，X 线平片可见骨皮质变薄，椎体楔形变及压缩性骨折，双能 X 线吸收法（DXA）示骨密度降低。③骨肿瘤及转移癌：X

线及 CT 可发现骨质病变。④强直性脊柱炎：X 线平片可发现小关节模糊、椎旁韧带钙化，晚期腰椎呈竹节样改变。实验室检查见红细胞沉降率、C 反应蛋白增高，HLA-B$_{27}$ 阳性等。⑤神经官能症。⑥其他：腹盆腔内脏器及泌尿系统肿瘤等疾患。

治疗 主要包括无创治疗和有创治疗，以无创治疗为主。在疾病的过程中，医师应该不断地为患者解释病情和治疗，并应鼓励追求健康的生活方式，包括定期的体育锻炼。

无创治疗 ①药物治疗。a. 急性和亚急性腰痛：建议非甾体类抗炎药（NSAID）、骨骼肌松弛剂。根据最新指南，证据不足以确定对乙酰氨基酚、全身性皮质激素、抗抑郁药物、苯二氮䓬类药物、抗癫痫药物或阿片类药物对急性和亚急性腰痛的有效性。b. 慢性腰痛：建议 NSAID、阿片类药物、苯二氮䓬类药物、抗抑郁药（度洛西汀）。根据最新指南，证据不足以确定骨骼肌松弛剂、乙酰氨基酚、全身性皮质激素和抗癫痫药物对慢性腰痛的有效性。②非药物治疗。a. 急性和亚急性腰痛：建议针灸、按摩、脊柱推拿、浅表热疗、低水平激光治疗。根据最新指南，运动疗法、腰部支撑、经皮神经电刺激（TENS）、肌肉电刺激、干扰法、短波电热疗法、牵引、浅表冷疗、运动控制训练（MCE）、普拉提、太极拳、瑜伽、心理疗法、多学科康复、超声波治疗和贴扎治疗等的有效性临床证据不足。b. 慢性腰痛：建议运动疗法、运动控制锻炼、普拉提、太极拳、瑜伽、心理疗法、多学科康复、针灸、低水平激光治疗，而按摩、脊柱推拿、超声波治疗、经皮神

经电刺激、贴扎治疗、肌肉电刺激、干扰疗法、短波电热疗法、牵引和浅表冷热疗法临床有效性证据不足。

有创治疗 介入治疗和手术的作用有限，临床指南中的建议也各不相同。最近的指南不推荐脊髓硬膜外注射或小关节注射治疗腰痛，但建议考虑硬膜外注射局部麻醉剂和类固醇治疗严重的根性疼痛。硬膜外注射虽能减少短期（<4 周）疼痛，但似乎不能提供长期获益和降低手术的远期风险，并且与罕见但严重的不良事件（包括视力丧失、中风、瘫痪和死亡）有关。英国国家卫生与临床优化研究所（NICE）指南建议考虑对非手术治疗无效的慢性腰痛行神经射频消融术；建议不要进行椎间盘置换，仅建议在随机对照试验中进行脊柱融合术。当根性疼痛非手术治疗无效时，并且临床和影像学检查结果表明症状与椎间盘突出或椎管狭窄有关时，可考虑行脊柱减压手术。

并发症 与腰痛会引发以下并发症：活动受限，致残，工作能力丧失，体重增加，骨量丢失，腰背部的肌肉力量和柔韧性的丧失，脊柱稳定性和平衡性降低，引起较为严重的腰椎间盘突出症或腰椎管狭窄症，永久性的神经损伤，以及心理并发症（抑郁和失眠）等。

预防与评估 腰痛治疗的大量试验相比，有关腰痛预防，特别是一级预防的证据不足。大多数广泛推广的预防腰痛的干预措施，如工作场所教育、人体工程学家具、床垫、腰围、提升装置等，都是基于限制暴露于风险因素，研究证实了这些干预措施似乎没有坚实的证据基础。中等质量的证据表明，单独锻炼或与教

育相结合，对于预防是有效的，将第 2 年腰痛发作的风险降低了 45%，而单独锻炼将风险降低了 35%。尽管如此，还是建议日常生活和工作中采取以下措施来减少腰痛的发生与复发。①保持适当的营养和饮食，以减少和防止体重过度增加，过重会增加对下腰椎结构的压力。每天摄入足够的钙、磷和维生素 D，有助于促进新的骨骼生长。②定期锻炼，包括伸展运动，保持关节灵活，肌肉保持良好状态。锻炼项目不仅侧重于背部特定的锻炼，还包括上肢和下肢的练习以及提高有氧运动、力量、灵活性和技能或协调的锻炼。③阅读腰痛知识，提高重视程度，若发生急性软组织性腰痛，及时治疗，防止转变为慢性腰痛。④实践安全措施，以帮助防止跌倒，穿舒适的低跟鞋。⑤采取良好的姿势：坐、立、站、睡、举起重物时使用良好的身体力学。站立或坐着时不要懒散。站立时，保持双足平衡。在家或工作时，确保工作台面处于舒适的高度。坐在椅子上，腰部有良好的支撑。保持肩膀向后。经常切换坐姿，周期性地在办公室走动或轻轻拉伸肌肉以缓解紧张。在长时间坐着时，抬高双脚。睡觉时选择硬板床，像胎儿一样提起双膝侧睡，可以帮助舒展脊柱关节并通过减少脊柱弯曲来缓解压力。不要试图抬起太重的物体。从膝盖抬起，收紧腹肌，并保持头部向下并与背部直线对齐。抬起时，请将物体靠近身体，提升时不要扭曲。⑥戒烟。吸烟会减少脊柱的血液供应，可能导致椎间盘退行性变。此外吸烟是关节硬化（动脉硬化）的危险因素，还会增加骨质疏松症的风险并阻碍愈合。吸烟引起的咳嗽也可能引起腰痛。

预后　约 90% 的急性非特异性腰痛患者在 4～6 周内症状改善，且效果显著，虽然许多患者会继续感到一些疼痛。约 25% 的腰痛患者在 1 年时完全康复。50%～59% 经历一定程度的复发性腰痛，20%～35% 在急性腰痛后 6～22 个月内出现功能性腰痛。对于慢性腰痛，经过系统治疗，疾病可以得到很好的控制。如果治疗不及时或治疗不当，可能会导致疾病复杂，病程迁延不愈。

（杨惠林　刘　韬）

jījīnmó xiānwéi zǔzhīyán

肌筋膜纤维组织炎（myofasciitis）

肌肉痉挛起源的非炎性疾病。又称肌筋膜疼痛综合征。与疼痛和肌肉僵硬相关，其特征是骨骼肌纤维中存在过度刺激的可触及结节。这些触发点是其主要特征。好发于颈背部肌肉。当机体受到风寒侵袭、疲劳、外伤等外界不良因素刺激时，肌肉常处于紧张状态而没有适当休息引起局部缺血，可诱发肌肉筋膜炎的急性发作，出现持续或者间断的慢性肌肉疼痛、酸软无力等症状。在急性期没有得到彻底的治疗可转入慢性。

病因　①气候因素：该病与气候因素关系密切。风寒侵袭，环境潮湿，易造成局部血液循环障碍，出现疼痛不适等症状。②体质因素：免疫功能下降，腰骶椎先天变异（畸形），脊柱退行性疾病（骨质增生）可诱发该病。③职业因素：长期伏案工作的职业易使项背部肌肉疲劳，如果没有及时适当的处理会导致肌肉痉挛、僵硬，形成无菌性炎症。

发病机制　触发点是引起临床症状的主要原因。创伤事件、肌肉超负荷、心理压力和系统病

理学可能导致一个或多个可触及的带的发展，其中可能出现潜伏的触发点。这种潜伏的触发点，如果受到机械应力或其他有害因素将活跃化。活跃的触发点可以自发恢复，回归到潜伏期，或作为一个孤立的临床实体而不会发展。在持续存在和加重的因素作用下，随着触发点数量的增加和肌筋膜慢性综合征的发展，病程恶化开始。

临床表现　可表现为急性和慢性肌肉疼痛。在这两种情况下，肌肉疼痛就像其他躯体和内脏疼痛，钝痛和定位不准确，同时可能伴有感觉异常或感觉迟钝。轻度活动后疼痛可减轻，劳累后疼痛加重。在疼痛的原因已经消退后很长时间内症状可能持续存在。查体时患部可有明显的局限性压痛点，深压痛点可引起患者做出自发的呼喊或运动等反应，有时可触及筋膜内结节状物。

诊断　进行彻底的体格检查应该进行细致的神经和肌肉骨骼检查。在检查时，可以通过触摸坚硬的过敏性结节来定位触发点，该结节在施加局部压力时引起放射性疼痛，疼痛还可以与感觉障碍相关，如感觉异常，感觉迟钝和局部极度皮肤压痛。此外，可以用肌电图、超声、MRI 来确认结果。

鉴别诊断　①急性扭伤：多有明显的外伤史，伤后立刻出现疼痛，活动受限，有明显压痛点，体位不能自如转换，X 线平片无异常。②腰椎间盘突出症：常伴肢体放射性疼痛，症状时轻时重，活动受限，喷嚏、负重、弯腰则可加重症状，休息后疼痛缓解。棘突间或棘旁有明显压痛，直腿抬高试验阳性，并有相应的神经根支配区域感觉及运动障碍。

MRI 可见椎间盘信号改变。③腰椎管狭窄症：腰痛反复发作，下肢麻木行走无力、间歇性跛行，X 线平片或腰椎 CT 可见椎间隙变窄，椎管内径变窄。④第三腰椎横突综合征：多有扭伤或劳损史。第三腰椎横突处明显压痛并向下腰及臀部放射，第三腰椎横突附近可触及条索状或结节状物。⑤肿瘤转移疼痛：高龄，近期体重减轻明显，尤其是存在夜间疼痛，要相关检查排除肿瘤。

治疗 治疗需要触发点的失活，正常肌肉长度的恢复，以及消除或纠正首先产生或延续触发点的因素。①药物治疗：非甾体类抗炎药（NSAID）、肌肉松弛剂、苯二氮䓬、抗抑郁药、利多卡因贴片、肉毒杆菌。②非药物治疗：理疗、"拉伸和喷雾"技术、按摩、超声波、热疗、电刺激触发点注射等。

预防 ①防止潮湿，寒冷受凉。②体育运动或剧烈活动时，做好充足的准备活动。③保持良好的坐姿、站姿，纠正不良的工作姿势，如弯腰过久，或伏案过低等。④防止过劳，工作或劳动中注意有劳有逸。⑤注意减肥，控制体重，减少身体负荷。

(杨惠林 刘韬)

dìsānyāozhuī héngtū zōnghézhēng

第三腰椎横突综合征（transverse process syndrome of the third lumbar vertebra） 第三腰椎横突及周围软组织的急、慢性损伤，以腰臀腿部疼痛为主要症状的临床综合征。又称第三腰椎横突滑囊炎或第三腰椎横突周围炎。是骨科临床常见疾病。临床多见于青壮年，尤其从事长期体力劳动、久站、久坐等工作，疾病发生率较高。

病因及发病机制 第三腰椎是腰椎生理前凸的顶点，是腰椎屈伸、侧屈及旋转的枢纽中心，也是维持腰部正常活动的重要部位。第三腰椎横突最长，腰背筋膜附着于横突末端的范围最大，第三腰椎横突末端所承受的拉应力最大，长期小的外力反复作用，使同侧或对侧横突尖处的软组织撕裂出现渗出、出血、水肿，引起横突周围软组织粘连，肌筋膜增厚、肌肉挛缩，而导致的其中穿行神经血管受到炎性刺激和机械性挤压而产生的疼痛刺激症状。此外，也有学者认为其发病机制与同根神经反射现象相关，由于脊神经后外侧支受到横突周围组织病理改变的影响，则反射性引起同根脊神经的其他分支的刺激征。

临床表现 主诉多为腰部慢性疼痛、酸胀乏力。难以长时间维持姿势，劳动后腰部症状明显加重。查体见急性腰痛时，腰部活动明显受限，两侧腰肌保护性痉挛。第三腰椎横突顶端有局限性压痛，可触及 1～2cm 的较硬纤维性结节。下肢肌力、感觉、反射及直腿抬高试验均属正常。

诊断 有腰部长期劳损或者长时间姿势不良病史，腰痛及腰椎活动受限，第三腰椎横突顶端局部有固定压痛点，可触到硬结或条索状肌挛缩，X 线平片示第三腰椎横突肥大、畸形、双侧不对称。局部普鲁卡因注射可使症状缓解或减轻。

鉴别诊断 需与腰椎间盘突出症、腰椎管狭窄、梨状肌综合征、髂腰三角综合征、臀中肌综合征及骶髂关节半脱位等骨科常见疾病以及腹盆腔脏器疾病等相鉴别。必要时通过普通 X 线、CT、MRI 排除和确诊。

治疗 ①中医治疗：主要以手法、针灸、小针刀、外用膏药单用或联合使用并配合腰背肌功能锻炼。②西医治疗：主要以局部封闭治疗、物理治疗为主。包括电刺激、冷冻、热敷、按摩或超声波治疗，卧床休息的同时可使用非甾体类抗炎药，肌肉松弛剂来缓解疼痛，对韧带肌肉进行药物注射配合功能锻炼。必要时可通过手术治疗，行腰背筋膜松解加横突部软组织剥离术，若横突过长，可行横突切除术，松解受压的股外侧皮神经，如有严重臀部症状，可以切断腰神经后外侧支。

预防 第三腰椎横突综合征严重影响患者日常的生活和工作。因此，做好该病的预防非常重要。注重腰背肌功能锻炼，腰部急性损伤时规范诊治，纠正不良姿势，可佩戴腰围保护，选择较硬的板床休息，日常生活中要注意保暖、防止受凉、受潮，避免劳累久坐以及长期的弯腰体力活动，有助于预防疾病发生及控制疾病复发。

预后 该病通过重视治疗多可使症状消失、功能恢复。

(杨惠林 刘韬)

jǐzhù guānjié tūjiān guānjié huámóyán

脊柱关节突间关节滑膜炎（arthrosynovitis of articular process of vertebra） 脊柱关节突间关节炎症引起的以腰痛为主要症状的临床综合征。常见于腰痛，属于软组织性腰痛的一种，临床表现为严重的腰痛、下腰痛、腰臀痛，可有急性发作。因缺乏特征性的临床表现及放射学表现而常与早期的侧方椎间盘突出及其他的软组织腰痛相混淆。腰椎关节突间关节滑膜炎引起的疼痛占慢性腰痛病例的 30%，由于该病变部位深且体征不明确，对此认识不够。

病因及发病机制 腰椎关节突关节是由上椎体的下关节突和下椎体的上关节突形成。它们由背支的内侧分支提供。这些关节具有大量游离和包裹的神经末梢，称为伤害感受器，其激活伤害性传入神经并且还被交感神经传出纤维调节。其中伤害感受起源于小关节的滑膜、透明软骨、骨或纤维囊。在急性创伤或慢性刺激下，发生无菌性滑膜炎及关节囊炎，增强伤害感受器引起神经冲动，发生疼痛。

临床表现 慢性钝性腰痛，可放射至大腿或者腹股沟区，但大多数不会超过膝关节，背部疼痛常偏离中心，疼痛强度比腿部疼痛更严重。疼痛随着过度伸展、旋转、侧向弯曲和上坡行走而增加。从床上醒来或长时间坐着后试图站立时会加剧。患者经常抱怨背部僵硬，早晨更明显。发病的小关节部位有深在性压痛，无神经根损害的症状和体征，直腿抬高试验（±），但加强试验（-）。

诊断与鉴别诊断 此病根据临床症状及相应的体征、辅助检查（尤以腰椎MRI最为重要）结合脊神经背内侧支封闭术（MBB）可做出诊断。脊柱关节突间关节滑膜炎没有特征性的影像学表现。通过MRI，可以发现早期关节突间关节腔积液、关节突关节软骨及滑膜囊退行性变，此外也可发现关节病、骨赘和黄韧带肥大的非特异性体征。X线检查，特别是动力位片，可以显示脊柱不稳定性以及这些关节的明显过载。对于腰椎关节突关节源性腰痛被循证医学证实的有效诊断方法是脊神经背内侧支封闭术。具体方法是用两种不同半衰期的局麻药先后间隔1周，行两次局部封闭注射。第一次是初筛，用短效局麻药（如利多卡因）在脊神经背内侧支附近进行浸润麻醉，局部麻醉药的持续时间与患者疼痛缓解时间一致。第二次为诊断性封闭，1周后用长效局部麻醉药（如布比卡因）行浸润麻醉，然后用视觉模拟评分法（VAS）进行疼痛评估，腰痛症状缓解达到80%以上即可判定为阳性。但此病应与脊柱椎间盘突出相鉴别，椎间盘突出在脊柱MRI上可明确诊断。除此之外，此病还需与脊柱肿瘤、脊柱结核、强直性脊柱炎相鉴别。

治疗 对关节突关节源性腰痛的治疗主要包括非手术治疗、介入治疗和手术治疗。早期多采用非手术治疗，包括物理治疗、药物治疗、手法治疗、体外冲击波治疗。介入治疗主要包括局部注射封闭治疗、射频消融法、低温冷冻去神经术和椎间孔镜下脊神经后内侧支切断术。当小关节囊滑膜炎晚期滑膜组织增生、肥厚，伸入小关节腔的滑膜组织不断受到嵌顿和挤压，若频繁的发作，影响生活和工作时，可手术切除。此外，若非手术治疗、介入治疗无效，尤其是关节退行性变严重等引起明显的神经症状，或者合并其他严重腰椎退行性疾病的情况下，考虑采用腰椎融合术及非融合术和小关节置换术等手术治疗。

预防 经常正确进行腰背肌功能锻炼，避免背部受伤，保持健康的体重等方式可以起到一定的预防作用。

预后 疾病早期经过非手术及介入治疗可能有助于症状，但不会改变脊柱的潜在退行性变。定期拉伸、强化和心血管锻炼可以通过改善背部的整体强度和状况以及降低身体的炎症来减缓退化过程并减少对小关节的压力。疾病晚期，可能出现脊柱不稳、椎间盘突出、脊柱滑脱等疾病，需手术治疗。

（杨惠林 刘辂）

dǐ-qià láosǔn

骶髂劳损（sacroiliac strain）
骶髂关节及其附属结构的损伤导致的慢性非特异性炎症和退行性变。是腰痛的常见原因之一。骶髂关节疼痛占腰痛的15%~30%。常有急性发作，也有部分转变成慢性，病程迁延数周或数月。

病因及发病机制 骶髂关节的损伤机制是轴向加载和旋转的结合。免疫组织学研究表明，伤害感受器存在于整个关节囊、韧带和较少程度的软骨下骨中，这表明任何周围结构的损伤都可能是疼痛的来源。在关节内病因中，关节炎和脊柱关节病是两种最常见的原因。对于关节外病因，韧带和肌肉损伤和附着物可能是最常见的来源。许多因素可能使患者易患骶髂关节疼痛。这些包括真实和明显的腿长差异，移行解剖，步态和生物力学异常，持续性劳损/低程度创伤（如慢跑），脊柱侧凸，妊娠和脊柱手术。骶髂关节疼痛的最常见前因依次为是机动车碰撞、跌倒、重复性压力和妊娠。

临床表现 患者通常表示下腰部、臀部疼痛，呈局限性、持续性钝痛，活动及受寒冷时疼痛加重，有时会向大腿和/或腹股沟区放射。腰部活动明显受限，患者躯干微向患侧侧屈，患侧下肢不敢负重，可有跛行。患侧怕负重而致步履蹒跚，行动缓慢。患侧髋关节外展和外旋受限。疼痛激发试验阳性，如骨盆分离试验。

诊断 该病症状体征缺乏特异性，诊断依据患者病史，观察患者的行走，坐位，过渡到站立位，疼痛激发试验阳性。最确定诊断方法是关节腔封闭，若75%以上的症状缓解，则诊断明确。此外，影像学评估应该在疾病早期进行，有助于鉴别一些其他疾病，如骨折、肿瘤与感染。

鉴别诊断 需与腰椎间盘突出症、强直性脊柱炎相鉴别。①腰椎间盘突出症也可表现为腰骶部疼痛，并出现臀部及大腿后方放射痛。其鉴别要点是：腰椎间盘突出症多有坐骨神经痛症状；下肢感觉、肌力、反射可改变；直腿抬高试验和加强试验多为阳性；MRI可见腰椎间盘突出。②强直性脊柱炎也可表现为骶髂关节疼痛、压痛。其鉴别要点为强直性脊柱炎多伴有HLA-B27阳性，发作期血沉、C反应蛋白常增高；夜间痛或晨僵明显，活动后缓解；早期即有骶髂关节炎X线表现，椎体呈现方形椎。

治疗 治疗的原则是消除疼痛源，纠正脊柱骨盆和髋关节生物力学，恢复患者功能。治疗方案有非手术治疗、介入治疗以及手术治疗。①非手术治疗：急性期，可以采用卧床休息，药物治疗，以及冷疗或热疗处理。②手术治疗在慢性期，疼痛症状趋于平缓，可以采用手法治疗，骨盆稳定性训练和肌肉平衡性训练。③介入治疗：射频消融可提供潜在益处，此外骶髂关节封闭可作为诊断和治疗等方法。此外，非手术治疗还包含如增生疗法、神经调节治疗等。对于骶髂关节封闭疼痛75%缓解者，非手术治疗失败以及持续或复发性骶髂关节疼痛的患者，可行手术治疗，主要以骶髂关节融合手术为主，如经皮或开放骶髂关节固定术。

并发症 骶髂劳损可致使骶髂关节生物力学失衡，使承重区关节软骨承受压力增加导致关节软骨磨损引起继发性骶髂关节炎。

预防 进行体力劳动或既往有急性劳损史者可佩戴护腰、减少弯腰和旋转活动。

预后 骶髂劳损通过重视治疗多可使症状消失、功能恢复。如果忽视治疗、缺少休息、继续加重骶髂韧带和肌肉损伤的体力活动，可能会导致症状加重、疼痛反复发作，并引起继发性骶髂关节炎等永久性疾病。

(杨惠林 刘铟)

yāozhuījiānpán tūchūzhèng

腰椎间盘突出症 （lumbar disc herniation，LDH）

腰椎间盘的纤维环破裂、髓核组织突出，刺激或压迫硬膜囊和神经根，引起腰腿痛和神经功能障碍等症状的疾病（图1）。是导致腰腿痛的最常见原因之一；有马尾神经损害者，可出现马鞍区感觉异常和大小便功能障碍；严重者可致截瘫。临床多见于青壮年，其中80%以上多见于20～40岁，约占70%，20岁以内约占6%。老年人发病率最低，且多伴有椎管狭窄或神经根管狭窄。发病男性多于女性，男女比例为（4～6）：1，推测与劳动强度大相关。患者多有弯腰劳动或长期坐位工作史。首次发病常出现在弯腰持重物或突然作扭腰动作过程中。腰椎间盘突出症常发生于 $L_4 \sim L_5$、$L_5 \sim S_1$ 间隙，约占90%，常为单间隙发病，多个椎间隙同时发病者仅占5%～22%。

病因及发病机制 ①椎间盘退行性变：是基本原因。造成腰椎间盘突出症的病因复杂，包括生物力学异常、外伤、自身免疫改变、遗传因素等。在诸多病因中，椎间盘退行性变是腰椎间盘

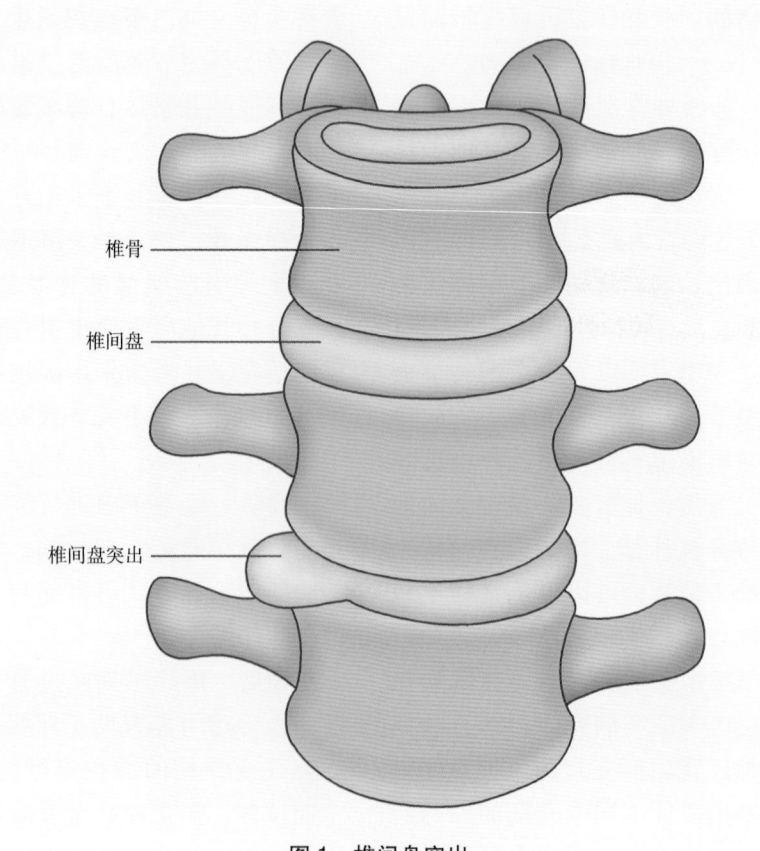

椎骨

椎间盘

椎间盘突出

图1 椎间盘突出

突出的基本因素。随着年龄的增长，纤维环和髓核含水量逐渐减少，髓核张力下降，椎间盘变薄，髓核失去弹性，椎间盘结构松弛，软骨板囊性变，纤维环出现裂隙。在退行性变基础上腰部的急、慢性损伤，特别是积累性劳损和弯腰负重造成纤维环破裂，髓核突出，引起一系列神经症状。此外，多种化学与免疫因素，包括多种化学性炎症介质、免疫性炎症介质及细胞因子及神经源性炎症介质在该过程中发挥了重要作用。②损伤：积累性伤力是椎间盘变性的主要原因，也是椎间盘突出症的诱因。积累伤力中，反复弯腰、扭转动作最容易引起椎间盘损伤，故该病与某些职业、工种有密切的关系。急性损伤如高处坠落或重物砸伤背部常引起脊柱骨折或压碎椎间盘，少见单纯纤维环破裂、髓核突出者，急性损伤只能作为一个诱因出现。③妊娠：妊娠期间整个韧带系统处于松弛状态，而腰骶部所承受的压力又比平时要大，易诱发腰椎间盘突出。④遗传因素：有色人种该病的发病率较低；有家族史的青少年更容易发病。⑤发育异常：腰椎骶化，骶椎腰化等腰骶部先天发育异常，容易导致腰骶部承受压力过大，从而诱发腰椎间盘突出症。

上腰段的腰椎间盘突出较少见，其发生多存在以下因素：①腰椎滑脱症。②病变间隙异常，如终板缺如。③有脊柱骨折或脊柱融合术病史。

关于腰椎间盘突出引起腰腿痛的发病机制尚有争议，比较统一的理论有：①物理压迫：突出的髓核对神经根的急性压迫造成腰腿痛的症状，压迫的程度直接影响症状的轻重。②炎性刺激：突出的髓核及纤维环作为异物，引起神经根及周围组织的炎症反应，炎性刺激导致神经症状。由于前者常不能解释临床上突出严重症状却很轻的现象，后者更有说服力。

病理及分型 腰椎间盘突出症的分型方法很多，各有其根据及侧重点，从病理变化及 CT、MRI 表现，结合治疗方法可做如下分型。①膨隆型：纤维环部分破裂，表层完整，髓核因压力向椎管局限性隆起、但表面光滑。这种类型大多经过非手术治疗即可痊愈。②突出型：纤维环完全破裂，髓核突出至椎管，仅有后纵韧带或纤维膜覆盖，常需手术治疗。③脱出型：纤维环完全破裂，髓核已突出至椎管，后纵韧带已破坏，突出表面凹凸不平，多呈现菜花状，其根部仍在椎间隙中，需手术治疗。④脱垂游离型：破裂突出的椎间盘组织或碎块拖入椎管或完全游离，不但引起神经症状，还压迫马尾神经，导致大小便功能障碍，最严重的一型，非手术治疗常无效。⑤许莫（Schmorl）结节及经骨突出型：前者是指髓核经上、下软骨终板的发育性或后天性裂隙突入椎体松质骨内；后者是髓核沿椎体软骨终板和椎体之间的血管通道向前纵韧带方向突出，形成椎体前缘游离骨块。这两型临床上仅出现腰痛而无神经症状，故无须手术治疗。

临床表现 包括症状和体征。

症状 ①腰痛，大多数患者最先出现的症状，发生率为 91%，有时亦可影响到臀部。②坐骨神经痛，绝大多数患者腰椎间盘突出症发生在 $L_4 \sim L_5$ 或 $L_5 \sim S_1$ 椎间隙，常累及坐骨神经，表现为下腰部向臀部、大腿后方、小腿外侧直到足部的放射性疼痛。早期表现为痛觉过敏，晚期可出现麻木感，多为单侧，少数患者可出现双侧坐骨神经痛。在高位椎间盘突出时（$L_3 \sim L_4$）可出现大腿前内侧或腹股沟区疼痛。③马尾神经受压，较严重的症状，常由于脱出的椎间盘组织压迫马尾神经，出现大小便障碍，鞍区感觉异常。

体征 ①腰部活动受限，几乎所有患者都有不同程度的腰部活动受限，以腰部前屈活动受限最为明显。②压痛，大多数患者在病变节段的棘突间有压痛，旁侧约 1cm 处压之有沿坐骨神经的放射痛。③腰椎侧凸，减轻疼痛的一种姿势性代偿畸形，髓核突出在神经根外侧时，上身向患侧弯曲，腰椎凸向健侧，可缓解疼痛；髓核突出在神经根内侧时，上身向健侧弯曲，腰椎凸向患侧。④直腿抬高试验［拉塞格（Lasegue）征］及加强试验［布拉加德（Bragard）征］：腰椎间盘突出症累及神经根并致神经根炎时，可表现为直腿抬高试验和加强试验阳性。有时因突出髓核较大，抬高健侧下肢也可因牵拉硬脊膜而累及患侧诱发患侧坐骨神经放射痛。⑤根据受压迫的神经根，产生皮肤感觉异常、肌力下降或萎缩、反射异常等神经系统表现（表1）。

（杨惠林 孟 斌）

jíwàicèxíng yāozhuījiānpán tūchūzhèng
极外侧型腰椎间盘突出症

（extreme lateral lumbar disc herniation） 腰椎间盘突出物位于椎间管（孔）内外，压迫了同节段神经根，产生相应表型的疾病。1974 年由阿卜杜拉（Abdullah）正式提出并命名，好发于 40~60 岁，男多于女，约占腰椎间盘突出症中的 10%。以 $L_4 \sim L_5$ 突出最为常见，其次 $L_5 \sim S_1$、$L_3 \sim L_4$。

表 1　神经根受压表现

受累神经	感觉	运动	反射
L_2	大腿前中部	屈髋关节（髂腰肌）	
L_3	大腿内侧偏下	伸膝关节（股四头肌）	膝反射
L_4	内踝	伸踝关节（胫骨前肌）	
L_5	足背	伸踝关节（踇长伸肌）	
S_1	足跟外侧	屈踝关节（小腿三头肌）	踝反射

病因及发病机制　接近 90% 的腰椎间盘突出部位在椎间盘的后外方，基于神经根的发出点和行径与椎间盘的比邻关系，$L_3 \sim L_4$ 及以上的腰椎间盘突出，都是通过硬脊膜压迫将要发出的下一条神经根及马尾神经的。$L_4 \sim L_5$ 椎间盘突出的后外侧型压迫 L_5 神经根，$L_5 \sim S_1$ 椎间盘突出，则损及 S_1 神经根。如为偏中央或中央型，则可影响再下一条或更多的马尾神经，因而常见神经功能障碍，极外侧型腰椎间盘突出属于特殊类型的腰椎间盘突出症，其特征表现为本间隙神经根受压表现，一般不累及骶神经根。

临床表现　腰痛及下肢放射痛是该病最为常见的临床表现，但与普通的腰椎间盘突出症有所区别。以下肢放射痛为主要症状，常自发于休息时，夜间常加重。腰痛、椎旁肌痉挛、压痛表现均不如后侧型腰椎间盘突出严重，直腿抬高试验常呈阴性（部分患者可有强阳性表现），多数患者在直立，行走及后伸时可诱发腰痛及下肢放射痛，尤其脊柱向患侧弯曲时可诱发疼痛。压痛点在骶棘肌外侧缘明显，而不在棘突旁或中央。常合并间歇性跛行，无会阴部感觉异常、大小便异常等马尾神经受损表现。

诊断　诊断极外侧型腰椎间盘突出症必须将症状、体征和影像学资料结合在一起全面考虑、综合分析。此外，还应根据不同神经根在受突出椎间盘组织压迫下所产生特有的症状、体征，结合 CT 及 MRI 做出定位诊断。实验室检查对于该病的诊断意义不大。①X 线平片：不能显示椎间盘突出，但可观察到腰椎退行性变、病变椎间隙椎体相邻缘骨质硬化、椎间隙变窄、腰椎失稳等间接征象，可显示移行椎、椎弓崩裂等病变，有辅助诊断及鉴别诊断意义。②CT 检查：可显示椎管形态，椎间盘突出的大小及方向，有较大的诊断价值。③MRI 检查：可清楚地显示椎体、脊髓、神经根、马尾神经与髓核间的相互关系，可在矢状位、冠状位、横断位等多方位显示椎间盘的病理改变，并有助于排除其他病变如肿瘤、结核等。④肌电图：可协助确定神经损害的程度及范围。

鉴别诊断　极外侧型腰椎间盘突出症主要表现为腰痛，可发展为腰腿痛。这与多数可引起腰痛及腰腿痛的疾病容易混淆，鉴别诊断较复杂。①腰肌劳损：多发于中年人的慢性疼痛，无明显诱因，休息后可缓解，腰痛点叩击疼痛减轻，直腿抬高试验阴性。②腰椎管狭窄：椎管狭窄是指多种原因导致椎管、神经根管、椎间孔的狭窄，并使相应部位的脊髓、神经根受压的病变。主要表现为间歇性跛行，症状重阳性体征少，结合 CT 及 MRI 可鉴别。③腰椎滑脱与椎弓根峡不连：表现为下腰痛。X 线侧位片可了解滑脱的程度，斜位片可了解有无峡部不连。④腰椎结核：有结核病史或接触史，伴结核中毒症状，午后低热，乏力等，血沉快。有明显的骨破坏征象，受累椎间隙变窄。⑤脊柱肿瘤：腰痛呈进行性加重。常伴贫血和恶病质，碱性或酸性磷酸酶升高。转移瘤可有明显的夜间痛，有明显的骨质破坏，结合 CT 和 MRI 可鉴别。⑥椎管内肿瘤：首先出现足部麻木并自下而上发展，感觉、运动障碍，反射减弱。脑脊液检查及 MRI 可鉴别。⑦下肢血管病变：单纯腿痛患者注意血管病变，留意皮温、肤色、动脉搏动情况，必要时超声或数字减影血管造影（DSA）检查。⑧腰腿痛：原发病多种多样，涉及临床各科，疼痛是其共同症状，但疼痛及其伴随症状各有特点和规律，掌握这些特点并结合影像学资料以及相应实验室检查以达到腰椎间盘突出症的鉴别诊断。

治疗　极外侧型腰椎间盘突出症的主要治疗手段包括非手术治疗和手术治疗。

非手术治疗　大多数腰椎间盘突出症患者可通过非手术治疗缓解或治愈。非手术治疗的适应证：①年轻、初发或病程较短者。②休息后症状可自行缓解。③无椎管狭窄。④全身情况不适宜手术者。对许多不愿接受手术治疗的患者，而采用非手术治疗。

传统的非手术治疗主要包括以下几方面。①卧床休息：腰椎间盘压力以坐位最高时，站位居中，平卧位最低。在卧位状态下可去除体重对腰椎间盘间隙的压力。制动可减轻肌肉痉挛和韧带紧张，有利于椎间盘的营养供应，使损伤纤维环得以修复，促进椎间盘周围静脉回流，消除水肿，加速炎症消退，同时避免走路或运动时腰骶神经在椎管内反复移动对神经根的刺激。②牵引治疗：牵引治疗腰椎间盘突出症有显著效果，是非手术治疗腰椎间盘突出症的首选方法，能够缓解腰背部肌肉痉挛，增宽椎间隙，松解神经根粘连。③手法治疗：常见手法大概分为牵引法、旋转法、侧卧斜扳法、屈伸折项法、拔伸牵抖法，其他如点穴、揉、提、扳、顺筋、理筋、滚捏等辅助手法，手法治疗经济，副作用小，易于为患者接受。④针灸治疗：其治疗方法有单纯针刺、针灸并用、粗银针、电针、热针、水针、穴位埋线、穴位埋药、刺络拔罐、耳针、眼针、手针、腕踝针及小针刀等。其机制在于改善微循环、消除炎性介质、抑制伤害信息的传导、缓解痉挛、减轻或消除神经炎症水肿。⑤药物治疗：包括中药治疗、西药治疗、局部药物治疗等。⑥运动疗法：因椎间盘突出症患者常存在腰背肌和腹肌的减弱，影响了腰椎的稳定性，是腰痛迁延难愈的原因之一。临床上重视腰背肌和腹肌的锻炼，腹肌与腰背肌保持适当平衡，才能维持良好姿势及保持腰椎的稳定，要一定程度上缓解腰椎间盘突出症的症状。⑦封闭治疗：主要包括腰部硬膜外腔封闭、骶管封闭、椎间孔神经根封闭、局部痛点封闭等。⑧心理治疗、康复治疗、物理治疗等。

随着时代的发展，一些新型的非手术治疗方式在临床上得到应用，并取得一定的效果。主要包括以下几方面。①化学溶核术：利用胶原酶或者臭氧向突出椎间隙内注射，胶原酶可溶解椎间盘，臭氧有抗炎镇痛和抑制免疫反应的作用，从而达到缓解腰椎间盘突出症状的效果。②经皮穿刺激光椎间盘减压术：利用激光高能量产生的局部生物效应，消融突出的椎间盘髓核，减低病变椎间盘内压力，使突出的椎间盘回缩。③椎间盘内电热疗法：通过局部加热使纤维环内胶原纤维的三螺旋结构崩解、变性、收缩，并破坏纤维环内痛觉神经末梢，从而使椎间盘组织回缩，压力降低，达到治疗目的。④低温等离子射频消融髓核成形术、细胞因子治疗、组织工程治疗等。

手术治疗　手术治疗的适应证：①腰痛症状严重，反复发作，半年以上非手术治疗无效，且病情逐渐加重者。②中央型突出且合并马尾神经症状者。③神经症状严重者，出现严重持续的下肢麻木、感觉异常或肌肉麻痹出现足下垂，经正规系统非手术治疗无效，日常生活受到严重影响者。④合并其他原因的椎管狭窄者。手术治疗腰椎间盘突出症的方式多种多样，随着微创技术的发展，其治疗方式逐渐由传统的开放式手术向内镜手术发展，现今微创内镜技术已取代传统术式成为主流。

开放手术髓核摘除术　主要包括腰椎后路全椎板切除、半椎板切除、开窗髓核摘除术及经腹入路或经腹膜外入路椎间盘切除术。全椎板切除、半椎板切除、椎板间开窗等后路椎间盘摘除术，均可达到使受压神经根松解与减压的目的，是处理椎间盘突出症的经典手术方式，合并腰椎不稳者可植骨融合或使用椎弓根内固定系统，虽然内镜技术已逐渐取代传统开放式在腰椎间盘突出症中的地位，但在复杂腰椎间盘突出患者中，传统开放术式仍有不可取代的优势。

经皮穿刺抽吸术　治疗腰椎间盘突出症的机制是通过在纤维环上钻孔，负压管扇形切吸髓核组织，以减低椎间盘内压力，能够显著缓解神经根受压迫症状，被证明是开放手术的替代方法。

显微镜下腰椎间盘切除术（MSLD）　是传统后路椎板开窗技术与显微外科技术的结合，具有切口小、创伤小、出血少和术后恢复快等优点。MSID继承了传统显微镜下手术操作精细、止血充分等优势，具备后路显微内镜下椎间盘切除术（MED）的微创特点，并在一定程度上放宽了MED所受到的限制。

后路显微内镜下椎间盘切除术（MED）　1997年福利（Foley）和史密斯（Smith）首先开展后方经椎板间隙入路显微内镜下腰椎间盘切除术，采用直径16mm的工作通道经骶棘肌达椎板间隙，在内镜辅助下行腰椎间盘髓核摘除术。这种手术兼具内镜与显微手术的优点，比显微椎间盘切除术的组织创伤更少，避免了显微椎间盘切除术因视野狭小所致的遗漏，能直视神经根和椎间盘，处理神经根粘连，也能进行椎管和侧隐窝的骨性减压。MED适应证包括包含型腰椎间盘突出、椎间盘突出碎片骨化、侧隐窝狭窄、极外侧腰椎间盘突出，是使用较为广泛的治疗腰椎间盘突出症的手术方式。

完全内镜经椎板间入路髓核摘除术　一项内镜微创脊柱外科技术，完全在内镜下通过细小的通道完成，创伤轻微；直视下操作，避免误伤；通过推移神经根和改变内镜视角，能有效进行髓核摘除。

经皮内镜下椎间盘切除术

（PELD）是治疗极外侧型腰椎间盘突出症的一种安全有效的微创技术。适用于：①单侧下肢放射性疼痛。②股神经牵拉试验阳性。③单节段椎间孔内或孔外型腰椎间盘突出。④非手术治疗 8 周无效，非手术治疗不足 8 周但根性症状严重或神经损害体征明显者。PTED 的特点：直接经椎间孔行椎间盘摘除，通过钻孔器和磨钻配合行椎间孔扩大成形术，并结合射频消融行纤维环热成形术。经椎间孔途径的椎间盘切除术可适用于各种类型的腰椎间盘突出，尤其是极外侧腰椎间盘突出症。

并发症 腰椎间盘突出症手术治疗后常引起以下几种并发症。①感染：是较为严重的合并症。手术 5～14 天后发生剧烈的腰痛伴臀部或下腹部抽痛和肌肉痉挛，不能翻身，使患者苦不堪言。②神经损伤：腰椎间盘突出时，受压神经根本身即因椎间盘组织的压迫，髓核物质的化学性刺激而充血、水肿、粘连等呈不同程度的神经损伤，手术有加重神经损伤的可能性。③脏器损伤：腰椎间盘摘除时，单纯脏器损伤少见。几乎均是血管损伤时伴有其他脏器损伤，如输尿管、膀胱、回肠、阑尾等。④腰椎不稳：主要表现在腰椎前屈时，出现异常活动。

预防 椎间盘突出症是在退行性变的基础上受到积累伤力所致，减少积累伤力尤为重要。长期坐位者，注意坐姿，定时改变姿势。长期弯腰劳动者，定时伸腰挺胸，出现早期症状者可佩戴腰围，加强腰背肌锻炼。

预后 椎间盘突出症通过及时规范的治疗可以达到痊愈，并不影响以后的生活质量。如果治疗不及时或治疗不当，可能会导致病变情恶化，进展为椎管狭窄，脊柱畸形甚至不可逆的神经损伤。在生活中应当引起重视，早期诊断，早期治疗。

（杨惠林 孟 斌）

yāozhuīguǎn xiázhǎizhèng

腰椎管狭窄症（lumbar spinal stenosis，LSS） 腰椎管的中央、侧隐窝或椎间孔狭窄引起腰神经受压症状的疾病。1949 年由英国韦尔比斯特（Verbiest）提出，依据其病因可以分为先天性、发育性椎管狭窄和继发性椎管狭窄。继发性椎管狭窄包括退行性、医源性、创伤性和其他椎弓峡部裂并椎体滑脱等所致椎管狭窄。临床上，退行性椎管狭窄较为多见。

病因 ①先天性椎管狭窄：先天发育过程中椎弓根短导致椎管矢状径减小。一般在青少年阶段并无明显不适症状，在成年后合并其他因素或者增加退行性改变以后，才逐渐出现椎管狭窄症状，单纯由先天性骨性发育异常导致的椎管狭窄在临床上较为少见。②退行性椎管狭窄：随着年龄增长，腰椎逐渐发生退行性改变，包括椎间盘退行性变，小关节退行性变、增生，椎板增厚，椎体后唇骨质增生等，使椎管容积缩小，导致椎管内压力增加，逐渐导致神经功能损害，出现临床症状。③其他因素：包括中央型腰椎间盘突出，使中央管狭窄；腰椎爆裂骨折，椎体骨折块后移，占据椎管；腰部其他疾患，如腰椎滑脱等；退行性脊柱侧凸等。

分类 ①单纯椎管狭窄：根据狭窄部位可分为中央管狭窄、侧隐窝狭窄、椎间孔狭窄，中央管型及侧隐窝型较为多见。②复杂的或继发于其他腰椎退行性变的椎管狭窄：主要是由腰椎滑脱、腰椎侧凸以及腰椎不稳导致的椎管狭窄。

发病机制 该病的主要临床表现为间歇性跛行。其相关病理生理包括机械性和血管因素即压迫加血供障碍。在腰椎，椎管内马尾横断面占腰椎横截面积的 44%，当腰椎管狭窄到即将压迫马尾神经时，血管因素与腰椎的活动因素共同作用，导致了间歇性跛行的出现。血管因素，若走路活动马尾神经需要的血供增加，静脉回流随之增加，腰椎管狭窄已经到达了临界程度。因此，阻碍了增加的静脉回流，受阻的静脉回流血液导致椎管内压力增加，动脉供血受到椎管内压力增加的影响，动脉供血减少，导致马尾神经出现症状，包括下肢疼痛、麻木、无力等。腰椎活动因素，即腰椎直立或后伸时，椎管容积最小，而腰椎前弯时，其椎管内容积较直立或后伸时可增大 10%。当患者由于血管因素导致马尾神经出现症状时，会因腿痛、无力而不能继续行走，需蹲下或坐下休息，下肢不活动，马尾神经血供需求减少，坐下或蹲下时椎管内容积增大，利于静脉回流，马尾神经症状减轻。待症状消失，患者继续行走，又使椎管内压力增高再次出现压迫症状，重复上述过程，这就是间歇性跛行的病理生理。腰椎管狭窄好发于下 3 节，即 L_3、L_4、L_5，以 L_4 最多，L_3、L_5 次之。

临床表现 ①间歇性跛行：是最典型的临床表现，即行走一定距离后，一侧下肢或双侧下肢出现逐渐加重的疼痛、麻木、沉重感、乏力等不同的感觉，大多在股后外致小腿外后或外前，以致不得不改变姿势或停止行走，蹲下或休息片刻后症状可减轻或消失，继续站立或行走，症状再次出现而被迫再次休息。开始时可走数千米，逐渐减少，只能走数百米或几十米，甚至需要坐下或蹲下休息才可缓解。休息时无症状，久坐爬山、骑自行车时，可不出现间歇性跛行。有些患者以下腰痛开始，行走有症状，腰痛及单或双下肢痛，休息无症状，此多为中央型腰椎管狭窄所致。②坐骨神经痛：侧隐窝狭窄症压迫神经根，出现较典型的坐骨神经痛，与腰椎间盘突出症相似，神经根症状的部位与受压神经根有关，表现为相应的神经根性分布区针刺觉减弱、痛觉异常、肌肉力量减弱及腱反射异常，如压迫 L_5 神经根时，从臀后、股外后至小腿前外足背麻木疼痛，压迫 S_1 神经根时，麻木疼痛位于足外缘小腿后外及股后外至臀部。腰椎管狭窄导致的疼痛一般比较轻微，卧床休息则减轻或消失，腰前屈不受限制，后伸活动常受限。与中央型腰椎管狭窄症的区别在于症状较持续及相对固定，无明显走路加重、休息缓解表现。休息症状稍轻，活动加重。

体征：①中央型腰椎管狭窄症的主要临床特点是症状重，体征轻。在疾病早期，患者自述症状明显，进行检查时，常无任何阳性体征，随着疾病发展，患者会出现一些体征，如下肢某区麻木，但直腿抬高试验不受限，膝腱、跟腱反射存在；症状严重后，跟腱反射消失。有意义的体征是腰后伸试验，患者背向医师站立，髋膝伸直，做腰背后伸，检查需用手扶住患者背部，协助其维持后伸，在站立时患者无明显不适，后伸10~20秒后，出现一侧或双下肢麻木、酸麻者为阳性，这是因为腰部后伸时，腰黄韧带向内

挤，腰椎管内容积进一步减少，影响血供而出现相关症状，腰椎间及椎旁常无压痛，足部肌力也无明显改变，严重者则可发现足部肌力减弱，甚至排尿障碍等。②侧隐窝狭窄症的体征类似腰椎间盘突出症，小腿该神经支配区麻木，踇趾背屈力可能减低（L_5 神经根受压所致），跟腱反射减低或者消失（S_1 神经根受压所致），直腿抬高试验可能（+），腰椎活动则不像腰椎间盘突出症与神经根关系那样明显，椎旁压痛也不明显。

诊断　①X 线检查：腰椎可有退行性改变，如骨赘形成，椎间隙狭窄，腰椎生理前凸减小或反常。同时还要观察有无退行性滑脱，有滑脱者，应再拍摄前屈后伸侧位片，观察滑脱间隙稳定性，如前后移位相差 3mm，说明退行性滑脱间隙尚不稳定。②CT 检查：腰椎 CT 轴位片可见腰椎间盘膨出，关节突肥大内聚，椎板增厚，椎管矢状径<10mm，侧隐窝前后径<3mm。③MRI 检查：腰椎 MRI 可显示腰椎管情况，硬膜后方受压阶段黄韧带肥厚，可见多个椎间盘突出，多个椎间盘信号减低，硬膜囊呈蜂腰状狭窄。

鉴别诊断　①腰椎间盘突出症：腰椎管狭窄症与腰椎间盘突出症的症状相似，主要鉴别在于前者体征上较腰椎间盘突出症少，

直腿抬高试验常为阴性，症状重，体征轻，在患者伸腰运动或活动后立即检查，体征可能明显些。CT 检查腰椎间盘膨出而非突出，并有关节突关节增生、内聚。后者多见于青壮年，起病较急，有反复发作、时好时坏的病史，腰痛合并有放射痛。在下腰部棘突旁 1~2cm 处有压痛，并可能有向一侧下肢放射，直腿抬高试验及加强试验阳性。其病理改变是纤维环破裂髓核突出压迫神经根或马尾。临床上常见腰椎管狭窄与椎间盘突出常同时存在（表 1）。②血管源性跛行：下肢血管疾病与腰椎管狭窄均可导致间歇性跛行，前者患者常有动脉硬化病史，伴有下肢周围动脉搏动减弱或消失，并少有感觉障碍及无腰部体征，血管彩色 B 超可有助鉴别（表 2）。③腰椎关节突关节综合征：此种腰痛和下肢痛多见于中年女性。无明显外伤史。轻微腰部动作即引起突发腰痛和下肢痛，活动困难，而无下肢间歇性跛行。行按摩可立即恢复正常，不行处理一般 2~3 周恢复正常，影像学检查无特殊征象。④纤维组织炎：多因肌肉过度活动出汗后受凉或因上呼吸道感染后发病，常见疼痛部位在斜方肌、冈上肌、骶棘肌和臀肌。腰骶部纤维织炎时神经脊膜支受刺激可致腰痛和下肢牵涉痛。病程数天至数年，但无

表 1　腰椎间盘突出症与腰椎管狭窄的鉴别诊断

	腰椎间盘突出症	腰椎管狭窄
年龄	青年	老年人
症状	起病急，腰痛伴下肢放射	起病慢，间歇性跛行
体征	典型，直腿抬高试验（+）	少
X 线	间隙变窄，腰椎倾斜	骨质增生，伴不稳或滑脱表现
CT	椎间盘突出	小关节增生内聚
MRI	单一水平硬膜囊压迹	表现同脊髓造影

表2 腰椎管狭窄与血管源性跛行鉴别诊断

	神经性跛行	血管源性跛行
症状缓解因素	坐位/弯腰	站立
刺激因素	行走/站立	行走
步行上山	无痛	疼痛
骑自行车	无痛	疼痛
脉搏	有	无
皮肤	正常	毛发缺失、光滑
肌无力	偶有	罕有
腰背痛	常见	偶有
腰部活动	受限	正常
疼痛特征	麻木疼痛，由近端向远端进展	痉挛性，由远端到近端发展
肌萎缩	偶见	少见

下肢间歇性跛行。检查时腰背部肌肉保护性痉挛，皮下组织增厚，扣之有痛性结节或条索感，可致腰痛或下肢痛，行痛性结节封闭则症状消失。影像学检查示正常。⑤脊髓或马尾肿瘤：脊髓或马尾肿瘤所表现出的腰痛症状为持续性剧痛，夜间明显，镇痛药物效果不佳，多呈进行性加剧，影像学检查可见占位性病变，及脊液中蛋白含量增高，潘氏试验阳性。

治疗　包括非手术治疗和手术治疗。

非手术治疗　①卧床休息：卧床可改善局部静脉回流、使无菌性炎症反应消退，椎管内压力降低，加上腰背肌放松。一般卧床2周主观症状即会减轻。②抗炎镇痛药物和肌松类药物治疗：非甾体类抗炎药可部分缓解疼痛症状，肌松类药物可以使腰背肌放松，减轻症状。③理疗：物理治疗可消除局部炎症，解除肌肉痉挛，缓解症状。④牵引：可拉开腰椎小关节间和椎间距离，以缓解受压的神经，减轻充血、水肿以达到缓解临床症状。若牵引后不适感加重，宜立即停止。⑤腰背肌锻炼：腰椎失稳与腰背肌力、骨质疏松程度有关，腰背肌锻炼目的在于加强腰椎稳定性，有助于减缓脊柱退行性变的速度。腰背肌锻炼包括背部伸肌和腹部屈肌的锻炼，应该在医师的指导下进行，如果出现不适，需要及时调整方案。⑥腰带或支具保护：目的在于帮助加强脊柱的稳定性，对滑脱继发椎管狭窄等效果较好，使用后症状能迅速改善，但不宜长期使用，长期依赖支具可促使腰肌萎缩。⑦硬膜囊内注射激素治疗：该治疗方案主要针对神经根性症状明显的患者，可以起到镇痛、抑制炎症反应等效果。

手术治疗　一旦确诊腰椎管狭窄症，患者有要求缓解症状，即为手术适应证，因为腰椎管狭窄症一般是进行性、发展性的，非手术治疗无法彻底缓解症状，有侧隐窝狭窄症者，便为手术适应证，有排尿障碍者应急诊手术治疗。

手术适应证：①有神经根放射痛，非手术治疗3个月不能缓解者。②有运动功能障碍者。③有排尿功能障碍者应急诊手术。④间歇性跛行行走距离短于100～200m者。

手术方式：①单纯减压传统手术方式：包括椎板开窗、半椎板切除、全椎板切除等，微创技术包括椎间孔镜等。对于腰椎稳定性较好的患者，行单纯减压手术可以有效缓解症状，保留相关结构可以维持脊柱稳定性。②减压+固定+融合：对伴有腰椎滑脱、腰椎侧凸、腰椎不稳、椎间孔狭窄等其他腰椎退行性改变的患者，宜行椎管减压+椎弓根内固定+融合的手术治疗。腰椎管狭窄症合并有腰椎侧凸的患者，如在侧凸角度在30°以内，仍以处理腰椎管狭窄为宜，但如腰椎侧凸伴侧方滑脱有症状者，应同时予以矫正侧凸。

预后　绝大多数患者经过手术治疗后，间歇性跛行症状缓解，因腰椎管开放、血供障碍接触，椎管内压不再增高，机械与血管两个因素都得到了有效解除，其余症状如神经根放射痛，若侧隐窝减压充分，也能得到充分缓解。但下肢麻木，术前存在肌力减退者，则神经功能不一定恢复则。腰痛的因素复杂，老年人腰椎退行性改变，小关节炎等均可导致腰痛，减压后腰痛不一定缓解。

预防　①腰的保护：睡床要软硬适中；避免腰部受到风、寒侵袭，避免腰部长时间处于一种姿势，肌力不平衡。②腰的应用：正确用腰，搬抬重物时应先下蹲。用腰时间过长时应改变腰的姿势，多做腰部活动。③腰部保健运动：经常进行腰椎各方向的活动，使腰椎始终保持生理应力状态。加强腰肌及腹肌练习，腰肌和腹肌的力量增强，可增加腰椎的稳定性，对腰的保护能力加强。

（杨惠林　朱晓宇）

yāozhuī huátuōzhèng

腰椎滑脱症（lumbar spondylolisthesis）　椎体间连接异常发生的上位椎体于下位椎体表面部分

或全部的滑移。简单地说腰椎滑脱症是指一个椎体在另一椎体上向前或向后移位。在中国腰椎滑脱症是骨科的常见病之一。将腰椎滑脱分成发育不良性（包括高度发育不良性及低度发育不良性）、峡部裂性、退行性、创伤性和病理性六种。其中又以峡部裂性及退行性多见。腰椎滑脱的发病率因种族、地区而异，在欧洲为4%～6%，在中国占人口总数的4.7%～5%；峡部崩裂引起的滑脱约占15%，退行性腰椎滑脱约占35%。在中国腰椎滑脱的发病年龄以20～50岁较多，占85%；发病男性多于女性，男女之比为29∶1。腰椎滑脱常见的部位是L₄～L₅及L₅～S₁，其中L₅椎体发生率为82%～90%。

病因与发病机制 该病的病因至今尚不十分明确。大量研究表明先天性发育缺陷和慢性劳损或应力性损伤是两个可能的重要原因，一般认为以后者为主。①创伤性：腰椎峡部可因急性外伤，尤其是后伸性外伤产生急性骨折，多见于竞技运动现场或强劳动搬运工。②先天性遗传因素：腰椎胎生时有椎体及椎弓骨化中心，每侧椎弓有两个骨化中心，其中一个发育为上关节突和椎弓根，另一个发育为下关节突、椎板和棘突的一半。若两者之间发生不愈合，则形成先天性峡部崩裂，又称峡部不连，局部形成假关节样改变。行走以后由于站立可使上方的脊椎向前滑动，称为脊椎滑脱；也可因骶骨上部或L₅椎弓发育异常，而产生脊椎滑脱，其峡部并无崩裂。③疲劳骨折或慢性劳损：从生物力学角度分析，人体处于站立时，下腰椎负重较大。导致前移的分力作用于骨质相对薄弱的峡部，长期反

复作用可导致疲劳性骨折及慢性劳损损伤。④退行性因素：由于长时间持续的下腰不稳或应力增加，使相应的小关节发生磨损，发生退行性改变，关节突变得水平，加之椎间盘退行性变、椎间不稳、前纵韧带松弛，从而逐渐发生滑脱，但峡部仍保持完整，故又称假性滑脱。多见于50岁以后发病，女性的发病率是男性的3倍，多见于L₄，其次是L₅椎体，滑脱程度一般在30%以内。退行性腰椎滑脱的程度一般比较轻，而且，大多数腰椎滑脱是没有症状的，常在体检拍片时无意中发现。⑤病理性骨折：系全身或局部病变，累及椎弓、峡部和上、下关节突，使椎体后结构稳定性丧失，发生病理性滑脱。局部骨病变可以是肿瘤或炎症。⑥手术后滑脱：如脊柱后路融合减压术后，因术中切除过多后方支持结构，上位椎体应力集中出现滑脱。由于运动损伤、先天或不明原因造成腰椎峡部崩裂而导致的腰椎滑脱，又称真性滑脱。

病理生理 ①峡部不连及椎弓的异常活动：峡部为纤维软骨样骨痂，其内有脊神经后支和窦椎神经的分支，椎弓的异常活动可刺激神经末梢引起疼痛，并可向臀部及股后侧放射。②腰骶部软组织及小关节的劳损：滑脱后脊柱重心线后移，腰背肌、腰部韧带、前后纵韧带、椎间盘及小关节负担加重，出现紧张性劳损和创伤性关节炎改变。③神经根及马尾神经受压：峡部纤维软骨增生可以压迫或刺激神经根；椎间盘退行性变，纤维环破裂及髓核脱出；脊柱序列改变后滑脱椎上位椎体的下关节突楔形插入峡部不连处而滑椎的上关节突正突入椎间孔内压迫神经根；滑椎的

椎板向前压迫及下位椎椎体后缘向后压迫。④骨结构的改变：椎体前后缘反应性唇样骨增生、椎体楔形变等。

分型 腰椎滑脱的分型对于治疗方案的选择具有一定的指导意义。纽曼（Newman）和斯通（Stone）通过15年的随访分析，首先对椎体滑脱进行分型，威尔茨（Wiltse）在此基础上将椎体滑脱按病因分为五型，并得到国际腰椎研究学会的认可。

临床常用威尔茨（Wiltse）分型。Ⅰ型：先天性滑脱。先天峡部发育不良，多伴L₅、S₁脊柱裂，不能支持上面重力。Ⅱ型：峡部性滑脱。峡部部分缺损，椎体前滑，后部结构基本正常，分为三个亚型：ⅡA型，峡部分离，峡部疲劳骨折；ⅡB型，峡部拉长，没有断裂，保持连续性；ⅡC型，急性骨折致峡部裂。Ⅲ型：退行性滑脱。椎间盘退行性变，中老年多见。Ⅳ型：创伤后滑脱。严重急性损伤骨性钩部区，伴椎弓根骨折。Ⅴ型：病理性滑脱。继发于全身性疾病，导致小关节面骨折或拉长。

临床表现 并非所有的滑脱都有临床症状，除了与脊柱周围结构的代偿能力有关外，还取决于继发损害的程度，如关节突增生、椎管狭窄、马尾及神经根的受压等。腰椎滑脱的主要症状包括以下几个方面。①腰骶疼痛：疼痛涉及腰骶部，多为钝痛，极少数患者可发生严重的尾骨疼痛。疼痛可在劳累后逐渐出现，或于一次扭伤之后持续存在。站立、弯腰时加重，卧床休息后减轻或消失。②坐骨神经受累：峡部断裂处的纤维结缔组织或增生骨痂可压迫神经根，滑脱时L₅或S₁神经根受牵拉，出现下肢放射痛、

麻木；直腿抬高试验多为阳性，肯普（Kemp）征阳性。疼痛及麻木症状可出现在两侧，但因腰椎紊乱后的扭曲侧凸可使两侧受损程度不一，而症状表现轻重不等，甚至只在单侧出现症状。③间歇性跛行：若神经受压或合并腰椎管狭窄则常出现间歇性跛行症状。④马尾神经受牵拉或受压迫症状：滑脱严重时，马尾神经受累可出现下肢乏力、鞍区麻木及大小便功能障碍等症状。

诊断 ①病史、临床症状及体征。②X线平片：应包括正、侧及左右斜位，必要时加摄动力位片。③CT、MRI：合并有严重神经症状，检查椎间盘退行性变情况。④除外诊断：X线平片清晰所见即可诊断该病，但应注意伴发病。

体格检查 腰部检查可见腰椎前凸增加，臀部后凸，也可因神经根受压而出现腰椎变直。腰椎活动受限，前屈时疼痛经常加重。患椎棘突处压痛，可触及上一个棘突前移，而致局部形成台阶感。坐骨神经受损的体征常不肯定，仔细进行神经系统检查，多数患者可出现不同程度的神经根受累体征，如踇趾背屈无力，足背痛觉下降，跟腱反射减弱等。如滑脱严重，可因马尾神经受累而出现膀胱或直肠括约肌障碍。

影像学检查 包括以下几种。

X线检查 对于腰椎滑脱的诊断及治疗方案的制订十分重要。凡疑诊该病者均应常规拍摄站立位的前后位、左右斜位、侧位及动力性X线平片。①前后位片：不易显示峡部病变。通过仔细观察，可能发现在椎弓根阴影下有一密度减低的斜行或水平裂隙，多为双侧，宽度1~2 mm。明显滑脱的患者，滑脱的椎体因与下位椎体重叠而显示高度减小，椎体倾斜、下缘模糊不清、密度较高，与两侧横突及骶椎阴影相重叠，称为Brailsford弓。滑脱腰椎的棘突可向上翘起，也可与下位椎体之棘突相抵触，并偏离中线。②侧位片：能清楚显示椎弓崩裂形态。裂隙于椎弓根后下方，在上关节突与下关节突之间，自后下斜向前下，边缘常有硬化征象。病变一侧者侧位片显示裂隙不完全或不清楚，两侧者显示较清楚。侧位片可显示腰椎滑脱征象，并能测量滑脱分度及分级。a. 分度判定：国内常用的是迈耶丁（Meyerding）分度，即将下位椎体上缘分为4等份，根据椎体相对下位椎体向前滑移的程度分为Ⅰ~Ⅳ度。Ⅰ度：指椎体向前滑动不超过椎体中部矢状径的1/4者。Ⅱ度：超过1/4，但不超过2/4者。Ⅲ度：超过2/4，但不超过3/4者。Ⅳ度：超过椎体矢状径的3/4者。b. 纽曼（Newman）分级判定法：将S_1椎体上缘划分为10等份，然后按照同等尺寸在骶骨前方也划分出10等分。滑脱程度用2个数相加表示：第1个数表示L_5椎体沿骶骨上缘向前滑脱的程度，第2个数表示L_5椎体由骶骨顶部向下滑脱的程度。该方法主要用于L_5滑脱程度的判定，既表明L_5椎体的滑脱程度，也反映了L_5的旋转程度。③斜位片：可清晰显示峡部病变。在椎弓崩裂时，峡部可出现一带状裂隙，称为苏格兰（Scottie）狗颈断裂征或长颈犬（Greyhound）征。其前下方常位于骶骨上关节突顶点上数毫米，偶尔可位于顶点的稍前方。④动力性X线平片：可判断滑移的活动性，对判断有无腰椎不稳价值较高。腰椎不稳的X线诊断标准有过伸、过屈位片上向前或向后位移>3 mm或终板角度变化>15°，正位片上侧方移位>3 mm；椎间盘楔形变>5°。过屈时可以使峡部分离，有助于诊断。

CT检查 对峡部病变的诊断率较高。另外，CT不仅能够观察椎体和椎间盘的异常，而且可以清楚显示椎体后部小关节结构和软组织异常。腰椎滑脱的CT表现主要有：①双边征。②双管征。③椎间盘变形，即出现滑脱水平的纤维环变形，表现为前一椎体后下缘出现对称的软组织影，而下一椎体后下缘无椎间盘组织。④峡部裂隙出现在椎弓根下缘平面，走行方向不定，边缘呈锯齿状。三维CT或矢状面多幅重建可以明确椎间孔变化及滑脱程度。

MRI检查 因为扫描范围广，可以更全面、直观地显示腰椎及椎管内的总体影像，有助于明确上下关节突及椎弓的形态以及椎弓有无骨性缺损，峡部裂一般在矢状位图像上易于辨认。MRI矢状位还可清晰显示硬脊膜及马尾受压部位、程度、也可显示滑脱程度，且对排除椎管内其他病变也有重要意义，有条件的可作为常规检查。又可观察腰椎神经根受压情况及各椎间盘退行性变程度，有助于确定减压和融合范围。

椎管造影 一种有创检查，对检出椎管内突出物价值较大。因滑脱中有极少数病例（0~6%）伴发椎间盘突出，故只在神经体征明显、不排除肿瘤或计划在术中行复位者时应用。

鉴别诊断 ①儿童：嗜酸性肉芽肿。②青壮年：腰椎间盘突出症、腰椎结核。③中年：慢性腰肌劳损、第三腰椎横突综合征、小关节炎。④老年：腰椎管狭窄症、转移性肿瘤。

治疗 不是所有的腰椎滑脱都需要治疗。实际上，相当一部分腰椎滑脱患者终生无腰痛症状，未经治疗；最新研究结果证实，获得性腰椎滑脱患者其慢性腰痛的程度及类型与正常人无实质性差异。伴有腰痛的腰椎滑脱并非都需要手术。对有腰痛症状的腰椎滑脱患者，首先应明确其疼痛的部位及性质，判断其疼痛是否与滑脱有关，因为与滑脱部位相邻椎间盘的变性、小关节病变或软组织损伤等都可导致腰痛；应针对其原因进行对症治疗或进行试验性治疗，如制动、理疗；非手术治疗无效或确定其疼痛与滑脱有关时，再考虑手术治疗。根据滑脱的严重程度选择适当的手术方式。重要的是手术前对患者的年龄、滑脱类型、滑脱程度、椎间盘及椎管的状态做出综合评价，从而选择适当的手术方法，以期取得预想中的效果。滑脱椎体的融合是手术治疗的最终目的。对于腰椎滑脱患者来说，一个理想的手术应该包括受压神经组织的减压、滑脱椎体的复位及内固定、滑脱椎体与邻近椎体的融合。

非手术治疗 适用于病史短、症状轻、无明显滑脱的患者，单纯峡部裂患者及年龄大、体质差不能耐受手术的患者。非手术疗法主要包括休息、理疗、腰背肌锻炼、腰围或支具、对症处理等。经规范化非手术治疗后，大多数患者症状能够缓解。

手术治疗 手术指征：①无或有症状；滑脱大于50%；处于生长发育期的青少年。②进行性滑脱者。③非手术治疗无法矫正脊柱畸形和步态明显异常者。④非手术治疗不能缓解疼痛者。⑤下肢出现神经症状或马尾压迫综合征者。

腰椎滑脱的手术原则为：减压、复位、融合和稳定脊柱。手术目的是为患者矫正畸形、解除神经根压迫、加强腰椎稳定、提供骨融合、解除疼痛。故术前要准确判断好症状来源的原因、部位和范围，术中在减压、固定、融合等几个步骤中有所侧重，再结合相关的影像学检查制订出一个合理的手术方案。①减压：解除症状的主要手段。轻度腰椎滑脱是否需要进行神经根减压尚存争议。对于重度滑脱多数作者主张进行神经减压，以缓解症状。减压范围应当包括黄韧带、椎间盘、增生的关节突、侧隐窝，有椎管狭窄症状者需行椎管成形术。减压除了可以解除硬膜和神经根的压迫外，还有利于滑脱复位。椎间盘是维持椎间稳定的重要结构，术前要明确症状是否与椎间盘有关，尽量保留有用的椎间盘，这样可以减少手术创伤和手术时间。②复位：对滑脱是否需要复位有较大争议。国内大部分学者认为原则上应尽量争取复位，如不能完全复位，部分复位亦可。滑脱复位的优点有：a.恢复腰骶椎的生理曲度及负重曲线，正常的负重曲线有促进骨融合的作用。b.复位后有相对较宽广的植骨床，有利于植骨融合。c.可缓解神经根的牵拉，减少神经损害并发症。d.恢复脊柱正常生物力学关系，减少滑脱椎体在下位椎体上的滑移剪力，稳定脊柱；且因关节囊、韧带、肌肉的病变改善而使继发性下腰痛得以缓解。手术中应当在充分减压的基础上进行复位，减压后神经无压迫、椎间结构松弛，使复位更简单容易。随着脊柱器械的发展，对严重滑脱者复位已不是难题。③内固定：椎弓根螺钉内固定系统在临床上

运用较为普及，其优点为短节段脊柱融合，对于因广泛椎板减压而无法使用常规钩、棒等内固定器的患者，椎弓根螺钉则为最佳选择。椎弓根螺钉连接系统外，另有一套复位器，通过复位器对滑脱椎体进行提拉使其复位。内固定可使滑脱复位并获得间接神经减压，绝对指征：a.椎板减压后的假关节发生率高与进行性滑脱。b.Ⅲ度或Ⅳ度重度滑脱。相对指征：改善滑脱椎体的外形，即美观要求。坚强的内固定不但有助于防止畸形进展，提高早、中期临床疗效，还能增加椎管融合率。④融合：内固定物是暂时的，植骨自身骨性融合才能保持持久稳定。后入路椎体间融合装置（简称cage）也越来越受到人们的青睐。其优点是可有效地撑开或保持受累椎间隙、扩大椎间孔、提供术后即刻稳定性，并可固定移植骨，有利于骨融合。

腰椎滑脱融合术按手术入路分为前路、后路及前后路联合手术，按植骨部位分为峡部修补、椎板植骨融合、椎体间融合、侧后方植骨融合术。

单纯峡部修补植骨融合可以保留病变节段的运动功能，同时减少对腰椎的正常生理活动范围的干扰，手术创伤小，手术操作简单。但同时必须严格掌握其手术适应证：①仅适用于单纯峡部裂患者；对于合并椎体滑脱，即使是轻度椎体滑脱，合并椎间盘突出症或椎管狭窄需广泛减压的患者不适宜此种手术指征。②适用于年轻患者，如果患者年龄大于30岁，则直接修复的成功率很低。

随着脊柱外科新技术的飞速发展，微创脊柱外科手术治疗也进展颇多。具体的手术方式包括：

①腹腔镜下腰椎滑脱前路手术。②经皮腰椎体间融合术。③内镜下腰椎滑脱后路手术等。

(杨惠林 周峰)

yāozhuī tuìxíngxìng jíbìng

腰椎退行性疾病 （lumbar degenerative disease）

腰椎在自然老化、退化的病理生理过程中产生的一系列疾病。腰椎是人体躯干活动的枢纽，几乎所有身体活动都会增加腰椎的负担，随着年龄的增长，过度的活动和超负荷的承载，使腰椎加快出现老化和退行性变。严重的腰椎退行性病变可以引起腰腿痛甚至神经损害，影响工作能力和生活质量。

病因及发病机制 ①腰椎间盘的退行性变：腰椎间盘组织由纤维环和髓核组成。椎间盘组织承受人体躯干及上肢的负荷，在日常生活和劳动中较其他组织容易发生劳损。随着年龄的增长，椎间盘纤维环出现网状变性和玻璃样变，失去原来的层次和韧性，产生不同裂痕。椎间盘髓核是富含水分、有小分子弹性黏糖蛋白的组织。在腰椎负荷量加大的时候，椎间隙压力增高而椎间盘变性加速，纤维环的裂隙加深，变性的髓核沿着裂隙而突向边缘，这形成了腰椎间盘突出。②软骨终板的退行性变：椎间盘的软骨终板会随年龄的增加而变薄、钙化和不完整，并产生囊性变和软骨细胞坏死，纤维环的附着点松弛，伴随髓核水分减少，软骨终板不能再生修复。软骨终板的退行性变会使椎间盘体液交换的半透明膜作用减少，加速腰椎间盘退行性变。③腰椎椎体的退行性变：腰椎表面受损后，骨膜上下血肿形成，成纤维细胞开始活跃，以肉芽组织取代血肿。随着血肿的机化和钙化沉积，最后形成突向椎管或突出于椎体的骨赘（骨刺），引起脊神经和硬膜囊压迫症状。④腰椎小关节、黄韧带的退行性变：当腰椎椎体间关节受损后，小关节的稳定性遭到破坏而发生病理改变。出现腰椎关节稳定性下降，关节间隙狭窄和椎间孔狭窄，压迫神经根而出现症状。退行性变的黄韧带会逐渐增生肥厚，弹性减低，并出现钙化和骨化，压迫椎管硬膜囊，产生继发性椎管狭窄。

临床表现 ①腰背部疼痛：多由椎间盘的退行性变、腰椎小关节磨损增生、腰椎侧凸、腰椎滑脱等原因引起，特征是站立劳累后加重，卧床休息后减轻。②下肢疼痛麻木，间歇性跛行：主要由椎间盘突出、骨赘增生或椎管狭窄压迫神经、影响神经血供有关，典型的腰椎疾病引起的腿痛多表现为坐骨神经痛，即从腰部或臀部开始，沿大腿后侧、小腿外侧放射至足的疼痛。间歇跛行主要表现为行走一段距离后（通常随疾病加重，行走距离逐渐缩短），双下肢出现酸麻胀痛，而引起行走困难。此时弯腰或坐下、蹲下休息片刻后症状可以缓解，开始行走后又再次加重。③尿便和性功能障碍：可表现为排便、排尿无力或不尽，尿潴留以及性敏感性下降，勃起功能障碍、异常勃起等。男性排尿方面的问题有时难以与前列腺增生相鉴别，有学者认为腰椎疾病引起的男性排尿障碍多时轻时重，而前列腺疾病引起的排尿症状轻重程度多比较恒定。

诊断与鉴别诊断 根据患者症状、体征和辅助检查（X线、CT、MRI），可明确诊断。需与腰椎结核、腰椎病理性疾病、腰椎先天性疾病等鉴别。

治疗 ①针对腰痛的治疗可分为药物治疗、康复治疗等。常用的药物包括非甾体类抗炎药、阿片类镇痛药等，在短期内能较有效地缓解症状。功能锻炼、腰背肌训练等康复治疗的效果确切，不仅能缓解疼痛，而且可以促进功能的恢复。②针对出现下肢麻木疼痛、间歇跛行尤其是二便障碍的患者，则要给予重视，尤其是出现尿便障碍或足下垂的患者应该尽早手术。手术的目的主要是减压，即通过切除部分椎板、椎间盘解除神经受到的压迫，缓解症状。必要时在手术节段做内固定以重建局部腰椎的稳定性和序列。

预防 腰椎退行性变主要是一种随年龄改变的一种生理病理过程，但生活工作中很多因素会加快腰椎退行性变的进程，引起一系列疾病和症状，因此平时生活工作中，避免腰部外伤与过度劳累，注意减少腰椎过度负重，避免久坐，保持正确的站姿和坐姿，以延缓腰椎退行性变，降低患病概率。

预后 对于轻症患者，及时进行腰背肌功能锻炼、健康的生活工作方式和必要药物和康复治疗后，可以实现较满意的康复。对于腰背痛严重，尤其伴有神经损害症状的患者，早期诊断并予以正规治疗，预后较佳，由于不同患者神经压迫程度和时间不同，所需康复时间也不尽相同。

(杨惠林 刘昊)

tuìxíngxìng jǐzhù cètū

退行性脊柱侧凸 （degenerative scoliosis）

在椎间盘退行性变的基础上，发生的继发性小关节退行性变，进而出现椎管、神经根容积变化以及脊柱失稳、畸形等病理改变，以疼痛和神经压迫症状为主要表现的老年疾病。

通常侧凸科布（Cobb）角<40°，有别于成年人特发性脊柱侧凸继发腰椎退行性变及单纯性腰椎管狭窄症。

发病机制 尚未明确。椎间盘退行性变是其主要病理基础和始发因素。随着椎间隙高度丢失，椎间稳定性下降，进一步引起关节突关节退行性变、增生、黄韧带肥厚等病理改变。退行性变、增生的非对称性，不对称的应力集中可致椎弓根发生扭曲，这些因素互为因果，终致椎体旋转、半脱位、椎节松动、侧凸形成。腰椎本身的应力承载特点和活动性高的特点。因此，退行性脊柱侧凸在腰椎多见。骨质疏松也被认为是退行性脊柱侧凸的重要病因之一，骨质疏松症患者的腰椎侧凸发生率明显高于正常。骨质疏松导致椎体不对称骨折，从而导致侧凸。非对称性椎间隙塌陷导致塌陷严重侧受力加大，产生骨小梁微骨折，进一步加重侧凸。

分型 临床分型尚不成熟。西蒙斯（Simmons）等根据椎体旋转和腰椎前凸消失两个指标将退行性脊柱侧凸分为两型：Ⅰ型，椎体无或只有很小的旋转；Ⅱ型，椎体旋转畸形和腰椎前凸丢失。昌耘冰等认为对于此类Ⅰ型患者，通常行短节段融合即可；而对Ⅱ型侧凸一般需要进行长节段融合并恢复矢状面腰椎前凸。普卢米斯（Ploumis）等综合退行性脊柱侧凸的临床表现、冠状位和矢状位畸形及局部畸形，将其分为三型：Ⅰ型，椎体无旋转或旋转程度很小；Ⅱ型，椎体间出现旋转和滑脱移位；Ⅲ型，椎体旋转、滑脱移位并伴有冠状面失平衡或矢状面正性失平衡。同时根据临床症状提出修正参数：①腰痛不伴有根性症状。②坐骨神经痛

（来自腰骶部侧凸）伴或不伴腰痛。③大腿疼痛（来自主侧凸）伴或不伴腰痛。

临床表现 主要表现为以下几方面。①小关节突原性疼痛：其特点为腰部周围疼痛呈持续性，关节突关节磨损、软骨破坏、增生、滑膜嵌顿，以及椎间盘退行性变膨出、椎体侧向移位等所致的神经根背侧支及窦椎神经刺激而产生的腰部疼痛。②腰椎不稳、滑脱：其特点为行走、久坐、站立后症状明显．表现为腰部胀痛、钝痛、无力及腰骶部下坠感，与体位改变有关。③牵张性牵涉痛：其特点为表现在凸侧一侧为主的腰骶部疼痛及牵张性下肢放射痛。牵张性疼痛的存在则需要手术矫正侧凸畸形，减少牵张力以提高疗效。④椎间盘突出、椎管狭窄致神经根：其特点为间歇性跛行、有定位明确的下肢放射痛。由于椎间盘突出、多种原因造成的椎管狭窄、腰椎滑脱的因素均可出现。以上症状的出现并不独立存在，通常多组叠加出现。在治疗前必须明确患者病情的程度、分析了解产生临床症状原因，制订出正确方案，才能获得理想的疗效。

治疗 首先应考虑非手术治疗，包括腰背肌功能锻炼、间断应用非甾体类抗炎药、休息、治疗骨质疏松、佩戴支具等。其手术指证为：①长期经非手术治疗无效的顽固的腰腿痛，严重影响生活质量。②显著的神经压迫症状并进行性加重。③明显的脊柱不稳及侧凸进行性加重。④术前评估无明显手术禁忌证。手术方式可分为三个阶段：①单纯椎管减压术。②椎管减压并后路内固定、融合术。③椎管减压并后路内固定、后路椎间融合术。

（杨惠林 张志明）

tuìxíngxìng jǐzhù huátuō

退行性脊柱滑脱 （degenerative spondylolisthesis） 椎间盘退行性变和关节突关节炎引起的椎体滑移。该病是以发育正常结构完整的椎弓逐渐滑脱而引起椎管变狭窄为特点。椎间盘的退行性变是引起滑脱的始动原因，直接导致了脊髓段的微小不稳定变化。随之而来的就是接触面的无力支撑，韧带的松弛，黄韧带的褶皱。退行性腰椎滑脱是最为常见的滑脱类型，多见于成年人，女性较男性易发病。滑脱多见于$L_4 \sim L_5$，其次为$L_5 \sim S_1$，滑脱程度一般在1cm或者30%以内。椎体移位合并椎管狭窄会引起典型的轴性下腰痛、下肢根性症状和神经性跛行。

诊断 应行站立位脊柱正侧位片及过伸过屈位X线平片，并仔细检查滑脱节段的活动。若出现神经症状和/或体征应行MRI检查，若有做MRI的禁忌证（如心脏起搏器、耳蜗内置物），可行数字化脊髓造影（CTM）以判断椎管及神经结构受压情况。在许多病例中，脊柱滑脱在仰卧位减小，矢状位MRI或仰卧位X线平片仅能看到很小的滑脱甚至看不到滑脱。因此，都应行站立位过伸过屈位X线平片。

治疗 包括非手术治疗和手术治疗。

非手术治疗 镇痛药、理疗和有氧运动在内的非手术疗法是最初的主要治疗。有神经源性跛行和根性症状的患者可通过硬膜外封闭缓解症状，但这种缓解是暂时的。通常退行性脊柱滑脱的自然转归都是良好的，仅有10%~15%的求诊患者最终需手术治疗。

手术治疗 对于那些持续或者有进展症状的患者，手术的缓

解率相对更高。一般来说当患者由于神经源性跛行或根性疼痛导致严重的运动障碍、生活质量严重下降、非手术治疗至少3个月无效时可作为手术的候选者。当非手术治疗6个月以上无效仍以下腰痛为主诉就可以考虑手术，但腰痛的缓解有时不如下肢根性症状的缓解那样确切。唯一的绝对手术指征是进展性神经损害和马尾综合征，这两种情况在此病中都很少见。

退行性脊柱滑脱的手术方式包括单纯减压、减压加后外侧融合（用或不用内固定）以及前路（ALIF）或后路（PLIF 或 TLIF）椎间融合，手术的目标是基于患者症状与影像学表现拟定的。若患者以神经源性跛行或根性症状为主，神经减压就是主要目标。应仔细评估术前影像学资料以决定需减压区域（如中央、侧隐窝和/或椎间孔狭窄）。无腰椎失稳的下腰痛患者是否应行融合还存在争议，不过需行减压的患者若存在结构失稳，无论是滑脱或侧凸（伴椎体侧方滑移），则通常建议融合。有些老年患者的过伸过屈位像上没有节段运动，为避免融合术的并发症及更高的死亡率，单纯减压似乎也许是一种可接受的选择。若选择这种术式，术前应告知患者术后若症状未缓解或进一步失稳则有可能需要二次手术再行融合。

狭窄节段出现滑脱使得神经根减压方式有所不同。如大多数 $L_4 \sim L_5$ 椎管狭窄表现为 L_5 神经根在侧隐窝部位受压，产生相应症状。而 $L_4 \sim L_5$ 若再出现滑移则会严重影响椎间孔处的 L_4 神经根。矢状位 MRI 常显示椎间孔处 L_4 神经根受压于 L_4 椎弓根与 $L_4 \sim L_5$ 椎间盘。若存在严重椎间孔狭窄，经椎间孔椎体间融合便可以达到神经根完全减压的目的。

很多患者常需要延长减压至滑脱的上位或下位稳定节段。如 $L_4 \sim L_5$ 滑脱的患者可能还伴有无滑脱的邻近节段椎管狭窄，此时建议对可能引起根性症状的节段都行减压，除非减压过程可能造成邻近节段不稳。或者选择保留棘突、棘间韧带和小关节的减压，可在有效减压的同时避免由于全椎板切除引起的失稳。应在 X 线平片上仔细查看其他狭窄节段失稳的征象，若术前存在失稳，则应该融合这些节段。此外，当切除小关节或关节间部重要部分后引起不稳的节段应该融合。

（杨惠林　张志明）

zhuījiānpányuánxìng téngtòng

椎间盘源性疼痛（discogenic pain）

椎间盘是人体中无血液供应的最大的器官之一，其后纵韧带及纤维环的外层由脊神经脊膜支（窦椎神经）的分支支配，外 1/3 的纤维环组织中，有大量能传递疼痛信号的神经末梢，并可以释放与产生疼痛相关的神经肽。在椎间盘退行性变的过程中，髓核、纤维环的撕裂刺激痛觉神经末梢，从而引起疼痛；另外，椎间盘退行性变时，终板软骨，乃至软骨下的松质骨中，均有远远多于正常数量的神经末梢和神经肽的出现。从广义上讲，所有由于椎间盘结构变化而引起的腰痛，均可称为椎间盘源性疼痛，所提及的椎间盘源性疼痛主要分为腰椎间盘内部结构紊乱（IDD）、退行性椎间盘病（DDD）和节段性不稳定。这三种病理状态均集中表现在椎间盘，所引起的临床症状主要是腰痛，有时伴有下肢反应性疼痛。

椎间盘内部结构紊乱　IDD 多发生在 20~50 岁，绝大多数患者有比较明确的外伤史，通常在伤后数月内反复发作，IDD 患者中约有 65% 的病例在腰痛的同时伴有腿痛。这种腿痛不具有根性疼痛那样比较明确的区域，同时也极少伴有皮肤的麻木、痛觉减退等感觉异常。查体时见患者在腰部屈伸、侧凸、旋转时伴有疼痛；直腿抬高试验、股神经牵拉试验阴性；神经系统查体多为正常。椎间盘造影被认为是唯一对 IDD 具有诊断价值的检查方法。

退行性椎间盘病变　DDD 几乎总是与一些常见腰椎疾病相伴随，如椎间盘突出症、椎管狭窄症等。DDD 主要引起疼痛，并且随着椎间隙进一步变窄，还可以出现相应节段神经根受累的表现。查体可在棘突和骶髂关节处触及不典型的压痛，直腿抬高试验多为阴性。神经系统查体常无异常发现。X 线平片可显示椎间隙变窄、椎体后骨赘增生、终板硬化。CT 上有时可以显示侧隐窝狭窄；MRI 能够清楚地显示髓核及纤维环发生的脱水变化；椎间盘造影在 DDD 的诊断方面具有重要的作用。

节段性脊柱不稳 如创伤、先天畸形、肿瘤所致的骨破坏、医源性（减压术后），以及退行性病变等均可造成节段性脊柱不稳，在此，仅讨论退行性脊柱不稳定。应用较为广泛的方法是通过摄动力位 X 线测量，文献中报道较多的标准为：相邻椎体间水平位移变化大于 3mm 和/或该节段上下终板间角度变化 $>15°$。几乎所有节段性不稳定的患者均有比较顽固的腰部疼痛和/或下肢牵扯性疼痛，查体可发现腰部屈伸活动会引发或加重疼痛；不稳定节段的棘突间压痛明显。

椎间盘源性的疼痛的非手术治疗方法，包括卧床休息、功能锻炼、牵引疗法、佩戴支具、药物治疗，以及针灸、按摩等，其中卧床休息为临床中使用得最为广泛。对于椎间盘源性疼痛的患者通常应经过 3 个月非手术治疗，对于无效或效果不理想者方考虑手术治疗。

手术治疗包括以下几种。①脊柱融合术：临床效果最为肯定的外科治疗当属脊柱融合术。椎体间融合术直接处理了被认为是痛源的椎间盘，使椎体的力学状态更加合理、稳定，并且融合率明显高于其他术式。②经皮穿刺微创手术疗法：其主要分为椎间盘内电热疗法和等离子消融髓核成形术。该种方法对比较年轻（55 岁以下）、单节段病变的椎间盘源性疼痛的病例效果较好。此外，还有人工椎间盘置换术、人工髓核置换术。作为部分融合手术的替代方法已经进入临床，尽管文献报道显示了满意的效果，但进一步的结论有待于大量的临床病例观察和长期的临床随访。

（杨惠林　张志明）

tuìxíngxìng zhuījiānpán bìngbiàn

退行性椎间盘病变 （degenerative disc disease，DDD） 椎间盘自然老化、退化的生理病理过程中导致疼痛、神经损害等一系列症状的临床综合征。

病因及发病机制 椎间盘退行性变为多种因素综合影响所致，患者长期过高或过低的压力负荷都能成为椎间盘退行性变的病因之一。有报道表明，软骨终板发生钙化所引发椎间盘营养物质供应下降可成为椎间盘退行性变启动的关键性因素。而椎间盘在老化或营养物质供应异常时，由椎间盘细胞所合成的部分细胞因子对细胞活性及细胞之间的信息交流产生一定影响，最终促使细胞凋亡。内环境发生变化之后能够激活处于潜伏期的降解酶，促使椎间盘基质发生分解，形成椎间盘退行性变。引起椎间盘退行性变的因素有很多，如年龄、遗传因素、营养因素、生物力学因素等。

临床表现 主要可分为以下几种。①腰痛或放射性腿痛是该病的突出症状，发生率高达 95% 以上。引起的腰腿痛具有下列特点。a. 腿痛沿神经根分布区放射：又称根性放射痛。b. 疼痛与腹压有关：使腹压和脑脊液压力增高的动作可使腰腿痛加重，如咳嗽、打喷嚏、排便、用力等。c. 疼痛与活动有关：活动和劳累后加重，卧床休息减轻，严重者活动困难。d. 疼痛与体位的关系：为了缓解疼痛，患者常被迫采取某一体位，多为健侧卧位并屈髋屈膝，少数患侧卧位屈腿、仰卧位屈腿、床上跪位、下蹲位等。e. 疼痛与天气变化的关系：部分患者遇刮风下雨或气温骤降时加重，遇暖减轻。②腿麻无力受累神经根受到较重损害时，所支配的肌肉力量减弱，感觉减退，轻者可出现痛觉过敏，重者肌肉瘫痪。③大小便功能变化椎间盘突出压迫硬膜囊较重时，马尾神经损害可引起便秘、排便困难，尿频、尿急、尿潴留或尿失禁，会阴部感觉减退或消失，以及性功能障碍。④腰部表现为僵硬、活动受限或侧弯畸形。

诊断 通过认真细致的查体可发现很多体征，对影像学检查部位的确定、诊断和鉴别诊断十分重要。为便于临床掌握，减少患者痛苦应先立位检查，再行仰卧位和俯卧位检查。先行无痛检查，最后行诱发疼痛的检查。X线平片一般需常规拍腰椎正位和侧位片，不能依靠 X 线平片作为诊断的依据，但可借助 X 线平片排除一些脊椎骨性疾患，如结核、肿瘤、脊椎滑脱等。CT 检查可清楚地显示神经根、硬脊膜囊受压移位的形象，同时可显示椎板及黄韧带肥厚、小关节增生肥大、椎管及侧隐窝狭窄等情况。MRI 检查在脊柱脊髓疾病诊断方面有很大优越性。可显示椎间盘退行性变时信号减弱，椎间盘突出的隆起型、破裂型和游离型，以及进入椎管髓核碎块移动后的位置。明确显示硬膜受压的部位和程度。造影检查属侵入性检查，不应将造影列为常规检查。只有对少数疑难病例，如疑有椎管内肿瘤或椎管狭窄等情况时，才慎重考虑采用造影检查。其他检查包括电生理检查（如肌电图、感觉诱发电位和运动诱发电位）、超声图检查、腰椎穿刺和脑脊液检查等。多用于鉴别诊断。

治疗 包括非手术治疗和手术治疗。

非手术治疗 一般治疗为卧床休息、过伸性腰背肌功能锻炼和腰部支具限制弯腰活动，药物治疗可选用肌肉松弛、镇痛、镇静药物，也可应用舒筋活血的中药制剂。此外还有牵引按摩推拿疗法和硬膜外腔或骶管注射疗法。

手术治疗 手术治疗适于下列情况：①病情重，有广泛严重下肢肌力减弱、感觉减退及马尾神经损害者。②合并腰椎峡部不连及脊椎滑脱者。③较重的退行性滑脱、节段性失稳和腰椎管狭窄者。对没有上述手术适应证的患者可先行非手术治疗，经非手术治疗无效，症状较重，影响生活和工作者，或非手术治疗病情加重者也应手术治疗。手术治疗包括传统手术（椎板切除减压髓核摘除术）、椎间盘镜髓核摘除术和经皮穿刺手术（髓核化学溶解术、切吸术及激光手术）。

（杨惠林　张志明）

jiéduànxìng bùwěndìng

节段性不稳定 （segmental instability，SI）

椎间关节在正常负荷下，不能维持其生理解剖关系，运动节段的活动范围超过正常限制的状态。节段性不稳定被认为是引起腰背痛的常见原因，严重影响患者生活质量，临床表现有反复发作的下腰痛或腰腿痛。

病因及发病机制　节段性不稳定在生物力学上的共同特征可简述为脊柱活动性的增加和活动异常，或脊柱功能单位（FSU）刚性的丢失。FSU 由相邻两个椎体及椎间盘、小关节和韧带结构组成，通常也称为脊柱的一个活动节段，是维持脊柱正常胜利活动和稳定的基本结构。脊柱损伤、退行性改变及肌肉功能丧失，可引起节段性不稳定。退行性节段性不稳定的病因学还未完全弄清，不过存在许多理论。生物力学应力的改变、邻近节段活动度的增加、关节面载荷和椎间盘内压力增加等在病程发展中起着重要的作用。

诊断　用于评价不稳定的方法很多，从简单的 X 线平片到单一平面的动态 X 线平片及更为复杂的技术都有研究报道。动态放射学是研究节段性不稳定最重要的方法，其中屈伸位 X 线平片检查应用最为广泛。动态放射检查中屈伸时椎体过度前后活动滑移被认为与下腰痛有关，并将脊柱屈曲时，椎体向前滑移超过 3mm 定为椎间盘退行性变、节段性不稳定的早期征象。然而，节段性不稳定所致下腰痛患者的脊柱活动范围并不总是加大的。事实上，

由于疼痛和肌肉的保护性痉挛，节段活动常受到限制，甚至较正常更小，但其活动的质量必然受到不稳定的影响而发生改变。

治疗　节段性不稳定治疗方法较多，也存在很多争议，手术方式各不相同，但一般都基于神经减压和稳定脊柱两大原则。融合术是重建脊柱稳定性、纠正脊柱异常负荷承载方式的最有效方法。椎体间融合的目的是防止不稳定性退行性变的进一步发展，并通过手术方式进行稳定性重建，促进椎体间融合的过程。常用融合术式包括外侧融合、椎体间融合以及近年来出现的 360° 环状融合。生物力学研究显示椎体间融合可提供轴向支持，较传统的后外侧融合优越。于滨生等证明，对失稳腰椎，椎弓根螺钉内固定与后入路椎体间融合装置（cage）合用的脊柱刚度最大，而螺钉折曲应变量最小，说明 PLIF 能提供更高的初期稳定性，从而融合率高。不同类型的不稳定，治疗上应有所区别，对轴向旋转不稳定为主的病变，可采用小关节和横突间的融合；对无神经症状的移位性不稳定，多采用前路椎间融合，或横突间的融合，但有神经根受累的表现，应考虑行经后路减压融合；对后滑移不稳定，行屈曲位的融合，创伤小且简单。

（杨惠林　张志明）

jǐzhù cètū

脊柱侧凸 （scoliosis）

脊柱的一个或数个节段向侧方弯曲伴有椎体旋转的三维脊柱畸形。国际脊柱侧凸研究学会（Scoliosis Research Society，SRS）对脊柱侧凸的定义如下：脊柱偏离中线，并且应用 Cobb 法测量站立正位 X 线像的脊柱侧方弯曲，如角度 >10° 则为脊柱侧凸。

病因及发病机制　脊柱侧凸最常见的是特发性脊柱侧凸，占总数的 75%～80%，发生的原因不明，故称为特发性脊柱侧凸。特发性脊柱侧凸椎体结构无先天发育异常。先天性脊柱侧凸是胎儿时期脊柱发育不良造成，因此常产生比较复杂的脊柱畸形。神经肌肉型脊柱侧凸是由于肌肉神经方面的疾病造成，最常见的是脊髓灰质炎后遗症、大脑痉挛性瘫痪、进行性肌萎缩症所致的脊柱侧凸。其他脊柱畸形病因包括神经纤维瘤病合并脊柱侧凸、间充质病变合并脊柱侧凸及骨软骨营养不良合并脊柱侧凸等。

病理　各种类型的脊柱侧凸的病因虽然不同，但是其病理变化相似。①椎体、棘突、椎板及小关节的改变：脊柱侧凸凹侧椎体楔形变，并出现旋转，主侧凸的椎体和棘突向凹侧旋转。凹侧椎弓根细长，凸侧椎弓根短粗，凹侧椎板略小于凸侧。棘突向凹侧倾斜。在凹侧，小关节可见增生、肥大、硬化而形成骨赘。②肋骨的改变：椎体旋转导致凸侧肋骨移向背侧，使后背部突出，形成隆凸，严重者形成"剃刀背"。凸侧肋骨相互分开，间隙增宽。凹侧肋骨相互挤在一起，并向前突出，形成胸部不对称。③椎间盘、肌肉及韧带的改变：凹侧椎间隙变窄，凸侧增宽，凹侧的小肌肉可见轻度萎缩。④伴发其他器官畸形：严重的胸廓畸形使肺脏受压变形，由于肺泡萎缩，肺的膨胀受限，肺内张力较大，引起循环系统梗阻，严重者可引起肺源性心脏病。脊柱侧凸患者其他系统如心脏、脊髓、肾脏、消化道均可合并畸形。

分类　可分为结构性脊柱侧凸和非结构性脊柱侧凸。

非结构性脊柱侧凸 非结构性脊柱侧凸在侧方弯曲像或牵引像上可以被矫正。非结构性脊柱侧凸的脊柱及其支持组织无内在的固有的改变，弯曲像表现对称，累及椎体未固定在旋转位。包括姿势性不正，癔症性、神经根刺激等，如髓核突出或肿瘤刺激神经根引起的侧凸。病因治疗后，脊柱侧凸能消除。

结构性脊柱侧凸 伴有旋转的结构固定的侧方弯曲，即患者不能通过平卧或侧方弯曲自行矫正侧凸，或虽矫正但无法维持，X线平片表现不对称。①特发性脊柱侧凸：原因不明的脊柱侧凸，椎体结构无先天发育异常，此类侧凸最常见，占总数的 75%～80%。根据其发病年龄又分为婴儿型（0～3 岁）、少儿型（3～10 岁）、青少年型（10 岁后）。②先天性脊柱侧凸：由椎体结构先天发育异常导致。根据脊柱发育障碍分三种类型。a. 形成障碍型，有半椎体和楔形椎。b. 分节不良型，有单侧未分节形成骨桥和双侧未分节阻滞椎两种。c. 混合型，同时有形成障碍和分节不良。③神经肌肉型脊柱侧凸：人体神经-肌肉传导通路病变所导致的脊柱畸形。多种疾病可以导致神经肌肉型脊柱侧凸。其共同特点是神经整合通路任意环节中断，患者通常表现为头颈及躯干平衡的丧失。国际脊柱侧凸研究学会将神经肌肉型脊柱侧凸分为神经源性和肌源性两大类。④神经纤维瘤病合并脊柱侧凸：此类脊柱侧凸有高度遗传性，约占总数的2%。特点是皮肤有 6 个以上、直径≥1cm 的咖啡牛奶斑，有的有局部性橡皮病性神经瘤。其特点是畸形持续进展，甚至术后仍可进展；假关节发生率高，常需要多次植骨融合，治疗困难。⑤间充质病变合并脊柱侧凸：马方综合征（Marfan syndrome）及埃勒斯－当洛综合征（Ehlers-Danlos syndrome）均属于间充质病变。马方综合征的患者中，有40%～75%的患者合并脊柱侧凸。特点是侧凸严重，常有疼痛，有肺功能障碍，临床表现为瘦长体型、韧带松弛、细长指/趾、漏斗胸、鸡胸、高腭弓、扁平足，常伴有主动脉瓣、二尖瓣闭锁不全等。埃勒斯－当洛综合征的临床特征为颈短、侧凸柔韧性好等。⑥骨软骨营养不良合并脊柱侧凸：包括弯曲变形的侏儒症、黏多糖贮积症、脊柱脊髓发育不良等。⑦代谢性障碍合并脊柱侧凸。包括佝偻病、成骨不全、高胱氨酸尿症等。⑧脊柱外组织挛缩导致脊柱侧凸：如脓胸一侧肺叶切除或烧伤后等。⑨其他原因继发性脊柱侧凸：包括创伤，如骨折、椎板切除术后，胸廓成形术、放射治疗后引起脊柱侧凸；脊柱滑脱，先天性腰骶关节畸形等；风湿病、骨感染、肿瘤等。

临床表现 早期脊柱畸形不明显，常不引起注意。生长发育期，脊柱侧凸畸形进展迅速，可出现身高不及同龄人，双肩不等高，胸廓不对称等。脊柱侧凸畸形严重者可出现"剃刀背"畸形，影响患者心肺发育，出现神经系统牵拉或压迫的相应症状。

诊断 主要依赖病史采集，体格检查及影像学检查。其中影像学检查最为重要，脊柱侧凸可通过 X 线、CT 及 MRI 等影像学检查确诊。

病史 详细询问与脊柱畸形有关的一切情况，如患者的健康状况、年龄及性成熟等。应了解脊柱畸形幼儿的母亲妊娠期的健康状况，妊娠最初 3 个月内有无服药史，妊娠、分娩过程中有无并发症等。家族史应注意其他人员脊柱畸形的情况。神经肌肉型的脊柱侧凸中，家族史尤为重要。

体格检查 注意三个重要方面：畸形、病因及并发症。首先应暴露充分，注意皮肤的色泽，有无咖啡斑及皮下组织肿物，背部有无异常毛发及肿物。检查乳房情况，胸廓是否对称，有无漏斗胸、鸡胸及肋骨隆起及手术瘢痕。检查者应该从前方、后方及两侧仔细观察。前屈试验：患者面向检查者，双手掌合齐下垂向前弯腰，检查者从水平位观察其背部是否对称，若一侧隆起说明肋骨及椎体有旋转畸形（图 1）。检查者从患者的背侧观察其腰部是否对称，腰部是否存在旋转畸形。同时注意两肩是否等高。并在 C_7 棘突置铅垂线，测量臀部裂缝至垂线的距离，以明确畸形程度。检查脊柱的活动范围以及有无过度活动，如腕关节过屈，表现为拇指与腕可接触，手指过伸；膝、肘关节的反曲等。最后应仔细进行神经系统检查，尤其是双下肢。应确认神经系统是否存在损害。怀疑有黏多糖病者应注意角膜，马方综合征者应注意上腭。患者的身高、体重、双臂间距、双下肢长度、感觉及肌力等项目的检查是必不可少的。

X 线检查 借助 X 线平片了解脊柱侧凸类型、位置、大小、范围和柔韧度等。通过 X 线检查以初步确立诊断，观察畸形进展情况，发现并发的畸形，以便制订治疗计划，或做出疗效评价。①站立位脊柱全长正侧位像：站立位脊柱全长正侧位像是诊断所需最基本的 X 线检查。X 线需要包括整个脊柱。进行 X 线平片照射时必须直立位，不能取卧位。若患者不能直立，宜用坐位像。②仰卧位/站立位左右弯曲像：仰卧位/站立位左右弯曲像主要用于：评价腰弯的椎间隙活动度；确定下固定椎；预测脊柱柔韧度。弯曲像需要患者的主动配合，其影响因素较多，患者的年龄、文化程度等都可能影响其检查的效果，尤其对于存在精神疾患或是神经肌肉系统疾患的患者，其可信度不高。③悬吊牵引像：悬吊牵引像的作用：提供脊柱侧凸牵引复位的全貌，即在矫形力作用下的矫形情况；适用于神经肌肉功能有损害的患者；适用于评价躯干偏移和上胸弯；可以估计下固定椎水平。在检查前，应仔细询问每一个患者是否合并有颈椎疾患。④支点弯曲像：支点弯曲像的特点为易于操作，弯曲力量为被动力量，重复性好。能真实反映侧凸的僵硬程度，预测侧弯的矫正度数；也可以用于确定某些病例是否需要前路松解术；对僵硬的弯曲患者更为有效。⑤去旋转像：用于严重脊柱侧凸患者，尤其是伴有后凸、椎体旋转者。由于椎体旋转，普通X线平片很难观察到肋骨、横突及椎体的畸形情况。

CT检查 在脊椎、脊髓、神经根病变的诊断上有明显的优越性，尤其对普通X线平片显示不清的部位（枕颈部、颈胸段）更为突出。它能清晰地显示椎体、椎管内、椎旁组织的细微结构。特别是3D-CT扫描，其高清及多维的优势还有助于进行术前手术设计。

MRI检查 是一种无损伤性多平面成像检查，对脊柱侧凸可能合并的椎管内畸形分辨力强，如脊髓空洞、脊髓栓系、脊髓纵裂和小脑扁桃体下疝畸形等。

肺功能检查 肺功能检查包括静止肺容量、动态肺容量、肺泡通气量、放射性氙的研究四组。脊柱侧凸患者常规使用前三种检查。静止肺活量包括肺总量、肺活量和残气量。肺活量用实测值与预测正常值的百分比来表示。80%～100%为肺活量正常。60%～80%为轻度限制，40%～60%为中度限制。低于40%为严重限制。脊柱侧凸患者的肺总量和肺活量减少。而残气量都正常，除非到晚期。肺活量的减少与侧凸的严重程度相关。

神经肌肉电生理检查 可以评估患者神经肌肉功能及脊髓损伤程度，判断患者是否合并神经肌肉病变。

脊柱侧凸的X线测量 ①弯曲度测量：a. 科布（Cobb）法。最常用。头侧端椎上缘的垂线尾测端椎下缘的垂线的交角即为科布角。b. 弗格森（Ferguson）法。很少用。用于测量轻度脊柱侧凸。为上、下中心与顶椎中心连线的交角（图2）。②椎体旋转

度的测量：通常采用纳什－莫（Nash-Moe）法（图3）：根据正位X线平片上椎弓根的位置，将其分为5度。0度：椎弓根对称；Ⅰ度：凸侧椎弓根移向中线，但未超过第1格，凹侧椎弓根变小；Ⅱ度：凸侧椎弓根已经移至第2格，凹侧椎弓根消失；Ⅲ度：凸侧椎弓根移至中央，凹侧椎弓根消失；Ⅳ度：凸侧椎弓根越过中线，靠近凹侧。③发育成熟度的鉴定：发育成熟度的评价在脊柱侧凸的治疗中尤为重要，必须根据生理年龄、实际年龄及骨龄来全面评估。主要包括以下几个方面。a. 第二性征。男孩变声，喉结凸起；女孩儿月经初潮，乳房及阴毛发育等。b. 手掌及手腕骨龄。儿童及青少年通过拍摄手掌及手腕X线平片测量骨龄是判断骨骼成熟度及生长潜能简单有效的方法。c. 里泽（Risser）征。即髂嵴骨骺移动，里泽征将髂前上棘至髂后上棘髂环分为4等份，骨化由髂前上棘向髂后上棘移动，未见骨骺为0度，骨骺移动25%

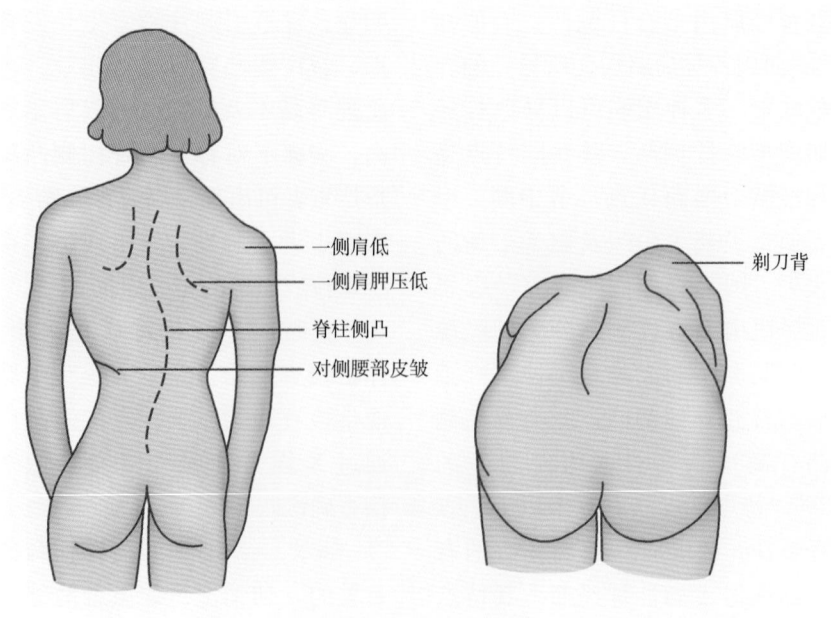

一侧肩低
一侧肩胛压低
脊柱侧凸
对侧腰部皮皱

剃刀背

图1 脊柱畸形体征

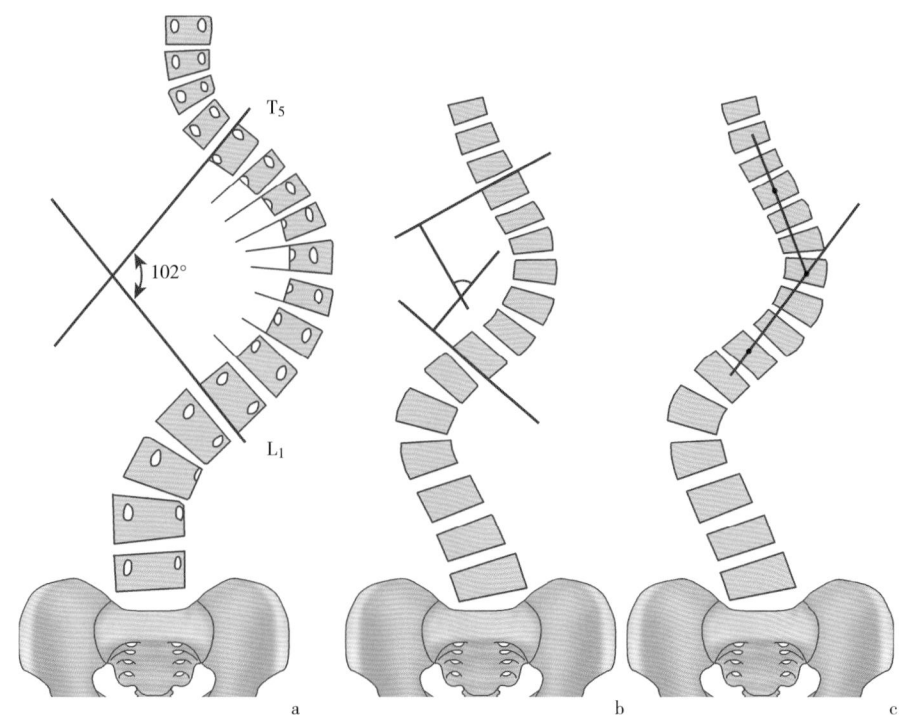

a. 科布（Cobb）测量法，T₅ 为上端椎，L₁ 为下端椎；b. 科布（Cobb）测量法，显示两线在 X 线平片不相交，则测量其两垂线的交角；c. 弗格森（Forguson）测量法，先定出顶椎和上下端椎的中心点，测量其连线的夹角。

图 2　侧凸角度的测量

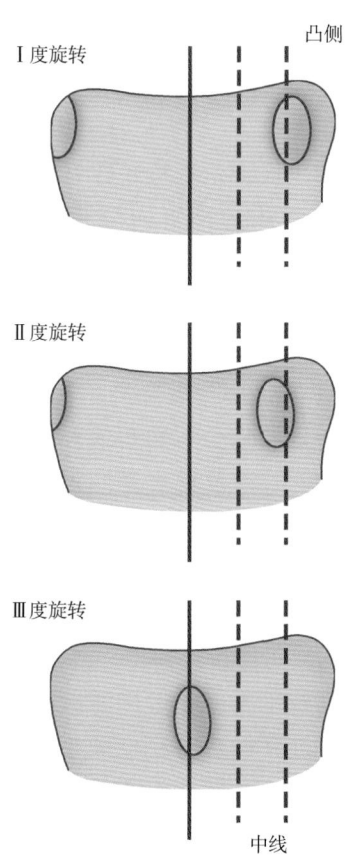

图 3　纳什-莫（Nash-Moe）的脊椎旋转度观察法

以内为Ⅰ度，50% 以内为Ⅱ度，75% 以内为Ⅲ度，移动到髂后上棘为Ⅳ度。骨骺与髂骨完全融合为Ⅴ度（图 4）。d. 椎体骺环。在脊柱侧位片上可以看到椎体骺环，若其与椎体融合提示脊柱生长已停止。也是骨骺成熟的标志。

实验室检查　术前常规检查血、尿常规，肌酐、尿素氮，血糖等。

治疗　治疗目的包括：①矫正畸形。②获得稳定。③维持平衡。对于不同类型的脊柱侧凸，其治疗原则、方法和意义也不尽相同，主要包括非手术治疗和手术治疗。

（邱贵兴　张元强）

tèfāxìng jǐzhù cètū

特发性脊柱侧凸 （idiopathic scoliosis）

原因不明的、椎体结构无先天发育异常的脊柱侧凸。此类脊柱侧凸最常见，占总数的 75%~80%。根据其发病年龄又分为婴儿型（0~3 岁）、少儿型（3~10 岁）、青少年型（10 岁后）。特发性脊柱侧凸是原因不明的三维脊柱畸形，手术矫形非常复杂，尤其是选择手术入路和确定融合范围非常困难。由于融合范围的错误会导致术后畸形加重或产生了新的畸形。因其具有多种不同的表现类型，而每个类型的侧凸均有不同的特点，手术治疗方法和融合范围也完全不同。因此，特发性脊柱侧凸合理的分型对手术治疗非常关键。

分型　根据发病年龄又分为婴儿型（0~3 岁）、少儿型（3~10 岁）、青少年型（10 岁后）特发性脊柱侧凸。还有协和（PUMC）分型、金氏（King）分型，伦克（Lenke）分型等。1983 年，金氏（King）依据侧凸的部位、顶椎、侧凸严重程度和柔韧性等对主胸弯提出金氏分型，并在每一分型中规定了具体的融合

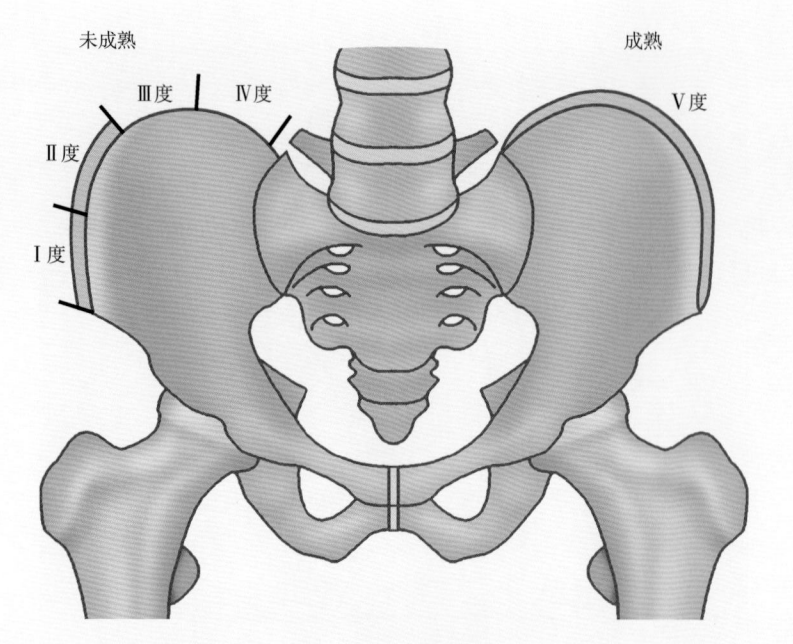

图4　髂骨骨骺移动

注：将髂前上棘至髂后上棘的骺环分为4等份，骨化由髂前上棘向髂后上棘移动，未见骨骺为0度，骨骺移动以内为Ⅰ度，50%以内为Ⅱ度，75%以内为Ⅲ度，移动到髂后上棘为Ⅳ度。骨骺与髂骨完全融合为Ⅴ度。

范围。在采用哈林顿（Harrington）器械矫形时代，金氏分型一度成为脊柱侧凸分型的金标准。金氏分型应用至今发现其存在较多问题，用于指导三维矫形方案时，可信度和可重复性欠佳，临床应用有其局限性。2001年，伦克（Lenke）等提出了一种新的特发性脊柱侧凸分型方法，被称为伦克分型。该分型由三部分构成：侧凸类型（分为1~6型）、根据腰弯顶椎与骶骨中线（CSVL）的位置关系制订的腰弯修正型（A、B、C）及胸椎矢状面修正型（-、N、+）。伦克分型充分考虑了侧凸的冠状面和矢状面畸形；但该分型非常烦琐，在实际操作时有一定难度，同时伦克分型未提及具体的融合节段，与非结构性侧凸何时需要融合也无明确规定，临床医师按照该分型决定手术途径和融合范围分歧也较大。北京协和医院邱贵兴院士领导的骨科团队通过对近二十年特发性脊柱

侧凸治疗病例的随访和记录，总结1245例特发性脊柱侧凸建立的数据库，于2003年提出了特发性脊柱侧凸的新的分型方法——PUMC（协和）分型系统。PUMC分型最大的特点是将分型与融合范围的选择和手术入路结合起来，因此具有极强的临床指导意义，同时容易记忆和理解，便于临床实际应用。

临床表现　早期脊柱畸形不明显，常不引起注意。青春期是生长发育的快速阶段，脊柱侧凸畸形进展迅速，可以出现腰背痛、双肩或双髋不等高，胸廓或腰部不对称等。女孩可有双乳发育不均等。脊柱侧凸畸形严重者可以出现"剃刀背"畸形，影响患者心肺功能，甚至出现神经压迫的症状。

诊断　特发性脊柱侧凸的诊断主要依赖病史采集，体格检查及影像学检查。其中影像学检查最为重要，特发性脊柱侧凸可通

过X线、CT及MRI等影像学检查确诊。①病史及体格检查：详细询问与脊柱畸形有关的一切情况，如患者的健康状况、年龄及性成熟等。应了解脊柱畸形患者的母亲妊娠期的健康状况，家族史应注意其他人员脊柱畸形的情况。体格检查应暴露充分，注意皮肤的色泽，背部剃刀背、双肩是否等高，背部有无异常毛发。检查乳房情况，胸廓是否对称，有无漏斗胸、鸡胸及肋骨异常隆起。②X线检查：借助X线平片了解脊柱侧凸类型、位置、科布（Cobb）角大小、躯干偏移、骨盆倾斜、脊柱柔韧性、矢状位前凸或后凸、里泽（Risser）征等。通过X线检查以初步确立诊断，观察畸形进展情况。③CT检查：对普通X线平片因旋转的椎体相互重叠而导致显示不清的部位（枕颈部、颈胸段），CT能清晰地显示椎体、椎管内、椎旁组织的细微结构。3D-CT高清及多维的优势还有助于进行术前手术设计。④MRI检查：对特发性脊柱侧凸可能合并的椎管内畸形分辨力强，如脊髓空洞、脊髓栓系、脊髓纵裂和小脑扁桃体下疝畸形等。⑤肺功能检查：评估脊柱侧凸患者的肺总量和肺活量情况。肺活量的减少与侧凸的严重程度相关。⑥术前检查还应包括心脏超声、腹部超声及泌尿系超声等筛查。

治疗　特发性脊柱侧凸的治疗目：①矫正畸形。②获得稳定。③维持平衡。④尽可能减少融合范围。脊柱侧凸治疗减少对肺功能的影响，同时也需考虑对外观和心理的改善。

青少年特发性脊柱侧凸的治疗手段包括：观察、支具和手术。具体治疗原则如下：①侧凸科布

角小于25°，应严密观察，如每年进展大于5°，应行支具治疗。②科布角在25°~40°的脊柱侧凸，应行支具治疗，如每年进展大于5°且大于40°，应行手术治疗。③科布角40°~50°的脊柱侧凸，如果侧凸大于40°，进展的概率较大，因此，如果患者骨骼发育尚未成熟，应建议其手术治疗。④对于骨骼发育成熟的患者，如果侧凸发展，并大于50°且随访发现侧凸有明显进展，也应手术治疗。⑤若科布角大于50°则建议手术治疗。

特发性脊柱侧凸的非手术治疗　非手术治疗包括理疗、体疗、表面电刺激、石膏及支具。但最主要和最可靠的方法是支具治疗。支具治疗的适应证：①20°~40°的轻度脊柱侧凸，婴儿型和早期少儿型特发性脊柱侧凸，青少年型的脊柱侧凸超过40°，不宜支具治疗。②骨骼未成熟的患儿用支具治疗。③长节段的弯曲，支具治疗效果佳。④40°以下弹性较好的腰段或胸腰段侧凸，支具治疗效果佳。

青少年特发性脊柱侧凸的手术治疗　主要包括手术入路的选择、内植物的选择、融合范围的选择和植骨方法的选择。

手术入路　根据手术入路，脊柱侧凸矫形手术分为：前路矫形融合；后路矫形融合及前后路联合矫形融合。①前路脊柱融合术指征是单纯的胸腰段或腰段侧凸。手术方法为前侧入路，根据需要融合的部位可以选择开胸、胸腹联合切口、腹膜外斜切口等。通常采用凸侧入路。优点是短节段融合，可以去旋转，出血较少；缺点是需要熟悉前路的解剖，技术要求高，固定到骶骨存在困难，男性患者前路手术时会损伤生殖

神经、影响射精。②后路脊柱矫形融合术优点是容易暴露，有多种内植物可供选择。缺点是椎旁肌肉组织损伤大，术后易肌肉纤维化。③前后路联合手术指征是僵硬的脊柱侧凸；年龄小的患者：年龄小于十岁，Y形软骨未闭，Risser征0度。

内植物选择　①前路矫形固定器械：1969年德怀尔（Dwyer）设计了前路矫形手术装置。但次手术由缺点，无去旋转作用，矫正侧凸时，容易造成腰段后凸畸形，且容易形成假关节。②后路矫形固定器械：哈林顿（Harrington）系统为第一代脊柱内固定系统，其最重要的进步在于增加了脊柱融合率，然而，它也存在一些不容忽视的问题，如内固定物的脱出，不能控制矢状面结构，术后需要佩戴石膏和支具等。卢克（Luque）采用椎板下钢丝增加哈林顿系统的固定，为第二代脊柱内固定系统，他通过将固定点分散到多个椎体，创造更加稳定的结构，术后患者一般可以不用石膏外固定。随着生物力学研究的深入，对脊柱侧凸也有进一步的认识。脊柱侧凸是一种立体的三维畸形，而且前两代矫形系统最多只能达到二维矫形。为此，法国科特雷尔（Cotrel）和迪布塞（Duboousset）于1984年研制出可以放置多个位置、既能产生加压又能撑开的多钩固定系统。由于C-D系统不仅是器械的改进，而且在侧凸的矫形理论方面产生了一次革命，其出现是侧凸的矫形进入了三维矫形的新时代，人们将它及衍生出的内固定系统称为第三代脊柱内固定系统。学者们相继研制了TSRH、Isola、Moss Miami、USS以及CDH等改良系统。上述系统已成为当前国内外

运用最广泛的治疗脊柱侧凸的内固定物。

融合范围选择　融合区域的选择非常重要，太短将导致弯曲弧度变长，矫形失败。融合太长时脊柱活动不必要的受限。既往认为，应当融合结构性主侧凸，并避免融合代偿性侧凸，若有椎体旋转畸形时，需从上位中立位椎体融合到下位中立位椎体。然而此原则不适用于下腰椎中，若L_4、L_5椎体旋转时，融合不必延长至骶椎，融合至端椎下一个椎体既可，因为到骶椎时，旋转已不重要。此外，在双胸弯中，撑开和融合T_5~T_{12}的右胸弯可加重T_1~T_5的左胸弯。因此，若术前站立位X线平片表明左胸弯的T_1椎体向右胸弯的凸侧倾斜或左第一肋高于右侧第一肋，上胸弯应包括在融合区中。随着对脊柱侧凸的认识加深，学者们更加强调腰椎活动度以及生活质量。因此，在选择融合范围上提倡选择性融合。

（邱贵兴　张元强）

Jīnshì fēnxíng

金氏分型（King classification）

特发性脊柱侧凸分型系统的建立，对手术入路和融合范围的选择具有非常重要的意义。1983年，金氏（King）等复习了405例特发性胸椎侧凸病例，并依据侧凸的部位、顶椎、侧凸严重程度和柔韧性等对主胸弯进行分型，并在每一分型中规定了具体的融合范围。易卜拉欣（Ibrahim）等于1991年将金氏Ⅱ型进一步分为A型和B型，以选择不同的融合范围：使用CD技术治疗金氏ⅡA型侧凸效果良好，而在治疗金氏ⅡB型侧凸时，只有将椎板钩放置在水平椎体或水平椎间盘的下一个椎体，才能有效地平衡脊柱，矫

正侧凸。ⅡA型，腰弯≤35°，侧方弯曲像上腰弯矫正率>70%，腰弯顶椎椎体接触到骶骨中央线，腰骶段侧凸≤12°。ⅡB型，腰弯>35°，侧方弯曲像上腰弯矫正率≤70%，腰弯顶椎椎体超过骶骨中央线，腰骶段侧凸>12°。此后，马吉德（Majd）等在金氏分型基础上增加了Ⅵ型，即胸弯伴有上胸弯及腰弯两个主弯。同时将金氏分型六型中每一型又分为A、B亚型。A型为侧方弯曲像上侧凸矫正率>50%，且胸弯<40°或腰弯<30°，反之则为B型。在选择融合节段时，原则上A型可行主弯选择性融合，而B型则需融合所有弯曲。

基本内容 金氏分型共分五型（图1）。Ⅰ型：胸弯和腰弯，腰弯大于胸弯，腰弯柔韧性小，一般融合胸弯和腰弯直至尾端稳定椎，但一般不低于L4；Ⅱ型：胸弯和腰弯，胸弯大于腰弯，腰弯较柔韧，可行选择性胸弯融合至稳定椎；Ⅲ型：单胸弯，仅需融合胸弯至稳定椎；Ⅳ型：长胸弯，L4倾斜并位于主弯内，需融合胸弯至稳定椎；Ⅴ型：结构性双胸弯，T1倾斜于上胸弯的凹侧，上胸弯常为结构性，需融合上下两个胸弯，下端至稳定椎。

意义 金氏分型主要以胸弯为主进行分型，是一种冠状面分型，比较简单，便于记忆和理解，第一次将分型同具体的融合范围结合起来。金氏分型提出后，在世界范围内得到了广泛的应用，在采用哈林顿（Harrington）器械矫形时代，金氏分型一度成为脊柱侧凸分型的金标准。金氏分型应用至今发现其存在较多问题。首先，金氏分型不全面，未将腰弯，胸腰弯及三弯包括在内，临床应用有其局限性；其次，金氏分型是根据侧凸的冠状面畸形和使用哈林顿系统器械矫形结果的分析而得出的，没有考虑到矢状面和水平面的畸形，不能正确反映三维畸形，而且不完全适用于三维矫形的C-D系统及其衍生出来的节段性脊柱内固定系统。用于指导三维矫形方案时，金氏分型出现了一些问题，在不同外科医师组间及组内差异很大，可信度和可重复性欠佳，仅为64%和69%。因此，无法在不同治疗方法间进行比较研究，不是一种足够客观的分型方法。

（邱贵兴 张元强）

Lúnkè fēnxíng

伦克分型（Lenke classification） 2001年，伦克（Lenke）等提出了一种新的特发性脊柱侧凸分型方法。该分型由三部分构成：侧凸类型（分为1~6型）、根据腰弯顶椎与骶骨中线（CS-VL）的位置关系制订的腰弯修正型（A、B、C）及胸椎矢状面修正型（-、N、+）。伦克将结构性弯定义为冠状面上弯曲像科布（Cobb）角≥25°，矢状面上胸椎后凸（T2~T5）≥20°或胸腰椎后凸（T10~L2）≥20°。同时伦克（Lenke）分型规定主弯是指科布（Cobb）角最大的弯曲，通常为结构性；次弯指除主弯外的其他弯曲，次弯可以是结构性的，也可以是非结构性的。伦克分型较过去的分型更为全面，基本上包括了所有常见的侧凸类型伦克，伦

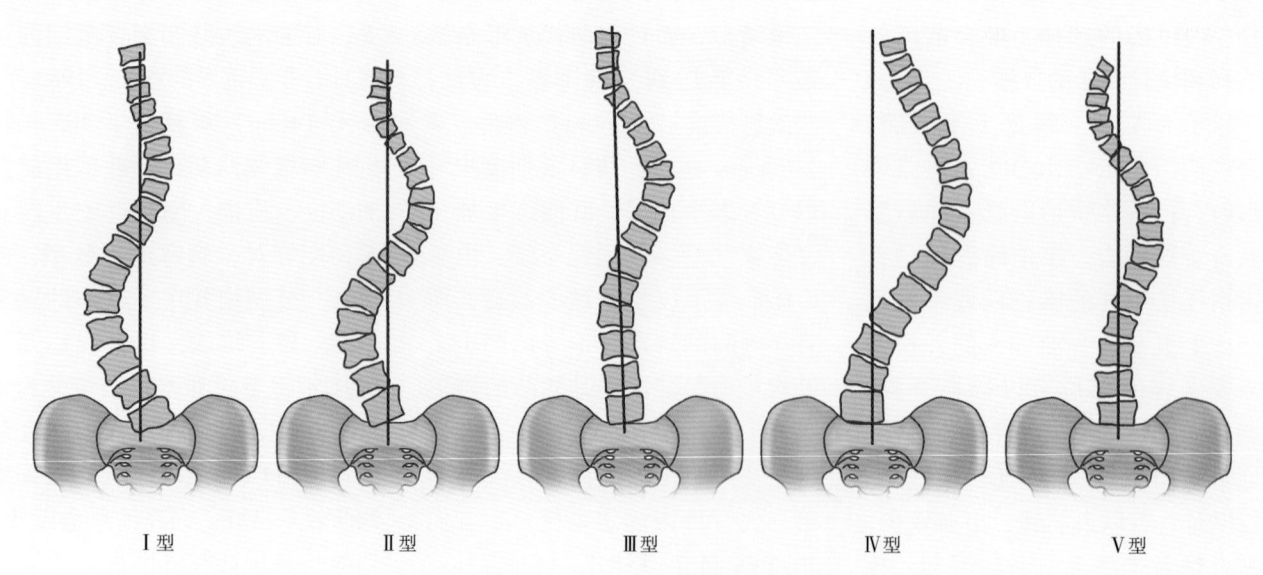

Ⅰ型　　　　Ⅱ型　　　　Ⅲ型　　　　Ⅳ型　　　　Ⅴ型

图1 金氏（King）分型

克分型充分考虑了侧凸的冠状面和矢状面畸形；并且其可信度和可重复性较高，伦克报道分别为92%和83%。远较金氏分型系统为高。但由于伦克系统使用了结构性弯曲这一仍有争议的概念，使得对侧凸的描述容易产生混淆；同时伦克分型比较烦琐，在实际操作时有一定难度。奥贡（Ogon）等认为伦克分型在确认上胸弯和腰弯的分型上比较困难，从而导致整体分型一致性下降，其可靠性仅为41%，远低于伦克等的报道。理查兹（Richards）等的研究也表明伦克分型观察者间和观察者内的一致性并不优于金氏分型。另外，胸腰弯和腰弯的柔韧性比上胸弯和主胸弯好。因此，对上胸弯、主胸弯、胸腰弯和腰弯等不同部位的侧凸均采用冠状面弯曲像 X 线平片上科布（Cobb）角≥25°作为结构性侧凸的标准并不合适。

基本内容 在青少年脊柱侧凸伦克分型中，伦克 1 型指主胸弯（MT），胸弯为结构性主弯；伦克 2 型指双胸弯（DT），胸弯为结构性主弯，上胸弯（PT）为结构性次侧弯；伦克 3 型指双主弯（DM），胸弯科布（Cobb）角≥胸腰弯/腰弯科布（Cobb）角且两者均为结构性弯曲；伦克 4 型为三主弯（TM），上胸弯、胸弯及胸腰弯/腰弯均为结构性侧弯，后两个弯曲均可能为主弯；伦克 5 型指胸腰弯/腰弯（TL/L），腰弯/胸腰弯为结构性主弯；伦克 6 型指主胸弯（MT）和胸腰弯/腰弯（TL/L），胸腰弯/腰弯为结构性主弯，主胸弯为结构性次侧弯（表1）。

伦克分型腰弯修正型规定如下：A 型，CSVL 位于腰椎的椎弓根之间直至胸弯的稳定椎；B 型，CSVL 位于腰椎顶椎凹侧椎弓根与椎体或椎间盘缘之间；C 型，CSVL 位于腰弯顶椎椎体与椎间盘缘内侧（表2）。

伦克分型胸椎矢状面修正型规定如下："–"型指 $T_5 \sim T_{12}$ 后凸角<10°；N 型指 $T_5 \sim T_{12}$ 后凸角在10°~40°；"+"型指 $T_5 \sim T_{12}$ 后凸角>40°（表3）

意义 伦克分型较过去的分型更加全面，基本上包括了所有常见的侧凸类型，伦克分型充分考虑了侧凸的冠状面和矢状面畸形。但该分型非常烦琐，理论上，伦克分型共有 42 种分型（图1），在实际操作时有一定难度。伦克分型规定了每一分形的手术入路和融合范围，即结构性弯均应融合（表4），但未提及具体的融合节段，与非结构性弯何时需要融

表1 伦克（Lenke）分型的侧凸类型

分型	上胸弯	主胸弯	胸腰弯/腰弯	侧凸类型
1	非结构性	结构性（主弯）	非结构性	主胸弯（MT）
2	结构性	结构性（主弯）	非结构性	双胸弯（DT）
3	非结构性	结构性（主弯）	结构性	双主弯（DM）
4	结构性	结构性（主弯）	结构性	三主弯（TM）
5	非结构性	非结构性	结构性（主弯）	胸腰弯/腰弯（TL/L）
6	非结构性	结构性	结构性（主弯）	胸腰弯/腰弯－主胸弯（TL/L-MT）

表2 伦克（Lenke）分型腰弯修正型

腰弯修正型	骶骨中线（CSVL）与腰弯顶点的关系	示意图
A	CSVL 位于腰椎的椎弓根之间直至胸弯的稳定椎	
B	CSVL 位于腰弯顶椎凹侧椎弓根与椎体或椎间盘缘之间	
C	CSVL 位于腰弯顶椎椎体或椎间盘缘内侧	

表3　伦克（Lenke）分型胸椎矢状面修正型

胸椎矢状面修正型（$T_5 \sim T_{12}$）	科布（Cobb）角
-型（胸后凸过小）	后凸角度<+10°
N 型（胸后凸正常）	后凸角度+10°～+40°
+型（胸后凸过大）	后凸角度>+40°

合也无明确规定。同时，学术界对如何界定一个弯是否为结构性侧凸争议很大。因此，按照结构性侧凸来选择手术融合范围在临床实际应用中必然存在争议，临床医师按照该分型决定手术途径和融合范围分歧也较大。

（邱贵兴　张元强）

Xiéhé fēnxíng

协和分型（PUMC classification） 特发性脊柱侧凸是原因不明的三维脊柱畸形，手术矫形非常复杂，尤其是选择手术入路和确定融合范围非常困难。由于融合范围的错误会导致术后畸形加重或产生了新的畸形。因其具有多种不同的表现类型，而每个类型的侧凸均有不同的特点，手术

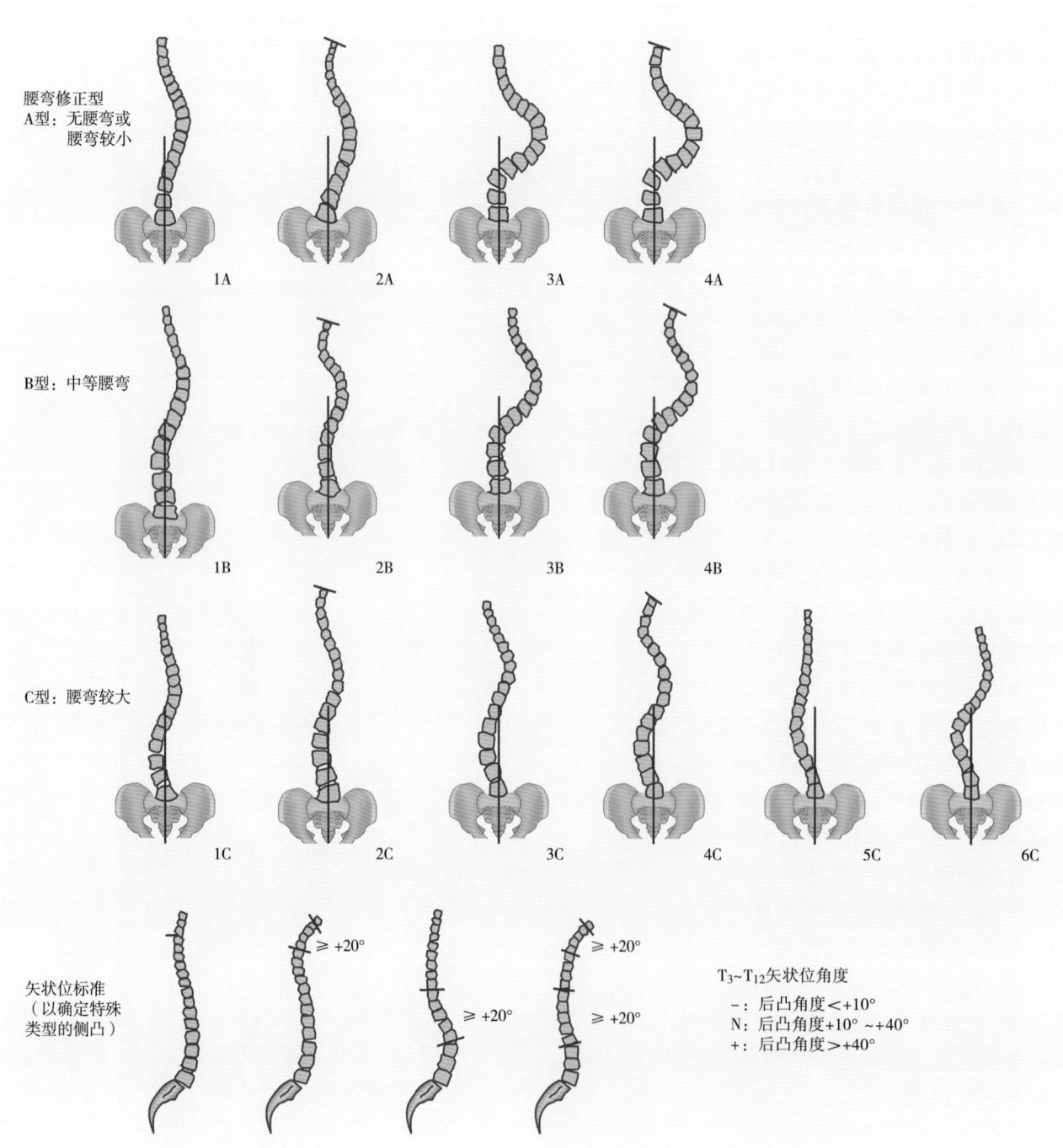

图1　伦克（Lenke）分型

表 4 伦克（Lenke）分型手术入路和融合范围

侧凸类型	结构区域	需融合的区域	入路
1	MT	MT	后路或前路
2	PT MT	PT MT	后路
3	MT TL/L	MT TL/L	后路
4	PT MT TL/L	PT MT TL/L	后路
5	TL/L	TL/L	前路或后路
6	TL/L MT	TL/L，MT	后路

治疗方法和融合范围也完全不同。因此，特发性脊柱侧凸合理的分型对手术治疗非常关键。北京协和医院邱贵兴院士领导的骨科团队通过对近二十年特发性脊柱侧凸治疗病例的随访和记录，总结1245 例特发性脊柱侧凸建立的数据库，于 2003 年提出了特发性脊柱侧凸的新的分型方法——协和（PUMC）分型系统。协和分型系统严格采用国际脊柱侧凸研究会（Scoliosis research society，SRS）关于侧凸及顶点的定义，即站立位 X 线平片上，脊柱偏离中线且科布（Cobb）角 >10° 时称为脊柱侧凸，在侧凸弧内，偏离中线最远且呈水平状态的椎间盘或椎体为侧凸顶点。通过对站立正、侧位 X 线平片，仰卧位左右弯曲像的测量，确定侧凸的科布角、柔韧性、旋转度、稳定椎以及有无胸腰段后凸等。脊柱侧凸的旋转度按照纳什-莫（Nash-Moe）标准分为 I～IV 度。稳定椎定义参考金氏（King）的标准，即被骶正中线（CSVL）平分的远端第一个椎体。胸腰段后凸定义为矢状面 X 线平片上 $T_{12} \sim L_1$ 的科布角 >0°。2005 年，协和分型系统以原创性论著的形式发表于脊柱领域传统经典杂志《脊柱》（Spine），向全世界脊柱外科学界介绍了青少年特发性脊柱侧凸的协和分型及其手术融合范围的选择。2006 年，邱贵兴院士通过比较特发性脊柱侧凸金氏分型、伦克（Lenke）分型和协和分型的全面性及其对手术的指导价值，发现手术原则符合金氏分型、伦克分型和协和分型融合范围而于术后与随访时发生冠状面躯干失衡（失代偿）的发生率分别为26.3% 和 13.2%、30.8% 和 12.5%、14.0% 和 2.7%，说明特发性脊柱侧凸的协和分型与伦克分型比金氏分型更全面，协和分型比金氏分型和伦克分型更具手术指导意义。根据临床实践，对协和分型进行了修订，并在 2020 年发表在《脊柱杂志》（the 3pine journal）上。

分型 协和分型系统根据顶点多少将侧凸分为三型，1 个顶点为 I 型，2 个顶点为 II 型，3 个顶点为 III 型。符合临床上特发性脊柱侧凸的特点，又便于记忆。同时，每型中再分不同的亚型，共计 13 个亚型（图 1，表 1）。

基本内容 协和分型最大的特点是将分型与融合范围的选择和手术入路结合起来；各型相应的融合范围和手术入路。①协和 I 型：I a 型，由于前路胸段矫形融合术仍有争议，如创伤大、假关节发生率高、易产生胸椎后凸以及翻修困难等，并且后路手术对此类侧凸可以取得良好效果，此型侧凸宜行后路矫形融合胸弯，远端至稳定椎。I b、I c 型，由

于后路矫形融合常需较长节段，并且后路去旋转以及矢状面生理曲度重建不如前路，故建议行前路矫形融合。融合范围参考哈尔（Hall）的原则做短节段融合。②协和 II 型：II a 型为双胸弯，故需融合双弯，近端不超过 T_2，远端融合至下胸弯稳定椎。II b1 型腰弯或胸腰弯度数小，柔韧性好，故宜选择性融合胸弯至稳定椎。II b2 型由于腰弯或胸腰弯虽然小于胸弯，但侧弯度数较大，柔韧性较差，故需融合两个弯曲。II c1 型胸弯<胸腰弯/腰弯，而且胸弯弯曲像科布角<25°，因此单纯前路融合下弯。而 II c2 型虽然胸弯<腰弯，但胸弯弯曲像科布角>25°，因此需融合双弯，以避免术后胸弯的失代偿。II d 型是指胸弯和胸腰弯/腰弯度数接近，差值小于 10°。进一步根据两个弯的柔韧性差异分为 II d1 和 II d2 两个亚型。II d1 型是指胸弯柔韧性<胸腰弯/腰弯，因此参照 II b 型融合。II d2 型是指胸弯柔韧性>腰弯/胸腰弯，因此参照 II c 型融合。③协和 III 型：III a 型由于远端腰弯符合 II b1 型条件，因此仅选择性融合近端两弯。III b 型由于远端腰弯符合 II b2 型条件，因此必须融合三弯。

意义 特发性脊柱侧凸协和（PUMC）分型系统是基于对大量病例进行了随访、资料收集、分析和总结，同时严格采用 SRS 关于侧凸及侧凸顶点的定义，按侧凸顶点的数量将特发性脊柱侧凸分为三型，每一型中又根据每个侧凸三维畸形的特点及柔韧性分为不同的亚型，因此比较全面。鉴于中国脊柱侧凸患者有就诊晚、畸形重的特点，因此，该系统不仅考虑了冠状面畸形，而且也考虑了矢状面及轴状面的畸形，是

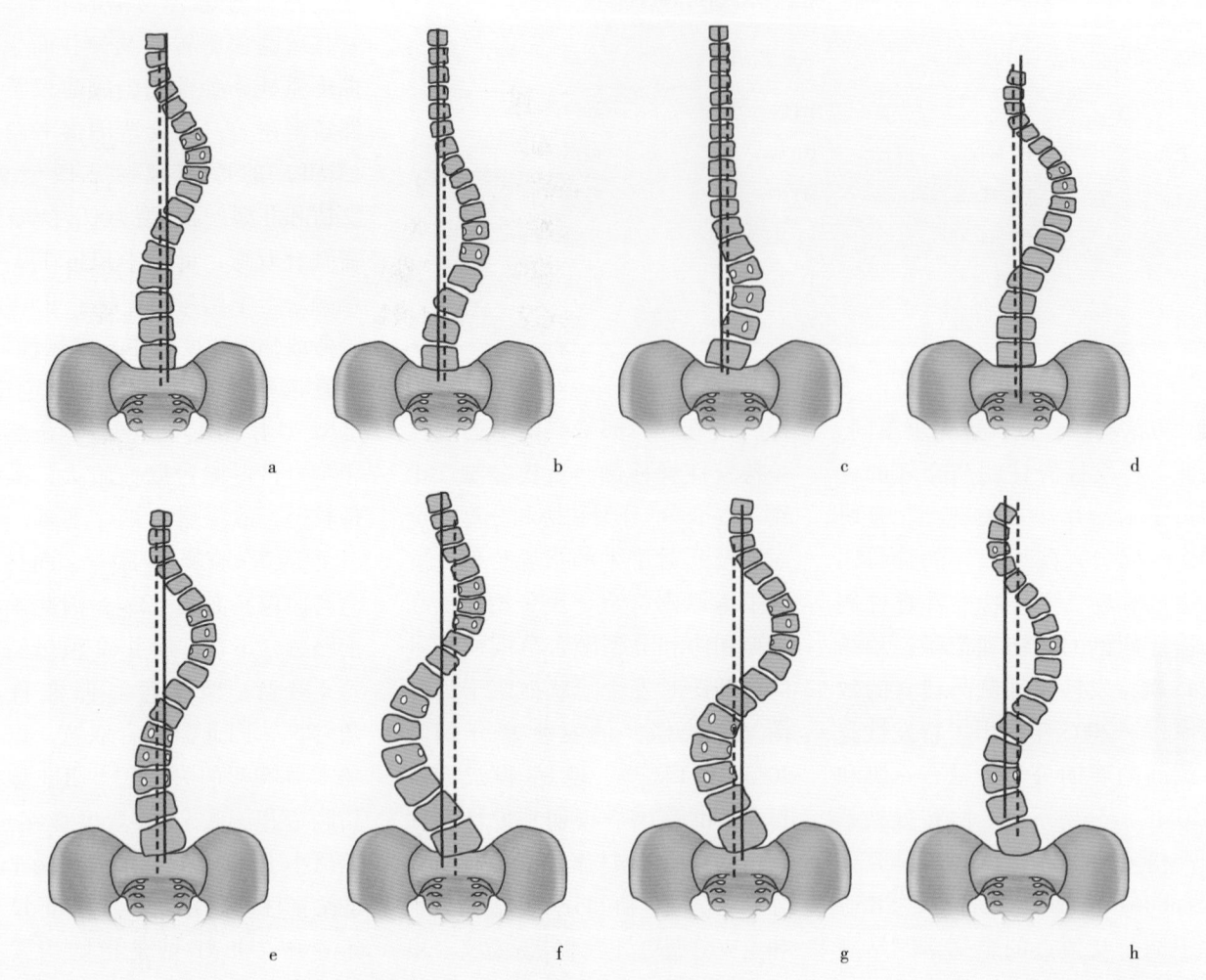

a. 协和Ⅰa单胸弯；b. 协和Ⅰb单胸腰弯；c. 协和Ⅰc单腰弯；d. 协和Ⅱa双胸弯；e. 协和Ⅱb胸弯>腰弯/胸腰弯；f. 协和Ⅱc胸弯<腰弯/胸腰弯；g. 协和Ⅱd胸弯=腰弯/胸腰弯；d. 协和Ⅲ三弯。

图1　特发性脊柱侧凸协和（PUMC）分型

一种适合于三维矫形的分型系统。其可信度和可重复性分别为85%和91%，远较金氏分型系统为高。协和分型最大的特点是将分型与融合范围的选择和手术入路结合起来，因此具有极强的临床指导意义。在融合范围的选择上，坚持了尽可能多的保留活动节段和创伤小的原则，明确了具体的融合节段，具有合理性。容易记忆和理解，便于临床实际应用。

（邱贵兴　张元强）

xiāntiānxìng jǐzhù cètū

先天性脊柱侧凸（congenital scoliosis，CS）　出生时因椎体发育异常而导致的脊柱畸形。CS可给患者造成严重的形体畸形以及心理负担，如胸椎受累时可因胸廓畸形而限制肺部发育，从而导致严重的通气功能障碍，影响患者正常生活。临床上可以观察到CS患者并非仅有椎体畸形，其他系统如心脏、脊髓、肾脏、消化道均可合并畸形。

病因　病因尚不明确，发现部分散发先天性脊柱侧凸患者基因组16p11.2区域内存在大片段的DNA缺失，致病基因为TBX6基因。但TBX6基因的缺失、无义或移码等不同形式的无效变异本身还不足以导致先天性脊柱侧凸，通常需要联合一个常见的TBX6亚效等位基因来共同致病。此类突变所致脊柱畸形在临床表型上具有高度一致性。

分类与诊断　临床上常用赫德奎斯特（Hedequist）和埃曼斯（Emans）根据椎体结构提出的CS分型方法：椎体形成障碍为Ⅰ型，椎体分节障碍为Ⅱ型，同时具备上述两者特征为Ⅲ型（图1～图3）。先天性脊柱侧凸的诊断主要依赖病史采集，体格检查及影像学检查。其中影像学检查最为重要，先天性脊柱侧凸可通过X线、CT、3D-CT及MRI等影像学检查确诊：X线检查简单方便，应用广泛，从中可初步了解半椎体的位置、类型及个数，同时可获得其他相关参数，如局部弯、

表1　青少年特发性脊柱侧凸 PUMC 分型

型别	顶点数	亚型	特点
I 型单弯	1	I a 型	胸弯，顶点位于 T_2 至 $T_{11\sim12}$ 椎间盘
		I b 型	胸腰弯，顶点位于 $T_{12}\sim L_1$
		I c 型	腰弯，顶点位于 $L_1\sim L_2$ 椎间盘至 $L_4\sim L_5$ 椎间盘
II 型双弯	2	II a 型	双胸弯 II a1 型：同时满足以下条件： ①上胸弯<30° ②上胸弯 Bending<20° ③右肩高 II a2 型：有下述条件之一者： ①上胸弯≥30° ②上胸弯 Bending≥20° ③双肩等高或左肩高
		II b 型	胸弯+胸腰弯或腰弯，胸弯>胸腰弯/腰弯10°或10°以上： II b1 型：同时符合以下条件： ①无胸腰段或腰段后凸（矢状面 T_{12} 上终板与 L_1 下终板 Cobb 角<10°） ②胸腰段/腰段 Cobb 角≤45° ③胸腰段/腰段旋转度<II 度 ④胸腰段/腰段柔韧性≥70% II b2 型：有下述四条中有一条者： ①有胸腰段或腰段后凸（矢状面 T_{12} 上终板与 L_1 下终板 Cobb 角≥10°） ②胸腰弯/腰弯 Cobb 角>45° ③胸腰弯/腰弯旋转度≥II 度 ④胸腰段/腰段柔韧性<70%
		II c 型	胸弯<胸腰弯/腰弯10°或10°以上： II c1 型　胸弯凸侧 Bending 相≤25° II c2 型　胸弯凸侧 Bending 相>25°
		II d 型	胸弯≈胸腰弯/腰弯，即两者 Cobb 角差小于10°： II d1 型　胸弯柔韧性<胸腰弯/腰弯柔韧性 II d2 型　胸弯柔韧性>胸腰弯/腰弯柔韧性
III 型三弯	3	III a 型	远端弯符合 II b1 型条件
		III b 型	远端弯符合 II b2 型条件

主弯、代偿弯、躯干偏移、骨盆倾斜、脊柱柔韧性、矢状位前凸或后凸、里泽（Risser）征等。但由于 X 线平片是二维显像，畸形椎体可能相互重叠而导致局部细节显示不清。3D-CT 可以克服这一困难，局部融合椎体的细节、各个维度上的侧凸角度等信息均可获得，其高清及多维的优势还有助于进行术前手术设计。然而，相对较大的辐射剂量也限制了它

的广泛应用。MRI 主要用于神经系统检查，23%~35% 的先天性脊柱侧凸可能合并神经系统先天性畸形，如脊髓空洞、脊髓栓系、脊髓纵裂和基底压迹综合征等。因此，术前全脊柱 MRI 对患者有着十分重要的意义。此外，术前检查还应包括心脏超声、泌尿系超声等筛查。

治疗　先天性脊柱侧凸随着患儿年龄的增长，局部弯及代偿弯也进行性发展，甚至僵硬，先天性脊柱侧凸的增加手术难度，降低矫形效果。因此，早期干预具有重要的意义。然而，患儿心肺功能正处于发育过程中，如何在矫形同时尽可能保留脊柱及胸廓的生长能力也是手术医师需要考虑的问题。

非手术治疗　如果畸形不会导致侧凸快速进展可尝试非手术治疗，如"嵌顿半椎体"。还有如相互代偿的多发半椎体畸形，也可暂不手术，通过佩戴支具等非手术治疗来控制代偿弯的发展。然而，需定期复查以避免畸形突然加重。也有侧凸未经任何干预自发性好转的病例报道，但这种情况非常少见。

手术治疗　对于导致严重侧凸畸形的先天性脊柱侧凸常需手术治疗。手术方法主要分为两种：矫正畸形的手术（如半椎体切除/骨骺阻滞）及控制侧凸进展的手术（如原位内固定/融合术）。先天性脊柱侧凸患者潜在的问题较多，通常需要术前评估：①呼吸系统功能，详细询问呼吸系统的病史，测定肺功能及血气分析等，先天性脊柱侧凸肺功能影响主要为限制性通气障碍，肺残气量增加，胸壁活动受限引起肺容量的减少与脊柱侧凸程度密切相关。②心功能测定，包括心电图和超声心动图等。③血液学检查，包括血常规、肝肾功能、凝血功能、免疫学检查，对于重症患者需做血气分析。④营养状况评价，如果血清白蛋白<35g/L，会有较高的感染率，术后恢复期延长，术前必须输血或人体白蛋白给予纠正。⑤消化道功能的调整，患者大多有进食较少的情况，但是并不影响手术的正常进行。⑥运动状况的评价。⑦常规行

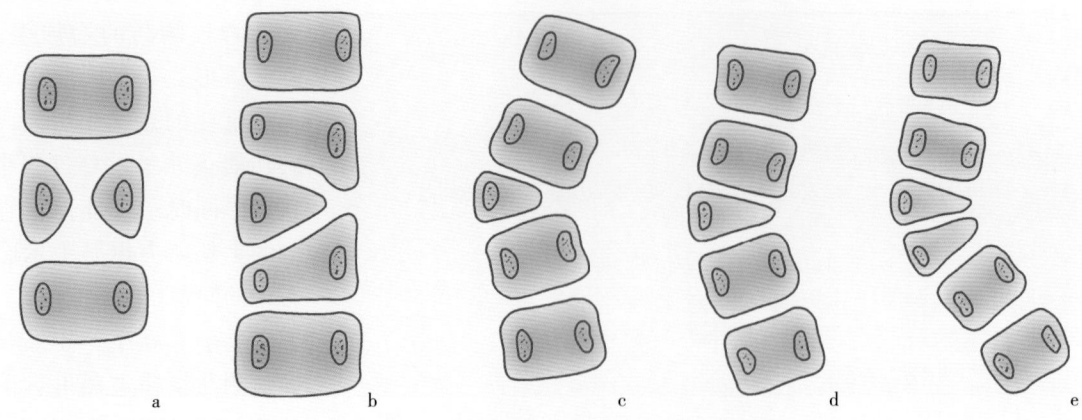

图 1　先天性脊柱侧凸椎体形成障碍

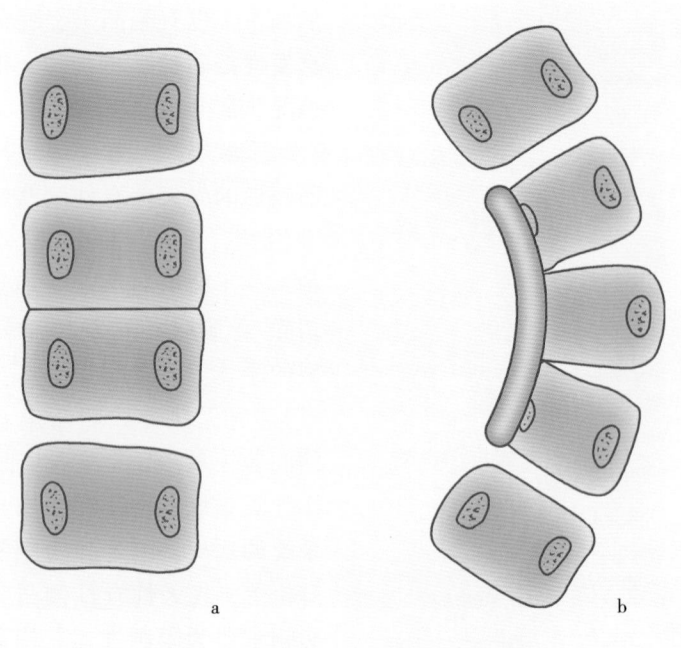

图 2　先天性脊柱侧凸椎体分节障碍

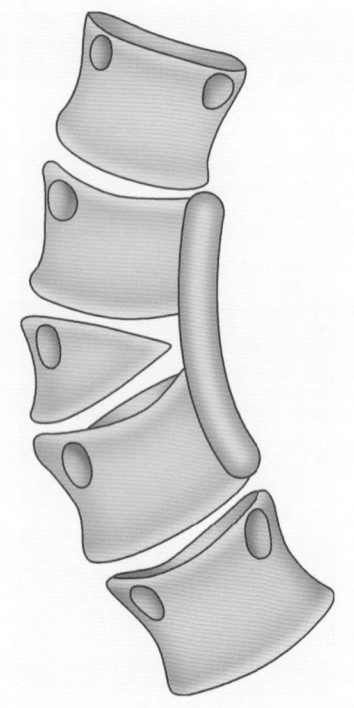

图 3　先天性脊柱侧凸混合型

MRI 检查，及早发现和治疗脊髓畸形。

北京协和医院骨科仉建国教授团队在先天性脊柱侧凸方面的工作为已知的国内外最大的单中心病例报告，积累了大量手术技术、围术期处理的经验。主要的治疗策略倾向于尽可能争取机会采用消除主要致畸力量+短节段融合的术式来治疗患儿，避免或者推迟长节段融合，在矫正畸形的

同时尽量减少对脊柱生长潜力以及活动度的影响。对于单发、完全分节的非嵌入型半椎体所导致的畸形，半椎体切除术可以直接去除脊柱的致畸因素。在早期，半椎体所导致的原发脊柱侧凸以及代偿性脊柱侧凸均较轻微，多数情况下，单节段融合即可达到矫形的目的；这样对脊柱的生长潜力影响很小，且不易发生曲轴现象。避免了因畸形进展而不得

不采取的长节段融合对患儿脊柱活动度的不良影响。

术中可使用脊髓神经多模式监测技术避免脊髓损伤。控制性降压减少大出血，对于有脊髓纵隔、脊膜膨出等畸形者，神经外科手术和脊柱矫形手术可分期或一期同时进行。

（邱贵兴　许德荣）

zhuītǐ fēnjié zhàng'ài

椎体分节障碍（vertebral segmentation defect） 相邻椎体融合生长而未完全分离的脊柱先天畸形。为脊椎的先天性骨性联合，发生率 0.71%。见于任何年龄，以婴幼儿、青少年多见。该病主要是胚胎发育异常所致。椎体分节障碍可根据位置不同主要分为三种类型：①单侧分节障碍或单侧不分节骨桥。②椎体前方分节障碍。③双侧分节障碍。患者脊柱的椎间盘可见完全或不完全缺如，可伴有钙化。患者因此会有先天性脊柱侧凸或先天性脊柱后凸的表现，少数患者可因相互代偿而无严重畸形，外观表现正常。椎体分节障碍可通过影像学检查确诊，影像表现为椎间隙变窄或消失；椎间盘水平腰形缩窄；椎间盘可完全或不全缺如，或钙化；可合并椎弓融合、棘突融合、椎板融合；可合并其他椎体畸形。单侧分节障碍或单侧不分节骨桥比较常见，所产生的侧凸易于加重。因为在弯曲的凹侧受累椎骨无生长能力，而凸侧有持续生长能力。这一畸形可开始于子宫内，随孩子的生长可持续加重。双侧分节障碍，理论上是产生短矮畸形而无侧凸，但实际常由于多个平面的双侧分节不良，产生冠状面生长不平衡而产生侧凸，该畸形常并有多关节屈曲挛缩和并指/趾畸形。

（邱贵兴 许德荣）

gǔqiáo

骨桥（bone bridge） 两个相邻的骨质之间，因某种因素导致的骨质异常增生，而使两骨质部分融合的结构。骨桥可见于很多部位，一般来说椎体间、椎体前缘比较常见。在先天性脊柱侧凸的手术治疗过程中，需要根据具体情况而确定治疗方案，必要时行骨桥切除截骨。

（邱贵兴 许德荣）

rónghéchuí

融合椎（fusion vertebra） 多种原因导致的邻近两个或多个椎体完全或部分互相融合。椎体融合多是先天性，与常染色体显性和隐性遗传有关。温特（Winter）报道有家族史者占1%。病理改变根据椎体病变不同，一般可分为椎体分节不全及椎体形成不全。

椎体分节不全 根据温特的观察，将其分为如下四种类型：①侧方未分节椎体分节不全发生在一侧，最终导致严重脊柱侧凸。②前方未分节椎体前方未分节，导致脊柱后凸畸形。③后方双侧未分节导致后凸畸形。④对称性双侧未分节椎体纵轴不生长，不发生成角或旋转畸形。

椎体形成不全 可以部分或全部形成不全。部分单侧椎体形成不全时，椎体出现楔形或斜方形，X线平片上表现为一个小的发育不全椎体。

（邱贵兴 许德荣）

zhuītǐ xíngchéng zhàng'ài

椎体形成障碍（failure of vertebral formation） 胚胎期椎体形成过程中发生部分障碍导致椎体的发育异常或畸形。可引起先天性脊柱畸形（脊柱后凸、侧凸、前凸、脊柱缩短）。椎体形成障碍主要包括半椎体畸形、蝴蝶椎畸形、冠状椎体裂畸形。

半椎体畸形 作为形成障碍的一种，是最常见的先天性脊柱侧凸畸形。半椎体畸形通常表现为椎体异常发育为三角形或者楔形，由于一个或多个半椎体嵌于正常椎体间而导致局部成角畸形从而形成脊柱弯曲，随着病情进展可在头侧及尾侧形成继发性代偿弯。患者从而出现肩部不平，骨盆倾斜，躯干偏移等临床表现，部分患儿的心肺发育也会受到影响。该病的治疗十分棘手，佩戴支具等非手术治疗仅对一小部分患者具有控制侧凸发展的作用，而绝大部分患者需手术治疗。

蝴蝶椎畸形 一种脊柱椎体畸形，椎体的两个软骨中心联合异常，椎体成为左右对称的两个三角形骨块，称为矢状椎体裂，在正位X线平片上形似蝴蝶的双翼，故称蝴蝶椎。若一侧的软骨中心不发育，则成为半椎体。患者会出现肩部不平，骨盆倾斜，躯干偏移等脊柱畸形的临床表现，部分患儿的心肺发育也会受到影响。

冠状椎体裂畸形 残存的脊索累及椎体腹背侧骨化中心正常融合所致。常见于腰椎，男性多见。可以是一种正常变异，出生后几个月到4岁消失，在肛门闭锁，脊髓发育不良和钙化性软骨发育不良的患者中发生率较高。

（邱贵兴 许德荣）

shénjīng jīròuxíng jǐzhù cètū

神经肌肉型脊柱侧凸（neuromuscular scoliosis） 由大脑、脊髓、周围神经、神经-肌肉或肌肉构成的神经整合通路中任一环节发生病变所引起的脊柱冠状面畸形。虽然可由多种原发疾病导致，但疾病最终表现为肌肉的异常（即肌张力增高或降低），患者具有头颈及躯干的平衡丧失等特征，可通过临床体检、神经-肌肉电生理检查、肌肉活检等进行诊断。

病因及发病机制 引起神经肌肉型脊柱侧凸的病因众多，其具体发病机制尚未完全确定。最基本的发病机制是神经肌肉性疾病导致脊柱周围肌肉功能受损，导致肌张力或感觉功能异常，造成躯干平衡调节功能紊乱，影响脊柱的动力性稳定。长期病变导致的不对称应力作用于椎体的终板上，最终造成发育中的椎体、椎间盘、小关节等结构发生形变，使脊柱侧凸进行性加重。

分类 美国脊柱侧凸研究学会将神经肌肉型脊柱侧凸分为神经源性脊柱侧凸和肌源性脊柱侧凸。

神经源性脊柱侧凸 ①上运动神经元损伤：包括脑瘫、脊髓小脑变性（遗传性共济失调、进行性神经性腓骨肌萎缩、家族性运动失调）、脊髓空洞症、脊髓肿瘤、脊髓损伤等。②下运动神经元损伤：脊髓前角灰质炎、其他病毒性脊髓病、创伤、脊肌萎缩症、家族性自主神经功能异常症［赖利－戴综合征（Riley-Day syndrome）］等。

肌源性脊柱侧凸 包括先天性多发性关节挛缩症、肌营养不良症［迪谢内（Duchenne）肌营养不良症，肢带型肌营养不良症等］、纤维型不成比例、先天性肌张力过低症、萎缩性肌强直病等。

临床表现 神经肌肉性疾病最终均可导致肌肉的异常，故神经肌肉型脊柱侧凸具有一些共同点。①发病年龄：神经肌肉型脊柱侧凸通常发病较早，如脊肌萎缩症脊柱侧凸发病年龄多在6岁前。而脑瘫患者侧凸的发病年龄跨度较大，为8～20岁。②侧凸进展：通常于生长期进展迅速，且骨骼成熟后侧凸仍可呈现进展趋势。但部分共济失调引起的脊柱侧凸患者其侧凸常呈现非进展性。③侧凸畸形：通常神经肌肉型侧凸的节段较长，冠状面可呈现为C形，并可累及骶骨，合并骨盆倾斜、脊柱后凸畸形等。脑瘫型脊柱侧凸除常见的C形弯外，

也可表现为类似特发性脊柱侧凸的畸形。而弗里德赖希（Friedreich）共济失调型脊柱侧凸则与特发性脊柱侧凸相似，可表现为胸腰双弯、单胸弯或腰弯等。进行性神经性腓骨肌萎缩型脊柱侧凸则较少累及骶骨或合并骨盆倾斜。④后凸：脑瘫型、弗里德赖希（Friedreich）共济失调型脊柱侧凸等常可出现矢状面的后凸畸形。此外，神经肌肉型脊柱侧凸患者除其原发病表现外，常伴有全身性的肌肉功能障碍，活动受限、心肺功能障碍、胃肠道功能障碍等，严重影响其生活质量。

诊断与鉴别诊断 X线平片是诊断神经肌肉型脊柱侧凸的重要检查手段。多数神经肌肉型脊柱侧凸患者脊柱X线上表现为冠状面的长C形弯曲，累及6个或6个以上的锥体，随侧凸进展可见有骨盆倾斜（图1）。此外原发病相关的体格检查、神经－肌肉电生理检查、实验室检查、病理活检

等均可辅助诊断。神经肌肉型脊柱侧凸主要需与特发性脊柱侧凸及其他类型的先天性脊柱侧凸，如神经纤维瘤病型脊柱侧凸、间充质病变型脊柱侧凸等进行鉴别。

治疗 主要包括非手术治疗和手术治疗。

非手术治疗 是神经肌肉型脊柱侧凸的重要治疗方法，治疗原则为控制或延缓侧凸的进展速度，稳定脊柱和骨盆，维持脊柱冠状面及矢状面的平衡。多采用胸－腰－骶支具（TLSO）进行矫形。但必须明确支具治疗不能完全阻止神经肌肉型脊柱侧凸的进展，随着患者生长期的脊柱发育，非手术治疗常会逐渐失去矫形作用，则需要手术治疗进行矫正和固定。

手术治疗 是神经肌肉型脊柱侧凸的主要治疗方式。手术指征包括进行性加重的侧凸或后凸畸形，患者出现坐立困难，呼吸功能失代偿，神经系统病变等。

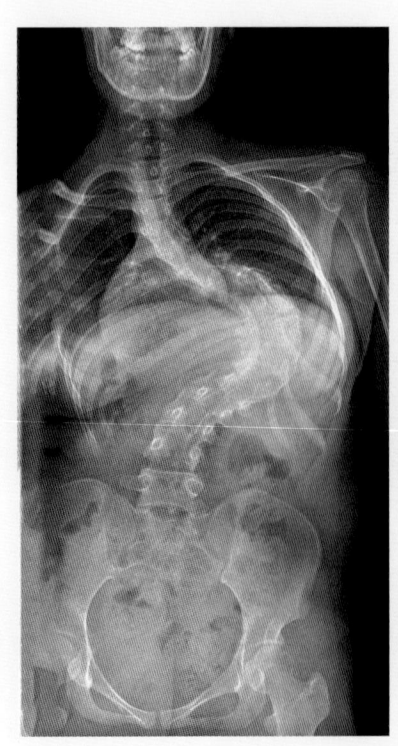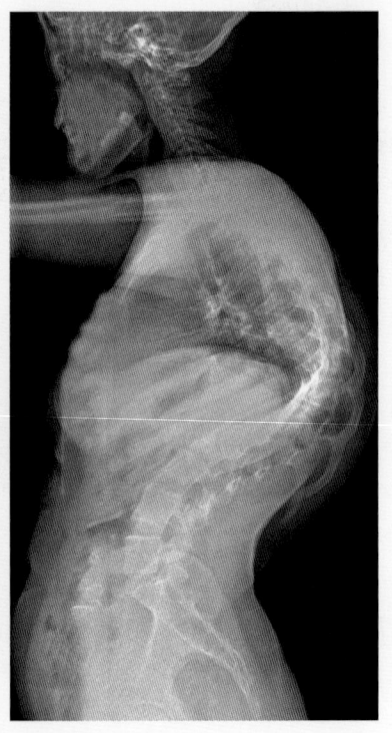

图1 神经肌肉型脊柱侧凸正位、侧位X线

但部分综合征（如家族性运动失调等）由于侧凸畸形严重且进展呈恶性，手术效果较差。手术目的是矫正脊柱侧凸畸形，恢复脊柱冠状面和矢状面的平衡，提高患者行走或就坐能力，同时可改善心肺功能或防止恶化，缓解疼痛等症状（图2）。神经肌肉型脊柱侧凸常用的手术方法包括后路内固定矫形融合术、前路融合术、骨盆固定术等。在手术时机方面，神经肌肉型脊柱侧凸患者的手术年龄相对较小，通常在可耐受手术或非手术治疗无效后选择手术。

（赵宇 屈昊）

shénjīng xiānwéiliúbìngxìng jǐzhù cètū
神经纤维瘤病性脊柱侧凸
（neurofibromatosis scoliosis）

多指神经纤维瘤病1型合并脊柱侧凸，神经纤维瘤病是一种常染色体显性遗传疾病。临床表现一累及骨骼、皮肤和软组织为主。其中神经纤维瘤病1型累及脊柱，引起脊柱侧凸，这种类型的脊柱侧凸称为神经纤维瘤病性脊柱侧凸。神经纤维瘤病1型（NF1）是常染色体显性遗传病，以多发性神经纤维瘤、恶性外周神经鞘膜瘤、视神经胶质瘤和其他星形细胞瘤、多发性咖啡牛奶斑、腋窝

下和腹股沟雀斑状色素沉着、虹膜错构瘤［利氏（Lisch）结节］和不同的骨病变为特点。该类脊柱侧凸依据X线上是否存在骨发育不良，可分为两类：营养不良型与非营养不良型。临床以营养不良型多见，营养不良型脊柱侧凸患者合并椎体发育不良，侧凸畸形严重，常呈锐角性弯曲，且常伴有严重后凸畸形，X线侧凸顶端部分的椎体旋转严重，病情持续发展，继发截瘫的风险大。

病因及发病机制 NF1是一种常染色体显性遗传病，由位于染色体17q11.2的NF1基因突变导致神经纤维蛋白NF1蛋白量减少，从而使其下调原癌基因RAS活性的作用受到抑制，引起施万细胞ras GTP水平增高出现异常增殖。增殖的肿瘤沿各种类型的神经生长，并影响皮肤、骨骼等非神经系统发育，进而导致广泛临床表现。10%～25%的NF1患者会发生脊柱侧凸，常在6～10岁或青春期早期变得明显，最常累及胸椎。

病理生理 神经纤维瘤病有神经系统结缔组织增生引起神经纤维瘤，病理改变为梭形细胞组成的神经纤维瘤病，肿瘤成分主要是增生的神经纤维细胞和施万细胞。NF1以丛状神经瘤为特征，累及外周神经、皮肤、骨骼，导致一系列症状。神经纤维瘤对椎体侵蚀、破坏，导致脊柱侧凸形成。

临床表现 ①骨骼异常：脊柱侧凸，有时可见严重脊柱后凸，可合并骨密度下降，假关节。②皮肤异常：多见咖啡牛奶斑，腋窝及腹股沟可见深褐色雀斑。部分患者可见多发突出皮肤的柔软肿瘤。③虹膜异常：虹膜表面可见大小不一褐色结节。

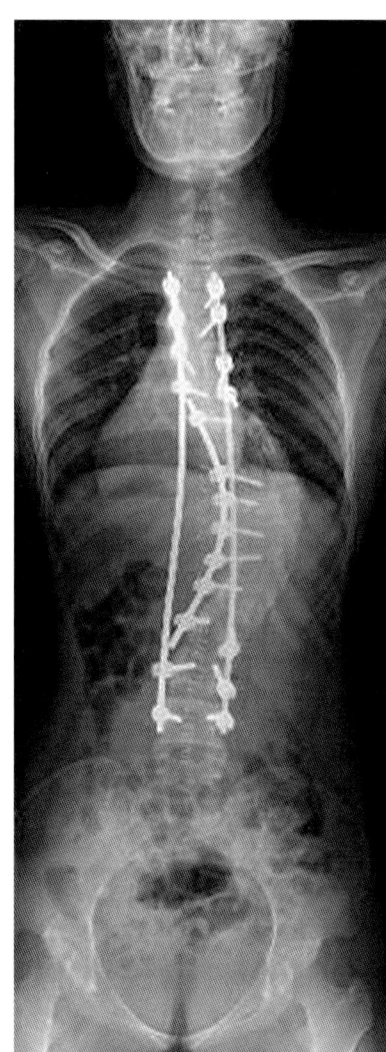
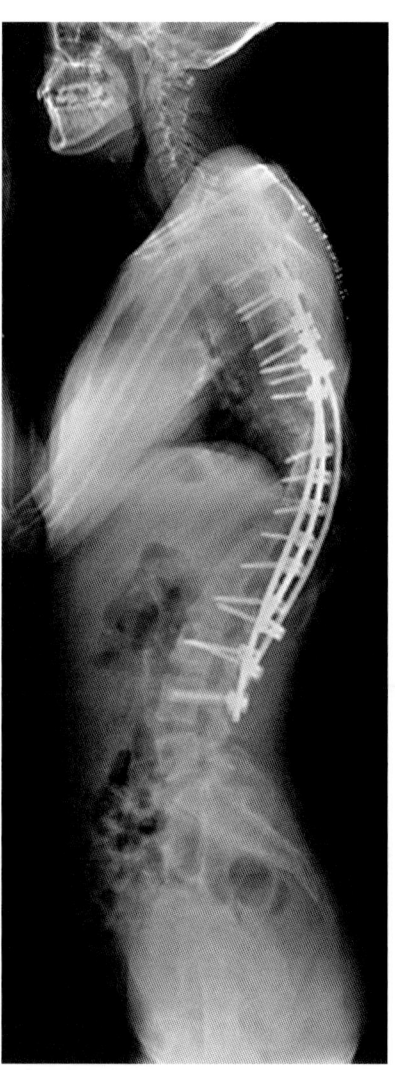

图2 神经肌肉型脊柱侧凸后路内固定矫形融合术后X线

诊断 诊断标准依据 1988 年美国国立卫生院（National Institute of Health，NIH）设立的诊断标准：①6 个或以上的咖啡牛奶斑，青春期前最大直径 5mm 以上，青春期后 15mm 以上。②2 个或以上任意类型神经纤维瘤或 1 个丛状神经纤维瘤。③腋窝或腹股沟褐色雀斑。④视神经胶质瘤。⑤2 个或以上利氏（Lisch）结节，即虹膜错构瘤。⑥明显的骨骼病变：如蝶骨发育不良，长管状骨皮质菲薄，伴有假关节形成。⑦一级亲属中有确诊 NF1 的患者。上述标准符合 2 条或者以上者可以诊断 NF1。诊断有 NF1 的患者，如果在全脊柱 X 线正位片上科布（Cobb）角大于 10°，则可以诊断为神经纤维瘤病性脊柱侧凸（图 1）。

辅助检查：①X 线检查：营养不良型脊柱侧凸，侧凸多发生于胸段，节段较短，侧凸角度锐利，常伴严重后凸畸形；肋骨铅笔样改变（肋骨旋转约 90°）；顶椎体旋转度较大；椎体楔形变；横突梭形改变；椎体扇贝样改变；椎管径及椎间孔扩大。神经纤维瘤病合并的非营养不良型脊柱畸形，其影像特点与特发性脊柱侧凸相似。②MRI 检查：可见椎管内肿瘤。③眼底镜检查：有患者可见视神经胶质瘤。

鉴别诊断 ①先天性脊柱侧凸：通过 X 线，MRI 或手术证实的特定的先天性椎体异常而引起的脊柱侧凸。这种畸形出生后即发病。根据脊柱发育障碍分为 3 种类型：a. 形成障碍，有半椎体和楔形椎。b. 分节不良。c. 混合型。绝大多数先天性脊柱侧凸为进展性。先天性脊柱侧凸常同时合并其他畸形，包括脊髓畸形、先天性心脏病、先天性泌尿系畸形等，一般在 X 线平片上即可发现脊椎发育畸形。②神经肌肉型脊柱侧凸：可分为神经源性和肌源性，是由于神经或肌肉方面的疾病导致肌力不平衡，特别是脊柱旁肌左右不对称所造成的侧凸。常见的原因有小儿麻痹后遗症、脑瘫、脊髓空洞症、进行性肌萎缩症等。③特发性脊柱侧凸：为最常见脊柱侧凸，病因不明，多见于青少年，以青春期女性为主，多在月经初潮前后发病。

治疗 ①非营养不良型脊柱侧凸：该类型与特发性脊柱侧凸相似，故处理方法也类似。如果脊柱畸形角度不足 20°，对患者需密切观察，20°~35° 行支具治疗，35°~45° 考虑后路脊柱融合术，若侧凸角度大于 60° 且年龄较小，伴有明显后凸的患者，考虑前后路脊柱融合术。术后需密切随访，观察侧凸度数变化。②营养不良型脊柱侧凸：由于神经纤维瘤病伴发的营养不良型脊柱侧凸进展快，疾病早期由于病变节段相对较短且生长能力较差，且侧凸角度大，进展快，建议侧凸在 20°~40° 进行手术治疗。10 岁以下的患者也建议行手术治疗，防止侧凸进展。对于伴有严重后凸患者，或存在明显神经症状，影像学检查提示有脊髓前方受压的患者，或者 10 岁以下患者，建议行前后路脊柱融合术。若顶椎在 T_8 及以上，单纯后路脊柱融合术也可获得较好的效果。

预后 非营养不良型神经纤维瘤病脊柱侧凸转归预后类似特发型脊柱侧凸，营养不良型神经纤维瘤病脊柱侧凸早期手术治疗，术后可获得较好的效果，但植骨融合失败率高。

预防 NF1 是常染色体显性遗传病，建议有家族史的家庭行产前咨询。

（赵　宇　喻译锋）

jiānchōngzhì bìngbiànxìng jǐzhù cètū

间充质病变性脊柱侧凸

（scoliosis caused by interstitial damage） 马方综合征及埃勒斯-当洛斯综合征等间充质病变所致的脊柱侧凸。马方综合征一种累及心血管、眼睛、骨骼结缔组织的遗传性疾病。属常染色体显性遗传。因系 1896 年由马方（Dr. Antoine Bernard Marfan）首

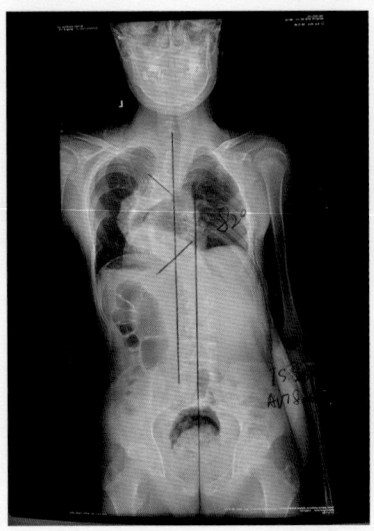
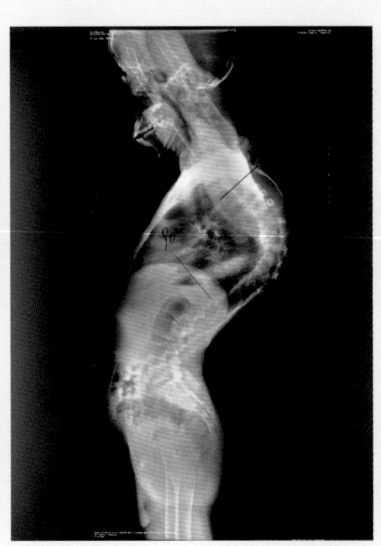

图 1　神经纤维瘤病性脊柱侧凸患者 X 线表现

先报道，故称马方综合征。埃勒斯-当洛斯综合征由切诺戈博夫（Tschernogobow）于1892年首先报道。1901年、1908年埃勒斯（Ehlers）、当洛斯（Danlos）分别报道此病并补充该病为结缔组织病变且合并骨关节假性肿瘤。后来，多称此征为埃勒斯-当洛斯综合征（简称ED综合征）。是一种出生时即已存在的遗传性弹力组织发育异常的疾病，两性均可罹患，主要特征为皮肤弹性过强，皮肤和血管脆弱，以及关节松弛三大主征的一组病征，可分为关节和皮肤两型。

病因及发病机制 ①马方综合征现已正式位于15号染色体长臂，15q21.2上编码微纤维蛋白的基因FBN1（fibrillin-1 gene），其缺陷或产生突变为该病的主要病因。FBN1基因缺陷致使微纤维蛋白合成缺失，微纤维蛋白在体内与弹性蛋白结合，以形成弹性纤维的形式存在，此形式的微纤维分布广泛，如皮肤，肺血管，肾、软骨及肌腱等。另一种形式的微纤维与弹性蛋白结合，可见于眼的睫状小带。微纤维的缺乏影响皮肤、肺血管，肾、软骨及肌腱中的弹性纤维以及眼睫状小带组成，引起皮肤、韧带松弛，骨骼发育异常，从而出现脊柱侧凸。②埃勒斯-当洛斯综合征由于基因缺失，造成Ⅰ、Ⅲ、Ⅴ型胶原结构异常或合成缺失，结合1997年维尔弗朗什（Villefranche）的分型，将埃勒斯-当洛斯综合征分为经典型、关节活动度增高型、血管型、脊柱侧后凸畸形型、关节松弛型、皮肤脆弱型。每一亚型的异常基因不同，其中脊柱侧后凸型的异常基因在PLOD1，PLOD1基因异常从而导致赖氨酰羟化酶异常，胶原合成下降，致

使结缔组织中胶原含量下降，使得骨骼肌肉发育异常，肌张力减退，出现脊柱侧后凸畸形。

病理生理 ①马方综合征：该疾病为结缔组织病，主要累及6个器官：骨骼、心血管、视觉、肺脏、皮肤、中枢神经。病理改变最主要是主动脉窦和升主动脉瘤样扩张，可致主动脉破裂或形成夹层主动脉瘤。眼部病变为双侧晶状体半脱位或脱位，可并发视网膜脱离、高度近视及白内障。骨骼异常表现有身体高、四肢细长（特别是前臂与大腿），指距大于身长、上半身比下半身短，手指和脚趾特别长，呈蜘蛛样。②埃勒斯-当洛斯综合征：该病为一种常染色体隐性遗传性广义结缔组织疾病，累及肌肉、关节、骨骼、皮肤、眼。病理改变累及皮肤出现皮肤脆性增加，累及骨

骼、肌肉出现早发的脊柱侧后凸畸形，肌张力下降，骨质疏松，累及眼出现巩膜变薄。

临床表现 ①马方综合征：有40%~75%的患者合并脊柱侧凸（图1），特点是侧凸严重、常有疼痛，有肺功能障碍，临床表现为瘦长体型、细长指/趾、漏斗胸、鸡胸、韧带松弛、扁平足及主动脉瓣、左房室瓣（亦称二尖瓣）闭锁不全等。②埃勒斯-当洛斯综合征：特征为皮肤及血管脆弱；皮肤弹性过强，可牵引出很长的皮襞，皮肤变薄；关节活动度过大，可做自动、被动的关节过度伸屈。颈短。脊柱侧凸早发、先天性肌张力减低、骨质疏松（图2）。

诊断 间质病变脊柱侧凸：病因为间质病变的脊柱侧凸，多由发病累及骨、软骨、关节的结

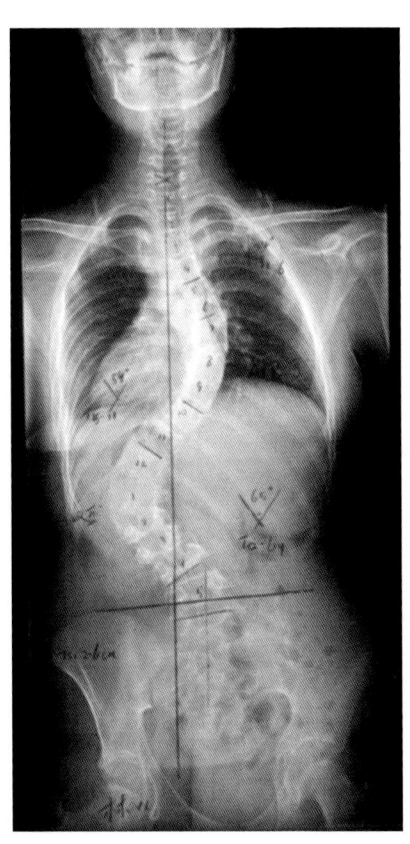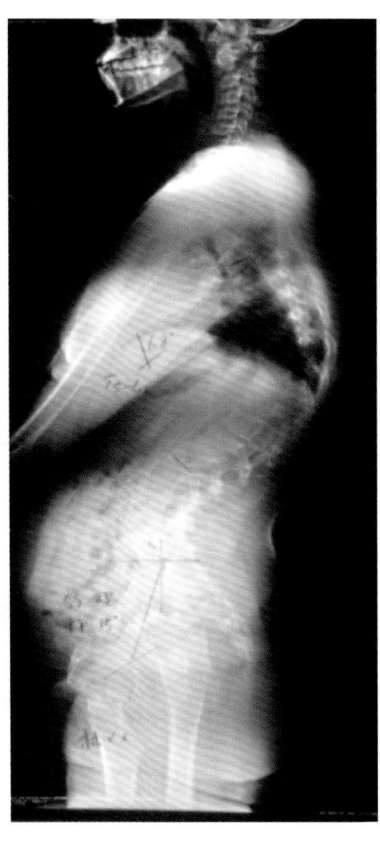

图1 马方综合征合并脊柱侧凸X线表现

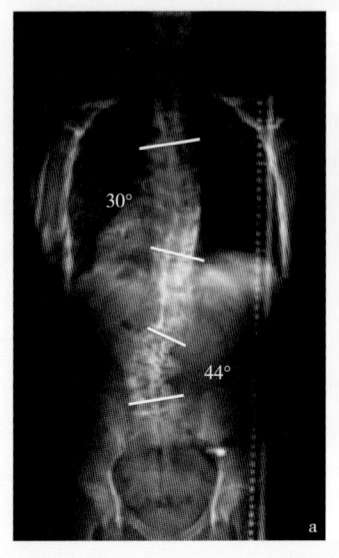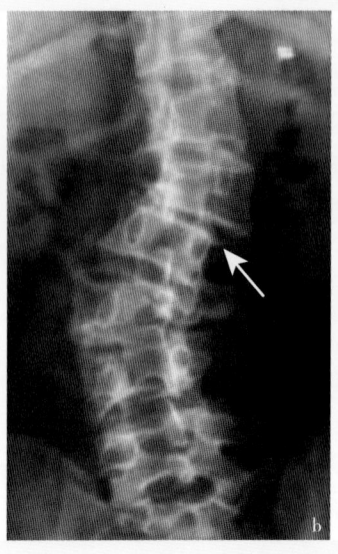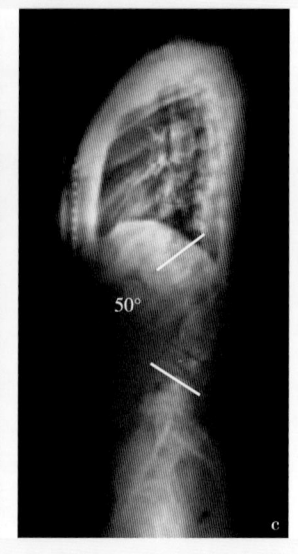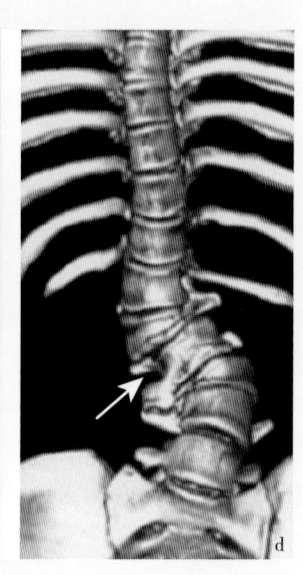

图 2　埃勒斯-当洛斯病合并脊柱侧凸 X 线表现

缔组织而引起脊柱侧凸，间质病变脊柱侧凸包括马方综合征及埃勒斯-当洛斯综合征。

辅助检查包括：①全脊柱正侧位+左右弯曲像。②超声心动图评估心脏结构，血管超声评估血管有无畸形。③眼底镜评估巩膜、眼底病变。④基因检测。对于脊柱侧后凸畸形型埃勒斯-当洛斯综合征，可通过高效液相色谱（HPLC）（高灵敏度，特异性和廉价测试）测试尿液中脱氧吡啶啉与吡啶啉交联的显著增加的比例。

马方综合征诊断标准　如下所述。

1996 年根特（Ghent）诊断标准　若患者有一级亲属患马方综合征，同时合并骨骼、心血管、视觉、肺脏、皮肤、中枢神经中 2 个受累，至少 1 个系统临床表现明显可诊断。若患者无亲属患马方综合征，存在骨骼系统表现，在其余 5 个系统中 2 个系统受累且至少 1 个系统临床表现明显时诊可诊断。

2010 年根特诊断标准　缺乏

家族史：①主动脉根 Z 值≥2 合并晶状体脱位。②主动脉根 Z 值≥2 合并 FBN1 基因突变。③主动脉根 Z 值≥2 合并系统评分≥7。④晶状体脱位合并 FBN1 基因突变且主动脉异常。已知马方综合征家族史：①晶状体脱位。②系统评分≥7。③主动脉根 Z 值≥2。系统评分：屈拇征和腕征阳性 = 3（分别 1 分）；鸡胸或漏斗胸畸形 = 2（漏斗胸/胸廓不对称 = 1）；后足内翻畸形 = 2（扁平足 1 分）；硬脊膜膨胀 = 2；髋臼前凸或髋关节内陷 = 2；身体躯干/下肢长度比值减少或上肢长度/身高比值增大，并不伴严重脊柱侧凸 = 1；脊柱侧凸或脊柱后凸畸形 = 1；肘关节外展减少 = 1；面部特征（3 条：长头，眼球内陷，眼睑下斜，颧骨发育不全，缩颌）；皮肤萎缩（牵拉痕）= 1；中度近视 = 1；二尖瓣脱垂 = 1。

埃勒斯-当洛斯综合征诊断标准　包括主要标准和次要标准。

主要标准　①先天性肌张力减退。②先天性或早发性脊柱侧后凸（进行性或非进展性）。③伴

有脱位/半脱位的广泛性关节过度活动（特别是肩、髋、膝盖）

次要标准　①皮肤过度伸展。②皮肤脆弱（容易淤伤，皮肤易碎，伤口愈合不良，萎缩性萎缩）。③中型动脉的破裂/动脉瘤。④骨质疏松/骨质疏松症。⑤蓝色巩膜，巩膜变薄。⑥疝气（脐带或腹股沟）。⑦胸骨畸形。⑧类似马方综合征动作。⑧马蹄内翻足。⑨屈光不正（近视、远视）。⑩小角膜。

提示与 PLOD1 相关的 kEDS 的最小标准　①先天性肌张力减退+先天性或早发性脊柱侧后凸。②伴有脱位/半脱位的广泛性关节过度活动或三个次要标准。

鉴别诊断　①先天性脊柱侧凸：通过 X 线、MRI 或手术证实的特定的先天性椎体异常而引起的脊柱侧凸。这种畸形出生后即发病。绝大多数先天性脊柱侧凸为进展性。先天性脊柱侧凸常同时合并其他畸形，包括脊髓畸形、先天性心脏病、先天性泌尿系畸形等，一般在 X 线平片上即可发现脊椎发育畸形。②神经肌肉型

脊柱侧凸：可分为神经源性和肌源性，是由于神经或肌肉方面的疾病导致肌力不平衡，特别是脊柱旁肌左右不对称所造成的侧凸。常见的原因有脊髓灰质炎后遗症、脑瘫、脊髓空洞症、进行性肌萎缩症等。③神经纤维瘤病型脊柱侧凸：有高度遗传性的常染色体显性遗传病，临床表现多见咖啡牛奶斑，多发性神经纤维瘤，眼底可见粟粒状结节，X线可见椎体楔形变，肋骨铅笔样变。脊柱侧凸持续进展，植骨融合容易失败。④特发性脊柱侧凸：为最常见脊柱侧凸，病因不明，多见于青少年，以青春期女性为主，多在月经初潮前后发病。

治疗 ①马方综合征合并脊柱侧凸：主要为观察和手术，支具治疗效果很差，成功率仅17%。脊柱侧凸矫形手术的禁忌证主要是合并有未经治疗的主动脉夹层动脉瘤、严重的二尖瓣脱垂、严重的主动脉瓣关闭不全或严重的升主动脉扩张（直径大于6cm）等。对于科布（Cobb）角大于40°或进展迅速（每年增加10°），特别是合并明显后凸的患者，应考虑手术治疗以免度数进展影响心肺功能。手术前应由麻醉科、心外科、眼科、骨科、内科多学科评估风险，手术方式单纯后路手术能获得良好的矫形效果，对于科布角超过90°患者可考虑分前后路二期手术矫形。②埃勒斯-当洛斯综合征合并脊柱侧凸：因仅有少数文献报道，暂无明确手术标准。术后容易出现出血、内固定失败，需多次手术调整内固定器械等情况。因前路手术易损伤大血管，建议行后路手术矫形。建议行长节段固定融合，避免弯曲进展及躯干失平衡。

预后 马方综合征支具治疗效果差，成功率低，转归达不到预期。脊柱手术治疗可达到良好的矫形效果。埃勒斯-当洛斯综合征术后出血、内固定失败发生率高，需多次翻修手术。

预防 马方综合征、埃勒斯-当洛斯综合征皆为基因缺陷疾病，有家族史的家庭建议遗传咨询。

（赵 宇 喻译锋）

jǐzhù hòutū
脊柱后凸（kyphosis） 脊柱在矢状面上向背侧的弯曲增加而导致的畸形。大部分脊柱后凸常与脊柱侧凸伴发。正常人的脊柱在矢状位上有四个生理弯曲。在胎儿期和刚出生时，只在胸椎和骶尾椎存在两个后凸。颈椎和腰椎的前凸是代偿性的，它们是随着婴幼儿抬头、开始站立和行走而逐渐产生的，目的是保持脊柱矢状面的平衡。正常胸段脊柱后凸的范围为10°~40°。胸腰段脊柱正常情况下是直的或稍微前凸（0~10°的前凸）。超出这个范围，即可认为存在脊柱后凸畸形。

病因及发病机制 脊柱后凸可分为脊柱弓状后凸和脊柱角状后凸两种类型。脊柱弓状后凸的病因包括老年退行性、强直性脊柱炎、舒尔曼病、姿势性等。脊柱角状后凸的病因包括先天性、脊柱结核等。

临床表现 最直观的临床表现是外观的改变，患者后背凸起，身高丢失，重心逐渐前移，老年患者常需拄拐辅助行走。背部疼痛也是后凸畸形患者的常见症状，常以胸腰段及下腰部疼痛为主。脊柱角状后凸畸形患者可伴有脊髓、神经压迫症状，如马尾综合征、双下肢不全瘫，甚至截瘫等。

诊断 除完整的病史和体格检查外，脊柱后凸的辅助检查主要包括脊柱X线、脊柱CT和脊柱MRI，可以清晰显示脊柱后凸程度、椎体结构异常以及脊髓神经受压迫的程度。

治疗 对于非手术治疗无效的脊柱后凸、程度严重的脊柱后凸、伴有脊髓和/或神经压迫症状的脊柱后凸可通过截骨手术矫正畸形，同时可进行椎管减压以解除脊髓、神经压迫，改善脊髓、神经功能。对于因压缩性骨折导致的脊柱后凸，可以通过经皮经椎弓根椎体后凸成形术改善脊柱后凸。

预后 脊柱后凸如不经控制，可能会逐渐进展，甚至最终需接受手术治疗。对于接受手术治疗的患者，矫形效果一般是令人满意的，但需警惕神经系统、内固定相关等并发症。对于术前已经存在脊髓、神经损伤的患者，术后脊髓、神经功能的恢复周期较长，常需要进行康复锻炼。

（仉建国 杨 阳）

xiāntiānxìng jǐzhù hòutū
先天性脊柱后凸（congenital kyphosis） 出生时即存在的脊柱后凸。但其临床畸形可能较晚才显现。在胎儿期，椎体软骨化和骨化终末阶段的生长缺陷最终导致了椎体的发育不全，进而导致了先天性脊柱后凸。

分类 主要分为三型：Ⅰ型，椎体形成障碍；Ⅱ型，椎体分节不良；Ⅲ型，混合型，同时存在以上两种畸形。Ⅰ型最常见于胸腰段，其次是上胸段，罕见于腰骶段。通常为非对称性的，故而产生侧后凸；Ⅱ型多为两侧对称，仅产生后凸畸形。

临床表现 可在出生后即被发现并且快速进展，或者直到青春期快速生长时才被发现。患者可有呼吸急促，有心悸、胸闷等症状，且可能出现胸部疼痛、胸部挤压感等。脊柱后凸的体征较为典型，由于人体原有的直立体位改变，使患者多为佝偻状，脊柱呈角状或弓状后凸，棘突隆起连成较高的峰样骨嵴；患儿通常表现为锐利成角的僵硬后凸。Ⅰ型先天性脊柱后凸表现得更加接近圆形，进展也不如Ⅱ型先天性脊柱后凸那么快速。神经系统查体很有必要。注意寻找有无先天性脊柱畸形的合并畸形。先天性脊柱畸形可以伴发多种异常，包括肾、心肺畸形；胸廓异常（鸡胸或漏斗胸）；椎管内畸形［如脊髓纵裂、脊髓栓系综合征、阿诺德－基亚里畸形（Arnold-Chiari malformation）、脊髓空洞症］。

诊断 主要依赖病史采集，体格检查及影像学检查。其中影像学检查最为重要，先天性脊柱后凸可通过 X 线、CT 及 MRI 等影像学检查确诊。①病史及体格检查：详细询问与脊柱畸形有关的一切情况，如患者的健康状况、年龄及性成熟等。应了解脊柱畸形患者的母亲妊娠期的健康状况，家族史应注意其他人员脊柱畸形的情况。体格检查应暴露充分，注意应检查深浅感觉，注意有无感觉分离、感觉障碍；检查肌力与括约肌功能、生理反射及病理反射，注意有无生理反射减退、消失，能否引出病理反射；必要时可做诱发电位检查，以确定脊神经的损害程度。②X 线检查：借助 X 线平片了解脊柱后凸类型、位置、科布（Cobb）角大小、骨盆倾斜。通过 X 线检查以初步确立诊断，观察畸形进展情况。③CT 检查：CT 能清晰地显示椎体、椎管内、椎旁组织的细微结构，有助于进行术前手术设计。

④MRI 检查：先天性脊柱后凸可能合并椎管内畸形（脊髓纵裂、脊髓栓系综合征、脊髓空洞症）。⑤肺功能检查：评估患者的肺总量和肺活量情况。⑥术前检查还应包括心脏超声、腹部超声及泌尿系超声等。

治疗 ①非手术治疗：首先是密切的随访观察畸形是否进展。支具以及石膏支具治疗对于先天性后凸是无效的。②手术治疗：基本原则是早期融合预防严重的畸形，并通过脊柱的生长获得进一步的矫正。如果在早期就能确定畸形的不良预后，采用简单的预防性手术可阻止其进展和神经系统并发症的发生。手术治疗难度很大，在制订手术方案时许多因素需要考虑，如脊椎畸形的类型、患者年龄和生长潜力、畸形的严重性、脊髓压迫的存在与否以及神经功能损害的情况。手术的常见并发症包括神经系统并发症、假关节形成以及内固定并发症等。

（仉建国 杨 阳）

zīshìxìng jǐzhù hòutū

姿势性脊柱后凸（postural kyphosis） 体位不良所致的脊柱后凸。又称姿势性圆背。姿势性脊柱后凸的脊柱及其支持组织无内在的固有的改变。通常呈背部平滑后凸曲线，且极少为进展性，患者俯卧位时后凸可消失。X 线检查可见胸椎或胸腰椎无楔形变，椎间隙正常无狭窄等病理改变。大部分患者无须行脊柱 CT 及 MRI 检查。姿势性脊柱后凸主要进行非手术治疗，包括纠正不良姿势，观察和加强腰背肌运动练习等。大多数患者进行严格的非手术治疗后脊柱后凸可以消除，不需要进一步的治疗。

（仉建国 杨 阳）

Shū'ěrmànbìngxìng jǐzhù hòutū

舒尔曼病性脊柱后凸（Scheuermann disease with kyphosis） 以胸椎或胸腰段疼痛、僵硬性后凸为主要表现的脊柱后凸。是一种胸椎或胸腰段的结构性后凸。最初由荷兰放射科医师舒尔曼（Scheuermann）在 1921 年报道，该病常发生于青春期前后。

病因及发病机制 病因尚不清楚，多认为可能与遗传、生长激素释放增多、肥胖、椎体终板胶原纤维缺乏、骨质疏松、维生素 A 缺乏等因素有关。研究发现，主要是 COL2A1 和 COL9A32 基因与舒尔曼病相关。除遗传因素外，大多数学者支持力学因素在舒尔曼病后凸发病机制中起着重要作用，如青少年长期重体力劳动、剧烈运动可导致脊柱后凸。有研究认为高体重指数（BMI）可能是舒尔曼病的另一个风险因素。

分型 舒尔曼病主要分两种类型。1 型（经典型）：胸椎及胸腰椎舒尔曼病，特点为胸椎或胸腰椎多个椎体发生 5°以上楔形变，椎体终板不规则和椎间隙狭窄；2 型（非经典型）：腰椎椎体终板不规则，椎体矢状径增加，椎间隙狭窄。

临床表现 多见于青少年，早期常不会引起患者及其家长的注意，常在青春发育后期，病变部位后凸畸形缓慢加重后，才逐渐受到注意。患者主诉中下部背痛或者出现姿势异常，后凸畸形加重之后可引起疼痛，主要在背部，活动、站立过久、持续坐位会加重，通常随生长结束畸形加重趋势明显减缓。局部畸形在胸背部而疼痛位于腰部，则应该考虑发生峡部裂的可能性。临床检查时，最常见的是胸椎后凸，通常成弧形，俗称圆背畸形，如果在下胸椎和胸腰段后凸，则腰椎代偿性前凸加大。后凸畸形角度过大，俯身伸展试验不能矫正。

诊断 主要依赖病史采集，体格检查及影像学检查。其中影像学检查最为重要，先天性脊柱后凸可通过 X 线、CT 及 MRI 等影像学检查确诊。1964 年，索伦森（Sorenson）提出了明确的影像学诊断标准：X 线平片上至少连续 3 个椎体楔形变都大于 5°；同时注意有无腰椎峡部裂等情况。

治疗 治疗方式取决于畸形的严重程度、年龄及疼痛情况。①非手术治疗：包括观察、支具治疗、背部功能锻炼及理疗等，而跳远、脊柱超负荷运动则不适合该病患者。对青少年小于 60° 后凸畸形，建议进行适当锻炼来增加脊柱的灵活性，然后定期复查 X 线平片直到其骨骼发育成熟为止。②手术治疗：对支具治疗无效、畸形严重的（后凸角度大于 60°）的青少年患者通常考虑手术治疗。

（仇建国　杨　阳）

lǎonián tuìxíngxìng jǐzhù hòutū
老年退行性脊柱后凸
（age-associated kyphosis） 因退行性变所引起的，以脊柱矢状面上胸腰椎或腰椎生理性前凸角度的减少或丢失为主要表现的脊柱后凸。单纯的多发性压缩性骨折可因椎体塌陷导致脊柱后凸畸形，最常见于合并骨质疏松症的老年女性患者。

病因及发病机制 该病是多种因素共同作用的结果，其后凸畸形的发生和进展与椎间盘退行性变、椎旁肌肉退行性变、椎体楔形变等密切相关。随着年龄的增长，椎间盘高度随着水分的减少而逐渐丢失，一般表现为椎间盘前缘高度的丢失，随着椎间盘楔形变程度的增加，后凸畸形逐渐加重。

临床表现 患者一般临床表现为腰背部疼痛，疼痛主要位于后凸的顶点区，少数患者由于代偿型胸椎前凸，也会诉胸背部疼痛，退行性脊柱后凸患者矢状面失平衡是诱发患者腰背部疼痛、影响生活质量最主要的原因。如伴有椎间盘突出和椎管狭窄，会引起下肢根性疼痛、麻木和间歇性跛行。同时，由于腰椎后凸和椎旁肌的萎缩，腰椎棘突明显突出背部疼痛是最常见的症状，患者常主诉后背部畸形逐渐加重以及身高的丢失。

诊断 脊柱 X 线可清楚地显示椎体楔形变及椎间盘高度丢失的情况，并可评估后凸畸形严重程度及矢状面、冠状面平衡情况。脊柱 CT 可用于评估椎体骨质疏松、椎管狭窄程度。脊柱 MRI 可评估有无新鲜椎体压缩骨折、脊髓及神经受压程度。所有患者均需要进行骨密度的测定，明确骨质疏松的严重程度。

治疗 ①非手术治疗：旨在预防畸形进展、缓解症状。主要包括物理治疗和应用非甾体类抗炎药。如果患者有骨质疏松症，必须予以处理。有许多药物可以使用（如降钙素）可降低疼痛，但不能矫正已发生楔形变的椎体以及明显的脊柱畸形。支具治疗可以起到对脊柱进行支撑的作用，以减少肌肉痉挛。如果对于压缩性骨折的原因有任何疑问，应排除肿瘤、感染等病因。②手术治疗：如果非手术治疗无效，则需要通过手术来减轻疼痛、改善畸形或者减压受压迫的神经根。在这些情况下，经皮经椎弓根椎体后凸成形术是有意义的。有时则

需要进行脊柱内固定融合手术治疗。

（仇建国　杨　阳）

jǐzhù guānjiébìngxìng jǐzhù hòutū
脊柱关节病性脊柱后凸
（spondyloarthropathy with kyphosis） 脊柱关节病终末期累及脊柱所导致的脊柱后凸。脊柱关节病又称血清阴性脊柱关节病，是以骶髂关节、脊柱受累为特点，也可累及外周关节和关节外器官、组织的一类全身性、慢性、炎症性、进展性、致残性疾病。此类疾病具有家族遗传倾向，血清类风湿因子（RF）阴性，以及和人类白细胞抗原 B27（HLA-B27）不同程度相关。病变首先累及骶髂关节，继而累及脊柱和四肢大关节。如果病情得不到控制，可进行性发展为骶髂关节、脊柱、髋关节强直，并会导致脊柱后凸畸形。脊柱关节病主要包括强直性脊柱炎、反应性关节炎、银屑病关节炎、炎性肠病相关的关节炎、未分化脊柱关节病等。

（仇建国　杨　阳）

qiángzhíxìng jǐzhùyánxìng jǐzhù hòutū
强直性脊柱炎性脊柱后凸
（ankylosing spondylitis with kyphosis） 强直性脊柱炎终末期累及脊柱所导致的脊柱后凸畸形。多见于 40 岁以下青年男性。

病因及发病机制 强直性脊柱炎的病因尚不清楚，多认为可能与遗传、感染和免疫等因素相关。研究发现，人类主要组织相容性复合体（MHC）基因中的 HLA-B27 基因的表达与强直性脊柱炎有高度相关性，超过 90% 的强直性脊柱炎患者的 HLA-B27 抗原为阳性；但两者并非直接相关，HLA-B27 阳性对该病具有一定的预测性。

临床表现 大部分患者起病

缓慢隐匿。①关节表现：典型表现为腰骶部出现钝痛，同时下腰伴有晨僵、腰椎活动受限和疲劳乏力等现象，疼痛以静息痛为特征，夜间明显，活动后疼痛及晨僵现象改善。随着病变进展，整个脊柱发生自下而上的僵硬，逐渐出现腰前凸消失、驼背畸形。患者重心前移，无法平视前方，部分患者合并颈椎、髋关节活动受限，生活质量严重下降。②关节外表现：部分患者出现急性前葡萄膜炎或虹膜炎，其他疾病包括主动脉病变、骨质疏松等。

诊断 影像学诊断与腰背部疼痛症状对该病的诊断有很大的帮助。骶髂关节炎是其最早的 X 线征象。早期骶髂关节炎的 X 线平片表现为双侧骶髂关节面边缘不规则，出现关节面破坏，关节间隙变宽，随着病情的发展，后期表现为关节间隙变窄、消失甚至融合。晚期脊柱椎体骨质疏松及方形改变，呈现典型"竹节样"改变，可导致脊柱后凸。

诊断强直性脊柱炎仍多采用 1984 年修订的纽约标准（表1）。

治疗 强直性脊柱炎呈慢性病程，尚无根治的方法。治疗主要是及早诊断并合理治疗，控制症状并改善预后。①非手术治疗：包括非药物治疗和药物治疗。非药物治疗包括知识宣传教育，合理进行体育锻炼和保持正确的站姿和坐姿。药物治疗包括非甾体

抗炎药（NSAID）、抗肿瘤坏死因子-α 拮抗剂、慢作用抗风湿药（DMARD）和中药治疗等。②手术治疗：晚期强直性脊柱炎出现的最严重的并发症是髋关节融合及脊柱强直畸形，导致患者出现行动功能障碍。严重后凸畸形无法平视的年轻患者可行脊柱截骨矫形术；髋关节强直患者可施行全髋关节置换术。

(仉建国 杨阳)

gǎnrǎn xiāngguānxìng jǐzhù hòutū

感染相关性脊柱后凸（infection-induced kyphosis） 脊柱感染累及椎体形成的脊柱后凸。包括结核性脊柱后凸和非结核性脊柱后凸。非结核性脊柱感染最常见的细菌是金黄色葡萄球菌。

(仉建国 杨阳)

jiéhéxìng jǐzhù hòutū

结核性脊柱后凸（tuberculosis induced kyphosis） 脊柱结核感染导致的脊柱后凸。又称波特畸形（Pott deformity）。结核分枝杆菌是病原体，脊柱感染后导致脊柱前方结构塌陷，进而出现后凸畸形，并会引起神经功能受损。

临床表现 脊柱结核患者最常见的主诉是疼痛，可伴有发热、全身不适和体重减轻。X 线检查可显示椎间隙变窄、椎体扁平和后凸畸形。可见一个或多个椎体受累，并导致明显的脊柱后凸，最常见于胸椎。

诊断 脊柱结核诊断的金标

准是从患者血液样本涂片中培养出结核分枝杆菌（TB），同时伴有红细胞沉降率（ESR）、C 反应蛋白（CRP）的升高。影像学检查（X 线、CT、MRI、B 超等）在脊柱结核的诊断中仅起辅助作用，可见脊柱呈后凸畸形改变；MRI 脊柱结核特点：①椎体明显受累，以骨破坏为主。②在 T2 加权像上残留椎间盘信号正常。③典型的腰大肌脓肿及更广泛的韧带病变。④矢状面上椎体弥漫性异常信号。⑤感染的扩散路径为椎体-椎体。

治疗 对于脊柱结核的治疗主要包括药物抗结核治疗、保守观察及手术治疗。对神经功能障碍在弗兰克尔（Frankel）C 级或 D 级者应密切监测病情进展；明显的神经功能受损（弗兰克尔 A 级或 B 级）、脊柱不稳、巨大脓肿或严重的后凸者，应当根据病变的解剖位置行前路或后路减压术，手术可清除病灶、解除神经压迫、矫正畸形、重建脊柱稳定性。

(仉建国 杨阳)

ruǎngǔ fāyùbùliángxìng jǐzhù hòutū

软骨发育不良性脊柱后凸（skeletal dysplasia with kyphosis） 软骨内骨化缺陷的先天性发育异常导致的脊柱后凸。常见于侏儒患者，此类患者智力发育正常。

临床表现 出生时即可发现患儿的躯干与四肢不成比例，头颅大而四肢短小，躯干长度正常。肢体近端受累甚于远端，如股骨较胫骨、腓骨，肱骨较尺骨、桡骨更为短缩，这一特征随年龄增长更加明显，逐渐形成侏儒畸形。面部特征为鼻梁塌陷、下颌突出及前额宽大。中指与环指不能并拢，称三叉戟手。可有肘关节屈曲挛缩及桡骨头脱位，下肢短而

表1 强直性脊柱炎诊断标准（纽约，1984 年）

临床标准	腰痛，晨僵 3 个月以上，活动改善，休息无改善 腰椎额状面、矢状面活动受限 胸廓活动度低于相应年龄、性别的正常人
放射学标准	骶髂关节炎，双侧≥Ⅱ级或单侧Ⅲ~Ⅳ级
诊断	肯定 AS：符合放射学标准和 1 项（及以上）临床标准者 可能 AS：仅符合 3 项临床标准，或符合放射学标准而不伴任何临床标准者（应除外其他原因所致骶髂关节炎）

弯曲呈弓形，肌肉尤显臃肿。脊柱长度正常，但在婴儿期即可有胸椎或胸腰椎后凸畸形，角度通常较锐利，畸形严重者可能导致神经压迫症状。

诊断 影像学检查可见椎体厚度减少，但脊柱全长的减少要比四肢长度的减少相对少很多。自第 1 腰椎至第 5 腰椎，椎弓间距离逐渐变小。脊髓造影可见椎管狭小，有多处椎间盘后突。MRI 检查对于判断脊髓受压程度有较明确的价值。根据患者的典型身材、面貌、肢体缩小，以及手指呈三叉戟状，不难作出诊断。

治疗 治疗主要以手术治疗为主，手术治疗方式同其他脊柱后凸无太大差别。最具有挑战的就是患者骨骼发育异常，内固定置入困难。

（仉建国　杨　阳）

kuānguānjié gǔguānjiébìng

髋关节骨关节病（hip joint osteoarthritis，HOA）

诸多因素引起的关节软骨退化损伤、关节边缘和软骨下骨反应性增生的髋关节退行性疾病。骨关节病（osteoarthritis，OA）与年龄相关，又称退行性关节病，髋关节是人体内最大的负重关节之一，常出现骨关节病。HOA 的进程包括关节软骨的磨损、软骨下囊肿、骨赘形成、关节周围韧带松弛、肌肉无力及可能的滑膜炎症。髋骨关节病不是单一过程的结果，多种不同病因及治疗可能导致共同的后果。HOA 可导致行动不便，引起继发损伤，使患者丧失独立性，增加医疗服务，可能对患者日常生活产生巨大的影响，使患者残疾。影响行走，爬楼及坐姿等。一些因素与 HOA 的发生有关，如年龄、性别、遗传学、肥胖、地方风险因素等。然而，确切的病因尚不明确，对其的诊断及治疗的认识仍缺乏。绝大多数流行病学研究均基于影像学表现。研究表明 HOA 从流行病学角度应与其他骨关节病区分开。美国流行病学研究发现有症状的 HOA 占 9.2%，45 岁及以上人口中 27% 存在影像学上的 HOA 表现，女性发病率稍高。随着年龄增加发病率逐渐增长。白种人发病率 3% ~ 6%，而亚洲人、黑人、中东及美洲原住民发病率低于 1%，显示其存在遗传倾向。整个一生中症状性 HOA 的发生率男性为 18.5%，女性 28.6%。

病因 该病是一种影响到滑膜的慢性疾病，退行性变的过程表现为关节软骨磨损伴随包括成骨、骨赘形成、再塑性等修复过程。破坏与修复的动态过程决定了症状程度。其并不是一个炎性过程或滑膜炎，不常伴炎性标志物的增长。老化过程被认为是症状发展的关键因素，并没有特定的解剖异常或特定的疾病过程导致退行性变。遗传因素可能对疾病起一定作用，遗传性的解剖异常，如髋臼发育不良。一些改变软骨内环境的情况可能导致继发性 HOA，包括炎症、先天性或发育性关节畸形、代谢异常、感染、内分泌疾病及神经系统疾病，它们可能影响正常组织结构及透明软骨功能。与 HOA 相关的危险因素可分为局部性因素及遗传性因素。局部性因素包括关节发育不良（髋臼发育不良等）和创伤（波及关节面的骨折可导致继发性创伤性关节炎，盂唇撕裂是否导致 HOA 尚不清楚）。遗传性因素包括年龄（年龄大于 60 岁，软骨钙质沉着症可能刺激产生炎性介质导致 OA）、性别（50 岁以下患者中男性较多，而 50 岁以上女性较多，这可能与绝经后激素水平改变有关，补充雌激素可能有治疗作用）、肥胖、遗传学、职业（重体力劳动及高强度运动员、农民好发，但没有直接证据表明一般人群中运动与 OA 直接相关）。

临床表现 最常见的症状是髋关节周围的疼痛（通常位于腹股沟区域）。疼痛会随着时间推移而加重，疼痛也可以突然发作。疼痛和僵硬感可出现在早晨或者坐着及休息后。僵硬感持续很短时间并于 30 分钟或更少时间内减轻。活动及运动松弛关节可改善症状。疾病发展过程中疼痛会更频繁出现，晚上及休息时也会感觉疼痛。腹股沟或大腿的疼痛，可放射到臀部或膝关节；剧烈活动疼痛加重；关节僵硬以致难以行走和转向；交锁和粘连的关节有摩擦音，主要是由松动的软骨及其他组织影响关节平滑活动所致；髋关节活动受限，影响行走并可能导致跛行。

诊断与分级 HOA 需要通过临床症状来诊断，虽然影像学检查可以明确诊断及观察疾病进展（图 1）。仔细询问包括 HOA 危险因素在内的病史后需要进行体格检查。体格检查包括视诊，比较两侧肢体长度，步态评估及髋关节活动度。触诊骨性突起和肌腱检查有无压痛。双侧对比检查下肢神经血管及活动度。1957 年凯尔格伦（Kellgren）和劳伦斯（Lawrence）提出的影像学分级评估是最常用的分级方法。1963 年凯尔格伦根据关节间隙狭窄程度、骨赘、骨性边缘改变将 HOA 分为四级。①可疑 HOA：可能的内侧关节间隙狭窄，股骨头周围轻微的骨赘。②轻度 HOA：下方关节间隙狭窄，骨赘形成及轻度软骨下硬化。③中度 HOA：关节间隙

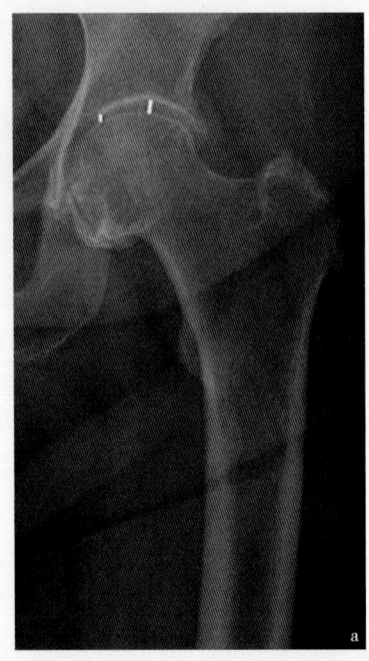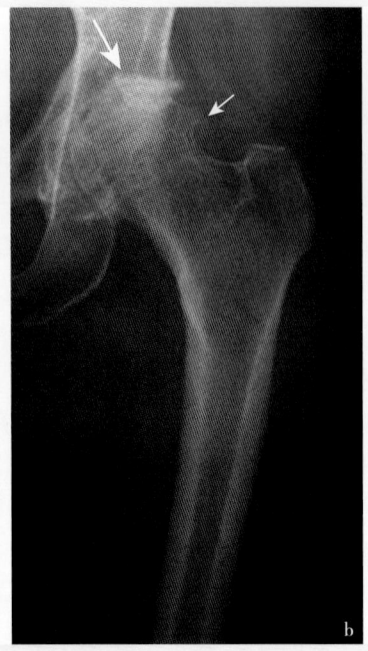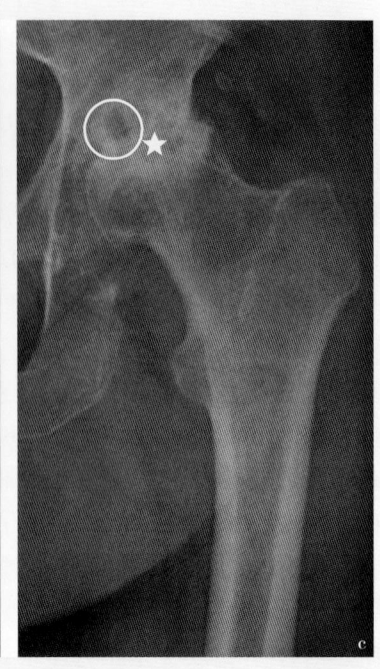

a. 内上侧关节间隙狭窄（白色实线所示）；b. 骨性狭窄伴骨赘形成；c. 终末期 OA（股骨头变形，囊性变）。

图 1　HOA 的 X 线分期表现

显著狭窄，骨赘，硬化及囊性变，股骨头及髋臼畸形。④关节间隙消失，巨大骨赘，股骨头及髋臼畸形，毛糙。其他诊断分级还包括克罗夫特（Croft）分级，滕尼斯（Tönnis）分级以及最小关节间隙法。CT 及 MRI 通常不作为常规诊断方法，它们主要用于鉴别诊断及术前规划。血液检查可帮助确定诊断并排除其他炎症性疾病如类风湿性关节炎，特别是存在晨僵及滑膜炎性改变时。血细胞计数、血沉、C 反应蛋白、类风湿因子及环瓜氨酸抗体检查是最常用实验室检查项目。HOA 时上述这些指标较正常值会稍下降。美国风湿病学会已建立了临床诊断标准和放射学参数可用于 HOA 的诊断。症状严重程度与影像学表现间不存在明细的相关性。

治疗　包括以下几方面。

非药物治疗　①锻炼：非高强度的锻炼通常能减轻症状。水上运动可改善功能。髋周肌肉力量练习及拉伸练习可更好的支撑髋关节，减少髋关节应力。可能加重症状的锻炼包括长时间不活动、外展及内外旋、屈髋、进出汽车和长时间体力劳动等。高尔夫等髋关节扭转的运动及慢跑等增加髋关节应力的运动应该被瑜伽、骑自行车、游泳等减少关节压力的运动所取代。推拿和拉伸可作为 HOA 的辅助治疗。②理疗：理疗是早期 HOA 的主要治疗手段之一，主要目的是加强髋部肌肉力量及维持活动度。在晚期髋关节治疗中理疗几乎没有帮助。③减轻体重：可延缓软骨磨损，减少关节压力。④经皮神经电刺激：它可作为 HOA 的辅助治疗。⑤热疗及冷疗：热疗可促进循环和缓解僵硬和肌肉疲劳。冷疗可减慢循环，消除肿胀，缓解疼痛。患者可能需要交替使用冷疗及热疗以确定哪个最有效。⑥合适的鞋，支具和支撑鞋垫：可作为辅助治疗。⑦助步器：手杖等可作为辅助治疗。针灸不作为推荐。患者教育可将多种方法结合并融入 HOA 治疗，将风险降至最低。

药物治疗　对乙酰氨基酚可作为首选的有效口服镇痛药，用于治疗轻、中度 HOA。外用非甾体类抗炎药（NSAID）可起到辅助作用。上述治疗无效可考虑口服 NSAID、COX-2 抑制剂或阿片类药物。外用辣椒素对 HOA 效果有限。双氯芬酸和依托考昔是缓解疼痛最有效的药物，NSAID 长期使用时需注意其并发症如胃肠道出血及心血管事件。对乙酰氨基酚及 NSAID 无效时考虑阿片类镇痛药。氨基葡萄糖或硫酸软骨素并不推荐。糖皮质激素，玻璃酸钠和富血小板血浆是关节腔注射治疗 HOA 最常用的药物。糖皮质激素可短期内缓解症状，指南推荐其作为其他非手术治疗方法的辅助治疗。

手术治疗　①髋关节镜：髋关节镜可用于早期治疗，能短期内缓解症状，但仍有 5%～50% 的患者需行全髋关节置换术。②全髋关节置换术：顽固性疼痛、非手术治疗无效及严重功能障碍患者推荐行全髋关节置换术。全球每年行 100 万例全髋关节置换术，临床疗效确切，约有 95% 的假体在术后十年仍保持功能，超过 80% 的假体可保持 25 年寿命。非手术治疗无效的患者应建议立即行全髋关节置换术，避免不必要的等待，有证据表明长时间的等待与症状加重有关。渐进性疼痛、残疾和功能障碍可对组织产生更多不必要的损害，影响其他关节的生物力学。全髋关节置换术术后日常活动不受影响，特别是对于年轻人有更多社交和活动需求。③髋关节表面置换：对于特定人群，特别是年轻活跃的男性，股骨头大时可作为全髋关节置换术的替代治疗。

欧洲风湿病学联盟建议 ①最佳治疗是将药物治疗与非药物治疗结合。②治疗方案需包括危险因素的管理，包括减重，适应患者的需要和期望。③对乙酰氨基酚是轻度至中度症状及长期疼痛控制的首选口服镇痛药。对于重度症状或者对乙酰氨基酚无效的患者可以替代或者加用 NSAID。④氨基葡萄糖和硫酸软骨素对 HOA 治疗效果有限。⑤对于症状急性发作的患者可考虑关节腔注射糖皮质激素，但无证据支持其对 HOA 的治疗效果。⑥全髋关节置换术对于顽固性疼痛患者是有效的治疗方法。

（王健全　徐志宏）

kuānguānjié yóulǐtǐ

髋关节游离体（loose body of the hip joint）

髋关节内有可移动的骨、软骨或其他组织的碎片。游离体可以是完全游离，也可有软组织束带相连。游离体可因关节活动而改变其在关节腔内的位置，犹如老鼠在洞里游走一样在关节内窜动而不易被发现，故关节内游离体又被称节鼠。

病因及发病机制　形成游离体的病因可以单一，也可以是复杂病理过程的一种综合表现。①创伤：髋关节外伤，可以造成骨或软骨的断裂、剥脱，进而形成游离体，髋关节脱位是常见的髋关节游离体形成的创伤因素；外伤性、医源性异物残留在髋关节腔，也可形成游离体。②髋关节骨关节炎：长期的骨关节炎可造成软骨剥脱或骨赘脱落于髋关节腔内形成游离体。③滑膜病变：滑膜软骨瘤病，滑膜或滑膜下结缔组织增生增厚，化生形成软骨或软骨小体，脱落后形成游离体。滑膜软骨肉瘤也可形成髋关节游离体，但较为罕见；局限结节型色素绒毛结节性滑膜炎，由于滑膜增生、肥厚，含铁血黄素的沉积，可在髋关节腔形成带蒂的游离体；单纯性滑膜结核，由于结核侵蚀，滑膜绒毛充血、水肿，继而纤维化，分离脱落形成纤维原性游离体。④特殊髋关节疾病变：佩尔特斯病（Perthes disease）、剥脱性软骨炎、缺血性坏死等疾病可引起髋关节游离体。这些游离体多由于软骨缺血坏死、内分泌异常、遗传等因素形成继发性骨关节炎，出现骨软骨骨折、剥脱进而形成游离体。痛风性关节炎可因尿酸盐的沉积在关节腔内形成米粒样及石膏样游离体。

临床表现　典型的症状多为腹股沟区前方疼痛，髋关节弹响或交锁感、强迫屈髋体位、打软腿和活动过程中髋部持续疼痛等症状。

诊断　①既往有髋部创伤史，如髋关节脱位、髋臼骨折、股骨头骨折。②患有髋关节骨关节炎、股骨头坏死、佩尔特斯病等可引起髋关节退行性改变或破坏的疾病。③髋部弹响，腹股沟区疼痛、交锁、强迫屈髋体位、打软腿和活动过程中髋部持续疼痛等症状。④X 线平片、CT、MRI 显示髋关节腔内单个或多发的游离体。结合病史、症状体征及影像检查，髋关节游离体较易诊断。

鉴别诊断　髋关节游离体的治疗和预后与原发疾病密切相关。因此鉴别游离体的原因及来源尤为重要。①创伤相关的游离体：这类游离体多为软骨或骨性游离体，明确的髋关节脱位、髋臼骨折病史，出现髋关节弹响、交锁、疼痛等症状，X 线平片、CT 显示髋关节腔内游离体，可为圆形、椭圆形或者不规则骨块影。结合典型症状，此类游离体较易诊。②髋关节骨关节炎相关的游离体：此类游离体是原发或继发骨关节炎的病理结果，因此具有其原发疾病的特征性改变。原发性骨关节炎多见于中老年人，X 线平片显示非对称性关节间隙变窄，软骨下骨硬化和/或囊性变，关节边缘增生和骨赘形成或伴有不同程度的关节积液，部分关节内可见游离体或关节变形，可伴有 C 反应蛋白增高、血沉的轻度增快。③股骨头坏死既往多有嗜酒史、激素使用史、股骨颈骨折史，MRI 是诊断股骨头坏死的金标准，通常表现为典型的"双线征"，结合典型症状，X 线平片、CT、MRI 所提示的髋关节软骨或骨性碎片，不难诊断。④佩尔特斯病：常发生在 3～12 岁，特别是 4～8 岁儿童出现不明原因的持续性髋关节疼痛、跛行和髋关节外展内旋活动受限时，应考虑罹患该病的可能。一旦 X 线平片或 CT 出现骨骺的密度或形状改变，诊断便可基本成立。结合典型体征，可以考虑游离体的存在。⑤滑膜软骨瘤病：无特异性的病史，影像学检查尤为重要。钙化或骨化的滑膜软骨瘤，典型 X 线表现为病变关节腔内散在、多发、大小不等圆形或类圆形游离体，小的游离体密度均匀一致，大的表现为周缘钙质样高密度，中央为稍低密度，可伴有邻近关节增生、退行性变，骨质侵蚀吸收，甚至引起关节脱位。CT 更清晰的显示关节内或关节旁游离钙化或骨化结节影，并可显示增厚的滑膜和关节腔积液。MRI 能更加清晰显示增厚滑膜、关节内游离体及关节腔内少量积液，特别对关节周围软组织及未骨化和钙化的软骨瘤结节显示较 X 线和 CT 更清楚。多发钙化的悬垂体及游离体低信号（或周边为低信号）与高信号积液对比显示明显，形似"铺路石样"，为滑膜骨软骨瘤病的典型 MRI 表现。⑥单纯滑膜结核：早期较难诊断，X 线、CT 表现多无特征性改变，常与一般滑膜炎难以区分。在 MRI 上滑膜结核的滑膜增生和肉芽组织多为扭曲的条状、团块状，混杂在一起，在 T1 加权像上呈低信号，T2 加权像上呈稍高信号或不均匀高信号，邻近骨端骨髓水肿，具有一定诊断价值。但确诊需要依据查到结核分枝杆菌，或者穿刺活检病理检查明确，这是结核病诊断的金标准。⑦色素绒毛结节性滑膜炎：MRI 是诊断色素绒毛结节性滑膜炎最敏感的方法。其在 MRI 上特征性表现为增生的滑膜组织内有含铁血黄素及脂质，其在 T1 加权像、T2 加权像均表现为低密度信号，关节腔内结节状或团块状低

信号区与骨组织内低信号区互相连接。

治疗 ①髋关节内游离体产生症状时，应行手术治疗去除游离体。传统的关节囊切开手术，创伤较大，而髋关节镜技术创伤小，可以去除游离体，同时也可进行原发疾病的诊断和治疗。②重视原发疾病的治疗。对于髋关节创伤的患者，术中应修整损伤的软骨，有条件的可行软骨成形术。

具体治疗如下。①滑膜软骨瘤病：髋关节镜摘除滑膜软骨瘤是主要的治疗方式，其具有创伤小、时间短、恢复快的优势，手术时务必最大程度地切除滑膜，预防复发。然而，近期有学者认为切开手术较关节镜手术可更彻底地清除病变滑膜。滑膜软骨瘤病放化疗的研究仍处于探索阶段，未来放化疗可能成为防止复发的有效治疗方式。②局限性色素沉着绒毛结节性滑膜炎：关节镜技术治疗局限性色素沉着绒毛结节性滑膜炎的疗效已经得到肯定。弥漫性色素沉着绒毛结节性滑膜炎复发率较高，需要结合其他辅助治疗提高疗效。海德（Heyd）等认为，术后联合放射治疗对于未彻底切除病灶的色素沉着绒毛结节性滑膜炎患者是一种安全、有效的治疗方法，同时对于术后复发的患者是一种补救的治疗措施，能高度地控制复发。对于单纯滑膜结核，在检查的同时行关节镜下滑膜切除术，清除关节内大量病变的滑膜组织、致病菌、干酪样物质和炎症介质，有利于局部结核的控制，同时配合正规抗结核治疗，防止其转变为全关节结核或结核播散。③股骨头坏死、佩尔特斯病：患者如出现游离体，多已处于继发骨关节炎的

阶段，即使取出游离体，疼痛也难以有效缓解。因此，此类疾病主要以预防、早诊断、早治疗为主。对于菲卡（Ficat）Ⅰ期、Ⅱ期的股骨头坏死的患者，可行钻孔减压植骨术延缓病情进展。佩尔特斯病，早期病变较轻的儿童，最常用的非手术治疗方法是使用外展矫形支具，患儿髋关节置于外展位，将股骨头纳于髋臼内，目的是获得较好的头包容。

预后 手术取出游离体，可以解除交锁、疼痛、打软腿等临床症状。但预后取决于治疗是否及时以及原发疾病病理特性。单纯创伤所致的游离体，未造成软骨损伤，手术后预后良好。原发疾病不能得以有效控制，即使取出游离体后，交锁、疼痛等临床症状得以缓解，预后较差，后期常出现髋关节毁损、重度骨关节炎，髋关节功能受限甚至丧失。

（王健全 毕梦娜）

kuānguān jiélèifēngshīxìng huámóyán

髋关节类风湿性滑膜炎

（rheumatoid synovitis of the hip joint） 髋关节滑膜的一种自身免疫性疾病。滑膜是组成关节的主要结构之一，滑膜炎是发生在关节内滑膜组织的一种炎性病变。髋关节类风湿性滑膜炎是一种病因未明确的慢性炎性滑膜炎，是全身系统性疾病在髋关节的局限性表现。其特点为大量增生的纺锤状滑膜，或关节腔内有纤维素样坏死，充血水肿严重，同时可见关节软骨边缘或髋臼唇处形成典型的血管翳。

分类 主要有以下几种分类方法。

根据滑膜增生形态 ①滑膜增生型。②纤维素性坏死型。③混合型。

根据功能分类 ①一级：关

节能自由活动，能完成平常的任务而无妨碍。②二级：关节活动中度限制，但能料理日常生活。③三级：关节活动显著限制，不能胜任工作，料理生活也有困难。④四级：大部分或完全失去活动能力，患者长期卧床或依赖轮椅，生活不能自理。

根据年龄分类　①成年人类风湿髋关节炎。②青少年类风湿性髋关节炎。③儿童类风湿性髋关节炎。

病因　该病原因尚不明确，可能与自身免疫系统低下等有关。①环境因素：寒冷、潮湿、疲劳、营养不良等，是类风湿性关节炎复发的诱发因素。②外伤因素：各种感染亦可诱发或加重类风湿性关节炎，关节扭伤、跌伤和骨折等也是类风湿性关节炎发病的诱因。③免疫因素：有专家以为类风湿性关节炎起病为先有感染原（细菌、支原体等）侵入关节腔，以病原体作为抗原刺激滑膜或局部引流淋巴结中的浆细胞，可以产生特异性免疫球蛋白G抗体。抗原抗体复合物形成后，抗体即转变为异体，再刺激浆细胞就会产生新的抗体，这就是类风湿因子。类风湿因子和免疫球蛋白结合成免疫复合物，这种物质能激活身体内的另一部分补体系统，释出炎症介质如组胺，引起关节滑膜和关节腔内炎症，从而促发中性粒细胞、巨噬细胞和滑膜细胞的吞噬作用。这些吞噬免疫复合物的细胞称为类风湿细胞。为了消除这种免疫复合物，类风湿细胞自我破裂，释出大量的酶，这些酶称为溶酶体酶，其中就包括多种酸性水解酶，它们特地摧毁滑膜、关节囊、软骨和软骨下骨的基质，造成关节的局部摧毁。④遗传因素：类风湿性关节炎在

某些家族中发病率较高。在人群调查中，发现人类白细胞抗原（hla）-dr4与rf阳性患者有关。hla研究发现dw4与ra的发病有关，患者中70hla-dw4阳性，患者具有该点的易感基因。因此，遗传可能在发病中起重要作用。⑤分泌因素：由于类风湿性关节炎多发生于女性，妊娠期间关节炎症状常减轻，应用肾上腺皮质激素能抑制该病等，以为内分泌因素和类风湿性关节炎似有一定关系。⑥细菌因素：如类白喉杆菌、梭状芽胞杆菌、支原体（一种介于细菌与之间的微生物）和风疹等。⑦其他因素：如长期工作紧张劳累等为类风湿关节炎的诱发因素。

临床表现　①疼痛：疼痛有时候是持续的，也可是间歇性的，特别是在走路和活动的时候会比较疼痛，少部分患者休息的时候也会有这样的情况，疼痛一般是刺痛，或酸痛。疼痛的部位都是在大腿内侧，腰部和膝盖内侧等位置，少数有麻木的感觉。②关节僵硬：一般在关节屈伸时不怎么方便，有时候下蹲比较困难，而且站久了会有疼痛的感觉，走路的时候也会不舒服，严重时像鸭子一样走路，身体发热，关节肿痛等。患者长时间不活动，就有僵硬的感觉，晨起、患者久坐起身的时候僵硬感觉比较明显。③走路跛行：关节半脱位时更严重。另外，身体上也会有变化，如肢体缩短、肌肉萎缩等。④摩擦音：活动关节会有粗糙的摩擦音出现，严重的髋关节炎的患者甚至无法行走。

诊断　该为一侧关节受累，或累及双侧。症状轻重不等，主要是疼痛、活动受限，严重者可出现髋关节肿胀及跛行。体格检

查于髋关节前后方均可有压痛，被动活动受限，尤以内旋、外展及伸直位明显，4字试验阳性，部分患者骨盆向患侧倾斜。实验室检查可见C反应蛋白和红细胞沉降率稍有增高，类风湿因子（RF）阳性；抗CCP抗体阳性。关节液穿刺细菌培养阴性，滑膜病理切片显示非特异性炎症。X线表现主要为髋关节无骨性结构异常，有时可见关节囊阴影膨隆，关节间隙增宽；超声诊断也是检查该病的重要依据。髋关节前侧切面声像图可显示股骨头、股骨颈、髋板髋臼前缘及关节囊，在关节腔内滑膜增厚囊内积液时声学界面会非常明显。CT可通过不同组织密度高低的差异清晰的显示出关节囊积液情况，从而推断病变的性质与程度。MRI在髋关节疾病诊断中应用广泛，是观察髋关节积液的敏感方法。髋关节滑膜炎在MRI上表现为滑膜线样增厚，T2加权像均匀高信号，T1加权像均匀低信号；病情严重者关节间隙变宽，关节囊周围可见少量渗出性病变，表现为T2加权像高信号，T1加权像等信号，而股骨头无异常信号改变。关节镜检查为诊断滑膜炎提供了一种直观有效的方法，关节镜技术可在直视下观察并采集滑膜标本，进行病理学检查，从而达到提高诊断准确率的目的。

鉴别诊断　①脓毒血症引起的迁徙性关节炎：多有原发感染表现，血液及骨髓培养呈阳性，关节液有化脓样改变，可做病原菌培养。②结核性关节炎：多为单个关节受累，可发生于髋关节。③结核感染过敏性关节炎：无骨质破坏，关节外有确定的结核感染病灶。④淋巴瘤和肉芽肿：少数患者可产生急性多关节炎症状。

⑤莱姆关节炎：由蜱传播的一种流行病。⑥痛风：痛风早期易与类风湿关节炎混淆。痛风与饮食有关，且血尿酸增高。

治疗 包括非手术治疗和手术治疗。

非手术治疗 包括一般治疗和药物治疗。

一般治疗 关节肿痛明显者应强调休息及关节制动，而在关节肿痛缓解后应注意早期开始关节的功能锻炼僵直。此外，理疗、外用药等辅助治疗可快速缓解关节症状。

药物治疗 方案应个体化，药物治疗主要包括非甾类抗炎药、慢作用抗风湿药、免疫抑制剂、免疫和生物制剂及植物药等。①非甾类抗炎药（NSAID）：有抗炎、镇痛、解热作用，是类风湿关节炎治疗中最为常用的药物，适用于活动期等各个时期的患者。常用的药物包括双氯芬酸、萘丁美酮、美洛昔康、塞来昔布等。②抗风湿药（DMARD）：又称二线药物或慢作用抗风湿药物。常用的有甲氨蝶呤，口服或静注；柳氮磺吡啶，从小剂量开始，逐渐递增，以及羟氯喹、来氟米特、环孢素、金诺芬、白芍总苷等。③锝-99亚甲基双膦酸盐注射液：一种非激发状态的同位素，治疗类风湿关节炎缓解症状的起效快，不良反应较小。④糖皮质激素：不作为治疗类风湿关节炎的首选药物。但在下述四种情况可选用激素：a. 伴随类风湿血管炎包括多发性单神经炎、类风湿肺及浆膜炎、虹膜炎等。b. 过渡治疗在重症类风湿关节炎患者，可用小量激素快速缓解病情，一旦病情控制，应首先减少或缓慢停用激素。c. 经正规慢作用抗风湿药治疗无效的患者，可加用小剂量激

素。d. 局部应用如关节腔内注射可有效缓解关节的炎症。总原则为短期小剂量应用。⑤生物制剂：在类风湿关节炎的治疗上，已经有几种生物制剂被批准上市，并且取得了一定的疗效，尤其在难治性类风湿关节炎的治疗中发挥了重要作用。几种生物制剂在类风湿关节炎中的应用：a. 英夫利昔单抗（infliximab）。又称TNF-α嵌合性单克隆抗体。临床试验已证明对甲氨蝶呤等治疗无效的类风湿关节炎患者用英夫利昔单抗可取得满意疗效，强调早期应用的效果更好。需与MTX联合应用，抑制抗抗体的产生。b. 依那西普（etanercept）或人重组TNF受体p75和IgGFc段的融合蛋白。治疗类风湿关节炎和AS疗效肯定，耐受性好。国内有恩利及益塞普两种商品剂型。c. 阿达木单抗（adalimumab）是针对TNF-α的全人源化的单克隆抗体。d. 妥珠单抗（tocilizumab）。IL-6受体拮抗剂，主要用于中重度RA，对TNF-α拮抗剂反应欠佳的患者可能有效。e. 抗CD20单抗。利妥昔单抗（rituximab）治疗类风湿关节炎取得了较满意的疗效。利妥昔单抗也可与环磷酰胺或甲氨蝶呤联合用药。⑥植物药：已有多种用于类风湿关节炎的植物药，如雷公藤总苷、白芍总苷、青藤碱等。部分药物对治疗类风湿关节炎具有一定的疗效，但作用机制需进一步研究。

手术治疗 手术治疗该病具有严格的临床适应证。对于非手术治疗无效者，关节镜下切除滑膜是一种创伤较小、并发症较少的理想治疗方法。采用关节镜治疗类风湿性滑膜炎及髋关节软骨合并滑膜炎的效果，优良率达86.40%。手术切开髋关节探查的

适应证是：①经上述治疗症状无好转，X线平片髋关节内侧间隙有加宽趋势，病程持续4周以上者。②经各种检查仍无法与其他严重关节疾病鉴别者。③反复发作且症状逐渐加重者。

并发症 ①髋关节脱位：可能与髋关节先天发育不良有关。②下肢深静脉血栓形成：与原发性疾病致血管壁损伤、血流异常和血液成分改变成高凝状态有关。③关节内感染：与患者免疫力降低、手术时间过长、关节内积血等因素有关。

预防 ①滑膜炎患者的房间阳光充足，保暖防寒防潮湿。注意天气变化，避免潮湿受冷，病变的关节应用护套保护。②经常正确的锻炼身体，保持正常体重，避免肥胖。③防止过度疲劳，急性期应适当休息，减少活动，保持关节于功能位。但在亚急性或缓解期，可进行关节功能锻炼、体态护理，防止肌肉萎缩、关节强直，保持关节的最佳功能。④改变过量饮酒等不良生活习惯，注意合理饮食。在饮食中应增加营养，补充足够的蛋白质和多种维生素，尤其是维生素C和维生素D。另外，服用含钙多的食物，如牛奶、豆制品等。食物以易消化为宜。避免使用刺激性的、生冷硬的食物。食物应既有营养，也要兼顾口味，以增进食欲。

预后 该病通过及时规范的治疗可以达到痊愈，并不影响以后的形态和功能。如果治疗不及时或治疗不当，可能会导致病变继续扩大、复发或向慢性炎症转化，同时可能累及股骨头及髋关节，造成进一步的损害。随着慢作用抗风湿药的早期联合应用，对关节外病变的治疗以及新疗法的不断出现，使类风湿关节炎的

预后已有明显改善。大多数类风湿关节炎患者的病情可得到很好的控制，甚至完全缓解。研究发现，根据类风湿关节炎发病第 1 年的临床特点可大致判断其预后，某些临床及实验室指标对病情估计及指导用药很有意义。此外，患者的受教育程度也与预后有关。提示类风湿关节炎的严重程度及预后较差的因素，包括关节持续性肿胀、高滴度抗体、HLA-DR4/DR1 阳性、伴发贫血、类风湿结节、血管炎、神经病变或其他关节外表现者。

（王健全　许建中）

kuānguānjié sèsù chénzhuó róngmáo jiéjiéxìng huámóyán

髋关节色素沉着绒毛结节性滑膜炎（pigmented villonodular synovitis of the hip joint）

介于炎症和良性肿瘤之间的滑膜病变，可以弥漫性或者局限性累及关节滑膜，也可以发生于关节外的滑膜囊，或者肌腱腱鞘内。好发于青壮年，以男性多见。单关节受累，双侧发病十分罕见。

病因　病因尚不明确。实验室研究表明，与多次创伤出血以及由于血细胞破坏而产生的脂质侵入滑膜引起相应的反应有关。也有文献报道它与肿瘤和遗传易感性有关。另外，全身脂质代谢紊乱而导致局部脂质代谢异常也是一种可能的病因学假说。

临床表现　无痛性肿胀为主要症状，由于髋关节比较深在，肿胀常不能早期发现，疼痛成为其主要症状，随着病情的发展，疼痛强度和持续时间也随之增加。疼痛常局限于髋部某区域，腹股沟区最常见。其他症状如关节肿胀，活动逐渐受限等。由于关节囊的空间减小，大量滑膜浸润后最终可导致关节僵硬。该疾病进展缓慢，早期症状较轻，疼痛耐受好。髋关节位置较深触诊困难。因此，早期诊断较为困难，疾病从发生到被诊断的平均时间为 4 年。

诊断　①X 线检查：疾病早期 X 线平片一般正常，进展期可侵蚀骨质形成尖锐边缘或缺损，也可形成多个或分散的软骨下骨囊肿。骨溶解改变可见于股骨颈或髋臼，多沿着关节囊轴线或接近股骨头凹。与骨性关节炎不同的是，这种溶解改变不仅继发于负重区的外部侵蚀，也与关节内高压有关。髋关节周围增厚的关节囊因阻止关节间隙的扩张，也可受侵蚀。勒凯纳（Lequesne）于 1980 年提出进展期 X 线表现分三期。激发期，髋关节软骨下骨囊肿，伴或不伴关节间隙变窄；假性髋关节炎期，负重区局部关节间隙变窄，髋臼或股骨头较深的骨侵蚀改变，可伴有高压区外的软骨下骨囊肿；假性髋关节病期，软骨下骨囊肿扩大引起的严重的局部关节间隙狭窄（图 1）。②CT 检查：可对软骨下骨囊肿延伸范围进行分类，可发现 X 线不可见的股骨颈部位的较小骨侵蚀。但 CT 评估滑膜和周围软组织的能力有限，主要应用于 CT 引导下滑膜穿刺活检术确诊该疾病（图 2）。③MRI 检查：诊断阳性率达 83%，其优势是确定病变部位，协助诊断和治疗前评估。组织内含铁血黄素颗粒沉积是该病的确诊指标，T1 加权像和 T2 加权像均为低信号，而脂肪在 T2 加权像为高信号。注射造影剂后，纤维化及含铁血黄素沉积部位仍为低信号，信号增强则提示病变周围血流丰富。MRI 还可发现滑膜向软组织的延伸。MRI 是治疗后早、晚期评估有效性最准确的影像学方法，并可随访是否复发，也可观察外科手术后是否发生无菌性骨坏死（图 3）。④关节穿刺：可抽出血性或咖啡色液体。⑤关节造影：关节内或滑囊有大小不等的结节影。⑥病理检查：滑膜呈棕褐色，覆盖以结节状或者长条状绒毛。镜下可见巨细胞，细胞内含胆固醇以及含铁血黄素

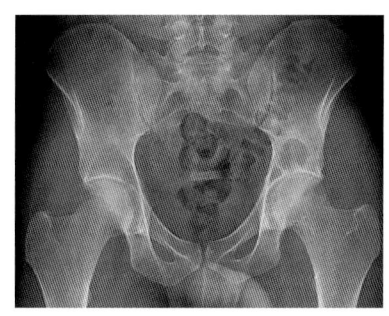

图 1　髋关节正位片

注：进展期，PVNS 具有破坏性，形成多个分散的软骨下骨囊肿。

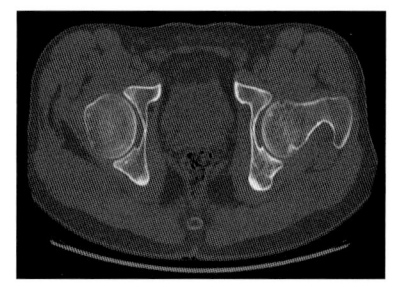

图 2　髋关节 CT

注：股骨颈可见小的侵蚀性改变。

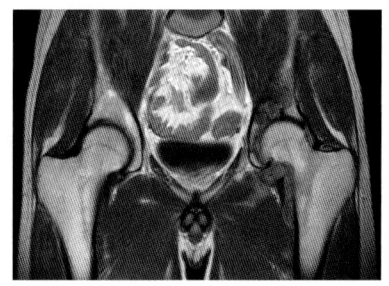

图 3　髋关节 MRI

注：髋关节周围弥漫性滑膜伴骨侵蚀。滑膜在 T1 为低信号，注射造影剂后增强。

沉着，间质中伴有胶原性和玻璃样变性（图4）。

治疗 ①放射治疗：有早期病变的单独放射治疗有效的报道，对于严重病例单独放射治疗效果不理想。②手术治疗：对于单纯单结节型病例，单纯切除手术效果好。对于弥漫性病例，手术不能完全切除病变滑膜，术后复发的可能性高，建议术后联合放射治疗，可以减少复发可能。全髋关节置换术不作为治疗该病的首选手段，除非关节的骨性结构有明显的破坏。

（王健全　张晓南）

kuānguānjié jiéhéxìng huámóyán
髋关节结核性滑膜炎 （tuberculous synovitis of the hip joint）

结核杆菌引起的感染性髋关节滑膜炎，是关节囊内的浅表病变，全髋关节结核早期的表现，若早期发现并及时治疗，可以获得痊愈而不留后遗症状。若在病损已累及关节软骨并超过1/3以上时，关节病变难以避免。滑膜存在于关节囊纤维层内面，附于关节软骨面边缘，其功能系分泌滑液与吸收运动热量。滑膜有局限性结核病变时，未使软骨、髌板及软骨下骨受到损害者，称为单纯髋关节滑膜结核。

发病机制 滑膜结核的病原菌有两个来源：①结核杆菌通过血供直接进入髋关节腔内。结核杆菌在滑液内繁殖，细菌的代谢产物刺激整个滑膜，产生炎症反应，渗出液增加。结核杆菌增殖，经滑膜表面侵入滑膜内。②结核杆菌先侵入滑膜进入全关节。由于侵入关节内并被吸收的结核毒素时多时少，加上机体免疫功能的差异，患者可表现时轻时重，劳累或活动多时加重。此系结核杆菌侵入髋关节滑膜内数量少，毒力不高，繁殖不快，而机体的免疫功能较好的结果；当滑膜下结核灶扩大而破坏关节内时，可引起髋关节急性肿痛、发热、盗汗等全身中毒症状体征。

临床表现 结核性滑膜炎的发病有上升趋势，而且症状多不典型。渐缓起病，髋部隐痛，易疲劳、乏力，劳累或活动多后髋部疼痛明显。但多数患者误以为系劳累、活动增加引起，并未引起注意。有时以为髋部时痛时消，休息后完全消退，并不妨碍上下班行走而忽视数年。髋关节发胀，或伴肿痛，行走易疲劳，髋关节活动不灵活，表明关节内积液增加。当行走时出现髋关节不稳定感，跛行步态，步态缓慢而谨慎时，表明关节液充盈关节囊内，并有关节不稳和脱位倾向。多数患者结核中毒症状轻微，至关节液完全混浊时，发热、盗汗、贫血等中毒症状才较明显。

诊断 主要依据影像学检查和实验室检查。

影像学检查 ①X线检查：患髋闭孔变小；患侧髋臼与股骨头骨质疏松、骨小梁变细、骨皮质变薄；患侧关节囊肿胀，质量较好的照片，通常能清晰地显示关节囊外脂肪层的透光影像，根据囊外脂肪层与股骨头骨骺的距离，两侧对比，就可以看到患侧关节囊肿胀的程度；患侧关节间隙有时稍宽，有时稍窄。②CT检查：可以发现早期改变，但诊断为结核性者，仍缺少特殊性。③MRI检查：对病变周围的软组织、滑膜的改变显示较明显，有助于早期诊断。

实验室检查 ①血常规：轻度贫血，白细胞可增多。②血沉：

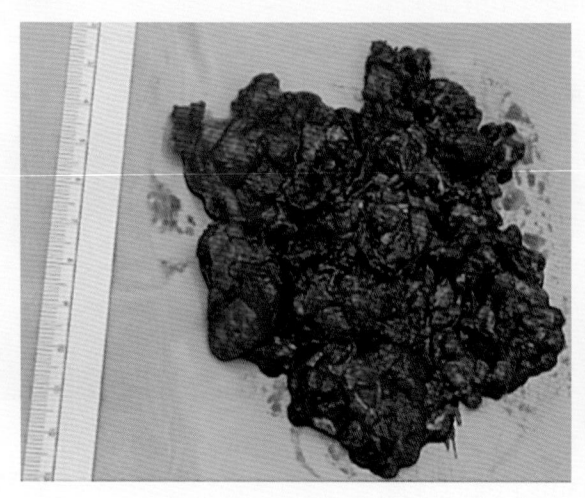
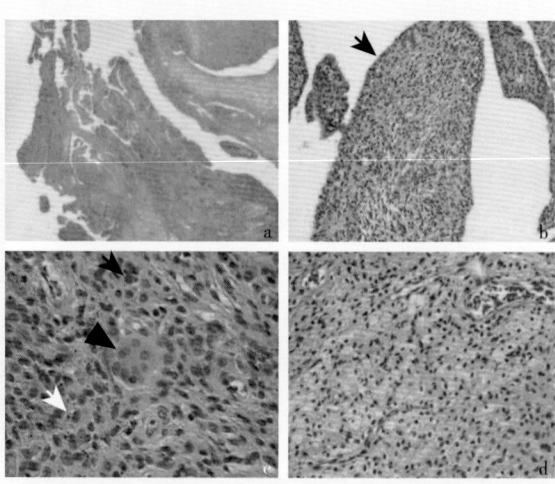

图4　髋关节病理检查

结核活动期血沉增快，静止期或病变治愈时血沉逐渐下降至正常。③结核菌素试验：有助于髋关节活动期的诊断。结核性滑膜炎的实验室检查结果常不典型，临床上高度怀疑时应进行实验性治疗，以避免发展为关节结核，造成严重残疾。

治疗 主要包括非手术治疗和手术治疗。

非手术治疗 ①首要治疗是关节制动和休息，要求患者多卧床静养，行走需扶双拐。②全身情况的好坏与病灶的好转与恶化有着密切的关系，还需嘱患者加强营养，最好选择多种食品，注意烹调，变换花样，以刺激食欲。③抗结核药物应用：早期、联合、适量、规律、全程应用抗结核药物，如链霉素、异烟肼、利福平、乙胺丁醇等药物。④注射疗法：年龄较小的儿童或成年人按髋关节穿刺方法向关节内注入链霉素。也可使用异烟肼关节内注射，治疗过程中密切观察病情变化，如经1~3个月治疗无效，病情未见好转或反而加重，应及时转为手术治疗。非手术治疗过程一般不用石膏固定，但必须卧床休息，如患者关节疼痛，可做皮肤牵引。

手术治疗 滑膜切除术适用于经非手术治疗不见好转的病例或未经治疗的单纯滑膜结核。由于髋关节的滑膜组织多在关节前方，滑膜切除术应尽量用髋前方入路，即用史密斯-彼得森（Smith-Petersen）切口，术中彻底清除滑膜组织，同时注意保护股骨头血供。也可采用关节镜技术切除滑膜。术后必须配合抗结核药物治疗。术后患肢处于外展内旋位，2~3kg皮牵引，3~4周后开始锻炼患髋。对不能配合的儿童可用单髋人字石膏固定患肢4周，然后再锻炼患髋。

（王健全　黄逸柱）

kuānguānjié gǔyànggǔliú
髋关节骨样骨瘤（osteoid osteoma of the hip joint） 一种良性肿瘤性病变，发生于骨内，具有成骨性，多见于年轻人。骨样骨瘤于1935年由贾菲（Jaffe）发现并命名，占良性骨肿瘤发病率的10%~12%，仅次于骨软骨瘤及非骨化性纤维瘤。好发于7~25岁，男女比例约3:1，超过50%的骨样骨瘤出现在胫骨及股骨的骨干和干骺端部位，累及股骨近端的可达25%~27%，累及骨盆的为1%~3%，髋臼仅为0.5%；10%~13%位于关节囊内范围内，根据与关节软骨面的距离又被分别称为关节内骨样骨瘤或邻关节骨样骨瘤，其中，髋关节是主要发病部位，病灶表现为单发的边缘硬化的圆形病损，直径通常不超过1.5cm，常引起髋关节周围疼痛及关节功能障碍。与关节外骨样骨瘤不同的是，髋关节内的骨样骨瘤症状常并不典型，缺乏特异性的夜间剧烈疼痛表现，使用非甾体类抗炎药（NSAID）也不能迅速缓解，且髋关节较为深在，起病隐匿，周围结构复杂，常规X线检查难以发现，常被误诊为青少年易患的其他炎症性或化脓性髋关节疾病，甚至漏诊从而给治疗带来困扰，导致较为严重的后果。

发病机制 骨样骨瘤是一种孤立性单发的良性骨肿瘤，发病原因不明，可见于骨膜下、皮质内、皮质下和松质骨内。其核心是由混杂着不典型骨样组织和内衬成骨细胞的编织骨组成的瘤巢，多核心的骨样骨瘤极为罕见；其外围是活性破骨细胞形成的清晰的骨吸收带，最外缘则是成骨细胞受到刺激而形成的反应性硬化骨，骨样骨瘤的瘤巢中有丰富的神经纤维和小动脉血管，可检测到高于正常组织数百倍水平的前列腺素 E_2 和 COX_2 分泌，它们可诱发炎症反应，增加血管通透性，降低痛觉阈值，并扩张血管引起瘤巢内压力升高，刺激瘤巢硬化带内壁的无髓鞘神经纤维，从而引起肿瘤相关性疼痛，髋关节骨样骨瘤靠近关节面，还会导致长期的髋关节炎症反应和滑膜炎，出现关节肿胀活动不适，滑膜大量增生，损伤关节软骨而导致不可逆的关节损伤。骨样骨瘤有时会在长期存在后突然自行消失，有自限性趋势而无恶变倾向。与肿瘤的一般特征不符，而更像是骨组织在修复过程中的骨转换过于剧烈时而出现的一种不常见到的炎症反应。因此，也有学者将其看作是一种炎症现象。

临床表现 典型的临床表现是髋关节局部频发的剧烈夜间痛，服用NSAID可以迅速缓解。但更多的患者症状并不典型，表现为髋关节周围的钝痛，位于腹股沟、大腿上方或内侧，甚至放射到膝关节内侧，有时也会累及大腿及膝关节外侧，夜间疼痛无变化或轻微疼痛，服用NSAID仅能轻微缓解疼痛甚至无效。查体仅见类似髋关节滑膜炎或感染性关节炎的表现，如局部压痛阳性、皮温较高、关节活动度受限、大腿肌肉萎缩、髋关节轻度挛缩畸形及行走时步态异常等；髋关节骨样骨瘤会引起关节内的局部炎症反应和充血，对正处于生长发育期的青少年患者，不但会过度刺激股骨近端的生长板，导致患肢生长过快而出现双下肢不等长的现象；还会因活动减少而出现失用性骨量减少，由于股骨颈内侧皮质为关节内骨样骨瘤的好发部位，骨样骨瘤的长期存在会导致股骨近端形态变化，造成患侧股骨颈膨大甚至成角畸形。

诊断 对于7~25岁的青少年男性，出现髋部疼痛，夜间加剧，服用NSAID可迅速缓解疼痛，X线或CT可见到特征性的直径不超过1.5cm的瘤巢改变时，即可确诊。对于症状不典型的患者，应首选X线检查排除其他病变，骨显像扫描定位后，薄层CT进行确诊。①X线检查：是最常用的检查方法，经济、方便。常规拍摄后前位的髋关节正位片和蛙式位片，在高质量的CR或DR片上，长骨上的邻近皮质的骨样骨瘤的典型表现是：a.特征性的卵圆形透亮病损，外层为硬化增厚的皮质。b.瘤巢中心不同程度的钙化形成的牛眼征。而对于股骨头、股骨颈或髋臼处的位于松质骨内或靠近关节面的髋关节内骨样骨瘤，因为关节内结构的相互重叠和阻挡，常导致瘤巢显示不清，且关节囊内覆盖的骨表面缺乏具备成骨活性的骨膜，瘤巢周围仅能见到轻度的反应性硬化，缺乏细节对比，因而导致诊断困难，不能作为首选的检查方法。但由于髋关节骨样骨瘤常引起关节腔积液和长期的慢性充血，会导致内侧关节间隙增宽和髋关节附近的严重骨质疏松［瓦尔登斯特伦（Waldenstrom）征］，另外，长期的炎性刺激会造成髋关节周围环状骨赘形成，从而出现年轻患者早熟性骨性关节炎表现，这些都是髋关节骨样骨瘤的X线间接征象，应引起足够的重视。②骨显像检查：对于症状和X线平片都不典型的患者，骨显像可以发现骨样骨瘤并进行病损的定

位。锝-99标记的亚甲基双膦酸盐可高度亲和成骨活跃区及骨转换区的组织，可在瘤巢中心形成放射性核素的摄取浓集区，外围则为中等密度的扩散区（双密度征）。但要注意的是，髋关节的关节内骨样骨瘤并不出现双密度征，只表现出与滑膜炎症充血和关节内骨质疏松相一致的一般强度信号，且常超出病损边缘。骨显像是一种高度敏感的检查方法，但特异性不高，临床上常用CT做定位。③薄层CT：可以显示瘤巢的解剖位置，并可进行鉴别诊断，薄层CT平扫可特征性的显示圆形或卵圆形的低衰减的瘤巢及外围不同程度硬化的反应性硬化骨，分辨出点状或无定形矿化的瘤巢中心；而且可排除关节内结构的互相阻挡干扰，在复杂结构的显示方面具备优势，高分辨率的CT能显示直径小于4mm的病损。因此，是诊断髋关节骨样骨瘤的金标准，CT检查的缺点是带给患者过多的射线暴露风险，但是随着设备的更新换代，这一风险将越来越小。④MRI检查：在骨样骨瘤的诊断应用方面一直存在着争议。对位于股骨颈上的骨样骨瘤，常规的MRI检查可发现特征性的"半月征"表现，但对于关节内骨样骨瘤由于病损邻近的软组织改变、骨髓水肿以及关节积液的信号干扰，50%以上的病例显示不佳，误诊率非常高。最近的研究发现，使用新型的动态钆增强的MRI，通过静脉内注射的钆的强对比性，可清晰的显示出瘤巢，并可排除骨髓水肿及关节积液的干扰，大大提高髋关节骨样骨瘤的诊断率，但较高的检查费用及过长的检查时间使其应用受到一定的限制。

鉴别诊断 髋关节骨样骨瘤

不典型的临床表现中，髋关节肿胀、功能活动障碍、肌肉无力、关节屈曲挛缩畸形等常出现于炎症性或化脓性关节炎等其他髋关节疾病中，股骨颈应力性骨折、股骨头骨骺滑脱、骨坏死、莱格-卡尔韦-佩尔特斯（Legg-Calve-Perthes）病及髋关节滑膜炎也经常具备同样的症状，易于造成混淆。对于可疑的人群，需要对以下疾病进行鉴别：慢性骨髓炎、髌骨软化、神经卡压、尤因肉瘤、色素绒毛结节性滑膜炎、神经衰弱、剥脱性骨软骨炎、成软骨细胞瘤、幼年性类风湿性关节炎、莱格-卡尔韦-佩尔特斯（Legg-Calve-Perthes）病、化脓性关节炎、非特异性滑膜炎、强直性脊柱炎、血红蛋白病、良性侵袭性肿瘤、恶性肿瘤。

治疗 髋关节骨样骨瘤的自然史发现其具有自限性。因此，非手术治疗方法有一定的效果。其中水杨酸制剂作为前列腺素抑制剂，可抑制由前列腺素介导的肿瘤相关性疼痛，与NSAID一样可以缓解关节外骨样骨瘤的急性疼痛，有研究发现平均使用33~36周后骨样骨瘤可自行痊愈。但对于骨骼未成熟的青少年患者，由于非手术治疗时间较长，骨样骨瘤的长期存在可能导致髋关节长期的炎症反应，从而引起关节软骨的损伤，甚至因生长板受到刺激而干扰肢体生长。加之部分患者对药物治疗不敏感，无法忍受剧烈疼痛，或因潜在的胃肠道反应风险而无法长期使用NSAID药物，故对于髋关节骨样骨瘤患者，多采用外科手术的方法治疗。

外科开放手术治疗 准确的瘤巢定位及彻底的病灶清除是外科手术成功的关键。20世纪90年代之前，骨样骨瘤的开放手术广

泛切除是唯一的选择，直接暴露病灶，行肿瘤与周围骨的整块切除，取得了很好的疗效，改良后的皮质骨及瘤巢腔的搔刮技术大大减少了正常骨组织的切除，患者康复更快。但髋关节的结构复杂，开放手术创伤很大，脱位髋关节暴露病灶时，易出现术中的股骨颈骨折或术后的股骨头坏死，且术中病灶识别比较困难，容易清除不彻底而导致复发，对患者和医师都是很大的挑战。CT、MRI等影像引导下的经皮微创技术为其提供了解决方法，使用空心钻切除、酒精注射、间质激光光凝治疗、射频消融、高能超声等方法进行病损清除；对于关节表面的关节内骨样骨瘤，则采用髋关节镜技术，进入关节间隙，直视下进行病损的清除，在保证疗效的前提下，大大减少了手术创伤，加快了患者的康复过程。

介入手术 包括 CT、MRI、透视等影像引导下的经皮病损切除、钻孔酒精注射、聚焦超声消融、冷冻疗法、局部激光照射或射频消融等热破坏疗法。CT 引导下的经皮病灶切除或射频消融是应用最多的方法，是在 CT 影像的引导下，将导针经皮插入瘤巢中，引入中空的刮勺，进行精确的病损刮除；或将射频消融探头经中空的工作通道引入瘤巢中心，尖部温度保持在 90℃ 的条件下工作 5~6 分钟，可有效杀灭瘤巢内的肿瘤组织；探头尖部与周围有隔热层存在，避免损伤瘤巢周围的正常组织，创伤小，恢复快，术后无须限制负重，安全性高。但对于邻近关节面的病损，有时难以经皮方式到达病灶，且有可能导致负重区关节软骨的热损伤，出现不可逆的关节损伤和生长板损伤。另外，无法同期处理骨样骨瘤并发的关节内滑膜炎，无法获得病理标本送检也是其缺点。

关节镜微创手术 对髋关节的关节内骨样骨瘤和邻关节骨样骨瘤，借助关节镜技术进行病损切除术或射频消融术是一种有效的方法。髋关节镜技术是一项迅速发展起来的新技术，可有效地治疗髋关节撞击征、盂唇撕裂、关节内游离体等髋关节病变；使用这一技术可高效的进行髋关节邻近关节面的骨样骨瘤切除，并可同期处理关节内的其他病变，具有直视下操作、创伤小、切除彻底、恢复迅速的优点（图 1）。适应证：位于髋臼关节软骨下或股骨头及颈前外侧邻近关节面的骨样骨瘤，是髋关节镜辅助手术的最佳适应证。而股骨头的后内侧及股骨颈后侧则是髋关节镜的观察盲区，此处的骨样骨瘤，需要借助其他技术切除。瘤巢表面的软骨或骨因为肿瘤刺激常会出现凸起或硬化的表现，并有增生

滑膜覆盖，需细心甄别。手术治疗骨样骨瘤避免复发的关键是病灶完全切除，必要时可适当扩大清除范围，无须植骨。

（王健全 时志斌）

kuānguānjié huámó ruǎngǔliúbìng

髋关节滑膜软骨瘤病（synovial chondromatosis of the hip joint） 滑膜软骨瘤病（SC）是以关节滑膜、肌腱腱鞘滑膜及滑囊内形成多个软骨结节为特点的良性关节病变。SC 较少见，多发生在关节腔内。1813 年由利安娜（Leanna）首次报道，中国李树声曾于 1952 年率先报道，发病率为 1/100 000，约占关节内游离体病的 2%，多见于 30~50 岁的成年男性，男女比例约为（1.8~3）∶1，发病部位多为膝关节，其次是髋关节。

病因及发病机制 该病病因不明，有关因素为外伤、炎症、软骨残余、骨软骨性化生等。组织学表现主要为由软骨细胞组成

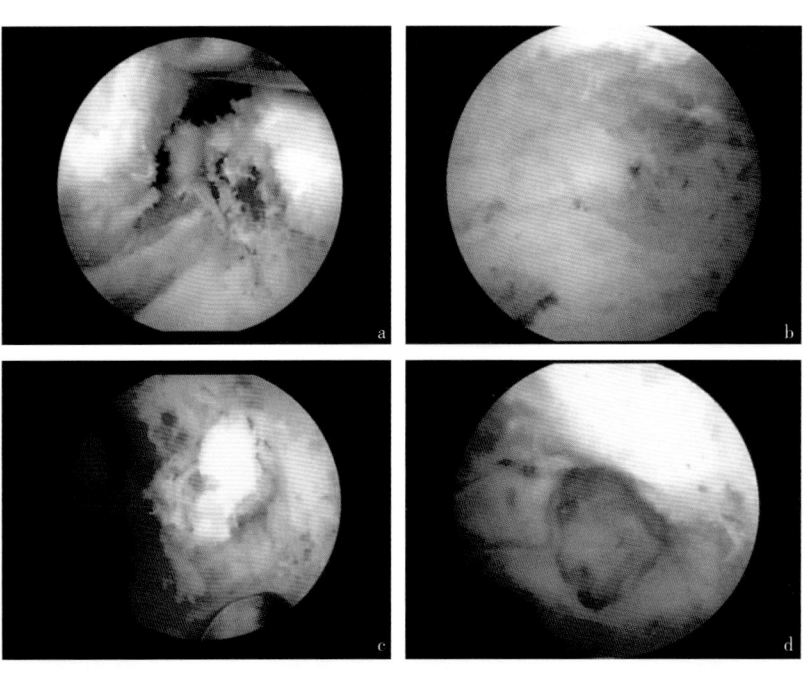

a. 股骨颈部的骨样骨瘤瘤巢；b. 切除至正常松质骨区；c. 髋臼窝内的骨样骨瘤瘤巢；d. 切除至正常骨组织区表现。

图 1 髋关节骨样骨瘤的镜下表现

的形状多变的细胞结节，呈巢状排列，结节边界由透明纤维软骨组织构成。游离体结节内可见丰满的软骨细胞，并有不规则钙化，软骨细胞核抗原呈阳性。肉眼所见滑膜局限或广泛受累，充血、肥厚，有突出的绒毛。瘤体附在滑膜上，呈灰白色半透明小体，大小不一，数目不等，形状各异，数量多时可融合成实质性团块。一般认为该病是由于关节滑膜结缔组织化生转化为软骨结节，结节脱落进入关节腔内逐渐增大，发生钙化甚至骨化。最新研究显示，该病是一种良性肿瘤性病变。可能与成纤维细胞生长因子、成纤维细胞生长因子受体、转化生长因子、原癌基因、染色体畸变等有关。有 1%~5% 的病变可恶变为滑膜软骨肉瘤。

分期 米尔格拉姆（Milgram）根据病理表现，将该病分为三期：Ⅰ期为活动期，滑膜内形成软骨小体，尚无关节游离体形成；Ⅱ期为过渡期，滑膜增生、化生活跃，软骨体渐向关节腔内析出，有的带蒂与滑膜相连，有的脱离形成游离体；Ⅲ期为静止期，关节内大量游离体形成（图1）。

临床表现 发病隐匿，病程较长，无特征性症状和体征。一般表现为疼痛（尤以关节负重活动时加剧）、肿胀、活动受限、关节交锁等。体格检查患侧关节可查及弥漫性肿胀、压痛，偶可扪及肿块。鉴于疾病潜在的自然病程，当出现明显临床症状时，疾病通常已经存在很长一段时间，此时症状主要由游离体引起。

诊断 X线征象可见瘤体位于关节囊或其邻近的黏液囊内。瘤体多数为圆形或卵圆形，中心部密度较淡，周边部形成致密环状，即单环状钙化影。游离体机械作用可导致邻近骨骼侵蚀，并破坏关节软骨，髋关节较易发生。CT检查可精确提示髋关节内钙化结节的数量和大小。MRI检查可更详细地显示滑膜和骨侵蚀状况，精确度较CT更高（图2）。但研究显示，当游离体常未钙化，其外形可能很小，故可透过X线，使得X线、CT或MRI都难以明确诊断，因此影像学检查包括X线、CT、MRI、骨扫描等的漏诊率高达 48%~80%。因此，影像学检查对该病的诊断帮助有限。关节镜检查有助于明确诊断，通常可见关节内大量类软骨样游离体。最终确诊还需依靠组织病理学检查。

诊断与治疗 通常结合病史、查体、影像学检查可明确诊断。滑膜软骨瘤病的治疗策略取决于患者年龄、症状及病变阶段等。对于疾病早期或无症状者，可非手术治疗，定期随访。对于年轻患者或有症状者，可进行手术治疗。主要手术方式有滑膜切除术、滑囊切除术及游离体摘除术，滑膜切除和游离体摘除须彻底，以预防复发。传统多采取切开手术，但手术创伤较大、术后恢复时间长，易引起股骨头坏死等多种并发症。随着关节镜技术的发展，因该技术具有创伤小、不易损伤神经血管、可以早期功能锻炼等优点，关节镜手术已成为治疗该病的首选手术方式（图3）。

预后 滑膜软骨瘤病具有自限性，但有复发倾向，甚至恶变为滑膜软骨肉瘤或软骨肉瘤。研究证实，即使彻底切除滑膜，该病局部复发率仍高达23%。对于复发患者，明确是否发生恶变是诊断治疗的关键。有关滑膜软骨瘤病放疗和化疗的研究仍处于探索阶段，未来可能成为防止复发的有效治疗方式。

（王健全 李春宝）

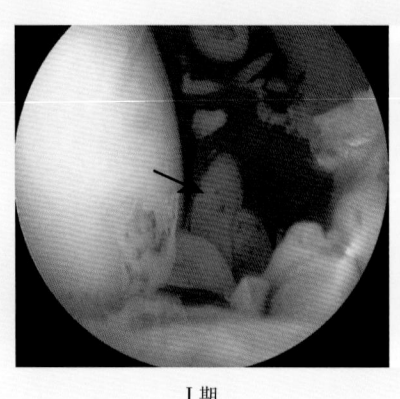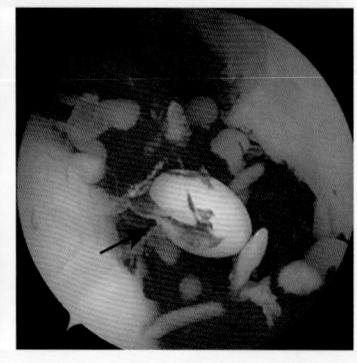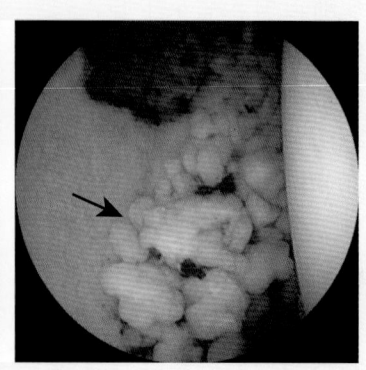

Ⅰ期　　　　　　　　　　Ⅱ期　　　　　　　　　　Ⅲ期

图1　滑膜软骨瘤病不同分期的关节镜下表现

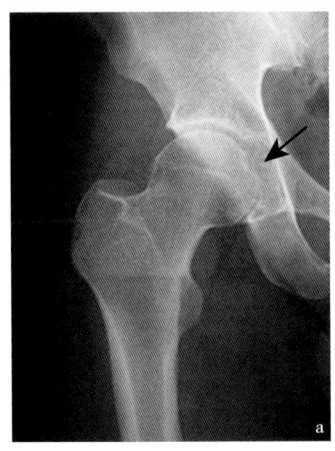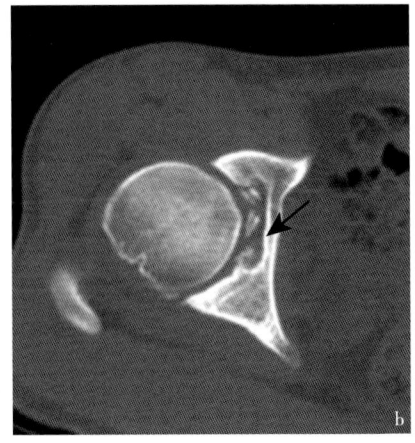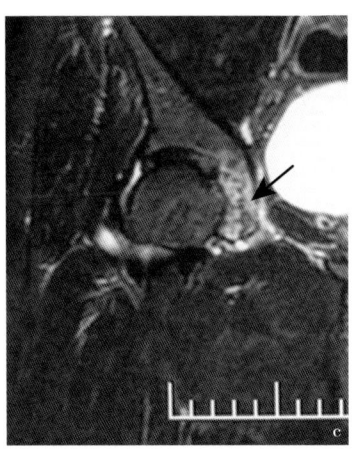

a. 髋关节正位 X 片提示白底高密度钙化影；b. 髋关节 CT 平扫提示白底高密度钙化影；c. 髋关节 MRI 平扫提示关节内滑膜异常增生，白底布满结节状高信号影。

图2　髋关节滑膜软骨瘤病 CT 表现

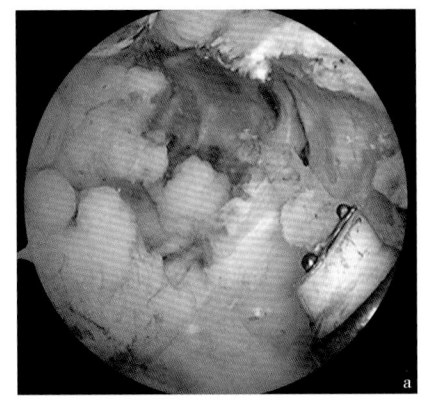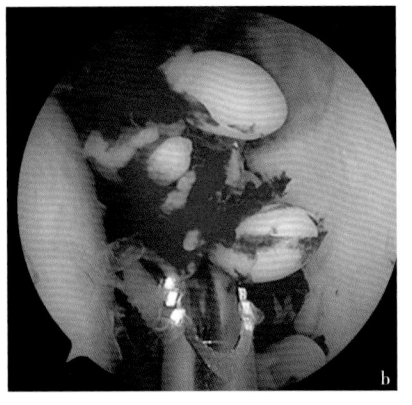

a. 射频清理髋关节外周间室病灶；b. 刨刀清理髋关节中央间室滑膜及游离体。

图3　髋关节滑膜软骨瘤病关节镜治疗

kuānguānjié zhōuwéi ruǎnzǔzhī jíbìng

髋关节周围软组织疾病（soft tissue lesions around the hip joint）

发生于髋关节周围软组织的病变。临床常见，包括大转子滑囊炎、髋关节旋转袖损伤、臀肌挛缩症、髂腰肌弹响症、臀深部综合征等。其中大转子滑囊炎通常指股骨大转子周围滑囊的无菌性炎症及钙化；髋关节旋转袖损伤指髋关节外展装置包括臀中肌、臀小肌肌腱的损伤；臀肌筋膜挛缩症指臀大肌肌腱或髂胫束挛缩、肥厚，屈髋时在大转上摩擦、弹响；髂腰肌弹响症指在伸髋过程中，髂腰肌腱在髂耻隆凸和股骨头上方摩擦，产生弹响；臀深部综合征指坐骨神经在臀下间隙里被包括梨状肌在内的各种结构卡压，产生症状。

（王健全　欧阳侃）

túnjī luánsuōzhèng

臀肌挛缩症（gluteal muscle contracture，GMC）

各种原因引起臀部肌肉组织及其筋膜的纤维变性挛缩，导致一侧或者双侧髋关节屈曲内收及内旋功能受限，进而表现出特有步态、异常姿势以及相应体征的临床综合征。1970 年瓦尔德拉马尔（Valderramall）首次报道了臀肌挛缩症。发病患者最常见于儿童，尤以男孩多见，中国儿童发病率为 1.0%~2.4%；其发病机制多与抗生素臀部肌内注射有关，主要影响儿童的骨盆发育，是儿童致畸的主要因素。因此，早前诊断及治疗尤为重要。

病因及发病机制　普遍认为肌内注射学说与 GMC 的发生发展密切相关。有研究表明，儿童时期不当的臀部肌内注射会导致肌纤维组织炎表现，特别是以 2% 的苯甲醇做青霉素溶媒进行臀部肌内注射是最危险的因素。另有报道表明先天性和遗传性因素以及免疫功能异常等也是 GMC 的发病机制之一。①注射因素：GMC 的发病与患儿反复多次臀部注射药物密切相关。既往临床上为缓解青霉素肌内注射后的疼痛，一般多采用苯甲醇作为溶媒剂，可使青霉素的药物作用时间延长，加重对臀肌组织的刺激，致使血管痉挛、组织缺血，同时还可导致关节囊胶原坏死、增生、排列紊乱，肌肉组织纤维化；大量注射或者小容量多次注射后，由于儿童的臀肌软组织较薄，药物释放缓慢，可引起炎症水肿，臀部肌肉间隙压力增高、缺血，加重纤维化的程度；注射针头多次重复作用于同一部位，可进一步导致肌肉组织毛细血管破裂、出血。以上因素均可成为臀肌挛缩的病因。一般认为，患者年龄越小、药物注射剂量越大、接受注射次数越多、注射间期越短，臀肌挛缩的发病率越高。②免疫因素：当臀肌及周围筋膜组织出现变性、坏死时，免疫功能启动，免疫细胞浸润、肉芽组织形成，发挥清创及修复病变部位的作用。有研究显示，患儿的细胞免疫功能较正常低下，不能及时有效地清除局部沉积的免疫复合物，引起血管内皮细胞管腔狭小、闭塞，血供差，刺激局部产生胶原纤维，活化成为成纤维细胞，使臀肌纤维变性、坏死。③遗传因素：国内外均曾报道过有亲缘关系的兄弟姐妹在无肌内注射史的情况下同时发病的病例。而且，有研究报道，对两组无近亲婚配史、染色体检查未见异常的家系调查发现，在两代或一代中连续出现臀肌挛缩患者。因此，考虑臀肌挛缩与遗传有一定关系。④先天性因素：先天性髋关节发育不良亦是导致 GMC 的常见因素。⑤创伤和感染因素：创伤后瘢痕形成及感染刺激髋关节周围组织挛缩也可导致髋关节活动功能障碍。

分型 暂无统一的标准，较为常用的分型主要根据临床特点及术中所见划分，包括条索条型、扇型、阔筋膜张肌挛缩型和混合型。①条索条型：多累及臀部外上 1/4 象限处，呈条索状。髋关节屈曲、内收、内旋位，挛缩带在髂嵴与股骨大转子之间形成一条凹陷状深沟，奥伯征（Ober sign）阳性。手术探查可发现挛缩带主要位于股骨大转子与髂嵴连线处的臀大肌内，累及臀大肌纤维深层或全层，有的厚度达 10～20mm，呈皮革样。②扇型：主要累及臀部的外上和内上象限，臀肌与皮下组织广泛性瘢痕粘连，呈"酒窝"样表现，臀部外形可呈漏斗状，又称猴臀，触之硬如板状。由于臀肌广泛纤维化和瘢痕化、患者可出现明显屈曲功能受限，蹲坐困难，交叉腿和跷腿试验阳性。手术可发现挛缩带自髂嵴的附着部延伸至股骨大转子，呈扇型。③阔筋膜张肌挛缩型：挛缩带主要累及阔筋膜张肌和臀大肌外侧部分纤维，主要表现为髋关节内收活动受限，伴弹响，有的弹响可传至膝关节，被误诊为膝关节盘状半月板；奥伯征检查阳性。手术松解主要采取斜行切断髂胫束及臀肌在股骨大转子后方的附着部分。④混合型：主要累及阔筋膜张肌、臀大肌、臀中肌等多层组织。由于挛缩带伴有正常的肌纤维组织，似三明治样。改型累及病变范围较大，手术尽可能恢复髋关节功能，不要做过度广泛的松解，否则容易影响臀肌功能，特别是臀中肌。

临床表现 步态异常是 GMC 的主要临床表现，可出现不同程度的髋关节活动受限，主要以屈曲、内收、内旋受限为主。如患者出现臀部肌肉萎缩，可有尖臀征表现；双腿下蹲困难，可出现患侧"划圈征"表现；坐位时不能跷腿，即跷腿试验（+）；站立时双腿不能完全并拢，走路步态呈"外八字"，跑步步态呈跳跃征；当下肢内收内旋时可出现典型的弹响征；严重的患者也可出现肢体不等长、骨盆倾斜、脊柱代偿性侧凸等表现；若累及到髂胫束或阔筋膜张肌时，可出现典型的奥伯征。

诊断 影像学检查是诊断 GMC 的重要手段。同时，患者详细的病史，如药物注射史、髋周及髋关节外伤史或感染史以及典型的临床表现亦是明确臀肌挛缩症诊断的重要依据。①X 线检查：CMG 在 X 线检查中主要表现为纵行或弧形的骶髂关节旁线状致密影，其形成机制考虑为臀肌发生挛缩时髂骨后部肌附着处骨质受到牵拉而逐渐变形，由正常的斜行转变为接近矢状方向走行，从而在平片上形成骶髂关节旁的线状致密影。其他征象还包括股骨颈干角增大、股骨上端外展外旋、骨盆倾斜等。②CT 检查：主要表现为臀肌体积缩小、钙化、坏死、条索状挛缩带及肌间隙增宽。臀肌挛缩的范围和程度与病程密切相关，病程越长，程度越明显。CT 分辨率高，能更清楚的显示病变的部位、范围和严重程度。③MRI 检查：对软组织成像有很高的分辨率，相比 X 线及 CT 更为理想。MRI 能多种序列成像，对病变组织能多方位、任意角度显示其解剖结构，臀部的肌肉及筋膜的形态结构以及信号变化能够清晰的观察到。MRI 常规及特殊序列不仅能显示病变处臀大肌、臀中肌的萎缩程度，观察肌间隔有无增宽，还能显示挛缩纤维带的信号情况，形态是否规则以及走向有无异常。④超声检查：正常的臀肌声像图为肌束外包绕肌束膜，纵切面时肌纤维的回声为低或中等回声，肌束膜及周围脂肪、结缔组织等回声表现为较强的线状或条状回声，整体纤维排列有序、走行规整，横切面时肌束呈网形及中等回声，形态不规则，中间分隔可为网状、带状及点状强回声。超声检查不但能够显示病变肌肉的异常回声，还能提示肌肉挛缩的范围。术前行臀肌超声检查，可以帮助临床设计手术方案及松解范围，帮助提高手术的准确度。

治疗 主要包括非手术治疗和手术治疗。GMC 可导致患者骨盆畸形、步态异常，是儿童致畸的主要因素，一经诊断，应尽快手术治疗，以免出现骨关节病变。

非手术治疗 主要适用于病情较轻的儿童患者，以功能锻炼和对症镇痛为主，目的在于早期去除挛缩的影响，避免病情加重，如效果不佳，应尽快手术治疗。

手术治疗 临床上常用的手术方法主要包括开放性松解术和关节镜下射频消融术两种方法，即开放手术和微创手术。①开放手术：臀肌挛缩带切除术是最常应用的开放手术，其余术式还包括臀大肌止点肌腱 Z 形延长术、臀大肌止点松解术、髂胫束 Z 形切断松解术、臀肌挛缩带 Z 形延长术、臀肌挛缩带切断术加止点松解术等。手术切口以股骨大转子为中点，包括弧形切口、直切口、S 形切口等。有研究显示，采取不同的手术切口，术后的疗效无明显差异。②臀肌挛缩带切断术：是最常采用的术式。术中将髋关节屈曲、内旋、内收，使臀肌挛缩带紧张，边探查边手术，直至挛缩带完全切断，直到能获得满意的内旋内收及屈曲角度。手术时仔细探查，尽量切断能感觉到的所有挛缩组织，包括阔筋膜、臀大肌、臀中肌及深部的臀小肌等；松解完成后，一定要在手术台上检查松解效果，包括仔细探查触不到明显的条索组织、不存在弹响或弹跳感、能达到满

意的内收、内旋及屈曲角度。术中止血要彻底，常规放置引流，防止血肿形成，术后在病情允许的情况下尽早行主动和被动的功能锻炼。③臀大肌止点肌腱 Z 形延长术：同臀肌挛缩带切断术一样，显露并松解挛缩带，然后在大转子下后方，即臀大肌止点处做一小的直切口，显露并分离肌腱，Z 形切开后延长缝合，使臀大肌得以松解。④单纯髂胫束 Z 形切断松解术：臀肌挛缩合并髂胫束挛缩时可行考虑行单纯髂胫束 Z 形切断松解术。剥离显露髂胫束后，沿中部纵行切开，近端横断阔筋膜张肌下部，远端横断臀大肌的髂胫束部，然后做内收、内旋、屈曲及奥伯征 （Ober sign） 等检查，直至活动正常且无弹响。如效果不佳，且未触及紧张的髂胫束，建议进一步探查臀大肌股骨转子部的肌腱，其前上部分肌腱可滑向股骨大转子前方，阻碍髋关节活动，切断该部分肌腱至无弹响为止。⑤臀肌挛缩带松解延长术：其优点是既能达到挛缩带完全松解的效果，又能最大范围维持髋关节功能。术中显露臀大肌筋膜和阔筋膜张肌，活动髋关节，了解臀肌挛缩范围及程度，如为臀肌部分挛缩，行单纯切断松解，保留完整的臀大肌；如为臀大肌广泛挛缩，可行臀大肌挛缩带 Z 形切断并延长缝合，注意适当控制 Z 形结构的高度，避免影响髋关节活动。臀肌松解完成后如奥伯征仍为阳性，则行髂胫束 Z 形延长术，方法如髂胫束 Z 形切断松解术。⑥臀大肌止点松解术：充分显露挛缩组织，在挛缩带的下部切断挛缩组织及阔筋膜的挛缩部分，髋关节做内收、内旋屈曲实验，如髋关节活动受限，为臀大肌后侧腱板紧缩，阻

碍大转子活动。因此，在阔筋膜后方切断臀大肌腱板，松解直至髋关节获得满意活动为止。⑦微创手术：于股骨大转子顶点及下方约 5cm 做关节镜入路切口，剥离到深筋膜层，于深筋膜表面钝性分离，形成操作腔隙，置入关节镜及刨削器，清晰显露髂胫束，内收、内旋、屈曲髋关节，使挛缩带被动紧张，在关节镜直视下，射频由浅入深，逐步切断臀肌挛缩带及臀大肌增厚的筋膜，直至测试奥伯征阴性，被动下活动可达到满意的内旋、内收及屈曲角度，屈髋弹响消失，松解满意。微创手术安全可靠，具有创伤小、痛苦小、手术时间短、早期恢复功能活动等优点，且术后并发症发生率低。有研究显示，关节镜微创手术与切开松解手术相比，在治疗 GMC 疗效上无明显差异。

（王健全　殷庆丰）

kuānguānjié xuánzhuǎnxiù sǔnshāng
髋关节旋转袖损伤 （rotator cuff injury of the hip joint） 髋关节外展肌腱包括臀中、小肌腱的损伤。40～60 岁高发，女性多于男性；临床表现为慢性的或反复发作的转子周围疼痛伴大转子区域压痛，伴髋关节外展力弱。

解剖及发病机制 臀中肌起自髂嵴的下沿，从髂前上棘延伸至髂后上棘，肌纤维分成前、中、后三束，前、中束走行垂直，后束走行更水平，平行于股骨颈；前、中束止于股骨大转子外侧面，后束止于大转后上方；臀小肌起自髂前下棘至髂后下棘，与股骨颈平行走行，在大转子分为关节囊头止于前方关节囊、长头止于大转子外侧面臀中肌止点的下方 （图 1，图 2）。髋旋转袖损伤常见的无创伤的慢性撕裂，和臀中、小肌腱止点的慢性炎症及钙化有

关；急性创伤性髋旋转袖损伤相对少见；文献报道股颈骨折并发髋旋转袖损伤发生率为22%，采用前方或者前外侧入路行全髋置换术的患者并发旋转袖损伤发生率为20%。

临床表现 典型的临床表现为慢性的或反复发作的转子周围疼痛伴大转子压痛，同时伴有外展力弱，症状持续1个月至10年；疼痛一般出现在行走或从坐位站起时，患者常行走疲劳、走楼梯或斜坡困难，尤其是反复伸髋困难；同时诉大腿外侧压痛，尤其是患侧卧位时；少数患者在出现症状前有急性外伤病史。患者体征表现为特伦德伦堡征（Trendelenburg sign）或特伦德伦堡步态、抗阻外展力弱伴疼痛等。

诊断 X线平片一般没有特征性的表现，主要表现为大转子前沿骨赘、边沿不规则和硬化，常伴有小的囊变（图3）；MRI是评估髋关节旋转袖损伤的较好方法，主要表现为：腱中断、臀中小肌回缩或脂肪变性、腱增厚或变薄、T2加权像上在大转子上方以及外侧出现高信号区域等（图4~图6）。

治疗 包括非手术治疗和手术治疗。

非手术治疗 药物治疗包括口服非甾体类抗炎药、局部皮质类固醇药物注射；运动疗法包括核心肌群强化、髂胫束拉伸治疗等；物理治疗包括体外冲击波治疗等。

手术治疗 包括切开或关节镜下清理、损伤肌腱修复。

手术适应证 ①临床症状典型。慢性的或反复发作的转子周围疼痛伴大转子压痛，肌力检查有客观的外展力弱，非手术治疗3个月以上没有改善，患者对于转子滑囊注射至少有短暂的主观改善。②MRI证实有肌腱的部分或完全撕裂。③排除有明显的肌腱回缩或脂肪变性。

手术方法 2007年福斯（Voos）首先报道了关节镜下修复髋旋转袖撕裂；在转子旁间室修复髋旋转袖损伤。一般采用三个

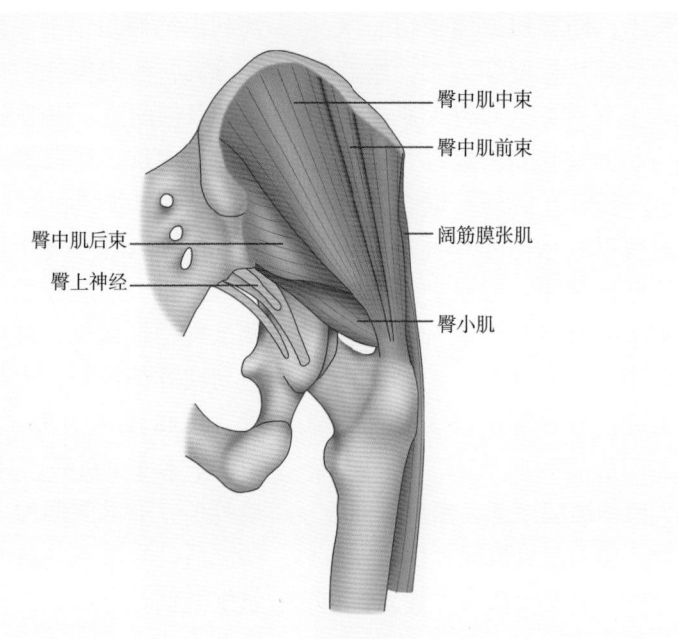

图1 臀中肌、臀小肌解剖

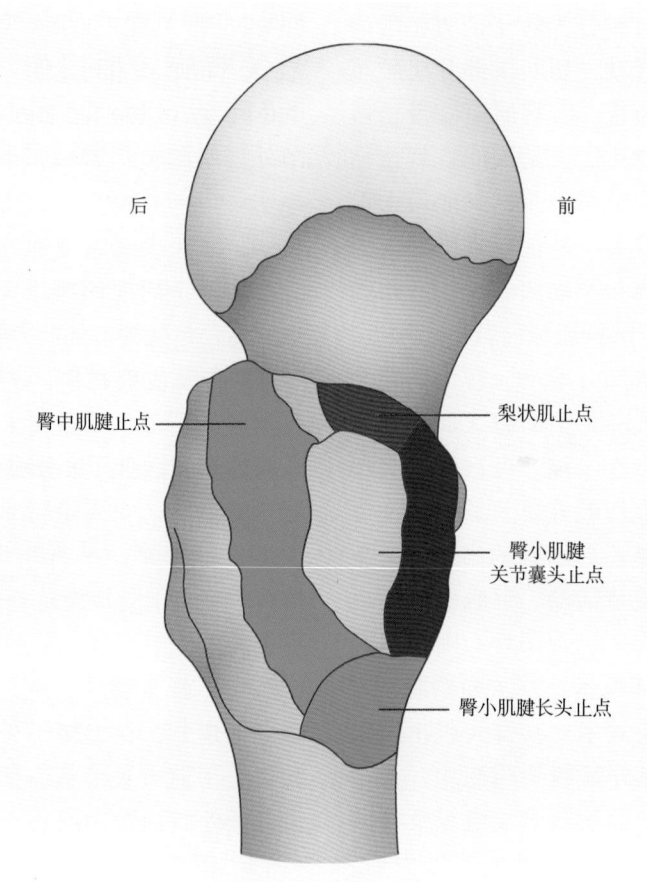

图2 臀中肌、臀小肌在大转上的止点

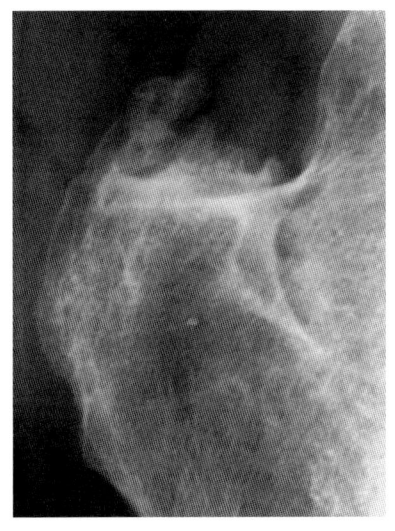

图3 X线平片表现

注：可见大转子前沿骨赘、边沿不规则和硬化。

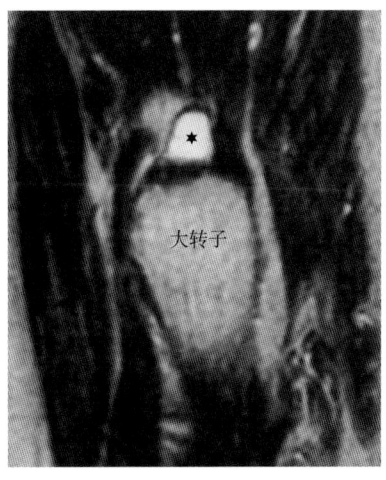

图4 左髋MRI矢状位T2加权像

注：在大转子上方出现高信号区域（星号处）。

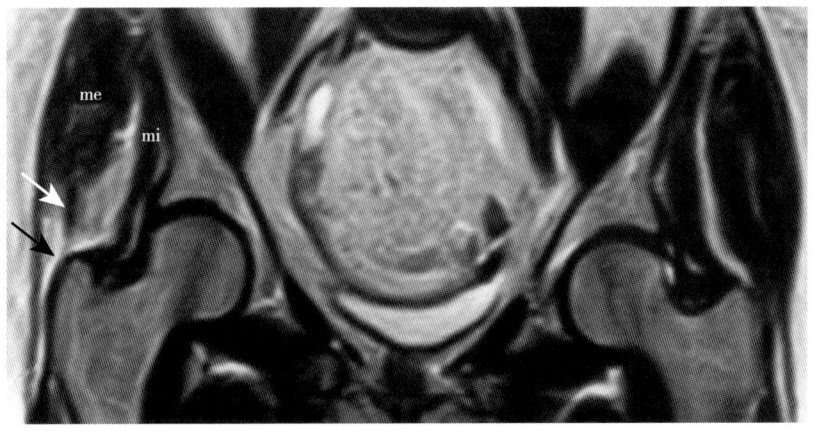

图5 冠状位T2加权像

注：右侧臀中肌腱远端不连续（白色实心箭头处），大转子上方高信号（空心箭头处）。

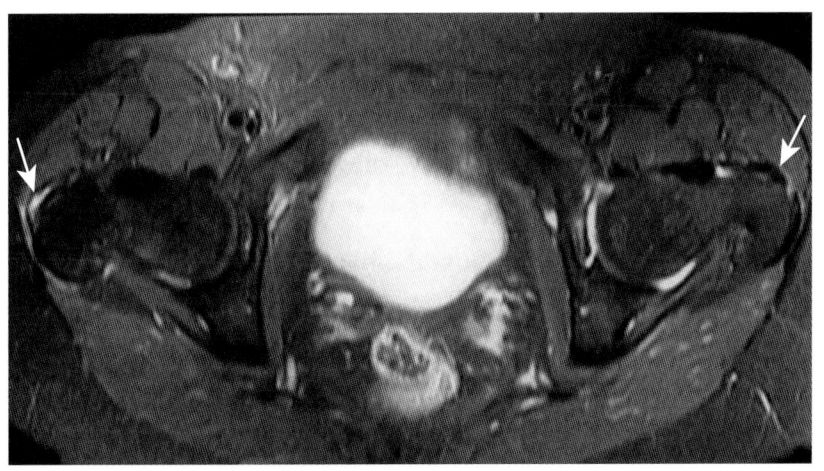

图6 脂肪抑制质子密度加权像轴位片

注：臀小肌腱止点积液，提示肌腱撕裂（空心箭头处，实心箭头处为正常止点）。

入路进行手术。①前方入路：位于髂前上棘外侧1cm，阔筋膜张肌和缝匠肌之间，在下肢完全伸直、内收0°、内旋10°～15°时，直接进入髂胫束和大转子之间的转子旁间室。②远后方入路：位于大转子尖和沿大转子中线后1/3的股肌（股外侧肌）结节间的中点，可对转子旁间室的远端和近端进行观察和操作。③近后方附加入路：大转子尖的近端，位于远后方入路的近端延长线上，有助于更近端的操作。术中清理臀中肌腱损伤部位，根据撕裂大小，在大转子上置入1至数枚锚钉缝合，和肩袖损伤镜下修复操作类似。

（王健全 欧阳侃）

qià-yāojī tánxiǎng

髂腰肌弹响（snappling illiopsoas） 髋关节从屈曲、外展、外旋到伸直、内旋的活动过程中，髂腰肌从外向内移动，与髂耻隆凸或股骨头的撞击引起的弹响。又称髂腰肌撞击症或内源性弹响髋。约有10%患者髂腰肌弹响无症状，但大部分患者有相应症状。

发病机制 ①髂腰肌本身走行异常。②髂腰肌与前关节囊或盂唇粘连或形成瘢痕。③髂关节囊肌增生肥大。

临床表现 患者在特定动作时（一般为髋关节从屈曲到伸直时）可感觉或听到髋内侧弹响，响声比较明显。约10%患者仅有弹响无症状。大部分患者可感腹股沟区疼痛、不适，症状严重时影响患者爬楼、从椅子上站起。当髂腰肌弹响合并盂唇损伤时，可有C区疼痛，关节卡压感等相应盂唇损伤临床表现。体格检查时可诱发出弹响，一般是可听及和扪及，望诊无法看见。当检查者使髋关节屈曲超过90°，同时外展、外旋，再逐渐伸直髋关节并回到旋转中立位时弹响发生明显，发生弹响后患者可能有髂腰肌虚弱感。症状明显患者常对该检查有恐惧感，拒绝检查者进行弹响诱发试验。合并髂腰肌肌腱炎和/或滑囊炎患者可有髂腰肌局部压痛。超过 50% 的患者会合并关节内病变，从而合并相应滚动试验阳性，撞击征阳性等。

诊断 X 线平片、CT 一般无阳性发现，部分患者可发现一些骨性异常。MRI 显示髂腰肌局部炎症、肿胀、骨膜反应（髂耻隆凸处），部分患者发现前内侧盂唇损伤。磁共振关节造影准确程度比 MRI 更高，但无法显示弹响现象。超声影像可以动态监测运动中髂腰肌的活动并发现弹响，同时可以检测髂腰肌肌腱炎和髂腰肌滑囊炎程度，但该检查高度依赖检查者的经验。

治疗 无症状患者无须治疗，有症状患者如果不合并关节内疾病先行非手术治疗 3~6 个月，无效且患者要求可考虑手术治疗。①非手术治疗：休息、改变生活方式、镇痛、应用非甾体抗炎药和康复治疗。康复治疗包括髂腰肌牵拉锻炼、髋关节活动度锻炼和髋关节局部肌肉力量锻炼。必要时可使用局部封闭治疗。②手术治疗：包括切开手术和关节镜手术。切开手术包括髂腰肌松解和/或延长，关节囊的延长。镜下手术一般行髂腰肌松解术。切开手术方法众多，切口可采用腹股沟弧形切口或直切口，显露从腹股沟到小转子处髂腰肌腱，进行松解或 Z 形延长，同时可以适当延长局部关节囊。手术过程中注意保护内侧的股神经血管束。关节镜下松解根据患者症状严重程度，首先可用常规入路在中心间

室的前内盂唇处（关节内）和外周间室的前内方（关节囊处）进行髂腰肌腱性部分彻底松解，必要时添加辅助入路在髂腰肌附着点（小转子处）进行松解。关节镜下松解与切开手术疗效相当，且相关并发症更少，康复更快。

（王健全　黄添隆）

qiàqiánxiàjí zhuàngjī zōnghézhēng
髂前下棘撞击综合征（anterior inferior iliac spine impingement syndrome） 异常凸起的髂前下棘在屈髋活动中撞击股骨颈远端而造成应力性损伤的临床综合征。髋关节撞击综合征由关节内和关节外两种撞击因素引起。其中股骨头髋臼撞击属于关节内撞击，而关节外撞击包括髂前下棘撞击、髂腰肌腱撞击、坐骨结节-股骨小转子撞击、股骨大转子-髂骨撞击等几种类型，其中以髂前下棘撞击最常见。

发病机制 髂前下棘是位于髋臼前外缘上方的骨性隆起，是股直肌腱直头的止点，位于髋关节囊附着点的上方。根据形态，髂前下棘被分为三种类型。Ⅰ型：髂前下棘下方最突出部分与髋臼缘之间有光滑的髂骨壁；Ⅱ型：髂前下棘的突起向远端延伸至髋臼缘，或者髂前下棘起于髋臼缘形成"屋顶"样结构；Ⅲ型：髂前下棘向远端延伸至髋臼缘前下方。异常突起的Ⅱ型和Ⅲ型髂前下棘可能导致该综合征。髂前下棘的形态异常至今尚无定论，可能与部分人群中髋关节反复后伸和外旋导致髂股韧带和髋关节前方关节囊张力过大而反复牵拉有关。部分病人继发于髂前下棘撕脱骨折畸形愈合，或股直肌腱附着点损伤后异位骨化。

临床表现 通常与股骨头髋臼撞击综合征伴发，主要表现为

髋关节前方腹股沟处的疼痛，活动时明显，在爱好运动的人群中更常见。而杂技、舞蹈、戏剧、跆拳道等髋关节活动范围较大的相关职业的人群中，出现髋痛时尤其应该注意观察是否存在髂前下棘的形态异常。体格检查主要是过度屈髋疼痛，髋关节屈曲内旋活动度减小等（表 1）。

表 1　髂前下棘撞击综合征临床表现

髋前方疼痛
髋关节屈曲内旋受限
直腿屈髋疼痛
髋关节活动度受限
髂前下棘压痛
长时间站立疼痛

诊断 骨盆 X 线平片是常规检查，但是Ⅱ型或Ⅲ型的髂前下棘常被髋臼上缘的髂骨阻挡而难以观察。CT 三维重建是评估髂前下棘形态的最佳方法。

治疗 与其他的髋关节撞击综合征一样，建议非手术治疗 6 个月以上，非手术治疗无效的才考虑手术。

非手术治疗 给予抗炎、镇痛药物缓解症状。锻炼盆底、股内收肌等核心肌群的力量，通过髂腰肌、股直肌、腘绳肌的牵拉训练改善骨盆过分前倾。

手术治疗 该病大多数与股骨头髋臼撞击综合征伴发，绝大多数在关节镜下进行。

切开手术（髂前下棘成形术）①适应证：单纯髂前下棘陈旧性骨折、髂前下棘异位骨化的病例，没有关节镜手术经验的医师可以考虑进行切开手术。②应用解剖：注意保护股外侧皮神经。③手术方法：经典的史密斯-彼得森（Smith-Peterson）入路的一部分，即可暴露髂前下棘。注意保

护股直肌直头的止点。④并发症：股外侧皮神经损伤、股直肌直头损伤。

关节镜微创手术（髂前下棘成形术）　①适应证：与股骨头髋臼撞击症伴发的Ⅱ型、Ⅲ型髂前下棘。②应用解剖：常规的髋关节镜入路。与盂唇上缘暴露髂前下棘。③手术方法：在关节镜监视下以骨性磨头磨除突起的髂前下棘，直至髋臼上缘。必要时术中可以 C 臂 X 线机透视确认。④并发症：损伤股直肌直头的附着点。

（王健全　陈疾忤）

zuògǔ-gǔgǔ zhuàngjī zōnghézhēng

坐骨股骨撞击综合征（ischiofemoral impingement syndrome）　某种原因造成坐骨的外侧面与股骨小转子之间的间隙狭窄，从而引起髋部疼痛症状的临床综合征。是造成髋部疼痛的一种罕见的病因。

发病机制　可能造成坐骨股骨间隙（ischio-femoral space, IFS）的狭窄的原因有以下几种。①骨性结构的发育异常：如髋外翻、髋臼发育不良（DDH）。②获得性骨性结构异常：包括骨关节炎造成的股骨向内下方的迁移，莫布斯－佩尔特斯病（Morbus Perthes disease）后遗症、股骨近端骨折、股骨近端或骨盆的骨软骨瘤。③医源性原因：包括全髋置换术后、股骨外翻截骨术后。④功能性因素：由于髋关节外翻肌肉无力造成的髋内收增大等原因。这些因素均可能造成小转子和坐骨之间的间隙缩窄。

另外，位于腘绳肌外上面和腰大肌肌腱的后内侧面之间的股方肌间隙（quadratus femoris space, QFS）由于软组织病变造成的狭窄也是引起 IFI 的重要原因，如腘绳肌的末端病。文献报道患者以女性为主，托里亚尼（Torriani）等报道在 25% 的患者中由于股方肌病变造成双侧的 IFS 的狭窄。但双侧狭窄的患者不一定都合并双侧肌肉异常或造成有症状的 IFI。阿里（Ali）等认为由于臀肌末端病或撕裂造成步态的异常可能导致股方肌进一步的病理损伤。他们还提到股方肌的退行性变或萎缩也能造成肌肉不平衡，从而进一步产生 IFI。但这一理论中造成股方肌萎缩的原因尚不明确，无法排除神经或肌肉病变的潜在因素。

临床表现　①症状：臀部下方或腹股沟区以及大腿内侧出现与承担负荷相关的疼痛为主要症状。疼痛可能放射到大腿内侧。在大多数报道中，症状为慢性发病，一般持续数月或数年，并逐渐加重。并且，疼痛的放射和坐骨神经痛类似，这可能和股方肌和坐骨神经的邻近解剖关系有关。在被动刺激试验中触摸坐骨导致疼痛提示存在 IFI。在大步行走过程中由于小转子强力绕过坐骨可能导致髋关节产生弹响、钝痛或交锁症状。甘兹（Ganz）等发现有些存在髋关节不稳定感觉患者存在对冲损伤机制：当合并髋臼覆盖异常时，小转子撞击坐骨可能导致髋关节半脱位。患者通常在过度伸髋，以及跑步或步幅增大的情况下产生症状加重或弹响。②体格检查：常缺乏特异性。约翰逊（Johnson）首先提出一种体检方法，即在被动后伸、内收、外旋髋关节是可以诱发疼痛。托松（Tosun）等提出被动屈髋内旋时由于牵拉受损的股方肌可能引发疼痛。戈麦斯·霍约斯（Gomez-Hoyos）等采用两种试验来检查 IFI：a. 大步幅行走试验，即让患者大步幅行走时可以诱发疼痛。特异性占 92%，敏感性占 82%。b. IFI 试验是被动后伸，内收髋关节如果引发疼痛为阳性。敏感性 82%，特异性 85%。无痛的患者可能出现功能性的下肢不等长，这是由于髋关节代偿性外展以增大坐骨和小转子距离所导致。

诊断　①X 检查：包括骨盆和髋关节轴位检查以评估髋关节的构造和骨性病变。特别是有髋关节手术史患者，应当着重观察髋关节的偏移变化。②MRI 检查：是评估 IFS 和 GFS 的重要检查。需要对小转子和坐骨的距离，股骨颈的前倾和小转子的后倾，股方肌，周围肌肉和肌腱的信号改变以及关节内病变进行评估。患者的典型表现是 IFS 和 QFS 的减小。同时合并股方肌肌腹的水肿，部分撕裂或萎缩。这些变化并不经常位于 QFS 的最窄部分。托松等报道在他们的病例中 94% 的患者存在不同程度的股方肌的脂肪浸润。结合症状和 MRI 的典型表现能够帮助医师获得初步诊断。对于不确定的病例，在 CT 或超声引导下，采用糖皮质激素和局麻药对股方肌进行阻滞能够帮助医师明确诊断。另外，采用透视或三维 CT 监视下进行诱发疼痛的试验也是值得推荐的方法。

治疗　①非手术治疗：针对 IFI 的特殊的非手术治疗方法对于大多数患者是有效的，应当作为治疗的首选，正规非手术治疗失效可以考虑手术。最普遍应用的非手术治疗方法包括股方肌和其他外旋肌群的力量训练和拉伸，避免引发疼痛的动作和应用非甾体类抗炎药。有些学者采用糖皮质激素和局麻药在 CT 或超声引导下对股方肌进行阻滞，以此作为诊断和治疗措施，巴克尔（Backer）等研究显示解除疼痛效果优于单纯非手术治疗。②手术治疗：对于非手术治疗无效病例，可以采用多种手术方式。然而，对于手术治疗的指征，即多长时间的非手术治疗无效，症状持续或加重则需要手术还没有定论。由于资料的缺乏，对于手术的确定还依据不同个人的选择。

（王健全　王雪松）

guóshéngjī-zuògǔ zhǐdiǎn mòduānbìng

腘绳肌坐骨止点末端病

（proximal hamstring tendinopathy）　腘绳肌腱坐骨止点部位处的慢性肌腱病。又称高位腘绳肌肌腱病。临床上腘绳肌坐骨止点末端病多见于田径、足球运动员及少部分长期从事下蹲或弯腰等工作的人群，男性多见。

病因及发病机制　腘绳肌坐骨止点包括半腱肌、半膜肌及股二头肌长头腱止点。最常见于过度使用后的损伤，导致局部肌腱的增生水肿，严重者可导致急性的断裂或刺激紧邻的坐骨神经而导致神经症状。有认为与重复的腘绳肌腱的内侧面与相对的坐骨结节的外侧面反复的摩擦相关。腘绳肌坐骨止点末端病发生的好发因素包括先天性的全身因素（如年龄、性别等）、后天性全身因素（营养、体育活动、训练错误、肥胖等）以及后天性的局部因素（局部血供、重复的活动、过度的活动等）。反复的应力刺激逐渐导致微观与大体形态渐进性的损伤，胶原纤维开始变性，导致肌腱内局灶性的退行性变，过度的使用也会导致肌腱血液循环的改变，受损组织的代谢能力下降会进一步破坏分子间的交联及影响组织修复。病理组织学表现为肌腱内成圆形的纤维细胞核，

细胞外基质的增生，正常胶原结构的破坏、新生血管的形成以及脂肪变性。

临床表现　主要表现为亚急性发作的深部半边臀部或大腿后侧疼痛。疼痛常没有特殊的外伤诱因，被描述为紧绷感或痉挛感，有时会从大腿后侧向下放射至腘窝处，并在快速奔跑时或者长时间坐位、躯干前屈、反复的腘绳肌牵拉以及力量训练时恶化。初期经过减少运动或者休息后局部疼痛症状常有所减轻或消除，若未进行及时的休息与治疗，疼痛的症状会持续并逐渐加重。查体表现为腘绳肌坐骨结节止点部位的压痛，腘绳肌主动牵拉痛，但是屈膝或伸髋力量无影响。特殊查体：站立试验［普拉林-奥拉瓦（Puranen-Orava）试验］阳性、屈膝伸展试验及屈膝伸展改良试验阳性。

诊断　对于病史和查体怀疑腘绳肌坐骨止点末端病时，需要进一步行影像学检查。常用的影像学检查：包括 X 线平片、B 超检查与 MRI 检查。①X 线平片：骨盆 X 线平片，一般无特殊发现，主要可以排除坐骨结节部位的撕脱骨折、骶髂关节疾病等，合并肌腱钙化时可见腘绳肌止点附近的钙化影。②B 超检查：发现包括腱鞘周围积液，肌腱增粗，肌腱内的低回声区域及强回声提示有肌腱的钙化。超声检查快速、费用低并可以进行超声引导注射，同时可以用来连续观察局部变化而判断何时恢复运动。③MRI 检查：对于腘绳肌坐骨止点末端病的诊断较超声检查更为敏感。T1 和 T2 加权像均可见止点处肌腱的高信号，肌腱的周长增加，T2 加权像可在腘绳肌腱的止点处或附近可见末梢羽毛样表现及不均匀

的信号。

治疗方法　主要包括非手术治疗和手术治疗。

非手术治疗　对于腘绳肌坐骨止点末端病首选采用非手术治疗方法，包括支持治疗、镇痛药物对症、局部封闭治疗、物理治疗等。①支持治疗：包括急性期的休息、改变活动量、牵拉、冷敷、支具保护等以及后期渐进性的力量恢复训练。②非甾体类抗炎药治疗：口服可以减轻炎症反应，减少局部的疼痛，配合支持治疗。③局部封闭治疗：可以在超声引导下做局部疼痛部位的皮质醇激素与局麻药物的注射，对于短时间内减轻局部疼痛安全有效，约50%的患者在 1 个月时仍起效。但是单独运用可能有较高的复发率。这样的治疗需要与渐进性的力量训练配合使用从而获得最佳的治疗效果并降低复发概率。④物理治疗：治疗效果仍存在争议，包括传统的超声、针灸等，以及体外冲击波治疗等。⑤富血小板血浆（platelet-rich plasma，PRP）局部注射治疗：是近年来兴起的治疗方式，但缺少高质量的随机对照研究。

手术治疗　当非手术方法治疗失败的病例可以考虑进行手术清理，术前需要对坐骨神经的症状也要进行综合判断。文献报道的 5 个月后恢复运动的比例接近90%，手术方法包括开放手术与关节镜手术。①开放手术：在坐骨结节部位切开后进入后探查腘绳肌肌腱止点，清除瘢痕粘连，去除钙化病灶，松解坐骨神经。对增生的半膜肌导致的坐骨神经卡压病例可在半膜肌止点远端3~4cm 横断后将远端肌腱缝合于股二头肌长头腱上，如股二头肌长头腱也有水肿表现可以做外侧

部分肌腱的切除。②关节镜微创手术：手术处理与开放手术一样，但可以减少开放手术的创伤，做 2~3 个入路，镜下行腘绳肌止点探查，清理炎症及粘连，去除钙化病灶，行增生肌腱成形或切断，探查松解坐骨神经。

预后 该病通过及时规范的治疗可以达到痊愈，并不影响以后的运动功能。如果治疗不及时或治疗不当，可能会导致疾病反复发作，经久不愈，严重者将严重影响运动能力和日常生活。

（王健全 徐志宏）

gǔnèishōujī sǔnshāng
股内收肌损伤 （adductor of femur injury）
外力或劳损所致的股内收肌纤维部分断裂或起止部撕脱伤的疾病。过去以骑马者多见，故称骑士损伤。

发病机制 股内收肌群的损伤，多因髋部过度外展，骤然牵拉或反复牵拉股内收肌群而形成损伤。多发于网球、排球、羽毛球、足球等运动项目。突然的跨步摆髋，用力不协调或由于跳跃或下肢处于外展姿势用力过度，皆可强烈牵拉股内收肌，轻者部分纤维断裂，重者肌肉完全断裂。伤处组织可见痉挛、充血、水肿等，最后发生粘连而影响下肢功能。

临床表现 患者伤侧髋膝关节呈半屈曲姿势，足不敢用力着地，跛行，常需搀扶或抱、背。大腿不敢做内收及外展动作，伤处可见肌群痉挛、粗胀、瘀斑，耻骨上支或股内收肌外压痛明显。抗阻髋关节内收试验阳性，肌肉断裂者，在股内收肌抗阻力运动时，有异样隆起。粘连者，可在大腿内侧扪及强硬肿块或条索状结节。

诊断 实验室检查无异常。

影像学检查：X 线平片可帮助排除骨质撕脱，若见钙化影则提示发生骨化性肌炎。同时 X 线平片可排除骶髂关节和髋关节的疾患。MRI 可明确诊断肌肉损伤位置、撕裂程度。

治疗 股内收肌拉伤的治疗因轻重不同而异。肌肉完全断裂者，应手术治疗，术后一个月限制其患腿外展活动，可配合推拿治疗，以减轻粘连的产生，促进肌群功能恢复。肌肉不全断裂者在急性期可用冷敷，局部用弹性绷带固定，伤后 24 小时起以推拿为主治疗，注意要外展拉长，避免粘连。后期松解粘连为主要治疗原则。早期的治疗除封闭疗法外，手法、理疗及配合中药的治疗，有明显的疗效，有助于痉挛的解除以及活血化瘀、消肿。

（王健全 王军）

qià-yāojī xuèzhǒng
髂腰肌血肿 （iliopsoas hematoma）
髂腰肌筋膜及其包绕的髂腰肌为一密闭腔隙，进入此腔隙的动脉为腰动脉的一个分支，当患者仰面跌倒时，屈曲的髂肌受到躯干和下肢重力的突然牵拉，髂肌撕裂，形成的血肿。而髂腰肌后方是髂骨，前方筋膜较薄弱，髂肌筋膜在近腹股沟韧带处增厚，形成致密的不能膨胀的鞘管，股神经由其深面通过。因此，髂腰肌血肿容易引起股神经的压迫症状。

发病机制 ①髂腰肌纤维断裂。②髂骨翼及髂前上棘骨骺分离。③髂肌与髂嵴骨膜分离。④髂骨骨膜小静脉出血。

临床表现 ①背、臀部跌伤或髋关节过度伸展等外伤史，受伤当时疼痛，主要在髂区，且逐渐加重。②患者不能直立，卧位时髋呈屈曲外旋畸形，强迫伸直

时疼痛加剧。③股神经和/或股外侧皮神经分布区内感觉减退或消失；股神经支配的股四头肌麻痹，大腿前部知觉障碍，特别是膝部知觉消失，膝反射减弱或消失。④在髂骨窝部可以触到有压痛的肿块。局部压痛明显，有时压痛向患肢放射。穿刺有时可抽出积血。⑤有时有贫血及便秘。

诊断 ①X 线检查：有时可发现腰大肌阴影异常和髂骨翼及髂前上棘骨骺分离。钡灌肠出现结肠内移，或肾盂造影出现输尿管位置的改变，也可帮助诊断。②B 超检查：是最好的确诊方法。③CT 检查：具有良好的组织密度分辨率，急性期不但可以明确是否是髂腰肌出血，而且可以明确髂腰肌血肿的大小、具体位置以及与周围组织的关系，有时可推测血肿形成时间。通过测量血肿大小，可以大致判断出血量，指导临床输血以及预后判断。④MRI 检查：显示髂腰肌血肿位于肌间，边界清晰，呈长梭形，T1 加权像呈等高信号，T2 加权像呈等信号，T2 加权像脂肪抑制呈高信号，亦可以明确诊断。

鉴别诊断 ①肾结石与输尿管结石：结石引起肾盂输尿管连接处或输尿管完全性梗阻时，出现肾绞痛。肾盂输尿管连接处或上段输尿管梗阻时，疼痛位于腰部或上腹部，并沿输尿管行径，放射至同侧睾丸（或阴唇）和大腿内侧。因此，临床上容易与髂腰肌血肿引起的腹痛和股神经刺激症状混淆。鉴别要点：a. 髂腰肌血肿患者发病常有运动创伤史；而输尿管结石患者则常突然出现疼痛。b. 体格检查，髂腰肌血肿患者沿髂腰肌走行区有压痛和波动感，且疼痛与体位有关，逐渐加重；而输尿管结石患者则患侧

肾区叩击痛为阳性，疼痛与体位及活动无关。c. 辅助检查，B超可探测髂腰肌血肿、X线、尿常规常无阳性发现；而输尿管结石患者检查B超、X线、尿常规则常有阳性结果。②阑尾炎、附件炎、腹膜后肿瘤等引起腹部疼痛的疾病相鉴别。

治疗　髂腰肌血肿最容易在血友病患者中形成，一定要进行血友病的检查。凡髂窝部可触及边界不清的包块，B超显示有髂肌血肿，非血友病者，均应立即手术清除血肿，解除髂肌对神经的压迫，以利肢体的早日康复。血友病患者应该先输血或者第Ⅷ因子，得到纠正后方能手术。手术方法：取患侧髂前上棘旁开1~2cm做斜纵切口，依次切开皮肤、浅筋膜、腹外斜肌腱膜、腹内斜肌-腹横肌筋膜，将腹膜拉向伤口内侧，可见髂筋膜。切开髂筋膜，可见表面张力增高、凸起的髂肌，用钳子钝性分离肌肉，即可见髂肌下的血肿块溢出。清除血肿后，应注意寻找出血点，认真止血，冲洗伤口后，放置引流管。闭合伤口。术后患者应卧床休息，伤口局部压沙袋。以防发生术后再出血的情况，术后7天可以下地活动。手术治疗较非手术治疗病程短。手术效果与血肿的大小、血肿形成的快慢及伤后治疗的早晚密切相关。早期诊断、治疗，可使肢体迅速康复。

（王健全　张 辛）

bànyuèbǎn nángzhǒng

半月板囊肿（meniscal cyst）

与半月板相关的纤维囊性肿物。可呈单房或多房性，其内为黄色或者褐色胶冻样黏液，与半月板相连，多数伴半月板损伤，以水平裂为主。1904年由埃布纳（Ebner）首次报道。发病年龄主要为年轻人，发生率约1.5%，多数发生在外侧半月板，与内侧之比为（3~10）：1。内侧半月板囊肿以体后部居多，外侧半月板囊肿以前体部及胭肌腱裂孔区居多。大体解剖上表现为一种纤维囊性的肿物，切面可见为单房或多房性含有胶冻状液体。

病因及发病机制　尚有争议，有如下几方面。①创伤，引起半月板内的挫伤或者周围血肿，继而黏液样变性。②退行性变，半月板的局限性坏死或者黏液样退行性变。③半月板内细胞化生，分泌黏液形成囊肿。④滑膜细胞通过半月板裂口移位到半月板内部，分泌酸性黏多糖，形成囊肿。研究还发现，半月板囊肿和半月板层裂密切相关，尤其与外侧半月板体部的滑膜缘损伤有关。囊肿与半月板紧密相连。而且在镜下可见有小的囊肿在半月板内，因此囊肿增大时症状明显，休息后囊肿张力下降，症状也减轻。

临床表现　在膝关节内外侧间隙处发现局限性隆起（图1），伴有活动后疼痛。症状的轻重与患者的膝关节活动多少有关。活动多时囊肿增大，张力增加，症状加重。位于前体部的囊肿，过伸时常有疼痛。位于体后部者全屈时会感疼痛。50%以上的患者有一次或多次膝关节受伤史，可有膝关节疼痛等半月板损伤症状。体检常见囊肿位于膝关节前外侧，大小不一，有韧性，触之移动少，但有压痛。外侧半月板后角的囊肿，有时可引起腓总神经的麻痹。

诊断与鉴别诊断　根据病史和查体对半月板囊肿的诊断有重要提示意义。多数患者X线检查无明显改变。影像学检查以MRI最有价值，在T1加权像上显示低信号，T2加权像显示高信号，随液体的黏稠度信号略有改变（图2）。MRI同时可以显示半月板的损伤和与囊肿的关系，以及与周边组织的相关性。超声检查可以发现液性暗区。该病需与其他囊肿以及滑膜肿瘤相鉴别。其他部位的囊肿一般不在关节内外侧间隙，而是位于关节前方或者后方。滑膜肿瘤则有赖于MRI检查及病理检查明确。

治疗　主要治疗方法是手术。单纯切开行囊肿切除常忽略半月板损伤的处理，容易遗留症状或复发，因此手术方式宜采用关节镜治疗。关节镜下可以探查半月板情况，除清理囊肿外，一并处理半月板损伤，行修整、缝合或切除半月板。镜下所见：轻者可见半月板边缘滑膜隆起，轻度充

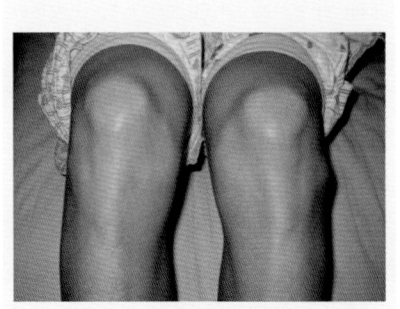

图1　外侧半月板囊肿
注：左膝外侧关节隙局限性隆起。

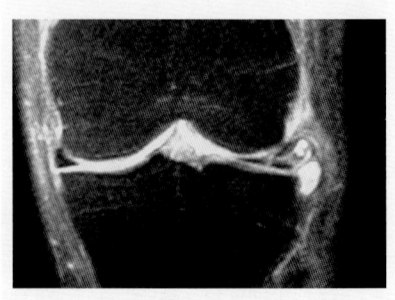

图2　半月板囊肿MRI表现
注：左膝外侧半月板损伤并半月板囊肿形成。

血，探之有囊性感。将肿物切开后，可见有淡红色胶冻状液体流出。在细致探查的基础上，先将囊肿表面切一个小口，吸净囊液，再用探钩探查囊肿腔的大小及囊肿伸入半月板实质的情况。如囊肿不大，又位于半月板滑膜缘，则可用刨刀伸入囊腔，进行打磨，将囊壁切除一部分，使囊腔充分敞开，以防止切口闭合后形成新的囊肿。当探查发现囊肿已伸入半月板实质时应该进行半月板部分切除（连同囊肿）。然后根据剩余半月板稳定性决定是否行半月板缝合术。对于靠近关节囊和腓总神经附近的囊肿，作者认为不一定要将囊肿充分暴露切除，可将靠在关节腔一侧的囊壁充分敞开，再用刨刀对囊腔进行刨削处理即可。这样既可避免另切口给患者带来痛苦，又能在关节镜的监视下将囊肿切除。

（敖英芳 马勇）

bìngǔ fùfāxìng tuōwèi

髌骨复发性脱位 （recurrent patellar dislocation） 膝关节扭伤导致髌骨首次发生向外侧脱位，一般称为髌骨急性脱位或首次脱位，脱位两次及以上称为复发性脱位，常伴有一种或多种膝关节解剖发育异常，这些异常使髌骨易于发生脱位，而且初次脱位后很容易发生髌骨反复脱位。因此，在治疗髌骨脱位时应仔细考虑这些解剖因素。主要的解剖异常包括滑车发育不良、胫骨结节与滑车沟的距离（TT-TG）过大、髌骨外倾和高位髌骨。次要的解剖发育异常包括股骨前倾、胫骨外旋、膝关节过伸和膝外翻。股四头肌是髌骨的动力性稳定因素。股外侧肌与股骨长轴的夹角较锐利，平均31°（22°～45°）。股内侧肌由股内侧肌斜头与股内侧肌长头两部分构成。内侧肌斜头纤维走行方向更接近水平方向，与股骨长轴成55°～70°夹角，因此更能对抗髌骨向外脱位的倾向。髌骨的稳定也有赖于静力性因素，包括髌骨的形态、滑车是否发育不良、有无高位髌骨、外侧支持带和内侧软组织的张力。髌骨脱位会导致内侧髌股韧带（MPFL）损伤，一旦损伤很难完全愈合，MPFL功能不全是导致髌骨复发性脱位的主要因素。

临床表现 髌骨脱位多见于青少年女性，剧烈运动、直接创伤甚至某些轻微的运动都可以造成髌骨脱位。患者通常会感到膝关节剧烈疼痛，摔倒在地，初次脱位时大都会出现膝关节明显肿胀。初次脱位后部分患者出现髌骨反复脱位，甚至在日常生活如行走、下楼和转身时发生脱位，在脱位间隙期部分患者会感到髌骨不稳或膝前疼痛。髌骨脱位时通常可以自行快速复位，有时需要在别人的帮助下或自己将脱位的髌骨复位。患者偶尔会说自己发生了膝关节脱位，而事实上仅是髌骨脱位而且已经复位了。有时患者会认为髌骨向内侧脱位，而事实上患者所感到的是髌骨内侧的股骨内髁。体格检查包括以下几种。①恐惧试验：患膝放松，屈膝20°～30°，检查者将髌骨向外侧推，患者感到恐惧或疼痛并对抗髌骨的进一步外移时为阳性。②髌骨移动度检查：将髌骨纵向分为4等份，膝关节伸直和屈曲20°～30°时髌骨内外侧移位正常情况下不超过1/2等份。如髌骨内侧移位小于1/4等份则说明外侧支持带过紧，如髌骨外侧移位超过1/2等份则说明内侧支持带松弛。③被动髌骨倾斜试验：膝关节伸直时，检查者将拇指放于髌骨外侧，其余四指放于髌骨内侧，正常情况下可将髌骨的横轴提升超过水平线，如不能则表明外侧支持带过紧。

诊断 通过临床表现、体格检查和影像学检查一般不难判断。影像学检查包括以下几种。①X线检查：前后位X线平片对检查髌股关节病变意义不大，偶尔能发现髌骨内缘的骨软骨骨折或游离体。屈膝30°侧位片可以评估髌骨的高度，英索尔-萨尔瓦蒂（Insall-Salvati）指数为髌腱长度与髌骨最大对角线长度的比值，比值大于1.2被认为高位髌骨。在后髁完全重叠的侧位片上，通过观察股骨外髁轮廓线与滑车轮廓线是否有交叉、滑车近端骨性凸起和双轮廓线来评估滑车发育不良情况。髌股关节最重要的常规影像是髌骨轴位像。通过轴位像可以了解髌骨和滑车的形状及髌股关节的对合关节，另外，在髌骨内侧缘也常可以发现小的撕脱骨折。正常情况下，髌骨对称地位于股骨滑车内，双侧髌骨关节面与对应的滑车面等距。异常情况包括髌骨倾斜、半脱位甚至全脱位。在轴位片上可以对髌股关节做定量测量，分析髌股关节的对合情况。②CT检查：有助于了解股骨滑车的形态、对线不良程度和髌骨倾斜情况。轴位片可被用来测量胫骨结节滑车沟（TT-TG）的距离，这决定了髌骨脱位手术是否需要胫骨结节截骨。MRI可以评估骨软骨损伤情况以及内侧髌股韧带（MPFL）的损伤部位和程度。根据MRI片上髌骨内侧和滑车外侧典型的骨挫伤就可诊断髌骨脱位（图1）。

治疗 包括非手术治疗和手术治疗。

非手术治疗 急性髌骨脱位

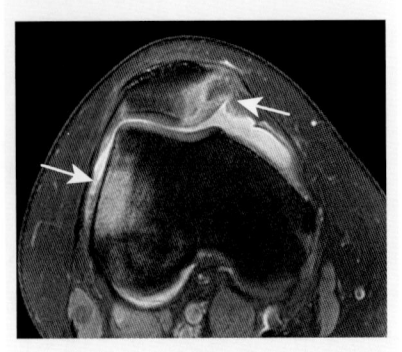

图1　髌骨脱位骨挫伤

后，使用直夹板固定膝关节4周一般可以恢复足够的稳定性。如果关节积血引起明显疼痛和关节紧缩感，制动前应在无菌条件下进行穿刺抽液和加压包扎。急性期应每天进行4~5组股四头肌等长收缩锻炼和直腿抬高锻炼，直腿抬高锻炼每组3节，每节15~20次。每隔2~3小时冷敷20分钟，以减轻肿胀。康复应强调闭链锻炼，可以使用固定自行车进行耐力强化锻炼。当患侧股四头肌力量恢复到健侧85%以上时，可以参加体育活动。通常，在康复过程和进行体育活动前6~8周要使用髌骨固定带。

手术治疗　急性首次髌骨脱位伴有骨软骨骨折、游离体形成、对线不良或滑车发育不良时建议手术。MPFL是髌骨的主要稳定结构，急性髌骨脱位时MPFL自股骨止点或髌骨止点撕裂比较常见，甚至伴有股内侧肌的部分撕裂及大收肌腱腹部撕裂，可以通过切开手术来修复这些损伤。非手术治疗后髌骨仍反复脱位，应考虑手术治疗。治疗髌骨脱位的手术方式有100多种，合适的手术方式应能解决所存在的问题，通常为重复性强、低风险和高收益的手术方式，这种手术方式在以往有很高的成功率。常用的有外侧

支持带松解、内侧支持带紧缩、内侧髌股韧带重建、胫骨结节内移和滑车成形术等。尚无一种适用于所有复发性髌骨脱位的手术，最大限度地考虑患者的个体需要是选择手术治疗方案的前提，通常需要联合两种或两种以上的手术方式。当外侧支持带过紧时应手术松解，开放手术或关节镜手术均可进行外侧松解。单纯的外侧支持带松解术治疗髌骨脱位已被证明长期效果不佳。因此，主要作为辅助术式联合其他术式治疗。对于轻至中度慢性内侧松弛的患者可采用小切口或关节镜下内侧支持带紧缩术，中至重度的慢性内侧松弛则应采用内侧髌股韧带重建手术。TT-TG值大于20mm时应进行胫骨结节内移，胫骨结节骨骺闭合之前，禁止行胫骨结节移位手术，因为胫骨结节骨骺在未成年时闭合可导致膝反屈，需行截骨矫正。部分滑车发育不良可采用滑车成形术。

（敖英芳　王海军）

bìngǔ xíguànxìng tuōwèi

髌骨习惯性脱位（habitual patellar dislocation）

每当膝关节屈曲到一定程度时，髌骨就向外侧脱位，称为习惯性脱位。严重者无论膝关节伸直还是屈曲，髌骨都处于脱位状态，称为持续性脱位。髌骨习惯性脱位的病理改变是伸膝装置短缩，股四头肌外侧头和外侧支持带挛缩，同时股四头肌发生了外旋。常伴有滑车发育不良、低位髌骨、胫骨外旋和膝外翻等解剖发育异常。

临床表现　发病年龄通常在5~10岁儿童。患者描述完全伸膝时髌骨位于前方接近正中线的位置，屈膝时即向外侧脱位，有时是因为受伤所致。通常而言，不伴有功能障碍或急性疼痛、肿胀

等症状。患肢无力、打软腿，甚至行走困难。个别患儿不能完全伸膝，但患肢也能承重。屈膝时髌骨脱位位于股骨外侧髁外侧面也可不伴有疼痛，但患儿难以在下蹲时站起。伸膝时髌骨位置一般正常，膝关节屈曲时髌骨向外侧脱位，一般在屈膝时始终处于脱位状态。由于髌骨移到膝关节外侧，以至于屈膝时膝关节出现宽大畸形。膝关节在屈曲位时缺乏正常的轮廓，股骨髁前方失去髌骨的覆盖，使股骨内髁显得尤为突出。膝外翻是常见的伴发畸形，与整个伸膝装置在膝关节外侧有关。股四头肌不可避免地发生较明显的萎缩，绝大多数以股内侧肌为甚，伸膝力量有所减弱。膝关节的活动度一般可以正常，但将髌骨被动复位后屈膝一般受限。部分患者伸膝过程延迟。

诊断　通过临床表现、体格检查和辅助检查一般不难判断。影像学特征：因为伸直位髌骨常回到接近正常的位置，前后位X线平片可显示正常。由于髌腱挛缩，屈膝30°侧位片常显示低位髌骨。髌骨轴位片可发现髌骨脱位（图1），髌骨的形态一般都正常，但滑车一般发育不良。

治疗　由于伸膝装置的挛缩和股四头肌的外旋，习惯性髌骨脱位的治疗比较困难，一旦发现

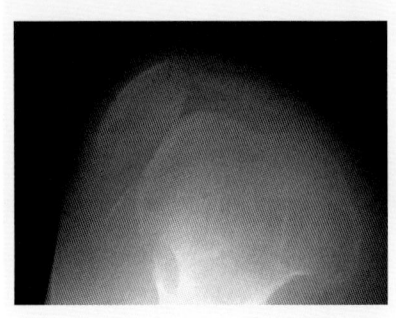

图1　髌骨轴位片显示髌骨脱位

就应该尽早手术。手术方法应根据手术中观察到的软组织挛缩范围和程度决定。手术主要目的是松解髌骨外侧挛缩结构（外侧支持带和关节囊、髂胫束、股四头肌外侧头），便于髌骨复位，有时对于复位困难者需要做胫骨结节近端移位以延长伸膝装置。股四头肌腱延长手术要慎重，因为术后容易出现股四头肌无力。大部分患儿特别是幼儿，广泛的外侧松解和内侧关节囊紧缩缝合，足以获得髌骨与股骨的匹配关系。对于较大儿童常需要将股内侧肌前置，可恢复肌肉的张力及改善肌肉功能活动，通常还需要同时行内侧髌股韧带重建手术。

（王海军 敖英芳）

bìngǔ ruǎngǔ ruǎnhuàzhèng

髌骨软骨软化症（chondroma-lacia of patella）

以膝部疼痛、膝软，上下楼梯或蹲起时加重为主要临床表现的髌股关节软骨面的退行性病变。又称髌骨软骨炎。简称髌骨软化症。是膝关节运动损伤中最常见的疾病。该病约占运动医学门诊病例的 10.5%，占膝关节运动损伤的 40.5%。女性发病率较男性高，可能跟女性大腿肌肉力量相对不足有关。好发于青壮年，运动员和体育爱好者中尤其多见；而且其发生与运动项目的特点有显著相关性，篮球、排球、体操等运动员发病率最高。在运动人群中，双侧同时发病的概率约占 56.9%。其主要病理变化是髌股关节面软骨的退行性改变，包括软骨肿胀、碎裂，甚至脱落，最后导致股骨滑车对应部位的软骨也发生同样病变，发展为髌股关节软骨损伤甚至骨性关节炎。

病因及发病机制 临床上有以下几个常见的发病原因：①直接外伤。②慢性劳损。③年龄。④营养障碍。⑤软骨溶解。被临床认可的发病机制主要有两个：一次性直接撞击伤和膝关节半蹲位时反复屈伸扭转，导致髌骨和滑车关节面相互异常错动、撞击与捻转摩擦。

分型 北京大学第三医院运动医学研究所根据其临床特点和适应运动训练的特点将其分为三型。①轻型：只有运动中才有表现，如疼痛和打软，并不影响运动功能。②中型：走路不疼，但上下楼或者半蹲时疼痛；大多数动作不疼，少数几个动作疼痛；运动后加重，休息后明显减轻。③重型：走路也有明显疼痛。

临床表现 急性起病者多数有膝关节在半蹲位时的受伤史，约占 83%。100% 出现膝关节疼痛或者打软的表现。疼痛位于膝前方，上下楼或者半蹲比较明显。慢性起病者的疼痛与运动量增加（运动频率、强度和持续时间）或者运动种类（经常半蹲尤其是半蹲位负重较多的运动）有关。体格检查通常可以发现磨髌试验和单足半蹲痛阳性。后者发生率几乎为 100%。

诊断 根据典型临床表现，结合体格检查可以确定此诊断，并不需要 MRI 等影像学检查。但后者有帮助排除其他疾病的作用。

鉴别诊断 该病需与假性髌骨软骨病和半月板撕裂相鉴别。假性髌骨软骨病病变发生在股骨关节面上缘的滑膜，内侧多见，也有半蹲痛，但局部封闭疼痛可以消失，以资鉴别。因为髌骨软化亦可引起翼状皱襞及周围滑膜肿胀，导致伸膝疼痛或者关节间隙压痛，甚至产生假交锁，而非常容易被误诊为半月板损伤。但通过仔细的体格检查，或者 MRI 检查，可以鉴别。

治疗 绝大多数患者采用非手术治疗可以保持相当的运动水平。

非手术治疗 ①早期和轻型患者通常无须特殊治疗，只需要去除病因或者降低训练强度即可缓解。因此，去除内在和外在的危险因素是减少该病发生的重要因素。该病的发生和严重程度通常与运动员训练量和训练强度有关，一旦患有该病，需适当调整训练计划。另外，增强股四头肌和腘绳肌柔韧性和肌肉力量的练习，可以减少该病的发生。②病史较长以及中型、重型的患者可以考虑根据情况采用关节腔内注射玻璃酸钠或者激素、中药直流电正负极导入或者浸泡、理疗、按摩等方法进行治疗。

手术治疗 仅对于非手术治疗无效，逐渐加重，且明显影响训练或者经常出现交锁症状的才考虑手术治疗。常见的手术方式包括关节镜下软骨清理、钻孔或者微骨折、髌骨外侧支持带松解、胫骨结节移位、髌骨部分切除甚至髌骨切除术。但应该严格掌握手术指征。

预防 ①加强全面身体素质训练，尤其是大腿肌肉力量训练。②根据体育教学原则训练，减少过劳损伤。③加强医师、教练员和运动员结合的训练制度。

预后 通常对生活影响很小，对部分运动员运动能力尤其是成绩提升影响大。但合理治疗后，预后良好，人体容易耐受。如不注意，则可能最终加重，形成髌股关节病甚至骨关节炎。

（敖英芳 杨渝平）

xī nèifān

膝内翻（genu varum）

两下肢自然伸直或站立时，两足内踝能

相碰而两膝不能靠拢，由胫骨单独构成或与股骨共同构成的凹侧向内的畸形。膝内翻的病变多表现在胫骨上端。膝内翻一般是双侧对称出现，比较严重的话就会表现为 O 形腿。不能靠拢的距离越大，说明膝内翻程度越大。当然，膝内翻到一定程度才被认为是疾病。

分类及发病机制　膝内翻分为生理性和病理性。

生理性膝内翻　一部分膝内翻为发育性改变，属于生理性，主要是指儿童、青少年，新生儿及 1 岁以内婴儿，存在明显膝内翻，胫骨股骨向内成角 15°；1~2 岁，下肢变直，胫骨股骨角为 0°；2~3 岁胫骨股骨向外成角（12°），明显外翻，然后外翻逐渐变直；至 7 岁时接近成年人水平（男性膝外翻 7°，女性 8°）。此年龄段绝大多数的 O 形腿是不用太担心的，会随着年龄增长而变直，并不需要特殊治疗。

病理性膝内翻　由于各种原因造成的两下肢自然伸直或站立时，两足内踝能相碰而两膝不能靠拢，又无法自行矫正，出现各种临床症状的膝内翻统称病理性膝内翻，病理性膝内翻又分为先天性和后天性。①先天性膝内翻：主要是婴幼儿，患儿出生时即患骨代谢疾病、内分泌疾病、骨骼发育不良等疾病。如患佝偻病、软骨发育不全、克汀病、大骨节病、脊髓灰质炎等，先天性膝内翻一般不会遗传。只有一种抗维生素 D 佝偻病导致的膝内翻是会遗传的，属于十分罕见的情况。还有一些不对称性的单侧膝内翻，常为一些疾病的后遗症，可能同时伴有骨骼扭转或者合并神经和肌肉软组织病变，病情比较复杂。②后天性膝内翻：各种后天膝关

节内外损伤或病理改变造成的膝内翻。对于儿童，如胫骨或股骨骨折、骨髓炎损伤了内侧骨骺，使得内外侧生长不平衡形成膝关节内翻。对于成年人，膝内翻病因比较复杂，具体原因尚不明确，可能由儿童膝内翻发展而来，也可能由膝关节内外骨折、膝关节骨关节炎、类风湿性关节炎、佩吉特（Paget）病等造成膝关节结构或者力线改变出现膝内翻；除上述直接原因之外，还有一些工作或者生活习惯可能引起膝内翻，如走路外八字脚、稍息姿势站立、长期穿高跟鞋、盘坐、跪坐、蹲马步职业（棒球运动员、马术运动员）等；有资料显示性别、肥胖、遗传因素、种族因素也跟膝内翻存在一定关联。

诊断　当婴幼儿出现步态不稳、步态摇摆（像不倒翁一样）等症状时要警惕膝关节内翻。对于成年人来讲，可以很明显地看到，当站立时，两膝之间有很大的空隙，不能靠拢。当然，X 线平片是最准确的诊断方法。对怀疑由于代谢性失调所导致畸形时，检测血液和尿中的钙、磷、碱性磷酸酶（ALP）对诊断有意义。

分度　可以根据正常下肢力线与实际胫骨力线轴的夹角评定内翻的程度：轻度 < 10°；中度 10°~20°；重度 >20°。也可以通过测量两膝之间的距离分度：3 cm 以内为轻度；3~10 cm 为中度；大于 10 cm 为重度。

治疗　对于儿童，如果得不到及时有效的治疗，不但外观畸形，严重影响患者的生长发育和心理健康，长期内翻会导致膝关节的受力异常继发膝关节骨关节炎。对于成年，膝内翻常伴有膝关节疼痛，功能受限，严重影响生活质量。此外，还可能继发关

节外改变，引起踝关节和足畸形等病变，所以除了儿童生理性膝内翻，其他膝内翻都建议进行不同程度的干预。

儿童治疗　①非手术治疗：一般来说，2 周岁之前的膝内翻不需要治疗，2 周岁之后的中度及以上膝内翻需要治疗。在膝内翻的早期，畸形不明显，骨骺还未闭合，可以针对病因治疗，包括补充维生素 D、手法矫正、夹板矫正、布袋捆绑矫正、鞋垫矫正、手法折骨术。②手术治疗：对于年龄大于 5 岁的中重度畸形且非手术治疗无效的患者需要考虑手术矫正。需手术治疗的很少，一般不足 8.5%。主要方法是胫骨截骨矫正术，分为闭合性截骨和开放性截骨。闭合性截骨引起肢体短缩，开放性截骨能相对补偿肢体短缩，需要根据具体情况选择截骨方法。下肢的对称性畸形，也最好采取闭合截骨。如果关节的内翻畸形因病变感染或外伤等原因引起，应同时积极、有效地治疗原发病。

成年人治疗　①非手术治疗：如果出现了疼痛、影响生活，都需要治疗。对于轻度的膝内翻，没有出现骨性关节炎，通常会选择门诊定期观察。对于膝内翻不严重，出现早期骨性关节炎表现，常首先选择药物（非甾体类抗炎药）、支具、理疗、改变运动方式（骑马运动等）、生活方式（减少爬山、上下楼梯）治疗。②手术治疗：对于非手术治疗无效的内翻畸形，建议手术治疗；早期的关节清理术和胫骨截骨是标准的治疗方法。随着人工关节的兴起，关节置换在国内逐渐作为首选手术方式。在国外仍然有许多病例采用传统胫骨截骨的治疗方法。对于无症状严重膝关节内翻畸形

是否需要手术存在争议；类风湿关节炎引起的内翻畸形不适合截骨。手术方式：a. 截骨术：临床上治疗膝内翻畸形有多种截骨方式，包括胫骨近端截骨、腓骨近端截骨、股骨远端截骨。在把握好适应证的前提下可以获得较好的临床治疗效果。胫骨近端截骨，自 1958 年杰克逊（Jackson）首次报道胫骨上段截骨治疗膝关节骨性关节炎以来，胫骨高位截骨术逐渐成为治疗膝内翻的经典方法，在矫正力线、缓解疼痛、延缓关节退行性变进程方面疗效确切，可保持术后 10 年 60% 以上的满意率；主要适用于疼痛发生在内侧单间隔，且膝关节的韧带应有较好的稳定性，膝关节结构、肌力基本正常，年龄在 65 岁以下的患者。腓骨近端截骨术，2014 年张英泽提出"不均匀沉降理论"在此基础上衍生出腓骨近端截骨术等方法，也有不错疗效。但对于合并有较严重内翻畸形者应慎重选择该术式。股骨髁上截骨，主要应用于外翻畸形相关的外侧间室骨关节炎。b. 人工关节置换手术：一般来说，对于年龄>60 岁，严重膝内翻畸形的患者，上述各种治疗效果仍不理想的，人工关节置换有确切实效，能够矫正畸形，根除疼痛，恢复膝关节功能，极大地提高患者的生活质量。膝关节置换包括单髁置换、膝关节表面置换和可旋转式或不可旋转铰链式全膝关节置换。膝关节单髁置换术适用于局限于膝关节单侧间室的骨性关节炎。对于膝关节双髁软骨磨损及前十字韧带缺损而侧副韧带完整的膝内翻患者，应选择全膝关节表面置换。其 10 年的成功率已经超过 90%，更有 80% 以上的患者可以正常使用植入的假体长达 20 年以上，甚至伴随其终生。对于膝关节韧带不完整、严重不稳和完全缺失、内外翻畸形大于 25° 和严重的膝关节屈曲挛缩畸形，可以选择可旋转铰链式全膝关节置换。

预防 该病是一种常见的关节疾病。在中国，患者常只注重治疗以缓解疼痛，而忽视对该病的预防。要加强宣传防病知识、保护关节，让患者尽早对该病有所认识，尽量避免上、下楼梯，长时间下蹲、站立、跪坐、爬山及远途跋涉等较剧烈的对关节有损伤的运动，可以选择游泳、骑车、做体操等关节负重较轻的运动。另外，对于关节外伤、感染、代谢异常、骨质疏松等可能加重关节退行性变的原发病要及时治疗。

（敖英芳 龚熹）

xī wàifān

膝外翻（genu valgum） 站立位，双膝伸直并拢，而两踝内侧无法并拢的畸形（图 1）。单膝外翻俗称 K 形腿，双膝外翻俗称 X 形腿，常见的病因有先天性发育异常、创伤性、佝偻病、骨发育不良、脊髓灰质炎后遗症、脑瘫、类风湿性关节炎、陈旧外侧盘状半月板撕裂、骨髓炎、骨肿瘤、沙尔科关节（Charcot joint）等。通过肉眼观察就能做出膝外翻的诊断，站立位，双膝伸直并拢，两内踝不能并拢表示膝外翻存在，此时两内踝分开的距离可以反映膝外翻的程度。双下肢负重位 X 线平片有助于精确测量膝外翻角度，膝 MRI 检查有助于判断膝关节结构的改变和病变。主要是针对病因的预防和治疗。7 岁以前膝的轻度外翻，一般可在发育过程中自行矫正，无须治疗，但是如果外翻大于 15°，则无法自行矫正，应积极寻找病因，骨骺未闭合的，可使用支具或者手术来矫正。骨骺闭合的，根据病情进行股骨或者胫骨的截骨矫形，对于老年人可以进行人工膝关节置换术，包括全膝人工膝关节置换术或者外髁的单髁人工关节置换术。

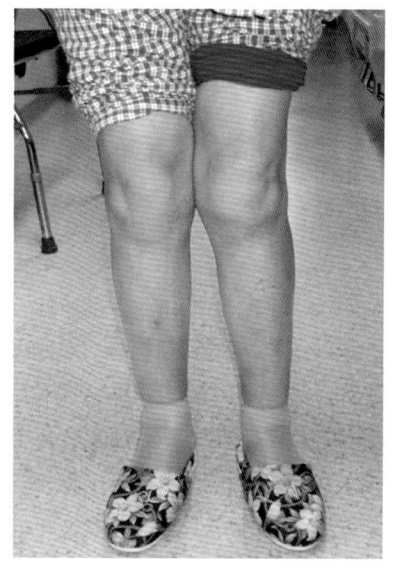

图 1 膝外翻

注：女性，69 岁。右膝轻度外翻，左膝明显外翻（右膝外侧半月板切除术后 20 年，左膝外侧半月板切除术后 40 年）。

（敖英芳 王永健）

xīguānjié qiángzhí

膝关节强直（knee ankylosis）

膝关节因炎症、骨折、出血、长期制动等原因引起粘连等病理状态，关节失去主动及被动活动导致关节屈伸活动受限的状态。常见的发病原因有细菌感染包括化脓性关节炎和骨关节结核；创伤后长期石膏固定或手术后长期支具或石膏固定；康复时机和康复方法不正确等。当发生屈曲位或伸直位的关节外僵硬和挛缩，限制了关节的活动度，关节固定在完全伸直位、屈曲位，或膝关节的屈曲、外旋和外翻位。关节可以保留一定的活动度，甚至 X

线平片显示关节间隙正常。强直可以发生在关节内，也可以发生在关节外，主要临床表现为关节屈伸受限，僵硬。分为伸直位关节外强直和屈曲位关节强直。

伸直位关节外强直 股骨骨折或大腿前部广泛的软组织外伤后，所有或部分股四头肌装置的瘢痕化或纤维化可导致伸直位膝关节强直。

病因 可能有下面一种或多种因素导致：①髌上囊及其近侧股直肌下方的股中间肌纤维化，与股骨之间形成瘢痕。②髌骨与股骨髁间的粘连。③股四头肌的外侧扩张部纤维化及短缩。

治疗 汤普森（Thompson）提出了一种股四头肌成形术来纠正这种畸形。手术是否成功主要取决于：①股直肌是否受到损伤。②股直肌能否从股四头肌装置的瘢痕部分中游离出来。③股直肌的主动活动能力如何。术后处理将肢体放在连续被动活动机上，开始关节角度运动，直至被动屈曲达到90°。股四头肌和腘绳肌被动和主动锻炼应不断进行，这对手术的成功至关重要。夜间保持伸膝位，白天进行主动和辅助主动锻炼。若在3个月后屈曲不能达到90°，可能需要在麻醉下进行轻柔的手法推拿。患者应该明白股四头肌主动伸展功能的恢复是很慢的。股四头肌成形术后，大部分患者可改善膝关节活动范围，但在几个月内股四头肌的力量较弱。如患者骨骼未发育成熟，随年龄增加，屈曲的角度会丢失一些。朱代（Judet）提出了一种减少股四头肌结构损伤的方法，对限制膝关节屈曲的内在和外在结构进行基于邻近的、分期的、有序的松解。朱代提出的方法分三个阶段。第一阶段是做纵行和/或内侧髌旁切口，松解内外侧支持带，松解髌上及髌骨和股骨髁之间的粘连；第二阶段是做从髌骨上极到大转子之间的长后侧切口，松解股中间肌；第三阶段通过从后外侧延长到邻近的前外侧的切口把股直肌从髂前上棘的肌肉附着处分离开。第三阶段是在前两个阶段处理完成后，屈曲仍然受限的情况下进行。对该手术的大多数研究报道随访时间短，篇幅较小。据报道，约81%的患者临床疗效为优良，19%的患者结果一般。目前有很多对该技术进行改良的方法。

屈曲位关节外强直 膝关节的屈曲挛缩较伸直挛缩更为多见。常伴有胫骨相对于股骨半脱位和外旋，因为腘肌向后拉胫骨，股二头肌和髂胫束外旋胫骨。腘窝内的所有软组织均发生挛缩。

治疗 通过非手术治疗至少可部分纠正屈曲挛缩；纠正的程度依据畸形的严重性和时间而定。平衡悬吊牵引、巴克伸直和静态或动态支架、石膏或成为逐渐伸膝设计的支具均有作用。术前用这些措施使手术范围减小，术后增加纠正效果。无论怎样纠正挛缩，必须时刻记住腓神经牵拉伤比腘动脉及其分支损伤更易发生，在手术中如出现神经激惹征要特别小心。否则会出现长期的或永久性麻痹，即使屈曲挛缩仅纠正20°。经过伊里扎洛夫环状外固定器或单侧外固定器治疗，虽然平均总活动弧在治疗后基本上没有变化，但是功能位弧却大大改善。经过股胫外固定的松解膝关节可获得完全伸展或残留屈曲挛缩小于10°。对严重的膝关节屈曲挛缩，非手术治疗不能纠正时，可行后关节囊切开术。普蒂（Putti）提出的后关节囊改良术主要步骤如下：患者俯卧位，经腘窝做15cm长弧形切口，逐层分离，显露后关节囊后部的内侧和外侧部分。注意向外侧牵开股二头肌和腓总神经，向内牵开位于中线的腘血管和神经。直视下分离腓肠肌外侧头、后关节囊的外侧半和后交叉韧带附着处。然后分离内侧皮下组织和深筋膜间腘间隙。切开深筋膜，显露半膜肌和半腱肌的外侧部，向内侧牵开这些肌肉，向外侧牵开腘血管和神经。分离腓肠肌内侧头和关节囊的内侧半。这时，如果腘绳肌没有挛缩，轻轻推拿膝关节可以完全伸直。要避免用力过大。在伸膝时，可听到纤维性粘连断裂声。也可经内侧或外侧或双侧小切口完成。患者在手术过程中仰卧位，此时，其他辅助手术方法如关节镜下进行粘连松解也可以实施。如有股二头肌、半腱肌和半膜肌，髂胫束严重挛缩，此时可行Z形延长肌腱和扬特（Yount）提出的髂胫束分离及外侧肌间隔分离术。

术后处理 用支具把膝关节置于伸直位，开始活动范围锻炼。应经常检查患者，确定屈曲挛缩有无复发，可能需要持续石膏固定，以恢复膝关节伸直。

（敖英芳 林霖）

xīguānjié yóulítǐ

膝关节游离体（loose body of the knee joint） 在膝关节腔内可以移动的一类物体的统称。又称关节鼠。可为单发或多发，可完全游离于关节腔，也可由软组织蒂与关节的主要结构相连，从而具有一定的活动度。多种膝关节的疾病均会导致游离体的产生，从简单的骨关节炎到较复杂的病变，如滑膜软骨瘤病等。因此，对于关节游离体的诊断需注意对其原发病的鉴别诊断。关节反复交锁是游离体典型的症状，对于有反复交锁症状的关节游离体，应首选手术治疗，除取出游离体外，必要时还需同时处理关节的原发疾病。

病因及发病机制 ①外伤：膝关节的严重外伤可能引起软骨面的骨折或骨软骨骨折，常见于运动员，骨折碎片脱落于关节腔中即形成游离体，常见于髌骨外伤性脱位时髌骨内下象限软骨面的骨软骨切线骨折，或骨赘受到外伤脱落后形成游离体。另外，各类关节内的撕脱骨折，如胫骨髁间隆起撕脱骨折、后交叉韧带下止点撕脱骨折、半月板后根撕脱骨折等情况也可能表现为关节内的骨性游离体，有时，半月板严重损伤形成的半月板碎片也会成为游离体。外伤后的关节内血凝块机化亦可形成纤维性游离体。②滑膜疾病：滑膜作为关节内的重要结构之一，很多病变均和关节游离体相关。较常见的为滑膜软骨瘤病，以特征性的关节腔内多发游离体为表现。其他可能产生游离体的滑膜病变包括色素沉着绒毛结节性滑膜炎（常见于单结节型）、慢性滑膜炎（如痛风性滑膜炎时的痛风石、结核性滑膜炎的坏死骨）、滑膜肉瘤等疾病。③剥脱性骨软骨炎：剥脱性骨软骨炎是由于软骨下骨的坏死导致的骨软骨损伤甚至剥脱，好发于青少年，在膝关节好发于股骨内髁及外髁，其病因可归纳为创伤、局部缺血、骨骺骨化异常、体质和遗传因素，多数学者认为小创伤是主要原因。当病变发展至骨软骨块脱离下方的骨床时即形成关节游离体，可出现关节交锁症状。④关节腔异物：各种进入关节腔的异物均可能成为关节游离体，如子弹、金属碎屑等。另外，

关节镜器械在关节内折断、固定螺钉断裂等特殊情况均可能形成关节游离体。也有关节置换术后人工关节磨损的碎屑、聚乙烯垫片折断在关节腔内形成游离体的少见病例报道。

分类 ①骨软骨性游离体：包含骨和软骨成分，主要来自创伤或各种关节的病理情况，比较常见的病因包括关节面的骨软骨骨折、剥脱性骨软骨炎、滑膜软骨瘤病、继发于关节退行性变的游离体以及骨赘脱落等。②软骨性游离体：通常由外伤引起，通常来源于髌骨、股骨髁或胫骨平台的软骨面受到外伤，部分脱落而成。③纤维性游离体：可继发于关节内出血，由血凝块机化形成，或在慢性滑膜炎时，由增生纤维化的滑膜绒毛脱落于关节腔后形成。④其他：关节内的占位性病变，如色素沉着绒毛结节性滑膜炎、脂肪瘤等可游离或脱落于关节腔中形成游离体。关节腔异物也是一类特殊的游离体，已在病因及发病机制中详细讨论。

临床表现 关节反复交锁是游离体典型的症状，交锁时可突发关节剧烈疼痛、不能活动，在交锁解锁时，通常可以听到或感到响声、错动感，有时还会引起关节打软和跌倒。对于位置表浅、体积较大的游离体，患者有时能够触及一个在关节内可以活动的包块。除上述典型的表现外，其他的临床表现还包括引起游离体原发疾病的表现，如既往的小创伤病史，关节不适、弹响、轻度疼痛甚至上下坡痛、跛行、打软、半蹲痛，关节反复肿胀、活动受限、压痛和股四头肌萎缩等表现，有些症状不具特异性。需要注意的是，并不是所有的关节游离体都会表现出明显的交锁症状，当

游离体较小或其在关节内位置特殊时，临床上可能不出现交锁症状，而仅出现其原发病的表现。另外，游离体也不是唯一能够引起关节交锁的疾病，对于某些严重的骨关节炎，特别是髌股关节的重度骨关节炎，患者在屈伸关节时有时也能够感受到类似交锁的感觉，或者对于某些特殊类型的半月板损伤，如半月板桶柄状撕裂或瓣状撕裂，当撕裂部分移位进入关节间隙时可引起交锁症状，而撕裂部分复位或长时间的挤压、碾挫后交锁症状也可消失。

诊断 结合典型的临床表现以及影像学检查结果，关节游离体通常不难诊断。关节反复交锁或能够在关节内触及活动的包块应考虑到关节游离体的可能，影像学检查发现骨性或软骨性、纤维性游离体即可明确诊断。影像学检查包括 X 线平片、CT、MRI，有时也可进行超声检查。①X 线检查：对怀疑游离体的患者，除应进行常规的膝关节正侧位 X 线平片检查外，为避免漏诊，应加照髁间窝位。②CT 检查及三维重建：能够进一步明确骨性游离体的位置、数量及大小，有助于诊断，怀疑痛风性关节炎时也可以进行双源 CT 检查了解痛风石的分布。③MRI 检查：对于软骨性、纤维性游离体的诊断更具价值，在外伤引起的骨软骨骨折患者还能够发现相应的骨挫伤。另外，某些滑膜疾病也有特征性的 MRI 表现，MRI 对骨性游离体的诊断敏感度不如 X 线平片及 CT，但 MRI 结合 CT 检查能够进一步明确骨性游离体和韧带、半月板、脂肪垫等软组织的相对位置关系，有助于制订更详细的术前计划。④超声检查：对于浅表的游离体也可作为一项检查方法。对于产

生游离体的滑膜炎病例，在详细询问病史、查体以及进行影像学检查之后，仍不能明确诊断时，可考虑行关节穿刺了解关节积液的性状并做化验、病理等检查进一步明确诊断。

鉴别诊断 关节游离体通常不难诊断，但需注意对其原发病的鉴别诊断。对于外伤性的疾病，根据明确的外伤史、受伤动作以及影像学检查通常不难鉴别。滑膜类的疾病明确诊断有时比较困难，需要结合详细的病史、查体、实验室检查以及影像学检查，有时需进行关节穿刺甚至关节镜探查明确诊断。常见的需要鉴别疾病有：①髌骨外伤性脱位：通常具有明确的膝关节外伤病史，初次损伤后表现为膝关节肿胀、内侧疼痛、活动受限，查体髌骨内侧支持带压痛阳性，浮髌试验阳性，复发性损伤表现为膝关节不稳感，反复脱位，查体髌骨内侧支持带松弛、压痛、推髌恐惧试验阳性，合并游离体形成时可表现出关节交锁。可有 Q 角增大，X 线显示髌骨处于半脱位或脱位位置，英索尔（Insall）指数可较大，或可见髌骨内缘缺损及关节内游离骨片。MRI 检查显示髌股内侧支持带信号中断或松弛延长，髌骨内缘和股骨髁外缘软骨镜像损伤信号，TT-TG 值可增大。②骨关节炎合并游离体：通常发生于高龄患者，临床表现为膝关节骨关节炎症状合并关节反复交锁，常有膝关节疼痛、肿胀、活动受限病史数年且逐渐加重，关节反复交锁，可自行解锁。游离体较大时患者可能自己触及。影像学检查显示典型的骨关节炎表现，可累及内外侧间室或髌股关节，髌骨周围有时可见不稳定的骨赘形成。③滑膜软骨瘤病：滑膜软骨瘤病是一种较少见的关节滑膜增生性病变，常见于单个大关节，最常累及膝关节，以滑膜增生、滑膜内软骨或骨软骨结节形成并产生游离体为特征表现，临床主要表现为关节肿胀、疼痛，出现游离体时伴有交锁，早期症状可能不具特异性。影像学检查可见大量骨性、软骨性或混杂性游离体，确诊可能需要术中肉眼所见及术后病理证实。关节镜下，该病特征性的表现为大量的软骨性游离体，类似"暴风雪膝"，为病变的Ⅱ期（过渡期），病理检查滑膜内有软骨可证实。④色素沉着绒毛结节性滑膜炎：色素沉着绒毛结节性滑膜炎是关节、腱鞘、滑囊的滑膜组织的良性增生性病变，好发于膝关节，生物学行为具有侵袭性，根据病变范围又分为弥漫型及局限结节型，局限结节型又称为腱鞘细胞瘤，可以表现为关节的反复肿胀并引起交锁，肿胀程度较明显，但疼痛不重，既往可有关节外伤病史，多不伴有晨僵，MRI 在 T1 加权像和 T2 加权像上滑膜或肿物均为低信号，为含铁血黄素沉积的表现，邻近骨质可发生溶骨性破坏，关节穿刺液多为红色，确诊可能需手术及术后病理检查。⑤剥脱性骨软骨炎：剥脱性骨软骨炎是由于软骨下骨的坏死导致的骨软骨损伤甚至剥脱，好发于青少年，在膝关节好发于股骨内髁及外髁，当病变发展至骨软骨块脱离下方的骨床时即形成关节游离体，可出现关节交锁症状。多数患者有既往小创伤或训练史，症状常不确切且轻重不一，关节不适、疼痛、跛行、半蹲痛或全蹲痛、打软、肿胀、股四头肌萎缩均有可能出现，股骨内髁、外髁可能出现压痛，影像学检查可发现游离骨软骨块及下方对应的骨床。

治疗 包括非手术治疗和手术治疗。

非手术治疗 对于不引起频繁交锁或无交锁症状的关节游离体，可以考虑非手术治疗，主要方法为限制活动，避免剧烈活动，使用护膝做一定保护。关节疼痛、肿胀明显时可通过局部外用药、热敷、口服抗炎镇痛药、理疗等对症治疗。

手术治疗 交锁时游离体卡在关节软骨表面，每次发生交锁均可能会加重关节软骨的损伤，因此对于有反复交锁症状的关节游离体，应首选手术治疗。关节镜技术非常适用于膝关节游离体取出，对某些病例，除取出游离体外，关节镜还能够起到进一步明确诊断和治疗原发病的作用。游离体的准确定位对于关节镜下游离体取出术尤为重要，需要详细的术前计划及仔细的术中操作。由于膝关节活动和入水冲洗等原因，术中游离体的位置可能和术前预计不一致，对于关节内的多发游离体，术中通常按照一定的顺序系统探查关节腔的各个部分，包括髌上囊、髌股关节、内外侧隐窝、脂肪垫区、髁间窝区、前后交叉韧带区、内侧间室、外侧间室、后内侧间室、后正中间室及后外侧间室，并反复抖动关节囊以发现可能被遗漏的游离体。若游离体位于髌上囊的隐窝、脂肪垫内、半月板前角下方、腘肌腱裂隙或后侧间室，术中可能不易发现，需仔细对这些位置进行检查，如有必要可以附加髌腱正中入路、后内侧入路或后外侧入路全面检查，避免遗漏，较大游离体也可以进行局部切开取出。在取出游离体的同时，特征性的关节镜下表现也能够进一步明确，如滑膜软骨瘤病、色素沉着绒毛结节性滑膜炎、痛风性关节炎或剥脱性骨软骨炎，并且在必要时同时行滑膜切除、骨软骨块的复位固定、取病理检查等治疗。如果在术中遇到关节镜器械折断形成游离体，保持游离损坏器械始终位于视野中并将其取出，再进行后续的手术步骤。

并发症 最常见的并发症为关节反复交锁后发生的关节软骨损伤。由于交锁时游离体卡在关节软骨表面，每次发生交锁均会对关节软骨产生机械性的损伤，反复频繁发作的交锁会对关节软骨产生严重的磨损。另外，当位于髁间窝的游离体较大时，可能引起膝关节的活动受限，主要为伸直受限，长期的伸直受限可能伴随后关节囊挛缩，即使将游离体取出后关节活动度仍不能完全恢复。

预后 关节游离体经过适当的治疗可以痊愈，对关节功能的影响很小。为避免术后游离体复发，在全部取出游离体的同时，需对原发病进行治疗，如对于骨关节炎，需将不稳定的骨赘一并取出，同时清理已经和软骨下骨剥离、不稳定的软骨；对于滑膜软骨瘤病，应同时行膝关节滑膜部分切除术处理增生的滑膜。如关节软骨已发生严重磨损或长期的活动受限，取出游离体仅能够缓解关节交锁症状，对疼痛、肿胀、活动受限的改善作用有限，在一定程度上会影响手术的预后。

（敖英芳 刘 阳）

huámó zhòubì zōnghézhēng

滑膜皱襞综合征（plica syndrome）

滑膜皱襞（膝关节关节囊向关节内延伸）因为受到刺激，从而发生以增厚、炎症改变为表现的临床综合征。关节镜探查中，滑膜皱襞很常见，通常没有临床症状。膝关节皱襞根据皱襞位置进行分类，分为髌上囊皱襞、髌骨内侧皱襞、髌骨下皱襞、髌骨外侧皱襞。流行病学上研究表明，髌骨内侧皱襞（medial patellar plica，MPP）是最常见的损伤皱襞。

病因 正常的内侧髌骨皱襞薄，且弹性好的软组织结构，主要是弹性组织。内侧髌骨皱襞由于其的解剖位置，有可能会在髌骨和内侧股骨髁之间发生撞击。滑膜组织的炎症导致内侧髌骨皱襞的增厚，出现进行性炎症。皱襞出现纤维化，即所谓的内侧滑膜皱襞综合征。

临床表现和诊断 建立和确定病理性皱襞的诊断非常困难，因为病理性的皱襞相对少见，和其他的常见诊断在临床症状和检查上有很多相互重叠表现。几乎所有的患者都有疼痛，主要位于皱襞的位置，最常见的部位就是内侧。运动中加重，尤其是下蹲和跪地时。27%～35%患者有咔嗒响声，交锁或者假性交锁。间断肿胀也是常见症状，但是发生率从15%～67%不一。体格检查通常不可靠。股四头肌萎缩，关节肿胀，内侧股骨髁压痛，响声，活动范围受限常出现。半月板撕裂激发试验在皱襞综合征患者中常阳性，但无特异性。髌股关节体征通常阳性但特异性很差。如果增厚的皱襞位于最内上方，可能会被触及，同时活动时感受到交锁或者弹响。X线检查虽然不能诊断皱襞综合征，但是可以排除其他疾病。MRI能够可靠地发现皱襞，被寄予希望能够用来判断是否病理性皱襞，但是对于预测是否需要进行关节镜下皱襞切除无能为力。诊断滑膜皱襞综合征金标准就是关节镜。尽管镜下判断是否为病理性皱襞的诊断完全根据术者的个人经验。正常的皱襞表现为柔软，边缘接近半透明。用钝探钩触摸皱襞，可以自由移动和牵拉，类似于丝绸感。病理性皱襞显示增厚、肥大。关节镜下，病理性皱襞显示无血管结构、宽大和增厚的索条状组织，通常描述为类似半月板结构。钝探钩触摸时，感觉类似于紧张的弓弦。

治疗 对滑膜皱襞综合征的治疗应该集中在减少滑膜关节囊的炎症上。采取非甾体类抗炎药（NSAID）结合物理治疗进行消除炎症。如果非手术治疗失败，可以考虑手术治疗切除滑膜皱襞。手术治疗中，首先完整的标准的膝关节镜探查是非常重要的，通过标准的前内和前外侧关节镜入路进行。探查膝关节所有间室，探钩探查半月板，保证没有其他的导致疼痛的病变。辅助入路可以更好观察髌股关节和髌上囊部分。如果发现其他的病变，需要恰当的治疗。如果皱襞显示为病理性，同时没有其他的合并病变，可从病变根部开始完整切除皱襞。如果仅切断皱襞，可能会再次愈合，导致症状复发。篮钳和刨刀结合进行，仔细操作，避免额外的软组织损伤，导致不必要的出血。如果出血，可以采用射频止血，防止术后关节血肿，这是皱襞手术最常见的并发症。

（敖英芳 何震明）

bìnjiān mòduānbìng

髌尖末端病（patellar tendon enthesiopathy）

发生于髌尖的腱止点处的损伤。该病多发于跳跃、篮球、排球运动员，又称篮球膝、跳跃膝。在新兵训练中也经常发生。髌腱上起自髌骨下极，下止于胫骨结节，受股四头肌腱控制，起伸膝作用。髌腱及其周围组织的疲劳损伤可以导致髌腱部损伤性病变而引发疼痛等症状。损伤发生在髌腱体部称为髌腱腱围炎，发生于髌尖的腱止点处称为髌尖末端病。

病因及发病机制 ①慢性劳损：跳跃运动中，髌尖及髌腱承受的牵拉力是相当大的，这和发病有直接关系。当髌腱受到过度牵张力时，将发生微小损伤，使腱内胶原间的滑动连接失效，而牵张力所致损伤超过肌腱的修复能力时，微小损伤累积。肌腱内胶原和基质的代谢率较低，损伤后修复缓慢，导致肌腱变性和无菌性炎症的发生。②髌尖撞击：有学者发现髌骨轨迹异常的患者中髌尖末端病的发生率较高，提出髌骨下极撞击可能是病因之一。③髌腱急性拉伤：单次急性拉伤损伤髌腱或引起小撕脱骨折也可以引起该病。④诱发因素：训练过度和训练场地面过硬；生物力学因素，包括解剖力线异常如高位髌骨、肌肉不平衡如股四头肌紧张或无力等。

损伤病理 肉眼可见髌腱病变区变软，呈黄褐色，组织松散，病变进展后病变局部组织可变粗变硬。腱围组织充血、水肿，与腱组织有粘连。显微镜所见，髌腱失去紧密平行排列的束状胶原纤维结构。胶原变性，有不同程度的纤维变、玻璃样变、脂肪浸润、新生血管形成，及钙化。末端病的腱止点显示骨髓腔纤维变，髓腔开放。可见潮线推进，新生骨化骨现象。

临床表现 起病隐袭，与运动量增加（运动频率、强度和持续时间）有关。通常表现为跳痛、上下楼痛、半蹲痛，打软腿。疼痛位于膝前方，髌腱局部或髌尖部，运动或长时间屈膝后加重。轻症患者仅于运动后出现轻度疼痛。症状加重可以出现专项训练时疼痛，在训练开始阶段明显，训练进行中则症状减轻或缓解，训练强度增加到某一程度时加重。严重患者整个运动过程中均有疼痛，影响训练比赛。髌腱病变局部压痛明显，位于髌尖或髌腱体部。可伴伸膝抗阻痛。可有股四头肌萎缩。

诊断 根据病史和查体对髌尖末端病的诊断并不困难。多数患者 X 线检查无明显改变，严重者可以看到腱内钙化或骨化影。超声检查，可见病变区髌腱组织呈局部高回声，组织增厚。钙化区显示超高回声。MRI 检查，可见髌腱病变局部增厚，信号增高。T2 加权像可显示髌腱部分断裂。值得注意的是，辅助检查显示髌腱有变性表现，患者不一定有临床症状，辅助检查无单独确诊意义。

鉴别诊断 该病需与髌股关节病和脂肪垫撞击相鉴别。髌股关节病的疼痛部位位于髌骨后方，很难在膝前方找到明确压痛点，伸膝抗阻疼痛范围比较广，多于30°左右明显。影像学检查可以发现软骨损伤退行性变表现和骨赘形成。脂肪垫撞击可见脂肪垫区疼痛、肿胀，触之可有发硬感，被动伸膝时疼痛，这点与该病有明显区别。

治疗 绝大多数患者采用非手术治疗可以保持运动水平。

非手术治疗 ①去除内在和外在的危险因素：该病与运动员训练量和训练强度有关，一旦患有该病，需适当调整训练计划。另外，训练场地过硬容易诱发该病。因此，更换训练场地的地面材料也有助于减少该病发生。增强股四头肌和胴绳肌柔韧性练习可以减少该病发生，柔韧性训练主要是肌肉牵拉练习。足过度旋前、平足、高弓足、前后足的内外翻、膝内外翻畸形、髌股关系异常、股骨颈前外翻等生物力学异常可能是诱发该病的内在危险因素。矫正这些异常不一定是必需的，但通过动力性调整训练如改变起跳角度可以起到治疗作用。②对症治疗：适当减少训练量和训练强度有利于过劳损伤的修复，防止病变进展。完全休息或固定可能引起肌肉萎缩，反而不利于康复。应用非甾体类抗炎药可以减轻疼痛，但对肌腱的病变本身并未发现有任何益处。而且使用镇痛治疗可能掩盖症状，影响该病的及时治疗。局部应用激素注射治疗需慎重，虽然此法可以缓解症状，减少肌腱和周围组织的粘连，但仅有短期疗效，注射后3个月以上将失效，且多次注射容易引起肌腱断裂。注射方法也非常重要，需将药物注射于肌腱周围及腱围组织内，如将药物强行注射于肌腱内，则易造成肌腱变性。应用低温治疗如冰疗可以减轻疼痛，使腱内新生血管收缩，减少血液和蛋白的渗出。超声等有利于胶原合成和增加腱组织张力，可以适当应用。应用声波脉冲给予局部组织高压力，可以镇痛、刺激组织再生和机械性裂解钙化灶，具有治疗效果。③康复治疗：需兼顾力量训练、灵活性训练、运动方式、闭链练习、本体感觉训练及耐力练习，需渐进性训练，有助于减轻症状和恢复运动。膝部力量训练多采用离心性练习如坡面蹲起练习。加强踝关节活动度练习、小腿三头肌力量训练和足部功能练习可以起到减震作用，有利于减少髌腱的所受的应力。康复治疗每天 1~2 次，至少应用 12 周以上，根据疼痛情况来安排强度，疼痛较重则减少训练量。

手术治疗 若症状较明显，且引起功能障碍，非手术治疗 6 个月无效则需手术治疗。手术方式很多，包括切开或关节镜下肌腱切开，变性坏死组织切除，髌骨下极钻孔或切除，髌腱纵行切开等。术后效果尚可，但恢复时间较长。应严格控制手术指征。

（敖英芳 闫 辉）

xīguānjié bōtuōxìng gǔruǎngǔyán
膝关节剥脱性骨软骨炎（osteochondritis dissecans of the knee joint）

由外伤导致的骨软骨骨折，或反复轻度外伤导致局部血供障碍，逐渐造成骨软骨坏死脱落所致的疾病。也可能与家族遗传等有关。

病因及发病机制 病因和发病机制并不完全清楚，主要与以下因素有关。①外伤：与此次严重的扭伤不同，反复、多次的微小创伤会导致关节软骨的异常应力，最终进展为慢性的骨软骨剥脱。病理切片显示，骨软骨块表面的关节软骨细胞通常变性、但仍存活，而骨性部分有坏死表现。②缺血：一些学者认为剥脱性骨软骨炎是由于局部软骨下骨缺血坏死，产生病理性骨软骨骨折。目前认为缺血并非主要病因。③遗传因素：在膝关节剥脱性骨软骨炎中，发病具有一定的家族倾向。伯恩斯坦（Bernstein）曾发现两个姐妹和一个兄弟均患有双膝的剥脱性骨软骨炎。因此认为遗传因素也在疾病的发挥中起到一定作用。

临床表现与诊断 膝关节剥脱性骨软骨炎的病灶好发于股骨内髁，可占到 85%；股骨外髁病灶占 15%，髌骨病灶低于 5%。表现为膝关节慢性疼痛，伴随反复的肿胀，运动时明显。当骨软骨块剥脱形成游离体时，可产生交锁症状。体格检查常可发现膝关节肿胀，关节间隙或股骨髁局部压痛，麦氏征（McMurray sign）阳性，股四头肌萎缩等。严重时可伴有活动受限。影像学检查具有诊断意义。膝关节正侧位 X 线早期无明显变化，中晚期可见股骨髁有明显的骨质吸收坏死或者缺损影像。因为病变最常位于股骨内髁的内侧面，所以髁间窝位 X 线显示病变更明显。CT 检查应包括冠状位，可发现早期病变。MRI 诊断剥脱性骨软骨炎的敏感度和特异度都很高，当骨软骨块边缘在 T1 加权像上为低信号，T2 加权像为高信号通常提供不稳定的病变（图1）。

鉴别诊断 剥脱性骨软骨炎的症状，如膝关节肿胀与疼痛，与半月板损伤相似。其鉴别要点是：半月板损伤表现为一侧关节间隙局部的疼痛，及固定性压痛。

MRI 检查可以鉴别。

治疗 要根据患者的年龄和受累的程度。骨骺未闭的年轻患者通常可以通过非手术治疗获得痊愈。对于那些具有持续症状的患者来说，虽然非手术治疗疗效有限，但仍可在一定程度上缓解疼痛和肿胀。

非手术治疗 ①制动：石膏或支具固定膝关节，应注意制动时间不宜过长。②改变运动方式：减少或避免跑跳运动，运动员应减少训练量，甚至完全停止训练。③避免负重：患侧肢体不负重，扶拐行走。④局部理疗：关节肿胀时进行微波理疗，可以促进积液的吸收。有文献报道冲击波可用于剥脱性骨软骨炎的治疗，但疗效并不明确。

手术治疗 ①关节镜下病灶清理术：通常采用膝关节标准的前内侧及前外侧入路进行探查，先用刨刀切除炎性增生的滑膜，之后用探钩探查整个膝关节软骨损伤情况，尤其要注意股骨髁内侧部。如果骨软骨块剥脱形成游离体，首先取出游离体。找到骨

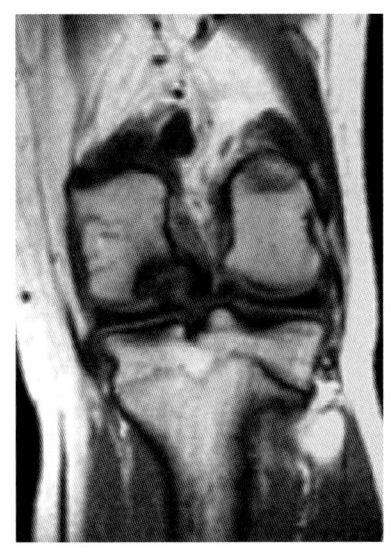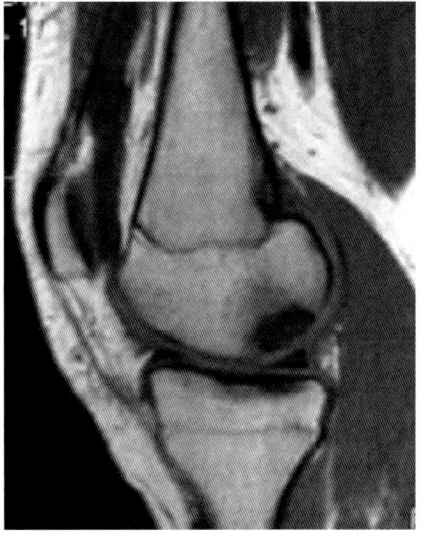

图1 MRI T1 加权像冠状位及矢状位
注：显示股骨内髁靠近髁间窝处的剥脱性骨软骨炎（黑色低信号）。

软骨损伤病灶后，从对侧入路进镜观察，从同侧入路用软骨刮匙去除不稳定的软骨，然后将软骨下骨表面变性的钙化软骨层刮除，也可以用刨刀和磨钻去除硬化的软骨下骨。对于软骨下骨板已经破坏的病变，还应彻底清理囊变的、不健康的软骨下骨组织。理想状态下，病灶彻底清理后可有血液从软骨下骨表面渗出。最后用刨刀吸除软骨碎屑，彻底冲洗关节腔。②关节镜下钻孔术：是在关节镜下病灶清理术的基础上用直径 2mm 克氏针在骨床上垂直钻孔，深度 5mm，孔间距 3～5mm。③关节镜下微骨折术：采用专用的微骨折器械代替克氏针在骨床上打孔，也属于骨髓刺激术，其手术操作与钻孔术相似。与钻孔术相比，微骨折术主要有三个优势。a. 微骨折器械的尖端具有多个角度，如 10°，30°，60° 和 90°。因此，能够较容易垂直于骨床打孔。b. 与克氏针钻孔产生的热量相比，微骨折器械通过纵向力打孔产生的热量少，热损伤小。c. 微骨折手术时不仅在骨床上形成骨孔，而且以骨孔为中心产生许多细微的放射状的松质骨骨折，利于松质骨中具有分化潜能的干细胞的释放，并能够使血凝块深方形成许多"根"，与骨床结合更牢固。④骨软骨块原位固定术：如果剥脱的骨软骨块较大，表面软骨光滑，应尽量将骨软骨块复位并进行固定。手术时需要彻底清理硬化的骨质，有时还需要植入少量健康的松质骨碎块，以填充缺损及促进骨软骨块的愈合。固定骨软骨块一般使用直径 1.5mm 的可吸收螺钉。⑤自体骨软骨移植术：对于关节镜下病灶清理术、钻孔术或微骨折术效果不佳的病例、大面积损伤（＞

2cm²）或深层软骨下骨有明显破坏的病例，可进行自体骨软骨移植术。需要从膝关节股骨滑车边缘的非功能区获取的柱状骨软骨块，然后将移植物植入股骨髁负重区的缺损处，要求移植物的软骨面与周围正常软骨位于同一水平面。⑥自体软骨细胞移植：瑞典的彼得森（Peterson）等学者在 1991 年开始将自体软骨细胞移植用在临床上修复膝关节软骨缺损，之后这一技术也应用到其他关节。欧美的多中心研究结果显示，自体软骨细胞加骨膜移植修复股骨髁和滑车的软骨损伤，临床优良率平均为 85%。因为第一代自体软骨细胞移植都使用骨膜覆盖软骨损伤区，需要用缝线将骨膜缝合到周围正常软骨，无法在关节镜下完成，而且骨膜移植后有软骨修复区骨化和过度增生的问题，已较少应用。组织工程软骨移植术是全世界最新的治疗关节软骨缺损的技术。国际上已经有 Hyalograft C 组织工程软骨（透明质酸支架）和 MACI 组织工程软骨（Ⅰ、Ⅲ型胶原纤维支架）被投入临床应用。第一期手术用关节镜获取 200～300mg 的自体关节软骨细胞，体外进行酶解、消化、分离、培养扩增，体外培养 2～4 周，获得足够的软骨细胞；在第二期手术之前 3～4 天，将软骨细胞充分复合到支架上；第二期手术将复合了软骨细胞的支架植入软骨缺损区，并用纤维素胶固定。

术后康复 骨髓刺激术的目的是通过清理、钻孔或微骨折等方法建立与软骨下骨的联系通道，导致生长因子释放和血纤维凝块形成，并进一步刺激促进组织修复的生长因子和细胞因子释放。在术后 2 周内，未分化的间充质细胞增殖并分化为软骨样细胞，

后者可产生一种含有Ⅱ型胶原和蛋白聚糖的基质，间充质细胞也可分化为具有新骨形成作用的成骨样细胞。至术后 6～8 周，软骨病损部位修复组织成分包括位于蛋白聚糖基质中的软骨样细胞、Ⅱ型胶原和一部分Ⅰ型胶原。术后 9～12 周，病损部位形成纤维软骨或类透明软骨组织。总的原则是术后减小局部应力，同时给予可控的关节运动以刺激关节软骨修复。

（敖英芳 郭秦炜）

bìnjiàn duànliè

髌腱断裂（rupture of patellar tendon） 临床比较少见，即便在伸膝装置运动损伤中也仅占很少部分，是较严重的膝关节运动性损伤，受伤时非特异的表现有时会造成漏诊而延误治疗使损伤变为陈旧性损伤，增加治疗难度。

解剖及功能 正常髌腱肥厚坚韧，上方起自髌尖和髌关节面下方，下止于胫骨结节和胫骨前嵴上部。在正常情况下伸直位时髌腱最松弛，而随屈膝角度增大，其所受的牵拉力也相应增大。

发病机制 有学者认为正常的髌腱在生理情况下很难断裂。因此，一些代谢疾病如糖尿病、慢性肾炎、痛风等以及长期微小损伤和局部封闭注射造成髌腱退行性变是使其断裂的重要因素。髌腱可以由直接的暴力所致断裂，也可由间接的暴力所致。髌腱断裂多发生于屈膝情况下伸膝装置突然收缩时，而这种动作比较多出现在跳高、篮球等突然起跳或踏跳时以及屈膝落地股四头肌突然收缩时，同样可见于跑步中突然跌倒的情况下。髌腱断裂的位置随着年龄不同而有所不同，这与不同年龄阶段解剖薄弱区有关。

一般说来，10~15岁断裂常发生于髌尖下极（髌骨下极骨骺），18岁以下容易发生在胫骨结节（骨骺）部位，而成年人的髌腱断裂常位于体部，即髌尖下方解剖薄弱区或髌腱中段。

临床表现　髌腱断裂通常都有明确的受伤史：伤时突发疼痛，可伴有断裂感，可听到断裂声，有时会有伤膝部位的异感，倒地后膝关节无力。髌腱受伤后不能主动伸膝（两侧筋膜部位未断时患者仍可伸膝，但力弱，不能完全伸直），体格检查比较有意义的体征有：抗重力直抬腿试验阳性，即患者在伸直膝关节的情况下不能主动在垂直方向上抬起患肢；不能完成最后30°主动伸膝，查体会发现髌骨上移，同时左右活动范围异常增大，髌骨丧失了下方的牵拉因此出现的异常活动，在与其他伸膝装置的损伤鉴别时很重要。还可出现髌腱轮廓消失，局部可及凹陷（这种凹陷即使在髌前血肿较重时也可明显存在），髌腱无张力（正常屈膝30°~40°髌腱轮廓最清楚，张力最明显），有时可以触及断端，局部触痛，有时可见皮下瘀斑。髌腱断裂一般单独发生，但亦有一些患者同时可合并其他韧带的损伤。这与患者在损伤的动作中同时有膝关节的扭转有关，扭转会造成关节内其他结构如前后交叉韧带、内侧副韧带、半月板、关节软骨等同时损伤的可能。因此，在处理这类伤患时，对有类似膝关节强力屈曲又伴旋转损伤的患者需注意是否存在关节内外结构同时损伤的情况。

诊断与鉴别诊断　结合受伤病史，伤后伸膝功能障碍，高位髌骨等特异表现，以及影像学上的特征，髌腱诊断并不困难，漏诊是因为缺乏对该病的认识。影像学表现：在X线侧位屈膝30°位片上提示的髌骨高位几乎见于每个患者，但在一些合并损伤的患者高位髌骨并不是那么明显，如果不注意很容易遗漏。有时X线还可见到合并的髌骨下极撕脱骨折和胫骨结节的撕脱骨片，可以作为诊断重要的间接征象。MRI对于髌腱断裂诊断很有价值，可以直接显示髌腱的形态、张力和连续性。急性髌腱断裂后MRI会显示肌腱组织的水肿，连续性中断和局部出血等混杂信号，陈旧髌腱断裂的MRI会显示肌腱组织变性、变细、连续性缺失、失去张力等。同时，MRI可以提示关节内其他可能合并的损伤。鉴别诊断包括膝关节创伤后其他部位的损伤，如前交叉韧带断裂，后交叉韧带断裂，内侧副韧带断裂，半月板损伤，髌骨脱位等相鉴别，而这些损伤也会同时与髌腱断裂同时存在。

治疗　髌腱断裂一经诊断后即应手术恢复其连续性，以恢复伸膝功能。髌腱血供丰富，腱纤维各层之间又有血管网，故急性损伤手术修复后很易愈合。根据不同的断裂部位，手术可以采用不同的缝合修补方式，止点处的损伤可以进行止点重建，实质部的损伤可采用端端和侧侧缝合，同时止点加固的方式处理。术中可以酌情应用股四头肌腱瓣加固，手术要点是要注意髌腱缝合的长度，以防术后伸膝无力，对于末端残留的撕脱骨折片可根据情况同时复位或去除。合并损伤如果有条件可以同时处理，由于膝关节镜技术的发展，合并的关节内其他结构的损伤可在关节镜下同期处理，这为减少手术创伤及术后康复都提供了有利条件。术中

髌腱缝合后的长度，可在屈膝30°位与健侧对比参考。

对于陈旧髌腱断裂，由于断端变性，挛缩和关节内的变化，造成治疗上的困难，对于手术时机和手术方式都有不同的要求。对于新伤漏诊患者，如果已有膝关节伸屈活动受限，不要立即缝合，应首先练习膝关节活动度，待活动范围正常后再进行缝合修补。如果髌腱断裂超过6周髌骨即会被牵向近端，股四头肌挛缩，髌骨会上移明显，对于这类患者，最好术前进行髌骨牵引，待髌骨恢复到正常高度再进行手术，否则不利于修复和术后康复；当然也可以在手术时近端瘢痕松解并在必要时做股四头肌成形术恢复髌骨高度进行手术。如果髌腱断端出现钙化，则必须待钙化停止后再进行手术。陈旧髌腱断裂修补再造的方法较多，可以采用股四头肌腱瓣、髂胫束、半腱肌腱和股薄肌腱等重建髌腱，都有不错的临床效果。陈旧髌腱重建时髌腱的长度很重要，过长会伸膝无力，过短会屈膝受限，所以术中确定髌腱的长度很重要。可以通过以下几种方式确定：术前通过影像学如MRI、超声或术前拍摄健侧膝关节屈曲30°侧位片确定健侧髌腱长度；术中用C臂X线机与健侧片对比确定长度；术中按对侧英索尔（Insall）指数测量髌腱长度或者直接屈膝30°和对侧比较。

无论急性还是慢性髌腱断裂术中减张的应用都很重要（通过髌骨或股四头肌腱），使得术后早期就可以进行被动及主动的屈膝练习和股四头肌等长的训练而不会对髌腱缝合修复部位过度的牵拉引起日后髌腱的拉长和高位髌骨。特别是早期膝关节的活动有

助于关节软骨的营养，且对于减少膝关节粘连、本体感觉的恢复以便早日恢复日常生活和重返赛场十分有利。以往曾有的髌腱术后膝关节粘连需要二次手术松解的患者也多是与术后固定时间较长有关。虽然现在有不进行减张的缝补髌腱也取得了很好效果的报道，但这种方法对于术后康复的要求比较严格，如早期不允许进行股四头肌等长练习等，故在康复监督不能十分严格有效的情况时，髌腱缝合后减张是一种十分安全有效的方法。减张物宜在术后 2~3 个月去除。太晚去除减张钢丝除容易折断外，不利于功能康复。

术后康复　根据术中缝合强度可以调整康复方式，通常术后患肢直夹板固定，术后 3 天开始推髌骨练习，股四头肌等长收缩和被动屈膝练习，逐渐过渡到主动练习和带夹板负重下地行走，在 2 个月拔钢丝前屈膝应达到 90°~130°。去除减张后则主要针对萎缩的股四头肌练习肌力。单纯髌腱急性断裂的患者术后约 6 个月可恢复运动训练。

（徐　雁　敖英芳）

zúbù jíbìng
足部疾病（disease of foot）
足部有较多疾病，如果引起明显不适，会影响患者的生活质量。常见的足部疾病有前足的踇趾和其余足趾畸形，如踇外翻、踇内翻和踇僵硬，槌状趾、锤状趾、爪状趾、多趾、并趾等；中足疾病常见的有成年人足舟骨坏死；后足的疾病影响较大，如高弓足、平足症和跟痛症。这些足部疾病有的可以通过非手术治疗，但非手术治疗效果不佳时，大多可能需要手术治疗。

（俞光荣　张明珠）

gēntòngzhèng
跟痛症（heel pain）
多种原因所引起的足跟部慢性疼痛。多发生于 40~70 岁的中老年人，可一侧或两侧同时发病。

病因及发病机制　跟痛症与劳损和退行性变有密切关系。如跖筋膜炎、跟骨骨刺、跟部脂肪垫炎、跟后滑囊炎、跟腱腱鞘炎以及跟骨高压症等都被认为是跟痛症的病因。

临床表现　疾病发展缓慢，通常无急性外伤史，早晨踩地痛、运动量加大或跑跳时加重。疼痛在跟骨内侧结节处或足跟底部，检查时局部可有或无肿大，老年人跟骨侧位 X 线平片可见跟骨赘，某些患者有跟痛但无骨赘。患者诉疼痛呈针刺痛和灼痛状，未经治疗者逐渐加重。跟骨内侧疼痛多见，跖筋膜的中央及外侧部也可有压痛，负重时加剧。在被动牵扯跖筋膜时可加重症状。

诊断与鉴别诊断　根据询问病史、体格检查、影像学上表现，可以做出诊断。对跟痛症患者，应与周围神经病变、肿瘤、风湿性关节炎、骨关节炎、深部软组织脓肿等相鉴别。影像学检查和实验室检查有助于鉴别。

治疗　主要包括非手术治疗和手术治疗。

非手术治疗　非手术治疗包括跖筋膜牵拉、药物控制炎症、减少运动、激素注射、物理治疗等。非手术治疗对大多数患者有效。①跖筋膜牵拉：站立面对墙壁，手臂抬高与肩同宽，身体前倾，手掌撑住墙，健侧腿在前呈弓步，患侧腿在后绷直，脚跟不离地；将患侧腿脚跟轻轻向外旋，同时身体前倾压向墙壁，感觉小腿后方有牵拉感，维持姿势不动，注意保持患侧腿膝关节伸直；每

天练习 3 组，每组 5 次，每次坚持 15~30 秒。②平日穿厚跟软底鞋等，疼痛发作期间少活动、少负重。局部热疗或理疗，超短波治疗等，可用非甾体类抗炎药等口服或外用。③局部封闭注射：在压痛点注射倍他米松或曲安奈德，每次为 1ml，加 0.5% 的利多卡因 2~5ml，注入致痛敏感区，局部封闭 1 年内不宜超过 2 次。

手术治疗　对于非手术治疗半年无效者，可考虑手术治疗，手术前务必明确疼痛病因及部位。方法有切开或关节镜下跖筋膜松解术、跟骨钻孔减压术等。

（俞光荣　张明珠）

gāogōngzú
高弓足（talipes cavus）
以足纵弓异常增高为主要改变的足部畸形。又称弓形足。高弓足常合并其他一个或多个部位的复合畸形，如爪状趾，前足的旋转、内收，中足的跖屈、背侧骨性隆起，后足的内翻或轻度外翻，伴或不伴马蹄足等（图 1）。爪状趾可单独出现，也可继发于高弓足，此时则称为爪形足。

病因及发病机制　高弓足按病因可分为：神经肌肉性、先天性、获得性及特发性。大多数高弓足源于神经肌肉疾病，其中遗传性运动感觉性神经病最常见，其他包括脊髓灰质炎、脊髓小脑束变性、大脑麻痹、脊髓性肌萎缩、脊髓脊膜突出等。此类疾病常可引起小腿与足内在肌的肌力不平衡，从而导致足的复合畸形。创伤性高弓足或先天性马蹄内翻足术后并发的高弓足则是骨折复位或手术矫形不当所致的继发性畸形，属获得性。另一些病因至今还不明确的，称为特发性高弓足，但也有研究指出其由神经功能紊乱造成。高弓足按畸形节段

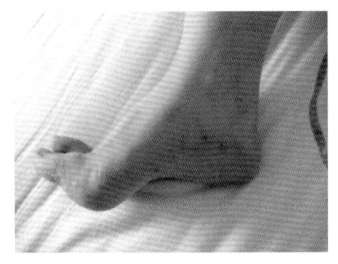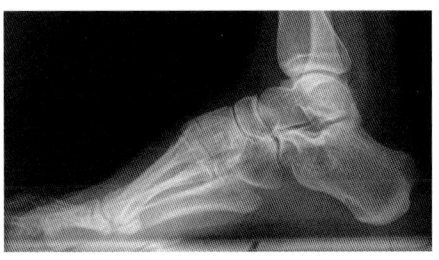

图1 高弓足典型外观和X线表现

可分为：足前段畸形、足后段畸形及联合畸形。足前段畸形包括前足或中足的过度跖屈和内收，这种屈曲状态可表现于整个前足或者仅局限于第1跖列。足后段畸形包括跟骨倾斜角>30°，及后足内翻，这类畸形常见于脊髓灰质炎所致的腓肠肌肌力减弱所引起的继发性改变，但随着脊髓灰质炎发病率的降低逐渐下降，其他如大脑麻痹、遗传性运动感觉性神经病，甚至是医源性等原因显得越来越突出。联合畸形包括足前段和足后段的复合畸形。

分期 默瑟（Mercer）将高弓足分为五期。Ⅰ期，步态笨拙，伸趾无力，容易摔倒；Ⅱ期，前足稍屈，跖腱膜紧张。第1跖骨头下沉。跖趾关节背屈，趾间关节跖屈，但是被动抬高跖骨头时畸形消失。此期在儿童可无症状，但在成年人，可因长距离行走后，发生跖骨头下方不适感；Ⅲ期，出现明显的高弓足及爪状趾、跖腱膜短缩、跖趾关节背屈及趾间关节跖屈变僵。被同抬高跖骨头时不能矫正畸形。趾间关节背侧及趾端出现痛性胼胝。在儿童久立及久走时易疲劳，而成年人的症状更为显著；Ⅳ期，除高弓足及爪状趾以外，跖趾关节内收而引起拇外翻畸形，足外侧及跖骨头下胼胝压痛，走路困难；Ⅴ期，

仅见于脊髓灰质炎后遗症患者。跖部凉且变为蓝色，全足呈僵硬性高弓足，部分伴有足内翻或垂足畸形。

临床表现 高弓足的临床表现随发病原因与疾病的不同阶段而不同。临床症状包括疲劳与距下关节和跗横关节运动的范围减少引起的不适。活动范围丢失减少了走路时地面对足冲击力的缓冲能力导致了主观感到疲劳。患者有负重时足部的疼痛，当高弓足进一步发展使足接触地面的面积进一步减少，导致足接触地面部分压力的增加，此时将在足跟、跖骨头、第5跖骨基底外侧等部位产生疼痛；久之，由于这些部位的压力增加也常发生疼痛性胼胝。患者也常主诉足部反复跑跳等运动能力的下降。畸形进一步发展，出现进行性跟骨内翻，可导致踝关节外侧不稳定，患者可能有反复的踝关节扭伤史；个别病例反复踝关节损伤甚至可能是现在的主诉。此外，患者还可能穿鞋困难。足跟内翻的增加，加重了足内翻应力，因此患者有打软腿现象。在并发爪状趾的患者，由于来自鞋与其他足趾的压力，如果患者有浅部感觉障碍，受压部位可发生溃疡。

治疗 大多数高弓足需要手术治疗，但对于轻度、关节活动度仍较灵活的患者可以先尝试规

范的非手术治疗，主要包括牵张运动训练、矫形鞋、矫形支具等。腓肠肌张力过高的患者可能会因此导致前足高弓足，可以有针对性地开展腓肠肌伸展锻炼。非手术治疗在一定程度上可以延缓病程发展、改善症状。但疗效是暂时性的，复发率较高。长期使用矫形器和支具会导致肌力不平衡，可能会进行性加重畸形，甚至造成肌腱和关节不可逆的损害。所以，经过正规非手术治疗无效或僵硬高弓足患者仍需要手术干预。主要的手术方式包括软组织手术、截骨矫形术和关节融合术等，复杂的畸形有时需要联合使用多种术式行多次治疗。针对畸形部位不同，可选术式也不尽相同。手术治疗的原则要求不仅要纠正现有畸形，还需兼顾抵抗其潜在的变形力，尽可能降低复发率。多数高弓足是不稳定的，在成年人这是一种局部失衡破坏的情况。基于很多患者都是无症状的，治疗应该从非手术治疗入手，轻症患者可以通过规范的非手术治疗取得良好的效果。手术治疗需明确足部畸形节段，有针对性的矫正，并尽可能保留运动功能。决定高弓足症状和治疗方法选择的关键因素不是病因及年龄，而是解剖结构的柔韧性。对于年龄较小的，足部畸形未僵硬，易屈曲、柔软的患者，软组织手术是最佳选择。而对于畸形固定、僵硬的骨骼发育成熟的患者需考虑骨性手术。而畸形的病因、部位、数量、僵硬程度以及骨性手术后是否需要行肌腱转位来维持矫形等都是决定高弓足治疗预后的重要因素。不同的患者应该根据需要拟定个体化治疗方案。

（俞光荣 于涛）

pingzúzhèng

平足症（flat foot） 以足部内侧纵弓塌陷或消失，可同时伴有后足外翻、前足外展旋后、距下关节轻度半脱位等为主要特征的疾病。是一种常见的足部疾病。主要症状为后足后内侧、外踝下方、内踝下方胫后肌腱走行区疼痛。

病因及发病机制 先天性因素包括遗传性平足，足骨或韧带发育异常如跗骨联合、副舟骨、先天性垂直距骨等。获得性平足最主要的病因为胫后肌腱功能不全，其他还包括足部关节炎、足部肿瘤、创伤、神经肌肉病变、糖尿病等。

分期及临床表现 平足症的分类方法较多，根据年龄分为青少年期平足症、成年人期平足症；根据关节活动度分为柔性平足症和僵硬性平足症；根据病因分为先天性平足症、成年人获得性平足症。1989 年，约翰逊（Johnson）和斯托姆（Storm）将胫后肌腱功能不全导致的成年人获得性平足症分为三期，在此基础上，1997 年迈尔森（Myerson）又增加了第四期。Ⅰ期：炎症期。沿胫后肌腱轻度肿胀、压痛，无过多脚趾征，肌腱长度正常，影像学表现无改变，无畸形；Ⅱ期：后足外翻可复型。沿胫后肌腱中度肿胀、压痛，足跟上升试验中度无力，出现过多脚趾征，胫后肌腱变长并变性，影像学出现改变，后足外翻畸形；Ⅲ期：后足外翻僵硬型。外踝下方疼痛，沿胫后肌腱肿胀，压痛明显，单腿提踵试验阳性，有过多脚趾征，胫后肌腱撕裂，后足出现固定性畸形，跟骨外翻，跟腓撞击征阳性；Ⅳ期：合并踝关节外翻。三角韧带功能不全导致的踝关节外翻畸形，内踝三角韧带撕裂，最终导致踝

关节骨性关节炎。

诊断 可根据病史、体格检查、临床表现、影像学检查得出诊断。询问病史时应注意患者是否有平足症家族史、外伤史和症状的演变过程。平足症患者最初症状常为后足后内侧、内踝远端下方胫后肌腱走行区疼痛（腱膜炎为主要来源），随着病情的发展，患者胫骨肌腱的负荷也越来越大，足部活动度降低，进而产生足部正常内侧纵弓消失、足跟外翻、相对于后足前足旋后等僵硬性畸形，最终导致弥漫性的足部关节炎。足印法是一种简单易行的平足诊断方法：患者站立，赤足踩在撒有滑石粉的黑色平板上，显示出足印。在足印内侧自趾（或前掌）内缘至足跟内缘画一切线，显示出一个足弓空白区。诊断标准：正常足印足弓空白区的宽度与足印最窄区的宽之比是 2∶1；轻度平足的比是 1∶1；中度平足之比是 1∶2；重度者无空白区。另外，足跟上升试验、单足提踵试验、过多足趾征和跟腓撞击征阳性也在体格检查时有重要的意义。常用的影像学检查包括 X 线、CT、MRI，可以直观的体现患者足部骨性结构，并排除由其他病因如骨折、骨退行性病变和骨肿瘤等导致的疼痛，尤其是 MRI 检查在对足部软组织结构损伤或变性程度的判断有很大的优势，能更好地诊断疾病、评估病情、制订治疗方案。

治疗 需根据患者受累的关节、畸形的类型和程度、临床症状严重程度来进行个体化的选择。

非手术治疗 病情早期或畸形和临床症状不严重者，可采用非手术治疗，如减少活动、口服非甾体类抗炎药、加强足部内外肌和跟腱拉伸锻炼、穿矫形鞋或

鞋垫等。

手术治疗 当畸形严重、足部症状严重影响日常生活或经非手术治疗无效时，需考虑进行手术治疗以阻止病情进一步发展。手术的目的主要有两方面：①受损软组织的修复，如肌腱、韧带等。②矫正骨性畸形，改善力线。主要的手术方法有距下关节制动术、跟骨内侧移位截骨术、距下关节融合术、外侧柱延长术、足双关节或三关节融合术、弹簧韧带及三角韧带修复或重建术、姆长屈肌腱及趾长屈肌腱转位术等。对平足症的手术应该联合骨性矫形和软组织修复转移相结合的方式。8～13 岁的儿童可使用距下关节制动器治疗。Ⅰ期患者常行肌腱转位或加强、跟骨截骨术，如果只有腱鞘炎则可行腱鞘切除术；Ⅱ期患者可行肌腱转位、跟骨内移截骨术，必要时可行外侧柱延长术；Ⅲ期患者常需距下关节、双关节或三关节融合术，必要时可加行跟骨内移截骨术以纠正跟骨外翻并行跟腱延长或腓肠肌松解术；Ⅳ期患者尚无确切的有效手术方案，可根据病情，酌情选择非手术治疗、跟骨周围融合术和三角韧带重建术。

并发症 手术并发症主要有两方面组成：①手术操作过程中，操作者的失误导致的对足部畸形矫正过度或矫正不足、肌腱转移后张力过大或张力不足、畸形残留、感染等，这些可通过手术中仔细评估和术前积极准备予以避免。②手术本身带来的一些并发症，如融合术后不愈合和畸形愈合、后足活动功能降低、疼痛等，这些只能通过术者严格规范操作以及患者术后积极按照医嘱进行康复来减少发生。

预后 ①Ⅰ期患者足部未出

现明显畸形，足内侧疼痛会在术后明显减轻，如果足部对线恢复良好的话，畸形一般不再进展，到肌腱完全愈合后，部分患者可恢复运动并具有良好的足内翻力，但仍有部分患者由于力量恢复不完全，不能进行高强度的运动（跑步、跳跃等）。②Ⅱ期患者足部出现可复性畸形，处于Ⅱ期早期患者术后可保持三关节复合体良好的活动度，内翻力量不能恢复完全，足部可有轻微的僵硬感；处于Ⅱ期晚期患者术后足部活动度及内翻力量恢复欠佳，但大部分患者能够舒适地走路锻炼，对跑步之类的运动会有一定影响。③Ⅲ期患者足部畸形已经是固定性畸形，术后可明显减轻患者疼痛，并显著改善行走功能，但走路锻炼受限，很少能恢复跑步等体育活动。④Ⅳ期患者手术成功率较低，距骨周围融合术效果有限，虽然能恢复行走，但足部僵直，从功能上说，结果近似于功能良好的膝下截肢患者。

预防　平足患者应尽量穿大小合适的鞋，适当避免负重（不超过自身体重1/3为宜），并加强足部肌肉锻炼，如跳绳、足尖舞蹈、跳远等。有平足家族史的患者，应从小穿特制矫形鞋或矫形鞋垫，更加注重锻炼足部韧带、肌肉以促进其发育成熟，出现早期症状是，应及时就医。

（俞光荣　张明珠）

mǔ wàifān

跗外翻（hallux valgus）　跗趾向外偏斜超过正常生理范围的足部畸形。是足部最常见的病变之一（图1）。跗外翻发生时，常伴有足部其他部位的病变，如锤状趾、跖痛症、扁平足等，因此这类疾病又称为跗外翻复合体或者跗外翻综合征。跗外翻发病率有

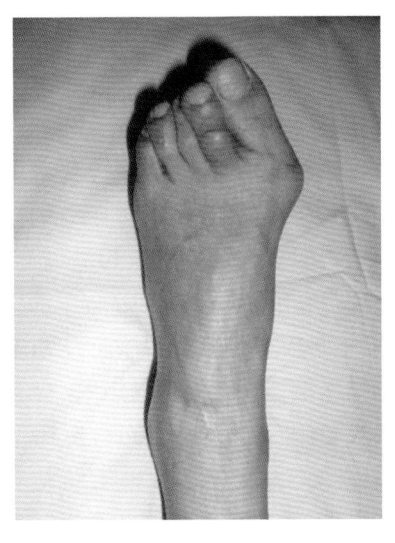

图1　跗外翻

诸多报道，美国国家卫生中心统计约5.1%，男女发生率之比为1∶（9~15）。

病因　跗外翻的确切病因仍不明确，一般认为与多种因素有关。①穿鞋：穿窄小、高跟的鞋子被认为是引起跗外翻的重要原因。②遗传：过半数的跗外翻患者有家族遗传史。③足部结构异常：包括前足或跗趾的旋前、跗趾关节形态异常、扁平足、第1跖骨过长、第1跖骨内收、跟腱挛缩等均可能引起跗外翻。④其他原因：如跗展肌附着部位损伤或内侧关节囊撕裂造成的跗趾关节不稳定，类风湿性关节炎、痛风等引起的关节及周围组织破坏，遗传性疾病如唐氏综合征（Down syndrome）、马方综合征（Marfan syndrome）等引起韧带松弛，脑瘫等神经肌肉性病变引起的足部肌肉不平衡，医源性的第2趾切除引起跗趾无阻挡，内侧籽骨切除引起的跗趾关节软组织肌力不平衡等。

病理　跗外翻发生时第1跖骨内翻、跖骨头向内移位，籽骨相对外移，跖骨头跖侧骨嵴被磨

平，故籽骨失去了其在跖趾关节活动时的滑车作用。跗收肌牵拉跗趾向外偏斜，同时籽骨外移会牵拉跗趾近节趾骨内旋，跗展肌腱被拉长并移位至跖侧。而跗长屈肌、伸肌腱产生弓弦样作用牵拉跗趾进一步外翻。第1跖趾关节内侧关节囊和韧带产生张力被拉长，跖骨头内侧韧带、关节囊附着处因不断牵拉发生骨重建，产生骨赘。骨赘与鞋子摩擦使得局部红肿并产生胼胝体。位于跖趾关节内侧的皮神经因压迫和摩擦，出现神经炎，引起疼痛和跗趾感觉异常。跖趾关节外侧韧带和关节囊挛缩。跖骨头外侧因趾骨挤压出现破骨重建，时间久了便出现跖骨关节面外翻倾斜。因第1跖骨头下负重减少，第2、3跖骨负重增加，此时第2、3跖骨会出现疼痛和局部足底胼胝体形成。跗外翻后挤压第2趾，可引起第2趾锤状趾，背屈的第2趾骨对跖骨头进一步挤压，跖骨头跖屈，进一步增加负重，进而引起跖骨头关节面软骨损伤和跖骨头坏死。

临床表现　跗外翻表现为跗趾向外偏斜，第1跖趾关节内侧隆起，因跗趾挤压外侧足趾畸形。患者常有第1跖趾关节内侧与跖侧疼痛，外侧足趾锤状趾畸形与跖侧疼痛。

诊断　根据患者的主诉、查体以及影像学检查，跗外翻不难诊断。主诉以足部的疼痛和畸形为主。查体可以发现跗趾向外偏斜，第1跖骨头内侧肿块突出，皮肤可及胼胝体，局部可有红肿表现。跗囊可及压痛，叩击跖骨头内侧可以引起跗趾内侧放射痛，跗趾内侧皮肤感觉异常。籽骨部位可出现压痛。如果有关节炎，第1跖趾关节活动时会出现疼痛

和摩擦感，活动度下降。当姆趾外翻被动纠正时，可以感觉到第1跖趾关节外侧紧张，提示姆收肌和关节囊挛缩。部分患者可以发现跖跖关节不稳。姆趾远节趾骨可外翻畸形，姆趾旋前。严重的姆外翻时第2趾甚至其他足趾会被推挤至向外偏斜，称为外侧吹风样畸形。也有部分患者第2趾内翻，与姆趾交叉，姆趾多位于第2趾下方，形成第2趾骑跨合并锤状趾畸形。姆外翻患者负重后，部分可出现内侧纵弓塌陷，关节不稳定者会出现姆外翻加重。姆趾的抓持力下降。影像学检查对确定姆外翻的诊断，分类以及治疗方案设计起重要作用。每一位怀疑姆外翻的患者均需要拍摄足负重前后位和侧位片（图2）。X线平片提供了姆外翻程度，第1跖趾关节退行性变程度及骨质疏松情况，需要做以下测量。①姆外翻角（hallux abductus angle，HAA）：第1跖骨中轴线与近节趾骨中轴线的夹角（图3），正常<15度~20°。②第1、第2跖骨间角（intermetatarsal angle，IMA）：正常<9°（图4）。③近端关节面固有角（distal metatarsal articular angle，DMAA）：第1跖骨远端实际关节面内、外两点引一连线的垂直线，跖骨中轴线与上述连线有一交点，经此交点做关节面连线的垂线，该垂线与跖骨中轴线的夹角为DMAA（图5），正常<7.5°。④远端关节面固有角（distal articular set angle，DASA）：通过近端趾骨中线与趾骨近端关节面连线交点引关节面连线的垂线，该垂线与近端趾骨中线之夹角为DASA（图6），正常<7.5°。⑤趾骨间角（inter phalanges angle，IPA）：姆趾远、近节趾骨中轴线交角，正常<10°。⑥跖骨内

收角（metatarsus abductus angle，MAA）：跗跖关节与楔舟关节内侧缘连线中点与第5跖骨、骰骨关节和跟骰关节外缘连线中点相连，通过该线与第2跖骨中线交点做垂线，该垂线与第2跖骨中轴线夹角，即MAA，正常<15°。⑧胫侧籽骨位置（tibial sesamoid position，TSP）：观察胫侧籽骨相对于第1跖骨中轴线的位置，为于中线胫侧为正常。⑨跖、趾关节面相对关系：分别做第1跖趾关节远端和近端关节面内外侧缘连线，两线平行，称为关节匹配，两线不平行但交点在关节内，称为关节半脱位，两线不平行且交点在关节外，称为关节半脱位。⑩第1跖骨远端关节面的形态。⑪跖楔角（metatarsocuneiform joint angle，MCA）：从内侧楔骨内侧缘划一连线，内侧楔骨远端关节面做连线，后侧与前者垂线的交角为MCA，正常为8°~10°。

分类 曼氏（Mann）将姆外翻分三度。轻度，第1跖骨头内侧突出并疼痛，HAA<20°，跖趾关节匹配，IMA<11°，胫侧籽骨

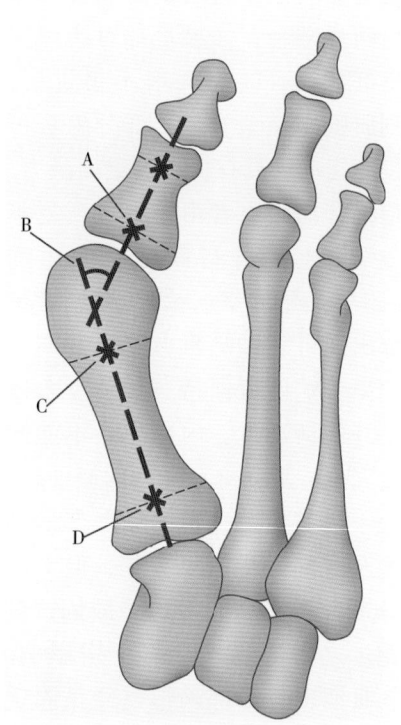

图3 姆外翻角（HAA）

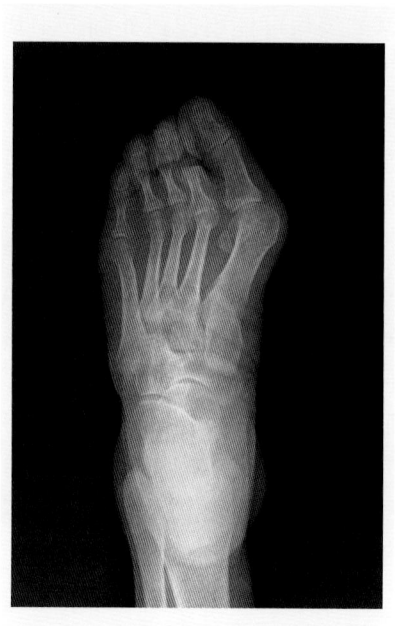

图2 姆外翻的足正位片表现

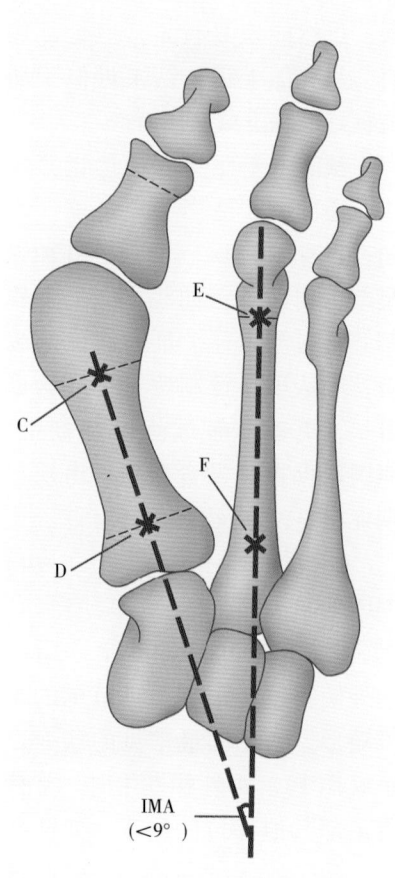

图4 第1、第2跖骨间角（IMA）

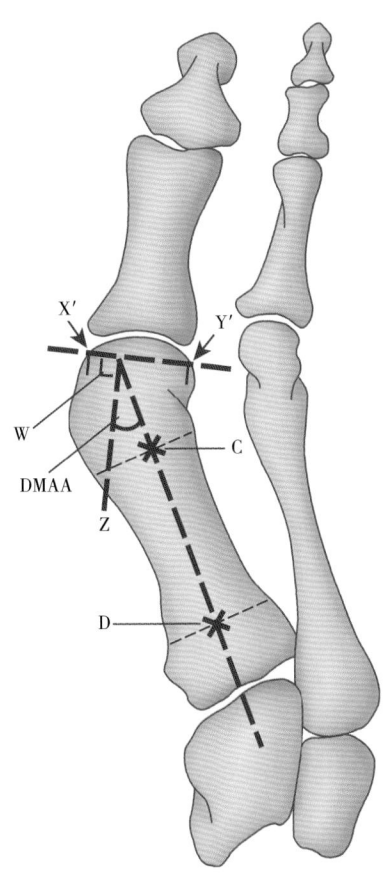

图 5 近端关节面固有角（DMAA）

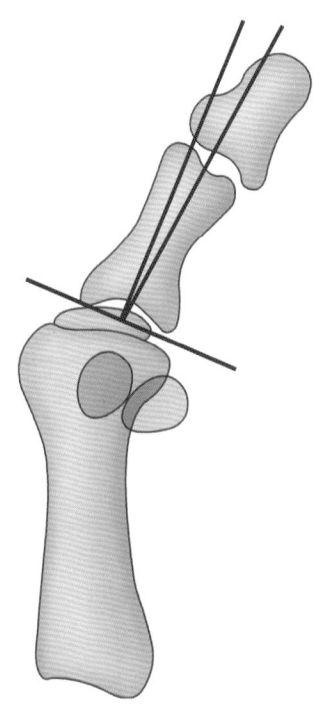

图 6 远端关节面固有角（DASA）

位置正常或轻度移位；中度，蹈趾外翻挤压第 2 趾，蹈趾旋前畸形，HAA20°～40°，IMA11°～16°，胫侧籽骨明显脱位；重度，蹈趾外偏挤压第 2 趾形成骑跨，蹈趾中度旋前，HAA>40°，IMA>16°，第 2 跖趾关节下形成转移性跖痛症，胫侧籽骨脱位于跖骨腓侧外。帕拉迪诺（Palladino）按照蹈外翻的发展分四期。1 期，HAA 正常，IMA 正常，第 1 跖趾关节关系正常；2 期，HAA 不正常，IMA 正常，第 1 跖趾关节偏斜；3 期，HAA 不正常，IMA 不正常，第 1 跖趾关节偏斜；4 期，HAA 不正常，IMA 不正常，第 1 跖趾关节半脱位。

治疗 包括非手术治疗和手术治疗。

非手术治疗 ①穿宽松鞋子，减少局部压力。②对于出现蹈囊炎的患者予消肿镇痛理疗等处理。③使用矫形支具，减轻症状。④加强蹈趾的功能锻炼。对于较严重的蹈外翻，非手术治疗只能延缓病程和减轻症状。

手术治疗 手术治疗的目的是缓解疼痛，纠正畸形，尽可能恢复足的正常功能。术中应达到以下要求：①纠正蹈外翻。②切除第 1 跖骨头内侧骨赘和蹈囊。③纠正 IMA，复位籽骨。④稳定足内侧序列。⑤对已经破坏的第 1 跖趾关节行功能重建。⑥处理外侧足趾病变，调整跖骨负重。常见的手术方式包括：①第 1 跖趾关节周围软组织手术，如外侧软组织松解，内侧关节囊加强，蹈伸肌腱延长等。②跖骨远端截骨矫正手术，如谢弗龙（Chevron）手术、米歇尔（Mitchell）手术等。③跖骨干及基底部截骨矫形手术，如斯卡夫（Scarf）手术、勒德洛（Ludloff）手术和基底部弧形截骨术等。④趾骨截骨手术，如埃金（Akin）手术。⑤内侧跖列稳定手术，如第 1 跖趾关节融合术，趾楔关节融合术等。⑥跖趾关节功能重建手术，如凯勒（Keller）手术，人工跖趾关节置换术等。⑦外侧足趾手术，如韦尔（Weil）截骨，趾间关节成形术或融合术等。

手术方式 ①第 1 跖骨头内侧骨赘切除术：该手术是蹈外翻矫正术中最常用的术式，但单独使用效果不理想。②软组织手术：为的是重建第 1 跖趾关节周围的软组织平衡，操作包括切除跖骨头内侧骨赘和外侧关节囊，松解或切断蹈收肌，加强内侧关节囊等。③谢弗龙手术：第 1 跖骨头内侧做开口朝向近端的 V 形截骨，推移远端跖骨头，纠正 IMA 后固定。④米歇尔手术：第 1 跖骨颈部的横行截骨手术，会造成跖骨短缩。⑤勒韦丹（Reverdin）手术：第 1 跖骨头内侧作楔形截骨，保持外侧骨皮质连续，可以纠正 DMAA。⑥斯卡夫手术：第 1 跖骨干做 Z 形截骨，推移远端外移，跖骨头外旋，纠正 IMA。⑦勒德洛手术：跖骨近端背侧到远端跖侧的斜行截骨。⑧拉皮迪（Lapidus）手术：第 1、2 跖骨基底与内侧楔骨融合手术。⑨埃金手术：趾骨的楔形截骨术。⑩凯勒手术：切除近节趾骨基底和第 1 跖骨内侧骨赘的手术。

手术方式的选择 ①首先观察第 1 跖趾关节有无关节炎。轻度的关节炎可以在处理蹈外翻的时候行关节清理，去除骨赘和破碎的软骨。对于较重的关节炎，第 1 跖趾关节是蹈外翻手术处理的重点。手术方式包括：凯勒关节成形术，跖趾关节融合术和人工关节置换术。凯勒关节成形术简单易行，但容易导致跖趾关节不稳定，第1跖列短缩等并发症，适合于年纪较大，活动量较少的患者。第1跖趾关节融合术可以保持第1跖列的长度，稳定足的内侧序列，使患者行走推进有力，且对疼痛缓解明显，但使得第1跖趾关节丧失活动能力，适用于年轻，活动较多的患者。人工关节置换术理论上是既不缩短跖列，又保留了关节活动度，是最符合生理的治疗方式，但多采用硅胶关节，不适用于活动多，年轻的患者。②检查内侧跗跖关节是否稳定。查体时发现第1跖骨相对于外侧跖骨的活动超过1cm或感觉内侧跗跖关节过度活动，考虑关节不稳定。对于这类患者，建议使用内侧跗跖关节融合术，即拉皮德斯（Lapidus）手术。③测量 IMA，IMA<15°时，多采用跖骨远端截骨，如谢弗龙手术，IMA>15°时，多采用跖骨干部或基底截骨，如斯卡夫手术、勒德洛手术、近端谢弗龙手术等。结合软组织手术可增加手术矫形的效果。若果 IMA>25°，内侧跗跖关节融合术可以有效矫正，第1跖趾关节融合术也可以纠正 IMA。对于外侧跖骨内收的患者，IMA 不能反映跖外翻的严重程度，这时候需要行跖骨基底部截骨予以纠正。④测量 DMAA 和 DASA。DMAA>8°时，可以行勒韦丹手术纠正跖骨头关节面，也可以行谢弗龙手术时一并纠正。对于年龄较大或者纠正不满意的患者，可以行埃金手术纠正跖趾外形。⑤纠正跖趾过长、过短和旋转。纠正外侧足趾的畸形。出现外侧足趾锤状趾时，趾间关节屈曲畸形可以通过关节成形、融合或置换予以纠正。外侧跖趾关节背屈畸形，可以通过伸肌腱延长、背

侧关节囊切除、跖板松解等纠正，也可以通过韦尔截骨短缩跖骨。除非籽骨直接引起症状，一般不予切除。在纠正跖外翻后，尽量将籽骨复位于匹配的位置。

并发症 跖外翻术中或者术后可能发生的并发症包括：①骨折。②内固定失败。③神经损伤。④伤口不愈合、感染。⑤神经瘤。⑥足趾坏死。⑦畸形矫正不够。⑧畸形复发。⑨畸形愈合。⑩延迟愈合或不愈合。⑪跖趾关节僵硬、疼痛和骨关节炎。⑫转移性跖痛症。⑬跖内翻。⑭第1跖列长度异常。⑮跖骨头坏死。⑯籽骨痛。

预防 跖外翻与穿鞋有密切关系，对于可能患跖外翻或者早期患者，建议穿平底宽松的鞋子，适度做跖趾活动，加强足部肌肉。对于存在扁平足、类风湿关节炎或神经肌肉系统疾患的患者应选择合适护具避免畸形的发生。

预后 跖外翻病理变化复杂，存在多种治疗方式，对于复杂的跖外翻没有一种手术方式可以完美解决其引起的所有问题。保留跖趾关节的手术术后，可能会出现新的疼痛，也可能复发。跖趾关节融合手术可以解决疼痛问题，但失去了一个关节的活动度。随着医疗技术不断发展，选择最合适治疗方案和精心的手术设计可以为患者带来满意的治疗。

（俞光荣 洪浩）

mǔ jiāngyìng

跖僵硬（hallux rigidus） 以跖趾的跖趾关节活动受限、疼痛等为表现的临床综合征。

病因 该病的病因尚不明确，有学者认为跖趾关节压力增高是一个重要原因。发病年龄段有2个，即青少年和成年人。青少年患者表现为局灶性的骨软骨损伤，

病变位于关节面顶部与背侧之间。成年患者表现为弥漫性损伤。

临床表现 跖僵硬患者表现为第1跖趾关节疼痛、肿胀和僵硬，多无外伤病史，需要第1跖趾关节过度背屈的活动均会引起疼痛。查体发现第1跖趾关节主、被动背屈受限，背屈时诱发疼痛，关节局部肿胀，背侧增大突起。X线平片检查可见部分患者第1跖趾关节间隙不对称或变小，跖骨头扁平增宽。严重的患者影像学检查可见跖骨头囊性变，跖趾关节周围骨赘增生（图1）。

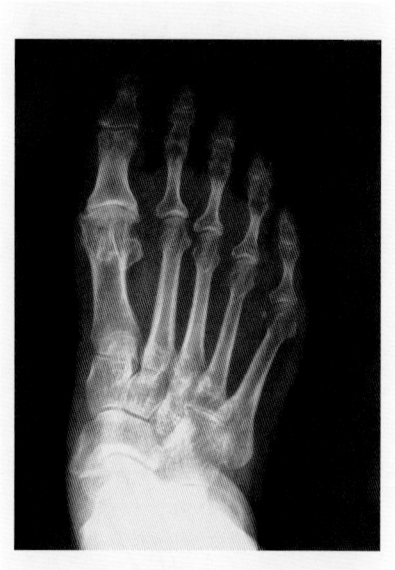

图1 跖僵硬X线正位片表现
注：可见第1跖趾关节间隙狭窄，骨赘增色。

分期 Ⅰ期：第1跖趾关节行走过程中间断疼痛，跖趾关节活动轻度受限，背屈<35°，跖屈<20°，X线提示关节间隙无或轻度狭窄，背侧骨赘较小；Ⅱ期：第1跖趾关节行走时持续疼痛，跖趾关节活动中度受限，背屈<20°，跖屈<20°，X线提示关节间隙中度狭窄，背侧骨赘较大，跖骨头和近节趾骨基底变形增宽；Ⅲ期：第1跖趾关节行走时持续疼痛，跖趾关节活动严重受限，背

屈<10°，跖屈<10°，X线提示关节间隙重度狭窄，背侧骨赘广泛。

治疗　包括非手术治疗和手术治疗。

非手术治疗　旨在控制局部炎症，降低关节压力，减轻患者疼痛。可以使用非甾体类抗炎药控制炎症。通过穿着支具或者摇椅底鞋来减少跖趾活动，降低关节压力。

手术治疗　手术目的在于减轻疼痛，尽量保留跖趾关节正常生理功能。对于Ⅰ期或者Ⅱ期的患者，可以采取关节保留手术，如关节腔清理术，骨赘清理术，近节趾骨截骨术等，对于Ⅲ期患者，可以选择跖趾关节融合术、关节成形术、人工关节置换术等治疗。

（俞光荣　洪　浩）

mǔ nèitan

𧿹内翻（hallux varus）　𧿹趾的近节趾骨向内侧偏斜超过正常生理范围的前足畸形（图1）。

病因　由医源性损伤如𧿹外翻术后并发症、创伤、类风湿性关节炎、痛风、跖趾关节周围肌力不平衡等原因导致。

分型　𧿹内翻僵硬程度可以分三类。①柔软性𧿹内翻：即非负重情况下内翻畸形可自行矫正。②僵硬型𧿹内翻：非负重情况下内翻畸形可以被外力矫正。③固定性𧿹内翻：即外力无法矫正其畸形。根据影像学对第1、2跖骨间夹角（intermetatarsal angle，IMA）的测量，𧿹内翻可分两类，即IMA>0°和IMA<0°。

临床表现　𧿹趾内翻畸形，多数无疼痛，部分患者并发趾间关节屈曲挛缩。

治疗　无症状的𧿹内翻患者无须治疗。对于医源性损伤或外伤导致的𧿹内翻倾向患者，可以使用绷带缠绕前足使𧿹趾向外侧足趾靠拢，一般固定6~8周。对于严重畸形影响穿鞋或疼痛剧烈影响生活的患者需考虑手术治疗。手术方式包括软组织松解术，肌腱转移术，跖骨截骨术和跖趾关节融合术、成形术、置换术。

（俞光荣　洪　浩）

chuízhuàngzhǐ

槌状趾（mallet toe）　远趾间关节的异常屈曲的畸形（图1）。可单独存在或与锤状趾联合存在。病因尚不清楚，最常见于第2趾，该趾常为最长的足趾，当穿着鞋尖窄小的鞋子时，第2趾超出其他足趾的突出部分可在趾尖受压，远趾间关节可因受压而弯曲。槌状趾常见于患有周围神经病变的糖尿病患者。常见的并发症是足趾末端甲下的痛性胼胝，长期会造成溃疡并感染。治疗方面可以改穿加长的鞋子，足趾套筒保护（图2），同时应用足趾垫抬高足

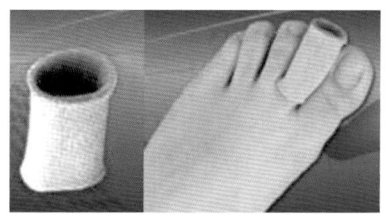

图2　槌状趾应用足趾套筒保护

趾从而达到减轻足尖压力的目的。若症状较重则需手术治疗。

（俞光荣　李　兵）

chuízhuàngzhǐ

锤状趾（hammer toe）　近趾间关节异常屈曲的畸形（图1）。可为柔韧性或僵硬性。女性多见，可达患者群体的85%。锤状趾畸形最常见于第2趾，其次是第3、第4趾，也可同时多趾发生。常见的原因有足趾过长，穿不合适的鞋子，同时伴有𧿹外翻畸形等。锤状趾畸形最常见的疼痛部位是近趾间关节背侧，也可出现在足趾末端的跖侧面，即末梢胼胝。治疗方面可以改穿宽松的鞋子，通过衬垫和固定带减轻畸形（图2）、缓解疼痛部位的压力；在畸形早期也可手法活动纠正近趾间关节的屈曲畸形，并阻止跖趾关节背屈的发生。若治疗效果不好需手术治疗。

（俞光荣　李　兵）

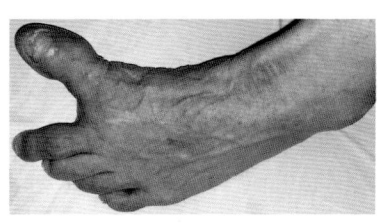

图1　𧿹内翻

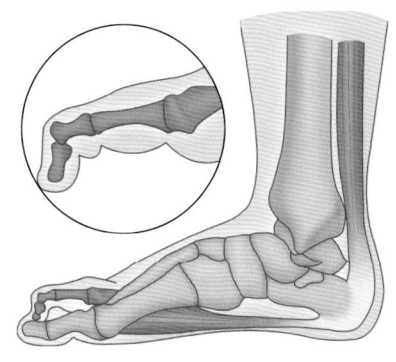

图1　槌状趾

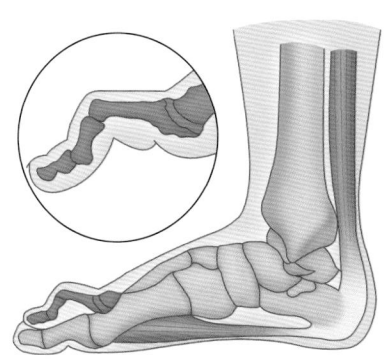

图1　锤状趾

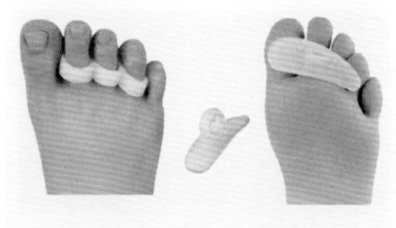

图 2　治疗锤状趾的衬垫

zhǎozhuàngzhǐ

zhǎozhuàngzhǐ

爪状趾（claw toe）　跖趾关节背屈畸形并同时伴有近趾间关节和远趾间关节的跖屈畸形。见于第 2~5 趾（图 1）。其确切发病机制尚不明确。目前认为与神经肌肉性疾病、关节炎畸形以及代谢性等疾病相关。由于足部伸、屈肌肌力失衡，足内、外在肌肌力失衡，形成爪状趾。主要症状表现为足底跖骨头下形成的疼痛性胼胝体，甚至出现皮肤溃疡。近趾间关节屈曲，背侧受到鞋面的摩擦、压迫形成疼痛性胼胝体（图 2）。治疗可以改穿宽松的鞋子及治疗跖痛症的鞋垫和矫形器等。若症状仍不缓解，需要手术治疗纠正畸形。

（俞光荣　李兵）

qiànjiǎ

嵌甲（ingrown toenail）　因趾甲修剪不当致远侧趾甲缘两端形成锐尖或趾甲卷曲畸形，同时受

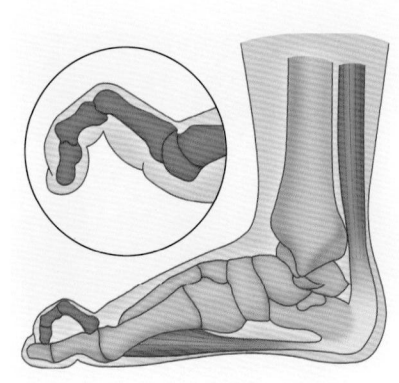

图 1　爪状趾

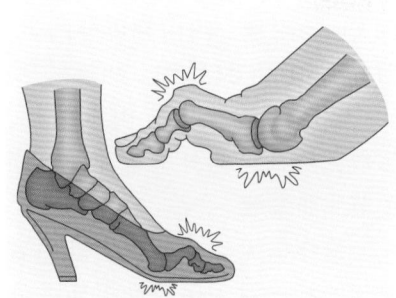

图 2　爪状趾可造成跖趾关节底侧和近趾间关节背侧疼痛性胼胝体

到鞋前帮的挤压，将踇趾挤向第 2 足趾，使踇趾内、外侧甲皱襞受压，甲缘的锐尖或卷曲的趾甲向甲皱襞中生长形成嵌甲。通常发生于踇趾。当甲缘的锐尖刺破皮肤，细菌或真菌会进到伤口里，引起内侧或/和外侧甲皱襞红、肿、多汗、渗液和触痛，出现肉芽组织增生，如果脓液排出不畅，形成感染性嵌甲，增生的肉芽组织被上皮组织覆盖，进一步阻碍了脓液排出，从而形成恶性循环。分为三期。Ⅰ期：甲皱襞疼痛、肿胀；Ⅱ期：出现感染，渗液，臭味；Ⅲ期：出现肉芽组织增生。无论哪一期患者，首先需要换穿宽头鞋，避免鞋前帮继续压迫踇趾，打破恶性循环。对于Ⅰ期患者，可采用温水泡脚 20 分钟左右，可稍许剥开甲皱襞，常可发现甲缘端的锐尖，用指甲钳稍微修剪，使锐尖变钝即可，几天后可再用此方法修剪，直至甲缘两端长出甲皱襞；如果趾甲增厚、变形明显，可在泡脚后使用小棉束插入到甲缘端，需要持续数周。对于Ⅱ期和Ⅲ期患者，需要到医院诊疗，包括口服抗生素、清创、甲板切除、甲皱襞切除、甲床部分切除等。

（俞光荣　赵有光）

duōzhǐ

多趾（polydactyly）　一只脚足趾数量多于 5 个的畸形。最常单独发生，仅有足趾数量增多，身体其他部位没有异常，多为常染色体显性遗传。也可能是某种遗传综合征的其中一种表现，身体其他部位同时存在异常。多趾总体发生率约为每 1 000 个活婴中有 2 例。有的多余脚趾跟正常脚趾没什么两样，有的像树杈分开，有的还有趾蹼相连，对于不影响行走、穿鞋的患者，可不予治疗。如果需要治疗，以切除多余足趾的手术治疗为主。手术前需要拍足的 X 线平片，判断需要切除哪一个足趾。

（俞光荣　赵有光）

bìngzhǐ

并趾（syndactyly）　2 个或 2 个以上足趾融在一起的畸形。某些类哺乳动物具有并趾的特征，但是对于人类这种情况就不正常了。并趾有简单和复杂之分，简单并趾为相邻足趾仅由软组织连接在一起，复杂并趾为相邻足趾由骨组织连接融合在一起，可能是某种综合征的其中一种表现。并趾分为完全并趾和不完全并趾。①完全并趾：累及的足趾从趾根连接到趾尖，趾尖不能分开。②不完全并趾：累及足趾近部趾尖可以分开，累及足趾尖部而近部存在间隙。并趾的诊断并不难，在出生时就能发现，一般对行走影响不大，无须积极治疗。

（俞光荣　赵有光）

yāpòxìng shénjīngbìng

压迫性神经病（compressive neuropathy）　神经直接受到压迫引起的，以神经支配区的疼痛感、麻木感和相关肌肉无力为症状的疾病。这些症状仅影响身体的一个特定部位，具体取决于受影响

的神经。神经电生理检查有助于明确诊断。在某些情况下，手术可能有助于缓解对神经的压迫，但并不一定能缓解所有的症状。由于神经功能障碍是节段性受压缺血所致，如果病情不严重或病程较短，神经功能通常在解除压迫因素后能得到恢复。

（杨波鲁昕）

wànguǎn zōnghézhēng

腕管综合征（carpal tunnel syndrome，CTS） 正中神经在穿过腕管时受压，导致手部和手臂疼痛、麻木和刺痛等一系列症状的临床综合征。

病因及发病机制 腕管结构（腕管及其内容物）：正中神经从前臂穿过腕部（腕管）的通道到达手部（图1）。支配除小指外的拇指和手指的掌侧区域皮肤感觉功能，还负责支配拇指周围的肌肉运动。挤压或刺激腕管内正中神经的任何情况都可能导致腕管综合征。如腕部骨折可以使腕管狭窄并刺激神经；类风湿关节炎引起的肿胀和炎症也可以。很多时候，不是单一原因导致腕管综合征，各种危险因素的组合都有可能促进病情的发展。

临床表现 该综合征的症状通常逐渐出现。①疼痛或麻木感：患者可能会有手指的疼痛或麻木感，通常位于拇指、示指、中指或环指，但小指一般不受影响。这些手指可能会产生类似触电的感觉。感觉可能会从手腕传到手臂。症状通常在患者握住方向盘、电话或报纸时发生，或可能使患者从睡眠中惊醒。许多患者握手以减轻症状。麻木的感觉可能会随着时间变得恒定。②无力：患者可能会感到手指无力并掉落物体，可能是手指麻木或拇指的肌肉无力所致。

诊断与鉴别诊断 通过结合典型的病史、体格检查和神经电生理测试结果来确诊腕管综合征。体格检查包括对患者的手、手腕、肩和颈椎的详细评估，以明确是否有其他引起神经受压的原因。医师会检查患者的手腕是否有压痛、肿胀、任何畸形的表现以及手指的感觉和手部肌肉的力量。神经电生理测试是确诊检查，可以测量神经的传导速度。如果在神经传递到手时神经冲动的速度比正常慢，则患者可诊为腕管综合征。需与颈椎病、正中神经在胸廓出口或肘部或前臂等部位受压的疾病等相鉴别。

治疗 该综合征症状开始后应尽早治疗。在早期阶段，患者应多休息，避免进行使症状恶化的活动，应用冰袋以减少肿胀。

非手术治疗 ①手腕夹板制动：睡眠时夹板可以使腕部保持静止，有助于缓解夜间刺痛和麻木的症状。②非甾体类抗炎药（NSAID）：如布洛芬、双氯芬酸钠等，可能会在短期内帮助缓解腕管综合征的疼痛症状。③皮质类固醇：腕管内注射皮质类固醇（如可的松）以减轻疼痛。皮质类固醇可减轻炎症和肿胀，从而减轻对正中神经的压力。如果腕管综合征是由类风湿关节炎或其他炎症性关节炎引起的，那么治疗原发病可以减轻腕管综合征的症状。

手术治疗 在非手术治疗效果欠佳时可考虑手术治疗。手术的目的是通过切开腕横韧带来缓解对正中神经的压迫。有两种手术方法可供选择：①开放手术：传统且广泛应用，切开腕横韧带，直视下解除对正中神经的压迫。②内镜下腕管松解：手术医师会通过手或腕上的两个小切口切开韧带以解除对神经的压迫。但可能存在对腕横韧带的松解不彻底，可能需要再次手术。

预后 该综合征对治疗的反应良好，但仅有不到50%的患者减压手术后其手部的感觉完全恢复正常。术后患肢体残留的麻木或无力是常见的。大多数患者可能需要在手术后数周内恢复正常工作活动。

（杨波鲁昕）

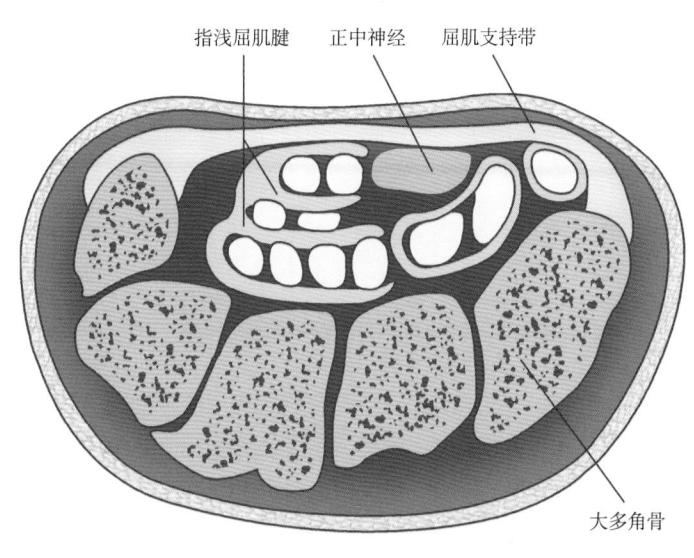

指浅屈肌腱　正中神经　屈肌支持带

大多角骨

图1　腕管结构（黄色为正中神经）

xuánqiányuánjī zōnghézhēng

旋前圆肌综合征 （ pronator teres syndrome）

肘部正中神经的压迫性神经病变。该综合征发病较腕管综合征和骨间前神经综合征少见。

病因及发病机制 最常见的病因是正中神经卡压在经过旋前圆肌或指浅屈肌时受压。

临床表现 肘部或前臂近端的正中神经受压可导致其远端神经皮肤分布区的疼痛感或麻木感以及由骨间前神经支配的三块肌肉的无力：拇长屈肌、支配示指的指深屈肌和旋前方肌。

诊断与鉴别诊断 特征性体征为近端正中神经压痛，前臂的内旋抗阻可加剧疼痛；拇长屈肌、支配示指的指深屈肌肌力减退（钳夹动作无力），桡侧三个手指及手掌可能的感觉异常。该综合征电生理特征为前臂近端正中神经的传导速度可能较慢，但腕部的远端潜伏期和感觉神经动作电位正常。主要需与腕管综合征、骨间前神经综合征等相鉴别。

治疗 ①非手术治疗：局部应用皮质类固醇注射可能会减轻症状。按摩疗法也可减轻患者的疼痛。②手术治疗：如果患肢制动6周后，电生理检查结果无改善，则需要采用手术减压治疗，如切断旋前圆肌浅头或者异常纤维束带及屈指浅肌的腱弓等。

预后 在大多数情况下，该综合征通过减压手术后即可恢复良好，并且患者大多能在3周左右恢复轻负荷工作，在6周内恢复常规负荷工作。

（杨波鲁昕）

gǔjiānqiánshénjīng zōnghézhēng

骨间前神经综合征 （ anterior interosseous nerve syndrome）

骨间前神经（AIN）的损伤，导致特征性的拇指/示指钳夹动作无力的临床综合征。又称基洛-内文综合征（Kiloh-Nevin syndrome）。

病因及发病机制 AIN是来自正中神经的运动分支，与骨间前动脉一起在前臂深处延伸。它支配前臂的三块肌肉：拇长屈肌（FPL）、旋前方肌（PQ）和桡侧部分的指深屈肌（FDP）。最常见的原因是前臂受伤造成肿胀导致神经受压，如肱骨髁上骨折，通常与深部肌肉组织出血有关；前臂骨折切开复位继发的损伤；肘关节脱位以及穿透性损伤（如刺伤）的直接创伤都可能是该病的病因。

临床表现 骨间前神经综合征患者常有拇指指间关节和示指远指间关节的屈曲障碍。由于骨间前神经是运动神经。因此，一般不伴有感觉障碍或疼痛，与旋前圆肌综合征有明显区别。

诊断与鉴别诊断 电生理检查是确诊前骨间神经综合征的关键检查。神经传导速度检查可能是正常的，或可能表现出旋前方肌的潜伏期减慢。肌电图（EMG）最有用，通常会发现拇长屈肌，第1、第2指深屈肌以及旋前方肌的指标异常。主要需与腕管综合征和旋前圆肌综合征等相鉴别。

治疗 如果临床表现和肌电图提示存在压迫性神经病，在症状发生后短期内不能缓解，则可行手术进行神经减压治疗，通常手术效果较好。

预后 大多数良好。

（杨波鲁昕）

zhǒuguǎn zōnghézhēng

肘管综合征 （ cubital tunnel syndrome）

尺神经在穿过肘内侧的肘管时受压激惹后出现一系列症状的临床综合征。又称尺神经病。

病因及发病机制 当患者经常屈曲肘关节（拉、伸或抬起）、过分倚靠肘部或对该区域造成压力时，可能会发生肘管综合征。肘关节炎、骨刺和肘关节周围骨折或脱位也可导致肘管综合征。

临床表现 主要症状为手部、环指或小指的麻木感或刺痛感，尤其在屈肘时症状加剧。夜间因肘关节长时间屈曲，常导致患者疼醒。尺神经支配的肌肉力量减弱会导致相应手部灵巧性运动能力和抓物动作变弱。

诊断与鉴别诊断 除完整的病史和体格检查外，该综合征的辅助诊断检查还包括：①神经传导测试，用于确定信号沿神经向下传导的速度以明确神经是否受压。②肌电图（EMG），用于检查由尺神经支配的前臂和手部肌肉的神经和肌肉功能。如果相应肌肉不能按照应有的方式运动，则可能是尺神经出现问题。③肘关节X线平片，检查肘关节的骨质情况：是否患有关节炎或骨质增生。需与神经根型颈椎病、腕尺管综合征、胸廓出口综合征等相鉴别。

治疗 最有效的治疗方法是停止诱发症状的活动。①非手术治疗：包括休息和停止加重病情的任何活动，如不弯曲肘部、夜间佩戴夹板或泡沫肘部支架（以限制运动并减少刺激）、使用肘垫（防止硬表面长期刺激）、非甾体类抗炎药（如布洛芬或双氯芬酸钠等）、神经滑行练习，类固醇局部注射有助于减轻肿胀和疼痛。②手术治疗：如果非手术治疗方法无效，可以考虑手术治疗，常用的方法是在松解肘管内的尺神经后，再将其前置于皮下或者肌肉内。

预后 严重的病例即使在手

术以后，患者仍可能持续存在症状。但约有 85% 神经严重受压的患者对其他非手术治疗反应不佳，而可能会从肘管减压手术中受益。

（杨　波　鲁　昕）

wàn-chǐguǎn zōnghézhēng

腕尺管综合征（ulnar tunnel syndrome）

尺神经经过腕尺管时受到卡压而出现的手和手腕一系列症状的临床综合征。腕尺管综合征比肘管综合征和腕管综合征少见。

病因及发病机制　在腕部，尺神经通过腕尺管进入手中。如果神经在这里被卡压，就会引起腕尺管综合征。导致腕尺管狭窄最常见的原因是软组织肿瘤，通常是腕关节来源的良性囊肿。其他常见原因是重复的外伤、劳损或施加在手部区域的慢性压力。

临床表现　通常会在手和手腕上产生症状，尤其是小指和环指。症状常包括麻木感或刺痛感、灼痛、尺神经支配的肌肉力量减弱、手和手指呈爪状指畸形。

诊断与鉴别诊断　除完整的病史和体格检查外，该综合征的辅助检查还包括：①神经传导测试和肌电图（EMG），该测试检查神经和肌肉功能，用于检查由尺神经支配的前臂和手部肌肉。②腕关节 X 线平片，查看腕关节的骨质情况：是否患有关节炎或骨质增生。需要与腕掌关节炎、神经根型颈椎病、肘管综合征、潘科斯特（Pancoast）肿瘤和糖尿病性神经病等相鉴别。

治疗　①非手术治疗：如果患者症状与手腕重复性运动劳损明显相关，应尽量减少重复性运动，可以佩戴腕带，以防止神经运动。骑自行车的患者可佩戴带衬垫的手套以减轻对神经压力。

②手术治疗：腕尺管综合征如果是由囊肿引起的，则应手术切除；如果是由外伤骨折引起的，则需要手术切除所有骨折碎片以减轻神经卡压；或者可以切开局部韧带（如腕横韧带）以减轻腕部压力。

预后　如该综合征不经控制，其严重程度会随着时间推移逐渐进展，尺神经可能会永久受损。但是，经过适当的治疗，大部分可以完全康复。严重病例经手术减压后可减轻相关疼痛、麻木和无力等症状，但术后恢复常需要花费几个月的时间。

（杨　波　鲁　昕）

ráoguǎn zōnghézhēng

桡管综合征（radial tunnel syndrome）

桡神经在穿过桡管受压而出现肘外侧疼痛等表现的临床综合征。桡管是指桡神经从肱桡关节到旋后肌近侧缘间走行的空间。但该综合征不存在功能障碍和明确的电生理异常，故其是否可作为一种独立的周围神经卡压综合征仍存争议。

病因及发病机制　具体病因未明，其发生可能与桡侧腕短伸肌弓压迫、肘关节纤维性粘连相关。但关于为何只表现出疼痛，而无运动功能障碍，则仍无很好的解释。

临床表现　多见于中年男性。可能与长期伸肘持物工作、网球肘病史相关。常表现为肘外侧及前臂伸侧近端疼痛，旋转前臂时可加重，无感觉及运动障碍，患者因疼痛可出现轻度无力。肘部桡神经走行处均有压痛感，以肱骨外上髁下方偏内侧 2~3 cm 处为著。前臂抗阻力旋后或伸中指时可诱发疼痛。

诊断与鉴别诊断　根据肘外侧疼痛史，肱骨外上髁内下方压

痛，无感觉及运动动能障碍等特点，可作出桡管综合征的临床诊断，电生理及影像学检查无特异性表现。需与骨间后神经综合征、网球肘等相鉴别。

治疗　①非手术治疗：肘外侧理疗、局部封闭。②手术治疗：适用于非手术治疗无效者，术中需将旋后肌腱弓（Frohse 弓）切开，充分去除所有可能压迫桡神经的因素。

预后　非手术与手术治疗的效果均较好，大部分患者经治疗后症状消失。

（杨　波　金　迪）

gǔjiānhòushénjīng zōnghézhēng

骨间后神经综合征（posterior interosseous nerve syndrome）

发生于桡神经深支经过旋后肌深部分为骨间后神经（PIN）处，以肘外侧疼痛、掌指伸肌无力等为表现的临床综合征。该综合征是一种相对少见的桡神经分支卡压综合征。

病因及发病机制　旋后肌腱弓（Frohse 弓）是由旋后肌腱膜形成的纤维腱性弓，构成其近侧缘。骨间后神经在此处受压时，其支配的伸指、伸拇、部分伸腕、肘关节囊及骨间膜深感觉功能受损，而桡侧腕伸肌及浅感觉不受累。

临床表现　多见于男性优势手，早期表现为肘外侧疼痛，可表现为夜间痛、静息痛，后逐渐出现无力症状。查体可见伸指、伸拇无力，伸腕略受限并向桡侧偏斜、诱发痛、甩水试验阳性。

诊断与鉴别诊断　根据患者伸指、伸拇无力，而伸腕仅略受限并向桡侧偏斜的表现即可高度怀疑该病，确诊需行电生理及影像学检查（超声、MRI）分别进行定性及定位诊断。需与桡管综

合征、上臂桡神经卡压、顽固性网球肘等相鉴别。

治疗原则 ①非手术治疗：早期无明显功能障碍的患者，可采用局部注射糖皮质激素及营养神经药物对症治疗。②手术治疗：对于非手术治疗无效、出现功能障碍及肌电图明显异常患者可行手术切除旋后肌腱弓。

预后 该病一般预后良好，经非手术治疗或手术治疗后可在数月内恢复功能。

(杨波 金迪)

xiōngkuò chūkǒu zōnghézhēng

胸廓出口综合征（thoracic outlet syndrome，TOS） 胸廓出口是指臂丛神经、锁骨下动静脉从胸廓发出进入腋窝的位置，即第一肋与前中斜角肌所形成的间隙。严格来说，这并不是一个解剖学名词，但由于此处的变异或病变会引发特征性的臂丛神经根干部、锁骨下动静脉受压症状，医师们在总结这一类疾病时逐渐形成了"胸廓出口综合征"这一概念。也有学者提出"颈腋综合征""臂丛神经血管受压症"等名称，但本书中依照美国国立医学图书馆的医学主题词表（MESH）仍沿用"胸廓出口综合征（Thoracic outlet syndrome，TOS）"这一广泛使用的名称。医学文献中，一般根据病因将胸廓出口综合征分为动脉型 TOS（A-TOS）、静脉型 TOS（V-TOS）、创伤性神经血管型 TOS、真性神经源性 TOS（TN-TOS）以及未确定型 TOS。骨科临床中常说的胸廓出口综合征即指 TN-TOS。

病因及发病机制 TN-TOS 的发病常源于异常纤维束带的出现，其起止点多为第 1 肋至异常的颈椎结构（如颈肋或 C_7 横突过长），有学者提出此类异常束带为一种

国人常见解剖变异——小斜角肌的前缘腱性成分。另外，一部分患者并不存在骨性结构异常，其异常束带可来自肥大的前斜角肌。TN-TOS 的发病多继发于创伤、长期不良的颈部姿势及运动习惯，即当斜角肌群强烈收缩乃至痉挛时，称为"胸廓出口"的间隙会变得更加狭窄，异常束带对神经根干部产生压迫损伤，导致 TN-TOS 的发生。由于 $C_8 \sim T_1$ 神经根多在异常束带前方走行，束带紧张产生压迫时产生向上的应力，故 TN-TOS 多表现为下干受压型，其中 T_1 受压明显，可造成大鱼际肌肉明显萎缩，而其他肌肉则受累较轻。另外，前、中斜角肌痉挛也可造成穿行其中的 C_5、C_6 受压，表现为上干受压型。两种机制同时存在时，即表现为全臂丛神经受压型。TN-TOS 的发病可伴发多源性卡压综合征，即颈丛神经范围内存在多处压迫，单处压迫程度可较轻，多处叠加引发症状。常见的伴发疾病包括腕管综合征、顽固性网球肘等。

临床表现 根据受累的神经范围，可将 TN-TOS 分为上干受压型、下干受压型和全臂丛神经受压型。①上干受压型：主要表现为颈肩部酸痛，三角肌、上臂外侧感觉异常，肩外展、屈肘肌力下降，可伴有头晕、视物模糊等非特异性症状。肌电图提示上干的分支传导速度减慢。②下干受压型：为最典型的 TN-TOS，多见于中年妇女，主要表现为手臂内侧及手尺侧感觉异常，手部无力，灵活度下降，由于病程进展缓慢，许多患者在运动神经受累较严重至出现鱼际肌及手内在肌萎缩后才来就诊。③全臂丛神经受压型：患者同时具有上述两型的特征表现，如肩肘肌力减退伴前臂内侧

痛觉减退。

诊断 TN-TOS 的诊断根据上、下干受压型的典型症状，电生理检查（通常包括神经传导速度和针极肌电图检查）有利于明确病变范围和程度，颈椎 X 线平片和颈椎 MRI 有助于发现骨性结构异常及排除颈椎病。

鉴别诊断 需考虑相同神经节段在不同层面上的卡压疾病，根据受累的范围进行鉴别。如对下干受压型 TN-TOS，需考虑与 $C_8 \sim T_1$ 神经根病、肘部尺神经病变及腕管综合征鉴别。电生理检查可协助定位，多表现为正中神经 CMAP 及前内侧皮神经 SNAP 明显下降，而尺侧受累较轻，针极 EMG 可见鱼际肌和内在肌慢性轴突损伤，而其他 $C_8 \sim T_1$ 支配的肌肉，如示指伸肌则受累较轻。

治疗 一般建议先行非手术治疗，常用方法包括颈部局部封闭、颈椎牵引或颈托。如出现明确的肌电图改变、肌肉萎缩时则应采取手术治疗。手术入路有经腋路和经锁骨上两种。多采用锁骨上入路，术中需切断异常束带，必要时切除骨性异常结构，而经腋路则多用于第一肋切除。术中避免不必要地扩大手术范围，以减少并发症及瘢痕组织的产生。部分复发患者可能同时存在胸小肌综合征，术中可同时切除胸小肌肌腱。

预后 TN-TOS 的手术治疗整体上来说是安全有效的。患者的疼痛和感觉异常多可缓解，肌肉无力及萎缩不再进展，但运动功能则较难完全恢复。可能出现的手术并发症，包括血胸、气胸，部分患者可因瘢痕组织的压迫而症状复发，严格把控手术适应证有助于改善预后。

(杨波 金迪)

gǔ yízhí

骨移植（bone graft）

利用游离骨块（自体、异体、新鲜、库骨）或带蒂骨块（血管蒂、肌蒂）来填补骨缺损区的手术。即将从其他地方取得的骨骼（供骨处）转移到另一个部位（受骨处）以填补骨缺损。骨移植已被广泛采用，但除了自体移植外，供者的骨细胞不能在受体内存活。留下的死基质具有诱生骨的能力，可刺激宿主的成骨细胞再集落在基质，并产生新骨。因此，移植骨就像在建造的桥的脚手架，并可稳定缺损的骨直至新骨形成。

分类　骨移植主要包括自体骨移植、同种异体骨移植、异种移植和人工骨移植。自体骨移植多采自髂骨、胫骨和腓骨，分别提供松质骨、皮质骨和全骨。同种异质骨移植指由别人身上取下的骨组织，与自体骨移植相比，同种骨材料来源较多，且因其具有天然结构、形状和强度，有一定的诱导活性，在骨移植中有其不可替代的地位，但同种骨移植如检疫不严有传播肝炎、艾滋病等疾病的危险。

作用　①刺激成骨作用：从正常骨骼取下的骨质（称移植骨）移植到患者的病骨（称承受骨）部位时，移植骨不仅是等待承受骨成骨细胞的爬行代替，还可刺激承受骨产生活跃的成骨作用，加速爬行代替过程，促进移植骨和承受骨间的愈合。②桥梁作用：如骨有缺损，其间隙必然会有骨膜萎陷和瘢痕形成，阻碍骨的连接。如在骨缺损两端之间填充植骨，可以撑开骨膜，充当桥梁，使承受骨的成骨细胞从移植骨的两端同时进行爬行代替，最后融合成一块完整的骨骼。③内固定作用：硬的皮质骨可以修成板状，或修成柱状插入病骨两端。用螺钉固定，除有上述两种作用外，还可以起到一定的内固定作用，以保持骨折（或病骨）端的对位，为骨折的愈合创造有利条件。④代替作用：吻合血管的骨移植后，除具备上述三种作用外，因其具备独立的血液循环系统，血管接通后，移植骨立即成活，使不吻合血管骨移植的爬行代替变为骨折愈合过程，加速了移植骨的愈合速度，缩短了外固定的时间，有利于肢体功能的恢复。此外，吻合血管的骨移植多为全骨移植，不但可以代替缺损的骨骼，还可以为受区提供新的血供。因此，吻合血管的骨移植，一般适用于大块缺损和缺血性骨坏死。

适应证　①骨折不愈合或迟缓愈合。②骨缺损：外伤性、良性骨肿瘤，先天性骨不连。③关节融合：如脊柱关节融合术。④骨阻挡。⑤控制感染，方可植骨。⑥改善血供。

（卫小春）

zìtǐgǔ yízhí

自体骨移植（autogenous bone graft）

从身体上其他部位取出一定量的骨质，植入骨质缺损部位，促进骨质愈合的手术。主要应用于骨缺损和骨不连患者。自体骨移植与其他骨移植材料相比其优越性为：①没有抗原性。②新鲜自体骨移植后，受体外周血管可迅速长入，部分骨细胞可存活。③具备良好的成骨诱导能力和成骨能力，是目前最理想的移植材料。

材料选择　临床上可用于修复骨质缺损材料较多，但理想的骨移植材料应具有成骨性、骨诱导性、骨传导性及完全生物相容性等特性。自体骨移植由于具有上述所有特性，所以在临床上应用较广泛，自体骨仍是骨移植的金标准，包括松质骨、皮质骨、骨髓移植和复合自体骨移植。移植骨可取自自体髂骨、腓骨、肱骨、胫骨或桡骨等。另外，根据骨折不同部位及特征选用不同的移植骨，如股骨胫骨骨不连采用自体髋部肌骨瓣，手舟骨采用桡骨远端松质骨，踝关节骨不连采用胫骨远端松质骨。

手术方法　包括以下几种。

不带血供游离自体骨移植　皮质骨移植皮质骨不但可提供功能性支持，并且具有骨传导和骨诱导作用。主要取自股骨、胫骨、腓骨、桡骨或者肋骨。松质骨移植自体松质骨表面积大，可提供大量的细胞。松质骨表面的骨细胞由于受组织液的弥散而得以存活，并积极参与骨形成，松质骨移植可迅速与宿主骨相融合。松质骨的孔隙状结构使血管网的重建更为容易，可有效发挥骨诱导和骨传导的作用，诱导新骨形成，但松质骨的空隙状结构使其不能提供良好机械支持，常用于对移植骨机械强度无特殊要求时。

带血供自体骨移植　带血供自体骨移植可得到充足的血供，不会发生骨坏死和吸收，不必依赖受植床，移植骨中具有大量活的成骨细胞，直接与受区骨发生愈合，移植骨与骨床之间像骨折一样以骨生长的方式愈合，而且可同时修复与骨缺损并存的软组织缺损，骨折愈合的时间短，对感染和负荷的抵抗能力强，因此，能达到愈合快、固定期短、有利于肢体功能恢复的目的。但带血供的自体骨移植操作时间长，技术要求高，并需要一定的设备，故应根据适应证选用。

自体骨髓移植　骨髓包含成骨性前体细胞，即骨髓间充质干细胞（MSC），由于它们能自我更新、可分化为组成组织的功能细胞的内在能力，使其成为骨移植研究领域，特别是骨组织工程研究的热点；在骨科临床应用的相关研究中也不断取得新的进展。

复合自体骨移植 自体骨复合骨髓移植由于红骨髓含有大量的骨祖细胞和各种具有成骨潜力的骨生长因子，有较强的成骨能力。在骨折愈合的不同时期，BMP、VEGF有着各自的表达和分布特点，并共同调节骨祖细胞的增殖和成骨细胞、软骨细胞的分化，最终完成骨折修复。

常用取骨部位 ①髂骨：全身可供骨松质移植的部位有骨盆骨、脊椎骨、肋骨、足跗骨、手腕骨及长骨两端，最常用的供骨部位是髂骨。②胫骨：皮质骨主要来源于长骨，如股骨、肱骨、胫骨和腓骨等骨干。胫骨是最常用的骨皮质供骨来源，取自胫骨的骨块强度较好。③腓骨：腓骨具有一定的强度，通常取腓骨中1/3段或上1/2段作为骨段移植材料。腓骨不是主要负重骨，切取后对下肢功能无明显影响。④骨髓MSC的获取和加工：骨髓的获取主要是通过骨髓穿刺抽吸的方法获得，部位一般选取髂前或髂后上棘，也可从胫骨、股骨、胸骨、腰椎等骨中获取。

（卫小春）

tóngzhǒng yìtǐgǔ yízhí

同种异体骨移植（allogenic bone graft） 同一种属不同个体间植入骨组织块的手术。是临床广泛使用于治疗各种骨缺损和促进脊柱融合的方法。根据处理方式的不同，同种异体骨可以分为新鲜异体骨、深冻骨、冷冻干燥骨（fresh frozen allograft，FFA）和脱钙骨基质（demineralized bone

matrix，DBM）。临床异体骨常取自：①截肢的骨组织。②胸部手术中切除的肋骨。③新鲜尸体骨骼，包括死婴（多采用软骨）。禁忌采集来源于肿瘤、传染病、细菌性感染、骨病、血液病患者的骨组织。对于新鲜尸体，应争取在死后6~12小时的无菌状态下取骨，并经相应的处理后存入骨库。

（卫小春）

yìzhǒnggǔ yízhí

异种骨移植（heterogenous graft） 将一个物种的骨组织植入另一个物种体内的手术。以小牛骨、猪骨为代表的异种骨在修复骨缺损方面具有其独特的优势。异种骨来源广泛，制造成本低，易于获得和加工，由于骨质中磷灰石的结构在不同种属间类似，较于人工骨，异种骨可形成多孔隙三维结构，有着更好的生物力学性能和骨传导性，作为天然骨移植材料有着巨大潜在临床应用价值。然而异种骨的应用有赖于消除其免疫原性，同时保存成骨和骨诱导能力，这也给异种骨移植相关研究提出了挑战。异种骨移植自此被人们重视。随着对异种骨处理方法、骨诱导活性物质研究的深入，异种骨移植已广泛应用于临床。但既需消除免疫原性，又要保留其成骨能力的矛盾使单纯异种骨的应用受到较大的限制。

（卫小春）

gǔ tìdàiwù

骨替代物（artificial bone） 可以替代人体骨或者修复骨组织缺损的人工生物材料。常用的骨修复材料包括自体骨和金属假体。自体骨增加了患者的创伤和痛苦；金属假体存在松动、断裂等问题。因此，人工骨替代材料移植修复

骨缺损成为医学重点。当需替换关节或治疗骨断裂时，最理想的方式是通过组织再生功能实现骨的自身修复。然而在许多情形下，人体骨并不能实现自身修复，如骨组织坏死、骨关节创伤，这时就需要人工骨的帮助，理想人工骨材料的研制是医学和生物材料科学领域的一个重要课题。包括金属替代材料、高分子植入材料、陶瓷替代修复材料和复合生物材料等。

金属替代材料 具有高强度、耐疲劳、延展性和重现性好等特点，成为骨材料应用中常用的替代材料，该类材料缺点是通常易腐蚀，引起有害离子的释放产生毒性，不能作为长期植入材料。

高分子植入材料 迅速发展，成为生物医用机械领域的主要材料，包括天然高分子材料和合成高分子材料。高分子生物材料有较好的延展性、轻量化和易成型等特点。

陶瓷替代修复材料 包括生物活性玻璃陶瓷、磷酸三钙和羟基磷灰石等。①生物活性玻璃陶瓷：在临床上主要用于牙种植体材料和骨填充材料，具有较高的强度，但由于其韧性比自然骨差、弹性模量过高、脆性大和抗疲劳性能较差等特点，不能直接用于承力较大的人工骨。②磷酸三钙（TCP）：是广泛应用的生物降解陶瓷，具有良好生物相容性和生物可降解性，但也存在低抗疲劳强度等缺陷。羟基磷灰石具有良好的生物活性，但具有脆性大、塑形和强度低等缺点。③羟基磷灰石（hydroxyapatite，HA）：纳米级羟基磷灰石具有更高的表面活性，比普通磷灰石更容易被人体降解和吸收，HA纳米粒子高分子复合材料通过模拟天然骨组织

结构特点，可以综合各组分材料的性能，有效解决在生理环境下强度低、抗疲劳性差的缺点，该材料在硬组织修复领域有着广阔的应用前景。

复合生物材料 根据生物复合材料中组分材料性质不同，通过设计和制备复合材料，融合各组分材料的性能，获得单组分材料中不具备的新性能，从而研制出理化性质与人体骨组织类似的复合生物材料。

经过改性的聚合物复合材料 作为修复和替换人体硬组织的材料，将具有以下优点：弹性模量通过调整可以达到自然骨水平；材料繁多、品种多样，可以满足人体不同部位需要的植入体；易成型，密度低，韧性高。缺点是作为负载材料时有强度差和易变形等局限性，同时聚合物—碳纤维复合材料的表面没有生物活性。

聚醚醚酮（polyetheretherketone，PEEK） 具有高强度（抗拉强度比聚乙烯高 5 倍）、高韧性、高耐磨性、抗疲劳性和抗冲击性好；是一类半结晶热塑性聚合物，无须任何添加剂即可成型，避免了由于加入其他的化合物可能带来的对人体有害的污染，对水解与辐射有很强的抵抗力。因此，在材料经过高温高压或辐射消毒后，其力学性能不会劣化，这种材料在生理环境中力学性能十分稳定。

（卫小春）

línsuāngài

磷酸钙（calcium phosphate） 骨替代物的一种，属于陶瓷替代修复材料。现在有越来越多的天然或合成的磷酸钙生物材料被生产，并广泛用于牙科和整形外科中，天然的磷酸钙材料可来自牛骨、珊瑚或海藻。合成的磷酸钙材料有羟基磷灰石、磷酸三钙、双相磷酸钙等。磷酸钙的化学组成、表面形貌、宏/微孔隙和溶解动力学等，决定了它们的生物相容性、骨传导性和骨诱导性。

羟基磷灰石（HA） 化学式是 $Ca_{10}(PO_4)_6(OH)_2$，钙磷比为 1.67，属生物活性材料，它的成分与骨矿物质最接近，因而在骨再生中应用广泛。另外，HA 还有良好的生物相容性、化学稳定性、骨传导性、骨诱导性，及较高的抗压强度和弹性模量。但也存在力学性能较差、脆性大的缺点。

磷酸三钙（TCP） 钙磷比为 1.50，与骨的无定形生物前体相似。可分为 α-TCP 和 β-TCP，它们的化学成分相同，但晶体结构不同。α-TCP 的不稳定性和细胞毒性，使其应用受到限制。β-TCP 有骨引导性，骨诱导性，良好的生物相容性，将其植入体内后无明显的毒性和副作用，且降解性明显优于 HA。因此，β-TCP 是可降解生物陶瓷材料的典型代表。

双相磷酸钙（BCP） 由低溶解度和骨传导性的磷灰石与溶解度较高、有骨诱导性的相（如 TCP）结合的双相陶瓷。BCP 可通过物理方法将 HA 和 β-TCP 混合，或化学方法高温烧结缺钙磷灰石产生。BCP 的降解与 HA/β-TCP 有关，比例越高，降解速率越低。在 HA/β-TCP 比例相同的情况下，材料的降解性大小取决于孔隙结构。孔隙率越大，孔连通性越好，材料的降解性能就越好，也就可以为新骨形成提供更多的钙磷源，使新骨长入和替换有足够的空间。BCP 表面可形成类骨磷灰石（CHA），是磷酸钙材料在体内产生骨诱导和骨质再生的前提条件。

（卫小春）

liúsuāngài

硫酸钙（calcium sulphate） 硫酸钙作为一种在临床上广泛应用的人工骨支架材料，具有良好的生物相容性与降解性能、来源充足、灭菌方便等特点，被美国食品和药品监督管理局（FDA）批准应用于临床骨缺损的治疗。①硫酸钙的生物相容性：已经成功制备以 α 相为基础的高纯度且结构均一的硫酸钙。这种硫酸钙具备良好的生物相容性和骨传导能力。大量的动物实验及临床应用发现，硫酸钙植入后对宿主周围组织无炎症刺激及异物刺激反应，无细胞毒性反应。②硫酸钙在机体内的降解性能：硫酸钙在机体内可以被完全降解、吸收，而且不会对血液中的钙水平产生明显的影响。进一步研究发现，硫酸钙的降解速率在一定范围内是可预测的、可预期调控的，而控制分子晶体结构、大小及形态是其关键作用。硫酸钙降解过快，则会使材料的生物支架作用丢失，骨传导活性下降，填充区纤维组织形成，不利于骨基质矿化，影响新骨重塑。③硫酸钙的成骨性能：硫酸钙促进成骨主要是由于其具有良好的生物相容性和骨传导性，这有利于成骨细胞长入材料内部，实现了骨缺损的修复。硫酸钙材料降解过程会形成局部的高钙环境，能够诱导成骨细胞的生长，协同弱酸环境诱导成骨因子的释放，并且能够促进与成骨细胞功能相关的多重 mRNA 及 BMP1、BMP7、骨细胞受体（FGFR1）等因子的表达。④硫酸钙修复骨缺损的临床应用：硫酸钙骨水泥能够有效修复桡骨远端粉碎性骨折，在 6 周时间内，骨碎片即可达到牢固结合。当少量硫酸钙骨水泥进入关节腔后，并未发现异位骨化等并发症。⑤硫酸钙的抗感染作用：硫酸钙可用作抗生素的载体，能够定点用药，在局部形成较高的药物浓度，有效的抑制细菌生长，全身副作用小。硫酸钙材料在体内可以完全吸收、降解，能够有效地填充清创后的骨缺损无效腔，具有良好的生物相容性、力学强度、骨传导能力、成骨能力。

（卫小春）

shēngwù táocí

生物陶瓷（bioceramics）

直接用于人体或与人体直接相关的生物、医用、生物化学等的陶瓷材料。骨组织工程中常用的生物陶瓷大致上可分为钙磷灰石和生物活性玻璃两类。由于它们的组成与人体正常骨组织中的结构和化学成分十分相近，成为骨组织工程中支架的良好材料。①骨组织工程中常用的生物陶瓷材料：a. 羟基磷灰石，具有良好的骨诱导和骨结合能力，同时能够较好地支持成骨细胞的黏附、增殖及分化；羟基磷灰石在人体中的降解速度十分缓慢；脆性较大，断裂韧性远小于正常密质骨，抗张抗压强度也不能完全模仿生理骨组织。b. β-磷酸三钙，具有良好骨诱导性能及可吸收性，与此同时，β-磷酸三钙在降解时可释放钙离子及磷酸盐离子，有助于新骨形成；β-磷酸三钙修复小面积缺损的骨愈合能力明显高于羟基磷灰石；在修复大面积缺损时，由于 β-磷酸三钙的降解速度过快导致缺损部位不能充分被新骨填充；脆性较大，断裂韧性远小于正常密质骨，抗张抗压强度也不能完全模仿生理骨组织。c. 生物活性玻璃，能够和活体组织紧密结合营造稳定的界面，还可触发一系列生物反应，在自身吸收降解的同时一道组织再生和血管化；在机体内，通过在生物活性玻璃表面形成炭化羟基磷灰石层使植入物和骨组织形成良好的连接，与此同时，其释放的 Si、Na、Ca、磷酸根离子能刺激细胞生成新的组织。②生物陶瓷作为骨组织工程支架的作用：生物陶瓷能够支持细胞的增殖分化外，生物陶瓷材料还能在成骨基因的表达、骨组织血管化中起到促进作用。β-磷酸三钙具有良好的骨诱导、骨结合和骨再生能力，可形成适合牙种植的骨床。③生物陶瓷支架在骨缺损重建的现有临床应用：利用 3D 打印技术，将患者体内分离的骨髓基质干细胞置于羟基磷灰石支架上，用于修复大面积胫骨缺损。④生物活性陶瓷作为骨组织工程支架表面涂层的临床应用：在钛植入物表面覆盖生物活性陶瓷涂层可改善植入物的生物功能。此外，羟基磷灰石用作金属支架涂层，可用于改善金属合金表面的抗腐蚀性。临床上，羟基磷灰石还用作全髋关节置换体表面涂层，羟基磷灰石涂层的髋关节修复体促进了骨组织的内向生长和表面生长，并且不伴有骨质溶解现象。

（卫小春）

gǔ shuǐní

骨水泥（bone cement）

用于填充骨与植入物间隙或骨腔并具有自凝特性的生物材料。骨水泥是骨黏固剂的常用名，其化学名称为聚甲基丙烯酸甲酯（polymethylmethacrylate，PMMA），是由甲基丙烯酸酯、苯乙烯共聚粉、甲基丙烯酸甲酯单体组成的室温自凝黏固剂，当单体中的催化剂与聚乙烯粉末中的引发剂接触反应后，可形成二苯甲自由基，该自由基与甲基丙烯酸反应结合，最终形成长链的聚甲基丙烯酸甲酯。骨水泥通常由固（PMMA、引发剂、硫酸钡等）、液（MMA 为主）两相在常温下混合后固化而成，在固化前期具有较好的流动性，可注射植入；其固化后具有良好生物力学特性及快速成型等优点，使得其在临床应用中发展迅速。骨水泥单体与粉剂自混合到完全固化，分为湿砂期、面团期、固化期四个时相。按照各个时相骨水泥的流动性、渗透性以及聚合后每一时相所占时间的不同，可将骨水泥分为高黏性和低黏性两类。为了提高 PMMA 骨水泥的生物学性能，不少专家学者在 PMMA 骨水泥加入如羟基磷灰石（HA）、磷酸三钙（β-TCP）、SiO_2、TiO_2、生物玻璃、生物陶瓷等活性组分。活性组分的引入可降低聚合时产生的热量，促进在骨水泥与骨组织之间诱导形成钙磷沉积过渡层，赋予材料一定的生物活性。

（卫小春）

gǔ xíngtài fāshēng dànbái

骨形态发生蛋白（bone morphogenetic protein，BMP）

一组具有类似结构的高度保守的功能蛋白，属于 TGF-β 家族。又称骨形成蛋白。BMP 能刺激 DNA 的合成和细胞的复制，从而促进间充质细胞定向分化为成骨细胞。还是体内诱导骨和软骨形成的主要因子，对骨骼的胚胎发育和再生修复起重要作用。

（卫小春）

gǔ zǔzhī gōngchéng

骨组织工程（bone tissue engineering）

将分离的自体高浓度成骨细胞、骨髓基质干细胞或软骨细胞，经体外培养扩增后种植于天然或人工合成的、具有良好生物相容性、可被人体逐步降解吸收的细胞支架（或称细胞外基质）的过程。这种生物材料支架可为细胞提供生存的三维空间，有利于细胞获得足够的营养物质，进行气体交换，排除废料，使细胞在预制形态的三维支架上生长，然后将这种细胞杂化材料植入骨缺损部位，在生物材料逐步降解的同时，种植的骨细胞不断增殖，从而达到修复骨组织缺损的目的。骨、骨膜、骨外组织和干细胞构成了种子细胞——成骨细胞的四个主要来源。胚胎或新生动物骨是骨的成骨细胞的主要取材方向。

（卫小春）

zhígǔshù

植骨术（bone graft technique）

将骨组织移植到患者体内骨骼缺损、起到加强或部位融合作用的手术。由于骨骼来源不同，分为自体骨移植及同种骨移植，随着冷藏设备和无菌防腐技术的进步，现在用骨库储存同种骨。常用范围有骨质缺损、骨折不愈合、填充囊性病灶或良性肿瘤刮除后所遗留的空腔、脊椎及关节融合等。常用植骨术包括以下几种。①取髂骨植骨术：植骨材料不要求强度时，髂骨嵴是最常用的自体骨供区，尤以髂后上棘和髂前上棘区骨松质量大。②取胫骨植骨术：尽可能不在胫骨取骨，这种方法从结构上使胫骨的强度减弱，在取骨处形成应力集中，负重时容易发生胫骨骨折，仅在从髂骨取骨不可能或需要一定强度的植骨材料时，可从胫骨前内侧面取骨。③取腓骨植骨术：腓骨的位置比较表浅，切取较容易，且有一定的强度，但不能得到松质骨。一般切取腓骨中1/3或者上1/2。

（卫小春）

jiézhīshù

截肢术（amputation）

将已失去生命能力、危害患者生命和没有生理功能的肢体截除的手术。随着诊断影像学、化疗、放疗、免疫治疗和肿瘤切除重建技术的发展，骨与软组织肿瘤的保肢治疗已逐步成为更合理的选择。特别对软组织肉瘤术前放射治疗和对骨肉瘤进行新辅助化疗后，以往一些无法保肢的肿瘤现已成为可能。骨肉瘤患者的五年生存率从不到20%提高到70%，股骨下端骨肉瘤广泛切除的保肢治疗，局部复发率为5%~10%，与截肢术相当。但一些累及神经血管、发生病理性骨折或不适当切开活检的患者，无法进行保肢治疗。相对截肢术而言，保肢术的手术操作过程较为复杂，术后伤口感染、皮瓣坏死、失血过多、深静脉血栓形成的风险也相对较高。保肢术中采用的不同重建方式所导致的远期并发症也比较多，包括假体周围骨折、假体松动下沉和脱位、骨不连、肢体不等长、晚期感染等。即使成功的保肢术，约1/3以上长期存活的患者最终仍需进行截肢。

在临床工作中，除了需要考虑手术所导致的损伤以外，进行截肢或保肢的选择还涉及其他许多问题，患者和医师最终应根据患者长期生活的目标和方式进行妥善的选择。

（郭卫）

shàngzhī jiézhīshù

上肢截肢术（amputation of upper extremity）

主要包括以下几种。

手部截肢术　见手部截肢术。
腕部截肢术　对于前臂截肢来说，只要有可能，应尽可能实行经腕骨截肢或腕关节离断术，

这样可以尽可能保留前臂的旋前、旋后功能。①经腕骨截肢术：做一个掌侧长皮瓣和一个背侧短皮瓣，长度比例为2∶1。皮瓣游离至预计截骨平面的近侧，显露下方的软组织结构。向远端牵拉并切断屈指肌腱和伸指肌腱，任其回缩。找到屈腕肌和伸腕肌腱，从附着点处游离、翻转至截骨平面近侧。找出正中神经、尺神经和桡神经地终末支，向远端牵拉，在截骨平面的近侧切断，任其回缩。然后在预计截骨平面的近侧钳夹、结扎并切断桡动脉和尺动脉，切断其他软组织至骨。锯断腕骨，磋磨骨端。在残留的顽固上选择与正常肌腱附着点方向一致的位置，将屈腕肌腱和伸腕肌腱固定。放置引流，逐层缝合切口。②腕关节离断术：首先做一个掌侧长皮瓣和一个背侧短皮瓣。

前臂（经桡骨）截肢术　前臂截肢术也同其他部位一样，尽量保持残肢长度。①前臂远端（经桡骨远端）截肢术：从预计截骨平面的近侧开始，做前后等长皮瓣，皮瓣的长度约等于截肢处前臂直径的1/2，将皮瓣、皮下组织和深筋膜翻向截骨平面近侧。在该平面近侧钳夹、双重结扎、切断桡动脉和尺动脉。找出桡神经、尺神经和正中神经，轻轻牵向远端，高位切断，使其回缩至残端近侧。在截骨平面横行切断前臂肌腹，任其回缩至截骨平面。横行截断尺骨和桡骨，磋磨骨端。用可吸收线缝合深筋膜，用不可吸收线间断缝合皮瓣，在筋膜深层放置引流。②前臂近端（经桡骨近端）截肢术：如果皮肤条件好，做前后等长皮瓣，如条件不好，必要时做不典型皮瓣，而不要在更近端平面截肢。将皮瓣和深筋膜一起翻向截骨平面近侧。

在截骨平面稍近侧分离、双重结扎并切断主要血管。找到正中神经、尺神经和桡神经，轻轻牵向远端，在近侧切断，使其向近侧回缩远离截肢残端。在截骨平面远端横断肌腹使其回缩至截骨平面。仔细修整多余肌肉。然后横断尺骨和桡骨，磋磨骨端。如果残端在肱二头肌止点以上，应将肱二头肌肌腱远端2.5cm切除。这将增加功能性残端的长度，有利于装配假肢。即使没有肱二头肌的屈肘功能，依靠肱肌肘关节也可获得满意的屈曲度。最后放置引流，分层关闭切口。

上臂（经肱骨）截肢术 经上臂截肢或经肱骨截肢，是指从肱骨髁上至腋窝皱襞之间任何水平的截肢。在近端从预计截骨平面开始，做前后等长皮瓣，每侧皮瓣长度等于上臂截骨平面直径的1/2。在截骨平面近侧双重结扎、切断肱动脉，在更高的平面横断正中神经、尺神经和桡神经，使其近端回缩至残端的近侧。在截骨平面远侧1.3cm处切断前间室的肌肉，使其刚好回缩至截骨水平。然后从尺骨鹰嘴处游离肱三头肌止点，将肱三头肌筋膜和肌肉做成一个长的肌肉-筋膜瓣，将该瓣向近侧翻转，在肘关节上至少3.8cm处环形切开肱骨骨膜，为安装假肢的肘关节装置留出空间。然后在此平面截断肱骨，磋磨骨端。修整肱三头肌成一长瓣，绕过肱骨残端，与前方肌肉表面的筋膜缝合。放置引流，逐层缝合切口。

肩部截肢术 患者仰卧位，患肩垫高，使患者背部与手术台成45°角。皮肤切口前方起自喙突，沿三角肌前缘向远端延伸，直至该肌止点。然后沿三角肌后缘向上止于腋皱襞后方，经腋窝

做第二切口将第一切口两端相连。在三角肌、胸大肌间沟游离、结扎、切断头静脉。分离三角肌和胸大肌，将三角肌牵向外侧，在止点处切断胸大肌并向内侧翻转。在喙肱肌及肱二头肌短头间隙显露神经血管束，分离、双重结扎、切断腋动静脉，分离胸肩峰动脉，同样方法处理，使上述血管在胸小肌下方向近端回缩。游离正中神经、尺神经、肌皮神经和桡神经，轻轻向下牵拉，尽可能高位结扎切断，使神经近端也回缩至胸小肌下方。将喙肱肌和肱二头肌短头在喙突起点附近切断。游离切断三角肌在肱骨的起点并向上翻转，显露肩关节囊。将大圆肌和背阔肌在止点附近切断。将上臂内旋，显露外旋肌群及肩关节囊的后方，切断上述结构。将上臂置于极度外旋位，切断肩关节囊前方和肩胛下肌。在起点处切断肱三头肌，切断肩关节下方肩关节囊，完全离断上肢。将所有肌肉残端翻入关节盂腔并在该处缝合，填充去除肱骨头后遗留的空腔。将三角肌瓣向下牵拉，在关节盂下方缝合。在三角肌瓣深部放置引流。切除过度突起肩峰使其外形圆滑。修剪皮瓣，放置引流，间断缝合。

肩胛带离断术 肩胛带离断术是指从肩胛骨和胸壁间截除整个上肢和肩胛带，又称为肩胛带截肢术或肩胸间截肢术。这一致残手术仅用于切除恶性肿瘤或肿瘤已蔓延或穿越肩关节区域并广泛浸润至三角肌、胸肌和肩胛下肌时。由于手术本身及疾病的特性，经常要做非典型性皮瓣，造成切口关闭困难而常需要腋部植皮。常用的有经典的贝格尔（Berger）前方入路和利特尔伍德（Littlewood）后方入路。①前方入

路：切口的上部起自胸锁乳突肌外缘，沿锁骨前方向外侧延伸，经肩锁关节，越过肩关节上方到达肩胛冈，然后向下沿肩胛骨脊柱缘到达肩胛角。切口的下部起自锁骨中1/3，沿三角肌、胸大肌间沟向下延伸，经过腋部，在肩胛角与上部皮肤切口相连。在切口的锁骨部深切至锁骨，切断并向远侧翻转胸大肌的起点。紧贴锁骨分离锁骨上缘的深筋膜，用手指和钝性弧形分离器游离锁骨深面。牵拉颈外静脉，如妨碍手术可结扎或切断。在胸锁乳突肌外侧截断锁骨，向上提起，切断肩关节后去除。分别切断胸大肌在肱骨上的止点和胸小肌在喙突上的起点，完全显露神经血管束。游离、双重结扎、切断锁骨下动静脉。分离出臂丛神经，轻轻向下牵拉至手术野，逐个切断神经，任其向上回缩。切断背阔肌和连接于肩胛带和前胸壁间的软组织，让肢体坠向后方。握住上臂横过胸壁，并轻轻向下牵引，从上向下切断肩关节固定于肩胛骨上的肌肉。继而切断肩胛骨固定于胸壁上的斜方肌、肩胛舌骨肌、肩胛提肌、大小菱形肌以及前锯肌。缝合胸大肌、斜方肌和其他残留肌肉，覆盖外侧胸壁，形成一个软组织垫。对合修整皮瓣，放置引流，关闭切口。②后方入路：患者健侧靠近手术床缘。需行两个切口，后侧（颈肩胛切口）和前侧（胸腋切口）。先做后侧切口，起自锁骨内侧端，沿锁骨向外侧延伸经肩峰达腋后皱襞，再沿肩胛骨腋缘到肩胛角下方弧形转向内侧距背中线5cm处。然后从肩胛肌表面提起整个全厚皮瓣和皮下组织，向内侧分离至肩胛骨脊柱缘内侧。显露斜方肌和背阔肌，平行于肩胛骨切断。分离

并切断肩胛提肌、大小菱形肌、前锯肌、肩胛舌骨肌在肩胛骨的附着点。在分离过程中注意结扎颈横动脉和肩胛横动脉分支。从锁骨游离软组织，在其内侧端截断锁骨，同时切断锁骨下肌，使肢体坠向前方，暴露锁骨下血管和臂丛神经，双重结扎、切断锁骨下动静脉。自锁骨中点起做前侧切口，向下弧形转向三角肌、胸大肌间沟并与之平行，延至腋前皱襞，再向下向后于肩胛骨腋缘下 1/3 与后侧切口交汇。最后切断胸大肌和胸小肌，取下肢体。修剪皮瓣、放置引流、关闭切口。

（郭 卫）

xiàzhī jiézhīshù

下肢截肢术（amputation of lower extremity） 主要包括以下几种。

足及踝关节截肢术 见足部截肢术。

经胫骨（膝下）截肢术 皮肤的切口始于预计截骨平面小腿的内侧或者外侧前后径中点，后方皮瓣长度略长于小腿截肢平面的前后径。后侧切口切取肌皮瓣时在切开的同时应将皮下组织与深筋膜、腓肠肌间断缝合，避免皮肤或深筋膜与下面的肌肉组织分离。将前部皮瓣、深筋膜与胫骨前内侧的骨膜作为整体反折，继续切开至预定截骨面。在拇长伸肌与腓骨短肌的间隙辨认并分离腓浅神经，轻柔的向远端牵拉，将其高位切断，使其向近端回缩。在截骨平面远端 0.6cm 处切断小腿前侧间隙的肌肉，使它们平整地回缩至截骨残端。分离、结扎并离断胫前血管及腓深神经，在预定水平截骨，行胫腓骨端骨膜成形融合术。显露后侧肌肉群，在截骨平面远端 0.6cm 处切断后方肌肉，使它们平整的回缩至截

骨端。结扎并切断胫后血管、胫后神经，使它们自然回缩。斜行切开腓肠肌及比目鱼肌肌群，使形成的肌筋膜瓣有足够的长度，用锉骨刀将骨端磋磨光滑，在胫骨截骨端 0.3cm 处钻孔，将后方腓肠肌与比目鱼肌肌瓣包向前方，并通过胫骨前方的钻孔固定，覆盖骨残端，最后将小腿前外侧的肌肉断端与腓肠肌肌瓣断端相互缝合，内外侧各放置引流后，逐层缝合伤口。

膝关节离断术 从髌骨的下极测量，做一个长而宽的前方皮瓣，长度等于膝关节的直径。然后在腘窝平面，做一短的后方皮瓣，长度为膝关节直径的一半。在切口前方，切开深筋膜到达骨，并将皮瓣向上翻转，皮瓣中包括髌腱和鹅足的止点。从胫骨的前方切断膝关节囊，显露膝关节。切断十字韧带，将关节囊后方从胫骨上离断。分辨胫神经和腓总神经并轻柔的向远方牵拉，于近处结扎并切断，使其回缩到截肢平面的近侧端。分离并双重结扎腘血管。从腓骨头上离断二头肌肌腱，腓肠肌的内外侧头从股骨髁后方切断，离断小腿。将髌韧带缝合至十字韧带上，将腓肠肌的残端缝合至髁间切迹上。内外侧各放置引流条后关闭切口。

经股骨（膝上）截肢术 切口始于预期截骨平面的近端，做前后方等长皮瓣，其长度至少为大腿所截平面直径的1/2。前侧皮瓣始于截骨平面大腿内侧中点，切口向远端外侧做弧度较大的弧形切开止于大腿外侧与内侧切开起点对应点处，同法处理后方皮瓣。沿前方切口切断股四头肌及其表面的筋膜，并向近端反折达截骨平面作为肌肉筋膜瓣。在截骨平面分别双重结扎并切断股管

内的股动静脉。环形切开股骨骨膜并在此稍远处锯断股骨，磋磨骨端。在腘绳肌下方辨认坐骨神经，在截骨平面的近端结扎后将神经切断。然后横行切断后方肌肉，使肌肉断端回缩，离断下肢。在股骨近端钻孔，将内收肌和腘绳肌固定在股骨上，将"股四头肌肌群"包在骨端，并将它的筋膜层与大腿后侧的筋膜相缝合。放置负压引流，分层闭合切口。

（郭 卫）

kuānguānjié hé gǔpén jiézhīshù

髋关节和骨盆截肢术（amputation of hip and pelvis） 主要包括以下几种。

髋关节离断术 在髋关节前方做球拍状皮肤切口。皮肤切口起于髂前上棘，呈弧形弯向下内方，与腹股沟韧带平行，直至大腿内侧面内收肌群起点以远 5cm。分离并双重结扎股动静脉，结扎并切断股神经。在坐骨结节远端约 5cm 水平，向大腿后方延长切口。在股骨大转子远端约 8cm 水平，再沿大腿外侧面呈弧形弯向近端，于髂前上棘下方与切口起点汇合。将缝匠肌和股直肌分别从髂前上棘和髂前下棘处分离，一并牵向远侧。距离耻骨约 0.6cm 处切断耻骨肌。外旋大腿以显露小转子及髂腰肌肌腱，于肌腱附着处将其切断并牵向近侧。将长收肌和股薄肌从耻骨分离，并于起点处切断大收肌坐骨部。顺耻骨肌和闭孔外肌、外旋短肌群之间的肌间隙向深层解剖，显露闭孔动脉的分支，结扎并切断这些分支。自股骨止点处切断闭孔外肌。内旋大腿，将臀中肌和臀小肌于大转子附着处切断并牵向近侧。按切口方向，于阔筋膜张肌附着处远端切断阔筋膜和臀大肌最远端肌纤维，将臀大肌腱

性附着部由粗线上剥离下来。将切断的肌肉牵向近侧。确认、结扎并切断坐骨神经。将外旋短肌群于股骨附着部逐一切断，并于坐骨结节处切断腘绳肌。切开髋关节囊，切断圆韧带，完成离断术。将臀部皮瓣拉向前方，臀肌远端与股薄肌、内收肌群起始部缝合。切口留置负压引流，分层闭合切口。

半骨盆切除术 手术分为前部、会阴部和后部三个部分。①前部：皮肤切口起于耻骨结节，沿腹股沟韧带向外上方走行至髂前上棘，再沿髂嵴向后延伸。从髂嵴上将腹肌和腹股沟韧带剥离，于腹膜和髂骨之间显露髂窝。在耻骨上切断腹股沟韧带和腹直肌腱，将精索牵向内侧。然后显露雷丘斯（Retzius）窝，将膀胱推入盆腔。游离、结扎并切断髂外动静脉，结扎并切断股神经。用干纱布将前方切口填紧。②会阴部：充分外展下肢，皮肤切口由耻骨结节向下沿耻骨和坐骨支延伸至坐骨结节。显露皮下的坐骨支并于其下方由骨膜下掀起坐骨海绵体肌和会阴横肌，用骨凿凿断耻骨联合间的韧带和纤维软骨。③后部：皮肤切口沿髂嵴向后延伸至髂后上棘，再转向外侧达到大转子并继续走向后下方，沿臀部皱襞进入会阴区与会阴部切口汇合。显露臀大肌后下缘，按切口方向劈开其腱膜，掀起臀大肌，即可形成由皮肤、脂肪和肌肉组成的巨大皮瓣。牵开皮瓣，完全显露臀中肌、髋关节外旋肌群和坐骨神经。切断梨状肌，结扎并切断坐骨神经。然后从坐骨大切迹至骶髂关节前方的髂嵴进行截骨。切断骶结节韧带和骶棘韧带，至此髋骨具有了相当大的活动度，使其随肢体外旋以充分显露盆腔。

然后，结扎并切断闭孔血管和神经，于骶髂关节水平切断腰大肌。将肛提肌紧贴其耻骨骨盆面的起点处切断，从而使髋骨和整个下肢游离。最后将臀大肌瓣拉向前方与腹直肌、腹外侧肌、腰方肌和腰大肌缝合，放置负压引流，松弛缝合皮肤。

（郭 卫）

shǒubù jiézhīshù

手部截肢术（amputation of hand）

主要包括以下几种。

指端截指术 指端离断因指端皮肤、软组织损伤程度，指骨暴露程度，及是否合并其他指损伤而有很大不同。不论一期截指还是二期截指，目的是获得一个无痛而有用的残端。因此，应根据不同损伤类型正确处理。如损伤位置较远或指骨损伤少，截指后可用游离皮片覆盖指骨以闭合伤口；截骨后指骨缩短，可应用背侧皮瓣保存手指长度；邻指皮瓣、鱼际皮瓣、库特勒（Kutler）皮瓣和邻指交叉皮瓣常用于缩短指骨后闭合伤口；在幼儿，指端伤口愈合能力强，可不植皮。通常对于软组织损伤较深且指骨暴露，截指时应考虑足够的皮肤和软组织用于覆盖。游离皮片用于覆盖创面但无法获得感觉恢复，而且皮片愈合过程中会收缩，应在皮片设计中充分考虑。皮瓣在指端截指中的应用则更为广泛。

库特勒（Kutler）V-Y 和阿塔索伊（Atasoy）V-Y 三角推进皮瓣 优点为操作仅累及伤指。缺点为皮瓣覆盖范围有限，感觉恢复差。采用指神经阻滞+单指止血带麻醉，儿童可选全身麻醉。手术方法：①清创。清理软组织缘，修剪突出的骨组织。②皮瓣设计。以伤指侧缘中线为中心，各做1个三角形皮瓣，三角尖指向近端，

底边位于游离缘，两边长约6mm。③成形。向甲床和指腹深处分离并形成皮瓣，同时保护远端指腹，使皮瓣能够向远端移动。④缝合。将三角皮瓣底边合拢，间断缝合，再将其他各缘与甲床或指甲缝合。阿塔索伊与库特勒不同之处在于皮瓣设计上，阿塔索伊在伤指指腹处做一个三角形皮瓣，底边位于游离缘且与指甲同宽，分离皮瓣后推向远端，将三角形底边与指甲或甲床缝合。

双蒂背侧皮瓣 优点为截骨平面在甲床近端时可用于保存手指长度。手术方法：①由远端游离缘向近端逐渐游离指背皮肤及皮下组织。②在近端做一横切口形成双蒂皮瓣，皮瓣长度应足够覆盖远端残端。③将皮瓣牵向远端覆盖残端，并缝合，指背创面则由皮片覆盖。④必要时可做单蒂皮瓣。

大鱼际皮瓣 优点为用于覆盖中指和环指。缺点为近指间关节屈曲挛缩和供皮区疼痛。手术方法：①皮瓣设计。拇指外展，将伤指（中指或环指）截断面轮廓标记在大鱼际处，即为供皮区。②游离皮瓣。以近端为基底（蒂），向远端游离以形成皮瓣，供皮区需断层植皮片。③缝合。皮瓣远端与指甲及甲床边缘缝合，缝合后保持平整以防皮瓣打折、卡压血管。④止血和固定。彻底止血后将手固定于合适位置，并夹板固定腕关节。

局部神经血管岛状皮瓣 优点为术后可有正常感觉，可用于手指重要功能区。手术方法：①皮瓣设计。沿伤指两侧中线纵行切开，远端至缺损处，向近端延伸过指间关节，再于近端做平行于缺损缘的横切口。②游离。分离、保护血管和神经束，形成

方形皮瓣。③缝合。皮瓣拉向远端覆盖缺损区，不可吸收线间断缝合，如张力过大，则应适当延长血管神经束长度。④供皮区游离植皮。

单指截指术 通常因疼痛影响手指功能、僵直、手指感觉丧失和外形缺陷等，可考虑单指截指。但是，除了手指血供丧失外，没有单指截指的绝对指征。单指截指应全面考虑术前因素和术后功能，尤其是涉及中间列截指时，必须考虑残留部分是否会影响剩余手指的功能，因患指的保留而影响全手功能的情况时有发生。因此，单指截指常采用指列截指的方法，以获得更好的全手功能。儿童很少应用。

拇指截肢术 拇指功能较其余四指更为重要。因此，在拇指截指时应更为慎重。与其余四指不同，拇指截指时不能因伤口闭合困难而牺牲拇指长度，否则适得其反。为了保证术后全手功能得到最大限度保留，当断指发生在掌指关节及其近端水平时应首先考虑断指再植。因此，拇指截指与指端截指类似，主要考虑远节指骨或部分截除后伤口闭合。皮瓣移植时需注意，首选手背、示指或中指背侧带蒂皮瓣，行神经血管岛状皮瓣或推进皮瓣覆盖缺损处。手术技术同指端截指。拇指无法再植或拇指缺如时，应行重建手术。若掌指过节或近节指骨有所保留时，可行 Z 形指蹼加深术。若截断平面更靠近端时，首先考虑拇指再造。常用方法为其他指/趾拇化、植骨成形、皮瓣移植覆盖的方法现已较少应用。

示指截指术 ①切口。掌侧起自中指桡侧第 2 指蹼向近端延伸至手掌中部，第二条掌侧线起自示指近端掌横纹以远 1cm 处，

向近端延伸与第一条线交于手掌中部；两条线分别向背侧延伸，交于背侧腕掌关节。②于背侧切断并结扎静脉，分离桡神经浅支示指分支并切断，同时切断示指伸肌。③切断指浅屈肌和指深屈肌肌腱，分离背侧骨间肌和掌侧骨间肌并于第 2、3 掌骨头见切断掌横韧带，避免损伤正中神经。④截骨。距第 2 掌骨基底 2cm 处切断第 2 掌骨，打磨残留骨端。⑤保留背侧第 1 骨间肌并固定在中指近节指骨桡侧基底，将肌腹缝合以闭合截指处的缺损。⑥止血、放置引流、缝合切口、固定。

中指或环指截指术 当中指在近指间关节近端截指时，适合进行示指列转位术，将示指转向尺侧替代中指位置。该方法具有两个作用，一是使手的外形对称而美观；二是填补中指截除后的空缺，以防在握拳时出现"漏洞"。当环指列截除时，通常不需要将小指转位。示指列转位术手术方法：①掌、背侧对称楔形切口，背侧切口近端止于第 2 掌骨基底部，易于暴露第 2 掌骨。②沿切口暴露，形成皮瓣，切开骨膜暴露第 3 掌骨。③于第 3 掌骨基底部横行截断第 3 掌骨，切除中指骨间肌。④分离中指血管、指神经，分别结扎并切断，在屈腕下高位切断屈指肌腱。⑤暴露第 2 掌骨基底部，于第 3 掌骨截断水平处切断第 2 掌骨，从切除的第 3 掌骨上切取一段骨栓植入重建的两段掌骨的骨髓腔。⑥经转位手指纵向植入一枚克氏针，穿过近端掌指关节，从屈曲的腕关节背侧穿出，固定掌指关节，将多余部分剪断。⑦屈曲各手指，检查各指关节活动度及旋转度，将移位掌骨与第 4 掌骨固定，可用一枚克氏针穿过第 4 掌骨颈和

移位掌骨颈，也可应用小接骨板和螺钉固定。⑧放置引流、缝合、包扎。

小指截指术 手术方法与之前单指截指术类似，于第 5 掌骨干中 1/3 处斜行截除，将小指展肌止点移至环指指骨，保证尺侧缘平滑。若小指残端本身无疼痛感觉或其他手指损伤严重时，可尽可能保留小指长度，以便最大限度保留手的捏物功能。

多指截指术 多指离断时，首先考虑保留手的抓握功能。因此，小指残存长度和保留拇指完整在处理多指离断时十分重要。必要时，应积极行指蹼加深术或通过旋转第 1、5 掌骨来保留抓握功能。较难处理的情况是，拇指及其余四指均为全长离断。此时，除了拇指的重建外，常需切除第 4 掌骨来增加第 5 掌骨的活动度，将第 5 掌骨指骨化，来改善术后功能。第 5 掌骨指骨化手术方法：①于第 4 掌骨掌侧、背侧做纵切口，相汇于远端。②切除横韧带、指神经，结扎血管，暴露第 4 掌骨。③于第 4 腕掌关节稍远处横行截断。④于第 5 掌骨基底部截骨，将第 5 掌骨外展、屈曲并向拇指侧旋转，用克氏针固定。⑤厚刃皮片覆盖创面，并在第 3、5 掌骨间形成指蹼，以获得最大活动度。

（郭　卫）

zúbù jiézhīshù

足部截肢术（amputation of foot） 足趾截肢会影响行走功能。因此，手术前应慎重，就算是小趾截肢也应有充分的理由。足趾的截除通常会伴有一定的并发症，如第 2 足趾切除后常伴随严重踇外翻的发生，即便切除后的空缺被很好地填充，也很难防止并发症的发生；第 5 足趾切除

术后常伴随囊变的形成，若截肢平面在趾间关节或更近端时，由于伸肌腱的离断，会造成肌力的不平衡。另外，由于内衬物的摩擦，截肢部位易引起疼痛和溃疡。趾列截肢常用于血管病变引起的坏疽，而术后引起的功能障碍与截肢平面相关，越近端，功能障碍越大。即便是成功的趾列截肢，术后也会使负重转移到邻趾，导致步态异常、痛茧或溃疡。蹈趾截肢术对足底的平衡影响不大，可能是由于肌腱附着点位于蹈趾内，切除蹈趾后不会造成受力不平衡。但是，第1足趾的缺失依然会造成第2足趾负重增加。足趾截肢术通常采用网球拍切口，该切口易于皮瓣覆盖和缝合。在跖骨平面以上的截肢已不建议应用，尤其是对于糖尿病坏疽的患者，推荐应用足后部或踝部截肢术。评估患趾的血供是决定术后预后的重要环节。

足趾截肢术　手术方法：①皮瓣设计，跖侧长，背侧短。切口起自离断平面一侧中点，向近端弧形越过足趾止于对侧中点。跖侧同背侧相同。②向近端分离，切断神经，切断并结扎血管，切断屈、伸肌腱。③处理骨残端后将皮瓣缝合。

足中部截肢术　主要包括以下几种。

经跖趾关节离断术　手术方法：①皮瓣设计，网球拍切口，起自跖趾关节近侧1cm，向远端分开绕足趾止于跖面横纹水平。②分离暴露关节囊，使足趾跖屈同时切除背侧关节囊。③切断神经、血管、肌腱，贴近骨膜处连同籽骨一并切除。④对位缝合皮瓣。第5趾骨离断时，需外侧做一皮瓣覆盖缺损区，皮瓣拉向趾蹼缝合。

蹈趾列/小趾列截肢术　手术方法：①切口始于足侧面中线，向背侧延长，跖侧止于近节趾骨。②游离背侧趾跖关节囊，离断关节。③向近端延长切口似网球拍样，直至截骨平面。④提起跖骨，分离边缘软组织，由近内侧向远外侧切断第1跖骨，第5跖骨方向则相反。第1跖骨离断时应注意保护足背动脉穿支，第5跖骨离断时应保留基底部，有利于保留腓骨短肌的功能，否则应重建该肌止点。⑤缝合皮瓣。

经跖骨截肢术　通常用于前足广泛外伤，以及血管疾病致前足坏死但是仍保留部分循环功能的情况。对于糖尿病患者应慎用，尤其是血糖控制较差，糖化血红蛋白高于8%的患者。对于冻伤患者应等待一段时间使边界显示充分后再行截肢手术。手术方法：①大腿止血带，沿术前标记截骨平面做切口。②切口起自截骨平面足内侧中线，弧形向远端略过截骨平面至外侧中线，跖侧切口与背侧类似，皮瓣较背侧更长。而且，内侧切口较外侧稍长。③分离皮瓣直至骨面，标记截骨位置，并用摆锯或线锯沿标记截骨，第5跖骨处稍向外斜。④高位切断肌腱和神经，切断并结扎血管，松开止血带后止血。⑤保留适当的软组织，确保皮瓣血供不受影响，缝合皮瓣。

足后部及踝部截肢术　经踝关节离断术通常用于严重足部创伤、糖尿病以及血管疾病导致足部大面积坏疽、畸形的患者。赛姆（Syme）截肢术是最为经典的踝关节离断术。该术式为术后假肢的设计提供了足够的空间，能够满足残端的负重需求。常见的并发症是足跟垫后移和残端皮瓣坏死。手术技术：①患者取仰卧位，大腿止血带，固定下肢但保持踝关节在术中可自由活动。②切口起自外踝，背侧沿踝关节远端至内踝下方一横指，垂直沿向足底，在跖面稍倾斜至外侧，与起点处相连，形成后跟皮瓣。③从前面切口分离皮下软组织及伸肌支持带，高位切断肌腱，暴露关节囊，横行切开关节囊，并切断内外侧副韧带。④处理后侧皮瓣，沿后侧切口骨膜下切除跟骨，再转至前方，继续切开后关节囊。⑤将骨钩放置于距骨顶后方帮助跖屈，逐渐向深部剥离，直至跟骨完全暴露。⑥暴露跟后囊，继续跖屈，沿跟腱止点处切断，在处理跟骨后侧时应注意保留足够的软组织，沿骨膜下分离至跖侧远端。⑦去除足部，暴露胫腓骨远端，于关节间隙上方约0.6cm处截骨，截除部分呈半透明，刚好经过踝穴顶部中央。⑧处理内、外侧神经血管，高位切断肌腱，并打磨骨端，伸趾短肌可适当保留用于填补无效腔，松开止血带，并放置引流。⑨固定足跟垫，可将跖侧皮瓣内层与伸肌支持带缝合，或与胫骨截面远端钻几个孔，将深筋膜与骨端缝合，或采用瓦格纳（Wagner）法保留跟骨条，与胫骨末端融合。⑩缝合皮瓣，包扎，管型石膏固定。

（郭　卫）

jībàn

肌瓣（muscle flap）　具有完整的动、静脉血管系统，并可以独立成活的肌肉组织块。临床上可以以该肌肉组织块独立的动静脉血管为蒂，切取部分或全部肌肉作为移植组织，通过局部带蒂转位或者游离吻合血管移植来填塞消灭无效腔、覆盖创面、重建肌肉动力恢复缺失的运动功能。

临床分类 ①带蒂肌瓣：顾名思义，肌肉组织块不切断原有的血管神经蒂，但可以将肌肉的起止点同时切断，或仅切断起点或止点，以形成单极或双极的任意肌瓣。②游离肌瓣：将肌肉组织块的营养血管蒂及其支配神经完全切断，然后根据需求进行单独血管吻合或与受区血管神经同时吻合，用来消灭创面或重建远位肌肉动力功能。这两种肌瓣都可以携带肌穿支营养的皮肤，以方便观察肌肉的血供，同时覆盖皮肤缺损，但也可以直接在肌瓣表面植皮。

肌瓣血供分型 人体的肌肉组织由于所在部位、功能的不同，其长度、宽度、肌腹大小、肌腱长度、起止点都不同以及神经血管的分布都不尽相同，了解肌瓣血管及神经的分布有助于组织块的切取。进入肌肉并发出分支营养和支配肌肉功能的血管神经称为肌肉的血管神经蒂，肌肉依靠血管获得营养，这些血管从起止点之间进入，一般1条动脉会有2条静脉伴行，神经是独立走行，但在入肌后神经分支大多与血管伴行。不同个体之间，同一肌肉的血供走行相对是恒定的，但不同肌肉之间血供和神经支配分布是截然不同的，这些差别包括血管神经蒂的位置、数量、口径、分布等。对于肌瓣能否成活来讲，最重要的是血供，一般肌瓣的血供是多源性供应，包括优势血管蒂和次要血管蒂，因此切取肌瓣的时候要分清血供来源，否则大部分肌肉组织会坏死。临床上在切取肌瓣，尤其是游离肌瓣时，必须保留优势血管蒂；而肌瓣带蒂转移时，可以根据实际需要来决定是否切断次要血管蒂，以获得最大的转移度。

肌肉有五种类型的血液供应，临床上需要根据这几种类型来具体实施肌瓣的切取和应用。①Ⅰ型（单血管蒂型）：肌肉组织块只有一根血管进入肌肉并发出分支支配整个肌肉的血供，此类型肌肉可以依靠此单一血管蒂安全转移或远位游离移植，具有这类血供的肌肉有阔筋膜张肌、股外侧肌、腓肠肌、小指展肌、拇短展肌、第1骨间背侧肌、肘肌、舌骨舌肌、茎突舌肌、舌横肌。②Ⅱ型（优势血管蒂和次要血管蒂型）：此类血供的肌瓣在转移或游离移植时需要切断次要血供，但必须保留优势血管蒂。具有这种血供类型的肌肉有股薄肌、股内侧肌、腘绳肌、腓骨短肌、腓骨长肌、股直肌、比目鱼肌、趾短屈肌、小趾展肌、踇收肌、肱桡肌、喙肱肌、尺侧腕屈肌、肱三头肌、胸锁乳突肌、斜方肌。③Ⅲ型（双优势血管蒂型）：此类血供的肌肉有两根主要血管进入肌肉，每根血管蒂都可以单独供应整个肌肉。具有这种血供类型的肌肉有颞肌、口轮匝肌、肋间肌、胸小肌、前锯肌、腹直肌、臀大肌。④Ⅳ型（节段性血管蒂

型）：此类血供的肌肉有多根血供进入肌肉，但单独一根血管并不能独立供应整个肌肉，每个血管只能独立营养一部分肌肉。因此，临床上这类肌肉并不适合作为游离移植供体，可以携带两根以上的营养血管作为局部转位使用。具有这种血供类型的肌肉有腹外斜肌、缝匠肌、胫骨前肌、趾长屈肌、趾长伸肌、踇长屈肌、踇长伸肌。⑤Ⅴ型（优势血管蒂和次级节段性血管蒂型）：此类血供的肌肉有一根主要血管进入肌肉，同时还接受节段性血管的供血，携带优势血管蒂可以独立营养整个肌肉，也可以利用多个节段性供应血管为蒂来转位移植。具有此种类型血管的肌肉包括胸大肌、背阔肌、腹内斜肌（图1）。

适应证 肌瓣由于其血管供应充分，所以整个组织血供好，再加上肌肉组织肥厚、容积大，还可以联合皮肤和骨组织作为复合组织移植。因此，肌瓣的适应证较广泛，尤其适用于骨髓炎控制感染和无效腔的填塞、大面积创面覆盖。游离肌瓣移植特别适合于重建肢体运动功能，如游离股薄肌移植重建面肌功能、手部

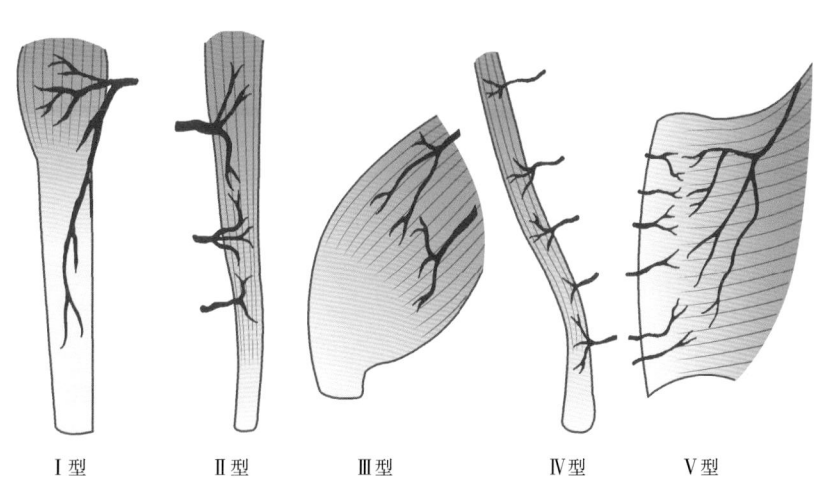

Ⅰ型　　　　Ⅱ型　　　　Ⅲ型　　　　Ⅳ型　　　Ⅴ型

图1　肌肉血供类型

屈伸功能、肘关节功能等。

优点 血供丰富，供区选择部位多，转移组织量大，可以联合皮肤、骨、筋膜作为复合组织移植，解剖恒定等。

缺点 依然不能摆脱"拆东墙，补西墙"的魔咒，会造成原有肌肉组织功能及其外形轮廓的部分或全部丧失。此外，肌肉组织植皮后颜色与质地与原区域也不同。

（陈山林　李文军）

xiǎozhǐzhǎnjī jībàn

小指展肌肌瓣（abductor digiti minimi muscle flap） 以小指展肌作为转移肌瓣应用。

应用解剖 小指展肌起自豌豆骨和豆钩韧带，肌纤维斜向下内，止于第5近节指骨基底部的尺侧结节，恰在侧副韧带附着处的远端，并有一部分移行于小指的指背腱膜。小指展肌的血供来自尺动脉，神经则受尺神经深支支配。来自尺神经、尺动静脉的血管神经束约在钩骨远侧 1.0cm 处进入小指展肌。该血管神经束恒定，变异较少，该处可称为小指展肌的"血管神经门"或"肌门"（图1）。

适应证 ①修复由各种原因（外伤所致的大鱼际皮肤肌肉缺损；正中神经损伤后大鱼际肌瘫痪萎缩）引起的对掌功能丧失。②对前臂远侧的正中神经腕部皮支残端再生的神经瘤，可以提供一个神经血管再生床，用于解除顽固性疼痛；或者对腕部放射性溃疡，屈肌腱的严重粘连等均属较好的修复材料。

手术方法 ①小指展肌肌皮瓣转移。a. 肌皮瓣设计：根据大鱼际处皮肤缺损范围及形状设计皮瓣，皮瓣旋转点位于钩骨处，供区取皮范围其长宽比创面分别大 0.5~1 cm。先做皮瓣远端切口，若仅做肌瓣转移，则在手尺侧缘做纵切口。切开皮肤、皮下组织后，显露及分离小指展肌，将皮瓣周围皮下组织与小指展肌筋膜缝合 3~4 针，以防两者分离。b. 手术步骤：将小指展肌止点处远端腱膜切断，在断端缝一牵引线，在小指短屈肌和小指对掌肌浅层，持线由远及近掀起肌皮瓣，在靠钩骨处游离肌皮瓣时，须注意保护进入肌肉的血管神经蒂。若肌皮瓣游离仅剩蒂部相连，供区创面彻底止血。将切取的肌皮瓣向桡侧旋转，移位至大鱼际覆盖创面。将小指展肌断端腱膜与拇对掌肌止点腱膜缝合，张力处于拇指掌侧对掌位。若肌肉长度稍短，缝合有困难时，可用小指展肌腱膜的断端与拇短展肌腱缝合，恢复拇指对掌的目的。供区创面用全厚皮片修复。术后用石膏固定拇指于对掌位3周，去除石膏后即开始功能锻炼。②小指展肌肌瓣转移。手术步骤：分离解剖小指展肌步骤与上类似。做桡侧纵切口，显露拇短展肌肌腱，并在两切口间做宽松的皮下隧道，其宽松度以容纳小指为度。经此隧道将小指展肌移位，置拇指极度外展、旋前对掌位情况下，调整好肌张力后，先将小指展肌与拇短展肌的抵止腱缝合固定，再将该肌的超腱止点游离端绕过第1掌指关节背侧，经掌骨颈部固定于近节指骨基底部平面的拇长伸肌腱桡背创缘，缝合前调整

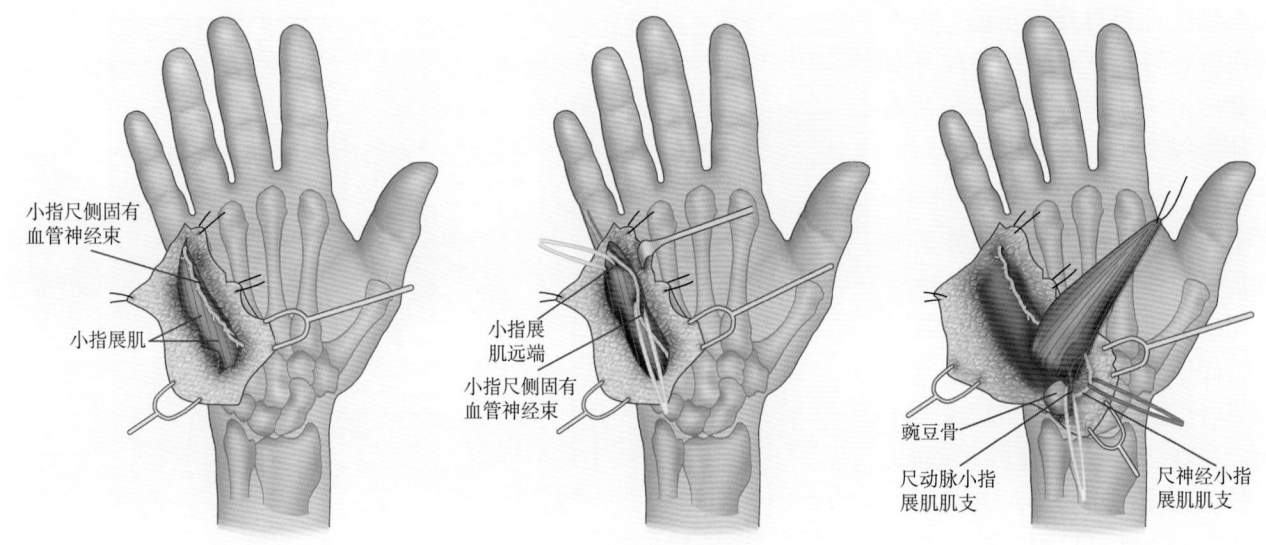

图 1　小指展肌解剖

肌张力，使拇指处于外展对掌位。术后石膏托将腕关节固定于轻度掌屈、拇指完全对掌位3周（图2）。

优点 ①在外形上，解剖形态与大鱼际肌形似，外形美观。②在功能上，对掌成形的成功因素之一是作用力沿豆状骨方向牵拉。小指展肌转位修复即符合这一力线适宜原则，小指展肌与拇短展肌是协同肌，且小指展肌转移部分多为肌肉组织，与周围组织少有粘连，对其收缩功能的影响也不大。伸小指固有肌则有外展小指的作用，术后小指仍可外展，不影响功能。③在操作上，该术式操作比较简单，仅需两个切口。转移后肌纤维方向与拇短展肌、拇对掌肌基本一致，无须制造滑车。肌瓣长度足够，故无须做肌腱移植术来增加长度。

（陈山林 孙贵新）

gōngráojī jībàn

肱桡肌肌瓣（brachioradialis muscle flap）以肱桡肌为带蒂转移或游离移植的肌瓣。

应用解剖 肱桡肌是呈扁平状的梭形肌，位于前臂桡侧浅表，肱桡肌起始于肱骨外上髁上缘的近端1/3、外侧肌间隔，向远端走行的肌腱止于桡骨茎突的底部外侧。桡神经浅支及桡动脉于其深面走行。肱桡肌血供来源于桡侧副动脉、桡侧返动脉、肱动脉和桡动脉肌支，桡侧返动脉为其最主要供血动脉（图1）。

适应证 肱桡肌肌皮瓣主要分为顺行肱桡肌肌皮瓣和逆行肱桡肌肌皮瓣。顺行肱桡肌肌皮瓣以桡侧返动脉或桡侧副动脉为蒂可修复肘关节及周围软组织缺损、慢性溃疡、窦道等；以桡动脉为蒂可切取局部较大的肱桡肌皮瓣行游离移植修复缺损范围较大的软组织，如颌面部及舌部的软组织缺损修复。逆行肱桡肌肌皮瓣可修复前臂及掌腕部软组织缺损、慢性溃疡、窦道等。

手术方法 ①顺行肱桡肌皮瓣（图2）。a. 肌皮瓣设计：以桡侧返动脉为蒂的肌皮瓣，在肘外侧桡骨头标记出桡侧返动脉进入肱桡肌的位置，根据受区要求在供区范围设计合适的肌皮瓣。桡动脉为蒂的肌皮瓣其肌皮瓣范围可包括前臂桡侧。b. 手术步骤：于肌皮瓣供区远侧做切口至深筋膜下，辨别肱桡肌后切断，在肌肉深面由远及近剥离肌皮瓣及周围组织，结扎后离断进入肌肉的小血管，于近桡骨颈处找到桡侧返动脉进入肌肉点，向近端解剖至肱桡肌起始部。以血管蒂为轴将肌皮瓣旋转至供区可修复肘关节周围软组织缺损。②逆行肱桡肌皮瓣（图3）。a. 肌皮瓣设计：以桡动脉体表投影线为肌皮瓣轴心线，肱骨外上髁下方约6cm处肌皮瓣轴心线标记为旋转点，以桡动脉发出的第一肱桡肌支为蒂。肌皮瓣切取平面为肱桡肌与桡侧腕长伸肌之间的肌间隙。肌皮瓣的切取范围上至肱骨外上髁上7.0cm，下至肱骨外上髁下8.0cm，宽可至8.0cm，血管蒂长约4cm，旋转范围可至腕横纹水平。b. 手术步骤：按肌皮瓣设计线先取肱桡肌内侧切口，切口至深筋膜下，在肱桡肌内侧缘下方找到桡动脉，并沿其上行，在肱骨外上髁下6～8cm处寻找到桡动脉的第一条肱桡肌肌支，予以游离保护。然后取肌皮瓣外侧及近侧皮肤切口，在肌皮瓣近侧切口内切断近端肱桡肌，切断并结扎影响肌皮瓣移位的血管，分离中注意保护血管蒂。游离肌皮瓣后，逆行旋转至前臂覆盖受区缺损软组织。

注意事项 切取肌皮瓣时切勿伤及位于肱桡肌深面的桡神经深支。若术中需要增加血管长度可将肌肉的营养血管游离至桡动脉，可获得更大的旋转弧度。

优点 肱桡肌肌皮瓣供区为

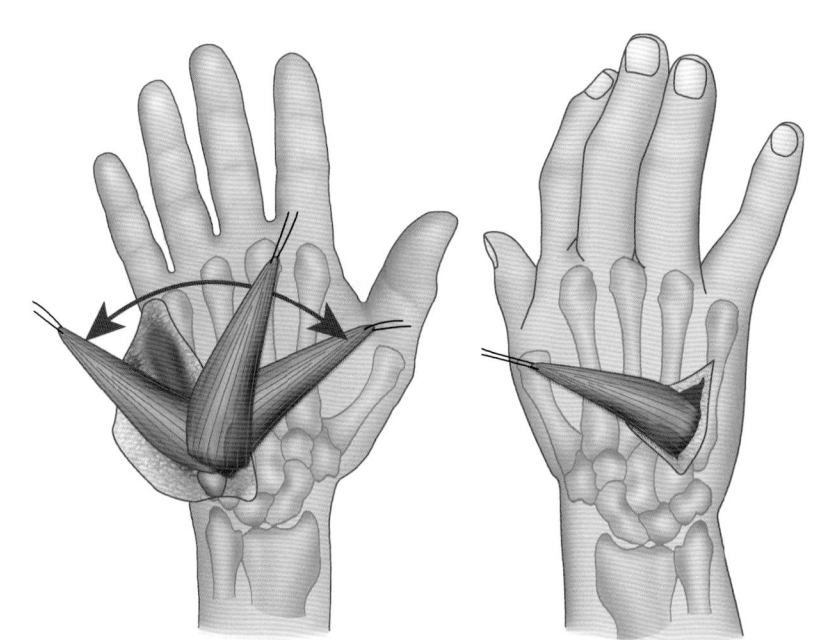

图2 小指展肌肌瓣转移

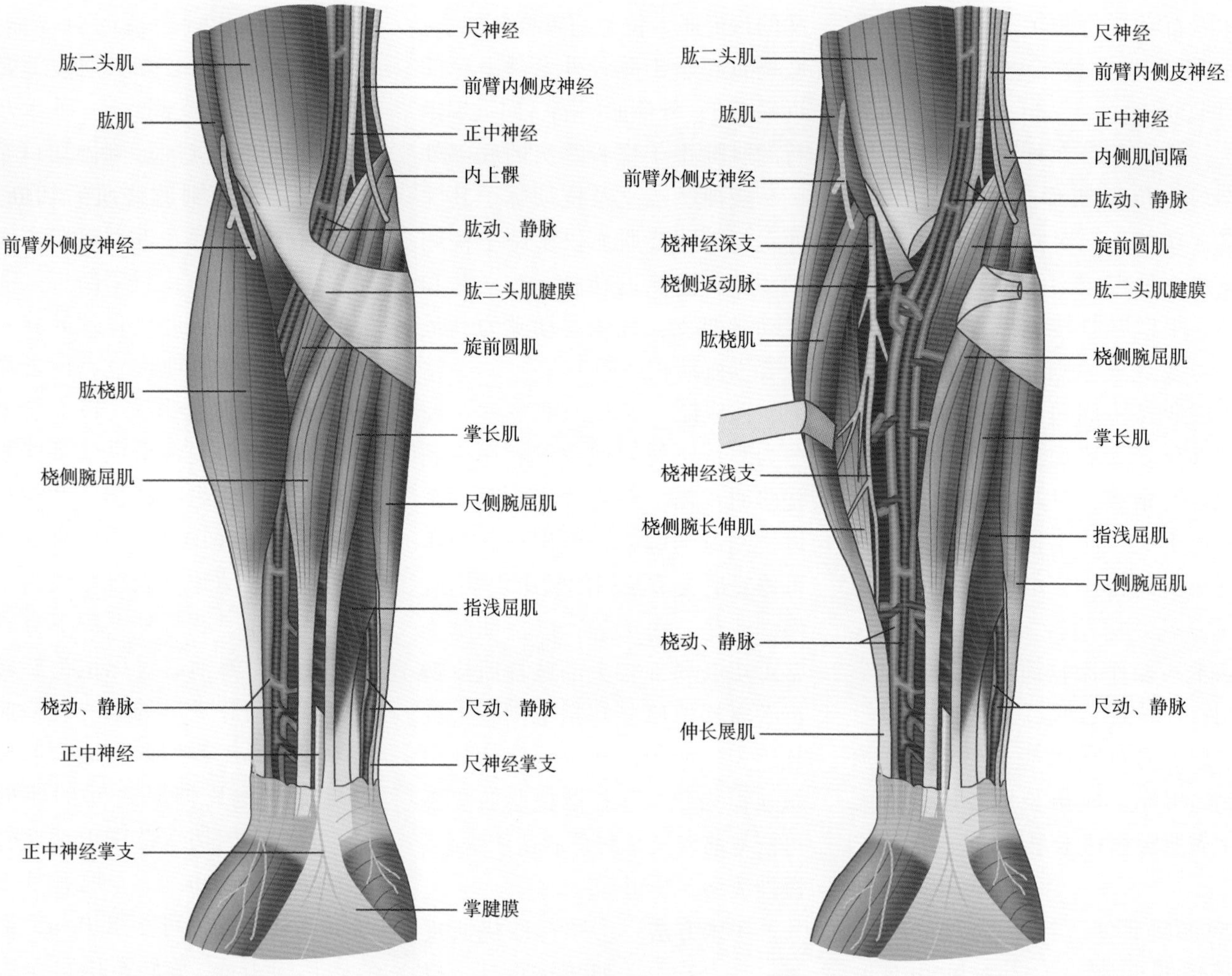

肱二头肌 —— 尺神经
肱肌 —— 前臂内侧皮神经
—— 正中神经
—— 内上髁
前臂外侧皮神经 —— 肱动、静脉
—— 肱二头肌腱膜
—— 旋前圆肌
肱桡肌 —— 掌长肌
桡侧腕屈肌 —— 尺侧腕屈肌
—— 指浅屈肌
桡动、静脉 —— 尺动、静脉
正中神经 —— 尺神经掌支
正中神经掌支 —— 掌腱膜

肱二头肌 —— 尺神经
肱肌 —— 前臂内侧皮神经
—— 正中神经
前臂外侧皮神经 —— 内侧肌间隔
桡神经深支 —— 肱动、静脉
桡侧返动脉 —— 旋前圆肌
—— 肱二头肌腱膜
肱桡肌 —— 桡侧腕屈肌
桡神经浅支 —— 掌长肌
桡侧腕长伸肌 —— 指浅屈肌
—— 尺侧腕屈肌
桡动、静脉 —— 尺动、静脉
伸长展肌

图 1　肱桡肌解剖图

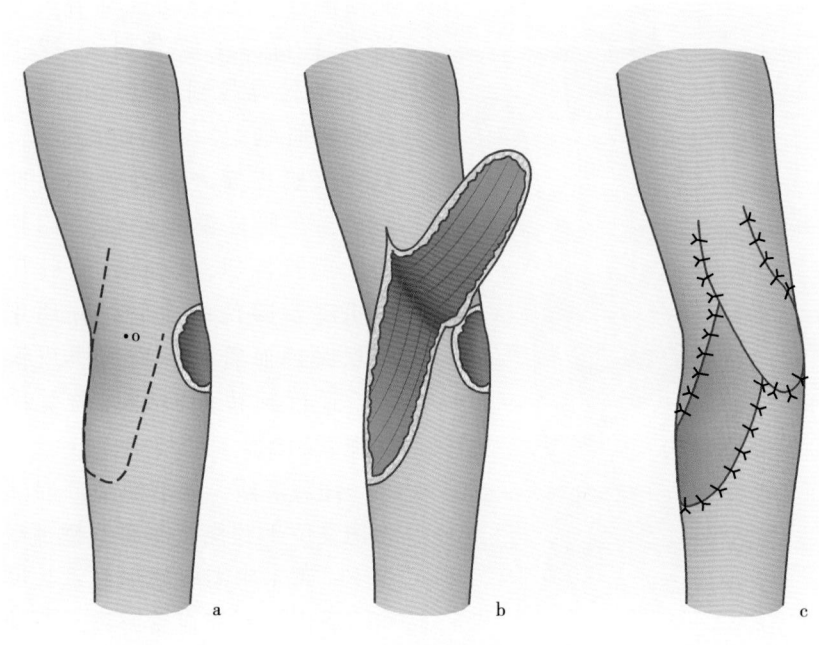

图 2　顺行肱桡肌皮瓣

前臂及肘外侧，该肌皮瓣皮肤韧性好、皮下组织少，形成肌皮瓣后受区不臃肿，该肌皮瓣的血管解剖结构位置较为恒定，切取方便。

缺点　肘关节及前臂掌侧遗留多条线状瘢痕，较为影响美观。该肌皮瓣对于肱二头肌及前臂旋转功能受限者禁用。

（陈山林　孙贵新）

chǐcè wànqūjī jībàn

尺侧腕屈肌肌瓣（flexor carpi ulnaris muscle flap）　以尺侧腕屈肌为肌瓣带蒂转移或游离移植的肌瓣。

应用解剖　尺侧腕屈肌为长而扁平的半羽状肌。以两个头分

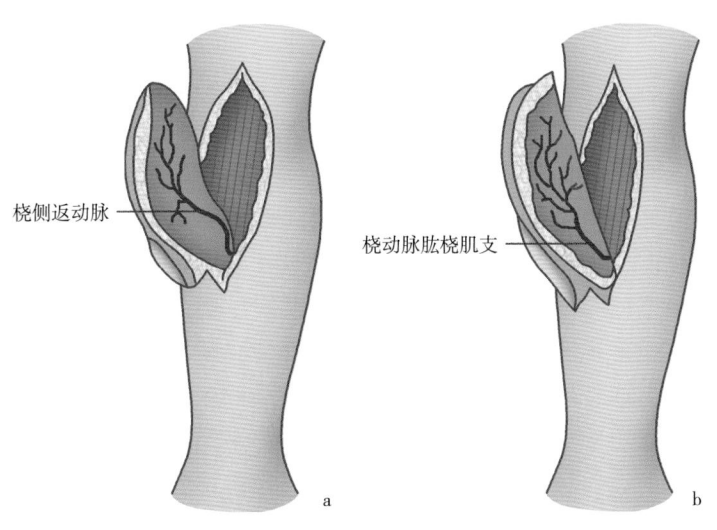

桡侧返动脉

桡动脉肱桡肌支

a. 以桡侧返动脉为血管蒂；b. 以桡动脉肱桡肌支为血管蒂。

图3 逆行肱桡肌皮瓣

别起于肱骨内上髁和前臂筋膜、尺骨鹰嘴和尺骨背侧缘的上 2/3。以短腱止于豌豆骨。肌腹长为（23.8±1.2）cm，肌腱长为（2.2±2.6）cm。尺侧腕屈肌的动脉主要来自尺动脉、尺侧返动脉及尺侧副动脉。由尺动脉主干发出的肌支呈节段性分布，有 3～10 支，以 4～6 支多见。第 1～4 支的管径均为 0.9mm 以上，并位于肌的近侧 1/3 段内。动脉支在肌肉内有较多的分支，且互相吻合。在新鲜标本上用中国墨汁灌注血管床，发现只要保存近端第 1～3 支动脉，即可保证全肌的血液循环，做顺行移位不需要携带尺动脉主干。第 1～3 支动脉恰位于前臂的近侧 1/3 段内。肌肉的静脉与肌支动脉伴行，一般为 2 条，静脉回流入尺静脉。使用尺侧腕屈肌向上臂倒转移位时，其旋转轴点应在前臂的近 1/3 交界处，即以肱骨内上髁与钩骨钩连线的上、中 1/3 交界处。尺侧腕屈肌由尺神经支配。可有 1～3 支肌支，具有 2 支的最多，占 64%。各肌支神经由尺神经发出后，向

远端斜行一段距离，由肌的深面与第 1～3 支动脉伴行入肌。神经入肌的位置均在前臂近侧 1/3 段内。尺侧腕屈肌若作为肌瓣逆行移位，修复手部较深的软组织缺损，需要在近端结扎切断尺动脉及尺静脉主干，携带尺血管。解剖时，需保护尺血管与肌腹之间的筋膜联系。不必带尺侧腕屈肌腱的神经支配（图1）。

适应证 ①由于臂丛神经上干损伤或肌皮神经损伤，肱二头肌麻痹引起的肘关节屈曲功能障碍。②肱二头肌肿瘤，需切除该肌，致使肘关节丧失屈曲功能。③肱三头肌肌力为Ⅳ级以上，以便在屈肘功能重建以后，有与之拮抗的伸肘肌，避免屈肘功能重建后发生伸肘关节功能障碍。④肘关节被动屈、伸活动正常，或经关节松解术后能达到正常。⑤当胸大肌、背阔肌肌力不足，不能用于重建屈肘功能，或虽肌力正常，但需用来重建肩外展功能，或其他用途时。

手术方法 ①手术设计：位于前臂尺侧，用于重建屈肘功能

不是使用全肌，而是仅利用该肌的远侧 2/3 段向上臂倒转移位，保持该肌在肱骨内上髁、尺骨鹰嘴及尺骨背侧缘近侧 1/3 的起点不变。移位行程要经过肘关节前方才能达到上臂，因此手术切口的设计应包括 3 个部分：a. 从肱骨内上髁内侧到钩骨画一直线，此线远端 2/3 段做直切口。b. 以肘横纹为中心，设计 S 形切口（图2）。c. 上臂中份外侧，以三角肌粗隆为中心做直切口。②游离肌瓣：在前臂切口内，切开深筋膜后，向两侧游离，充分暴露尺侧腕屈肌。在肌腹桡侧深面，暴露出尺血管及尺神经主干，可见尺动脉发出的节段血管进入肌内，逐一结扎切断。在肌止点处切断肌腱，向近端游离至近侧 1/3 与远侧 2/3 交界处，可见到由外上斜向内下的一支较大血管束进入肌内，此支可能来自尺动脉或尺侧返动脉，应妥善保护。此时，尺侧腕屈肌的远侧 2/3 段已充分游离，保护近侧 1/3 肌腹及其在尺骨上的起点。③肌瓣移位：肘关节屈曲 100°，将尺侧腕屈肌腱绕过三角肌腱止点，做扣式缝合，重建尺侧腕屈肌腱止点（图3），缝合切口。④术后处理：术后用石膏托固定前臂于屈肘 100°，4～6 周后去除外固定，逐渐开始功能训练。去掉石膏固定后，不可立即将前臂放在伸直位，避免前臂重力作用损伤肌腹。应逐渐进行功能训练。依靠肱三头肌的拮抗作用，逐渐使肘关节伸直。依靠移位后的尺侧腕屈肌主动收缩，使肘关节屈曲。术后 8 周，开始在前臂负重情况下进行功能训练。功能训练时间需要 2～3 个月。随着时间的延长，肘关节的屈伸活动度亦随之增加，其肌力亦相应增加。3～6 个月以后，肌

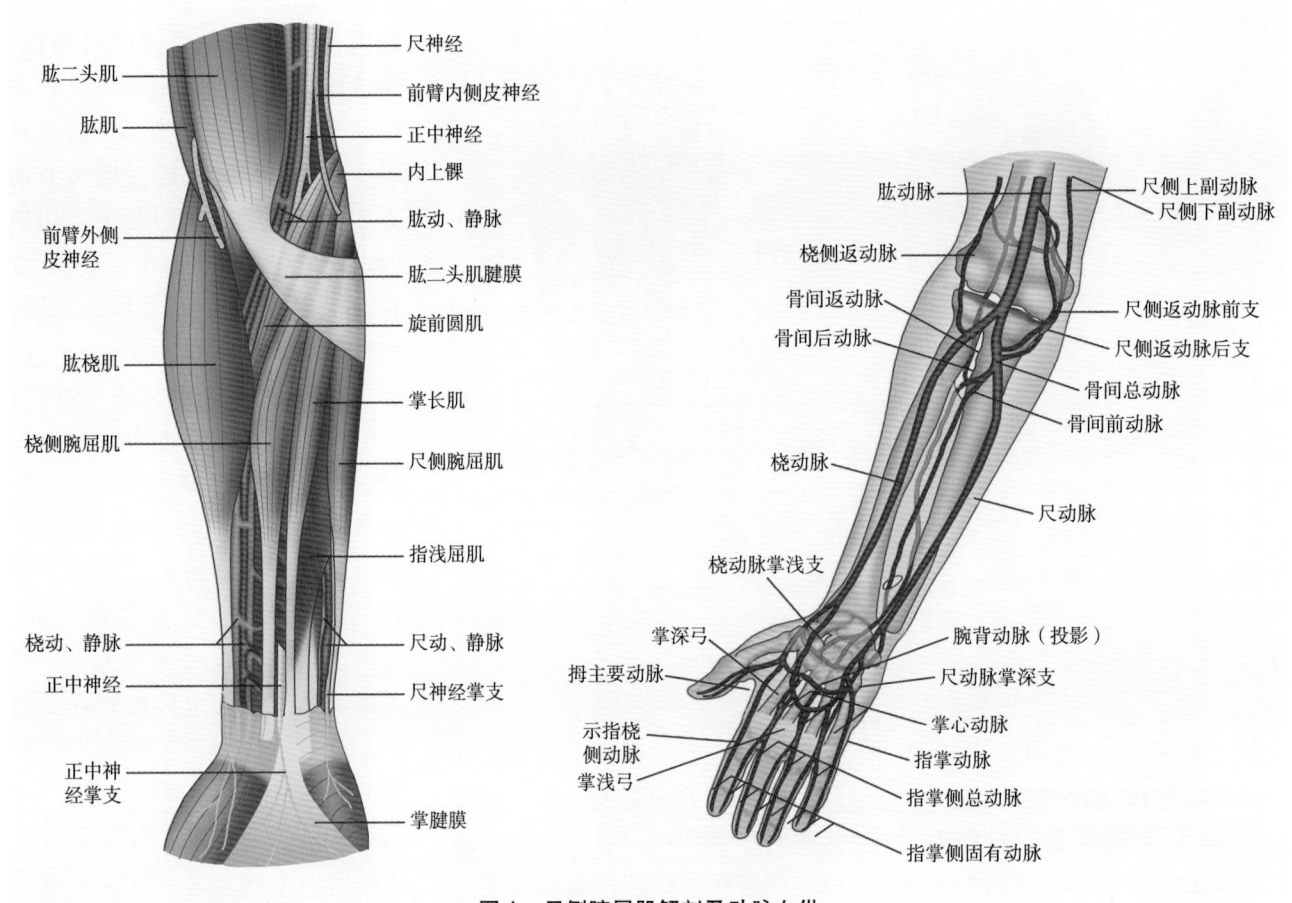

图 1　尺侧腕屈肌解剖及动脉血供

力可达Ⅳ级，活动度可达 90°~ 120°。

注意事项　①由尺动脉发出的肌支动脉及伴行静脉应分束结扎切断，不可集束结扎，避免结扎后引起肌束短缩。处理血管时尽可能不在肌腹内造成血肿，避免血肿机化，影响肌纤维的收缩。②关于移位后的尺侧腕屈肌止点重建，应考虑肩关节的稳定性。若肩关节不稳定，止点应重建在肱骨干内侧骨隧道内。若肩关节稳定性好，则只需将肌腱与三角肌腱止点作扣式缝合，重建新的止点。这是因为移位后的尺侧腕屈肌的走行方向是由内下方斜向外上方，与肱二头肌肌腹的方向不一致。若肩关节不稳定，当尺侧腕屈肌收缩时，会牵拉肱骨内旋，从而引起前臂亦发生内旋，

影响屈肘后腕、手功能的发挥。若将新的止点重建在肱骨干内侧，尺侧腕屈肌的方向是直线，则不引起上肢的内旋。③调整好移位的尺侧腕屈肌肌张力，是获得良好功能的重要环节。移位肌的肌张力过高则影响伸肘活动；张力过低，又使屈肘活动受限。尚没有调整最佳肌张力的客观指标。根据临床应用的效果来看，以屈肘 100°伸直肌腹的张力固定止点，能获得更好的肌力及肘关节屈伸活动度。④临床上，单纯的动力性屈肘功能障碍的发生机会很少，常同时合并肩外展功能障碍及前臂旋后功能障碍。在设计屈肘功能重建的手术方式时，需综合考虑，应有一个整体的功能重建设计，避免重建了一个关节的功能，又出现新的功能障碍。

优点　用尺侧腕屈肌向上臂移位重建屈肘功能的主要优点：①手术操作简便、安全、创伤小。所获得的功能效果与采用胸大肌、背阔肌一样。②解剖变异少，容易保存肌肉的血循环及神经支配。③无须牺牲尺动脉主干，不影响手的血循环。④切取后不影响手腕的屈曲功能。

缺点　①由于肌腹较少，为半羽状肌，肌肉的收缩力及滑动幅度不如胸大肌及背阔肌。②在前臂内侧及肘前方裸露部位留下手术切口瘢痕，影响外观。

(陈山林　孙贵新)

dàyuánjī jībàn

大圆肌肌瓣（teres major muscle flap）　以旋肩胛动脉大圆肌肌支、肩胛下神经下支大圆肌肌支为蒂切取的肌瓣。大圆肌位于

小圆肌的下方，其下缘为背阔肌上缘遮盖，整个肌肉呈柱状，起于肩胛骨下角背面，肌束向外上方走行，止于肱骨小结节嵴，血供主要来自旋肩胛动脉，受肩胛下神经下支（C₆神经根）支配。大圆肌肌瓣的临床应用始于治疗肩关节内收内旋畸形。大圆肌肌瓣血管神经蒂较短，只能应用于局部肌肉移位功能重建手术。大圆肌肌瓣常用于产伤瘫痪神经恢复过程中肌肉产生同步兴奋现象，或肌力恢复不平衡所致肩关节内收内旋畸形或肩外展受限的患者，肱三头肌、肱二头肌功能重建及不可修复性肩袖损伤修复的手术患者。

应用解剖 大圆肌起于肩胛骨下角，纤维向外上行于肱三头肌长头之前；止点是长约5cm的扁腱，位于背阔肌肌腱之后，止于小结节嵴（结节间沟内侧唇）。其上缘是四边孔与三边孔的下界（图1）。大圆肌的功能是使肩关节内收、内旋和后伸。大圆肌长约12.8（9～15）cm，中部宽约3.7（1.5～5.5）cm，厚约2.5（0.9~4）cm。大圆肌血供主要来

自旋肩胛动脉（占98.29%），以及旋肱前、后动脉的分支。神经来自肩胛下神经下支，主要是由C₆神经根支配。

适应证 临床大圆肌肌瓣主要用于肩肘功能重建的手术中。①用于改善肩关节的内旋、内收畸形。②加强肱二头肌或肱三头肌的力量，改善屈肘或伸肘功能。③用于重建肩外展功能。④治疗不可修复性肩袖损伤。

手术方法 ①肌瓣设计：标记出大圆肌上缘中点的血管神经入肌点是手术设计的关键。手术设计时，应将患者肩关节置于外展或上举位，观察到大圆肌的全长后，标记出大圆肌上缘中点的血管神经入肌点，再进行解剖。②切取肌瓣：以腋后线或肩胛骨外侧缘至上臂后中线作倒L形切口。分离皮下组织后，将皮瓣分别向切口两侧游离，暴露四边孔的四边，暴露并保护穿过四边孔的腋神经、旋肱后动脉，将大圆肌的起止点、肌腹全程暴露。将肩关节外展90°操作，向肱骨小结节嵴分离出大圆肌、背阔肌止点。将两块肌肉的止点分离出后，将

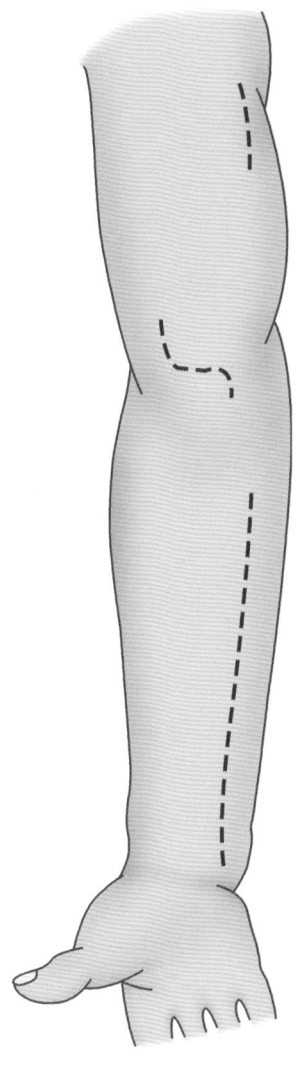
图2 手术切口

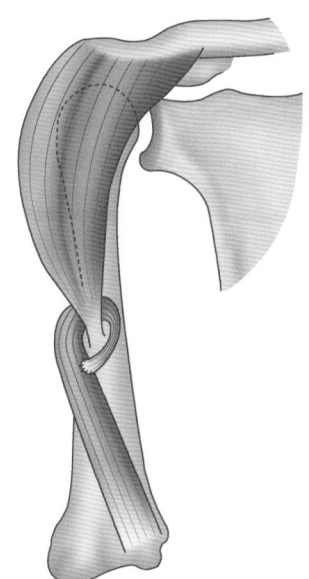
图3 尺侧腕屈肌肌腱与三角肌止点做扣式缝合

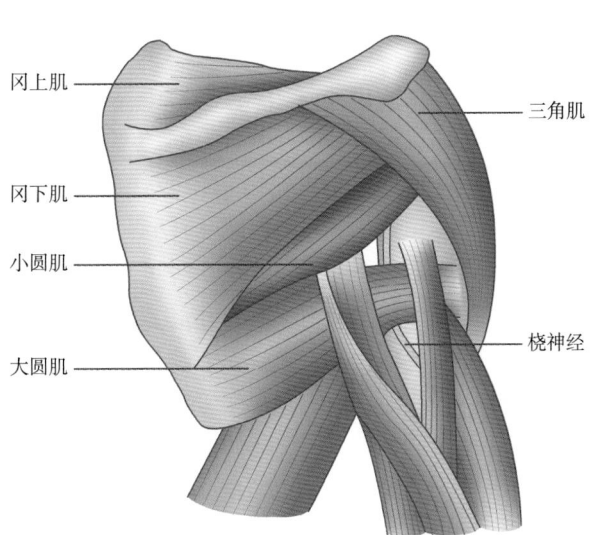
图1 大圆肌解剖

大圆肌止点切断（图2），自止点向起点方向游离至肩胛骨下角，注意保护位于大圆肌腹侧中段血管神经的入肌点，将大圆肌起点切下或用骨刀将附着大圆肌起点的肩胛骨下角凿下。于大圆肌中段小心分离出大圆肌血管神经蒂的入肌点，向近端游离，注意保留 0.5~1.0cm 的软组织袖，避免损伤血管神经蒂的多级分支。血管神经蒂分离至发出点，如长度不够，可将血管向近端游离直至腋动脉，神经可行干支分离直至后侧束。最后使大圆肌仅有的血管神经蒂与近端相连。

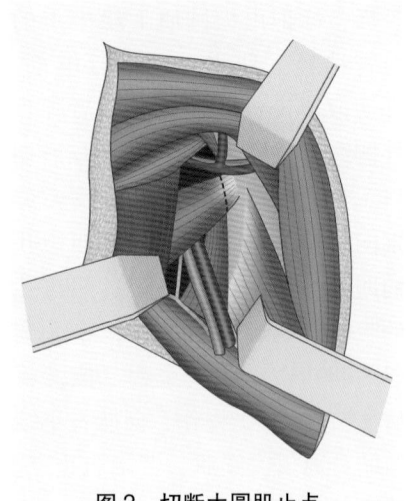

图 2　切断大圆肌止点

优点　该肌瓣血管、神经解剖位置恒定，易于切取，适用于局部转位重建肩关节外展、外旋功能，可用于重建屈肘、伸肘功能。

缺点　进行肩关节外旋、屈肘功能重建及不可修复性肩袖损伤修复时，常需与背阔肌肌瓣联合应用以延长大圆肌止点。

（陈山林　刘建惠）

xiōngdàjī jībàn

胸大肌肌瓣（pectoralis major muscle flap）　以锁骨中点处的胸肩峰动脉、胸外侧神经或胸内侧神经胸大肌肌支为蒂切取的肌瓣。胸大肌是覆盖前胸部的一块扁状肌，呈扇形。上部呈水平走行，下部呈斜行走向。胸大肌血供主要来自胸肩峰动脉，胸大肌锁骨部受胸外侧神经（C_5 ~ C_7 神经根）支配，胸肋部受胸内侧神经（C_7、C_8、T_1 神经根）支配。上、下两部各有独立的血管神经系统，可形成多种形式的肌瓣、肌皮瓣、肌骨瓣和肌皮骨瓣。胸大肌肌瓣解剖位置恒定，位置表浅，切取容易，旋转弧大，覆盖范围广，可一期修复头颈部、肩部和上肢等部位软组织缺损。

应用解剖　胸大肌根据其起点可分成锁骨部、胸肋部和腹部，分别起于锁骨内侧端、1~6 胸肋部和腹直肌鞘前叶，三部纤维向外集中，以扁平腱止于肱骨大结节嵴。止腱分前后两层，前层由锁骨部及胸肋上部纤维组成，后层由腹部及胸肋下部纤维组成。锁骨部和胸肋部的血管神经主要来自胸肩峰动脉和胸外侧神经，两者伴行，越过胸小肌上缘由肌肉深面入肌，动脉外径为 1.9mm，血管神经蒂长均在 40mm 以上。胸大肌腹部纤维则由胸肩峰动脉或腋动脉发出的下胸肌支供应，神经支配来自胸内侧神经，两者经胸小肌下缘向内下方走行。胸大肌内侧还接受胸廓内动脉穿支来的血供。胸肩峰动脉的分支均有静脉伴行，一般为一支，少数有两支。可单独或几支合干后汇入腋静脉或头静脉。头静脉汇入锁骨下静脉处，正好是血管神经蒂位于胸小肌上缘处。胸肩峰动脉的体表投影方法（图1）：从肩峰至剑突作连线 ab，o 点为锁骨中点向 ab 连线作垂线 cd 的交点，cob 即胸肩峰动脉的体表走行。胸大肌皮肤的血供，主要来自胸廓内动脉的穿支，此外，胸肩峰动脉在胸大肌表面发出许多肌皮穿支，与胸廓内动脉穿支和胸外侧动脉的皮支吻合。

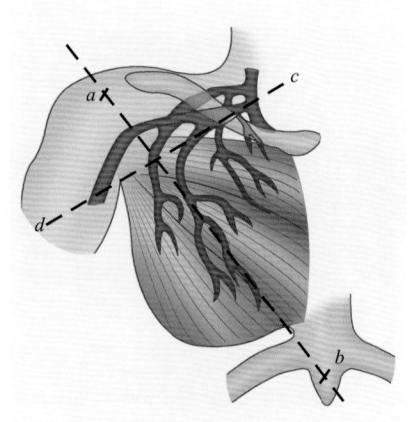

图 1　胸肩峰动脉体表投影

适应证　①修复口腔颌面及头颈部、肩部、上肢软组织缺损。②治疗脊髓灰质炎后遗症，臂丛神经损伤所致三角肌、肱二头肌瘫痪而胸大肌功能基本正常者，重建肩关节外展及肘关节屈曲功能。③肌骨或肌皮骨瓣治疗下颌骨缺损、肱骨骨不连等。④治疗不可修复性肩袖损伤。

手术方法　①代三角肌术：根据胸大肌上、下两部分有各自独立的止腱和血管神经系统的解剖学特点，切取胸大肌上半部作为供肌，重建三角肌功能，而保留胸大肌下半部的正常功能。切口（图2）自肩峰后面开始，沿锁骨向内至胸锁关节，然后弯向下至胸骨第4肋间处，沿三角肌前缘做另一切口，上面与上述的切口相连，下至三角肌肱骨附着处，整个切口呈 T 形。在三角胸大肌沟中小心寻找头静脉，勿予损伤，并沿头静脉向上分离胸大肌外上缘。然后向下分离并翻转胸部皮瓣，暴露胸大肌锁骨部及胸肋部。在胸大肌肱骨附着处，辨清前后两层止腱，沿两腱之间

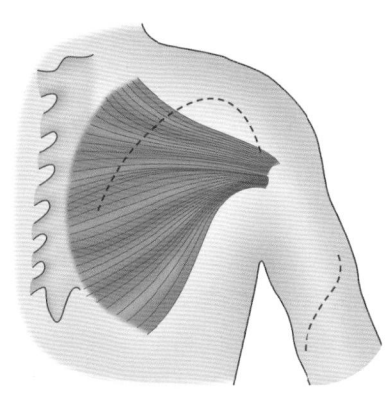

图2　手术切口

向内侧将胸大肌上下两部分钝性分开。自下向上游离胸大肌上半部。此时可见紧贴肌肉深面的胸肩峰动脉的胸肌支，其肌肉内走行方向刚好位于喙突与肩顶点的连线上。当肌肉游离至胸骨与锁骨附着处，需带一部分骨膜一起切下。以便转移时缝合固定，当游离至胸小肌上缘时，需小心，勿损伤进入肌肉的血管神经蒂。最后将胸大肌前层止腱连同一部分肱骨骨质一起凿下。至此，除血管神经蒂外，胸大肌上半部已完全游离。向外翻开肩部皮瓣，暴露锁骨外端、肩峰及三角肌肱骨附着处，因三角肌已萎缩呈纤维化，不必切除。由于胸大肌上部血管神经蒂仅4~5cm长，向外移位幅度不大，将游离的胸大肌上半部向外翻转180°，肌肉底面朝上移至肩外侧，使胸大肌胸肋部附着点移至肩峰处，胸大肌锁骨内侧部附着点移至锁骨外侧。在锁骨外端及肩峰上4~6个洞，用粗丝线固定胸大肌锁骨部及部分胸肋部，然后在肩外展90°和前屈30°用锚钉或不锈钢丝将胸大肌止腱固定在肱骨三角肌粗隆处骨槽内。术后外展固定于肩外展90°、前屈30°6~8周。②代肱二头肌术：将胸大肌下半部移至肱

二头肌肌腱止点，恢复屈肘功能。从腋前线沿胸大肌外缘向内下作斜切口，止于第7肋距中线5cm处。切开皮肤和深筋膜，显露胸大肌外缘，自外向内翻起胸大肌下半部，肌肉远端应连同一部分腹直肌前鞘一起切下。然后向上翻转肌肉，在第2肋处注意寻找胸内侧神经和伴随血管。该神经起自胸小肌，从喙突垂直向下，在其与第3肋骨交界处穿过胸大肌下缘，慎勿损伤。从喙突沿三角肌前缘做第2个切口，保护头静脉，显露胸大肌下半部肱骨附着处（位于胸大肌上部止点后面），将其切断，形成仅有血管神经相连的肌瓣。将切断的肱骨止点移至喙突。用细线将游离的胸大肌内外缘缝成管状，通过上臂内侧皮下隧道移至肘横纹处切口（图3）。将腹直肌鞘与肱二头肌腱在屈肘120°、前臂充分旋后位缝合固定。术后屈肘位石膏托固定3周。

优点　上、下两部各有独立的血管神经系统，可形成多种形式的肌瓣、肌皮瓣和肌骨瓣和肌皮骨瓣。胸大肌肌瓣解剖位置恒

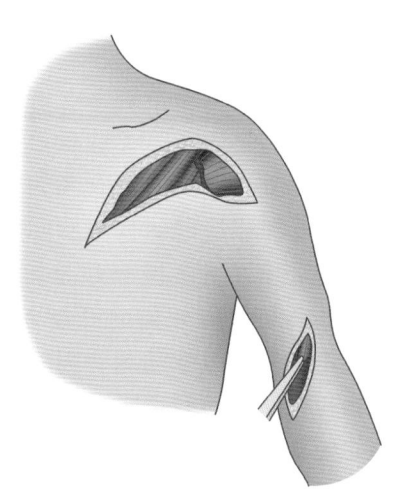

图3　肌瓣翻转移位

定，位置表浅，切取容易，旋转弧大，覆盖范围广，可一期修复头颈部、肩部和上肢等部位软组织缺损。

缺点　修复后组织臃肿是其主要缺点。

（陈山林　刘建惠）

qiánjùjī jībàn

前锯肌肌瓣 （anterior serratus muscle flap）

以胸背动脉前锯肌肌支（或肩胛下动脉）、胸长神经为蒂切取的肌瓣。前锯肌位于胸廓侧壁，广阔并与胸廓的凸隆一致，以数个肌齿起自上8个或9个肋骨，肌束斜向后上内方走行，经肩胛骨的前面，止于肩胛骨内侧缘和下角。前锯肌血供主要来自胸外侧动脉和胸背动脉，受胸长神经（C_5~C_7神经根）支配。前锯肌肌瓣解剖位置恒定，血管神经蒂较长，具有良好的伸缩性，允许肌肉以蒂为中心进行旋转，顺时针旋转时可达颈部、腹壁等相近组织器官，逆时针旋转可达后颈、腋下、手臂等部位。

应用解剖　前锯肌属于宽大扁肌丛，位于胸壁外侧，游离状态下呈四边形，由7~9个肌齿构成，按结构人为的分为三个部分，每个部分均由2~3个肌齿构成，上部起于第1~2肋和肋间，止于肩胛骨内上侧边缘，中部起于第3~5肋周围，止于肩胛骨内侧边缘，下部起于第6~9肋，止于肩胛骨下角。前锯肌的血供主要分为两个部分，中上部分的血供主要由胸外侧动脉提供，胸外侧动脉是胸背动脉的一个分支，中下部的血供主要由胸背动脉提供血供，该分支主要沿腋下后线直至大圆肌前方。前锯肌主要支配神经是胸长神经，该神经主要由颈部的神经根分出来，于2~3肋骨间形成神经袢，该神经袢在

进入前锯肌后进一步分化出末端神经。胸长神经在前锯肌内以鸭爪形分布，末端神经节存在于各个肌齿中。

适应证 ①胸廓内感染、支气管胸膜瘘的修复。②乳癌保乳术后乳房局部缺损的修复。③局部转移治疗颈部、腹壁、腋下、手臂等处皮肤软组织缺损。④游离移植治疗四肢肌腱、骨质外露、骨髓炎。

手术方法 ①肌瓣设计：术前进行标记，以腋下动脉为起点，应用多普勒血流仪沿着胸背动脉的走行进行探测并标记，切取时的肌瓣要比受创面积大约15%，以便移植时方便塑形和进一步覆盖创面。②肌瓣切取：全麻，斜侧卧位或侧卧位。自腋后缘，沿腋中线向下，略呈 C 形，长15~20 cm。辨认背阔肌前缘，于背阔肌下部深面锐性分离前锯肌与腹外斜肌，暴露前锯肌中下部肌齿。于前锯肌的表面，找到通常被脂肪组织覆盖的血管蒂，小心分离之，通常先发现前锯肌支，再向上追踪胸背动脉、肩胛下动脉。胸长神经位于血管前方，与前锯肌筋膜粘连，避免误伤其近端。根据受区大小，切取前锯肌最下 3~5 个肌齿。如有必要获得长血管蒂，则结扎背阔肌支，于腋窝切断血管；如所需血管蒂较短，无须结扎背阔肌支。肌瓣切取后湿纱布内保存备用。彻底止血后将剩余肌肉拉拢缝合，放置负压引流管，缝合皮肤切口。

优点 胸前锯肌具有肌瓣面积大、血供丰富、肌齿多且较细、可随意塑形等特点，且其存在于腋下侧胸壁部位，具有天然的隐蔽性，可成为组织缺损修复的理想供瓣区。

缺点 术中可能损伤胸长神经，造成翼状肩胛。

（陈山林 刘建惠）

xiōngxiǎojī jībàn

胸小肌肌瓣（pectoralis minor muscle flap） 以胸肩峰动脉胸小肌肌支、胸前内、外侧神经胸小肌肌支为蒂切取的肌瓣。胸小肌位于胸大肌深面，呈三角形，起自第 3~5 肋骨，向上外方走行，止于肩胛骨喙突。胸小肌血供主要来自胸肩峰动脉，受胸前内、外侧神经（C₅~C₈、T₁ 神经根）支配。胸小肌的作用是向前下方牵拉肩胛骨，在肩胛骨固定时可提肋助吸气，切除后有胸大肌代偿，对功能影响不大。临床主要用途如下：①局部转移：胸小肌腱性部分以及神经血管束游离段较长，腱止点携带喙突骨瓣移位到肱骨大结节下方可以修复习惯性肩关节前脱位，移位到锁骨可以修复肩锁关节脱位。②游离移植：胸小肌内侧半的血管神经走行方向与肌纤维方向一致，肌纤维纵向劈裂对血管神经损小，应用时可以分成若干束，分别固定在不同的部位，其止端又为腱板状，便于固定。因此，临床上常用来做小范围的多组功能重建，如胸小肌移植重建面部表情肌功能。

应用解剖 ①形态：胸小肌位于胸大肌深面，呈三角形的扁肌，完全被胸大肌覆盖，以 2~5 个肌齿起自第 3 至第 5 肋软骨与肋骨结合处。肌齿内侧有薄的腱膜，附着在相应的肋骨和肋间外膜上。肌纤维斜向外上方，在喙肱肌的内侧，以短腱止于喙突。②营养血管：由腋动脉、胸肩峰动脉、胸外侧动脉和胸最上动脉等的分支供应，其中大多数由胸肩峰动脉营养。这些动脉可单独分支供养胸小肌（96.6%），也可双重分支营养胸小肌，肌支有

1~4 支不等。③胸小肌的神经：支配胸小肌的神经为胸前内、外侧神经，由 C₅~C₈、T₁ 神经根合成。分别在肌肉的上侧边和下侧边中部入肌，入肌后各自分出 2~3 支一级分支，并逐级分出细小分支，支配肌肉的上半部和下半部，在两个亚部的神经分支之间可见神经吻合支（图1）。

适应证 ①局部转移治疗肩锁关节脱位和习惯性肩关节前脱位。②游离移植治疗面瘫。

手术方法 ①局部转移：切口（图2）起自肩锁关节前部，向内沿锁骨外 1/3 前缘经喙突向下外弯转，沿三角肌前缘延伸至三角肌、胸大肌间沟下段，胸大肌腱止点的前缘。切开皮肤、筋膜，注意保护三角肌、胸大肌间沟内的头静脉，为使喙突得到良好的显露，可以切断三角肌锁骨头并翻向外侧，此时可见喙突尖和上面附着的肱二头肌、喙肱肌和胸小肌。将胸大肌在肱骨大结节嵴附着腱性部分切断并牵开。游离胸小肌止点腱性部分，在喙突前内侧凿大小约 1.3cm × 1.3cm×0.8cm 的骨块。提起胸小肌及骨块，沿肌腹逆行走向肋骨起点游离胸小肌外侧 1/3 部分，同时分离神经血管束，在适度张力下将骨瓣固定于锁骨或肱骨近端。修复胸大肌，皮肤、皮下逐层缝合。②游离移植：做胸大肌下缘弧形入路，向前延伸至头静脉沟，下达第五肋水平。在胸大肌与胸小肌之间分离，切断胸小肌喙突止点，将胸小肌向下翻开，游离并切断该肌的血管神经束，从第3~5 肋骨前部止点切断胸小肌下端（图3）。创面充分止血后修复胸大肌，皮肤、皮下逐层缝合。

优点 切取后有因胸大肌代偿，对患者呼吸功能影响不大。

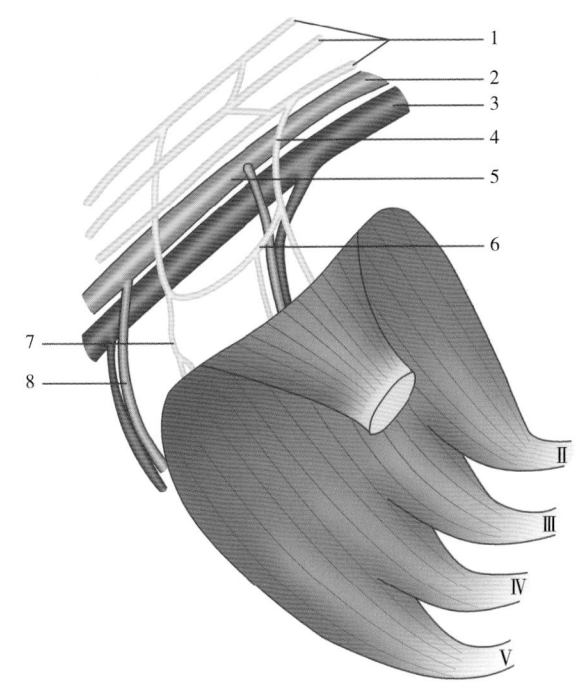

1. 臂丛内、后、外侧束；2. 腋动脉；3. 腋静脉；4. 胸内侧神经；5. 胸小肌动脉；6. 胸肌神经祥；7. 胸外侧神经；8. 胸外侧血管。

图1　胸小肌神经血管解剖

bǐmùyújī jībàn

比目鱼肌肌瓣（soleus muscle flap）

以比目鱼肌带蒂局部转移或游离移植的肌瓣。

应用解剖　比目鱼肌起始部呈马蹄形附着于腓骨头、腓骨体的上 1/3、胫骨比目鱼肌线和胫骨内侧缘中段，肌腹肥厚，长度约占腓骨全长的 4/5，在其浅面的上 3/4 有腓肠肌覆盖于中央，其余肌腹紧贴小腿外侧筋膜皮肤。比目鱼肌受胫神经发出的浅支、深支支配。比目鱼肌外侧半的滋养动脉来自腓动脉，腓动脉紧贴胫骨后肌向外下方走行于比目鱼肌的深面，距腓骨头 5~14cm，沿途发出 1~4 支比目鱼肌肌支，其中部分肌支于肌内穿行后进入皮肤形成穿支，部分肌支入肌前发出皮动脉至皮肤，临床中也可根据需要切取比目鱼肌肌皮瓣。腓动脉在内外踝连线上方 5~7cm 处分

为外踝后动脉和穿动脉，分别与来自胫后动脉的内踝后动脉和来自胫前动脉的外踝前动脉吻合，此为逆行比目鱼肌肌瓣的血供来源。

适应证　比目鱼肌肌瓣顺行移位适用于小腿中上段骨髓炎、软组织缺损的治疗修复；逆行移位适用于小腿下段及踝部的骨髓炎及软组织缺损的治疗修复。

手术方法　①肌瓣设计：距腓骨头下 10cm，腓骨头与外踝连线后方 1.2cm 处为中心点，肌皮动脉大多于此处穿出，在此点上 5cm、前 4cm，下至外踝上 10cm，向后至后正中线外 1cm 的范围内设计肌瓣或肌皮瓣。逆行肌瓣的血供主要通过腓动脉远端与胫前、胫后动脉的交通支获得，交通支大多位于内、外踝连线上方 7~8cm 处，为确保腓动脉蒂的安全，其旋转点不应低于内外踝连线上方 8cm 处。②肌瓣切取：经小腿后方切口分开腓肠肌和比目鱼肌间隙，将比目鱼肌自中线切开，自腓骨止点剥离，掀开显露深面的腓动脉，结扎腓动脉和静脉的近端，将比目鱼肌肌瓣连同血管一并向远端游离至足够长度时逆行转移覆盖创面。若覆盖胫骨前内侧创面时，可经骨间膜转移肌瓣以减少血管蒂绕行的距离。切取肌瓣时应根据动脉入肌点做出适当调整，务必确保肌瓣与动脉蒂相连。横切肌瓣时，应在低于腓骨头下 5cm 处进行以避免比目鱼肌浅支神经损伤，深支可根据入肌情况尽量保留，以保留尚存比目鱼肌的功能。

优点　局部转位，无须吻合血管；不损伤胫前、胫后动脉等主干血管；对小腿三头肌功能影响小；合并骨缺损者，可同时切取比目鱼肌腓骨瓣修复；该肌血

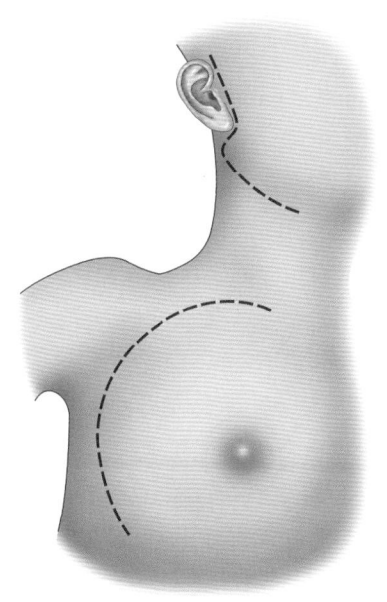

图2　手术切口

血管神经走行较为固定，肌瓣在肌间隙分离相对简单。

缺点　行游离移植时，手术创伤较大。

（陈山林　刘建惠）

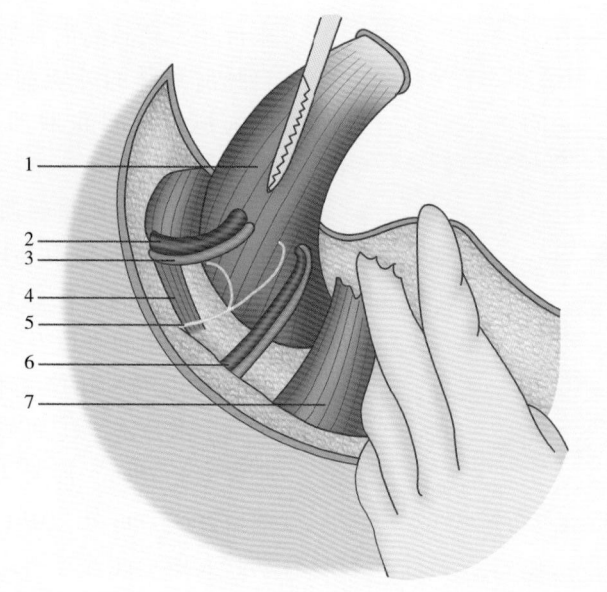

1. 胸小肌；2. 胸小肌小血管；3. 胸内侧神经；4. 腋静脉；5. 胸外侧神经；
6. 胸外侧血管；7. 胸大肌。

图3 切断胸小肌在肩胛骨喙突的附着，向下翻开，在锁骨下窝中解剖神经和血管

供丰富，抗感染能力强，皮片移植成活率高。

缺点 腓血管位置较深，游离时有一定难度；术后局部臃肿，外观不佳，但会逐渐减轻。

(陈山林 鲍鲲)

zhǎnjī jībàn

跨展肌肌瓣（abductor hallucis muscle flap） 以足底内侧动静脉为血供，切取足内侧非负重区的跨展肌，同时携带足底内侧神经的肌瓣。具有良好的血供和感觉。跨展肌位于足底内侧缘皮下，营养血管是来源于胫后动脉的足底内侧动脉。临床上常切取以足底内侧动静脉和足底内侧神经为蒂的肌瓣或肌皮瓣，带蒂或游离移植修复足底、踝部皮肤软组织缺损，重建面部、手部功能。

应用解剖 跨展肌起自跟骨结节的内侧及屈肌支持带（分裂韧带）的下缘，止于第1近节趾骨基底内侧。跨展肌长13.4cm，肌腹长6.5cm，肌腱长2.3cm，移行部长4.5cm，肌腹宽2.6cm，肌腱宽1.0cm，移行部宽2.3cm，肌厚1.8cm。其营养血管足底内侧动脉起自胫后动脉，胫后动脉于小腿后区浅肌层与深肌层之间下行，经内踝后方与跟骨结节之间转至足底，穿跨展肌起点深面分为足底内侧动脉及足底外侧动脉。在足底与同名静脉伴行，行于跨展肌与趾屈肌之间，至跨趾的内侧缘。跨展肌的支配神经有1~4支，来源于跨展肌的深面的足底内侧神经。足底内侧神经与足底内侧动脉伴行，肌支支配跨屈肌、拇短展肌、趾短屈肌及第1、第2蚓状肌；皮支支配足底内侧半和跨趾至第4趾的相对缘及第4趾的内侧面的皮肤。起点位于舟骨粗隆垂直线的足跟侧1.2cm，距跨展肌外侧缘0.8cm，在舟骨粗隆垂直线与跨展肌外侧缘交点处进入肌肉。

适应证 局部转移可修复足跟部创面，游离移植可修复各部位皮肤软组织及肌肉缺损、晚期面神经麻痹及面部畸形。

手术方法 ①皮瓣设计：以舟骨粗隆与第1跖骨头连线为轴线，设计切口，并延长至内踝下方和后方。②皮瓣切取：切开分裂韧带及踝管，分离胫后动脉、胫后静脉和胫神经，向跨展肌深面分离，分离足底内侧动静脉及足底内侧神经的起始部，根据蒂部所需长度可向上分离出胫后动静脉及胫神经，注意结扎足底外侧动脉及其他血管分支。在跨展肌肌膜浅层分离皮瓣，在其内侧缘的深面分离，至其外侧缘，切断肌肉，注意保护支配肌肉的运动神经，结扎肌肉外侧缘穿出的足底内侧动静脉。切断足底内侧神经，将其近侧断端分为多束，植入运动神经入肌点的肌腹中，完全游离肌肉以及血管神经蒂（图1，图2）。

优点 可以作为局部皮瓣修复同侧足跟部的创面供区，手术区域单一，损伤小；肌肉可以修复凹陷性缺损，也可以重建手部肌肉缺损以及改善面瘫引起的功能障碍。

缺点 皮瓣面积切取有限，供区多需游离植皮闭合。

(陈山林 竺枫)

jīpíbàn

肌皮瓣（musculocutaneous flap） 包含有皮肤、浅筋膜、深筋膜、带或不带神经的肌组织等多层次的复合组织块。带蒂肌皮瓣局部转位或需吻合血管、神经的游离肌皮瓣移植，用于动力功能重建、填塞空腔和覆盖缺损创面。

分类 根据肌皮瓣的作用，可以分为功能性肌皮瓣和非功能性肌皮瓣两类。①功能性肌皮瓣：

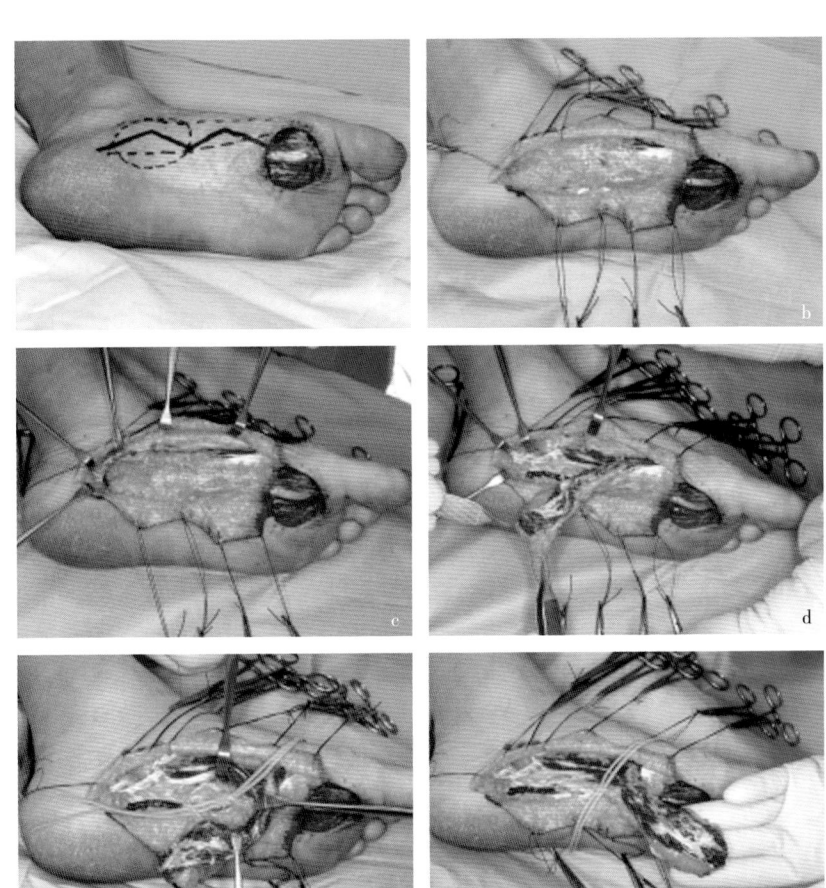

a. 手术切口设计；b. 分离跗展肌及皮下组织；c. 解剖跗展肌 d. 从跟骨结节游离跗展肌近端；e. 游离供应跗展肌的两支动脉分支；f. 游离跗展肌直至远端，保护并标识来自足底内侧动脉的营养跗展肌动脉支。

图1 跗展肌瓣切取技术图

带神经血管蒂的动力性肌皮瓣，通过带蒂转移或需吻合血管、神经的游离移植用来重建肢体和躯干运动功能。②非功能性肌皮瓣：仅用于修复缺损创面和充填空腔的局部转移或游离移植肌皮瓣。

适应证 ①皮肤及其深层组织缺损。肌皮瓣包含皮肤、脂肪、筋膜及肌肉组织，有较大的体积，可以充填较大空腔，避免局部无效腔形成。②病灶局部血液循环较差，营养状况不良，形成难以愈合或伴有组织缺损的创面，如慢性放射性溃疡、慢性骨髓炎伴有大面积皮肤瘢痕、压疮及深层重要组织结构或器官外露。肌皮瓣血供丰富，移植后能够改善局部组织的血液循环，有利于创面愈合。③组织器官再造，如乳癌术后乳房再造等。④运动功能的重建，如脊髓灰质炎后遗症，屈肘、屈腕、屈指、拇对掌等肌肉缺损或功能丧失等。

优点 ①肌皮瓣血供丰富，可以改善创面局部的血液循环。②肌皮瓣有较强的抗感染力，创面易于愈合。③肌皮瓣手术操作相对容易，尤其是带蒂转移肌皮瓣。④应用广泛，几乎身体所有表浅部位肌肉均可就近取材。⑤肌皮瓣含有较厚的肌组织，缓冲作用大，有良好的衬垫作用，可用于覆盖创面、充填缺损等。⑥带有神经的肌肉组织，移植后仍保持肌肉组织的生物力学作用，可用于一些病损肌肉区的功能重建。⑦应用显微外科技术，肌皮瓣可进行远位转移。

缺点 ①肌皮瓣为复合组织，整体比较厚，在某些情况下外观臃肿，需二期皮瓣整形。②供区可能因丧失肌肉而致肌力减弱，对供区功能造成一定医源性障碍。③功能性肌肉移植后受区肌力通常不能恢复至健侧水平。④供区术后常有凹陷畸形，影响美观，应严格掌握适应证。

（陈山林 糜菁熠）

bèikuòjī jīpíbàn

背阔肌肌皮瓣（latissimus dorsi myocutaneous flap） 以胸背血管或肋间后血管为血管蒂的背阔肌其表面皮肤所构成的肌皮瓣。背阔肌位于人体躯干的背侧，位置表浅，是人体最大的阔肌。背阔肌的主要血供来自胸背动脉，由胸背神经伴行，血管管径粗大，解剖恒定，切取面积大。背阔肌既可以局部转移修复头颈、上肢和骶尾部创面，又可以游离移植修复远位的创面。此外，作为一个完整的神经肌肉运动单元，还能够局部转移或游离移植，进行肢体的功能重建。1906年，坦西尼（Tansini）首先报道了将背阔肌移位进行乳房重建。1976年，奥利瓦里（Olivari）报道利用背阔肌修复胸部放射性皮肤缺损，此后该肌皮瓣的临床应用逐渐广泛。

应用解剖 背阔肌位于躯干背部的下半部及胸部的后外侧，为全身最大的扁肌，以腱膜起自下6个胸椎的棘突、全部腰椎棘突、骶正中嵴和髂嵴的后1/3部。肌束向外上方集中，以扁腱止于肱骨小结节嵴。背阔肌的血供为多源性，包括胸背动脉和肋间后

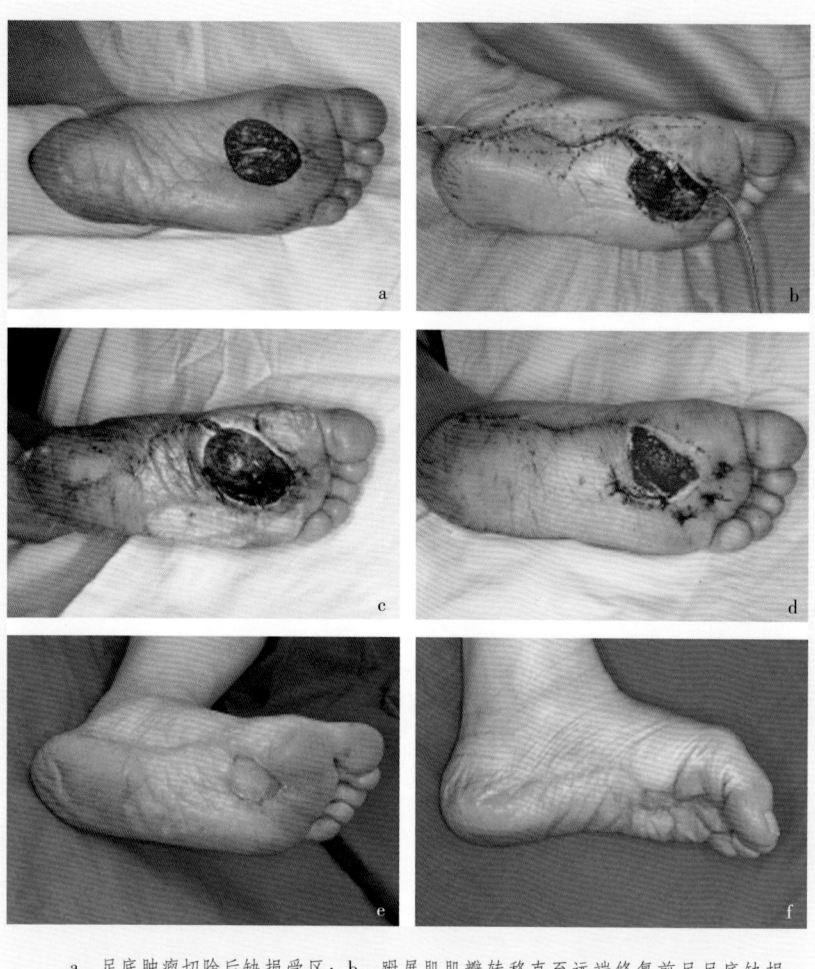

a. 足底肿瘤切除后缺损受区；b. 踇展肌肌瓣转移直至远端修复前足足底缺损（术后即时）；c. 术后1周时修复踇展肌肌瓣成活；d. 术后2周受区的恢复；e. 术后12个月足底受区外观随访；f. 术后12个月受区功能外观随访。

图2　65岁，女性。患者前足足底肿瘤切除后软组织缺损创面，应用踇展肌肌皮瓣修复填充创面

动脉穿支（图1）。背阔肌主要的血供来自胸背动脉，其直径1～2.5mm，蒂长11～16cm。腋动脉发出肩胛下动脉后，很快发出旋肩胛动脉，而肩胛下动脉的主干则延伸为胸背动脉。胸背动脉向下方越过大圆肌，沿背阔肌前缘深面和前锯肌之间向下内方走行，至肩胛下角水平入肌。血管进入肌肉后分为降支和横行支，降支在距肌肉前缘2～3cm处继续下行，横行支与肌肉上缘平行并向后正中走行。背阔肌靠近棘突起点部分的血供由节段性的肋间动脉穿支供应。在第10肋、第11肋和第12肋的下缘，距离正中线5cm处，肋间后动脉穿支进入背阔肌。

适应证　①以胸背动脉为蒂，可以修复头颈、肩部、上肢及同侧胸部的创面，此外还可以进行同侧上肢的功能重建。②以肋间后动脉穿支为蒂，可以修复骶骨上2/3、髂嵴、腹壁外1/4、前侧胸壁中下部和背部等。③作为游离肌皮瓣，可以修复全身各处的创面和进行肢体功能重建。

手术方法　以胸背动脉为蒂的游离背阔肌肌皮瓣的切取来进行手术方法的介绍（图2）。①皮瓣设计。a. 点：胸背血管蒂的入肌点位于肩胛下角和腋后线交汇，

以入肌点为中心设计背阔肌皮岛。b. 线：腋窝后角至L_4～L_5棘突，该轴线为皮肤切开的轴线。c. 面：皮岛面积需保证供区皮肤能够直接缝合，通常皮岛宽度小于8cm。②皮瓣切取。a. 患者侧卧位，肩外展，按照术前设计切口切开皮肤和皮下，至背阔肌表面。b. 显露背阔肌前缘：首先在肌膜浅层向前外侧掀起皮瓣，直至暴露位于腋中线水平的背阔肌前缘。掀起背阔肌前缘，显露胸背血管蒂的入肌点。c. 显露背阔肌起点：此后向背侧后正中掀起皮瓣，显露背阔肌起点，包括T_7～L_5的胸腰筋膜和髂嵴后1/3部分。于背阔肌深面掀起在胸腰筋膜处的止点，分离并结扎切断第10、第11、第12肋间后动脉穿支。d. 背阔肌逆行游离：切断背阔肌起点，向止点方向逆行游离背阔肌，直至位于肱骨小结节嵴的止点部分。切断背阔肌止点的腱性部分。e. 血管神经蒂游离：从神经血管蒂入肌点处，沿血管神经蒂向近端游离，游离过程中需要分别结扎和切断营养前锯肌的血管分支和旋肩胛血管。在肩胛下血管从腋动、静脉的发出部位切断血管，以获取最长的血管蒂。

优点　①背阔肌面积大，可以覆盖大面积创面。②血管管径粗大、血管蒂长、解剖恒定，相对容易切取。

缺点　①腋部形成瘢痕，可能影响肩关节外展。设计时尽可能避开腋部切口。②供区创面大，术后供区容易出现血肿。切口关闭前留置多根负压引流，并且可以于术后5天左右再拔除引流管。③背阔肌滑程较短，功能重建后关节的活动幅度有限。

（陈山林　杨　勇）

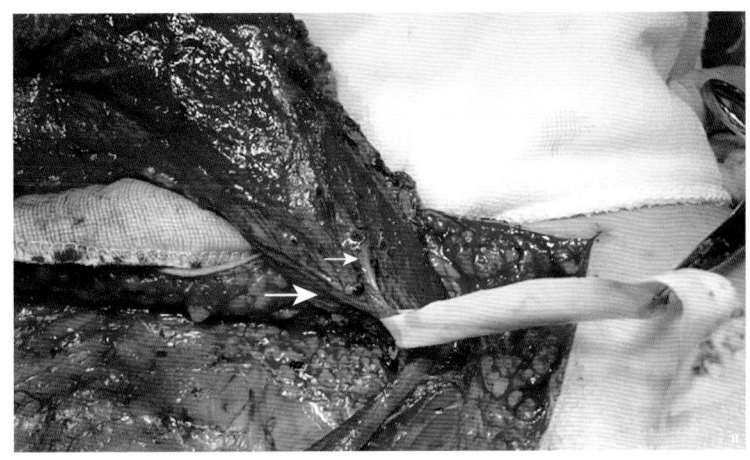
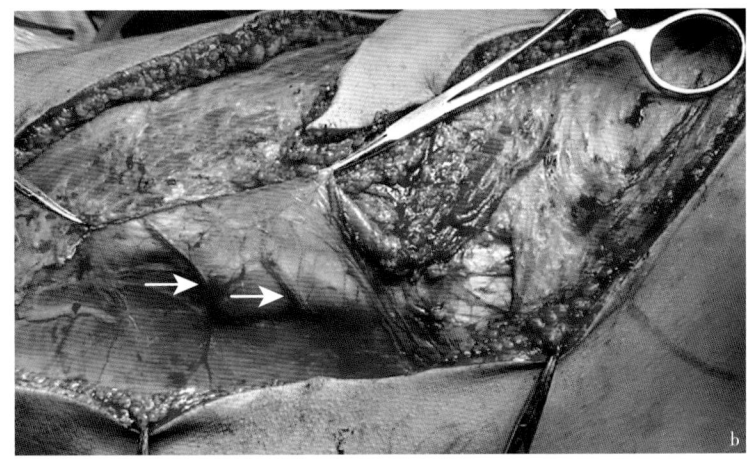

a. 粗箭头所指为胸背血管蒂；b. 箭头所指为肋间后动脉穿支。

图 1　背阔肌的血供

gǔbáojī jīpíbàn

股薄肌肌皮瓣（gracilis myo-cutaneous flap）

以股薄肌连同皮肤带蒂局部转移或游离移植的肌皮瓣。临床采用的肌皮瓣包括股薄肌、腹直肌、股直肌、背阔肌（全部或部分）、前锯肌以及部分小腿三头肌肌皮瓣等。其中，股薄肌因解剖位置隐蔽、血管蒂和支配神经恒定、易于切取、供区损伤小、肌腹收缩幅度大、滑程长、腱性部分长等特点，最适用于重建上肢肌肉功能；临床应用广泛，特别适用于重建前臂屈肌功能、屈肘功能等。

应用解剖　股薄肌是一条细长的带状肌，位于大腿内侧内收肌筋膜室内，长收肌后方，大收肌浅层，外侧是缝匠肌，后方是半膜肌、半腱肌。在内收肌群中位置最为表浅。肌腹近端宽，远端逐渐变窄，其远段 1/4 部分逐渐移行为腱性结构。股薄肌近端起自耻骨体和耻骨下支，远端腱性部分绕过股骨内侧髁，止于胫骨结节邻近区域。股薄肌的作用是辅助内收大腿和屈曲膝关节。切除之后，对功能没有明显影响。股薄肌有 2~3 个血管蒂，最重要的血管蒂位于最近端，称为股薄肌支，源自股深动脉的旋股内侧动脉升支，有两条伴行静脉。血管发出后，在长收肌深面斜向下内，在耻骨结节下方 8~12 cm 进入股薄肌。血管蒂长 60~70 mm，起始处外径 1~2 mm。肌腹远侧端

通常也有 1~2 个营养血管。股薄肌的神经源自闭孔神经前支，于血管入肌点近端进入肌肉，通常有 2~3 个神经束。刺激不同的神经束，可以区分不同的肌肉功能区，不同的肌肉功能区可用于重建不同的功能，如同时重建屈指和屈拇功能。

手术方法　患者仰卧、髋关节蛙式位切取股薄肌。股薄肌位置通常比估计的位置更偏后。术者可以在大腿内后方试行捏起深方的股薄肌肌腹，根据肌腹位置，设计大腿内侧切口。为了便于两组同时操作，通常会选择切取同侧股薄肌。在耻骨结节和股骨内侧髁之间连线后方 2~3 cm 处画肌皮瓣轴线，根据需要皮肤面积，设计皮瓣切取范围（图 1）。于股骨内侧髁处做纵切口，长约 5 cm，切开皮肤及皮下组织，切开深筋膜，显露大收肌，用手指伸向大收肌后方，即可勾出股薄肌腱性部分。然后在胫骨内侧髁水平做横切口，显露肌腱止点。向远端牵拉股薄肌腱性部分，再次触探近端的股薄肌肌腹，并确定肌腹走行方向。随后做皮瓣切口：首先在皮瓣远边界处切开皮肤及皮下组织，并沿皮瓣前缘向近端切开皮肤，如果大隐静脉位于皮瓣内，说明皮瓣位置偏前，需要调整剩余皮瓣的切取范围。再次向远端牵拉肌腱，确认肌腹后缘，之后切开皮瓣后边界。如果需要皮瓣面积大，要携带更大面积的筋膜组织，掀起肌腹后缘，在肌腹近段即可看到营养动脉——发自股深动脉的股薄肌支。完全切开皮瓣前缘，在股薄肌和长收肌之间进入，显露血管蒂。继续沿长收肌下方，向前方游离血管蒂，结扎营养长收肌的血管分支。将血管游离至股深动脉起

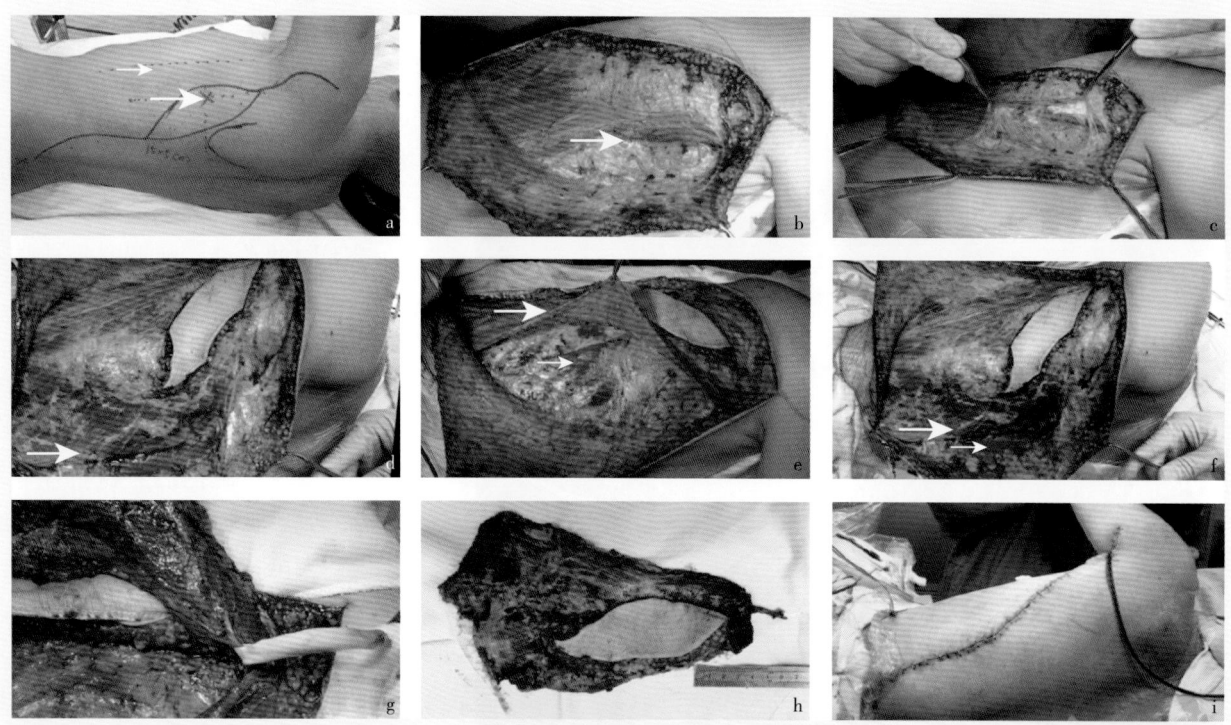

a. 皮肤和皮岛切口设计，细箭头所指为腋中线，即背阔肌的前缘水平，粗箭头所指为胸背血管蒂的入肌点位置，即腋后线和肩胛下角的交汇处；b. 向前侧掀起皮瓣，箭头所指为显露的背阔肌前缘；c. 掀起背阔肌前缘，可见胸背血管蒂的入肌点；d. 向后正中掀起皮瓣，暴露背阔肌的起点；e. 背阔肌前缘掀起后，显露深面的前锯肌；f. 细箭头所指为斜方肌；g. 从胸背神经血管蒂的入肌点，逆行向近端游离；h. 完整切取背阔肌、皮岛，以及神经血管蒂；i. 供区留置引流后，直接缝合。

图2 背阔肌的切取

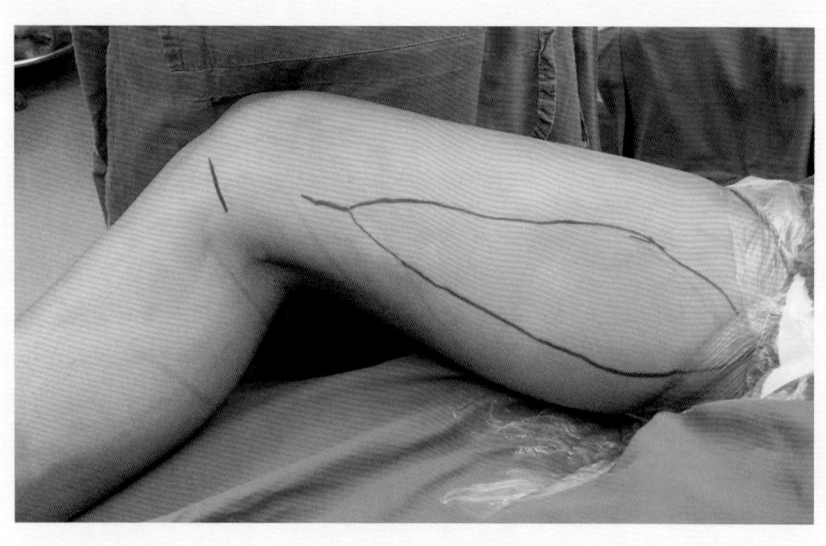

图1 股薄肌肌皮瓣切口

点处为止。也可以从长收肌前方进入，直接显露血管起点，然后双向游离血管蒂。在血管蒂入肌点稍近端，显露闭孔神经前支，

向近端游离至足够长度（图2）。将肌腹游离至耻骨起点腱膜处。将下肢尽量外展，用缝合线在肌腹表面间隔 3~5 cm 缝合标记

（图3）。切断股薄肌起点处腱膜。待受区准备完毕后，靠近起点处切断营养血管，尽量靠近近端切断闭孔神经前支，完全游离股薄肌肌皮瓣（图4，图5）。

(陈山林)

túndàjī jīpíbàn

臀大肌肌皮瓣（gluteus myocutaneous flap） 以臀大肌局部或游离转移切取的肌皮瓣。其肌腹大而厚，主要营养血管为臀上动脉和臀下动脉，属于双血管蒂型。

应用解剖 臀大肌为臀肌中最表浅的肌肉，起于髂嵴后部、骶尾骨背面和骶结节韧带，肌纤维斜向外下，上半部与下半部浅层纤维止于髂胫束，下部深层纤维止于臀肌粗隆。该肌主要营养血管为臀上动脉和臀下动脉，属

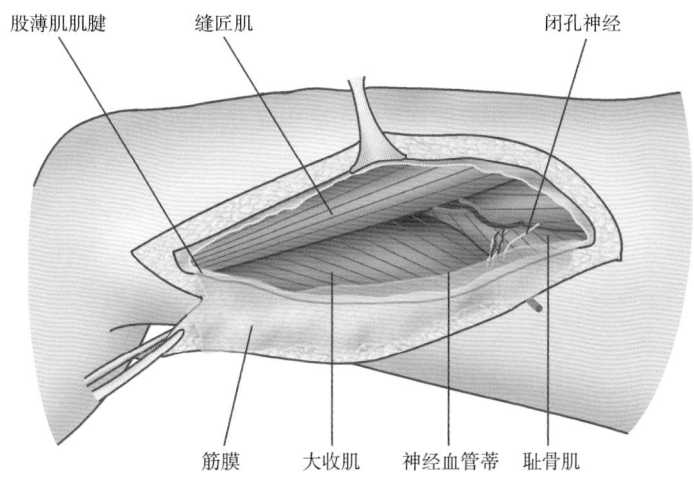

图 2　切取皮瓣时，筋膜面积要大于皮瓣面积；血管蒂要分离至起点处，闭孔神经前支也要游离足够长度

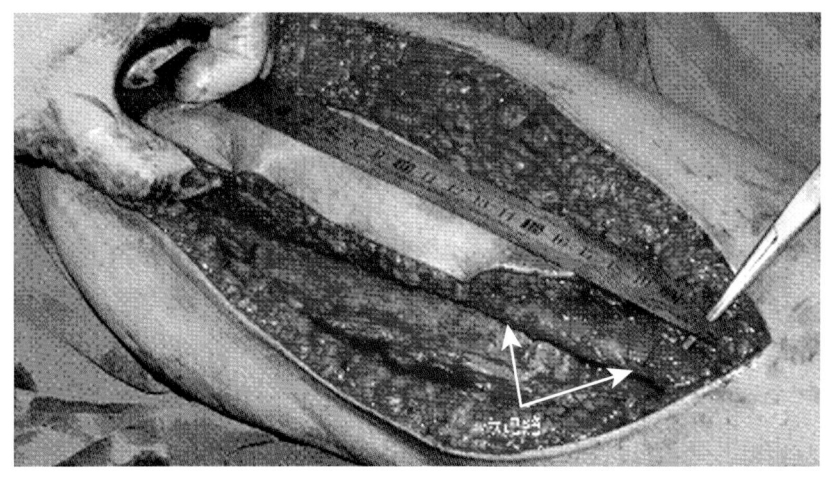

图 3　髋关节外展位，股薄肌表面间隔 3~5 cm 标记缝合

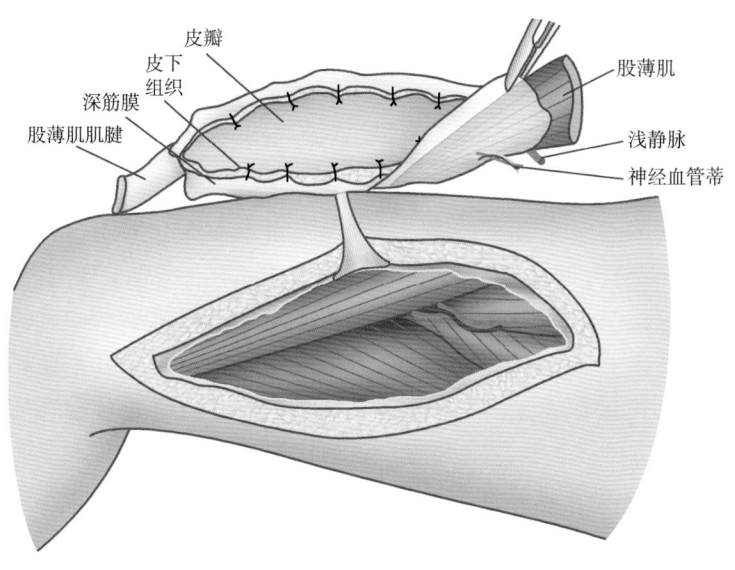

图 4　股薄肌肌皮瓣切取后

双血管蒂型（图 1）。臀上血管从髂内动脉分出，在梨状肌上孔分成深、浅两支，深支在臀中肌深面分支供养臀中肌、臀小肌等；浅支在梨状肌上缘和臀中肌后缘分成数支呈扇形分布至臀大肌上半部，供臀大肌及其表面皮肤与皮下脂肪组织；臀下动脉亦为髂内动脉的分支，在骶结节韧带的外侧从梨状肌下缘穿出，穿过臀大肌深面至其止点，主要分布于臀大肌下部及股后部；此外，臀大肌远侧部尚有来自旋股外侧动脉的第一穿动脉，旋股内侧动脉横支及旋股外返动脉横支的吻合支供养。臀上动脉、臀下动脉均有相应的静脉、神经伴行。临床上可根据需要形成臀大肌上部肌皮瓣、臀大肌下部肌皮瓣、臀股部肌皮瓣及全臀大肌肌皮瓣，通过旋转或推进方式修复骶部压疮。

适应证　骶尾部、坐骨、大转子部压疮，局部放射性溃疡及肿瘤清除后缺损创面，肛门括约肌再造及乳腺癌术后的乳房再造。

手术方法　①臀大肌上部肌皮瓣。a. 皮瓣设计：先在髂后上棘与股骨大转子尖端的连线标明皮瓣的轴心线，皮瓣的旋转中心位于连线中上 1/3 交点，即臀上动脉穿梨状肌上缘处。从旋转中心至皮瓣最远端的距离应稍大于至创面最远端的距离，按创面大小和形状绘出皮瓣轮廓。b. 皮瓣切取：按设计先作臀部外上方切口，在相当于髂后上棘与股骨大转子弧形连线上注意寻找臀大肌和臀中肌间隙，两肌之间为疏松结缔组织，钝性分离，掀起臀大肌即可找到 3~4 支臀上动脉浅支血管走行于肌肉深面。在臀上动脉与臀下动脉之间沿肌纤维劈开臀大肌。沿肌肉深面血管向内追

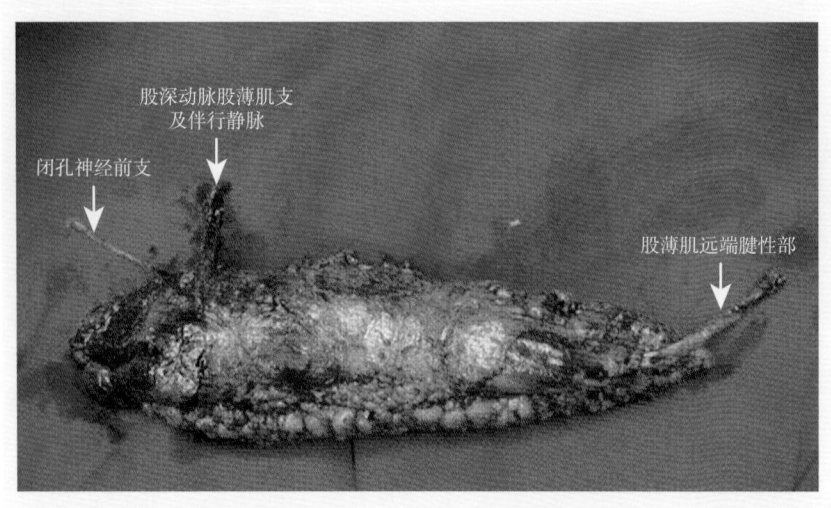

图5 切取的股薄肌肌皮瓣，营养血管为股深动脉股薄肌支，神经为闭孔神经前支。皮瓣面积大时，可以携带一条浅静脉以利回流

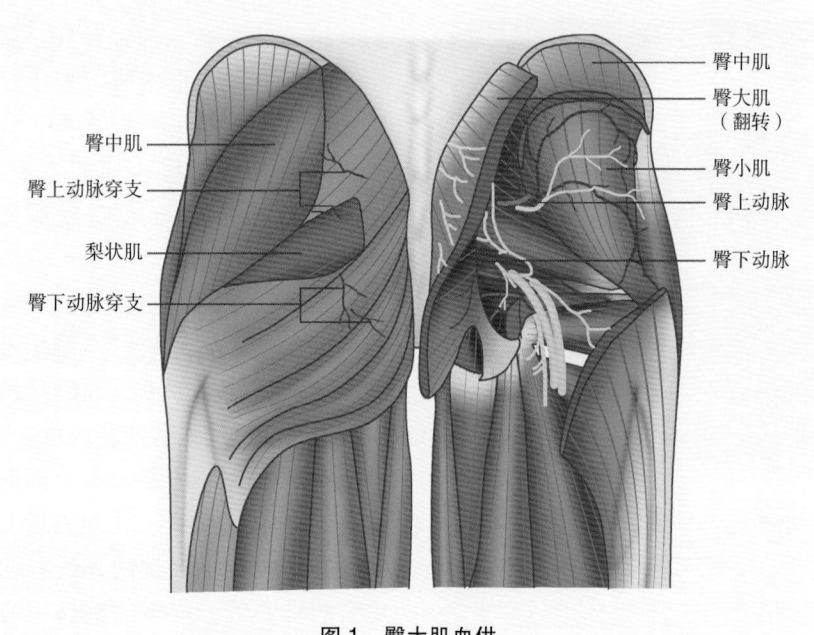

图1 臀大肌血供

踪，小心分离血管蒂部，最后做内侧切口，臀大肌上部肌皮瓣完全游离。②臀大肌下部肌皮瓣。a. 皮瓣设计：沿臀大肌下缘画出弧形皮瓣切口线。b. 皮瓣切取：按设计作皮瓣下部切口，显露臀大肌下缘，用手指在臀大肌深面钝性分离，游离臀大肌至股骨附着处，将其切断后向上掀起肌皮瓣。③臀股部肌皮瓣。a. 皮瓣设计：标明股骨大转子与坐骨结节

连线中点，该点至腘窝中点作一连线即为皮瓣的旋转轴，在该线两侧5cm范围内设计舌状皮瓣，皮瓣远端可达腘窝上8cm。b. 皮瓣切取：先做皮瓣远侧切口，在深筋膜下，由远而近逆行切取皮瓣。在皮瓣近侧应在肌膜下游离，以免损伤臀下动脉股后皮支。皮瓣逆行切取至臀大肌下缘时，应在肌肉深面向上解剖，使臀大肌下部包含在皮瓣内，以免损伤在

臀大肌下缘浅出的皮支血管和皮神经。部分臀大肌由内、外侧切口切断，必要时可显露臀下血管，形成岛状肌皮瓣。④全臀大肌旋转肌皮瓣。a. 皮瓣设计：沿臀大肌上及外缘设计全臀大肌肌皮瓣，皮瓣内侧缘与骶部压疮相连。b. 皮瓣切取：先做皮瓣外上方切口，在臀大肌与臀中肌间隙，由上向下掀起整个肌皮瓣，为增加皮瓣旋转角度，需结扎、切断臀上动脉浅支，形成以臀下动脉为血管蒂的臀大肌肌皮瓣。

优点 ①臀大肌上部肌皮瓣：由于保留了臀大肌下半部，切取后对伸髋功能影响较小。且皮瓣血供丰富，移植易成活，不受严格的长宽比例限制，可完全游离成岛状肌皮瓣，面积大，旋转角度大，覆盖面积广，抗感染能力强，愈合快，对感染创面尤其是深达骨质的压疮治疗十分有利。②臀大肌下部肌皮瓣：术中不需要显露血管蒂，且供区可一期闭合。③臀股部肌皮瓣：皮瓣血供丰富，抗感染力强，组织愈合快，切取范围大，供区可一期闭合，且皮瓣切取后臀大肌功能影响较小。④全臀大肌旋转肌皮瓣为复合组织瓣，缓冲能力强，有良好的衬垫作用，抗压耐磨，压疮不易复发。且供区可一期闭合。

缺点 ①臀大肌上部肌皮瓣：供区创面不能一期闭合、需游离植皮，增加了术后护理的困难等。②臀大肌下部肌皮瓣：有损伤坐骨神经的风险，且由于破坏臀大肌下半部，切取后对伸髋功能影响较大。③全臀大肌旋转肌皮瓣：有损伤坐骨神经的风险，且由于破坏臀大肌下半部，切取后对伸髋功能影响较大。

（陈山林 郑宪友）

féichángjī jīpíbàn

腓肠肌肌皮瓣（gastrocnemius myocutaneous flap）

以腓肠肌内侧头或外侧头局部转移或游离移植的肌皮瓣。其位于小腿后方，肌腹较长，滋养血管分别来自腓肠内侧动脉、腓肠外侧动脉。

应用解剖 腓肠肌内、外侧头起于股骨内、外侧髁后方。内外侧头的肌腹向远端走行融合在一起并形成一纵沟，小隐静脉及腓肠神经在纵沟内走行，以此可作为内外侧头分界的解剖标志。腓肠肌内、外侧头的滋养动脉分别于腘窝中部起于腘动脉的内、外侧，称为腓肠内、外侧动脉，在腓骨头平面处动脉及神经从肌肉近端深面进入肌内，动脉入肌后分出树枝状多级血管分支，供应该肌并发出穿支供应其表面皮肤。内侧腓肠肌肌（皮）瓣可切取范围较大，上自腘窝中部，下至胫骨内踝上 5cm，前至胫骨内侧缘，后至小腿后正中线。外侧腓肠肌范围较小，外侧至腓骨缘，远侧至外踝上 10cm。

适应证 大腿下端、膝部及小腿软组织缺损，也可作为功能性肌肉游离移植重建肢体功能。

手术方法 ①腓肠肌顺行肌瓣。a. 皮瓣设计：以修复小腿中、上部为例。根据受区组织缺损范围，在腘窝中部至跟腱移行处范围内设计肌瓣。腘窝中部为肌瓣的旋转点，从旋转点到肌瓣最远端的距离应稍大于至创面最远端的距离。切口位于小腿后正中线，自腘窝至跟腱移行部弯向内侧。若切取腓肠肌外侧头肌瓣则弯向外侧。b. 皮瓣切取：切开皮肤及深筋膜，向外翻起皮瓣，显露腓肠肌内、外侧头，注意勿损伤两头之间的小隐静脉及腓肠神经。在切口上部钝性分离腓肠肌内、外侧头，在其深面找到进入肌肉的腓肠肌内、外侧动脉，妥善加以保护。辨清腓肠肌内侧头与比目鱼肌间隙，并分离直至肌肉转移所需的长度，切断肌肉远端，于深筋膜下做一宽松隧道，将切取的肌瓣通过宽松的隧道转移至受区妥善置放，作无张力缝合，于大腿处取中厚皮片在肌瓣表面移植覆盖，闭合创面。在覆盖膝部创面时，应将腓肠肌内侧头分离至股骨髁附着处形成肌筋膜蒂肌瓣，或于附着处切断，形成以腓肠内侧动脉为蒂的肌瓣，可增加肌瓣的旋转范围。②腓肠肌逆行肌瓣。a. 皮瓣设计：以修复小腿中、下部骨外露创面为例。旋转点位于小腿中部，有来自胫后动脉、腓动脉进入腓肠肌的交通支，在旋转点至股骨髁之间的范围内设计肌瓣，肌瓣的长度应稍大于旋转点至创面最远端的距离。自腘窝至小腿中下 1/3 处作弧形切口。b. 皮瓣切取：切开皮肤及深筋膜，翻起皮瓣，显露腓肠肌，注意勿损伤两头之间的小隐静脉及腓肠神经。将腓肠肌内侧头自股骨髁附着处切下，在上部钝性分离腓肠肌内、外侧头，保留内、外侧头下部的交通支，使内侧头能从该交通支处获得逆行供血，辨清腓肠肌内侧头与比目鱼肌之间的间隙，将切取的肌瓣通过宽松的隧道转移至受区以覆盖骨外露创面，在肌瓣表面进行植皮。③腓肠肌肌皮瓣。a. 皮瓣设计：以内侧腓肠肌肌皮瓣修复胫前创面为例，患者取患侧卧位。皮瓣的血供来自腓肠内侧动脉，皮瓣基部位于小腿后上方，向近端不超过腘窝中部，后缘位于小腿后正中线，根据创面宽度确定皮瓣前缘位置，远端应超过皮瓣基部至创面的最远距离，按创面大小和形状画出皮瓣轮廓。b. 皮瓣切取：在靠近腘窝处先沿皮瓣后缘切开皮肤及深筋膜，在小腿后正中线找到小隐静脉及腓肠神经，将两者向外侧牵开妥善保护。辨清内、外侧头及其间隙，腓肠肌近端可见腓肠动脉由深面入肌，需予以妥善保护。在内、外侧头之间以及腓肠肌内侧头与比目鱼肌间隙进行钝性分离，将腓肠肌内侧头远端于腱腹交界处切断，依次切开皮瓣的前缘及远端，完全掀起肌皮瓣，以肌皮瓣的基部为蒂向前方转移修复胫前创面。在切开肌皮瓣远端的皮瓣时应连同深筋膜一同掀起，注意防止内侧头远端与皮瓣筋膜发生分离，并注意保护跟腱表面腱膜的完整性，以备植皮。

优点 可用于小腿感染性创面填塞无效腔，局部转移的范围广，临床可根据需要切取不同类型的肌（皮）瓣，切取一侧的腓肠肌对足的功能影响不大。

缺点 小腿供区留有瘢痕，影响外观。

（陈山林 鲍鲲）

guānjié jiǎoxíngshù

关节矫形术（pelvic osteotomies）

此处所述关节矫形术是指对于小儿骨科髋关节异常（髋关节脱位、股骨头缺血性坏死后遗畸形等）常用的几种矫形手术，如索尔特（Salter）骨盆截骨术、髋臼成形术、股骨内翻截骨术等。

（马瑞雪）

Suǒ'ěrtè gǔpén jiégǔshù

索尔特骨盆截骨术（Salter osteotomy）

通过可以活动的耻骨联合为铰链的旋转来改变髋臼方向而完成髋臼指数改变的手术。主要步骤是在坐骨大孔和髂前上下棘之间横行截骨后，将截断的远端和髋臼一起向下、向外旋转，保持于该位置，用髂嵴取的三角形骨块嵌入其间、两根带螺纹的钢针固定（国内尚未见螺纹针，故多数学者仍然采用光滑的克氏针固定，其缺点是容易滑出。）通过髂臼的旋转和方向的改变使股骨头在正常持重状态下，股骨头得到充分的覆盖，如经过复位后的髋脱位或半脱位原来在屈曲外展时才稳定，现在在后伸和中立持重时也得到了稳定。

适应证和禁忌证 由于髂臼过度前倾所致髋关节持重状态下，已得到复位的髋关节仍然不稳定，索尔特骨盆截骨术是一种反旋截骨术，不增加或减少髂臼的容积，因此其适应证还有着如下特定的必备条件。①髋关节完全同心复位。②髋关节功能正常或接近正常。③无内收肌和髂腰肌挛缩。④髋关节头臼比例适中。⑤年龄18个月以上（一般上限为6岁）。⑥髂臼指数<45°。然而在应用过程

中发现，索尔特骨盆截骨术矫正的髂臼指数有限，有报道平均为17°。

手术方法 ①体位：仰卧、患侧臀部垫高。常规消毒铺巾，术野必须使手术过程中髋关节各方向都可以自由活动。术前检查髋关节的外展活动范围，如果内收肌紧张，必须先进行内收肌切断松解术。②切口：从髂后上棘以远1/3处沿髂嵴向前内下切口，达腹股沟韧带中点止。在一部分髋关节完全脱位的患儿可采用史密斯-彼得森（Smith-Petersen）切口（图1），以利于显露髋关节囊。切开皮肤、皮下，注意保护股外侧皮神经。③用刀将髂嵴软骨自中后1/3处向髂前上棘处平分切开，在阔筋膜张肌和缝匠肌之间骨膜下钝性分离显露髂骨内外板、坐骨大孔后内缘和髂前上棘、髂前下棘，于髂前下棘处切断股直肌腱性部分，缝支持线翻转向下（图2）。④用直角钳骨膜

内自坐骨大孔由内向外穿出，将线锯由外向内引入，此时需要强调的是：线锯一定要在骨膜内穿出，以免损伤臀上血管和坐骨神经。线锯引出后可以置于此，先取髂骨：自髂骨前部取全层厚的三角形骨块一枚备用，一般是底边1.5cm宽（骨块底边的宽度可以根据术前测定的髂臼角度进行预备，从理论上讲底边1.5cm的骨块可以矫正30°，但实际操作中并达不到这样的角度，有资料报道平均为17°，仅供操作者参考），定好截骨的方向：要求是从坐骨大孔到髂前上棘、髂前下棘之间进行，且要与髂骨两侧垂直。需要注意的是截骨开始于坐骨时最好是尽可能靠近下方，线锯在截骨时要尽可能分开保持持续的张力，以免在截骨过程中夹锯造成截骨不顺利（图3）。⑤截骨后由助手用钱德勒起子或兰格牵开器保持在坐骨切迹处，以防截骨

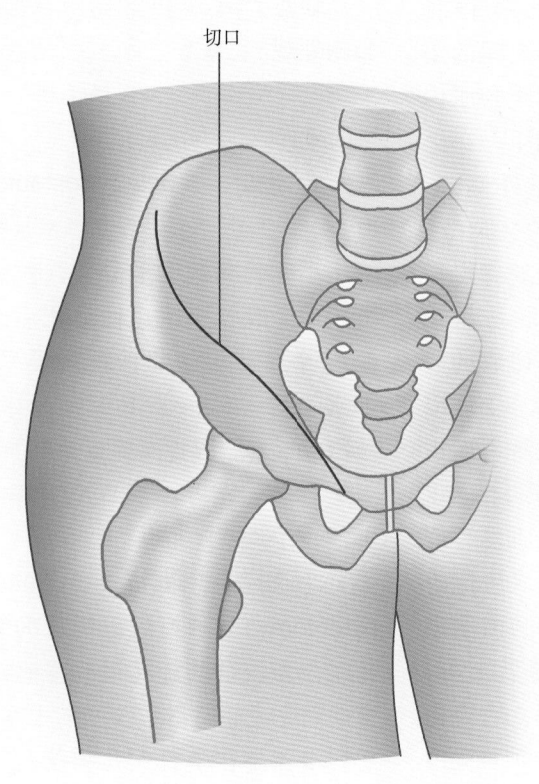

图1 史密斯-彼得森（Smith-Petersen）切口

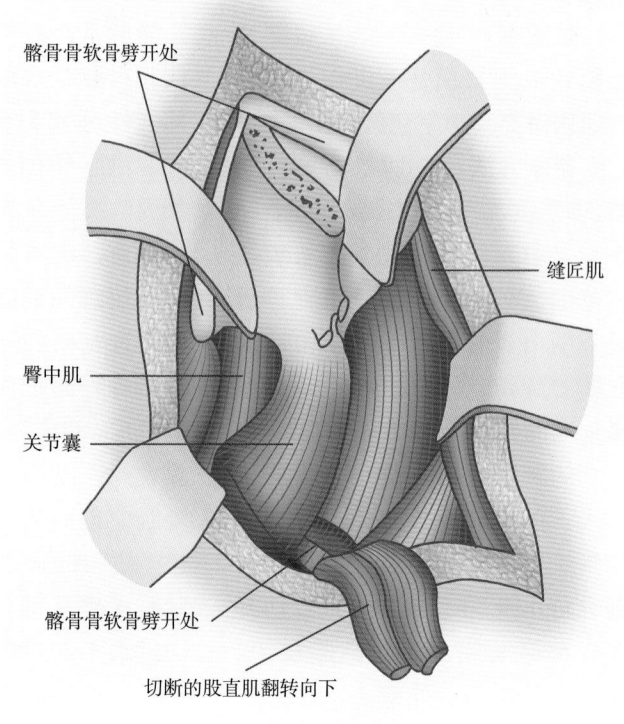

图2 分离髂骨内外板

（图右侧标注：髂骨骨软骨劈开处、缝匠肌、臀中肌、关节囊、髂骨骨软骨劈开处、切断的股直肌翻转向下）

远端向内后移位和保持截骨后方坐骨切迹处的连续性。用巾钳髂骨保持截骨近端不动，另一枚巾钳钳住截骨远端，并向前、下、外旋转，使截骨的前部张开，而后方必须保持闭合的状态，将取出的髂骨骨块嵌入张开口为三角形的截骨之间，远端截骨与近端截骨端有稍向前（图4）。⑥用两枚克氏针从截骨近端经植骨骨块到截骨远端后方到髋臼上方固定，以防止骨块或截骨远端移位，放松牵引固定的巾钳。注意克氏针一定不要打入髋关节，固定后被动屈伸活动髋关节或用C臂X线机透视以进行确定。术中拍片检查髋臼方向矫正的情况和克氏针的位置（图5）。⑦剪断克氏针，尾端折弯处理置于皮下。股直肌如果切断缝合于原位，根据术中出血的情况决定是否外板置胶管引流一枚另口引出，缝合劈开的髂骨软骨和切口各层。单髋人位或患肢中立位双下肢外展支架石膏固定。

（马瑞雪）

Déjiā jiégǔshù

德加截骨术（Dega osteotomy）

德加（Dega）1969年提出的一种不完全经髂骨截骨术，此截骨术最开始适用于治疗脑瘫伴有髋脱位或髋关节半脱位的患儿。后来德加将此手术应用于治疗髋脱位的患儿，主要是增加髋臼的外侧和后方的覆盖。从理论上来讲，该术式更接近于彭伯顿（Pemberton）截骨术，都是骨盆的不完全截骨，只是改变髋臼的方向和不同程度的前外侧覆盖量，但由于后方的铰链仍然存在而并不增加后方的覆盖，两者的不同点是彭伯顿截骨术是在髂骨内外板之间截骨直达髋臼软骨，而德加手术截骨是中止于三角软骨的水平。

适应证和禁忌证 ①髋臼有明显前、上外侧壁覆盖不良的髋脱位、半脱位或是髋臼发育不良。②年龄在3岁以上。

手术方法 ①体位：仰卧，患侧臀部垫高位（30°~40°）。②切口：手术取前外侧切口、自

髂后上棘1cm沿髂嵴向前走行至髂前上棘以远向股骨近端延伸（图1）。③切开皮肤、皮下，于阔筋膜张肌和缝匠肌之间进入，在髂前上棘处显露松解缝匠肌起点。将从髂骨外板分离外展肌和骨膜，显露髂骨外板至髋臼上缘、髋关节囊上方，向后显露坐骨切迹的后方止，用牵开器插入切迹处。此过程中要保持骨膜和肌肉的完整性。如果需要从髋关节上方显露股直肌的反折头并切断，以保护供给髋关节囊的血供。切开关节囊，进行股骨头复位和/或同时进行股骨近端短缩旋转内翻截骨术。手术术野的显露同其他骨盆截骨术（图2）。④从髂骨外侧皮质髋臼上缘标记，自髂前上棘上方开始弧形向后至坐骨大切迹1~1.5cm处止，在C臂X线机的引导下，用骨刀斜向髋臼方向于髂骨内外板之间进入，并逐渐将截骨远端向髋臼方向下压，使其间形成开口，便于骨块嵌入（图3）。⑤骨块可以用股骨短缩截骨的自体骨块加另外取出的髂

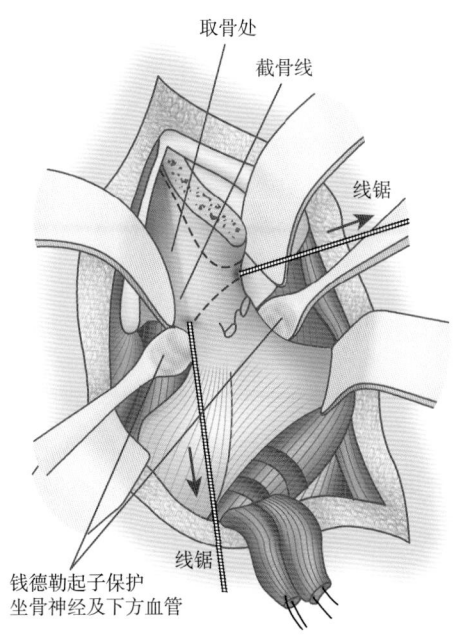

图3 于坐骨大孔处穿线锯进行截骨

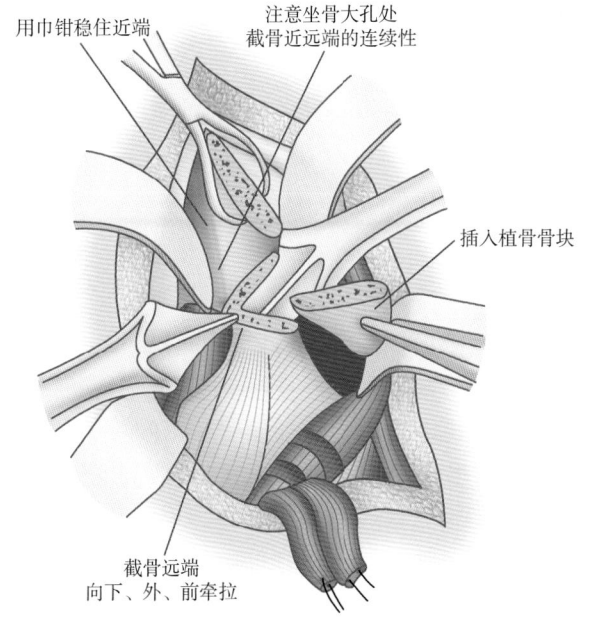

图4 截骨处嵌入髂骨的三角形骨块

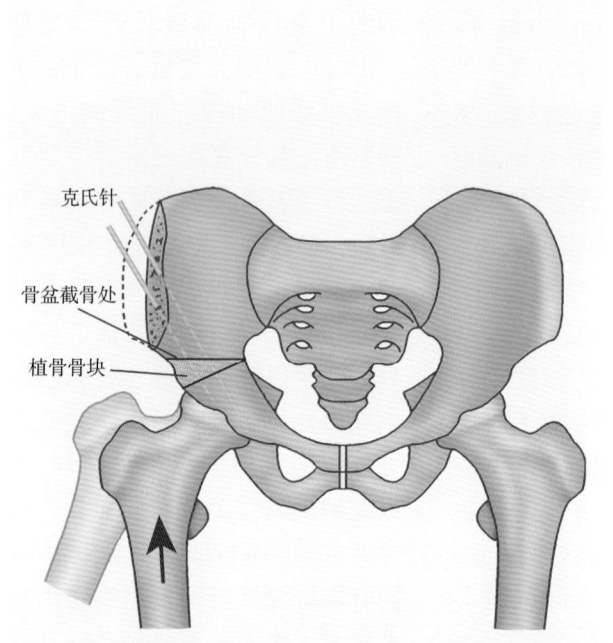

图5 克氏针固定后的骨盆外观

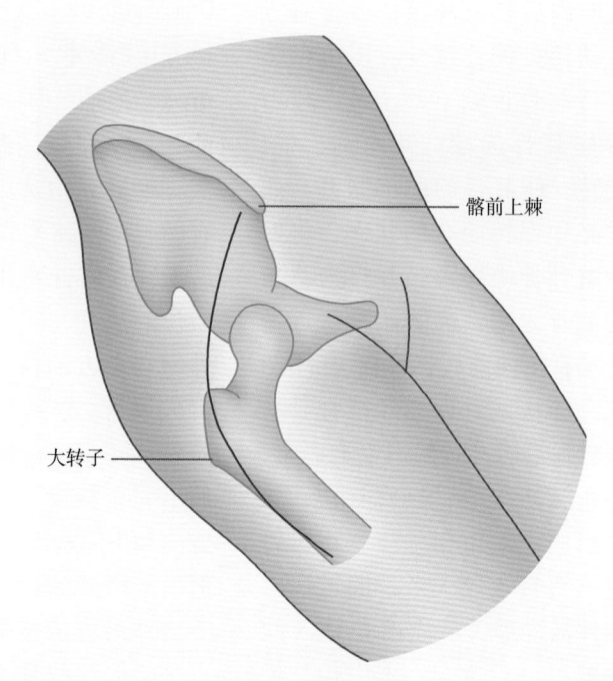

图1 手术切口

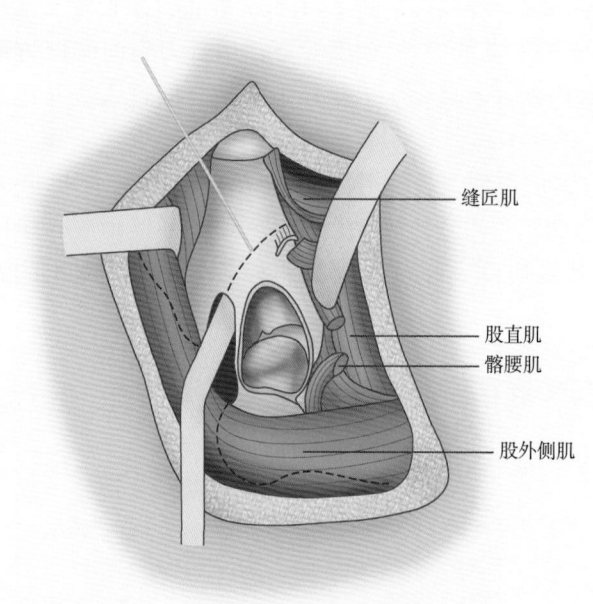

图2 显露髋臼上缘

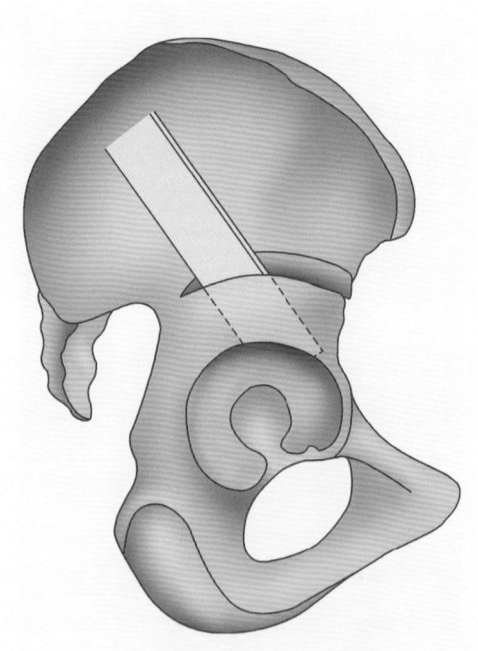

图3 髂骨截骨处以及方向

骨骨块，或者用异体骨板加髂骨骨块嵌入，增加髋臼对股骨头的覆盖和矫正髋臼指数。外板置胶管引流1枚，另口引出。股直肌反折头缝合于原位，依次缝合切口各层（图4）。

（马瑞雪）

Lèdéluòfūtè-Fúgésēn shǒushù

勒德洛夫特-弗格森手术
（Ludloft-Ferguson operation）

当髋关节脱位闭合复位失败时原则上采用切开复位的方法。常用的是经内收肌切开复位，即弗格森手术（Ferguson operation）。其特点是简便易行，可清楚发现影响复位的因素，较好地显露关节囊切开后可切除肥大的盂唇等。

手术适应证 小于30月龄，脱位不高，髋臼指数小于40°。

禁忌证 ①大于30月龄，脱位Ⅲ度。②有严重的髋臼和股骨

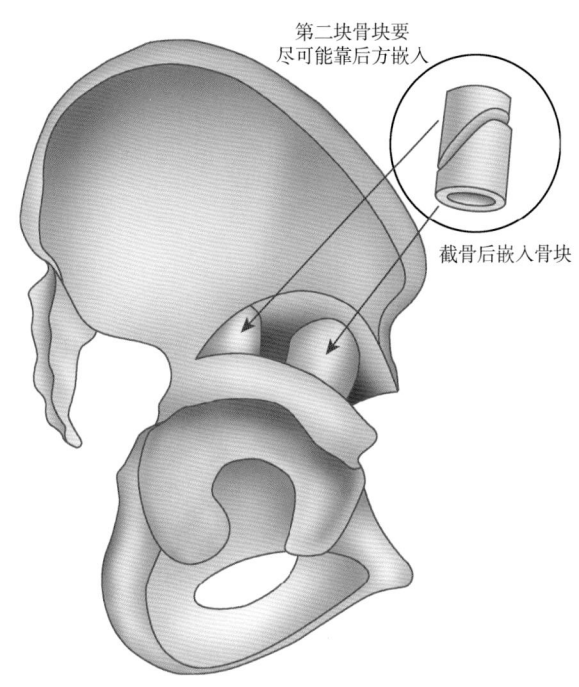

图4 骨块嵌入截骨处

头畸形。③难复性的畸形性髋脱位、重度外展试验阳性或有多发关节挛缩者。④同时需行骨盆截骨者。

手术方法 ①体位：患儿取仰卧位，常规患侧肢体消毒铺巾。要注意下肢要保证在手术过程中可以自由活动。②切口可以有两种选择，沿着长收肌走行的纵切口或垂直于其的横切口（图1）。髋关节外展外旋70°～80°，用手触及内收长肌，在其下方自内收肌结节处开始做纵切口长6～8cm。③切开皮肤皮下，并向两侧分离。打开深筋膜，显露内收长肌的前后缘，用直角钳提起于腱性部分切断，牵引线向远侧牵拉，将短收肌向上牵拉，注意保护闭孔前支及其血管，在短收肌后方间隙中触及小转子，显露髂腰肌，切除其周围的脂肪组织，于小转子处用直角钳将髂腰肌钩起，于髂腰肌腱性处横行切断后缝支持线向上牵拉（图2）。④钝性分离解剖显露髋关节囊，以可及股骨头止，上下置弯拉钩显露髋关节，沿股骨颈的纵轴和髋臼边缘的横轴于前方T形切开关节囊（图3）。⑤显露股骨头，切断髋臼横韧带，如果圆韧带增厚拉长而且影响复位要一并切除（图4）。⑥维持髋关节外展30°、屈曲15°、内旋20°状态下，直视下进行股骨头复位（图5）。弗格森（Ferguson）在提出此术式时认为没有必要紧缩关节囊。但临床操作中都常规进行关节囊的紧缩缝合。也有学者主张将长收肌缝合于原位，以避免大腿内侧凹陷而影响外观。缝合切口。⑦髋关节于屈曲外展各30°、内旋10°～25°状态下单髋人位石膏固定，石膏固定过程中，要始终用手置于大转子处向内侧按压。国内学者更常用蛙式位或改良蛙式位石膏固定（图6）。

（马瑞雪）

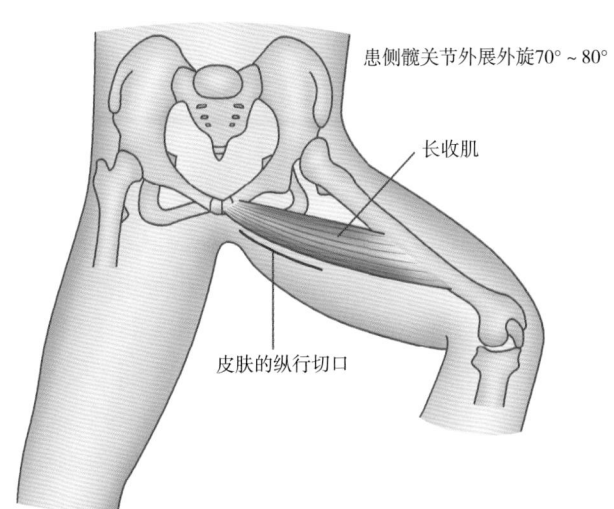

图1 内收肌处切口

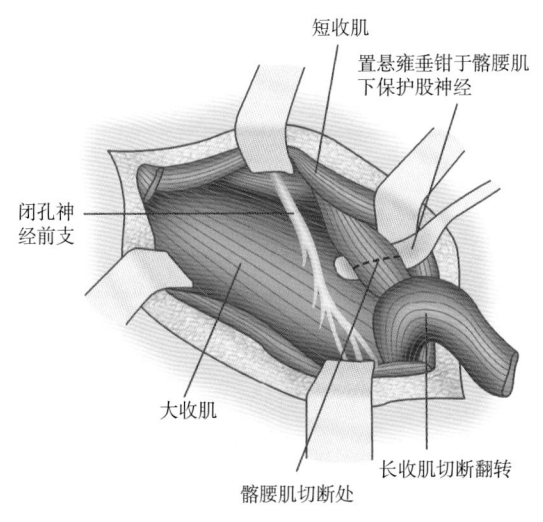

图2 用直角钳将髂腰肌钩起

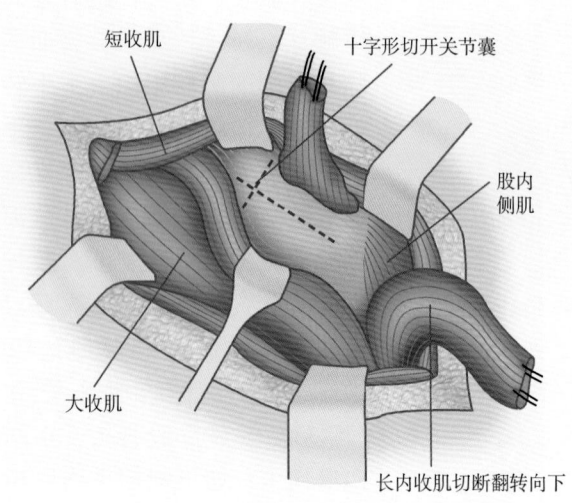

图 3　关节囊前方 T 形切开

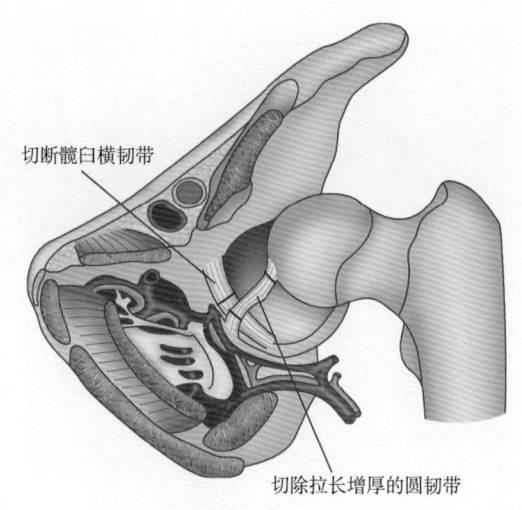

图 4　切除拉长增厚的圆韧带

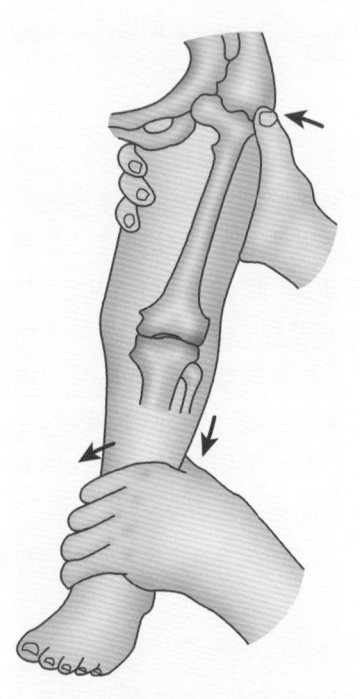

图 5　外展内旋位股骨头复位

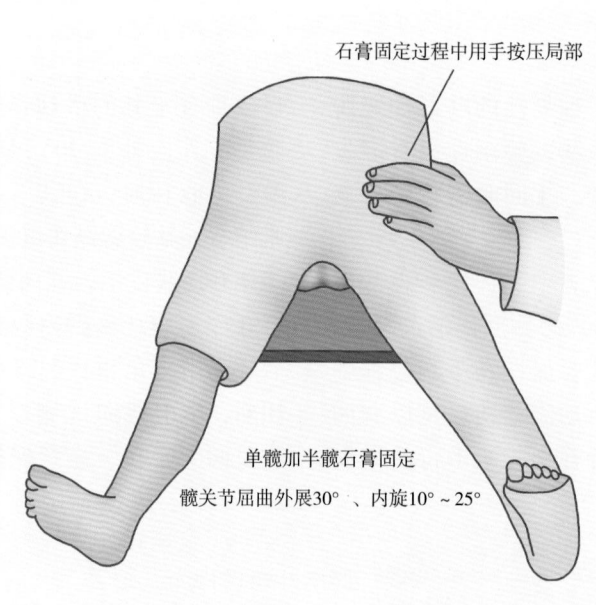

图 6　术后单髋人位石膏固定

gǔgǔtóu qiánqīngjiǎo jiǎozhèngshù

股骨头前倾角矫正术（femoral derotation osteotomy）又称去旋转截骨术。此术式为髋关节脱位的常用术式，用于纠正过大的股骨前倾角，对于髋关节完全脱位的病例通常同时进行股骨短缩截骨术。如果伴有颈干角过大时需要同时行转子内翻术。

适应证和禁忌证　一般在 CT 检查后若前倾角大于 45° 就应进行该手术。髋关节脱位的股骨近端内翻截骨已很少采用，因为髋臼发育不良是更主要的畸形，而且多只轻度矫正旋转，随着髋关节的复位和小儿年龄的增长，前倾角会逐渐部分自行恢复。可单纯进行股骨近端短缩去旋转截骨。

手术方法　①体位：侧卧位，患肢在上。或者在牵引床下进行操作。②切口：取大转子向远端外侧纵切口（图 1）。③切开皮肤皮下及深筋膜，并向两侧分离。纵行切开阔筋膜。于股外侧肌后缘分离显露股骨干（操作更方便地是纵行切开股外侧肌，但是此操作会损伤该肌肉，而且出血多），骨膜下分离显露股骨干近端及大转子。测定截骨的最佳位置以进行内固定（图2）。④用特有的器械进行下述操作：a. 首先从股骨颈的最高点向股骨头方向钻1枚克氏针，以测定股骨颈前倾的情况，此点对于角接骨板的正确置入非常重要。b. 然后决定角接骨板在何种角度置入与股骨干相对。正确的角度确定后将接骨板打入股骨颈。如果用90°接骨板产生30°内翻，则角接骨板插入股骨颈时要与股骨干成60°，此时接骨板若与股骨干相贴，则矫正角度为30°。c. 用60°模板置于股骨干处，钻入第2枚克氏针向股骨颈头部，以此与第1枚克氏针的关系测定股骨颈前倾的角度，同时也作为置入接骨板的位置（图3，图4）。⑤决定截骨的位置，插入模板。用手指触及小转子，并向小转子中心垂直于股骨干钻1枚克氏针。此克氏针应该在截骨线下5mm，也正是小转子的最上边缘。同时要注意该克氏针稍向前方，以免影响模板的置入（图5，图6）。⑥取出模板，克氏针上摇摆电锯截骨，截骨之前，一定要进行前倾角的测量和确定需要矫正的角度，同时在截骨上下的股骨干垂直方向留有标记。截骨要与股骨干纵轴垂直，截骨时要注意保护周围的软组织，同时用水冲洗以较少截骨时所产生的热量（图7）。⑦截骨后用持骨钳保持截骨近端内翻10°，将近

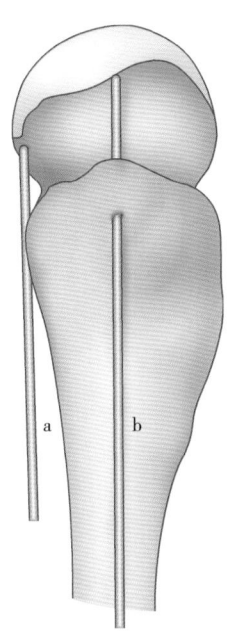

图3　股骨颈前方以及大转子钻克氏针2枚

端中段截除内侧缘部分，完成截骨，去除模板，置入接骨板，一般用徒手置入、柔和加固锤入，以免置入假道。完全置入后，用持骨钳钳住接骨板和股骨干，注意钳持前一并矫正前倾角和颈干角。用适当的螺钉固定股骨干部分（图8）。⑧在起点缝合股外侧肌和后方筋膜。深筋膜下置胶管引流，依次关闭切口。

并发症　此方法如果掌握不当或固定不稳定，有时发生接骨板近端拔出而出现截骨处骨不连或畸形愈合，甚至股骨头坏死。因此，术前要有很好的截骨评估。

关于股骨近端截骨有许多操作者更喜欢采用直接骨板，此操作简单。也有采用PHP接骨板。

（马瑞雪）

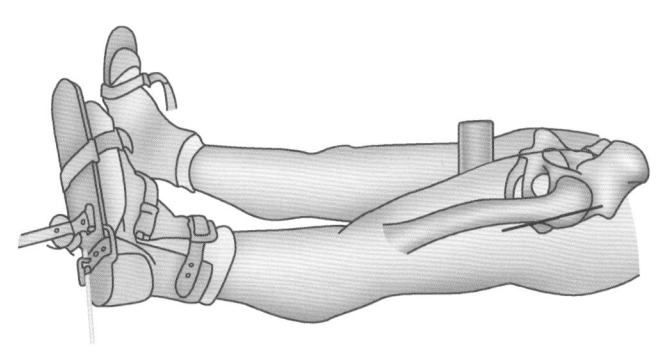

图1　手术的体位以及切口

kuānguānjié zhōuwéi ruǎnzǔzhī sōngjiěshù

髋关节周围软组织松解术

（soft tissue release around the hip joint）　各种原因引起的髋关节周围粘连，关节僵硬可考虑进

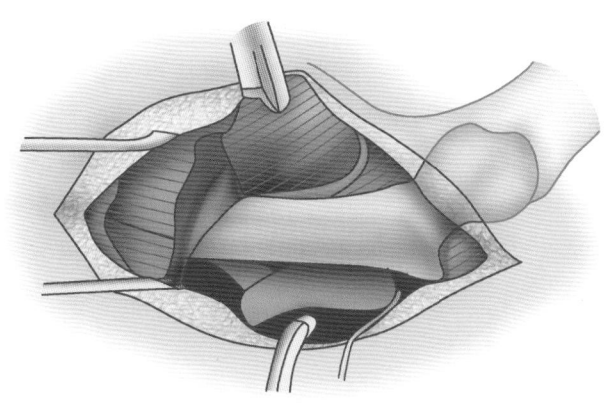

图2　经股外侧肌后缘显露上方股骨干

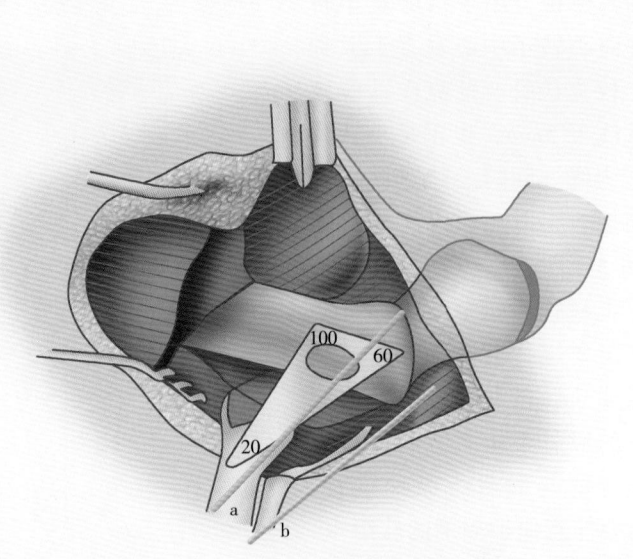

图4 模板引导下第二枚克氏针的置入以及方向

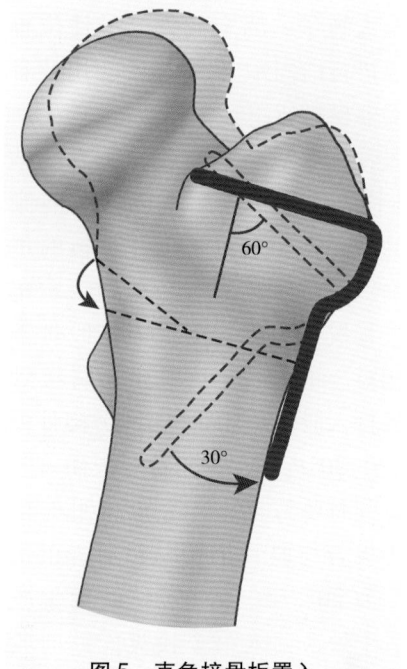

图5 直角接骨板置入

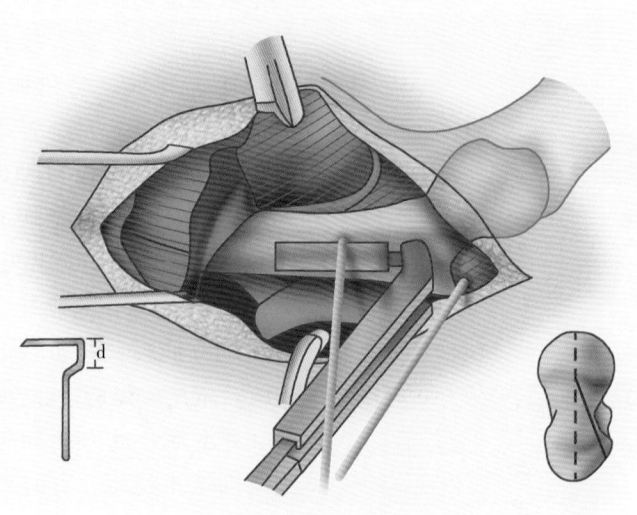

图6 接骨板置入前决定截骨的位置

行髋关节周围软组织松解术。但因为至少为第二次手术，周围的粘连使术中很难得到非常清楚的解剖关系。

适应证 髋关节畸形（如髋脱位关节囊切开复位等）、髋关节炎症（如化脓性关节炎切开引流、髋关节结核病灶清除术后）等术后导致髋关节粘连、活动受限甚至僵硬。一般至少在手术后半年进行。有经验的医师可采用麻醉下进行髋关节被动活动术。

手术方法 ①体位：患侧臀部垫高位，常规消毒铺巾。②切口：取原切口，切除前一次手术瘢痕，尽可能找到股外侧皮神经进行保护，于阔筋膜张肌外侧进入，分离显露股直肌，于髂前下棘处腱性部分切断，远端缝合翻转向下，显露髋关节囊，前方T形切开，此时常无明显的关节液可见，股骨头和关节囊粘连严重，最好是在不脱出股骨头的情况下，进行粘连松解，但在粘连十分严重很难进行时，可以将股骨头脱出，并探察髋臼，此时多可见股骨头和髋臼软骨有点状破坏和明显的纤维粘连，清除粘连的软组织后、股骨头复位，关节腔内可以置入透明质酸钠，以减少再次粘连。缝合关节囊后，将关节在被动情况下进行活动，以观察是否有阻碍活动的其他因素，尤其是屈曲状态下。③关节囊外置胶管引流另口引出，股直肌缝合于原位，依次缝合切口各层。④术后2周可以在CPM辅助下进行髋关节被动康复锻炼。

并发症 当股骨头与髋臼粘连紧密或有骨性粘连时可能在分离时出现股骨颈骨折，引起股骨头坏死。同时手术次数越多术后效果越差。

（马瑞雪）

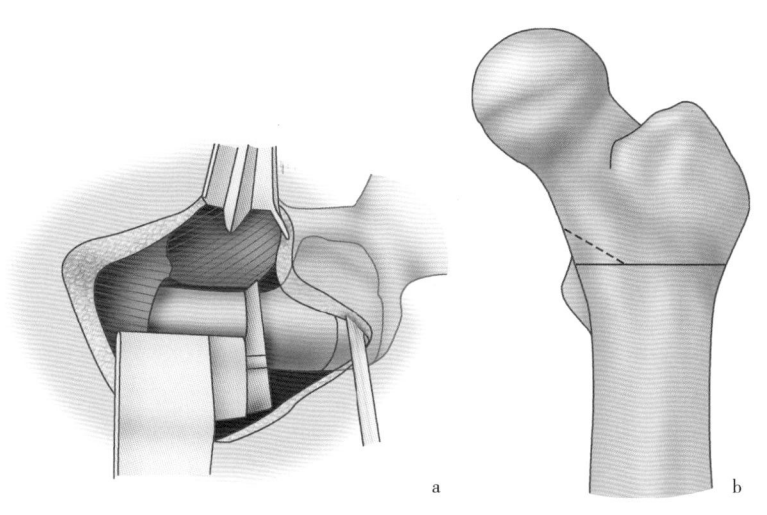

图7 股骨截骨的位置、方向

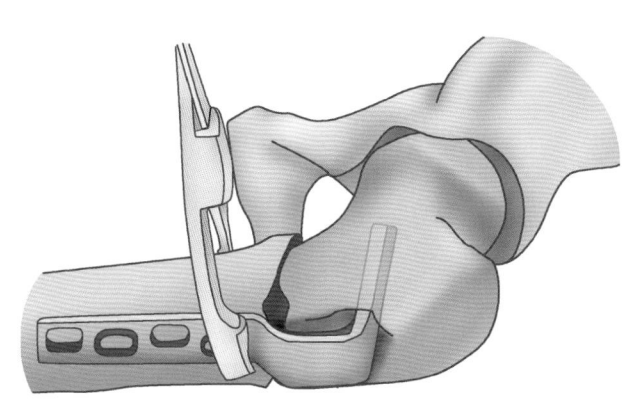

图8 接骨板置入后

Sīdì'ěr sānlián jiégǔshù

斯蒂尔三联截骨术（Steel osteotomy）

在一侧骨盆上进行髂骨、坐骨和耻骨三处截骨，这种三联截骨后使髋臼可以随意活动而达到其所需要的位置，很好地使股骨头得到覆盖，从而提供持重状态下髋关节的稳定性的术式。一般需要三个切口：首先通过髂骨，与索尔特（Salter）骨盆截骨术相似；第二个是通过耻骨支；第三个是通过坐骨。由于要进行三个部位的截骨，技术操作上比较复杂。

适应证 ①青少年髋臼发育不良且需要在外展25°以上的情况下股骨头才能完全包容在髋臼内者。②青少年双侧髋臼发育不良、外展

小于25°的情况下股骨头就能完全包容在髋臼内者，其耻骨联合不柔软，

由于只进行一侧手术，会因起对侧股骨头覆盖逐渐变差，此时索尔特骨盆截骨术为禁忌证时。③髋关节不稳定伴有疼痛。特定的必备条件：a. 髋关节对称同心。b. 髋关节有足够的关节软骨间隙。c. 髋关节功能良好。d. 无上限年龄限制。

禁忌证 ①关节软骨间隙缺失、退行性关节炎且关节不对称伴有关节僵硬者。②股骨头增大、变扁、覆盖不良。三联截骨不能增加髋关节的容积，髋关节的旋转只是增加了股骨头前外侧没有覆盖的部分而并没有增加后方的覆盖，从而使后方的稳定性不佳。此点即便在成年人进行髋关节置换时也难以改变的生物力学问题。③麻痹性髋关节半脱位、髋臼发育不良（如脑瘫、脊髓脊膜膨出等）。此类患者更适合采用能够增大髋臼的造盖术。

手术方法 ①体位：先俯卧后仰卧位。②患者置于X线可视的手术台上，麻醉后进行患侧骨盆、腹部、胸腔下部、整个下肢消毒铺巾。臀下和会阴部的准备也非常重要。无菌区内要允许髋膝关节在整个手术过程中自由被动活动。③一般先进行坐骨截骨：（图1~图4）：

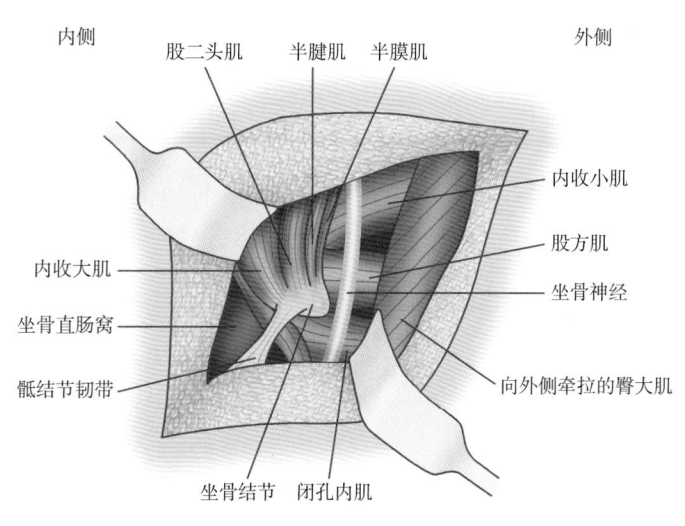

图1 显露坐骨结节以及周围的组织

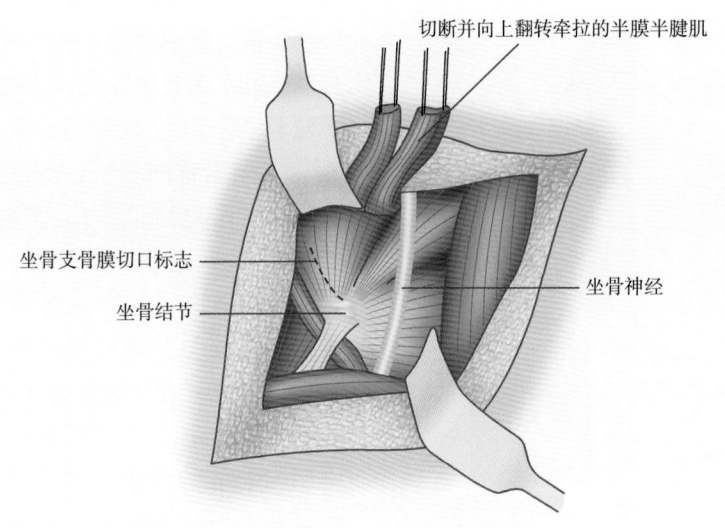

切断并向上翻转牵拉的半膜半腱肌

坐骨支骨膜切口标志

坐骨结节

坐骨神经

图 2 将半腱肌和半膜肌切断翻转

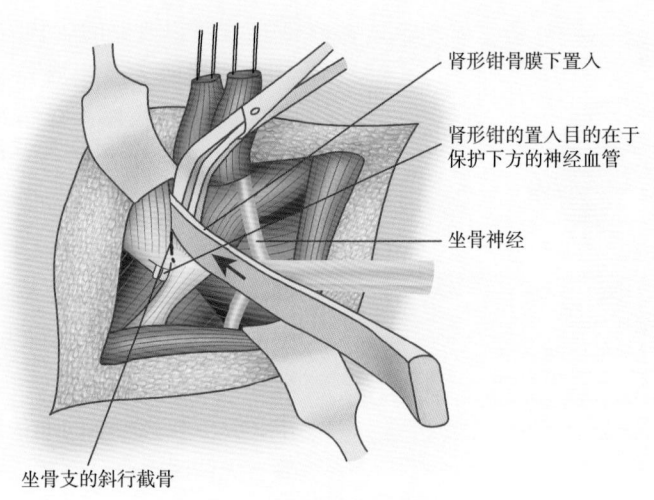

肾形钳骨膜下置入

肾形钳的置入目的在于保护下方的神经血管

坐骨神经

坐骨支的斜行截骨

图 3 坐骨支截骨以及方向

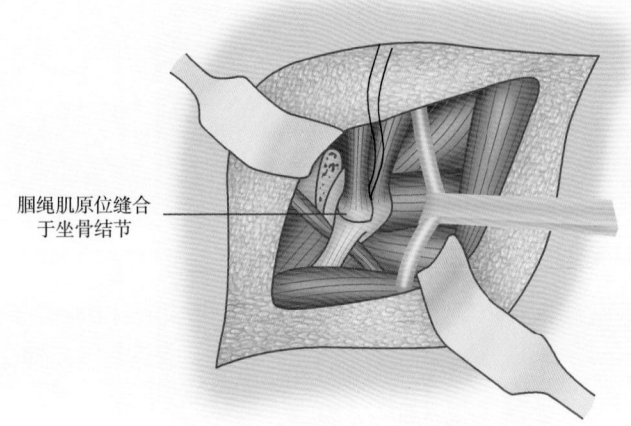

腘绳肌原位缝合于坐骨结节

图 4 坐骨截骨后半膜、半腱肌缝合于原位

a. 屈髋屈膝 90°，触及坐骨结节进行标记，坐骨结节横切口 7～9cm，切开皮肤、皮下及深筋膜。b. 在臀大肌下缘分离并向侧方牵拉。坐骨神经就位于臀大肌肌纤维的内后方，直视坐骨神经并注意，但没有必要对其进行显露，其直视有助于术中保护不至于无意中损伤。c. 显露坐骨表面的坐骨黏液囊，腘绳肌（半膜肌、半腱肌、股二头肌）起于坐骨结节，股二头肌位置最浅、半腱肌位于股二头肌的外侧，半膜肌则在半腱肌的外方，坐骨神经和半膜肌看起来非常相像，注意不要将两者混淆。坐骨神经从坐骨大孔出来后沿坐骨支的后方、平行于肢体在半膜肌的外侧下行。与腘绳肌的走行方向相距甚远。如果仍有怀疑用神经刺激仪进行辅助确定（肢体的明显活动）。d. 切断腘绳肌着点缝线牵拉。e. 骨膜下分离坐骨结节，骨膜下保护下方的阴部神经血管，将其在坐骨结节外侧的坐骨支由外向内斜行切断（许多学者在将坐骨支截断时将其切除 1cm，以利于三联截骨后髋臼旋转时不与坐骨结节发生重叠碰撞易于矫正畸形，同时也减少坐骨神经因坐骨重叠而发生的损伤）。f. 将腘绳肌缝合于原位，止血。一般出血很少，置胶管引流。臀大肌缘折叠缝合，常规关闭切口。g. 因该手术的操作在近于会阴部进行，建议接下来的手术更换器械、手术衣及手套等。最好重新进行消毒铺巾。④耻骨截骨术：（图5）：a. 髂骨和耻骨截骨可在一个切口内进行［采用史密斯－彼得森（Smith-Petersen）切口或髂股切口］。于髂骨嵴软骨处中心劈开，髂骨内外板分离显露。将缝匠肌在起点切断缝支持线向下牵拉，显露股直肌着点并

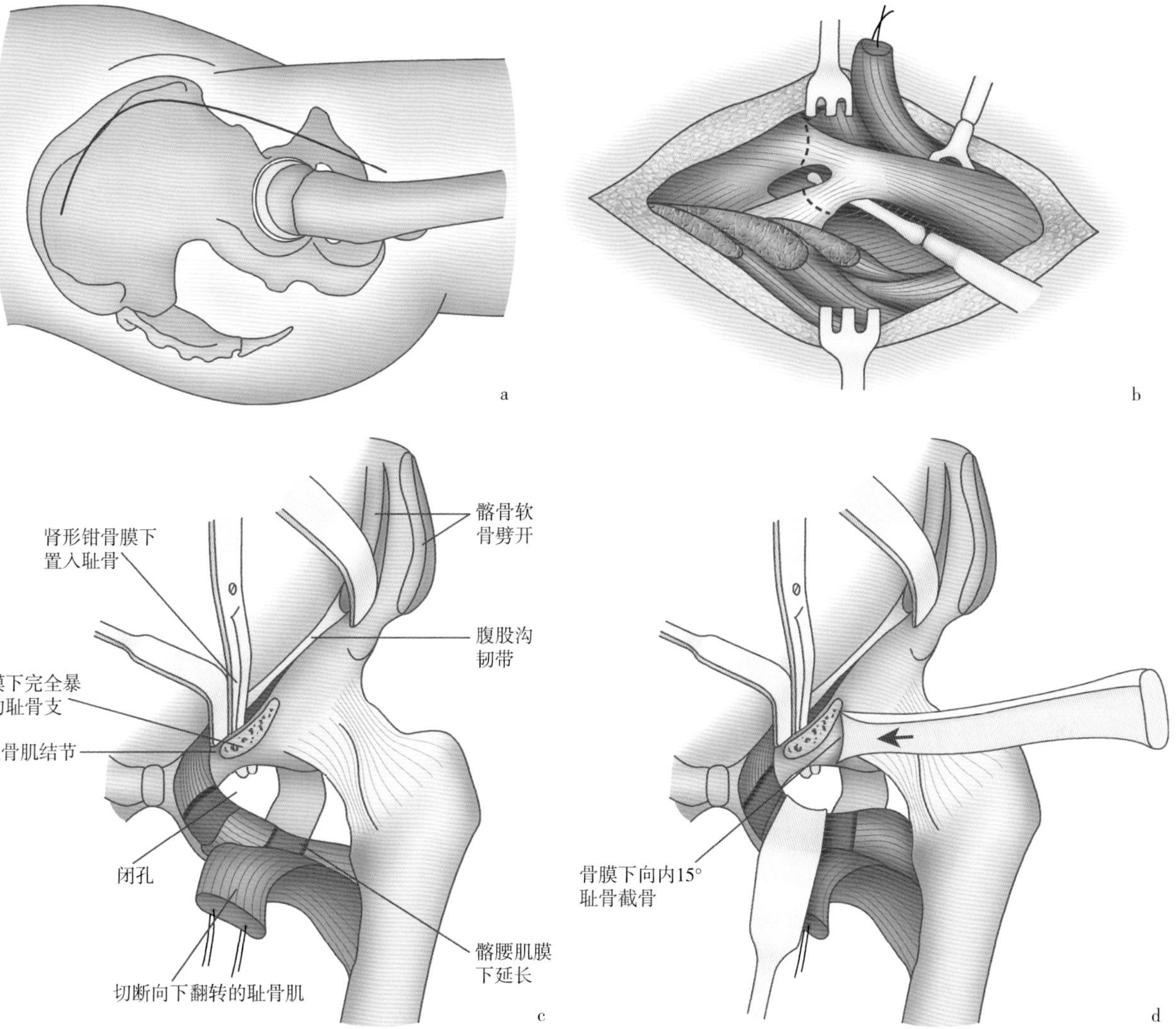

a

b

肾形钳骨膜下
置入耻骨

髂骨软
骨劈开

骨膜下完全暴
露的耻骨支

腹股沟
韧带

耻骨肌结节

闭孔

髂腰肌膜
下延长

切断向下翻转的耻骨肌

c

骨膜下向内15°
耻骨截骨

d

图5 耻骨截骨

切断翻转。直视下保护股神经、血管，显露髂腰肌，肌膜下间断延长或将其腱性部分切断。b. 屈髋显露耻骨上支，将耻骨肌自耻骨着点处切断翻转向下，骨膜下显露髂耻突周围的组织1cm，以保证截骨尽可能在外侧髋臼壁的内侧，根据X线平片进行定位。肾形弯钳骨膜下从耻骨边缘进入闭孔，避免损伤闭孔神经血管。c. 如果耻骨支很厚，则需要用另一弯钳从下方导入，与前者会合，用截骨剪将耻骨由内向后截断，与纵轴稍有15°向内倾斜。⑤髂骨截骨术同索尔特骨盆截骨术。⑥截骨后，髂骨近端保持不动，将远端向前、向下、向外旋转使髋臼完成对股骨头的覆盖，但是不可过于向外，以免髂骨内侧的连续性丧失。取髂骨骨块嵌入截骨内用2根克氏针或螺纹针固定，也有学者用空心钉固定（图6）。⑦单髋人位石膏固定。

（马瑞雪）

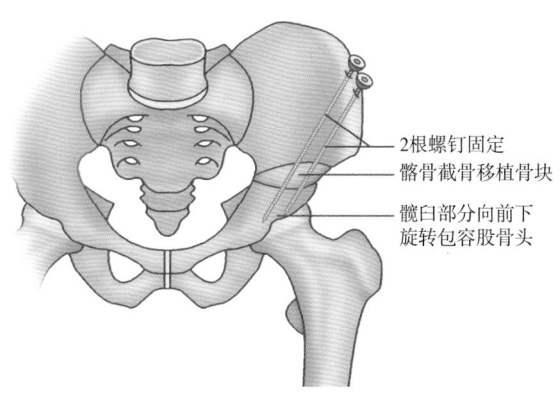

2根螺钉固定

髂骨截骨移植骨块

髋臼部分向前下
旋转包容股骨头

图6 三联截骨固定后的骨盆

Gānzī jiégǔshù

甘兹截骨术（Ganz osteotomy）

1988 年由甘兹（Ganz）等学者首次提出。是治疗髋臼发育不良最有效的重建截骨术。又称伯尔尼（Bernese）髋臼周围截骨术。适于骨骼成熟前后的患儿，髋臼周围截骨可以获得较大的矫正。因此，从最初的用于治疗轻中度髋臼发育不良，扩展到治疗重度髋关节畸形［塞韦林（Severin）分型的Ⅳ、Ⅴ型］。但是对于操作医师技术上的要求很高，术中损伤较大、出血常很多。故该术式在不把握的情况下，不要贸然尝试，以免由于过度矫正而导致髋关节撞击综合征，给患儿带来不必要的损伤和痛苦。

适应证 青少年或成年人有临床症状的髋臼发育不良。下线年龄取决于是否进行过三联截骨。上限年龄取决于继发性骨关节炎的程度和该手术是否会带来更严重的并发症而需要全关节置换术。

禁忌证 已经有假臼形成的较高的半脱位、全脱位、骨关节炎的晚期（3 级）、髋臼半径小于股骨头的半径（术后可能导致头臼更为不一致而发生撞击综合征）。

手术方法 ①体位：患儿取仰卧位，患侧臀部垫高位，常规消毒铺巾。术中将神经监护头置于患腿，用袜套包裹缠绕。②切口：取改良史密斯－彼得森（Smith-Petersen）切口，始于髂骨近 1/3，向前经髂前上棘，弧形向下 10~15cm（图 1）。③切开皮肤皮下，向两侧分离，注意保护股外侧皮神经。沿肌间隙在缝匠肌和阔筋膜张肌之间分离，将后者向外牵拉。下方即为股直肌起点，将其腱性部分切断缝支持线翻转向下。显露前方髋关节囊，沿其和髂腰肌之间向内侧及下方分离。用手触及髋臼下沟，钝性分离，用髋关节撬插入间隙，抵住坐骨前缘。在严重的髋脱位或有假臼形成时，髋臼下沟离股骨头更远（图 2）。④分别显露耻骨、坐骨和髂骨后，需要 5 步才能完成髋臼周围截骨（图 3）。a. 第一步：坐骨的不完全截骨。髋关节屈曲状态下，探察坐骨的位置、大小，用特殊的弯形凿经关节囊、髂腰肌肌腱和闭孔外肌之间插入髋臼远端，在髋臼沟开始对坐骨做不全截骨，深 15~25mm。注意不要损伤坐骨神经，此过程应该在 C 臂 X 线机监视下进行。b. 第二步：耻骨的完全截骨。继续维持髋关节的轻度屈曲外展状态，避免损伤臀部的神经血管束。骨膜下分离耻骨，两个钝性牵开器置于耻骨支下方以免损伤闭孔神经和血管，完成由内到髂耻突的截骨。c. 第三步：仍然保持髋关节的轻度屈曲外展位，髋臼上缘的人字形截骨。此截骨分为两部分，先是用摇摆锯从髂前上棘的下缘开始向内横行截骨，止于髂耻线近端约 1cm。第二部分是以 110°~120°向坐骨棘内侧向前下截骨。注意截骨边缘要保持在坐骨结节内缘 1cm 处进行。5mm 长的尚茨螺钉髂前下棘和髋臼上截骨之间，以便于截骨块在最佳水平活动，但是要注意不要插入关节囊内，向远端牵引，倾斜尚茨螺钉，使髋臼上缘截骨处出现豁口，在该豁口的后方插入薄的扩张器，张开扩张器，从而使后方向坐骨棘处的截骨开大、造成骨折。d. 第四步：髋臼后截骨。在髂耻线下 4cm 骨膜下进行，以 30°向四角的表面截骨。是在用尚茨螺钉持续应用下，用特殊的凿子，在髋臼上截骨内完成。共完成了 5 次截骨。截骨过程中一定要避免神经血管损伤和髋臼周围骨折。截骨后，整个髋臼段可以随意活动，随后完成方向的矫正，空心钉固定。术中拍骨盆正位片，观察矫正效果。

（马瑞雪）

guānjié rónghéshù

关节融合术（arthrodesis）

为了使患病关节产生骨性强直而设计的手术。通常可以使患感染、肿瘤、创伤、麻痹性关节疾病的

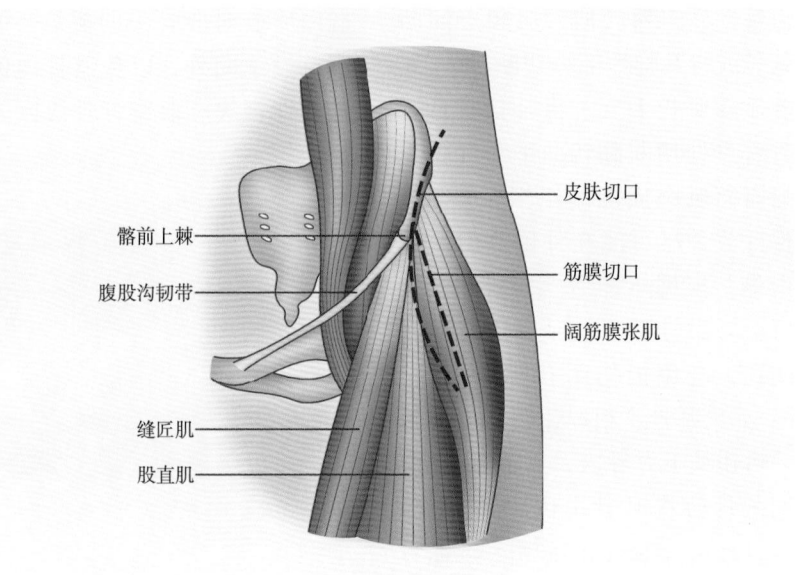

图 1 手术切口

皮肤切口
髂前上棘
腹股沟韧带
筋膜切口
阔筋膜张肌
缝匠肌
股直肌

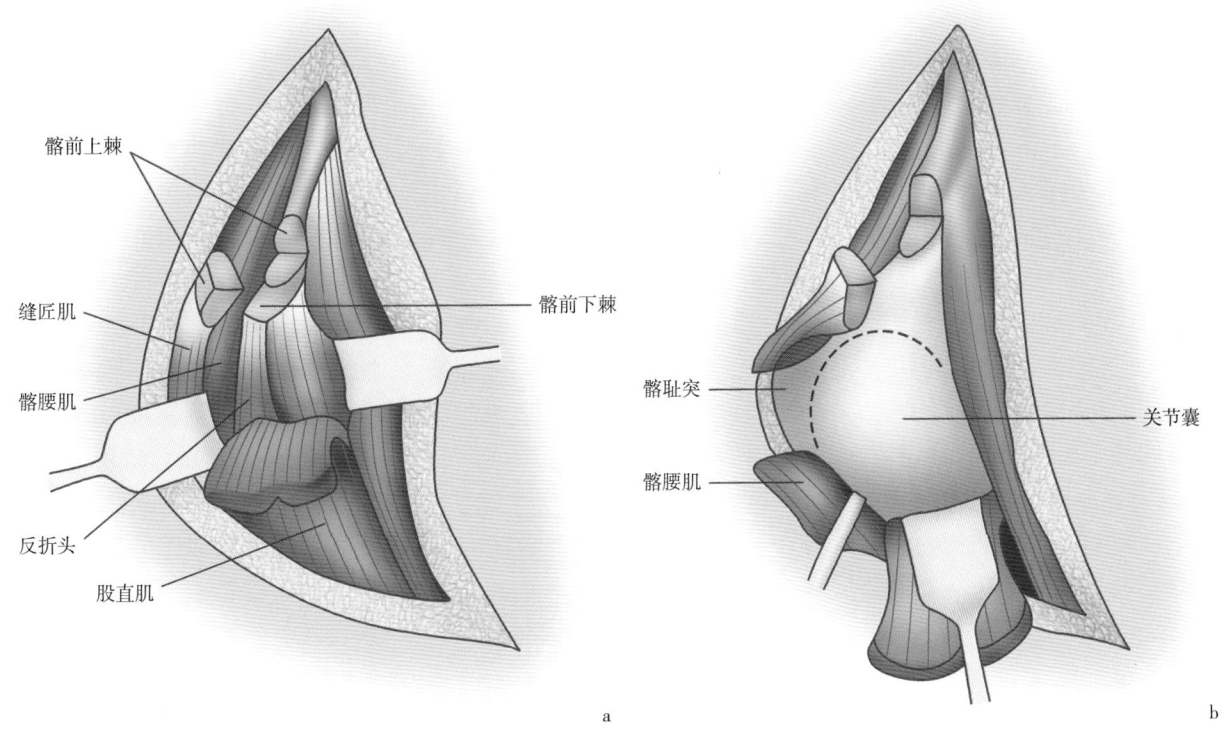

髂前上棘
缝匠肌
髂腰肌
反折头
股直肌
髂前下棘
髂耻突
髂腰肌
关节囊

a

b

图2 切口、周围的解剖以及需要显露的部分

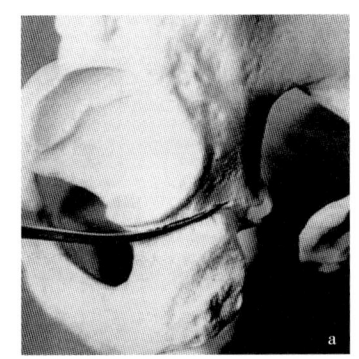

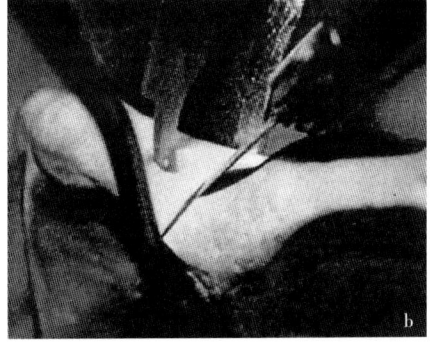

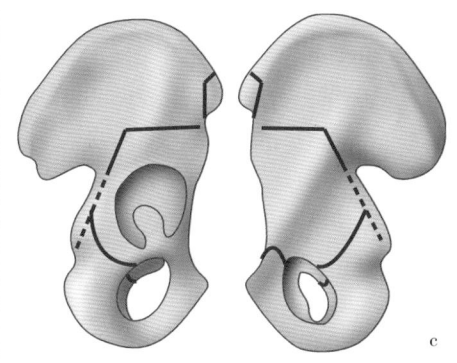

a

b

c

图3 髋臼周围以及最终截骨

患者以及一些患骨关节炎和类风湿性关节炎的患者，获得满意疗效。关节融合术分为关节内融合术、关节外融合术和两者结合的融合术。关节融合术后肢体活动所需的能量也常增加，然而从能获得接近正常活动水平能力的角度评价，这些不利因素是次要的，尤其是对年轻患者关节融合术可能更为有利。

（俞光荣 饶志涛）

kuānguānjié rónghéshù

髋关节融合术（hip arthrodesis） 随着髋关节关节置换术满意的疗效，髋关节融合术只作为一种补救手术。但其仍是一种功能良好、效果持久的替代方法。髋关节融合术后会增加腰椎、对侧髋关节和同侧膝关节的应力，从而产生下腰痛，关节活动受限。后期行髋关节置换术可改善上述症状。经典的髋关节融合，包括加压螺钉关节融合术、眼镜蛇头型接骨板关节融合术、骨移植关节融合术等。不论选择哪种手术方法，髋关节最好融合在屈曲30°、内收0°~5°及外旋0°~15°的空间位置上。

（俞光荣　饶志涛）

xīguānjié rónghéshù

膝关节融合术 （knee arthrodesis）

由于全膝关节成形术的成熟，膝关节融合术最常见的适应证是全膝关节成形术失败后的补救。其他适应证包括感染后疼痛性膝关节强直、结核、创伤、肿瘤、神经源性关节病等。绝对禁忌证是关节的活动性化脓性感染。膝关节融合方式取决于患者的骨量和骨的质量，以及术者的经验，包括外固定架加压膝关节融合术、髓内钉关节融合术、接骨板关节融合术等。只要选择病例适当，一般融合成功率可达 80%~98%，特别对于术后疼痛的减轻更是如此。

（俞光荣　饶志涛）

zhǒuguānjié rónghéshù

肘关节融合术 （elbow arthrodesis）

由于肘关节是非持重关节，肘关节活动障碍在某种程度上可被邻近关节的功能所代偿。关节切除成形术通常比关节融合术有更好的疗效。肘关节融合术主要的适应证为关节持续性感染，包括结核感染以及创伤后关节炎、严重粉碎性关节内骨折、全肘关节成形术后失败等。肘关节的融合位置可随患者职业需求的不同而有所变化。通常融合位置在屈曲 90°。

（俞光荣　饶志涛）

wànguānjié rónghéshù

腕关节融合术 （wrist arthrodesis）

现今趋向于重建手术，与数十年前相比，腕关节融合术的使用减少。但其仍然适用于腕关节创伤性关节炎，关节疼痛、破坏的治疗。特别是体力劳动者优势手的腕关节。腕关节应融合在不易产生疲劳、支持手部最大抓握能力的位置，通常为中立位至 5° 的尺偏，背伸 10°~20°，该角度为第 3 掌骨干长轴与桡骨干长轴形成的角度。大部分腕关节融合要行植骨内固定术，内植物引起疼痛是腕关节融合术后再手术最常见的原因。

（俞光荣　饶志涛）

huáiguānjié rónghéshù

踝关节融合术 （ankle arthrodesis）

终末期踝关节疾病的首选治疗方案，主要目标是缓解关节疼痛，改善行走功能。

适应证　①由于关节外伤、炎症、退行性变等原因发生对应关节面不相称，引起严重的关节功能障碍，或顽固的关节疼痛，影响工作和生活，经非手术治疗无效，又不适合用其他手术来保留关节动度者。②先天性或后天性足、踝关节畸形影响穿鞋或导致行走时步态异常，包括马蹄足、内外翻畸形等。③严重类风湿性、结核性、化脓性或骨性关节炎遗留严重关节疼痛者。④全踝关节置换术后假体松动、感染。⑤由于神经病变或损伤而致的肌肉瘫痪，引起关节严重不稳，影响整个肢体功能，而单纯肌腱转移又不足以维持关节稳定和恢复足够的有效功能者。⑥骨髓炎或距骨缺血性坏死导致的骨严重破坏。

禁忌证　①合并有突出且严重的全身性疾病而不能耐受手术。②患肢局部周围血管病变、皮肤软组织条件较差，易增加伤口并发症。③年龄在 12 岁以下的儿童，踝关节融合会损伤骨骺，影响骨骼生长发育。④邻近关节已经强直，踝关节融合后将严重影响患肢者。⑤大量吸烟、饮酒及糖尿病，虽然不作为禁忌证，但存在较高的伤口感染风险以及不愈合率，甚至有截肢风险。

术前准备　①拍摄负重正侧位和踝穴位 X 线平片，负重位可更精确地分析踝和后足的异常排列及软骨间隙的丢失。②术前应该对踝关节炎的患者所伴有的病变进行评估，如距下关节炎进行评估，用力被动活动后足时跗骨窦处压痛是距下关节的一种刺激性表现，通常普通 X 线平片可反映关节炎的严重程度，但后足的冠状位 CT 对精确评价距下关节情况会有帮助。③术前评估应充分考虑到畸形的严重程度、关节炎的严重程度、采用何种内固定方式、是否需要骨移植、踝关节融合的位置，以及手术切口对患者日后穿鞋、行走的影响等。④对伴发疾病可能出现的情况做出初步预防措施。⑤术前应该向患者介绍真实的手术效果。内容包括感染发生的概率、不愈合及神经血管并发症，同时需要告知患者可能需要骨移植、需要采用的固定方法及术后较长时间的外固定、可能出现肢体短缩、术后可能需要穿矫形鞋。

手术方法　①麻醉：踝关节融合术一般在全麻或蛛网膜下腔阻滞麻醉下进行。②入路与显露：通常选择外侧入路，距外踝 10cm 处做外侧纵切口达外踝尖端，弧向前方至第四跖骨基底，沿骨面做全厚组织瓣，骨膜下剥离腓骨，向远端延伸显露踝关节的内侧面、距骨前外侧面、距骨颈和跗骨窦区。③截骨：显露腓骨后，距踝关节近侧约 2cm 斜行截去腓骨，显露踝关节的外侧部分、胫骨和距下关节的后关节面。沿胫骨后部切开并剥离骨膜，延伸至踝关节后方，显露胫骨远端，注意保护踝关节后内侧面的血管神经束。

与胫骨长轴垂直，由外向内截除胫骨关节面，截骨厚度 3～4mm，截骨面延伸至内踝弯曲处。如需继续截除内踝则需另做内侧切口。置患足于跖行功能位，无背屈、跖屈，外翻 5°，旋转和对侧相同。与胫骨截骨面平行，截除距骨上方 3～4mm 骨组织（图 1）。④对线评估：对合胫距截骨面，评估对线，如对线不良进一步行胫骨截骨调整截骨面，如因内踝完整影响对合，需做内侧切口，切除内踝远端 1～1.5cm，注意保护胫骨后肌腱和血管神经束。胫距截骨面对位后，充分后置距骨，保证跟骨正常后倾角，减少足部杠杆前臂长度。⑤固定选择：加压螺钉固定是踝关节融合术的首选方法，其具有切口小、融合率高等优点，且日后可行人工踝关节置换术。然而，对于存在严重内外翻畸形的患者，螺钉固定并不适用，需要使用接骨板进行固定。利用接骨板行踝关节融合术，能够有效减少踝关节融合处的微动，提供更强的稳定性，有利于踝关节骨缺损和严重畸形的重建与修复，使踝关节恢复到正常解剖位置。对于软组织条件较差及急性骨关节炎和关节感染的患者，可以选用外固定支架，其缺点在于术后感染率高，佩戴时间长，影响患者生活质量。对于距骨坏死、严重的踝关节创伤、沙尔科（Charcot）关节病和全踝关节置换失败的患者，髓内钉固定较为理想，但不作为距下关节正常的患者的首选固定方案。

术后护理　①术后第 1 天去除负压引流，术后 10～14 天去除敷料拆线，并使用短腿非负重管型石膏固定。②术后 6 周复查 X 线平片了解愈合情况，如果愈合较充分，可改用短腿负重管型石膏直到融合。③如果 3 个月后 X 线平片显示愈合情况令人满意，患者可以力所能及的下床走动。如果未能愈合，需继续制动直至完全愈合，有的患者制动长达 6 个月之久。

并发症　①下肢手术常见并发症：伤口感染、神经卡压、深静脉血栓导致的肺栓塞等。②骨延迟愈合或不愈合。③邻近关节加速退行性变。④骨不连或下肢过于短缩导致的髋关节和腰背部疼痛。⑤融合后踝关节的对线不良容易造成下肢局部的应力集中，影响步态。

（俞光荣　杨云峰）

三关节融合术（triple arthrode-siss）　通过截骨、钻孔、螺钉内固定等方法将距跟关节（距下关节）、距舟关节、跟骰关节牢固地形成骨性融合，以达到稳定关节、矫正足部畸形、改进功能等目的的手术。最早由埃德温·赖尔森（Edwin W. Ryerson）于 1923 年提出。常用于由神经肌肉病变、遗传或创伤等因素导致的下肢肌肉瘫痪、关节严重不稳，而单纯的软组织手术又不足以维持关节稳定和恢复足够的有效功能的患者。主要术式包括霍克（Hoke）三关节融合术、邓恩（Dunn）三关节融合术、兰布里诺迪（Lambrinu-di）三关节融合术等，各有其适应证和相应的优缺点，应该根据具体的畸形和矫正需要选用相应的术式。

适应证　①严重的马蹄内翻、僵硬性平足症等足的骨性畸形改变。②非手术治疗无效，或既往足施行过骨性手术但畸形未矫正或术后畸形复发。③既往关节外伤、退行性病变等原因发生对应关节面不相称，引起严重的功能障碍或关节疼痛。④严重的类风湿或骨关节炎患者。⑤年龄一般在 12 岁以上。

禁忌证　①患肢血管病变或局部血供不佳。会增加伤口并发症、感染及截肢的风险。②术前患肢软组织感染。③年龄在 12 岁以下，骨骺未完全闭合的儿童或青少年患者。④高龄、吸烟及糖尿病。虽不是三关节融合术的绝对禁忌，但应警惕其造成伤口延迟愈合等不良影响。

手术方法　①切口和显露：行三关节融合时通常使用双切口，利于显露关节，减少皮肤张力。首先行外侧切口，由外踝尖端行

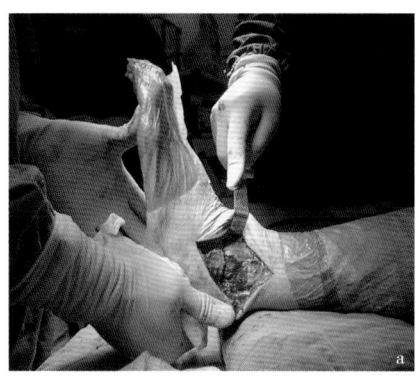 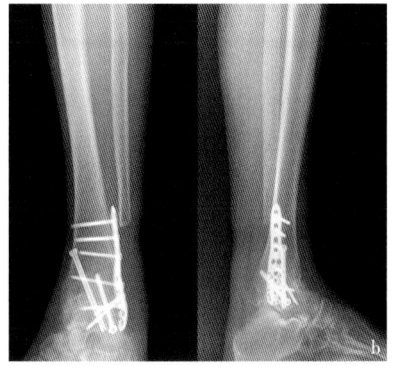

a. 术中截骨情况；b. 术后踝关节正侧位 X 线。

图 1　踝关节融合术

向第四跖骨基底部，切口位于腓神经皮支和腓肠神经分支之间。切开皮肤、皮下到达趾短伸肌表面，找到并保护腓肠神经分支。从跟骨前外侧锐性分离趾短伸肌，显露跗骨窦，并锐性分离跗骨窦处的软组织。通过跗骨窦，可以进入距下关节中部，清除距骨关节表面的软骨。撑开器撑开距下关节后关节面，通过刮匙刮除距下关节表面软骨，随关节间隙增大，换用较大的刮匙刮除软骨，以保护关节的内侧、后侧结构。同样的方法处理跟骰关节面的软骨。然后行足内侧切口，切口起自内踝尖，跨过距舟关节中部，延伸至远端的楔舟关节。深层切开达到距舟关节囊，用刀片确定楔舟关节的位置，剥离距舟关节周围软组织。显露关节内侧面，游离关节跖侧、背侧。②截骨：根据足畸形的程度和类型决定三关节截骨的角度和范围，为了便于显露舟骨的关节面内侧，可先将距骨头部分切掉，再依次切除跟骰、距下和舟关节面。③融合：将跟、距、舟、骰四块骨三个关节的截骨面进行对合，将足矫正至中立位。通常使用螺钉依次固定融合部位，如果截骨面缺损过大，或根据矫形需要，必须维持长度，可使用接骨板固定。

术后处理：术后伤口加压包扎10天，保证下肢抬高及足趾活动，预防术后下肢深静脉血栓的发生。非负重短腿石膏固定6周，每4周定期行X检查，如果骨愈合，接下来6周换为短腿行走石膏。通常完全愈合时间为12周（图1，图2）。

并发症 三关节融合术的并发症主要包括：①截骨端延迟愈合或形成假关节，多发于距舟关节。②距骨缺血性坏死塌陷。③皮瓣坏死：多与吸烟、糖尿病等高危因素有关。④术区深、浅部感染。⑤神经损伤。⑥骨关节炎。⑦术后形成疼痛性胼胝。

注意事项 ①术前应拍摄踝关节及足部正、侧位X线平片，掌握足部畸形的部位及程度，便于对截骨的范围、角度正确的评估，选择最优术式。②骨性手术与外固定器结合可减少三关

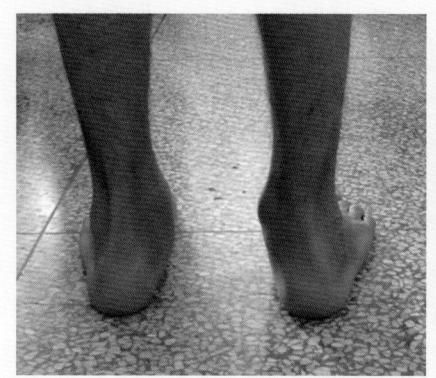 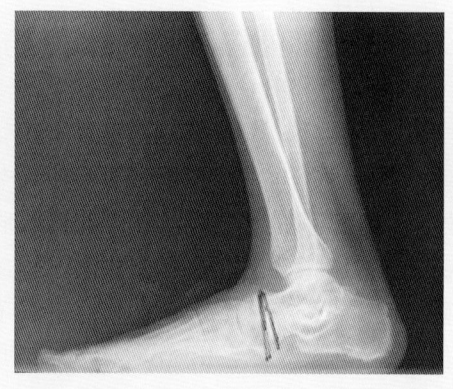 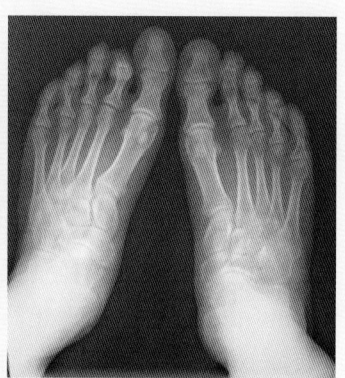

图1 双侧僵硬性平足症，右侧为重，双足正位及右足负重侧位X线可见右足三关节骨性关节炎

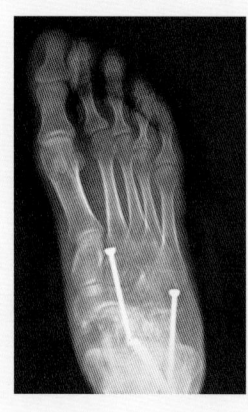 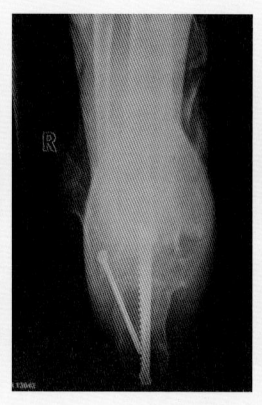 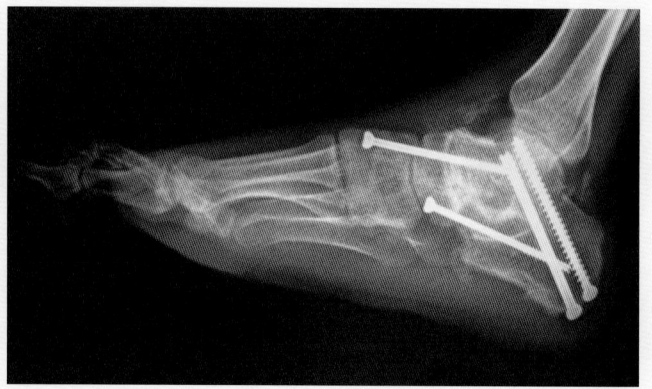

图2 行右足三关节融合，螺钉固定，同时矫正后足力线、恢复足弓。右足正位，后足力线片及右足侧位可见手术效果满意

节截骨的范围，矫正畸形的效果可靠。

（俞光荣　杨云峰）

zhízhǐguānjié rónghéshù

跖趾关节融合术（fusion of metatarsophalangeal joint）

通常指的是第 1 趾跖关节融合，其他趾大多采用关节成形的手术。第 1 趾跖关节融合术通过融合蹞趾近节趾骨及第 1 跖骨，达到缓解前足疼痛，矫正因外伤、关节炎或先天缺损引起的蹞趾的第 1 跖趾关节畸形。可分为原关节原位融合、截骨融合及植骨融合。

适应证　①蹞外翻角大于 50° 的严重蹞外翻畸形。②类风湿性关节炎合并蹞外翻，晚期蹞强直。③原发性或创伤性跖趾关节炎。④脑血管意外或脑外伤后的蹞外翻畸形；或有脑瘫潜在诊断的患者。⑤蹞趾有明显背屈受限和疼痛，影响行走。⑥蹞外翻术后畸形复发需要翻修或存在感染。

禁忌证　绝对禁忌证：①趾骨间关节骨性关节炎。②足部失去感觉。相对禁忌证：①下肢有闭塞性脉管炎。②广泛性动脉硬化。③对跖趾关节活动度的丧失会受到很大困扰的患者。

手术方法　于蹞趾背部偏内侧，以跖趾关节为中心做纵行皮肤切口。自近节趾骨中部，向近端延伸（图 1），止于第 1 跖骨干中远 1/3 交界处。避开重要血管、神经，切开关节囊，向两侧剥离骨膜，显露出近节趾骨近侧 1/2 和第 1 跖骨远侧 1/2。将近节趾骨近端和第一跖骨远端向内侧脱位，可显露跖趾关节。融合第一跖趾关节：①原关节原位融合：将关节远、近端关节面软骨祛除，使远、近端关节面以球窝相对，克氏针临时固定（图 2），透视后进行融合。术中可先用刀片或微型磨钻，分别切削、磨除跖骨头和近节趾骨近端关节面上的软骨，露出软骨下骨。修整跖骨远端和近节趾骨基底的骨洞，使其互相适应，嵌入后能紧密接触。用 1.5mm 直径克氏针在两侧关节面上分别打多个孔，或用骨钻向髓腔内钻孔，见髓腔内的血液流出，以促使关节面融合。②截骨融合：特殊情况下，在融合的同时需要短缩蹞趾。如部分类风湿关节炎患者，需要施行前足再造时，则行截骨融合。用骨刀或微型摆锯截骨。根据术前拟定的融合跖趾关节的位置，在跖骨头和近节趾骨基底部做楔形或横行截骨，截骨方向垂直于骨干纵轴。③植骨融合：对于返修手术的患者，蹞趾常存在短缩，需要植骨融合。切除关节软骨面，修整近节趾骨基底和跖骨头两边骨面后，根据需要的长度，使用自体骨（髂骨或跟骨切取合适大小的骨块）或人工异体骨置于跖趾关节间。

融合的位置是影响术后疗效最重要的因素。应根据性别和穿鞋的习惯而定，一般蹞外翻 10°～15°，背屈 15°～20° 较适宜，可使用术中足板，透视下确定角度（图 3），同时纠正蹞趾的旋转至中立位。融合角度的确定，更多依赖于手术医师的临床经验。术中 C 臂透视机，位置满意后，可使用接骨板、螺钉固定（图 4）。最后，冲洗伤口，充分止血，3-0 可吸收线缝合关节囊和皮下组织，4-0 尼龙线间断缝合皮肤，人字绷带包扎。

并发症　①转移性跖痛症或融合关节跖底疼痛。②蹞趾趾间

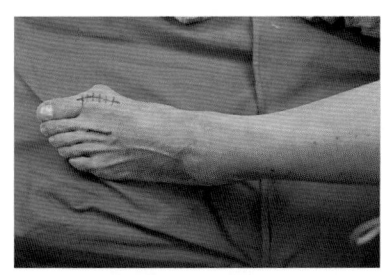

图 1　切口以跖趾关节为中心，自近节趾骨中部，向近端延伸

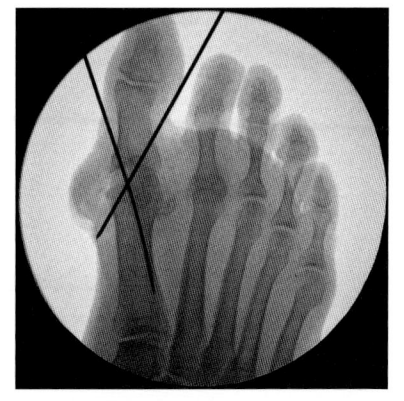

图 2　第 1 趾跖关节面处理完毕后，关节球窝对合，克氏针临时固定，术后透视，确定蹞外翻角度

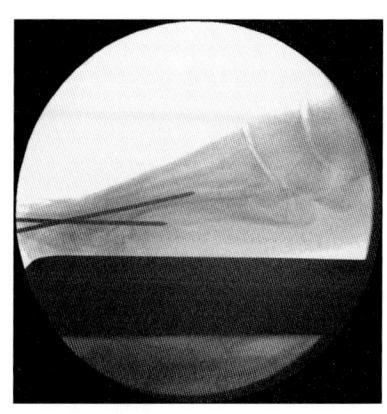

图 3　通常背屈 15°～20° 较适宜，可使用术中透视确定角度

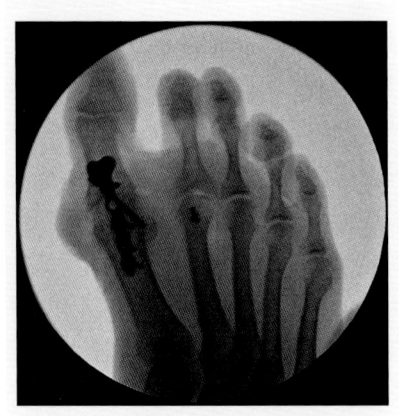

图4　术中 C 臂 X 线机透视，位置满意后，可使用接骨板、螺钉固定

关节退行性关节病。③切口皮肤愈合不良。④融合失败或者不完全融合。

（俞光荣　杨云峰）

gŭkē kāngfù

骨科康复（orthopedic rehabilitation）

以骨科疾病患者为康复对象，以运动疗法为主要康复治疗手段，辅以必要物理治疗和康复工程学等措施，为达到消除或减轻疼痛，恢复和改善躯体功能，提高生活质量和工作能力等目标的过程。既是骨科学以康复理念为基础的治疗方法的延伸和补充，又是康复医学中与骨科学融为一体的临床亚专业。

目的　镇痛、治疗后（特别是手术后）的功能恢复，包括增强肌力、增加关节活动度、重建平衡和本体感觉等。

主要内容　肌力训练、关节功能训练、关节本体感觉训练、平衡功能训练、步态训练、神经功能的康复治疗及假肢矫形器的应用等。骨科疾病的评价过程中，可以进行不同的检查，包括影像研究、体格检查或特殊注射，以明确问题及功能状况。特别是在骨科手术治疗后，对原有疾病治

疗效果、功能改善状况以及残留功能障碍等情况的评价，对进一步采取康复治疗措施是必要的。康复团队除骨科各亚专业的外科医师、康复医师外，还应有康复治疗师、支具制作师、疼痛管理、风湿病学、神经学等专业人员参与，针对患者原发病、手术、术后遗留问题、功能恢复的特殊性进行术后管理与康复，最大努力促进患者术后健康。

（洪毅　李想）

jĭzhù kāngfù

脊柱康复（spine rehabilitation）

将缓解症状与功能恢复相结合的方法。脊柱康复不再是为常规治疗完成后仍未恢复者提供后续阶段的独立干预方法，而应该是正确处理中不可或缺的一部分。临床医师都应对恢复患者的功能并重返工作岗位予以重视。脊柱创伤、畸形、肿瘤、炎症，应在手术、药物、矫形器等治疗的基础上，适时进行康复治疗包括运动疗法，以提高疗效。在开展脊柱康复前，应对患者脊柱的伤病状况及引起的功能障碍等进行评估。因脊柱康复涉及范围和内容较多，下文主要从脊柱术后康复角度出发进行阐述。脊柱术后康复应遵循组织愈合的生物学规律，通过多种康复措施帮助患者尽快从手术后状态恢复，从手术中获得最大积极效果并达到健康状态。

术后疼痛早期控制　患者处于严重疼痛状态，很难完成康复计划。控制疼痛是患者术后恢复体力最重要的步骤。酌情的多模式镇痛外，尽可能应用冰袋，采取某些脊柱特定体位或姿势、治疗师辅助训练、物理治疗等措施以缓解疼痛。

术后一对一训练　根据具体手术类型、身体状态和组织状况

制订适合患者的训练计划。术后侧重维持肌肉性能及恢复和提高肌力，保持脊柱稳定性。某些肌肉或肌群可能需要特殊训练才能达到目的。治疗师侧重指导手术区域所涉及的肌肉、因神经损害被弱化的肌肉以及维持脊柱稳定性的深层小肌肉等的训练，并注意选择术后安全的动作。

脊柱术后的适应性活动与全面的运动方案　术后初期阶段，随治疗师在适应—学习—模仿的过程中领会动作要领。中期，居家自主练习完成运动计划。术后随诊，随着时间的推移，治疗师有机会观察患者的运动和力的耐受性，及时调整运动计划。全面的运动方案：身体的牵伸、强化和有氧调理相结合。了解脊柱的肌肉群功能，如伸肌群、屈肌群、侧屈与旋转肌群的运动方式，根据手术类型、活动限制、疼痛程度、年龄与体能，依据手术医师的要求，在治疗师指导下完成运动计划。①牵伸：术后初期开始，尽可能地以控制的方式保持远离手术区的关节活动或肢体运动，使其有必要的运动范围。脊柱术后牵伸运动的目的是通过牵伸保持脊柱的肌肉、肌腱等软组织弹性，重要的是要激活和加强肌肉活性避免僵硬，而不是直接牵伸手术区域。②强化：术后中期开始，强化练习脊柱稳定，特别是颈椎和腰椎，侧重患者的脊柱处于"中立"，患者感到最舒服的位置为练习起始位。训练中脊柱周围肌肉主动收缩而中立位脊柱不发生位置改变。逐步加载和卸载肌力可以减轻疼痛，改善脊柱周围特别是背部肌肉力量。③低强度有氧训练：术后中、后期对于脊柱康复是非常重要的。何时采用何种运动方式需与医师或物理

治疗师讨论，选择可能有助于患者的有氧运动纳入运动常规计划。在必要时可选用水中运动、步行、健身自行车等运动项目。水疗可提供温度适宜的柔和调理环境，水抵消人体重力并提供浮力以及轻微阻力使许多牵伸动作更容易完成。步行需要连续行走至少20~30分钟，以提供有氧条件。健身自行车对脊柱的影响最小，对于那些更倾向于前倾姿势的人来说，是很好的训练选择。

健康教育　涉及健身、心理、饮食、生活方式（如戒烟、睡眠）以及工作的人体工程学调整等。医护人员及治疗师在康复护理过程中不断地提供健康教育信息，通过改变生活方式，如每日足够的饮水量，找到舒适的睡姿，从而改善和恢复术后患者的整体健康状态。患者对手术满意度更重要的是取决于患者是否与治疗师一起努力工作。手术将使患者走向恢复的道路，患者与医师及治疗师团队可以一起工作，使康复成为可能。①药物：可以减轻疼痛，但不应妨碍愈合过程。②健身运动：以消除疲劳、安全地恢复活动、避免再损伤为原则，帮助身体从最初的损伤中恢复到预防未来的疼痛发作。以可控的、渐进的方式（活动、运动、练习、训练、锻炼），通过身体反应的信号，了解手术后治愈状况。积极的运动自然促进愈合过程。如果疼痛持续数周以上，提示康复过程存在问题。心理方面的焦虑和恐惧对于恢复正常的肌肉功能有重要影响，对疼痛的心理反应的基础在于中枢神经系统，通过引导受影响部位的肌肉以防止进一步的损伤做出的疼痛反应。只有适当的运动训练，特别是肌肉锻炼可以改善功能，以克服这种神经反射对肌肉功能的影响。③生活方式：睡眠的最好方法之一是通过积极和柔和的运动来诱发身体疲劳。睡前避免使用咖啡因或尼古丁等兴奋剂。戒烟有助于骨愈合并降低神经系统的敏感性。

并发症　是妨碍康复进程的重要因素。在完成运动计划和随访过程中需注意潜在危险和并发症，及早发现可疑征象。多数并发症以持续疼痛作为危险信号。

（洪　毅　王方永）

jǐngzhuī kāngfù

颈椎康复（cervical spine rehabilitation）　颈椎康复应在手术、药物、矫形器等治疗的基础上，适时进行康复治疗包括运动疗法，以提高疗效。在开展颈椎康复前，应对患者脊柱的伤病状况及引起的功能障碍等进行评估。颈椎神经根病是由各种原因引起，临床表现为颈痛或上肢神经根病的症状（肢体疼痛、麻木、无力），意味着颈神经根受到炎症刺激或压迫，常见原因为颈椎间盘突出。临床上也常使用神经根型颈椎病的诊断，20~30岁起病。颈椎管狭窄是60岁以上患者的神经根症状的另一个常见原因之一，也是颈椎退行性变过程的一部分，颈椎椎间关节的改变会导致椎管变小，也可能由颈椎肿瘤、颈椎骨折、颈椎感染或颈椎结核引起，虽然少见，但其中任何一种病因都可能压迫或伤及颈神经根。当颈椎退行性椎管狭窄、多节段颈椎间盘突出、颈椎后纵韧带增厚或骨化伴有脊髓病时，可造成颈椎管内的空间减少过多，脊髓压迫会导致神经功能损害缺损，出现严重的症状，如疼痛、麻木、无力或肢体协调功能障碍等，临床上常诊断为脊髓型颈椎病、颈椎管狭窄伴脊髓病。退行性变通常是一个缓慢的过程，脊柱损伤可以加速退行性变过程。因颈椎康复涉及范围和内容较多，下面主要从颈椎术后康复角度出发进行阐述。

颈椎手术按手术入路分颈椎前路手术和颈椎后路手术。术前教育方面，强调与患者及家属做面对面咨询、指导、教育。①长期自我管理和预防措施，如前排扣衬衫和宽松衣裤等术前必备物品。②发放宣教资料及有关练习的注意事项。③说明术后的管理、示范翻身动作和使用颈围领或支具。④建议做术后活动日记。

早期康复阶段　术后0~6周，一般为适应性阶段。

康复目标　①安全独立地移动，以离床为起始，从走动逐步过渡到长距离行走。②确保良好体位。③完成全肩部的关节主动活动度练习。④轻柔地自主颈部运动。⑤术后4~6周后可驾驶车辆，必须按要求采取防范措施。⑥上肢和下肢本体感觉。⑦激活颈部深屈肌群。⑧一般情况下，术后4~6周时，重返工作岗位。⑨按照手术医师要求，决定颈围领是否使用及使用时间的长短。

注意事项　①移动：走动、散步、步行、行走，患者术后4~6周期间内，初期疼痛开始缓解，组织开始愈合，走动需逐步增加。注意术后疼痛、愈合时间、神经恢复时间、神经敏感性、既往健康水平等。安排患者每天有规律的间断适应性移动。后期行走不限制，移动距离可每天缓慢渐增。②坐位：坐有靠背的座椅。③卧位：颈部中立位。④驾车与乘车：术后4~6周内或更长时间避免驾车、骑单车。患者可作为乘客，舒适地坐在车内，按要求转动颈部，可耐受临时紧急停车。

⑤提重：术后 4~6 周内，提重量在 1kg 以内，缓慢渐增提重量，必要时服从手术医师的建议。

康复治疗 ①缓解疼痛：a. 适当模式镇痛。b. 适当体位。②患者教育：a. 建议患者适应性移动。b. 建议患者在姿势、动作方式以及人体工程学方面进行校正调整。c. 强调提重量不超过 1kg 的重要性。d. 治疗和恢复时间的预期。e. 伤口瘢痕的管理。③适应性活动/练习/训练/锻炼：a. 核心稳定性的激活：腰椎和颈椎的练习、训练、锻炼。b. 鼓励正常功能活动。c. 本体感觉——上肢和下肢。d. 动力链。④移动性（走动、散步）：考虑到患者术前移动性，保证安全、能够完成独立移动。⑤多模式康复治疗：选择性增加适宜的既往（术前）治疗措施，如作业疗法、心理学、矫形器或支具等。⑥可进入下一步康复阶段的标志：a. 疼痛基本缓解。b. 实现上述目标。c. 正常活动能力逐步提高。d. 基本的核心稳定性。e. 达到颈椎主动活动范围。

瘢愈康复阶段 术后 6 周~6 个月。

康复目标 ①增加正常日常活动和功能。②术后 4~6 周时重返工作，重体力劳动者调整为 3 个月。③分步重返体育运动/健身房。④提重量增加。⑤恢复功能性颈椎运动。⑥恢复正常的肩关节活动度和动力学。

注意事项/限制 ①术后 4~6 周后重返工作岗位。a. 分阶段选择性进入适宜的工作角色（如驾车、旅行或者电脑操作）。b. 重体力劳动者术后 3 个月，颈椎后路手术者为 6 个月。根据工作的要求，分阶段与手术医师确认就业的健康服务信息。②术后 3 个月内，避免提重 10kg，或听从手术医师的其他建议。③轻柔适度的上肢抗阻运动。④从术后 3~6 个月开始，有限的允许划船和增加身体上半部的负重。⑤一般在术后 3~6 个月确认融合后允许跑步。需要与手术医师确认。⑥术后 6 个月内不进行蛙泳和自由泳运动。⑦术后 9 个月以内避免接触体育运动，6 个月后需与手术医师确认。

康复治疗 ①缓解疼痛：确保疼痛缓解与适当的锻炼、活动相一致。②患者教育：a. 确保患者行走适度，既不过度，也不要不锻炼。确保了解所有姿势的重要性。b. 确保正常的运动模式。c. 建议患者在康复时间。d. 提供人体工程学的建议。③练习/训练/锻炼：a. 强化核心稳定性和动力学链。b. 良好的肌肉耐力。c. 足够的颈部活动度。d. 肩胛和盂肱关节的姿势动力学和活动度。e. 有限制条件下，协助增加一般性健身和功能训练。游泳以仰泳开始，术后 6 个月可自由泳。f. 适度增加步行距离。g. 在健身房可以做一般性健身活动；不做划船或者上半身的负重。术后 3 个月，开始适应性划船或者上半身的负重。h. 本体感觉：上肢、下肢、颈椎。

手法治疗 ①可以进行软组织、瘢痕组织和关节治疗动员与调整（非融合节段）。②避免对颈椎有侵害危险的操作（V 级）技术。③神经动力学的评估和治疗。④术后 6 个月达到指标：a. 恢复正常活动。b. 实现以上目标。c. 继续独立的练习计划。d. 组织与功能瘢愈可能需要 18 个月。

颈椎神经根病的康复方面，强调采用适当方法控制术后疼痛。合理使用镇痛药，保障足够睡眠。肌肉松弛剂或某些抗抑郁剂可能有助于减少神经疼痛，并有助于恢复正常的睡眠模式。限制或避免有问题的动作和姿势。多数手术医师要求患者佩戴颈围领，术后限制患者的颈部活动，限制时间的长短会有所不同。针对患者的特殊需要，物理治疗师或其他医疗专业人员可以创建一个锻炼和伸展计划，物理治疗中选择使用如热疗、冷疗或超声波治疗等方式来帮助减少肌肉痉挛。术后按计划锻炼，避免某些刺激神经根的活动。不选择颈椎牵引、术后早期整脊疗法如麦肯基运动、颈肩部的推拿按摩等操作。当颈部肌肉变得更强壮和更灵活时，可能减少肌肉痉挛引起疼痛。术前神经若受到长期挤压，神经根痛和肢体麻木无力可能是康复治疗的重点。

颈椎间盘突出症康复方面，要考虑到颈椎前方入路，通过颈部前部小切口，可以在不需要切割的组织间隙内选择入路进行。这种手术通常可以日间手术。如颈椎人工椎间盘，通常不是严重的术后疼痛。手臂的疼痛通常会很快消失，但手臂无力和麻木可能要数周至数月才能消退。偶尔有颈部疼痛是很常见的。单节段颈椎前路椎间盘切除减压植骨融合术（ACDF）和颈椎后路微创椎间盘切除，术后可不佩戴颈椎围领。多节段 ACDF 多数医师要求颈椎围领。颈椎围领的类型和使用时间长短是可变的。多数手术医师要求患者术后限制性活动，应在术前与手术医师咨询术后护理要求。

颈椎管狭窄及脊髓病康复方面强调：①患者全方位教育，特别是术后康复过程中的指导。术前脊髓神经压迫时间较长、手术软组织过多及无颈椎融合椎板切除或成形、患者年龄大，术后康复需要的时间长和更多的训练技巧。②除术后切口疼痛的治疗外，神经病理性疼痛的药物如加巴喷丁、普瑞巴林、阿密曲替林、度洛西汀可能对某些患者有帮助。③活动改良，有时某些活动或颈部在某些位置会加重症状。调整睡眠姿势或枕具以及选择更好的姿势如坐姿，有利于肌肉功能恢复。④物理治疗，通过改善颈部的力量和柔韧性，姿势可能得到改善。⑤颈椎手法一些操作中，避免对已经挤压脊髓造成进一步损伤，或影响内固定的坚固性、骨愈合。

（洪　毅　王方永）

yāozhuī kāngfù

腰椎康复（lumbar spine rehabilitation）　腰椎康复应在手术、药物、矫形器等治疗的基础上，适时进行康复治疗包括运动疗法，以提高疗效。在开展康复前，应对患者腰椎状况及引起的功能障碍等进行评估。腰椎间盘突出症是较为常见的疾患之一，主要是因为腰椎间盘各部分（髓核、纤维环及软骨板），尤其是髓核，有不同程度的退行性改变后，在外力因素的作用下，椎间盘的纤维环破裂，髓核组织从破裂之处突出（或脱出）于后方或椎管内，导致相邻脊神经根遭受刺激或压迫，从而产生腰部疼痛，一侧下肢或双下肢麻木、疼痛等一系列临床症状。腰椎间盘突出症以 L_4-L_5、$L_5 \sim S_1$ 发病率最高，约占 95%。腰椎椎管狭窄症，是指各种原因引起椎管各径线缩短，压迫硬膜囊、脊髓或神经根，从而导致相应神经功能障碍的一类疾病。它是腰痛及腰腿痛等常见腰椎病的病因之一，多见于 40 岁以

上的中年人。安静或休息时常无症状，行走一段距离后出现下肢痛、麻木、无力等症状，需蹲下或坐下休息一段时间后，方能继续行走。随着病情加重，行走的距离越来越短，需休息的时间越来越长。腰椎峡部裂，腰椎一侧或两侧椎弓上下关节突之间的峡部骨质缺损不连续，亦称椎弓峡部裂或峡部不连。病因学上，多由于外伤、先天性因素（如结构缺陷）、后天性获得性因素。患者多在 10~15 岁的青少年时期被发现，女性发病率为男性 4 倍；多发生在 L_4 或 L_5，也可 L_4 和 L_5 同时发生。其裂隙宽度不一，裂隙间可有骨桥形成或缺损处由纤维软骨组织充填。在无临床症状期，无须治疗。峡部裂性腰椎滑脱症，患者较年轻（30~50 岁）；最常见于腰椎节段 $L_5 \sim S_1$，很少高于 L_4-L_5 节段。峡部缺损或单侧或两侧。峡部裂是腰椎滑脱的最常见原因，也青少年腰痛最常见的原因；多数患有腰椎滑脱的青少年并没有任何症状或疼痛。神经系统缺陷或瘫痪的病例非常罕见，若出现临床症状，最常见的症状是腰背部和/或腿部疼痛，患者的活动水平受到限制。而退行性腰椎滑脱症常见于 50 岁以上的人群中，65 岁以上的人群中更为常见。发病率女性比男性为 3∶1。是腰痛和腿痛的常见原因，最常见的症状是腰痛和/或腿痛，并活动水平受限。通常发生在腰椎 $L_4 \sim L_5$，$L_3 \sim L_4$ 或 $L_5 \sim S_1$ 节段。可同时发生在 2 个甚至 3 个腰椎节段。退化的椎间关节增生变大并侵犯到腰椎管导致腰椎管狭窄。因腰椎康复涉及范围和内容较多，本部分主要从腰椎术后康复角度出发进行阐述。

术前教育方面，强调与患者

及家属做面对面咨询、指导、教育。①长期自我管理和预防措施。②发放宣教资料及有关练习的注意事项。③说明术后的管理，如轴向翻身和起床翻身动作、腰围使用示范。④建议做术后活动日记。

腰椎手术类型包括以下几种。①C：腰椎间盘切除术（discectomy of lumbar spine）。②D：腰椎后路直接减压术（direct decompression of lumbar spine）。③I：腰椎后路间接减压术（indirect decompression of lumbar spine）。④L：腰椎人工间盘置换术（lumbar disc replacement，LDR）。⑤T：经椎间孔入路腰椎椎体间融合手术（transforaminal lumbar interbody fusion，TLIF）。

早期康复阶段　术后 0~6 周，为适应性阶段。

康复目标　①安全、独立的穿戴腰围或支具。②佩戴腰围或支具情况下活动，安全独立的移动。③了解必要的姿势、体位、脊柱力学。④适度完成家庭练习计划（home exercise plan，HEP）。⑤基本适应自我管理方法，如移动、日常生活活动（activities of daily life，ADL）和术后日常生活（postoperative of daily life，PDL）。

C、D 和 I：术后 4~6 周恢复驾驶活动。L：①患者感觉舒适并确认安全，可以驾车。②回归功能，包括工作。③开始稳定性训练。T：术后 6 周，可恢复驾车活动，不能骑单车。

注意事项　①日常活动：术后 D 和 I：4~6 周；C 和 L：4 周；T：6 周内。初期术后疼痛明显减轻，愈合开始，建议在佩戴腰围或支具条件下，谨慎适度地做一些活动。同时注意术后疼痛、椎间盘愈合时间、神经敏感性和患

者以前的健康水平，逐步增加活动。②坐位：在活动中逐步建立起坐位，如进餐、放松或以症状为导向采取坐位。术后最初几天，20分钟/次，间隔休息1次为限，酌情增减时间和次数。a. 若因较长行程不可避免（如患者出院时从医院返家行程），患者作为乘客取卧位，确保每20~30分钟间隔休息1次，并确认是允许出院的状态。b. 洗澡，术后4周内，避免坐位超过1小时；直到神经敏感度稳定，力量得到改善后，再谨慎试行，如坐位淋浴或浴缸内坐位。③移动：走动/散步/走路/步行/行走，初期疼痛开始缓解，组织开始愈合，走动需逐步增加。注意术后疼痛、愈合时间、神经恢复时间、神经敏感性、既往健康水平，安排患者每天有规律的间断适应性移动。后期行走不限制，随着舒适的程度而缓慢增加距离。L：最大程度屈伸和旋转，术后4周内，坐位或站立时谨慎进行极端的屈曲、伸展和旋转，并以患者的症状和疾病前活动水平为指导。这意味着在进出车或上床动作需小心。腹部运动锻炼，至少术后6周内，运动训练不应包括腹部训练。④站立：术后4~6周内。注意较长时间站立。⑤驾车：避免驾车，术后6周内（C：术后3~6周内），如果有一腿或双腿或脚有严重的功能或感觉丧失则需要更长时间。患者应能舒适地坐在驾驶位置，转身确认周围情况，并在紧急停车时有100%反应时间，可以驾驶车辆。L：驾车，患者能够舒适地坐在驾驶位置时，可以开始驾车。与所有的活动相似，驾车加速的节奏应逐步提高。开车之前通知你的保险公司也是明智的。⑥提重：术后前几天提重量约1kg，然后缓慢适度渐增。⑦轴向滚动翻身：继续轴向滚动翻身，起坐。直到神经敏感度稳定，强度改善，时间：术后C：2~4周；D和I：4~6周；L：4周；T：6周。⑧返回工作岗位，适当的情况下，之前得到手术医师的确认。L：返回工作，可能需根据患者职业进行分级。⑨脑脊液漏：如发生，可能有严重的低压头痛，患者取坐位情况会加重。按手术医师的要求平卧位休息（通常为48小时~5天）。⑩腰围应用：I：术后4~6周内应用腰围，保持假体稳定。这一过程取决于患者的腰椎稳定性，尤其是旋转动作。L：部分患者术后可能需要腰围长达6周。

康复治疗 ①缓解疼痛：保证充分的镇痛；取适当的体位。②患者教育：a. 建议患者采取与患者的功能有关的坐姿。b. 加强自我管理和养成适当活动性。c. 使用腰围或支具。d. 注意事项同上。e. 独立和安全的家庭锻炼方案。③姿势意识：建议采取良好体位，特别是坐姿的重要性。④适应性练习/训练/锻炼：a. 指导仰卧位激发核心稳定性练习、腰围或支具保护下功能位练习。b. 指导由卧位-侧卧位-站立位转换练习。发挥患者宣教卡片的作用。c. 独立（如果必要的话可以提供帮助）穿/脱/腰围或支具。d. 移动：走动/散步/走路/步行/行走：确保患者独立转移和移动的能力，如果合适的话，如上下楼梯或台阶。手术前移动状态受到影响，需要步行器等，需与手术医师确认。e. 如果合适的话，独立和安全的移动，包括楼梯。f. 准备独立和安全的家庭练习计划。并可独立安全地完成。⑤物理治疗：手术6周后，根据需要安排门诊物理治疗。⑥可进入下一步康复阶段的标志：a. 疼痛缓解充分。b. 开始建立起正常活动。c. 基本正常步态。d. 步行耐力增加，至少维持20分钟。D：建立基本核心稳定性。因没有内固定，可不复查X线检查结果。L：坐位耐力增加，建立基本核心稳定性。I和T：X线检查结果满意，准备放弃腰围或支具。如果使用腰围或支具时间过长，下一步康复治疗将延迟。

恢复康复阶段 C：4~20周，D和I：6~20周；L：4~20周；T：6~24周。

康复目标 ①放弃腰围或支具。②增加正常活动和功能。③术后6周后（C：4周后）重返工作岗位（见下面的限制）。④术后6周后（C：4周后）重返非体育运动/健身房（见下面的限制）。⑤优化正常运动。⑥增加提重量，缓慢增量，增重幅度0.5kg开始。⑦恢复驾车。L：增加对提重的功能要求。①有氧健身。②强化腰椎核心稳定性。

注意事项/限制 为了使组织愈合和疼痛情况稳定，与恢复早期功能和活动相一致，降低不良风险。①分阶段实施重返工作计划。a. 有很多旅行/坐位的情况，适宜的重返工作计划应约为，C：4周；I：4~6周；D和T：6周以上。b. 繁重的体力劳动者，分阶段返回，合适的重返工作的时间是，L：至少3个月以后；C和D及I：3个月；T：6个月。②术后12周内避免抬重物的动作，提重量10kg以内，或服从手术医师的建议。③接触性体育运动在手术，C和L：至少3个月以后；I：4~6个月以后，D和T：6个月以后，或服从手术医师的建议。

康复治疗 ①缓解疼痛：保

证适量的运动和活动，并给予适当的镇痛。②患者教育：a. 适当约束下起立移动。确保患者极端行为，不过度活动或不锻炼。谨慎地进行锻炼，特别是先前有剧烈活动的情况。b. 姿势意识和鼓励正常的运动模式。c. 愈合期的建议：不吸烟和控制体重。L：确保患者锻炼适量。谨慎从事以前运动量较大的活动。确保姿势意识与正常的运动模式。③姿势意识：a. 强调良好姿势的重要性，特别是在坐位工作，如文案工作、开车和洗澡时的坐位。b. 建议定时调整好体位。④练习/训练/锻炼：a. 强化核心稳定性，如腿部滑动，健身球，保持身体平衡和本体感觉训练。b. 改善运动功能范围。一般健身建议，如游泳以仰泳开始。c. 只要无疼痛可以增加其他动作或增加距离。d. 可参加健身运动和重返体育运动（见限制）。与患者的目标有关的躯干、上肢和下肢的运动调整。L：在至少 6 周的时间内，不应包括高级的腹部运动。在没有明显的腿痛或神经紧张的情况下牵伸活动。⑤步行/行走：平稳快步行走。⑥手法治疗：适当的软组织/联合动员/神经病理动力学治疗。⑦恢复/康复阶段时间，D 和 I：术后 20 周；T：术后 6 个月，达到指标：恢复可以持续到 18 个月，所以术后预期必须是现实的和个体化的。a. 实现患者设定的现实目标。b. 恢复正常活动。c. 返回工作岗位。d. 继续进行有规律性锻炼和保持良好的姿势。C 和 L 及 I：最小程度的下肢腿痛。

后期康复 T：24 周+，C、D、I 和 L 为 20 周+。后期康复运动限制包括举重和接触体育运动。脊柱的手术方式有很多，涉及手术适应证、年龄、手术入路、微创与开放、椎间盘切除与人工椎间盘置换、椎板切除与成形、脊柱融合与内固定、脊髓神经减压等要素。不同的手术方式有不同术后反应、并发症和运动限制要求。在制订术后康复方案特别是运动康复计划时的开始时间和方式等方面的侧重点有所不同，并在实施过程中不断进行调整，即个体化的康复方案。

腰椎间盘突出症康复方面，如果椎间盘突出引起的下肢疼痛能够好转的话，一般在 6～12 周内就会有所表现。只要疼痛可以忍受，患者即可充分活动。10% 微创椎间盘切除术患者在同一部位又出现椎间盘突出症。术后前 3 个月更可能出现复发，但也可能在数年后发生。康复治疗仍然很重要。腰椎间盘退行性疾病康复要点包括：①应用镇痛药治疗术后疼痛。②热疗或冰疗也有助于减轻术后疼痛。建议用热敷来缓解肌肉紧张，减少肌肉痉挛，冷敷可以用来减轻加剧疼痛的炎症。③物理治疗和活动，以增强背部力量。通过运动保持健康的良性循环，为脊柱结构提供营养和氧，促进恢复。典型的训练项目包括伸展、加强和有氧运动。除了物理疗法外，散步也是一种有益的手术后活动。散步可以循序渐进地进行，从每天散步几次开始。④某些情况下，术后 4～6 周使用。通常是建议用腰背部支具限制的运动，可以使脊柱损伤恢复，限制肌肉过度活动或腰扭转。⑤腰椎人工椎间盘置换术的恢复通常持续 3 个月以适应植入装置（人工的椎间盘），每个患者恢复时间可能不同。⑥注意观察并发症。人工椎间盘置换术的潜在并发症可能包括：a. 人工椎间盘未能减少症状和/或保留腰段运动。b. 人工椎间盘在植入节段向前或向后移位。c. 邻椎病。d. 人工椎间盘磨损碎片脱落少量塑料或金属进入周围组织。e. 人工椎间盘置换术后的感染或翻修，从而丢失腰椎节段间的运动。人工椎间盘置换术和腰椎融合手术中有相似的并发症发生率，当椎间盘或融合装置植入多个脊柱水平时，并发症发生率更高。仔细选择筛选患者，对于减少人工椎间盘置换术后的并发症至关重要。而腰椎管狭窄症术后康复应重点关注恢复日常生活动作，物理治疗，循序渐进腰椎稳定性训练，部分患者需要神经功能的训练。

峡部裂与峡部裂腰椎滑脱症术后康复要注意融合时间，期间予以支具保护与活动限制。$L_5 \sim S_1$ 的滑脱术后，康复训练中腰椎屈曲和旋转活动限制和支具保护时间建议适当延长。而退行性腰椎滑脱症多数患者可以在融合术 3 个月后开始大部分的活动。康复以改变术前非手术治疗避免运动练习的策略。腰椎融合术后在允许的条件下，渐进式运动以改善日常活动功能，适时增加行走、腰椎稳定性练习以及游泳等运动项目。

（洪 毅 王方永）

gǔzhìshūsōngxìng zhuītǐ gǔzhé kāngfù

骨质疏松性椎体骨折康复

（osteoporotic vertebral fracture rehabilitation） 老年骨质疏松症可能导致椎体压缩性骨折、畸形（驼背）甚至死亡。药物治疗、钙摄入、椎体后凸成形术或椎体成形术中可以治疗和预防骨质疏松症的脊柱骨折。骨质疏松症是迄今为止最常见的脊柱椎体压缩性骨折的病因，尤其是 50 岁以上绝经期女性。60 岁以上男性也相当普遍。骨质疏松引起脊柱骨折，通常称为椎体压缩性骨折。这种压缩性骨折可以发生在脊柱的任何节段，常发生在 T_{10}，T_{11}，T_{12}，L_1，很少发生在 T_7 以上节段。骨折椎体的高度至少减少 15% ~ 20%。楔形骨折是最常见的压缩骨折类型，楔形压缩骨折通常是一种机械稳定的骨折模式，但也有其他类型，如粉碎性骨折和爆裂骨折。爆裂骨折可能存在脊柱不稳定，导致渐进性畸形或影响脊髓神经根的病理基础。骨质疏松导致椎体骨折时，通常是背痛突然发作。多数患者日常活动后立即开始疼痛，这种活动会轻微的压迫或刺激背部，骨折漏诊或难以准确诊断是比较棘手的问题，一般性的背痛常与肌肉拉伤或其他软组织损伤、脊柱关节炎或者正常衰老相混淆。对严重骨质疏松症的患者来说，骨折甚至可以发生在非常轻微的活动中。不像许多其他可以在严重并发症发生前治疗的疾病，通常骨折是患有骨质疏松症的第一个征兆。当骨折发生时，骨质疏松症通常是在进展，日后可能有更多的椎体骨折的可能性。骨质疏松症引起的脊柱骨折的治疗通常是双管齐下的，包括骨折的治疗以及骨质疏松症的治疗。

选择手术的条件 椎体骨折有关的与活动相关的疼痛，建议至少观察 3 个月，才做出手术干预决定。以下情况应尽早考虑椎体强化手术：①急性严重的楔形骨折或渐进性椎体塌陷。②严重的、功能上致残的疼痛，无法正常工作。③数周内非手术治疗不能改善疼痛。④陈旧性椎体骨折不愈合，持续的严重背痛。手术目的是强化骨折的椎体，治疗疼痛和防止渐进性脊柱畸形。骨折

椎体内注入骨水泥，可采用①椎体成形术、球囊后凸成形术两种方式，都属于微创手术方式。

康复治疗 应注意休息、保护性支具以及缓慢恢复活动避免再骨折。考虑到老年患者本身的活动能力制订个体化运动方案。负重运动可以锻炼骨骼和加强肌肉收缩来抵抗重力，可以有效地增加脊柱的骨密度。适量钙和维生素 D 的摄入、运动对保持骨骼强健至关重要。每周 3 ~ 4 次，每次 20 ~ 30 分钟有氧运动可以增加骨量。泳池内运动无增加骨密度的作用。康复训练必须注意姿势和身体功能的评估，扭转脊柱或腰部向前屈曲活动，如仰卧起坐或站立屈曲腰部用手接触足趾的动作是危险的。

(洪 毅 王方永)

jǐzhù cètū kāngfù

脊柱侧凸康复（scoliosis rehabilitation） 脊柱侧凸三维异常时发生脊柱旋转和侧凸。通常情况下如果没有已知的原因，则被称为特发性脊柱侧凸。特发性脊柱侧凸常有家族遗传倾向。所涉及的具体基因还无法全部被鉴定，有可能存在遗传以外的因素。常见的两种形式是青少年特发性脊柱侧凸和退行性脊柱侧凸。脊柱侧凸标准的防治原则为观察、支具、手术。儿童及青少年脊柱的脊柱侧凸治疗与康复情况比较复杂。典型的特发性脊柱侧凸，根据畸形发展以年龄分类：婴幼儿型：出生至 3 岁；幼年型 4 ~ 9 岁；青少年型 4 ~ 18 岁。

脊柱融合术是一项重要的治疗脊柱侧凸手术。虽然患者可以在术后 2 ~ 4 周内恢复一些有限的活动，但完全康复期通常要经过 6 ~ 12 个月的稳步进展。通常情况下，胸椎融合术后 6 ~ 12 个月，

患者可以恢复大部分的术前活动，因为融合胸腰椎和腰段脊柱并没有大幅度改变脊柱的生物力学。女性患者若脊柱侧凸手术恢复仍然可以受孕和生育。

脊柱侧凸康复主要包括：术前咨询、沟通、教育。①熟悉术后护理、期望、完成恢复过程所需的承诺，并取得良好的结果。②脊柱融合术后的护理。术后，患者可在 1 ~ 2 天内开始走动。2 ~ 4 周可在限制活动的前提下返回学校上课或久坐/伏案工作。③对恢复产生影响的因素。并不是影响脊柱侧凸手术患者康复的因素。在讨论脊柱侧凸手术的潜在利弊时，医师将评估患者的病史和生活方式。a. 年龄：与年龄较大、有更多健康问题的人相比，青少年或年轻人术后恢复得好。b. 吸烟：尼古丁是一种已知的阻止骨生长的毒性物质，增加脊柱融合手术失败的风险。尼古丁使用者在脊柱融合术前应该戒烟。c. 肥胖：研究表明，肥胖患者在手术期间和手术后与其他人群相比有更多的并发症。d. 抑郁：抑郁症患者手术恢复有延迟倾向。④达到术前日常活动水平。⑤居家术后护理计划。床的高度有利于患者移动、滚动翻身和上下床，日常生活任务一些技巧、洗浴卫生、健康饮食、复诊等有助于术后骨愈合，以帮助恢复到术前过程中的事情尽可能顺利。

以时间为序，术后康复路径如下：①术后 4 ~ 7 天：a. 手术过程中脊髓损伤的后续观察。b. 医院内疼痛控制 PCA 泵、口服镇痛药。c. 术后伤口护理、每天检查伤口，确保伤口保持干燥和清洁。d. 不允许淋浴。保证伤口干燥的擦拭浴。e. 安全起床，"原木滚转"技术练习。f. 尝试床边、室

内、楼道内辅助下走动活动。g. 确认胃肠蠕动并排气，以饮水未开始逐渐过渡到尝试少量的固体食物。②术后 7~14 天：a. 实际掌握"原木滚转"技术，无帮助地上下床练习。b. 行走中表现出较前改善。楼道内行走，3~5 个台阶的移动走动。c. 胃肠功能正常，固体食物。大便正常。d. 没有感染的迹象。任何表明感染征兆，延迟患者返家时间。e. 在恢复过程中，患者不允许开车。③术后 14~21 天：a. 返家后服药，虚弱状态休整。系列预防措施，保护和护理脊柱。b. 疼痛管理计划，居家不服用麻醉性镇痛药。非甾体类抗炎药通常避免在前 3 个月使用，因为它们可能会干扰骨骼的生长，可能导致融合失败。c. 家庭健康助手的帮助，不允许开车，应该限制乘车。d. 限制脊柱弯曲动作、限制提重不应该超过 4kg、限制脊柱扭曲。e. 恢复期支具使用。f. 手术切口护理。保持切口区域的清洁和干燥。只要切口愈合，可开始洗澡，第一次开始洗澡，切口必须覆盖、贴上防水保护膜。g. 预约复查。h. 评估患者的恢复情况。伤口愈合程度、居家恢复是否存在问题、居家康复挑战或指导。④术后 2 周~3 个月：a. 经济复苏的关键时期，直到 3 个月的目标达到为止。b. 脊柱融合手术恢复：术后 1~3 个月。⑤手术后 2~4 周：这段时间内，患者可在医师允许下体验以下事项：a. 可以开始浸泡浴盆。在进出浴缸时必须非常小心，应避免游泳。b. 返回学校。学龄期儿童，通常可以在术后第一个月回到课堂。视情况决定如体育课、运动和运动之类的活动。c. 切换到较弱的镇痛药，如对乙酰氨基酚。d. 约术后 4 周后，允

许患者在门诊和家中进行早期康复时，开始与朋友进行有限的外出。患者需要远离麻醉性镇痛药。e. 尚在恢复初期，看病、乘车因为道路坑洼和颠簸会引起患者弯曲或扭曲，随着患者康复的进展，医师可能会允许更经常乘坐车辆。⑥术后 6~12 周：a. 约 6 周时间里，X 线平片评估手术愈合和融合过程。b. 患者仍然没有正常的体力，但脊柱开始愈合，允许活动。c. 如果患者走动良好，远离麻醉剂，可以回到驾驶车辆。接受物理治疗，以便治疗师评估疼痛、协调和反应时间。d. 通常情况下，脊柱侧凸手术后 6 周患者不再需要镇痛药。每个人都有他或她自己的病情和容忍的痛苦不同，故时间可以变化很大。e.4~6 周时，患者可以返回久坐或案头工作。体力工作可以恢复之前，可能需要术后 6 周以后。⑦术后 3 个月及以上：a. 首要任务是保持脊柱的平衡和得到足够的休息。b.3 个月后，开始做适度的运动。c. 物理治疗计划，以帮助加强背部肌肉，并在可能的情况下提高灵活性。⑧术后 6~12 个月：a. 融合已经完成。医师确认融合达到完全强度。b. 患者可以不受任何限制地返回所有活动。c. 不建议进行舞蹈动作或体操动作，必须改变活动方式。d. 游乐园、蹦极和全接触运动需讨论。e. 健康习惯包括：坐姿好，提重物时屈膝，不要吸烟。⑨完全恢复 1~2 年：虽然脊柱融合将在 1 年内完成，对大多数患者来说，手术导致的任何潜在的神经损伤可能需要长达 2 年的时间才能愈合。手术后 1~2 年内可对患者进行间断体检检查和 X 线检查。确认骨融合牢固，无须进一步治疗。

退行性脊柱侧凸，发生于老年人，由于脊柱结构退行性变导致脊柱稳定性发生改变，除外观改变外，还可造成神经压迫导致患者疼痛及功能障碍。年龄相关的情况是手术的考虑因素，与预后密切相关。所有手术均有风险，如出血或感染。考虑退行性脊柱侧凸手术人口年龄段的趋势，如 60 岁、70 岁，甚至 80 岁，年龄与手术相关的风险更高。除了脊柱侧凸，更可能考虑其他伴随疾病，如糖尿病、骨质疏松、心脏病或其他与衰老有关的疾病。退行性脊柱侧凸术后康复要点：60 岁、70 岁，甚至 80 岁和以上的患者，在这个年龄段，除了脊柱侧凸，更可能考虑其他伴随疾病，如糖尿病、骨质疏松、心脏病或其他与衰老有关的疾病。也是康复治疗必须认真对待的问题。练习、锻炼、训练过程，以适度、缓慢、渐进、恢复为原则。

（洪毅 李想）

jǐzhù shùhòu kāngfù tèshū wèntí

脊柱术后康复特殊问题

（special problem of postoperative spine rehabilitation） 术后康复计划可能会因为手术创伤、并发症和患者自身因素及神经功能状态等因素做出不同的调整。手术并发症是脊柱手术后继发性问题的重要部分。包括伤口内严重血肿、伤口感染、脑脊液漏、麻醉的负面影响、声带麻痹、颈部各种结构的损伤（如颈动脉、颈静脉、气管/食管损伤）、下肢深静脉血栓形成、移植物松动移位、神经根损伤和/或脊髓损伤、切口发红、分泌物增多、切口部位疼痛加剧、发热 38.5℃ 以上、呼吸困难、吞咽困难、伤口疼痛加重、肢体出现刺痛、剧痛伴有肢体麻木、无力、排尿或控制排便的问

题，脚踝或脚的肿胀增加等，都影响康复进程。

持续性疼痛 评估脊柱术后疼痛，有些患者脊柱手术疼痛继续存在或出现和术前不一样的疼痛。有些手术本身的损伤实际上并不是造成患者疼痛的原因。椎间盘切除术对减轻腰椎间盘突出症引起下肢腿痛效果良好。脊柱手术的基本任务只有2项：一是解除神经根压迫，二是建立脊柱稳定性。脊柱手术只能改变解剖结构，手术解剖损伤可能是术后疼痛原因之一。脊柱手术后还有其他问题仍然需要解决。术后并发症是脊柱术后持续疼痛的重要原因。除此之外，应注意认真对待与脊柱融合术、减压术、术后康复适当程度和疼痛转移相关等问题。

与脊柱融合术相关 如未融合、融合失败、植入物失败、植物松动移位，相邻节段退行性变。

脊柱术后融合失败 脊柱融合手术未获得坚强可靠的融合是术后持续疼痛的重要因素。术后影像学中，很难判断脊柱是否融合。要确定是否需要进行进一步的融合手术甚至更为困难。一般来说，至少需要3个月的时间才能获得融合，也可能脊柱手术1年后才能获得坚强可靠的融合。因此，如果愈合时间少于1年，一般不考虑脊柱融合翻修手术。只有当脊柱结构明显破损和融合明显失败的情况下，可以考虑早期手术。

植入物失效 如果融合时脊柱没有足够的支撑，融合器有移位失败的可能。因此，脊柱的椎弓根螺钉棒系统可以作为体内支撑固定系统支撑脊柱，为脊柱手术后提供融合的力学稳定性的环境。手术医师的植入物的使用技术是非常重要的。椎弓根螺钉棒系统和其他金属一样，有疲劳和断裂的可能性，使脊柱处于非常不稳定状态，脊柱节段间的融合因金属断裂，植入物失效而不融合甚至畸形融合。植入物失效特别是在术后早期，是持续的脊柱不稳定的标志。患者年龄越大，融合部位越多，植入失败的可能性越大。正常情况下，单节段脊柱融合的植入物失效非常少见。

邻近节段退行性变 部分患者在脊柱融合术后可能会经历反复疼痛。这是可能发生的，因为已经成功融合的部分可在上、下节段水平引起疼痛。脊柱融合术后应力转移到相邻节段水平。临床所观察到的现象：①最有可能发生在双节段融合后。②只有L_5~S_1节段融合发生，相邻节段退行性变发生率低。③$L_{4~5}$脊柱融合发生，邻近节段退行性变发生率高。④邻近节段退行性变，即转移病变在退行性骨关节炎的更为常见，如退行性腰椎滑脱症。椎间盘退行性变的问题很不常见，如腰椎间盘退行性病。

与腰椎减压术相关 神经根受压严重，腰椎减压术治疗后（如椎间盘切除术或椎板切除术），神经症状需要很长时间才能恢复，评估手术的结果较为困难。

观察到的临床现象：①一般来说，如果患者在手术后的3个月内好转，患者应该能够继续好转。②如果减压后约3个月疼痛没有任何改善，可以认为脊柱手术需要考虑进一步治疗措施。③脊柱术后最初的3个月内，手术的成功确实无法判断，故将脊柱手术认为成功或失败往往为时过早。④腰椎减压术通常术后直接缓解患者的下肢腿痛。10%~20%的患者来说，疼痛会一直持续到神经开始痊愈。在某些情况下，脊柱术后疼痛甚至会加重一段时间，因为活动时神经根出现水肿，从而导致疼痛。⑤麻木/刺痛或无力的症状通常需要更长时间的恢复，有时需要1年的时间来缓解这些症状。如果这些症状持续1年后，可能意味着永久性神经损伤。⑥减压后数年，腰椎管狭窄在同一水平面上或一个新的水平会变得狭窄，引起腰痛或腰腿痛。手术后疼痛减轻，但突然复发往往是由于腰椎间盘突出症。复发性腰椎间盘突出症发生在5%~10%的患者，最有可能发生在手术后最初的3个月。脊柱减压术后，椎管狭窄或椎间盘突出的复发、神经根减压不充分、术前神经损伤未减压、手术过程的神经根损伤、术后神经根周围的瘢痕组织纤维化如硬膜外纤维化。不正确的术前诊断和脊柱手术后不适当的和/或不充分的术后康复可能是继发术后持续疼痛、肢体无力的常见原因。

腰椎减压术的技术问题 导致手术后疼痛持续的三个潜在的技术问题：①缺失的碎片（椎间盘或骨）仍在挤压神经。②不在目标节段的部位进行脊柱手术。③解剖神经根可能导致进一步的创伤。椎间盘切除术或腰椎减压术中神经损伤是非常罕见的，但在1000个病例中约有1例报道。永久性神经损伤表象功能缺损，如可能是一组肌肉无力，并且术后肌电图可以看到神经损伤。有时，脊柱手术减压神经根使神经根变得更加肿胀，导致暂时的疼痛症状加重，直至炎症肿胀消退。神经根减压手术并不总是成功的，如果神经根的一部分受压，术后可以有持续疼痛。如果是这样话，术后通常不会有疼痛缓解，随后的术后影像学检查可能会显示腰椎部分的持续椎管狭窄。

与术后瘢痕相关　瘢痕组织的形成是背部手术后正常愈合过程的一部分。虽然瘢痕组织可能是疼痛的原因，但实际的瘢痕组织疼痛是非常罕见的，因为组织中没有神经末梢。相反，疼痛的主要机制被认为是纤维粘连导致的神经根的粘连，称为硬膜外纤维化。术后伸展运动有助于减轻神经根周围瘢痕形成。

脊柱术后瘢痕组织形成　所有患者脊柱术后瘢痕组织愈合，因为这是唯一的组织自然治愈方式。虽然瘢痕组织在临床上常被认为是术后持续疼痛的原因，但它很可能不是术后疼痛的原因。特别是在术后疼痛与术前相似的患者中，瘢痕组织的增加不可能有任何临床意义。临床医师经常使用瘢痕组织的解释作为持续疼痛的原因，无论是否有证据表明这实际上是患者的疼痛发生器。通常，手术后持续疼痛的一个更好的解释是，患者要么有次要的问题需要处理，要么是手术的损伤实际上不是患者疼痛的根源。这比实际的瘢痕组织疼痛更可能发生。

非瘢痕组织疼痛　瘢痕组织（硬膜外纤维化）可以发生在腰椎间盘切除术或减压术后表现良好的患者中，术后 6～12 周反复出现疼痛。因为这是瘢痕组织形成的时间段，当它形成时，它会导致神经根在椎管内附着。通过伸展运动保持神经活动有助于防止这种情况发生。手术后几年开始的疼痛，或手术后疼痛持续减轻，则并非来自瘢痕组织。

原发病遗留症状　脊柱不适感、僵硬、无力，肢体神经的神经病理痛、麻木、无力伴随整个康复过程中。即使排除手术解剖损伤，原发病症状严重，残留的肢体无力、感觉异常、神经病理痛也是不能忽视的因素。

术后的疼痛转移　疼痛转移，腰椎术后常出疼痛转移现象，如 L_5 神经根病的腰椎间盘突出症患者，从症状上来说表现为坐骨神经痛，L_5 神经根病可能来自椎间盘突出压迫和梨状肌致坐骨神经的联合挤压。腰椎间盘手术后，可以缓解神经根病（坐骨神经痛），可能还需要物理治疗解决继发性梨状肌综合征联合挤压 L_5 神经根病部分疼痛问题。因为在术后，患者仍有疼痛，臀部肌肉在梨状肌处继续痉挛。在疼痛问题没有完全解决之前，患者并不认为手术是成功的。

脊柱手术后的康复　术前诊断不当和/或术后康复不当都有可能是术后持续背痛的常见原因。许多脊柱手术通常需要数月至 1 年的时间恢复，术后的康复计划包括伸展、强化和调整，是脊柱手术成功的重要组成部分。一般来说，脊柱手术越大，患者术前症状时间越长，则术后康复时间越长，难度越大。通常在脊柱手术后继续进行康复治疗要比考虑进一步手术（有些例外，如复发性椎间盘突出）更为合理。术后不当康复亦可导致继发性疼痛感受器敏化出现持续疼痛。脊柱手术后，仔细地随访和康复是非常重要的。如果手术后有持续疼痛，一般有充足的时间来治愈和修复，建议进一步检查寻找是否有新的病变或不同类型的问题，有助于缓解患者的疼痛。不进行康复治疗，不合理的术后康复使之成为持续疼痛，可能带来躯体和精神心理双重问题。

脊柱手术失败综合征（failed back surgery syndrome，FBSS）

腰椎常见，是指手术后没有成功，或脊柱手术后持续的术后疼痛情况。脊柱手术没有起到应有的作用反而持续疼痛。原因有很多，即使有最好的手术医师和最佳适应证，脊柱手术预测成功结果也不超过 95%。失败的脊柱手术综合征，实际上并不是一个综合征，也没有典型的情况。每个患者都是不同的，后续治疗和检查需要个性化对待和处理。

（洪　毅　李　想）

jǐzhù shùhòu kāngfù jìshù

脊柱术后康复技术（postoperative rehabilitation technique）

主要针对术后情况，选择不同时期的运动练习方法，冷疗、热疗和水疗，并可以相互结合应用。

运动疗法　通过主动或者被动活动练习，增强肌肉和关节的能力。

由限制活动到短距离走动、散步、行走（术后尽早开始）
患者应该在手术后第 1 天开始活动。在手术医师允许的情况下，经常走路到轻微疼痛的程度，如果有剧烈疼痛就应停止。如果可能，鼓励患者手术后的第 1 天离床走动，并建议在最初的恢复期间经常走动，增加步行的次数和距离。

早期单项练习（术后 6 周内）
在手术医师或康复治疗师指导下开始首次练习，并适时修改运动练习计划。不要仅因为疼痛减轻或"痊愈"就停止练习。应该把运动训练视为日常生活中必不可少的部分。

肢体肌肉功能练习　有意识在仰卧位进行肢体肌肉自我抗阻力练习，属于肌肉静态抗阻力收缩，主要训练肌肉包括小腿三头肌、股四头肌、内收肌群、臀大肌、臀中肌。可防止下肢深静脉血栓；保持肌张力，为离床活动做准备。

颈部肌肉练习　既能使肌肉重新发达起来，又可缓解疼痛和疲劳，恢复原有功能，增强肌肉耐力，起到增强颈椎未手术部分稳定性，预防和减缓颈椎退行性变的目的。适用于颈椎术后早期锻炼。切口疼痛减轻后，以卧位练习开始，在熟练练习技巧后可改为或增加坐位甚至站立位练习。术后早期3个月内允许在佩戴颈围领情况下进行练习。肌肉锻炼的次数和强度以锻炼时有酸痛感，锻炼后不适消除没有酸痛为度，如果锻炼后感到颈部酸痛、不适、发僵等，应适当地减少锻炼的强度和频度。患者可以根据自己的实际情况，按以下要点将颈部肌肉练习编排成系列适合患者自身方法进行练习。①颈前方肌肉练习：a. 去枕或颈后垫薄枕仰卧位，颈中立位，颈部肌肉放松。b. 双手十指互相穿扣，手掌面置于前额部。c. 颈前部肌肉缓慢收缩使头枕部欲抬离床面。d. 双手向头抬起的相反方向缓慢用力对抗颈前部抬头的力，使枕颈后部不离开床面。e. 动作缓慢，肌肉收缩过程5秒，放松5秒，收缩与放松交替进行。重复3~5次。f. 呼吸调整：肌肉收缩时吸气，肌肉放松时呼气。g. 要点：保持颈椎中立位，练习时颈部无位置变化，颈前方缓慢抗阻力练习（图1）。②颈后方肌肉练习：a. 去枕或颈后垫薄枕仰卧位，颈中立位，颈部肌肉放松。b. 双手十指互相穿扣，手掌面置于枕部，枕后隆凸正好置于双手指根交叉处。c. 颈后部肌肉缓慢收缩，双手五指交叉手掌面感受到来自头

部产生的压力。d. 双手五指交叉手掌面给予枕部力量相同、方向相反的对抗力。e. 双手用力时，手背侧面不离开床面。头枕部不离开手掌侧面。f. 动作缓慢，肌肉收缩过程5秒，放松5秒，收缩与放松交替进行。重复3~5次。g. 呼吸调整：肌肉收缩时吸气，肌肉放松时呼气。h. 要点：保持颈椎中立位，练习时无位置变化，颈后方缓慢抗阻力练习（图2）。③颈侧方肌肉练习：a. 仰卧位，颈中立位，颈部肌肉

放松。b. 一侧手掌置于同侧头侧颞部。c. 颈部向侧方缓慢用力，手掌面与头侧面接触，对抗用力，力量相同，方向相反。d. 给予一定的阻力，坚持3~5秒钟。左、右交替，重复3~5次。e. 动作缓慢，肌肉收缩过程5秒，放松5秒，收缩与放松交替进行。f. 左右侧交替进行，重复3~5次。g. 要点：保持颈椎中立位，练习时无位置变化，颈侧方缓慢抗阻力练习（图3）。④项背肌练习：a. 仰卧位，颈后垫薄枕，枕后隆

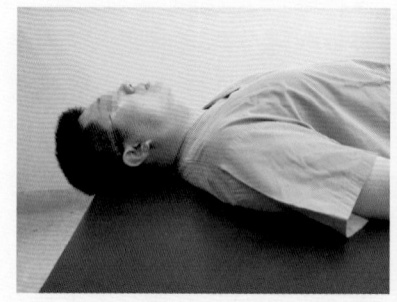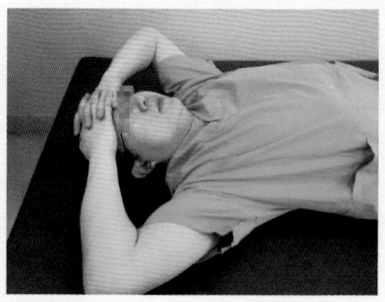

图1　颈前方肌肉练习

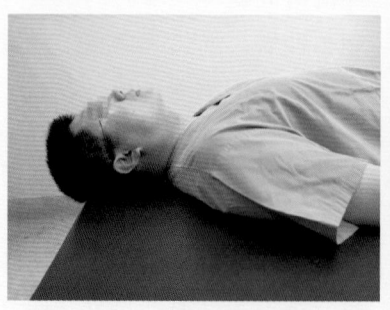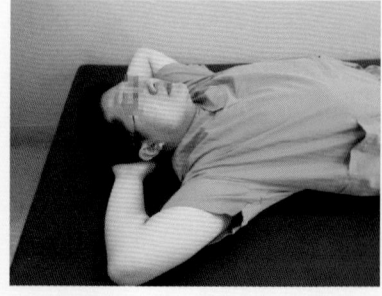

图2　颈后方肌肉练习

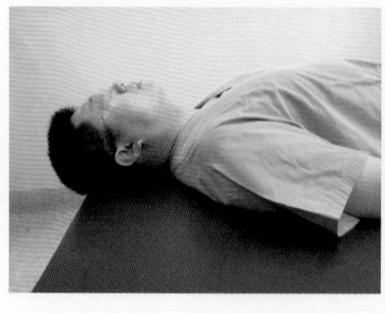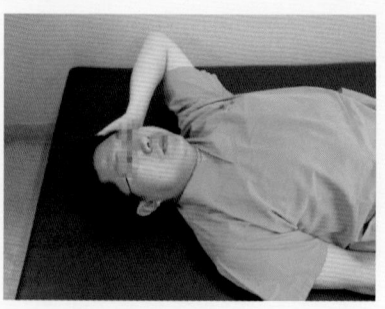

图3　颈侧方肌肉练习

凸触及床面，保持颈中立位，项背部肌肉放松。b. 双肩外展，屈肘90°，肘部触及床面，并下压用力。c. 缓慢上背部肌肉收缩，用力收紧两侧肩胛骨，挺胸、但上背部不离开床面。d. 动作缓慢，肌肉收缩过程5秒，放松5秒，收缩与放松交替进行。重复3～5次。e. 上述动作熟练后，可改变姿势，双肩外展，屈肘90°，前臂掌侧面及手掌面触及床面下压用力练习，以及前臂和手背侧面触及床面呈投降状下压用力练习。f. 要点：保持颈椎中立位，练习时颈部和胸部无位置变化，项背部缓慢抗阻力练习，腰部及下肢放松（图4）。

腰背部肌肉练习　①搭桥练习：a. 仰卧位，颈后垫薄枕，保持颈中立位，项背部肌肉放松。b. 双肩外展20°，肘部伸直，肩、肘、前臂、手掌触及床面，并下压用力。c. 躯干伸直，双髋、双膝屈曲位，双足底触及床面。d. 以肩、肘、手掌、足底为支撑点并下压用力，缓慢收缩腰背部臀部肌肉，将腰背部骨盆、臀部抬离床面，以患者适应程度，逐渐达到抬离床面至最大程度，并维持3秒钟。e. 动作缓慢，肌肉收缩过程5秒，肌肉逐渐放松5秒，休息5秒，收缩—放松—休息。重复进行3～5次。f. 上述动作熟练后，可逐渐改变屈髋、屈膝程度，直至髋、膝关节完全伸直位，重复上述练习。g. 要点：适用于腰椎术后早期练习，保持脊柱中立位，练习时颈部和胸部无位置变化，腰部臀部缓慢抗阻力练习，缓慢抬起并缓慢下降腰部及臀部，颈部放松不作为用力支点（图5）。②俯卧上半身后伸练习：俯卧位，将上肢在背部后方相扣，腹部下方放置薄枕头，

挤压肩胛骨，缓慢抬高上半身2～3cm。整个运动过程中都要低头看着地板（图6）。③俯卧手臂/腿伸展练习：a. 俯卧位，脊柱（颈、腰）保持自然伸直位。b. 一侧上肢向前过头顶伸展伸直，复原，另一侧重复相同动作。c. 一侧下肢向后伸展伸直，复原，另一侧重复相同动作。d. 肢体伸展伸直与复原动作缓慢进行，每次一个部位。每个肢体重复5次。e. 交叉肢体伸展伸直，即同

时一侧上肢和另一侧下肢伸直伸展。重复5次。f. 换为对侧肢体伸直伸展，重复5次。g. 要点：肢体伸展伸直与复原动作缓慢进行。肢体伸展伸直与脊柱保持平行，即动作到位（图7）。

腹部肌肉练习　①收腹练习：a. 仰卧位，双髋双膝屈曲，双足平行，足底触及床面，手臂放在体侧。b. 收紧下腹部肌肉，欲将脐和腰部拉向床面，臀部或腿部肌肉不用力。c. 保持5秒，重复

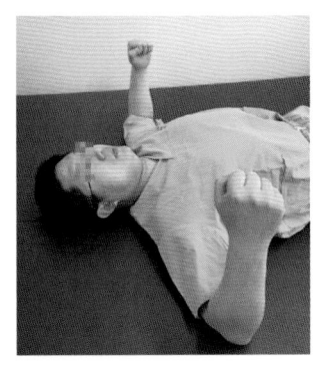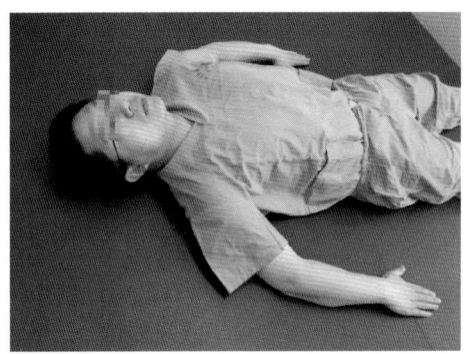

图4　项背肌练习

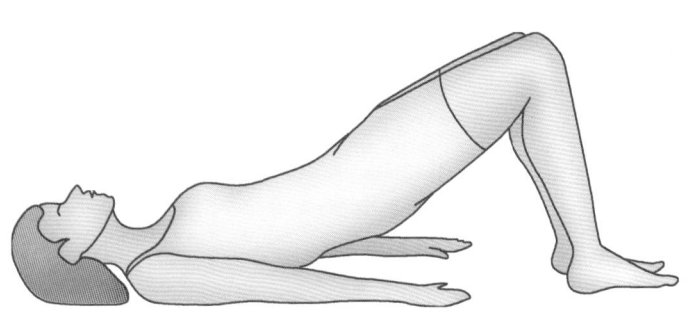

图5　搭桥

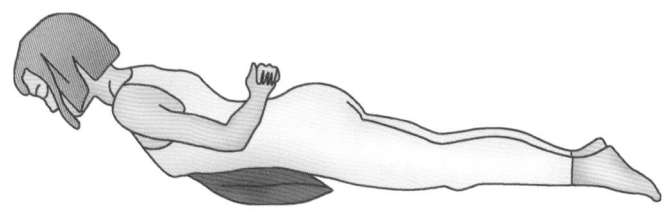

图6　上身后伸

5~10 次。d. 又称骨盆倾斜，这个位置是保持腰椎稳定的基础（图 8）。②下腹肌静态收缩练习：a. 仰卧位，双髋双膝伸直位，双足平行，足跟触及床面，保持脊柱中立位，手臂放在体侧，全身肌肉放松。b. 双髋双膝伸直位，缓慢抬起下肢，足跟距床面不超过 20cm。此时腹肌紧张性收缩。c. 维持上述状态 3~5 秒，平静呼吸，缓慢放下下肢在床面上，此时腹肌放松。休息 5 秒。重复 5~10 次。d. 要点：适用于腰椎术后早期练习，保持脊柱中立位，练习时颈部和胸部无位置变化，缓慢抬起并缓慢下降下肢，颈部放松不作为用力支点。保持平静呼吸（图 9）。③钩卧行军：a. 仰卧位，骨盆不要向侧方倾斜。b. 抬起双下肢。c. 适当交替的行军迈步动作（图 10）。

下肢肌肉与关节牵伸　①跟腱与小腿三头肌牵伸：a. 仰卧位，双下肢伸直位。b. 主动背屈踝关节，至最大活动范围，保持 10 秒。c. 转为主动跖屈踝关节，至最大活动范围，保持 10 秒，然后放松 10 秒。d. 可双侧同时进行，也可交替进行，重复 5~8 次，每天 2~3 组（图 11）。②臀肌牵伸：a. 仰卧位，膝部屈曲，双足脚跟在地板上。b. 然后将双手放在单膝后，将膝关节拉向胸部，牵伸同侧臀肌以及梨状肌（图 12）。③股四头肌牵伸：a. 俯卧位，股四头肌屈伸，尽量使脚跟朝向臀部（图 13）。b. 牵伸肌肉要缓慢并且在牵伸位保持 30 秒，重复 3 次，每天 2 组。④腘绳肌及坐骨神经牵伸：a. 仰卧位，膝伸直位。b. 将双手放在单膝后，伸直位逐渐抬高一侧下肢，牵伸臀肌和腘绳肌。c. 缓慢并在牵伸位保持 30 秒，重复 3 次，每

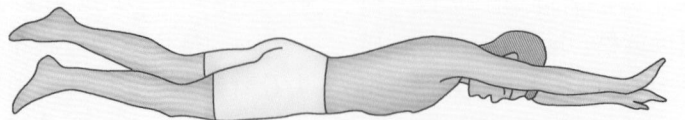

图 7　俯卧手臂/腿伸展

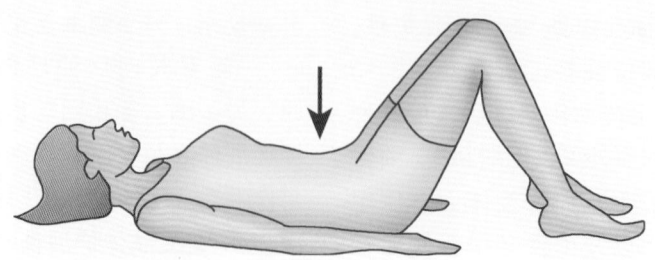

图 8　骨盆倾斜

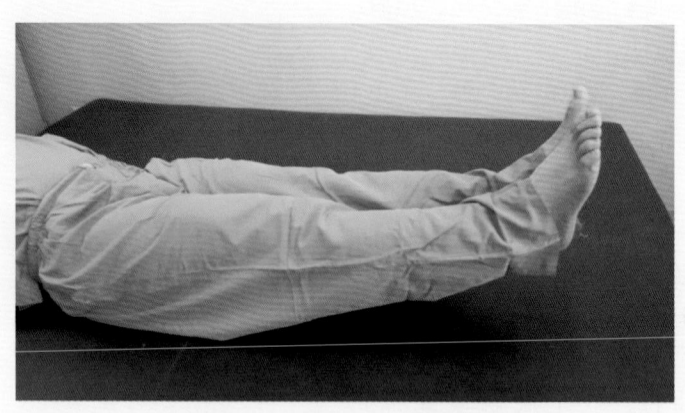

图 9　下腹肌静态收缩练习

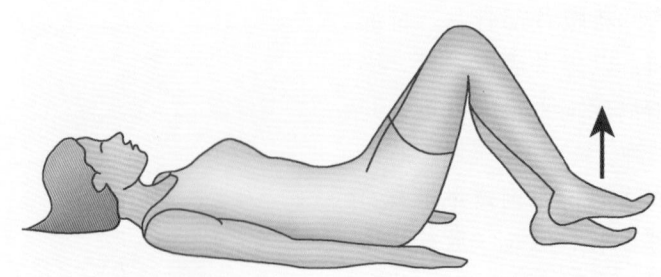

图 10　钩卧行军

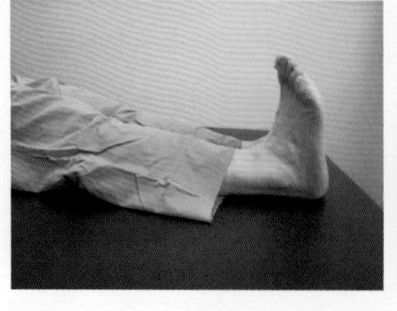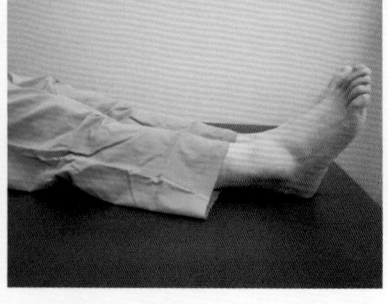

图 11　跟腱与小腿三头肌牵伸与放松

天2组（图14）。⑤腘绳肌牵伸：a. 坐位，牵伸腘绳肌。b. 向前伸直一侧下肢，足趾尖伸直，膝关节伸直。c. 腹部向前方靠近大腿，同时保持胸部挺直（图15）。⑥梨状肌牵伸：a. 仰卧位，双下肢伸直位，双足脚跟放在地板上。b. 两下肢交叉，一侧足踝放在对侧屈曲的膝上方。c. 缓慢地把下方膝部拉向胸部，直到臀部感觉到牵拉。d. 仰卧位两下肢交叉，把上方的下肢前拉到躯干前方。e. 另一侧下肢伸直位，类似托马斯征，无须外力，并且主动牵伸（图16）。⑦俯卧髋后伸牵伸：a. 俯卧位，保持脊柱伸直位，避免骨盆摆动。b. 每次抬起一侧下肢，膝关节、髋关节伸直位（图17）。

中期强化过渡练习（6～12周） 在脊柱融合后最初的6周恢复期集中于恢复感觉良好。在此初始阶段后，应增加更高级的锻炼，以加强背部结构，提高整体的健康水平。患者可以使用健身球或阻力带，在日常生活中增加更多的严格性和多样性。当外科医师建议增加动态运动时，确切的时间取决于手术的稳定性和外科医师的个人经验。保持耐心，力量增强训练可能需要6周或更长时间才能起效。一般来说，每周至少4次的练习，每组重复3~5次。这些强化练习可以在物理治疗师、按摩师、理疗师和运动教练等的帮助下进行。与资质合格的专业人员共同合作是很重要的，因为没有疼痛或受伤的条件下学习正确的运动形式对增强力量和稳定性是非常重要的。进入到锻炼之前，建议咨询医师或其他有资质的健康专业人员，以确保任何新的运动不会危害健康的或恢复中的脊柱结构。背肌和

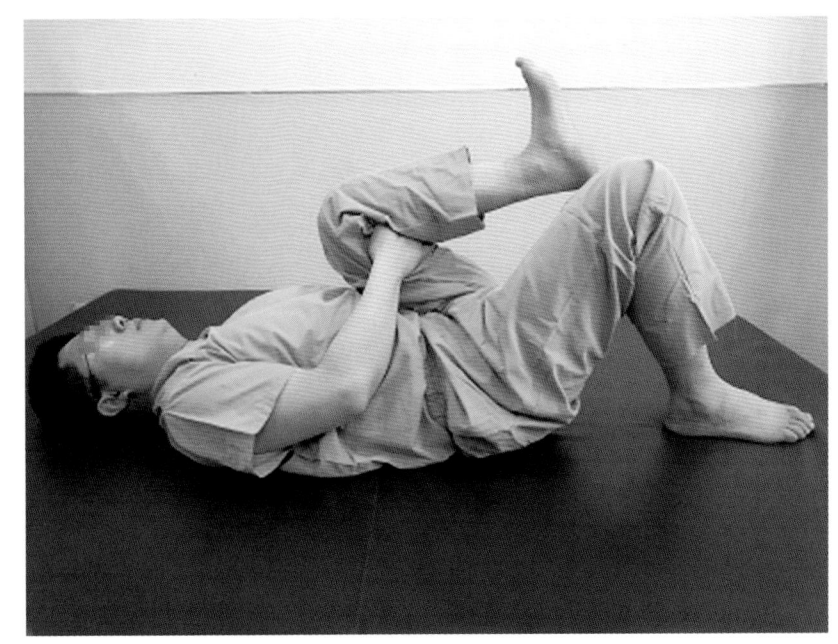

图12 臀肌牵伸

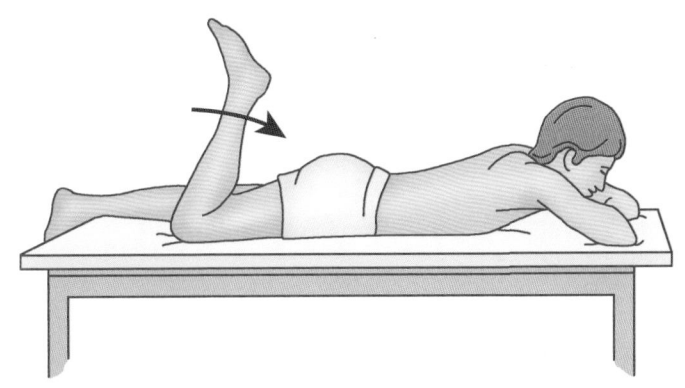

图13 俯卧膝屈曲

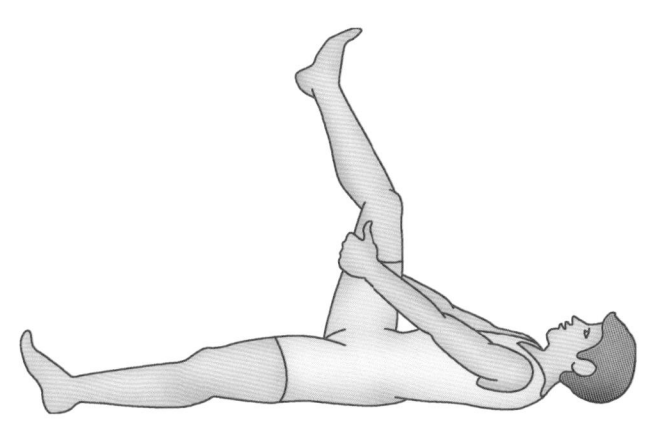

图14 腘绳肌及坐骨神经牵伸

腹肌强化训练的目的是调节肌肉以更好地支撑脊柱承受应力，以缓解背部和颈部疼痛。大多数腰背部强化练习都集中在核心肌肉上，包括腹部、臀肌和髋关节肌肉，此外还有脊柱周围的肌肉。所有的核心肌肉都是支撑脊柱、尽量减少脊柱劳损的关键。与肢体的肌肉不同，核心肌肉在日常活动中并没有得到太多的锻炼。要锻炼腹部和背部核心肌肉力量，需要专门针对这些肌肉群进行锻炼。在早期单项肌肉训练完成效果好的基础上，可进行强化训练或编排成系列组合训练。

俯卧手臂/腿支撑伸展练习①这是腰背肌强化练习的方法。②俯卧位，四点支撑（双膝、双肘及前臂），脊柱（颈、腰）保持自然伸直位。③一侧上肢向前过头顶伸展伸直，复原；另一侧上肢向前过头顶伸展伸直，复原。④一侧下肢向后伸展伸直，复原；另一侧下肢向后伸展伸直，复原。⑤肢体伸展伸直与复原动作缓慢进行，每次一个部位。每个肢体重复5次。⑥交叉肢体伸展伸直，即同时一侧上肢和另一侧下肢伸直伸展。重复5次。⑦改为另外的肢体伸直伸展，重复5次。⑧要点：肢体伸展伸直与复原动作缓慢进行。肢体动作时脊柱保持平行。肢体伸展伸直超过脊柱水平位才算动作到位（图18）。

训练球/背部伸展 ①俯卧位，训练球位于腹部下方，脊柱（颈、腰）保持自然伸直位。②双腿伸直，脚趾弯曲，双手放在球的另一侧，但不要用手臂向上推。③缓慢提升头部和胸部离开训练球，保持5秒，不扭转脊柱或过度伸展。④放松，返回起始位置。重复3~5次。⑤交叉肢体伸展伸直，即同时一侧上肢和另一侧下

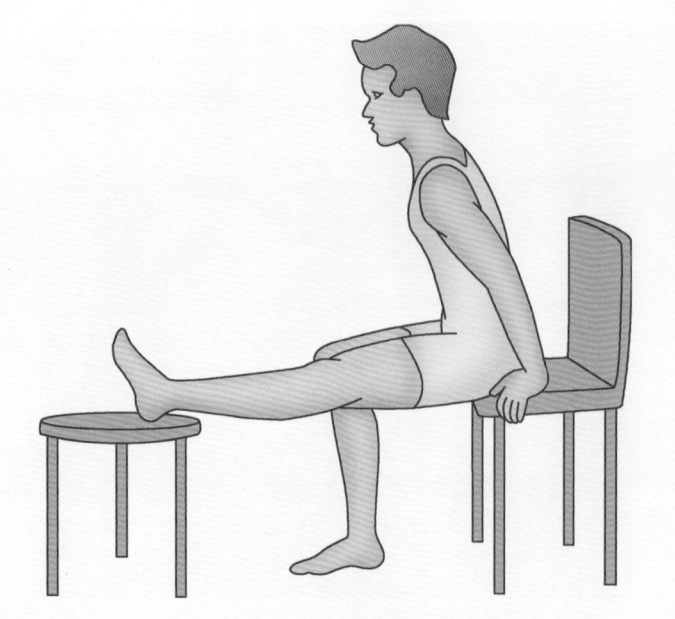

图 15 坐位腘绳肌牵伸

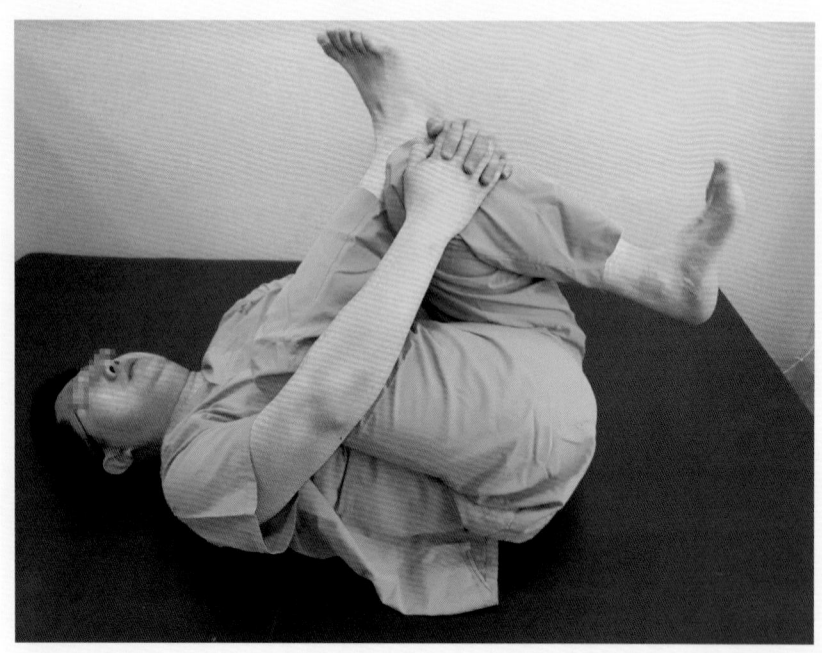

图 16 梨状肌牵伸

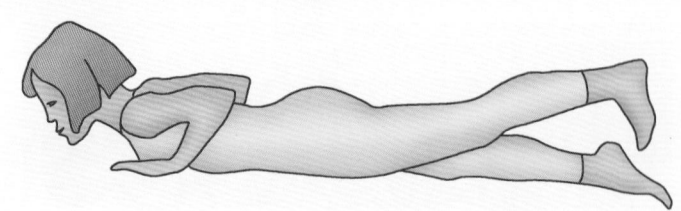

图 17 俯卧髋后伸

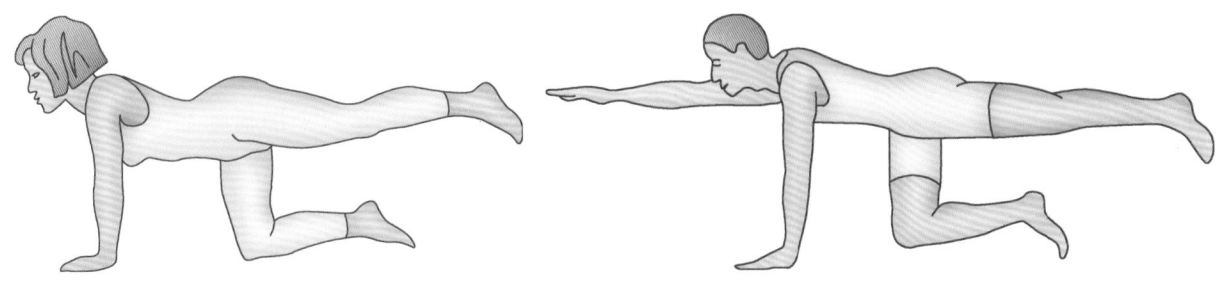

图 18　俯卧手臂/腿支撑伸展

肢伸直伸展。重复 5 次。⑥交换为另外的肢体伸直伸展，重复 5 次。⑦要点：肢体伸展伸直与复原动作缓慢进行。肢体动作时脊柱保持平行。肢体伸展伸直超过脊柱水平位才算动作到位（图 19）。

仰卧肩肘支撑提升胸廓练习　①这是项背肌强化练习的方法。②仰卧位，颈后垫薄枕，保持颈中立位，项背部肌肉放松。③双肩外展，屈肘 90°，肘部触及床面，并下压用力。④上背部肌肉缓慢收缩，用力收紧两侧肩胛骨，挺胸，上背部可离开床面。⑤上述动作熟练后，可改变姿势，双肩外展，屈肘 90°，交替前臂及手掌面在肩以上或以下触及床面，并下压用力，挺胸练习。⑥动作缓慢，肌肉收缩过程 5 秒，放松 5 秒，收缩与放松交替进行。重复 3～5 次。平静呼吸。⑦要点：

保持颈椎中立位，练习时胸部有位置变化，项背部缓慢抗阻力练习，腰部及下肢放松。强化是否到位指标是提升胸廓及上背部（图 20）。

仰泳拍水练习　①仰卧位，双髋双膝伸直位，双足平行足跟触及床面，保持脊柱中立位，手臂放在体侧，全身肌肉放松。②双髋双膝伸直位，缓慢抬起下肢，足跟距床面不超过 20cm。此时腹肌紧张性收缩。③维持上述状态 3～5 秒，平静呼吸，缓慢放下下肢在床面上，此时腹肌放松。休息 5 秒。重复 5～10 次。④以上是下腹肌静态收缩练习，在此基础上的以下训练。⑤双髋双膝伸直位，缓慢抬起下肢，足跟距床面不超过 20cm 后，双下肢同时外展，交叉内收，每次 5 秒，休息 5 秒。重复 5～10 次。⑥双髋双膝伸直位，缓慢抬起下肢，足跟

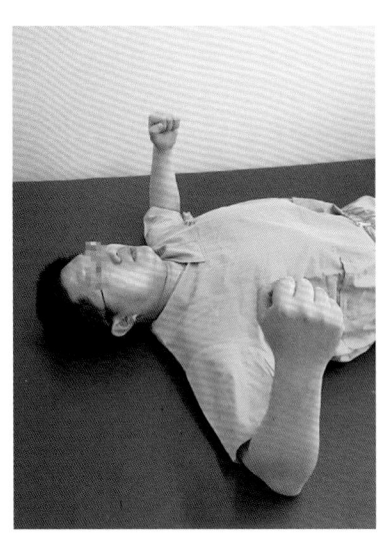

图 20　仰卧肩肘支撑提升胸廓

距床面不超过 20cm 后，双下肢交替做仰泳拍水动作，每次 5 秒，休息 5 秒。重复 5 次。⑦要点：适用于脊柱术后中后期练习，保持脊柱中立位，练习时颈部和胸部无位置变化，颈部放松不作为用力支点。下肢动作缓慢，保持平静呼吸，效果最佳（图 21）。

肩胛回缩练习　①坐位。②通过在一个稳定的物体周围放置弹性带。③用手臂向后拉和肩胛骨和胸部支撑的"划船"运动来锻炼上背部肌肉（图 22）。

起坐平衡练习　①坐在球上，脊柱保持中立位置，双脚平放在地板上，双上肢自然下垂或手臂举在头顶。髋膝关节弯曲，脚趾指向地面。②身体分别向后、左、

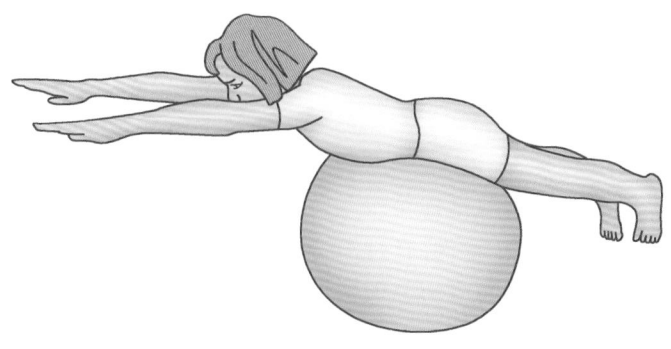

图 19　训练球/背部伸展

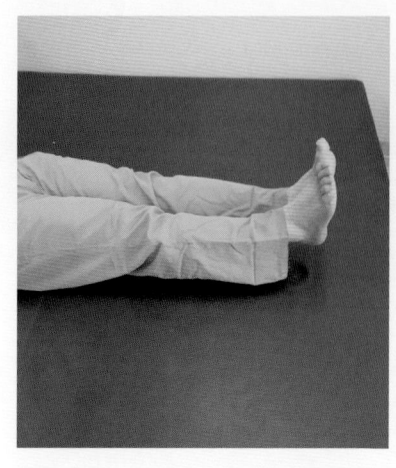
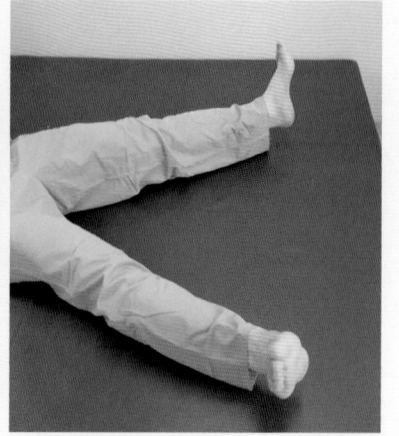
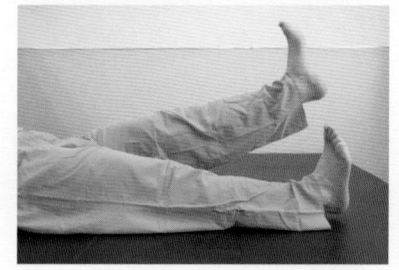
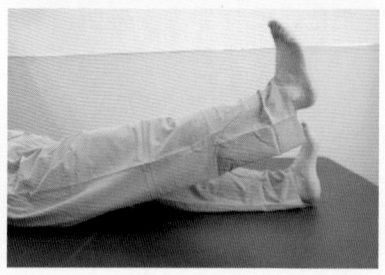

图 21　仰泳拍水

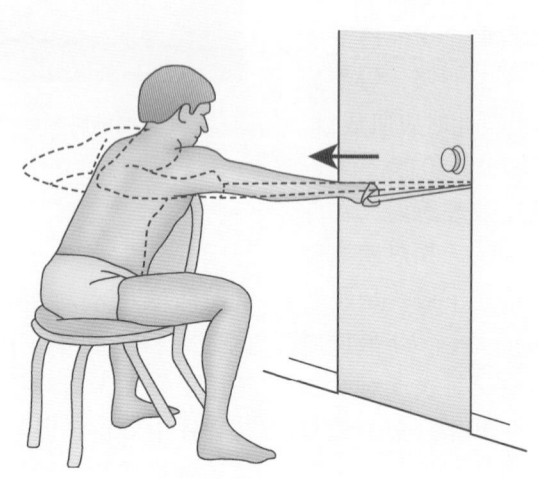

图 22　双侧肩胛回缩

右稍倾斜，控制躯干平衡，保持 5 秒，复原放松 5 秒。③要点：需要防止跌倒的措施（图 23）。

站立平衡练习　①缓慢站起，可试行足跟支撑，保持躯干平衡，复原。重复 5～10 次。②缓慢站起，可试行前足部支撑，足跟稍离开地面，保持躯干平衡，复原。重复 5～10 次。③要点：需要防

止跌倒的措施，可与健身球起坐练习结合在一起练习。

中期动态强化练习（6～12 周）　动态稳定练习的目标是维持脊柱中立位的姿势，维持脊柱生理弯曲和承受最小的应力。保持脊柱中立的健康姿态是通过肌肉调节和关节位置的意识学习来实现的（称为本体感觉）。动态稳

定练习包括一系列动作训练，几乎任何人都可以练习。通常建议锻炼开始时，轻轻地循序渐进地抬腿来加强腰部和核心肌肉。更严格的锻炼包括使用健身球进行骨盆倾斜练习。这些背部练习使用的是健身球，目的是从前面和后面加强从腰背部到上背部的脊柱肌肉，所针对的特定肌肉包括腹肌、胸肌和背肌。除中后期的强化练习中所列举的项目外，其他项目应咨询手术医师，遵从术后特别限制解除后，再开始训练。运动训练的形式多样，这些练习可以使躯干运动，将练习球、弹力带纳入运动计划当中。

垫上运动　①对角线蜷缩：a. 加强腹部肌肉的对角线旋转。b. 仰卧位，膝关节屈曲。c. 抬起头和肩部向对面的髋关节方向屈曲（图 24）。②交替肢体伸展背部：a. 俯卧位，四点支撑。b. 交替的肢体伸展背部。c. 手和膝部交叉支撑。d. 抬起一侧上肢和另一侧下肢，然后交替（图 25）。

练习球运动　当使用健身球时，最大限度的运动幅度不像运动保持那么重要，如果一个患者不熟悉使用健身球，那就需要反复练习。不要担心重复计数，但是要持续运动直到明显疲劳或控制变得困难为止。每组动作持续 30～60 秒，每天 1 组。①坐位交叉举臂抬腿：a. 坐在健身球上。b. 缓慢抬起一侧上肢和另一侧下肢。c. 交替相反动作（图 26）。②坐位球上滚动：a. 坐在练习球上。b. 试行滚动球体。c. 腰部和上背部"铰接"球，动作有难度和危险性。d. 保持臀部与肩部保持一致（图 27）。③俯卧运球：a. 俯卧在球体上。b. 上肢支撑，并向前滑动。c. 运动球向前走，

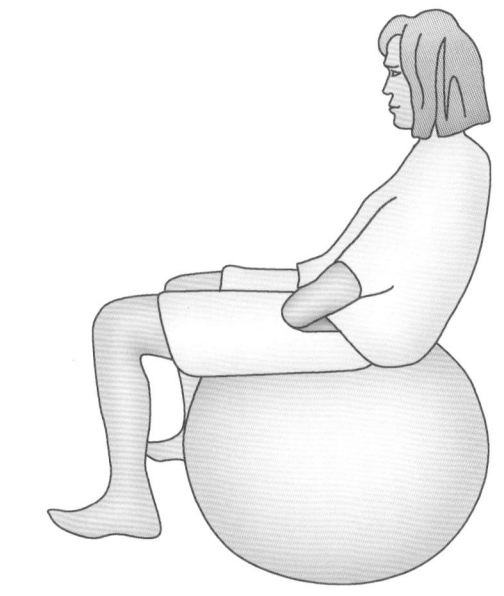

图 23　起坐平衡练习

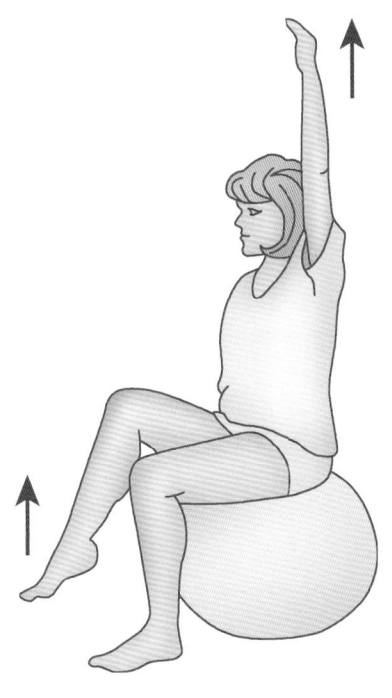

图 26　在球上相反的手臂和腿
　　　　抬举

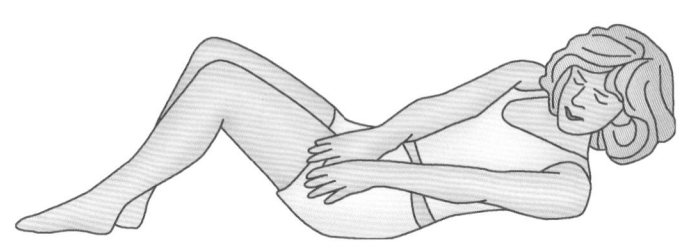

图 24　对角线蜷缩

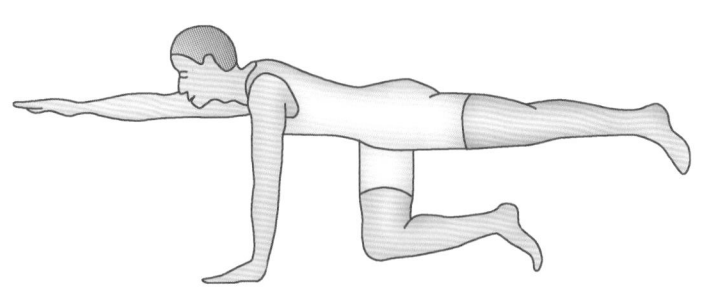

图 25　交替的手臂和腿伸展

动作有难度和危险性。d. 直到球
在大腿下面，然后一次抬起一侧
下肢（图 28）。④跪球行走：
a. 跪位抱球，练习球与膝部着
地。b. 用手直接爬行向前。c. 躯
干不要扭曲或下沉（图 29）。d. 运
动球可由腹部移动到足部。e. 从
向前弯曲的位置抬起头和胸部躯

干呈伸直状（但不是过度伸展）。
⑤桥球：a. 仰卧位，练习球在小
腿下方。b. 抬起臀部、腰部，保
持腹部肌肉紧绷（图 30）。

　　弹力带运动　①躯干后倾
（图 31）。②腰椎对角线旋转
（图 32）。

　　中后期低强度有氧运动

（9~12 周）　　脊柱融合后除伸展
和强化练习外，腰椎融合手术 9
周后，还应增加常规的有氧训练，
有助于融合的良好。定期的有氧
运动，即使只是以轻快的步伐行
走至少 20 分钟，也会增加血液流
动和组织供氧促进愈合，燃烧多
余的卡路里维持体重，防止背部
结构和手术部位压力增加。该阶
段的训练关键是缓慢开始，每隔
一段时间定期锻炼，只要疼痛没
有发生，每天增加到 30 分钟。低
强度有氧运动包括快步走、游泳，
大多数健身锻炼使用设备如健身
自行车、椭圆机、楼梯机等。并
非所有的锻炼都是适合的，急停、
急转的高强度运动是危险的，如
跑步、某些形式的舞蹈和健美操、
接触运动篮球或足球等体育运动。
在患者得到外科医师的允许之前，
不应该进行这些活动。无论选择
什么运动，只要有呼吸短促、胸
痛或头晕，都要及时停止。所有
这些都表明过度劳累可能会使背

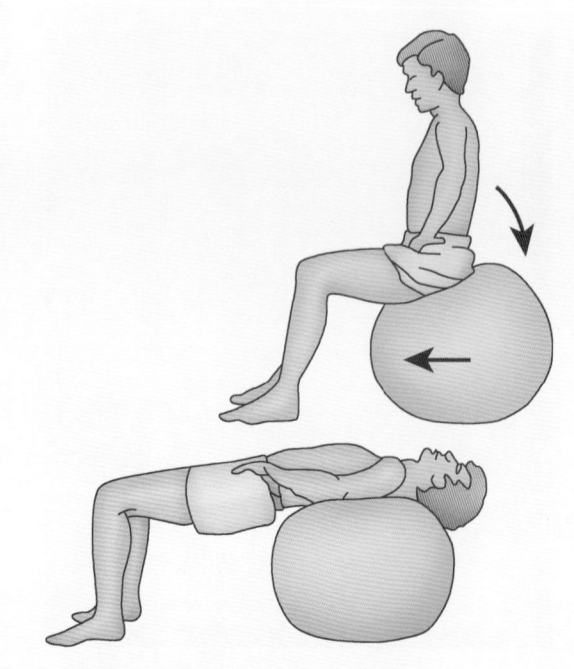

图27 坐和背靠球练习

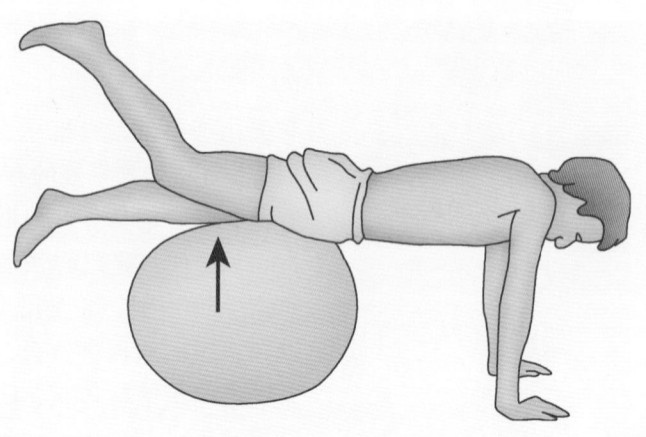

图28 俯卧运球

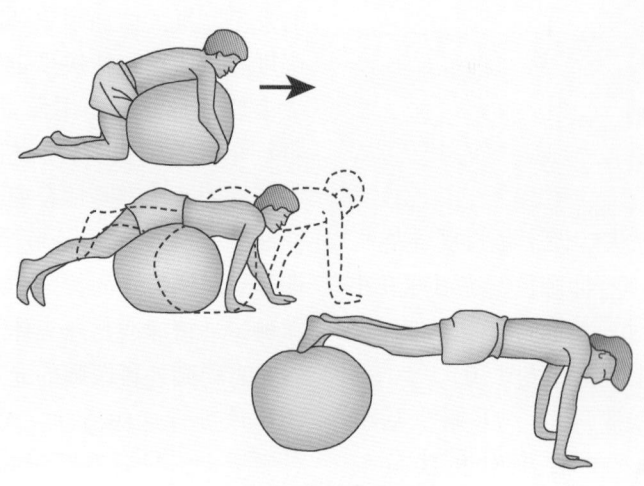

图29 跪球行走

部和身体的其他部分过度紧张。

运动训练其他形式 强化练习的常见形式有健身球、太极、阻力带练习、负重训练、普拉提、瑜伽等。术后特别限制要求解除后开始试行训练。麦肯基方法的强化训练，目的是减轻椎间盘引起的背部疼痛，如椎间盘退行性变或椎间盘突出。这些运动通常针对小关节骨关节炎或椎管狭窄引起的疼痛，但效果较差。麦肯基方法的主要目标之一是"中央化"疼痛，通过以下方法：加强脊柱周围的肌肉，消除来自小关节和椎间盘的压力；消除神经根周围的压力，减少根性疼痛（坐骨神经痛）。由于脊柱术后特别是脊柱融合术有一定的限制要求，使用这种方法时应特别慎重。

核心稳定性与脊柱手术
①核心稳定性：在康复训练、健身训练中，特别是在脊柱健康中，核心稳定性是经常提到的理念。人们经常使用脊柱稳定性、核心稳定性、动态稳定，实际都是有共同的特点。核心稳定是指人体在运动中通过核心部位的稳定为四肢肌肉的发力建立支点；为上下肢力量的传递创造条件；为身体重心的稳定和移动提供力量。核心稳定性的优劣取决于位于核心部位的肌肉、韧带和结缔组织的力量以及它们之间的协作。核心稳定并不是运动目的，稳定是给不同肢体的运动创造支点，为不同部位肌肉力量的传递建立通道。因此核心稳定性训练的结果与上肢、下肢力量训练有所不同。②核心区域与稳定肌肉：腰椎、髋部、腹部区域的肌肉是核心肌群，包括前方与侧方的腹肌（腹横肌、腹斜肌），后面的多裂肌、腰背肌、臀肌、顶部的膈肌、底部的盆底肌。稳定腰椎的多裂肌

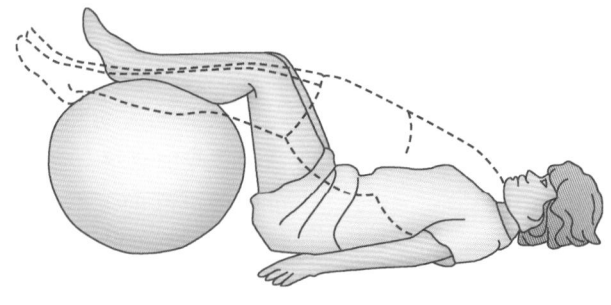

图 30　桥球

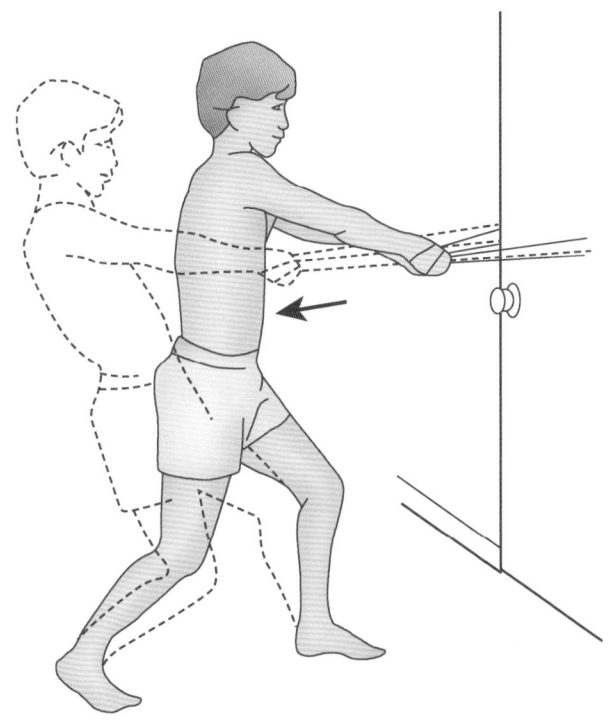

图 31　阻力带

和腹横肌的研究表明，在腰痛患者这些肌肉收缩延迟。有证据在腰椎间盘突出水平的多裂肌萎缩，这些肌肉功能的恢复必须专门训练，他们不会在椎间盘问题解决后自动恢复。颈椎与上胸椎、肩胛区、肩部、上胸部区域，所包含的肌肉也是核心肌群，有关内容还在研究之中。③脊柱手术与核心稳定肌肉：以腰椎为例，微创脊柱手术不像脊柱融合手术，大多数手术未涉及腰椎稳定性的所有这些肌肉，所以患者可以恢复最大的功能。运动训练的节段稳定技术是组成脊柱训练的重要组成部分，尤其是椎间盘病变涉及的节段，如腰椎间盘突出症或腰椎间盘退行性疾病。④核心稳定功能训练：运动疗法、康复治疗、康复训练、动态训练都与核心稳定性训练的物理疗法相近，故称为脊柱节段性稳定疗法，重点是解决躯干肌肉局部的薄弱环节，从而保护脊柱的各个部分。许多大型肌肉群在人们日常活动中发挥作用，但不激活脊柱稳定

肌。脊柱肌肉力量不足可能部分归因于人群中出现的退行性疾病，日常需要集中精力来训练患者的多裂肌和腹横肌。患者可以学会使用生物反馈装置进行自我监测，一旦患者能够做到这一点，并尽量保持相同的压力，便可以训练肌肉同时维持脊柱的稳定性。该训练的目标是提供足够的重复练习，使肌肉功能自动化，在所有其他活动和运动时发挥作用。物理疗法有助于使患者走上正确的轨道，通过锻炼薄弱环节来恢复脊柱稳定。具体锻炼计划应根据个人的情况和疼痛程度进行调整，包括伸展、强化和有氧运动的结合。脊柱术后针对特定的肌肉和肌群采用物理疗法来帮助恢复脊柱周围肌肉，增加肌肉的血液循环，增加供氧量，促进代谢。术后肌肉结构和功能复原后，肌肉的活动性、力量、灵活性、耐力重新达到新的功能水平，以适应脊柱的活动和稳定性。

冷疗　又称冰疗。是脊柱术后对疼痛行之有效的方法之一，微创腰椎间盘切除术后康复特别适用。冷敷可以减轻疼痛（疼痛缓解类似于局部麻醉），寒冷使组织中的静脉收缩，减少了血液循环，冷敷减缓了受伤后的炎症和肿胀。大多数背痛都伴有某种炎症，治疗炎症有助于减轻疼痛。冷敷减慢了区域内的神经传导，阻断了神经之间的疼痛痉挛反应。脊柱术后应用冷疗法有两种情况：一是术后 48 小时内覆盖冷毛巾冷敷切口周围减轻切口疼痛。二是术后切口愈合后运动训练过程中的背部疼痛，简单的冷敷仍然是行之有效的方法之一。按摩是一种柔和的软组织操作。通常冰按摩疗法在疼痛 24～48 小时内尽早应用最有效。单独使用或与其他

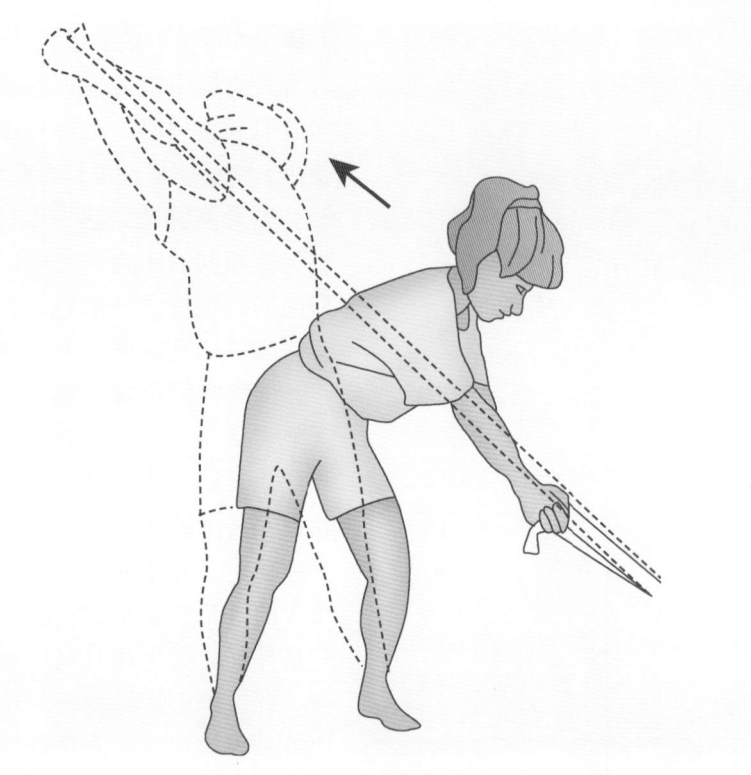

图 32　腰椎对角线旋转

治疗结合使用时更有效。抗炎镇痛药，以及应用冷疗和/或热疗，可以减轻切口处疼痛。对有些人来说，交替热疗法和冷敷最能减轻疼痛。为了避免冷冻伤，冷疗法有几项预防措施：若将冰直接敷在背部的皮肤上，一定要保持冰做缓慢的圆周运动，避免在一个地方停留太久。每次冰按摩次数不要超过 5 分钟。不能在睡眠状态下应用。风湿性关节炎患者、雷诺综合征、冷变应性疾病、神经损伤或感觉受损区域为冰疗禁忌。

热疗　温热疗法有助于减轻腰部肌肉痉挛和紧张。简单的热疗法和冷疗法，这两种方法正确的组合可以帮助减轻腰痛、肌肉劳损甚至关节炎。正确地使用热疗法对术后疼痛疗效确切，对许多人来说，结合其他治疗方法，如物理疗法、运动疗法、热疗法效果最好。相对于大多数的治疗

方法，热疗法对许多人都有吸引力，因为它是一种非侵入性非药物的缓解疼痛形式。热敷有助于伸展脊柱周围的软组织，包括肌肉、结缔组织和粘连。因此，随着热疗法的使用，将有可能减少僵硬和伤害，增加肌肉灵活性和整体的舒适感。在术后运动疗法过程中可避免肌肉疼痛和肌肉拉伤，在脊柱术后低强度的有氧运动，如散步，或者进行更全面的有氧运动、力量训练和调节活动时，脊柱结构可增加血液流动和保持柔韧活动。许多人经历严格的锻炼，持续锻炼主要的障碍是运动后的肌肉疼痛，这些运动后疼痛和僵硬使患者不能完成运动计划。术后患者将面临一个难题：需要进行运动疗法，但至少在短期内有增加肌肉疼痛或背痛的风险。热疗法能最大限度地减轻运动后疼痛强度，这可能给术后患者更好地完成运动计划的希望。

可以使用便携式热宝（即高于体温几度），持续八小时的可穿戴装置可以维持对肌肉的热效应。患者可以继续活动和保持活动，不像冰袋或加热垫，当固定使用时，可保持更高的灵活性和血流。加热垫、热敷、热水浴、热宝等都是温热疗法的不同形式。温热疗法可以在家里放松使用，便携的热宝可以在工作或在车上使用。

水疗　利用水的浮力，减轻重力影响，在水疗环境下，可以实现提高力量、灵活性和耐力的运动。水疗的主要目标是让患者学习新的运动方式，对肌肉骨骼系统进行再训练，以适应术后新状态。温水环境的浮力减轻了疼痛关节的摩擦，尤其是在腰椎和颈椎术后。有些患者可以进行"漂浮牵引"，允许伸展脊柱，放松和屈曲关节。虽然浮力对关节炎有很大的好处，但远不是泳池疗法的唯一效果。身体浸入水中也有减轻疼痛的作用，这与浮力的关节减负效应无关。泳池疗法对心血管系统也有非常重要的作用，在运动中改善心脏功能，改善肌肉和关节循环，促进身体功能和体力的恢复。

（洪　毅　吕　振）

jǐzhùkāngfù réntǐ gōngchéngxué
脊柱康复人体工程学（ergonomics in spine rehabilitation）术前和术后健康教育不可缺少的内容，常被人们忽视。

不良的姿势和风险因素
①非意外伤害：因正常活动和任务要求，出现人体生物力学的不良，如无精打采地坐在办公室的椅子上、长时间工作，重复性动作，引起疼痛和姿势不良。由于长时间日常生活习惯可能造成的不良姿势，如坐在办公椅上，盯着电脑，抱着手机，背包，开车，

站立，照顾小孩，甚至睡觉等，导致颈背痛和脊柱慢性损伤。人的控制能力是影响姿势和改变人体工程学的因素。②意外伤害：在工作中因意外事件引起伤害的结果。搬动重物、各种滑倒、不慎撞击头部是常见的情况，可以使颈部、背部和其他关节产生肌肉拉伤或背部软组织撕裂伤。③体力活动：某些非意外和意外使背部受伤风险较大的职业，常需进行体力要求高且需要搬抬的动作，如医护人员面对身高和体重大的患者需要帮助改变体位或搬运重物等。④重复损伤活动：频繁或重复的动作，反复的动作伸展到运动范围终末，或极为别扭角度的姿势都会使关节受到约束。与需要长期坐在办公椅上的风险因素不同，频繁重复动作的工作，如从地上抬起重物的动作、举过头顶的动作、移动重物的动作，或在搬运物品时需使用旋转力或扭转的动作，都意味着背部受伤的可能。⑤搬、抬、挪动作的损伤：搬运、挪动物品时疼痛发作，可能是肌肉、椎间盘、椎间关节的急性损伤。抬举过程中给腰部肌肉带来很大的压力，当肌肉的需求过高时，过多的压力对肌肉形成微小撕裂，即肌肉拉伤，这是常见的背部损伤，患者相当痛苦难以移动躯干或肢体，甚至因为疼痛无法正常呼吸。背部劳损常可以痊愈，但通常需要很长时间（几周或几个月）。椎间盘损伤后，椎间盘纤维环膨出甚至破裂引起的疼痛，可能放射到臀部和/或下肢。椎间关节损伤后，不恰当的抬举动作，即使是轻量化的物体，也会刺激这些关节，可能形成关节交锁。⑥静态姿势：是易被忽略的危险姿势。长时间坐在办公椅上，如颈部扭

伤、腰腿痛。健康的身体只能耐受20分钟处于某一静止姿势，如乘坐飞机旅行、坐办公椅上长时间办公或影剧院内不舒服姿势，长时间站在装配线上保持同样的体位，这些常慢慢削弱软组织（背部肌肉、韧带和肌腱）的弹性。背部组织压力增加引起不适和/或下肢不适。解决方法很简单。无论何种姿势要经常变换，如移动、伸展、散步等，换另一种姿势保持几分钟，一些保护关节的组织弹性就会恢复。⑦超载：会带来更大的风险，如这项工作需要移动笨重的物体。⑧疲劳：长时间工作或失眠的人更加容易疲劳。过度劳累时明智的做法是避免提重物或快速提重物。

基本技术 人们在日常生活工作中，应该保持正确的姿势和基本技巧，避免伤害性动作，预防脊柱疾病术后复发，如站、坐、做、搬运物品的一些技巧。

站姿 站立时保持脊柱的自然曲线，形成良好姿势。具体来说，脊柱的侧面看起来有点像S，保持这两条曲线很重要（图1）。①保持头部位于肩膀上方（即

"挺胸，头向后"）。②保持肩膀位于骨盆上方。③收紧腹部核心肌肉。④收紧臀部。⑤把脚稍微分开，一只脚稍微放在另一只脚的前面，膝盖稍微弯曲一点（也就是不要锁住膝关节）。如果这个姿势是新的，起初可能会觉得不适应，但过一会儿就感觉自然。如果感觉不适应或劳累，使用轻重量或松紧带加在肩胛之间（如菱形、斜方肌），会使动作变得容易。如果在工作中站在水泥地面上，最好穿上有好的支撑和缓冲的鞋子。放在混凝土地板上的橡胶垫将减轻背部的压力，并增强良好的人体工程学条件。站立时可以用栏杆或盒子支撑一只脚，帮助背部承受压力。这种站立姿势需要一些练习，每20分钟需换一次脚的位置（图2）。

坐姿 坐在办公室椅子上和在工作站上的人尤其应注意。①调整办公椅、电脑和桌面位置。流畅、舒适的工作姿势取决于电脑屏幕的位置、手和足的位置以及办公椅的种类。选择书桌（站立，坐着或半坐）的合适高度，以便完成任务。设计师和绘图员可能需要较高的平面绘制、在计算机录入工作时可坐或站，根据需要使用其他工具。工作平台的特定高度也需要根据个人的高度

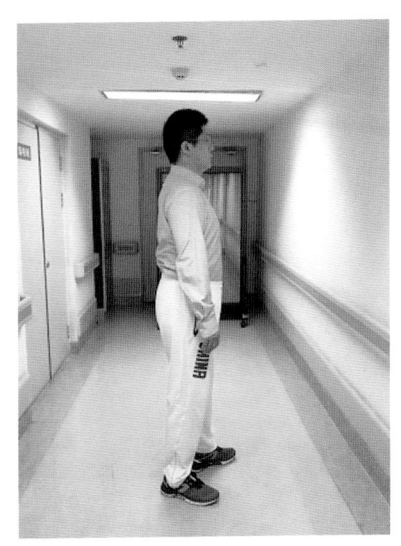

图1　正确站立姿势

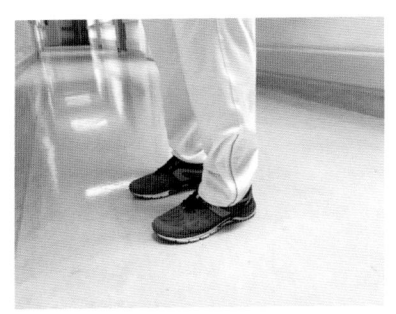

图2　混凝土地面的适当支撑

而变化。②办公椅的坐姿调整，保持头部和颈部直立，椅子的腰部支撑。调整办公椅的位置，使工作平台处于"肘部高度水平"。一个拳头应该能够轻易地通过小腿后面和座椅边缘的前面，以保持腿的后部不受太硬的压力和防止脚的肿胀。办公椅靠背应稍微向上推，如果这些调整不能充分利用现有的办公椅，则应考虑不同类型的椅子。③长时间坐在办公室的椅子上，应间断休息。调整计算机屏幕的高度，舒适地坐在新调整的办公椅上，闭上双眼放松。然后慢慢重新打开。当最初注视的焦点应该是当眼睛打开时放置计算机屏幕中心的位置。如果需要，可以用书或支架抬起屏幕（图3）。

驾驶姿势 ①重要的是要臀部高度应坐在膝盖水平。在下背部和座椅靠背之间放置一条卷起的毛巾或一个适当的背部支撑物，以更舒适地支持腰部的自然曲线。②驾驶员与方向盘应保持舒适的距离（图4）。椅背后伸过大会增加腰椎的压力，并可能压迫颈部、肩部和手腕，坐得太远会加重背部疼痛，坐得太近会增加汽车安全气囊损伤的风险。③司机和前

排乘客必须系安全带，保持约25cm的气囊和胸骨中心之间距离，降低气囊损伤的风险，在发生碰撞时气囊仍可以发挥保护作用。

搬运物品技巧 任何繁重的劳动或手工操作的工作都可能属于高风险工作。手工处理物品需要抬起的动作，包括爬、推、拉和旋转，所有这些都可能引起背部受伤。①抬起技巧：从地板上抬起的动作对腰椎的结构有压力。人体工程学技术涉及正确放置脚的位置，并尽可能接近重物。站立时，应尽可能保持身体靠近负荷（图5）。②平移、放下技巧：腰部比地面上高时货物移动更容易。（图6）。③肩扛技巧：使所有的负荷尽可能靠近自己的重心。肩上扛装载货物对狭长材料更为安全。（图7）。④当用手提起任何东西时，将一只手放在一个膝盖上，以获得额外的杠杆作用，并使用对角脚位置。携带两个相同重量的物体，只要负载的重量是合理的，就可以平衡负载。⑤在上楼梯时，3点接触对于安

全是很重要的。这意味着双脚和手必须应始终与梯子或楼梯保持接触。如果负载太大，请另找一个人或机械装置来辅助（图8）。⑥手动处理重物可能需要推或拉。推通常比拉更容易。重要的是要同时使用辅助装置和下肢，以提供杠杆来启动推的动作（图9）。⑦手柄最好是与腰部水平等高，便于推。如果有必要拉，避免扭转下背部。有时，对于非常大的重量，转身和使用背部推时，应让腿提供最大的力量，同时保护

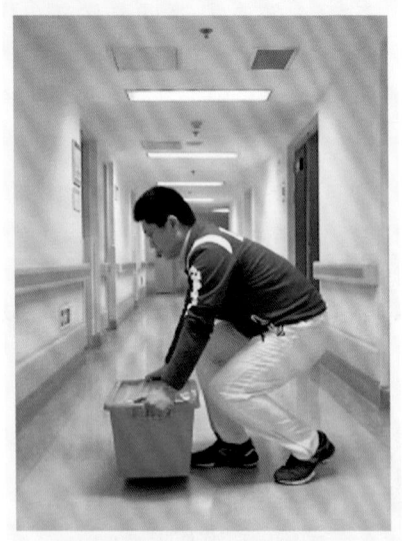

图5 正确抬起技巧

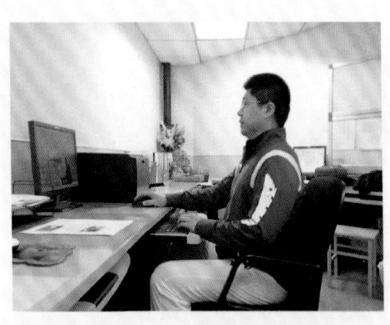

图3 良好的坐姿
注：先选择或调整办公桌及工作电脑的合适高度，然后调整办公椅。

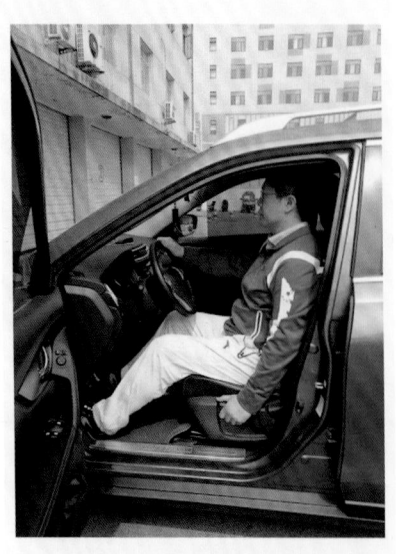

图4 正确的驾驶姿势
注：良好的姿势与身体力学结合。

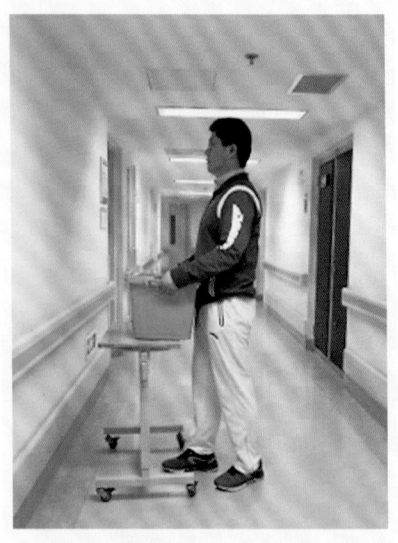

图6 腰部高度平移或放下物品的技巧

下背部的应变或扭转。与扭转相反的是旋转。旋转意味着移动肩膀，腰部不应用于扭转或重复扭转。无论是使用铲子或移动物品，总是应避免扭转背部（图 10，图 11）。无论是在工作中还是在家里练习这些技巧，都将有助于防止背部受伤，并保护背部结构。

抬举技巧 ①保持胸部向前：一定要在髋部弯曲，不要弯腰。大多数人相信弯曲膝盖可以保证安全地抬起重物，但是这种方式仍可能导致背部受伤。最重要的技巧是髋关节屈曲，把胸部向前推，指向前方。而且，始终不要扭腰。单膝弯曲还会增加让人腰部受伤的风险，但保持胸部指向前方会保证一个平直的后背。背部肌肉将被用来最有效地保持良好的姿势，膝盖会自动弯曲，腿部和髋部的肌肉将产生正确举起的力量。（图 12）。②用髋部而不是肩膀来引导扭转动作：扭转是另一个可能导致背部受伤的危险因素。肩部应与髋部保持一致以避免相对移动。为了改变方向，首先要移动髋部，这样肩膀就可以同时运动。当第一次移动肩膀时，髋部往往滞后，这样容易造成危险的扭转，从而导致背部受伤，尤其是背部和骨盆的关节。所以应保持肩部与髋部一致（图 13）。③保持重物靠近身体：物体离重心越远，物体所受的力就越大。当物品远离身体时，它不会变得更重，但它确实需要更

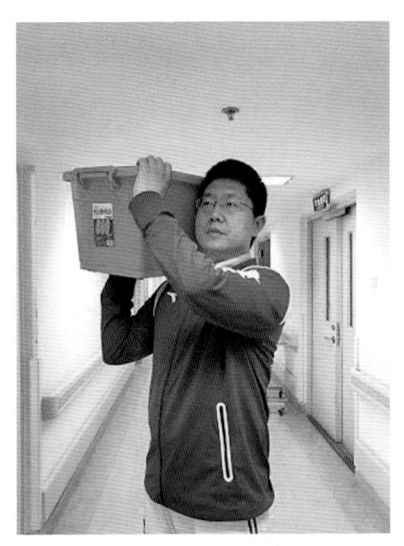

图7 扛重物的技巧

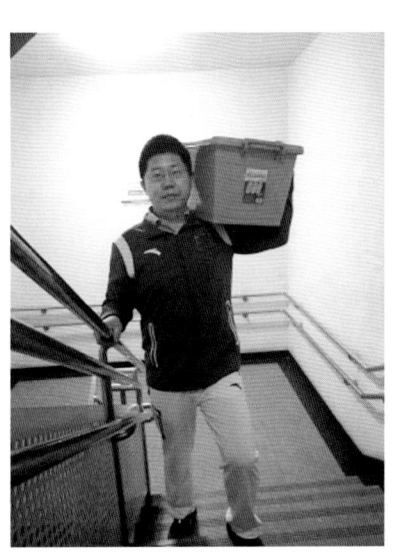

图8 使用"3点"技巧爬楼梯

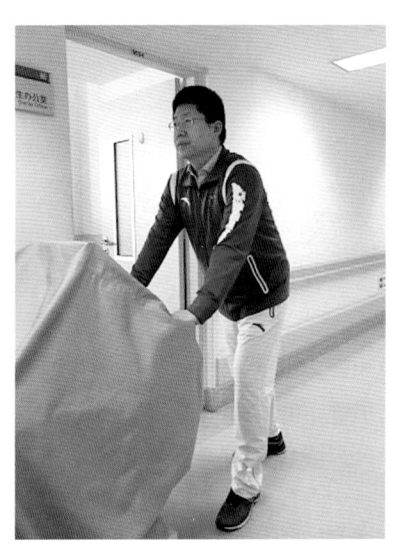

图9 推与拉的技巧

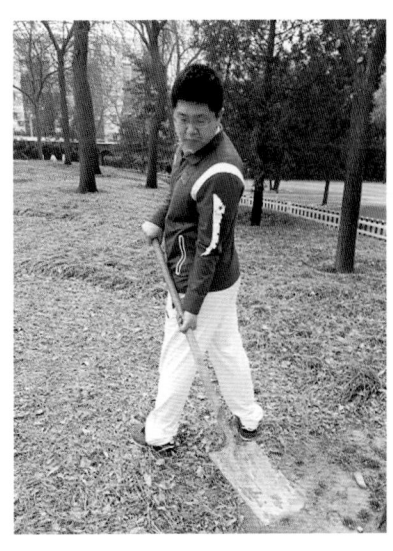

图10 错误的扭转动作

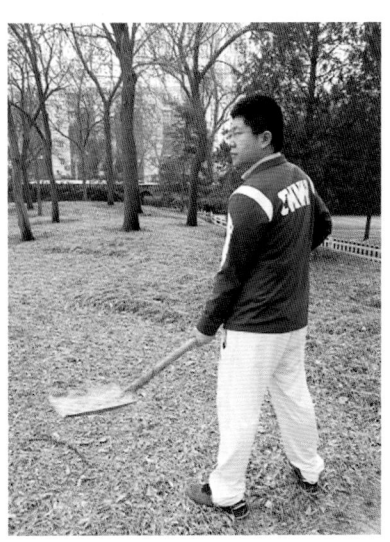

图11 轴向旋转技巧

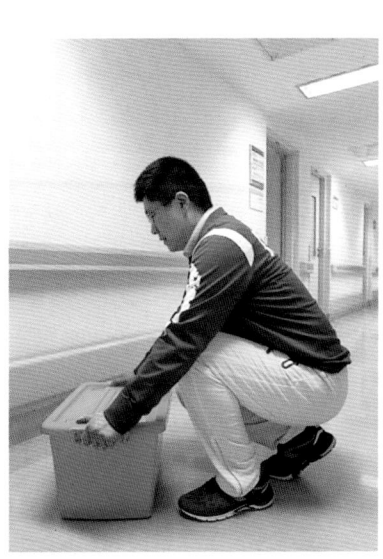

图12 膝盖弯曲，保持胸部向前

多的力量来支撑它。这额外的力量也将通过下背部发力。因此，物体越靠近身体，就越不可能导致背部受伤（图14）。

如果物体太宽，抬不到膝盖之间，应考虑从别人那里获得帮助，而不是单独抬起重物。较大的物体需要在很长距离上抬起，并且像不适当的抬物技术一样会增加背部的负荷。并不是每一种情况都允许使用适当的身体生物力学，但只要有可能就应该正确使用，这样可以大大减少背部受伤的风险。①避免背部受伤的附加技术，如高尔夫球员式拾物技巧非常实用，当你从垃圾桶或从地板上拣起一些小东西，如高尔夫球时，可以避免背部受伤。对于这种技术，膝部不应弯曲，一条腿可以从后面抬起，起到反平衡的作用。相反的髋关节弯曲，身体几乎平行于地板，除了腿承受人的重量，一只手臂达到拿起对象而另一只手扶着一个静止稳定的物体。尽管胸部此时指向地板，但这是一种安全的技术，因为抬起后腿使脊柱保持垂直，反平衡可以抵消背部的张力（图15）。②采用动量顺势方法有助于避免在腰部以上举重物时背部受伤。如果动作做得正确，物体看起来像是一个被控制的物体。人体可以一直朝目标的位置移动，然后物体被允许离开身体，采用动量顺势将有助于抬起物体，而搬运者则需要较少的努力（图16）。③半跪方法对从地板上举起较重的物体很有用。在这种情况下，举重运动员可以跪在物体后面，先把它举到弯曲的膝盖上。然后伸直膝后向前推进，或者用前膝推动向前推进，这取决于需要携带物品的位置。当后腿伸直时，胸部可能会指向下方，但背部会保持平直（图17）。

（洪　毅　吕　振）

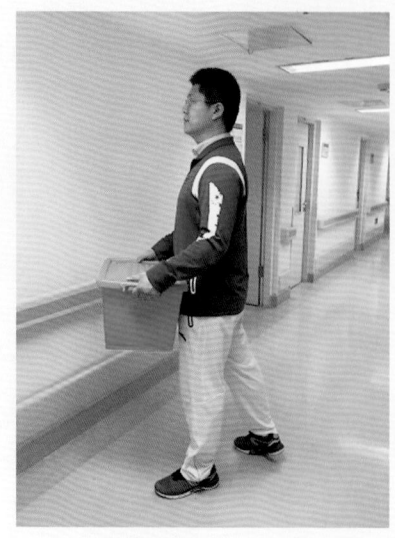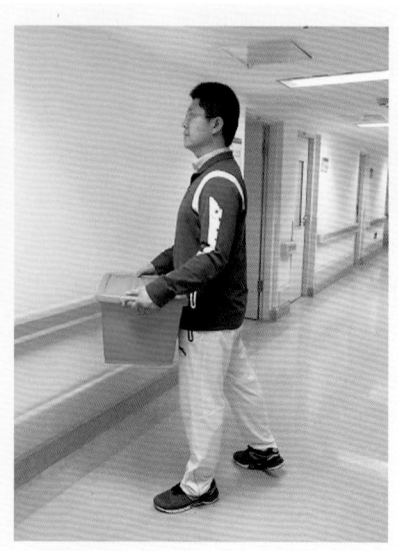

图 13　保持肩部与髋部一致

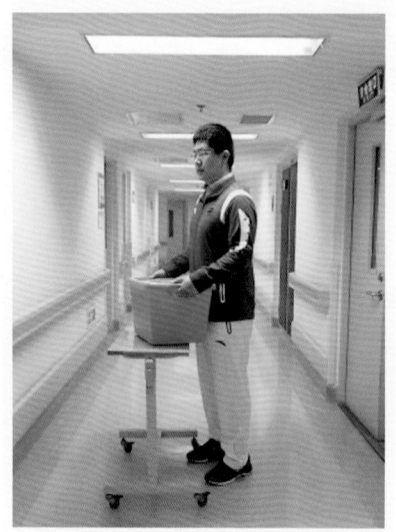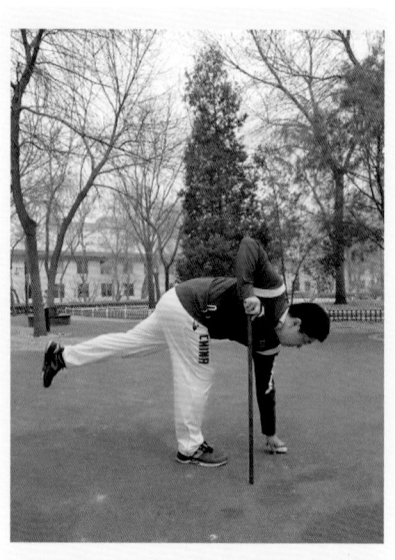

图 14　保持重物接近身体　　　　图 15　高尔夫球员式拾物

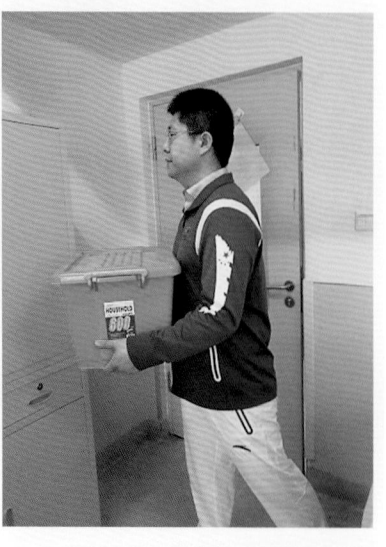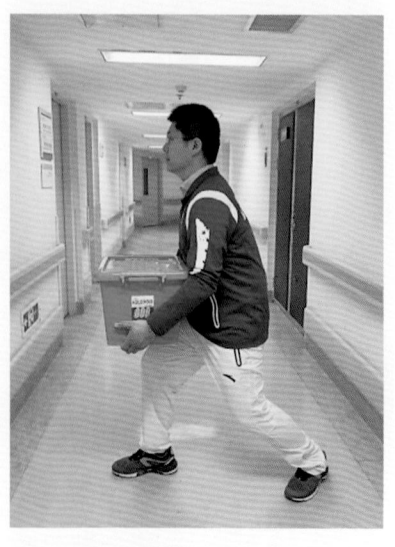

图 16　使用动能（顺势）　　　　　图 17　半跪

zhōuwéi shénjīng sǔnshāng kāngfù

周围神经损伤康复（rehabilitation of peripheral nerve injury）

周围神经损伤是指周围神经干或其分支受到外界直接或间接力量作用而发生的损伤。周围神经分为脑神经、脊神经和自主神经，遍及全身皮肤、黏膜、肌肉、骨关节、血管及内脏等。在对神经损伤患者进行康复治疗前，对损伤类型及失神经化后果的深入了解是非常必要的。周围神经损伤临床表现包括：运动功能障碍和感觉功能障碍等。神经损伤后其所支配的肌肉呈弛缓性瘫痪，主动运动、肌张力及反射均消失。随时间延长，肌肉逐渐发生萎缩，程度和范围与神经损伤的程度和部位有关。感觉功能障碍可因神经损伤的部位和程度不同而不同。周围神经损伤临床表现包括疼痛（从刺痛到剧烈的灼痛）、麻木或感觉改变，受影响部位肌肉无力，功能丧失（如手或腿难以完成工作），失去自主运动能力（如腕部下垂和足部下垂），关节僵硬和皮肤溃疡。疼痛是周围神经损伤后主要临床特点之一。周围神经损伤后背根神经节发生急速而剧烈的化学变化，这是一种新的电讯号，可能在神经性疼痛的过程中起作用。周围神经损伤后由于交感纤维同时受损，所支配的肢体血管的收缩及舒张功能减弱，最常见于正中神经、尺神经及胫神经损伤后。周围神经损伤与中枢神经损伤一样，可以引起支配的肢体发生骨质疏松。周围神经损伤的诊断，包括有无明确的外伤史、运动感觉障碍的分布区域。

周围神经损伤类型与定位

周围神经损伤分轻度、中度和重度，类似于病理术语中的神经失用症、轴突断伤和神经断伤。轻度损伤神经仍然完整，但信号传导能力受损；中度损伤轴突受损但周围的结缔组织仍然完整；重度损伤中轴突和结缔组织都受损。周围神经损伤常见部位包括上肢周围神经损伤和下肢周围神经损伤。

上肢周围神经损伤 包括臂丛神经损伤、正中神经损伤、桡神经损伤、尺神经损伤和腋神经损伤。

臂丛神经损伤 臂丛分为根、干、股、束、支五部分，终末形成腋神经、肌皮神经、桡神经、正中神经、尺神经。主要表现为神经根分布的运动、感觉障碍。①臂丛上部损伤：表现为整个上肢下垂，上臂内收，不能外展外旋，前臂内收伸直，不能旋前旋后或弯曲，肩胛、上臂和前臂外侧有一狭长的感觉障碍区。②臂丛下部损伤：表现为手部小肌肉全部萎缩而呈爪形，手部尺侧及前臂内侧有感觉缺失，有时出现霍纳综合征。

正中神经损伤 正中神经由臂丛内外束的内外侧头所组成。①前臂上部损伤：在前臂上部损伤后，桡侧屈腕肌，屈拇指、示指、中指肌肉功能丧失，大鱼际肌萎缩。②前臂或腕部水平损伤：在前臂或腕部水平损伤后，大鱼际肌麻痹、萎缩变平，拇指不能对掌及第1、第2蚓状肌麻痹使示指与中指掌指（MP）关节过度伸展，形成猿手畸形。③肘关节水平损伤：肘关节水平损伤时，临床上表现为拇指、示指屈曲功能受限。拇指、示指、中指及环指桡侧半感觉消失。④腕部水平受损：若在腕部受伤，前臂肌肉功能良好，只有拇指外展和对掌功能障碍。

桡神经损伤 桡神经由臂丛后束分出腋神经后，即向下延续为桡神经。桡神经损伤后，临床上出现垂腕、垂指、前臂旋前畸形、手背桡侧尤以虎口部皮肤有麻木区或感觉障碍。①桡神经高位损伤：桡神经高位损伤（肘关节以上）导致肘关节不能伸展和旋前，发生垂腕、垂指、垂拇畸形。②前臂损伤：损伤发生在前臂时，临床仅表现伸指、伸拇功能障碍。

尺神经损伤 尺神经来自臂丛内侧束。尺神经损伤后，尺侧腕屈肌，第4、5指指深屈肌，小鱼际肌，骨间肌，第3、4蚓状肌功能丧失，呈爪形手。小指及环指尺侧半感觉消失。

腋神经损伤 腋神经为臂丛后束的分支。腋神经损伤后出现上肢外展困难、外旋无力，三角肌萎缩，失去肩部丰满外形，三角肌区皮肤感觉障碍。

下肢周围神经损伤 包括腓总神经损伤、胫神经损伤和坐骨神经损伤。

腓总神经损伤 下肢周围神经损伤中腓总神经损伤最多见。损伤后，出现足和足趾不能背屈和外展，足下垂并转向内侧而成为马蹄内翻足，足趾亦下垂，行走时呈跨阈步态。小腿前外侧及足背面感觉障碍，疼痛不多见。运动障碍比感觉障碍大。

胫神经损伤 胫神经部分损害时，常出现灼性神经痛，并伴有出汗和营养障碍。①股骨髁上至膝关节水平损伤：胫神经损伤常见原因包括股骨髁上骨折和膝关节脱位。胫神经损伤后表现为足跖屈、足内收及内翻动作困难，呈外翻足，足趾亦不能跖屈，足弓的弹性和强度丧失，小腿消瘦，跟腱反射消失。②腓肠肌和趾长屈肌分支以下损伤：如果损伤部位在腓肠肌和趾长屈肌分支以下时，只出现足趾运动障碍和足底感觉障碍。胫神经部分损害时，常出现灼性神经痛，并伴有出汗和营养障碍。

坐骨神经损伤　坐骨神经总干的损伤远比其终支的损伤为少见。坐骨神经损伤部位高时，出现小腿不能屈曲，足及足趾运动完全消失，呈跨阈步态。跟腱反射消失，小腿外侧感觉障碍或出现疼痛，足底感觉丧失常导致损伤和溃疡。

周围神经损伤康复评定　包括运动功能评定、感觉功能评定和电生理评定等。其中运动功能的评定包括望诊、肢体周径测量、肌力和关节活动范围评定等。运动功能恢复的评定根据神经损伤后的运动功能恢复情况分为6级。感觉功能恢复评定根据感觉功能恢复的情况也分为六级。常用的电生理评定方法有以下几种：强度—时间曲线检查、肌电图检查、神经传导速度的测定、体感诱发电位检查、直流感应电检查法等。最后 ADL 能力评定对了解患者的能力、制订康复计划、评价治疗效果、安排重返家庭或就业都十分重要。

周围神经损伤康复治疗　分为早期康复和恢复期康复两部分。

周围神经损伤早期康复　早期的康复包括运动疗法和理疗。

运动疗法　在周围神经损伤的康复中占有非常重要的地位，应注意在神经损伤的急性期，动作要轻柔，运动量不能过大。运动疗法包括主动运动、保持功能位和被动运动。在周围神经损伤的康复中占有非常重要的地位，应注意在神经损伤的急性期，动作要轻柔，运动量不能过大。运动疗法包括主动运动、保持功能位和被动运动。①主动活动：如神经病损程度较轻，肌力在2~3级以上，在早期也可进行主动运动。②被动活动：被动运动的主要作用为保持和增加关节动度，防止肌肉挛缩变形。被动运动时应注意：a. 只在无痛范围内进行。b. 在关节正常活动范围内进行，不能过度牵拉麻痹肌肉。c. 运动速度要慢。d. 周围神经和肌腱缝合术后，腰椎充分固定后进行。

理疗　主要包括温热疗法、激光疗法和水疗法。

周围神经损伤恢复期康复重点在于促进神经再生、保持肌肉质量、增强肌力和促进感觉功能恢复。

促进神经再生　方法包括物理疗法（电流电场法和脉冲电磁场法）、药物治疗（神经营养因子和神经节苷脂）。而减慢肌肉萎缩的康复措施有神经肌肉电刺激（NES）、按摩、被动运动等。增强肌力和促进运动功能恢复方面包括运动疗法、电疗法和作业疗法。根据病损神经和肌肉瘫痪程度，设计训练方法，运动量按助力运动、主动运动、抗阻运动顺序渐进，动作应缓慢，范围应尽量大。电疗法选用 NES 或肌电生物反馈疗法。作业疗法方面根据功能障碍的部位及程度、肌力和耐力的检测结果，进行有关的作业治疗。应注意防止由于感觉障碍而引起机械摩擦性损伤。促进感觉功能的恢复根据具体情况不同而不同。局部麻木感、灼痛采取非手术疗法和手术治疗。感觉过敏采用脱敏疗法。感觉丧失者需要在促进神经再生的治疗基础上，采用感觉重建方法治疗。一旦患者对固定物体接触有感觉，应立即进行慢速适应性感觉纤维的训练。后期在直视下或闭眼时触摸各种不同形状、大小的物体，这种感觉训练是很重要的。一般患者在训练4~5天后就有改善。解除心理障碍和患者的再教育也很重要。

再学习　周围神经损伤后的感觉缺失和再学习非常重要。身体影像、物体形状和纹理识别以及躲避危险物体是完整感觉的基本组成部分。感官刺激也会向运动系统发送反馈，使其在功能上进行适当的调整。周围神经损伤后，主要神经或其感觉部分的完全损伤会关闭相关的对侧躯体感觉皮质，直到开始修复和再生。本体感觉被定义为对身体运动和姿势的感觉和意识，使人能够在没有视觉线索的情况下在空间中定位自己。本体感觉使人可在完全黑暗中行走或看路面开车时保持平衡和控制。本体感觉可通过改变训练反应时间、空间位置和有效动作来形成。站立在平衡板上通常用于训练或增加本体感觉能力，特别是用于对踝关节、膝盖和神经损伤的物理治疗。

按摩　外周神经损伤通常会导致严重的肌肉萎缩和严重的功能缺陷。神经肌肉接点在神经损伤后发生了重大的变化。受损伤影响的关节、韧带和其他周围组织都有可能出现僵硬、缩短和最终挛缩的风险。定期每天按摩，每天至少一次全活动范围的被动运动，以及带保护、可拆卸的静态夹板可防止这些并发症发生。

支具　稳定的和可拆卸的夹板是非常有用的机械装置，可以让麻痹的肌肉和关节得到休息，防止过度伸展和缩短，并且允许规律的运动和其他治疗来预防长时间固定引发的并发症。常见的周围神经损伤及其主要症状所适用的夹板随损伤部位不同而不同：①肩关节障碍以臂丛神经多见，使用肩关节外展夹板。②全上肢麻痹也多见于臂丛神经损伤后，以肩外展夹板、上肢组合夹板为主。③指间关节、腕关节障碍以桡神经损伤后常见，多使用上翘夹板、Oppenheimer 夹板。④指关节伸直挛缩见于正中、尺神经损伤，使用正向屈指器。⑤指关节屈曲挛缩见于桡神经损伤，使用反向屈指器。⑥拇对掌受限见于正中神经损伤，使用对掌夹板。⑦猿手畸形见于正中神经损伤，使用对指夹板、长拮抗夹板。⑧爪形手见于尺神经损伤，使用短拮抗夹板、反向屈指器。⑨下垂足、马蹄内翻足见于腓总神经损伤，使用足吊带、踝足矫形器（AFO）、踝支具。⑩膝关节障碍见于股神经损伤，使用膝踝足矫形支具（KAFO）、膝矫形器（KO）、膝框支具。⑪屈膝挛缩见于股神经损伤，使用 KO、KAFO 膝铰链伸直位制动。⑫外翻足、踝关节背屈挛缩见于胫神经损伤，使用 AFO、矫正鞋。

并发症康复 预防并发症方面包括肿胀康复、挛缩康复、继发性外伤康复等。周围神经损伤后肿胀康复包括抬高患肢、向心性按摩和被动运动、顺序充气式四肢血液循环治疗、热疗、高频透热疗法、低中频电疗等。挛缩康复包括被动运动和牵伸手法、器械锻炼和牵引、主动运动、矫形器、关节松动术、物理治疗等。继发性外伤的局部治疗，包括清创、换药、紫外线疗法、He-Ne 激光、半导体激光、特远电磁波谱照射疗法，低频电疗法，直流电碱性成纤维细胞生长因子导入，温水浴等。

（洪 毅 王方永）

shǒubù sǔnshāng kāngfù

手部损伤康复 （rehabilitation of hand injury） 手部常见损伤，包括骨骼、肌腱、腱鞘和纤维软骨复合体的术后康复流程。主要包括屈肌腱损伤康复、伸肌腱损伤康复、手部骨折与脱位康复、桡骨远端骨折康复、三角纤维软骨复合体损伤康复和腕部腱鞘囊肿康复。

（洪 毅 张军卫）

qūjījiàn sǔnshāng kāngfù

屈肌腱损伤康复 （rehabilitation of flexor tendon injury） 介绍屈肌腱断裂修复术后相关的康复流程。必要的康复锻炼有助于减少粘连、尽快恢复组织和关节功能。

康复要点 ①修复后的肌腱在早期受到适宜运动应力，与完全固定相比强度增加更快，发生粘连更少。②屈肌腱的康复方案必须考虑到正常修复后的屈肌腱几种有代表性的拉伸应力：被动活动：500～750g，轻握：1 500～2 250g，紧握：5 000～7 500g，指尖捏，示指指深屈肌（FDP）：9 000～13 500g。③屈肌腱修复的强度起初较高，而在 5～21 天有显著性降低。④由于拉伸强度最低，肌腱在这段时间最为薄弱。当与增加的拉伸强度成比例的应力作用于肌腱时，强度会迅速增加。受到应力的肌腱愈合更快，强度增加更快，粘连更少。拉伸强度一般在 3 周时开始逐渐增加。术后 5 周进行关节主动活动度练习，通常在此后 1 周开始阻挡练习。⑤腕和手指同时屈曲时，屈肌腱需要滑动 9cm 的距离。而当腕关节稳定在中立位时，手指完全屈曲只需滑动 2.5cm。⑥手部肌腱既有内在的也有外在的愈合能力。⑦修复的屈肌腱周围，影响粘连形成和滑动受限的因素包括肌腱及其腱鞘初始损伤的数量、肌腱缺血、肌腱制动、修复处有间隙，腱纽（血液供应）的破坏降低肌腱愈合能力。⑧延迟的一期修复（最初 10 天内）与即刻修复屈肌腱的结果相同或优于后者。⑨有以下任何一种情况的患者禁忌即刻（一期）修复：a. 手指或手掌严重的复合组织损伤。b. 伤口污染。c. 屈肌腱表面皮肤明显缺损。⑩屈肌腱损伤修复的时限会影响康复以及治疗结果。伤后最初 12～24 小时内行一期修复。伤后最初 10 天内行延迟的一期修复。如未能一期修复，那么一旦出现创伤愈合迹象而无感染表现，就应尽早行延迟的一期修复。伤后 10～14 天行二期修复。伤后 4 周以上行晚期修复。

康复方案 按术后时间展示如下。

术后 1 天～4 周 ①保持敷料包扎直到术后 5 天。②第 5 天：换成轻便敷料，必要时控制水肿。③佩戴背侧阻挡夹板，要求如下：a. 腕关节屈曲 20°。b. 掌指（MCP）关节屈曲 45°。c. 近指间（PIP）关节、远指间（DIP）关节中立位。d. 夹板长度到指尖。④夹板范围内的控制下被动活动，每天 2 次：PIP 关节被动屈曲和主动伸直，重复 8 次；DIP 关节被动屈曲和主动伸直，重复 8 次；将腕及 MCP 关节支持在屈曲位，进行 DIP 和 PIP 关节复合主动屈伸，重复 8 次。

术后 4 周 ①根据需要继续被动练习。②每 2 小时移除背伸阻挡夹板（DBS），进行腕关节和每个手指的主动屈伸，各重复 10 次。③可开始内在肌训练（勾拳）和/或肌腱滑动练习。④主动伸腕到中立位。⑤带着夹板进行功能性电刺激（FES）。

术后 5 周　①继续被动练习。②停止使用 DBS。③每小时进行以下练习：a. PIP 阻挡，重复 12 次。b. DIP 阻挡，重复 12 次。c. 复合主动屈伸，重复 12 次。d. 可开始被动关节活动度练习时加压屈曲。

术后 6 周　开始腕关节及手指被动伸直。

术后 8 周　①开始轻柔的强化练习。②油灰作业治疗，挤压球练习。③用手指做毛巾行走。④不用手提重物或干重活。

术后 10~12 周　恢复受伤前水平的活动，包括工作和运动。

（洪　毅　张军卫）

shēnjījiàn sǔnshāng kāngfù

伸肌腱损伤康复（rehabilitation of extensor tendon injury）伸肌腱的机械损伤按 1983 年克莱纳特（Kleinert）和韦尔丹（Verdan）的方法分为八个解剖区域。奇数区域位于关节水平，故Ⅰ、Ⅲ、Ⅴ、Ⅶ区分别对应远指间（DIP）关节、近指间（PIP）关节、掌指（MCP）关节和腕关节区域。不同损伤区的康复方案如下。

Ⅰ区和Ⅱ区伸肌腱损伤　肌腱皮肤固定术是一种简单的操作，用于不能接受锤状指畸形的相对年轻患者。在局麻下完全伸直 DIP 关节，并切除多余的假肌腱以便肌腱边缘能够紧密接合。可使用克氏针将 DIP 关节临时固定在完全伸直位。

术后 3~5 天　①移除术后夹板，在 DIP 关节使用伸直夹板。如果克氏针露在皮外，可能需要保护克氏针的夹板，而有些患者的克氏针埋在皮下，使用手指时就无须夹板。②开始 PIP 关节锻炼以维持 PIP 关节完全的活动度。

术后 5 周　①拔除克氏针，开始 DIP 关节主动活动并间断佩戴夹板。②继续夜间佩戴夹板 3 周。

Ⅲ~Ⅵ区伸肌腱损伤　背侧结构单侧损伤通常可保持正常功能，不推荐使用夹板和制动。伸肌腱扩张部完全断裂和中央束撕裂需行修复。

术后 0~2 周　允许 PIP 关节主动和被动练习，保持 MCP 关节完全伸直及腕关节背伸 40°。

术后 2 周　①拆除缝线，使用可移除夹板。②保持 MCP 关节完全伸直及腕关节中立位。③继续 PIP 关节锻炼，仅在进行瘢痕按摩及身体清洁时移除夹板。

术后 4~6 周　①开始 MCP 关节和腕关节主动屈曲练习，间断及夜间佩戴腕关节中立位夹板。②此后 2 周内，开始主动-辅助和轻柔的被动屈曲练习。

6 周　①停止佩戴夹板，除非 MCP 关节出现背伸不足。②根据需要进行腕关节被动屈曲练习。

Ⅴ区伸肌腱半脱位　Ⅴ区伸肌腱半脱位使用夹板治疗很少有效。可将受累的 MCP 关节用夹板固定于完全伸直及桡偏位 4 周，但可能仍需手术干预。受累手指除了明显的桡偏位背伸不足，如还出现伴有疼痛的弹响和肿胀，则通常需要立即重建。急性损伤可直接修复，慢性损伤可用局部组织进行重建。多数重建手术使用部分腱间结合或伸肌腱腱束锚定在掌深横韧带上或环绕蚓状肌腱。

术后 2 周　①除去术后敷料和缝线。②保持 MCP 关节完全伸直。③制作可移除的掌侧短臂夹板以维持伤指 MCP 关节完全伸直及桡偏。④允许定期移除夹板进行身体清洁及瘢痕按摩。⑤允许 PIP 关节和 DIP 关节完全活动。

术后 4 周　①开始每小时进行 MCP 关节主动和主动-辅助练习，白天间断及夜间全程佩戴夹板。②如需获得 MCP 关节完全屈曲，在第 5 周开始 MCP 关节轻柔的被动活动。

术后 6 周　白天停止佩戴夹板并允许完全活动。

Ⅶ、Ⅷ伸肌腱损伤　Ⅶ区和Ⅷ区伸肌腱损伤通常为撕裂伤，但继发于桡骨远端微小骨折和类风湿性滑膜炎的磨损性断裂，也可发生在腕关节水平。这些损伤可能需要肌腱移位、游离肌腱移植或端侧吻合而不是直接修复。但夹板治疗对这些损伤的效果与对锐性伤的效果相同。伤后 3 周或以上才进行修复会使拇长伸肌（EPL）明显减弱，以致需要电刺激才能使肌腱滑动。在一个平面上握紧手掌时，拇指抗阻力回缩训练可以选择性加强 EPL。

术后 0~2 周　①用术后夹板维持腕关节背伸 30°~40°。②鼓励手部抬高及 PIP 和 DIP 关节完全活动以减轻肿胀和水肿。③如有任何明显的肿胀，放松敷料并抬高肢体。

术后 2~4 周　①2 周时除去术后敷料和缝线。②制作掌侧夹板，保持腕关节背伸 20°，受累手指的 MCP 关节完全伸直。③继续 PIP 和 DIP 关节完全活动练习并开始瘢痕按摩，以便在此后 2 周内改善皮肤-肌腱滑动。

术后 4~6 周　①此后 2 周内，开始每小时进行腕关节和 MCP 关节锻炼，间断及夜间佩戴夹板。②第 4 周到第 5 周，在 MCP 关节屈曲练习时保持腕关节伸直，在腕关节屈曲练习时保持 MCP 关节伸直。③从第 5 周起进行腕及手指复合屈曲。如 MCP 关节背伸不足大于 10°~20°，则需白天间断佩戴夹板。④6周时可停止夹板治疗。

术后6~7周 ①开始轻柔的被动关节活动度练习。②开始抗阻力伸直练习。

（洪 毅 张军卫）

shǒubù gǔzhé yǔ tuōwèi kāngfù

手部骨折与脱位康复 （rehabilitation of hand fracture and dislocation）

由于手部损伤容易迅速形成永久性僵硬的瘢痕，不稳定骨折必须通过手术转变为稳定骨折（如穿针固定），以便进行早期关节主动活动度练习。如未能进行关节早期主动活动度练习将造成手部僵硬、功能丧失，而无论影像学显示骨折愈合与否。掌骨和指骨骨折康复原则：①手部骨折的一般康复原则包括早期关节主动活动度，以及利用腕关节协同体位和包括阻挡夹板在内的阻挡技术进行肌腱滑动练习。②手部骨折愈合的影像学证据几乎总是落后于临床愈合。在6周时无压痛的已临床愈合的骨折在X线平片上通常仍能显示原始骨折线。临床医师必须根据临床检查（有无局部压痛）来选择治疗方法。③多数掌骨和指骨骨折可应用闭合方法行非手术治疗，强调对线和早期保护下活动。④掌骨或指骨骨折的各种夹板固定方法都需使掌指关节保持在屈曲位以避免伸直挛缩。⑤第1掌指关节也不例外，很多拇指僵硬病例都是由于用人字形绷带制动时过度背伸所致。⑥指间关节通常置于完全伸直位。⑦用石膏或夹板固定这些骨折时应遵循格里尔（Greer）的夹板治疗原则（REDUCE）。R：维持骨折复位；E：固定于正确体位以避免挛缩；D：这些骨折中的任何一种都不要制动超过3周；U：稳定骨折未受累的关节不

应固定；C：皮肤皱褶不应被夹板挡住；E：鼓励早期主动肌腱滑动。⑧手对水肿的耐受性很差。控制水肿要强调RICE原则（休息、冷敷、加压、抬高）。膨胀、水肿的关节将会呈现出能使关节囊和侧副韧带达到最大伸展的体位。水肿时手的姿势为腕关节屈曲，掌指关节伸直，指间关节屈曲，拇指内收："下垂的爪形手"。功能性夹板治疗的体位应使手避免这种畸形姿势。⑨开始早期康复最重要的肌腱滑动练习是针对指浅屈肌（FDS）、指深屈肌（FDP）、指总伸肌（EDC）和中央腱束，以避免它们与骨痂粘连。⑩掌骨通常血供良好，可在6周内迅速愈合。由于骨间肌的牵拉，掌骨颈或掌骨干骨折容易出现顶点向背侧的成角（即远端骨折块在掌侧）。掌骨骨折康复最重要的是保持掌指关节屈曲和维持EDC滑动。允许近指间（PIP）关节和远指间（DIP）关节早期活动是至关重要的。活动可避免肌腱与其下方的骨折粘连并控制水肿。

近指间关节掌侧脱位或撕脱骨折后康复方案 ①闭合复位后：a. 连续佩戴伸直沟形夹板，将PIP关节固定于中立位。b. 患者应进行掌指关节和DIP关节主动及被动活动度练习，每天约6次。c. 6周内不允许PIP关节活动。d. 6周时开始主动活动度练习，结合白天间断及夜间连续佩戴夹板2周。②切开复位内固定术后：a. 经关节穿针在伤口愈合后2~4周拔除。b. 连续佩戴伸直沟形夹板，总共持续6周。c. 剩余部分方案与闭合复位后类似。只要存在背伸不足就应继续佩戴伸直夹板，而只要存在30°或以上的背伸不足就应避免被动屈曲练习。

近指间关节背侧骨折与脱位

后康复方案 ①如果确信损伤闭合复位后是稳定的，就使用PIP关节屈曲30°的背伸阻挡夹板（DBS）。允许PIP关节完全屈曲但阻止其最后30°的伸直。②3周后，DBS每周调整1次，增加PIP关节伸直角度，每周增加约10°。③夹板到第6周应调整到中立位，然后停止使用。④开始关节主动活动度练习，并根据需要使用动力型伸直夹板。⑤6周时开始渐进地强化练习。

近指间关节背侧骨折与脱位累及大于40%关节面的康复方案 ①术后3周拔除PIP关节克氏针，并连续佩戴PIP关节屈曲30°的DBS。②开始在DBS限制内进行关节主动和主动-辅助活动度练习。③5周时停止使用DBS，继续主动和被动伸直练习。④6周时如未能恢复完全被动伸直，可能需要动力型伸直夹板。

（洪 毅 张军卫）

ráogǔ yuǎnduān gǔzhé kāngfù

桡骨远端骨折康复 （rehabilitation of distal radius fracture）

桡骨远端骨折常见于老年人，尤其是女性，因为她们的骨质更脆弱，也更易摔倒。现在的老年人比以往更健康、更活跃，数量也更多，不能只根据患者的年龄选择治疗方案，必须考虑到骨质很差的可能性。造成年轻成人的桡骨远端骨折需要很大的能量，多数此类骨折发生在车祸、高处坠落或运动中。年轻成人有移位的骨折多与并发的腕骨骨折和韧带损伤、急性骨筋膜室综合征以及多发创伤有关。桡骨远端有两个重要作用：既给腕骨提供主要的支撑，也是前臂关节的一部分。

早期康复（术后0~6周）
早期康复的关键部分是控制手部

肿胀和僵硬。①鼓励患者将手抬高至心脏水平以上、鼓励经常主动活动、用自黏性弹力绷带包扎手指和手，以及在手及腕部应用加压袜可控制和减轻肿胀。②教给患者积极的手指关节主动和被动活动度练习计划，可控制僵硬。③稳定骨折和内固定的骨折可使用轻便、可移除的热塑形夹板。使用一种有衬垫的热塑形支具，它是"现货供应"的，但可针对每一个患者塑形定做。④对稳定的、非手术治疗的桡骨远端骨折，起初应用有衬垫的方糖夹式石膏。当骨折看起来已经愈合（3～4周），最终要将肘关节从方糖夹式石膏中"解放"出来（以避免肘关节僵硬）。早期康复的另一个关键部分是手的功能性使用。很多此类患者是老年，适应其腕部损伤的能力下降了。⑤适宜的治疗应当非常稳定，以便在轻活动中（即<2.5kg的力量）允许手的功能性使用。⑥当手用于辅助诸如穿衣、吃饭和如厕等日常活动时，可以更快地融入患者的身体功能中，且不易出现营养障碍。⑦功能性使用也有助于恢复活动和减轻肿胀。⑧多数骨折在前臂旋转时是稳定的。旋后功能在桡骨远端骨折后尤其难以恢复。康复早期就开始主动和轻柔辅助的前臂旋转练习，可加速和促进旋后功能的恢复。⑨某些治疗方法（如非桥式外固定和接骨板内固定）提供了在愈合早期开始腕关节屈曲/伸直和桡偏/尺偏的可能性。只要骨折固定确实，通常在拆除缝线时（术后10～14天）允许腕关节活动。⑩瘢痕按摩可有助于控制切口区域的粘连。⑪同侧肩关节和肘关节的主动活动应贯穿整个术后康复过程以避免肩关节或肘关节僵硬。

中期康复（术后6~8周）

①一旦确定骨折早期愈合（伤后或术后6～8周），就可移除克氏针和外固定，患者可不再需要外部支持。②这一转变应在影像学引导下进行，因为某些非常粉碎的骨折可能需要8周以上的支持。③应用主动-辅助的前臂和腕关节活动练习以获得最大活动范围。被动活动在桡骨远端骨折的康复中没有作用。④动力型夹板有助于增加活动度。特别是当旋后功能恢复缓慢时，可间断使用动力型旋后夹板。

晚期康复（术后8~12周）

①一旦愈合已很明确（伤后或术后6～12周），可在继续主动-辅助活动的同时开始强化练习。②腕和手从伤后至今已经休息了好几个月，将从针对性的强化练习中获益，包括用标准锻炼推杆进行手指强化练习以及使用小哑铃。

（洪毅 张军卫）

sānjiǎo xiānwéi ruǎngǔ fùhétǐ
sǔnshāng kāngfù

三角纤维软骨复合体损伤康复（rehabilitation of triangular cartilage complex injury）

三角纤维软骨复合体（TFCC）是由几种结构共同构成的。基本结构是三角纤维软骨（TFC）或称半月盘，是一个相对无血管的盘状结构，在尺骨远端关节面与近排腕骨（主要是三角骨）之间起到衬垫的作用。关节镜是诊断腕关节损伤的金标准。另外，关节镜使医师可对腕关节的所有结构进行触诊和观察，从而更容易地治疗所有可能的损伤。关节镜还可以避免与腕关节开放手术有关的并发症，并允许制动之后更快进行康复。非手术治疗首先将腕关节用支具固定4～6周。使用非甾体

类抗炎药，有时注射皮质类固醇可有帮助。制动之后开始物理治疗。先进行主动协助和被动关节主动活动度练习。然后加上积极活动练习和阻力强化康复，继之以增强式和运动特异治疗。多数TFCC撕裂患者对支具和理疗有很好的反应。如非手术治疗失败而症状持续者则有手术指征。由于竞争和赛季方面的考虑，对运动员可较早进行手术。虽然还有争议，但TFCC撕裂的手术治疗延迟会对治疗结果有不利影响。

TFCC清创术后康复方案 ①1期（0～7天）：使用软敷料以促进伤口愈合，减轻软组织水肿。②2期（约7天）：鼓励关节活动度练习；如能耐受可恢复正常活动。③3期（无痛时）：抗阻力强化练习，增强式训练和运动特异康复。

纤维软骨复合体（FCC）撕裂修复（有或无月三角穿针固定）术后康复方案 依照术后时间如下。

术后0~7天 ①术后初期强调减轻软组织水肿和关节渗出。维持腕关节和肘关节制动很重要，需要联合应用冷疗以及患肢抬高。上肢应置于吊带内。②开始手指屈曲/伸直练习以防止可能发生的肌腱固定并减轻软组织水肿。③开始肩关节主动-辅助和被动活动度练习以避免盂肱关节活动丧失。这些可在家中进行。

术后7天~2周 ①首次诊所访视时拆除缝线并使用明斯特尔（Münster）石膏。腕关节再次完全制动，鼓励肘关节屈曲/伸直。②继续手部和肩关节活动度练习。③移除吊带。

术后2~4周 ①除去硬石膏，改用可移除的明斯特尔石膏或支具。②每天两次移除石膏，

进行轻柔的腕关节屈伸。

术后 4~6 周 ①置换明斯特尔石膏以适应减轻的肿胀。继续肘关节屈伸，但避免前臂旋转。②开始轻柔的腕关节屈曲/伸直练习。③逐渐开始阻力较强的挤压球练习。④继续手部和肩关节锻炼。

术后 6 周 ①移除明斯特尔石膏，根据需要使用腕关节中立位夹板。②在诊所拔除月三角克氏针（如有使用）。③允许主动的无痛性旋前和旋后。

术后 8 周 在腕关节运动的六个平面上开始渐进的主动和被动活动度练习。一旦达到关节活动度练习无痛，就应开始强化练习。①用小哑铃或橡胶管进行腕关节六个运动平面上的负重活动。包括掌侧、背侧、尺侧、桡侧、旋前和旋后 6 个方向。一旦力量恢复，可使用 Cybex 机进一步加强旋前-旋后力量。②利用哑铃、钢索重量或橡胶管进行上肢四个方向的斜线活动。③前臂屈肌-旋前肌锻炼。从腕关节伸直、旋后、桡偏位开始，利用哑铃作为阻力，将腕关节移动到屈曲、旋前、尺偏位。④用手抓握橡胶管进行手指抗阻力伸直/屈曲练习。⑤开始上肢增强式训练。一旦能做到对墙倒/推出，就可开始负重医疗球练习。最初使用 450g，然后根据患者表现增加球的重量。⑥增强式训练应适合患者的运动兴趣。如果患者是运动员，应加用运动特异练习。a. 对墙倒是患者站在离墙 90~120cm 向墙，用手撑住，然后推出弹回到开始姿势。b. 抛医疗球，首先在胸部位置用双手抓住医疗球，将球推传给同伴或蹦床，球回来时达到高于头的位置。c. 在胸部位置用双手抓住医疗球，将球推传给同伴，球回来

时达到胸部位置。d. 将医疗球推传给墙并反弹回胸部位置。e. 在斜线位置用单手抓住医疗球，抛给同伴或蹦床，反弹回高于肩部的斜线位置。这一练习也可越过身体或用双手进行。f. 患者仰卧，上肢无支撑的外展 90°及外旋 90°。由同伴在 60~90cm 远处将 230~900g 球抛给患者，患者抓住球，尽可能快的抛回给同伴。g. 医疗球俯卧撑分别在腕关节掌屈、背伸、桡偏和尺偏位进行。开始时可用膝盖着地，随着力量恢复逐渐过渡到脚趾受力。h. 运动特异练习是模拟运动中所用动作的生物力学来设计的。对于有过顶动作或投掷项目的运动员，应进行以下程序：最初用关节活动度练习确定无痛性活动范围。前述的所有练习都可进行。i. 用一根加重的短棒模拟投掷、射击或球拍运动的动作。然后进展到弹性抗阻力练习。同样开始无球挥拍动作。j. 最后开始真实的投掷、射击或者过顶的球拍运动。k. 有接触的运动员，如美式足球前锋需进行杠铃卧推和平卧飞鸟。起初横杆不加重。然后在无痛情况下逐渐增加重量和在耐受范围内增加重复次数。l. 可完成更难的工作任务，如用扳手和钳子拧紧螺母和螺钉。可使用螺丝刀拧紧/拧松螺钉。

术后 3 个月 最短时间的脱离夹板恢复运动。

（洪 毅 张军卫）

wànbù jiànqiào nángzhǒng kāngfù

腕部腱鞘囊肿康复（rehabilitation of wrist ganglion cyst）腕背侧腱鞘囊肿很少起源于舟月间隙附近以外的部位，囊肿有蒂与下方的关节相连，并可由曲折的路径通向肉眼所见的病变部位。这些囊肿被认为存在一种单向瓣

膜机制，因为造影剂或染料可从关节流向囊肿，但不会反方向流动。腱鞘囊肿不伴有红斑或发热，且容易透光。背侧腱鞘囊肿在腕关节屈曲时最易看到。触诊可造成轻微不适，而诱发动作（腕关节极度掌屈或背伸）通常可导致疼痛。如囊肿无症状则无须治疗。应当认识到多数囊肿可自行消退。首先采用非手术治疗，包括囊肿抽吸，或加类固醇注射，但这种治疗后复发很常见，如症状持续可切除腱鞘囊肿。腕部腱鞘囊肿切除术后康复方案：①术后 2 周：a. 除去短臂夹板和缝线。b. 开始腕关节主动和主动-辅助屈伸。c. 继续在白天 2 次练习之间以及夜间间断佩戴夹板。②术后 2~4 周：a. 关节主动活动度练习进展到抗阻力和渐进的强化练习。b. 4 周时停止使用夹板。③术后 4~6 周：在耐受范围内允许正常活动。④术后 6 周：允许完全活动。

（洪 毅 张军卫）

guānjié kāngfù

关节康复（joint rehabilitation）

按照关节受力和组织耐受相一致的原则，对于关节伤后愈合中的组织逐步施加应力，以恢复改善关节活动与功能。当组织愈合完成后，康复方案将更加强化，为返回运动做准备。康复过程往往涉及许多医务人员（运动创伤、骨科和康复专业的医师、治疗师、教练、护士以及营养、体能和心理专家），职责会互相重叠，但都有自己特定的角色，满足不同的需求。

康复目标 目标是恢复关节活动和改善功能。执行康复计划前，康复医务人员应进行全面评定，包括关节活动范围、肌肉灵活性和力量、本体感觉、姿势、步行和步态模式等。康复时一定

要考虑创伤后的生理反应，基于具体的损伤或术式来制订相应康复计划。切记康复效果将决定其功能活动能力和职业前景。因此，改善受伤组织的愈合环境并在不影响愈合的前提下尽早恢复日常生活和运动能力。康复计划有两个基本目标：①避免制动或失用造成的副作用。②促进组织愈合，避免未完全愈合的组织受力过大。其他的康复目标有：减少疼痛、炎症反应和关节积液；恢复无痛的主动全关节活动范围；恢复正常的肌肉力量、耐力、爆发力和功能性活动。不完全康复或过早恢复运动易再次受伤。

相关重要概念　主要包括以下几种。

愈合限制　康复方案设计时要考虑的重要因素是组织愈合的生理限制。一般来说，不同类型的组织在损伤后强度都会下降，但随着时间推移，受损组织逐步愈合，强度逐步增加。骨、韧带、肌肉、肌腱损伤后恢复到正常强度的时间分别约是 12 周、40 周、6 周到 6 个月、40 周。但年龄、健康和营养状况以及损伤程度会影响愈合进度。

康复分期　时间在损伤恢复和康复中至关重要。早期运动治疗过度有可能损伤未成熟的组织，引起炎症并延长康复过程。康复分期基于愈合限制而制订康复计划的时间框架，但各阶段之间并没有绝对的过渡点，而是相互重叠和有个体差异。因此，这些分期仅是提供参考，而不应支配康复进展。康复医务人员的经验也很重要。康复阶段是渐进性的。当关节活动范围恢复后，可逐步进行力量练习。随着新形成的结缔组织成熟，组织能耐受更高强度的运动。康复分期包括炎症期

（早期）、修复期（中期）和功能重塑期。①炎症期：从组织受伤到炎症得到控制。软组织愈合的炎症期一般持续到伤后 4～6 天。此期的康复目标是减少疼痛、控制炎症，并在无痛的前提下开始恢复关节活动范围、肌肉灵活性和肌力以及本体感觉。休息、冷疗、加压和抬高患肢对缓解肿痛十分必要。从炎症期转为修复期的具体表现为：水肿被控制、无痛的关节活动范围基本恢复和充血消退。②修复期：伤后恢复的 4～21 天。在此阶段，愈合中的结缔组织比较脆弱和不成熟，应采取无痛和温和的运动治疗。应力过大会导致炎症复发，返回到炎症期。但应施加适量的应力，以免出现灵活性降低、关节活动范围受限和关节粘连等后果。关节活动范围是运动的基础，进一步加强柔韧性和肌力训练。增加肌力的方法包括低阻力高重复和渐进性抗阻训练法。随着活动范围和肌力的提高，进一步协调和拮抗肌群之间复杂的神经肌肉控制，改善协调性和灵活性，以便运动更平稳和流畅。③功能重塑期：伤后 21 天到 12 个月。应恢复全部的关节活动范围和力量。随着结缔组织的纤维排列方向更能抗拉及其拉伸强度增加，逐步增加力量练习的强度，提高灵活性、协调性与功能训练的强度，为专项运动做准备。

康复训练参数　康复进程和活动能力取决于以下参数的系统控制：强度、持续时间、频率、速度和模式、康复中或两次康复之间的休息和恢复。调整这些参数以确保患者的体能不断恢复。

强度　康复强度是超负荷而不是过量。康复强度在开始时较低，随着组织变强时逐渐增加。

而且强度与持续时间呈负相关。①增强肌肉和结缔组织：康复强度必须从小到大以适应愈合中的组织，避免产生炎症。较小阻力和较多重复次数能提高肌肉耐力，而较大阻力和较少重复次数能提高肌肉力量。随着阻力和强度的增加，减少每组练习的重复次数。肌肉和结缔组织必须接受比日常活动更大的刺激才能增粗和增强，常使用的抗阻性训练就是引起这些适应性变化的运动模式。②心血管状态：对经过训练的人，训练强度在最大心率的 60%～90% 能改善心血管状态；而对未经训练的个人，训练强度在最大心率的 35%～40% 就可改善其心血管状态。除了患肢损伤的禁忌证外，需采取适合的强度训练患者的心血管状态。

持续时间　持续时间是在康复练习上花费的时间，包括重复次数和每组抗阻练习时间。以提高心肺耐力为目的的康复练习时长应为 20～60 分钟。具体时长要根据练习强度调整，而练习强度由愈合组织的完整性决定。在康复初期，有必要进行几次约 10 分钟的练习，然后逐渐增加可耐受的持续时间。最主要的影响因素是损伤组织的恢复速度不同，其他因素有患者依从性、加重炎症反应的次数和组织再损伤的严重程度。

频率　频率指在给定时间内（每天或每周）的练习组数。频率、强度和持续时间相互依赖。每周进行 2～4 天的抗阻练习，肌力增强效果较好。练习状态很大程度上取决于练习频率；锻炼少的个体需要较低频率得到改善，训练有素的人在较高频率时有较好反应。应严密监测，避免出现炎症反应。提高心血管功能的频率应根据练习水平或个人能力而

变化，可由每周1~2次的低强度和短时间调整到每周3~5次的较大强度和长时间练习。

训练速度与模式 康复早期进行慢速的离心和向心收缩练习。应在全部关节活动范围训练，并在终末位置时暂停，但应避免突然性动作。在康复后期，应该调整训练速度。常规的渐进抗阻练习以每秒60°角速度进行，但此角速度并不能恢复专项运动，如棒球投手的投掷角速度为每秒7 000°~10 000°。对棒球投手进行常规的训练不能达到重返赛场的要求。因此，改变练习的类型和速度很重要。可借用橡皮管或高角速度谱的等速设备进行训练，产生向心或离心的协同模式。理想的训练应与患者从事的运动相似，逐渐进行专项训练。

休息和恢复 训练后的恢复需要时间。时间较长的休息能改善无氧系统。休息时间应比训练时间长，一般是训练时间的3~20倍，让患者对高强度的练习有更好的耐受，并提高心血管系统和肌肉系统的无氧能力。时间较短（相当于0.5~2倍训练时间）的休息，无氧系统不能恢复，而需要有氧系统供能。因此，有氧能力和心肺耐力的提高是在休息时间较短的情况下出现。间歇训练是一种高效的体能训练工具，可以调整训练和休息的比值。

术前训练 术前的训练和患者教育，包括康复预期、步态训练、术前测试、术后支具使用指导等，能够减少术后并发症以及肌肉力量和耐力的降低。患者应该了解手术过程、手术预后、可能的并发症和术后注意事项，并讨论康复的重要性及其周期。患者教育在术前训练和康复计划中不可或缺，但常不被重视。对于不具备手术条件或择期手术患者，术前训练4~6周会更好。

（教英芳　黄红拾）

jiānguānjié kāngfù

shàngzhī guānjié kāngfù

上肢关节康复（rehabilitation of the upper limb joint）

治疗上肢损伤的前提是对患者进行详细的功能评定（包括疼痛、关节活动范围、运动协调性、肌肉力量和心肺有氧耐力等），全面掌握其症状、体征和功能障碍。掌握这些知识，才能选择合适的治疗手段，并能评估预后效果。引起上肢疼痛的原因很多，除了疼痛部位的疾病或其周围结构的病理变化外，颈椎、胸廓和内脏疾患也可引起上肢痛，这些因素都给评定造成了一定困难。患者最常见的症状是疼痛，尤其是疼痛导致活动受限的情况。是否某些姿势可减轻疼痛，神经根型疼痛的患者，通过高举手臂超过头部可能减轻疼痛，但对于一个肩部不稳定或发炎的患者来说，高举手臂一般会加剧症状。关节活动度一般与其病理变化相关，可通过肩关节的前屈后伸、内收外展、内旋外旋，肘关节的屈伸，前臂的旋转，腕关节的屈伸，这些主动和被动活动度是否有受限的情况来判断。在检查中首先要注意有没有肌肉痉挛、畸形、擦伤、萎缩、感觉障碍或麻木的指征，这些指征能够帮助检查者精确地了解关节受损的状况和潜在病变。患者运动后是否出现肢体的无力和沉重症状，是否肢体易感到疲倦，这些症状可能与血管有关。病例特点、症状体征、专科查体、功能评分、辅助检查、治疗性评定等方面是上肢关节康复评定的要点，这些对上肢损伤的诊断、康复治疗均具有重要意义。

（教英芳　苗欣）

jiānguānjié kāngfù

肩关节康复（shoulder rehabilitation of the shoulder joint）

肩关节的功能障碍和损害征象主要有肩关节疼痛、肩关节活动度不足、肩关节运动协调障碍、肌力不足、肌肉失衡、关节不稳。肩关节疼痛在过顶运动如投掷、游泳等中多见，疼痛可牵涉颈椎、手臂和后背；肩关节灵活性下降，关节僵硬、软组织粘连，肌肉硬度高，肩关节外展、屈曲、旋转的活动度减小；肩袖肌群、菱形肌、前锯肌肌、下斜方肌等易出现力量不足，影响肩胛骨的稳定性，从而减小肩关节的活动度；日常生活中出现取物、梳头、穿衣等功能困难，影响生活质量。对于肩关节功能障碍的康复方法有：①手法治疗包括肩周肌筋膜松解术和肩关节松动术，减少软组织粘连，增加关节的活动度。②运动疗法包括爬墙、钟摆、牵拉等活动以增加肩关节各个角度的活动度，着重于肩袖肌群、肩胛肌群的力量训练和稳定性训练，增加肩关节神经肌肉控制训练。③物理因子疗法多采用热疗、电刺激、激光以缓解疼痛，促进血液循环。肩部康复运动后要及时消除疲劳。肩关节的功能障碍一般预后良好，大多数都能恢复活动度和肌肉力量，重返工作和生活。

（教英芳　娇玮）

jiānguānjié shǒushù kāngfù

肩关节手术康复（rehabilitation after shoulder joint surgery）

肩关节手术主要包括肩关节镜微创手术、肩关节周围骨折复位内固定、肩关节置换术等。固定或修复的组织包括骨、韧带、关节囊、肌肉、肌腱以及肩关节附近病理组织的切除。肩关节是一个活动范围很大的球面关节，但是手术后制动会影响肩关节的功能。肩关节手术康复是针对术后功能障碍进行干预的一系列有目标、有评估、有计划的治疗方案。肩关节手术引发功能障碍的机制是创伤性炎症、水肿和制动造成的关节僵硬，并伴随神经肌肉的控制、协调能力下降。

肩关节手术分类 根据肩关节手术操作的不同形式和组织，可以将手术分为关节镜微创手术、骨折内固定术和肩关节置换术。三种手术对肩关节的创伤大小不同，干预的内容和层面也有差异。①通过微创手术可以做肩袖损伤的缝合，此类手术对关节的创伤最小。②肩关节周围骨折的内固定术，此类手术的优点是可以对骨折断端解剖复位并能够早期进行功能锻炼。③肩关节置换术是国内晚于膝关节置换术而开展的关节置换技术，对严重的肩关节炎和陈旧性关节感染等的治疗有很大的优势。

康复评定 康复评定是功能锻炼的基础。根据不同的分期，对患者肩关节术后存在的问题进行评定，根据评定内容的主次和轻重，分别制订康复治疗计划。评定内容包括：①伤口情况。②疼痛。③关节肿胀。④关节活动度。⑤肌力。

康复原则 ①第一阶段（炎症期）：主要目的是最大限度减少制动带来的副作用，尽量恢复无痛范围内的关节活动度。炎症期的患者主要是通过物理因子、良肢位摆放、肌肉等长收缩来改善疼痛和水肿，减轻炎症反应。②第二阶段（修复期）：逐步进行上肢的神经肌肉控制能力，以加强动态稳定性。修复期开始进行无痛范围内的肩关节活动，并对关节功能进行评定，逐渐改善肩关节功能障碍的相应活动范围。③第三阶段（功能重塑期）：开始相对激进的康复训练，进行专项增强式训练，逐步恢复全部运动。功能重塑期是进行力量、耐力训练以及相关作业活动的时期，逐步让患肩参与到上肢的各种作业活动中，最大程度地减少功能障碍，促进患者回归家庭和工作岗位。

（敖英芳 张 静）

jiānguānjié wēichuàng shǒushù kāngfù

肩关节微创手术康复 （rehabilitation after minimally invasive shoulder joint surgery） 常见的肩关节微创手术包括肩袖缝合术和肩关节脱位纠正术。根据损伤情况不同，每种手术又有不同的类型。肩袖缝合术包括单纯冈上肌缝合，冈上肌合并冈下肌或肩胛下肌缝合，以及冈上肌、冈下肌、肩胛下肌三者都需要缝合的巨大肩袖缝合术。肩关节脱位纠正术包括盂唇缝合术和植骨脱位纠正术。不同术式涉及不同的受累组织，应采取不同流程的康复程序。术后康复目标可根据损伤愈合的三个时期而划分为损伤急性期、修复再生期和功能重塑期三个阶段。由于损伤的类型和程度不同，个体损伤愈合的反应也不同。每一阶段中的康复目标及进阶到下一阶段的标准，都必须慎重考虑。在急性炎症期，保护损伤组织、控制炎症反应，从而减轻临床症状促进损伤愈合，根据伤口愈合程度而选择治疗措施。设置康复目标时，始终考虑损伤组织的类型及其位置、功能和邻近结构。进入修复期后，可在支具调节保护下进行训练，恢复正常的柔韧性和肌肉协调功能。通常在损伤修复期末，临床症状和体征将会消失。重塑期开始后，应进行高强度的主被动关节幅度运动和肌力强化练习，促进组织重塑。整个康复过程中损伤组织的负荷量应逐渐递增。随着康复进程，康复目标应逐步从缓解疼痛、增加活动范围，过渡到恢复关节周围肌肉协调性、动作模式和力量，从而实现全面全功能的术后康复效果。

（敖英芳 苗 欣）

jiānxiù fénghé shǒushù kāngfù

肩袖缝合手术康复 （rehabilitation after shoulder rotator cuff repair） 肩袖由冈上肌、冈下肌、肩胛下肌和小圆肌包绕而成，致使肱骨头固定在关节窝内。肩袖中不同的肌肉收缩会使肱骨头产生不同形式的运动，临床中通常冈上肌止点断裂最为常见。肩袖的损伤机制可以分为两大类：①外伤导致的肌腱断裂。②肌腱退行性变或者磨损后，在肩关节外展或者上举过程中急剧收缩导致的肌腱断裂。肩袖术后康复分为炎症期、组织愈合期和功能重塑期三个阶段。

康复方法 ①第一阶段（炎症期）：术后早期，需根据个人不同的情况来明确炎症期的持续时间，在此期间患者需要制动，患肢在功能位固定（通常小于1周），消炎镇痛，无须进行力量、耐力及协调性等功能训练，可适度被动活动训练。②第二阶段（组织愈合期）：仍然需要支具的保护和固定，可以开始进行一些可耐受程度疼痛下的训练计划，主要以肩关节的被动屈伸以及被动外旋为主，同时开始进行肌肉协调性练习，主要以肌肉等长收缩的形式来进行，不能进行患肢力量的强化。③第三阶段（功能重塑期）：可以对患侧组织进行可忍受程度疼痛下的牵伸练习，准备开始长期的运动训练。在训练计划中应着重针对肌肉的离心收缩能力进行练习，最终需要至少达到患侧肌肉最大力量为对侧肌肉最大力量的 80% 并且可以全范围的活动肩关节。为了给瘢痕组织足够的应力，需要针对肌肉协调性以及肌肉耐力进行不同程度的专门训练。

注意事项 每次肩关节练习后必须冷敷，每天额外还需冷敷 2~3 次。每次 15~20 分钟（或依据自己情况而定），冰袋内容物需将冰与水 1：1 混合，注意冰水不要浸湿伤口。如若冷敷后有不舒服感觉的患者，可以依具体情况减少或停止冷敷。术后 6 周禁止患肩主动用力。术后 3 个月禁止后伸、投掷、用力耸肩、过度内收、外展位外旋。术后半年禁止提重物。

（敖英芳 苗 欣）

jiānguānjié tuōwèi shǒushù kāngfù

肩关节脱位手术康复（rehabilitation after shoulder joint dislocation surgery）

肩关节是发生脱位最常见的关节，约占全身关节脱位的 50%，多见于青壮年，男性较多。临床上常见前向脱位和后向脱位两种。脱位与肩关节的解剖和生理特点有关，如肱骨头大、关节盂浅而小、关节囊松弛、前下方组织薄弱、关节活动范围大、遭受外力的机会多等。前向脱位病因主要有两种：①急性创伤导致脱位，创伤性前方不稳的损伤机制通常为肩外旋、外展和后伸的复合作用，常见于跌倒时手臂外伸着地或是滑雪时滑雪杖插地向前摔倒。②慢性不稳脱位，是由于重复运动造成关节囊的过度松弛和/或盂唇前下部撕脱导致的。肩关节后方不稳较为

少见，通常是由于肩关节位于前屈、内收、内旋位拉伤导致的复发性半脱位引起的。此外，若患者手臂伸展后方受到高能量暴力作用或癫痫也会导致后向脱位。术后康复治疗在患者安返病房、麻醉消退后即可进行。治疗强调尽早进行控制范围内的活动，以防止挛缩，并避免在后期训练中过度被动牵伸。肩关节的外旋和后伸应缓慢进展，以便保护修复部位，而且要避免过分牵拉关节囊前壁。贯穿全程的肩胛骨稳定协调训练可改善患者功能，使其康复做好准备。康复目标为恢复关节活动度、柔韧性及本体感觉、肌肉力量。术后康复过程一般不少于 3 个月。手臂过头的动作、外展位外旋以及后背手动作最后才能做。患者教育对防止再损伤至关重要。患者需要了解与该手术相关的注意事项。

（敖英芳 苗 欣）

jiānguānjié gǔzhé shǒushù kāngfù

肩关节骨折手术康复（rehabilitation after shoulder joint fracture surgery）

肩关节骨折是由于外伤或病理等原因致使肩部骨质部分或完全断裂。临床常见的肩部骨折，包括肱骨大结节骨折、肱骨外科颈骨折、肩胛骨骨折、锁骨肩峰端骨折等。肩部骨折在骨折处形成血肿，局部有局限性疼痛和压痛，局部肿胀和出现瘀斑，骨折局部出现剧烈疼痛，特别是移动患肢时加剧。肢体活动功能部分或完全丧失，粉碎性骨折尚可出现肢体畸形及异常活动。将骨折后发生移位的骨折断端重新恢复正常或接近原有正常位置，以重新恢复骨骼的支架作用。复位的方法有闭合复位和手术复位。骨折复位后，容易发生再移位，故要采用不同的方法将其固定在

满意的位置上。常用的固定方法有小夹板、石膏绷带、外固定支架、牵引制动固定等，此固定方法称外固定。如果通过手术切开利用接骨板、钢针、髓内针、螺钉等固定，称为内固定。

康复方法 功能锻炼是维持肩功能的唯一方法，其中每天肩关节的全程运动最重要。锻炼可以分为主动和被动锻炼两种。①主动：锻炼力量。②被动：以关节活动度为主，是在健侧肢体或者他人帮助下进行的肩关节活动度训练，肌肉不用劲。骨折患者早期进行关节活动度练习，就是被动运动，可以避免骨折移位；骨折愈合以后，进行主动锻炼，即力量练习。

并发症 主要并发症为肩关节僵直、活动时疼痛、肱骨头缺血坏死等。

预后 影响肩关节骨折后肩关节功能的主要预后因素是年龄和骨折类型，应主要根据这两个因素采用个体化的治疗方法。

（敖英芳 王 飞）

jiānguānjié zhìhuàn shǒushù kāngfù

肩关节置换手术康复（rehabilitation after shoulder joint replacement）

人工肩关节置换是治疗许多肱盂关节疾患常用的一种手术方法。主要包括：①半肩关节置换术（又称人工肱骨头置换术）：只置换人工肱骨头或肩胛骨关节盂表面。②全肩关节置换术（total shoulder arthroplasty, TSA）：将整个肩关节全部换成人工的，包括人工肱骨头置换加肩胛骨关节盂表面置换。③反式肩关节置换术（reverse shoulder arthroplasty, RSA）：肱骨头与肩胛骨关节盂位置对调。

手术适应证 ①人工肱骨头置换术：肱骨近端三、四部分骨

折，肱骨近端恶性肿瘤。②全肩关节置换术：骨关节炎、创伤性关节炎、肱骨头缺血坏死。③反式肩关节置换术：巨大肩袖撕裂、不可修复性肩袖撕裂，并发较大肩袖损伤的肩关节骨关节炎，肱骨近端骨折，人工肩关节翻修，类风湿性肩关节炎。

手术禁忌证 ①人工肱骨头置换术：感染、肩胛骨关节盂软骨严重缺损、肩袖和三角肌功能均丧失。②全肩关节置换术：感染，肩袖肌群或三角肌严重缺损。③反式肩关节置换术：三角肌缺损。

康复方法 三种术式的康复方案基本相同，分四个阶段完成。①第一阶段（0~4周）：包括控制软组织肿胀和疼痛，肩肘吊带固定，进行日常活动。减轻水肿和疼痛，患肩关节持续冷敷，肩肘吊带固定，多模式镇痛；进行手指各关节、腕关节及肘关节的主动屈伸活动训练；仰卧位主动辅助患肩关节前屈上举达120°、外旋达30°活动（健侧手辅助）。②第二阶段（4~10周）：缓慢提高关节活动范围。仰卧位主动辅助患肩关节无痛下前屈上举达150°，外旋达45°，适当练习内旋活动，增加手部握力训练；水疗锻炼，泳池内前屈，水平内收、外展训练。③第三阶段（10~16周）：强化训练。被动上举达160°，外旋达60°，内旋达T$_{12}$水平，肌力到达4级水平，进行疼痛可忍受范围内活动，肩肘进行抗阻锻炼（肱二头肌、肱三头肌）；灵活性练习：牵拉后部关节囊，继续握力训练；进行性抗阻锻炼：划船，胸部推举活动（轻量）。④第四阶段（16~22周）：患肩关节活动度最大化，获取适当力量及灵活性以满足日常生活活动需要，患侧上肢具备功能肌

力，家里或体育馆独立进行治疗性锻炼项目；日常生活中避免疼痛活动，灵活性训练，抗阻训练，避免上举过重物体。

（敖英芳 刘四海）

zhǒuguānjié kāngfù

肘关节康复（rehabilitation of the elbow joint） 肘关节常见的功能障碍和损害征象主要有肘关节疼痛、活动度不足、肌肉力量不足、神经卡压。常见的症状有肱骨内上髁和外上髁的疼痛、麻木、灼烧感，可以放射至前臂和手；小臂肌肉僵硬；肘关节屈伸和旋转力量下降，抓握无力。表现出打网球、高尔夫球时肘关节附近疼痛、日常生活中不能拧毛巾、提重物等。对于肘关节的功能障碍的康复主要有：①手法治疗包括肌筋膜松解术和关节松动术，促进肘关节的活动度增加关节间隙，还包括神经动力学治疗减小神经与周围组织的粘连和卡压以促进神经的正常代谢和滑移。②运动疗法包括牵拉训练以促进组织柔韧性，肘关节和腕关节相关肌肉的力量训练，着重于腕屈肌和伸肌力量、握力，并配合离心力量训练。③物理因子疗法包括冷敷缓解急性疼痛和炎症、冲击波和超声波治疗可以促进肌腱末端损伤的恢复；必要时辅以支具、贴扎进行保护和固定。肘关节功能障碍通过康复后预后良好，可以恢复肌肉力量、运动幅度和运动协调能力。

（敖英芳 娇玮）

zhǒuguānjié shǒushù kāngfù

肘关节手术康复（rehabilitation after elbow joint surgery） 肘关节是肱尺关节、肱桡关节和桡尺近侧关节包裹在同一个关节囊内构成的复关节，韧带包括桡侧（尺侧）副韧带和桡骨环状韧

带。肘关节可进行屈伸运动和参与前臂旋前（后）运动。肘关节可以调节手和躯干之间的距离和控制手的空间朝向，使手在特定位置发挥作用；90%日常活动在肘30°~130°屈伸和旋前（后）50°内完成。因为肘关节联结多、关节囊薄弱，所以容易挛缩和僵硬。

康复评定 ①住院患者除要评定生命体征外，还要评定心肺功能等。②伤口情况。③关节水肿。④关节疼痛。⑤关节活动状况。⑥肌力等。

康复原则 根据术前情况、手术方式、医师偏好、手术操作、术中发现、术后恢复情况等制订个体化康复目标和处方。若肘关节手术使用坚强内固定、允许早期活动和无痛被动活动；薄弱的内固定则需要延迟保护性活动。

康复目标 减轻疼痛、抑制炎症、防止关节挛缩和僵硬等并发症、改善和恢复力量以及运动功能。

康复方法 ①健康教育。②消肿、镇痛：口服非甾体类抗炎药、冷敷（每次15分钟，间隔2小时）、加压包扎、按摩、物理因子治疗（如经皮神经电刺激）。③体位摆放：抬高患肢、舒适悬吊。④增强肌力的训练：术后早期手术侧关节肌肉等长收缩，再渐进性抗阻训练，直到无痛时再增加阻力，达到耐受程度；非手术关节主动活动和抗阻训练。⑤关节活动度练习：持续被动运动、关节助力-主动活动、主动活动、牵伸练习。⑥关节灵活性练习。⑦恢复日常生活各项活动能力的训练。⑧恢复工作和运动功能的训练。⑨保护带、支具等辅助器具适配。

（敖英芳 齐燕）

zhǒuguānjié wēichuàng shǒushù kāngfù

肘关节微创手术康复（rehabilitation after minimally invasive elbow joint surgery）

肘关节微创手术包括微创关节镜手术和创伤不大的开放手术。提供关于游离体的有价值资料，使滑膜、关节囊与关节软骨的检查成为有可能；利于肘关节不稳定的诊断。用于剥脱性骨软骨炎、松解粘连体、骨软骨游离体摘除、滑膜皱襞及半月板病变和骨赘的切除。关节内骨折的治疗和关节镜评估。最佳适应证是存在机械性症状，如交锁、弹响、渗出或关节最大活动范围时疼痛，以及系统物理治疗无效者。无绝对禁忌证，但需要特别关注尺神经移位者、交感神经反射失调者。肘关节属于复合小关节，结构复杂，关节内空间狭小，且关节周围结构复杂，术后并发症相对多见，如感染、血管神经损伤、肢体间室综合征等。手术方式、医师偏好、手术操作和术中发现对术后康复均起指导作用。

康复评定 ①伤口情况。②关节水肿。③关节疼痛。④关节活动状况。⑤肌力。⑥上肢的感觉运动功能等。

康复原则 术后康复首要的目标是获得全关节的活动度。康复治疗从手术当天就应开始，包括减轻疼痛、减轻水肿、逐步增加关节活动度、佩戴支具、吊带等辅助器具。韧带修复术或者重建术后，微骨折或骨折固定术后应戴悬吊肘支具6周。正规的理疗应在术后前2周开始。当关节活动度改善后，约术后4周，开始增强肌力训练，但一定强调渐进性原则，患者的症状是康复进展的指标，重返运动和全部活动取决于康复计划的完成情况。

（敖英芳 齐 燕）

zhǒuguānjié cèfùrèndài shǒushù kāngfù

肘关节侧副韧带手术康复（rehabilitation after elbow joint collateral ligament surgery）

侧副韧带是维持肘关节稳定性的重要组成部分，包括尺侧副韧带（UCL）和桡侧副韧带（LCL），UCL损伤变得越来越普遍，在投掷运动中损伤的发生率较高。

康复评定 术后需根据不同的手术技术、尺神经转位方法、损伤程度等进行整体评定以便制订康复计划。时间上按组织愈合一般分三期，对应不同的康复目标和计划。①第一阶段（炎症期）：最大限度减少制动带来的副作用，尽量恢复无痛范围内的关节活动度。②第二阶段（修复期）：逐步进行上肢的神经肌肉控制能力，以加强动态稳定性。③第三阶段（功能重塑期）：开始相对激进的康复训练，进行专项增强式训练，逐步恢复全部运动。

康复原则 UCL重建总体进度原则为：①术后1周采用支具夹板固定在90°屈肘位，使UCL移植物充分愈合。同时进行手腕关节活动度练习。此后调整支具，允许关节活动度从30°~100°屈曲。以5°~10°为每周进步单位，第6周末逐步恢复全关节活动度（0°~145°）。②术后5~6周可撤除支具。有学者倾向缓慢保守的康复进度，全肘关节伸直在4~5周后完成。从0°到屈曲50°~60°，因UCL应力较小。③术后8~9周可逐步进行相关体育动作训练。康复重点仍是肘关节内侧的动态稳定性，由于尺侧腕屈肌和指浅屈肌在UCL周围，能加强肘关节内侧稳定性以便对抗肘外翻应力。④术后9~14周可进行高级运动训练。有足够的强度和动态稳定性、无症状时可允许返回训练场进行间断训练。通常从术后6~8周第一个投掷动作练习开始，到术后6~9个月恢复竞争性投掷。

预后 UCL重建术后返回体育赛场的成功率为85%~88%。

（敖英芳 李 玥）

gōnggǔ wàishàngkēyán shǒushù kāngfù

肱骨外上髁炎手术康复（rehabilitation after surgery of external humeral epicondylitis）

肱骨外上髁炎又称网球肘，是肱骨外上髁伸肌总腱起点慢性损伤性炎症；肘外侧局限性疼痛，用力握拳、伸腕时加重，米尔斯征（Mills sign）阳性；肱骨外上髁、桡骨头及两者之间局限敏锐压痛。病理涉及伸肌总腱撕裂、钙化坏死或深方滑囊炎；环状韧带退行性变；肱桡关节滑膜炎或皱襞增生等。大多数患者非手术治疗有效；但正规非手术治疗0.5~1年后症状仍严重、影响生活工作可行微创关节镜或开放手术清除不健康组织，改善血循环，促进腱-骨愈合。

康复目标 根据患者的具体情况制订个性化治疗方案，治疗的目的是减轻或消除症状，避免复发，恢复日常生活和运动功能。

康复原则 在于肩、躯干、下肢和肘力量训练；同时，及时纠正运动训练方式和技术异常以预防损伤。

康复方法 ①抬高患肢、吊带。②冷敷每天2~3次，每次15~20分钟。③服用阿司匹林或非甾体类抗炎药（如布洛芬等）。④护具、保护带。⑤关节活动度训练。⑥力量练习。按医嘱进行加强腕伸肌肉力量的训练，重点在于离心性牵伸和力量训练。⑦逐渐恢复运动。按医师建议，开始锻炼运动项目（生活工作）需要的手臂运动。85%~90%患者术后6个月可完全重返运动。

（敖英芳 齐燕）

gōnggǔ nèishàngkēyán shǒushù kāngfù

肱骨内上髁炎手术康复 （rehabilitation after surgery of internal humeral epicondylitis） 肱骨内上髁炎，俗称高尔夫球肘，是前臂屈肌总腱损伤或尺侧屈腕肌损伤，表现为肘关节肱骨内上髁处疼痛，其病理和术后康复与肱骨外上髁炎相似。区别在于运动康复应尤其关注屈曲-旋前的牵伸和力量训练。超过90%患者术后3~6个月可完全重返运动。

（敖英芳 齐燕）

chuāngshāngxìng zhǒuguānjié jiāngyìng shǒushù kāngfù

创伤性肘关节僵硬手术康复 （rehabilitation after surgery of traumatic elbow joint stiffness） 由于特殊解剖结构和关系，肘关节在主要关节中特别容易发生僵硬。大部分的日常活动需要肘关节屈伸30°~130°和旋前旋后50°活动范围。持续时间较短（损伤后6~12个月）的创伤性肘关节僵硬，应先选择非手术治疗。非手术治疗无效可考虑关节松解手术。无论哪种术式，术后康复对最终功能恢复都很关键。创伤性肘关节僵硬主要原因是关节囊纤维化造成的，其他原因还包括骨性撞击、异位骨化、畸形愈合、创伤性关节炎、软骨粘连、肌肉韧带等软组织不对称等。根据僵硬发生的部位可分为内源性和外源性两种，但实际上这两种因素常同时存在。内源性僵硬是由于关节内病变引起，如关节内骨折、畸形、异位骨化，关节面吻合差、纤维化等。外源性僵硬是由于关节外病变导致，包括皮肤、神经血管结构、关节囊、韧带、肌腱及异位骨化等。内源性僵硬需要手术处理才能改善。按组织愈合一般分三期。术后第一阶段（炎症期）：1~7天。第二阶段（纤维形成期）：2~6周。第三阶段（瘢痕成熟期）：6周及6周以上。

康复方法 关节松解术包括关节镜、开放手术等多种方式，适合外源性僵硬。内源性僵硬可能需要关节松解术联合部分或全关节置换。任何类型的肘关节僵硬松解术后康复，重点都是恢复肘关节无痛、功能性、主动关节活动度。手术医师、康复团队和患者本人必须为最佳的预后紧密合作。关节镜手术和开放手术后的康复治疗在概念上基本相似。术后要立即开始康复。相关辅助康复措施包括术后神经阻滞、手法牵伸、放射治疗、抗炎镇痛药、麻醉下手法、肉毒素注射等。术后康复关键点为健康教育、患者依从性、早期的炎症控制和关节活动度练习、持续被动活动、渐进性静态和动态矫形器应用。特别注意前臂旋前、旋后关节活动度的恢复。必要时增加辅助康复措施。

预后 研究指出肘关节僵硬术后屈伸关节活动度增加40°~50°，外源性僵硬预后相对更好。

（敖英芳 王陶黎）

zhǒuguānjié gǔzhé shǒushù kāngfù

肘关节骨折手术康复 （rehabilitation after elbow joint fracture surgery） 肘关节是一个复合关节，由肱尺关节、肱桡关节、桡尺近侧关节三个单关节，共同包在一个关节囊内所构成，存在屈伸和旋转两个自由度。肘关节关节面匹配程度高，结构相对复杂，骨折后常需手术治疗，肘关节骨折和手术后易于出现并发症，如关节僵硬、异位骨化和神经炎等。肘部各个部位受到直接或间接暴力，可导致相应的骨折。

肘关节骨折分类 根据肘关节损伤的部位可分为肱骨远端骨折、尺骨鹰嘴骨折、桡骨头骨折和复杂的涉及多部位的肘关节骨折。①肱骨远端骨折：包括常见的肱骨髁上骨折和肱骨髁间骨折，肱骨髁上骨折分为伸展型和屈曲型，伸展型更为常见，约占全部肘关节骨折的50%~60%。肱骨髁间骨折为马勒（Muller）等提出的AO分型中的C3型；C1型为T形骨折伴移位，C2型为干骺端粉碎；C3型为干骺端和髁间均为粉碎。②尺骨鹰嘴骨折：常用的为科尔顿（Colton）分型，I型无移位；II型骨折移位，可细分为撕脱骨折、横行骨折、粉碎性骨折和骨折-脱位。③桡骨头骨折：一般采用梅森（Mason）分型。I型，骨折块小，无移位或轻度移位；II型，骨折移位，范围超过30%，III型，为粉碎性骨折。

康复原则 肘关节是身体中最复杂的关节，受伤后易发生僵硬，为恢复其稳定性和良好的活动范围，手术后正确和及时康复是必不可少的。肘部骨折术后的康复必须在手术医师和治疗师的监督下进行，基于损伤类型和手术的方式进行个性化的康复。一般原则为：①术后早期（0~7天），主要目的是减轻疼痛、肿胀，防止伤口并发症，可使用冷敷、夹板固定24小时，以减少术后肿胀，防止血肿形成。冷敷每次20~30分钟，每天数次，尤其是运动后。②中期（1~6周），目的是维持与增加肘关节活动度，包括屈伸和旋转活动度，肘关节周围肌力的保持，防止异位骨化等并发症。可以佩戴可调节的肘关节夹板，循序渐进地增加肘关节活动度，在物理治疗师做肘关节被动活动时避免暴力，据情况口服吲哚美辛预防异位骨化。③后期（6周以上），目的是逐渐达到全范围肘关节活动度，肌力正常。

（敖英芳 崔志刚）

zhǒuguānjié zhìhuàn shǒushù kāngfù

肘关节置换手术康复（rehabilitation after elbow joint replacement） 随着肘关节置换术技术的成熟，其手术适应证的范围也在不断扩大，但主要适应证是类风湿性关节炎。此外，创伤后关节炎、骨性关节炎、血友病性关节炎等所致关节严重疼痛、畸形、功能障碍，滑膜切除或关节清理不能改善者，也是肘关节置换的适应证。这项技术发展已比较成熟，但围术期康复及恢复期康复并未引起广泛的重视，可能与该手术在国内开展例数较少有关，因为该手术难度较大、风险高且并发症多，如尺神经损伤、感染等。

康复评定 肘关节置换术后进行康复评定时较常用的量表是梅奥（Mayo）肘关节功能评分（mayo elbow performance score，MEPS）。MEPS 主要包括疼痛、关节活动范围、关节稳定性、活动能力四项内容。

康复目标 肘关节置换术的最终康复目的是恢复患者肘关节的功能，早期的康复功能训练以防止肌肉萎缩、关节僵硬、瘢痕粘连为主，中后期的康复功能训练以改善假体功能、增强肌力、增加关节活动度、增强日常生活活动能力为主。同时，手术医师、康复治疗师和患者之间保持良好

的沟通和密切的随访也是不可或缺的。

康复原则 康复治疗的方案是根据假体类型、手术方式等来制订，因为每一种假体都拥有自身的特点。对于非连接式假体，其稳定性取决于骨和关节囊韧带结构的稳定性，术后早期必须保证这些结构顺利愈合，同时应避免因长时间制动导致僵直；而对于连接式假体，其稳定性不依赖韧带结构，康复训练过程可以更积极和快速。术后康复训练制订计划应遵循个别对待、全面训练和循序渐进原则。

（敖英芳 崔志刚）

xiàzhī guānjié kāngfù

下肢关节康复（rehabilitation of the lower limb joint） 治疗下肢损伤需要对患者进行详细的评定，全面掌握其症状、体征和功能障碍。掌握这些知识，才能选择合适的治疗手段，并能评估预后效果。下肢康复评估主要针对结构损伤和功能障碍两部分。结构损伤的评估通常借助相关医学检查。问诊和体格检查可基本明确患者的损伤部位和初步情况，还可进一步选择特殊试验检查，如抽屉试验检查前交叉韧带损伤情况，侧扳试验检查侧副韧带损伤情况等，以明确具体的损伤组织。X 线平片、MRI 等影像学检查，也是临床上常用的明确结构损伤的辅助手段。下肢康复的功能评定主要针对关节活动范围、运动协调性、损伤相关肌肉力量等进行。针对运动员的功能评估还包括心肺有氧能力的评估。关节活动范围是指下肢各个关节能够实现的最大活动幅度，包括主动活动范围和被动活动范围。疼痛炎症、关节交锁、韧带扭伤、肌肉僵硬都会导致活动范围缺失。

运动协调性主要包含三个层面，首先是损伤关节的深层稳定能力。股四头肌内侧头对于膝关节的稳定性十分重要，早期激活股四头肌内侧头的训练，如大腿静力收缩、直腿抬高等，有利于关节功能恢复。其次协调性还包括静态和动态的反馈能力，即在本身平衡被破坏的情况下能够迅速恢复下肢平衡稳定、动作控制的能力。单足平衡站立、下蹲力线训练都是非常有效的训练方式。最后的协调性训练指前馈能力的训练，是更高阶的运动控制能力。肌肉力量包括耐力力量、最大力量和快速力量，可根据患者的康复目标逐步开展评估测试。

（敖英芳 苗欣）

kuānguānjié kāngfù

髋关节康复（rehabilitation of the hip joint） 髋关节常见损害征象和功能障碍包括疼痛、活动受限、肌力不足、肌力失衡、相邻身体环节的活动不协调，表现为负重时腹股沟、髋关节外侧及前侧的疼痛，可放射至大腿前部或膝部；髋关节屈曲、内收、内旋活动度受限较常见；髋关节周围肌力下降，髋外展肌与内收肌双侧力量不均衡；髋关节弹响、交锁或不稳感，由于髋关节活动度下降和肌肉无力，最终可能导致步行困难。对于髋关节功能障碍的康复，日常生活中以减轻髋关节应力为核心，包括避免髋关节大范围伸展活动及过度旋转活动、掌握正确行走和转移的方式、合理减重、合理使用助行器或拐杖；物理因子疗法可选择超声波和冲击波；手法治疗包括肌筋膜松解术、神经动力学技术和髋关节松动术，有助于减轻疼痛，缓解症状，牵拉和松解紧张的肌肉，如髂腰肌、梨状肌，改善柔韧度，

增加关节活动度；运动疗法包括髋关节周围肌群神经肌肉控制训练和力量训练，上下楼梯、下蹲、侧切转向等动作模式训练，可使用水下疗法训练心肺耐力，从而达到独立完成日常生活活动，改善生活质量的目标。

(敫英芳 矫玮)

kuānguānjié shǒushù kāngfù

髋关节手术康复

（rehabilitation after hip joint surgery） 髋关节由髋臼、股骨近端、关节囊和韧带、相关肌肉及血管神经构成，是人体最深的大关节。髋关节属于杵臼关节，具有良好的骨性稳定，同时借助前后方韧带以及厚韧的关节囊构成坚强的静态稳定系统。髋关节周围有极其丰富的肌肉覆盖包绕，在神经调解下构成髋关节强大的动态稳定系统。髋关节的主要功能是承重，同时具有较大的活动范围。其活动方式包括前屈（0°~145°）、后伸（0°~30°）、内收（0°~25°）、外展（0°~30°）、内旋（0°~40°）、外旋（0°~60°），以及复合环转运动。髋关节只要能屈曲120°，外展20°，外旋20°即可满足日常生活的大部分基本需求。

髋关节手术分类 根据伤病种类主要分为骨折手术（髋臼骨折、股骨颈骨折、股骨转子间骨折）；骨关节病手术（人工髋关节置换、先髋截骨矫形、臀肌挛缩松解等）；骨肿瘤手术（肿瘤切除、关节置换）；感染手术（化脓性关节炎、结核）；运动损伤手术（盂唇撕裂、撞击征等的关节镜微创手术）。

康复原则 髋关节的主要功能是承重行走，因此康复治疗的主要目的是恢复足够的肌肉力量和一定的关节活动度。由于髋关节有坚强的骨性稳定和强大的肌肉覆盖，构造相对简单，只要注意适当的康复指导，一般不会残留严重的关节功能障碍。落实以手术医师为核心的团队式早期关节活动度康复指导，是关节功能康复的关键。

康复评定 髋关节的康复评定包括关节活动度评价、髋部肌肉力量评价、疼痛评价、日常生活能力量表评价、步态分析以及各种综合功能评分量表评价等。但对于大部分患者来讲，髋关节只要能达到无痛，可负重行走、坐起，就能够接受。

(敫英芳 刘克敏)

kuānguānjié wēichuàng shǒushù kāngfù

髋关节微创手术康复

（rehabilitation after minimally invasive hip joint surgery） 减少继发创伤是所有手术的发展趋势，无论何种手术程序，随着医师经验积累，创伤都会变得更小。由于内镜等新仪器、材料和技术的快速发展，微创手术（minimally invasive surgery，MIS）在过去30年逐渐普及。髋关节手术方式有一系列对传统手术的简化或采取非传统的术式，这些都被称为"微创"，使得"微创"这个术语变得包罗万象而没有特定含义。

适应证和禁忌证 适应证主要有髋关节撞击综合征、盂唇撕裂、关节游离体、圆韧带撕裂及需行全髋置换术、表面置换术、翻修术的情况等。理想的髋关节微创手术患者是女性（或个子小的）、肌肉较少的、体重指数较低的、畸形和骨赘尽可能少等。但随着术者经验积累和技术提升，适应证可扩大范围。禁忌证包括严重而复杂的先天性发育不良、获得性畸形等情况。

康复治疗 需要团队合作达到微创手术最佳效果。涉及围术期的干预，包括预康复、疼痛管理、术后康复等。通常由手术医师担任团队的教练，其主要作用是建立反馈环路，提升整个团队能力。术后康复的方法与传统髋关节手术类似，康复计划要针对患者特点和具体术式而定。康复要点包括但不限于预康复、健康教育、患者术后康复手册、掌握患肢负重进程、预防并发症等。

注意事项 见踝关节微创手术康复。

并发症 与传统手术比可能更少，但技术创新的最终获益往往早期都以出现新并发症或并发症增加为代价。髋关节微创手术的结果很大程度依赖于手术医师的技术，由于术中医师的感知方式发生改变，对其个人能力、经验和技术的要求更高。

预后 MIS最终使手术更快、创伤更小、标准的住院流程及更快的功能恢复。

(敫英芳 王陶黎)

kuānguānjié yúchún xiūfù shǒushù kāngfù

髋关节盂唇修复手术康复

（rehabilitation after acetabulum labrum repair） 髋关节撞击和盂唇软骨损伤的关节镜修复在过去的15年迅速发展，术后康复也愈发受到重视。

康复评定 应根据不同的手术类型对应不同的康复计划（表1）。

康复原则 按组织愈合不同时期有不同的康复任务和目标，一般分康复初期，急性期保护组织和维持活动度；中期，控制稳定性、平衡；末期，加强力量和体育专项，回归运动四个阶段。康复应是个性化的，建立在评估基础上而不是单纯时间分期上。应使用特定的客观进阶标准来评估。进阶时应考虑到患者的年龄、遗传、营养、并发症、症状、目标和特殊运动需求。对应不同分期设定相应康复目标和计划（表2），不同时期的禁忌及注意事项及康复晋级达标条件见表3，表4。

（敖英芳 李玳）

髋关节微骨折手术康复（kuānguānjié wēigǔzhé shǒushù kāngfù）（rehabilitation after hip joint microfracture surgery） 髋关节微骨折手术是髋关节镜中较为常见的一种手术方式，能够促进软骨损伤修复，与膝关节软骨修复中的微

骨折术后康复有相似之处，也有自己的特点。

康复评定 术后康复评定主要有活动度、平衡、力量、心肺等，根据康复的不同分期有不同要求。按组织愈合时间一般分四期，时间范围有部分交叉重叠。

表1 髋关节盂唇手术分类及相应康复计划

方式	被动活动	负重	持续被动活动	支具
清理术	无限制	部分负重约10kg共21天，再50%负重共1周	4~6小时每天共3天，再1~2小时每天共2周	21天
软骨成形术	无限制	可忍受的范围	同清理	不用
盂唇修复	屈曲<90~120°，外展<25~45°，17~21天内不能外旋，1周后伸髋可维持0，17~21天内不能后伸超过0~10°	酌情延迟3~6周	同清理	17~21天
关节囊缝合	同盂唇修复 原则均为根据手术情况及疼痛	根据组织愈合需要全负重可延迟数周	同清理	17~21天

表2 髋关节盂唇手术分期康复

初期	中期	末期	体育专项
0~4周 屈髋限90°内2周 盂唇清理：无旋转外展后伸限制50%负重7~10天 盂唇缝合：限伸展10°外展25°，无痛旋转2周，脚尖点地3~6周 俯卧1~2小时/天 无阻力固定自行车 外展肌、内收肌、伸肌群、腹横肌等长收缩	5~7周 活动度转为力量训练 继续手法治疗 水疗 被动活动度尤其是旋转恢复良好 耐受范围内牵伸屈髋肌群 加强臀部核心力量 加强心肺耐力 阻力自行车	8~12周 加强复合功能训练 需要时可行手法治疗 若10周仍未达全关节活动度，需要使用末端牵伸技术 核心力量 多平面肌肉强化 水中肌力训练 本阶段末期进行陆地跑 敏捷性训练	12周以上 安全有效的回归运动 需要多次仔细的重新评估，以防在增加力量的同时影响灵活性

表3 不同时期的禁忌及注意事项

初期	中期	末期	体育专项
禁止主动抬腿 禁止交叉腿 无痛范围下的活动 禁止气动抗阻自行	避免屈髋肌肌腱炎（髂腰肌、阔筋膜张肌、缝匠肌、股直肌） 避免跑步机（剪切应力） 避免髋屈肌和内收肌发炎 避免振动牵伸	在加强力量的过程中保证质量 避免运动功能受损 避免核心力量损失 避免跑步机 避免髋屈肌和内收肌发炎 避免振动牵伸和高速活动	避免急性炎症反应 避免运动中产生过度压力 避免增加力量时丢失灵活性

表4 康复晋级达标条件

I~II期	II~III期	III~IV期	IV期不受限运动
活动度≥健侧的75% 可以侧卧抬腿	无辅助正常步态 双侧对称被动活动度 无痛	对称运动 腰大肌和梨状肌灵活性对称 高水平功能增强 无特伦德伦堡（Trendelenburg）征	运动链测试是否回归赛场 抗阻动态功能活动：单腿下蹲3分钟，侧向跨跳80秒，向前、向后慢跑2分钟

康复原则 根据分期对应不同的康复目标和计划进行治疗，1期主要限制负重和角度，2期在微痛范围活动，加强力量和逐渐负重及增加全范围角度，3期几乎无痛达到全范围角度，力量逐步恢复；增加耐力运动，4期达到健侧肌力80%～90%，无痛，无限制运动，低冲撞运动4～6个月，高冲撞运动12～18个月（表1）。髋关节康复的重点在于恢复髋关节周围肌群力量的平衡，抑制过度紧张活跃肌群，激活力量不足的肌群，增加本体感觉输入，提高关节稳定，使股骨头在各向运动中保持中心化，恢复正常关节活动模式；康复计划应根据不同的手术方式、不同的病理以及患者特点来制订。通过控制运动变量包括重复次数、运动速度和运动平面、表面稳定性、运动休息比率来实现。理想的康复结果不是患者必须多快恢复到伤前水平，而是能延长运动生涯和寿命，提高患者满意度。

（敖英芳 李玳）

kuānbù gǔzhé shǒushù kāngfù

髋部骨折手术康复 （rehabilitation after hip fracture surgery）

髋部骨折是指髋关节周围骨折，多发于老年人，常见骨折有股骨颈骨折、股骨转子间骨折、股骨转子下骨折、骨盆骨折等。髋部骨折以60岁以上老年人居多，其致病原因主要是非重创造成（70.78%）。而60以下髋部骨折患者致病原因主要是重创所致（24.69%）。老年人髋部骨折主要原因是跌倒，骨质疏松是潜在危险因素。多为跌倒后诉髋部疼痛，不能站立和行走。患肢多有轻度屈髋屈膝及外旋畸形。移动患肢时疼痛更为明显。在患肢足跟部或大转子部叩打时，髋部疼痛，在腹股沟韧带中点下方常有压痛。

髋部骨折分类 根据骨折部位，髋部骨折可分为股骨颈骨折、股骨转子间骨折和转子下骨折。无论采用何种手术，应尽量采用微创方法，缩短手术时间，尤其对于老年患者，可减少软组织损伤、失血量和手术并发症。手术方式包括空心螺钉内固定、髋关节置换、髓外固定和髓内固定等。

康复方法 尽快恢复到患者伤前的活动水平。在患者全身状态允许情况下，应于术后6小时内开始康复锻炼，快速康复，并由多学科康复小组提供帮助。早期康复锻炼可减少压疮或深静脉血栓形成的发生。助行器辅助能加快术后恢复，缩短住院时间。可将上肢的有氧训练增加到患者的康复计划内，增加患者对氧的适应和利用，患者出院回家后要负重练习，增强平衡能力。

预后 影响髋关节骨折术后下肢功能的主要预后因素是年龄、骨折类型、手术方式等，应主要根据患者自身情况，采用个体化的治疗方法。

（敖英芳 王飞）

kuānguānjié zhìhuàn shǒushù kāngfù

髋关节置换手术康复 （rehabilitation after hip joint replacement）

人工髋关节置换术在19世纪后期就出现了。物理疗法及患者所做的努力对术后康复很重要。人工髋关节的发展历史可分为四个阶段：①人工髋关节的早期探索阶段（1882～1937年）。②人工髋关节的初步形成阶段（1938～1957年）。③现代人工髋关节的发展阶段（1958～1970）年。④骨水泥型与非骨水泥型假体共同发展阶段。

手术适应证和禁忌证 适应证：①陈旧性股骨颈骨折。②股骨头缺血坏死。③退行性骨关节炎。④类风湿性关节炎及强直性脊柱炎的关节病变。⑤髋关节强直。⑥关节成形术失败病例。⑦骨肿瘤造成的关节破坏。⑧创伤性骨关节病。对于人工髋关节置换术，禁忌证主要是局部感染或全身性感染、极其严重的心肺

表1 髋关节微骨折术后康复分期治疗

初期	中期	末期	体育专项
20%负重×6～8周（微骨折或臀中肌修复）	4～12周离心运动激活腰大肌及腹横肌	8～20周恢复力量和耐力及核心控制增加有氧活动强度	12～28周，低-高速度爆发力有所提高运动所需速度
持续被动活动30°～70°，10°外展，4～6小时/天，6～8周	臀部和骨盆/髋关节肌力强化弃拐（取决于负重状态）	在不同平面和干扰下训练本体感觉增强式训练，能深蹲150%体重	重复训练
固定自行车20分钟1～2次/天，6周俯卧2小时/天	继续环转运动，俯卧和深部组织按摩	继续环转运动，俯卧和深部组织按摩臀部激活，核心和骨盆控制	间歇性训练
行走佩戴防止髋关节伸展和外旋×2～3周	臀部激活，核心和骨盆控制加强心血管和上肢训练	双腿过渡至单腿力量训练加强运动功能性训练	
股四和臀大及腹横肌静力收缩深层组织按摩	推荐普拉提瑜伽保证身心康复在6周增加阻力自行车	增加心肺耐力，力量，协调等运动素质	

等全身性疾病。

手术并发症 ①神经损伤。②感染问题。③下肢深静脉血栓形成。④关节脱位，发生率为0.5%～3%。

康复方法 ①冰疗：能减轻术后疼痛和关节周围肿胀。②经皮神经电刺激：作为辅助镇痛治疗在临床上被广泛采用。③体位摆放：术后应尽量避免髋关节屈曲、内收、内旋及后伸外旋。④预防合并症练习：患者术后应尽早开始深呼吸训练、咳嗽练习。⑤增强肌力训练：术后1～2天，可进行手术侧关节周围肌肉的等长收缩。⑥关节活动范围训练：包括持续被动运动、关节助力、主动活动、牵伸练习等。⑦负重练习和步态训练：临床上，术后负重限制一般为6周，12周后可逐渐达全负重状态。

（敖英芳 闵红巍）

xīguānjié kāngfù
膝关节康复 （rehabilitation of the knee joint）

膝关节常见损伤征象和功能障碍包括疼痛、活动受限、肌力不足、肌力失衡、运动协调障碍。活动受限主要表现为膝关节屈曲与伸直受限，髌骨活动受限，膝关节屈曲位时小腿内收外展活动度不足；膝关节股四头肌、腘绳肌力量薄弱，力量不平衡；股四头肌、腘绳肌紧张；膝关节失稳，恐惧再次受伤而避免活动；下肢力线不良。膝关节功能障碍的康复方法：①手法治疗，包括肌筋膜松解术、神经动力学技术、关节松动术，使关节获得正常活动范围，也可在早期恢复膝关节屈曲活动度，改善软组织延展性的松动术有助于改善髌股关节运动学特征。②物理因子疗法，可以控制疼痛和肿胀，防止股四头肌萎缩。对于急性期

的患者，使用冷敷、经皮神经电刺激来降低疼痛，控制肿胀；超声波、电刺激、离子导入、磁疗有助于缓解和消除症状。③运动疗法，包括髋关节周围的肌群力量训练和膝周股四头肌、腘绳肌的力量训练，牵拉股四头肌、屈髋肌群、髂胫束和小腿肌等紧张肌群。膝关节周围的贴扎有利于改善肌肉活性，增加稳定性；有足外翻或足弓塌陷的患者可以使用矫形鞋垫，改善下肢不良力线。有运动需求的患者在康复训练的后期，应当加入跑步、跳跃、变向等训练，并在回归运动前进行专项动作的评估。

（敖英芳 矫玮）

xīguānjié shǒushù kāngfù
膝关节手术康复 （rehabilitation after knee joint surgery）

膝关节手术主要包括膝关节镜微创手术、膝关节周围骨折复位内固定、膝关节置换术等。固定或修复的组织包括骨、韧带、关节囊、肌肉肌腱以及膝关节附近病理组织的切除。膝关节是一个在矢状面活动范围很大的滑车关节，但是手术后制动会影响膝关节的功能，影响患者的站立、行走、如厕、上下楼梯等。膝关节手术康复是针对术后功能障碍进行干预的一系列有目标、有评估、有计划的治疗方案。

膝关节手术分类 根据膝关节手术操作的不同形式和组织，可以将手术分为膝关节镜微创手术、骨折内固定术和膝关节置换术。三种手术对膝关节的创伤大小不同，干预的内容和层面也有差异。①通过微创手术可以做膝关节半月板的修复和交叉韧带的重建，此类手术对关节的创伤最小。②膝关节周围骨折的内固定术，此类手术的优点是可以对骨

折断端解剖复位并能够早期进行功能锻炼。③膝关节置换术对严重的膝关节退行性炎症的治疗有很大的优势。可以做全膝关节置换和单髁关节置换。

康复评定 ①伤口情况。②疼痛。③关节肿胀。④关节活动范围。⑤肌力。⑥肢体围度。⑦膝关节功能等。

康复原则 ①第一阶段（炎症期）：主要目的是最大限度减少制动带来的副作用，尽量恢复无痛范围内的关节活动度。炎症期的患者主要是通过物理因子、良肢位摆放、肌肉等长收缩来改善疼痛和水肿，减轻炎症反应。②第二阶段（修复期）：逐步进行下肢的神经肌肉控制能力训练，以加强动态稳定性。修复期开始进行无痛范围内的膝关节活动，并对关节功能进行评定，逐渐改善膝关节功能障碍的相应活动范围。③第三阶段（功能重塑期）：开始相对大强度的康复训练，进行专项增强式训练，逐步恢复全部运动。功能重塑期是进行力量、耐力训练以及相关作业活动的时期，逐步让患膝参与到下肢的各种作业活动中，最大程度地减少功能障碍，促进患者回归家庭和工作岗位。

（敖英芳 张静）

xīguānjié wēichuàng shǒushù kāngfù
膝关节微创手术康复 （rehabilitation after minimally invasive knee joint surgery）

膝关节微创手术是通过精密的膝关节镜设备，在对组织创伤最小的情况下，修复膝关节内受伤结构、切除病变组织的手术方法。关节镜下具体的操作包括半月板修复手术、膝关节病变滑膜的清除、交叉韧带的重建、关节软骨的修复、游离体取出等。因其手术创伤小，康

复流程相对简单、效果显著。膝关节微创手术后，在一个短暂的时间内，会影响患者的站立、行走、如厕、上下楼梯等。膝关节手术康复是针对术后功能障碍进行干预的一系列有目标、有评估、有计划的治疗方案。

膝关节微创手术分类 根据膝关节微创手术操作的内容，可以将手术分为对退行性膝骨关节炎或风湿性膝关节炎的处理和膝关节交叉韧带等结构的重建与修复。

康复评定 ①伤口情况。②疼痛。③关节肿胀。④关节活动度。⑤肌力。⑥肢体围度。⑦活动及转移能力。⑧日常生活活动能力等。

康复原则 ①炎症期：主要是通过物理因子、良肢位摆放、肌肉等长收缩来改善疼痛和水肿，减轻炎症反应。②修复期：开始进行无痛范围内的膝关节活动，并对关节功能进行评定，逐渐改善膝关节功能障碍的相应活动范围。③功能重塑期：是进行力量、耐力训练以及相关作业活动的时期，逐步让患膝参与到下肢的各种作业活动中，最大程度地减少功能障碍，促进患者回归家庭和工作岗位。

（敖英芳 张 静）

qiánjiāochārèndài chóngjiàn shǒushù kāngfù

前交叉韧带重建手术康复

（rehabilitation after anterior cruciate ligament reconstruction） 前交叉韧带损伤是最常见的膝关节韧带损伤，每年发病率大约是 1/3 000。前交叉韧带损伤大多数发生在运动时，尤其是方向快速变化和跳跃项目，如篮球、足球、滑冰、曲棍球等。发病机制包括接触型和非接触型，非接触型约

占 78%。重建物的选择包括自体移植物（腘绳肌腱或骨-髌腱-骨）或异体移植物。肌腱移植物的股数不同，术后训练中能承受的最大应力会有差别，而且手术方法和固定方式多样，使得前交叉韧带重建术后并无普适的康复方法。在不违背韧带愈合和生物力学规律的基础上，应根据不同重建材料、手术方法及个体差异制订具体的康复计划。

分期 重建时前交叉韧带强度最大，然后经历坏死、再血管化、塑形重建。坏死期的重建物强度显著下降，再血管化、塑形重建期的重建物强度逐步增加。应重视移植物的固定方法及其生物学愈合。以自体骨-髌腱-骨重建术后为例，止点重建（骨-骨愈合）需 3~6 周，术后 4~6 个月完成康复。但腘绳肌腱重建时，止点发生腱-骨愈合，移植物的愈合过程较慢，约需 1 年。

康复方法 术前康复计划包括跟后部垫毛巾卷将膝关节被动过伸、静蹲、直腿抬高练习（支具固定膝关节 0°），主动屈膝并用对侧肢体帮助伸膝（90°~0°）；教会患者髌骨松动、使用支具和拐杖以及冷疗等。如果可能，进行肌力测试、功能测试以及平衡测试。①第一阶段（0~2 周）：控制术后肿胀、减少渗出、减轻疼痛；早期进行肌力和关节活动度训练，防止关节粘连和肌肉萎缩；早期渐进性负重；防止股四头肌迟滞；关节活动度 0°~90°；达到与健侧相同的被动伸膝角度。②第二阶段（2~6 周）：减轻术后疼痛；控制关节肿胀；关节活动度 0°~125°；增强肌肉力量；髌骨活动度良好；恢复正常步态；开始进行上台阶练习。③第三阶段（6~14 周）：逐渐恢复正常关

节活动度；强化肌力；提高下肢灵活性；增强膝关节稳定性；恢复日常生活活动能力；开始下台阶练习。④第四阶段（14~22 周）：全面恢复日常生活各项活动；逐渐恢复运动。应循序渐进练习，不可勉强。⑤第五阶段（术后 22 周以后）：重返运动，对专项运动动作没有恐惧感；获得最大力量和灵活性，满足专项运动的要求；患侧跳跃时能达到健侧的 85% 以上。

（敖英芳 黄红拾）

hòujiāochārèndài chóngjiàn shǒushù kāngfù

后交叉韧带重建手术康复

（rehabilitation after posterior cruciate ligament reconstruction） 正常膝关节限制胫骨后移的结构主要是后交叉韧带。70% 后交叉韧带损伤合并其他韧带损伤，断裂后会引起膝关节后向不稳及旋转不稳，严重者可引起膝关节病废。合理的康复训练对于获得治疗成功至关重要。通常有韧带受较强烈的牵拉力和过度伸展外力，或者在膝关节屈曲位胫骨上前方被突然撞击而向后移位的病史。

后交叉韧带损伤分类 ①按照韧带损伤程度分类法。Ⅰ级：胫骨向后移位 0~5mm；Ⅱ级：胫骨后移 5~10mm；Ⅲ级：胫骨移位 10~15mm。②膝关节应力试验不稳定程度分类。不稳定（+）：关节面分离 < 5mm；不稳定（++）：关节面分离 5~10mm；不稳定（+++）：关节面分离 10mm 或 >10mm。

康复评定 ①伤口情况。②疼痛。③关节肿胀。④关节活动度。⑤肌力。⑥肢体围度等。

康复目标 ①第一阶段，最大限度的保护（0~8 周）。保护移植韧带，控制水肿和炎症反应，

预防制动的不利影响，控制范围做关节活动度训练。②第二阶段，一般程度的保护（8～12周）。恢复全关节活动范围0°～130°，避免移植物过度牵拉。③第三阶段，最小限度的保护（3～8个月）。恢复正常关节活动度，100%负重；恢复正常步态，继续平衡训练。避免对移植物牵拉应力，增强肌力、耐力、本体感觉训练。④第四阶段，完全恢复运动能力（8～12个月）。保持患肢的肌力、耐力、本体感觉训练。

康复方法 ①第一阶段：最大限度的保护（0～8周）。第1天开始踝泵训练、髌骨活动、直腿抬高；第4周进行闭链训练；第5周进行水疗；第8周完全伸展/屈曲0°～90°。②第二阶段：一般程度的保护（8～12周）。继续直腿抬高、柔韧性训练、水疗；闭链运动训练，屈曲0°～60°，开链运动训练，屈曲15°～100°；平衡训练。③第三阶段：最小限度的保护（3～8个月）。开链运动训练，继续柔韧性训练，继续闭链运动训练；阶梯训练，固定脚踏车训练；继续平衡训练；第4个月快步/慢跑，但需要用支具保护。④第四阶段：完全恢复运动能力（8～12个月）。继续肌力、耐力和本体感觉的训练。

（敖英芳 张 静）

xīguānjié bànyuèbǎn shǒushù kāngfù

膝关节半月板手术康复（rehabilitation after meniscus surgery）

膝关节半月板是2个月牙形的纤维软骨，位于胫骨平台内侧和外侧的关节面。其横断面呈三角形，外厚内薄，上面稍呈凹形，以便与股骨髁相吻合，下面为平的，与胫骨平台相接。这样的结构恰好使股骨髁在胫骨平台上形成一较深的凹陷，从而使球形的股骨髁与胫骨平台的稳定性增加。半月板损伤之后会出现膝关节疼痛、肿胀、打软腿、甚至交锁等症状，严重影响膝关节功能。通过关节镜手术修复，切除或修整受损伤的半月板，并进行康复，可以使膝关节重新恢复正常的功能。当膝关节半屈曲时，足与小腿固定，大腿与躯干受到自体的惯性力或侧方撞击力，致股骨髁内旋，小腿外展，外旋，而内侧半月板被挤于胫股关节之间，并被逼向膝中央和后侧移位。由于半月板在胫骨平台上附着紧密，移动度较小，在股骨髁强力内旋，胫骨髁外旋的挤迫下，半月板遂出现破裂。

康复评定 ①伤口情况。②疼痛。③关节肿胀。④关节活动度。⑤肌力。⑥肢体围度等。

康复目标 ①第一阶段，术后1周～2周。抗炎消肿，保持关节活动度。②第二阶段，2～4周。全范围活动关节，保持肌肉力量，部分承受体重逐渐过渡至完全承受体重。③第三阶段，4～8周。恢复腿部力量，关节全范围内抗阻练习。④第四阶段，8～12周。使两侧肌力恢复平衡，训练神经控制，恢复本体感觉。

康复方法 ①第一阶段：术后1～2周。每隔2～4小时冷敷15分钟；在不出现疼痛下主动伸膝、屈膝。屈膝的目的在于抗炎消肿，保持关节活动度。可以配合物理因子疗法。注意该阶段不可承受负重。②第二阶段：2～4周。被动和主动的逐渐全范围活动膝关节；等长收缩腿部肌肉逐渐过渡至对抗一定负荷的动态练习。拐杖行走，逐渐过渡至不使用拐杖正常行走；在练习完后继续冷敷，避免出现肿胀。③第三阶段：4～8周。自重下蹲，逐渐增加幅度；抗阻下蹲；臀肌力量练习；小腿肌力练习。④第四阶段：8～12周。单腿下蹲，逐渐增加动作幅度；单腿负重下蹲；使用不平衡介质下蹲；使用不平衡介质增加负荷。逐渐进行跑、跳等高冲击练习，恢复对抗性运动项目。

（敖英芳 张 静）

xīguānjié cèfùrèndài chóngjiàn shǒushù kāngfù

膝关节侧副韧带重建手术康复（rehabilitation after knee joint collateral ligament reconstruction）

内侧副韧带（MCL）起自内收肌结节下方的股骨内上髁，延伸至前胫骨结节，止于胫骨内侧髁内侧。此韧带包括三层：①小腿浅筋膜层或缝匠肌深筋膜。②MCL浅层。③MCL深层。外侧副韧带起自股骨外侧髁，止于腓骨小头的上端。侧副韧带对膝关节的稳定性是很重要的，内侧副韧带相对薄弱，受伤概率更大。手术重建结构的稳定性，而康复是重建功能的稳定性。MCL损伤通常见于身体接触性运动和碰撞损伤。损伤机制多为外翻应力直接突然作用于膝关节外侧，小腿外展或旋转产生的间接作用力。而外侧副韧带损伤则需要有强大的内翻应力。

分类 根据撕裂程度可分为部分撕裂和完全断裂，对应治疗不同。膝关节侧副韧带可以采取非手术治疗和手术治疗。原则上部分撕裂可采取非手术治疗：允许在没有疼痛的功能范围内进行活动，减少受力和炎症；进行肌肉等长收缩练习以防止萎缩。采用冷敷和抗炎药物控制疼痛和炎症。如果症状持续不缓解，需重新评估，并考虑手术干预。

康复评定 ①伤口情况。②疼痛。③关节肿胀。④关节活动度。⑤肌力。⑥肢体围度等。

康复原则 ①炎症期：主要是通过物理因子、良肢位摆放、肌肉等长收缩来改善疼痛和水肿，减轻炎症反应。②修复期：开始进行无痛范围内的关节活动，并对关节功能进行评定，逐渐改善关节功能障碍的相应活动范围。③功能重塑期：是进行力量、耐力训练以及相关作业活动的时期，逐步让患者参与到下肢的各种作业活动中，最大程度地减少功能障碍，促进患者回归家庭和工作岗位。

(敖英芳 张静)

膝关节软骨修复手术康复

xīguānjié ruǎngǔ xiūfù shǒushù kāngfù

(rehabilitation after knee articular cartilage repair) 软骨是关节的重要组织结构，软骨损伤与修复是运动医学领域的一个重点难点课题。创伤性损伤的机制包括撞击、剪切力导致的软骨撕裂，以及关节内炎症和慢性损伤，如膝关节前交叉韧带（ACL）断裂、半月板损伤后继发软骨损伤等。

康复评定 首先要区分不同的术式，按治疗可分为微骨折、马赛克移植技术、自体软骨细胞移植、同种异体骨软骨移植、组织工程技术。按部位分负重区及非负重区，以负重区髁软骨损伤居多（67.2%）。康复评定中要注意时间分期，一般分为：①保护期（0~8周）。早期愈合（0~4周）；加速愈合（4~8周）。②组织化生期（8~12周）。③成熟期（12~26周）。④恢复期（26~38周）。也有观点认为细胞移植，倍增期（0~6周），转化期（6周~3个月），重塑期（3~6个月），成熟期（6~9个月），3年完全愈合。以上对应的术后康复细节均有所不同。

康复原则 负重的指导原则是由损伤的尺寸、特点和术中情况来决定的。经常要在术后2~6周对负重进行控制。对股骨髁和胫骨平台要控制负重8周（2周内不负重；3~4周内负重15%；5~6周逐步增加负重；7~12周完全负重。股骨负重区前方的修复要避免膝完全伸直负重，股骨负重区后方的修复要避免屈膝>45度负重），对滑车区的损伤在膝关节全伸直时可以负重（髌股关节的软骨缺损修复，要用支具在0°~20°对髌股关节面进行保护，髌骨下部损伤避免>15°负重和剪力，髌骨中部避免>40°的负重和剪力，髌骨上部避免>80°的负重和剪力）。使用减少负重的支具或练习时负重很少的机器：如进行无须负重的行走练习（无阻力固定自行车），在低负重练习中每周增加10%~20%的负重，还可以用水中训练来减少或不负重。持续被动活动原则：①在股骨负重区部位的软骨缺损在微骨折术后必须立即开始持续被动活动练习。②注意在屈伸过程中不要使软骨修复面受到摩擦。③速度根据患者的舒适程度而定。④在每个24小时内使得患者用6~8小时的持续被动活动，持续到术后3周。自体软骨细胞加骨膜移植在软骨损伤修复中的临床应用同单纯骨膜移植修复软骨缺损的术后康复，术后前6周，植入的组织很软，很脆弱，患者应持双拐下地，以减少对植入膝的负重。术后12周应达到全范围的关节活动度并弃拐步行。

预后 ①术后9~12个月：低强度撞击活动，如滑雪、越野滑雪、滑冰、击剑、骑自行车（公路）。②术后13~15个月：重复撞击活动，如慢跑、跑步、健身操。③术后16~18个月：高强度撞击活动，如网球、篮球。

(敖英芳 李玳)

膝关节手术感染康复

xīguānjié shǒushù gǎnrǎn kāngfù

(rehabilitation for knee septic arthritis) 膝关节感染，又称化脓性关节炎，是最为严重的手术并发症。会导致关节功能障碍、软骨破坏及韧带移植物失效等。感染途径主要有：①远处感染灶血行播散。②邻近感染灶蔓延。③穿透性损伤直接感染。病原体主要是细菌，最常见为表皮葡萄球菌和金黄色葡萄球菌。致病力主要与病原体产生的毒素有关，此外，关节内残留的细菌DNA也会继续导致关节炎症反应及破坏，关节软骨退行性变的风险增加。按术后感染时间可分为急性（<2周），亚急性（2周~2个月）和慢性感染（>2个月）。按部位可分为浅表（关节腔外）和深部（关节腔内）感染。常采用加奇特（Gächter）分期。1期：单纯滑膜充血炎症。2期：化脓期。3期：出现软骨损伤。4期：出现软骨下骨侵蚀。

康复原则 国内外有关感染康复的文献不多，但均强调伸膝位制动、肌力训练等常规康复内容，大部分学者主张尽早行被动屈膝训练，术后第1周结束时患者可屈膝90°，在术后第3周结束时达到120°。也有学者表明待体温及局部症状、C反应蛋白恢复正常后，开始膝关节活动度练习，于2~3周内屈膝达90°即可。此外，在伸膝制动期间应注意髌骨松动，预防关节粘连。关于负重，有学者支持清理术后第1天开始有保护的练习，也有学者认为从感染症状消失时开始，术后第6周全负重。由于感染对关节软骨造成损害，在强调膝关节早期活动训练的同时，也强调术后的延期负重，3～6周逐步完全负重。在感染过程中使用非甾体类抗炎药（NSAID）以保护软骨争议较大。有研究表明其可能加重软骨损伤，影响伤口愈合，并增加化脓性关节炎的风险。推荐大分子链的透明质酸（HA）进行软骨保护。

预后 有观点认为，感染患者活动能力下降继发于关节纤维化、软骨损害、术后康复的延迟或中断。尚缺乏长期、较大样本量、评估较全面尤其是功能评定方面的随访。

（教英芳 李玟）

xīguānjié xiānwéixìng qiángzhí kāngfù

膝关节纤维性强直康复 （rehabilitation for fibrous ankylosis of the knee joint）

膝关节纤维性强直指膝关节屈曲或伸直受限，或者屈伸膝两者均受限。原发性膝关节纤维化是膝关节对损伤或外科手术的过度炎性反应，过度产生成纤维细胞和细胞外基质蛋白的沉积。膝关节瘢痕组织增生或纤维粘连，发生部位可在关节内的局部，也可广泛到关节内外的软组织。粘连严重时，致密的瘢痕组织使髌周隐窝、髌上囊、髁间窝、关节面消失，进一步继发股四头肌萎缩、髌骨活动减少、髌腱短缩和髌骨下移以及关节屈伸受限和软骨退行性变。

膝关节纤维性强直分型 Ⅰ型：伸膝障碍小于10°，屈膝正常。活动时膝前痛，外力能压直膝关节，但去除压力后，很快回到屈膝状态。主要原因有膝后关节囊挛缩。Ⅱ型：伸膝障碍大于10°，屈膝正常。被动压膝不能完全伸直。主要原因有膝前瘢痕形成机械性阻挡、ACL移植物和髁间窝相撞以及继发膝后关节囊挛

缩。Ⅲ型：伸膝障碍大于10°，屈膝障碍大于25°，髌骨活动度差、内外侧膝关节囊挛缩，但（和健侧相比）屈膝60°侧位X线没有髌骨下移。Ⅳ型：伸膝障碍大于10°，屈膝障碍大于30°，髌骨活动度差、内外侧膝关节囊挛缩，但（和健侧相比）屈膝60°侧位X线出现髌骨下移。

康复原则 Ⅰ型经积极康复有望恢复正常伸膝，康复治疗效果可靠，可能不必再手术。对于Ⅱ、Ⅲ、Ⅳ型，建议考虑手术松解后再进行康复。松解术后放置膝关节引流管可以允许尽早开始功能练习。术后2天左右开始尽可能大范围的膝关节被动活动练习，活动后保证引流管通畅，以便引出膝关节内的积血，至少2小时后根据引流量酌情定是否拔出引流管。逐步加强和稳固膝关节功能。如膝关节肿胀和疼痛明显，避免反复和多次大角度的膝关节练习。每周复查，调整康复计划。若膝关节伸直受限，暂停屈膝练习，加强伸膝练习，必要时暂停患侧膝关节周围的肌力练习。

（教英芳 黄红拾）

xīguānjié gǔzhé shǒushù kāngfù

膝关节骨折手术康复 （rehabilitation after knee joint fracture surgery）

膝关节骨折涉及股骨远端、胫骨平台和髌骨。常见有股骨内侧髁骨折、股骨外侧髁骨折、胫骨平台骨折、髌骨骨折。因为影响到髌骨关节和胫股关节，所以对膝关节造成的功能障碍较多、较严重。常常合并膝关节的韧带和半月板损伤。康复的主要目的是恢复膝关节的站立、行走、跑跳等功能，减少残障、回归工作与生活。多由严重暴力损伤造成，如车祸、坠落伤、砸伤等。伤及韧带等软组织的患者术后制

动期间容易发生粘连，较易留有关节功能障碍。

膝关节骨折分类 膝关节周围骨折可以从解剖的角度分为关节内骨折和关节外骨折。股骨干骨折和股骨远端骨折，不伤及关节结构，但因容易引起股四头肌损伤和粘连，限制伸膝动力装置而引起膝关节功能障碍，甚至引起骨化性肌炎等并发症。

康复分期 按骨组织愈合一般分三期，对应不同的康复目标和计划。①第一阶段（血肿期）：主要目的是最大限度减少制动带来的副作用，消除肿胀，避免肌力衰减。②第二阶段（纤维性骨痂期）：逐步加强关节周围肌肉力量训练，在非负重的情况下改善膝关节角度。③第三阶段（骨性骨痂期）：开始更大强度的康复训练，并根据骨痂情况逐步过渡到部分负重体位，直至恢复行走能力。

康复评定 ①伤口情况。②疼痛。③关节肿胀。④关节活动度。⑤肌力。⑥神经功能。⑦肢体长度与周径。⑧日常生活活动能力。⑨下肢功能等。

康复方法 ①第一阶段（1～2周）：进行髋关节和膝关节周围肌肉的等长收缩，踝泵训练每天200次。②第二阶段（3～4周）：根据内固定强度和骨折愈合进度，逐渐加强训练强度，并开始无痛范围内的关节活动度训练，每天3次。③第三阶段（5周以后）：从坐位过渡到站立位下的部分负重，根据骨痂情况逐步过渡到部分负重下的行走训练，直至最后恢复正常功能。

（教英芳 张静）

xīguānjié zhìhuàn shǒushù kāngfù

膝关节置换手术康复 （rehabilitation after knee joint replacement）

人工膝关节产品完全参

照了正常人膝关节的解剖形状，是一种仿生设计制品。模仿人体膝关节的结构及活动方式，人工膝关节由股骨部分、胫骨部分、髌骨部分以及聚乙烯衬垫四个部件组成。置换手术对关节骨结构创伤大，并发症多，术后康复是保障关节功能的重要环节。

手术适应证 严重的膝关节退行性和风湿性关节炎引起的疼痛、畸形和功能障碍，经非手术治疗无效、关节僵硬无法改善，则可行膝关节置换手术。

膝关节置换手术分期 膝关节置换手术康复一般分三期，对应不同的康复目标和计划。①第一阶段（炎症期）：主要目的是最大限度减少手术创伤和制动带来的副作用，进行肌肉力量的等长收缩训练，消肿，改善关节活动度。②第二阶段（修复期）：逐步进行下肢的神经肌肉控制能力训练，以加强动态稳定性，改善负重和行走功能。③第三阶段（功能重塑期）：开始相对大强度的康复训练，进行增强式训练，逐步恢复全部运动。

康复评定 ①伤口情况。②疼痛。③关节肿胀。④关节活动度。⑤肌力。⑥肢体长度与周径。⑦膝关节功能评分等。

康复原则 人工膝关节置换术后康复锻炼原则是：①应注意保护伤口，避免污染，如伤口暴露应马上消毒更换敷料。②锻炼应从小量开始逐渐递增，根据锻炼后及次日的反应（全身状态、疲劳程度、膝关节局部肿胀和疼痛等）增减运动量。③锻炼后以不发生膝关节局部疼痛、肿胀等为宜，如发生也应采取相应措施在几小时内缓解，不应持续到第2天。均匀分布运动量，应有短时间间隔休息。与隔天长时间运动

相比，每天短时间多次的运动更有效。④根据不同康复阶段的需要和功能恢复情况适时调整运动强度、时间及方式。

（敖英芳 张 静）

huáiguānjié kāngfù

踝关节康复（rehabilitation of the ankle joint） 踝关节常见的功能障碍主要分为急性和慢性。常见的急性损伤有急性踝关节扭伤和踝关节撞击伤，表现为关节炎症、活动时疼痛、活动度受限，不能负重着地。慢性功能障碍以踝关节不稳为主，表现为踝关节主观感觉不稳、容易崴脚、内翻度过大、小腿外侧肌肉力量不足和平衡能力下降。对踝关节功能障碍，急性损伤采取 POLICE（protection, optimal loading, ice, compression, elevation）原则，制动和冷敷能够减轻疼痛、控制肿胀和炎症发展；加压和抬高踝部配合适当的关节负重可促进淋巴回流、消除肿胀、预防粘连；早期合理的负荷运动有助于恢复踝关节的神经肌肉控制。损伤愈合后期主要采用的康复方法包括：①手法治疗包括淋巴回流促进消肿，关节松动术提高活动度，神经动力学技术恢复足踝部神经的功能状态。②运动疗法包括单脚闭眼站立提高本体感觉和神经控制能力，踝关节周围抗阻训练提高肌肉力量，下肢的协调性和平衡性训练等。③物理因子疗法多采用冷敷控制局部炎症和肿胀，电疗以缓解疼痛等。踝关节功能障碍经过康复预后较好，可恢复正常活动，减少再次损伤的风险。

（敖英芳 矫 玮）

huáiguānjié shǒushù kāngfù

踝关节手术康复（rehabilitation after ankle joint surgery） 踝关节是为数不多能使人类区别

于其他灵长类动物的解剖结构。它提供了一个拥有稳定基座的灵活关节，从而确保在各种不平的平面下肢都能呈垂直方向。刚性足弓可以提供一个杠杆以放大跟腱的收缩力。

康复分期 基于组织愈合过程，踝关节术后康复一般分三期。①第一期（急性炎症期）：通常术后48~72小时，但也可以持续至术后7~10天。②第二期（亚急性迁移和增生期）：通常持续10天~6周。③第三期（功能重塑期）：持续6周~1年，取决于损伤的严重程度。各期之间有所重叠。虽然肌腱、韧带、肌肉、软骨和骨组织在愈合的结果、时间上有所不同，但所有组织都适用以上术后康复分期。

康复原则 一般康复原则适用于绝大部分踝关节术后康复，但仍要针对特定的损伤和手术方式做相应调整。一般康复原则有：①早期疼痛和肿胀控制。②任何急性炎症的表现都提示需要重新评估和暂停康复进程。③康复进程的把握很关键，要基于组织愈合和负重进程。④主动关节活动度训练要先于被动关节活动度训练。⑤闭链（closed kinetic chain, CKC）肌力训练要优于开链（open kinetic chain, OKC）肌力训练，除非存在负重的限制。⑥康复要逐渐从双侧支撑到单侧支撑、等长收缩到等张收缩、向心收缩到离心收缩、静态到动态、慢速到快速、简单到复杂、普通技能到专项技能。⑦在康复训练之间要给予充分地恢复时间。⑧在开始增强式训练、敏捷性训练、运动专项训练之前必须要先使肌力、耐力、柔韧性、协调性和本体感觉得以恢复。⑨以患者为中心的个体化方案，开具运动

处方要遵循对强加要求的具体适应（specific adaptation to imposed demands，SAID）原则。

注意事项 皮肤创面情况、手术入路及内外固定等。

并发症 术后感染、创面延迟愈合、肿胀、术后疼痛、复杂性区域疼痛综合征等。

（敖英芳 王陶黎）

huáiguānjié wēichuàng shǒushù kāngfù

踝关节微创手术康复 （rehabilitation after minimally invasive ankle joint surgery） 通常大多数的踝关节镜手术被看作微创手术，但如果应用不当术中也可能损伤重要结构等。另外，外固定系统、计算机辅助手术系统或称手术导航系统、手术程序整合计算机系统等，联合其他微创技术在复杂严重的病例及可视度较差部位的手术中愈发具有价值。

适应证和禁忌证 仍有争议。

分类与分期 见踝关节手术康复，并可能恢复更快。

康复原则 踝关节微创手术康复需要跨学科专业以团队合作模式工作，以最大限度达到微创手术的效果。总的康复原则包括：①个体化康复，基于患者特点、损伤程度、手术方式及功能要求制订康复计划。②预防。早期控制出血、肿胀、疼痛等。③循序渐进。④整体康复，局部功能以外重视整体功能恢复。⑤正确使用各类矫形器。其余可参考踝关节手术康复。

注意事项 康复团队要熟悉手术情况，如果出现意外情况，应立即暂停康复，与手术医师共同解决出现的问题。

并发症 见髋关节微创手术康复。

预后 短期恢复较传统手术更快，但长期结果仍需进一步研究支持。

（敖英芳 王陶黎）

huáiguānjié ruǎngǔ xiūfù shǒushù kāngfù

踝关节软骨修复手术康复 （rehabilitation after ankle articular cartilage repair） 踝关节软骨修复术后的康复需要跨学科团队的合作，包括手术医师、康复医师、康复治疗师等。患者本人的依从性也很重要。普遍认为，踝关节软骨修复术后的康复治疗期要持续 6 个月甚至更长。制订康复计划要基于每个患者的特质及其损伤特点和具体手术方式。软骨损伤的病因大致可归纳为两种：①踝关节急性损伤时的剪切力导致的撕裂。②关节内的急、慢性炎症。国际软骨修复协会（international cartilage repair society，ICRS）软骨损伤分级见表 1。

康复分期 术后康复一般分四期。①第一期（保护期）：术后 4~6 周。②第二期（过渡期）：术后 7~12 周。③第三期（重塑期）：第 12~26 周。④第四期（成熟期）：至术后 6~18 个月修复的软骨组织达完全成熟。

康复原则 主要目标是恢复到损伤前的日常活动和运动水平。年龄、体重、运动水平及修复重建的部位、大小和方式都影响术后康复进程。可以进行预康复。但无论哪种损伤和手术方式，都要遵循以下康复原则：①尊重组织损伤修复和软骨修复重建愈合的规律。②持续评估炎症或超负荷的征象，基于功能性标准调整进程。③把关节看作 1 个生物反应器给予充足的负重、活动及最优化其内稳态。④重视整个功能链的活动和核心稳定性。⑤在跨学科团队内部不断交流。

预后 研究表明，保持积极的生活方式有助于在软骨损伤治疗后获得更好地结果。

（敖英芳 王陶黎）

huáiguānjié cèfùrèndài shǒushù kāngfù

踝关节侧副韧带手术康复 （rehabilitation after ankle joint collateral ligament surgery） 踝关节侧副韧带主要包括外侧前距腓韧带、跟腓韧带、后距腓韧带，和内侧三角韧带。外侧副韧带损伤较为常见，若无合理的治疗和康复踝扭伤易复发，而通过规范化康复如本体感觉训练等可以减少复发。踝关节的内翻损伤机制最为常见，有 80%~90% 的踝关节扭伤是由于跖屈–内翻机制。由于力的传导方向，初始损伤的是前距腓韧带，进一步影响跟腓韧带和距腓后韧带，当前两个韧带断裂，下肢发生一定程度的旋转时会损伤距腓后韧带。关节内侧的损伤和三角韧带的损伤相对少，通常涉及过度外翻旋前。

康复评定 根据累及部位程

表 1 ICRS 软骨损伤分级

级别	程度	表现
0 级	正常	软骨完整，拥有光滑的表面和坚实的一致性
1 级	轻度损伤	软骨表面软化，可能原纤维形成
2 级	中度损伤	软骨表面磨损至移行区，但小于总厚度的 50%
3 级	重度损伤	软骨缺损超过总厚度的 50%，但软骨下骨完整
4 级	极重度损伤	软骨缺损超过总厚度的 50%，且软骨下骨损伤

度可分为三度。Ⅰ度：轻度。通常只有前距腓韧带；Ⅱ度：中度。距腓前韧带和跟腓韧带；Ⅲ度：重度。距腓前韧带和跟腓韧带；可能伴距腓后韧带。根据运动解剖学原理制订相应的康复计划；按照组织愈合可分为四期，每一期的评定治疗侧重点不同。1期：急性期。主要是保护关节完整性、控制炎症、疼痛、水肿和痉挛；2期：中期（亚急性期，在制动之后）。促进组织再生，注重主被动活动度的恢复。3期：末期。为负重活动的功能性训练、本体感觉再训练、纠正/控制运动模式；4期：返回运动期（功能性阶段）。为重返运动或比赛准备。

康复原则　一般短腿石膏或支具需应用6周，踝关节处在中立位背屈和轻度外翻位。在前2周，应用非负重拐杖步态促进运动模式恢复。在固定的最后4周拄拐部分负重。严格制动直至第6周，可积极开始助动下在矢状面活动练习。8周后，进行主动活动范围练习包括跟骨的内翻外翻，同时进行抗阻跖屈和背屈。在急性固定阶段，重点放在控制症状和维持神经肌肉的连续性。积液会挤压关节囊内的正常结构并影响机械性刺激感受器功能。冷敷、加压、电疗、抬高患肢、轻按摩等方法有助减少积液。中期应用矫形器支具提供支撑，马蹄护具压迫有助消肿，后侧夹板能限制在相对安全的位置并保持肌腱的灵活性，保留关节附属运动；患者可在保护弧度内谨慎缓慢地进行活动度训练。早期活动有利更早的功能恢复，而不增加疼痛、并发症或再伤率。利用松动术可以改善主动内翻疼痛，纠正胫骨在主动内翻中的错误前移。负重训练过程中，可以间歇性抬高并

加压患处有利于消肿，持续性压缩可以允许更早更长时间的负重运动。早期无疼痛负重将保持本体感觉的输入，防止僵硬，并刺激肌肉收缩，应力刺激损伤韧带的组织胶原蛋白沿着正常的纤维方向形成。负重功能性活动有单脚站立，骑固定自行车，弹性带对抗练习等，负重期优先选择闭链康复，因其可以提供压缩力，有利于协同收缩和增大稳定性。当无跛行，功能康复进展可以开始。因韧带需要至少20周来恢复其正常的组织学特征，故踝关节贴扎等支撑应提供到至少伤后5~6个月，贴扎术可以用来保持腓骨的位置，并减少再伤风险。最终目标是使关节恢复良好的动态稳定性。

预后　预计4~6个月后返回运动。

（敖英芳　李玳）

gēnjiàn duànliè shǒushù kāngfù

跟腱断裂手术康复　（rehabilitation after achilles tendon rupture surgery）　跟腱是人体最粗大和强壮的肌腱，同时又是最常出现损伤的下肢肌腱。跟腱断裂的发病率在过去几十年中有上升趋势，约18/10万，可能和参加体育活动的人数增加有关。62%的跟腱断裂见于超重、体适能较差的中年男性运动爱好者和坐位工作较多的白领中，90%~100%的跟腱断裂发生在体力活动和有外力作用的情况。急性跟腱断裂的机制有：①负重脚蹬离地面同时伸膝时（如加速起跑时）。②突然而意外地踝关节背屈（如跌入坑内）。③跖屈位的踝关节遭受背屈的暴力（如高处跌落）。3%的跟腱牵拉在生理范围内，3%~8%的牵拉可引起积累性的跟腱微撕裂，超过8%的牵拉可引起跟腱断

裂。跟腱断裂从病因分可分内因、外因单独或综合作用导致。在急性损伤中外因占主要作用，而在过度使用性损伤中，则是多因素综合作用。从时间来分可分急性、慢性。慢性跟腱断裂与急性跟腱断裂情况完全不同，通常需要加强式手术和/或肌腱转移术。"慢性"的定义目前并未统一，一般指4周至2.5个月。

康复分期　术后康复按组织愈合一般分四个重叠的时期。①炎症期：1~7天。②增生期：2~6周。③重塑期：6~10周。④成熟期：10周至1年。

康复原则　跟腱修复术后康复方案在不同机构存在细节上的差异，多数术后康复指南按照肌腱修复的自然时间进程给出康复治疗建议。较新的研究显示了早期负重、力学刺激有助于肌腱愈合和功能恢复。术后康复原则包括：①功能恢复至术前水平有赖于康复早期介入。②早期严格限制关节活动范围以防跟腱再损伤。③给予肌腱纤维适当的力学刺激。④早期保护性负重。⑤充分及合理地使用功能性支具。但值得注意的是如年龄、体重、糖尿病、吸烟等因素都可能影响肌腱的愈合。

预后　经过系统的术后康复治疗，通常患者可以在术后3~6个月开始慢跑，术后6~12个月可重返体育活动。有文献报告，术后1年重返熟悉运动的比例为63%~87%。

（敖英芳　王陶黎）

huáiguānjié gǔzhé yǔ tuōwèi shǒushù kāngfù

踝关节骨折与脱位手术康复（postoperative rehabilitation for ankle joint fracture and dislocation）　踝关节骨折在日常生活中并不少见。踝关节是负重关节，

创伤、骨折等常为关节内病变，且常合并关节周围韧带损伤。若不能恢复良好的对位对线，日后可能形成创伤性踝关节炎，导致踝僵硬、疼痛、行走困难。因此，通常需要积极、规范的治疗及康复。踝部骨折多由间接暴力引起，如外翻、内翻或旋转暴力等。根据外力作用的大小、方向和受伤时足的位置而产生不同类型的骨折与脱位。

踝关节骨折与脱位分类　包括多种分类方法，如根据受伤机制可分为内翻骨折、外翻骨折、外旋骨折、垂直压缩骨折等。又如达尼斯－韦伯（Danis-Weber）分类即根据腓骨骨折线的位置和胫距关节面的相应关系，将踝关节骨折分为 A、B、C 三型。另有劳格－汉森（Lauge-Hansen）分类更为专业、细致。简单来讲，踝关节骨折可按其骨折部位分为内踝骨折、外踝骨折、双踝骨折（内外踝骨折）、三踝骨折（内外后踝骨折），又可分为医师通常所说的稳定性骨折及不稳定性骨折。骨折的受伤机制及分类是临床医师实施治疗、康复及判断预后的主要依据。

康复原则　踝关节骨折与脱位的治疗原则大致可分为复位、固定、康复训练三部分。复位是治疗的重要环节，复位后视具体情况进行固定，而康复训练也不可或缺的贯穿于整个治疗过程中。①稳定的踝关节骨折的治疗通常并不复杂，如单纯无移位的外踝撕脱骨折，进行石膏或夹板外固定制动治疗即可。②不稳定的踝关节骨折常伴有踝关节脱位及韧带损伤，如双踝骨折、三踝骨折，通常需手术治疗。通过手术复位，使踝关节各骨之间恢复正常的解剖关系，并在此位置上进行固定。

③术前及术后康复训练非常关键。可概括为三个部分。a. 早期以保护和预防并发症为主。包括控制疼痛、消肿、预防深静脉血栓、促进伤口愈合、预防下肢肌肉萎缩、预防邻近关节僵硬等。b. 关节活动度的维持和恢复。踝关节活动度的维持强调在骨折脱位已经稳定的前提下进行，可分为主动及被动两种方式。需结合手术医师的意见并在治疗师指导下逐步加大关节活动范围。维持关节活动度的同时还需注意踝关节周围及足部肌腱、韧带的康复训练，如进行抵抗运动、牵伸运动等，以起到稳定踝关节的作用。c. 负重及行走。不稳定的踝关节骨折尤其是伴有关节脱位的病例不宜早期负重，需结合局部疼痛等情况、影像学资料上的愈合情况等综合判断。从免负重站立行走开始逐渐增加负重量，即免负重→1/5→1/3→1/2→2/3→全负重站立及行走。康复训练过程中需要借助双拐、步行器、手杖等，并需要根据手术医师的要求佩戴相应的保护辅助器具。从开始练习部分负重行走到全负重行走通常需要 1.5~2 个月的时间。另外，踝关节肿胀、局部发热、疼痛、不适等是康复期常见的表现，应结合冷敷、理疗、间断性抬高患肢等方法协助减缓以上症状。

（敖英芳　顾　蕊）

huáiguānjié zhìhuàn shǒushù kāngfù
踝关节置换手术康复（rehabilitation after ankle joint replacement）　全踝关节置换术（total ankle replacement，TAR）系统的出现为外科手术治疗踝关节病理性病变的传统关节融合术提供了一个选择。很多疾病都可以引起踝关节的病变，引起踝关节软骨和骨质破坏，造成踝关节关节炎。

通常表现为踝关节的疼痛、僵硬、活动度下降。踝关节负重或是活动后出现疼痛加重，并伴有关节的肿胀。行走时跛行，有关节的不稳定感。疼痛可以造成患者活动困难，日常生活受到影响。一旦关节软骨损伤，很难自行修复。踝关节置换术是采用人工关节替换有病变的关节表面，达到无痛和保留活动度的一种治疗方法。

手术适应证　①陈旧性踝关节骨折脱位，遗留严重创伤性关节炎，伴明显疼痛和功能障碍。②类风湿关节炎，特别是双侧性者。③其他关节炎如系统性红斑狼疮或血友病性关节炎。④距骨缺血性坏死。⑤无感染史或局部感染已完全控制 1 年以上。⑥有较好的软组织条件，踝关节内外侧副韧带正常。⑦年龄以中老年为好，但不能作为掌握适应证的主要因素。

手术禁忌证　①有近期感染史。②踝关节侧副韧带完全断裂或肌肉瘫痪而有明显踝关节失稳。③神经系统疾病，如小腿远端或足部感觉缺失。④畸形过大无法手法矫正。⑤严重骨质疏松或银屑病性关节炎，踝关节置换应慎重。

手术原则　①保留踝关节的正常力线。②假体尽可能是解剖型的。③避免限制性设计。④维持圆柱形的运动轨迹。

手术治疗　全踝关节置换假体分为骨水泥型假体和非骨水泥型假体。术中注意：①注意保护切口皮缘，以防止切口不愈合。②凿除距骨与内外踝间的关节面时，应防止内外踝骨折。③假体的旋转中心，在矢状面和冠状面上均应位于胫骨的中轴线上，并使胫侧假体的锚固面与胫骨截骨端的前后方骨皮质接触。

康复方法 ①术后第 1 天即可行股四头肌的等长收缩练习和上肢肌力练习。②术后第 2 天开始加强踝关节以外的腿部肌肉的等长和等张训练及关节活动，关节活动时取仰卧伸腿位，等张收缩股四头肌，缓慢将患肢足跟向臀部活动，使髋屈曲、足尖向前。③术后 1 周后要求患者在以单侧下肢完全负重的情况下一次步行达 10 分钟。术侧下肢以这种方式交替负重和休息。注意运动量由小到大，活动时间由短到长，目的是保持关节稳定性和肌肉的张力，防止出现关节僵硬和肌肉萎缩。④术后 6～8 周将石膏移除，同时要求患者每次步行达 10 分钟，指导患者做足跟贴地的下蹲练习及踮脚趾站立练习，以增强下肢肌肉力量。行走时借助助行器或双拐，步行距离逐渐延长，时间逐渐增加。康复师指导踝关节活动和平衡训练。⑤术后 3～6 个月踝关节可能肿胀，可用弹力绷带间断固定或间断抬高患肢。

（敖英芳　韩新祚）

索 引

条目标题汉字笔画索引

说 明

一、本索引供读者按条目标题的汉字笔画查检条目。

二、条目标题按第一字的笔画由少到多的顺序排列，按画数和起笔笔形横（一）、竖（｜）、撇（丿）、点（、）、折（乛，包括丁乚𠃍等）的顺序排列。笔画数和起笔笔形相同的字，按字形结构排列，先左右形字，再上下形字，后整体字。第一字相同的，依次按后面各字的笔画数和起笔笔形顺序排列。

三、以拉丁字母、希腊字母和阿拉伯数字、罗马数字开头的条目标题，依次排在汉字条目标题的后面。

六　画

七 画

八　画

九　画

十　画

十一 画

十三 画

十四 画

十五 画

十九　画

二十一　画

条目外文标题索引

A

abductor digiti minimi muscle flap（小指展肌肌瓣）666

abductor hallucis muscle flap（踇展肌肌瓣）676

acetabular index（髋臼指数）44

acromioclavicular arthritis（肩锁关节炎）519

acute hematogenous osteomyelitis（急性血源性骨髓炎）380

adamantinoma（釉质瘤）451

adductor of femur injury（股内收肌损伤）627

adhesive capsulitis（粘连性肩关节囊炎）518

age-associated kyphosis（老年退行性脊柱后凸）605

aggressive osteoblastoma（侵袭性骨母细胞瘤）427

alcohol-induced osteonecrosis of femoral head（酒精性股骨头坏死）500

allogenic bone graft（同种异体骨移植）656

alveolar soft part sarcoma（腺泡状软组织肉瘤）472

amputation（截肢术）659

amputation of foot（足部截肢术）663

amputation of hand（手部截肢术）662

amputation of hip and pelvis（髋关节和骨盆截肢术）661

amputation of lower extremity（下肢截肢术）661

amputation of upper extremity（上肢截肢术）659

aneurysmal bone cyst（动脉瘤样骨囊肿）455

angiography of vertebral artery（椎动脉造影）52

angiosarcoma（血管肉瘤）451

ankle arthrodesis（踝关节融合术）696

ankylosing spondylitis（强直性脊柱炎）410

ankylosing spondylitis with kyphosis（强直性脊柱炎性脊柱后凸）605

anserina bursitis（鹅足滑囊炎）478

anterior approach（前方入路）118

anterior approach of the ankle joint（踝关节前侧入路）110

anterior approach of the distal radial shaft（桡骨干远端前侧入路）74

anterior approach of the knee joint（膝关节前方入路）101

anterior approach of the radial shaft（桡骨全长前侧入路）73

anterior approach of the sacroiliac joint（骶髂关节前方入路）141

anterior approach of the thoracic spine（胸椎前方入路）126

anterior approach of the thoracolumbar junction（胸腰段前方入路）129

anterior axillary approach of the shoulder joint（肩关节腋前入路）59

anterior cervical plate fixation（颈椎前路接骨板内固定系统）179

anterior inferior iliac spine impingement syndrome（髂前下棘撞击综合征）624

anterior interosseous nerve syndrome（骨间前神经综合征）652

anterior lumbar internal fixation system（腰椎前路固定系统）180

anterior retroperitoneal approach（前方腹膜后入路）130

anterior serratus muscle flap（前锯肌肌瓣）673

anterior shoulder joint instability（肩关节前向不稳）511

anterior transperitoneal approach to the lumbosacral junction（腰骶段前方经腹膜入路）131

anterolateral approach of the ankle joint（踝关节前外侧入路）110

anterolateral approach of the femur（股骨前外侧入路）91

anterolateral approach of the humerus（肱骨前外侧入路）61

anterolateral approach of the proximal shaft and elbow joint（桡骨近端及肘关节前外侧入路）73

anterolateral transthoracic of the third rib resection approach（前外侧经胸第三肋骨切除入路）122

anteromedial parapatellar approach（前内侧髌旁入路）99

antero medial retropharyngeal approach（经咽后间隙前方入路）117

anteromedial subvastus approach（股肌下方前内侧入路）100

apical vertebrae rotation，AVR（顶椎旋转度）47

apical vertebrae translation，AVT（顶椎偏距）46

apophysitis of calcaneal（跟骨骨骺炎）379

P

内 容 索 引

说 明

一、本索引是本卷条目和条目内容的主题分析索引。索引款目按汉语拼音字母顺序并辅以汉字笔画、起笔笔形顺序排列。同音时，按汉字笔画由少到多的顺序排列，笔画数相同的按起笔笔形横（一）、竖（丨）、撇（丿）、点（、）、折（乛，包括丁乚丶等）的顺序排列。第一字相同时，按第二字，余类推。索引标目中夹有拉丁字母、希腊字母、阿拉伯数字和罗马数字的，依次排在相应的汉字索引款目之后。标点符号不作为排序单元。

二、设有条目的款目用黑体字，未设条目的款目用宋体字。

三、不同概念（含人物）具有同一标目名称时，分别设置索引款目；未设条目的同名索引标目后括注简单说明或所属类别，以利检索。

四、索引标目之后的阿拉伯数字是标目内容所在的页码，数字之后的小写拉丁字母表示索引内容所在的版面区域。本书正文的版面区域划分如右图。

a	c	e
b	d	f

A

阿卜杜拉（Abdullah） 571f

阿尔莱（Arlet） 502b，505c

阿朗索（Alonzo） 294d

阿里（Ali） 625c

阿列蒂（Aglietti） 506a

阿姆斯特朗（Armstrong） 262f

阿普利牵拉试验 34d，35a

阿普利试验（Appley test） 34b，35a

阿普利研磨试验 34b，35a

阿舍（Asche） 186b

埃布纳（Ebner） 628b

埃德海姆－切斯特病（Erdheim-Chester disease） 452a

埃德温·赖尔森（Edwin W. Ryerson） 697e

埃勒斯（Ehlers） 601a

埃曼斯（Emans） 594f

埃塞克斯－雷斯蒂损伤（Essex-Lopresti injury） 258b

埃文斯（Evans） 369d

艾伯特（Albert） 177e

艾利斯征（Allis sign） 28e

艾伦（Allen） 291d

艾伦·休姆（Allan Hulme） 134b

爱德华兹（Edwards） 258c，294a，295a

爱德生试验（Adson test） 25f

安德鲁斯（Andrews） 236d

安德森（Anderson） 293b，294d

安东尼乌斯·马泰森（Antonius Mathijsen） 1c

安尔耳征（Anvil sign） 29b

安索纽斯·马斯约森（Anthonius Mālhijsen，1805～1878 年） 142b

凹陷征 23b

奥本查恩（Obenchain） 132e

奥本海默（Oppenheimer） 552c

奥伯施泰纳（Obersteiner） 290e

奥布赖恩（O'Brien） 472f

奥布雷（Awbrey） 230b

奥尔曼（Allman） 245b

奥贡（Ogon） 591a

奥利尔（Ollier） 436f

奥利尔病（Ollier disease） 436f

奥利瓦里（Olivari） 677f

奥斯古德（Osgood） 379a

奥斯古德－施拉德病（Osgood-Schlatter disease） 379a

奥斯汀·穆尔（Austin Moore） 2d

B

巴登霍伊尔（Bardenheuer） 76b

巴顿（Barton） 268f

巴顿骨折（Barton fracture） 268f

巴多（Bado） 259c

巴尔（Bar） 3a

巴斯蒂亚尼（De. Bastiani） 184d

拉丁字母

本卷主要编辑、出版人员

执行总编　谢　阳

编　审　陈　懿

责任编辑　于　岚

索引编辑　赵　健

名词术语编辑　陈丽丽

汉语拼音编辑　崔　莉

外文编辑　顾　颖

参见编辑　杨　冲

责任校对　张　麓

责任印制　张　岱

装帧设计　雅昌设计中心·北京